翻译此书，对学科意义深远。

我很赞赏译者的眼光和努力……

张燩

学术经典
权威著作

古世澜

整形外科学

Plastic Surgery: Hand and Upper Extremity

上肢与手外科卷

第4版

人民卫生出版社

·北　京·

图书在版编目（CIP）数据

整形外科学. 上肢与手外科卷 /（美）詹姆斯·章
（James Chang）主编；范巨峰，田文，宋建星主译.
北京：人民卫生出版社，2024. 12. -- ISBN
978-7-117-36852-0

Ⅰ. R62

中国国家版本馆 CIP 数据核字第 2024Q2K321 号

人卫智网	www.ipmph.com	医学教育、学术、考试、健康，购书智慧智能综合服务平台
人卫官网	www.pmph.com	人卫官方资讯发布平台

图字：01-2020-5492 号

整形外科学：上肢与手外科卷

Zhengxing Waikexue：Shangzhi yu Shouwaike Juan

主　　译：范巨峰　田　文　宋建星
出版发行：人民卫生出版社（中继线 010-59780011）
地　　址：北京市朝阳区潘家园南里 19 号
邮　　编：100021
E - mail：pmph @ pmph.com
购书热线：010-59787592　010-59787584　010-65264830
印　　刷：人卫印务（北京）有限公司
经　　销：新华书店
开　　本：889×1194　1/16　印张：60
字　　数：2400 千字
版　　次：2024 年 12 月第 1 版
印　　次：2024 年 12 月第 1 次印刷
标准书号：ISBN 978-7-117-36852-0
定　　价：648.00 元

打击盗版举报电话：010-59787491　E-mail：WQ @ pmph.com
质量问题联系电话：010-59787234　E-mail：zhiliang @ pmph.com
数字融合服务电话：4001118166　E-mail：zengzhi @ pmph.com

总主编　Peter C. Neligan

总主译　范巨峰

整形外科学

Plastic Surgery: Hand and Upper Extremity

上肢与手外科卷

第 4 版

主　　编　James Chang

多媒体主编　Daniel Z. Liu

主　　译　范巨峰　田　文　宋建星

副 主 译　郭　阳　薛红宇　侯建玺　安　阳

主　　审　李世荣　范巨峰　陈山林

人民卫生出版社

·北　京·

ELSEVIER

Elsevier(Singapore) Pte Ltd.

3 Killiney Road

#08-01 Winsland House I

Singapore 239519

Tel：(65)6349-0200

Fax：(65)6733-1817

注　意

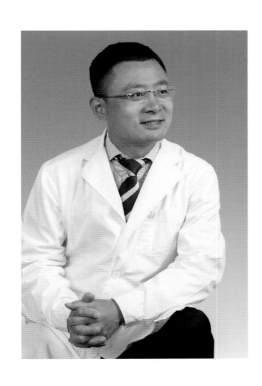

范巨峰，教授，主任医师，博士研究生导师。中国协和医科大学博士，美国哈佛大学医学院博士后。

中国医学科学院整形外科医院博士（硕士师从岳纪良教授，博士师从李森恺教授），美国哈佛大学医学院博士后（师从Michael Yaremchuk教授），美国宾夕法尼亚大学附属医院访问学者（师从Linton Whitaker教授），美国纽约大学医学院访问学者（师从Joseph McCarthy教授），以及美国哈佛大学医学院附属波士顿儿童医院、附属麻省眼耳医院、附属布列根和妇女医院及美国费城儿童医院访问学者。

现任北京朝阳医院整形美容中心主任，首都医科大学博士研究生导师，国家远程医疗与互联网医学中心整形美容专家委员会主任委员，中华医学会医学美学与美容学分会常务委员、美容技术学组组长，中国医师协会美容与整形医师分会副会长、新技术学组组长，北京医学会医学整形外科学分会副主任委员，北京医学会医学美学与美容学分会副主任委员，中国整形美容协会脂肪医学分会副会长、抗衰老分会副会长，《中国美容整形外科杂志》副主编等职。

从事整形外科工作30年，主要擅长面部年轻化综合治疗，脂肪移植，面部埋线提升，眼部、鼻部、乳房美容整形等。作为课题负责人与课题组主要成员，主持并参加国家自然科学基金项目、卫健委临床学科重点项目、教育部博士点基金等多个科研项目。入选北京市"215"高层次卫生技术人才项目、北京市科技新星计划、北京市优秀人才计划、首都医学发展科研基金项目、北京市"十百千"卫生人才"百"级项目。获北京市科学技术奖三等奖。发表SCI论文和国内核心期刊论文40余篇。

主编、主译人民卫生出版社专著14部：总主译第3版《麦卡锡整形外科学》（共6卷），总主译第4版《整形外科学》（共6卷），主译第2版《整形外科学：核心技术卷》；主编《注射美容外科学》，主编《埋线美容外科学》，主编《简明美容外科手术精要》，主编《医学抗衰老》。

译者名录

| 主　译 | 范巨峰　田　文　宋建星 |
| 副主译 | 郭　阳　薛红宇　侯建玺　安　阳 |

主　审

| 李世荣 | 中国人民解放军陆军军医大学 | 陈山林 | 北京积水潭医院 |
| 范巨峰 | 首都医科大学附属北京朝阳医院 | | |

译　者

田　文	北京积水潭医院	魏绮佩	北京积水潭医院
郭　阳	北京积水潭医院	贾世杰	北京积水潭医院
李清扬	北京积水潭医院	薛云皓	北京积水潭医院
周　雁	北京积水潭医院	伊　喆	北京积水潭医院
张　楠	北京积水潭医院	武竞衡	北京积水潭医院
黄志峰	北京积水潭医院	徐小龙	北京积水潭医院
殷耀斌	北京积水潭医院	王志新	北京积水潭医院
李秋雅	北京积水潭医院	刘　琨	北京积水潭医院
王佳雯	北京积水潭医院	王宇潇	北京积水潭医院
王振中	北京积水潭医院	王树峰	北京积水潭医院
杨　辰	北京积水潭医院	宋建星	同济大学附属上海市第四人民医院
栗鹏程	北京积水潭医院	薛红宇	北京大学第三医院
李　斌	北京积水潭医院	安　阳	北京大学第三医院
郑　炜	北京积水潭医院	侯建玺	郑州仁济医院
曹梦琪	北京积水潭医院	马　炜	中国人民解放军空军特色医学中心
黄行健	北京积水潭医院	曾　东	中国人民解放军南部战区总医院
赵宗璇	北京积水潭医院	范巨峰	首都医科大学附属北京朝阳医院
钟文耀	北京积水潭医院	陶　然	中国人民解放军总医院第一医学中心
刘　畅	北京积水潭医院	陈　华	内蒙古医科大学附属医院
王　扬	北京积水潭医院	石　庆	永城市人民医院
李文军	北京积水潭医院	秦宏智	大连医科大学附属第一医院
孙丽颖	北京积水潭医院	朱梦茹	大连医科大学附属第一医院
殷悦涵	北京积水潭医院	张雅巍	大连普兰店区中心医院
陈　丹	北京积水潭医院	黄　铿	汕头大学医学院第二附属医院
李　峰	北京积水潭医院		

编者名录

各卷主编团队

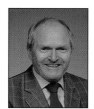

Editor-in-Chief
Peter C. Neligan, MB, FRCS(I), FRCSC, FACS
Professor of Surgery
Department of Surgery, Division of Plastic Surgery
University of Washington
Seattle, WA, USA

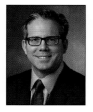

Volume 1: Principles
Geoffrey C. Gurtner, MD, FACS
Johnson and Johnson Distinguished Professor of
Surgery and Vice Chairman,
Department of Surgery (Plastic Surgery)
Stanford University
Stanford, CA, USA

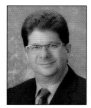

Volume 2: Aesthetic
J. Peter Rubin, MD, FACS
UPMC Professor of Plastic Surgery
Chair, Department of Plastic Surgery
Professor of Bioengineering
University of Pittsburgh
Pittsburgh, PA, USA

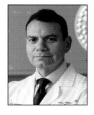

Volume 3: Craniofacial, Head and Neck Surgery
Eduardo D. Rodriguez, MD, DDS
Helen L. Kimmel Professor of Reconstructive
Plastic Surgery
Chair, Hansjörg Wyss Department of Plastic
Surgery
NYU School of Medicine
NYU Langone Medical Center
New York, NY, USA

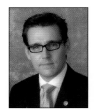

Volume 3: Pediatric Plastic Surgery
Joseph E. Losee, MD
Ross H. Musgrave Professor of Pediatric Plastic
Surgery
Department of Plastic Surgery
University of Pittsburgh Medical Center;
Chief Division of Pediatric Plastic Surgery
Children's Hospital of Pittsburgh
Pittsburgh, PA, USA

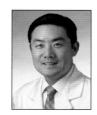

Volume 4: Lower Extremity, Trunk, and Burns
David H. Song, MD, MBA, FACS
Regional Chief, MedStar Health
Plastic and Reconstructive Surgery
Professor and Chairman
Department of Plastic Surgery
Georgetown University School of Medicine
Washington, DC, USA

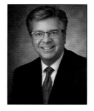

Volume 5: Breast
Maurice Y. Nahabedian, MD, FACS
Professor and Chief
Section of Plastic Surgery
MedStar Washington Hospital Center
Washington, DC, USA;
Vice Chairman
Department of Plastic Surgery
MedStar Georgetown University Hospital
Washington, DC, USA

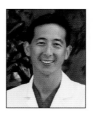

Volume 6: Hand and Upper Extremity
James Chang, MD
Johnson & Johnson Distinguished
Professor and Chief
Division of Plastic and Reconstructive Surgery
Stanford University Medical Center
Stanford, CA, USA

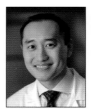

Multimedia editor
Daniel Z. Liu, MD
Plastic and Reconstructive Surgeon
Cancer Treatment Centers of America at Midwestern Regional Medical Center
Zion, IL, USA

颅面、头颈外科及小儿整形外科卷编者

Hee Chang Ahn, MD, PhD
Professor
Department of Plastic and Reconstructive Surgery
Hanyang University Hospital School of Medicine
Seoul, South Korea

Nidal F. Al Deek, MD
Surgeon
Plastic and Reconstructive Surgery
Chang Gung Memorial Hospital
Taipei, Taiwan

Kodi K. Azari, MD, FACS
Reconstructive Transplantation Section Chief
Professor
Department of Orthopedic Surgery
UCLA Medical Center
Santa Monica, CA, USA

Carla Baldrighi, MD
Staff Surgeon
Pediatric Surgery Meyer Children's Hospital
Pediatric Hand and Reconstructive Microsurgery Unit
Azienda Ospedaliera Universitaria Careggi
Florence, Italy

Gregory H. Borschel, MD, FAAP, FACS
Assistant Professor
University of Toronto Division of Plastic and Reconstructive Surgery;
Assistant Professor
Institute of Biomaterials and Biomedical Engineering;
Associate Scientist
The SickKids Research Institute
The Hospital for Sick Children
Toronto, Ontario, Canada

Kirsty Usher Boyd, MD, FRCSC
Assistant Professor
Division of Plastic Surgery, University of Ottawa
Ottawa, Ontario, Canada

Gerald Brandacher, MD
Scientific Director
Department of Plastic and Reconstructive Surgery
Johns Hopkins University School of Medicine
Baltimore, MD, USA

Lesley Butler, MPH
Clinical Research Coordinator
Charles E. Seay, Jr. Hand Center
Texas Scottish Rite Hospital for Children
Dallas, TX, USA

Ryan P. Calfee, MD
Associate Professor
Department of Orthopedic Surgery
Washington University School of Medicine
St. Louis, MO, USA

Brian T. Carlsen, MD
Associate Professor
Departments of Plastic Surgery and Orthopedic Surgery
Mayo Clinic
Rochester, MN, USA

David W. Chang, MD
Professor
Division of Plastic and Reconstructive Surgery
The University of Chicago Medicine
Chicago, IL, USA

James Chang, MD
Johnson & Johnson Distinguished Professor and Chief
Division of Plastic and Reconstructive Surgery
Stanford University Medical Center
Stanford, CA, USA

Robert A. Chase, MD
Holman Professor of Surgery – Emeritus
Stanford University Medical Center
Stanford, CA, USA

Alphonsus K. S. Chong, MBBS, MRCS, MMed(Orth), FAMS (Hand Surg)
Senior Consultant
Department of Hand and Reconstructive Microsurgery
National University Health System
Singapore;
Assistant Professor
Department of Orthopedic Surgery
Yong Loo Lin School of Medicine
National University of Singapore
Singapore

David Chwei-Chin Chuang, MD
Senior Consultant, Ex-President, Professor
Department of Plastic Surgery
Chang Gung University Hospital
Tao-Yuan, Taiwan

Kevin C. Chung, MD, MS
Chief of Hand Surgery
Michigan Medicine
Charles B G De Nancrede Professor, Assistant Dean for Faculty Affairs
University of Michigan Medical School
Ann Arbor, Michigan, USA

Christopher Cox, MD
Attending Surgeon
Kaiser Permanente
Walnut Creek, CA, USA

Catherine Curtin, MD
Associate Professor
Department of Surgery Division of Plastic Surgery
Stanford University
Stanford, CA, USA

Lars B. Dahlin, MD, PhD
Professor and Consultant
Department of Clinical Sciences, Malmö – Hand Surgery
University of Lund
Malmö, Sweden

Kenneth W. Donohue, MD
Hand Surgery Fellow
Division of Plastic Surgery
Department of Orthopedic Surgery
Baylor College of Medicine
Houston, TX, USA

Gregory A. Dumanian, MD, FACS
Stuteville Professor of Surgery
Division of Plastic Surgery
Northwestern Feinberg School of Medicine
Chicago, IL, USA

William W. Dzwierzynski, MD
Professor and Program Director
Department of Plastic Surgery
Medical College of Wisconsin
Milwaukee, WI, USA

Simon Farnebo, MD, PhD
Associate Professor and Consultant Hand Surgeon
Department of Plastic Surgery, Hand Surgery and Burns
Institution of Clinical and Experimental Medicine, University of Linköping
Linköping, Sweden

Ida K. Fox, MD
Assistant Professor of Plastic Surgery
Department of Surgery
Division of Plastic and Reconstructive Surgery
Washington University School of Medicine
St. Louis, MO, USA

Paige M. Fox, MD, PhD
Assistant Professor
Department of Surgery, Division of Plastic and Reconstructive Surgery
Stanford University Medical Center
Stanford, CA, USA

Jeffrey B. Friedrich, MD
Professor of Surgery and Orthopedics
Department of Surgery, Division of Plastic Surgery
University of Washington
Seattle, WA, USA

Steven C. Haase, MD, FACS
Associate Professor
Department of Surgery, Section of Plastic Surgery
University of Michigan Health
Ann Arbor, MI, USA

Elisabet Hagert, MD, PhD
Associate Professor
Department of Clinical Science and Education
Karolinska Institute;
Chief Hand Surgeon
Hand Foot Surgery Center
Stockholm, Sweden

Warren C. Hammert, MD
Professor of Orthopedic and Plastic Surgery
Chief, Division of Hand Surgery
Department of Orthopedics and Rehabilitation
University of Rochester
Rochester, NY, USA

Isaac Harvey, MD
Clinical Fellow
Department of Pediatric Plastic and Reconstructive Surgery
Hospital for SickKids
Toronto, Ontario, Canada

Vincent R. Hentz, MD
Emeritus Professor of Surgery and Orthopedic
Surgery (by courtesy)
Stanford University
Stanford, CA, USA

Jonay Hill, MD
Clinical Assistant Professor
Anesthesiology, Perioperative and Pain Medicine
Stanford University School of Medicine
Stanford, CA, USA

Steven E. R. Hovius, MD, PhD
Former Head, Department of Plastic,
Reconstructive and Hand Surgery
Erasmus MC
University Medical Center
Rotterdam, the Netherlands;
Xpert Clinic, Hand and Wrist Center
The Netherlands

Jerry I. Huang, MD
Associate Professor
Department of Orthopedics and Sports
Medicine
University of Washington;
Program Director
University of Washington Hand Fellowship
University of Washington
Seattle, WA, USA

Marco Innocenti, MD
Associate Professor of Plastic Surgery,
University of Florence;
Director, Reconstructive Microsurgery
Department of Oncology
Careggi University Hospital
Florence, Italy

Neil F. Jones, MD, FRCS
Professor and Chief of Hand Surgery
University of California Medical Center;
Professor of Orthopedic Surgery;
Professor of Plastic and Reconstructive Surgery
University of California Irvine
Irvine, CA, USA

Ryosuke Kakinoki, MD, PhD
Professor of Hand Surgery and Microsurgery,
Reconstructive, and Orthopedic Surgery
Department of Orthopedic Surgery
Faculty of Medicine
Kindai University
Osakasayama, Osaka, Japan

Jason R. Kang, MD
Chief Resident
Department of Orthopedic Surgery
Stanford Hospital & Clinics
Redwood City, CA, USA

Joseph S. Khouri, MD
Resident
Division of Plastic Surgery, Department of
Surgery
University of Rochester
Rochester, NY, USA

Todd Kuiken, MD, PhD
Professor
Departments of PM&R, BME, and Surgery
Northwestern University;
Director, Neural Engineering Center for Artificial
Limbs
Rehabilitation Institute of Chicago
Chicago, IL, USA

Donald Lalonde, BSC, MD, MSc, FRCSC
Professor of Surgery
Division of Plastic and Reconstructive Surgery
Saint John Campus of Dalhousie University
Saint John, New Brunswick, Canada

W. P. Andrew Lee, MD
The Milton T. Edgerton MD, Professor and
Chairman
Department of Plastic and Reconstructive
Surgery
Johns Hopkins University School of Medicine
Baltimore, MD, USA

Anais Legrand, MD
Postdoctoral Research Fellow
Plastic and Reconstructive Surgery
Stanford University Medical Center
Stanford, CA, USA

Terry Light, MD
Professor
Department of Orthopedic Surgery
Loyola University Medical Center
Maywood, IL, USA

Jin Xi Lim, MBBS, MRCS
Senior Resident
Department of Hand and Reconstructive
Microsurgery
National University Health System
Singapore

Joseph Lopez, MD, MBA
Resident, Plastic and Reconstructive Surgery
Department of Plastic and Reconstructive
Surgery
Johns Hopkins University School of Medicine
Baltimore, MD, USA

Susan E. Mackinnon, MD
Sydney M. Shoenberg, Jr. and Robert H.
Shoenberg Professor
Department of Surgery, Division of Plastic and
Reconstructive Surgery
Washington University School of Medicine
St. Louis, MO, USA

Brian Mailey, MD
Assistant Professor of Surgery
Institute for Plastic Surgery
Southern Illinois University
Springfield, IL, USA

Steven J. McCabe, MD, MSc, FRCS(C)
Director of Hand and Upper Extremity Program
University of Toronto
Toronto Western Hospital
Toronto, Ontario, Canada

Kai Megerle, MD, PhD
Assistant Professor
Clinic for Plastic Surgery and Hand Surgery
Technical University of Munich
Munich, Germany

Amy M. Moore, MD
Assistant Professor of Surgery
Division of Plastic and Reconstructive Surgery
Department of Surgery
Washington University School of Medicine
St. Louis, MO, USA

Steven L. Moran, MD
Professor and Chair of Plastic Surgery
Division of Plastic Surgery, Division of Hand and
Microsurgery;
Professor of Orthopedics
Rochester, MN, USA

Rebecca L. Neiduski, PhD, OTR/L, CHT
Dean of the School of Health Sciences
Professor of Health Sciences
Elon University
Elon, NC, USA

David T. Netscher, MD
Program Director, Hand Surgery Fellowship;
Clinical Professor, Division of Plastic Surgery
and Department of Orthopedic Surgery
Baylor College of Medicine;
Adjunct Professor of Clinical Surgery (Plastic
Surgery)
Weill Medical College
Cornell University
Houston, TX, USA

Michael W. Neumeister, MD
Professor and Chairman
Division of Plastic Surgery
Springfield Illinois University School of Medicine
Springfield, IL, USA

Shelley Noland, MD
Assistant Professor
Division of Plastic Surgery
Mayo Clinic Arizona
Phoenix, AZ, USA

Christine B. Novak, PT, PhD
Associate Professor
Department of Surgery, Division of Plastic and
Reconstructive Surgery
University of Toronto
Toronto, Ontario, Canada

Scott Oates, MD
Deputy Department Chair;
Professor
Department of Plastic Surgery, Division of
Surgery
The University of Texas MD Anderson Cancer
Center
Houston, TX, USA

Kerby Oberg, MD, PhD
Associate Professor
Department of Pathology and Human Anatomy
Loma Linda University School of Medicine
Loma Linda, CA, USA

Scott Oishi, MD
Director, Charles E. Seay, Jr. Hand Center
Texas Scottish Rite Hospital for Children;
Professor, Department of Plastic Surgery and
Department of Orthopedic Surgery
University of Texas Southwestern Medical Center
Dallas, TX, USA

William C. Pederson, MD, FACS
President and Fellowship Director
The Hand Center of San Antonio;
Adjunct Professor of Surgery
The University of Texas Health Science Center at
San Antonio
San Antonio, TX, USA

Dang T. Pham, MD
General Surgery Resident
Department of Surgery
Houston Methodist Hospital
Houston, TX, USA

Karl-Josef Prommersberger, MD, PhD
Chair, Professor of Orthopedic Surgery
Clinic for Hand Surgery
Bad Neustadt/Saale, Germany

Carina Reinholdt, MD, PhD
Senior Consultant in Hand Surgery
Center for Advanced Reconstruction of
Extremities
Sahlgrenska University Hospital/ Mölndal
Mölndal, Sweden;
Assistant Professor
Department of Orthopedics
Institute for Clinical Sciences
Sahlgrenska Academy
Goteborg, Sweden

Justin M. Sacks, MD, MBA, FACS
Director, Oncological Reconstruction;
Assistant Professor
Department of Plastic and Reconstructive
Surgery
Johns Hopkins School of Medicine
Baltimore, MD, USA

Douglas M. Sammer, MD
Associate Professor of Plastic and Orthopedic
Surgery
Chief of Plastic Surgery at Parkland Memorial
Hospital
Program Director Hand Surgery Fellowship
University of Texas Southwestern Medical Center
Dallas, TX, USA

Subhro K. Sen, MD
Clinical Associate Professor
Plastic and Reconstructive Surgery
Robert A. Chase Hand and Upper Limb Center
Stanford University School of Medicine
Stanford, CA, USA

**Pundrique R. Sharma, MBBS, PhD and
FRCS (Plast)**
Consultant Plastic Surgeon
Department for Plastic and Reconstructive
Surgery
Alder Hey Children's Hospital
Liverpool, UK

Randolph Sherman, MD, FACS
Vice Chair
Department of Surgery
Cedars-Sinai Medical Center
Los Angeles, CA, USA

Jaimie T. Shores, MD
Clinical Director, Hand/Arm Transplant Program
Department of Plastic and Reconstructive
Surgery
Johns Hopkins University School of Medicine
Baltimore, MD, USA

Vanila M. Singh, MD, MACM
Clinical Associate Professor
Anesthesiology, Perioperative and Pain Medicine
Stanford University School of Medicine
Stanford, CA, USA

Jason M. Souza, MD, LCDR, MC, USN
Staff Plastic Surgeon, United States Navy
Walter Reed National Military Medical Center
Bethesda, MD, USA

Amir Taghinia, MD, MPH
Attending Surgeon
Department of Plastic and Oral Surgery
Boston Children's Hospital;
Assistant Professor of Surgery
Harvard Medical School
Boston, MA, USA

David M. K. Tan, MBBS
Senior Consultant
Department of Hand and Reconstructive
Microsurgery
National University Health System
Singapore;
Assistant Professor
Department of Orthopedic Surgery
Yong Loo Lin School of Medicine
National University Singapore
Singapore

Jin Bo Tang, MD
Professor and Chair
Department of Hand Surgery;
Chair, The Hand Surgery Research Center
Affiliated Hospital of Nantong University
Nantong, The People's Republic of China

Johan Thorfinn, MD, PhD
Senior Consultant of Plastic Surgery, Burn Unit;
Co-Director
Department of Plastic Surgery, Hand Surgery
and Burns
Linköping University Hospital
Linköping, Sweden

**Michael Tonkin, MBBS, MD, FRACS(Orth),
FRCS(Ed Orth)**
Professor of Hand Surgery
Department of Hand Surgery and Peripheral
Nerve Surgery
Royal North Shore Hospital
The Children's Hospital at Westmead
University of Sydney Medical School
Sydney, New South Wales, Australia

Joseph Upton III, MD
Staff Surgeon
Department of Plastic and Oral Surgery
Boston Children's Hospital;
Professor of Surgery
Harvard Medical School
Boston, MA, USA

Francisco Valero-Cuevas, PhD
Director
Brain-Body Dynamics Laboratory;
Professor of Biomedical Engineering;
Professor of Biokinesiology and Physical
Therapy;
(By courtesy) Professor of Computer Science
and Aerospace and Mechanical Engineering
The University of Southern California
Los Angeles, CA, USA

Christianne A. van Nieuwenhoven, MD, PhD
Plastic Surgeon/Hand Surgeon
Plastic and Reconstructive Surgery
Erasmus Medical Centre
Rotterdam, the Netherlands

Nicholas B. Vedder, MD
Professor of Surgery and Orthopedics
Chief of Plastic Surgery Vice Chair
Department of Surgery
University of Washington
Seattle, WA, USA

Andrew J. Watt, MD
Attending Hand and Microvascular Surgeon;
Associate Program Director, Buncke Clinic Hand
and Microsurgery Fellowship;
Adjunct Clinical Faculty, Stanford University
Division of Plastic and Reconstructive Surgery
The Buncke Clinic
San Francisco, CA, USA

Fu-Chan Wei, MD
Professor
Department of Plastic Surgery
Chang Gung Memorial Hospital
Taoyuan, Taiwan

Julie Colantoni Woodside, MD
Orthopedic Surgeon
OrthoCarolina
Gastonia, NC, USA

Jeffrey Yao, MD
Associate Professor
Department of Orthopedic Surgery
Stanford Hospital & Clinics
Redwood City, CA, USA

世界整形外科历经了 2 600 多年的发展历程。"plastic"一词出现于 1818 年，标志着整形外科的正式开始。"plastic"起源于希腊语的"*plastikos*"，由德国外科医师 Karl Fedlinand von Graefe（1787—1840 年）在 1818 年出版的专著 *Rhinoplasty* 中首先使用了这一术语。1914—1939 年是现代整形外科发展的初始阶段，这个时期奠定了今天整形外科的基本概念；而 1939 年及其以后的时代则是整形外科稳步发展的时期。

Plastic Surgery 是世界整形外科的经典教材和权威著作，原名 *Reconstructive Plastic Surgery*，它总结了之前已出版的各整形专科著作，第 1 版出版于 1964 年，主编 John Converse。1977 年，Converse 主编出版了第 2 版 *Reconstructive Plastic Surgery*。1990 年，Joseph McCarthy 担任了这套书的主编，并改书名为 *Plastic Surgery*，丛书共 8 卷，这套巨著无论对国际整形外科还是对中国整形外科，都产生了巨大的影响。2006 年，Stephen J. Mathes 主编出版了第 2 版 *Plastic Surgery*。遗憾的是，当时尚无中文译本，语言成了中国医生阅读这套巨著的障碍！

2013 年，Peter C. Neligan 主编出版了第 3 版 *Plastic Surgery*。同年，首都医科大学附属北京朝阳医院整形外科的范巨峰主任作为总主译，组织了全国 120 多位专家开始翻译这套巨著。至 2019 年，这套 6 卷、共 3 000 多万字的中文译本终于由人民卫生出版社全部出版，取名为《麦卡锡整形外科学》，以纪念本套书中最著名、影响力最大的由 McCarthy 主编的 1990 年版本。中译版的译者们不仅为中国医生解决了语言问题，而且在翻译中融入了自身经验和理解，非常有助于年轻医生对经典著作的学习和理解，为帮助中国医生走向国际整形外科学术殿堂搭起了桥梁。

2018 年，Peter C. Neligan 主编出版了第 4 版 *Plastic Surgery*，范巨峰教授于第一时间组织了全国最优秀的整形外科专家们开始翻译。

如果仅仅从章节标题来看，第 4 版和第 3 版的区别并不大，但是，由于原著一些分卷主编和部分章节作者发生了变更，内容自然会有相应变化。而且即便是一些没有变动的作者，近年来观念的更新也体现在了一些章节的核心内容里。医学翻译工作的特点是："越是核心的内容越在细微处，越是细微的差别越见专家真功夫"。这就需要中文译者们花费大量的时间和精力去理解、分析、鉴别这些变化和更新。"新观念不一定就是对的，老观念经过了时间检验，也未必是错的"。不要小看这部分工作，翻译专家只有花费大量的时间去检索和阅读文献，并且结合自己的临床经验，才能准确翻译，当译者质疑原作观点时，中译版有时还会附上主流观点，以供读者参考。为了精益求精，第 4 版中译版很多章节内容，先后邀请了国内 4～5 组专家反复翻译和审校，这比第 3 版的翻译标准高出许多（第 3 版每章请一组专家翻译，另一组审校，共两组）。

中译版的翻译和审校工作非常有特色，集中了国内近年来整形美容领域优秀且活跃的一批大专家、大教授们。他们的个人临床经验丰富、专业水平非常高；都有国外留学经历，英文水平高；最重要的是，他们对中国整形外科事业有着强烈的责任感和使命感。正是由于参与翻译和审校的专家们投入了巨大的心血和努力，才呈现给了我们这套学术经典和权威著作。个人感觉本书的翻译水平较上一版上了一个更高的台阶。当然，最终的评价取决于广大读者。

从第 4 版 *Plastic Surgery* 开始，中译版更名为《整形外科学》。

我为第 4 版《整形外科学》高水平的翻译质量感到高兴和欣慰。希望这部新版经典著作能在上一版的基础上，进一步帮助更多的中国医生打开眼界、了解世界、学到知识、提高技术，从而与世界接轨，更好地提高医术、更好地为患者服务。

我很荣幸为第 4 版《整形外科学》作序。

李世荣

中国人民解放军陆军军医大学　三级教授　主任医师　博士生导师

中华医学会医学美学与美容学分会　主任委员

《中华医学美学美容杂志》　主编

中华医学会医学美容教育学院　院长

2024 年 1 月

译　序

　　Plastic Surgery 是国际经典的整形外科学著作，被誉为"整形外科学的圣经"。然而受语言的影响，国内真正能够通读整套英文原著的医生并不多，这大大限制了国内医生对世界整形外科学先进技术和理念的学习，从而限制了中国整形外科整体医疗水平的发展。我一直有一个想法，如果能把这套 *Plastic Surgery* 翻译成中文，该有多好！这个念头，最早开始于我读研究生时。当 2006 年我在纽约大学见到当时 *Plastic Surgery* 的主编 Dr. McCarthy 本人时，这个想法变得更为强烈，直到 2013 年人民卫生出版社的一位老师鼓励我把理想变为现实。

　　2013 年，刚好 Elsevier 出版社出版了第 3 版 *Plastic Surgery*。Elsevier 出版社和人民卫生出版社都非常支持我的想法，翻译此书的事情一拍即合。我们邀请到了全国 120 余位专家参与翻译工作。邀请的专家都有着共同的特点：博士学位，丰富的临床工作和手术实践经验，扎实的英文及中文功底，最重要的是对这项工作都有着极大的热情和使命感。大家倾注了大量的心血，历经数载，至 2019 年 6 月，终于为读者完整呈现了 6 卷的第 3 版《麦卡锡整形外科学》。正是由于参与翻译工作的专家们极高的专业水平和认真的工作态度，第 3 版《麦卡锡整形外科学》出版后收获了很好的反响，证明了 *Plastic Surgery* 著作本身的权威性和中文翻译专家们的高超水平。*Plastic Surgery* 中译版为中国整形外科医生们提供了宝贵的学习资源。

　　第 3 版《麦卡锡整形外科学》的翻译和出版得到了整形外科学界前辈们的悉心关怀和大力支持。张涤生院士于去世前两个月在病榻上为本书题词"翻译此书，对学科意义深远。我很赞赏译者的眼光和努力！"中华医学会医学美学与美容学分会李世荣主任委员为多部分卷作序，并为全书题词"学术经典，权威著作"。最重要的是，每当听到一位医生或在读研究生告诉我，他从该丛书中学到了知识、更新了观念时，我都倍感欣慰和喜悦。

　　所以，当第 4 版 *Plastic Surgery* 出版后，人民卫生出版社又与我商讨继续翻译新版著作时，我毫不犹豫地答应了。

　　比起上一版，第 4 版更新和补充了不少内容，增加了新的整形美容的知识和观点，对于我们参与翻译的医生而言，也是最好的学习和更新知识的机会。至少就我个人而言，深感受益良多。

　　在翻译和审校的过程中，也发现了一些问题。这些年，随着国内外学术界的频繁交流，国内专家的很多认识和观念已经与世界同步。在第 4 版的翻译过程中，译者们发现原著中个别作者的观点与主流的国际前沿观点存在差异，我们本着充分尊重原著的精神进行了翻译，但同时标注了学术界的主流观点，以此希望提醒广大国内读者，对于一些学术观点差异，要兼收并蓄，既要重视原著，也要坚持自己的独立思考。

　　第 4 版与第 3 版相比，内容粗看大致相似，但是一些分卷的主编更换了，同时新增和更换了部分章节作者。相对于第 3 版，有些章节虽然篇幅变化不大，但是核心内容明显存在更新迭代，而一旦参与翻译和审校的国内专家没有与时俱进地更新观念或者知识面不够宽广，就会出现用"老思维解释新概念"的问题。有些内容更新虽然看起来似乎只有一点点，但是失之毫厘谬以千里，甚至可能出现南辕北辙的理解和翻译错误。为了精益求精，第 4 版中译版的部分章节先后邀请了国内 4～5 组专家多次反复翻译和审校，这比第 3 版的翻译标准高出许多。

　　从第 4 版开始，中译版更名为第 4 版《整形外科学》。

　　衷心感谢所有参与第 3 版《麦卡锡整形外科学》、第 4 版《整形外科学》翻译和审校的专家们！衷心感谢所有为《整形外科学》顺利出版作出贡献的朋友们！衷心感谢一直喜欢和支持《整形外科学》的读者同道们！

2023 年是我国著名手外科专家韦加宁教授逝世 20 周年。韦加宁教授和本书主审陈山林教授、主译田文教授及主要译者均来自北京积水潭医院。谨以此书向韦加宁教授致以崇高的敬意！

范巨峰

首都医科大学附属北京朝阳医院整形外科　主任

首都医科大学　教授　主任医师　博士生导师

国家远程医疗与互联网医学中心整形美容专家委员会　主任委员

中华医学会医学美学与美容学分会　常务委员、美容技术学组组长

中国医师协会美容与整形医师分会　副会长、新技术学组组长

2024 年 1 月

原　　序

　　我在写本书第 3 版序言的时候提到,能够成为这个伟大系列著作的总主编,我感到无比荣幸和惊喜。这一次,对于能够参与这个系列的更新工作,我同样感到无比感激。当 Elsevier 出版社给我来电话,建议我开始准备第 4 版的时候,我的第一反应是为时过早。从 2012 年第 3 版出版到现在,整形外科领域能发生什么变化呢? 而事实上,该领域在过去几年已经取得了长足的发展,我也希望本版著作能够将新的知识纳入其中。

　　我们的专业领域可谓意义非凡。最近,Chadra 和两位 Agarwal 在 *Plastic and Reconstructive Surgery—Global Open* 杂志中发表了一篇题为《整形外科学细分》(*Redefining Plastic Surgery*)的文章,并在文中提出了以下定义:"整形外科学是外科学的一个专业分支,它解决的是器官在感观、活动与保护身体外向通道方面的畸形、缺陷和异常问题,方法包括但不限于组织的再造、植入、回植与移植,目的是恢复和改善器官的形态与功能,并使其更加美观。"这是一个包罗万象却又十分恰当的定义,体现了本专业领域所涉的范围之广。[1]

　　在第 3 版中,我介绍了每一位分卷主编。事实上,整形外科所涉及的分支领域已经十分多元,一个人已无法成为所有分支领域的专家,我本人自然也不是这样的专家。我认为这次的编写工作能够顺利进行,是因为各个分卷的主编不仅能凭借其专业知识成为各个分支领域的代表,并且十分熟悉各自领域的新进展和推动其发展的人物。我们在新版著作中延续了这样的合作模式。上一版著作的 7 位主编中的 4 位继续为本版做出了贡献,带来了全新、专业的内容。Gurtner、Song、Rodriguez、Losee 和 Chang 负责各自分卷的更新工作,对部分内容作了保留,部分作了大范围修改,部分作了补充,还有部分作了删减。Peter Rubin 接替了 Rick Warren,负责《美容卷》的编写工作。美学分支在整形外科领域的地位有些特别,但同样十分重要。Warren 出色地完成了第 3 版《美容卷》的编写工作。然而,尽管他十分热爱这样的工作,但再次接受这一任务超出了他本人的意愿。与之类似,Jim Grotting 也出色地完成了上一版《乳房卷》的编写工作,但他决定,在新版中对该卷内容作大量修改的工作应该由一位观点新颖的人来担任。于是,Maurice Nahabedian 接过了这一任务。我希望读者会喜欢这两卷中修改的内容。

　　Allen Van Beek 是上一版的视频主编,他汇总了大量优质的视频资料,作为文本的补充。这一次,我们希望更进一步。虽然我们对正文相关的视频已经作了大量补充(视频总数超过了 170 个),但我们同时还补充了与所选章节相关的讲座视频。我们筛选出了关键的章节,并将章节中所用的图片加入讲座视频中,制作了章节的口述展示版本,并在线上发布。Daniel Liu 接替了 Van Beek,担任了本版的多媒体主编(非视频主编),对本书的出版作出了巨大的贡献。本书各关键章节的展示视频一共超过 70 个,最大程度上方便了各位读者以最简单的方式获取知识。其余展示由 Liu 教授和我根据各章节内容进行汇编。希望这些内容能够对读者有所帮助。

　　读者或许想知道这一系列工作都是如何完成的。在对本版进行规划期间,由 Belinda Kuhn 带领的 Elsevier 团队和我在旧金山进行了一次面对面会谈。各分卷的主编以及在伦敦工作的编辑团队也都参加了会议。我们花了整整 1 周的时间,把第 3 版著作逐卷、逐章审阅了一遍。随后,我们决定了哪些内容需要保留,哪些需要补充,哪些需要修订,哪些需要改写。我们同时还决定了各章节的作者,保留了许多现

---

[1]　Chandra R, Agarwal R, Agarwal D. Redefining Plastic Surgery. *Plast Reconstr Surg Glob Open*. 2016; 4(5): e706.

有的作者，也让一些新作者接替了原作者，这样做的目的是让著作能够真实反映该领域所发生的变化。此外，我们还决定要对著作进行一些务实的改动。例如，读者会注意到，我们省略了总共 6 个分卷中的第二到第六分卷的全部索引，只突出了这几个分卷的目录。这让我们得以为每个分卷省下几百页的篇幅，降低了出版成本，并将这部分成本用于升级的网络内容的制作。

自第 3 版出版以来，我走遍了世界各地，见证了这一版著作对该领域产生的巨大影响，尤其是人才培养方面的影响，并对此深感触动。无论我走到哪里，都有人告诉我，这部著作是他们重要的教学资源，是知识的源泉。第 3 版著作已被译成葡萄牙语、西班牙语和中文，我对此倍感欣慰，也得到了极大的鼓励。我希望此次出版的第 4 版能够继续为该领域作出贡献，为执业外科医生提供宝贵资源，也能够让正在接受培训的人员做好准备，迎接未来在整形外科领域的职业生涯。

Peter C. Neligan

于美国华盛顿州西雅图市

2017 年 9 月

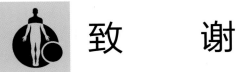

致　谢

我的妻子 Gabrielle Kane 一直是我的坚强后盾。在工作中,她不仅给予我鼓励,还依据她本人在医学领域的工作和教育经验,对我提出了建设性的批评意见。对此,我无以为报。本系列著作得以付梓,得益于 Elsevier 出版社的编辑团队。感谢 Belinda Kuhn 带领的团队,成员包括 Alexandra Mortimer, Louise Cook, Sam Crowe。Elsevier 出版社的加工团队在本项目的推进过程中同样发挥了关键作用。Geoff Gurtner, Peter Rubin, Ed Rodriguez, Joe Losee, David Song, Mo Nahabedian, Jim Chang 和 Dan Liu 作为分卷主编,对本版著作进行了编写和修订,对保持本系列著作的专业性和时效性作出了重要贡献。Nick Vedder 带领的、我在华盛顿大学的同事团队为我提供了持续不断的鼓励与支持。最后,也是最重要的,感谢参与了本项目的各位住院医师和实习医师,是他们让我们保持专注,并为他们提供很好的解决方案。

Peter C. Neligan, MB, FRCS(I), FRCSC, FACS

本分卷内容经过了全面更新,代表了当今手外科及显微血管外科领域杰出的成果。我要感谢我在世界各地的同事和朋友们,他们辛勤付出,出色地完成了本书的编写工作。我还要感谢 Elsevier 出版社才华横溢的员工们。我们希望本书能继续成为为患者提供最佳治疗方案的指南。我有幸身处两个家庭,并要在此向他们致谢:一是斯坦福大学的学生、住院医师、研究员和教职人员组成的大家庭;二是我挚爱的家人,包括我的妻子 Dr. Harriet Walker Roeder,以及我的女儿 Julia、Kathleen 和 Cecilia,她们时刻都在鼓舞着我。

James Chang, MD

目　录

第五篇　神经麻痹性疾病

第六篇　康　复

献给未来的整形医生们。
接过火炬，带领我们前进吧！

Dedicated to future plastic surgeons.
Take up the torch and lead us forward!

导言:

整形外科学对手外科学的贡献

James Chang

尽管关于手外科学的最早文献记载可以追溯至古希腊的希波克拉底时期,但是手外科学实际上刚刚处于初始阶段。第二次世界大战被认为是推动手外科学作为独立外科学科发展的关键事件。这门现代学科是普通外科、整形外科、骨科、血管外科以及神经外科的有机结合。手外科的特别之处在于它是一门区域性专业而不是组织性专业,因此从事手外科学的医务工作者理论上需要经过全面培训,拥有能够解决影响手部组织问题的能力。本篇导言阐述了整形外科在手外科作为独立外科学科发展中所起到的作用。此外,本篇还对整形外科将如何影响手外科的未来发展进行了展望。

手外科学的起源

Henry C. Marble 在 Flynn 的经典教科书 *Hand Surgery* 中发现了关于古希腊科学家希波克拉底(公元前 460—377 年)进行手部手术的文献记载,这是已知的最早关于手部手术的文献记载[1]。在书中,希波克拉底记述了减少腕关节骨折的方法,还强调了合适、洁净的手部敷料的重要性。后来,希腊医生 Heliodorus 在他对手指截肢方法的描述中特别提及了如何解剖充足的皮瓣来完全覆盖剩余骨。Galen(公元 131—281 年)混淆了肌腱和神经,为了避免"神经性肌痉挛"而反对缝合肌腱[2],而在中世纪,一位阿拉伯医生 Avicenna(公元 981—1038 年)[3]对肌腱修复进行了详尽的阐述。在历史上有许多其他关于手外科的文献记载,但是关于手部的综合治疗直到 20 世纪才真正成熟。

对人体解剖学的理解对整形外科和手外科都至关重要,因此,人体解剖学的发展史是和这两门学科的发展相互平行的。J. William Littler 回顾了著名解剖学家对手外科学的影响[4]。也许这些解剖学家同样也被手部这种身体中最复杂的部分所吸引了,因为这对他们从事的专业是终极挑战。Leonardo da Vinci(1452—1519 年)凭借他的艺术造诣绘制了十分精确的手部图解。他的解剖学知识是通过解剖超过 100 具人体标本积累来的,最终绘成了 779 幅解剖图[5]。

Andreas Vesalius(1514—1564 年)(图 0.1 和图 0.2)在 1543 年发表了他里程碑意义的巨作 *De Corporis Humani Fabrica*,其中许多雕刻作品都对手部有专门的细节刻画[5]。和 Leonardo da Vinci 样,Vesalius 依据的是他对尸体的解剖,而不是一味地接受以往医学文献中的陈旧教条。他在解剖经历中的所见驳斥了 Galen 和他的教徒在早期论著中陈述

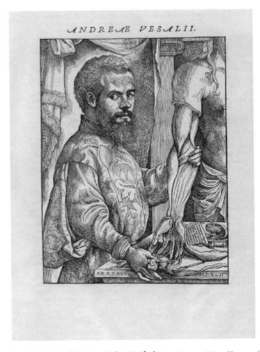

图 0.1 时年 28 岁的杰出解剖学家 Andreas Vesalius。(*Reproduced from Vesalius A. De Humani Corporis Fabrica. 1543. Reproduced with permission from the British Library.*)

1

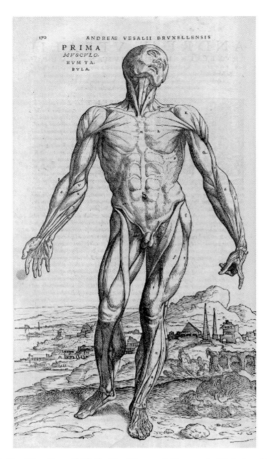

图 0.2 Vesalius 的著作 *De Humani Corporis Fabrica*（1543 年）中对 Stephan van Calcar 的解剖图例。（*Reproduced from Vesalius A. De Humani Corporis Fabrica. 1543. Reproduced with permission from the British Library.*）

的错误观点。当代手外科学家 J. William Littler 和 Robert A. Chase 一致认为 Charles Bell（1774—1842 年）是最杰出的手部解剖学家[6]。他的著作 *Fourth Bridgewater Treatise—The Hand：Its Mechanism and Vital Endowments as Evincing Design*（1834 年）至今仍被认为是讲述手部解剖和功能的经典著作[7]。

除解剖学以外，两项近代的成就使得手外科学发展为一门独特的现代专业。1846 年 10 月 16 日，在麻省总医院，William Morton 向接受由 John Collins Warren 施行的颈部肿物切除术的患者使用了硫酸乙醚烟雾[8]。这是历史上的首次充分麻醉，使完成更复杂的整形外科和手外科重建手术成为可能。

第二项主要成就是对微生物的了解以及在无菌术和抗生素方面取得的进展[9]。19 世纪 60 年代，Louis Pasteur 的发酵技术揭开了细菌学领域的面纱。维也纳的 Semmelweis 以及英格兰的 Lister 早期将石炭作为消毒剂使用，这创建了抗菌外科学。20 世纪，许多诺贝尔奖的颁发证明了发展抗生素的重要性。德国细菌学家 Paul Erlich 提出了"抗菌化学疗法"的原理，并于 1908 年获得诺贝尔奖。另一位德国人 Gerhard Domagk 因发现磺胺类药物的抗菌作用而于 1939

年获得诺贝尔奖。最后，Alexander Fleming 在 1945 年因发现一种霉菌——青霉菌拥有阻止葡萄球菌细菌生长的能力而获得诺贝尔奖。有了青霉素和后来的多种抗生素，整形外科和手外科医生就有了抗感染药物。

在这段历史中，整形外科是如何对手外科的发展和进步作出贡献的呢？正如手外科一样，整形外科也是在 20 世纪才作为独立外科学科发展的。在 1921 年，美国口腔和整形外科医师协会（后简称为美国整形外科医师协会）成立。美国整形外科协会直到 1938 年才正式成立。然而，早在协会和委员会正式成立之前，整形外科就已经对手外科产生深刻影响了。换言之，纵观历史，外科医生在被称为"整形外科医生"之前就已经应用整形外科的原则了。因此，我们可以通过回顾整形外科原则的发展进程以及它们如何被应用于手外科，来了解早期整形外科对手外科的贡献。

整形外科原则及其在手外科中的应用

一位公元 1 世纪的印度外科学家 Sushruta 用面部带蒂皮瓣（额部或面颊）进行鼻部再造。下面是他对此手术的描述：

医生需要取一片和鼻部缺损形状相似的树叶，接着，对应相似形状取面颊处的皮瓣，并保留蒂。然后，他用针线将面颊处的伤口缝合，划开残余鼻的创面，将皮瓣快速并小心地移植到鼻子上。待移植皮瓣存活后，即可将蒂切断。同样地，皮瓣也可以在上臂或下臂取材，然后附着在鼻部，这样的话就需将手臂固定于头顶。

这段描述涵盖了最基础的整形外科学原则：缺陷部位的精确图形化、受体的准备、局部或远端皮瓣的应用，以上这些都同样适用于手部软组织移植。

另一位著名的外科学家 Ambrose Paré（1510—1590 年）提出了战地创伤的最佳治疗原则，其中包括上肢："扩大伤口以便充分引流；清理碎骨片以及异物；止血带控制出血；避免伤口化脓；截肢以保留健全组织。"[1] Paré 对止血的应用，有效地控制了出血，并且在战场上挽救了无数的生命（图 0.3 和图 0.4）。在后来的第二次世界大战中，他提出的伤口护理原则直接应用于大量的战地伤员身上。此外，Paré 还在外科医师中推广了 Vesalius 绘制的解剖图谱，甚至为 16 世纪头 10 年法国战争中致残的上肢截肢者设计了精密的假肢。Paré 可谓是上肢创伤外科医师的典范。

Gaspare Tagliacozzi（1545—1599 年）并不是意大利的鼻部重建技术的创造者，这种技术通常被认为是 Branca 创造的。然而，博洛尼亚的这位医学及解剖学教授 Tagliacozzi 却推广了这种移植上臂内侧皮瓣修补鼻缺损的技术。此外，他还设计出一种专门用来固定处于移植皮瓣血管重建期患者的皮带装置（图 0.5）。他创作的一部内容详实的教科书 *De Chirugia Curtorum per Insitionem* 于 1597 年出版，为后世的外科学家学习远端带蒂皮瓣的移植技术提供了指导[5]。

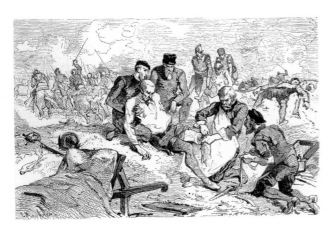

图 0.3　Ambrose Paré 在战场截肢手术期间施行结扎术。图为 C. Maurand 的木版画。（*Reproduced with permission from The Wellcome Trust L0018530.*）

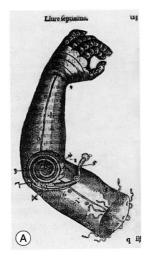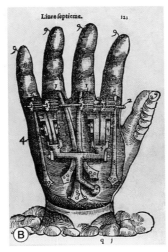

图 0.4　Paré 的假肢设计案例。（*Reproduced from* Les Oeuvres de M. Ambroise Paré, *1575, p. 916-917.*）

随着整形外科医生越来越擅长组织移植，这些创新技术开始被应用于手部重建方面。Carl Nicoladoni（1849—1903 年）开拓了拇指重建领域。他报道了一例全拇指皮肤撕脱伤的病例，治疗方法采用的是左胸皮瓣自体移植。类似的胸腹皮瓣及任意型胸部皮瓣被沿用至今[14]。1903 年，他的论文《拇指重建的进一步研究体会》（*Further experience with thumb reconstruction*）中提到移植带蒂脚趾重建拇指的手术技术，并以他的名字命名。尽管如今显微外科医生已经避免这种移植的必要，但是 Nicoladoni 在趾-指移术中体现的才智是值得称赞的。整形外科医生 George H Monks（1853—1933 年）将额部带有颞浅动静脉蒂的复合岛状皮瓣移植到下睑缺损部位[6]。随后，岛状皮瓣的用法被应用在带有神经血管的岛状皮瓣移植修补手部皮肤缺损上，近些年来，开始用掌背动脉皮瓣来移植修补手部缺损。Harold Gillies（1822—1960 年）制订了历史上最有影响力的整形外科原则，他和 Millard 将研究方向转向手部，并研究出一种可以延长拇指残端的方法，Gillies "三角帽形（cocked-hat）" 皮瓣[10]。

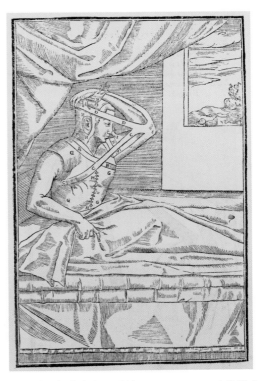

图 0.5　上臂-鼻带蒂皮瓣移植后以 Tagliacozzi 的固定装置制动。（*Reproduced from Typ 525.97.820 with permission from Houghton Library, Harvard University.*）

Vilray P. Blair（1871—1955 年）是美国整形外科的创立者之一[11]。除了完成大量的唇腭裂修复手术和上颌面整形手术以外，他还对整形外科作出了两项巨大的贡献，直接影响了手外科学。他在 1921 年发表的文章 "*The delayed transfer of long pedicled flaps in plastic surgery*"（长蒂皮瓣延迟移植在整形外科中的应用）中重新定义了 Tagliacozzi 的延迟现象。他和他的学生 James Barrett Brown（1899—1971 年）在发表于 *Surgery, Gynecology, and Obstetrics* 中的文章 "*The use and uses of large split skin grafts of intermediate thickness*"（中等厚度皮片在大面积皮肤移植中的应用）描述了植皮术中一种切取皮片的新技术[12]。这种简单的、可重复操作的切取中厚皮片的方法改进了 Thiersch 的技术，而且对手部烧伤重建和其他第二次世界大战中的创伤重建有很大的影响。

现代手外科的起源

在现有的创面管理、皮瓣移植以及植皮术的历史背景下，整形外科医生为现代手外科的建立作出了贡献。第二次世界大战期间，手外科学开始作为一门独立的外科专业发展。在这次战争爆发之前，两位外科医生在手外科的早期发展中发挥了重要作用。1939 年，Allen B. Kanavel 发表了他的著作 *Infections of the Hand*[13]，这是第一次对各种手部感染和治疗方法提出综合性方案。甚至在这早期，

Kanavel 就已经强调了手部感染入院治疗、静脉补液及将手置于静息位的重要性。

Sterling Bunnell（1882—1957 年）被一致认为是手外科学之父。Bunnell 所著的历史上第一部综合性手外科教科书 *Surgery of the Hand*[28] 于 1944 年出版。这部书在后来的许多年里依旧是经典参考。他虽然是一名普通外科医生，但是他坚信整形外科原理的重要性，而且坚信一位精湛的手外科医生，能够同样地运用整形外科、骨科和血管外科的原理来进行手外科手术。Marble 详细描述了 Bunnell 精通的技术：

他坚信先贤的所有教诲，特别强调要以轻柔的手法处理组织。他将这成为无损伤手术。他将整形、骨、肌腱、神经、血管和肌肉外科知识综合运用到残疾手部重建方面。他证明了其他部位的肌腱可以移植代替缺失肌腱，也可以移植到手指或关节部位，重塑其缺失的功能。同时神经移植也是可行的，全指可移植以获得更好的功能。因此，他开启了完全重建受损手部的大门[1]。

美国手外科专业在第二次世界大战期间建立的野战医院和地区医疗转诊中心得到了真正的发展。在当时，大量幸存伤员都存在上肢损伤。有组织的复苏和运送伤员，以及普通外科、整形外科、骨科、血管外科和神经外科等领域日益成熟的技术，一并形成了技术和教育飞速发展的必要条件。

第二次世界大战期间需要护理的手部损伤数量之多是前所未有的。不同于第一次世界大战的堑壕战会使得头部和颈部受伤很常见，第二次世界大战多是公开战争，机动性高，手榴弹多，使得上肢受伤的可能性更大。战争初期，手部和上肢受伤的士兵被安置在各个医院，并根据受伤的性质和床位情况，随意分配到骨科、普通外科、整形外科和神经外科病房。很明显，手外伤伤者需要专门的跨学科护理。在有关机构的促成下，美国军队医院建立了区域性的手外伤转诊中心。J. J. Reddy 上校和 F. V. Kilgore 上校在美国马萨诸塞州弗雷明汉市的库欣综合医院创建了首个手外科病房[15]。整形外科队长（后为少校）J. William Littler 被调用到这个病房区，负责指导首个手部受损治疗工作。包括整形外科、骨科和神经外科的联席会议已建立，并且在短时间内，拥有 4 个完整病区的手外科也开始运行。

Littler 的病区是 Surgeon General Norman T. Kirk 在全美国范围内建立的 9 个军事转诊中心借鉴的典范[15]。Sterling Bunnell 曾担任陆军部长的民间外科顾问，并且访问了各个转诊中心教授手外科学。

同时，整形外科的发展也就局部或远端带蒂皮瓣进行伤面中厚及全厚皮片移植术提供了有效且可靠的治疗方法。这种覆盖创面的方法被手外科所借鉴。因为创面覆盖是优先事项，因此美国各地建立的地方手外科机构已经被指定为整形外科机构。

整形外科在创面护理和创伤修复方面很有经验，因此对美国手外科的早期发展有很大帮助。1945 年 3 月，Eugene M. Bricker 中校在陆军备忘录中将手外科学关系的整形外科原则概括如下：

1. 保守的、仔细的以及彻底的一期创伤清创术很有必

要。在转运医院内，不建议一期闭合，但是皮瓣可修整回原位。

2. 夹板固定时要保证掌弓和掌指关节的屈曲。

3. 根据情况的需要，尽早延迟闭合，最好是在第三天或第四天，通过简单的闭合、植皮术或带蒂皮瓣移植来实现。

4. 仅在紧急情况下才进行牵引，并且需要至少持续一段时间。

5. 致力于维持某些严重受损部位的功能，不试图修复受损部位。关系治疗需要尽快完成。对于无法恢复的手指，必要时应截肢治疗。

6. 尽早功能锻炼，康复后辅以专业复健治疗。

7. 预防开放伤口的水肿及感染。彻底清创、合适的医用敷料、适当的夹板固定以及抬高患肢会避免伤口水肿及感染现象的发生。

8. 在创面开放期间，保证创面无菌。无菌管理意味着不论伤口是否感染，口罩、无菌器械及手套都需要应用到位[16]。这些就是手外伤紧急治疗的原则。

第二次世界大战后的发展

第二次世界大战后不久，整形外科医生继续对手外科产生深远的影响。1946 年，整形外科医生 Darrel T. Shaw 普通外科医生 Robert Lee Payne 发表了十分有影响力的论文，题为 "*One stage tubed abdominal flaps*"[17]。该论文描述了一种基于下腹部浅层血管的轴向皮瓣，这种皮瓣可为手部创面提供复合组织移植。这种复合组织移植可早期覆盖广泛的手和上肢缺损。Archibald McIndoe 是 Gillies 的学生，他在英国设立了许多烧伤救治机构，改善了英国手部烧伤切除术及移植术的操作技术[18]。

第二次世界大战期间受伤的患者返回美国，由更多训练有素的手外科医生进行进一步的重建手术。1946 年，为了协调手外科的爆发式发展，普通外科、整形外科和骨科的代表共同成立了美国手外科学会[19]。第一届年会于 1946 年 1 月 20 日在伊利诺伊州芝加哥黑石酒店举办，Sterling Bunnell 被推举为主席。整形外科医生在 35 个席位中占有突出的地位——13 人（37%）从事整形外科[20]。

在朝鲜战争期间，手外科经历了另一个加速发展的时期。当时，美军已经有了组织地区转诊中心进行手部重建术的经验。J. William Littler 接替 Bunnell 以前的职位，并被任命为陆军手外科顾问[6]。Littler 从第二次世界大战到后来的朝鲜战争中累积了宝贵的经验，使他成为最著名的手整形外科医师。他的成就包括 Littler 手指神经血管移植和许多冠以他名字的手术创新。除此之外，还有他绘制的手部解剖图和一群已经成为杰出手外科医生的受训人员。其他经历过朝鲜战争的整形外科医生包括 Robert A. Chase 和 Earle Peacock。Robert A. Chase 从军中归来，毕生致力于提高与手部功能解剖学关系的教育援助。Earle Peacock 在创伤修复方面，特别是与屈肌腱创面愈合关系的实验工作中作出了独到的贡献。

显微外科时代

20 世纪 60 和 70 年代，手外科经历了大量的实验室和临床活动，致力于显微外科和游离组织移植方面。1963 年，Goldwyn 等介绍他们在实验犬身上基于腹壁下血管的游离皮瓣成果[21]。1965 年，Krizek 等进一步开展了这项研究工作[22]。同时，这些整形外科医生，连同 O'Brien[23]、Taylor 等[24]，以及世界各地的许多其他整形外科医生，建立了游离组织移植的可能性，从而解放了手外科在解剖学方面的局部组织移植局限性。

通过整形外科医生、骨科医生和普通外科医生的国际合作，手指和其他身体部位的再植成为现实。第一例上臂截肢再植术由 Malt 和 McKhann 于 1962 年完成。而第一例成功的拇指截肢再植术由 Komatsu 和 Tamai 于 1968 年完成。从那时起，再植手术团队在重点医院成立，显微外科技术也成为手部外科医生培训的必备项目。上肢再植技术成功的应用到身体其他部位的再植手术上，包括下肢、头皮、耳、部分嘴唇和鼻部，以及阴茎，并直接导致选择性显微外科游离组织移植的进一步演变。此外，整形外科医生还进行了一些创新，以提高再植的成功率，包括多指再植术中的 Y 形静脉移植[25]和近端指间关节远端的手指再植[26]。

整形外科医生 Harry J. Buncke 在动物模型中开创了趾 - 指移植术，并最终应用于人类。他为此努力研究了 40 年，也正是因此使他成为美国显微外科创立者之一[27]。除了 Littler 先前在拇指重建方面的进展，整形外科医生继续为各种手术的改进作出巨大贡献，如趾 - 指移植术[28,29]，以及 Morrison 等研究的大脚趾游离皮瓣[30]。

带蒂皮瓣和游离皮瓣重建手部手术至关重要的是对解剖学的详细了解，因为它与皮肤和肌肉的血管分布密切关系。McCraw 等普及了肌皮瓣的应用[31]，Mathes 和 Nahai 汇总绘制了肌肉和肌皮瓣的解剖图谱，这些都成为重建手术的有力参考[32]。Ian Taylor 和他的整形外科同事描述了皮瓣的供血区。Taylor 的血管体区理论主要提到身体被分为不同的皮肤供血区，发源自深层动脉，这帮助外科医生设计出血液灌注充足的皮瓣。此外，由于对复杂解剖的充分认识，设计基于较小血管的二代皮瓣成为可能。

整形外科医生也继续参与了手外科的政治和教育发展。1970 年，第二个手部组织——美国手外科协会（American Association for Hand Surgery，AAHS）成立[33]。到 1971 年秋天，共有 65 名正式成员。就像在美国手外科学会一样，整形外科医生在这个协会也担任重要角色。1971 年，第一次会议在年度美国整形外科学会会议之前召开。这一安排象征着整形外科对 AAHS 持续的影响力和参与度。

近期发展

近年来，整形外科医生对手外科学作出了重大贡献。在过去的数十年里，周围神经修复和重建是一项集中研究

的领域。Millesi 等[34]于 1972 年发表了一篇关于正中神经和尺神经束间神经移植的论文，具有里程碑意义。从那时开始，神经移植和自体静脉移植神经缺损改善了神经移植的预后[35,36]。Mackinnon 和 Hudson[37]研究在自体神经组织不够充足的情况下，同种异体神经移植修补广泛神经损伤的免疫抑制可能性，最近又开拓了神经转移领域[38]。包括 Terzis 等[39]和 Hentz 及 Narakas[40]在内的多名整形外科医生发表了他们在重建臂丛麻痹损伤方面的丰富的经验报告。他们在破坏性损伤后综合重建和康复治疗方面的成果，改善了手术结果。

除了再植手术之外，整形外科医生还进行了更复杂的微血管手术，以重建手的外观和功能。尽管适应证有限，但游离足跖趾关节显微血管移植重建掌指关节已成为可能[41]。手部显微外科重建的未来进展包括功能性游离肌肉移植。Manktelow 和 McKee 在 1978 年发表的里程碑性论文介绍了游离股薄肌或游离胸大肌移植与运动神经接合重建主动屈指功能这一概念[42]。

整形外科医生也一直处于先天性手部手术的最前沿[43]。Graham Lister 发表了第一部重要的儿童趾 - 指微血管移植系列文章，这使先天手部问题得复杂重建手术步入了新纪元[44]。其他作者，包括 Gilbert[45]和 Buck-Gramcko[46]，也发表了关系的系列文章。最近，Neil Jones 将其研究领域拓展到小儿趾 - 指移植方面，从而改良了这些存在技术难度的术式[47]。此外，Joseph Upton 等[48]发表了有关上肢血管畸形的切除和重建的经验报告。

皮瓣游离的整形外科学技术已经被应用于手部和上肢皮瓣移植方面，例如桡骨远端的血管化骨瓣。带蒂骨瓣用于舟骨骨不连和缺血性坏死，促进舟骨血管再生，或者用于 Kienbock 病的月骨血管再生[49]。这些二代皮瓣也许会导致其他固有皮瓣再生，而这些固有皮瓣也有助于骨和韧带的重建。

整形外科医生在组织移植领域也有许多贡献。Peter Medawar 和其他研究者通过植皮术动物模型，完成了关于同种异体移植物的排斥反应和同种异体移植耐受性的创举[9]。Joe Murray 是第一位获得诺贝尔奖的整形外科学家，他由于在移植领域作出的巨大贡献而得奖，其中包括 1954 年人类首个肾脏移植手术[9]。免疫抑制剂和更低的移植术风险，使人类同种异体移植成为可能[50]。这些早期移植手术最终是否成功仍无法被证实，但的确达到了手部重建术前沿，而且在其他形式的复杂组织中，同种异体移植如今已经成为可能。

未来展望

一位优秀的手和整形外科医生曾写道：

我学到了手外科与瘢痕粘连和挛缩的斗争，在身体其他部位甚至手部，Z 成形术是主要且有趣的武器。我那些年时常思考 Z 成形术，而且经常使用这种术式。在身体的多

个部位，我总是试图选择最佳尺寸和最佳定位，并尝试 Z 成形术中相互平行的两部分如何模拟最真实的褶皱线，同时尽力避免更改有些皮瓣无法改变的特性……从那时起，我都一直将 Z 成形术视为魔法一样神奇的东西[51]。

这位外科医生就是 Leonard T Furlow Jr，他将 Z 成形术应用到瘢痕化手部重建和唇腭裂修复术中。这是整形外科和手外科相互作用影响的很好的例子。

目前的整形外科研究主要集中在生长因子技术上，以抑制瘢痕形成或促进骨生长、创面愈合[52]和血管再生。组织工程可以实现骨骼、软骨[53]甚至肌肉、皮肤和神经的充分形成。虚拟现实手术将帮助整形外科医生在施行复杂重建手术之前进行建模和实践。在未来 10 年，手外科医生将会获得一整套设备，其中包括骨替代物、组织工程骨、软骨和神经，以及关于复杂腕关节内异常的三维计算机模型。在本书的各个章节中，读者会发现塑造上肢与手外科未来的全新开创性的转化成果。与显微外科一样，整形外科医生将引领手外科的新技术革命。

参考文献

1. Marble HC. History of hand surgery. In: Flynn JE, ed. *Hand Surgery*. Baltimore: Williams & Wilkins; 1966:1–10.
2. Kleinert HE, Spokevicius S, Papas NH. History of flexor tendon repair. *J Hand Surg*. 1995;20A:S46. *This paper by Kleinert et al. describes the evolution of flexor tendon repair over time from secondary repair of tendon laceration in zone II to the current techniques of primary repair.*
3. Haeger K. Medieval medicine. In: Haeger K, ed. *The Illustrated History of Surgery*. Gothenburg, Sweden: AB Nordbok; 1988:73.
4. Littler JW. Plastic surgeons and the development of reparative surgery of the hand. In: Aston SA, Beasley RW, Thorne CHM, eds. *Grabb & Smith's Plastic Surgery*. 5th ed. Philadelphia: Lippincott-Raven; 1997:791.
5. Haeger K. Surgery in the Renaissance. In: Haeger K, ed. *The Illustrated History of Surgery*. Gothenburg, Sweden: AB Nordbok; 1988:96.
6. Littler JW. Plastic surgeons and the development of reparative surgery of the hand. In: Aston SA, Beasley RW, Thorne CHM, eds. *Grabb & Smith's Plastic Surgery*. 5th ed. Philadelphia: Lippincott-Raven; 1997:791.
7. Bell C. *Fourth Bridgewater Treatise – The Hand: Its Mechanism and Vital Endowments as Evincing Design*. Philadelphia: Carey, Lea & Blanchard; 1833.
8. Haeger K. Surgery in the age of revolutions. In: Haeger K, ed. *The Illustrated History of Surgery*. Gothenburg, Sweden: AB Nordbok; 1988:188–189.
9. Haeger K. The world of modern surgery. In: Haeger K, ed. *The Illustrated History of Surgery*. Gothenburg, Sweden: AB Nordbok; 1988:267–270.
10. Lister GD. Skin flaps. In: Green DG, ed. *Operative Hand Surgery*. Vol 2. 3rd ed. New York: Churchill Livingstone; 1993:1750–1751.
11. Stelnicki EJ, Young VL, Francel T, et al. Vilray R. Blair, his surgical descendents, and their roles in plastic surgical development. *Plast Reconstr Surg*. 1999;103:1990–2009.
12. Blair V, Brown JB. The use and uses of large split skin grafts of intermediate thickness. *Surg Gynecol Obstet*. 1929;49:82.
13. Kanavel AB. *Infections of the Hand*. Philadelphia: Lea & Febiger; 1939.
14. Bunnell S. *Surgery of the Hand*. Philadelphia: Lippincott; 1944. *This is the first edition of the first modern textbook in hand surgery, written by Sterling Bunnell, widely regarded as the father of American hand surgery.*
15. Cutler CW. The overall picture in the zone of interior. In: Bunnell S, ed. *Surgery in World War II: Hand Surgery*. Washington D.C.: Office of the Surgeon General, Department of the Army; 1955:12–14.
16. Cleveland M. Hand injuries in the European theater of operations. In: Bunnell S, ed. *Surgery in World War II: Hand Surgery*. Washington D.C.: Office of the Surgeon General, Department of the Army; 1955:161–162.
17. Shaw D, Payne R. One stage tubed abdominal flaps. *Surg Gynecol Obstet*. 1946;83:205–209.
18. Robson MC, Smith DJ. Thermal injuries. In: Jurkiewicz MJ, Krizek TJ, Mathes SJ, et al., eds. *Plastic Surgery: Principles and Practice*. St. Louis: C.V. Mosby; 1990:1359.
19. Newmeyer WL. The second world war to 1971: the founding. In: Newmeyer WL, ed. *American Society for Surgery of the Hand: The First Fifty Years*. New York: Churchill Livingstone; 1995:3–4.
20. Meals RA, ed. ASSH Video #127-90: 26. Conversations with the Founders.
21. Goldwyn RM, Lamb DL, White WL. An experimental study of large island flaps in dogs. *Plast Reconstr Surg*. 1963;31:528–536.
22. Krizek TJ, Tahi T, Desprez QO, et al. Experimental transplantation of composite grafts by microvascular anastomosis. *Plast Reconstr Surg*. 1965;36:358.
23. O'Brien BM. *Microvascular Reconstructive Surgery*. Edinburgh: Churchill Livingstone; 1977.
24. Taylor GI, Miller GD, Ham FJ. The free vascularized bone graft – a clinical extension of microvascular techniques. *Plast Reconstr Surg*. 1975;55:533–544.
25. Jones NF, Jupiter JB. The use of Y-shaped interposition vein grafts in multiple digit replantations. *J Hand Surg*. 1985;10A:675–678.
26. May JW, Toth BA, Gardner M. Digital replantation distal to the proximal interphalangeal joint. *J Hand Surg*. 1982;7A:161–166.
27. Buncke HJ. Forty years of microsurgery: what's next? *J Hand Surg*. 1995;20A:S34.
28. Lister GD, Kalisman M, Tsai TM. Reconstruction of the hand with free microneurovascular toe-to-hand transfer: experience with 54 toe transfers. *Plast Reconstr Surg*. 1983;71:372–386.
29. May JW Jr, Bartlett SP. Great toe-to-hand free tissue transfer for thumb reconstruction. *Hand Clin*. 1985;1:271–284.
30. Morrison WA, O'Brien BM, Macleod AM. Thumb reconstruction with a free neurovascular wrap-around flap from the big toe. *J Hand Surg*. 1980;5A:575–583. *This original description of the great toe wrap-around flap represents a significant refinement of the great toe transfer, resulting in a narrower thumb and preservation of a portion of the length of the great toe donor site.*
31. McCraw JB, Dibbell DG, Carraway JH. Clinical definition of independent myocutaneous vascular territories. *Plast Reconstr Surg*. 1977;60:341–352.
32. Mathes SJ, Nahai F, eds. *Clinical Application for Muscle and Musculocutaneous Flaps*. St. Louis: CV Mosby; 1982.
33. Freeland AE. *The First Twenty-Five Years: History of the American Association for Hand Surgery*. Arlington Heights, Illinois: AAHS; 1995:1–3.
34. Millesi H, Meissl G, Berger A. The interfascicular nerve grafting of the median and ulnar nerves. *J Bone Joint Surg*. 1972;54A:727–750.
35. Terzis JK, Faibisoff BA, Williams HB. The nerve gap: suture under tension vs. graft. *Plast Reconstr Surg*. 1975;56:166–170.
36. Chiu DTW, Janecka I, Krizek TJ, et al. Autogenous vein graft as a conduit for nerve regeneration. *Surgery*. 1982;91:226.
37. Mackinnon SE, Hudson AR. Clinical application of peripheral nerve transplantation. *Plast Reconstr Surg*. 1992;90:695–699.
38. Tung TH, Mackinnon SE. Nerve transfers: indications, techniques, and outcomes. *J Hand Surg*. 2010;35:332–341. *This review article describes current state of the art for new techniques in nerve transfers. Nerve transfers represent a developing field in hand surgery whereby fascicular dissection of nerves allows precise transfer of specific nerve branches to reinnervate other nerve–muscle units.*
39. Terzis JK, Vekris MD, Soucacos PN. Outcomes of brachial plexus reconstruction in 204 patients with devastating paralysis. *Plast Reconstr Surg*. 1999;104:1221–1240.
40. Hentz VR, Narakas A. The results of microneurosurgical reconstruction in complete brachial plexus palsy: assessing outcome and predicting results. *Orthop Clin North Am*. 1988;19:107–114.
41. Mathes SJ, Buchannan R, Weeks PM. Microvascular joint transplantation with epiphyseal growth. *J Hand Surg*. 1980;5A:586–589.
42. Manktelow RT, McKee NH. Free muscle transplantation to provide active finger flexion. *J Hand Surg*. 1978;3A:416–426.
43. Upton J. Correction of constriction rings. *J Hand Surg*. 1991;16A:947–953.
44. Lister G. Microsurgical transfer of the second toe for congenital deficiency of the thumb. *Plast Reconstr Surg*. 1988;82:658–665.

45. Gilbert A. Reconstruction of congenital hand defects with microvascular toe transfers. *Hand Clin.* 1985;1:351–360.

46. Buck-Gramcko D. Progress in the treatment of congenital malformations of the hand. *World J Surg.* 1990;14:715–724.

47. Chang J, Jones NF. Radiographic analysis of growth in pediatric toe-to-hand transfer. *Plast Reconstr Surg.* 2002;109:576–582. *This article reviews a large clinical experience with pediatric toe-to-hand transfers. Radiographic analysis of the transferred toes was performed, with comparison to the opposite toe as a growth control. The authors showed that, with careful preservation of the growth plates, growth of these transferred toes is maintained over time.*

48. Upton J, Coombs CJ, Mulliken JB, et al. Vascular malformations of the upper limb: a review of 270 patients. *J Hand Surg.* 1999;24:1019–1035.

49. Zaidemberg C, Siebert JW. Agrigiani C. A new vascularized bone graft for scaphoid nonunion. *J Hand Surg.* 1991;16A:474–478.

50. Jones JW, Gruber SA, Barker JH, et al. Successful hand transplantation. *N Engl J Med.* 2000;343:468–473.

51. Furlow LT. Double opposing Z-plasties to repair a cleft palate: a personal account. *Adv Plast Reconstr Surg.* 1998;15:205.

52. Chang J, Siebert JW, Schendel SA, et al. Scarless wound healing: implications for the aesthetic surgeon. *Aesthetic Plast Surg.* 1995;19:237–341.

53. Ting V, Sims CD, Brecht LE, et al. *In vitro* prefabrication of human cartilage shapes using fibrin glue and human chondrocytes. *Ann Plast Surg.* 1998;40:413–420.

第一篇　简介与原理

第1章

手部解剖与生物力学

James Chang, Anais Legrand, Francisco Valero-Cuevas,
Vincent R. Hentz, and Robert A. Chase

概要

- 手的构造非常精妙,具有复杂的解剖结构和精确的生物力学。手需要产生足够的力量来完成日常活动,且需要保证手指协调,以实现抓握及精细运动。
- 为使需要进行手部手术的患者术后获得更好的功能和外观,医生必须充分了解手的解剖,包括骨、肌肉‑肌腱、腱膜、血管、神经和淋巴系统。
- 在肌肉运动及韧带支持的辅助下,各个关节面的活动范围非常复杂,这也为术者带来了额外的挑战。
- 本章详细叙述了手的各个结构,并解释了其生物力学原理。本章内容根据最新的文献更新。此外,本章还会利用临床案例说明解剖原理。

简介

在文艺复兴时期,Vesalius 纠正了早期的错误观念,并使大体解剖引起一定关注。从那时起,许多研究人员通过观察功能、生理和哲学来研究基础结构。前臂和手显然被包含在这些观察中。Charles Bell(1834 年)[1]在他的发人深省的著作 *The Hand —Its Mechanism and Vital Endowments as Evincing Design* 中提出了手部解剖学概念,将其与人类在动物王国中的地位相结合。Duchenne(1867 年)通过独立的电刺激对肌肉功能进行了详细分析,这在他的经典著作 *Physiologie des Mouvements*[2]中有描述。Frederick Wood-Jones(1920 年)在他的杰出著作 *The Principles of Anatomy as Seen in the Hand*[3]中更广泛地探讨了比较解剖学和人类学。Allen B. Kanavel(1925 年)出版了他的专著 *Infections of the Hand*,其中报告了对手部间隙和滑膜鞘的详细分析[4]。Sterling Bunnell(1944 年)的 *Surgery of the Hand* 成为了第二次世界大战期间不可或缺的参考资料。[5]Emanuel B. Kaplan(1953

年)出版了插图精美、内容详尽的 *Functional and Surgical Anatomy of the Hand* 一书。[6]关于操作多关节指的内在和外在肌肉整合的详细研究可以在 Landsmeer[7-10]、Kaplan[11]、Eyler 和 Markee[12]、Stack[13]、Tubiana 和 Valentin[14]等人的成果中找到。最近,通过对血管解剖学的更详细研究,开发出了手部和上肢固有的新型皮瓣[15,16]。最后,Berger[17]、Viegas 等[18]和其他人扩展了学界对手腕韧带解剖学的了解。

作为一个功能性的结构,手对人类的想法作出反应,它的运动是由对侧大脑皮质启动的。从中枢神经控制机制传递到手和前臂的意识需求被作为运动命令发送。在潜意识层面,这样的运动命令被分解、重组、协调,并作为固定、分级的信号发送,使特定的肌肉单位收缩或舒张。然后,收缩或舒张的程度通过传递的信号来调整,这些信号所产生的运动是人本身所期望的。这些参与调节的因素集中来自多种感觉来源,例如眼睛、外周感觉终末器官以及肌肉或关节感觉末梢。

计划完成上肢重建手术的外科医生不仅要了解手和手臂的复杂解剖结构,还要了解在复杂的中枢神经协调作用下平衡肌肉功能的生理相互作用。同时,外科医生也必须关注中枢和外周循环和淋巴系统对生理活力的维持。

本章介绍了手部和上肢解剖学的基础知识,并重点介绍了其临床要点、可能有助于手部手术的新的解剖学描述以及与手部外科医生相关的生物力学基础知识。现在有新的解剖图片和视频可供读者学习重要的解剖学概念。

皮肤、皮下组织及筋膜

覆盖手背和手掌的皮肤和软组织的特征存在很大差异。背部皮肤薄而柔韧,通过疏松的蜂窝组织固定在深筋膜上。这些特征,再加上手部主要的静脉和淋巴回流是在背部进行的,就可以解释为什么手部水肿首先在背部出现。

皮下组织中突出可见的静脉使其成为体检时评估静脉充盈和肢体静脉压力的标准部位。同样的特征使手背更容易受到皮肤撕脱伤的伤害。

相比之下，手掌皮肤的特征是有厚的真皮层和高度角质化的上皮表面。皮肤不像背部皮肤那样柔韧，它被筋膜和真皮之间扩散分布的垂直纤维紧紧地固定在厚的手掌纤维筋膜上。手掌皮肤的稳定性对手部功能而言至关重要。同时，如果手掌皮肤出现瘢痕固定或弹性丧失，则会导致挛缩和功能丧失。手掌的皮肤充满了高浓度的特殊感觉末端器官和汗腺。外科医生必须了解手掌皮肤褶皱和下方关节的关系，以便找到暴露关节及其相关结构的皮肤切口的精确位置（框 1.1 和图 1.1）。

框 1.1　临床要点：Kaplan 线

手部解剖学家 Emanuel Kaplan 提出了一种特殊的手掌体表标志线，该标志线能够帮助外科医生定位手掌的重要结构。但该体表标志线经常被错误使用，因此作者查阅了 Kaplan 的经典手稿 *Functional and Surgical Anatomy of the Hand*[19]。Kaplan 在原著中描述的 Kaplan 线是第一指蹼的尖端和豌豆骨远极间的连线（图 1.1）。分别从中指及环指的尺侧画两条竖线，中指尺侧竖线和 Kaplan 线的交点为正中神经运动支的发出位置，环指尺侧竖线和 Kaplan 线的交点为钩骨钩。尺神经的运动支在豌豆骨和钩骨之间等距的 Kaplan 线上。其他的体表标志可以参照 Kaplan 的原著。

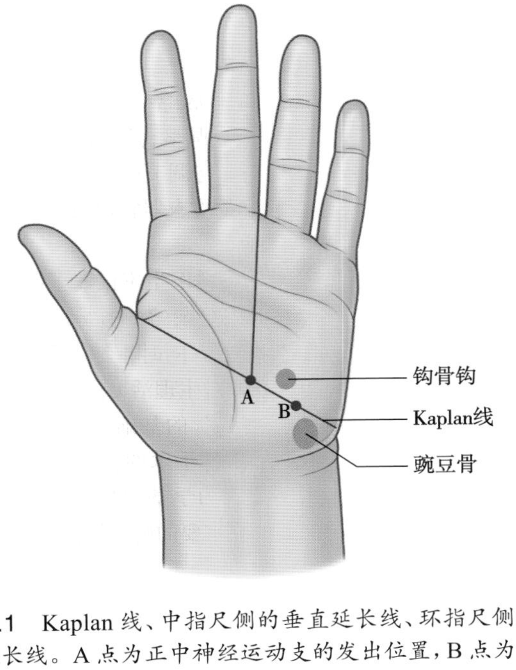

图 1.1　Kaplan 线、中指尺侧的垂直延长线、环指尺侧的垂直延长线。A 点为正中神经运动支的发出位置，B 点为尺神经运动支的发出位置

在不同平面的正常运动范围内检查手部皮肤，对于规划切口或几何重新排列可能导致致残性瘢痕挛缩的撕裂伤至关重要。大部分弹性损失和一些纵向缩短通过未受伤背部皮肤的灵活性和弹性得到充分补偿。然而，在手掌方面，瘢痕缩短和皮肤无弹性可能会导致挛缩。手掌皮肤的性质、它在手掌筋膜上的稳定固定以及它在手凹侧的位置是这种挛缩的基础。Littler 概述了手掌中纵向瘢痕会阻碍伸展的特定部位[20]。例如，在每个手指中，通过注意每个关节轴和完全屈曲的手掌皮肤的接触表面，可以计算出几何形状。如果要避免伸直受限，则不应缩短这些菱形皮肤表面并使其因纵向瘢痕而失去弹性（图 1.2）。

掌筋膜由排列成纵向、横向、斜向和垂直纤维的抗性纤维组织组成（图 1.3）。纵向纤维集中在手腕处掌筋膜的近端起点，当掌长肌存在时（约 80%～85% 的人）起源于掌长肌。该水平的筋膜可与下面的屈肌支持带 / 腕横韧带分离，通过其纤维的纵向方向与支持带的横向纤维形成对比来识别。手掌筋膜纤维从这个起点呈扇形展开，以扁平束的形式集中到每个手指。通常，纤维在每个手指的根部展开，并将次要纤维发送到皮肤，将大部分纤维发送到手指远端，在那里它们附着在构成手指纤维屈肌鞘的组织上。在掌骨头水平的屈肌腱鞘的每一侧都有掌板和掌骨间韧带的筋膜附着。

横向纤维集中在手掌中部和腹板空间。掌中横纤维虽然与纵束密切相关，但位于纵束深处，与垂直纤维不可分离，垂直纤维集中在延伸至手指的纵向结构之间的隔膜中。这种掌侧横向纤维系统构成了 Skoog（1967 年）所说的掌侧横向韧带[21]。事实上，在这一点上，横向纤维形成了隧道的顶部，这些隧道充当了靠近指轮水平的屈肌腱的滑轮。对掌神经膜滑轮的生物力学评估表明，单独切片不会改变屈肌腱的功或负荷效率[22]。然而，该滑轮被认为是扳机指的病因之一[23]。

纵向纤维向拇指手掌表面延伸，但这些纤维通常数量较少，有时难以识别。拇指纤维融合在鱼际肌上的深层筋膜中。尺骨掌侧筋膜与小鱼际筋膜融合。该边界的近端 1/3 是掌短肌的附着部位。在侧面，肌肉附着在小鱼际皮肤和小鱼际筋膜上。

掌筋膜的垂直纤维位于由纵向和横向纤维组成的坚韧的三角形膜表面，由丰富的手掌真皮垂直纤维组成（图 1.4）。在掌筋膜深处，垂直纤维聚合成隔膜，或“Legueu 和 Juvara 的穿通纤维”[24]，为每个手指的屈肌腱、神经血管束和蚓状肌形成间室。有 8 个这样的间室，它们向近端延伸到手掌中部附近。靠近此处，有一个共同的中央隔间[25]。边缘隔膜比 7 个中间隔膜更向近端延伸，从侧面和内侧封闭中央间室。指屈肌腱和第三间隙的神经血管和蚓状间隙之间的主要隔膜附着于第三掌骨，将鱼际或内收肌间隙与掌中间隙分开。了解这些垂直间室有助于在扳机指松解术和 Dupuytren 筋膜切除术等手术中解剖和识别相关结构（图 1.5）。

在手指中，两条重要的筋膜带被命名为 Grayson 韧带和 Clenland 韧带。Grayson 韧带位于神经血管束的掌侧，非常脆弱。更结实的 Clenland 韧带位于神经血管束的背侧。这两个筋膜带有助于容纳和保护尺桡侧的指动脉和神经（图 1.6）。

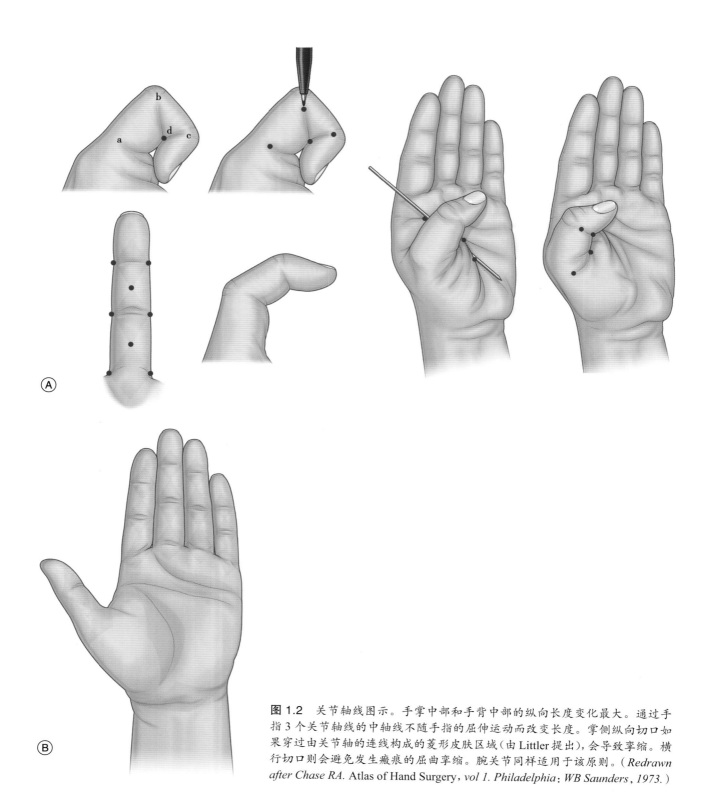

图 1.2   关节轴线图示。手掌中部和手背中部的纵向长度变化最大。通过手指 3 个关节轴线的中轴线不随手指的屈伸运动而改变长度。掌侧纵向切口如果穿过由关节轴的连线构成的菱形皮肤区域（由 Littler 提出），会导致挛缩。横行切口则会避免发生瘢痕的屈曲挛缩。腕关节同样适用于该原则。（*Redrawn after Chase RA. Atlas of Hand Surgery, vol 1. Philadelphia: WB Saunders, 1973.*）

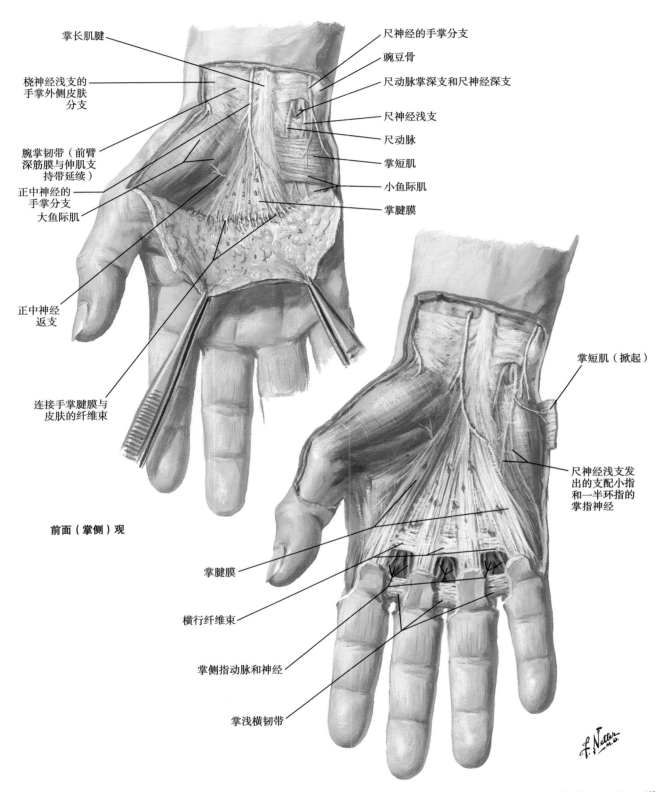

掌长肌腱

桡神经浅支的
手掌外侧皮肤
分支

腕掌韧带（前臂
深筋膜与伸肌支
持带延续）

正中神经的
手掌分支
大鱼际肌

正中神经
返支

连接手掌腱膜与
皮肤的纤维束

尺神经的手掌分支

豌豆骨

尺动脉掌深支和尺神经深支

尺神经浅支

尺动脉

掌短肌

小鱼际肌

掌腱膜

前面（掌侧）观

掌短肌（掀起）

尺神经浅支发
出的支配小指
和一半环指的
掌指神经

掌腱膜

横行纤维束

掌侧指动脉和神经

掌浅横韧带

图 1.3　手掌的表浅解剖，显示掌腱膜的起点。(*Reprinted with permission from www.netterimages.com* © *Elsevier Inc. All Rights Reserved.*）

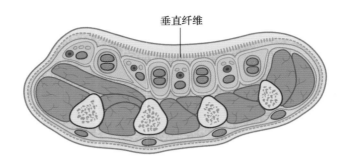

垂直纤维

图1.4　掌腱膜及其横行、纵行和垂直纤维。纵行纤维起自掌长肌腱（如有）。横行纤维在手掌远端汇聚于指蹼的皮肤，而在手掌中部则汇聚为掌横韧带。浅层的垂直纤维广泛地分布于手掌表层，牵拉掌侧皮肤以维持手掌侧皮肤的稳定。深部的垂直纤维汇聚于手指纵向结构之间的间隔。（*Redrawn after McCarthy JG. Plastic Surgery. Philadelphia：WB Saunders，1990.*）

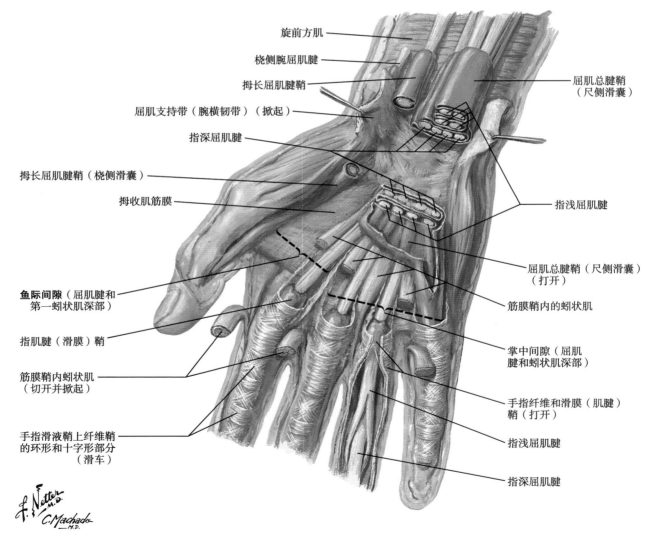

旋前方肌
桡侧腕屈肌腱
拇长屈肌腱鞘
屈肌支持带（腕横韧带）（掀起）
指深屈肌腱
拇长屈肌腱鞘（桡侧滑囊）
拇收肌筋膜
鱼际间隙（屈肌腱和第一蚓状肌深部）
指肌腱（滑膜）鞘
筋膜鞘内蚓状肌（切开并掀起）
手指滑液鞘上纤维鞘的环形和十字形部分（滑车）

屈肌总腱鞘（尺侧滑囊）
指浅屈肌腱
屈肌总腱鞘（尺侧滑囊）（打开）
筋膜鞘内的蚓状肌
掌中间隙（屈肌腱和蚓状肌深部）
手指纤维和滑膜（肌腱）鞘（打开）
指浅屈肌腱
指深屈肌腱

图1.5　手掌深部和手掌中部的断面图显示了纤维分隔构成的间室结构。（*Reprinted with permission from www.netterimages.com © Elsevier Inc. All Rights Reserved.*）

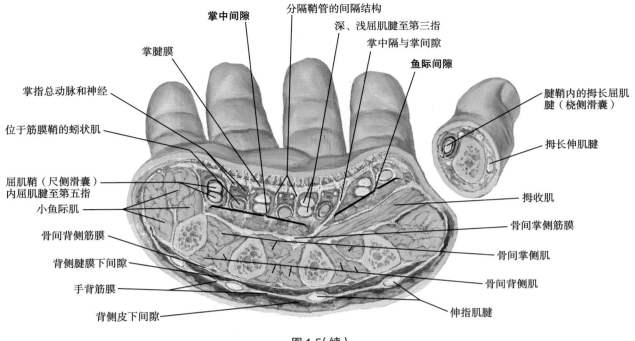

图 1.5（续）

骨和关节

手

　　手在多个平面上的运动，反映了其支撑结构的精湛构造。将手简化为支撑骨骼和约束韧带，可以揭示了其各种功能的解剖基础。一项对去除所有运动元件的手和前臂关节运动范围的研究揭示了骨骼对手功能的全部范围和限制。

　　手骨架可分为 4 个部分：

　　1. 固定部分，包括第二、第三掌骨及远排腕骨。

　　2. 拇指及第一掌骨：在关节、韧带、5 块内在肌和 4 块外在肌止点的作用下，第一腕掌关节有很大的活动度。

　　3. 示指：在关节、韧带、3 块内在肌和 4 块外在肌的控制下，可在一定范围内自主运动。

　　4. 中指、环指、小指及第四、第五掌骨：协助拇、示指进行抓握，或与其他部分的抓握力量有关（图 1.7）。

　　远端腕骨排以头状骨为基石形成坚固的拱形结构。远端腕骨彼此的关节、腕骨间韧带和重要的腕横韧带（屈肌支持带）维持强壮、固定的腕横弓。从该弓的中央 1/3 向远侧突出的是固定的中央掌骨，即第二和第三掌骨。Littler 称其为"手的固定单位"。它形成一个固定的腕骨横弓和一个由掌骨的解剖凸面形成的固定纵弓。作为一个稳定的基础，这个单元为其他 3 个移动单位创造了一个支持基础。在主要腕部伸肌（桡侧腕长伸肌和腕短伸肌）和腕部主要屈肌（桡侧腕屈肌）的影响下，该中心束作为一个整体在手腕处移动。这些主要的手腕移动器插入第二和第三掌骨。因此，固定的中央单元被定位为围绕它的手的自适应元件的活动。

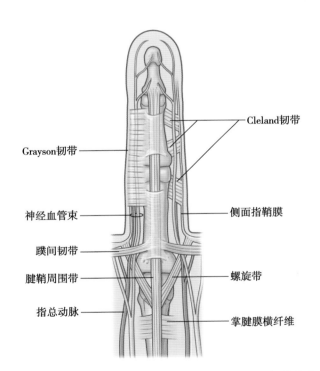

图 1.6　固定手指皮肤的纤维束的构成。Grayson 韧带位于神经血管束的掌侧，Cleland 韧带位于神经血管束的背侧。（*Redrawn after McCarthy JG. Plastic Surgery. Philadelphia: WB Saunders, 1990.*）

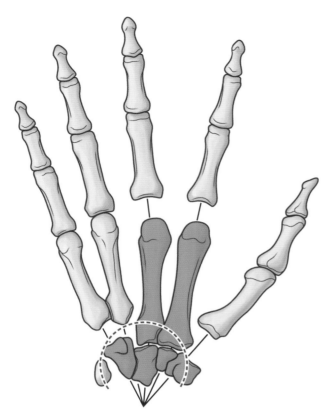

图 1.7　手部功能结构的分解图示：①拇指及第一掌骨，在腕掌关节处具有很大的活动度；②示指可以在不同平面上进行独立的活动；③中、环、小指及第四、第五掌骨；④由固定的横向腕骨弓和第二、第三掌骨形成的固定的纵向弓所组成的固定结构。（*Redrawn after McCarthy JG.* Plastic Surgery. *Philadelphia: WB Saunders, 1990.*）

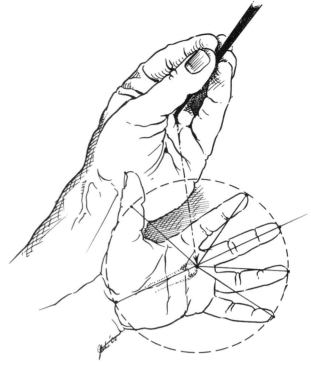

图 1.8　当手部掌骨弓为半圆形时，手指则形成一个圆锥形，圆锥的顶点投影于手部的解剖中心，即中指的掌指关节。（*From McCarthy JG.* Plastic Surgery. *Philadelphia: WB Saunders, 1990.*）

远端腕骨排构成固定的横弓。在掌骨头的水平，手的横弓变得可移动，这是可能的，因为第一掌骨在马鞍状腕掌关节处进行大范围的运动。第一掌骨和大多角骨之间的松散囊韧带和浅鞍状关节允许活动的第一掌骨环行。它的运动范围由这些囊状韧带（包括掌喙韧带）以及通过拇收肌、第一背侧骨间肌和第一腹板间隙的筋膜和皮肤与固定手轴的连接来检查。可移动的第四和第五掌骨头通过腕掌关节的有限活动性相对于手中轴向背侧和掌侧移动。这些掌骨头通过掌骨间韧带与中央掌骨相连。后者联合相邻的掌指掌侧板，它们是关节囊的亲密部分。

当第一掌骨的头部被正中神经支配的大鱼际肌肉外展，第四和第五掌骨被尺神经支配的小鱼际肌肉外展时，掌侧凹陷横向掌骨弓形成，近似半圆。当大鱼际和小鱼际肌肉放松时，活动的掌骨头被伸肌腱向背侧拉动。很明显，正中神经和尺神经麻痹时手部内在肌肉的松弛性麻痹会导致掌骨横弓变平甚至倒转。大鱼际和小鱼际肌肉主动产生半圆形横弓，使掌指关节形成适当的圆周排列，使手指在屈曲时会聚。在这个位置，手指仅在掌指关节处弯曲，会聚，与拇指形成一个圆锥体，其顶点位于手的解剖中心上方（图1.8）。从圆锥体的顶点到其底部中心的垂直线将穿过第三掌指关节。此点位于掌骨横弓的顶点，是手的解剖中心。

随着手指完全外展，指尖从手的解剖中心形成等长的半径。向近端投影的相同半径落在腕关节处。

在手腕水平操作中央固定结构的最重要的单个支配肌是桡侧腕短伸肌，它对抗重力作用，使旋前的手处于伸展状态。在没有任何其他支配肌的情况下，它会拉中央第三掌骨伸展，使其成为被动形成的横向掌骨弓的顶点。

腕

腕关节是臂梁和工作手端件之间主要姿势变化的部位（图1.9）。它具有多关节结构，可在屈曲、伸展、桡偏、尺偏和环转方面产生潜在的广泛运动。当桡骨围绕尺骨头旋转时，远端桡尺关节允许手旋前和旋后。近端腕骨排（舟状骨、月骨、三角骨、豌豆骨）与远端桡骨和尺骨相连，提供弯曲和伸展手以及进行桡骨和尺骨偏斜的能力。远端腕骨列（大多角骨、小多角骨、头状骨和钩骨）与第二和第三掌骨一起形成手的"固定单位"。

桡腕关节包括腕骨和桡骨远端（图1.10）。腕骨的主要关节是与桡骨的远端表面。桡骨的关节面在几个平面上倾斜。在桡骨到尺骨的平面上，桡骨的平均倾斜度为22°。在手掌背侧平面，桡骨关节面倾斜12°，背侧表面比手掌表面更远。桡骨远端骨折经常导致一个或两个平面的正常桡腕骨结构丧失。关节面的正常背侧到手掌倾斜度的丧失将导致腕关节的生物力学特性发生变化，这可能导致退行性关节炎。

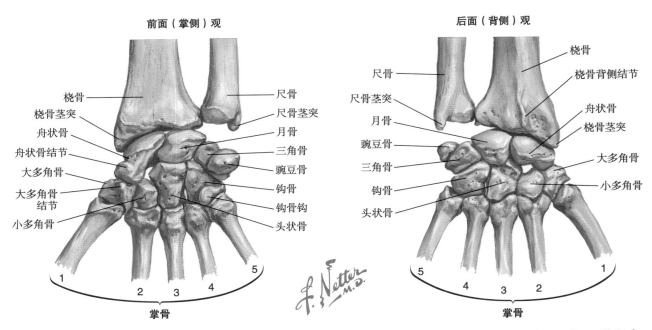

前面（掌侧）观

桡骨
桡骨茎突
舟状骨
舟状骨结节
大多角骨
大多角骨结节
小多角骨

尺骨
尺骨茎突
月骨
三角骨
豌豆骨
钩骨
钩骨钩
头状骨

掌骨

后面（背侧）观

尺骨
尺骨茎突
月骨
豌豆骨
三角骨
钩骨
头状骨

桡骨
桡骨背侧结节
舟状骨
桡骨茎突
大多角骨
小多角骨

掌骨

图 1.9　腕骨的（A）掌侧和（B）背侧观。（*Reprinted with permission from www.netterimages.com © Elsevier Inc. All Rights Reserved.*）

　　桡骨长度与尺骨长度的关系在个体中是相当恒定的，称为尺骨变异。远端尺骨将吻合桡骨关节面的曲线。如果尺骨末端低于这个曲线，则这种情况称为尺骨负向变异。如果尺骨延伸到这个假想曲线的远端，这种情况被称为尺骨正向变异。任何一种情况都可能导致手腕问题。尺骨负向变异与 Kienböck 病（月骨缺血性坏死）的高发病率有关。大于 2~3mm 的尺骨正方差与尺骨撞击有关（图 1.11）。

　　Gilula 和其他人描述了几种正常腕外和腕内结构的解剖学特征[26]。一条沿着近端腕骨排的近端关节轮廓的线划出一个光滑的弧，称为大弧（图 1.12）。该圆弧的光滑外观的破坏是腕骨异常的迹象之一，例如近端腕骨排的其中一块骨的异常旋转，是舟月韧带损伤所见。同样，近端和远端腕骨排之间的关节线外接另一个光滑的弧线，称为小弧线。这些弧中任何一个出现异常都可能是腕骨病变的指征，无论是急性还是慢性。

　　近端腕骨列的舟状骨和月骨形成主要腕关节的凹远端桡骨的凸关节对应物。事实上，桡骨关节面分为舟状骨和月骨窝（框 1.2）。三角骨与近排的月骨相连，并通过腕中关节与钩骨相连。豌豆骨本质上是一块不固定的骨头，对腕骨的稳定性并不重要。

框 1.2　临床要点：舟状骨的血液供应

　　Gelberman 和 Menon 的研究描述了两个主要的血管系统，它们通过韧带附件供应舟状骨[27]。桡动脉的浅表掌侧分支提供掌侧血液供应，为远端舟状骨供血。桡动脉的腕背侧支提供背侧血液供应，也主要为远端舟状骨供血。因此，近端舟状骨血运差，近端骨折后易发生骨不连。

　　远排腕骨的 4 块骨都与掌骨形成关节面。中央的头状骨作为基石，远排腕骨形成一个坚实的拱门。远排腕骨与腕骨韧带（屈肌支持带）构成了一个坚固且固定的横向腕骨弓（框 1.3）。

框 1.3　临床要点：检查旋转不良

　　舟状骨的结节位于腕关节的远端屈曲折痕处，位于桡侧腕屈肌腱的外侧。它是评估手指旋转不良的重要骨骼标志。正常情况下，每个手指单独屈曲都指向舟状骨结节。由于腕弓的破坏性扁平，手指指向会远离结节。更常见的是由掌骨或指骨骨折后的旋转不良引起（图 1.13）。

　　手腕的复杂运动是腕骨在不同平面和相对旋转运动叠加的产物。任何一块腕骨的运动都是多种因素的结果。第一个因素是骨骼的轮廓及其关节面的排列。第二是内在韧带和外在韧带提供的自由度：内在韧带是起源于一块腕骨并插入另一块腕骨的韧带；外在韧带，即从桡骨或尺骨起始并附着在腕骨上的韧带。这组复杂的韧带以及腕骨间关节和桡腕关节的形状控制运动，因为除了豌豆骨外，没有其他腕骨有肌肉附着。

　　这种独特的自然适应除去了对手腕肌肉发达和手完整性的需求。它允许手在空间中灵活运动，而不需要一组肌肉通过收缩和拮抗来控制运动自由度。

　　腕骨的近排通过一系列粗壮的掌侧韧带固定在桡骨上，这些韧带主要起源于桡骨，另外一组粗壮的韧带起源于尺骨和三角纤维软骨复合体的掌侧部分。三角纤维软骨复合体将尺骨远端与尺侧腕骨分开，并用于将尺骨远端悬吊到桡尺远端关节处的桡骨。这些主要的外在手掌韧带呈倒

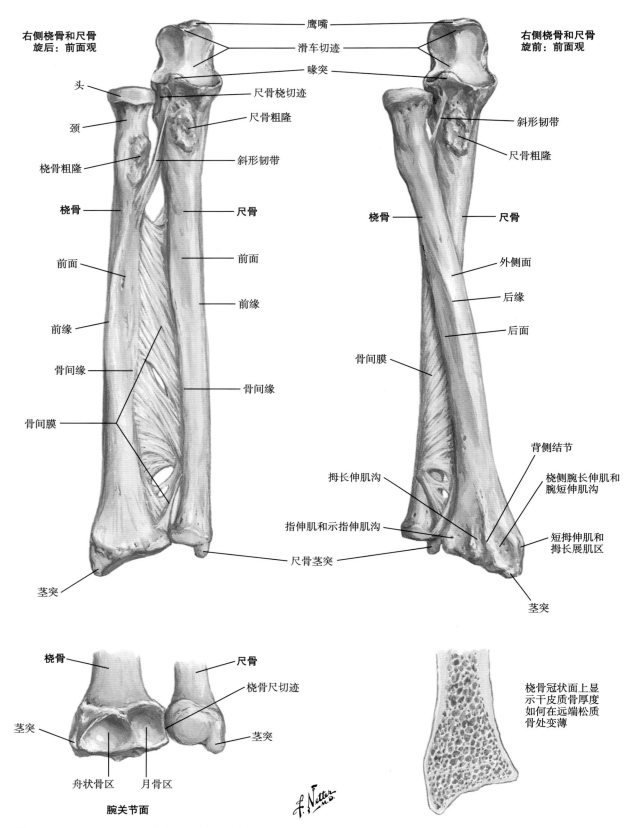

右侧桡骨和尺骨
旋后：前面观

鹰嘴
滑车切迹
喙突
尺骨桡切迹
尺骨粗隆
斜形韧带

头
颈
桡骨粗隆

桡骨
前面
前缘
骨间缘
骨间膜

尺骨
前面
前缘
骨间缘

茎突
尺骨茎突

右侧桡骨和尺骨
旋前：前面观

斜形韧带
尺骨粗隆

桡骨
外侧面
后缘
后面

骨间膜

尺骨

背侧结节
桡侧腕长伸肌和腕短伸肌沟
短拇伸肌和拇长展肌区

拇长伸肌沟
指伸肌和示指伸肌沟

茎突

桡骨
尺骨
桡骨尺切迹

茎突
茎突

舟状骨区　月骨区

腕关节面

桡骨冠状面上显示干皮质骨厚度如何在远端松质骨处变薄

图 1.10　近侧及远侧尺桡关节处桡骨和尺骨的关系。（*Reprinted with permission from www.netterimages.com © Elsevier Inc. All Rights Reserved.*）

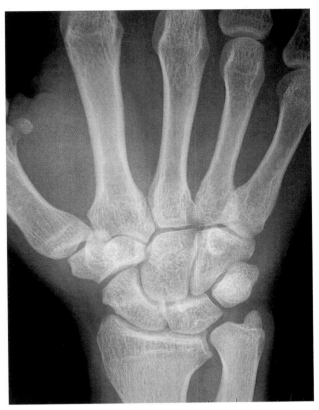

图1.11　尺骨正向变异的 X 线扫描图：该病例由于尺骨撞击综合征导致腕关节尺侧痛

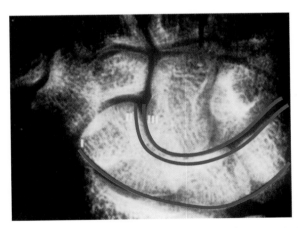

图1.12　X 线扫描图：Gilula 线显示了腕骨的大弧和小弧。(*Reproduced from Hentz VR, Chase RA.* Hand Surgery: A Clinical Atlas. *Philadelphia: WB Saunders, 2001.*)

V 形，其顶点指向远侧。

　　支配三角纤维软骨复合体的 3 个最主要的神经是尺神经背侧皮支（100%）、内侧前臂皮神经（91%）和尺神经掌侧支（73%）。其他神经在三角纤维软骨复合体的神经支配中起次要作用：骨间前神经、骨间后神经和正中神经掌支[28]。

　　背侧外在桡腕韧带复合体较薄，主要是由关节囊组织凝聚而成，但有两个坚固的结构：背侧腕间韧带（连接舟状骨远端极和三角骨）和背侧桡腕韧带（从桡骨到三角骨）。根据 Viegas 的研究，这两条背侧韧带形成了一个独特的横

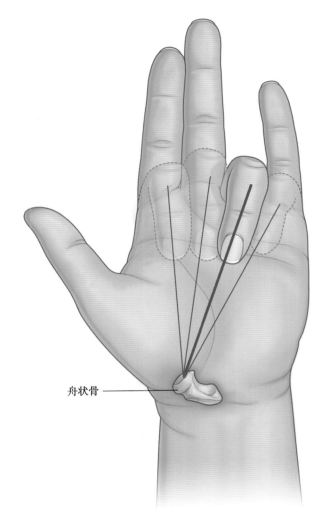

舟状骨

图1.13　当单独弯曲时，每个手指正确对齐时指向舟状骨的结节。(*Redrawn after Chase RA.* Atlas of Hand Surgery, *vol. 1. Philadelphia: WB Saunders, 1973.*)

向 V 形结构，通过改变 V 形的角度可以改变长度，同时在手腕运动范围内保持对舟状骨的稳定力[29]。

　　内在韧带是宽阔、结实的结构，将一个腕骨连接到另一个腕骨，在近端或远端行内，或将一个腕骨行连接到另一个腕骨行。两个最重要的内在韧带是舟月韧带和月三角韧带。舟月韧带将舟状骨固定在月骨上，使这两块腕骨同步移动。Berger 将此 U 形结构细分为 3 个区域：背侧、近端和掌侧[30]。背侧区域较厚并控制舟月骨的稳定性。主要由纤维软骨组成的近端部分和具有薄且倾斜取向的纤维的手掌区域对于稳定性不太重要[31]。月三角韧带也由背侧、近侧和手掌部分组成。这两块腕骨之间的运动较少。由于对同步运动的正常限制被移除，舟月韧带或月三角韧带的断裂可能导致手腕不稳定。

关节活动

　　手的骨骼解剖结构如图 1.14 所示。手指的正常掌指关

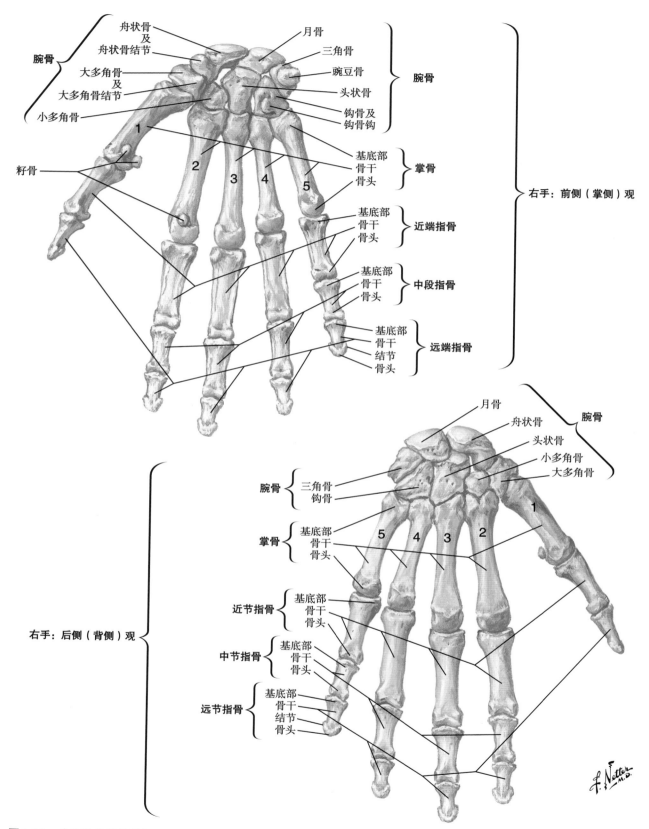

图 1.14   手及腕部的骨性解剖。(*Reprinted with permission from www.netterimages.com* © *Elsevier Inc. All Rights Reserved.*)

节运动范围为 0° 至 90°。掌指关节的横向活动受到紧张的副韧带的限制。当掌指关节伸展时，这些韧带松弛且多余，允许最大的内侧和外侧偏差。当掌指关节弯曲时，韧带的凸轮效应和副韧带的上髁弯曲导致横向活动性收紧和严格限制（图 1.15）。在愈合期间固定伸直的手指已经为过度伸直时的侧副韧带收缩和掌指关节固定做好了准备。

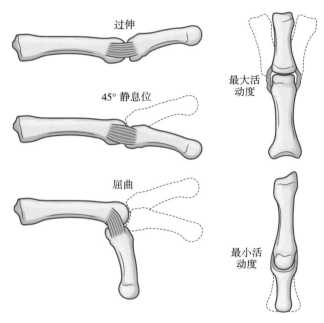

图 1.15　掌指关节的侧副韧带在关节背伸时松弛，屈曲时紧张，是由掌骨头和近节指骨之间的凸轮效应造成的。该效应对于关节屈曲时的侧方稳定性具有重要意义。（*Redrawn after Chase RA. Atlas of Hand Surgery, vol. 1. Philadelphia: WB Saunders, 1973.*）

图中标注：过伸；45° 静息位；屈曲；最大活动度；最小活动度

近端指间关节可以被推至屈曲 110°，但由于掌板是关节囊不可分割的一部分，因此伸展通常不能超过 5° 过度伸展。内侧和外侧副韧带是关节囊的一部分。它们固定关节，不允许其在任何位置向内侧或外侧偏离。关节面的形状也对这种横向运动的稳定性有很大影响。

在被背侧关节囊和伸肌机构限制之前，手指的远端指间关节可以被推入约 90° 的屈曲。远端指间关节伸展至 30° 过度伸展。在侧副韧带完好无损的情况下，这些关节没有横向活动能力。远端指间关节的侧副韧带只是关节囊内侧和外侧增厚的部分。

在每个手指中，中指骨小头的尺桡侧髁的曲率半径没有差异。然而，远节指骨尺骨沟的曲率半径明显大于桡骨沟的曲率半径。远节指骨凹槽和中间指骨之间的这种不对称导致远端指间关节弯曲过程中的平移分量，这可能导致退行性变化和关节炎的发展[36]。

近端和远端指间关节是铰链关节：任何侧向运动在屈曲和伸展的所有阶段都受到径向侧副韧带的限制，侧副韧带在任何角度都很紧。相比之下，掌指关节允许通过多个轴运动。关节囊，包括侧副韧带和掌板，非常松弛，允许内侧和外侧偏斜、屈曲、伸展，从而产生环转和小程度的撑开。

在没有其他稳定来源的情况下，在切断侧副韧带后，掌指关节变成连枷、不稳定的机制。幸运的是，大自然创造了另一种侧向稳定性来源——骨间肌。凭借选择性可变拉力，骨间肌通常会在坚韧的副韧带允许的范围内影响掌指关节的侧向运动。如果侧副韧带被牺牲，骨间肌仍然是侧向稳定性的唯一来源。当存在内在（尺神经）麻痹时，如果侧副韧带被牺牲，所有侧向稳定性都会丧失，并且会发生灾难性的尺骨偏斜。在指间关节处，横向稳定性再次依赖于侧副韧带，但在这个水平上没有第二道防线。因此，牺牲指间关节的侧副韧带只能通过指间关节融合来治愈的侧向不稳定性。

掌板存在于掌指关节和指间关节中，它们加强关节囊，增强关节稳定性，并限制过度伸展。掌指关节和指间关节的掌板在结构和功能上相似。掌指关节的掌板是掌骨间韧带的插入部位，它限制掌骨头的分离或扇形展开。掌板固定在从近节指骨开始的关节囊部分，因此在屈曲和伸展时掌侧板随近节指骨一起移动。在掌骨头两侧的这条韧带的背侧是矢状带，将掌侧板连接到指伸肌腱和伸肌扩张部。近端和远端指间关节的掌板也是坚固的结构，在骨折 / 脱位的情况下可能会留下瘢痕，并可能最终导致关节屈曲挛缩（框 1.4）。

生物力学概念：关节运动

Brand 和 Hollister 在他们的教科书 *Clinical Mechanics of the Hand* 中讨论了关节的运动方式[32]。关节的旋转轴是指固定在近端骨骼上的一条线，远端骨骼围绕该线进行旋转。对于手指的简单（铰链型）指间关节，运动仅发生在屈曲和伸展中；旋转轴垂直于矢状面并位于关节近端指骨的远端头部。一个相关的概念是关节的自由度。关节的自由度是描述关节远端骨骼运动的最少旋转轴数。例如，整个手腕有两个自由度（屈曲 - 伸展和桡 - 尺偏），由两个几乎垂直的旋转轴表示[33]。更复杂关节的运动学，例如拇指腕掌关节[34]或腕间关节[35]仍然是研究的主题，被认为至少有两个自由度，具有不相交、不垂直的旋转轴。

框 1.4　临床要点：检查缰绳韧带

检查缰绳韧带实际上是近端指间关节发生纤维化后才发现的异常结构[37]。近节指骨的掌侧脊被称为 "集合线"，代表了屈肌鞘和 Cleland 韧带及 Grayson 韧带。通常情况下，掌板与这些集合线之间没有连接。然而，在具有屈曲挛缩的近端指间关节中，发生了纤维化，并且从掌侧板形成了粗壮的束缚 "韧带"，阻止了关节的完全伸展。

拇指

拇指位于手横弓的最桡侧位置。构成拇指结构基部的骨骼柱包括两个指骨、掌骨和大多角骨。它的结构不同于其他手指的结构，因为它有 2 个被命名指骨，而不是 3 个。

然而,从功能的角度来看,拇指掌骨可以比作近节指骨,大多角骨可以比作严重缩短的掌骨。这表明拇指是被短掌骨(大多角骨)凹陷的手指,近端指骨松散地与第二掌骨并指。没有明确的证据支持这种系统发育观点,但这样理解拇指结构的大体解剖学似乎是明智的。与手指掌指关节一样,拇指的掌指关节在 X 线中具有最大的自由度。第一掌骨与大多角骨形成的关节是一种滑膜关节,与手腕的一般腕骨间关节分离并不同。大多角骨与小多角骨和舟状骨相连,韧带约束显著限制了与腕骨相关的梯形运动(图1.16)。

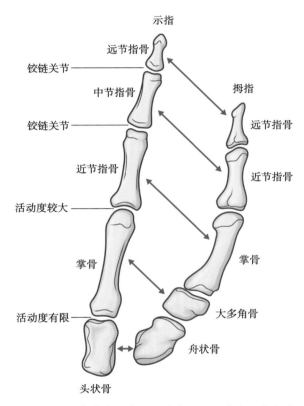

图 1.16　拇指骨关节和手指指关节比较。其中大多角骨可被视为掌骨及掌指关节。(*Redrawn after Chase RA. Anatomy of the thumb. In: Strickland J (ed.) The Thumb. Edinburgh: Churchill Livingstone, 1989.*)

　　与其余手指相比,拇指的独特广泛运动范围主要归因于第一掌骨基底部和大多角骨之间的关节。用最简单的术语来说,它是一个双凹双鞍形关节,在松散的关节囊中。这种组合结构允许活动最好的描述就是屈曲、伸展、内收和外展的运动组合形成的环转运动。拇指旋转成圆锥形,其顶点位于腕掌关节内屈伸轴和外展-内收轴的交叉点[38-40]。

　　第一腕掌关节最好的描述是一个双鞍座,其中一个鞍座位于另一个鞍座之上,允许三度运动:①屈曲-伸展;②外展-内收;③内旋-外旋[41]。当拇指在外展和内收时沿着梯形鞍的中央脊摆动,掌骨鞍在梯形鞍上的延伸沿中心轴接合梯形鞍的内侧或外侧髁突部分。轴线是这样弯曲的,当掌骨内收时,它锁定在内侧旋转,当它外展时,它锁定在外侧旋转。这解释了拇指沿掌骨横弓的内收和外展的扫动。这种在内收时强制旋转到内侧旋转有助于定位拇指,使拇

指与手指相对。在中立位置,由中央脊代表的梯形轴与通过中央稳定的第二和第三掌骨头部的线成约 60°。第一掌骨基底包含一个凹陷结构,在其掌尺侧有一个小突起(喙),这一凹槽容纳前斜腕掌韧带,或称为掌侧喙韧带。与身体的其他一些关节(例如肩部)一样,大多角骨和第一掌骨之间的关节表面的稳定性和紧密接合取决于是否存在可支配的肌肉和肌腱。如上所述,关节囊中有很多松弛部分,允许进行大范围的运动,包括最多 3mm 的关节牵引[42]。

　　第一腕掌关节的重要稳定囊韧带是前斜腕掌韧带或上文提到的掌侧喙韧带。它像坐在梯形马鞍上的人的腿一样延伸,从第一掌骨的"喙"延伸到梯形的前嵴和相邻的腕骨间韧带。在 Bennett 骨折中,其能够保留游离的骨折片。在晚期第一腕掌关节炎中,掌侧喙韧带薄弱,易出现桡侧半脱位[43]。

　　关节桡侧缘的韧带类似于桡侧副韧带,称为背桡韧带或前外侧韧带。因此,关节支撑的桡侧是右前外韧带,其插入靠近但位于第一掌骨桡骨基部拇长外展肌止点的下方。它形成关节囊的一部分,然后附着在梯形的前嵴上。在背侧,可以看到后斜韧带从梯形的径向定位的后外侧结节穿过背关节囊,附着在第一掌骨的尺骨基部。

　　第一掌骨基底部和第二掌骨相邻基底部之间有一个粗壮的掌骨间韧带,好的证据表明这条韧带与前斜韧带一起是防止掌骨关节径向半脱位的关键,如图所示关节的关节病[44]。在这些韧带施加的限制内的功能和运动范围受到拇指的外在和内在肌肉以及施加到拇指的外力的影响。Bettinger 和 Berger 更新了这种韧带解剖结构,包括 16 种不同的韧带,这些韧带被认为可以稳定大多角骨和大多角骨掌骨关节[45]。

　　第一掌指关节在解剖结构和功能方面在几个方面不同于其他掌指关节。一般而言,第一掌指关节在屈伸、外展和内收方面的活动范围小于手指掌指关节。掌骨和近节指骨更粗壮,以适应通常由拇指在捏和抓握时承受的更大的力。第一掌骨的骨头是不同的,因为桡侧关节突出比尺侧大。近节指骨的关节面相互匹配。副韧带与手指掌指关节的副韧带相似。掌指部分在屈曲时绷紧,在伸展时松弛。在伸展时,掌板的扇状副韧带部分绷紧;因此,内收和外展在伸展和屈曲时都受到限制[46]。掌指关节在伸展时允许有一些旋前但不允许旋后。在旋后状态下,关节锁定在一个稳定的位置以确保抓握稳定。

　　掌指关节的坚固的纤维软骨掌板从近节指骨的掌底延伸到掌骨的颈部。它通常包含两块籽骨,一块在拇长屈肌的内侧,一块在其外侧。

　　拇指指间关节的近节指骨的髁突性质是,关节屈曲时,远节指骨的旋前。

肌肉与肌腱

外在伸肌(视频 1.1)

　　伸肌位于前臂和手背,受桡神经支配(图 1.17～图 1.19)。肱桡肌是肘关节的屈肌,但包含在伸肌中,因为它由

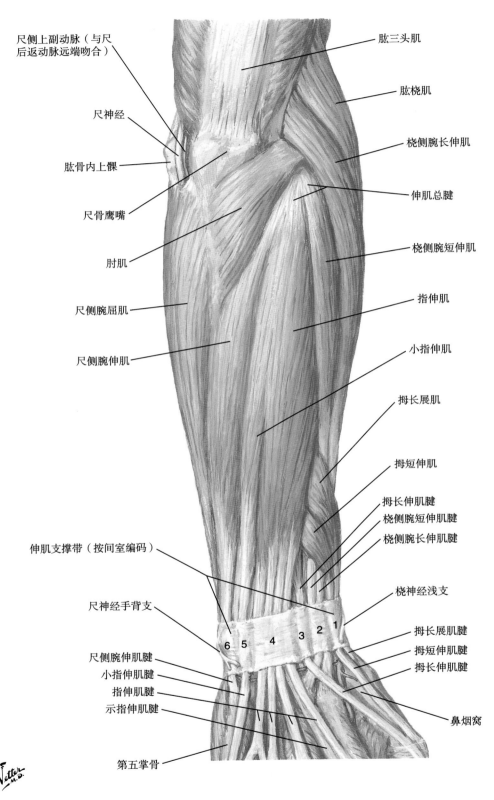

尺侧上副动脉（与尺
后返动脉远端吻合）

尺神经

肱骨内上髁

尺骨鹰嘴

肘肌

尺侧腕屈肌

尺侧腕伸肌

肱三头肌

肱桡肌

桡侧腕长伸肌

伸肌总腱

桡侧腕短伸肌

指伸肌

小指伸肌

拇长展肌

拇短伸肌

拇长伸肌腱
桡侧腕短伸肌腱
桡侧腕长伸肌腱

桡神经浅支

拇长展肌腱
拇短伸肌腱
拇长伸肌腱

鼻烟窝

伸肌支撑带（按间室编码）

尺神经手背支

尺侧腕伸肌腱
小指伸肌腱
指伸肌腱
示指伸肌腱

第五掌骨

6　5　4　3　2　1

图 1.17　伸肌解剖，由浅层到深层。（*Reprinted with permission from www.netterimages.com* ©
Elsevier Inc. All Rights Reserved.）

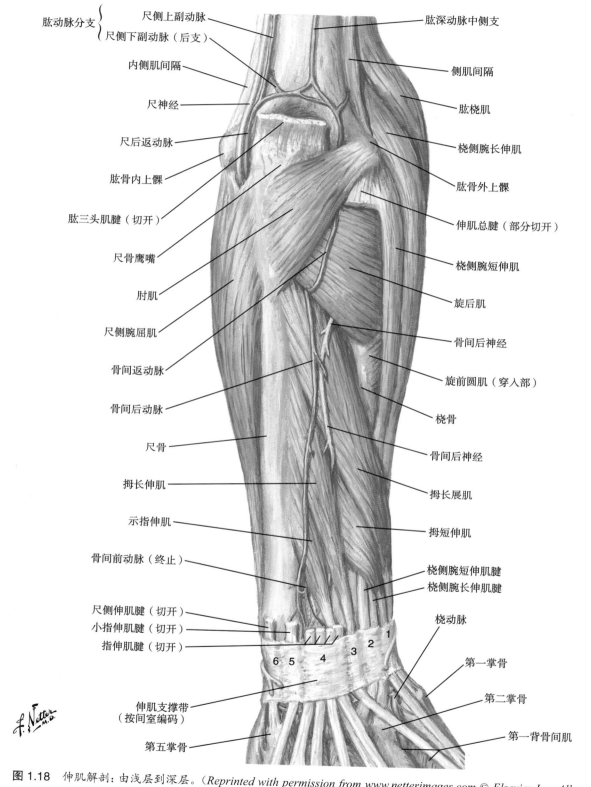

肱动脉分支 { 尺侧上副动脉

尺侧下副动脉（后支）

内侧肌间隔

尺神经

尺后返动脉

肱骨内上髁

肱三头肌腱（切开）

尺骨鹰嘴

肘肌

尺侧腕屈肌

骨间返动脉

骨间后动脉

尺骨

拇长伸肌

示指伸肌

骨间前动脉（终止）

尺侧伸肌腱（切开）

小指伸肌腱（切开）

指伸肌腱（切开）

伸肌支撑带（按间室编码）

第五掌骨

肱深动脉中侧支

侧肌间隔

肱桡肌

桡侧腕长伸肌

肱骨外上髁

伸肌总腱（部分切开）

桡侧腕短伸肌

旋后肌

骨间后神经

旋前圆肌（穿入部）

桡骨

骨间后神经

拇长展肌

拇短伸肌

桡侧腕短伸肌腱

桡侧腕长伸肌腱

桡动脉

第一掌骨

第二掌骨

第一背骨间肌

6　5　4　3　2　1

图 1.18　伸肌解剖：由浅层到深层。（*Reprinted with permission from www.netterimages.com* © *Elsevier Inc. All Rights Reserved.*）

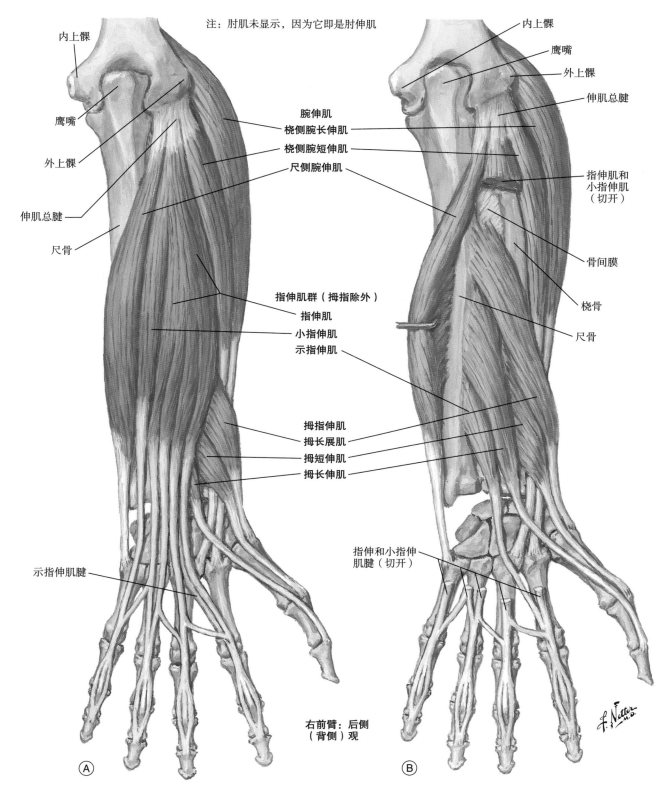

注：肘肌未显示，因为它即是肘伸肌

内上髁

鹰嘴

外上髁

伸肌总腱

尺骨

腕伸肌
桡侧腕长伸肌
桡侧腕短伸肌
尺侧腕伸肌

指伸肌群（拇指除外）
指伸肌
小指伸肌
示指伸肌

拇指伸肌
拇长展肌
拇短伸肌
拇长伸肌

示指伸肌腱

内上髁

鹰嘴

外上髁

伸肌总腱

指伸肌和
小指伸肌
（切开）

骨间膜

桡骨

尺骨

指伸和小指
肌腱（切开）

右前臂：后侧
（背侧）观

Ⓐ　　　　　　　　　　　　　　Ⓑ

图 1.19　伸肌解剖：由浅层到深层。（*Reprinted with permission from www.netterimages.com © Elsevier Inc. All Rights Reserved.*）

桡神经提供。肱桡肌和桡侧腕长伸肌起自肱骨的外侧髁上嵴。4 个浅层伸肌（桡侧腕短伸肌、指伸肌、指小伸肌和尺侧腕伸肌）起源于附着于髁上嵴和外上髁的伸肌总腱。

伸肌可以按功能划分。桡侧腕长伸肌和腕短伸肌以及尺侧腕伸肌用于伸展手腕。指伸肌、固有指伸肌和小指伸肌是指伸肌。3 个外伸肌协助拇指运动：拇长展肌、拇短伸肌和拇长伸肌。

伸肌支持带防止手腕上的肌腱弓弦样改变（图 1.20）。

后侧（背侧）观

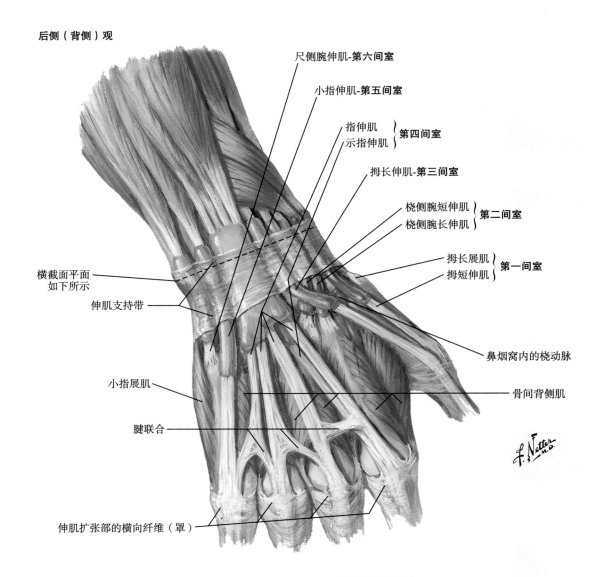

尺侧腕伸肌-第六间室

小指伸肌-第五间室

指伸肌
示指伸肌 } 第四间室

拇长伸肌-第三间室

桡侧腕短伸肌
桡侧腕长伸肌 } 第二间室

拇长展肌
拇短伸肌 } 第一间室

鼻烟窝内的桡动脉

横截面平面
如下所示

伸肌支持带

小指展肌

腱联合

骨间背侧肌

伸肌扩张部的横向纤维（罩）

前臂远端横截面

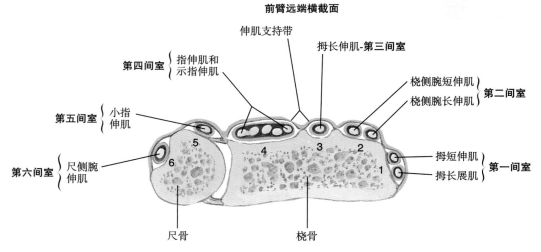

伸肌支持带

拇长伸肌-第三间室

第四间室 } 指伸肌和
示指伸肌

桡侧腕短伸肌
桡侧腕长伸肌 } 第二间室

第五间室 } 小指
伸肌

第六间室 } 尺侧腕
伸肌

拇短伸肌
拇长展肌 } 第一间室

尺骨

桡骨

图 1.20　伸肌支持带和伸肌间室。（*Reprinted with permission from www.netterimages.com © Elsevier Inc. All Rights Reserved.*）

存在 6 个伸肌间室（视频 1.1 和图 1.21）：①拇长展肌和拇短伸肌；②桡侧腕长伸肌和桡侧腕短伸肌；③拇长伸肌；④指伸肌和固有指伸肌；⑤小指伸肌；⑥尺侧腕伸肌。

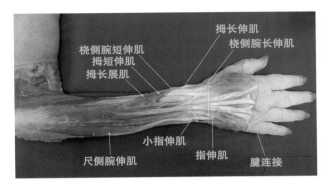

图 1.21　伸肌间室。（*Upper limb cadaver dissection, Stanford University Division of Plastic Surgery. © 2015 James Chang, Anais Legrand. All Rights Reserved.*）

手指和拇指指骨的伸展既依赖于掌指关节处的指伸肌，又依赖于指间关节处的指伸肌腱和内在肌之间。指伸肌具有共同的肌腹，向各指的中央发出一系列肌腱。在手背上这些单独的肌腱之间有肌腱间桥。示指固有伸肌和小指伸肌分别给二者提供独立的背伸力量。此独立的伸肌腱位于指伸肌腱的尺侧（图 1.22）。

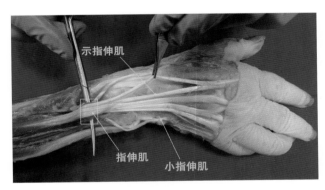

图 1.22　指伸肌、示指伸肌和小指伸肌的解剖关系。（*Upper limb cadaver dissection, Stanford University Division of Plastic Surgery. © 2015 James Chang, Anais Legrand. All Rights Reserved.*）

生物力学概念：肌肉结构

肌肉在大脑和脊髓的影响下主动收缩，通过肌腱拉动骨骼产生手和手指运动和力量[47,48]。肌肉组织由平行排列的肌纤维组成，可以主动缩短和被动抵抗拉伸但不能主动延长。手部肌肉的两端固定在骨骼上，通常是在它们的起点（近端）有一条短肌腱，在它们的止点（远端）有一条长肌腱。肌肉纤维沿着肌肉延伸，两端都附着在肌腱上。腱膜是肌肉的收缩纤维与形成肌腱的胶原纤维交叉的过渡区域。肌腱是粗大的平行胶原纤维束，在插入骨骼之前通常会穿过手的多个关节。手部的一些肌腱是非典型的，因为它们在插入骨骼之前分叉或结合以形成手指的伸肌机制（或伸肌罩）。蚓状肌是非典型的，因为它起源于肌腱（分别为深屈肌腱和伸肌腱），并且没有直接的骨附着。

横纹肌纤维本身是由类似长的细胞平行集合而成，这些细胞具有多个含有肌节的细胞核，肌节是肌肉组织的基本收缩单位。在生化水平上，肌节是肌动蛋白和肌球蛋白的交叉指状丝。当神经命令引起肌肉细胞内钙离子的释放导致肌球蛋白丝的自由端"棘轮"通过 f-肌动蛋白丝增加它们之间的重叠时，代谢三磷酸腺苷，为细胞过程提供燃料的重要能量来源，肌肉被激活并收缩。肌肉可以产生的最大力量与组成它的平行肌纤维的数量（生理横截面积）以及纤维与肌腱作用线形成的角度（羽状角）成正比。哺乳动物的肌肉组织最大可产生大约 35N/cm^2 的应力，这是一个难以人工匹配的单位重量的力比。此外，将肌肉纤维结合在一起的结缔组织赋予肌肉组织被动弹性。

生物力学概念：手指的伸肌机制（图 1.23）

伸肌腱通过背侧延伸物或背侧腱帽附着（视频 1.2）。这些延伸物分为 3 个结构：①侧带从近节指骨的两侧穿过，一直延伸到远节指骨。蚓状肌、背侧和掌侧骨间肌对外侧带有贡献。②单个中央滑移向下穿过手指的中部，终止于中节指骨的基部。③支持带韧带沿中指骨斜行，将指骨掌侧的纤维鞘连接至伸肌扩张处。

手指伸肌帽是肌腱分叉和重组的结构，它形成复杂的网络，支持产生复杂的肌肉动作。例如，伸肌可以屈曲近端指间关节，而内在肌可以同时屈曲掌指关节和伸展指间关节[49]。然而，每个关节的每块肌肉的作用可能取决于手指姿势和肌腱张力的分布。详细的尸体研究表明，虽然伸肌腱腱帽不同部件的长度变化相对较小[50,51]，但它们的空间方向因一根手指的配置而异，并且有人认为这个伸肌装置可能作为一个浮动网来放大肌腱力[52,53]或协调关节运动[54,55]。然而，外在和内在肌肉连接的解剖结构非常复杂，并且显示出肌肉腹部和插入肌腱的几何形状的变化[56,57]。

拇指的 3 块外在肌分别止于 3 根拇指骨。拇长展肌止于掌骨，主要外展掌骨，但由于它桥接手腕，因此还使手腕桡侧偏离。拇短伸肌止于近节指骨，因此它主要作为掌指关节的伸肌，但与拇长展肌一起作用于其他关节。拇长伸肌止于远节指骨，是指间关节的主要伸肌。它的次要作用是伸展和背侧外展其他两个拇指关节。

旋前肌和旋后肌

旋前圆肌源于共同的屈肌起点，并止于桡骨的中部（图 1.24）。它受正中神经支配，是主要的前臂旋前肌和次要的

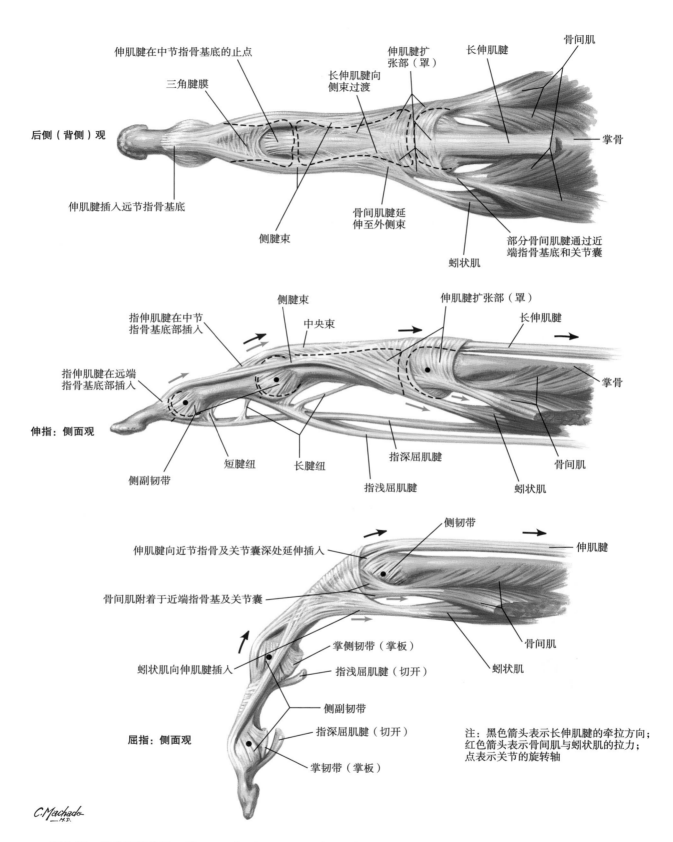

图 1.23   指伸肌腱装置。(*Reprinted with permission from www.netterimages.com © Elsevier Inc. All Rights Reserved.*)

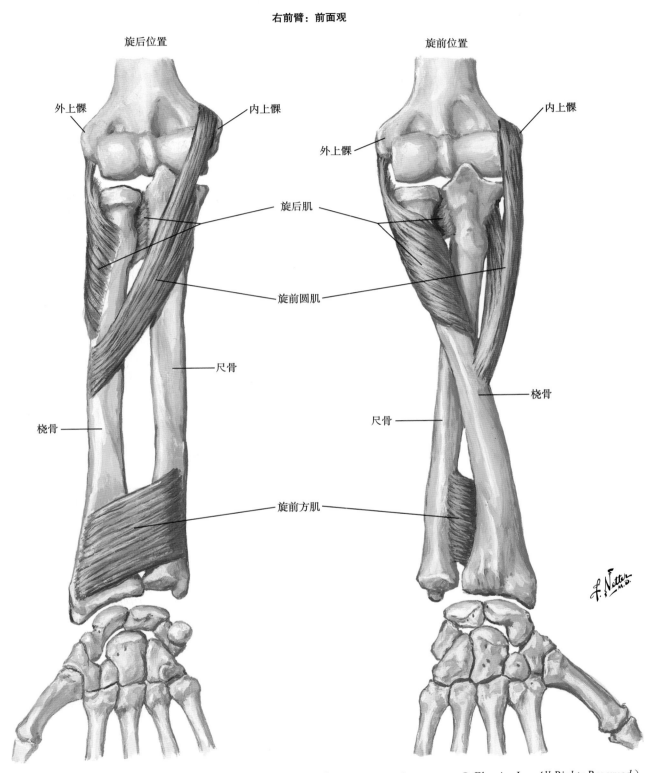

右前臂：前面观

旋后位置　　　　　　　　　　　　旋前位置

外上髁　　　　　内上髁　　　　　　　　　　内上髁

外上髁

旋后肌

旋前圆肌

尺骨

桡骨

桡骨

尺骨

旋前方肌

图 1.24　前臂旋前肌和旋后肌。（*Reprinted with permission from www.netterimages.com* © *Elsevier Inc. All Rights Reserved.*）

前臂屈肌。旋前肌是一种短而宽的肌肉，横跨远端桡骨和尺骨。它也受正中神经支配，是前臂旋前肌。在旋前方肌的上缘，骨间前动脉穿过骨间膜到达前臂后部，与骨间背动脉吻合（图 1.25）。旋后肌起自肱骨外上髁，止于桡骨近 1/3 处。它受桡神经深支支配，是主要旋后肌，而肱二头肌辅助旋后。

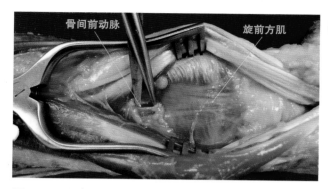

图 1.25　旋前方肌与骨间前动脉之间的解剖关系。（*Upper limb cadaver dissection, Stanford University Division of Plastic Surgery. © 2015 James Chang, Anais Legrand. All Rights Reserved.*）

外在屈肌（视频 1.3）

　　屈指是一个复杂的运动，包括了屈肌（指深屈肌和指浅屈肌）、伸肌（伸指肌、小指伸肌和示指固有伸肌）的活动，并接受手内在肌（骨间肌和蚓状肌）的调控（图 1.26～图 1.31）。手指的屈肌负责指间关节的屈曲，是掌指关节和腕关节主动屈曲的补充[58]。

　　屈肌位于前臂和手腕的掌侧，主要受正中神经支配，而尺侧腕屈肌和至无名指和小指的指深屈肌，受尺神经支配（图 1.26～图 1.31）。桡侧腕屈肌、尺侧腕屈肌和掌长肌提供手腕屈曲。指屈肌（指浅屈肌、指深屈肌和拇长屈肌）穿过腕管，为手指提供双屈曲，为拇指提供单屈曲（视频 1.3）。

　　指浅屈肌腱位于手掌深肌腱的掌侧（浅表）[60]。它变扁平，然后在近节指骨水平处分叉，它的两条尾巴围绕着深肌腱，在深肌腱后面交叉插入中节指骨。指深屈肌腱从指浅屈肌腱分叉处穿出，沿近节指骨和中节指骨掌面走行，止于远节指骨基底。浅表肌和深屈肌贡献了手指屈曲的大部分力量。示指的指深屈肌的独特之处在于它有一个独立的肌腹。拇长屈肌止于拇指的远节指骨（框 1.5）。

框 1.5　临床要点：独立和共同的屈肌

　　到第三、第四和第五指的深屈肌来自共同的肌腹。它们作为一个整体，符合整体的结构概念，共同作为抓取物体的稳定虎钳。示指的独立功能使示指可以与拇指一起使用，以操纵由虎钳状尺骨单元抓住的物体。动作的独立性在浅表肌和内在肌中得到很好的表现。

　　在手指和手掌远端，屈肌腱穿过具有增厚区域的合适

的纤维屈肌鞘。这一层的肌腱被滑膜鞘包围。拇长屈肌是拇指的指间屈肌，存在于手指深部。指深屈肌是唯一屈曲远端指间关节的肌肉。指深屈肌功能测试需要观察远端指间关节的主动屈曲。一个或多个掌指关节或近端或远端指间关节的选择性屈曲取决于其余部分通过屈伸肌相互作用的稳定固定。消除任何单个运动元件都会降低手指的选择适应性。

　　如上所述，肌腱-肌肉单元可影响起止点之间的每个关节，并因其他关节位置不同而发挥不同的功能。指深屈肌起源于前臂，因此其肌腱止于远节指骨之前桥接腕关节、掌指关节、近端指间关节和远端指间关节。它可以弯曲这些关节中的任何一个，这取决于其他关节的动态固定。远端指间关节的固定通过将其主要作用部位隐藏到近端指间关节，将深肌腱转变为功能性浅表肌腱。通过联合固定任何关节，深肌腱可以弯曲任何选定的关节。

　　有趣的是，在某些情况下，深屈肌可能会有助于近端指间关节的伸展。主要在远端指间关节处的深部拉动可能会急剧弯曲它。在弯曲远端指间关节时，伸肌的止点被向远端推进。这种移位与外侧带的收缩或固定相结合，导致近端指间关节伸展。这种效果很容易被完整的浅表屈肌中止，其主要屈曲功能施加在近端指间关节上。浅表肌的缺失，无论是由损伤引起的还是仅由深层肌腱移植物引起的，都会导致远端指间关节屈曲，并伴有近端指间关节处的反屈畸形。这可以通过融合远端指间关节，使深肌成为功能浅表肌，或通过轻度屈曲的近端指间关节的肌腱固定术或关节囊固定术来矫正。明智的做法是牢记通过一系列相互依赖的关节施加的多种运动力的选择性相互作用可以创造出无数的功能环境[63]。

　　外在指屈肌腱的大体解剖结构和功能自古以来就为人所知。人们对功能生物力学、肌肉生理学、肌腱营养和血液供应的知识和理解的巨大进步影响了对这些重要屈肌腱的问题的看法。长屈肌腱穿过多个关节。肌腱-肌肉单元可影响起止点之间的每个关节，并因其他关节位置不同而发挥不同的功能。因此，肌腱对一个关节活动的影响受到它对其他关节的拮抗作用而被放大。例如，指屈肌腱有助于弯曲手腕，但其在掌指关节和指间关节处的屈曲能力通过使用腕伸肌进行腕部伸展而增加，这实际上是手腕处指屈肌的拮抗剂。这是协同作用的简化定义——手腕伸展增强手指弯曲，反之亦然。

　　当考虑通过肌腱转移进行手部功能替代时，必须考虑其协同和拮抗作用。显然，某些肌肉群已经表现出协同作用，这使得一组肌肉可以自然地协助另一组功能，例如腕屈肌和指深屈肌、指浅屈肌的联合功能。

　　从前臂到手指，指深屈肌穿过腕关节的掌侧、掌指关节和指间关节。肌腱与关节通过滑车结构或支持带连接，这能防止弓弦改变。一旦发生弓弦改变，肌腱将离开关节，改变力臂，从而改变肌腱对关节施加的力。这种变化可能会破坏屈肌腱单元之间的精细平衡关系。这种变化在某种程度上可以通过拮抗控制力的分级、比例来补偿，但生理平衡仍可能会受到干扰。

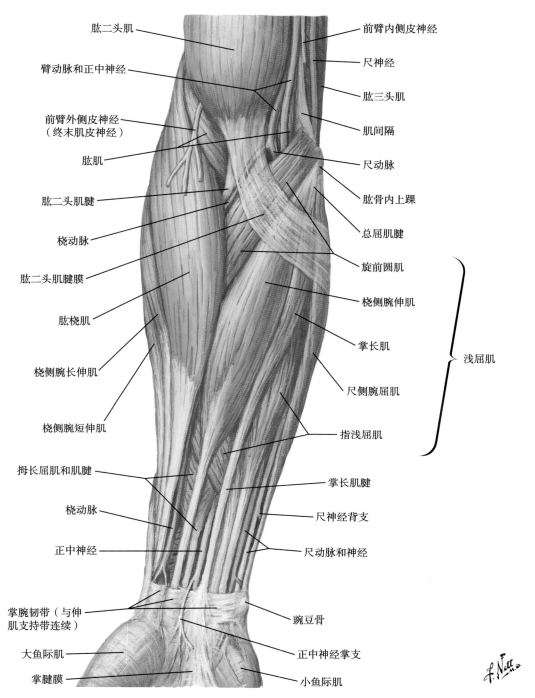

肱二头肌

臂动脉和正中神经

前臂外侧皮神经
（终末肌皮神经）

肱肌

肱二头肌腱

桡动脉

肱二头肌腱膜

肱桡肌

桡侧腕长伸肌

桡侧腕短伸肌

拇长屈肌和肌腱

桡动脉

正中神经

掌腕韧带（与伸
肌支持带连续）

大鱼际肌

掌腱膜

前臂内侧皮神经

尺神经

肱三头肌

肌间隔

尺动脉

肱骨内上髁

总屈肌腱

旋前圆肌

桡侧腕伸肌

掌长肌

尺侧腕屈肌

指浅屈肌

掌长肌腱

尺神经背支

尺动脉和神经

豌豆骨

正中神经掌支

小鱼际肌

浅屈肌

图 1.26　屈肌解剖：由浅层到深层。（*Reprinted with permission from www.netterimages.com © Elsevier Inc. All Rights Reserved.*）

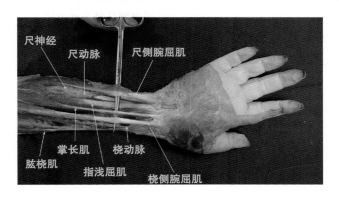

尺神经

尺动脉

尺侧腕屈肌

掌长肌

桡动脉

肱桡肌

指浅屈肌

桡侧腕屈肌

图 1.27　屈肌与周围神经血管的解剖关系。（*Upper limb cadaver dissection，Stanford University Division of Plastic Surgery. © 2015 James Chang, Anais Legrand. All Rights Reserved.*）

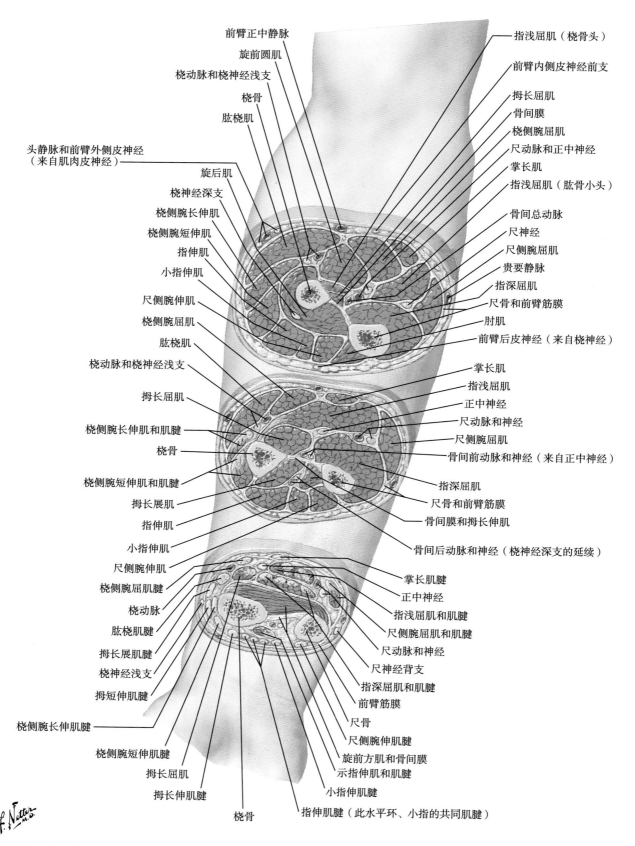

前臂正中静脉
旋前圆肌
桡动脉和桡神经浅支
桡骨
肱桡肌

头静脉和前臂外侧皮神经
（来自肌肉皮神经）
旋后肌
桡神经深支
桡侧腕长伸肌
桡侧腕短伸肌
指伸肌
小指伸肌
尺侧腕伸肌
桡侧腕屈肌
肱桡肌
桡动脉和桡神经浅支
拇长屈肌
桡侧腕长伸肌和肌腱
桡骨
桡侧腕短伸肌和肌腱
拇长展肌
指伸肌
小指伸肌
尺侧腕伸肌
桡侧腕屈肌腱
桡动脉
肱桡肌腱
拇长展肌腱
桡神经浅支
拇短伸肌腱
桡侧腕长伸肌腱
桡侧腕短伸肌腱
拇长屈肌
拇长伸肌腱
桡骨

指浅屈肌（桡骨头）
前臂内侧皮神经前支
拇长屈肌
骨间膜
桡侧腕屈肌
尺动脉和正中神经
掌长肌
指浅屈肌（肱骨小头）
骨间总动脉
尺神经
尺侧腕屈肌
贵要静脉
指深屈肌
尺骨和前臂筋膜
肘肌
前臂后皮神经（来自桡神经）
掌长肌
指浅屈肌
正中神经
尺动脉和神经
尺侧腕屈肌
骨间前动脉和神经（来自正中神经）
指深屈肌
尺骨和前臂筋膜
骨间膜和拇长伸肌
骨间后动脉和神经（桡神经深支的延续）
掌长肌腱
正中神经
指浅屈肌和肌腱
尺侧腕屈肌和肌腱
尺动脉和神经
尺神经背支
指深屈肌和肌腱
前臂筋膜
尺骨
尺侧腕伸肌腱
旋前方肌和骨间膜
示指伸肌和肌腱
小指伸肌腱
指伸肌腱（此水平环、小指的共同肌腱）

图 1.28　屈肌解剖：由浅层到深层。（*Reprinted with permission from www.netterimages.com © Elsevier Inc. All Rights Reserved.*）

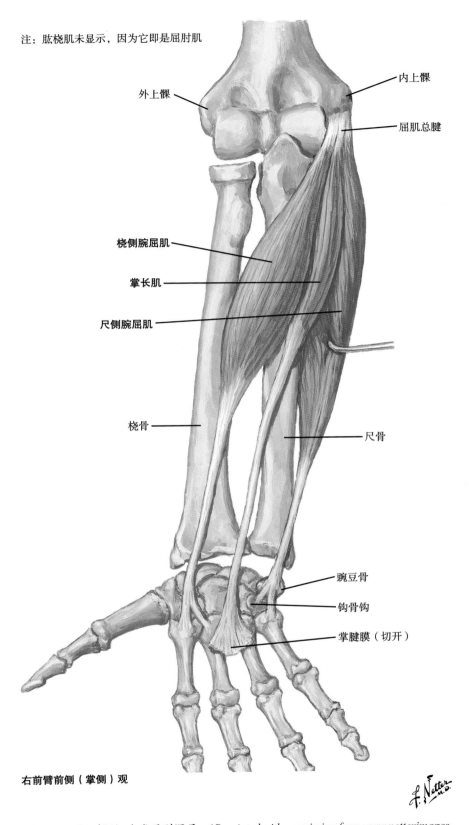

注：肱桡肌未显示，因为它即是屈肘肌

外上髁

内上髁

屈肌总腱

桡侧腕屈肌

掌长肌

尺侧腕屈肌

桡骨

尺骨

豌豆骨

钩骨钩

掌腱膜（切开）

右前臂前侧（掌侧）观

图 1.29　屈肌解剖：由浅层到深层。（*Reprinted with permission from www.netterimages.com © Elsevier Inc. All Rights Reserved.*）

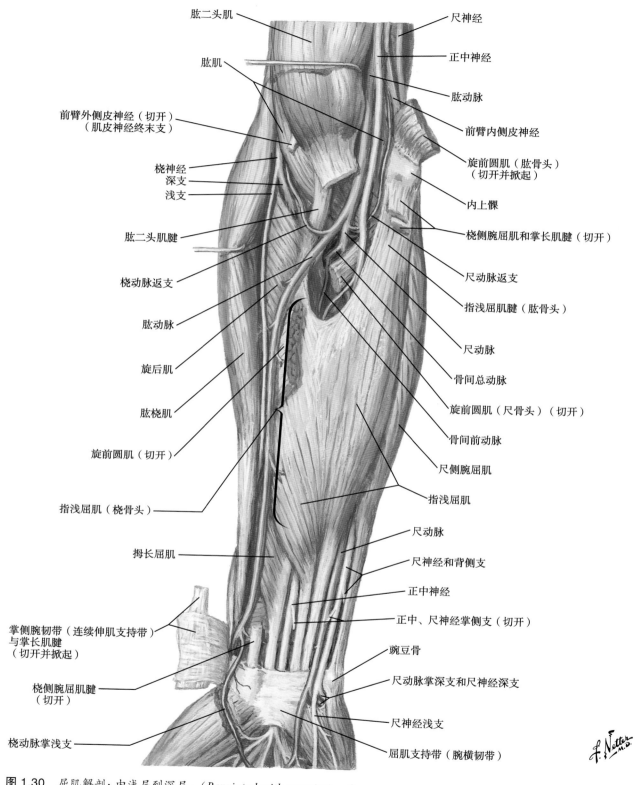

肱二头肌
尺神经
肱肌
正中神经
肱动脉
前臂外侧皮神经（切开）（肌皮神经终末支）
前臂内侧皮神经
桡神经
旋前圆肌（肱骨头）（切开并掀起）
深支
浅支
内上髁
肱二头肌腱
桡侧腕屈肌和掌长肌腱（切开）
桡动脉返支
尺动脉返支
肱动脉
指浅屈肌腱（肱骨头）
旋后肌
尺动脉
肱桡肌
骨间总动脉
旋前圆肌（切开）
旋前圆肌（尺骨头）（切开）
骨间前动脉
尺侧腕屈肌
指浅屈肌（桡骨头）
指浅屈肌
拇长屈肌
尺动脉
尺神经和背侧支
正中神经
正中、尺神经掌侧支（切开）
掌侧腕韧带（连续伸肌支持带）与掌长肌腱（切开并掀起）
豌豆骨
尺动脉掌深支和尺神经深支
桡侧腕屈肌腱（切开）
尺神经浅支
桡动脉掌浅支
屈肌支持带（腕横韧带）

图 1.30 屈肌解剖：由浅层到深层。（*Reprinted with permission from www.netterimages.com* © *Elsevier Inc. All Rights Reserved.*）

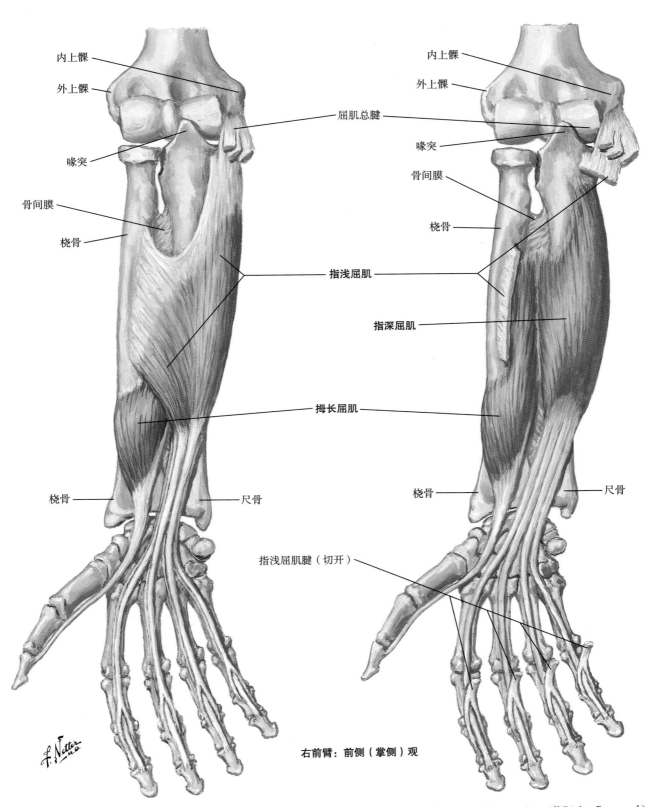

内上髁
外上髁
屈肌总腱
喙突
骨间膜
桡骨
指浅屈肌
指深屈肌
拇长屈肌
桡骨
尺骨
指浅屈肌腱（切开）

右前臂：前侧（掌侧）观

图 1.31　屈肌解剖：由浅层到深层。（*Reprinted with permission from www.netterimages.com © Elsevier Inc. All Rights Reserved.*）

生物力学概念：肌肉力量的产生

肌肉可以以不同的方式产生力量[59]。当肌肉纤维可以缩短以引起肌腱拉伸、肌腱偏移和/或关节运动时，就会发生同心收缩。当肌腱受力超过肌肉产生的被动和主动力时，就会发生偏心收缩，并且在肌肉激活过程中肌肉纤维会延长。当不允许肌肉缩短时会发生等长收缩（将这种肌肉状态称为"收缩"，而实际上它保持相同的长度，这种状态是持续性的）。肌节的结构和生化特性使给定神经兴奋水平下肌肉力量的精确大小成为纤维长度、纤维缩短或延长的速度及其先前激活历史的函数。肌肉的力-长度关系（有时被称为 Blix 曲线）表明存在可以产生最大力的最佳纤维长度，并且它会随着纤维长度的增加或缩短而下降（图 1.32）。因此，肌肉在重建手术或肌腱转移中放置的长度会极大地影响肌肉在术后产生的力量。肌肉的力-速度关系表明，当肌肉纤维在向心收缩过程中迅速缩短时，肌肉力量会从其等长收缩水平大幅下降，而当肌肉纤维在离心收缩过程中迅速伸长时，肌肉力量会上升到几乎两倍于等长收缩水平的平台（图 1.33）。

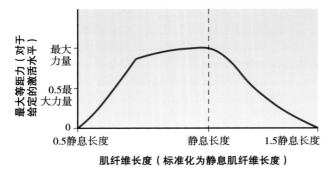

图 1.32   Blix 曲线。最大力量在纵轴上，对应肌纤维长度在横轴上。最佳长度可使肌纤维产生最大力量，拉长或缩短力量都会减小

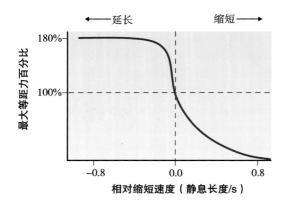

图 1.33   力-速度曲线。最大等距力的百分比在纵轴上，相对缩短速度在横轴上。当肌纤维在同心收缩过程中迅速缩短时，肌力从其等长水平下降，而当肌纤维在偏心收缩过程中快速延长时，肌力上升到几乎是其等长水平的两倍

生物力学概念：手部肌肉的形状

许多手部肌肉与大多数教科书中看到的简单梭形（鱼样）形状不同。许多是扁平的，而另一些则有多个肌腹。例如，骨间肌是双羽状的。也就是说，中央的共同肌腱被来自不同骨骼的肌纤维拉动。相反的排列也存在于手指的屈肌等肌肉中，它起源于一个短的肌腹，导致一个肌腱止于第二个更大的肌腹，然后细分为 4 个分支，每个分支都有一个浅肌腱到每个手指。虽然有可能发现仅当一根手指弯曲时才会激动的肌肉纤维[61,62]，但每个肌腹的力量产生在多大程度上独立于其他肌腹仍然未知。此外，大多数外在屈肌和伸肌都有肌腱，这些肌腱由掌骨水平的细胶原蛋白链连接，这会阻止手指的独立运动（尝试在所有其他手指弯曲的情况下伸展无名指）。拇内收肌等其他肌肉具有呈扇形，止点肌腱处的合力取决于肌纤维之间的力分布。肌肉纤维是否同步激动以产生一致的合力，或者纤维是否可以在功能区域细分以产生不同的合力，仍然未知。

生物力学概念：力臂

肌腱绕关节旋转轴的力臂定义为旋转轴与肌腱穿过关节时的最短距离（图 1.34）。由于滑轮的悬挂系统引导屈肌腱和/或弯曲但非圆形的关节表面轮廓引导伸肌腱，该距离可能随关节角度而变化[63]。力臂越大，肌腱的偏移越大（和肌肉长度的变化）伴随着给定的关节旋转角度。类似地，肌腱绕旋转轴的力矩（旋转作用）随着肌腱力臂的大小而增加。力臂和肌腱偏移/力之间的这些关系假定没有滑动动作的铰链式关节，这适用于大多数手指关节。请注意，穿过具有多个自由度的关节（例如拇指腕掌关节）的肌腱将围绕每个旋转轴同时进行不同的动作。

支持带系统

手腕处的大型限制滑轮是腕横韧带（图 1.35），它保护所有长指屈肌。它桥接腕骨的掌侧表面，从尺侧的豌豆骨和钩骨钩到桡侧的舟状骨结节和大多角骨。它将 9 个外屈肌腱和正中神经限制在腕管内，并防止腕部屈肌腱弓弦畸形。

拇长屈肌腱通常存在 3 个滑车。近端环形滑车：在掌指关节水平，起止于掌板和近节指骨的基底。远端环形滑车：在指间关节水平跨过掌板。两者之间是斜滑车，它近端起自近节指骨尺侧，并止于近节指骨桡掌侧 1/3，它也从拇收肌获得纤维。斜滑车可以防止拇长屈肌腱弓弦畸形。

手指通常有 4~5 个分开的环形滑车（A1~A5）和 3 个交叉带（C1~C3）（图 1.36）。最近端的滑车 A1 位于掌指关节近侧 0.5cm 处。A2 位于 A1 的远端，是最大的滑车，靠近

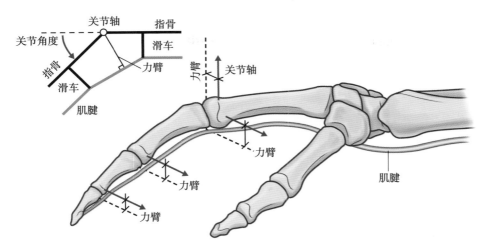

图 1.34　力臂被定义为旋转轴和肌腱穿过关节时的最短距离

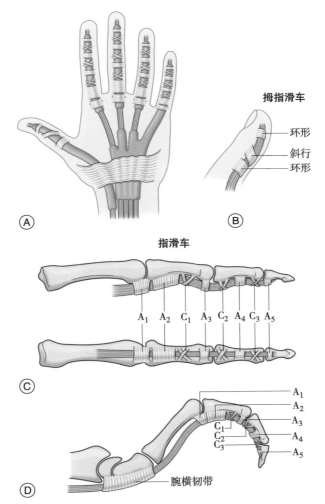

图 1.35　手指和拇指的屈肌系统。（*Redrawn after Chase RA. Atlas of Hand Surgery, vol. II. Philadelphia: WB Saunders, 1984.*）

通常结构

常见变异

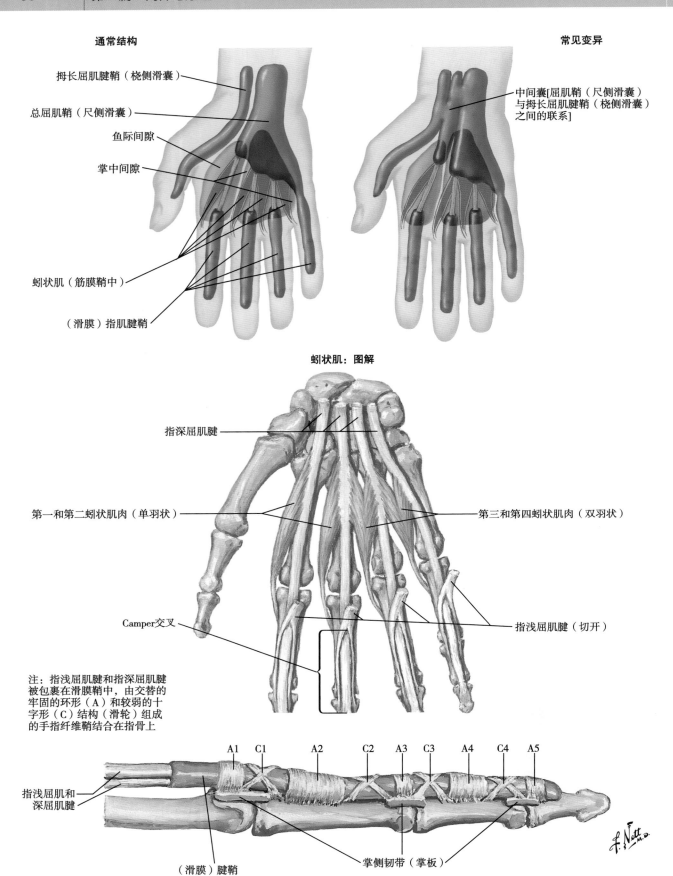

拇长屈肌腱鞘（桡侧滑囊）

总屈肌鞘（尺侧滑囊）

鱼际间隙

掌中间隙

中间囊[屈肌鞘（尺侧滑囊）与拇长屈肌腱鞘（桡侧滑囊）之间的联系]

蚓状肌（筋膜鞘中）

（滑膜）指肌腱鞘

蚓状肌：图解

指深屈肌腱

第一和第二蚓状肌肉（单羽状）

第三和第四蚓状肌肉（双羽状）

指浅屈肌腱（切开）

Camper交叉

注：指浅屈肌腱和指深屈肌腱被包裹在滑膜鞘中，由交替的牢固的环形（A）和较弱的十字形（C）结构（滑轮）组成的手指纤维鞘结合在指骨上

A1　C1　A2　C2　A3　C3　A4　C4　A5

指浅屈肌和深屈肌腱

（滑膜）腱鞘

掌侧韧带（掌板）

图 1.36　屈指肌腱鞘管、屈指肌腱及滑车的起止。（*Reprinted with permission from www.netterimages.com* © *Elsevier Inc. All Rights Reserved.*）

近节指骨中段。第一个交叉滑车 C1 在 A2 远端、近侧指间关节近端。A3 位于近侧指间关节水平，起自掌板。C2 位于中节指骨基底处。A4 位于中节指骨近 1/3。C3 在 A4 稍远端。A5 通常被认为是远指间关节的腱鞘增厚。A2 和 A4 滑轮分别止于近节和中节指骨上方。相比之下，A1、A3 和 A5 更窄，更灵活，主要止于掌板；此外，交叉部滑车使手指屈曲和伸展时肌腱压缩而不会撞击和扩张。

滑车巧妙的位置保持屈肌腱与每个手指关节轴的关系，防止弓弦畸形。A2 和 A4 滑车对于防止弓弦畸形至关重要。滑车之间的间隙通过滑轮之间的薄护套的折叠和打褶，使关节不受限制地屈曲和伸展。

滑膜鞘是肌腱周围的闭合囊，由肌腱表面的脏层和纤维鞘表面的壁层组成。拇指滑膜鞘从手腕到拇长屈肌的远端一直是连续的。示指、中指和无名指的指滑膜鞘通常从远端掌纹开始，延伸到远端指间关节。通常小指腱鞘向近端延伸以与手指屈肌周围的共同鞘相通，然后穿过手腕到达前臂远端，肌腱在此处穿过腕管。

在胚胎发育过程中，屈肌腱受支持带约束的地方形成滑膜囊。肌腱内陷到囊中，在肌腱周围形成两层闭合的滑膜。肌腱携带其节段性营养血管，逐渐内陷形成系膜样的腱系膜。随着时间的推移，在肌腱与相邻骨骼偏移大的地方，系膜将自身细化为细小的、灵活的带，或腱纽。在止点处，骨骼和肌腱之间的移位最小，系膜结构持续存在，就像在限制隧道外的手中的屈肌腱一样。短腱纽在指骨上的深肌腱和浅肌腱的插入部位形成残留的中筋（图 1.37）。长腱纽是在完整中筋消失的区域中每个肌腱的柔性、承载血管的带（图 1.38）。

因为肌腱的细胞群稀少，代谢需求低，细胞可以在最少的营养支持下存活。肌腱的轴向血供来自肌肉 - 肌腱连接和在骨上的连接点。节段性血供分别来自腱鞘内的腱系膜和腱纽。现在很清楚，鞘内的滑液为肌腱提供营养，就像关节中的滑液支持软骨一样。这改变了人们对粘连形成必要性的思考，确定细胞在没有血液供应的撕裂肌腱内或肌腱移植物内可以存活。

屈肌腱和相关的滑膜、腱鞘被分为数个具有临床意义的区域（图 1.39）。

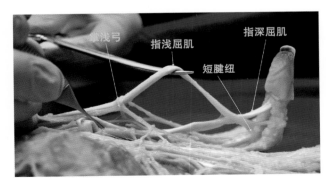

图 1.37　指浅屈肌和指深屈肌；手的侧视图。（*Upper limb cadaver dissection, Stanford University Division of Plastic Surgery.* © 2015 James Chang, Anais Legrand. All Rights Reserved.）

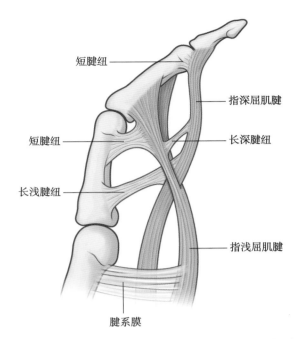

图 1.38　肌腱连接的共同结构。（*Redrawn after Chase RA. Atlas of Hand Surgery, vol. II. Philadelphia: WB Saunders, 1984.*）

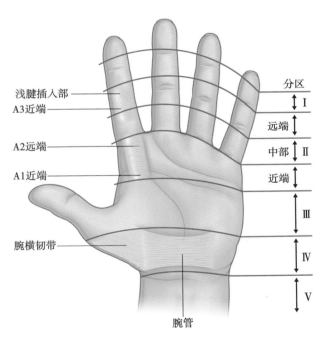

图 1.39　肌腱损伤相关的屈肌腱分区。（*Redrawn after Chase RA. Atlas of Hand Surgery, vol. II. Philadelphia: WB Saunders, 1984.*）

1 区：中节指骨指浅屈肌腱止点以远的指深屈肌腱部分。

2 区：从 1 区近端至屈指肌腱鞘管近端的区域。

3 区：从 A1 滑车近端至腕部屈肌支持带远端（腕横韧带远端）的区域，该部分屈指肌腱走行于手掌，并且没有腱鞘。

4 区：是腕管所在的区域，范围从腕横韧带的远端到近端。

5 区：从腕横韧带近端到肌肉 - 肌腱连接处（框 1.6）。

框 1.6　临床要点：外屈肌的检查

　　指深屈肌的功能可以通过远端指间关节的主动屈曲来检查。它是该关节的唯一屈肌。由于肌肉 - 肌腱单元影响其起止点之间的每个关节，因此指深屈肌也可能弯曲近端指间关节。这使得浅表肌无功能的诊断更加困难。每个指浅屈肌都有自己的肌腹，并且每个肌群都独立于其他肌群活动。深屈肌并不是独立的，因为中指、无名指和小指深肌腱有共同的肌肉，并且它们与示指深屈肌之间的相互连接程度不同。指浅屈肌功能障碍的诊断是通过控制其他手指于伸直状态检查，同时患者主动尝试屈曲被测指来确认的。手指在近端指间关节处弯曲，而远端指间关节保持松散伸直，证实了指浅屈肌的功能完整性。

　　手部滑膜鞘和潜在解剖间隙的解剖学知识对于正确诊断和治疗严重手部感染至关重要。屈肌腱被滑膜鞘包裹，特别是在每条肌腱穿越纵弓和腕部有屈曲活动的地方。拇长屈肌的滑膜鞘通常从屈肌止点延伸至腕屈肌支持带的近端。小指屈肌周围的滑膜鞘也是如此，但小指鞘接近腕管远端的手掌近端处，它会扩张以包围无名指、中指和示指的屈肌腱。因此，它被称为尺侧囊。示指、中指和无名指都有一个屈肌腱鞘，从深肌腱的止点到手掌远端掌纹的水平。屈肌腱下方的深部空间被从掌腱膜到第三掌骨的垂直厚隔膜分成两个间室。隔膜的尺侧是掌中间隙，其桡侧是鱼际间隙。鱼际间隙跨在拇收肌上，就像两条腿一样，掌侧在内收肌和深肌腱之间延伸，背侧在内收肌和第一背骨间肌之间延伸。从手指滑膜鞘开始的感染可能会深掌部蔓延。

内在肌（视频 1.2）

　　内在肌的起止点均在手内（图 1.40 和图 1.41），可以分为 4 组。鱼际肌是一组由 4 块肌肉组成的肌肉，包括拇短展肌、拇短屈肌、拇短对掌肌和拇收肌。拇短展肌、拇对掌肌和拇短屈肌浅头受正中神经支配，而拇收肌和拇短屈肌深头受尺骨神经支配。

　　小鱼际肌肉全部受尺神经支配。这 4 块肌肉包括掌短肌、小指展肌、小指短屈肌和小指对掌肌。

　　蚓状肌起源于指深屈肌腱，止于掌指关节远端的伸肌的桡侧。它们有助于掌指关节的屈曲和指间关节的伸展（视频 1.4）。示指和中指的蚓状肌由正中神经支配，而无名指和小指的蚓状肌则由尺神经支配。微小的蚓状肌协调侧方指间伸肌结构和指深屈肌之间的功能。它们有一个来自深肌腱的移动起点。随着深屈肌收缩，蚓状肌止点向近端移动。同时，当伸肌在指间屈曲时前进，蚓状肌止点向远侧

移动。其起止点的分离使得蚓状肌更有效地屈曲掌指关节。相反，随着力量平衡的变化，当它缩短侧带时，蚓状肌倾向于向远侧拉动深肌。深部松弛和外侧带拉力的结合导致指间关节的伸直。尽管蚓状肌在上肢的横截面积最小，但它们的肌梭数量最多，负责收集本体感受。它们在手指的远端指间关节、近端指间关节和掌指关节的感觉反馈中起重要作用。具体而言，蚓状肌对于形成由前 3 个手指组成的精确抓捏动作可能很重要[64]。

　　所有骨间肌都受尺神经支配。有 3 块掌侧肌肉和 4 块背侧肌肉。骨间肌起于掌骨并与蚓状肌形成侧带。骨间肌作为手指的尺侧和桡侧偏斜肌以及掌指关节的屈肌和指间关节的伸肌发挥作用。背侧骨间肌充当手轴的外展肌，手轴位在中指的中间。中指在第二和第三背侧骨间肌的影响下向桡尺偏。小指展肌是小指的骨间肌背侧等效物。掌侧骨间肌将手指加到手轴上。

　　"手内在肌阳性"姿势：由于骨间肌牵拉导致的掌指关节屈曲和指间关节过伸（图 1.42 和框 1.7）。

框 1.7　临床要点：内在肌检查

　　检查手的手指内在功能只需要了解上述解剖结构及其相关功能。骨间肌的功能可以通过要求患者从中指中间的手轴内收和外展手指来评估。在指间关节伸展的情况下弯曲掌指关节的能力（"内在肌阳性"姿势）证实了骨间肌功能。麻痹反映为掌指关节过度伸展和指间关节弯曲，试图主动伸展手指抓挠（"内在肌阴性"）。

　　通过让患者完全屈曲手指（外在屈肌功能），然后将手指平稳地移动到指间关节的伸展状态，同时保持掌指关节的主动屈曲，可以最好地反映出蚓功能。

　　骨间肌的紧张或挛缩导致在掌指关节伸直时无法主动或被动地屈曲指间关节。无法弯曲指间关节可能是由于靠近掌指关节的外伸肌腱固定。区分这两种可能病因的实验是通过被动伸直和屈曲掌指关节，同时评估指间关节的被动伸直程度来完成的。如果掌指关节伸直时指间关节被动伸直，则骨间肌和肌腱短。相反，如果掌指关节被动屈曲时指间关节伸直，则外伸肌黏附在掌指关节的近端（图 1.43）。

　　手轴被固定后，掌骨弓主要由大鱼际和小鱼际肌肉群调节。正中神经通常支配拇长屈肌桡侧的所有大鱼际肌肉。这二又二分之一的肌肉（拇短展肌、拇对掌肌和拇短屈肌浅头）使第一掌骨外展，从而增加横向掌骨弓的凹度。反过来又使拇指准备好与其余手指进行适当的指腹对合。

　　拇指通过收缩外展肌和拇指内收肌的拮抗肌来稳定位置。内收肌和外展肌都支持拇指掌指关节的屈曲，防止该关节在挤压时发生反屈，这可能会在其中一个或两个肌肉麻痹时发生（Froment 征）。随着外展肌的逐渐变弱，内收肌将占主导地位并将拇指拉到手的一侧。

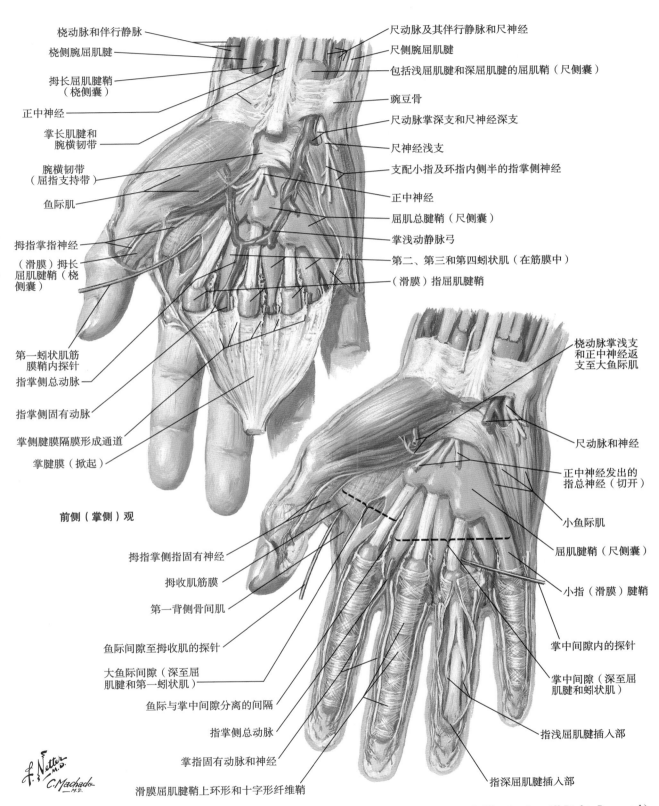

桡动脉和伴行静脉
桡侧腕屈肌腱
拇长屈肌腱鞘（桡侧囊）
正中神经
掌长肌腱和腕横韧带
腕横韧带（屈指支持带）
鱼际肌
拇指掌指神经
（滑膜）拇长屈肌腱鞘（桡侧囊）
第一蚓状肌筋膜鞘内探针
指掌侧总动脉
指掌侧固有动脉
掌侧腱膜隔膜形成通道
掌腱膜（掀起）

前侧（掌侧）观

尺动脉及其伴行静脉和尺神经
尺侧腕屈肌腱
包括浅屈肌腱和深屈肌腱的屈肌鞘（尺侧囊）
豌豆骨
尺动脉掌深支和尺神经深支
尺神经浅支
支配小指及环指内侧半的指掌侧神经
正中神经
屈肌总腱鞘（尺侧囊）
掌浅动静脉弓
第二、第三和第四蚓状肌（在筋膜中）
（滑膜）指屈肌腱鞘

拇指掌侧指固有神经
拇收肌筋膜
第一背侧骨间肌
鱼际间隙至拇收肌的探针
大鱼际间隙（深至屈肌腱和第一蚓状肌）
鱼际与掌中间隙分离的间隔
指掌侧总动脉
掌指固有动脉和神经
滑膜屈肌腱鞘上环形和十字形纤维鞘

桡动脉掌浅支和正中神经返支至大鱼际肌
尺动脉和神经
正中神经发出的指总神经（切开）
小鱼际肌
屈肌腱鞘（尺侧囊）
小指（滑膜）腱鞘
掌中间隙内的探针
掌中间隙（深至屈肌腱和蚓状肌）
指浅屈肌腱插入部
指深屈肌腱插入部

图 1.40　手部浅层和深层肌肉。(*Reprinted with permission from www.netterimages.com © Elsevier Inc. All Rights Reserved.*)

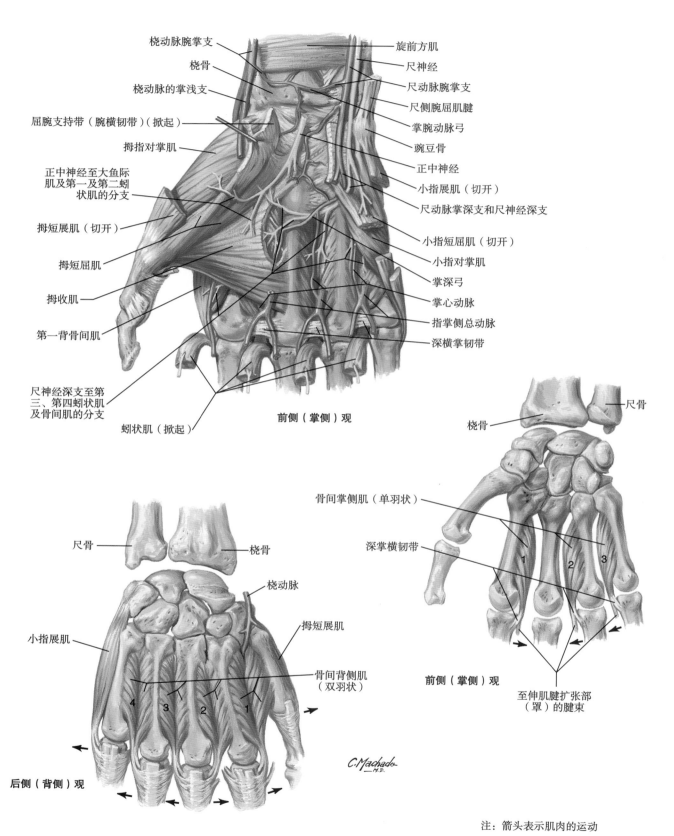

桡动脉腕掌支
桡骨
桡动脉的掌浅支
屈腕支持带（腕横韧带）（掀起）
拇指对掌肌
正中神经至大鱼际肌及第一及第二蚓状肌的分支
拇短展肌（切开）
拇短屈肌
拇收肌
第一背骨间肌
尺神经深支至第三、第四蚓状肌及骨间肌的分支
蚓状肌（掀起）

旋前方肌
尺神经
尺动脉腕掌支
尺侧腕屈肌腱
掌腕动脉弓
豌豆骨
正中神经
小指展肌（切开）
尺动脉掌深支和尺神经深支
小指短屈肌（切开）
小指对掌肌
掌深弓
掌心动脉
指掌侧总动脉
深横掌韧带

前侧（掌侧）观

尺骨
桡骨
桡动脉
拇短展肌
小指展肌
骨间背侧肌（双羽状）

4 3 2 1

后侧（背侧）观

骨间掌侧肌（单羽状）
深掌横韧带
尺骨
桡骨

1 2 3

前侧（掌侧）观

至伸肌腱扩张部（罩）的腱束

注：箭头表示肌肉的运动

图1.41 手内在肌深浅部。(*Reprinted with permission from www.netterimages.com © Elsevier Inc. All Rights Reserved.*)

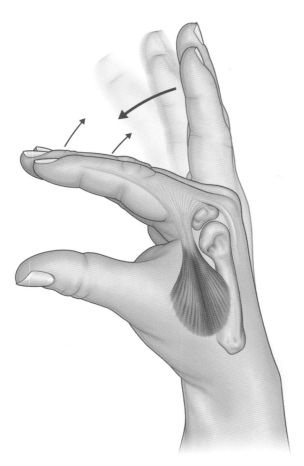

图 1.42　所有骨间肌均从掌侧到达掌指关节轴线，因此主要屈曲掌指关节。在指间关节水平位于关节轴线背侧的侧腱束主要背伸指间关节。（*Redrawn after Chase RA*. Atlas of Hand Surgery，*vol. 1. Philadelphia：WB Saunders，1973.*）

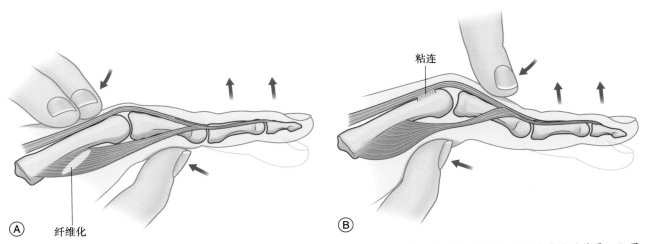

图 1.43　（A，B）测试骨间肌的紧绷或缩短（指间关节被动伸展挛缩的原因）。掌指关节被动伸展，指间关节被动伸展。如果指间关节伸肌紧绷的原因是长伸肌与掌骨粘连，则指间关节会在掌指关节被动伸展时被动伸展。（*Redrawn after Chase RA. Atlas of Hand Surgery，vol. II . Philadelphia：WB Saunders，1984.*）

腕掌关节是一个带有松弛囊的鞍状关节。这允许大范围的环形运动，甚至可以关节在牵拉时产生微小的偏移。拇指根部的稳定性在很大程度上取决于影响它的肌肉。桡神经支配的拇长伸肌和拇短伸肌以及拇长展肌固定掌骨背侧。对抗他们以实现稳定性的是两组内在肌，它们与伸肌和拇长展肌对掌骨进行三角剖分。这两个内在肌肉是正中神经支配的掌外展肌（拇短展肌、拇对掌肌和拇短屈肌浅头）和尺骨神经支配的内收肌（拇内收肌、第一骨间背肌和拇短屈肌深头）。

当 3 种主要运动神经中的任何一种出现麻痹，拇指的稳定性就会受到影响。在正中神经麻痹中，鱼际隆起的定位肌肉丢失，导致无法对抗拇指与其他手指进行指腹对合。尺神经麻痹导致内收无力并影响掌指关节的结构失衡。桡神经麻痹破坏伸直和外展功能，导致内收挛缩，在长时间无法对抗内收后而变得固定。尺神经支配小鱼际肌群，进一步发展横向掌骨弓的凹度（框 1.8）。

框 1.8　临床要点：手部功能的动态学

手的中央骨干由非常重要的桡侧腕短伸肌和长伸肌延伸定位。屈曲受桡侧腕屈肌的影响。这 3 块肌肉都止于中央的两个掌骨（第二和第三）。这些关键电机负责定位手轴，为围绕它的自适应手结构的操作做准备。还有许多其他辅助电机可以将手轴调整到所需的确切位置，例如尺侧腕屈肌和尺侧腕伸肌，它们会产生尺侧偏移。手的固定单位从桡腕关节处的桡骨延伸。整个复合体是通过远端尺桡关节、骨间膜和近端尺桡关节连接到尺骨的梁。旋后和旋前固定尺骨周围的旋转主要受正中神经支配的旋前圆肌和旋前方肌以及桡骨神经支配的旋后肌的影响。肱二头肌和肱桡肌辅助前臂旋后。

血供

上臂和手部的血供是腋动脉到肱动脉的延续。肘部肱二头肌腱的内侧触及臂部肱动脉的搏动。肱动脉在肘部的肱二头肌腱膜处分支成桡动脉和尺动脉（图 1.44）。前臂的次要动脉包括骨间前动脉、骨间后动脉和正中动脉。

桡动脉在前臂于肱桡肌和桡侧腕屈肌之间下行。在腕部，桡动脉绕经桡骨茎突至手背侧，穿过"鼻烟窝"，穿行于拇长展肌腱、拇短伸肌腱，以及拇长伸肌腱下方（图 1.45）。在手部，桡动脉于第一、第二掌骨隙穿出，穿过第一骨间背侧肌，与尺动脉掌深支吻合成掌深弓。桡动脉在桡骨远端发出桡动脉浅支，该支穿过拇短展肌后与尺动脉终末端吻合形成掌浅弓。该分支为大鱼际区域的皮肤和拇指的内在肌提供血液供应。

尺动脉是肱动脉的另一个主要分支。骨间总动脉自尺动脉上端发出后便分为骨间前动脉和骨间后动脉。尺动脉在前臂于尺侧腕屈肌下方下行。在手腕处，它位于豌豆骨

的桡侧和钩骨钩的尺侧，通过腕尺管后进入掌短肌与小鱼际肌筋膜深部。在这里分为掌深支和掌浅支。掌浅支是浅掌弓的优势动脉。掌浅弓在完全外展拇指的水平处穿过手掌。深支供应深掌弓。

一般而言，手的血液供应分为掌侧深层和浅层血管，以及背侧单层血管（图 1.46）[65]。例如，掌浅弓及其分支构成浅层组、掌深弓和掌侧掌骨分支构成深层组，背侧弓及其背侧掌骨分支形成背侧组（框 1.9）。

框 1.9　临床要点：Allen 试验

该试验可用于评估手部主要供血动脉和手部血管弓的功能。触诊手腕处的桡动脉和尺动脉搏动，并准备按压这些动脉。让病人握紧拳头，按压动脉后让患者伸展手指。手会变白。释放其中一根动脉的压力，观察手上是否又出现潮红。通常情况下，手会恢复潮红，并且会立即地遍及整只手。这证实了动脉的通畅性和血管弓的功能完好。可以进行该测试以在手术前确认两条主要动脉中的功能，或检查动脉在修复、血栓去除、操作或损伤后的功能。

Allen 试验的原理可用于临床评估手指中两个固有动脉的功能。这可以通过按压双动脉后释放一个观察颜色的恢复来完成。按压一根动脉，然后是另一根，然后是两者同时，以注意固有动脉对皮肤血液供应的贡献。当计划从供体手指进行岛状蒂皮瓣时，该试验可以用于评估该供体手指的指动脉受损情况。

掌浅弓发出的分支包括 3 条指总动脉和供应内在肌肉和皮肤的多个分支。掌深弓位于所有屈肌腱深处的掌骨近端。它主要起自桡动脉，与尺动脉深支吻合形成弓形。掌深弓是拇指和示指桡侧的主要血供来源。这个血供来自 4 个掌骨动脉中的第一个。第一掌骨动脉主要来源于掌深弓，供应拇指的桡、尺侧指固有动脉和示指桡侧指固有动脉。这些指动脉通常也接收来自掌浅弓的侧支。在发出分支给示指后，第一掌骨动脉成为拇指血供的主要来源，通常称为拇指主要血供动脉（框 1.10）。

框 1.10　临床要点：指血管的相对大小

虽然两条指动脉（桡侧和尺侧）通常同时供应手指，但桡侧与尺侧指动脉的直径存在差异[66]。在拇指中，尺侧指动脉通常更大。示指同样是尺侧主导，而小指是桡侧主导。中指和无名指的动脉在桡尺侧之间没有明显的差异。这种解剖变异对于在再植或血运重建寻找足够的微吻合血管可能很重要。

腕背动脉起自于骨间后动脉的远端和骨间前动脉的手背穿支。与桡、尺动脉腕背支形成腕背动脉网。掌背动脉自腕背动脉网发出，行至手指远端，途中有掌侧动脉的穿支注入。事实上，掌背动脉的主要供应可能来自这些穿

前面观

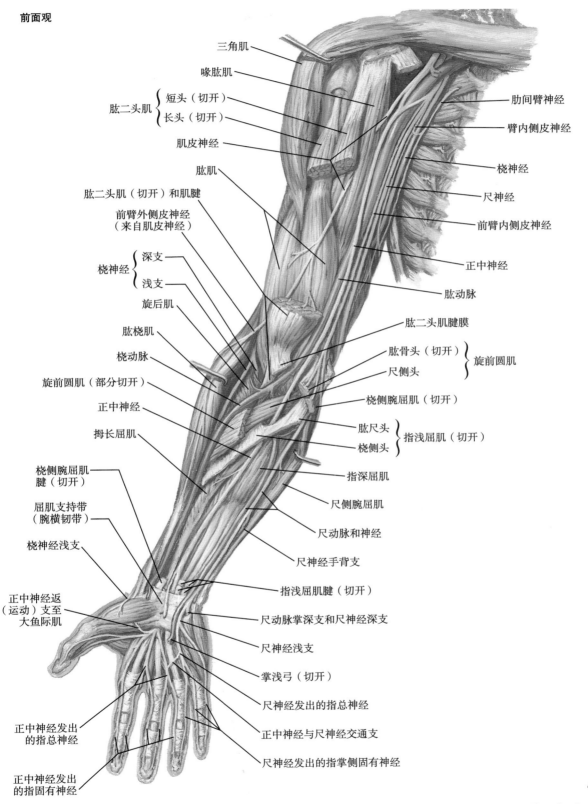

三角肌

喙肱肌

肱二头肌 { 短头（切开）

长头（切开）}

肌皮神经

肱肌

肱二头肌（切开）和肌腱

前臂外侧皮神经
（来自肌皮神经）

桡神经 { 深支

浅支 }

旋后肌

肱桡肌

桡动脉

旋前圆肌（部分切开）

正中神经

拇长屈肌

桡侧腕屈肌
腱（切开）

屈肌支持带
（腕横韧带）

桡神经浅支

正中神经返
（运动）支至
大鱼际肌

正中神经发出
的指总神经

正中神经发出
的指固有神经

肋间臂神经

臂内侧皮神经

桡神经

尺神经

前臂内侧皮神经

正中神经

肱动脉

肱二头肌腱膜

肱骨头（切开）

尺侧头 } 旋前圆肌

桡侧腕屈肌（切开）

肱尺头

桡侧头 } 指浅屈肌（切开）

指深屈肌

尺侧腕屈肌

尺动脉和神经

尺神经手背支

指浅屈肌腱（切开）

尺动脉掌深支和尺神经深支

尺神经浅支

掌浅弓（切开）

尺神经发出的指总神经

正中神经与尺神经交通支

尺神经发出的指掌侧固有神经

图 1.44　上肢血管及周围结构。（*Reprinted with permission from www.netterimages.com* © *Elsevier Inc. All Rights Reserved.*）

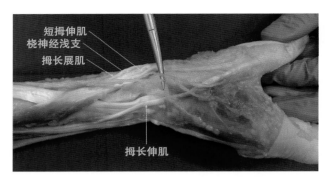

短拇伸肌
桡神经浅支
拇长展肌

拇长伸肌

图 1.45　解剖鼻烟壶。桡神经的浅支可以沿拇长伸肌抚摸来触诊。（*Upper limb cadaver dissection, Stanford University Division of Plastic Surgery. © 2015 James Chang, Anais Legrand. All Rights Reserved.*）

支[66-70]。拇指的背侧动脉来自桡动脉的分支，然后穿过第一背侧骨间弓。因此，拇指的背动脉血供与其余手指的相似（框 1.11）。

框 1.11　临床要点：背侧掌骨动脉皮瓣

　　手背动脉循环是多个内在手皮瓣的来源。桡动脉和腕背动脉网发出第一和第二掌骨动脉，分别在拇示指以及示中指之间的掌骨间隙中走行。第三掌骨动脉要小得多，皮瓣转移的可靠性较差。尽管已经描述了多种用途和变化，但对这些皮瓣进行分类的最简单方法是按动脉和血流方向。因此，第一和第二背动脉都可以顺行或逆行方式使用。

　　已发现第一背侧掌骨动脉（first dorsal metacarpal artery, FDMA）起源于桡动脉背侧，在拇长伸肌腱的远端。在 30 例手部解剖中，90% 的 FDMA 在浅层或筋膜层，40% 有深层肌内分支，30% 有两条血管[67]。最大外径处平均为 1.0～1.5mm。该血管可用于从桡神经感觉支的一个分支支配的示指近节指骨的背部采集带蒂的岛状皮瓣[68]。在顺行方式中，该皮瓣可到达手背桡侧 2/3，甚至是手掌的一部分。如果以逆行方式设计，FDMA 皮瓣的范围可以向远侧延伸[69]。

　　在解剖的 30 只手中有 29 只（97%）发现了第二背侧掌骨动脉（second dorsal metacarpal artery, SDMA）。该血管的起源多，包括腕背弓、桡动脉、FDMA 和骨间后动脉。一旦 SDMA 到达指伸肌腱，血管就会穿过肌腱并进入第二背侧骨间肌的筋膜内。SDMA 在掌指关节水平处分支并变得浅表。皮瓣蒂比 FDMA 更居中，几乎可以到达整个手背，也可以逆行方式延伸，到达示指和中指近端指间关节的水平[70]。

　　深静脉通常与动脉伴行。丰富的浅静脉也参与引流系统（图 1.47）。最终，这些浅静脉汇集于上肢的头静脉和贵要静脉。淋巴引流终止于腋窝、锁骨上和锁骨下淋巴结。

周围神经

　　上肢周围神经的解剖学关系对外科医生而言非常重要。例如，需要了解神经解剖学以运用神经阻滞及确定神经受压或损伤的部位。特别容易受伤的部位也是选择麻醉的部位。

　　除了神经外膜修复外，由于能够对神经进行束状和群束状修复，外科医生了解周围神经的一般内部结构也非常重要。神经外膜作为管状的纤维支持结构，包绕整个神经。神经外膜内的部分可以分为多个神经束。各神经束由神经束膜包绕。神经束内部为各自独立的轴突，一些轴突有髓鞘，一些没有髓鞘。周围神经大都是由感觉、运动及交感神经纤维组成。血管分布于神经外膜表面以及神经内部的支持结构中。内部走行呈丛状，Sunderland 的经典专著中对此有详细描述[70]。

　　桡神经起自臂丛神经后束（C6～8）。当神经走行至肱骨远端时，发出的肌支支配肱桡肌和桡侧腕长伸肌（图 1.48）。桡神经在前臂近端分为末端深支和浅支（图 1.49）。骨间背神经支配旋后肌以及所有伸肌间室中的肌肉，包括桡侧腕短伸肌、指总伸肌、小指伸肌、尺侧腕伸肌、示指固有伸肌、拇长展肌、拇短伸肌、拇长伸肌。骨间背神经的终末支支配腕关节的感觉。

　　桡神经浅支（背侧支）在前臂桡侧与肱桡肌伴行。桡神经浅支在腕部穿过拇短伸肌和拇长伸肌之间的"解剖鼻咽窝"处的皮下疏松组织。它在这里与前臂外侧皮神经的终末分支交支纤维。桡神经浅支发出多个分支，支配手背桡侧 2/3、拇指、示指、中指及环指桡侧远端指间关节以近的背侧感觉。

　　正中神经起自臂丛神经（C5～T1）的外侧束和内侧束（图 1.50）。正中神经的前臂肌支支配旋前圆肌、桡侧腕屈肌、掌长肌、指浅屈肌。正中神经发出的重要分支骨间掌侧神经分别支配拇长屈肌、指深屈肌（示、中指）、旋前方肌以及腕部的感觉。在腕部近端，正中神经掌皮支走行于桡侧腕屈肌腱和掌长肌腱之间，支配手掌桡侧的感觉（图 1.51）。当正中神经穿过腕管时，发出返支支配鱼际肌肉（拇短展肌、拇对掌肌、拇短屈肌浅头）。正中神经感觉支支配桡侧 3 个半手指掌侧的感觉（视频 1.5）。

　　尺神经起自臂丛神经的内侧束（C8～T1）（图 1.52）。尺神经肌支支配尺侧腕屈肌、环、小指的指深屈肌。尺神经掌皮支支配小鱼际表面及手掌中部的感觉。尺神经的手背支在前臂远端 1/3 处从主干发出，走行于前臂尺侧。手背支走行于尺侧腕屈肌深部，然后穿出背侧深筋膜到达皮下，支配手背尺侧以及小指和部分环指背侧的感觉（图 1.53）。掌侧主要感觉分支形成小指的尺侧指神经和最终分为小指桡侧指神经和环指尺侧指神经的指总神经。尺神经深支与尺动脉深支一起穿过豌豆骨和钩骨间的腕尺管，发出运动支支配小鱼际肌肉（小指展肌、小指对掌肌、小指短屈肌和掌短肌）、所有骨间肌、尺侧两个蚓状肌，以及拇指尺侧的内在肌（拇收肌和拇短屈肌深头）。

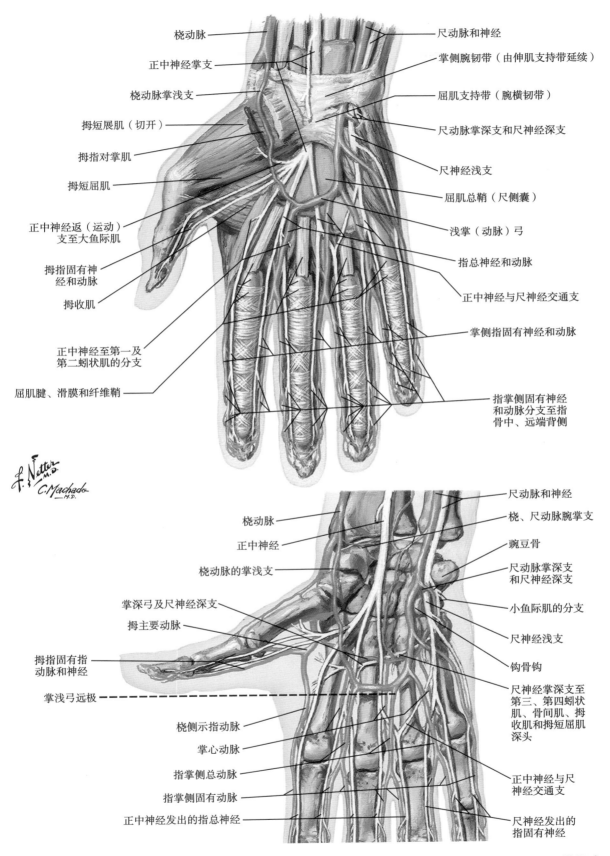

桡动脉

正中神经掌支

桡动脉掌浅支

拇短展肌（切开）

拇指对掌肌

拇短屈肌

正中神经返（运动）支至大鱼际肌

拇指固有神经和动脉

拇收肌

正中神经至第一及第二蚓状肌的分支

屈肌腱、滑膜和纤维鞘

尺动脉和神经

掌侧腕韧带（由伸肌支持带延续）

屈肌支持带（腕横韧带）

尺动脉掌深支和尺神经深支

尺神经浅支

屈肌总鞘（尺侧囊）

浅掌（动脉）弓

指总神经和动脉

正中神经与尺神经交通支

掌侧指固有神经和动脉

指掌侧固有神经和动脉分支至指骨中、远端背侧

桡动脉

正中神经

桡动脉的掌浅支

掌深弓及尺神经深支

拇主要动脉

拇指固有指动脉和神经

掌浅弓远极

桡侧示指动脉

掌心动脉

指掌侧总动脉

指掌侧固有动脉

正中神经发出的指总神经

尺动脉和神经

桡、尺动脉腕掌支

豌豆骨

尺动脉掌深支和尺神经深支

小鱼际肌的分支

尺神经浅支

钩骨钩

尺神经掌深支至第三、第四蚓状肌、骨间肌、拇收肌和拇短屈肌深头

正中神经与尺神经交通支

尺神经发出的指固有神经

图 1.46　手部血管及周围结构。（*Reprinted with permission from www.netterimages.com* © *Elsevier Inc. All Rights Reserved.*）

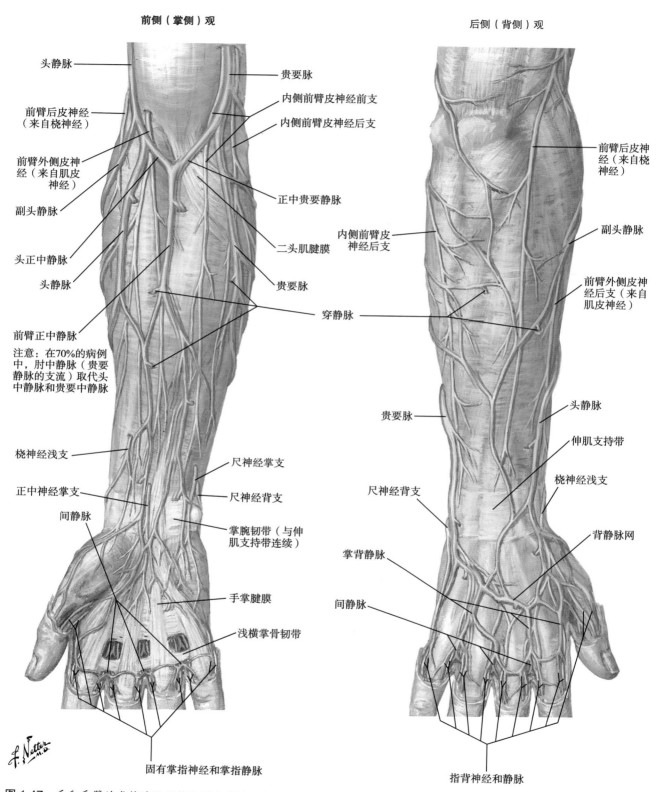

前侧（掌侧）观

头静脉

贵要脉

内侧前臂皮神经前支

前臂后皮神经（来自桡神经）

内侧前臂皮神经后支

前臂外侧皮神经（来自肌皮神经）

正中贵要静脉

副头静脉

二头肌腱膜

头正中静脉

贵要脉

头静脉

穿静脉

前臂正中静脉

注意：在70%的病例中，肘中静脉（贵要静脉的支流）取代头中静脉和贵要中静脉

桡神经浅支

尺神经掌支

正中神经掌支

尺神经背支

间静脉

掌腕韧带（与伸肌支持带连续）

手掌腱膜

浅横掌骨韧带

固有掌指神经和掌指静脉

后侧（背侧）观

前臂后皮神经（来自桡神经）

副头静脉

前臂外侧皮神经后支（来自肌皮神经）

内侧前臂皮神经后支

贵要脉

头静脉

伸肌支持带

尺神经背支

桡神经浅支

掌背静脉

背静脉网

间静脉

指背神经和静脉

图 1.47 手和手臂的浅静脉及深静脉引流系统。（*Reprinted with permission from www.netterimages.com* © *Elsevier Inc. All Rights Reserved.*）

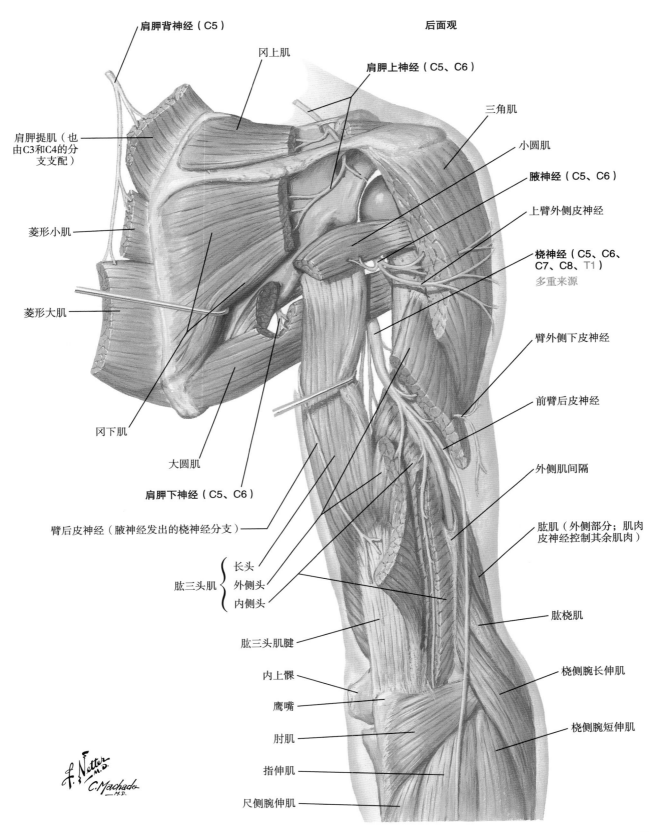

图 1.48　近端桡神经从后方绕过肱骨，并由桡背侧行至远端。(*Reprinted with permission from www.netterimages.com* © *Elsevier Inc. All Rights Reserved.*)

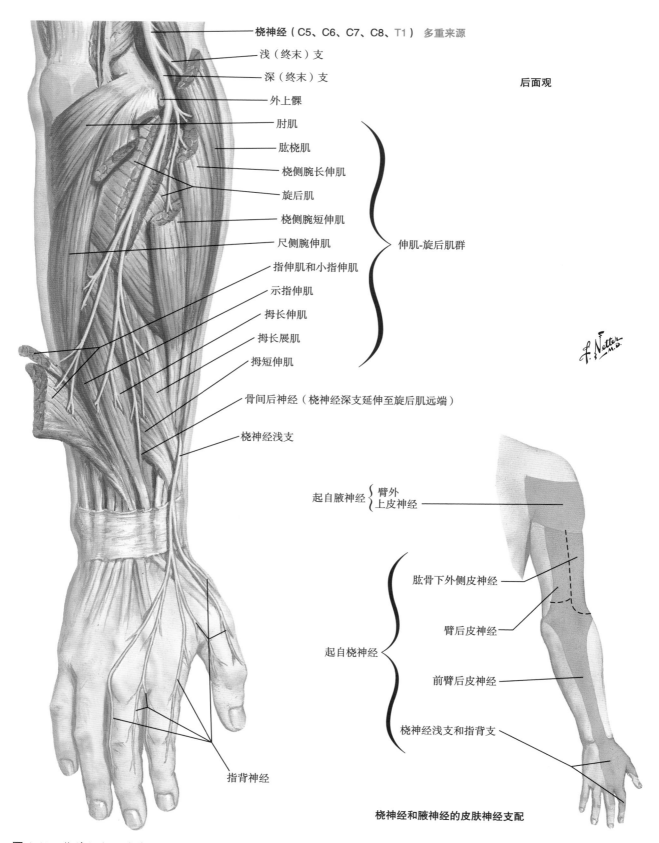

桡神经（C5、C6、C7、C8、T1）多重来源

浅（终末）支

深（终末）支

外上髁

肘肌

肱桡肌

桡侧腕长伸肌

旋后肌

桡侧腕短伸肌

尺侧腕伸肌

指伸肌和小指伸肌

示指伸肌

拇长伸肌

拇长展肌

拇短伸肌

骨间后神经（桡神经深支延伸至旋后肌远端）

桡神经浅支

伸肌-旋后肌群

后面观

指背神经

起自腋神经 { 臂外上皮神经

肱骨下外侧皮神经

臂后皮神经

起自桡神经

前臂后皮神经

桡神经浅支和指背支

桡神经和腋神经的皮肤神经支配

图 1.49   桡神经支配前臂伸肌和手部桡侧的感觉。(*Reprinted with permission from www.netterimages.com* © *Elsevier Inc. All Rights Reserved.*)

前面观

注：只显示正中神经支配的肌肉

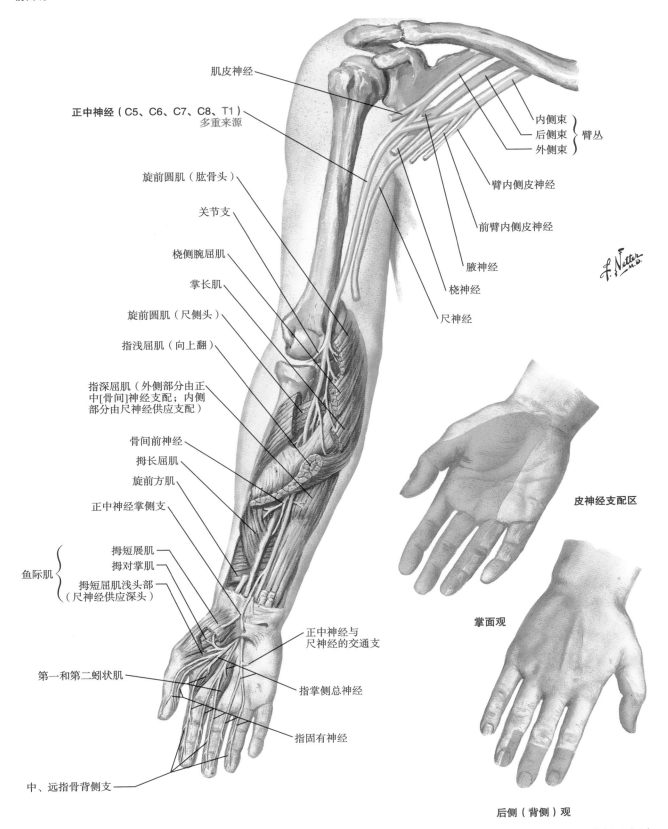

肌皮神经

正中神经（C5、C6、C7、C8、T1）
多重来源

旋前圆肌（肱骨头）

关节支

桡侧腕屈肌

掌长肌

旋前圆肌（尺侧头）

指浅屈肌（向上翻）

指深屈肌（外侧部分由正
中[骨间]神经支配；内侧
部分由尺神经供应支配）

骨间前神经

拇长屈肌

旋前方肌

正中神经掌侧支

拇短展肌

拇对掌肌

拇短屈肌浅头部
（尺神经供应深头）

鱼际肌

第一和第二蚓状肌

内侧束
后侧束　臂丛
外侧束

臂内侧皮神经

前臂内侧皮神经

腋神经

桡神经

尺神经

皮神经支配区

掌面观

正中神经与
尺神经的交通支

指掌侧总神经

指固有神经

中、远指骨背侧支

后侧（背侧）观

图 1.50　正中神经通常支配手掌侧、拇指、示指、中指和环指桡侧的感觉和屈拇长肌腱桡侧的手内在肌，以及桡侧两个蚓状肌的运动。（*Reprinted with permission from www.netterimages.com © Elsevier Inc. All Rights Reserved.*）

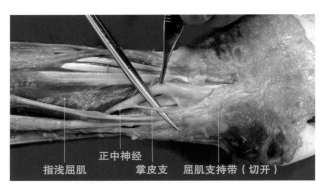

正中神经

指浅屈肌   掌皮支   屈肌支持带（切开）

图 1.51　正中神经的掌皮支浅行至手的屈肌支持带，其余部分向深处走行。（*Upper limb cadaver dissection, Stanford University Division of Clinical Anatomy. © 2015 James Chang, Anais Legrand. All Rights Reserved.*）

拇长屈肌腱将手分为尺神经支配区域和正中神经支配区域两部分。尺神经支配所有的小鱼际肌肉和骨间肌，相对而言，尺神经对于手部运动功能的重要性远大于感觉功能。此外，它还支配拇内收肌、拇短屈肌深头和两个尺侧蚓状肌。一般而言，拇长屈肌桡侧的所有内在肌均受正中神经支配（拇短展肌、拇对掌肌和拇短屈肌浅头），而所有其他内在肌都受尺神经的支配，除了两个小的桡侧蚓状肌（受正中神经支配）（框 1.12 和框 1.13）。

框 1.12　临床要点：正中神经和尺神经撕裂伤

尺神经和正中神经经常在手腕近端受伤。它们非常浅表，是经常受伤的区域。单独的正中神经损伤会导致手掌表面重要的运动手指（拇指、示指、中指，以及部分无名指）麻痹。正中神经支配拇指的肌肉变得麻痹，导致无法定位拇指以与其他手指进行指腹对合。此外，两个桡侧蚓状肌瘫痪，但这对功能可能没太大影响。正中神经上有一

个恒定的掌侧血管，有助于识别它并实现非常准确的轴向旋转以实现完美的端端对立。

尺神经在豌豆骨处分为深运动支和浅感觉支。手部的刺伤有时会导致运动支横断，但没有感觉丧失。尺神经中正确的分支方向的指南是这样一个事实，即人们可以识别出注定要成为手腕上方深部或浅部分支的部分。

框 1.13　临床要点：边界不清的拥挤区域

手部的屈曲和伸展运动发生在腕关节和手指关节两个层面。这些关节的屈曲肯定会在长屈肌腱处产生掌侧弓弦，除非在这些点被固定的支持带导管阻止。在手腕处，屈肌支持带是腕管的顶部。手指中的纤维屈肌鞘形成一个合适的滑车系，在最重要的支点区增厚。在手腕和手指纤维滑膜鞘中，解剖结构留下的间隙很少。无论是结构增多、损伤或炎性肿胀，还是滑膜鞘的炎性紧缩，都会为炎症反应和粘连形成奠定基础。

在手腕处，正中神经穿过屈肌支持带和腕横韧带下方，作为这个拥挤空间中最表层的结构。当腕管内发生肿胀时，它会受到压力性损伤。

在手腕近端，尺神经从尺侧腕屈肌下方沿着表浅的豌豆骨的桡侧穿过。在此处，神经进入呈管状结构的纤维肌筋膜空间，穿过整个腕骨。这是 Guyon 管，它与腕管完全不同，腕管中有正中神经和通向手指的纵向结构经过。Guyon 管起始于浅表的掌侧腕韧带远端边缘和深的

腕横韧带近端边缘形成的裂孔。豌豆骨形成管的尺侧，来自掌侧腕骨韧带的纤维向下深入以连接下方的腕横韧带，形成桡侧壁。在远端融合豆钩骨 arcade 纤维之前，管的近端部分没有纤维覆盖顶部。因此，管的顶部由一层厚筋膜组成，该筋膜与小鱼际筋膜相连，通常是掌短肌的一部分。通过这个相当柔软的裂孔，尺动脉的浅表分支、掌短肌的动脉分支、上覆的皮肤与尺神经的浅表分支一起通过。在 Guyon 管内，尺神经位于动脉的尺侧，尺神经明显分为运动深支和两个浅支。在动脉和神经的浅表分支穿过管顶部后，深动脉和尺神经深支进入豆钩骨 arcade 下方的豆钩骨管。Guyon 管虽然没有厚实的纤维顶，但它仍然被掌短筋膜覆盖，形成了一个坚韧的空间，其内容物因此受到各种原因的挤压。反复外伤，如用手掌根敲击物体，可能会导致组织肿胀，并由此导致管内肿胀和纤维化或出血，从而挤压神经或动脉。神经节、肿瘤或移位的骨骼可能会导致尺神经管受压，就像腕管中的正中神经一样。

尺神经

前面观　　　　　　　　　　注：只显示尺神经支配的肌肉

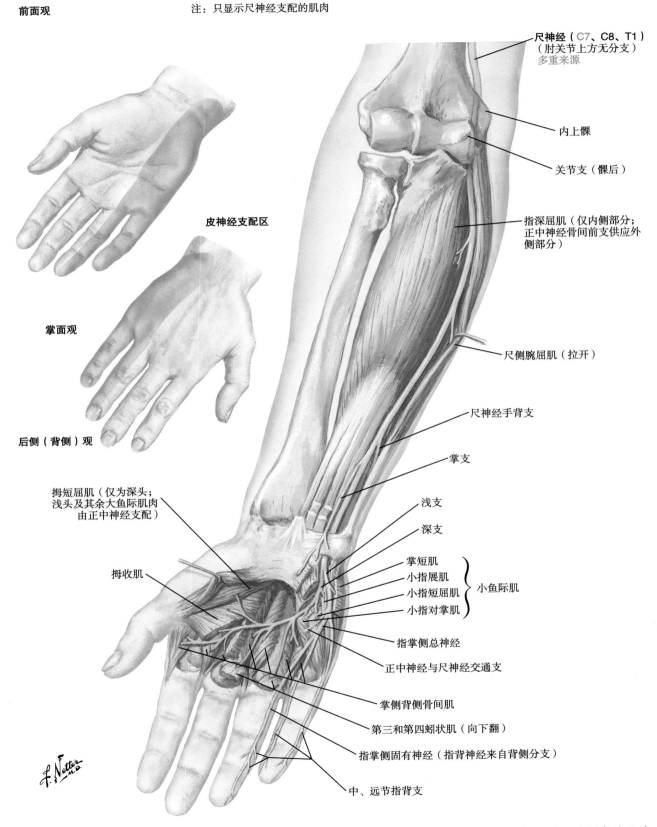

尺神经（C7、C8、T1）
（肘关节上方无分支）
多重来源

内上髁

关节支（髁后）

指深屈肌（仅内侧部分；
正中神经骨间前支供应外
侧部分）

尺侧腕屈肌（拉开）

尺神经手背支

掌支

浅支

深支

掌短肌
小指展肌　　　　　} 小鱼际肌
小指短屈肌
小指对掌肌

指掌侧总神经

正中神经与尺神经交通支

掌侧背侧骨间肌

第三和第四蚓状肌（向下翻）

指掌侧固有神经（指背神经来自背侧分支）

中、远节指背支

皮神经支配区

掌面观

后侧（背侧）观

拇短屈肌（仅为深头；
浅头及其余大鱼际肌肉
由正中神经支配）

拇收肌

图 1.52　尺神经支配小指和环指尺侧的感觉，以及所有骨间肌、尺侧两个蚓状肌、拇收肌、拇短屈肌尺侧半的运动。

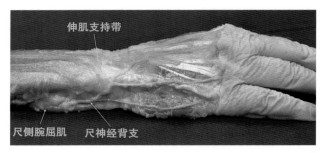

伸肌支持带
尺侧腕屈肌   尺神经背支

图 1.53 尺神经的背侧分支。（*Upper limb cadaver dissection，Stanford University Division of Plastic Surgery. © 2015 James Chang，Anais Legrand. All Rights Reserved.*）

结论

　　在人的手部，如果没有精准匹配骨骼结构的部件，那么由肌肉群的收缩、固定或舒张形成的关节的复杂运动是毫无意义的。带有约束韧带的骨骼框架设计精美，但如果没有适当的动态运动张力，它就毫无用处。只有当中枢神经控制系统完整时，结构和功能性肌肉的解剖结构才有用。这些部件相互关联，统一融合，手部功能才成为人类所具有的奇妙的适应性事实。手部感觉让功能进一步完善。感觉对中枢运动功能具有保护作用。此外，手的特殊感觉使手成为人类探索环境的特殊感觉器官。从实践的角度来看，外科医生需要反复回顾诊断和处理手部手术问题的解剖学基础。

参考文献

1. Bell C. *The Hand – Its Mechanism and Vital Endowments as Evincing Design*. London: William Pickering; 1834. *This treatise by Sir Charles Bell is a literary classic that should be read by any student of hand surgery and anatomy.*
2. Duchenne GB. *Physiologie des Mouvements*. Philadelphia: J. B. Lippincott; 1959 Paris, Baillière, 1867. Translation by Kaplan EB.
3. Wood-Jones F. *The Principles of Anatomy as Seen in the Hand*. Philadelphia: Blakiston, Son; 1920.
4. Kanavel AB. *Infections of the Hand*. Philadelphia: Lea and Febiger; 1925.
5. Bunnell S. *Surgery of the Hand*. Philadelphia: J. B. Lippincott; 1944. *This is the first edition of the first modern textbook in hand surgery, written by Sterling Bunnell, widely regarded as the father of American hand surgery.*
6. Kaplan EB. *Functional and Surgical Anatomy of the Hand*. Philadelphia: J. B. Lippincott; 1953.
7. Landsmeer JM. Anatomy of the dorsal aponeurosis of the human finger and its functional significance. *Anat Rec*. 1949;104:31–44.
8. Landsmeer JM. Anatomical and functional investigations on the articulation of the human fingers. *Acta Anat*. 1955;25:1–69.
9. Landsmeer JM. A report on the coordination of the interphalangeal joints of the human finger and its disturbances. *Acta Morphol Neerl Scand*. 1958;2:59–84.
10. Landsmeer JM. The coordination of finger joint motions. *J Bone Joint Surg*. 1963;45A:1654–1662.
11. Kaplan EB. The participation of the metacarpophalangeal joint of the thumb in the act of opposition. *Bull Hosp Joint Dis*. 1966;27:39–45.
12. Eyler DL, Markee JE. The anatomy of the intrinsic musculature of the fingers. *J Bone Joint Surg*. 1954;36A:1–9.
13. Stack HG. A study of muscle function in the fingers. *Ann R Coll Surg Engl*. 1963;33:307–322.
14. Tubiana R, Valentin P. L'extension des doigts. *Rev Chir Orthop*. 1963;49:543.
15. Zancolli EA, Angrigiani C. Posterior interosseous island forearm flap. *J Hand Surg*. 1988;13B:130–135.
16. Earley MJ, Milner RH. Dorsal metacarpal flaps. *Br J Plast Surg*. 1987;40:333–341.
17. Berger RA. The gross and histologic anatomy of the scapholunate interosseous ligament. *J Hand Surg*. 1996;21:170–178. *In this journal article, Dr. Berger clearly describes the unique anatomy of the scapholunate interosseous ligament. He discusses clinical implications of the anatomy for injury patterns and repair/reconstruction.*
18. Viegas SF, Yamaguchi S, Boyd NL, et al. The dorsal ligaments of the wrist: anatomy, mechanical properties, and function. *J Hand Surg*. 1999;24:456–468.
19. Kaplan EB. *Functional and Surgical Anatomy of the Hand*. Philadelphia: J. B. Lippincott; 1953.
20. Littler JW. Hand, wrist, and forearm incisions. In: Littler JW, Cramer LM, Smith JW, eds. *Symposium on Reconstructive Hand Surgery*. St. Louis: C.V. Mosby; 1974.
21. Skoog T. The transverse elements of the palmar aponeurosis in Dupuytren's contracture. *Scand J Plast Reconstr Surg*. 1967;1:51–63.
22. Phillips C, Mass D. Mechanical analysis of the palmar aponeurosis pulley in human cadavers. *J Hand Surg Am*. 1996;21:240–244.
23. Sherman PJ, Lane LB. The palmar aponeurosis pulley as a cause of trigger finger. A report of two cases. *J Bone Joint Surg Am*. 1996;78:1753–1754.
24. Legueu F, Juvara E. Des aponèvroses de la paume de la main. *Bull Mem Soc Anat Paris*. 1892;67:383. *In this original manuscript, Legueu and Juvara perform anatomic dissections to outline the palmar aponeurosis of the hand. The vertical fibers that bear the authors' names are described. These vertical fibers separate the neurovascular and flexor tendon compartments within the palm.*
25. Bojsen-Moller F, Schmidt L. The palmar aponeurosis and the central spaces of the hand. *J Anat*. 1974;117:55–68.
26. Gilula LA. Carpal injuries: analytic approach and case exercises. *Am J Radiol*. 1979;133:503–517.
27. Gelberman RH, Menon J. The vascularity of the scaphoid bone. *J Hand Surg*. 1980;5:508–513. *The authors perform dye injection studies to determine the vascular anatomy to the scaphoid. The relative decreased blood flow to the proximal pole has implications for poor healing of scaphoid fractures in this region.*
28. LaPorte DM, Shar Hashemi S, Lee Dellon A. Sensory innervation of the triangular fibrocartilage complex: a cadaveric study. *J Hand Surg Am*. 2014;39:1122–1124.
29. Viegas SF. The dorsal ligaments of the wrist. *Hand Clin*. 2001;17:65–75.
30. Berger RA. The gross and histologic anatomy of the scapholunate interosseous ligament. *J Hand Surg*. 1996;21:170–178.
31. Berger RA, Imeada T, Berglund L, et al. Constraint and material properties of the subregions of the scapholunate and interosseous ligament. *J Hand Surg*. 1999;24:953–962.
32. Brand P, Hollister A. *Clinical Mechanics of the Hand*. St. Louis: Mosby-Year Book; 1999.
33. Youm Y, McMurtry RY, Flatt AE, et al. Kinematics of the wrist – I. An experimental study of radial-ulnar deviation and flexion-extension. *J Bone Joint Surg*. 1978;A60:423–431.
34. Hollister A, Giurintano DJ, Buford WL, et al. The axes of rotation of the thumb interphalangeal and metacarpophalangeal joints. *Clin Orthop Relat Res*. 1995;320:188–193.
35. Wolfe SW, Neu C, Crisco JJ. *In vivo* scaphoid, lunate, and capitate kinematics in flexion and in extension. *J Hand Surg Am*. 2000;25:860–869.
36. Graham KS, Goitz RK, Kaufmann RA. Curvatures of the DIP joints of the hand. *Hand (NY)*. 2014;9:522–528.
37. Watson HK, Light TR, Johnson TR. Checkrein resection for flexion contracture of the middle joint. *J Hand Surg*. 1979;4:67–71.
38. Eaton RG, Littler JW. A study of the basal joint of the thumb. *J Bone Joint Surg*. 1969;51A:661–668.
39. Dahhan P, Fischer L, Alliey Y. The trapeziometacarpal articulation. *Anat Clin*. 1980;2:43–56.
40. Cooney WP, An KN, Daube JR, et al. Electromyographic analysis of the thumb: a study of isometric forces in pinch and grasp. *J Hand Surg*. 1985;10A:202–210.
41. Kuczynski K. The thumb and the saddle. *Hand*. 1975;7:120–122.
42. Kuczynski K. Carpometacarpal joint of the human thumb. *J Anat*. 1974;118:119–126.
43. Tubiana R. *The Hand*. Vol. II. Philadelphia: W. B. Saunders; 1985.
44. Pagalidis T, Kuczynski K, Lamb DW. Ligamentous stability of the base of the thumb. *Hand*. 1981;13:29–36.

45. Bettinger PC, Berger RA. Functional ligamentous anatomy of the trapezium and trapeziometacarpal joint (gross and arthroscopic). *Hand Clin.* 2001;17:151–168.

46. Aubriot JH. The metacarpophalangeal joint of the thumb. In: Tubiana R, ed. *The Hand.* Philadelphia: W. B. Saunders; 1981:184.

47. Lieber RL. *Skeletal Muscle Structure and Function: Implications for Rehabilitation and Sports Medicine.* Baltimore: Williams and Wilkins; 1992.

48. Enoka RM. *Neuromechanics of Human Movement.* Champaign, IL: Human Kinetics; 2001.

49. Garcia-Elias M, An KN, Berglund L, et al. Extensor mechanism of the fingers: I. A quantitative geometric study. *J Hand Surg Am.* 1991;16:1130–1140.

50. Hurlbut PT, Adams BD. Analysis of finger extensor mechanism strains. *J Hand Surg Am.* 1995;20:832–840.

51. Garcia-Elias M, An KN, Berglund L, et al. Extensor mechanism of the fingers: II. Tensile properties of components. *J Hand Surg Am.* 1991;16:1130–1140.

52. Valero-Cuevas FJ, Zajac FE, Burgar CG. Large index-fingertip forces are produced by subject-independent patterns of muscle excitation. *J Biomech.* 1998;31:693–703.

53. Sancho-Bru JL, Perez-Gonzalez A, Vergara-Monedero M, et al. 3-D dynamic model of human finger for studying free movements. *J Biomech.* 2001;34:1491–1500.

54. Leijnse JN, Bonte JE, Landsmeer JM, et al. Biomechanics of the finger with anatomical restrictions – the significance for the exercising hand of the musician. *J Biomech.* 1992;25:1253–1264.

55. Leijnse JN, Snijders CJ, Bonte JE, et al. The hand of the musician: kinematics of the bidigital finger system with anatomical restrictions. *J Biomech.* 1993;26:1169–1179.

56. Ikebuchi Y, Murakami T, Ohtsuka A. The interosseous and lumbrical muscles in the human hand, with special reference to the insertions of the interosseous muscles. *Acta Med Okayama.* 1988;42:327–334.

57. Zancolli E, Cozzi EP. *Atlas of Surgical Anatomy of the Hand.* New York: Churchill Livingstone; 1992.

58. Chase RA. Surgical anatomy of the hand. *Surg Clin North Am.* 1964;44:1349.

59. Zajac FE. How musculotendon architecture and joint geometry affect the capacity of muscles to move and exert force on objects: a review with application to arm and forearm tendon transfer design. *J Hand Surg Am.* 1992;17:799–804.

60. Agee J, McCarroll HR, Hollister AM. The anatomy of the flexor digitorum superficialis relevant to tendon transfers. *J Hand Surg [Br].* 1991;16B:68–69.

61. Burgar CG, Valero-Cuevas FJ, Hentz VR. Fine-wire electromyographic recording during force generation. Application to index finger kinesiologic studies. *Am J Phys Med Rehabil.* 1997;76:494–501.

62. Stack HG. A study of muscle function in the fingers. *Ann R Coll Surg Engl.* 1963;33:307–322.

63. Tubiana R, ed. *The Hand.* Philadelphia: Saunders; 1981.

64. Wang K, McGlinn EP, Chung KC. A biomechanical and evolutionary perspective on the function of the lumbrical muscle. *J Hand Surg Am.* 2014;39:149–155.

65. McFadden JA, Gordon L. Arterial repair at the digital and palmar level. In: Blair WF, ed. *Techniques in Hand Surgery.* Baltimore: Williams and Wilkins; 1996:398–406.

66. Earley MJ, Milner RH. Dorsal metacarpal flaps. *Br J Plast Surg.* 1987;40:333–341.

67. Small JO, Brennan MD. The first dorsal metacarpal artery neurovascular island flap. *J Hand Surg.* 1987;13B:136–145.

68. Maruyama Y. The reverse dorsal metacarpal flap. *Br J Plast Surg.* 1990;43:24–27.

69. Hao J, Liu X, Ge B, et al. The second dorsal metacarpal flap with vascular pedicle composed of the second dorsal metacarpal artery and the dorsal carpal branch of radial artery. *Plast Reconstr Surg.* 1993;92:501–506.

70. Sunderland S. *Nerves and Nerve Injuries.* 2nd ed. New York: Churchill Livingstone; 1978.

第2章

上肢检查

Ryosuke Kakinoki

概要

- 上肢体格检查应从详细而准确的病史开始。
- 上肢体格检查包括视诊,触诊,对长度、周径及活动范围的测量,对稳定性的评估以及对相关神经血管系统的详细评估。
- 对上肢解剖、生理及生物力学的透彻理解对于正确进行上肢体格检查并对其病理状态做出正确诊断至关重要。
- 检查者必须基于解剖学、生理学和生物力学原理,掌握正确的体格检查技术。
- 即便患者的主诉仅局限于手部,也应该进行整个上肢的体格检查。
- 掌握正确的体格检查技术对识别患者的病理状态至关重要。
- 检查者应该有自己的上肢检查顺序,以避免遗漏。
- 对比患侧上肢与健侧上肢有助于检查者识别患侧的病理状态。
- 应采用影像学检查,如 X 线、CT 及磁共振,以明确由体格检查得出的诊断。

病史采集

患者的病史是得出准确诊断最重要的工具。病史不仅需要详细记录患者目前的主诉,还应记录对阐释患者目前症状与选择治疗方案具有重要意义的其他因素。患者的病史应包括患者的基本信息、目前的主诉、既往史、过敏史、用药史以及社会经济状况。采集病史的时间也应进行记录。

患者基本信息

应记录患者的姓名、年龄、职业、惯用手以及业余爱好。

应采集既往外伤或疾病史,无论其与患者目前的主诉是否相关。

目前主诉

应记录患者目前的所有症状,包括疼痛、麻木、针刺感(感觉异常)、无力、脱位、发冷、动作笨拙或协调不良及弹响。对于每个症状均应描述其位置、强度、持续时间、频率、辐射部位及相关症状。病史应记录能使症状加重或缓解的活动或治疗措施。记录最初的损伤发生的时间、地点和机制也很重要。

对于创伤病例,以下信息尤为重要:

1. 应确定受伤的时间以及受伤与就诊的时间间隔。受伤与血运重建间隔的时长对断指再植手术的结果有很大的影响。

2. 创伤发生的环境很重要。创伤是发生于污染或清洁环境可能决定了是否存在感染。

3. 损伤机制也很重要。例如,了解手指和手在肌腱撕裂时的姿势有助于确定横断肌腱的残端的位置。

4. 须记录已接受的与损伤相关的全部治疗。

对于非创伤病例,以下信息尤为重要:

1. 疼痛、感觉异常、肿胀或僵硬等症状的开始时间及后续进展很关键。

2. 症状对患者的日常生活、爱好及工作具有个体化影响。

3. 必须确定症状是否局限于肢体的某一个部位。

4. 需论及使症状加重或缓解的活动及姿势。

5. 须仔细记录时间与症状强度之间的关系(例如,疼痛在早晨醒来后或夜间是否加重)。

既往史

患者的健康状况可能会影响诊断与治疗。在治疗开始前，必须确定患者是否有糖尿病，心脏、肺部和 / 或肾脏疾病，以及有无风湿性疾病史。家族史的记录可能有助于对遗传性疾病进行准确的诊断并选择合适的治疗方法。应询问患者及其家属既往与出血和麻醉相关的问题。确定之前所有手术的手术过程也很重要。

过敏史及用药史

病史应包括患者正在服用的全部药物的信息。应注意以前对食物或药物的过敏反应。对贝类过敏的人通常对含碘的造影剂过敏。

个人史

个人史包括患者的烟酒史。应记录吸烟量与饮酒量。应注意药物滥用和感染肝炎病毒、艾滋病毒的情况。应记录患者的爱好或从事的运动，因为这些活动往往决定了最适合的治疗方式。

手部特异性体格检查

手部疾患的准确诊断依赖于系统、仔细的体格检查。体格检查应常规按照特定的流程进行。即使患者的主诉局限于手部症状，体格检查也应从颈部和肩部开始，因为手由前臂骨所支撑悬吊，前臂骨的近端与肘关节相连，而肘关节的稳定性由肱骨和肩关节所提供。此外，手部的麻木可能与颈部疾患有关。有上肢症状的患者的检查流程中应包括这些要素（视诊、触诊、关节活动度测量、肌肉肌腱评估、稳定性评估、神经评估和血管评估）。了解这些要素之间的相互关系有助于作出准确的诊断。重复进行体格检查能反映出症状随时间的变化，这对评价治疗效果很重要。

视诊

进行上肢视诊时，对比患侧与健侧很有必要，因为若为单侧损伤，健侧可作为正常的参照。

颜色改变

上肢皮肤颜色异常或皮肤颜色变化表明了各种各样的问题。感染通常引起肿胀和红斑，伴有向近端延伸的条带。动脉充血不足通常表现为颜色苍白，伴有上肢远端的萎缩；而静脉流出不足则表现为颜色变紫或变为暗红，伴肢体肿胀。可以根据血肿的颜色估计距离创伤发生过去了多长时间，新鲜的血肿呈斑片状的紫色或蓝色，继而变为绿色，最终变为黄色。

畸形

骨折、肿瘤、关节炎和一些感染性疾病会导致上肢畸形。指骨骨折通常导致手指旋转成角或旋转不良。将手指举起时，手指长轴的交点与舟骨结节的位置相对应。然而，旋转不良的手指长轴会偏离舟骨的位置。

肌肉萎缩

确定萎缩肌肉是否由特定的周围神经支配非常重要。如果萎缩的肌肉由特定的神经支配，则其萎缩可能由周围神经疾病所引起。肌肉萎缩可发生在全身性神经或肌肉疾病中，在其中大多数病例中，双侧肢体是对称萎缩的。一般情况下，神经源性疾病累及肢体远端肌，肌肉疾病累及肢体近端肌。应常规测量双上肢的臂围（应记录测量的部位，如肩峰以远 20cm 处的臂围）和前臂围（前臂直径最大的部位），因为这通常能显示出肌肉量的减少，而这通过直接观察不易发现。

营养状况改变

营养状况改变与交感神经系统异常有关。在慢性区域疼痛综合征中经常观察到手部毛发生长过度或排汗异常。

肿胀

肿胀可以通过与未受累肢体进行比较来识别。局部肿胀表明近期存在创伤或炎症；弥漫性肿胀常由感染引起；全身肿胀可由淋巴或静脉阻塞引起。手背肿胀十分常见。

皮肤褶皱

皮肤褶皱的消失表明了其下关节运动的丧失，有助于确定无法活动手指或上肢的主诉是否真实有效。如果患者称自己无法屈伸手指，而手指关节上有明显的褶皱，这表明患者活动了关节。在这种情况下，患者可能是装病或患有某种使其无法识别关节活动的精神疾病。

触诊

触诊是发现肿物、皮肤温度异常、压痛部位、捻发感、弹响及渗出的有效方法。深部肿物在表现为皮下肿物之前可以通过触诊而发现。触诊时应特别注意触诊部位的硬度或活动性相较于周围组织的差异。例如，在屈肌腱滑车损伤后手指屈曲受限的患者中，通过细致的触诊可以发现屈肌腱在掌侧的弓弦样改变。

肌肉肌腱功能评估

对肌肉肌腱进行评估时，应考虑肌腱的完整性和肌肉的力量。

姿势

在检查肌肉肌腱单位时，应谨记手和手指的肌肉力量和活动范围会随着腕部、前臂或手指的姿势而变化。例如，近端指间（proximal interphalangeal，PIP）关节被动伸展时远端指间（distal interphalangeal，DIP）关节的活动范围比近端指间关节屈曲时远端指间关节的活动范围小。

运动

应记录被动及主动活动度，并测量与对比患侧和健侧的活动度。关节活动度可能受相邻关节的姿势影响。例如，当近端指间关节伸直时，同一手指远端指间关节的主动和被动屈曲受限。腕关节屈曲时，手指的主动屈曲范围减小。关节活动度应在允许关节进行最大程度活动的姿势下测量。

关节被动活动度的测定须握住关节的近端和远端，在无肌肉收缩的情况下将关节由活动的一个极限运动到另一极限。关节被动活动受限与关节僵硬和／或软组织挛缩有关。

关节主动活动度是指患者肌肉收缩时产生的活动范围。主动活动度受到肌腱滑动度、手及手指的姿势、神经功能及肌肉力量的影响。

力量

肌力依据医学研究委员会（Medical Research Council）分级分为 0～5 级（表 2.1）[1]。握力是反映上肢整体肌肉力量的良好指标。握力是在肩肘关节稳定的情况下用测力计

测量的。患者取站立位，将肘关节贴着身体伸直，或取坐位，将肘关节屈曲 90°，握紧测力计。捏力的测量包括在两种姿势下使用 Jamar 捏力计对健侧与患侧手进行 3 次测试的平均值。其中一种是测量拇指指腹和示指桡侧之间的侧捏，另一种是测量拇指和示指指尖之间的拇-示指对捏。测量握力和捏力时，均需保持肩部内收并旋转至中立位，同时保持前臂和腕关节处于接近中立位的舒适姿势（图 2.1）。

表 2.1　医学研究委员会分级

分级	体格检查结果
0	无收缩
1	微弱收缩
2	排除重力作用下主动活动
3	可对抗重力主动活动
4	可对抗重力及阻力主动活动
5	正常肌力

（Reproduced with permission from：Seddon HJ. *Peripheral Nerve Injuries*. Medical Research Council Special Report Series，282. London：HMSO；1954.）

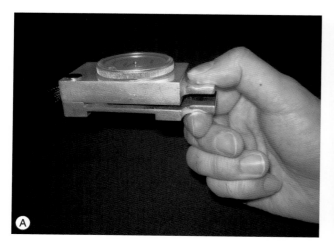
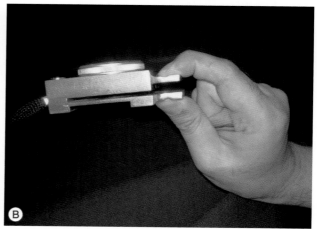

图 2.1　侧捏（A）和拇-示指指尖对捏（B）

手部肌肉检查

手部有许多肌肉和肌腱。起止点都在腕关节远端的肌肉称为手内在肌。跨越腕关节的肌肉称为手外在肌。其他肌肉经常对无功能的肌肉起到代偿作用，在这种情况下，无功能的肌肉似乎又具有功能。对肌肉功能的评估应在其协同的肌肉不发挥功能的姿势或状态下进行。例如，拇长伸肌（extensor pollicis longus，EPL）可以代偿受损的拇指内收功能，即使拇收肌因尺神经麻痹而丧失功能，患者也可以通过具有功能的拇长伸肌进行拇指内收。

有时应考虑异常肌肉或异常肌腱连接的存在。一般认为每根手指近端指间关节的屈曲功能是独立的，因为每根手指的指浅屈肌（flexor digitorum superficialis，FDS）腱都有独立的肌腹。小指指浅屈肌腱的运动常与环指和／或中指对应肌腱的运动相关联，小指的近端指间关节的屈曲常伴

随环指和／或中指近端指间关节的屈曲[2]。指短伸肌有时位于中指，并引发腕背侧疼痛[3]。

手外在肌检查

指深屈肌

指深屈肌（flexor digitorum profundus，FDP）腱止于各远节指骨掌侧面。由于所有指深屈肌拥有共同的起点，保持远端指间关节处于伸直位可阻止所有指深屈肌的运动。

指深屈肌试验（视频 2.1）

目的：评估所有指深屈肌腱的连续性、滑动度和肌力。

方法：患者手掌向上放于桌面，检查者压住所检查手指的近节及中节指骨，保持掌指（metacarpophalangeal，MP）关节及近端指间关节伸直，令患者屈曲远端指间关节。该检查应在每根手指上进行。

指浅屈肌

指浅屈肌（flexor digitorum superficialis，FDS）腱止于各中节指骨掌侧面的近侧半。由于指浅屈肌腱拥有独立的肌腹，其功能独立于邻近手指的指浅屈肌。

指浅屈肌试验（视频 2.2）

目的：评估所有指浅屈肌腱的连续性、滑动度和肌力。

方法：患者手掌向上放于桌面，检查者压住除所检查手指外所有手指的远节指骨，保持其他手指的掌指关节、近端指间关节及远端指间关节完全伸直，令患者屈曲所检查的手指。分别检查每根手指。当其他手指完全伸直时，指浅屈肌也会发生活动。

拇长屈肌

拇长屈肌（flexor pollicis longus，FPL）止于拇指远节指骨掌侧面，可通过令患者屈曲拇指指间关节（interphalangeal，IP）进行检查。

指屈肌腱挤奶试验（视频 2.14）

目的：评估各指外在屈肌的连续性及滑动性。该试验和动态肌腱固定试验（视频 2.13）有助于神经麻痹和肌腱断裂的鉴别。

方法：令患者前臂背侧及手背放于桌面并放松，检查者按压其前臂中段掌侧屈肌腱腱腹交界处。如果肌腱滑动度正常且没有粘连，前臂受到按压时各指会出现屈曲。

拇短伸肌与拇长展肌

拇短伸肌（extensor pollicis brevis，EPB）止于拇指近节指骨背侧基底部，有时与拇长伸肌相连。拇长展肌（abductor pollicis longus，APL）有若干肌束，止于第一掌骨和大多角骨的背外侧基底部。这两条肌腱均通过腕背侧第一间室（拇长展肌腱位于拇短伸肌腱桡侧）。当患者最大程度外展拇指时，拇短伸肌腱、拇长展肌腱和拇长伸肌腱在腕关节桡背侧皮下合并形成鼻烟窝。可在鼻烟窝桡掌侧缘触及紧张的拇短伸肌腱和拇长展肌腱。桡腕水平的拇短伸肌和拇长展肌的肌腱炎称为 de Quervain 腱鞘炎。有两种激发试验可诊断 de Quervain 腱鞘炎。

Finkelstein 试验

目的：检查出 de Quervain 腱鞘炎。

方法：令患者手放于桌面，拇指朝上，检查者向下按压拇指的近节指骨。患有 de Quervain 肌腱炎的患者会感到腕背侧第一伸肌间室处疼痛或不适。

Eichoff 试验（视频 2.15）

目的：检查出 de Quervain 腱鞘炎。

方法：令患者患侧手的其他四指屈曲握住拇指，检查者使患侧手向尺侧偏斜。患有 de Quervain 肌腱炎的患者会感到腕背侧第一伸肌间室处疼痛或不适。

桡侧腕长伸肌与桡侧腕短伸肌

桡侧腕长伸肌（extensor carpi radialis longus，ECRL）腱和桡侧腕短伸肌（extensor carpi radialis brevis，ECRB）腱分别止于第二和第三掌骨背侧基底部，起到伸腕的功能。由于桡侧腕长伸肌的作用轴向桡侧偏斜，其使腕关节向桡背侧伸展。当桡侧腕短伸肌无功能时，由于桡侧腕长伸肌腱完整，腕关节背伸时会向桡侧偏斜。指总伸肌（extensor digitorum communis，EDC）腱同样具有伸腕功能，为了排除指总伸肌在伸腕过程中的影响，可令患者握拳后做伸腕运动，即可消除指总伸肌的作用。

拇长伸肌（视频 2.3）

拇长伸肌通过腕背侧第三间室，在 Lister 结节处转向桡侧，止于拇指远节指骨背侧基底部，具有伸拇指指间关节的功能。检查拇长伸肌时，将手掌朝下放于桌面，拇指内收，令患者只将拇指抬离桌面，同时保持拇指内收。此时于腕关节桡背侧可触及紧张的拇长伸肌腱。

临床提示

拇长伸肌腱常与拇短伸肌腱相连。即使拇长伸肌腱不发挥功能，拇指指间关节仍可以靠拇短伸肌腱的力量进行伸展。在检查拇长伸肌功能时，必须固定拇指掌指关节以消除拇短展肌的作用。

指总伸肌（视频 2.4）

指总伸肌腱通过第四伸肌间室，止于各指中节指骨背侧基底部，主要起到伸掌指关节的作用，而手内在伸肌起到伸近端指间关节和远端指间关节的作用。检查指总伸肌的功能时，令患者在保持近端指间关节及远端指间关节屈曲的同时伸直 4 指（示指到小指）的掌指关节。

手外在肌紧张试验

若掌指关节在伸直位时较其在屈曲位时近端指间关节更容易屈曲，则提示存在手外在肌紧张[4]。

示指固有伸肌

示指固有伸肌（extensor indicis proprius，EIP）腱通过腕部第四伸肌间室，位于指总伸肌腱深方，在掌指关节上方与示指指总伸肌腱的尺侧融合。示指固有伸肌的功能是伸示指掌指关节，独立于其他手指伸掌指关节的功能。若患者在其他手指屈曲握拳时示指能完全伸直，则说明示指固有伸肌功能正常。

小指伸肌

小指伸肌（extensor digiti minimi，EDM）腱通过第五伸肌间室，在掌指关节水平与小指指总伸肌腱的尺侧融合。由于小指伸肌腱远端通常分为两个头，因此在进行肌腱移位时两个头均需切断。检查此肌腱的方法是令患者在其他手指屈曲握拳时伸直小指。

尺侧腕伸肌

尺侧腕伸肌（extensor carpi ulnaris，ECU）腱通过第六伸肌间室，止于第五掌骨背侧基底部，其功能是使背伸的腕关节尺偏。仅靠尺侧腕伸肌不能使腕关节背伸。检查尺侧腕伸肌腱时可令患者握拳并使腕关节背伸、尺偏，可在尺骨茎突桡侧触及此肌腱。

手内在肌检查

鱼际肌（视频 2.5）

鱼际肌覆盖拇指掌骨，由 3 块肌肉组成：拇短展肌、拇短屈肌和拇对掌肌。这些肌肉使拇指向对侧运动，使拇指能在与其他手指指甲互相平行时触碰其他手指的指尖。检查这些肌肉时可令患者将手背平放于桌面，举起拇指使其垂直于掌面，然后令患者对抗检查者对拇指施加的向下的力。

拇收肌

拇收肌（adductor pollicis，ADP）起自第三掌骨，止于拇指近节指骨尺侧基底部。拇收肌的一部分纤维向背侧延伸，形成拇指的伸肌装置。拇收肌与第一骨间背侧肌协同使拇指向第二掌骨靠近。

骨间肌与蚓状肌（视频2.6）

骨间肌和蚓状肌的作用是屈曲掌指关节并伸展近、远端指间关节。四块骨间背侧肌的作用是外展拇指与桡侧3个手指，3块骨间掌侧肌的作用是内收手指。第二、三骨间背侧肌的检查方法是令患者手部平放于桌面，抬起中指（即令中指掌指关节过伸）并做桡偏及尺偏运动。尺神经麻痹的者因为骨间肌无力无法完成此动作（Pitres-Testut征）。第一骨间掌侧肌和第二骨间背侧肌可通过交叉示、中指来检查（手指交叉征）。令患者在手掌及环、小指平放于桌面上时，将屈曲的中指交叉在示指上方或将屈曲的示指交叉到中指上方（手指外展指远离中指的运动；手指内收指靠近中指的运动）。

手内在肌紧张试验（Bunnell试验）

目的：评估是否存在骨间肌挛缩

方法：若掌指关节在屈曲位时较其在伸直位（掌指关节0°位）时近端指间关节更容易屈曲，则提示存在骨间肌紧张（图2.2）[5]。该试验可在手指桡偏及尺偏下分别进行，以区分是桡侧束还是尺侧束紧张。

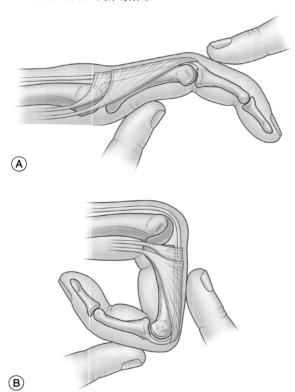

图2.2　手内在肌紧张试验。若存在骨间肌紧张，掌指关节在屈曲位时较其在伸直位时近端指间关节更容易屈曲。（A）掌指关节位于伸直位。（B）掌指关节位于屈曲位

蚓状肌紧张试验

蚓状肌连接指深屈肌腱及伸肌腱桡侧束。若存在蚓状肌紧张，患者在试图屈曲手指时近端指间关节及远端指间关节会伸直[6]，因此手指的屈曲受阻（出现手指的矛盾运动）（图2.3）。这种运动常见于肌腱移植修复指深屈肌腱时所移植的肌腱过长的情况。

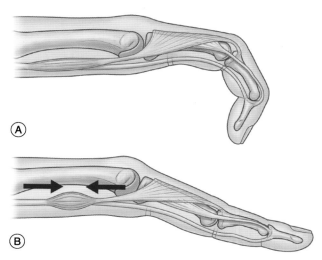

图2.3　蚓状肌紧张试验。由于蚓状肌连接指深屈肌腱及伸肌腱桡侧束，当患者试图屈曲手指时，近端指间关节及远端指间关节会伸直（矛盾运动）。（A）正常状态，（B）异常状态，蚓状肌紧张导致手指伸直

小鱼际肌

小鱼际肌（小指展肌、小指屈肌、小指对掌肌及掌短肌）的作用是使小指外展，远离其他手指。

稳定性评估

关节周围韧带的松紧度、关节面形态以及关节周围肌肉肌腱的平衡是评估关节稳定性的有效指标。韧带的稳定性是通过握住关节的远端和近端部分，轻轻地被动地移动关节，对稳定关节的韧带施加压力来测试的。对韧带稳定性的检查方法为，握住关节的远近端平缓地使关节进行被动活动，由此对稳定关节的韧带施加应力。评估关节稳定性时需要考虑韧带的生物力学及生理学特性，且对受损韧带施加的应力应适当。例如，掌指关节的双侧副韧带在关节处于屈曲位时紧张（图2.4），而近端指间关节的双侧副韧带在关节处于伸直位时紧张。对掌指关节侧方不稳定的评估应在极度屈曲位下进行，而对近端指间关节的评估应在中立位下进行。应用X线片测量患侧关节在应力作用下的张开角度，并与健侧对应关节进行对比是一种有效的评估方式（图2.5）。

腕关节稳定性的评估是一个复杂而困难的问题。腕关节稳定性由桡腕关节、尺腕关节、下尺桡关节及腕中关节的稳定性决定。评估特定韧带稳定性的特殊试验或影像学检查（如X线、CT或MRI）可能有助于诊断。

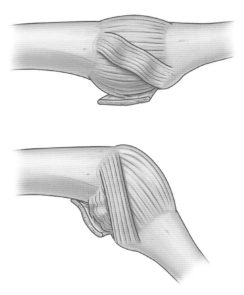

图 2.4　掌指关节的侧副韧带。当关节伸直时,侧副韧带的固有部分是放松的(上图),当掌指关节屈曲时,侧副韧带的固有部分是紧张的(下图)。侧副韧带较小的附属部分则正好相反

临床提示

掌指关节与近端指间关节侧方不稳定的评估

　　掌指关节的双侧副韧带直向走行的部分在关节处于屈曲位时紧张,而近端指间关节对应的韧带则在关节处于伸直位时紧张。对掌指关节侧方不稳定的评估应在极度屈曲位下进行,而对近端指间关节的评估应在中立位下进行。

舟骨移位试验(Watson 试验)(视频 2.12)

　　目的:该实验最初用于检测舟月骨间韧带松弛或断裂,也可用于检测舟骨骨折或舟月骨进行性塌陷性(scapholunate

advanced collapse, SLAC)关节炎。

　　方法:当腕关节桡偏时,舟骨向掌侧旋转(屈曲),舟骨结节在掌侧的突出变得明显。然而,当腕关节尺偏时,舟骨向背侧旋转(伸展),骨性突出变得不明显。检查者用四指握住患者手背并将拇指放于腕关节桡掌侧舟骨结节处。当握住患者手部令腕关节桡偏及尺偏时,检查者可以将感到拇指下方骨性突起的活动。当患者腕关节由尺偏向桡偏方向移动时,检查者感到舟骨结节这一骨性突起向掌侧移动,此时检查者向舟骨结节施加背侧应力以对抗其向掌侧的运动。若存在舟月骨间韧带损伤,检查者在舟骨结节上的拇指能感到弹响[7]。

伸指试验

　　目的:检测舟骨前动力旋转性半脱位(腕背综合征)[8]。

　　方法:令患者在保持腕关节及所有掌指关节完全屈曲时充分伸直所有手指的远端指间关节和近端指间关节,舟月韧带超负荷(舟骨前动力旋转性半脱位)的患者会感到背侧舟月关节附近的疼痛。

三角月冲击试验及月三角剥离试验

　　目的:评估月三角韧带稳定性。

　　方法:检查者将其拇指放于三角骨背侧,示指放于豌豆骨掌侧,从而使三角骨-豌豆骨复合体位于拇指和示指之间。检查者将另一手拇指放于月骨背侧并将月骨推向掌侧。如果月三角韧带断裂,检查者能感受到月骨向掌侧移动,且患者会主诉腕部疼痛(图 2.6)[9]。月三角剥离试验与三角月冲击试验类似。令患者肘关节放于桌面,前臂旋转至中立位。检查者拇指放于桡月关节以远的月骨背侧。检查者另一拇指将豌豆骨掌侧推向背侧以对其施加应力。对于月三角韧带断裂的患者,三角骨-豌豆骨复合体将向背侧移位,且患者会主诉月三角关节疼痛(图 2.7)[10]。

下尺桡关节不稳定试验

　　目的:评估掌侧或背侧下尺桡韧带深层的完整性。

　　方法:掌侧和背侧下尺桡关节(distal radioulnar joint,

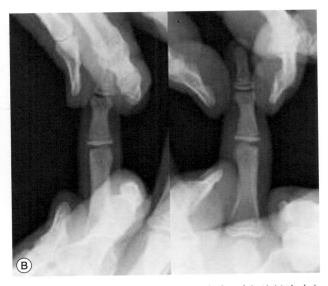

图 2.5　示指近端指间关节桡侧副韧带撕裂。在 X 线片上测量患侧关节在桡侧和尺侧应力下的张开角度,并与健侧的对应关节相比较。(A)患侧手指。(B)健侧手指

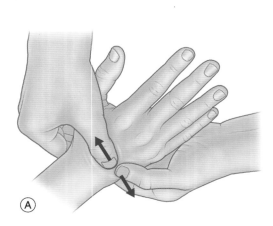
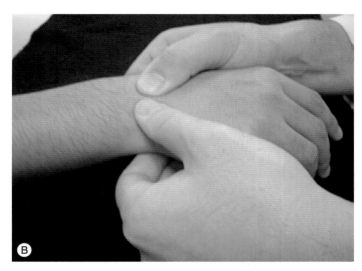

图2.6 （A,B）三角月冲击试验

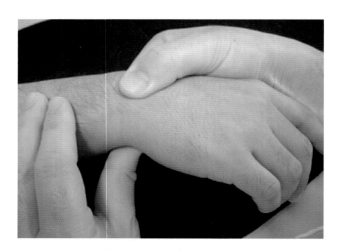

图2.7 月三角剥离试验

DRUJ）韧带深层包括三角纤维软骨复合体（triangular fibro-cartilage complex，TFCC）的三角韧带，对维持下尺桡关节稳定性起主要作用。背侧韧带深层在前臂旋后时紧张，而掌侧韧带深层在前臂旋前时紧张。因此掌侧和背侧韧带深层分别起着限制尺骨头向背侧或掌侧移位的作用。检查者坐在患者对面，令患者肘关节屈曲90°放于桌面。在患者前臂完全旋前时，检查者将拇指放于尺骨头掌侧并将尺骨头向背侧上推。需对健侧腕关节行同样的检查。如果拇指能感到尺骨远端异常的背侧移动，则说明掌侧下尺桡韧带掌侧的深层部分（TFCC三角韧带的掌侧部分）存在连续性中断。随后，在患者前臂完全旋后时，检查者将拇指放于尺骨远端背侧并将其向掌侧下推。如果拇指能感到尺骨远端较健侧存在异常的掌侧移动，则说明背侧下尺桡韧带深层部分（TFCC三角韧带的背侧部分）存在连续性中断（图2.8）[11]。

临床提示

在前臂完全旋前时评估尺骨背侧不稳定，在前臂完全旋后时评估尺骨掌侧不稳定。

尺腕邻接试验

目的：评估三角纤维软骨复合体（TFCC）损伤及尺骨撞击综合征。

方法：检查者一手将拇指放于患者尺骨远端，另外四指握住患者手部，另一手稳定住患者前臂。使患者腕关节充分尺偏时前臂做旋前及旋后运动。TFCC损伤或尺骨撞击综合征的患者会主诉腕关节尺侧疼痛，同时检查者放于尺腕关节的拇指能感到弹跳征（图2.9）[12]。

尺骨小凹征

目的：评估下尺桡韧带小凹及尺三角韧带的损伤

方法：尺骨小凹是腕关节尺侧的一个运动中心。由尺桡韧带深层、尺三角韧带、尺月韧带和尺头韧带组成的尺侧副韧带复合体附着于尺骨小凹。检查时患者坐于检查者对面，肘部放于桌上。检查者支撑着患者的手，使其肘关节保持90°～110°屈曲、前臂旋转至中立位、腕关节处于中立位，同时上肢保持放松。然后检查者用拇指尖端向远端深压尺骨茎突、尺侧腕屈肌腱、尺骨头掌侧面和豌豆骨之间的"软点"。此处相较于健侧有明显压痛即为尺骨小凹征阳性。尺骨小凹征阳性提示存在下尺桡韧带小凹及尺三角韧带的损伤（图2.10）[13]。

豌豆骨滑移试验

目的：评估豆三角关节的关节炎。

方法：检查者触诊豌豆骨并将其向下推向三角骨以施加两骨间的剪切应力。若豆三角关节存在关节炎，患者在检查过程中会感到关节疼痛（图2.11）。

腕中关节不稳定试验

目的：评估腕中关节稳定性。

方法：检查者一手将拇指放于腕中关节背侧并用另外4指握住患者手部，另一只手稳定住患者前臂。腕中关节不稳定的患者会在腕关节进行桡尺偏时出现腕中关节疼痛。存在背侧插入段不稳定（dorsal intercalary segmental instability，DISI）的患者往往主诉腕中关节尺背侧疼痛，且当腕关节尺偏时可能会感到关节弹响。

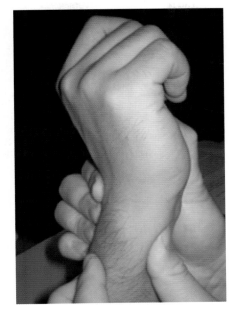
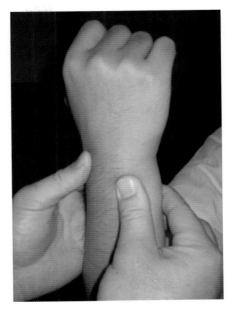

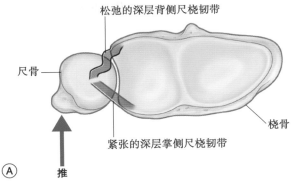
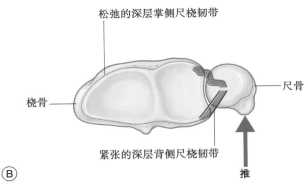

图 2.8 下尺桡关节(DRUJ)不稳定试验。(A)下尺桡关节掌侧不稳定的检查。当患者前臂旋前时,检查者推动尺骨头掌侧来检查掌侧下尺桡韧带深层。掌侧韧带深层在前臂旋前时紧张。(B)下尺桡韧带背侧不稳定的检查。当患者前臂旋后时,检查者推动尺骨头背侧来检查背侧下尺桡韧带深层。背侧韧带深层在前臂旋后时紧张

尺侧腕伸肌协同试验

尺侧腕伸肌(ECU)肌腱炎是导致腕关节尺侧疼痛的原因之一。尺侧腕伸肌协同试验是一个激发试验,阳性提示存在尺侧腕伸肌肌腱炎,通常难以与 TFCC 损伤区分。

目的:识别尺侧腕伸肌肌腱炎。

方法:令患者前臂完全旋后,所有手指外展,检查者施加阻力对抗示指和小指的外展。存在尺侧腕伸肌肌腱炎的患者会感到第六伸肌间室区疼痛(图 2.12)[14]。

周围神经评估

周围神经的评估应包括运动及感觉功能。

评估手的运动功能不仅需要了解上肢肌肉的解剖和生物力学,还需要了解肌肉的周围神经支配。了解神经分支支配肌肉的顺序对于评估神经损伤或压迫性神经病后的神经恢复很重要。

感觉功能检查同样基于周围神经解剖知识。了解手各部位的周围神经支配非常重要。诊断周围神经麻痹应通过运动和感觉两方面进行评估。当运动与感觉评估得出的结论不一致时,需考虑到肌肉异常支配或周围神经异常连接的可能。Martin-Gruber 连接是正中神经对尺神经运动支的异常支配。肘管综合征的患者若存在此连接,可能会有感觉的麻痹而没有运动功能障碍。

综合感觉评估包括静态与动态两点辨别觉(two-point discrimination, 2PD)试验、Semmes-Weinstein 单丝试验、振动触觉阈值试验和冷热试验。两点辨别觉试验用于评估皮肤触觉及感受器的密度。静态两点辨别觉试验产生的刺激的主要感受器是 Merkel 细胞(慢适应机械感受器),而动态两点辨别觉试验产生的刺激的主要感受器是 Meissner 小体(快适应感受器)。在静态两点辨别觉试验中,将卡尺沿手指长轴放置,测量患者能够分辨的卡尺两尖端的最小距离。在动态两点辨别觉试验中,将卡尺沿手指尺侧或桡侧的长轴移动,测量患者能够分辨的卡尺两尖端的最小距离[15]。手指尖动态两点辨别觉的正常值是 3mm,静态两点辨别觉的正常值是 6mm。Semmes-Weinstein 试验用于评估手指皮肤压力觉及皮肤感受器的阈值。该试验通过用不同直径的

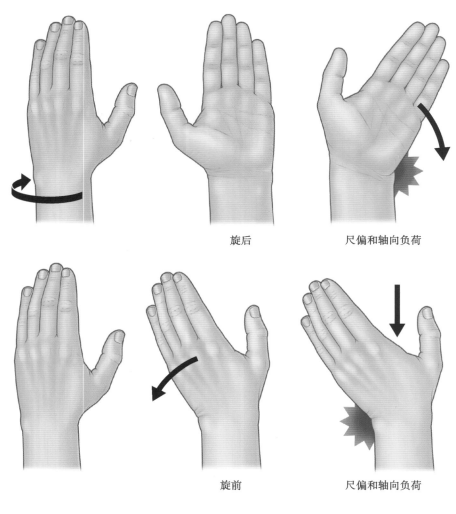

旋后   尺偏和轴向负荷

旋前   尺偏和轴向负荷

图 2.9　尺腕邻接试验。前臂旋后或旋前在腕关节尺偏及轴向应力的作用下更易激发症状

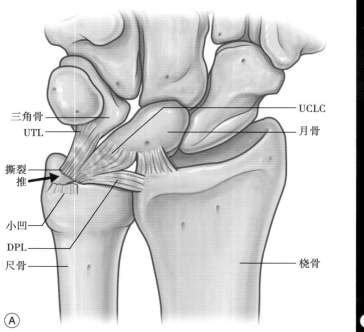

三角骨

UTL

撕裂推

小凹

DPL

尺骨

UCLC

月骨

桡骨

Ⓐ

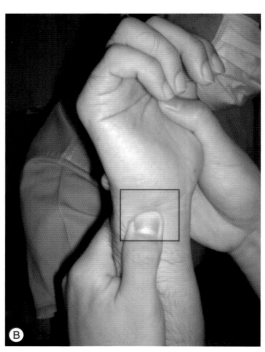

Ⓑ

图 2.10　尺骨小凹征。尺骨小凹处的压痛（尺骨小凹征阳性）提示极有可能存在 TFCC 小凹的损伤。DPL，深层掌侧韧带；UCLC，尺腕韧带复合体；UTL，尺三角韧带

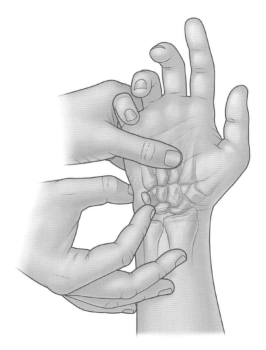

图 2.11　豌豆骨滑移试验

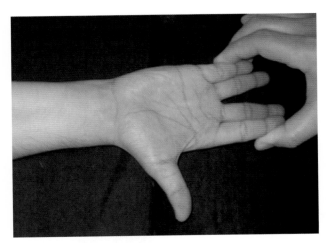

图 2.12　尺侧腕伸肌协同试验。令患者在前臂完全旋后时外展手指，检查者对示指和小指施加反向应力

细丝触压手指而进行[15]。振动触觉试验同样用于评估感知感受器的阈值，通过 30 周期/s(cycles per second, cps)和 250 周期/秒的两种音叉进行检查。将振动的音叉置于所检

查的部分，看患者是否能够感知到振动。250 周期/秒的音叉产生的刺激的主要感受器是 Pacinian 小体，而 30 周期/秒的音叉产生的刺激的主要感受器是 Meissner 小体。在冷热试验中，用装有 40～45℃水的试管触碰皮肤以评估皮肤对热刺激的感知，用装有 10℃水的试管触碰皮肤以评估皮肤对冷刺激的感知。冷热刺激主要由皮肤游离神经末梢所感知(表 2.2)。

> **临床提示**
>
> 发生于指深屈肌支远端的尺神经麻痹比发生于其近端的尺神经麻痹表现出更严重的爪形手畸形。这是因为指深屈肌腱进一步屈曲环指和小指，加剧了掌指关节的过伸和近端指间关节、远端指间关节的屈曲。

周围神经的体征和检查

Tinel 征

目的：识别神经再生。

方法：当检查者叩击诸如神经卡压或神经撕裂伤等神经损伤以远的周围神经时，患者会产生麻痛感并沿神经走行放射至远端。这一现象被称为 Tinel 征。疼痛的最远端即为神经轴突生长之处。外周神经损伤后的恢复情况可通过观察沿着神经走行的 Tinel 征的进展情况来评估(进展约每天 1mm)。

Phalen 试验

目的：该实验为针对腕管综合征的特异性激发试验。

方法：肘关节中立位时保持患者腕关节最大屈曲位 2 分钟。这样会增加腕管内压力，从而激发腕管综合征患者正中神经支配区域的感觉异常(图 2.13)。腕关节最大背伸位同样增加腕管内压力，这一检查方法被称为反 Phalen 试验。

Froment 试验

目的：评估尺神经运动功能。

方法：令患者用拇指指端尺侧与示指指端桡侧夹持一张纸。检查者缓慢抽出这张纸同时鼓励患者夹住这张纸。对于第一骨间背侧肌和拇收肌肌力正常者，拇指指间关节会保持伸直位。对于尺神经麻痹引发拇指内收功能减弱的患者，为了夹住这张纸，需通过拇长屈肌使拇指指间

表 2.2　特殊感觉检查及主要感受器

试验	感觉类型	主要感受器	适应类型	神经支配的评估
静态两点辨别觉	触觉	Merkel 细胞	慢适应	密度
动态两点辨别觉	触觉	Meissner 小体	快适应	密度
音叉试验(250cps)	振动觉	Pacinian 小体	快适应	阈值
音叉试验(30cps)	振动觉	Meissner 小体	快适应	阈值
S-W 试验	压力觉	Merkel 细胞	慢适应	阈值

cps，周期/s。

(Reproduced with permission from Bell-Krotosoki J, Tomancik E. The repeatability of testing with Semmes-Weinstein monofilaments. *J Hand Surg*. 1987; 12A: 155-161.)

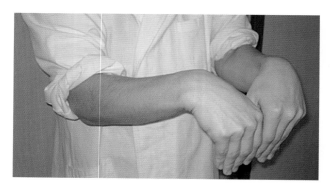

图 2.13 Phalen 试验

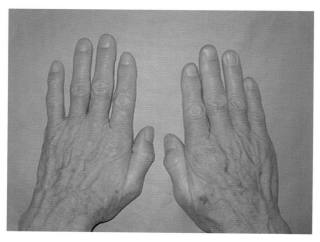

图 2.15 Wartenberg 征。患者左侧尺神经麻痹，表现为在尝试内收所有手指时左小指不能内收

关节屈曲并使拇指掌指关节伸直（过伸）以维持掌指关节稳定（Jeanne 征）。患者还通过屈曲示指远端指间关节及过伸示指远端指间关节来代偿示指掌指关节的屈曲无力（图 2.14）。

Bouvier 试验：矫正环小指掌指关节过伸时，近端指间关节和远端指间关节屈曲活动度降低。

Pitres-Testut 征：该检查反映了第二及第三骨间肌功能。令患者手平放于桌面，将中指向上抬起（即使其过伸）并进行桡尺偏运动。

手指交叉征（视频 2.6）：此体征用于评估第一骨间掌侧肌和第二骨间背侧肌功能。令患者在手掌及环、小指平放于桌面上时，将屈曲的中指交叉在示指上方或将屈曲的示指交叉到中指上方。

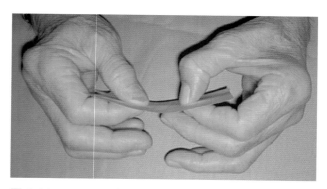

图 2.14 Froment 征。左侧尺神经麻痹患者为了夹住纸需通过拇长屈肌屈曲拇指指间关节并使拇指掌指关节过伸以使其稳定。同时可发现其屈曲示指近端指间关节并过伸示指远端指间关节来代偿示指掌指关节的屈曲无力（Jeanne 征）

Jeanne 征

目的：评估尺神经运动功能。

方法：当患者尺神经功能障碍时，为了进行侧夹或捏的动作，需使拇指掌指关节过伸以代偿拇收肌力弱继发的关节侧方不稳定。

Wartenberg 征

目的：评估尺神经运动功能。

方法：令患者在保持掌指关节、近端指间关节及远端指间关节完全伸直时内收手指。若患者存在尺神经运动功能障碍，第三骨间掌侧肌功能异常，在小指伸肌外展小指的作用下，小指偏离环指（图 2.15）。

尺神经麻痹的其他体征

Duchenne 征：如果指深屈肌具有功能而手内在肌无力（低位尺神经麻痹），环小指表现出掌指关节过伸和近端指间关节、远端指间关节屈曲（爪形手畸形）。

André-Thomas 征：有意识地通过肌腱固定效应在屈腕时伸指只会加重爪形手畸形。

评估感觉神经功能的试验

两点辨别觉（2PD）试验（视频 2.7）

目的：评估皮肤触觉及感受器的密度。

方法：在静态两点辨别觉试验中，将卡尺沿手指长轴放置，测量患者能够分辨的卡尺两尖端的最小距离。在动态两点辨别觉试验中，将卡尺沿手指尺侧或桡侧的长轴移动，测量患者能够分辨的卡尺两尖端的最小距离[14]。动态两点辨别觉的正常值是 3mm，静态两点辨别觉的正常值是 6mm。尽管静态两点辨别觉的主要感受器是 Merkel 细胞（慢适应机械感受器），动态两点辨别觉的主要感受器是 Meissner 小体（快适应机械感受器），两点辨别觉试验的结果反映了皮肤中多种感受器的功能。该试验最适合评估神经撕裂伤。

Semmes-Weinstein 单丝试验（视频 2.9）

目的：评估皮肤压力觉的阈值。该试验产生的刺激的主要感受器是 Merkel 细胞（慢适应机械感受器）。该试验通过用不同直径的单丝触压手指而进行。

方法：使用不同直径的细丝。患者手掌朝上将一根手指放于桌上，闭上眼睛。将细丝的尖端垂直抵在手指的皮肤上，施力使其弯曲，然后使其复原为垂直的位置。压力释放后细丝仍应保持与皮肤表面接触。若患者感知到了细丝施加的压力，则逐渐减小使用的细丝的直径，直到患者感知不到压力为止。记录患者可感知到的直径最小的细丝的尺寸（表 2.3）[16]。

表 2.3　Semmes-Weinstein 试验

细丝尺寸	压力 /g	颜色	临床意义
1.65～2.83	0.008～0.07	绿	正常
3.32～3.61	0.16～0.4	蓝	正常
3.84～4.31	0.6～2	紫	轻触觉减退
4.56～4.93	4～8	红	保护性感觉减退
5.07～6.45	10～180	红	保护性感觉丧失
6.65	300	红	仅有深压觉

（Reproduced with permission from: Bell-Krotosoki J, Tomancik E. The repeatability of testing with Semmes-Weinstein monofilaments. *J Hand Surg.* 1987；12A：155-161.）

临床提示

　　用细丝尖端触碰皮肤的动作应非常轻柔,使患者无法感知到细丝尖端接触皮肤。患者必须感知由细丝弯曲产生的压力。一些患者误认为测试的是他们是否感知到细丝初始接触时的感觉。

Moberg 拾物试验

　　目的：综合评估手部运动及感觉功能。此试验可应用于正中神经损伤或者尺神经及正中神经均损伤的患者。

　　方法：将诸如纽扣、钥匙和回形针之类的小物件放在布垫上,令患者在睁眼和闭眼两种情况下将这些小物体尽可能快地拾起并放入小盒子里。记录完成这项任务的时间（图 2.16）[17]。

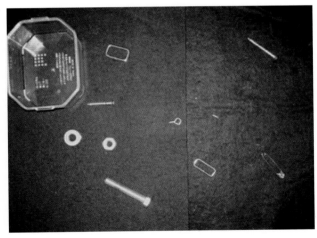

图 2.16　Moberg 拾物试验。患者在睁眼和闭眼的情况下拾起布垫上的小物体放入盒子里。记录完成任务所需的时间

血管系统评估

　　存在两类血管问题：动脉和静脉功能不全。血管问题主要依据受累部位的颜色、毛细血管再充盈、压力（肿胀）及温度来进行评估。

　　动脉阻断导致受累区域呈苍白或灰白色。静脉阻塞导致淤血,受累区域变为紫蓝色。

　　毛细血管再充盈反映了手指的血液循环状态。压迫指尖或甲床时,受压区域变白,当压力释放后,该区域应在 2 秒内变成粉红色。再充盈延迟表明有动脉灌注问题,迅速充盈可能表明存在静脉淤血。皮肤压力或温度的降低也可能表明存在血管问题。

　　Allen 试验（视频 2.7～视频 2.10）有助于判断桡动脉和尺动脉在手部的循环吻合是否完好。若两动脉间的循环通路完好,手部可由任一动脉供血。在切取前臂桡侧或尺侧皮瓣之前,必须进行这个检查以评估手部血运。如果两支动脉都不通畅,掀起前臂带蒂皮瓣可能会损害手部的血液供应。

　　为评估手指桡、尺侧掌侧指动脉血管循环吻合情况,可在手指根部采用同样的方法（手指 Allens 试验）（视频 2.11）。如果掌侧指动脉之间没有交通,应避免切取以指动脉为蒂的岛状皮瓣。

Allen 试验（视频 2.10）

　　目的：评估桡动脉和尺动脉在手部的血供。

　　方法：患者将手背放于桌上,检查者在腕部按压桡动脉和尺动脉阻断血流,同时令患者反复握拳和松拳使手部血液排空,之后使手指处于放松的位置。检查者释放桡动脉上的压力,同时继续压住尺动脉。关注血液流回手掌和手指的时间,正常应为 2～5 秒。用同样的方法检查尺动脉[18]。

手指 Allen 试验（视频 2.11）

　　目的：评估桡侧和尺侧掌侧指动脉在手指的血供。

　　方法：患者将所检查的手指指背平放于桌上,检查者用两指压迫患者指尖尺侧及桡侧,并向近端移动以排空所检查手指的血液。然后检查者释放桡侧掌侧指动脉上的压力,同时维持尺侧指动脉上的压力。

　　关注血液流回到手指的时间,正常≤3 秒。用同样的方法检查尺侧掌侧指动脉。血液流回到手指的时间延迟表明存在桡侧或尺侧掌侧指动脉的灌注异常。

前臂特异性体格检查

　　前臂主要功能是在肘部至手部之间传递力量并完成旋前和旋后动作。一项尸体研究表明,施加于腕部的轴向负荷,80% 传递到桡骨,20% 传递到尺骨。轴向应力分别以

60 : 40 的比例分布于肱桡关节及肱尺关节。施加于桡骨的轴向应力中有 20% 经过骨间膜（interosseous membrane，IOM）传递到了尺骨[19]。切除桡骨头后，90% 施加于前臂的轴向应力经骨间膜传导[20]。

前臂骨间膜（IOM）

骨间膜分为 3 部分，每一部分包含若干纤维连接着桡骨和尺骨（图 2.17）[21]。

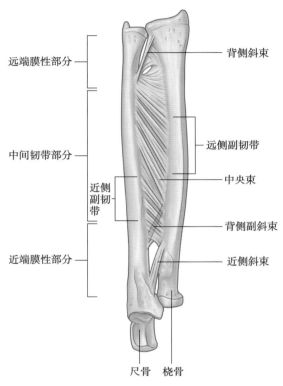

图 2.17　前臂骨间膜

左侧标注（从上到下）：远端膜性部分、中间韧带部分、近端膜性部分
右侧标注（从上到下）：背侧斜束、远侧副韧带、中央束、背侧副斜束、近侧斜束
（中部左侧标注：近侧副韧带）
底部标注：尺骨　桡骨

远端膜性部分

背侧斜束（dorsal oblique band，DOB）：该束起着稳定下尺桡关节的作用，特别是在前臂旋后时限制尺骨向掌侧移位[22]。

中间韧带部分

a. 中央束（central band，CB）：为骨间膜中最强韧的纤维，自桡骨近端斜向尺骨远端走行。桡骨头切除后，中央束承担了前臂 71% 的机械刚度[20]。

b. 远侧副韧带（distal ligament of accessory band，DLAB）。

c. 近侧副韧带（proximal ligament of accessory band，PLAB）。

近端膜性部分

a. 远侧副斜束（distal oblique of accessory cord，DOAC）。

b. 近侧斜束（proximal oblique cord，POC）：稳定上尺桡关节的结构。

在所有纤维中，背侧斜束和中央束等长，二者长度在前臂旋转过程中不发生变化[23]。相比之下，近侧斜束在前臂处于中立位或旋后位时较旋前位时短。当前臂从旋前位到旋后位时，远侧副斜束的长度缩短。

前臂旋转的测量

患者应处于坐位并将肘关节屈曲紧收于腹侧。令患者双手各握一支笔并旋转前臂，测量垂直于地面的线与笔的夹角。

前臂肌肉力量的测量

旋后

控制前臂旋后的肌群主要是旋后肌和肱二头肌。当前臂旋前时，桡侧腕长伸肌（ECRL）和肱桡肌（brachioradialis，BR）起到使前臂旋后的作用。

旋前

控制前臂旋前的肌群主要是旋前圆肌和旋前方肌（pronator quadratus，PQ）。桡侧腕屈肌和掌长肌同样起到使前臂旋前的作用。当前臂旋后时，肱桡肌起到使前臂旋前的作用。最近的一项研究表明，若非前臂位于完全旋前位，旋前方肌在前臂旋前过程中的作用占 20%[24]。旋前方肌的肌力应在肘关节完全屈曲时进行测量，以消除其他旋前肌的影响。

旋前或旋后力量应在肘关节屈曲 90° 时测量。测量旋前力量时应握住腕部，在前臂处于中立位或旋后位时测量。测量旋后力量时应在前臂处于中立位或旋前位时测量。

肘关节特异性体格检查

肘关节骨性标志

当肘关节伸直时，肱骨内上髁、外上髁及尺骨鹰嘴尖端位于一条直线上（Hüter 线），而当肘关节屈曲时，三者形成一个等边三角形（Hüter 三角）（图 2.18）。这一特征有助于识别因骨折、骨折畸形愈合、脱位或生长障碍所致的肱骨远端和肘关节畸形。

在肘关节外侧，易触及肱骨小头及桡骨头。伸肌起点位于肱骨外上髁。在肱桡肌和肱肌的间隙内可触及桡神经。

在肘关节前方，肘窝外侧界为肱桡肌，内侧界为旋前圆肌。肌皮神经位于肱桡肌深方的肱二头肌腱内侧。于肱二头肌腱内侧，腱膜深方可触及肱动脉搏动。在二头肌腱膜深方，正中神经与肱动脉并行，且位于其内侧，此处可发生正中神经麻痹（旋前圆肌综合征）。

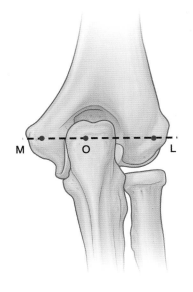
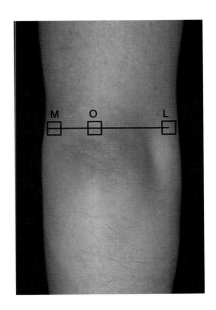
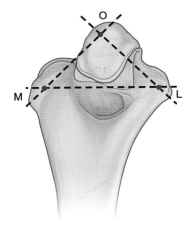
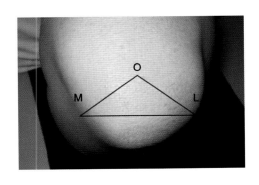

图 2.18　肘关节骨性标志。当肘关节伸直时,肱骨内上髁(M)、外上髁(L)及尺骨鹰嘴(O)尖端位于一条直线上,而当肘关节屈曲时,三者形成一个等边三角形

在肘关节内侧,于内上髁及尺骨间可触及尺神经沟,在尺神经沟后部有时可触及一股神经束,即为尺神经。在尺神经麻痹患者中,部分可在屈肘时于内上髁处触及脱位的尺神经。

在肘关节后方,易触及尺骨鹰嘴和肱骨鹰嘴窝。肱三头肌腱附着于尺骨鹰嘴。

肘关节韧带

外侧韧带复合体

外侧韧带复合体由以下四条韧带构成(图 2.19)。

外侧尺侧副韧带

外侧尺侧副韧带起自外上髁,与环状韧带的部分纤维融合,止于旋后肌嵴的结节处。该韧带在肘内翻应力下对肘关节起主要稳定作用。

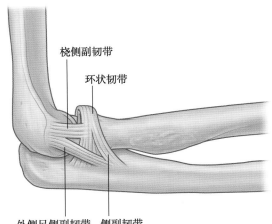

图 2.19　肘关节外侧复合体

桡侧副韧带

该韧带起自外上髁，止于环状韧带，其位于肘关节轴线附近，在肘关节活动时一直保持紧张状态。

环状韧带

该韧带起自尺骨乙状切迹前缘，止于尺骨乙状切迹后缘，连接桡骨头与尺骨。

侧副韧带

该韧带与环状韧带下缘融合，在肘内翻应力下对环状韧带起到辅助作用。

内侧副韧带复合体

内侧副韧带复合体由三部分构成：前束、后束及横韧带。横韧带无功能。后束在临床上对肘关节稳定性没有影响，其挛缩会引起肘关节伸直挛缩。前束在对抗肘外翻应力时对肘关节起到主要稳定作用（图2.20）。

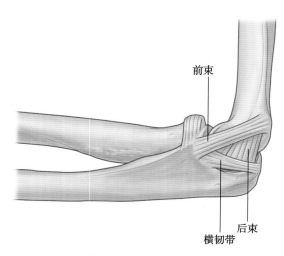

图2.20 肘关节内侧复合体

肘关节不稳定

肘关节由内侧副韧带（medial collateral ligament，MCL）复合体、外侧副韧带（lateral collateral ligament LCL）复合体、关节囊和骨软骨连接维持稳定。

肘关节伸直时，内侧副韧带、关节囊和骨软骨连接在限制肘外翻移位上的作用等同。肘关节屈曲时，内侧副韧带在限制肘外翻移位上的作用大于骨软骨连接。在限制肘内翻移位上，骨软骨连接的作用大于外侧副韧带，尤其是在屈肘时。

检查肘关节不稳定性时，肘关节所处的姿势应使其他影响肘关节稳定性的因素（关节和关节囊的张力）最小。评估侧副韧带的完整性时，应将肘关节屈曲15°，该姿势可放松前关节囊，并解除鹰嘴窝对尺骨鹰嘴的锁定。

应在肱骨完全内旋时评估肘关节内翻不稳定，向轻度屈曲的肘关节施加内翻应力。应在肱骨完全外旋时评估肘关节外翻不稳定，向轻度屈曲的肘关节施加外翻应力（图2.21）[25]。

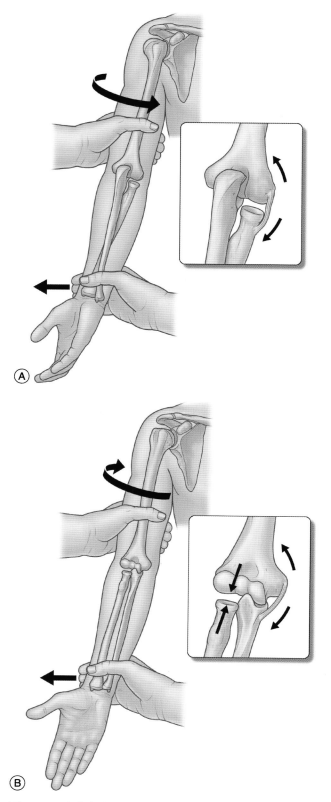

图2.21 肘关节外侧不稳定的评估。（A）于肱骨完全内旋时检查肘关节内翻不稳定。（B）于肱骨完全外旋时检查肘关节外翻不稳定

临床提示

评估侧副韧带的完整性时,应将肘关节屈曲 15°,该姿势可放松前关节囊,并解除鹰嘴窝对尺骨鹰嘴的锁定。应在肱骨完全内旋时评估肘关节内翻不稳定,向轻度屈曲的肘关节施加内翻应力。应在肱骨完全外旋时评估肘关节外翻不稳定,向轻度屈曲的肘关节施加外翻应力。

后外侧旋转不稳定

外侧尺侧副韧带功能不全(松弛、断裂或撕裂)会导致肘关节后外侧不稳定。后外侧旋转不稳定(posterolateral rotatory instability, PLRI)可通过轴移试验评估[25]。

轴移试验

患者取仰卧位,肩肘屈曲 90°,检查者面向患者头侧站立。检查者握住患者前臂使其完全旋后,缓慢伸肘,对肘关节施加外翻和轴向压力。若患者存在外侧副韧带功能不全,以上动作会引起肱尺骨关节旋转半脱位。检查者继续缓慢伸肘,当肘关节接近伸直时,桡骨头会出现突然的前脱位,出现桡骨头的突出消失、皮肤出现凹陷的现象。屈肘时脱位的桡骨头可复位(图 2.22)[26]。

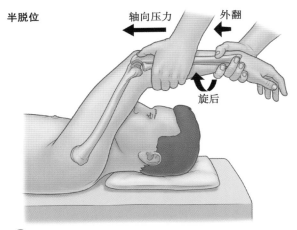

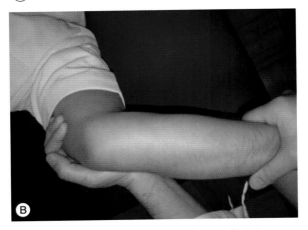

图 2.22　肘关节轴移试验。(A,B)半脱位

肱骨远端旋转不良的测量

肱骨远端骨折未经过正确治疗的患者往往表现出肱骨远端旋转不良,限制了肩关节的功能活动度。肱骨远端旋转不良易于评估。令患者处于站立位,身体前屈超过 90°,然后在肘关节屈曲 90° 时最大限度地伸展双肩关节,测量地板和前臂之间形成的角度。患侧肱骨远端旋转不良的角度可通过与健侧比较来进行测量(图 2.23)。

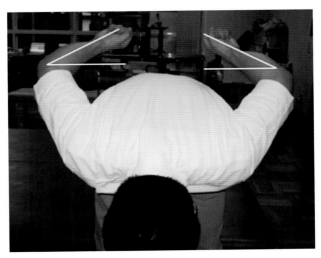

图 2.23　肱骨旋转不良的评估。令患者处于站立位,身体前屈超过 90°,然后在肘关节屈曲 90° 时最大限度地伸展双肩关节,测量地板和前臂之间形成的角度

胸廓出口综合征的体格检查

胸廓出口综合征(thoracic outlet syndrome, TOS)广义上指由于第一肋和锁骨之间的神经血管结构受压而引起的上肢症状。胸廓出口综合征可表现为一系列症状。

分型

胸廓出口综合征通常分为两型:神经型和血管型。神经型是由对臂丛神经的压迫或刺激所致,占所有胸廓出口综合征的 90%。根据受累的颈神经根可分为 3 个亚型:上干型(C5、C6、C7 脊神经受累)、下干型(C8、T1 脊神经受累)和混合型,其中下干型及混合型占所有胸廓出口综合征患者的 85%～90%。40%～50% 的胸廓出口综合征患者合并远端神经卡压疾病,如腕管综合征、旋前圆肌综合征、肘管综合征和桡管综合征[24]。

血管型又分为静脉型与动脉型两个亚型。静脉型占血管型胸廓出口综合征的 70%～80%。所产生的症状包括患肢疼痛、肿胀、静脉扩张以及颜色改变。锁骨下静脉走行于前斜角肌前方,因此对其的压迫不发生于斜角肌间隙,而常发生于前斜角肌第一肋止点与肋喙韧带及锁骨下肌腱第一肋止点之间的区域。该型有时可发展为锁骨下静脉血栓形成（Paget-Schroetter 综合征）。动脉型仅占血管型胸廓出口综合征的 20%～30%，源于来自颈肋、附着于第一肋的异常中斜角肌或锁骨下动脉下方异常束带样结构的直接压迫[27]。颈部、肩胛带、上肢，特别是臂丛下干和 C8-T1 脊神经的损伤对于胸廓出口综合征的形成起到非常重要的作用。损伤可能是单次冲击，也可能是反复的剧烈冲击[27]。

解剖

　　臂丛神经干和锁骨下血管在胸廓出口区域的 3 个间隙

易受压迫或刺激。其中最重要的间隙是斜角肌间隙（三角），同样也是位于最近端的受压区域。该间隙前界为前斜角肌，后界为中斜角肌，下界为第一肋内侧面。该间隙在休息位时非常小，而在上肢抬高或过度外展时，由于肩胛骨向后下方移动，锁骨向第一肋靠近，使得该间隙进一步减小。一些异常结构，如纤维束带、颈肋、异常肌肉的存在可进一步压缩该间隙。第二间隙为肋锁间隙。该间隙前界为锁骨中 1/3，后内侧界为第一肋，后外侧界为肩胛骨上缘。最后一个间隙为胸小肌下间隙。该间隙位于喙突下方，胸小肌腱深面（图 2.24）。

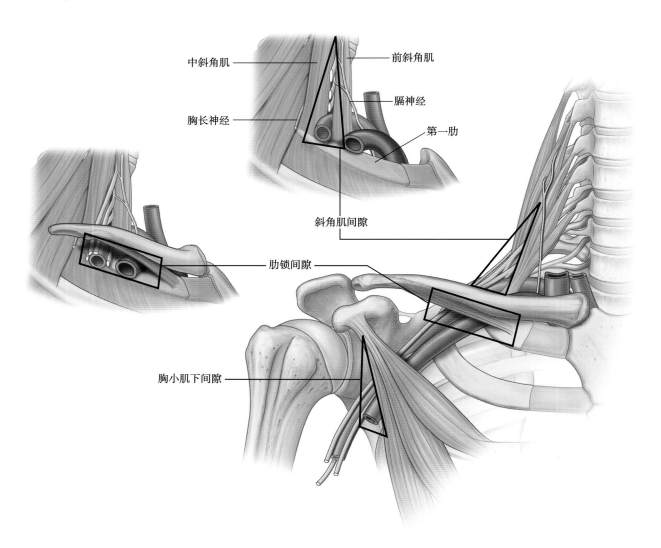

　　前斜角肌
　　膈神经
　　第一肋
中斜角肌
胸长神经
斜角肌间隙
肋锁间隙
胸小肌下间隙

图 2.24　胸廓出口综合征患者 3 个可能压迫血管神经束的间隙

激发试验

Adson 试验（视频 2.16）

　　令患者仰头深吸气，然后颈部偏向患侧，屏住呼吸。若桡动脉搏动减弱或者消失，则该试验阳性。该试验对于斜角肌间隙存在压迫的患者敏感（图 2.25）[28]。

颈部倾斜试验

　　令患者深吸气并将颈部斜向健侧，屏住呼吸。对于胸廓出口综合征患者，该动作会诱发上臂沉重、麻木感，手指和/或手臂麻刺感伴疼痛。

肋锁挤压试验

　　令患者深吸气后屏住呼吸，检查者按压患者患侧肩部。

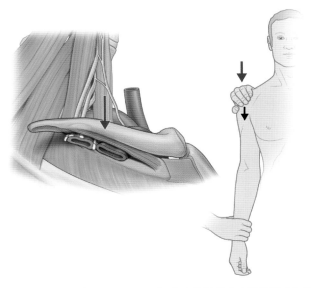

图 2.26　肋锁挤压试验用于发现肋锁间隙内（箭头所示）的卡压

图 2.26　肋锁挤压试验用于发现肋锁间隙内（箭头所示）的卡压

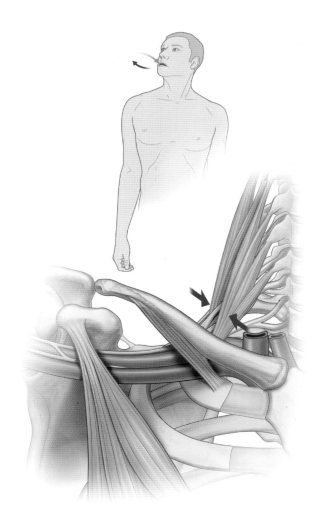

图 2.25　Adson 试验对于血管神经束在斜角肌间隙内（箭头所示）存在卡压的患者敏感

胸廓出口综合征患者会主诉如肢体沉重感、疼痛、麻木或麻刺感，桡动脉搏动通常减弱。此检查提示医生关注肋锁间隙的压迫（图 2.26）。

Wright 试验

　　检查者握住患者上臂使上臂外展 90°，肘关节屈曲 90°，然后外旋上臂。若该动作引起脉搏减弱并诱发了症状，则该试验阳性。胸小肌下间隙或肋锁间隙处神经血管束存在卡压可表现为该试验阳性（图 2.27）[29]。

Roos 伸臂压力试验（视频 2.17）

　　令患者双上臂保持双肩 90° 外展、外旋的姿势，反复做握拳 - 张开动作。若患者在 3 分钟内出现手或手臂无力、疼痛、麻木或麻刺感，则该试验阳性[30]。

Morley 试验

　　当检查者按压锁骨上窝处的臂丛神经时，患者可主诉疼痛、麻木、麻刺感或不适感。

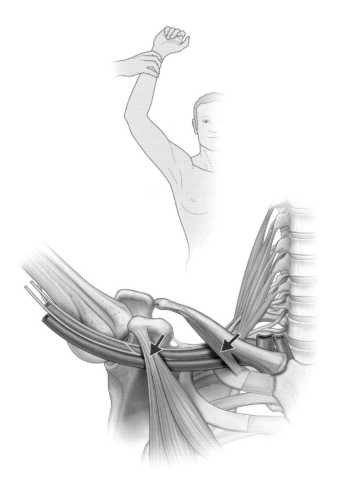

图 2.27　Wright 试验中肋锁间隙（红色箭头所示）及胸小肌下间隙内血管神经束可存在卡压

激发试验应在双侧肢体上进行，并对比患侧与健侧，因为在正常人群中这些试验也可呈阳性。

儿童上肢体格检查

往往很难或不可能与很小的儿童交流，且儿童不能清楚地表达自己的症状。儿童皮下脂肪较厚也阻碍了医生对畸形或肿胀的识别。同时往往很难定位疼痛的来源，因为儿童总说到处都疼。询问患儿的父母或家庭成员有时有助于做出诊断。儿童的体格检查应包括观察儿童被家长抱着或者玩耍时的活动状态。通过观察儿童玩与其年龄相符的玩具或道具，可以获得上肢使用情况和灵活性相关的有价值的信息。患肢的检查应从指尖直到患侧胸部，并且需要与健侧对比，以明确患侧存在的异常。体格检查不仅包括肌肉骨骼检查，还应包括神经系统检查。原始反射（包括 Moro 反射、全身紧张性颈部反射、口唇反射和手掌抓握刺激）被用于评估新生儿的神经肌肉功能。随着患儿年龄的增长，可对其大运动模式和患侧手功能性活动的整合进行评估。

参考文献

1. Seddon HJ. *Peripheral Nerve Injuries*. Medical Research Council Special Report Series. London: HMSO; 1954:282.

2. Tan JS, Oh L, Louis DS. Variations of the flexor digitorum superficialis as determined by an expanded clinical examination. *J Hand Surg Am*. 2009;34A:900–906.

3. Ranade AV, Rai R, Prabhu LV, et al. Incidence of extensor digitorum brevis manus muscle. *Hand (N Y)*. 2008;3:320–323. *Small vestigial extensor tendons are sometimes found in the long and ring fingers beside the extensor digitorum communis tendons, which are called the extensor digitorum brevis manus. This muscle is often found as a soft tissue mass and sometimes causes pain in the dorsum of the hand.*

4. Eaton RG. The extensor mechanism of the fingers. *Bull Hosp Joint Dis*. 1969;30:39–47.

5. Harris C Jr, Riordan DC. Intrinsic contracture in the hand and its surgical treatment. *J Bone Joint Surg*. 1954;36A:10–20.

6. Parkes A. The "lumbrical plus" finger. *J Bone Joint Surg*. 1971;53B:236–239.

7. Watson HK, Ryu J, Akelman E. Limited triscaphoid intercarpal arthrodesis for rotatory subluxation of the scaphoid. *J Bone Joint Surg*. 1968;68:245–349. *Watson described his original maneuver of the so-called "scaphoid test" in this article. This maneuver has been modified by several authors and is now recognized as the "scaphoid shift test", which is a useful physiological examination to identify the instability of the scapholunate ligament complex.*

8. Yasuda M, Masada K, Takeuchi E. Dorsal wrist syndrome repair. *Hand Surg*. 2004;9:45–48.

9. Reagan DS, Linscheid RL, Dobyns JH. Lunotriquetral sprains. *J Hand Surg Am*. 1984;9A:502–514.

10. Kleinman WB. The lunotriquetral shuck test. *Am Soc Surg Hand Corr News*. 1985;51.

11. Kleinman WB. Stability of the distal radioulnar joint: biomechanics, pathophysiology, physical diagnosis and restoration of function what we have learned in 25 years. *J Hand Surg Am*. 2007;32A:1086–1106. *The author describes detailed anatomy and biomechanics of the ulnar side of the wrist, including the TFCC. The deep layer of the distal radioulnar ligament plays an important role to stabilize the distal radioulnar joint. The dorsal deep layer of the ligament becomes tight in the supinated forearm and the palmar deep layer increases the strain in the pronated forearm.*

12. Tay SC, Tomita K, Berger RA. The "ulnar fovea sign" for defining ulnar wrist pain: an analysis of sensitivity and specificity. *J Hand Surg Am*. 2007;32A:438–444.

13. Tatebe M, Nishizuka T, Hirata H, Nakamura R. Ulnar shortening osteotomy for ulnar-sided wrist pain. *J Wrist Surg*. 2014;3:77–84.

14. Ruland RT, Hogan CJ. The ECU synergy test: an aid to diagnose ECU tendonitis. *J Hand Surg Am*. 2008;33A:1777–1782.

15. Dellon AL. The moving two-point discrimination test; Clinical evaluation of the quickly-adapting fiber/receptor system. *J Hand Surg Am*. 1978;3:474–481.

16. Bell-Krotoski J, Tomancik E. The repeatability of testing with Semmes-Weinstein monofilaments. *J Hand Surg Am*. 1987;12A:155–161.

17. Moberg E. Objective methods for determining the function value of sensibility in the hand. *J Bone Joint Surg*. 1958;40B:476.

18. Allen EV. Thromboangitis obliterans: methods of diagnosis of chronic occlusive arterial lesions distal to the wrist with illustrative cases. *Am J Med Sci*. 1929;178:237–244.

19. Halls AA, Travill A. Transmission of pressures across the elbow joint. *Anat Rec*. 1960;150:243–248.

20. Hotchkiss RN, An KN, Sowa DT, et al. An anatomic and mechanical study of the interosseous membrane of the forearm: pathomechanics of proximal migration of the radius. *J Hand Surg Am*. 1989;14A:256–261. *When the radial head was resected, 90% of the axial load applied to the wrist joint was transmitted to the ulna through the interosseous membrane. The central band of the interosseous membrane provided 71% of the overall mechanical stiffness of the forearm.*

21. Noda K, Goto A, Murase T, et al. Interosseous membrane of the forearm: an anatomical study of ligament attachment locations. *J Hand Surg Am*. 2009;34A:415–422.

22. Stuart PR, Berger RA, Linscheid RL, et al. The dorsopalmar stability of the distal radioulnar joint. *J Hand Surg Am*. 2000;25A:689–699.

23. Moritomo H, Noda K, Goto A, et al. Interosseous membrane of the forearm: length change of ligaments during forearm rotation. *J Hand Surg Am*. 2009;34A:685–691.

24. McConkey MO, Schwab TD, Travlos A, et al. Quantification of pronator quadratus contribution to isometric pronation torque of the forearm. *J Hand Surg Am*. 2009;34A:1612–1617.

25. Morrey BF. *The Elbow and its Disorders*. 3rd ed. Philadelphia. US: WB Saunders Company; 2000.

26. O'Driscoll SW, Bell DF, Morrey BF. Posterolateral rotatory instability of the elbow. *J Bone Joint Surg*. 1991;73A:440–446. *The authors addressed grades of dislocation of the joint caused by lateral ligament insufficiency (from instability of the joint to complete dislocation) and described a maneuver of the pivot shift test that was provocative of the elbow dislocation due to the lateral ligament instability.*

27. Atasoy E. A Hand surgeon's experience with thoracic outlet compression syndrome. *J Hand Surg Am*. 2010;35A:1528–1538.

28. Adson AW. Surgical treatment for symptoms produced by cervical ribs and the scalenus anticus muscle. *Surg Gynecol Obstet*. 1947;85:687–700.

29. Wright CJS. The neurovascular syndrome produced by hyperabduction of the arms. *Am Heart J*. 1945;29:1–19.

30. Roos DB. New concepts of thoracic outlet syndrome that explain etiology, symptoms, diagnosis, and treatment. *Vasc Surg*. 1979;13:313–321.

第3章

手和腕部的影像学诊断

Alphonsus K.S. Chong, Jin Xi Lim, and David M.K. Tan

概要

- X线检查是手和腕关节的影像学诊断基础，是完成临床评估后首选的影像学检查。
- 从X线检查获得尽可能多的信息的关键在于依据具体情况选择正确的X线检查方法，并确保检查恰当地进行。
- 系统而仔细地阅读检查X线平片对发现和收集手和腕关节细微的改变是必需的。
- 对X线平片的临床评估往往可以提供足够的信息以完成临床决策。
- 对于特定病例，计算机断层扫描（computed tomography，CT）、超声、磁共振成像（magnetic resonance imaging，MRI）及其他进一步的影像学检查可以作为X线平片的辅助。有时，它们可能作为首选的影像学检查。
- 这些先进的影像学检查使医生能够看到那些过去可能需要手术或者活检才能看到的病变。

简介

- 对于手部疾病，在恰当直接的病史询问后对手及腕关节仔细的检查是做出临床鉴别诊断的基础。
- 制定恰当的检查方式有助于正确的临床诊断。
- 由于可以直观地看到许多临床改变，对于手和腕关节来说一些影像学检查往往作为一线诊疗手段。
- 先进的影像学技术，如超声、CT和MRI的发展使得它们在手及腕关节领域的应用越来越广。这样对于可疑的临床疾病则有了更多可供选择的影像学诊断方法。
- X线照相技术，操作简单而且历史悠久，仍然是手和腕关节疾病最基础的检查方式。对许多临床疾病，恰当选择并很好完成的X线检查能够提供足够做出诊断的影像学信息。
- 从X线检查获得尽可能多信息的关键是理解针对每种临床疾病选择恰当的X线检查以及如何获得高质量的X线检查以供评估。
- 为了获得临床诊断，可选择其他先进的影像学技术提供附加信息。
- 本章将为读者提供适用于手和腕关节疾病的不同影像学技术的实用信息。
- 本章将从基础的X线检查开始，介绍恰当的体位，以及如何进行拍摄，如何最好地评估。从这一基础出发，将依次介绍先进的影像学技术，强调它们在手及腕关节领域的应用。

历史回顾

诊断放射学的起源对于手外科非常重要。自1895年威廉·康拉德·伦琴（Wilhelm Conrad Roentgen）发现X射线后，人类解剖学的第一张X线片是他妻子的手。医疗界很快看到了这项技术应用的潜力，X线被迅速应用于临床。因此，伦琴被认为是诊断放射学之父，他的发现使他赢得了1901年的第一届诺贝尔物理学奖。

普通X线摄影仍然是大多数手腕疾病诊断的首选成像方式。普通X线摄影从使用醋酸盐基膜的繁琐过程发展到了应用数字技术的过程。在新型设备中，数字技术的广泛应用使人们不再需要将放射照片印在胶片上，而是直接在电脑屏幕上查看。除了技术，通过对患者或设备进行定位以及应用压力来开发特殊视角，使得特定疾病的成像得到了改善。水溶性对比剂的发展使人们可以使用X线进行关节造影。

CT、MRI和超声成像等先进的影像技术已被广泛应用于肌肉骨骼成像，包括手和腕部。硬件技术、软件和成像协议的改进导致了骨骼、关节和软组织成像的改善。这些技术使肌肉骨骼系统及其疾病得以以无创的方式进行详细的可视化和评估。在这些技术之前，许多这些疾病需要开放性手术或活检才能进行诊断。

　　成像模式和技术的改进只是肌肉骨骼成像进步的一部分。同样重要的是肌肉骨骼放射学作为一个独特的子专业的平行发展[1]。肌肉骨骼放射科医生的奉献精神在发展其领域，以及未来肌肉骨骼放射科医生的专科培训中发挥了重要作用。这些放射科医生能更好地理解影像学上的细微发现，从而改善诊断。这已经转化为更早、更有效的临床护理和改善结果。

　　肌肉骨骼放射学作为一种临床专业和技术进步，仍然以快速的步伐发展。在其坚实的基础上，肌肉骨骼成像将继续成为手和腕部疾病诊断和评估的重要支柱。

X 线检查

　　X 线检查是手和腕部影像诊断学的基础。对于大多数手及腕部的异常，它是首选的影像学检查[2]。X 线平片较其他影像学检查价格便宜，技术简单而且应用广泛。正确选择并恰当完成的 X 线检查能为临床医生提供许多影像学信息。对于许多手及腕部疾病，X 线检查是获得明确诊断及评估所需的唯一影像学检查。

手的评估

　　评估手的 3 张基础放射学检查是：后前位、斜位及正确的侧位。须按照标准的方式获得 X 线平片以便进行恰当的评估（图 3.1、图 3.2）。对于不能在上述 X 线平片很好观察的

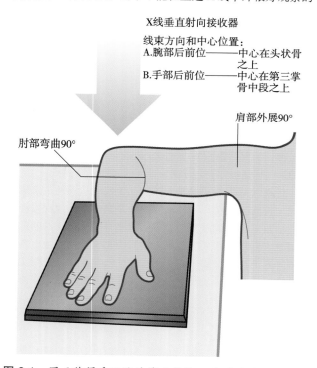

图 3.1　图示获得手及腕关节后前位 X 线平片的方法。对于手部 X 线平片，投照中心位于第三掌骨中段。对于腕关节 X 线平片，应以头状骨为中心

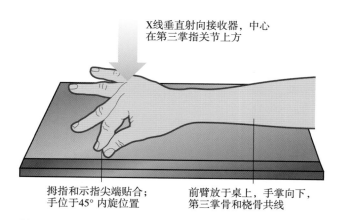

图 3.2　图示手斜位 X 线平片的投照方式这一体位能提供良好的无重叠的掌骨影像。该影像不能充分评估手指情况。如果需要，应选择独立的侧位影像

　　特殊区域需要特殊的投照。后前位片能够提供有用的手部骨骼概况。骨折、骨性肿瘤甚至软组织肿物均可在后前位上看到（图 3.3）。由于侧位上第二到第五掌骨完全重叠，因而斜位对评估掌骨非常有用。常见的拳击手骨折或者第五掌骨颈骨折，在斜位上可以评估骨折成角畸形的程度。

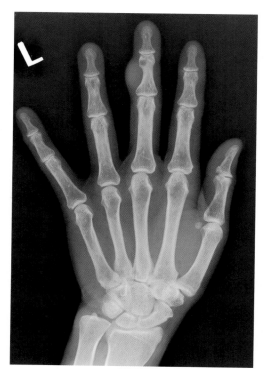

图 3.3　这位女患者的 X 线平片提示中指尺侧有软组织肿物。X 线平片上显示出中指尺侧扇形软组织肿物影。病理学证实肿物为色素绒毛结节性滑膜炎

　　读取手部 X 线平片应从评估掌骨及手指大体轴线开始。对于每块骨骼的评估应包括骨皮质形态完整性以及骨骼质量。大部分骨折容易被发现，但对于无移位或者微小移位的骨折需要仔细读片。骨肿瘤往往通过骨骼里出现与周围不同的透亮区域而被发现，也可能会出现骨骼外形的

改变。内生软骨瘤是常见的手部良性骨肿瘤。它可引发病理性骨折，因而对骨骼应进行病理性的评估，特别是对于轻微外伤而引发骨折者（图 3.4）。典型的骨髓炎发生于手部开放损伤后（图 3.5）。

关节的评估应从腕掌关节开始逐渐向远端进行。损伤后腕掌关节可能出现脱位。这一损伤并不常见但诊断较困难。在正常手部后前位 X 线平片上，第二到第五腕掌关节应该清晰可见（图 3.6）[6]。第二到第五腕掌关节这一表现的缺失可能是由一个或者多个腕掌关节骨折脱位而引起的。然而，非正规投照的 X 线也会出现同样的影像。Fisher 等系统地描述了在后前位上评估第四、五掌关节脱位的方法[3]。对于第五腕掌关节半脱位者，第五掌骨基底较钩骨往往代偿性地移向尺侧（图 3.7）。为明确这一诊断，有许多推荐的投照方式。真正的手侧位为评估腕掌关节脱位提供了有用的方式，斜位也可能会有所帮助[4,5]。如果仍无法确定诊断，腕掌关节 CT 可明确诊断[6]。随后评估远端关节，包括掌指关节、近指间关节和远指间关节。正常的关节应对合良好而且有清晰的关节间隙。

骨性关节炎常累及指间关节及拇指腕掌关节。在 X 线上常表现为关节间隙变窄、软骨下骨硬化、骨突及畸形（图 3.8）。

手的特殊投照影像（框 3.1）

完成手指的评估需要真正的手指侧位。单纯手部 X 线平片不能满足评估的需要。因为手斜位片不能提供关于手指侧方轮廓及指间关节间隙的足够信息来辅助手后前位片。仅有后前位影像时，手指轻微骨折、骨折脱位或关节半脱位可能并不易被发现。掌骨头骨折也可能难以评估，除了标准手部 X 线片外，Brewerton 位[7]摄像将提供更多信息。

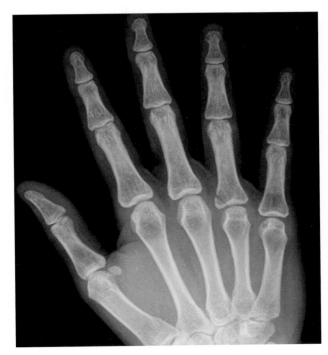

图 3.4　这位护士主诉将患者从床上移动到椅子上之后出现环指基底处的疼痛。X 线检查提示环指近节指骨基底部分关节面的骨折。紧邻骨折线的透亮区域以及轻微外伤提示有病理性骨折可能

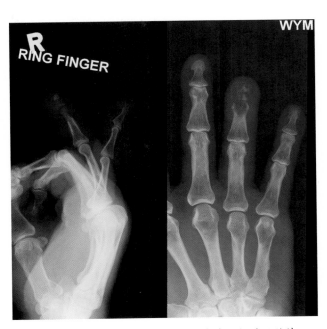

图 3.5　这位老年男性因手指加剧性疼痛及红肿而就诊。X 线检查提示远节指骨和中节指骨头部破坏性病变。该表现与骨髓炎一致。须鉴别的诊断是恶性骨肿瘤。这类病变非常罕见，通常见于终末期肿瘤转移患者

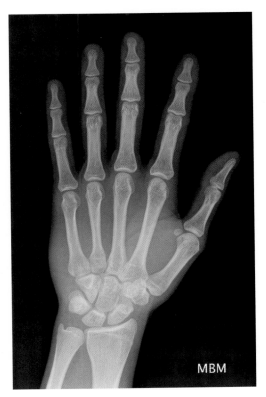

图 3.6　在正常手部 X 线平片上，第二到第五腕掌关节应清晰可见，如图所示。关节面排列没有重叠，互相平行并且又明确的皮质边界

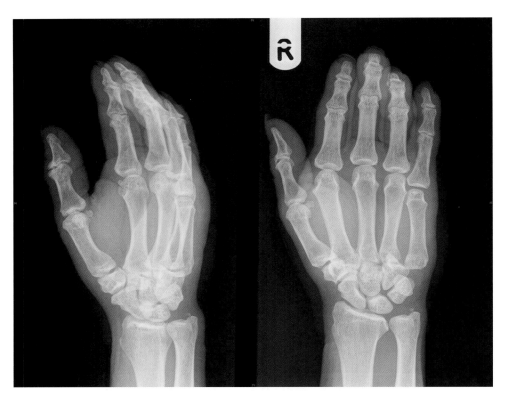

图 3.7　这张 X 线照片提示第五腕掌关节脱位。注意第五掌骨向尺侧移位合并正常关节间隙消失

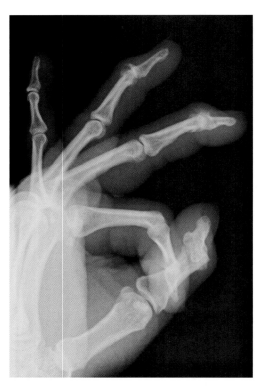

图 3.8　中环指远指间关节骨性关节炎，在此侧位片上骨突清晰可见

在常规 X 线平片上拇指相对其他手指处于一个斜位，为了评估拇指情况需要特殊的投照体位。需要获得真正拇指的正侧位以便对拇指进行影像学评估。最常用到的拍摄

框 3.1　特殊手部及拇指体位摄片

Brewerton 位

　　目的：获取掌骨头的切线视图 - 用于评估掌骨头骨折和类风湿性关节炎的侵蚀性改变。

　　体位：掌心向上，掌指关节弯曲 65°，手指后部与平板接触，光束与手尺侧成 15°。

Betts/Gedda 位

　　目的：获得大多角骨掌骨关节的真实侧位视角，并观察大多角骨的剖面。

　　体位：手掌必须平放在平板上，手和前臂旋前，然后将光束指由远端至近端成 5°～10°。

Robert 位

　　目的：获得大多角骨掌骨关节的真实后前位。

　　体位：手和前臂过度旋前，使拇指背侧位于平板上，光束与垂直线成 15°。

X 线平片的情况是为了显示基底关节或者大多角骨掌骨关节（trapeziometacarpal joint，TMCJ）关节炎（图 3.9）。依据 Eaton 分型对拇指腕掌关节炎进行放射学分级[8]。大多角骨的不规则马鞍形使得观察它变得非常困难。Betts 视图将使角骨的所有四个关节都能被看到而不重叠（图 3.10）。

　　当拇指强力外展时拇指掌指关节尺侧副韧带常受损伤[9]。桡侧副韧带也可能出现损伤，但并不常见。如果韧带部分或者完全断裂，在前后位 X 线投照时施加侧方应力对评估将有帮助。为评估这一损伤，可选择超声及 MRI 检查[10,11]。

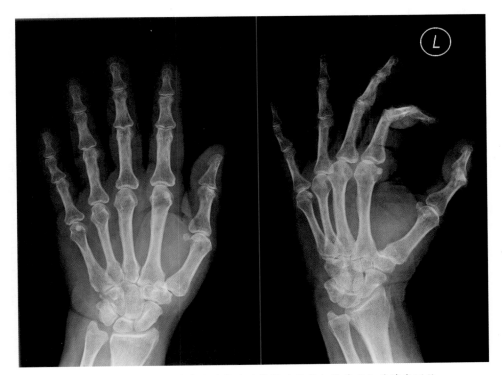

图 3.9 显示大多角骨掌骨关节的关节间隙狭窄合并骨突和关节半脱位

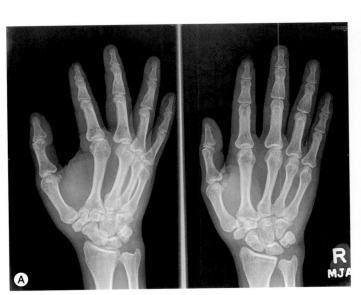
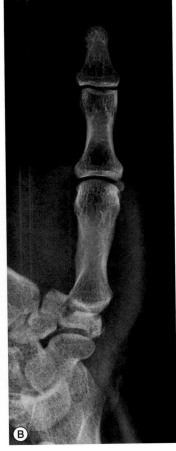

图 3.10 （A）手部 X 线片提示大多角骨骨折。（B）Bett 位明显可见大多角骨骨折和关节面上的台阶

儿童手部放射学

对儿童手部评估,特别是损伤后,常常较成人更加困难。新生儿的所有腕骨和骨骺都没有骨化。接着骨化中心会按照特定的顺序出现[12],具体见表3.1。不同腕骨骨化中心出现的年龄不同再加上骺板的存在对检查者判断是否存在骨折产生混淆(图3.11)。

表3.1　儿童骨化中心和骨骺融合的出现时机

	女性	男性
头状骨与钩骨的出现	3个月	3个月
桡骨远端骨化中心的出现	10个月	1岁3个月
指骨和掌骨骨化中心的出现	10个月至2岁	14个月至3岁
指骨和掌骨的骨骺融合	13~15岁	14~16岁
桡骨远端和尺骨骨骺融合	15~17岁	17~19岁

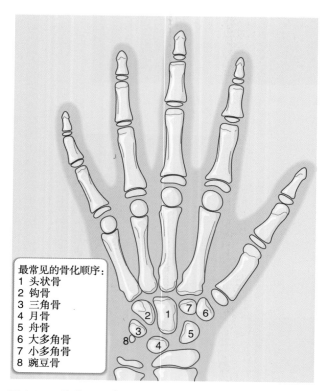

最常见的骨化顺序:
1 头状骨
2 钩骨
3 三角骨
4 月骨
5 舟骨
6 大多角骨
7 小多角骨
8 豌豆骨

图3.11　最常见的骨化顺序:头状骨、钩骨、三角骨、月骨、舟骨、大多角骨、小多角骨和豌豆骨。注意,指骨和第一掌骨的骺板位于近端,而尺侧4个掌骨的骺板位于远端

一项研究发现,儿童手部骨折的误诊率为8%[13]。原因包括以下几点:首先,对儿童进行临床评估很难,年龄越小的孩子越难。在儿童身上可能无法准确定位问题所在,如创伤后的损伤部位。标准的摄片体位也很难取得。其他原因包括漏诊合并的骨折以及使用X光检查时会被敷料遮盖[13]。当临床怀疑程度仍然很高但所获得的片子不充分时,应在同一天或者在病人更合作时重复行X线检查。健侧肢体的相似体位摄片也有助于评估。

骺板相关损伤在儿童较常见。这类损伤可依据Salter和Harris的系统描述进行分型(图3.12)[14]。Salter-Harris Ⅱ型是最常见的手部生长板损伤。

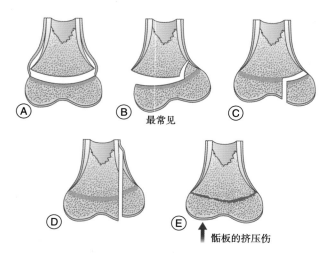

图3.12　(A~E)Salter-harris骺板损伤分型。(Redrawn after *Salter RB*, *Harris R. Injuries involving the epiphyseal plate.* J Bone Joint Surg Am. *1963*;45:587-621.)

腕关节评估

拍摄良好的腕关节正侧位片是有效评估腕关节的基础[15,16]。当需要测量指数时这点格外重要。腕关节由大量不对称排列的骨骼构成,因而必须有条理地评估骨骼,关节和整体对位。

为获得良好的腕关节X线平片(图3.1、图3.13、图3.18)需要认真放置腕关节,而对于患肢疼痛或活动受限者来说这点非常困难(框3.2)。

框3.2　腕关节X线平片的质量评估

腕关节X线平片有一定被接受的标准。对于后前位应用尺骨茎突与尺侧腕伸肌肌腱沟的位置来评估[15]。侧位片应用桡尺骨重叠情况及舟骨豌豆骨头状骨关系来判断[16]。

腕关节X线平片的阅片自桡骨远端和尺骨开始,然后观察头状骨及掌骨基底。在正常腕关节后前位X线平片上,Gilula描述了3条由近排到远排的腕骨关节面构成的平滑曲线(图3.14)[17]。正常曲线消失提示腕骨间的正常排列被破坏。最常见的原因便是月骨周围脱位(图3.15)。月三角(lunotriquetral, LT)不稳定是正常Gilula线破坏的另一原因。需要警惕的是对于无症状的患者腕关节桡偏或者尺偏时也可使曲线中断[18]。

对于不同骨骼的整体关系可通过两个常用的参数进行评估:腕高比和尺骨变异。它们分别提供了对腕管整体结构及桡尺远侧关节面的量化指标。

腕高比(图3.16)[19,20]是测量桡骨远端关节面到第三

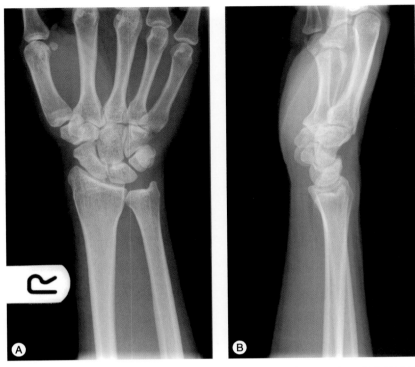

图 3.13　正常腕关节 X 线平片。(A) 在后前位 X 线平片上,注意观察外侧缘的尺骨茎突及尺侧腕伸肌肌腱沟的位置。尺侧腕伸肌肌腱沟应位于尺骨茎突陷凹桡侧缘切线位置;(B) 在侧位上,可见尺桡骨很好地重叠

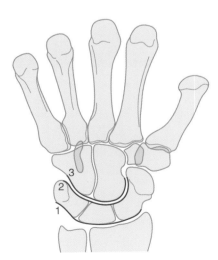

图 3.14　正常后前位 X 线平片,三条平滑而不重叠的曲线可自近排腕骨近端和远端(线 1 和线 2)表面及远排腕骨近端(线 3)画出。曲线中断提示正常腕关节关系破坏

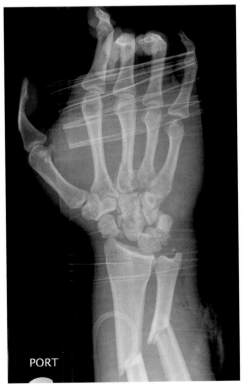

图 3.15　X 线平片显示月骨周围脱位,正常的腕部弧线消失,同时合并有尺桡骨干部骨折

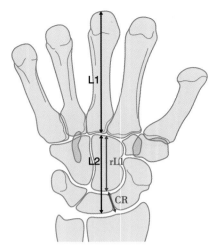

图 3.16 ①腕高比 = 腕高（L2）/ 第三掌骨高度（Ll），正常值是 0.54±0.03；②改良腕高比 = 腕高（L2）/ 头状骨高度（rL1）；③头骨桡骨指数（CR）；它是两条偏心腕骨弧线的最短线段。移动这条线直到测得最短距离。平均 CR 指数 0.999±0.034。数值小于 0.92 为异常

掌骨基底关节面之间距离的方法。这段距离减少可见于腕骨塌陷，如 Kienbock 病［月骨缺血坏死（avascular necrosis, AVN）］，或者是腕骨旋转不良，如类风湿性关节炎或舟月（scapholunate, SL）分离。应用比值代替真正尺寸是为了校正腕骨尺寸的变异。

尺骨变异提供了桡尺远侧关节面高度差异的测量方法。尺骨变异的测量方法有许多[21, 22]。作者倾向于使用垂线法（图 3.17）。它操作简单而且不同观察者间和同一观察者不同次测量的一致性高[23]。

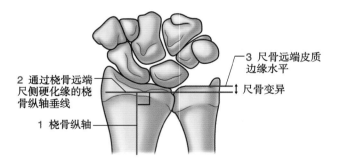

图 3.17 在真正中立位的后前位腕关节 X 线平片中测量尺骨变异。首先画出桡骨纵轴，然后于桡骨远端尺侧硬化缘画轴线的垂线。最后于尺骨远端皮质缘画第二条线的平行线。两条平行线的距离便是尺骨变异

正确的侧位和后前位（图 3.18；见图 3.13）是评估桡尺远侧关节（distal radioulnar joint, DRUJ）不稳定所必需的影像。此类损伤在 X 线平片的表现包括 DRUJ 增宽，尺骨茎突基底骨折，或者移位的尺骨陷凹骨折。在侧位 X 线平片上，尺桡骨正常的重叠影像消失。如果结果不明确，对比健侧正常腕关节 X 线平片可能有所帮助。对于怀疑桡尺远侧关节不稳定者，施加掌侧或者背侧应力对诊断也有帮助（图 3.19）。

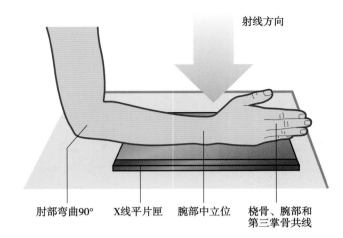

图 3.18 获得真正腕关节侧位的方法

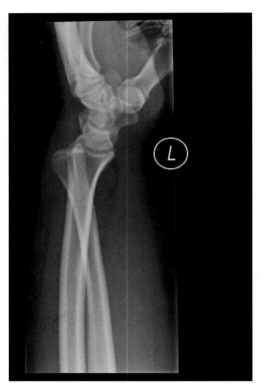

图 3.19 腕关节侧位的应力位。注意因桡尺远侧关节背侧半脱位导致桡尺骨重叠影像消失。豌豆骨位于舟骨和头状骨掌侧缘之间。故这是真正的侧位

舟骨骨折是最常见的腕骨损伤。舟骨形态使得它在互相垂直的正侧位 X 线上不能很好显现，故常采用"舟骨位"（图 3.20 和框 3.3）。

钩骨钩骨折不常见但会引起功能障碍。尽管 CT 可提供明确的诊断，腕管位对这一损伤的诊断会有帮助（图 3.21）。

腕关节韧带的损伤（如月韧带的损伤）将导致腕关节不稳定。在严重的病例中，常规 X 线平片上可看到腕骨间正常的对合关系丧失。在舟月不稳定时，可见典型的背侧嵌入体不稳定畸形（图 3.22），可见舟月角度增大及月骨背倾（图 3.23）。对于轻度不稳定者，增加负荷或/和将腕关节放

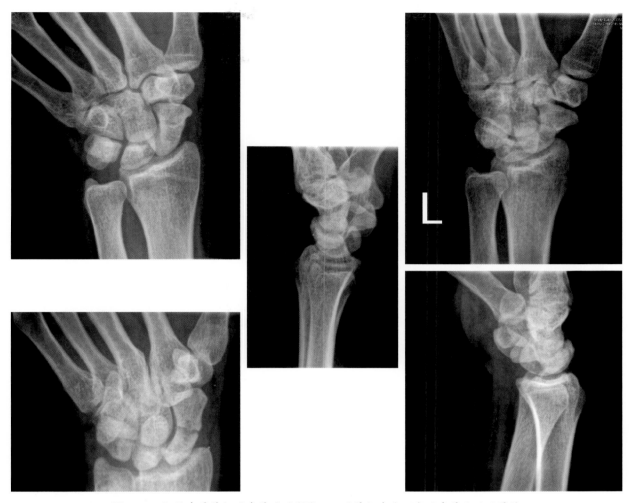

图 3.20　评估舟骨骨折的舟骨系列影像。可见骨折在左下角的舟骨位显现最佳

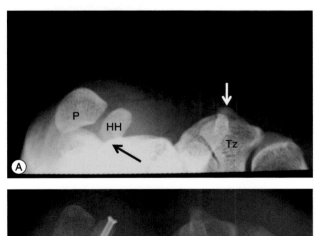

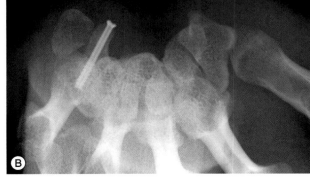

图 3.21　（A）腕管位可显示许多结构：大多角骨（Tz）、豌豆骨（P）和钩骨钩（HH）。黑色箭头指示钩骨钩骨折大多角骨脊（白色箭头所指）是不常见的骨折部位，在此投照 X 光片上可很好地观察到；（B）同一患者同一腕关节在切开复位螺钉固定后的腕管位。注意骨折线不再显现

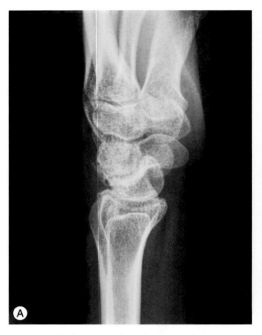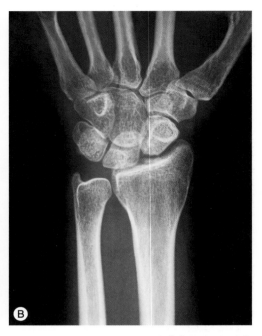

图 3.22　（A）DISI 是背侧嵌入体不稳定（dorsal intercalated segmental instability）的首字母缩写。"嵌
　　　　入体"一词是指近排腕骨。这一排腕骨没有直接的肌肉肌腱附着，因而称为"嵌入体"。"背侧"是
　　　　指在 X 线上见到的月骨背屈。舟月分离是最常见的 DISI 畸形的成因，它将表现出舟月角度增大；
　　　　（B）在后前位上，舟骨屈曲变短，皮质环征阳性

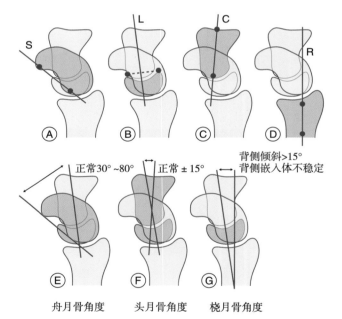

框3.3　舟骨系统
腕关节舟骨位能够正常显示在传统腕关节后前位上被投影缩减的舟骨。在腕关节尺偏并使 X 线球管呈 20°~30° 投照成像。许多其他投照影像对评估舟骨也有所帮助：旋前斜位（更好显示舟骨远端 1/3 和舟骨结节）、旋后位（可显示舟骨桡背侧和豌豆骨三角骨关节面），以及可帮助评估驼背畸形的侧位。

图 3.23　腕关节指数。在真正侧位上画出轴线。（A）舟骨
（S）轴线为连接掌侧骨质两凸面的切线；（B）月骨（L）轴线
为月骨远端两尖端连线的垂线；（C）头状骨（C）轴线是近端
和远端关节面中点连线；（D）桡骨轴线（R）是垂直于桡骨远
端 1/3 骨干垂线段中点的连线；（E）正常舟月角；（F）正常头月
角；（G）正常桡月角

置特定位置可诱发出腕关节对合的动态改变。腕关节握拳的后前位片是诊断动态腕关节不稳定的一种方式（图 3.24）。

　　尺骨撞击综合征是腕尺侧疼痛的常见原因。握拳旋前位可增加尺骨变异从而可能显示出撞击（图 3.25）[24]。

桡骨远端骨折的腕关节评估

　　桡骨远端骨折是急诊最常见的骨折[25]。骨折移位会导致桡骨远端正常指数的丧失（图 3.26 和图 3.27），最终影响预后。不稳定骨折和移位性骨折通常用钢板和螺钉治疗。在软骨下放置螺钉可提供最大的固定刚性。然而，传统的腕关节视图不能准确评估螺钉的位置，尤其是当远端骨折线迫使术者将螺钉放置在离桡腕关节很近的位置时。这是由于标准视图不能补偿桡骨的正常解剖倾斜。侧位角 22°和后前位角度 11° 的 X 线片可以对关节面进行切线 X 线曝光，便于固定后的评估（图 3.28）。随着掌侧钢板在桡骨远端骨折治疗中的应用越来越多，由螺钉背侧突出引起的伸肌腱断裂是一个值得关注的问题。侧位 X 线对背侧螺钉突

出的检测灵敏度仅为 56%[26]，平均而言，只能检测到至少 6.5mm 桡骨侧螺钉突出[27]。特殊的 X 线体位可以改善螺钉突出的检测（框 3.4 和图 3.29）。

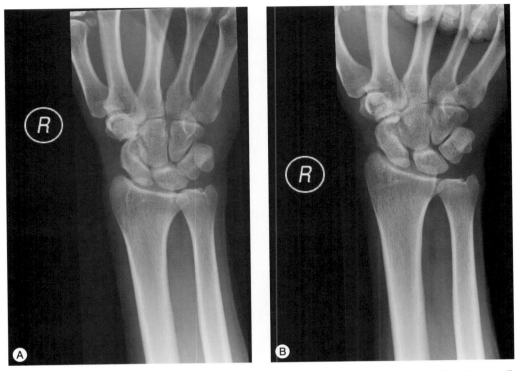

图 3.24 这些 X 线平片显示这位患者具有动态舟月不稳定。无负荷下舟月间隙正常(A); 当握拳位时舟月间隙增宽(B)

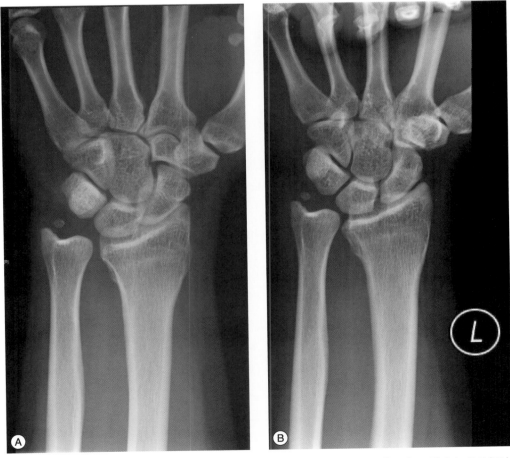

图 3.25 这位患者显现出腕尺侧撞击表现, 尺骨正向变异(A); 在旋前握拳位表现得更加明显(B)

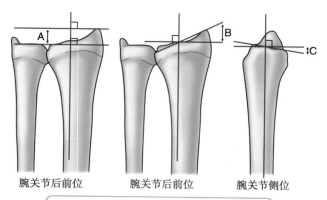

腕关节后前位   腕关节后前位   腕关节侧位

（A）桡骨高度=11~12mm，范围=8~18mm；
（B）桡偏角：正常=22°~23°，范围=13°~30°；
（C）掌倾角：正常=11°~12°，范围0~28°

图 3.26   正常桡骨远端指标

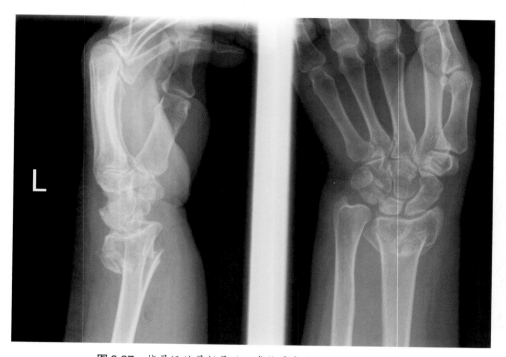

图 3.27   桡骨远端骨折导致正常桡骨高度，桡偏和掌倾消失

入射的X射线束垂直于X射线盒，
并以腕关节为中心

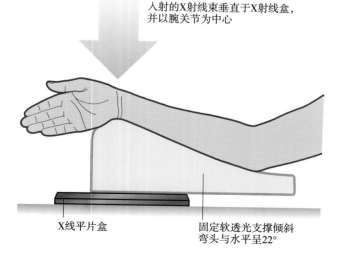

X线平片盒   固定软透光支撑倾斜
                  弯头与水平呈22°

图 3.28   拍摄考虑到解剖倾斜的桡骨远端侧位片时上肢的位置及 X 线球管的方向。对桡骨远端骨折行紧贴关节面的钢板螺钉固定时，这一图像对于评估螺钉位置非常有帮助

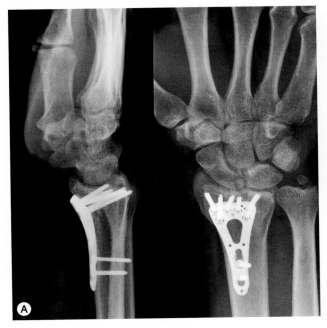

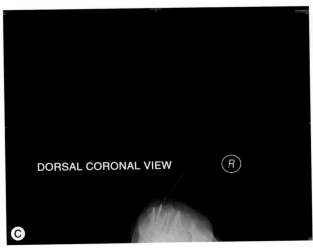

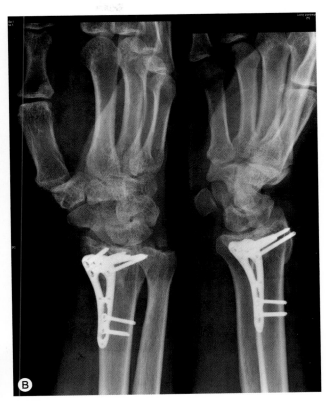

图 3.29 （A）标准后前位和手腕外侧 X 线片显示固定后桡骨远端骨折。（B）旋后和旋前位显示螺钉穿入背侧。（C）背侧水平位显示螺钉穿入

　　诊室内及手术室内透视设备的使用使得动态评估许多手及腕关节疾病成为可能。小型、低价、放射剂量低的[28]C臂机降低了使用这种设备的门槛。医生可操作 C 臂机获得最好的影像并动态显示在活动、负荷或者应力下腕骨间的关系的改变情况。透视对评估腕关节不稳定，包括舟月韧带损伤[29]（视频 3.1）和腕关节中段不稳定（视频 3.2），指导经皮植入内固定物及评估内固定物位置都有帮助[30]。

超声检查法

　　超声诊断学最近取得了很大发展。新型超高频探头和小型探头能对手和腕关节进行高质量成像[31]。超声检查安全、便携、相对价格低的优点使它得到广泛应用，特别是许多临床医生能够亲自操作超声仪[32]。与其他影像学检查（如 CT 扫描和 MRI）相比，超声检查的另一优点便是动态实时观察。另外多普勒成像增加了超声检查提供的信息[31]。

　　超声检查利用所产生声波的声学特性进行成像[32]。超声传感器产生声波脉冲。当传感器放在要检查部位表面时，声波将通过组织。在两种组织临界处，将产生声学分界面。当声波遇到声学分界面时，一些声波被反射，而另一些声波继续向深层传导。相邻组织的声学特性差距越大，被反射

回来的能量越多。反射回的声波被传感器接收。随后它们被转换成为电信号被进一步处理。反射的声音越大,反射波波幅及频率越高,图像越亮。

　　超声有着其缺点(表 3.2)。它只能对小区域成像,所以最好用于检查较小区域。它不能充分鉴别不同的软组织肿瘤,除了腱鞘囊肿[33]。各向异性的问题会导致肌腱成像后回声反射性降低。各向异性是当声束偶然改变时肌腱的回声反射性随之改变的现象。这将导致检查者误把各向异性当成肌腱退变的病变。仔细评估可疑肌腱病变时将会发现这一现象[34]。

　　骨骼肌肉超声的一个主要优势是能够实时动态显像。这点对于手及腕关节区域评估肌腱非常有用。例如:由于滑车撕裂引起的屈肌腱弓弦样改变在超声影像上可动态显现。肌腱病变、部分和完全肌腱撕裂也可显现(图 3.30)。超声

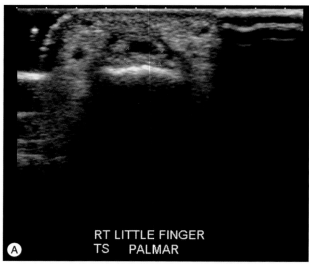

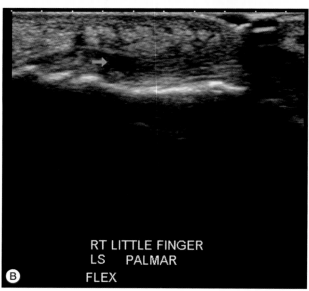

图 3.30　患者主诉受伤后屈指困难。超声显示屈指肌腱在中节指骨头处部分断裂,在抗阻力屈曲时更加明显(黑色区域,纵行影像上以箭头标注,在横断影像上在卡尺之间)。(*Courtesy of Dr. Ian Tsou, Singapore.*)

表 3.2　超声检查的优缺点

优点	缺点
● 无电离放射	● 显示区域非常有限
● 允许操作者实时动态评估	● 对操作者要求高
● 价格及操作相对便宜	● 对软组织肿瘤的应用有限

也可发现扳机指[35]和桡骨茎突狭窄性腱鞘炎的改变[36]。针对扳机指,超声影像可指导激素注射及经皮松解[37,38]。

　　超声诊断学也被应用于其他腕关节及手部疾病。可应用超声评估腕部韧带损伤和三角纤维复合体(triangular fibrocartilage,TFCC)撕裂[39]。对于 TFCC 撕裂,超声影像与 MRI 的相关性非常好[40]。腕管的超声显像对评估腕管综合征可能有帮助。对于腕管综合征患者,正中神经增粗而且神经回声反射学发生改变。目前各项研究得到的一致结论是在豌豆骨水平正中神经横断面面积增大[41]。超声同样可以发现是否存在引起腕管综合征的其他原因(如腕管内肿物或者腱鞘炎)。

计算机断层扫描(CT)

　　CT 是评估手及腕关节异常,特别是累及骨和关节病变的非常重要的先进影像学检查。CT 扫描技术的进步使得扫描时间更短,并允许对 CT 数据进行操作及修改以便在多层平面重建影像并形成三维图像。CT 的进步及优势见下表(表 3.3)。

表 3.3　CT 的优缺点

优点	缺点
● 现代机器能快速扫描	● 对于软组织成像不如磁共振
● 能够对任何解剖结构成像(多平面成像)并三维重建	● 有离子放射线的暴露
● 对手和腕部复杂或者显现不良的骨折能够很好评估	● 患者运动或者内置物会导致伪影
● CT 造影可显示血管丛状结构	

骨折和脱位

　　CT 对评估在 X 线平片上无法很好显现的骨及关节损伤非常有用。这种情况的例子包括舟骨骨折,CMCJ 损伤(见上文"X 线检查"部分)及其他关节的骨折(图 3.31)。

　　急性损伤后的舟骨骨折在 X 线平片上往往很难发现。过几周后重新照相或者其他影像学检查如 CT、MRI 及骨扫描,常被用来发现隐性舟骨骨折[42]。一项研究显示多探测器 CT 在发现此类隐性骨折方面与 MRI 同样有效[43]。在治疗舟骨骨折时,CT 对评估骨折愈合非常有用[44],因为在 X 线平片上不同观察者评估舟骨骨折愈合情况一致性很差[45]。沿着舟骨长轴的 CT 扫描[46]增强了 CT 评估舟骨骨折移位及驼背畸形的能力[47]。CT 扫描对评估其他腕骨骨折同样有用[48]。

　　腕关节 X 线平片是评估桡骨远端骨折的首选检查。对

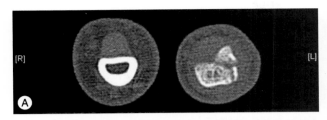

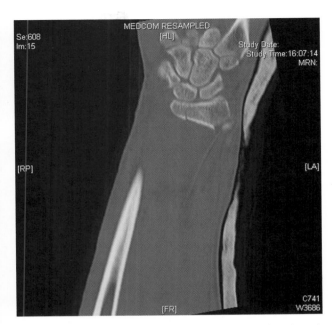

图 3.32　桡骨远端骨折冠状面 CT 显像。可见骨折线延伸至桡腕关节，但在 X 线平片上则无法显现。对于涉及关节的桡骨远端骨折，CT 对评估关节面完整性、骨折块数量及骨折块方向很有帮助

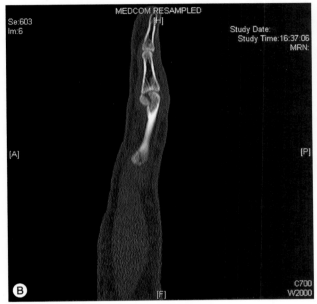

图 3.31　小指近端指骨桡侧髁的移位性骨折可以在 CT 影像上清晰显示（A，B），但在平片上显示模糊。在图（B）中还可以发现一处隐蔽的指骨根部骨折

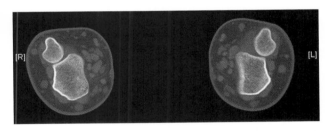

图 3.33　对中立位腕关节行轴向 CT 扫描，在桡尺远侧关节平面可见左侧（右图）背侧半脱位。通过应用指数可使其量化

于急性骨折，由于疼痛阻碍了患者按投照要求摆放位置，因而出现不理想的 X 线平片是非常常见的。有 30% 的关节内骨折患者，X 线平片会出现对关节面台阶过高或者过低的评估[49]。对腕关节的 CT 扫描能够促进评估的准确性，这会对临床决定产生影响（图 3.32）。对于复杂的桡尺骨远端骨折，CT 扫描及三维重建对手术计划很有帮助。对于桡骨远端畸形愈合，CT 被推荐用于评估畸形[50]，并且作为计算机辅助手术的基础[51,52]。

　　CT 对于发现可疑的 DRUJ 不稳定也很有帮助。真正的腕关节侧位是重要的初始影像，但它有许多不足。由于疼痛或其他原因，为得到真正的腕关节侧位需要的腕关节位置，以及应力位 X 线平片往往无法获得。不稳定可能非常轻微，仅在腕关节某些位置或者承载负荷下才能体现。对于这类可疑损伤的病例，腕关节中立、旋前及旋后位双侧轴向的 CT 扫描为更好地评估提供了重要信息（图 3.33）。针对桡尺远侧关节不稳定的 CT 评估，可以用许多不同的参数进行描述[53-56]。作者所在机构使用 Park 和 Kim 描述的半脱位指数来评估[57]。

CT 在其他方面的应用

　　CT 对评估手部骨性肿瘤也有帮助。CT 能帮助显现骨性肿瘤并评估骨破坏情况。在这些情况下，MRI 常作为补充。评估骨样骨瘤可使用薄层 CT[58]。

　　应用 CT 也有局限性。CT 对软组织成像有限，对于软组织异常，CT 没有 MRI 那么有帮助。来自患者运动或者医疗植入物的伪影会影响评估。可使用软件技术限制这些伪影，但会牺牲兴趣点的分辨率[59]。

　　合并使用容积重建技术可扩大 CT 的用处。它可以对细微骨折及复杂损伤进行清晰成像。它也可以评估可以感染或者肿瘤类疾病。对于骨折内固定术后患者，容积重建技术可通过减少条纹状伪影而改善成像效果[60]。应用血管内对比剂，可行 CT 血管造影（见下文"上肢血管成像技术"部分）。

磁共振成像（MRI）

　　对于手及腕部的 MRI 技术在最近 10 年走到了前列。对于软组织成像，特别是与外伤及肿瘤有关的疾病，作者倾向使用 MRI 检查。更大更强的磁场，改善了梯度强度和速

度，精细的线圈提供了更好的信噪比，支持在小区域内显现稍细解剖结构的病理变化。MRI 的优缺点见下表（表 3.4）。

表 3.4   MRI 的优缺点

优点	缺点
• 能够显现任何解剖层面（多层面显影）	• 设备昂贵
• 软组织对比清晰，可指出组织成分	• 对运动和顺磁性物质产生伪影
• 没有离子辐射	• 对皮质骨成像不如 CT
• 应用梯度回波序列可获得三维容积数据	• 对于安装动脉起搏器、动脉瘤血管夹、金属植入物及幽闭综合征患者是禁忌
• 不适用增强剂无创获得血管及其他结构（如 MR 血管造影）	

磁共振基础知识

MRI 采用磁场和无线电波而不是电离辐射。磁场是由电磁线圈产生，场强在 1.5～3.0 特斯拉（T）（15 000～30 000 高斯）。梯度（继发）磁场的微调可使 MRl 聚焦特定的感兴趣区域。MRI 线圈可发射并接收产生影像的高频脉冲。一般情况下，线圈越小、解剖结构在线圈中越居中，图像边缘越锐利而且信噪比越高。

MRI 依靠组织（如脂肪、肌肉、骨骼、血液和水）的磁性特性及氢离子（质子）浓度不同而加以区别。每个质子像陀螺样围绕着轴心进行旋转。没有磁场时，它们的轴心随意排列，不产生整体磁性。当 MRI 扫描时，产生的磁场引发质子旋转轴线沿着磁场轴线长轴排列。梯度磁场改变了旋转质子的排列轴线同时发自线圈的射频脉冲将质子激发至较高能级。停止射频刺激将在周围线圈内产生微小电流，它会被发现并放大而产生信号。质子被磁化的时间被称为 T_1 弛豫时间，而质子去磁化的时间被称为 T_2 弛豫时间。组织释放能量的数量与组织质子密度直接相关。不同组织质子密度不同使它们被磁化与去磁化也不同。不同组织在 T_1 和 T_2 加权图像表现见表 3.5。

表 3.5   磁共振影像上不同组织在 T_1 和 T_2 加权上的信号强度

组织	T_1 加权像	T_2 加权像
液体（自由水）	低	高
液体（与蛋白结合）	中等	高
脂肪	高	高
肌肉	中等	中等
软骨	中等	高
皮质骨	低	低
骨髓（黄）	高	中等
骨髓（红）	低	中等

体内水可分为自由水和结合水。自由水最多见于细胞外液而结合水最常见于细胞内液。自由水有着长 T_1 和 T_2 弛豫时间。因而其典型表现是 T_1 加权像为低信号而 T_2 加权像为高信号。非自由水往往与蛋白结合而阻止其运动。这会使 T_1 弛豫时间较 T_2 弛豫时间缩减更多，从而 T_1 弛豫时间表现为中等到高信号。蛋白结合水的例子包括脓肿、滑液及脓液聚集。

MRI 的临床应用

对软组织肿瘤的 MRI 检查

对于手及腕关节软组织肿瘤，MRI 是医生偏好的检查方式。大多数手及腕关节肿瘤都是良性的[61]。常见肿瘤 MRI 表现在书籍及文献中已被很好地描述[62-64]。MRI 可多层成像，显现病变特征并且界定周围组织及血管（包括肿瘤侵袭）与病变的关系，在许多情况可使临床医生得到特定的诊断。

腱鞘囊肿

腱鞘囊肿在 T_1 加权像上为低到中等信号而在 T_2 加权像上为高信号。它们可以是单房或者多房的，内含有蛋白样滑液。这是它在 T_1 加权上表现为与肌肉等信号或者略微低信号的原因（图 3.34）对蒂部的显示可说明其起源的地方。腱鞘囊肿里出血可表现为在 T_1 加权信号上出现高信号。在静脉注射钆时腱鞘囊肿不被增强而其囊壁及间隔常被增强。"经典"部位的腱鞘囊肿，如腕背腱鞘囊肿常可以在临床得到诊断而不需要 MRI 检查。

腱鞘巨细胞瘤

腱鞘巨细胞瘤（giant cell tumors of the tendon sheath, GCTTS）是色素绒毛结节性滑膜炎的同名词，这类良性肿瘤常发生于手指掌侧，起源于腱鞘、关节囊、筋膜或者韧带。它含有多核巨细胞并且有细胞内和细胞外含铁血黄素沉积。在 MRI 上，GCTTS 表现为固态肿块，在 T_1 和 T_2 加权像上表现为低信号。低信号的产生原因是含铁血黄素沉积引发的顺磁性效应。在 T_1 和 T_2 加权像上，这类肿块表现与骨骼肌等信号。当静脉注入钆增强剂后肿物信号整体增强（图 3.35）。

脂肪瘤

较身体其他部位相比，手及腕部脂肪瘤少见。在手部，脂肪瘤常出现在手掌侧，在大鱼际、小鱼际或者掌中间隙里。它们在 T_1 加权上表现为均一高信号，而浅层脂肪瘤有时表现得并不明显。它们在短时反转恢复序列（short tau inversion recovery, STIR）和 T_2 加权序列上表现为低信号。明显的结节影或者结节成分可能提示脂肪肉瘤。

血管瘤

血管瘤是良性肿瘤，分为毛细血管瘤、海绵状血管瘤及静脉型血管瘤。T_1 加权上表现各异，信号由低到高均有，取决于脂肪含量在 T_2 加权序列上，它们表现为边界清晰的分

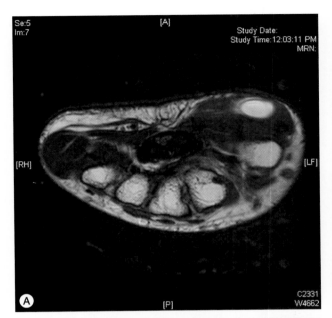

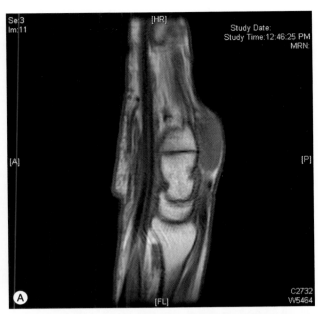

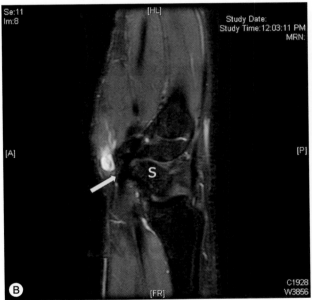

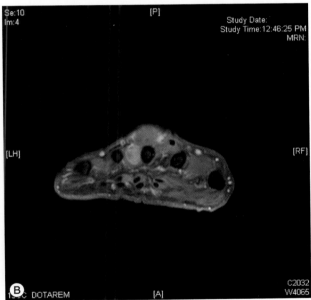

图 3.34　患者因左鱼际区域突出的固定肿物而就诊，临床上难以对其定性。X 线平片正常。（A）磁共振成像在 T_2 加权序列上表现为典型的高信号；（B）矢状面短时翻转恢复序列显示腱鞘囊肿蒂部与桡侧腕屈肌腱腱鞘相连（箭头所指），与舟骨（S）关系密切

图 3.35　这位男性患者因左手背无痛固定的膨大结节而就诊。磁共振显示在第三腕掌关节处低信号团块。（A）矢状 T_1 加权序列；（B）轴向 T_2 加权序列

叶状结构，血管团块表现出非常高的信号。由于纤维脂肪成分，可在 T_1 加权信号上显示为花边样加强。血管瘤里的静脉石在所有 MRI 序列上表现为信号空缺。由于血管瘤的多元性使其在术前 MRI 诊断上的确定性降低[61]。

内生软骨瘤

　　内生软骨瘤是手部最常见的良性肿瘤。内生软骨瘤相关的问题包括病理性骨折和极少见的肿瘤恶变。X 线平片表现为膨大的溶骨性改变，边界清晰而且可见斑点样钙化。可见皮质变薄并可能与病理性骨折相关。MRI 上，在脂肪

抑制序列（fat suppression，FS）STIR 和 T_2 加权序列上表现为分叶状高信号。它们在 T_1 加权序列上表现为低到中等信号强度。

腕部及手部创伤的 MRI

　　过去 20 年，MRI 的应用变得更加广泛，特别是对韧带损伤。MRI 对骨髓和骨骼血运能很好显像的优势使其得到广泛应用，包括诊断缺血性骨坏死骨髓水肿、炎症及感染。

隐形舟骨及腕骨骨折

　　尽管其花费可能高于或者等于经典的诊断方法，对于隐性舟骨骨折 MRI 仍然是最敏感及特异的影像学检查方

法[65,66]。在 T₁ 加权序列表现为低信号线样条带影, 伴随着 FS T₂ 加权序列或者 STIR 序列上的高信号区域, 对诊断舟骨骨折灵敏性及特异性最高。皮质骨折线可在 STIR 或者梯度回波序列(gradient echo, GRE)上得到最好显现。应用 MRI 诊断 X 线平片上的隐性骨折不仅局限于舟骨, 还包括其他在 X 线平片上难于诊断的腕骨骨折[67]。应用 MRI 除了能发现隐性腕骨骨折外还可显现韧带损伤, 从而可对腕骨骨折进行临床模拟(图 3.36)。骨挫伤在 MRI 上的表现与隐性骨折大体相同, 但没有骨皮质断裂。对其诊断须依靠阳性的外伤病史及上述 MRI 表现。

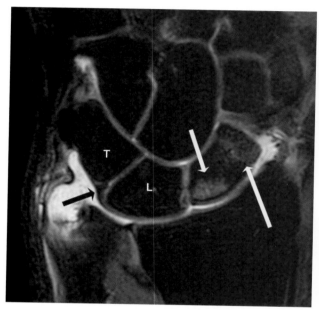

图 3.36　患者因摔伤后持续的腕背侧疼痛而就诊。他起初就诊于全科医生, 被诊断为腕部扭伤。磁共振脂肪抑制快速自旋回波质子密度序列上, 冠状面影像显示舟骨近端及腰部(与骨折相关)两个区域的高信号。舟骨近端信号增强是由舟月韧带损伤而引起, 注意月三角韧带显示为正常的韧带结构(黑色箭头)

手及腕韧带损伤

最常见的应用 MRI 的指征是手和腕部可疑韧带损伤。舟月韧带和月三角韧带撕裂及指间关节韧带撕裂、掌指关节韧带断裂是最常见的临床问题。另一大类腕关节病变——腕尺侧疼痛, 包括但不局限于 TFCC 撕裂、腕尺侧撞击、肌腱炎, 将在下文部分单独叙述。

正常韧带在质子密度加权的 GRE 序列或者 T₁ 加权自旋回波序列冠状面上显示为同源的黑色信号。异常韧带表现为 T₂ 加权序列或者 STIR 序列上信号强度增加、节段缺失、长度增加、变厚、变薄及不可见[68]。向关节腔内注入生理盐水或者钆染料行关节造影, 可提高发现韧带和 TFCC 穿孔的阳性率。

拇指尺侧韧带损伤

拇指掌指关节尺侧副韧带完全损伤的治疗不良可导致疼痛及慢性不稳定。MRI 对评估韧带完全撕裂非常有价

值, 因为在早期及急性期得出这一诊断非常困难(图 3.37)。MRI 图像可帮助排除 Stener 病变[69], 在此病变中, 断裂韧带的两端被拇内收肌间隔开从而阻止了韧带愈合。

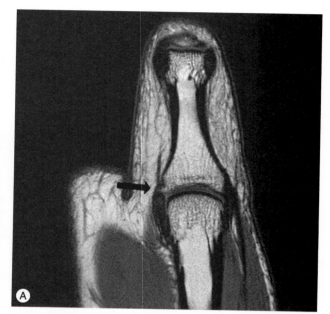

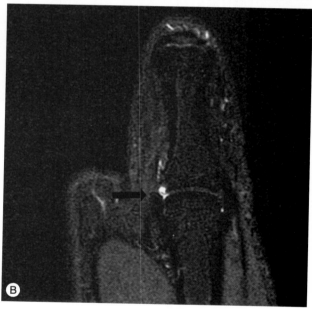

图 3.37　15 岁女孩主诉摔伤致右侧拇指外展位损伤, 掌指关节尺侧有疼痛。后前位及侧位 X 线平片未见异常。由于其恐惧及疼痛使临床查体评估关节稳定性非常困难, 故对其行 MRI 检查。冠状位快速自旋回波质子密度序列——梯度回波序列的另一形式, 显示远端撕裂。(A)尺侧副韧带(黑色箭头), 另一只手的桡侧副韧带完整且平滑地附着于拇指近节指骨基底; (B)在质子密度序列上看到的撕裂区域在短翻转恢复序列显示为高信号, 高度提示韧带急性撕裂

舟月骨间韧带损伤

这是最常见的腕关节内源性韧带损伤, 表现为隐性舟月关节腱鞘囊肿、动态舟月不稳定、静态舟月分离。舟月分

离是最常见的腕关节不稳定。早期发现舟月不稳定是治疗及预防晚期关节炎的前提。支持舟月韧带撕裂的表现包括：舟月间隙增宽、在脂肪抑制的快速自旋回波（fat spin echo，FSE）T_1加权序列或者 STIR 序列上水信号横跨舟月或月三角韧带（图3.38）。在质子密度序列和脂肪抑制 T_2 加权序列上表现为形态异常和舟月韧带缺失。对于少见的月三角韧带损伤，这一诊断标准同样适用。

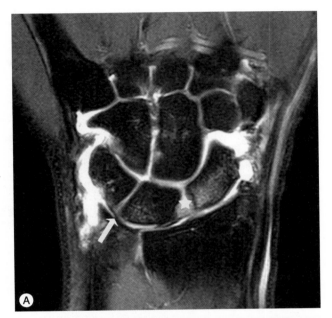

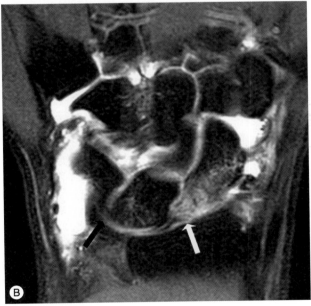

图3.38　患者表现为右腕部疼痛。在腕背部舟月间隙处有压痛。侧位上舟月角正常，正位 X 线平片上未见舟月间隙增宽。核磁共振成像冠状面脂肪抑制的快速自旋回波质子密度序列，（A）显示舟月（SL）间隙增宽（星形），韧带膜部消失。月三角韧带（LT）膜部结构正常（白色箭头）；（B）显示近排腕骨更背侧平面上月三角韧带（黑色箭头）正常而舟月韧带处出现异常的水样信号以及增粗的丝状结构（白色箭头）

MRI 对腕尺侧疼痛的评估

腕尺侧疼痛是常见而具有挑战的临床问题。引起腕尺侧疼痛的常见原因包括 TFCC 损伤、月三角韧带损伤和尺骨撞击综合征。另外的鉴别诊断包括骨折及骨折不愈合，特别是尺骨茎突，下尺桡疾病及肌腱病变。

TFCC 撕裂

TFCC 撕裂分为两类：急性损伤及退行性改变。对于后一类型，病变常发生于中心部位，而且随着年龄的增长发生概率增大。急性 TFCC 创伤性撕裂由腕关节背伸尺偏位轴向暴力所引起。TFCC 自陷窝处或桡侧附着处撕裂可导致桡尺远侧关节不稳定。评估 TFCC 损伤的金标准是腕关节镜检查。MRI 在评估 TFCC 损伤的应用越来越多。对 TFCC 损伤能够最好显示的序列是 FS FSE T_1 序列及 GRE T_2 序列[70]。模拟 FS FSE T_1 序列的 GRE 序列，例如：质子密度加权的 GRE 序列能够明确地显现 TFCC 撕裂（图3.39）。3.0T 的核磁机发现 TFCC 病变的敏感性及特异性均高于1.5T 的核磁机[71,72]。

腕尺侧撞击

这一退行性改变与腕尺侧过度负荷相关。可能存在尺骨正向变异。X 线平片上可能表现正常或者在月骨和/或三角骨内有软骨下囊肿。应力位 X 线平片提示尺骨长度相对于桡骨动态增加（腕关节旋前握拳位）。MRI 在月骨、三角骨，偶尔在尺骨头出现点状低信号，提示关节软骨软化。在 FS STIR 或 FS T_2 加权序列上，相同部位由于骨髓水肿或继发囊肿形成显示为高信号（图3.40）。

桡尺远侧关节不稳定及肌腱病变

对于桡尺远侧关节不稳定及半脱位者常选用 CT 检查。MRI 可显现对桡尺远侧关节稳定性发挥作用的韧带及 TFCC 附着于陷窝的情况。另外，对于持续桡尺远侧关节不稳定及滑膜炎患者 FS STIR 序列上出现高信号提示反应性骨髓水肿。尺骨头与桡骨远端对应关系及桡尺远侧关节半脱位最好在轴向 FSE T_1 加权序列上显现。对于肌腱病变患者在轴向 FS STIR 序列或者 FS T_2 序列上可见环形高信号增强。另外，在冠状位可见肌腱增粗及肌腱内部出现异常信号。

MRI 对骨折不愈合的评估

舟骨骨折有不愈合的倾向。应用 X 线评估舟骨骨折愈合情况敏感性及特异性较低。MRI 评估骨折愈合的标准是在 T_1 加权序列上正常的信号跨越之前骨折线区域[73]。不愈合的表现是在 FS STTR 或 FS T_2 加权序列或 GRE 序列上出现高信号。

MRI 对舟骨骨折不愈合缺血坏死（AVN）的评估

由于舟骨的逆向轴行血供模式，舟骨近端在骨折后有发生缺血性坏死的可能[74]。在 X 线上与缺血坏死相关的表现包括舟骨近端骨折块硬化，骨吸收及囊肿。MRI 可在更早阶段发现缺血性骨坏死。对舟骨近端血供的了解可指导临床决断，包括是否使用带血供的骨移植。在 T_1 加权序列

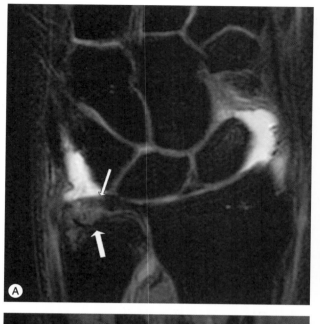

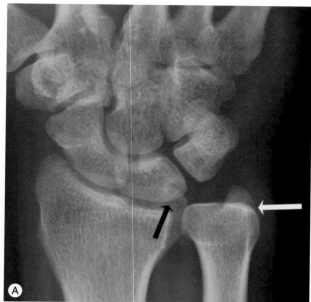

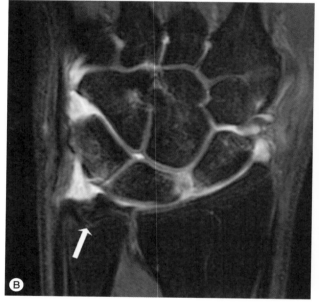

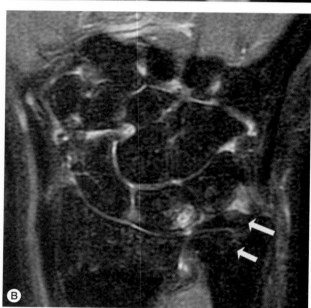

图 3.39 27 岁男性患者主诉右侧腕尺侧疼痛 1 年。在这之前有滑冰时摔伤病史。磁共振质子密度序列显示附着于尺骨陷窝（大箭头）的三角纤维软骨（小箭头）的部分从其止点撕裂（A）。另一位患者，三角纤维软骨及其附着于尺骨陷窝的部分（白色箭头）是正常的（B）。但他有舟月韧带的损伤

图 3.40 这位患者主诉 6 个月来持续右腕关节尺侧疼痛及功能障碍，特别是在锤击物体时。腕尺侧陷窝压痛阳性，尺腕研磨试验阳性。腕关节 X 线平片（A）显示尺骨茎突无骨折。然而在月骨近端尺侧可见软骨下囊肿（黑色箭头）及尺骨正向变异（白色箭头）。在磁共振影像中，脂肪抑制短 tau 翻转恢复序列在月骨相应区域显示为高信号（B）。注意三角纤维软骨及尺骨头（白色箭头）未见信号增强，这可能是损伤更严重的表现

上舟骨近端低信号提示正常骨髓组织被纤维组织所替代。在钆增强的磁共振上舟骨近端为高信号提示存在血供。这一发现不是在所有研究中均被证实，并且相对增强应明显强于周围腕骨信号[73]。

Kienbock 病

月骨原发性缺血坏死较创伤性舟骨缺血坏死少见。尺

骨负向变异会增加发生比 Kienbock 病的概率。MRI 对发现早期病变、预测预后、监测治疗后月骨再血管化情况非常有帮助[75]。月骨缺血性骨坏死在 T_1 加权序列表现为低信号，因为骨髓组织被纤维组织所替代。在 FS T_2 序列或者 FSE、FS STIR 序列上出现高信号提示骨髓水肿或者再血管化（图 3.41）。以上序列的低信号提示缺血性坏死已经形成，没有进一步的骨反应改变。

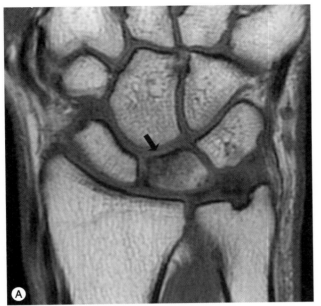

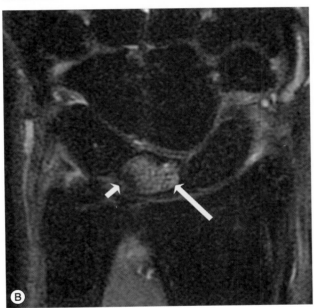

图 3.41　一位空手道爱好者主诉偶发右腕中心偏背侧疼痛，随片时间推移出现晨僵及握力减弱。X 线平片大致正常，除了月骨处有模糊的硬化线。磁共振快速自旋回波序列 T_1 加权序列显示月骨桡侧角正常骨髓信号消失（A）。快速自旋回波脂肪抑制短时反转恢复序列显示弥漫骨髓信号增强，除了月骨近端尺侧角（B）

骨髓炎

　　手及腕部骨髓炎相对少见。它常常是之前骨折手术治疗或其他操作的结果。通常，在 X 线平片阴性而怀疑骨髓炎时可应用骨扫描或者 MRI 检查。MRI 对区别骨髓异常与关节及软组织改变具有优势。受累骨髓区域表现为 T_1 序列低信号及 T_2 序列高信号。

上肢血管成像技术

　　数字减影血管成像（digital subtraction, angiography, DSA）是肢体血管成像的金标准[76,77]。CT 及 MRI 血管成像（magnetic resonance angiography, MRA）的发展使其成为上肢血管成像的另一选择。上肢动脉成像往往应用于两种情况：发生损伤后肢体血管损伤的检测以及评估上肢血管异常。

　　创伤后血管造影的指征是：脉搏及血压下降或消失，肢体发凉、血管杂音，无法控制的出血或者血肿增大，神经感觉缺失以及损伤与血管结构邻近[78]。当临床状况需要紧急手术时，传统的血管造影是禁忌的。刀刺伤（80%）和钝性损伤（67%）更易发生血管异常，紧随其后的便是枪弹伤（44%）[78]。

　　DSA 可帮助判断周围动脉硬化性疾病、结缔组织疾病、胸廓出口综合征及雷诺综合征的血管树形结构。它同样可以评估上肢动静脉瘘、血管肿瘤及发育异常。

　　CT 血管造影（CTA）较 DSA 创伤更小并且能够评估血管壁及管腔外病变。获得的数据可在三维及多平面上重建。CT 技术的进步、最新的重建方法及 CT 能在急诊应用使得 CTA 在评估创伤后肢体血管情况的应用越来越多[79,80]。在四肢损伤中，CTA 可发现动脉损伤，包括假性动脉瘤、活动性出血、动静脉痰、栓塞、内膜损伤及血管痉挛[81]。该技术同样可以评估静脉损伤。CTA 在评估儿童患者肢体血管损伤同样有用[82]。对于小儿患者，CTA 可呈现 DSA 无法显示的血管树状结构。

　　CTA 的适应证与 DSA 相同。CTA 对以下情况评估有局限性。例如，鉴别 CTA 的锥形改变是有困难的，这一表现可能是血管断裂、原始损伤、血管痉挛或者邻近血肿[79]。对远端血管树形结构显像也有困难。DSA 对于可能需要血管内介入治疗的病例具有优势，如动静脉瘘。对于钝性伤或穿透伤可疑血管损伤者 CTA 诊断的敏感性及特异性分别为 95.1% 和 98.7%[83]。

　　MRA 较传统 DSA 对四肢血管成像具有优势。MRA 损伤更小，不需要碘剂增强并且能同时显示管腔外病变[84]。MRA 的血管成像技术通过有或者无钆螯合剂增强的不同技术实现。通过应用造影剂增强及精细的表面线圈的 MRA 可对手部血管树样结构进行快速而高质量的检查[85]。

　　手和腕部 MRA 有着大量潜在的适应证，例如在血管畸形、血管损伤和血管堵塞方面的应用均获得成功[86]。MRA 是应用冠状面三维 GRE 飞行时间序列以及动态血管内注射钆增强剂，与使用腕关节线圈进行图像采集对比进行的。流动血液中的质子与静止的软组织中的质子形成内在对比，是 MRA 减去软组织影像的成像基础。MRA 可发现直径 1mm 以上血管的病理学改变并能可靠显示掌浅弓及掌深弓（图 3.42）。MRA 的缺点包括对于直径在 1mm 及以下的血管成像分辨率低，易受运动伪影影响以及在严重狭窄及栓塞处出现高信号的流动伪影而易误认为流动的血液。MRA 对于肾脏功能不全者非常有用，因为碘剂可能进一步损害肾功能，同样对于儿童患者 MRA 也很有用。

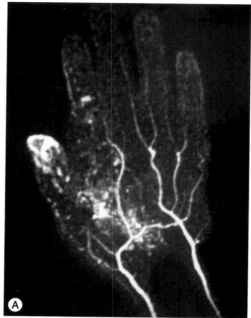

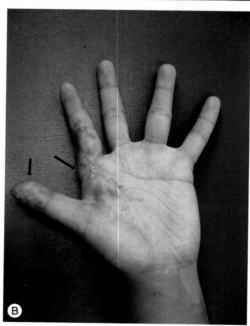

图 3.42   23 岁女性 5 年前因动静脉畸形而行切除术,现在皮肤改变提示病变复发。磁共振血管造影提示在拇指指腹区域有片状高信号(A)。在照片中同样可看到色素沉着(B)

放射性同位素检查

放射性同位素检查在手及腕关节的应用敏感性很高[87]。传统成像无法发现的病变可在放射性同位素检查中表现为阳性。放射性同位素检查的主要局限性在于其缺乏特异性。这是因为示踪剂反映了功能状况[88]。在这些扫描中缺乏能够鉴别生理性及病理性改变的细节。它是一项非常有用的检查方式。最常应用的骨肌肉放射性同位素检查是二磷酸

锝-99 标记的骨扫描。三时相骨扫描对于骨髓炎高度敏感。然而,肿瘤、骨折及神经源性关节改变可出现类似表现。应用铟-111 标记的自体白细胞可增加其特异性[89]。骨扫描对于诊断复杂性局部疼痛综合征(反射性交感神经性骨萎缩)[90],舟骨隐性骨折[91]以及转移性病变[92]非常有用。新的检查方式,如将同位素检查与形态学信息结合起来的单光子发射 CT/CT 可促进肢体病变的诊断[93]。

未来展望——X 线透视检查的安全性

X 线透视检查是一种强大的成像工具,可以对手部骨骼和关节进行手术和动态评估。由于外科医生通常是机器的操作人员,这将导致暴露在直接和散射辐射下。这种辐射暴露是一种职业风险,有潜在的严重影响。有一份报告表明,在使用标准 C 臂机设备时,在不遵守辐射防护措施的机构工作的骨科医生患癌症的风险增加[94]。另一项研究发现,与年龄和种族相似的女性相比,女性骨科医生的癌症患病率增加了 1.9 倍,乳腺癌患病率增加了 2.9 倍[95]。

辐射暴露与距 X 射线源的距离直接相关。这种关系可用平方反比定律来描述。实际上,距离光源的距离增加 1倍,曝光量就会减少 3/4。相反,距离减半会导致辐射增加 4倍。一些基本的知识和预防措施可以最大限度地减少操作过程中对工人的辐射(框 3.5)。

框 3.5   减少辐射暴露的方法

增加人员与辐射源之间的距离是关键,因为已经证明,辐射暴露的速率在辐射束路径之外显著下降,并且在距离成像增强器焦点 15cm 以外最小[99]。
1. 增加与辐射源的距离
   - 将肢体直接放置在图像增强器上(当使用迷你 C 臂机时)
   - 非相关人员应远离辐射源
2. 防护
   - 铅衣
   - 衬铅手术室
   - 防护眼镜
   - 手靠近辐射源的操作人员使用辐射衰减手套
   - 麻醉师与患者也需防护
3. 尽量减少射线使用
   - 使用激光束提高透视精度
   - 瞄准
   - 避免长时间暴露

X 线透视法的选择影响潜在的辐射暴露。与传统透视法相比,迷你 C 臂透视法放射出的辐射约为常规透视法的一半[96]。然而,如果外科医生在术中使用迷你 C 臂时将他或她的手放在 X 射线束的路径上,与使用标准 C 臂时相比,辐射源到皮肤的距离会缩短,从而导致手受到更高的辐射

暴露[97,98]。虽然迷你 C 臂透视在手外科手术中已被广泛采用，但作者在使用过程中需要谨慎，以确保外科医生和患者的安全。技术进步将提高这些设备的分辨率和实用性，同时旨在降低辐射风险。同时，应该对使用这类设备的长期暴露风险进行更多的研究。

参考文献

1. Sofka CM, Pavlov H. The history of clinical musculoskeletal radiology. *Radiol Clin North Am.* 2009;47:349–356.
2. Peh WC. Modern imaging of the musculoskeletal system: is there still a role for radiography? *Singapore Med J.* 2002;43:385–386.
3. Fisher MR, Rogers LF, Hendrix RW. Systematic approach to identifying fourth and fifth carpometacarpal joint dislocations. *AJR Am J Roentgenol.* 1983;140:319–324.
4. Parkinson RW, Paton RW. Carpometacarpal dislocation: an aid to diagnosis. *Injury.* 1992;23:187–188.
5. Gurland M. Carpometacarpal joint injuries of the fingers. *Hand Clin.* 1992;8:733–744.
6. Chong AK, Chew WY. An isolated ring finger metacarpal shaft fracture? Beware an associated little finger carpometacarpal joint dislocation. *J Hand Surg [Br].* 2004;29:629–631.
7. Lane CS. Detecting occult fractures of the metacarpal head: the Brewerton view. *J Hand Surg Am.* 1977;2:131–133.
8. Eaton RG, Littler JW. Ligament reconstruction for the painful thumb carpometacarpal joint. *J Bone Joint Surg Am.* 1973;55:1655–1666.
9. Heim D. The skier's thumb. *Acta Orthop Belg.* 1999;65:440–446.
10. Ebrahim FS, De Maeseneer M, Jager T, et al. US Diagnosis of UCL tears of the thumb and Stener lesions: technique, pattern-based approach, and differential diagnosis. *Radiographics.* 2006;26:1007–1020.
11. Hergan K, Mittler C, Oser W. Ulnar collateral ligament: differentiation of displaced and nondisplaced tears with US and MR imaging. *Radiology.* 1995;194:65–71.
12. Gilsanz V, Ratib O. Indicators of skeletal maturity in children and adolescents. In: *Hand Bone Age.* New York: Springer-Verlag; 2005:9–16.
13. Chew EM, Chong AKS. Hand fractures in children: epidemiology and misdiagnosis in a tertiary referral hospital. *J Hand Surg Am.* 2012;37A:1684–1688.
14. Salter RB, Harris R. Injuries involving the epiphyseal plate. *J Bone Joint Surg Am.* 1963;45:587–621. *This classic instructional lecture course provides an excellent overview of the growth plate, its injury patterns, mechanisms and prognosis, as well as radiographic features.*
15. Levis CM, Yang Z, Gilula LA. Validation of the extensor carpi ulnaris groove as a predictor for the recognition of standard posteroanterior radiographs of the wrist. *J Hand Surg Am.* 2002;27:252–257.
16. Yang Z, Mann FA, Gilula LA, et al. Scaphopisocapitate alignment: criterion to establish a neutral lateral view of the wrist. *Radiology.* 1997;205:865–869.
17. Gilula LA. Carpal injuries: analytic approach and case exercises. *AJR Am J Roentgenol.* 1979;133:503–517.
18. Peh WC, Gilula LA. Normal disruption of carpal arcs. *J Hand Surg Am.* 1996;21:561–566.
19. Bouman HW, Messer E, Sennwald G. Measurement of ulnar translation and carpal height. *J Hand Surg [Br].* 1994;19:325–329.
20. McMurtry RY, Youm Y, Flatt AE, et al. Kinematics of the wrist. II. Clinical applications. *J Bone Joint Surg Am.* 1978;60:955–961.
21. Kristensen SS, Thomassen E, Christensen F. Ulnar variance determination. *J Hand Surg [Br].* 1986;11:255–257.
22. Palmer AK, Glisson RR, Werner FW. Ulnar variance determination. *J Hand Surg Am.* 1982;7:376–379.
23. Steyers CM, Blair WF. Measuring ulnar variance: a comparison of techniques. *J Hand Surg Am.* 1989;14:607–612.
24. Shin AY, Deitch MA, Sachar K, et al. Ulnar-sided wrist pain. Diagnosis and treatment. *J Bone Joint Surg Am.* 2004;86:1560–1574.
25. Chung KC, Spilson SV. The frequency and epidemiology of hand and forearm fractures in the United States. *J Hand Surg Am.* 2001;26:908–915.
26. Thomas AD, Greenberg JA. Use of fluoroscopy in determining screw overshoot in dorsal distal radius: a cadaveric study. *J Hand Surg Am.* 2009;34A:258–261.
27. Maschke SD, Evans PJ, Schub D, et al. Radiographic evaluation of dorsal screw penetration after volar fixed-angle plating of the distal radius: a cadaveric study. *Hand.* 2007;2:144–150.
28. Badman BL, Rill L, Butkovich B, et al. Radiation exposure with use of the mini-C-arm for routine orthopaedic imaging procedures. *J Bone Joint Surg Am.* 2005;87:13–17.
29. Kwon BC, Baek GH. Fluoroscopic diagnosis of scapholunate interosseous ligament injuries in distal radius fractures. *Clin Orthop Relat Res.* 2008;466:969–976.
30. Bain GI, Hunt J, Mehta JA. Operative fluoroscopy in hand and upper limb surgery. One hundred cases. *J Hand Surg [Br].* 1997;22:656–658.
31. Wong DC, Wansaicheong GK, Tsou IY. Ultrasonography of the hand and wrist. *Singapore Med J.* 2009;50:219–225, quiz 226.
32. Smith J, Finnoff JT. Diagnostic and interventional musculoskeletal ultrasound: part 1. Fundamentals. *PM R.* 2009;1:64–75. *The principles of medical ultrasonography as applied to the musculoskeletal system are covered in this first part of a two-part comprehensive review. Part 2 covers clinical applications of ultrasonography.*
33. Smith J, Finnoff JT. Diagnostic and interventional musculoskeletal ultrasound: part 2. Clinical applications. *PM R.* 2009;1:162–177.
34. Connolly DJA, Berman L, McNally EG. The use of beam angulation to overcome anisotropy when viewing human tendon with high frequency linear array ultrasound. *Br J Radiol.* 2001;74:183–185.
35. Guerini H, Pessis E, Theumann N, et al. Sonographic appearance of trigger fingers. *J Ultrasound Med.* 2008;27:1407–1413.
36. Diop AN, Ba-Diop S, Sane JC, et al. [Role of US in the management of de Quervain's tenosynovitis: review of 22 cases.]. *J Radiol.* 2008;89:1081–1084.
37. Bodor M, Flossman T. Ultrasound-guided first annular pulley injection for trigger finger. *J Ultrasound Med.* 2009;28:737–743.
38. Kuo LC, Su FC, Tung WL, et al. Kinematical and functional improvements of trigger digits after sonographically assisted percutaneous release of the A1 pulley. *J Orthop Res.* 2009;27:891–896.
39. Renoux J, Zeitoun-Eiss D, Brasseur J-L. Ultrasonographic study of wrist ligaments: review and new perspectives. *Semin Musculoskelet Radiol.* 2009;13:55–65.
40. Keogh CF, Wong AD, Wells NJ, et al. High-resolution sonography of the triangular fibrocartilage: initial experience and correlation with MRI and arthroscopic findings. *AJR Am J Roentgenol.* 2004;182:333–336.
41. Beekman R, Visser LH. Sonography in the diagnosis of carpal tunnel syndrome: a critical review of the literature. *Muscle Nerve.* 2003;27:26–33.
42. Brookes-Fazakerley S, Kumar A, Oakley J. Survey of the initial management and imaging protocols for occult scaphoid fractures in UK hospitals. *Skeletal Radiol.* 2009;38:1045–1048.
43. Memarsadeghi M, Breitenseher MJ, Schaefer-Prokop C, et al. Occult scaphoid fractures: comparison of multidetector ct and mr imaging: initial experience. *Radiology.* 2006;240:169–176.
44. Dias JJ. Definition of union after acute fracture and surgery for fracture nonunion of the scaphoid. *J Hand Surg Br.* 2001;26:321–325.
45. Dias J, Taylor M, Thompson J, et al. Radiographic signs of union of scaphoid fractures. An analysis of inter-observer agreement and reproducibility. *J Bone Joint Surg Br.* 1988;70-B:299–301.
46. Sanders WE. Evaluation of the humpback scaphoid by computed tomography in the longitudinal axial plane of the scaphoid. *J Hand Surg Am.* 1988;13:182–187.
47. Lozano-Calderon S, Blazar P, Zurakowski D, et al. Diagnosis of scaphoid fracture displacement with radiography and computed tomography. *J Bone Joint Surg Am.* 2006;88:2695–2703.
48. Kaewlai R, Avery LL, Asrani AV, et al. Multidetector CT of carpal injuries: anatomy, fractures, and fracture-dislocations1. *Radiographics.* 2008;28:1771–1784.
49. Cole RJ, Bindra RR, Evanoff BA, et al. Radiographic evaluation of osseous displacement following intra-articular fractures of the distal radius: reliability of plain radiography versus computed tomography. *J Hand Surg Am.* 1997;22:792–800.
50. Slagel BE, Luenam S, Pichora DR. Management of post-traumatic malunion of fractures of the distal radius. *Hand Clin.* 2010;26:71–84.
51. Athwal GS, Ellis RE, Small CF, et al. Computer-assisted distal radius osteotomy. *J Hand Surg Am.* 2003;28:951–958.
52. Murase T, Oka K, Moritomo H, et al. Three-dimensional corrective osteotomy of malunited fractures of the upper extremity with use of a computer simulation system. *J Bone Joint Surg Am.* 2008;90:2375–2389.

53. Mino DE, Palmer AK, Levinsohn EM. The role of radiography and computerized tomography in the diagnosis of subluxation and dislocation of the distal radioulnar joint. *J Hand Surg Am.* 1983;8:23–31.

54. Mino DE, Palmer AK, Levinsohn EM. Radiography and computerized tomography in the diagnosis of incongruity of the distal radio-ulnar joint. A prospective study. *J Bone Joint Surg Am.* 1985;67:247–252.

55. Wechsler RJ, Wehbe MA, Rifkin MD, et al. Computed tomography diagnosis of distal radioulnar subluxation. *Skeletal Radiol.* 1987;16:1–5.

56. Lo IK, MacDermid JC, Bennett JD, et al. The radioulnar ratio: a new method of quantifying distal radioulnar joint subluxation. *J Hand Surg Am.* 2001;26:236–243.

57. Park MJ, Kim JP. Reliability and normal values of various computed tomography methods for quantifying distal radioulnar joint translation. *J Bone Joint Surg Am.* 2008;90:145–153.

58. Assoun J, Richardi G, Railhac JJ, et al. Osteoid osteoma: MR imaging versus CT. *Radiology.* 1994;191:217–223.

59. Barrett JF, Keat N. Artifacts in CT: recognition and avoidance. *Radiographics.* 2004;24:1679–1691.

60. Pretorius ES, Fishman EK. Volume-rendered Three-dimensional spiral CT: musculoskeletal applications. *Radiographics.* 1999;19:1143–1160.

61. Capelastegui A, Astigarraga E, Fernandez-Canton G, et al. Masses and pseudomasses of the hand and wrist: MR findings in 134 cases. *Skeletal Radiol.* 1999;28:498–507.

62. Peh WC, Truong NP, Totty WG, et al. Pictorial review: magnetic resonance imaging of benign soft tissue masses of the hand and wrist. *Clin Radiol.* 1995;50:519–525.

63. Teh J, Whiteley G. MRI of soft tissue masses of the hand and wrist. *Br J Radiol.* 2007;80:47–63.

64. Ergun T, Lakadamyali H, Derincek A, et al. Magnetic resonance imaging in the visualization of benign tumors and tumor-like lesions of hand and wrist. *Curr Probl Diagn Radiol.* 2010;39:1–16. *This review provides a practical approach to MR evaluation of benign tumors of the hand and wrist. A comprehensive list of conditions is covered, with descriptions and images of the MRI findings.*

65. Amrami KK. Radiology corner: diagnosing radiographically occult scaphoid fractures – what's the best second test? *J Am Soc Surg Hand.* 2005;5:134–138.

66. Jenkins PJ, Slade K, Huntley JS, et al. A comparative analysis of the accuracy, diagnostic uncertainty and cost of imaging modalities in suspected scaphoid fractures. *Injury.* 2008;39:768–774.

67. Peh WC, Gilula LA, Wilson AJ. Detection of occult wrist fractures by magnetic resonance imaging. *Clin Radiol.* 1996;51:285–292.

68. Steinbach LS, Smith DK. MRI of the wrist. *Clin Imaging.* 2000;24:298–322.

69. Stener B. Displacement of the ruptured ulnar collateral ligament of the metacarpo-phalangeal joint of the thumb. *J Bone Joint Surg Br.* 1962;44-B:869–879.

70. Nakamura T, Yabe Y, Horiuchi Y. Fat suppression magnetic resonance imaging of the triangular fibrocartilage complex. Comparison with spin echo, gradient echo pulse sequences and histology. *J Hand Surg [Br].* 1999;24:22–26.

71. Anderson ML, Skinner JA, Felmlee JP, et al. Diagnostic comparison of 1.5 Tesla and 3.0 Tesla preoperative MRI of the wrist in patients with ulnar-sided wrist pain. *J Hand Surg Am.* 2008;33:1153–1159.

72. Magee T. Comparison of 3-T MRI and arthroscopy of intrinsic wrist ligament and TFCC tears. *AJR Am J Roentgenol.* 2009;192:80–85.

73. Karantanas A, Dailiana Z, Malizos K. The role of MR imaging in scaphoid disorders. *Eur Radiol.* 2007;17:2860–2871.

74. Gelberman RH, Gross MS. The vascularity of the wrist. Identification of arterial patterns at risk. *Clin Orthop Relat Res.* 1986;202:40–49.

75. Sowa DT, Holder LE, Patt PG, et al. Application of magnetic resonance imaging to ischemic necrosis of the lunate. *J Hand Surg Am.* 1989;14:1008–1016.

76. McDonald EJ Jr, Goodman PC, Winestock DP. The clinical indications for arteriography in trauma to the extremity. A review of 114 cases. *Radiology.* 1975;116:45–47.

77. Rieger M, Mallouhi A, Tauscher T, et al. Traumatic arterial injuries of the extremities: initial evaluation with MDCT angiography. *AJR Am J Roentgenol.* 2006;186:656–664.

78. McCorkell S, Harley J, Morishima M, et al. Indications for angiography in extremity trauma. *AJR Am J Roentgenol.* 1985;145:1245–1247.

79. Shah N, Anderson SW, Vu M, et al. Extremity CT angiography: application to trauma using 64-MDCT. *Emerg Radiol.* 2009;16:425–432.

80. Fishman EK, Horton KM, Johnson PT. Multidetector CT and Three-dimensional CT Angiography for Suspected Vascular Trauma of the Extremities. *Radiographics.* 2008;28:653–665.

81. Miller-Thomas MM, West OC, Cohen AM. Diagnosing traumatic arterial injury in the extremities with CT angiography: pearls and pitfalls. *Radiographics.* 2005;25(suppl 1):S133–S142.

82. Hsu CS, Hellinger JC, Rubin GD, et al. CT angiography in pediatric extremity trauma: preoperative evaluation prior to reconstructive surgery. *Hand (N Y).* 2008;3:139–145.

83. Soto JA, Mañera F, Morales C, et al. Focal arterial injuries of the proximal extremities: helical CT arteriography as the initial method of diagnosis. *Radiology.* 2001;218:188–194.

84. Stepansky F, Hecht EM, Rivera R, et al. Dynamic MR angiography of upper extremity vascular disease: pictorial review. *Radiographics.* 2008;28:e28. *MRA is rapidly becoming a viable alternative to digital subtraction angiography. This article reviews MRA techniques and protocols, and shows examples of upper extremity pathology diagnosed with MRA.*

85. Connell DA, Koulouris G, Thorn DA, et al. Contrast-enhanced MR angiography of the hand. *Radiographics.* 2002;22:583–599.

86. Epstein RE, Dalinka MK. Magnetic resonance imaging of the hand and wrist. *Operative Techniques Sports Med.* 1997;5:37–49.

87. Love C, Din AS, Tomas MB, et al. Radionuclide bone imaging: an illustrative review. *Radiographics.* 2003;23:341–358. *Bone scintigraphy is one of the most frequently performed radionuclide procedures. This article reviews the basic principles, protocols, normal findings, and applications of bone scintigraphy.*

88. Palestro CJ, Love C, Schneider R. The evolution of nuclear medicine and the musculoskeletal system. *Radiol Clin North Am.* 2009;47:505–532.

89. Palestro CJ, Torres MA. Radionuclide imaging in orthopedic infections. *Semin Nucl Med.* 1997;27:334–345.

90. Wuppenhorst N, Maier C, Frettloh J, et al. Sensitivity and specificity of 3-phase bone scintigraphy in the diagnosis of complex regional pain syndrome of the upper extremity. *Clin J Pain.* 2010;26:182–189.

91. Beeres FJ, Rhemrev SJ, den Hollander P, et al. Early magnetic resonance imaging compared with bone scintigraphy in suspected scaphoid fractures. *J Bone Joint Surg Br.* 2008;90:1205–1209.

92. Hage WD, Aboulafia AJ, Aboulafia DM. Incidence, location, and diagnostic evaluation of metastatic bone disease. *Orthop Clin North Am.* 2000;31:515–528, vii.

93. Linke R, Kuwert T, Uder M, et al. Skeletal SPECT/CT of the peripheral extremities. *AJR Am J Roentgenol.* 2010;194:W329–W335.

94. Mastrangelo G, Fedeli U, Fadda E, et al. Increased cancer risk among surgeons in an orthopaedic hospital. *Occup Med.* 2005;55:498–500.

95. Chou LB, Cox CA, Tung JJ, et al. Prevalence of cancer in female orthopaedic surgeons in the United States. *J Bone Joint Surg Am.* 2010;92:240–244.

96. Athwal GS, Bueno RA Jr, Wolfe SW. Radiation exposure in hand surgery: mini versus standard C-arm. *J Hand Surg Am.* 2005;30:1310–1316.

97. Vosbikian MM, Ilyas AM, Watson DD. Leinberry CF. Radiation exposure to hand surgeons' hands: a practical comparison of large and mini C-arm fluoroscopy. *J Hand Surg Am.* 2014;39:1805–1809.

98. Singer G, Herron B, Herron D. Exposure from the large C-arm versus the mini C-arm using hand/wrist and elbow phantoms. *J Hand Surg Am.* 2011;36:628–631.

99. Giordana BD, Ryder S, Baumhauer JF, DiGiovanni BF. Exposure to direct and scatter radiation with use of mini c-arm fluoroscopy. *J Bone Joint Surg Am.* 2007;89:948–952.

第4章

上肢手术麻醉

Jonay Hill, Vanila M. Singh, and Subhro K. Sen

概要

- 最佳的围手术期麻醉效果是通过对解剖学、药理学、操作技术和潜在并发症的全面深入理解来实现的。
- 局部麻醉药(local anesthetics, LA)通过阻止神经传导以抑制或减轻疼痛,使区域阻滞麻醉成为可能。
- 使用区域阻滞麻醉时使用超声引导减少了对大剂量麻醉药的需求。

简介

手和上肢手术麻醉的目标是在手术期间为患者提供舒适和安全的麻醉体验。麻醉有多种选择,各有好处和风险。选择哪种麻醉技术取决于多种因素,包括:手术范围、累及部位和预期的手术持续时间;是否需要镇静;患者的一般医疗健康状况和个人偏好。

与其他部位的手术一样,全身麻醉技术也可用于手部和上肢手术。此外,如果在适当的环境和患者人群中使用,区域麻醉技术可用于涉及上肢的手术。局部麻醉药辅剂的应用可增强局部麻醉药作用,以提供更长的作用持续时间、更低的不良全身反应风险和更少的手术部位出血。

最佳的围手术期麻醉效果是通过对解剖学、药理学、操作技术、潜在并发症和一般疼痛管理的透彻理解来实现的。

解剖

臂丛神经起源于C5~8和T1的脊神经的腹侧支,C4和T2的贡献各不相同(图4.1)。这些分支结合并分叉形成臂丛神经的根、干、股、束、支、和末梢神经。C5和C6根(脊神经腹侧支)形成上干,C7成为中干,C8和T1形成前

斜角肌和中斜角肌之间的下干。然后这3个主干分为前股和后股,走行于第一肋骨和锁骨下动脉的外侧。然后这些神经分支重新联合起来形成臂丛神经束。上干和中干的前股形成外侧束,而下干的前股形成内侧束。所有上、中、下3个干的后股形成后束。根据束与腋动脉的解剖关系对它们命名。然后内、外、后束再次分支成为臂丛神经的终末分支。外侧束产生肌皮神经并参与正中神经。内侧束也参与正中神经构成,并发出尺神经、臂内侧皮神经和前臂内侧皮神经。后束成为腋神经和桡神经[1]。

除臂丛神经主要分支外的其他神经对于上肢的完全麻醉可能也很重要。锁骨上神经(C3~4)为肩部"披肩区域"提供感觉神经支配,肋间臂神经(T2)支配上臂内侧和腋窝的皮肤。

了解臂丛神经解剖学和所支配的皮节区(图4.2、图4.3)可实现选择性区域麻醉。

神经周围环境

腋鞘是围绕臂丛神经血管结构的结缔组织。它起源于椎前筋膜的延续,并在远端连接二头肌和肱肌的筋膜。这种结缔组织结构向内延伸,在神经丛的组成成分之间形成隔膜,并为每条神经形成筋膜隔室[2]。关于隔膜限制局部麻醉药在鞘内扩散的能力存在争议。一些学者报道指出这些筋膜间隔限制了局部麻醉药围绕神经的圆周样环形扩散,注射药物沿着神经的长轴上下扩散并保持在间隔内。这一概念为在臂丛神经阻滞期间某些神经发生快速而完善的神经阻滞,但其他神经阻滞不全或阻滞失败提供了合理的解释[3]。其他学者提出隔膜是不完全的,当注射溶液时可形成小的气泡样小袋。他们发现即使有这些隔膜存在,在向腋鞘内单点注射染料溶液时,正中神经、桡神经和尺神经可立即着色,这些数据显示在鞘内隔膜间有相互沟通,因而可以解释臂丛神经阻滞中为什么单点注射有着堪比多点注射的成功率[4]。

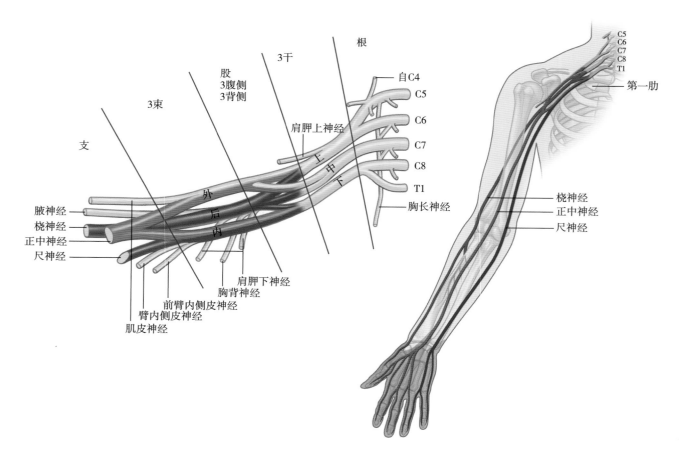

图 4.1   臂丛解剖

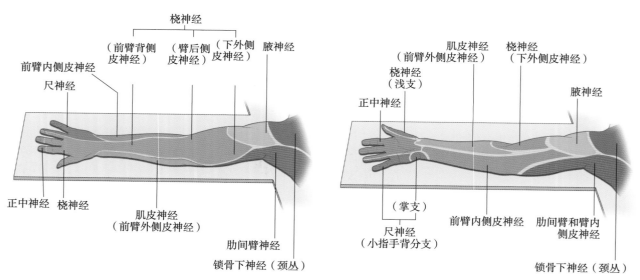

图 4.2   上肢神经支配（旋前位）

图 4.3   上肢神经支配（旋后位）

显微神经解剖学

　　周围神经由神经内膜包绕的成束神经纤维（神经纤维束）组成，这些神经束组包含在神经外膜里。随着神经远离脊髓走行，神经束膜的数量不断增加，神经束的大小不断减少[5]。神经根包含大的神经束，表现为单束或是寡束，而远端神经则表现为多神经束模式[6,7]。虽然神经组织的数量是恒定的，但是非神经组织的结缔组织数量从近端到远端逐渐增加，神经组织和非神经结缔组织的比率由近端神经丛的 1:1 变为较远端神经丛的 1:2[2,7]。非神经结缔组织的存在可解释为什么神经外膜内注射很少导致神经损伤[6]。

超声解剖学

　　神经的形状和回声反射性决定了它的超声下影像，强反射超声波的结构产生强反射信号，呈现白色或强回声；相反，弱反射超声波的结构显得更黑[8]。周围神经表现为高回声和低回声结构的混合体，形成典型的"蜂巢"样结构[9]。超声下可见的低回声结构为神经组织，强回声区域为结缔组织[10]。近端臂丛神经的超声影像通常表现为低回声结构，印证了其寡束结构模式，远端臂丛神经表现为高回声蜂巢样结构，反映其多神经束结构模式[7]。

局部麻醉药药理学

　　局部麻醉药通过阻止神经传导和抑制或减轻疼痛使得局部麻醉成为可能[11]。局部麻醉药主要为弱碱性，与钠离子通道位点结合，阻止钠离子通过钠离子通道移动，从而暂时阻断神经传导[12]。

　　局部麻醉药按照化学结构分为酰胺类和酯类，大多数应用于区域阻滞麻醉的局部麻醉药都是酰胺类（命名为"某卡因"）。典型的局部麻醉药结构包括一个亲脂的头、一个亲水的尾和连接头尾的连接链，连接链是酰胺类或是酯类，其结构决定了局部麻醉药的类别。局部麻醉药结构的改变将会影响其自身的特性，对于选择应用何种局部麻醉药是很重要的，例如：增加烷基替换芳香环，将增加药物的脂溶性，从而增加其效能。局部麻醉药过敏反应更常见于酯类，而在酰胺类少见。

药代动力学

　　局部麻醉药与其他药物不同，因为它们直接在作用部位给药。疗效取决于到达神经的局部麻醉药的量和与神经的接近程度。局部麻醉药的扩散取决于阻滞区域中结缔组织和脂肪组织的数量。

毒性

　　自首次用于神经阻滞以来，局部麻醉药的毒性一直是一个问题。无论注射哪种局部麻醉药，传统方法都需要大量才能成功进行区域麻醉，例如臂丛神经阻滞或 Bier 阻滞。必须频繁抽吸和增加剂量，需要不断与患者沟通以在发展为毒性体征和症状之前检测潜在静脉注射的早期体征。药物剂量、吸收率、生物转化和药物从循环中的消除等因素是局部麻醉药血浆浓度的决定因素。幸运的是，使用超声引导的好处之一是使区域阻滞麻醉已经减少了对大剂量局部麻醉药应用的需求[13]。

　　高血浆浓度可能是直接血管内注射、血浆吸附和/或患者潜在医学疾病（如肾病或肝病导致低蛋白血症）导致的结果。局部麻醉药血管内浓度升高可导致轻微的中枢神经系统症状，如头晕、耳鸣，可继续进展为更强烈的症状，如意识丧失和癫痫发作。更高的浓度可发生心律失常，包括完全心血管系统瘫痪。区域阻滞麻醉应用局部麻醉药时需要对这些毒性反应有很好的鉴别，需要理解达到特定中毒浓度是致命的，同样重要的是需要为这些意想不到的事件做好处理准备。

　　添加肾上腺素等辅剂可影响药物的吸收和代谢，肾上腺素等辅剂会影响吸收和消除。几乎在所有情况下都需要使用肾上腺素作为血管内注射的标志物。例外情况包括肾上腺素引起的血管收缩实际上可能会影响流向该区域的血液的情况。

　　医生必须准备监护仪、急救药物和气道支持工具来帮助治疗局部麻醉药的毒性反应，毒性应可包括但不限于氧饱和度降低、低血压、心动过缓和癫痫发作，中毒的程度依赖于具体药物的内在特性和局部麻醉药的血浆浓度。局部麻醉药的安全是区域阻滞麻醉重要的方面，取决于医生的技术、针头穿刺的部位、药物的应用和患者的健康状况，当决定使用适当的麻醉程序和麻醉药物剂量时必须考虑上述所有因素[14]。

　　丁哌卡因已经应用了很多年，由于其自身的内在特性，有着最高的潜在心脏毒性，尽管心脏系统通常可对抗局部麻醉药的影响，但是丁哌卡因是一个值得注意的例外，与其他局部麻醉药相比，丁哌卡因过量更可能导致心血管系统衰竭。这种心脏衰竭很难单独用传统的高级心脏生命支持/心肺复苏予以救治。最近的病例研究显示静脉输注脂肪乳剂，可成功地改善局部麻醉药导致的心脏毒性，其在此发挥着"包裹并清洗排出"的作用。

血管收缩药

　　在局部麻醉药中附加缩血管药，如肾上腺素或去氧肾上腺素，可以减少局部麻醉药的全身吸收率[14]。丁哌卡因的剂量可由 3.5mg/kg 增加到 4.0mg/kg，肾上腺素的这种作用在利多卡因中更显著，使得其上限由 3.0mg/kg 增加到 7.0mg/kg。缩血管药可使医生根据患者出现的心动过速，更早地判断出局部麻醉药的血管内注射，从而立刻停止麻醉，可能阻止更严重的毒性并发症[15]。缩血管药可减少血浆摄入，增加局麻效果持续时间[16]。

局部麻醉药选择

　　LA 的选择取决于毒性（如前所述）、作用持续时间和起效时间（表 4.1）。

表 4.1　上肢区域阻滞麻醉常用药物

利多卡因
最广泛使用的局部麻醉药
酰胺类原型
几乎可以用于任何外周神经阻滞
1.5% 或 2% 含或不含肾上腺素最常用于手术麻醉

甲哌卡因
中等持续时间
类似于利多卡因
血管舒张作用较少
作为外用剂无效
1.5% 甲哌卡因是区域阻滞麻醉中最常用的药物

丁哌卡因
区域阻滞麻醉和局部浸润麻醉中最常用的局部麻醉药之一
长效
相对于运动阻滞，有更高质量的感觉麻醉
最常用于硬膜外麻醉和脊髓麻醉
使用浓度为 0.75% 的丁哌卡因容易引起难治性心搏骤停。与心脏 Na^+ 通道的相互作用"快进慢出"有关
引起房室结传导阻滞
抑制心肌收缩力，是中枢神经系统介导的间接作用
给予丁哌卡因总剂量有限制

罗哌卡因
由于丁哌卡因相关的心脏毒性而开发
长效
比丁哌卡因略弱
更高的浓度可加快其起效和阻滞效果
与丁哌卡因相比，降低了中枢神经系统/心血管系统毒性

当神经阻滞麻醉作为主要麻醉方式时，针对手术时间，选择的药物的能够持续起效的时间就尤为重要。在这种情况下，长效作用药物如罗哌卡因或丁哌卡因有着明显的优势，由于它们持续时间比手术时间更长久，在术后疼痛管理上受益更多。

起效时间也是个重要的考虑因素，大多数时候区域麻醉都是术前给药，因此需要其能迅速起效。每种局部麻醉药都有其自身的起效时间或潜伏期，很多因素可以缩短其潜伏期，包括附加碳酸氢盐、更高的剂量和针的位置，超声的应用使得针的位置放置更准确，从而更快地起效。

局部麻醉药的选择影响着阻滞的效果、起效时间和持续时间（表 4.2）[15]。起效时间快的药物通常导致代谢也更快。例如利多卡因和甲哌卡因是具有中等作用时间的药物，具有较短的潜伏期，如前所述，加入碳酸氢盐可进一步缩短潜伏期。相比之下，丁哌卡因和罗哌卡因这两种常用于区域麻醉的长效药物具有较长的潜伏期，并且由于沉淀问题而无法与碳酸氢盐混合。有些人可能会考虑将两种药物混合在一起，以达到更快的起效和更长的麻醉/镇痛持续时间。这些混合物可以是大约 50∶50；但是，它可能会因麻醉师的经验和培训而异。混合物的毒性是相加的，混合物不会降低总毒性[17]。

另一个需要考虑的因素为差别阻滞，由于神经阻滞不均等、阻滞速率不同。神经阻滞按如下顺序进行：交感神经、刺痛觉、触觉、温觉和运动觉[18]。丁哌卡因如果注射镇痛剂量，可有效改善术后镇痛而不导致运动神经的阻滞，这是其很重要的特性。一种选择性作用于感觉的局部麻醉药是梦寐以求的。

表 4.2　比较当前使用的局部麻醉药的药理学

分类和化合物	pKa	pH 7.4 时的非电离/%	效能 a	最大剂量 b/mg	作用持续时间/min	是否可以进行表面麻醉	是否可以进行局部浸润麻醉	是否可以用于静脉局部	是否可以进行周围神经阻滞	是否可以进行硬膜外阻滞	是否可以进行椎管内麻醉 c
酯类											
普鲁卡因	8.9	3	1	500	45～60	否	是	否	是	否	是
氯普鲁卡因	8.7	5	2	600	30～60	否	是	否	是	是	是（？）
丁卡因	8.5	7	8	－	－	是	否	否	否	否	是
酰胺类											
利多卡因	7.9	24	2	300	60～120	是	是	是	是	是	是（？）
甲哌卡因	7.6	39	2	300	90～180	否	是	否	是	是	是（？）
丙胺卡因	7.9	24	2	400	60～120	否	是	是	是	是	是（？）
丁哌卡因、左旋丁哌卡因	8.1	17	8	150 200	240～480	否	是	否	是	是	是
罗哌卡因	8.1	17	6	200	240～480	否	是	否	是	是	是

a 相对效力因实验模型或给药途径而异。
b 剂量应考虑注射部位、血管收缩剂的使用和患者相关因素。
c 使用利多卡因、甲哌卡因、丙胺卡因和氯普鲁卡因进行脊髓麻醉存在争议且不断发展（见正文）。

区域麻醉技术

区域阻滞麻醉是进行上肢手术时一种良好的麻醉方式。因为其具有长时间的镇痛效果,同时术后 24 小时内阿片类使用量少因而副作用较少,也可加速出院[2,19]。尽管如此,许多患者还是因为各种原因选择其他的麻醉方式。除了区域麻醉外,还可选择全身麻醉、监护麻醉(monitored anesthetic care, MAC)、Bier 阻滞麻醉或者简单的局部浸润麻醉,而不行臂丛阻滞麻醉。影响患者选择麻醉方式的因素主要包括患者的偏好、术者的偏好、区域阻滞麻醉的相对或绝对禁忌证,以及具体的手术方式。全身麻醉已应用多年,其安全性在过去的几十年里明显提高[20]。因为全身麻醉会导致呼吸抑制,因而需要行气道管理,而区域麻醉、局部麻醉或监护麻醉则不需要。除此之外,行全身麻醉的患者还会出现血流动力学的改变,尤其是对于合并心血管疾病的患者。无论患者接受何种麻醉方式,都应该准备标准的 ASA 麻醉监护,其中包括血氧饱和度监测、血压监测和心电监测,同时需要在非手术肢体建立静脉注射通路。

超声引导下阻滞麻醉在过去 10 年里发展迅速,其优势在于可缩短操作时间,可探测到目标神经及周围结构,如动脉、静脉、肌肉和其他软组织,同时也可以看到针头,可以看到局部麻醉药扩散,以及异常的解剖结构[21]。将传统的周围神经刺激器定位方法与超声引导相结合的方法已经得到了广泛应用,虽然没有发现有明显的优势,但是对于复杂的病例确实很有效。出人意料的是,没有研究可以证实,超声引导方法比传统的神经刺激器定位方法更为安全[22,23]。

指根阻滞麻醉

对于多种类型手术或单个手指外伤手术,指根神经阻滞麻醉操作简单而且有效。指根麻醉的操作方法有多种,这些方法的解剖依据是,手指掌侧指神经起源于正中神经或尺神经的分支,手指背侧神经多来源于桡神经的分支。

作者倾向于使用掌侧和背侧注射的方法行指根麻醉。将患侧手手掌向上放置,消毒皮肤,使用 25G 或 27G 针头,5ml 局部麻醉药物,通常是 1% 的利多卡因或 0.25% 的丁哌卡因,于手指 A1 滑车部位上方进针,至真皮层下注射局部麻醉药,局部会隆起一个包块,后将手掌向下,于掌指关节以远背侧皮下注射 2~3ml 局部麻醉药。

尽管肾上腺素在许多医学教科书中都有使用,但文献中没有报道过完全由肾上腺素与局部麻醉药一起使用导致的手指坏疽的病例。许多研究表明,肾上腺素可以安全地用作指根阻滞麻醉的辅助剂。一项针对 3 000 多例连续病例的随机、前瞻、盲法研究表明,没有发生梗死、坏死或组织丢失的病例[24]。肾上腺素可以添加到局部麻醉药中以延长作用时间、减少出血、减少止血带的需要并降低全身不良反应的风险[25]。

腕部阻滞麻醉

当整只手需要手术时,可以选择腕部阻滞麻醉。腕部阻滞麻醉是指,在手腕水平阻滞正中神经、尺神经和桡神经。同指根阻滞麻醉一样,腕部阻滞麻醉易于操作,创伤小且效果好。

患者仰卧位,患侧手臂外展,手腕轻度背伸。正中神经位于掌长肌腱(palmaris longus, PL)和桡侧腕屈肌腱(flexor carpi radialis, FCR)之间,其中掌长肌腱较为明显,正中神经在其稍偏桡侧一点的位置。尺神经位于尺动脉和尺侧腕屈肌腱(flexor carpi ulnaris, FCU)之间,尺侧腕屈肌腱位于尺神经浅层。桡神经浅支走行于肱桡肌的内侧,后走行于肱桡肌腱与桡骨之间,后穿过肌筋膜走行于手背侧;于桡骨茎突上方,桡神经分为数支,它为拇指、食指和中指的外侧半部的背侧皮肤提供数支分支。

正中神经阻滞的具体操作步骤为:使用 25G 针头,于掌长肌腱和桡侧腕屈肌腱之间进针,向桡侧偏斜 30°,针穿透深筋膜时会有穿透感,局部注射局部麻醉药 3~5ml。因为局部麻醉药在腕管内扩散,向内推注药物时应无阻力。

行尺神经阻滞麻醉时,于尺侧腕屈肌腱的远端附着点和尺骨茎突间横向进针,至尺侧腕屈肌腱深方,再向内进 5~10mm,回抽证实没有扎到血管后,局部注射局部麻醉药 3~5ml。于尺侧腕屈肌腱浅层皮下注射局部麻醉药 2~3ml,同样也可以阻滞尺神经皮支。

桡神经需要行较大范围的区域阻滞,因为其没有明显的解剖标志,而且其分支多且小。于桡骨茎突上方,偏向中间,皮下注射局部麻醉药 5ml,然后向两侧注射 5ml 局部麻醉药。

静脉区域麻醉(Bier 阻滞麻醉)

Bier 阻滞麻醉主要适用于手术时间短的简单的手部或前臂手术(小于 1 小时),这一方法是依据静脉内局部麻醉药向邻近的神经扩散的原理。使用 Esmarch 绷带将手术肢体驱血,远近端各用一充气止血带,从远端向近端依次充气;后先将远端止血带松开,使得局部麻醉药扩散到手术区域,后在拟手术的手部,通过小的 Ⅳ 型麻醉导管注射局部麻醉药,一般需要使用 0.5% 的利多卡因 50ml。同时,需要注意在另一侧肢体还需开通一条静脉通路,用于术中镇静或紧急情况下使用。在几分钟内麻醉就会起效,患者 30 分钟后会感觉上止血带处不舒服,这时候可以将远端止血带充气,松开近端止血带。在手术结束时,松开止血带,可快速从麻醉状态恢复。为防止局部麻醉药中毒,应当在用药后 30 分钟后再松开止血带。Bier 阻滞麻醉的优势在于较为安全简单，且可靠。然而，其仅局限于时间短的小手术，因为时间一长，患者止血带处会不适，而且也无法术后镇痛。

肌间沟阻滞

斜角肌间阻滞麻醉适用于肩部，锁骨远端，肩锁关节和肱骨近端的手术。这一麻醉阻滞主要是在 C5～C7 神经根水平，麻醉区域是肩部和上肢。局部麻醉药向 C3～4 的近端扩散也会麻醉到肩胛骨。这一方法通常无法阻滞尺神经，因为这一神经位于前斜角肌和中斜角肌之间的凹槽内，位于胸锁乳突肌和膈神经的后外侧。

行斜角肌间阻滞麻醉时，患者取半卧位。如果可以使用神经刺激仪，在 C6 水平可触及前中斜角肌肌间凹陷，针头偏后方、尾侧进入；后可引出肱二头肌、三头肌及其远端肌肉收缩。如果使用超声引导，C5～C7 神经根在超声下呈现"交通灯"样特征，因为它们依次走行于斜角肌间。识别这些神经后，于神经周围注射局部麻醉药（图 4.4）。

这种阻滞特有的并发症和副作用是同侧膈神经麻痹、Horner 综合征、喉返神经阻滞引起的声音嘶哑，以及血管穿刺或注射；颈动脉、颈内静脉和颈外静脉以及椎动脉都与这些神经邻近，操作时应注意。

锁骨上阻滞

锁骨上臂丛阻滞麻醉比其他区域阻滞麻醉方法更加可靠、有效[27]。锁骨上臂丛麻醉适用于上肢的手术，包括手臂，肘和手部的手术。尽管锁骨上麻醉也适用于肩部手术，但是需要额外阻滞锁骨上神经（C3～C4）[2]。

在超声的辅助下，很容易鉴别臂丛神经的各束。上下移动超声探头，可从肌间沟臂丛神经阻滞麻醉转为锁骨上臂丛神经阻滞麻醉。随着超声的广泛应用，气胸的发生率下降，锁骨上应用也逐步增多。在最近一项研究中，510 例患者接受超声引导下锁骨上阻滞，没有一例出现气胸[28]。

将探头置于锁骨上窝进行锁骨上阻滞（视频 4.1）。超声下首先可见到锁骨下动脉，它是这一阻滞麻醉时最主要的解剖标志。大部分患者的臂丛神经（神经干或者分支）走行于其上方（或后方）和侧方，呈现为"葡萄串"样结构，或者是若干个圆形结构，围绕成一中心黑暗（低回声）、周围明亮（高回声）的结构。如果看到这一图像，做好麻醉准备，消毒操作区域。然后针头对准探头方向进针，这一技术称为"平面内进针技术"。在屏幕上，针头呈现为由侧边向中间移动。如果看见穿刺针，应不断回抽后定位。通常需要 2～3 次，才能保证全部阻滞臂丛神经（图 4.5）。

最常见的并发症包括阻滞膈肌后一侧膈肌麻痹，同侧 Horner 综合征，同侧鼻充血。其他并发症包括感染、出血、神经损伤和气胸。

在锁骨上臂丛阻滞中，神经刺激方法很少使用，因为有气胸的危险。如果超声无法探查到，还有一些其他方法。

锁骨下臂丛阻滞

锁骨下臂丛阻滞的指征与锁骨上入路相同。主要区别在于锁骨下入路通常通过避免膈肌麻痹来保护肺功能，这在锁骨上入路中是可能的。锁骨下入路是在外侧束、内侧束和后束水平阻滞臂丛神经。这些神经束以它们与腋动脉的关系命名，尽管这种关系可以有很多变化[29]。在美国，锁骨下阻滞最常见的方法是使用喙突作为标志，均采用超声引导，以及使用周围神经刺激。超声引导锁骨下阻滞是通过将探头放置在喙突内侧和锁骨下方进行的。重要的声学解剖标记包括腋动脉和 U 形环绕动脉分布的三根神经束。针与探头成 45° 对准头尾方向。针头最终进至腋动脉后方，再推注局部麻醉药，U 形扩散后可阻滞三束神经（图 4.6）。

在神经刺激仪辅助下进行锁骨下臂丛阻滞较为普遍，其操作难度较超声引导大。操作前先找到喙突作为解剖标志，再于向内、向下各 2cm 处进针；神经刺激仪调至 1.0mA，针头沿垂直地面的方向进针。需要特别注意的是，与其他阻滞方法一样，进针过程中需要不断回抽，防止进入血管内。随着针头的进入，可刺激后束（伸肘、腕和手指）并维持在 0.5mA。如果没有反应，可将针头偏斜 5° 再次定位。如果找不到后束，某些麻醉师会尝试探查外侧束和内侧束，以提高成功率。锁骨下阻滞的并发症包括感染、出血、神经损伤和气胸。

腋窝臂丛阻滞

腋窝臂丛阻滞麻醉适用于手部和前臂的手术，其作用部位在臂丛神经的终末分支水平。桡神经、正中神经和尺神经在此处环绕着腋动脉，肌皮神经止于喙肱肌，于上述神经血管束外侧走行。此麻醉方式可作用于整个手臂，除了上臂内侧的皮肤，因为此处由 T2 分出的肋间臂神经支配（图 4.7）。

麻醉时，手臂外展，肘部伸直。如果使用神经刺激仪，在腋窝顶部触摸到腋动脉，然后于腋动脉的内后方进针，分别刺激正中神经、尺神经和桡神经。在观察到一条或多条肌肉收缩后，可在某一条神经旁推注局部麻醉药，也可选择多条神经，以提高麻醉的成功率[30]。行肌皮神经阻滞时，进针至喙肱肌的侧方，可观察到肱二头肌收缩，而后推注局部麻醉药。如果使用超声引导，将探头横向放置于上臂临近腋窝处，垂直于腋动脉，即可看到腋动脉及目标神经，而后偏内侧进针，于每个神经周围推注局部麻醉药。

麻醉时，手臂外展，肘部弯曲。当使用神经刺激技术时，在腋窝顶部触诊腋动脉，将穿刺针指向动脉的外侧、内侧和后部，分别刺激正中神经、尺神经和桡神经。引出两个或多个独立的肌肉颤搐，并因此在两个或更多神经附近注射局部麻醉药，可提高阻滞成功率[30]。然后通过将针横向引导至喙肱肌中来阻断肌皮神经，获得二头肌的抽搐，并注射额外的局部麻醉药。使用超声时，探头横向放置在靠近腋窝的上臂上，垂直于腋动脉。感兴趣的动脉和神经是可视化的。针从外侧向内侧推进，局部麻醉药包绕在每根神

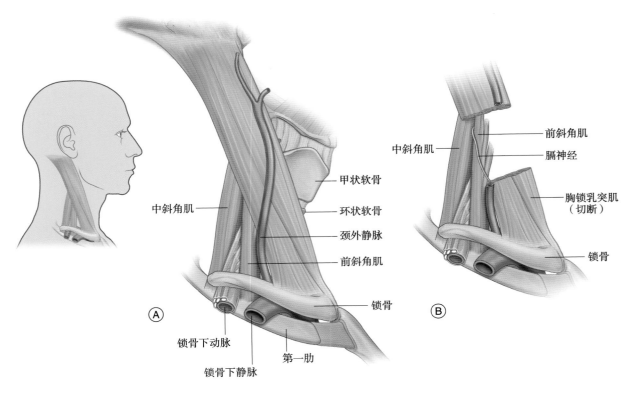

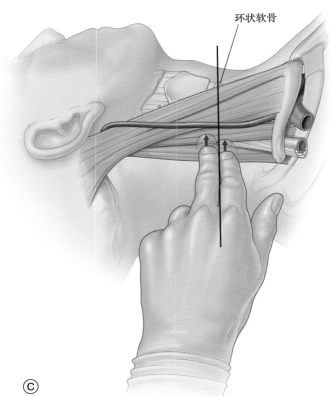

图 4.4　（A，B）斜角肌间麻醉阻滞，功能解剖和（C）技术

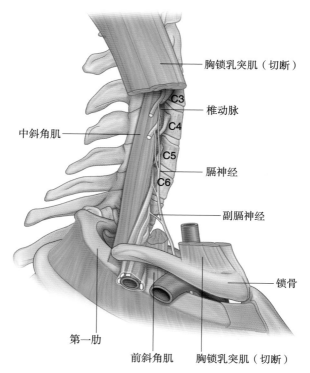

胸锁乳突肌（切断）

C3

椎动脉

中斜角肌

C4

C5

膈神经

C6

副膈神经

锁骨

第一肋

前斜角肌

胸锁乳突肌（切断）

图 4.5　锁骨上阻滞解剖

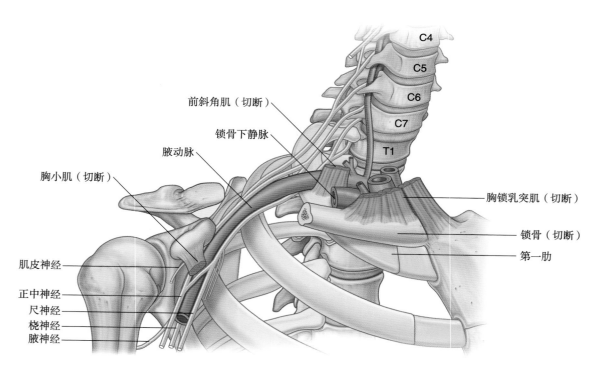

C4

C5

C6

C7

前斜角肌（切断）

T1

锁骨下静脉

胸锁乳突肌（切断）

腋动脉

胸小肌（切断）

锁骨（切断）

第一肋

肌皮神经

正中神经

尺神经

桡神经

腋神经

图 4.6　锁骨下阻滞的功能解剖

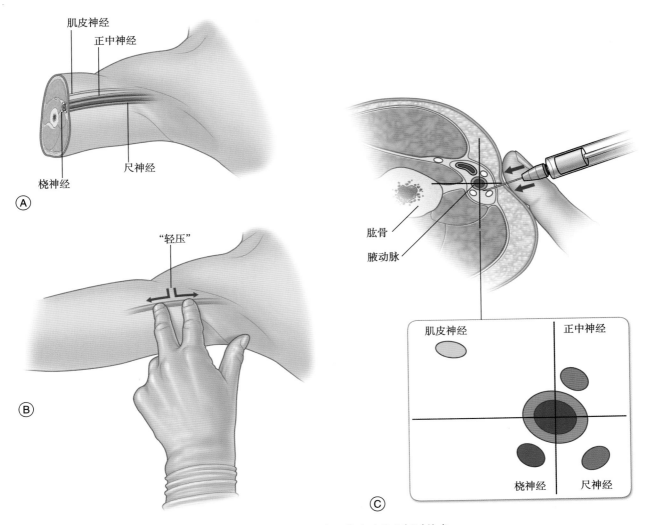

图 4.7 （A，B）腋入路阻滞的功能和（C）技术

经周围。臂丛神经的腋窝入路对某些患者群体具有潜在益处，例如患有肺部疾病的患者，因为膈神经不会受到影响。这种阻滞对于凝血功能障碍患者也可能更有效，因为该区域是浅表的，如果发生血管穿刺，很容易受压。这种阻滞的一个缺点是必须多次重新定位针头以充分阻断所有神经，这可能会增加血管穿刺的风险或引起更多患者不适。此外，手臂必须外展，以便充分接触上臂和腋窝，这对一些患者（例如受伤患者）来说可能很困难。

并发症

区域阻滞麻醉相关的并发症非常少见，但对于进行上肢手术的患者是有明显危险性的。严重的并发症包括神经损伤、癫痫、心脏停搏。与区域麻醉相关的其他风险包括血肿、感染和阻滞特异的并发症，如气胸。法国一项大型的回顾性研究报告称，与外周神经阻滞相关的严重并发症发生率小于 5/10 000，严重神经损伤的发生率为 2.4/10 000[31]。

神经系统并发症

周围神经损伤可表现为疼痛、感觉障碍或运动障碍。其中大部分是短暂的，95% 在 4～6 周内消退，超过 99% 在 1 年内消退[2,30]。周围神经损伤的病理生理学机制是机械性损伤、缺血性损伤和局部麻醉药的神经毒性。恢复和预后与受伤部位有关。如果轴突受损，恢复缓慢且通常不完全，依赖于侧支神经再支配或轴突再生。髓鞘的损伤会破坏神经动作电位，并且往往具有更快的恢复和更好的预后。针头或导管造成的机械损伤会破坏轴突，尽管神经倾向于躲避接近的针头[32]。如果神经束膜被破坏，针头与神经接触或神经内注射会导致局部缺血和神经毒性。局部麻醉药可引起急性炎症反应，并通过细胞毒性作用对暴露的轴突产生神经毒性，损伤程度取决于暴露的浓度和持续时间[31]。最后，缺血性损伤可能由血管损伤、长时间使用止血带或使用血管收缩剂引起。神经内注射可导致压力升高，从而导致局部缺血。缺血导致代谢应激，并与轴突损伤和较差的预后相关。

周围神经损伤

可疑的外周神经损伤需要立刻进行评估，包括完整的病史和体格检查，排查任何之前存在的疾病，并确定损伤的位置。2008 年美国区域麻醉与疼痛医学学会（American Society of Regional Anesthesia and Pain Medicine，ASRA）关于神经方面的并发症的操作报告推荐，完全或进行性的功能不全应该立刻由神经学专家或外周神经医师进行评估。不伴有神经功能不全证据的轻度或自愈性的症状可以观察或仅仅需要对患者进行安慰。然而，如果症状未改善，则推荐神经专家进行会诊。伴有神经功能不全证据的不完全损伤应该首先由一名神经病学医师进行评估，如果症状持续或者加重，则应该转诊至周围神经外科医师[32]。神经检查如神经传导功能、肌电图、MRI 在评估神经损伤的程度，位置和预后方面可能有帮助。

第二次 ASRA 关于与区域阻滞麻醉和镇痛相关的神经系统并发症的实践推荐对 2008 年的推荐意见进行了更新。如同第一次推荐的报告所说，无论使用何种定位技术，周围神经损伤的发生率都保持稳定。报告出现长期伤害的范围为每 10 000 例阻滞出现 2～4 例。长期损伤很少见，但在周围神经阻滞后的头几天到 1 个月内，短暂的术后神经系统症状很常见，并且会随着时间的推移而减轻。目前的建议依旧是不要在深度镇静或麻醉的成人中进行神经阻滞麻醉，因为患者报告的感觉异常被认为是潜在神经损伤的宝贵警告信号[33]。

局部麻醉药毒性

用于周围神经阻滞的局部麻醉药有可能造成严重伤害。从适当放置和适宜剂量局部麻醉药的神经阻滞中全身吸收局部麻醉药可能导致轻微症状，而无意的血管内注射可导致严重的神经或心脏毒性，导致严重残疾甚至死亡。增加局部麻醉药全身毒性（local anesthetic systemic toxicity，LAST）可能性的危险因素包括局部麻醉药的效力和剂量、周围神经阻滞位置和技术，以及患者的危险因素，例如年龄、既往疾病和药物治疗史。预防 LAST 的方法主要是避免血管内注射和限制局部麻醉药吸收的总剂量。通过逐步注射局部麻醉药以监测全身吸收症状、注射前抽吸以及使用肾上腺素等血管内标记物，可以限制或避免血管内注射。如果确实发生全身毒性，典型症状表现为听觉变化、口周麻木、金属味和躁动。然后症状可能发展为癫痫发作、中枢神经系统抑制，最后是心脏兴奋，然后是抑制。然而，心脏毒性可能同时或甚至先于神经系统症状发生。LAST 的治疗是循环和气道支持，以尽量减少缺氧和酸中毒。可以用苯二氮䓬类药物控制癫痫发作，但持续性癫痫发作可能需要琥珀酰胆碱。心搏骤停需要快速恢复心输出量和氧气输送。如果肾上腺素或胺碘酮等标准 ACLS 措施未能提供足够的反应，则应进行脂肪乳剂治疗。对血管加压药和脂肪乳剂治疗无效的心搏骤停应立即进行体外循环[34]。

血管损伤

血管损伤并发症包括血肿、动脉穿刺或局部麻醉药引起的血管收缩引起的血管痉挛，以及壁内注射引起的动脉夹层。血肿有可能因压迫而对附近的神经结构造成缺血性损伤，尽管它们通常很小且无关紧要[35]。症状的严重程度和进展与血肿形成的速度和持续时间有关。危险因素包括动脉损伤的程度（穿刺针穿刺的次数）、内在血管弹性以及是否存在糖尿病、高血压或使用抗凝剂[36]。血肿的存在应进行评估神经功能。严重病例可能需要手术减压和引流，但保守治疗通常是合适的。

当考虑对接受抗凝治疗的患者进行周围神经阻滞时，严重的失血可能是最严重的并发症，而不是神经功能障碍。神经血管鞘的可膨胀性可以降低不可逆神经缺血的机会。尽管椎管内区域阻滞麻醉对接受抗凝治疗的患者存在重大风险，但外周神经阻滞麻醉技术实施后的风险仍未明确。已发表的关于外周区域麻醉技术实施后临床显著出血的病例报告表明，所有出现神经缺陷的患者都在 6 个月到 1 年内完全康复[37]。2010 年 ASRA 抗凝患者区域麻醉指南建议臂丛神经阻滞在这种情况下的患者人群没有禁忌证，但应根据具体情况进行评估，并更加谨慎[2]。

感染

与上肢区域麻醉相关的感染性并发症很少见。单次注射和连续导管置入技术后均有局部感染和菌血症的报道。一项研究报告称，29% 的外周导管尖端定植细菌，其中 3% 导致局部炎症[38-39]。感染性并发症的患者风险因素包括潜在败血症、糖尿病、免疫功能低下状态、糖皮质激素治疗、局部细菌感染、长期导管留置（>48 小时）和入住 ICU[40,41]。在对感染或免疫功能低下的患者进行神经阻滞之前，应仔细评估风险收益比[2,39]。

结果

上肢手术可以在全身麻醉（general anesthesia，GA）和区域麻醉（regional anesthesia，RA）下成功进行。RA 技术在门诊手术中有诸多潜在好处，包括改善临床结果、提高患者满意度、提升效率和降低成本[42]。然而，GA 仍广泛用于门诊手术，有许多新的麻醉药物被应用于临床，与旧的药物相比，这些新药具有短效、副作用少和术后恢复更好的优势。此外，许多麻醉医师在实施 GA 时比 RA 更加熟悉和顺手[43,44]。

临床结果和患者满意度

几项比较上肢手术应用区域阻滞麻醉与全身麻醉区别的研究表明，区域阻滞麻醉在改善疼痛控制效果、减少恶心、呕吐，以及其他阿片类药物相关副作用方面具有更有利的临床结果。其他优势包括患者感觉更清醒、可以更早耐受经口进食和更快下地活动[42,43]。

虽然研究结果显示 RA 在术后即刻的结局具有优势，但长期益处仍未明确。一项比较 RA 与 GA 在门诊手部和手腕手术患者应用的研究显示，RA 患者的初始镇痛效果更好，恢复更快，但两组患者术后 48 小时时疼痛程度和口服镇痛药需求量相似[42]。另一项研究比较了门诊手部手术应用 RA 和 GA 的效果差异，RA 患者组在术后至出院前期间疼痛显著降低，但在术后第 1 天、7 天和 14 天，疼痛程度、阿片类药物用量、不良反应发生率、疼痛 - 残疾指数或满意度方面没有差异[43]。同样的结果在使用连续 RA 技术进行下肢手术的患者中也得到证实。一项针对在 RA 下进行肩部及足踝手术，并在术后留置导管进行神经周围持续输注局部麻醉药患者的研究表明，术后 3 天的功能恢复、镇痛和患者满意度得到优化[45]。需要进一步研究以确定 RA 是否适用于上肢手术就疼痛控制、不良反应和功能能力而言，术后即刻有益处。

患者满意度虽然难以定义，但通常对区域麻醉和全身麻醉都很高。患者对 RA 技术的满意度提高可能是镇痛效果改善和副作用减少的结果[46]。显示患者对 RA 技术满意度较低的研究通常将神经阻滞实施期间的止血带疼痛和不适作为不满意的原因[47]。

临床提示：区域麻醉服务和门诊诊所的好处

24 小时区域麻醉服务可以扩大对在非工作时间就诊的外伤患者的护理。对于骨折、外伤性截肢和其他损伤的患者，在他们预定的手术前几个小时，在急诊室进行区域阻滞麻醉镇痛。这提供了入院期间减少阿片类药物使用和减少副作用（如谵妄）的好处。

区域麻醉门诊允许患者在家中或外科医生办公室就诊，以评估术后神经病变、导管管理或其他相关问题。区域麻醉门诊的好处包括减少急诊入院、早期诊断和管理神经病变以及提高患者满意度。

手术室成本和效率

一些研究人员试图确定区域麻醉在手术室效率和成本方面是否优于全身麻醉。提高效率和降低成本的一些潜在领域是手术室利用时间和恢复室时间。

一些研究表明，为了通过使用区域麻醉技术节省手术室时间，神经阻滞必须在手术室外进行。在这种情况下，节省了宝贵的手术室时间成本，并且效率最大化，因为患者一进入手术室就准备好进行手术[43]。在手术室进行。这归因于速效局部麻醉药、外科医生在等待神经阻滞充分发挥作用时为患者做好准备的能力，以及与全麻相比更快的苏醒时间[42]。

临床提示：手术室外区域麻醉团队的好处

拥有一个独立的、手术室外的区域麻醉团队有几个好处。当区域阻滞麻醉在术前等待区而不是手术室实施时，效率会提高。手术室外团队可以自由和方便地在恢复室进行补救性镇痛，并推注、重新定位或更换术前放置的导管。此外，可以在急诊室、医院病房或重症监护病房为患有急性疼痛（例如换药和其他非手术性疼痛）的患者实施区域阻滞麻醉。

在区域麻醉服务中增加一名护士可提高效率。区域阻滞护士通过放置静脉注射液、对患者应用监测器、准备药物和用品以及指导术前"暂停"来协助团队。其他职责包括协助记录和患者随访。

接受上肢手术的 RA 患者如果疼痛控制更佳且副作用更少，则其 PACU 停留时间可能会更短。对 RA 与 GA 进行动态麻醉的荟萃分析表明，接受 RA 的患者绕过 PACU 的能力增强和／或 PACU 时间缩短[46]。

迄今为止，表明上肢手术期间术中和术后护理总体成本降低的研究将 GA 与静脉区域麻（Bier 阻滞）进行了比较。IVRA 组显著节省了成本，这归因于较低的麻醉药物和设备成本、较短的手术室时间、较短的 PACU 时间和较短的护理时间[48,49]。相反，对 RA 和 GA 技术成本的回顾性比较显示了用于臂丛神经区域麻醉的成本劣势，尽管恢复室成本未包括在此分析中[50]。未来需要更多研究来确定与其他麻醉技术相比，用于上肢手术的 RA 技术是否显示出显著的成本降低。

特别注意事项

心脏病患者

心脏病患者，包括心功能不全和射血分数低、传导异常或持续缺血的患者，在有指征时应考虑对上肢病例进行区域阻滞麻醉。区域阻滞麻醉使患者具有围手术期镇痛效果好的优势，并可能避免全身麻醉[20]。全身麻醉虽然非常安全，但会在麻醉诱导、插管、麻醉苏醒期间以及可能在手术刺激或出血期间引起血流动力学变化。在这个患者群体中，血压和心率的变化会产生重大影响。区域阻滞麻醉和镇痛的前景使患者能够避免血流动力学波动，从而将风险降至最低。

心脏病患者可能因各种原因接受抗凝治疗。在这些患者中，风险和益处必须进行分析，阻滞必须考虑到在神经阻滞过程中出血的可能性增加，从而导致血肿和神经受压。

儿科患者

在考虑手术麻醉药类型时，儿科人群需要特别考虑。与成人相比，这些包括解剖学和生理学上的差异。区域阻滞麻醉为儿科人群提供了术中和术后镇痛的优势。虽然在大多数情况下仍接受全身麻醉，但由于对吸入剂的需求减少，儿科患者可能会受益于局部麻醉，从而改善呼吸状态[51]。

呼吸状态改善可减少苏醒时喉痉挛的机会。对提升患者家属的舒适度还有其他好处，因为可以在康复室观察到一个更舒适、更无痛的孩子。总体而言，所有相关人员的压力都较小[52]。

对儿科患者进行的阻滞类型通常在 GA 基础上进行。直到孩子长大并表现出一定程度的成熟后，才可以对清醒的患者进行阻滞。当对睡着的患者进行阻滞时，神经损伤的风险会增加，因为患者无法传递罕见的神经损伤事件引起的感觉异常和疼痛。总体而言，区域麻醉技术被认为是安全的，并发症发生率极低[53]。

当考虑将区域阻滞麻醉作为婴儿和儿童麻醉的一部分时，强烈建议使用超声引导。超声影像在定位超声标志和神经目标方面提供的更多帮助非常有益[54-56]。

围手术期疼痛管理

对于上肢手术，使用局部麻醉药进行区域阻滞麻醉主要是为了避免全身麻醉。它降低了术后阿片类药物的使用，从而减轻了与阿片类药物相关的副作用[57]。这种方法在许多方面已成为上肢病例的护理标准。

外周导管

周围神经阻滞是安全的，并可以通过使用长效局部麻醉药和/或通过周围神经导管持续输注来提供术后镇痛[58]。门诊导管已变得非常普遍。与单次注射技术相比，导管可提供更长效的镇痛作用，并有益于接受更痛苦的外科手术的患者、患有慢性疼痛的患者以及由于各种原因不能耐受阿片类药物的患者。外周神经阻滞导管通常在实施初始神经阻滞时由麻醉师在术前放置。或者，如果患者感到剧烈疼痛，可以在术后期间放置导管。连续导管不会延迟门诊手术的出院时间，因为患者可以在家中对其进行管理。

<table>
<tr><td>临床提示：导管移位及止痛泵的使用和协议</td></tr>
<tr><td>对于上肢手术，锁骨下入路优于锁骨上入路，因为导管在该位置的移动较少，这可能是由于导管被胸大肌固定或活动时皮肤运动量减少。患者带着导管和具有按需按钮功能的弹性止痛泵回家。镇痛泵设置参数为 6ml/h（平均）的基础速率，每 30 分钟可追加推注 5ml。镇痛泵药袋可被填充到 550ml，通常持续大约 3 天，具体取决于患者有效的推注次数。患者在家中自行取出导管。患者在出院前会接受有关导管和泵的使用和护理的指导，并会带着说明书和 24 小时电话号码被送回家，以解决任何问题或疑虑。</td></tr>
</table>

超前镇痛

超前镇痛（预防性镇痛）是一种在皮肤切开之前就开始

的疼痛管理技术，它在手术过程中持续进行，以减少由于手术切开和刺激而在身体中发生持续的应激反应[59]。基本原理是通过预先阻断手术切口中的伤害性感受传递发生，这样术后疼痛也会减少，因此对阿片类药物的需求减少，副作用也更少。治疗持续时间包括手术伤害性刺激及其炎症损伤发生的整个时间（术中和术后早期）[59]。

镇静、恶心、呼吸抑制、肠梗阻和尿潴留等阿片类药物相关的副作用会影响患者的安全和满意度、出院时间或再次入院情况，尤其是在门诊环境中，从而影响成本问题。已经开发了以周围神经阻滞为基石的多模式镇痛方案，以改善微创手术的围手术期结果。

围绕超前镇痛的相关性和有效性存在很多争议。尽管在动物研究中已经在一定程度上证实了它的益处，但迄今为止，它在人体研究中的效果值得怀疑[60]。许多医生在执业时都相信存在一些预先的镇痛作用。一些人认为疼痛通路比普遍的理解更复杂，而且研究过于简单化。然而，毫无疑问，术前和术后区域阻滞麻醉出色的疼痛管理有助于全面改善疼痛体验。一项 meta 分析表明，当预先治疗为硬膜外镇痛、局部浸润和使用全身性非甾体抗炎药（non-steroidal anti-inflammatory drug, NSAID）时，术前镇痛可降低阿片类药物的消耗[61]。此项发现将阿片类和单独的 NMDA 受体相混淆。某些研究进一步证实，与氯胺酮或 cox-2 止痛剂相关的预镇痛在切皮前提供更好的优势。

一项关于采用腋入路臂丛阻滞的上肢手术患者的研究表明[62]，术前 3 小时辅助给予长效 NSAID、安吡昔康和安慰剂后，接受 NSAID 的患者有显著的改善。治疗组患者使用更少的阿片类药物，因此更少地发生麻醉药相关的副作用，如镇静、恶心、便秘或是尿潴留。痛觉传入途径被认为对炎症是敏感的，因此推断 NSAID 有此效果是因为其抗炎作用。另一项研究回顾了在外周神经阻滞进行膝或髋大手术的患者中，采用多种模式的预处理方式比采用传统的 PCA 方式，患者可以更好地参与术后康复，更快出院，更早下床活动，围手术期疼痛评分更低，并且更少的经历术后恶心呕吐[63]。这些发现促进了预先多种模式止痛的策略。

炎症性神经病

自 2008 年 ASRA 咨询以来，学界出现了关于术后炎症性神经病的新知识[33]。这些神经病似乎是由免疫介导的，并由感染或手术等压力源引发。临床表现可能会延迟，通常在手术后的第一个月内出现，然后是一段正常的恢复期。患者抱怨出现与手术预期不成比例的剧烈疼痛，手术恢复，但整体是虚弱的。症状超出麻醉阻滞或手术的预期位置。神经功能缺损可能是局灶性、多灶性或弥漫性的。出现这种综合症状的患者应立即转诊进行神经系统会诊，因为许多神经科医生建议使用糖皮质激素或免疫球蛋白进行治疗，而且大多数术后炎症性神经病可通过早期诊断和治疗得到改善。

持续性术后疼痛的患者可能会遭受与其神经阻滞或外科手术相关的围手术期神经损伤。患有持续性疼痛、与手术预期疼痛不成比例、疼痛限制功能或存在与慢性区域疼痛综合征有关的体征和症状的患者应转诊给疼痛专家。疼痛医师在提供对症治疗和协调患者护理、教育和治疗方面发挥着重要作用。

慢性术后疼痛

手术后疼痛是通过复杂的途径——内分泌、代谢和炎症，引起脊髓持续的刺激[64]。在术中和术后短时释放的多种化学因子可能通过一个被称为外周致敏的过程，伤害感受器转变为低阈值受体。这个复杂的过程最终导致在恢复期释放细胞介质，导致中枢敏化和慢性疼痛[65]。除其他因素外，慢性疼痛与严重术后疼痛有关[15,66]。慢性疼痛的发展手术后在医学文献中缺乏关注，这是一个需要考虑的现实，特别是对于可能有更高风险的患者发生慢性疼痛[67]。术后疼痛治疗不当是患者对其整体手术体验不满意的主要原因[68]。术后严重疼痛与发生慢性疼痛的可能性更大相关[69]。发生严重术后疼痛的危险因素的数量（表 4.3）[70]。

表 4.3　术后严重疼痛的危险因素

术前疼痛
既往使用阿片类药物
女性
非腹腔镜手术
膝部和肩部手术
患者存在社会心理脆弱因素
返修手术
术后早期疼痛的控制不佳
可能损伤神经的手术入路

必须有效地治疗术后疼痛，可能采用考虑超前镇痛及其潜在益处的多模式方法。确定那些更有可能发生严重术后疼痛的患者至关重要，这不仅可以最大限度地减少发生慢性疼痛的可能性，还可以改善患者在围手术期的体验。

未来展望

完全清醒的上肢手术

大多数上肢手术是使用止血带进行的，止血带可以提高视野清晰程度。通常使用镇静剂、区域麻醉药或全身麻醉来减轻止血带的不适。这种传统方法的替代方法是完全清醒局部麻醉无止血带（wide awake local anesthesia no tourniquet，WALANT）技术，在该技术下，手部手术仅使用利多卡因进行麻醉并结合肾上腺素进行止血。

肾上腺素的使用允许足够的止血和可见度；它有效地消除了大多数类型的手部手术中对止血带的需要。肾上腺素现在被认为可安全用于上肢，特别是手和手指[71]。尚无因使用肾上腺素而直接导致指端梗死的病例报告。

完全清醒的手部手术有多种公认的好处。可以避免镇静或全身麻醉的风险，特别是对于有复杂病史的患者。清醒手术已被证明具有成本效益，因为可以避免与麻醉师、术前测试和麻醉后恢复监测相关的费用[72]。在没有镇静的情况下，患者可以在肌腱松解和屈肌腱重建过程中主动展示术中运动范围修复手术。可以立即评估和矫正肌腱修复中的间隙。在肌腱转移手术期间，患者可以灵活转移并表现出张力；太紧或太松的转移可以在皮肤闭合前进行调整[73]。由于上述原因，完全清醒手术可以改善手部手术后的结果，特别是在肌腱修复和肌腱转移方面。完全清醒的手部手术正在获得牵引力，并且随着越来越多的外科医生接受该技术的培训，预计将越来越多地被使用。

参考文献

1. Brown DL. *Atlas of Regional Anesthesia*. 3rd ed. Philadelphia: Saunders; 2006.
2. Neal JM, Gerancher JC, Hebl JR, et al. Upper extremity regional anesthesia: essentials of our current understanding, 2008. *Reg Anesth Pain Med*. 2009;34:134–170. *This article provides a comprehensive review of upper extremity regional anesthesia, including relevant anatomy, pharmacology, techniques, and complications. This review also summarizes the essential scholarly works available on upper extremity regional anesthesia and identifies informational gaps where further study is warranted.*
3. Thompson GE, Rorie DK. Functional anatomy of the brachial plexus sheaths. *Anesthesiology*. 1983;59:117–122.
4. Partridge BL, Katz J, Benirschke K. Functional anatomy of the brachial plexus sheath: implications for anesthesia. *Anesthesiology*. 1987;66:743–747.
5. Kawai H, Kawabata H. *Brachial Plexus Palsy*. Singapore: World Scientific; 2000.
6. Moayeri N, Bigeleisen PE, Groen GJ. Quantitative architecture of the brachial plexus and surrounding compartments, and their possible significance for plexus blocks. *Anesthesiology*. 2008;108:299–304.
7. van Geffen GJ, Moayeri N, Bruhn J, et al. Correlation between ultrasound imaging, cross-sectional anatomy, and histology of the brachial plexus: a review. *Reg Anesth Pain Med*. 2009;34:490–497.
8. Sites BD, Brull R, Chan VW, et al. Artifacts and pitfall errors associated with ultrasound-guided regional anesthesia. Part I: understanding the basic principles of ultrasound physics and machine operations. *Reg Anesth Pain Med*. 2007;32:412–418. *This article presents the basics of ultrasound used for regional anesthesia. By understanding basic ultrasound physics most relevant to regional anesthesia and recognizing brachial plexus ultrasound anatomy, physicians can improve their ability to visualize target nerves, position of needles, and real-time spread of local anesthetic, thus improving nerve block efficiency, success, and safety.*
9. Schafhalter-Zoppoth I, Gray AT. The musculocutaneous nerve: ultrasound appearance for peripheral nerve block. *Reg Anesth Pain Med*. 2005;30:385–390.
10. Thoirs K, Scutter S, Wilkinson M. The ulnar nerve at the elbow: an anatomic, sonographic, and histology comparison. *J Diagn Med Sonogr*. 2003;19:16–23.
11. Hadzic A, Vloka JD. *New York School of Regional Anesthesia. Peripheral Nerve Blocks*. 1st ed. New York: McGraw-Hill Health Professions Division; 2004.
12. Covino BG, Scott DB. *Handbook of Epidural Anaesthesia and Analgesia*. Orlando: Grune & Stratton; 1985:175.
13. Ponrouch M, Bouic N, Bringuier S, et al. Estimation and pharmacodynamic consequences of the minimum effective anesthetic volumes for median and ulnar nerve blocks: a randomized, double-blind, controlled comparison between ultrasound and nerve stimulation guidance. *Anesth Analg*. 2010;111:1059–1064.
14. Gerancher J, Weller R. Plastic surgery. In: Hentz VR, Mathes SJ, eds. *Plastic Surgery*. Philadelphia: Saunders Elsevier; 2006.
15. Bridenbaugh PO, Cousins MJ. *Neural Blockade in Clinical Anesthesia and Management of Pain*. 3rd ed. Philadelphia: Lippincott-Raven; 1998:xxii, 1177. *This book chapter presents a review of the clinical pharmacology of local anesthetics, including factors that influence their usefulness and toxicity. Additionally, the various local anesthetics are reviewed for their specific activity, physiochemical structure, and*

applicability in clinical practice. These drugs, integral to the practice of regional anesthesia, are presented in a totality essential to the understanding of their role in practice.

16. Bernards CM, Kopacz DJ. Effect of epinephrine on lidocaine clearance in vivo: a microdialysis study in humans. *Anesthesiology.* 1999;91:962–968.

17. Spiegel DA, Dexter F, Warner DS, et al. Central nervous system toxicity of local anesthetic mixtures in the rat. *Anesth Analg.* 1992;75:922–928.

18. Raj PP. *Textbook of Regional Anesthesia.* New York: Churchill Livingstone; 2002:xix, 1083.

19. Klein SM, Evans H, Nielsen KC, et al. Peripheral nerve block techniques for ambulatory surgery. *Anesth Analg.* 2005;101:1663–1676.

20. Pierce EC Jr. The 34th Rovenstine Lecture. 40 years behind the mask: safety revisited. *Anesthesiology.* 1996;84:965–975.

21. Neal JG, Cox MJ, Drake DB, et al. The ASRA evidence-based medicine assessment of ultrasound-guided regional anesthesia and pain medicine: Executive summary. *Reg Anesth Pain Med.* 2010;35:S1–S9.

22. Koff MD, Cohen JA, McIntyre JJ, et al. Severe brachial plexopathy after an ultrasound-guided single-injection nerve block for total shoulder arthroplasty in a patient with multiple sclerosis. *Anesthesiology.* 2008;108:325–328.

23. Zetlaoui PJ, Labbe JP, Benhamou D. Ultrasound guidance for axillary plexus block does not prevent intravascular injection. *Anesthesiology.* 2008;108:761.

24. Lalonde D, Bell M, Benoit P, et al. Multicenter prospective study of 3,110 consecutive cases of elective epinephrine use in the fingers and hand: the Dalhousie Project clinical phase A. *J Hand Surg Am.* 2005;30:1061–1067.

25. Wilhelmi BJ, Blackwell SJ, Miller JH, et al. Do not use epinephrine in digital blocks: myth or truth? *Plast Reconstr Surg.* 2001;107:393–397.

26. Gill HS, Prausnitz MR. Does needle size matter? *J Diabetes Sci Technol.* 2007;1:725–729.

27. Winnie AP, Collins VJ. The subclavian perivascular technique of brachial plexus anesthesia. *Anesthesiology.* 1964;25:353–363.

28. Perlas A, Lobo G, Lo N, Brull R, et al. Ultrasound-guided supraclavicular block: outcome of 510 consecutive cases. *Reg Anesth Pain Med.* 2009;34:171–176.

29. Sauter AR, Smith HJ, Stubhaug A, et al. Use of magnetic resonance imaging to define the anatomical location closest to all three cords of the infraclavicular brachial plexus. *Anesth Analg.* 2006;103:1574–1576.

30. Sorenson EJ. Neurological injuries associated with regional anesthesia. *Reg Anesth Pain Med.* 2008;33:442–448. *This article provides a concise review of neurological injuries associated with regional anesthesia, including mechanisms, diagnosis, and management. Although neurologic injury is rare, every anesthesiologist and surgeon employing regional anesthesia techniques for their patients must be able to recognize a potential injury and institute treatment if necessary.*

31. Auroy Y, Benhamou D, Bargues L, et al. Major complications of regional anesthesia in France: The SOS Regional Anesthesia Hotline Service. *Anesthesiology.* 2002;97:1274–1280.

32. Neal JM, Bernards CM, Hadzic A, et al. Practice advisory on neurologic complications in regional anesthesia and pain medicine ASRA. *Reg Anesth Pain Med.* 2008;33:404–415.

33. Neal JM, et al. The Second ASRA Practice Advisory on Neurologic Complications Associated with Regional Anesthesia and Pain Medicine, Executive Summary 2015. *Reg Anesth Pain Med.* 2015;40:401–430.

34. Neal JM, Bernards CM, Butterworth JF 4th, et al. Practice advisory on local anesthetic systemic toxicity ASRA. *Reg Anesth Pain Med.* 2010;35:152–161.

35. Ben-David B, Stahl S. Axillary block complicated by hematoma and radial nerve injury. *Reg Anesth Pain Med.* 1999;24:264–266.

36. Zipkin M, Backus WW, Scott B, et al. False aneurysm of the axillary artery following brachial plexus block. *J Clin Anesth.* 1991;3:143–145.

37. Horlocker TT, Wedel DJ, Rowlingson JC, et al. Regional anesthesia in the patient receiving antithrombotic or thrombolytic therapy: American Society of Regional Anesthesia and Pain Medicine Evidence-Based Guidelines, 3rd edn. *Reg Anesth Pain Med.* 2010;35:64–101.

38. Capdevila X, Pirat P, Bringuier S, et al. Continuous peripheral nerve blocks in hospital wards after orthopedic surgery: a multicenter prospective analysis of the quality of postoperative analgesia and complications in 1,416 patients. *Anesthesiology.* 2005;103:1035–1045.

39. Hebl JR, Neal JM. Infectious complications: a new practice advisory. *Reg Anesth Pain Med.* 2006;31:289–290.

40. Horlocker TT, Wedel DJ. Regional anesthesia in the immunocompromised patient. *Reg Anesth Pain Med.* 2006;31:334–345.

41. Wedel DJ, Horlocker TT. Regional anesthesia in the febrile or infected patient. *Reg Anesth Pain Med.* 2006;31:324–333.

42. Hadzic A, Arliss J, Kerimoglu B, et al. Comparison of infraclavicular nerve block versus general anesthesia for hand and wrist day-case surgeries A. *Anesthesiology.* 2004;101:127–132.

43. McCartney CJ, Brull R, Chan VW, et al. Early but no long-term benefit of regional compared with general anesthesia for ambulatory hand surgery. *Anesthesiology.* 2004;101:461–467.

44. Epple J, Kubitz J, Schmidt H, et al. Comparative analysis of costs of total intravenous anaesthesia with propofol and remifentanil vs. balanced anaesthesia with isoflurane and fentanyl. *Eur J Anaesthesiol.* 2001;18:20–28.

45. Capdevila X, Dadure C, Bringuier S, et al. Effect of patient-controlled perineural analgesia on rehabilitation and pain after ambulatory orthopedic surgery: a multicenter randomized trial. *Anesthesiology.* 2006;105:566–573.

46. Liu SS, Strodtbeck WM, Richman JM, et al. Comparison of regional versus general anesthesia for ambulatory anesthesia: a meta-analysis of randomized controlled trials A. *Anesth Analg.* 2005;101:1634–1642.

47. De Andrés J, Valía JC, Gil A, et al. Predictors of patient satisfaction with regional anesthesia. *Reg Anesth.* 1995;20:498–505.

48. Chan VW, Peng PW, Kaszas Z, et al. Comparative study of general anesthesia A, intravenous regional anesthesia, and axillary block for outpatient hand surgery: clinical outcome and cost analysis. *Anesth Analg.* 2001;93:1181–1184.

49. Chilvers CR, Kinahan A, Vaghadia H, et al. Pharmacoeconomics of intravenous regional anaesthesia vs general anaesthesia for outpatient hand surgery. *Can J Anaesth.* 1997;44:1152–1156.

50. Schuster M, Gottschalk A, Berger J, et al. retrospective comparison of costs for regional and general anesthesia techniques A. *Anesth Analg.* 2005;100:786–794.

51. Shandling B, Steward DJ. Regional analgesia for postoperative pain in pediatric outpatient surgery. *J Pediatr Surg.* 1980;15:477–480.

52. Leak WD, Winchell SW. Regional anesthesia in pediatric patients: review of clinical experience. *Reg Anesth Pain Med.* 1982;7:64–65.

53. Giaufre E, Dalens B, Gombert A. Epidemiology and morbidity of regional anesthesia in children: a one-year prospective survey of the French-Language Society of Pediatric Anesthesiologists. *Anesth Analg.* 1996;83:904–912.

54. Lönnqvist PA. Is ultrasound guidance mandatory when performing paediatric regional anaesthesia? *Curr Opin Anaesthesiol.* 2010;23:337–341.

55. Marhofer P, Chan VW. Ultrasound-guided regional anesthesia: current concepts and future trends. *Anesth Analg.* 2007;104:1265–1269.

56. Marhofer P, Frickey N. Ultrasonographic guidance in pediatric regional anaesthesia Part 1: Theoretical background. *Paediatr Anaesth.* 2006;16:1008–1018.

57. Richman JM, Liu SS, Courpas G, et al. Does continuous peripheral nerve block provide superior pain control to opioids? A meta-analysis. *Anesth Analg.* 2006;102:248–257.

58. Jin F, Chung F. Multimodal analgesia for postoperative pain control. *J Clin Anesth.* 2001;13:524–539.

59. Kissin I. Preemptive analgesia at the crossroad. *Anesth Analg.* 2005;100:754–756.

60. Moiniche S, Kehlet H, Dahl JB. A qualitative and quantitative systematic review of preemptive analgesia for postoperative pain relief: the role of timing of analgesia. *Anesthesiology.* 2002;96:725–741.

61. Ong CK, Lirk P, Seymour RA, et al. The efficacy of preemptive analgesia for acute postoperative pain management: a meta-analysis. *Anesth Analg.* 2005;100:757–773.

62. Hebl JR, Dilger JA, Byer DE, et al. A pre-emptive multimodal pathway featuring peripheral nerve block improves perioperative outcomes after major orthopedic surgery. *Reg Anesth Pain Med.* 2008;33:510–517.

63. Sai S, Fujii K, Hiranuma K, et al. Preoperative ampiroxicam reduces postoperative pain after hand surgery. *J Hand Surg [Br].* 2001;26:377–379.

64. Joshi GP, Ogunnaike BO. Consequences of inadequate postoperative pain relief and chronic persistent postoperative pain. *Anesthesiol*

Clin North America. 2005;23:21–36.

65. Warfield CA, Bajwa ZH. *Principles and Practice of Pain Medicine.* 2nd ed. New York: McGraw-Hill; 2004:xxiii, 938.

66. Gerbershagen HJ, Dagtekin O, Rothe T, et al. Risk factors for acute and chronic postoperative pain in patients with benign and malignant renal disease after nephrectomy. *Eur J Pain.* 2009;13:853–860.

67. Asokumar B. Regional anesthesia and analgesia: prevention of chronic pain. *Anesth Analg.* 2008;12:199–202.

68. Tong D, Chung F, Wong D. Predictive factors in global and anesthesia satisfaction in ambulatory surgical patients. *Anesthesiology.* 1997;87:856–864.

69. Yarnitsky D, Crispel Y, Eisenberg E, et al. Prediction of chronic post-operative pain: pre-operative DNIC testing identifies patients at risk. *Pain.* 2008;138:22–28.

70. Perkins FM, Kehlet H. Chronic pain as an outcome of surgery: a review of predictive factors. *Anesthesiology.* 2000;93:1123–1133.

71. Thomson CJ, Lalonde DH, Denkler KA, et al. A critical look at the evidence for and against elective epinephrine use in the finger. *Plast Reconstr Surg.* 2007;119:260–266.

72. Lalonde D, Martin A. Tumescent local anesthesia for hand surgery: improved results, cost effectiveness, and wide-awake patient satisfaction. *Arch Plast Surg.* 2014;41:312–316.

73. Bezuhly M, Sparkes GL, Higgins A, et al. Immediate thumb extension following extensor indicis proprius-to-extensor pollicis longus tendon transfer using the wide-awake approach. *Plast Reconstr Surg.* 2007;119:1507–1512.

第5章

手和腕部内固定原则

Jason R. Kang, Christopher Cox, and Jeffrey Yao

概要

- 完善的术前准备可保证手术的安全和速度。
- 韧带整复术是在骨膜、韧带及软组织完整的情况下通过线性牵引间接复位骨折块。
- 应在对骨折特点及患者相关因素仔细评估后选择合适的骨折固定方式。
- 术后护理一般允许在固定条件允许的情况下尽早进行活动。

简介

随着20世纪内固定及外固定设备和新技术的发展,骨折的护理取得了显著进展[1]。合格的手外科医生必须对所有可行的骨折固定技术有较好的理解,以便应对繁多的骨折类型。众所周知,由于骨质形态小、周围解剖复杂,手部骨折的固定是非常困难的[2]。本章目的不是回顾手部骨折可行的固定技术,而是阐明基本理念以及手部骨折护理的常规技术。

大量的技术进步都要归功于国际骨科协会(Arbeitsgemeinschaft für Osteosynthesefragen, AO)原则,也是它提出并制订了现有骨折处理的基本概念和原则[3](表5.1)。

表5.1　AO原则

骨折解剖复位
固定装置的适当稳定
对骨折块的血供及软组织附着应尽可能保留
早期、安全的活动

患者选择

骨折评估

骨折固定方式的选择首先依赖详细、完整的病史采集和体格检查。骨折是由高能量创伤还是低能量创伤造成的?骨折发生到目前为止经过了多长时间和目前的症状?患者是否需要尽早恢复功能活动或者日常需求是否受限?是孤立损伤还是多发伤?有没有开放伤口或软组织损伤?有没有成角或旋转移位?大量无移位或微小移位的骨折应采用非手术单纯制动方式进行治疗。

特定患者注意事项

在决定行内固定治疗之前,需要患者承诺观察潜在的活动受限和配合术后的功能锻炼。对固定策略、随访护理、治疗建议及负重限制等依从性差将导致手术效果降低。

患者的某些因素可能会增加骨折易感性或伤口愈合问题。导致愈合能力差的系统性因素包括糖尿病[4]、免疫缺陷、高龄和吸烟等。局部因素包括皮肤条件、闭合伤口的软组织数量及质量、内固定物的类型以及伤口张力等。对这些因素的识别及处理不当将影响手术效果。应给予具备这些危险因素的患者相应的处理并及时调整合适的治疗策略。失败不可改善的风险因素并在治疗决策制定予以考虑。在骨折治疗之前、期间和之后对可改善的因素进行优化或解决。

术前影像学检查

影像评估必须依据至少两张以骨折部位为中心、相互垂直投射的 X 光片减少失真。需要评估的内容包括：

1. 骨折部位（关节、干骺端、骨干）
2. 骨折类型（横型、斜型、螺旋型）
3. 是否存在粉碎性骨折
4. 移位
5. 成角（矢状、冠状、轴位）
6. 骨折部位是否存在潜在的作用力

若存在隐匿性骨折或软组织损伤或复杂骨折，还需要进行三维 CT 扫描或核磁共振检查。在仔细评估骨折类型及伤者情况后，须决定进行手术治疗还是非手术治疗。

治疗/手术技术

术前计划

一旦决定行手术治疗，医师即开始制定手术方案。一般情况下，和处理软组织缺损的"重建阶梯"理念相似，医生需使用能够达到良好效果且最简单的方式进行治疗。治疗方案须包括拟行手术的全部细节，包括患者体位、手术室设置、需要用到的影像学评估方式（如透视）、需要的植入物、手术入路、固定器械以及相应的备选方案。在计划手术策略上面花费的时间，将体现在缩短手术用时、减少术者沮丧情绪以及提升手术安全性、成功率及效率上。

骨折复位

骨折复位可选择的方式很多。闭合复位往往通过韧带整复术来完成，这种方式依赖于附着于骨折块的骨膜及软组织的完整性[5,6]。若选择切开复位，往往需要结合手法复位及器械对骨折部位的调整，如应用复位钳或克氏针。在处理粉碎性骨折时，临时或最终固定的骨折块数量对治疗效果是至关重要的。运用复位钳子及克氏针时需仔细衡量，以免影响最终的固定。

复位提示与要点：复位钳

复位钳可用于使较大骨块达到复位或保持复位。将复位钳的一齿牢固固定于某一骨折块，另一齿将其他骨折块拉至相应部位。通过仔细的旋前或旋后摆动复位钳，可在一定程度上保留复杂骨折复位后的长度。需要注意的是，钳夹的力量不能过大，以免夹碎骨折块。

复位提示与要点：克氏针

这一内容将在下文部分进行详细的介绍。在骨折复位过程中，克氏针可用于骨折复位后的临时保持。克氏针可用于将骨块固定在合适位置。当达到适合的固定位置后，克氏针就由骨折急救过渡到一个暂时或长期固定的工具。

复位提示与要点：克氏针撬拨技术[7-11]

这是一种常用于桡骨远端骨折的克氏针技术。在骨折部位入克氏针，并按照复位需要的方向倾斜，然后继续进针直至远端皮质。这一技术在保留桡骨掌倾和尺偏方面非常有效，可以用于临时或长期固定。

复位提示与要点：临时/辅助外固定

对于极为复杂的骨折，在使用其他方法的同时，可利用外固定器械对骨折复位进行辅助。

术中影像

在众多骨折固定手术中，透视技术都是非常有价值的。对于透视技术本身的一些原则和理论不在本章讨论范围内，但有几点需要强调。对于上肢手术，可以使用图像增强器或小型透视机。对于上肢手术来说，一个图像增强器或一个小型透视机即可满足需要。对于大量手部手术而言，小型透视机可以在较小的辐射剂量下提供较好的透视效果[12-15]。

手术室的配置可以是多样的，但患者的体位必须术前设定好，以便术中进行透视。一般而言，小型透视机与手术床平行，自足侧朝向腋下，这样可以使上肢外展，以便将手置于透光桌上。

待检测区域应置于探头的正中央，从而将视差效应降至最低。多层面投照可以更好地判断复位情况以及固定物的位置。同样，在透视下置入克氏针或螺钉可以帮助即时调整位置。了解特定部位的解剖对术中透视也是有帮助的。例如，在治疗桡骨远端骨折照相时，使投射角度与纯侧位成 $20° \sim 30°$ 角，这样可以更清晰地看到月骨窝处的皮质，从而判断螺钉是否穿入关节[16]。实时、动态透视可以用于检测受控运动时骨折的稳定性或评估关节内螺钉穿透情况。

固定原则

绝对稳定与骨折块间加压

当在解剖学上减少骨折碎片并用刚性固定时，采用绝对稳定性刚性固定。若外科医生希望达到绝对稳定的固定效果，骨折块间加压是非常关键的[17,18]。解剖复位与骨折块间加压相结合，在显微镜下可见两侧骨折断端交错接合，因此保证了骨折断端的微小缝隙，从而将细胞从一端长入另一端的间距降至最小。骨折通过初级骨折愈合和组织学上的"切割锥"愈合，有助于一个骨折块与另一个骨折块的直接愈合（图 5.1）。很少或不形成骨痂。这种情况可通过如下方式获得：拉力螺钉，加压钢板或张力带。严重的粉碎性骨折应该避免骨折块间加压，过大的压力将导致骨长度显著减少。

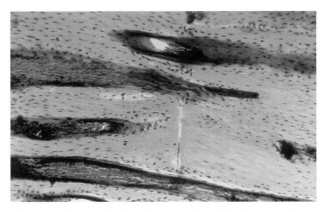

图5.1　压缩后的截骨部位。可见骨折线间骨细胞的移行，典型的接触愈合（H & E，放大倍数×100）

相对稳定

在治疗无法进行解剖复位的粉碎性骨折或选择闭合复位的情况下，相对稳定性非常重要。在相对稳定的情况下，重点是恢复相邻关节面在冠状、矢状及轴位方面的解剖学关系。骨折部位存在的一些微小的移动，微动有利于这种类型的愈合（次级骨折愈合）。当然前提是固定足够维持基本的形态，防止骨折部位的过度运动。与绝对稳定下的初级愈合不同，次级愈合是通过软骨介导生成骨痂来完成的。相对稳定一般见于外固定、桥状钢板或髓内固定。这一概念通常不适用于关节内骨折。

固定方式

克氏针

Kirschner 钢丝（K-wire）是一种廉价、简单但用途广泛的工具，可协助骨折固定。克氏针可用于切开复位或闭合复位，合理操作下对组织的损伤很小。克氏针可以用于临时固定或长期固定（图5.2）[19]。用于长期固定时一般会提供相对固定，并在骨折愈合过程中形成骨痂。克氏针可直接经过骨折部位，或以通过髓内的形式置入。克氏针最大的问题是不能提供骨折块间的压力，并且会随着时间的推移而松弛，导致植入物的移位。

克氏针的尺寸通常以英寸或毫米进行标记。如0.062英寸的克氏针相当于1.6mm。手外科常用的克氏针大小一般在0.035英寸（0.9mm）到0.079英寸（2.0mm）之间，当然某些特殊情况下也会用较大的型号。大量克氏针都有光滑型或带螺纹的类型。光滑型便于拔除，但是也更容易松动移位。带螺纹的克氏针有进入原道的趋势，可以通过反钻以减小这种趋势。

张力带重建

当骨骼受到偏心的轴向力时，骨骼的一侧受到压缩力，另一侧受到拉伸力。无论是金属丝形式还是钢板形式的张力带[20-23]，都是通过将偏心的拉力转化成压缩来辅助骨

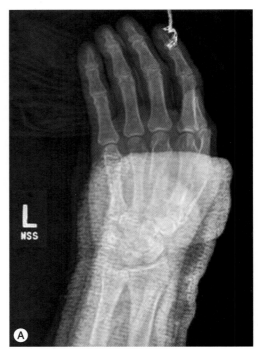

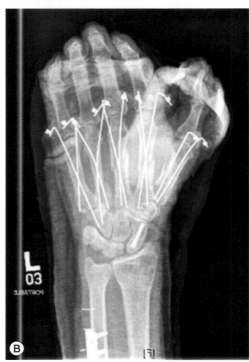

图5.2　这位75岁患者被卡车撞伤后多发伤，掌骨全部骨折。为了降低进一步的软组织损伤，选择多重克氏针固定以达到相对稳定

折愈合（图5.3）。这一概念最适用于简单的横型干骺端骨折，同时要求承受压缩力的皮质要完整（无粉碎）。

为了达到将偏心力转化为压缩的目的，必须将张力带置于承受张力的那一侧。幸运的是，手部的张力侧位于掌骨或指骨的背侧，从而使手术入路变得简单。当患者主动屈曲手指时，屈曲力通过环状滑车（屈指肌腱的滑车

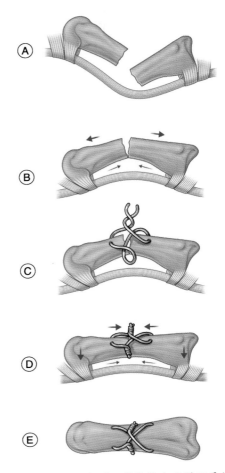

图 5.3 张力带技术。(A)近节指骨中段横行骨折，伴掌侧成角及移位。(B)若复位后不予固定，曲指时将会使掌侧皮质承受压力，但会导致背侧皮质不稳定并形成较大缝隙。(C)近节指骨背侧置入的 8 字形张力带钢丝。(D)骨折两侧的张力带畔同时收紧从而获得骨折两侧对称的张力。置入张力带钢丝后，曲指形成的压力平均的分布在骨折两侧，同时张力带会吸收与骨折部位所承受的压力相等的张力。(E)张力带拉紧后的背侧视角。可以在骨质上钻孔，并将张力带末端置入孔中以减少软组织损伤。(*After Freeland AE. Hand Fractures：Repair，Reconstruction and Rehabilitation. Philadelphia：Churchill Livingstone；2000：42.*)

之一)直接传至附着骨。作用力的矢量通过掌侧皮质朝向彼此。张力带稳定固定了背侧皮质，这使得掌侧皮质之间相互对抗，并且为骨折块提供进一步的压力从而达到绝对稳定。

钢丝的置入方式根据骨折类型的不同而有所区别，多数情况下都是这种背侧交叉"8字形"重建法（图 5.4）。典型的做法是在骨折两侧经钻孔或肌腱起/止点置入钢丝，并通过拧紧钢丝来进行复位和加压。在某些特定情况下，会在骨折两侧都拧紧钢丝，或配合克氏针及其他技术一起达到固定的目的。

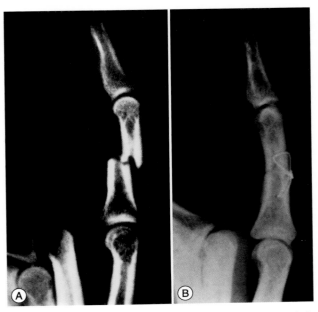

图 5.4 （A）中指背部遭到外力打击后引起的中节指骨中段骨干横向移位骨折。（B）应用张力带导致裂缝良好交错，使其可以牢固地抵抗旋转力。（*From Freeland AE，Jabaley ME，Hughes JL. Stable Fixation of the Hand and Wrist. New York：Springer-Verlag；1985：89.*）

在手部，一般在小指用 28G 的钢丝便足够，在较大的指骨或掌骨则用 26G 钢丝。通过精确对齐骨折断端的锯齿边缘可以控制旋转并增加稳定性（表 5.2）。

90-90 技术（图 5.5）是骨内钢丝的一种特殊固定形式[24]，在关节置换术、再植和横行骨折方面尤其适用。尽管严格来说它不是一种张力带，但它能够提供可靠的固定并允许早期活动。

外固定

外固定为骨折的稳定提供了一个有用的、多功能的选择。这通常包括放置在骨折两侧的针头，针头通过一个外

表 5.2 内固定技术

	钢丝型号/G	克氏针（直径/英寸）	拉力螺钉/mm	钢板/mm
远节指骨	28	0.028/0.035	1.3/1.5	无
中节指骨	28	0.035	1.3/1.5	1.3/1.5
近节指骨	26/28	0.045	1.5/2.0	1.5/2.0
掌骨	26	0.045/0.062	1.5/2.0	2.0
腕骨	24/26	0.045/0.062	1.5/2.0/2.4	2.0/2.4

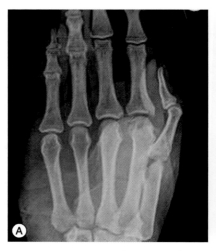
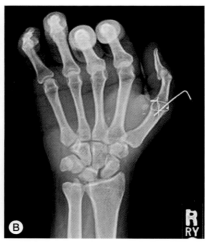
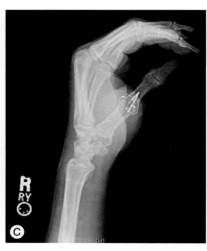

图 5.5 这是一例 37 岁男性，手掌侧电锯伤。除多发肌腱损伤外，还存在严重的拇指掌指关节软骨损伤。通过 90-90 骨内钢丝进行初级关节结合，并通过克氏针进行辅助

部装置相互连接。这可以作为临时性或永久性的固定。复位是通过韧带整复术实现的[5,25,26]。虽然这可以用于任何骨折，但当有严重的骨折粉碎（图 5.6）和/或需要重建的软组织损伤时，它有特殊的作用。粉碎性骨折和软组织损伤增加了内部植入物的感染风险。外固定器通常可以通过远离骨折和损伤部位的小切口置入，从而避免了对骨折血肿的侵犯。应利用局部的解剖知识和正确的插针技术来避免对神经血管结构的损伤。例如，在为桡骨远端骨折放置外固定器时，应非常小心，避免损伤桡侧感觉神经。大多数作者主张在这种情况下使用开放手术入路确定桡侧感觉神经，尽管其他人主张经皮将针放置在更背的位置[27]。

存在两大类外固定器：非桥接式和桥接式。非桥接式固定器[28]，只跨越骨折部位，而桥接式固定器也跨越一个关节。桥接式固定器更多的是用于干骺端骨折。桥接固定器也可与克氏针或内固定相结合用于粉碎性关节骨折[11,29]。在架设关节时必须注意避免不必要的过度拉伸[30]。一些专门的桥接固定器是铰链式的，以允许调动所跨越的关节[31]。任何一种外固定方法都可以达到相对稳定的效果，并且通过次级愈合而产生丰富的骨痂。

拉力螺钉

拉力螺钉（图 5.7 和图 5.8）在两个骨折碎片之间提供压力，以达到绝对稳定。这些螺钉可以单独使用，与其他固定方法结合使用，或通过钢板使用。拉力螺钉对简单的斜向或螺旋形骨折最有用[32]，但也可用于拼接粉碎性骨折。在固定横向骨折时，拉力螺钉的作用非常有限，因为定位垂直

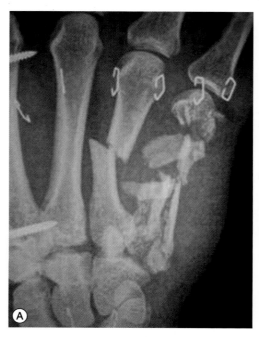
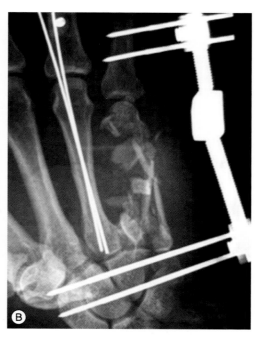

图 5.6 对这一高度粉碎性的第五掌骨干骨折使用了一个跨度较大的外固定器

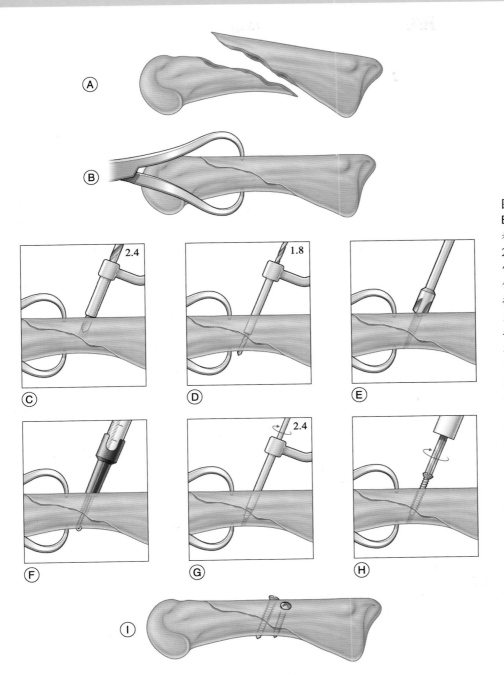

图 5.7　拉力螺钉技术。(A，B)长斜型掌骨骨折复位后利用复位钳固定。(C)利用 2.4mm 钻头在近端皮质垂直骨折线钻一滑行孔，通过套筒保护周围软组织并防止钻头摆动。(D)这个双头钻头的另一端，内部直径为 1.8mm，插入 2.4mm 的滑行孔中，在对侧皮质上钻出一个同心的 1.8mm 的滑行孔。(E)在背侧皮质的近半部用埋头钻钻出一个区域，与螺钉头相对应，并使其就位。(F)利用测深尺决定螺钉长度。(G)2.4mm 的攻纹器钻入对侧皮质，利用套筒保护周围软组织(利用自攻螺纹的螺钉则省去这一步)。(H)钻入 2.4mm 的螺钉，并将钉帽埋入近端骨皮质。(I)利用相似方法放置入第二颗螺钉，这颗螺钉垂直于骨干，从而满足中和螺钉的需要。(*Redrawn after Freeland AE*. Hand Fractures: Repair，Reconstruction and Rehabilitation. *Philadelphia：Churchill Livingstone*；*2000：42.*)

于骨折的方向是很困难的。如果拉力螺钉的轨迹不垂直于骨折的平面，就会引入剪切力。

通过技术放置拉力螺钉时，首先要选择适当的插入部位(见图 5.7 和视频 5.1)。理想情况下，拉力螺钉的位置应垂直于骨折的平面。对于螺旋型骨折，拉力螺钉可置于不同平面，但都应垂直于骨折部位。螺钉若过于贴近骨折边缘，则有可能导致骨折范围扩大。

其次，用相当于或略大于计划中的螺钉的外螺纹直径的钻头对近皮质进行过钻，这可以使螺钉在拧紧螺钉时"滑行"通过近侧皮质。

接下来，用相当于计划中的螺钉核心直径的较小的钻头在远处的皮支钻孔。在这一步可以进行攻纹，当然现代大量螺钉都可以自行攻纹。

然后在近端皮质钻埋头孔。这可以增加钉帽与近端皮质的接触面积，使得力量分布均匀从而避免了过高的接触压力使骨折面积扩大。同时将钉帽埋入皮质还可以防止刺激周围的软组织。

最终，用深度计测量螺钉的长度，并插入适当长度的螺钉。经常可以观察到整个骨折部位有明显的压缩现象，应注意避免过度压迫，但螺丝钉头以下没有螺纹，使螺丝钉能在近侧皮质中化学。

实际上的拉力可以通过使用特殊设计的植入物来实现，通常采用的两种类型的螺钉是部分带螺纹的螺钉(图 5.9)和无头加压螺钉。部分有螺纹的螺钉在螺钉尖端的部分有螺纹，但螺丝钉头以下没有螺纹，使螺丝钉能在近皮质中滑行。它们可以在用核心直径的钻头进行双皮质

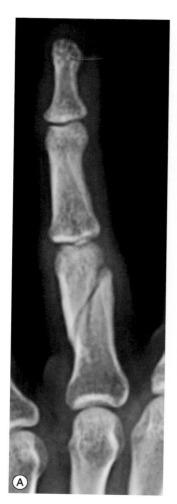
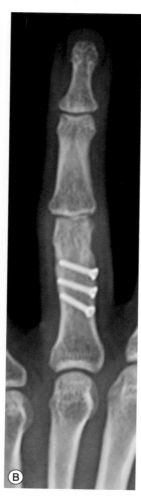

图 5.8 这位 34 岁女性无名指近端指骨斜行骨折。通过使用多个拉力螺钉实现了相对稳定。注意，螺钉放置在不同平面上，但在每个部位都垂直于骨折

钻孔后再放置螺钉，这样可以节省术中时间。在手部和腕部的许多区域由于植入物的尺寸相对较大，部分螺纹螺钉的效用可能受到限制。另一种压缩螺钉是无头压缩螺钉（图 5.10 和视频 5.2）。这种螺钉有不同节距的螺纹。与细间距螺纹相比，大间距螺纹在骨片中的推进速度更大（图 5.11）。因此，在螺钉前进的过程中实现压缩（图 5.10；见视频 5.2）。

> **关键概念：技术拉力和设计拉力**
>
> 插入拉力螺钉可以通过两种方式完成，技术拉力是依靠螺钉放置技术来实现骨折间的压缩，而拉力设计则是应用螺钉设计特点来实现压缩。

加压钢板

加压钢板是一种通过特定的钢板应用方法获得绝对稳定和骨折间压力的方法。这种特殊的接骨方式通常用于斜行和横向骨折，在骨折部位造成压缩。

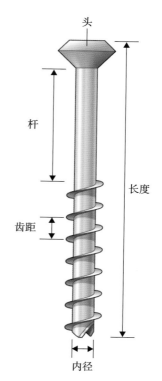

图 5.9 图示带部分螺纹的螺钉

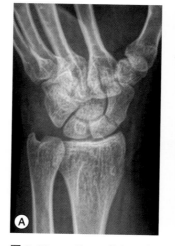
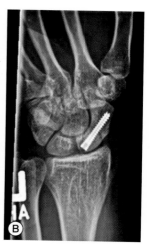

图 5.10 一位 20 岁女性手腕摔伤，造成左侧舟状骨骨折。使用无头加压螺钉进行固定。这种装置在治疗关节内骨折时，可以实现骨折间压迫，同时避免螺钉头的突出

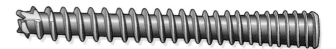

图 5.11 无头加压螺钉。无头加压螺钉有不同节距的螺纹，因此当螺钉推进时，螺钉在近端和远端骨片中的推进速度不同。这就实现了在骨折部位的压迫，而不需要在关节面有突出的螺钉头

对于横向骨折(图 5.12),骨折临时复位,钢板以中性的方式固定在骨折的一侧(在钢板的螺钉孔内集中钻孔)。然后在骨折的另一侧偏心地钻一个孔(螺丝孔中离骨折最远的部分)。当螺钉头和钢板啮合时,螺钉沿着钢板上的螺钉孔的斜面滑下,从而使螺钉/钢板界面向断裂处平移。

在斜行骨折中(图 5.13),钢板应首先贴在骨折的一侧,使钢板的下表面和骨折块之间形成一个锐角(或腋窝)。这样可以将第二块碎片压入腋窝,从而夹住碎片并协助复位和压缩。如果采用相反的顺序,形成一个钝角,进一步压迫会导致骨折的短缩和移位。可以增加一个有角度的拉力螺钉,穿过钢板垂直于骨折面,以提供进一步的骨折间压力。

桥状钢板

桥状钢板(图 5.14)是一种有用的相对稳定的方法,用于稳定粉碎的干骺端和骨干骨折——不可能进行解剖复位

或需要进行广泛解剖的骨折[33]。理想情况下,利用这种技术时不需要打开骨折部位,以避免对周围软组织造成不必要的手术创伤,并允许保留粉碎性碎片的血管。桥状钢板的使用方式与外固定器的使用方式类似。其主要目的是恢复近端和远端关节面的长度、排列和旋转。骨折愈合是通过骨痂形成达到的。当存在骨缺损时,可利用骨移植技术增加骨愈合的概率。愈合是通过骨痂的形成而间接形成的。另外,如果认为骨量不足无法愈合可以使用分阶段植骨的方法补充这一技术,以刺激愈合。

锁定钢板

锁定钢板允许非线性固定,以分担整个愈合的骨折的负荷(见视频 5.3)。螺钉帽本身的特殊螺纹与位于钢板螺钉孔内的螺纹相互咬合。这种非线性固定不再依赖于螺钉在骨内的抓紧,在骨质疏松或干骺端的松质骨中可能会呈现

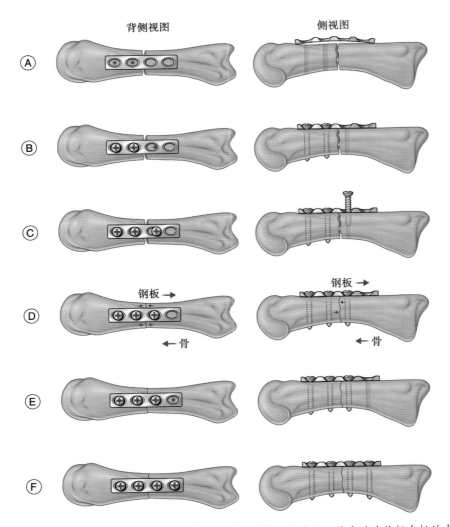

图 5.12 加压钢板。该图展示了迷你加压板在掌骨中部横向骨折中的应用。笔直的迷你板在板的中间有一个大约 5 度的渐变弯曲。(A)两颗中性(居中)螺钉将钢板固定在骨折的左侧(远端)。(B)在右侧的第一个钢板孔中偏心地钻一个远离骨折部位的孔。(C)在偏心的钻孔中插入一个螺钉。(D)随着螺钉的拧紧和螺钉头与钢板的啮合,钢板和骨头向相反的方向平移,在骨折部位造成压缩。(E)在获得压缩后,在剩余的钢板空的中心开一个中性钻孔。如果需要进一步压缩,可以用第二个偏心孔来替代。(F)插入一个中性螺钉,完成固定。(*Redrawn from Freeland AE*. Hand Fractures: Repair, Reconstruction and Rehabilitation. *Philadelphia*: *Churchill Livingstone*; *2000*: *53*).

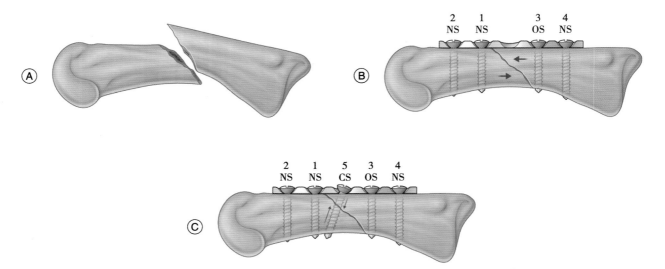

图 5.13 加压钢板：钢板内的拉力螺钉（CS）。（A）掌骨中段冠状面斜型骨折，侧位。（B）骨折复位后，置入张力带钢板压迫骨折。必须将微型偏心螺钉（OS）偏心放置，远离被压缩到微型板"腋下"的三角骨。（C）将一个较大的螺钉置入骨折部位，增加压迫和稳定性。（*Redrawn from Freeland AE. Hand Fractures: Repair, Reconstruction and Rehabilitation. Philadelphia: Churchill Livingstone; 2000: 55*）.

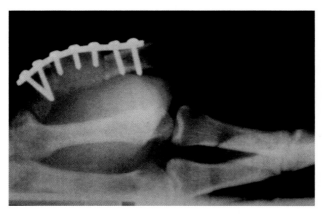

图 5.14 桥状钢板。第一掌骨粉碎性骨折伴骨缺损，已被切除后并以自体移植骨填充。钢板可以提供少量的压力，通过它的螺钉进一步稳定移植骨。（*Reproduced with permission from Freeland AE, Jabaley ME, Hughes JL. Stable Fixation of the Hand and Wrist. New York: Springer-Verlag; 1986: 248.*）

出优势。这种结构若出现问题，不在螺钉与钢板的接触面，而是表现为整个骨结构的塌陷。此外，由于在远端皮质内的固定不是强制性的，螺钉可以以单皮质的方式使用，从而避免了对骨折远端的软组织刺激。

根据特定的骨折模式，可以用各种方法来锁定钢板。如果需要，可以通过拉力螺钉（在钢板内或钢板外）或使用非锁定的偏心螺钉（取决于所选的钢板）来实现压缩。

术后护理

骨折固定后制动的几个原因，包括在伤口愈合早期需要保护软组织，希望减少复位后的再移位的可能性，以及作为对多发性创伤患者相关损伤的治疗。然而，制动并非没有风险。某些关节，如肘部和手指的近端指间关节，在固定后很容易出现僵硬的问题。

骨折固定后的关节制动可能会由于肌腱粘连或关节囊挛缩而导致关节僵硬。在关节骨折的情况下，软骨的生理结构会随着固定而发生不必要的改变。一些研究表明，早期运动对关节损伤后的软骨有保护作用[34,35]。此外，如桥式钢板和外固定的例子所示，整个骨折部位一定程度的微动可能有利于骨折的愈合。这种微动有利于促进骨痂形成从而完成次级愈合。

在可能的情况下，固定应该足够稳定，以允许术后的早期运动，而不允许在骨折部位有意外的运动。在决定是否在骨折固定后增加夹板或石膏固定时，应考虑软组织保护的需要、达到的稳定程度以及是否存在相关损伤。

总结

手外科医生必须熟悉正确的骨折护理和固定的各方面知识。有关最佳治疗的决定在很大程度上依赖于对患者相关因素的仔细考虑和对骨折形态的详细分析。一旦选择了手术治疗，就会有无数的选择。应进行全面的术前计划，以缩短手术时间并确保有足够的器械。所需的稳定性类型、计划的手术顺序和所需的置入物都应包括在术前计划中。对正确的手术骨折护理的关键概念的透彻理解，有助于手外科医生优化手术效果。

参考文献

1. Meals RA, Meuli HC. Carpenter's nails, phonograph needles, piano wires, and safety pins: the history of operative fixation of metacarpal and phalangeal fractures. *J Hand Surg Am.* 1985;10:144–150.

2. Henry MH. Fractures of the proximal phalanx and metacarpals in the hand: preferred methods of stabilization. *J Am Acad Orthop Surg*. 2008;16:586–595. *This is a concise, recent review article which summarizes many options for fracture fixation in the proximal phalynx and metacarpals with case examples.*

3. Helfet DL, Haas NP, Schatzker J, et al. AO philosophy and principles of fracture management-its evolution and evaluation. *J Bone Joint Surg Am*. 2003;85-A:1156–1160.

4. Wukich DK, Lowery NJ, McMillen RL, Frykberg RG. Postoperative infection rates in foot and ankle surgery: a comparison of patients with and without diabetes mellitus. *J Bone Joint Surg Am*. 2010;92:287–295.

5. Agee JM. Distal radius fractures. Multiplanar ligamentotaxis. *Hand Clin*. 1993;9:577–585. *This classic article describes the use of ligamentotaxis in multiple planes to achieve optimal reduction of distal radius fractures. The author has developed innovative external fixators that use the concepts described in this article.*

6. Dee W, Klein W, Rieger H. Reduction techniques in distal radius fractures. *Injury*. 2000;31:48–55.

7. Dowdy PA, Patterson SD, King GJ, et al. Intrafocal (Kapandji) pinning of unstable distal radius fractures: a preliminary report. *J Trauma*. 1996;40:194–198.

8. Kapandji A. [Internal fixation by double intrafocal plate. Functional treatment of non articular fractures of the lower end of the radius (author's transl)]. *Ann Chir*. 1976;30:903–908.

9. Kapandji A. [Intra-focal pinning of fractures of the distal end of the radius 10 years later]. *Ann Chir Main*. 1987;6:57–63. *This is a report of some refinements to the author's originally published technique of intrafocal pinning for distal radius fractures. This is a useful technique to understand, even in this era of volar plate fixation of the distal radius.*

10. Silverman AT, Paksima N. Biplanar Kapandji intrafocal pinning of distal radial fractures. *Am J Orthop (Belle Mead NJ)*. 2004;33:40–41.

11. Trumble TE, Wagner W, Hanel DP, et al. Intrafocal (Kapandji) pinning of distal radius fractures with and without external fixation. *J Hand Surg Am*. 1998;23:381–394.

12. Athwal GS, Bueno RA Jr, Wolfe SW. Radiation exposure in hand surgery: mini versus standard C-arm. *J Hand Surg Am*. 2005;30:1310–1316.

13. Giordano BD, Baumhauer JF, Morgan TL, Rechtine GR 2nd. Patient and surgeon radiation exposure: comparison of standard and mini-C-arm fluoroscopy. *J Bone Joint Surg Am*. 2009;91:297–304.

14. Giordano BD, Ryder S, Baumhauer JF, DiGiovanni BF. Exposure to direct and scatter radiation with use of mini-c-arm fluoroscopy. *J Bone Joint Surg Am*. 2007;89:948–952.

15. Sinha S, Evans SJ, Arundell MK, Burke FD. Radiation protection issues with the use of mini C-arm image intensifiers in surgery in the upper limb. Optimisation of practice and the impact of new regulations. *J Bone Joint Surg Br*. 2004;86:333–336.

16. Soong M, Got C, Katarincic J, Akelman E. Fluoroscopic evaluation of intra-articular screw placement during locked volar plating of the distal radius: a cadaveric study. *J Hand Surg Am*. 2008;33:1720–1723.

17. Bagby GW, Janes JM. The effect of compression on the rate of fracture healing using a special plate. *Am J Surg*. 1958;95:761–771.

18. Perren SM, Huggler A, Russenberger M, et al. The reaction of cortical bone to compression. *Acta Orthop Scand Suppl*. 1969;125:19–29.

19. Belsky MR, Eaton RG, Lane LB. Closed reduction and internal fixation of proximal phalangeal fractures. *J Hand Surg Am*. 1984;9:725–729.

20. Allende BT, Engelem JC. Tension-band arthrodesis in the finger joints. *J Hand Surg Am*. 1980;5:269–271.

21. Jupiter JB, Sheppard JE. Tension wire fixation of avulsion fractures in the hand. *Clin Orthop Relat Res*. 1987;113–120.

22. Safoury Y. Treatment of phalangeal fractures by tension band wiring. *J Hand Surg [Br]*. 2001;26:50–52.

23. Pehlivan O, Kiral A, Solakoglu C, et al. Tension band wiring of unstable transverse fractures of the proximal and middle phalanges of the hand. *J Hand Surg [Br]*. 2004;29:130–134.

24. Lister G. Intraosseous wiring of the digital skeleton. *J Hand Surg Am*. 1978;3:427–435.

25. Agee JM. External fixation. Technical advances based upon multiplanar ligamentotaxis. *Orthop Clin North Am*. 1993;24:265–274.

26. Agee JM. Application of multiplanar ligamentotaxis to external fixation of distal radius fractures. *Iowa Orthop J*. 1994;14:31–37.

27. Emami A, Mjoberg B. A safer pin position for external fixation of distal radial fractures. *Injury*. 2000;31:749–750.

28. Eichenbaum MD, Shin EK. Nonbridging external fixation of distal radius fractures. *Hand Clin*. 2010;26:381–390, vi–vii.

29. Weil WM, Trumble TE. Treatment of distal radius fractures with intrafocal (kapandji) pinning and supplemental skeletal stabilization. *Hand Clin*. 2005;21:317–328.

30. Loebig TG, Badia A, Anderson DD, Baratz ME. Correlation of wrist ligamentotaxis with carpal distraction: implications for external fixation. *J Hand Surg Am*. 1997;22:1052–1056.

31. Hove LM, Krukhaug Y, Revheim K, et al. Dynamic compared with static external fixation of unstable fractures of the distal part of the radius: a prospective, randomized multicenter study. *J Bone Joint Surg Am*. 2010;92:1687–1696.

32. Horton TC, Hatton M, Davis TR. A prospective randomized controlled study of fixation of long oblique and spiral shaft fractures of the proximal phalanx: closed reduction and percutaneous Kirschner wiring versus open reduction and lag screw fixation. *J Hand Surg [Br]*. 2003;28:5–9. *In this prospective, randomized clinical trial , K-wiring and lag screw fixation of proximal phalangeal fractures were compared. The series is limited by the uniqueness of each fracture, nevertheless, worthwhile conclusions may be drawn from this study.*

33. Hanel DP, Lu TS, Weil WM. Bridge plating of distal radius fractures: the Harborview method. *Clin Orthop Relat Res*. 2006;445:91–99. *In this retrospective study, the authors describe their method of bridge plating of the distal radius including a summary of indications for this technique. Their experience is derived from patients in an extremely busy trauma center.*

34. Salter RB, Simmonds DF, Malcolm BW, et al. The biological effect of continuous passive motion on the healing of full-thickness defects in articular cartilage. An experimental investigation in the rabbit. *J Bone Joint Surg Am*. 1980;62:1232–1251.

35. Salter RB. The physiologic basis of continuous passive motion for articular cartilage healing and regeneration. *Hand Clin*. 1994;10:211–219.

第二篇　后天性创伤性疾病

第6章

指尖、甲板和甲床：解剖、修复与重建

Brian Mailey and Michael W. Neumeister

概要

- 指尖和甲床损伤是手部最常见的损伤。
- 大的甲下血肿应引流减压，缓解疼痛；小的无症状的血肿（＜50%）可以观察；环状钻孔减压可缓解搏动性疼痛。
- 如果甲板完整，并非所有甲床裂伤都需要修复。
- 甲床损伤后常见的继发畸形包括甲板嵴、甲板劈裂、甲剥离、甲缺失、甲床角化过度、钩甲、甲刺和甲囊肿等。
- 了解指尖动脉分支模式有利于设计皮瓣，用于指尖损伤时保留长度，包括掌侧和侧方 V-Y 推进皮瓣。
- 对于适当的病例，甲下原位黑色素瘤处理得当可以避免截指。
- 本章旨在系统总结指尖和甲损伤的病理生理、诊断和治疗。

简介

指尖在人们每天接触周围事物时发挥多重作用。指腹软组织和光洁紧致的皮肤，协同坚硬的远节指骨以及甲板甲床共同产生触觉反馈，使得指尖有精细感觉和本体感觉，并能处理精细物品。甲周组织包括甲板、甲皱襞、甲上皮、甲沟和甲下皮。胚胎学上，上述结构在孕 3 个月时[1]表现为指端背侧的表皮增厚区，向近端真皮生长，形成甲沟。深层的表皮细胞增生形成甲基质。甲基质浅层细胞分化产生硬角质并形成甲板。大约 14 周时，甲基质深层增生将甲板经甲床推向远端，并与甲床紧密连接[2]。侧方和近端表皮形成甲皱襞。手指和足趾的甲板分别在孕 32 周和孕 36 周到达指（趾）远端[3]。

解剖

表面解剖

Zaias[4]在 1963 年最早描述了甲板的解剖。这项标志性的研究使用 9 周到满月的人类胚胎组织断面进行指甲的发育过程研究，研究者对甲单位的各种组织结构进行了命名。1980 年，Zook 等[5]将甲单位各种结构的命名标准化，以方便医生针对指甲病理、损伤和治疗进行交流（图 6.1A，B）。包括甲皱襞、甲周皮、甲下皮、甲床（生发甲基质和无生发甲基质）和甲板本身在内的所有甲结构统称甲周组织。甲周皮指的是甲板和甲床侧方的皮肤。甲皱襞上方的皮肤称为甲壁，甲壁向远端延伸到指甲上的部分称为甲上皮，甲上皮附着在甲板上的角质部分称为甲外皮。甲上皮下延伸到远端的白色不透明凸出部分称为甲半月，是生发甲基质的远端部分。去除甲板后，白色部分依然可见，其形成是由于甲基质细胞的胞核存在。甲床远端的角质部分称为甲下皮（图 6.1C），由胚胎期的远端嵴中间层增厚而来。

甲床由生发甲基质和无生发甲基质组成，生发甲基质构成近端甲皱襞的腹侧层，无生发甲基质紧邻生发甲基质并在甲下向远端延伸。

血液供应

甲单位由掌侧指动脉分支供血。根据 Flint[6]的描述，指动脉分支在远节指骨背侧形成 3 个动脉弓，浅弓供应甲皱襞，近侧弓和远侧弓包绕远节指骨腰部，供应甲床和指腹间隙。Zook 等[5]根据对 10 个断指的解剖研究，发现指动脉向背侧有两个恒定分支，第一个分支位于甲皱襞基底，第二个分支位于甲半月水平。甲周组织的静脉回流从侧方和背侧向甲皱襞近端走行，在指背侧随机走行，直至远端指间关

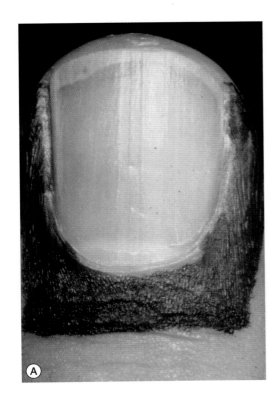

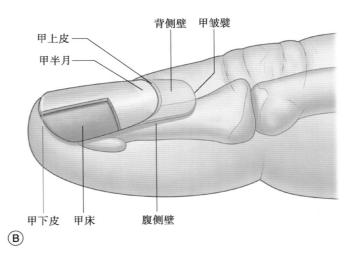

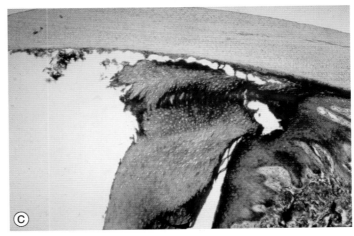

图6.1　（A）甲板，无生发甲基质和生发甲基质，以及标记为蓝色的甲周组织。（B）甲床侧面观显示腹侧壁（生发甲基质），甲床（无生发甲基质）和甲皱襞的背侧壁。（C）组织切片显示甲下皮的角化栓。（© Southern Illinois University School of Medicine.）

节水平形成血管吻合网[7]。

　　淋巴回流的方向大致和静脉平行，在甲的游离缘（甲下皮）处最为丰富，甲下淋巴组织的密度比身体其他任何皮肤都要多[8]。这也解释了为何指甲及指端频繁地接触污染区域的致病菌却很少发生甲下感染。

　　了解动脉的走行方式有利于设计指尖皮瓣，在指尖离断性损伤时用于保留手指长度。本章后续内容会详细讨论这些局部皮瓣。

神经支配

　　掌侧指总神经在远指间关节远端发出分支支配甲周区域。Zook等[5]报道了两个最常见的分支（70%），近端分支由甲半月水平发出并支配甲床深层，远端分支支配甲下皮区域。Wilgis和Maxwell[9]认为存在3个分支，包括两个背侧支及另一个支配指腹的掌侧支。

生理特点

　　坚硬而富有弹性的甲板是由甲基质持续产生的，甲板本身透明，由于下方甲床富含血管而使甲板呈粉红色。甲基质细胞的角质化沿着一条倾斜的轴线进行，结果就是近端甲基质产生甲板的背侧部分，远端甲基质产生甲板的腹侧部分，甲基质近端受损，会导致甲板表面异常。甲板紧贴甲床，在甲下皮处分开，颜色变为白色。

　　甲板终生生长，指甲生长速度随年龄增长，直至10～14岁时速度和成人相当，平均每天生长0.1mm[4,10]，且指甲的生长速度比趾甲快4倍[11]。甲的生长速度受季节（夏天生长速度更快）和年龄影响（35岁前的生长速度是80岁后的2倍）[11]。甲的生长还受个体合并症的影响，包括内分泌、血管、感染及营养等方面的异常[12]。报道称甲自甲皱襞生长至游离缘的时间在70天到140天不等[4]。Baden[10]描述了一例甲在损伤后长达21天的生长延迟，在此期间近端残甲仅增厚但不向远端生长，增厚的甲板在随后的50天内向远端生长，而在接下来35天内的新生甲板则比正常的要薄。因此，甲在损伤后的再生过程中出现增厚的包块是一种正常现象，而甲在伤后100天仍未长出则属于异常情况。甲板和甲下组织相连接是通过生发层的细胞长入甲板，每个细胞都和前后左右的细胞相连接。

　　甲板由甲周3个区域的细胞产生：生发基质、非生发基质和甲襞的顶层(图 6.2)。生发基质通过程序性角化形成了甲的大部分(90%)[4],余下部分由非生发基质和甲襞顶层形成。非生发基质向甲板掌侧长入细胞,从而使甲板与甲下组织紧密连接。在甲向远端生长的过程中,腹侧甲板的增厚弥补了背侧由于磨损而丢失的甲组织[13,14]。非生发基质的表面有纵行的脊,从而增加了与甲板的接触面积。甲襞顶层向甲的背侧长入扁平细胞,从而使甲的表面保持光滑[15]。甲襞顶层丢失后会导致甲的外观粗糙、没有光泽。甲板的近端和两边由甲皱襞包围,甲皱襞还有保护甲基质的作用。

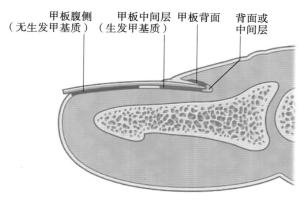

图 6.2　甲板的组成部分形成于 3 个区域。(© *Southern Illinois University School of Medicine.*)

功能

甲的功能在 1724 年有过描述"我们进行自我防御的有力武器…抵御生长在我们身体表面的微生物并通过搔刮来缓解瘙痒"[13]。可见,指甲可用于瘙痒及防御。指甲对指端进行保护,并协助指端形成触感[16]。甲和掌侧皮肤及指腹之间的压力使触觉更加精细。在甲缺如的情况下,捡起微小物体会变得非常困难,两点辨别觉也会随之减退。甲的附着不全以及裂甲会导致疼痛,尤其是对手工劳动者而言,在适当的情况下应该去除。

急性损伤

流行病学

指端和甲床由于位置突出,其损伤是最常见的手部损伤[17],其中中指损伤最常见,其次是环指、示指、小指以及拇指(双侧损伤频率相同)。大量损伤集中在 4~35 岁,75%为男性[17]。甲床损伤中有 50% 合并远节指骨骨折,且甲床损伤的部位多为中远 1/3。

损伤常由施于甲板及指骨之间的挤压力导致。甲床损伤后导致甲下出血,并易形成血肿。最常见的甲床损伤为单纯裂伤(图 6.3A)[17]。当致伤物体较小或较锋利时,常造成这种单纯裂伤。放射状裂伤(图 6.3B)常源自较大物体挤压所导致的爆裂伤。甲床严重的挤压伤(图 6.3C)则常由范围较广、较强的挤压力所导致。最少见的情况为撕脱伤(图 6.3D)[17]。

甲下血肿

甲下血肿可导致甲板与甲床的分离。封闭空间内的出血产生的压力通常会造成搏动性疼痛,因此为缓解疼痛应该进行血肿引流。

治疗

引流可使用加热(烧红)后的回形针、电池驱动的电烧、18 号注射器针头[18]或 2mm 打孔活检器来完成[19,20],儿童则可以使用注射胰岛素的针头[21]。高温物体在甲板表面烧出孔洞并在随后被甲下的血肿冷却。孔洞要足够大以保证对血肿的持续引流。较小的血肿可能会随着甲板的生长而逐渐向远端移动。是否需要打孔引流取决于血肿的大小和症状,并非所有血肿都需要引流。

在存在甲下血肿的情况下,很难对甲床损伤的程度进行评估。有人提议使用超声检查来评估甲床损伤[22]。若甲

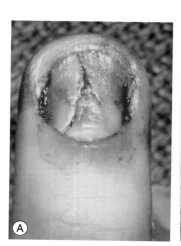
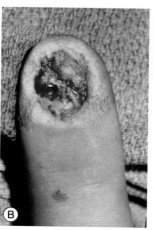
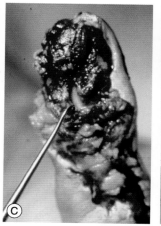
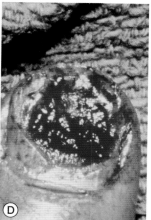

图 6.3　(A)36% 的甲床损伤为单纯的撕裂伤;(B)27% 为放射状裂伤;(C)22% 为甲床的碾压伤;(D)15% 的撕脱伤会损及生发层。(© *Southern Illinois University School of Medicine.*)

床损伤较轻，则甲板可正常生长。但是，当甲床损伤较严重时，若不修复则很有可能出现甲畸形。

因此，甲下血肿是应该保留指甲并进行引流，还是拔除甲板进行甲床修补，是一个有争议的问题。过去有人提议如果甲下血肿超过甲板面积的 25% 就应该拔出甲板，检查甲床，如果有损伤则进行修复。Simon 和 Wolgin[23] 检查了47 例急性损伤导致甲下血肿的患者，发现如果血肿面积大于甲床的 50%，则有 60% 的概率存在需要修补的甲床损伤。因此有人建议如果血肿大于甲床面积的 50% 或合并远节指骨骨折，则修补甲床。匹兹堡大学一项为期两年的前瞻性观察研究发现，48 例甲下血肿的病例，不论血肿大小或是否

合并指骨骨折，均只进行引流处理，所有病例均未出现甲板畸形[24]。在一项针对 52 例儿童甲下血肿的前瞻性研究中，Roser 和 Gellman[25] 比较了 3 种治疗方式的不同，26 例进行了甲板拔出和甲床修补，11 例进行了引流，16 例进行了观察。结果显示，不论血肿大小，各组间的结果没有差别。结论是对于儿童的指甲损伤，如果甲板和边缘完整，不必进行拔甲和探查。2012 年的一篇系统综述分析了 4 篇文章，比较甲床修补和单纯减压的区别，结论是无论如何治疗，甲板外观没有区别[26]。对于甲板完整的甲下血肿建议保留甲板。如果甲板破裂或边缘不整，则建议进行拔甲和甲床修补（图 6.4）。甲下血肿伴急性疼痛则需要减压，钻孔或拔甲均可减压。

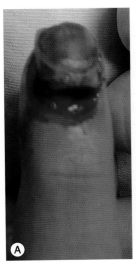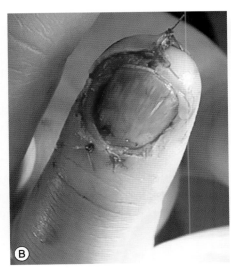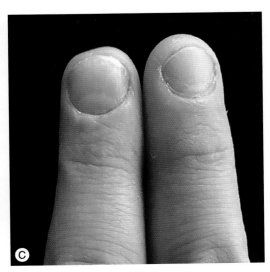

图 6.4　11 岁男孩被栅栏损伤左示指导致（A）甲板撕裂伤导致甲床放射状损伤，甲基质区域完好。（B）用剥离子去除甲板，修补甲床和甲下皮，并回置甲板。（C）损伤修复 4 个月后和右手示指甲板对比

撕裂伤

甲的撕脱伤或甲板与甲床分离是拔甲的指征。任何松动的甲板都应该进行修剪，仅需要剪掉部分甲板，足以显露甲床进行修补。并非所有情况都需要拔出全部甲板。对于中部以远的甲床损伤，可以将甲根部保留。

治疗

甲床探查术需行指神经阻滞麻醉，并运用止血带。利用骨膜起子或眼科剪刀轻柔地拔除甲板，小心操作避免进一步损伤甲床。清理甲板上残留的软组织并将其浸泡在碘附中。在小型放大镜下检查甲床，对不整齐的甲床边缘不做处理并通过回置的甲板进行塑形，这样要好于过度清创

或强行缝合。可以适度地游离甲床下方以减少缝合张力，并利用双针头 7-0 眼科线进行缝合。可将缝线先行剪半以分两次利用，因为在缝合时缝针容易弯折。

复杂的星形裂伤和挤压伤的对合难度更大。这种损伤常有碎片缺失，但是很多时候碎片其实在甲板底面，可以用骨膜剥离子取下进行游离移植，1cm 以内的片层或全层甲床可以成活[6]。周围血管长入促进成活。

甲床碎片附着于甲板常见于撕脱伤，为避免甲床进一步损伤，建议将甲床保留在原位，修剪甲板边缘显露甲床以利于缝合。

甲床撕脱常发生于生发甲基质和近端甲皱襞，甲床撕脱瓣基底位于远端（图 6.5A），甲床仍旧附着在甲板上，甲基质从指骨撕脱并脱离甲皱襞（图 6.5B），必须把甲板和甲基质分离并将甲基质放回到甲皱襞之中缝合固定（图 6.5C）。暴露甲皱襞的方法为在甲上皮的侧角做垂直切口，切开一边或两边甲上皮，垂直切口可以预防切迹形成（图 6.5D）。如果撕脱发生于甲皱襞的背侧壁和腹侧之间，则难以缝合。这时可以在撕脱的甲床近端作水平褥式缝合并通过甲板穿出固定，这样可以把甲床固定于甲皱襞之内。甲床修补后用 5-0 或 6-0 尼龙线缝合甲上皮。

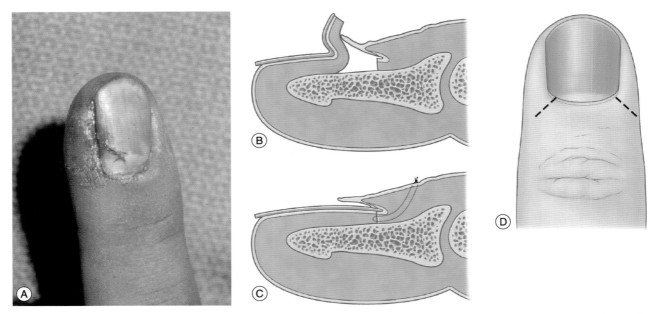

图6.5 （A）当近端甲从甲襞中脱出并覆于其上,需要拔甲并对甲床进行探查。（B）当甲床生发基质和甲一并被掀起时通常会合并甲床裂伤、甲基质撕脱或指骨骨折。（C）撕裂伤必须把甲床复位并修复。（D）甲上皮放射状切开以暴露甲襞,若不将甲板完全拔出,则无法将甲复位于甲襞内。（© *Southern Illinois University School of Medicine.*）

对于小面积的甲床缺损,可从未损伤的邻指甲床上取片层甲床瓣进行修复,甲床的切取需用15号刀片小心进行（图6.6A,B）。片层甲床瓣可从邻近的未损伤手指或离断的手指上获得。也可利用脚趾作为甲床瓣的供区,这样可以避免邻近手指的畸形（图6.6C～H）[27]。例外情况是拇趾甲床损伤,其他足趾甲床不够大。

甲床修补完成后,将碘附液中的甲板取出,并在甲板上远离损伤的部位打孔。甲板上的小孔可在甲板重置后起到引流的作用。甲板需置于甲襞内从而盖住并赋形修复部位,同时起到远节指骨骨折固定夹板的作用。此外,甲板还可以防止损伤后的甲襞与甲床的粘连并保护指尖。利用5-0尼龙线将甲板和甲下皮缝合起来进行固定。在某些严重损伤的情况下,可在近端甲襞利用褥式缝合固定甲板。如果不能通过甲板进行覆盖,可以利用大小合适的硅胶片进行覆盖,并与近端甲襞缝合（图6.7）。与甲板不同,硅胶片较软,若仅在远端固定则容易从甲襞中滑脱。若甲板和硅胶片均不可用,也可利用无粘连性的纱布进行覆盖。

术后护理

利用非粘连纱布对指尖进行包扎,纱布为2英寸（约2.54cm）宽,并利用四爪夹板进行保护。术后3～7天,拆除固定缝线,尤其是位于近端甲襞的缝线。作者发现若拆线时间超过7～10天,则有可能在甲襞形成针道。若一切正常,甲板会在术后1～3个月与甲床贴合,同时新甲长出并位于覆盖甲板的下面。利用甲板进行覆盖时,指尖疼痛一般不重。

远节指骨骨折

初次检查

高达50%的甲床损伤合并远节指骨骨折,这种情况容易导致甲板畸形[17]。因此,需要行远节指骨多个方向的平片检查。发生于儿童的Saymour骨折可导致甲板变长。这种骨折发生于骨骺,骨折端嵌顿软组织,通常是甲基质,有时也可嵌顿甲皱襞。

治疗

无移位的骨折仅需修补甲床,甲板可起到固定骨折的作用。小的甲粗隆骨折和大部分稳定骨折可通过复位甲床和甲板进行复位,大的移位的骨折和不稳定骨折需要纵向或交叉克氏针固定。穿针时注意要通过髓腔,穿过甲床的钢针会导致疼痛和纵嵴形成。

二期手术

重建

手工劳动者常受累于痛性甲不连、裂甲及钩甲,从而影响正常工作。此外,患者会担心甲畸形如甲嵴、甲沟或甲缺如等影响外观。指端重建的目的就是要顾及各类患者的特殊需求。重建虽然可以改善功能和外观,但难以完全

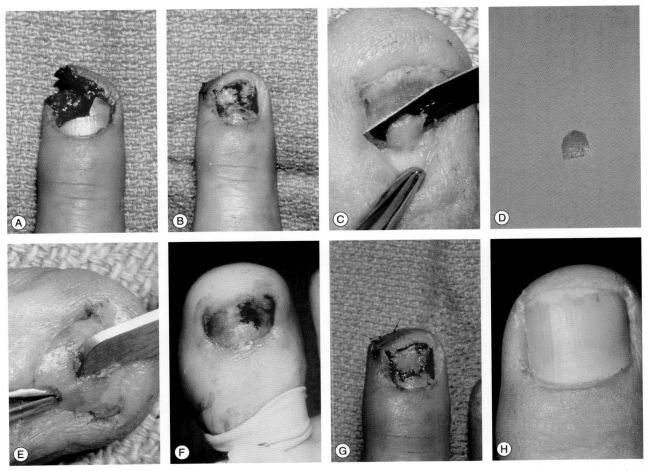

图6.6 （A）指尖的挤压伤，合并周围皮肤的裂伤。（B）皮肤缝合后，可见部分骨皮质。（C）从手指或脚趾甲床上切取片层甲床瓣。用手术刀前后切割可切取一小片甲，在移除甲板后甲床会些许弯曲。在切取过程中，手术刀锐利缘的白边应始终置于视线之下，以避免切取的甲床瓣过厚而导致供区的畸形。（D）取下的甲床瓣。（E）若需要的甲床瓣较大，则利用手术刀尖从近端向远端切取。（F）取下片层甲床瓣后的大脚趾。（G）在不对骨皮质进行处理的情况下，将甲床瓣植于骨膜上。（H）1年后，甲的生长及贴合良好。（© *Southern Illinois University School of Medicine.*）

恢复正常。初期修复对于尽可能恢复甲的原貌是至关重要的。

甲畸形主要继发于甲床瘢痕，从而影响了甲的生长。和其他瘢痕一样，通常需要在损伤8~12个月后才能开始重建。在瘢痕的重塑期，较小的畸形可明显改善或完全消失。损伤后常见的甲畸形包括甲嵴、裂甲、甲不连、甲床过度角化、钩甲以及囊肿形成。

甲嵴

甲嵴通常继发于远端指骨骨折后不规则愈合或甲床瘢痕，也可能由固定时克氏针置于甲床和骨膜之间导致（图6.8）。纵向不平整可导致纵行甲嵴，横向不平整则导致横向甲嵴或远端甲不连。修复此种畸形需切除异常的瘢痕以及骨突起从而为甲床的生长提供平坦、光滑的表面[6,16]。如果甲床缺损不允许对合，则需要甲床移植进行修复。

横行甲嵴也可继发于缺血性损伤，需要纠正血运异常，从而使新甲长出。

裂甲

裂甲通常继发于甲床的纵行瘢痕。与生发基质不同，瘢痕并不生成新甲，从而导致裂甲的形成。生发基质的瘢痕可使裂甲自近端即开始形成。非生发基质处的瘢痕导致新生甲组织在甲板腹侧堆积，从而引起甲不连（图6.9）。其他原因还包括甲床下的骨凸起以及甲上皮翼状赘生。尽管裂甲通常是纵行的，横行裂甲也可出现。对角形瘢痕导致甲在瘢痕两侧分别形成（图6.10），两侧甲襞内均有甲形成，从而出现横行裂甲。

治疗

瘢痕需尽量减少以允许甲的正常生长。非生发基质处的瘢痕偶可通过切除及初期缝合进行治疗。通常情况下，切除后的缺损往往较大，不允许无张力缝合，需要片层甲床瓣进行移植修补。不能利用非生发基质处的甲床修补生发基质缺损，因为前者不具备生成甲组织的能力[28]。片层生发基质瓣亦不能产生硬甲。生发基质处的缺损需要用全层

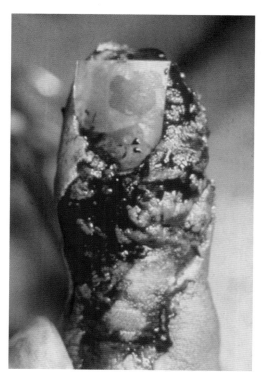

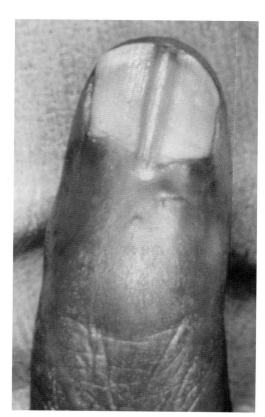

图 6.7   用一针缝合固定硅胶片示例。(© *Southern Illinois University School of Medicine.*)

图 6.8   纵向穿针维持骨折复位，但是针位于骨膜和无生发甲基质之间，导致瘢痕纵嵴。(© *Southern Illinois University School of Medicine.*)

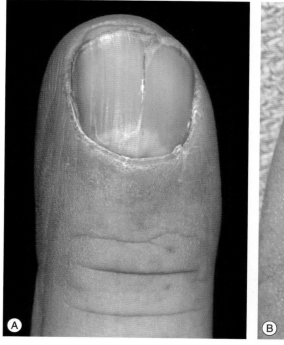

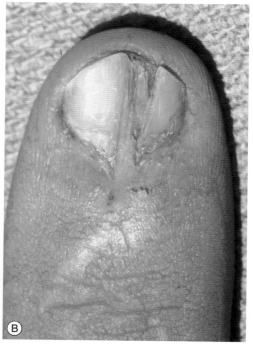

图 6.9   (A)裂甲只发生于无生发甲基质不会导致太大问题。(B)生发甲基质的损伤导致完全裂甲，造成严重疼痛和外观异常。(© *Southern Illinois University School of Medicine.*)

瓣进行修复[27,29]。第二脚趾的生发基质在形状和大小上比较合适，因此是首选，大脚趾可作为第二选择（图 6.11）。需告知患者，移取脚趾生发基质处的甲床将导致该脚趾的甲板停止生长。对于患者来说，第二脚趾的甲缺如比第一脚趾更容易接受。当存在骨性凸起时，可用骨钳将其去除从而为甲床的生长提供平坦的表面。

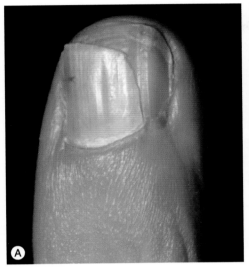
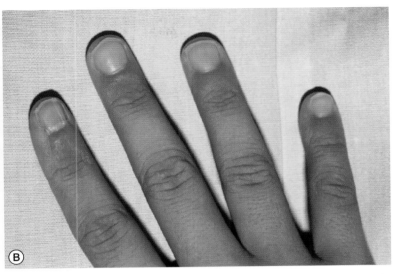

图 6.10　（A）无生发甲基质水平撕裂产生横向瘢痕和分离，长出两个指甲，如果掌侧指甲完整，手术切除背侧甲基质即可解决问题。（B）术后示指外观。（© *Southern Illinois University School of Medicine.*）

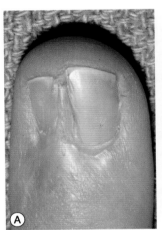
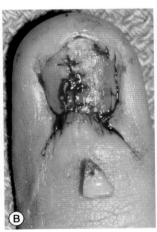
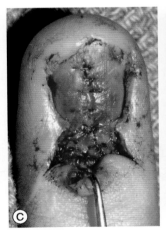
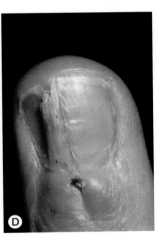

图 6.11　（A）生发基质部分撕裂伤导致的裂甲。（B）在去除瘢痕后将非生发基质处的甲床缝合，同时示以脚趾生发基质处的甲床瓣。（C）将生发基质甲床瓣置于缺损处。（D）术后 6 个月，可见移植甲床瓣长出新甲。（© *Southern Illinois University School of Medicine.*）

翼状增生

裂甲也可由翼状增生导致。甲的翼状增生常由甲上皮或甲襞背侧与甲板粘连导致。甲上皮和甲床之间形成的蹼状结构导致裂甲形成（图 6.12）。

治疗

单纯翼状甲可先用温水浸泡，直到甲上皮可以从甲上钝性分离下来。若无法钝性分离，则将甲上皮自甲背侧锐性切除。随后利用非粘连纱布或硅胶将分离的背侧甲襞与甲板隔开。这使得甲襞的下表面可以进行表皮化生长。

如果甲襞的背侧和腹侧仍存在粘连，则需要进行手术分离，并利用甲板、纱布或硅胶片进行维持。若创面存在较大缺损，则需要利用片层甲床瓣进行修复。生发基质如出现瘢痕，则需利用全层生发基质移植瓣进行替代。

甲不连（甲剥离）

甲不连是最常见的创伤后甲畸形，常见于横向或斜行的甲床瘢痕或骨折不规则愈合，出现于瘢痕远端。甲不连最常见的原因是甲床瘢痕。瘢痕阻碍了甲细胞自非生发基质的腹侧向背侧堆积，从而导致远端甲剥离。甲板无法与

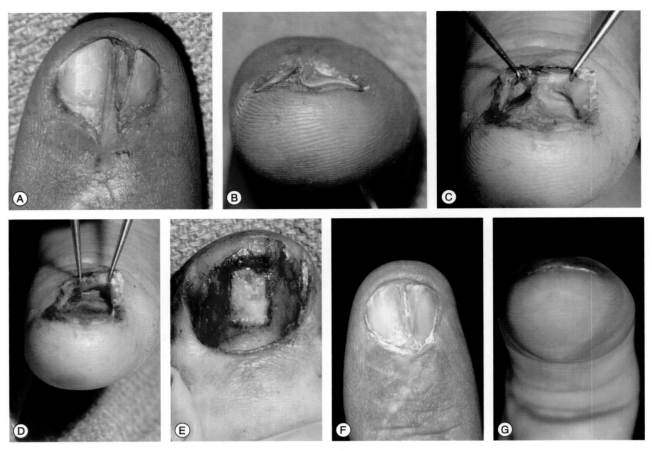

图 6.12 （A）甲皱襞顶壁和腹侧壁之间瘢痕形成造成的裂甲。（B）甲畸形终端外观。（C）去除指甲的两部分后，甲皱襞顶壁和腹侧壁之间的瘢痕可见。（D）分离瘢痕后顶壁缺损。（E）切取断层甲床，移植于甲皱襞顶壁。（F）1 年后随访，外观和功能均有改善。（G）终端外观改善。（© Southern Illinois University School of Medicine.）

甲床远端贴合[30]。

远端甲不连可导致甲下污垢堆积、无法拿捏微小物体、反复撕裂伤性疼痛等问题，也有部分甲不连除影响外观外不造成其他问题。

治疗

继发于甲床瘢痕的甲不连可通过切除瘢痕并原位缝合来治疗，或通过取自邻指或脚趾的片层甲床瓣进行修复[30-32]。

远节指骨骨折畸形愈合亦可导致甲不连，需要在一期手术时对骨折进行精确复位和固定。继发于异常骨凸起、成角等因素的甲不连需要进行修复。切除骨的异常凸起从而为甲床的生长提供平坦表面。骨折成角愈合则可能需要截骨。

甲缺如（无甲）

导致甲缺如的原因包括创伤、感染和烧伤，这些因素会破坏甲基质。经常会有小残甲存在并造成继发畸形。甲缺如也偶见于先天性无甲症。

治疗

McCash[33]和 Lille 等[34]对应用游离单纯或复合无血管化甲瓣修复甲缺如这一方法进行了描述。在修复过程中生发基质和非生发基质都要用到。Zook 推荐利用第二脚趾的生发及非生发基质全层甲瓣对甲缺如进行治疗。为了满足手指甲床长度，需要在另一脚趾取片层甲床瓣接于复合瓣的远端。大脚趾的甲组织用来修复拇指甲的缺损。这一技术的预后不是很肯定，可能会出现移植物的萎缩。需告知患者这种手术的风险，包括供区的畸形以及不能令人满意的治疗效果。

最可靠同时也是效果最好的方法是利用脚趾背侧带血运的游离组织瓣进行重建[35-38]。这一方法难度较高，需要娴熟的显微外科技术，同时会在供区脚趾产生瘢痕。

相对于甲床移植，皮肤移植也被应用于模仿甲组织。这种方法被用于创伤性或先天性多发甲缺如（图 6.13）。瘢痕自指端切除，其切除面积较指甲大（10%），并以类似形状的皮片或全层皮片替换。全层皮片可置于近端或远端以分别模仿白色的甲半月及甲下皮。随后可利用胶水将人工甲粘贴于愈合的皮肤表面，但是通常难以仅仅通过胶水对人工甲进行固定。Bunke 和 Gonzales[39]利用包埋于皮瓣内的假体来重建甲襞，从而将人工甲置于指背皮肤下。但是这种重建甲襞只能临时发挥作用，随着时间推移重建甲襞会慢慢消失。Baruchin 等[40]也描述了一种骨整合锚具对人工甲进行固定。

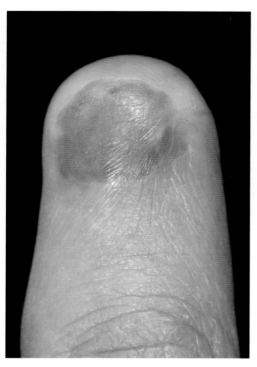

图 6.13　将形状类似甲的中厚皮片移植在手指背侧以模仿甲。(© *Southern Illinois University School of Medicine.*)

甲床角化

　　生发基质受损后，甲的生长即停止。然而，完整的非生发基质仍会继续产生角质组织，从而导致甲床角质化。

治疗

　　治疗方式是切除角化的非生发基质并以皮片移植替代。角质的过度生成也可发生于甲板下，这种情况由慢性的反复甲床撕脱伤导致。甲下角化物质的堆积最终导致甲不连。治疗方式为切除角化区域上面的甲板，并利用手术刀将甲床表面的角化层刮除。这样甲板在向远端生长的过程中就可以在此和甲床贴合。若甲床角化的速度比甲生长的速度快，这一过程可能需要重复（图 6.14）。单纯刮除角化层无效时，则需要采用甲床瓣移植进行治疗（图 6.15）。

甲凸起与囊肿

　　在切除甲床或远节离断时，需注意将生发基质彻底切除。若残留生发组织，则会有甲继续长出。甲细胞若生长于闭合组织内可形成甲囊肿，若甲细胞长向远端则形成甲凸起。

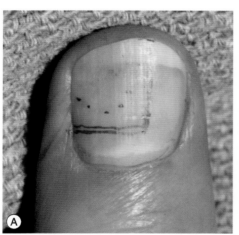

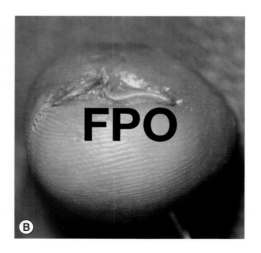

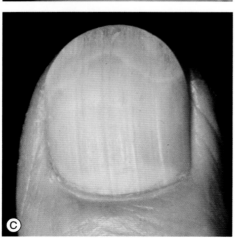

图 6.14　（A）甲与甲床不连被认为是由于反复的创伤性牵拉甲板并反复试图清理甲下空间，不连区域标记在甲板上。（B）去除甲板，显示甲床过度角化。用刀片刮除角化物质，显露富含血管的无生发甲基质。（C）术后 1 年甲连接改善。(© *Southern Illinois University School of Medicine.*)

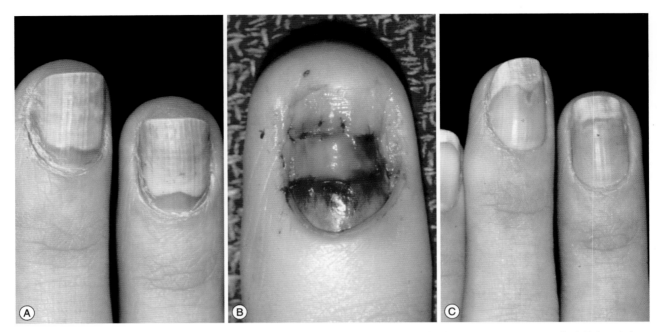

图 6.15 （A）挤压伤后覆盖人工甲板，后产生甲不连，这可能是甲剥离的原因。（B）从大拇指切取断层甲床移植物，放在甲床缺损处。（C）1 年后甲连接显著改善。（© *Southern Illinois University School of Medicine.*）

治疗

　　治疗方式是彻底切除甲囊肿、甲凸起以及残留的生发基质。这类损伤常见于急诊室的修复性截指。

钩甲

　　钩甲是指在甲向远端生长的同时也向腹侧生长。这种畸形常见于指端截指后缝合过紧。在远端截指后缝合或二期愈合过程中，甲床被牵拉至指端。由于甲在生长过程中依循甲床的方向，因此这种情况下甲会形成钩状并弯曲包绕指尖。

治疗

　　这种畸形可以通过修复急性损伤时的两个原则来避免。甲床不能被牵拉超过远节指骨的尖端。如果骨性支撑缺损，则需对骨缺损进行纠正或缩短甲床以适应骨性支撑的长度。

　　纠正继发于甲床过长而形成的钩甲需要松解挛缩的软组织，同时将甲床还原至正常位置并对指端的软组织进行置换。可利用全层皮片、V-Y 皮瓣、邻指皮瓣或鱼际皮瓣等对指端进行修复同时将甲床复位至远节指骨背侧[41]。若骨性支撑缺如，则需要缩短甲床或利用骨移植以维持指长度。不带血运的骨瓣已被成功应用于指骨远端的修复。但是，这种方式随着时间推移会出现移植骨吸收从而导致支撑作用消失[6]。远节指骨牵引截骨同时在截骨端之间植骨可以有效防止骨吸收，但这种技术难度较高。

　　Bubak 等[42]描述了用第二脚趾复合组织瓣来修复钩甲畸形的方法。在脚趾端做鱼嘴状切口，分离甲下皮至脚趾背侧的近端，直至将整个甲床分离。从第二脚趾切取下的椭圆的、横型的皮肤及软组织瓣置于裸露的甲床上。两年的随访显示较好效果。

　　带血运的第二脚趾端游离组织瓣（骨、软组织及甲床）移植被证明是更为稳定且有效，同时也是更为复杂的方式[36]。

甲上皮畸形

　　甲上皮畸形可继发于创伤、烧伤、肿瘤以及感染。这些因素可直接破坏组织，同时瘢痕挛缩也是导致畸形的原因。甲上皮缺损不仅会影响外观，更会影响功能。甲上皮的凹陷或缺损会暴露甲近端，使甲失去光泽，但这种情况并不会影响甲的生长。

治疗

　　甲襞的三维结构使得其重建十分困难。可以采用的方法是多个局部旋转皮瓣。利用旋转皮瓣的内侧面和外侧面进行重建在前文已有描述[16]。Hayes[43]描述了利用远端蒂尺侧指皮瓣来重建甲襞外侧面。Kasai 和 Ogawa[44]对 Hayes 的方法进行改良，使用局部皮瓣修复甲襞内侧面。在近端切开甲上皮的瘢痕组织并向远端翻转，从而形成甲壁顶。尺侧指背皮瓣以远端为蒂经过旋转置于新顶之上以形成新的甲上皮，同时以皮片覆盖供区。Achauer 和 Welk[45]描述了利用双侧近端蒂指背侧皮瓣修复甲上皮烧伤瘢痕的技术。

　　从第一或第二足趾取复合甲上皮皮瓣修复甲上皮缺损是一种被推荐的做法。这种甲上皮移植被证明具有改善外观同时恢复甲板光泽的功能（图 6.16）。

　　甲上皮瓣用于指尖损伤而甲上皮完整的情况，可以延长甲的可见部分。Backhach[46]最早在 1998 年报道了这一技术，适用于指尖缺损，仅有短小的甲根部残留而甲上皮完

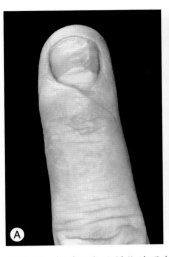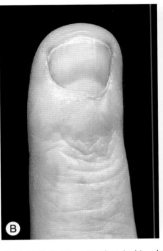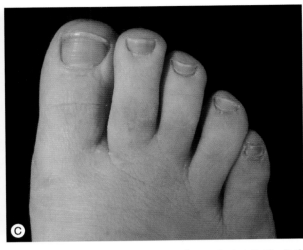

图6.16 （A）继发于创伤的甲上皮缺损导致甲不规则且粗糙。（B）第二脚趾背侧复合瓣移植术后1年，可见甲的外形、光泽均得到了明显改善。（C）取甲上皮移植瓣的第二脚趾，未见明显畸形。（© Southern Illinois University School of Medicine.）

整的损伤。在甲上皮的两边作放射状切口，抬起甲上皮将其在近端缝合。该技术可以在损伤急性修复时使用，也可行二期重建手术[47]。

甲下皮缺损

　　甲下皮的角化栓增生可继发于指端或甲下皮的急性及慢性损伤。出现这种情况时，角化栓会从甲的边缘突出并导致指端弯曲或受压时出现疼痛。在甲下还可造成不明显的突出（图6.17）。为防止卫生和外观问题，患者需要修剪指甲。有时需要进一步缩短手指和甲床来改善症状。

治疗

　　对甲下皮增生的治疗取决于对病因的判断，包括急性或慢性刺激。若刺激因素不能排除且症状持续存在，则需将增生的甲下皮切除并移植以片层非生发基质甲床瓣，可

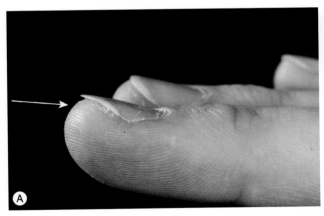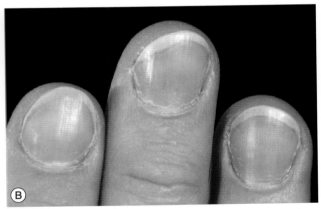

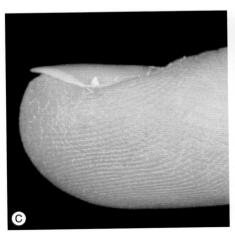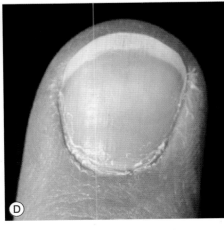

图6.17 （A）增生的甲下皮（箭头处）导致疼痛和牵拉不适。（B）同一患者背面观。（C）同一患者切除增生的甲下皮，使用断层甲床片移植后疼痛缓解。（D）同一患者背面观，甲下连接良好。（© Southern Illinois University School of Medicine.）

以取得较好效果。片层甲床瓣可以替代甲床撕脱后或者瘢痕切除后的缺损。

色素性疾病

甲床色素沉积的鉴别诊断比较复杂，包括甲下血肿、异物、甲癣、交界性痣、化脓性肉芽肿、甲沟炎、血管性疾病、甲黑线、原位黑色素瘤以及恶性黑色素瘤等[48]。尽管大量色素性疾病为良性，但甲的色素沉着仍需谨慎排除恶性的可能。

患者表现

色素沉着的病史对于诊断的意义最大。创伤可以导致色素带，特别是肤色较深的人。成人的甲下色素带，即使没有显著的外伤史，也经常来源于血肿，但是需要排除恶性黑色素瘤。可疑区域可以通过在远端和近端刀刻或针刺标记来监测（图 6.18）。3～4 周后色素向远端移位，标记也向远端推移，则提示血肿。如果标记向远端推移离开色素沉着区域，则提示异物、痣或黑色素瘤。检查剪下来的甲碎片也可用于评估疾病[49]。至少需要 4mm 的甲片，可以用于诊断黑甲、甲下血肿、甲真菌感染等状况[49]。

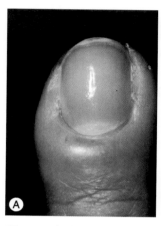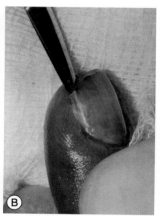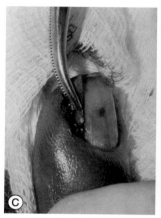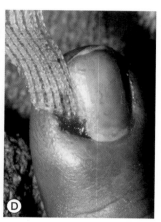

图 6.18 （A）炎性肿胀的甲周组织，即所谓的甲沟炎。（B）甲板边缘被炎症侵蚀，和甲床以及甲皱襞背侧顶部的侧方分离。（C）去除这部分甲板片，以利于感染的充分引流。（D）放置水溶性纱布作为引流。（© *Southern Illinois University School of Medicine.*）

甲下黑带定义为甲床的黑或棕色条纹带，并随指甲生长渗入甲板，这种色素带是由于局部黑色素细胞增多或功能增强。甲下黑带常见于肤色较深的人而少见于肤色浅的人群（图 6.19）。

甲下痣在甲床及甲腹侧形成色素沉着（图 6.20）。这类色素痣细胞起源于神经嵴细胞，通常见于出生时或出生后不久。甲板通常存在色素沉着，并合并甲隆起或甲嵴（图 6.21）。

Fleegler 和 Zeinowicz[50]推荐在患儿出生后不久进行活检，因为其在青春期存在恶变可能。黑素细胞增生但无异型性可暂时观察。若存在异型性则推荐完全切除并进行重建。

甲下黑色素瘤

相比其他导致棕 - 黑甲的黑色素细胞或非黑色素细胞性色素沉着疾病，甲黑色素瘤相对少见。引起甲单位颜色改变的常见原因包括甲下血肿、外源性色素沉着和黑甲，均为良性病变。在一个皮肤科门诊因为甲部颜色改变而就诊的 100 名患者中，25 名患者需要进一步检查，其中只有一例为黑色素细胞性黑甲，需要手术切除评估[51]。大部分病变仅通过病史即可诊断。首先需要确定的是色素是否来源于

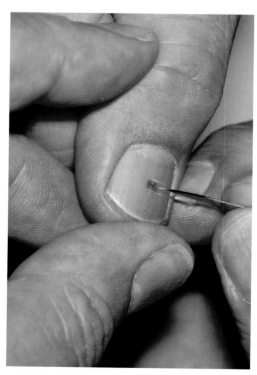

图 6.19 在色素远、近端进行标记，以观察色素是在甲床上还是甲板上。（© *Southern Illinois University School of Medicine.*）

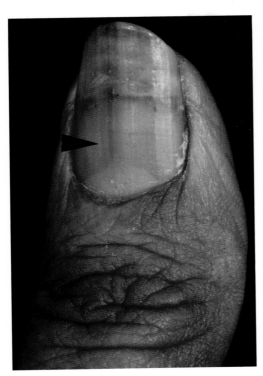

图 6.20　一位非洲裔美国患者在创伤后的黑色素细胞条纹（箭头）。（© *Southern Illinois University School of Medicine.*）

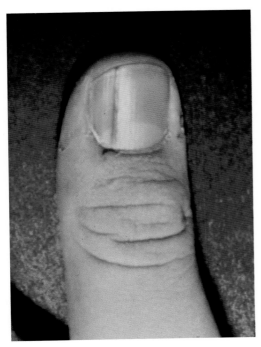

图 6.21　新发生的色素斑，起源于生发基质或可见色素的近端。（© *Southern Illinois University School of Medicine.*）

甲内的黑色素。这一步可以排除外源性色素沉着、真菌感染性黑甲和甲下血肿。检查其他手指有助于发现种族性黑甲、全身性药物或怀孕的影响、内分泌疾病或摩擦性黑甲。下一步，指甲本身的外观可以提供诊断的信息，包括创伤、银屑病和甲肿瘤（甲乳头状瘤、甲基质瘤、Bowen 病等）。剪

下的甲组织也可用于辅助诊断。最后，如果诊断仍不明确，可以拔出甲板进行组织病理学检查[51]。

甲下黑色素瘤仅占皮肤黑色素瘤的 1%～2%，通常累及拇指或大脚趾[52]。甲下黑色素瘤的一个重要临床线索是色素从甲床、甲基质或甲板延伸到近端或侧方甲皱襞皮肤，即 Hutchinson 征。黑色素瘤的生长分为两期，第一期在甲下水平放射状生长，第二期垂直生长。到了第二期，外观将发生显著改变。

治疗

对于黑色素瘤，以往推荐的标准治疗方式为整块切除、部分或完全截指术。这种治疗方式曾被认为是获得干净切缘，防止复发与转移的最安全的方法。然而这种思路并不是基于科学的证据，而是基于对侵袭性恶性肿瘤广泛切除的原则。现在的证据显示这种疾病并不比同等深度的皮肤病变侵袭性更强[53,54]。支持这种推荐的治疗方式的最早证据来自 1965 年 Das Gupta 等的报道[55]。报道中 34 例甲下黑色素瘤的患者接受了不同水平的截指手术。3 例接受不太激进的截指手术的患者最终复发并因此死亡。根据这些发现，作者认为局部截指的切除范围是不足的。然而需要指出的是，作者并没有给出病变的深度，研究中的半数患者是由于黑色素瘤复发就诊，或者在治疗时已经出现了区域淋巴结转移。所以，根据 Hutchinson 和 Gupta 的发现得出的激进性截指的结论缺乏适当的证据。

目前，指间关节离断性截指是治疗此类疾病最常用的手段。在病例选择适当的情况下进行保指治疗也获得了成功。保指治疗最早的研究来自 1992 年 Park 等的报道[56]。在报道中，作者们处理甲下原位黑色素瘤时并没有截指，后续的系列报道结果虽然各有不同，但复发并不常见。似乎对于原位黑色素瘤，广泛切除是可行的方案之一。但是对于这些患者必须进行密切随访，关注是否有复发。关于本病更加完整和深度的讨论，可参阅 2014 年 8 月发表于 *Plastic and Reconstructive Surgery* 杂志的 Cochrane 等的文章[57]。

钳状甲

钳状甲畸形指甲的两侧或一侧呈钩状或过度横行弯曲（图 6.22）。过度屈曲成管状的甲板最终会钳夹甲床及甲下皮，导致甲的畸形及疼痛。钳状甲常见于中老年女性，病因不明。

治疗

既往的治疗包括楔形切除部分指骨使指骨变平，内侧纵行切口松解甲床并使用片层皮片覆盖三角形的缺损部分[58]，但最终结果并不满意。Brown 等[59]建议使用皮肤移植物填充于甲床与骨膜之间以抬高甲床。拔除甲板，在甲侧方作切口游离并掀开侧甲皱，填充皮肤移植物于此处用于抬高甲床。作者倾向的技术是稍作改良，即使用无细胞皮肤基质进行充填，结果同样令人满意，这样就不必进行取皮。

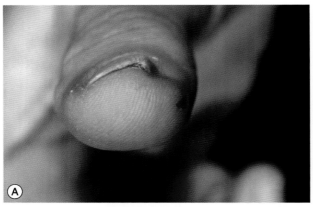

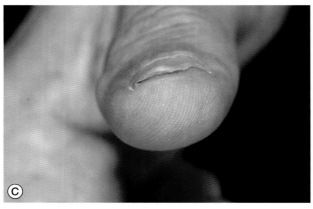

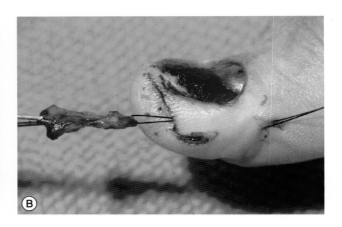

图6.22　（A）单侧钳状甲。（B）甲周皮自骨膜上游离下来，同时置入皮肤替代物以垫平甲床。（C）术后1年。（© *Southern Illinois University School of Medicine.*）

若各种重建方式均不成功，为了消除钳状甲造成的疼痛，可以彻底去除甲床。

指端损伤的重建

重建手指缺损需要对各种覆盖方法有全面的了解。治疗方法从简单的敷料包扎等待二期愈合到极其复杂的指腹重建技术。当手外科医生衡量每种闭合的方法时，必须同时考虑到功能，外观、稳定性，以及未来重建手术的可能性。重建方式是根据缺损的特征来决定的，包括面积，形状和位置，以及供区的可行性。年龄、职业和患者倾向性最大程度决定了重建的方式。治疗方式最终由患者决定，医生可以影响这一过程。美国手外科协会的最近一项调查显示，美国私人机构医生较少实施重建手术，而学术机构和国际机构则较多实施[60]。对于指尖的软组织损伤，有整形外科背景的医生和从业超过30年的医生更加倾向于局部皮瓣覆盖而非二期愈合[60]。与工作5年以上的医生比较，年轻医生更倾向于进行指骨短缩手术[60]。

指尖横向离断损伤常用的分类方法为Allen分类法[61]。1型仅累及指腹，2型累及甲床，3型合并远节指骨骨折，4型损伤更靠近端，直至甲半月。

重建原则

对于受损手指或者手的创伤处理的原则同身体其他部位一致，包括冲洗，清创和恢复血运，稳定骨折和修复特定的组织例如神经和肌腱的重要性次之，最后是良好的软组织覆盖。手部和手指的掌侧和背侧皮肤是不同的。手部掌侧覆盖有无毛的皮肤，其特点是移动有限，高摩擦系数并形成乳头状"指纹"。许多纤维性隔膜通过连接真皮到下方的肌肉骨骼把掌侧皮下组织分为多个间室。每根手指中轴线是通过连接远指间关节（distal interphalangeal joint, DIP），近指间关节（proximal interphalangeal joint, PIP）和掌指关节（metacarpal phalangeal, MCP）掌侧指横纹外侧形成的。就是在这条线发生了无毛皮肤和有毛皮肤的交替。这条线对应指骨的中线，真正的中央外侧中间线对应神经血管束的位置。背侧的皮肤相对柔软，易伸展和菲薄。并缺乏能在掌侧皮肤观察到的纤维性间隔[13]。认识无毛皮肤和有毛皮肤差异的重要性，体现在重建手术医生的一句名言，即使用相似物替代相似物。包含无毛皮肤的局部皮瓣是修补无毛皮肤缺损的首选。由于无毛区皮肤有限且弹性不好，大的缺损常需考虑其他修复方法，包括在多指损伤时充分利用放弃的手指，利用多个供区皮肤，如果没有重要结构暴露可以二期愈合，或者使用有毛区皮肤覆盖。另一方面，手部背侧皮肤和躯干前部皮肤相似，其缺损使用与其质量相似的皮肤覆盖比较容易。

皮瓣选择

有大量皮瓣可供选择，以使受区和供区获得理想的效果。每种皮瓣都有其固有的优点和缺点。最终选择皮瓣需要考虑的因素有缺损面积，形状，缺损的位置和缺损组织的特点。手外科医生必须选择最理想的皮瓣来保留尽可能多的组织缺损之前的皮肤特性，并且要提供最迅速的创面闭合方法。优先考虑尽快闭合创面，以防止手指僵硬，最大限度保留手的功能。

闭合创面之前，指尖损伤应充分盥洗和清创，清除异物和失活组织。如果创面不能一期完全闭合，可以部分闭合创面，其余部分留待二期愈合。缝合方法根据医生习惯决定。尽可能使用可吸收缝线闭合伤口，尽量不使用尼龙线，

因为拆线会引起很大不适。使用非黏性敷料包扎，每天更换敷料可促进伤口愈合，早期活动预防指间关节僵硬。如果没有骨骼、肌腱和神经血管束外露，大的创面也可以二期愈合。2～3cm 的皮肤缺损可以通过再上皮化愈合，但是医生和患者都要清楚，这一过程可能需要 4～6 周的时间（图6.23）。既往许多医生认为大于 1cm 的缺损需要局部皮瓣覆盖[62]，但是二期愈合相较于皮瓣修补有许多优势，包括更好的外观和感觉，并且没有供区损伤[63]。

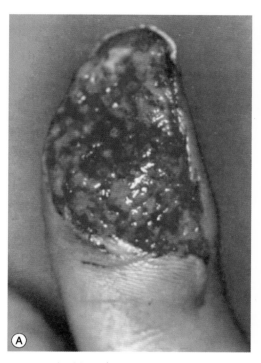
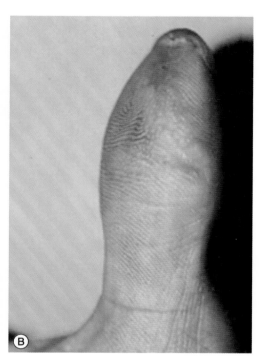

图 6.23 （A）拇指掌侧较大软组织缺损可以通过二期自行愈合得到治愈。（B）治愈的拇指 4 年后随访显示良好的轮廓

皮片移植

患者选择

当缺损的范围局限于皮肤，断层或者全厚皮肤移植可用于覆盖血运良好的组织床。移植物常有挛缩。对于断层皮肤移植神经再支配很少，而全厚层皮肤移植可能会有保护性感觉[62,64]。在肌腱上面覆盖皮肤替代物（Integra, Intera LifeSciences Co., Plainsboro, NJ）可以防止粘连，避免活动受限（图 6.24）。远节指尖离断一般包含皮肤，皮下脂肪和一部分甲床。离断部分在去除脂肪后可以用作复合移植物[65]。复合移植物的总体成功率在成人中很低，而在小于 10 岁的儿童中较高。最近一篇关于儿童患者使用复合移植物的综述显示完全可以取用得较少（7.7%）[66]，多数为部分取用（38.5%），还有 33% 完全丧失了该部分组织。尽管看起来复合移植物总体成功率不高，但是仅有 10% 的病例需要二次手术[66]。结论是放置于指尖但血运没有重建起来的复合移植物应该留作生物敷料，以便获得痂下愈合。这通常

可以获得一个轮廓饱满的指尖。愈合过程常常持续数周到数月，对于成人体力劳动者，进行修复性截指更有助于较快恢复工作。

根据 Allen 分类，对于 I 区或 II 区的锐性损伤或钝性切割伤，帽状复合移植物成功率较高，而对于 III 区或 IV 区损伤，不论损伤机制如何，都应该使用其他方法进行修复，如截指、局部皮瓣，或吻合血管的皮瓣等[67]。

治疗：局部皮瓣

掌侧 V-Y 推进皮瓣（Atasoy, Kleinert）

如果指尖皮肤缺损小于 1cm，并且是斜向背侧或横行，可以通过掌侧 V-Y 推进皮瓣一期闭合[64]。这种皮瓣最早由 Atasoy 等于 1970 年描述。皮瓣设计成一个三角形，三角形的底部位于创面的边缘，顶点位于远指间关节横纹，通过 V-Y 方式闭合（图 6.25）[68,69]。切开皮肤直至越过真皮层，然后使用剪刀来松解将锚定无毛皮肤和深层肌肉骨骼结构的纤维间隔[64]。皮瓣的最远端必须游离 2～3mm 以使皮瓣远端充分松解。与之类似，位于远指间关节的皮瓣顶点必

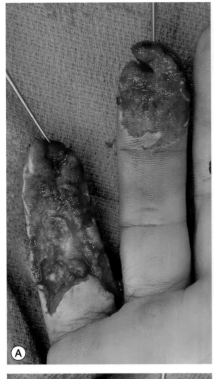

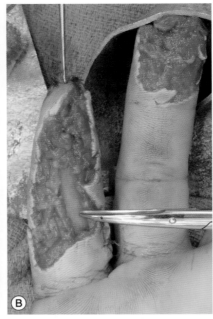

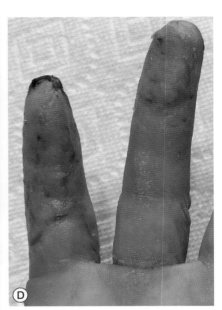

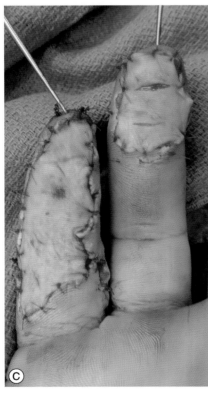

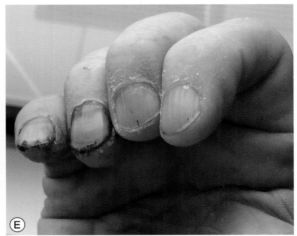

图 6.24　54 岁男性,电梯修理工,职业撕脱伤。(A)神经血管束完整,但部分屈肌腱鞘外露;(B)伤口清创,使用 Integra(皮肤替代物)覆盖屈肌腱鞘;(C)从前臂掌侧取全厚皮片覆盖创面;(D)术后局部皮肤颜色改变;(E)术后 4 周,伤口完全愈合,手指活动良好

须充分松解以允许皮瓣向远端移动[70]。在屈肌腱鞘两边松解神经血管蒂抬起皮瓣;通过掌侧 V-Y 推进皮瓣可以获得 0.75～1cm 的长度。功能和外观结果非常好,所以这种皮瓣是治疗闭合指尖损伤创面最重要的途径之一[62,64,68,69]。

侧方 V-Y 推进皮瓣(Kutler)

横行和斜行侧方缺损可以应用手指侧方 V-Y 推进皮瓣

覆盖,皮肤有感觉、有血管支配(图 6.26)[64]。通常需要双侧皮瓣来获得指尖远端软组织缺损的充分闭合。侧方 V-Y 皮瓣的抬起方式与掌侧 V-Y 皮瓣相似;然而,这是以外侧和内侧为基底而不是掌侧。不同于掌侧 V-Y 皮瓣,侧方 V-Y 皮瓣推进的范围大约 0.5cm,最多不超过 1cm。这个皮瓣在深层肌肉骨骼结构平面抬起[70]。

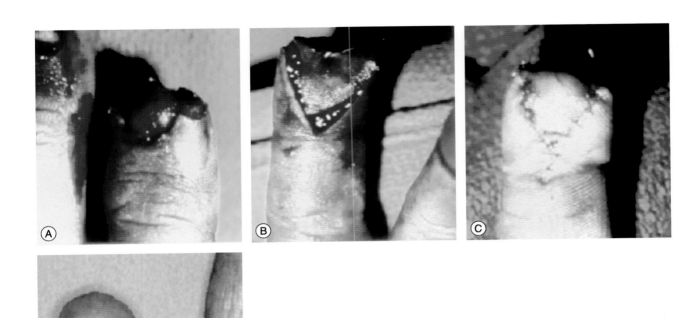

图 6.25 （A～D）指尖远端缺损，需要皮瓣覆盖，可以使用掌侧 V-Y 皮瓣闭合。这个皮瓣顶点位于远指间关节。皮瓣可以向远端推进最多 1cm。

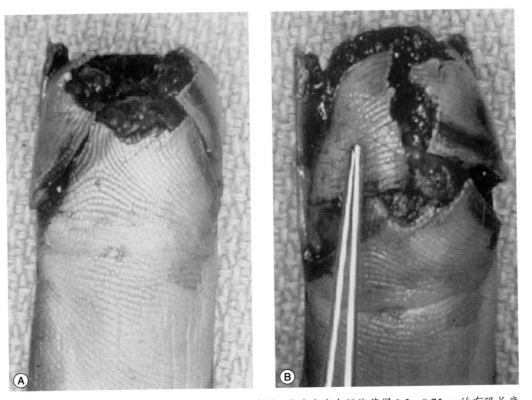

图 6.26 一些远端指尖损伤适合使用侧方 V-Y 皮瓣，通过这些皮瓣能获得 0.5～0.75cm 的有限长度

帽舌皮瓣

帽舌皮瓣由 Neumeister 等描述，用于骨骼外露的指尖横行离断[70,71]。利用手指背侧的皮肤覆盖离断处的最远端，保留了指骨长度。帽舌皮瓣呈双蒂四边形，在缺损近端肌腱旁掀起皮瓣（图 6.27）。皮瓣宽度和指尖宽度一致，

皮瓣的血液和神经支配由掌侧血管神经束供给[71]。皮瓣背侧切开以利于游离，供区使用游离植皮覆盖。缝合后出现的猫耳留在原位，数月后会变平整。帽舌皮瓣的感觉和外形良好，保留手指长度的同时不必干扰邻指或产生瘢痕。

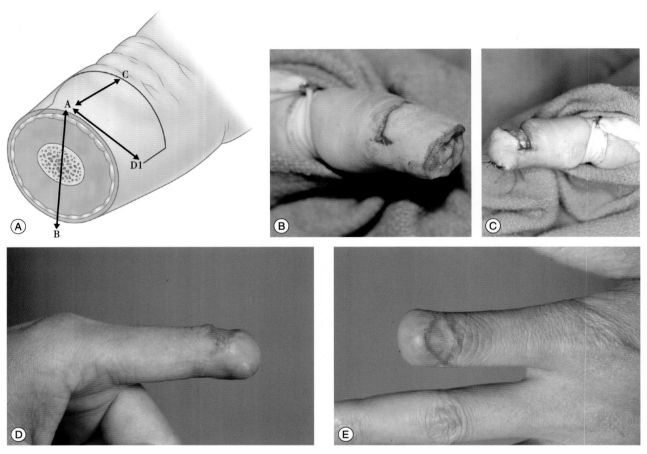

图 6.27 （A）帽状皮瓣在手指背侧设计。缺损（AB）的高度等于皮瓣（AC）的高度，在手指两侧中轴线切开。至 D1 可以切开，这只能切到真皮，以保护供应皮瓣的血管神经结构。（B）帽舌皮瓣设计的临床图片。（C）皮瓣移位至离断残端的远端部分。背侧缺损利用断层皮肤移植或者全厚层皮肤移植闭合。（D，E）帽状皮瓣移位和愈合后的侧方和前后位图像

同指皮瓣

逆行同指皮瓣

逆行同指皮瓣，最早由 Lai[72] 等描述，利用手指的双血管特征，在仅有一个指动脉供血时手指依然可以维持血供。另外一条指动脉可以为皮瓣供血，皮瓣基底可以在近端也可以在远端（图 6.28）。指神经则保留在原位提供感觉，小的神经分支则可以随皮瓣转移用于结合，用于改善皮瓣感觉。这些动脉穿支皮瓣利用指动脉的穿支，围绕穿支切取皮岛，动脉的其余部分作为蒂部用来旋转，最大可以旋转180 度（图 6.29A～D）[73,74]。供区如果不能直接缝合，可以植皮覆盖。基底位于远端的同指皮瓣利用了指动脉的交通支[75]。这类皮瓣要谨慎处理，因为静脉回流反向，且和对侧血管的交通可能有限。逆行同指皮瓣还可以做成脂肪筋膜瓣[76]，这种组织瓣可以更宽大且供区并发症少。

改良技术为利用指动脉穿支的背外侧皮肤船桨形皮

瓣，这种指动脉穿支皮瓣有神经支配，可用于修复指尖侧方的斜行缺损而不必缩短指骨[77]。

Moberg 皮瓣

Moberg 皮瓣又称同指掌侧推进皮瓣，可用来修复拇指远端的缺损（图 6.30A～C）。拇指末端掌侧的斜行缺损是使用这种皮瓣的典型适应证。但这种皮瓣的用途不局限于这种损伤。拇指独特的背侧和掌侧血液供应使得掌侧带神经血管蒂的皮瓣成为可能。在屈肌腱鞘的掌侧水平游离，将包含神经血管束的皮瓣掀起。皮瓣近端的切口有多种设计，包括 V-Y 皮瓣（图 6.30D）。或者在拇指基底做横切口，切开 Burrow 三角。Dellon 改良后该皮瓣可以覆盖 3cm 的缺损。这时需要分离皮瓣的范围越过了拇指基底。

异指皮瓣

交指皮瓣

交指皮瓣利用邻近手指背部皮肤作为这个两期手术

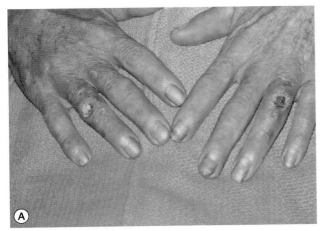

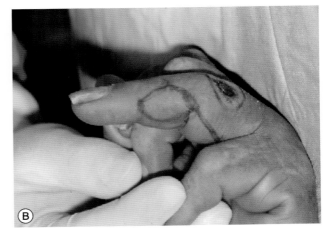

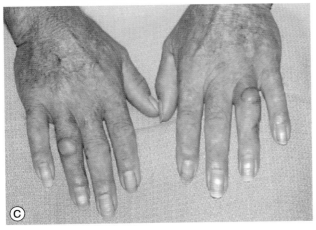

图6.28　（A）手指背侧缺损，伴有骨骼暴露，需要皮瓣闭合。（B）设计同指岛状皮瓣，利用右手环指的非优势侧。（C）手指背侧皮瓣愈合。皮瓣的血运基于尺侧指动脉

的一部分。交指皮瓣是相邻手指远端掌侧缺损应用最多的。这个皮瓣正常来说从邻近手指中节指骨桡背侧表面获得[62,64,70,77]。皮瓣设计得稍微比缺损部位大来保证充足的覆盖。皮瓣的血运来自指动脉和伴行静脉发出的超过近指间关节的背侧分支。这个皮瓣由伸肌腱腱旁组织抬起，然后像翻书一样覆盖邻近手指掌侧缺损（图6.31）。皮瓣供区的基底部保持完整，中节指骨背侧供区的缺损用全层或断层皮肤移植来覆盖。皮瓣使用含铬缝合线缝合，手指制动2～3周。然后皮瓣可以断蒂并移入伤指。指神经背侧皮支可以并入皮瓣内，和受区指神经结合来提高神经再支配的可能性[70]。

　　反转交指皮瓣用于覆盖邻指的背侧缺损。在制作反转交指皮瓣时，掀起供区背侧皮肤，在远离缺损侧保留基底。沿腱周游离皮下组织，然后像翻书样翻转180度覆盖缺损（图6.32），掀起的全厚皮片覆盖原处[62]。受区仍然需要游离植皮覆盖脂肪筋膜瓣。邻指皮瓣和反转邻指皮瓣都可以为缺损不超过3cm的受区提供血供。断蒂后进行物理治疗，积极功能锻炼，防止关节僵硬和挛缩。

大鱼际皮瓣

　　伴有骨骼暴露的较小指尖缺损可以利用大鱼际皮瓣来闭合。这个皮瓣本身位于掌侧鱼际纹的桡侧。最常用于示指和中指，因为他们离拇指较近[62,64]。大鱼际皮瓣手术方式为两期。第一次手术皮瓣掀起的面积可达1.5cm×1cm

（图6.33）。必须注意不能损伤紧贴鱼际纹皮瓣筋膜蒂之下的血管神经束。损伤的手指必须屈曲近指间关节，通常远指间关节也需要屈曲，才能缝合，然后供区可以一期闭合（图6.34）。2周后，皮瓣断蒂[78]。据报道，这种皮瓣的感觉功能比植皮或者交指皮瓣好[79]。当用于老年人时要谨慎，因为可能会造成永久僵硬或者近指间关节挛缩。在皮瓣断蒂和移入后需要积极理疗和锻炼。

Littler神经血管岛状皮瓣

　　这种神经血管岛状皮瓣使用中指或者环指尺侧供区皮肤来给指定受区提供带感觉和血管的组织（图6.35）[64]。然而，供区手指很有可能因为挛缩导致手指僵硬，使得这种皮瓣相对其他皮瓣较少用于指尖或者拇指指腹重建。在进行这种皮瓣手术之前推荐进行动脉造影，来保证有两条动脉供应供区手指，因为皮瓣的分离需要越过指总动脉的分叉。对侧分支则需要结扎和分离。结扎了指动脉对侧分支，如果没有另一循环通路会导致明显的缺血。因此，在结扎和分离对侧分支之前，应该使用临时血管夹，松开止血带，确认手指的血运状况[80]。

　　该皮瓣可以通过皮下隧道到达拇指或其他手指的掌侧缺损，通过折线型切口可使得皮瓣的转移更加容易，避免了蒂的压迫或者损伤。供区可以用断层皮肤移植来闭合。在远指间关节纹和近指间关节纹侧方进行锯齿形切口，对于防止关节挛缩非常重要。术后观察到有保护性感觉和6～

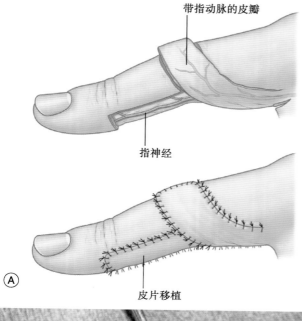

带指动脉的皮瓣

指神经

皮片移植

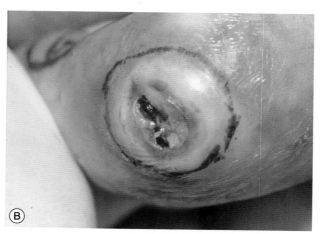

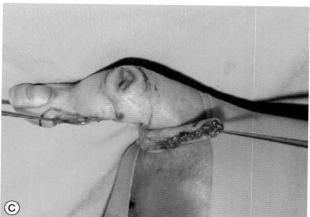

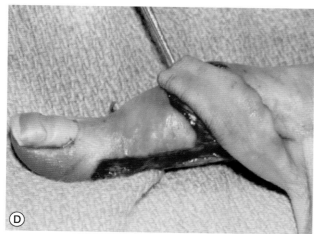

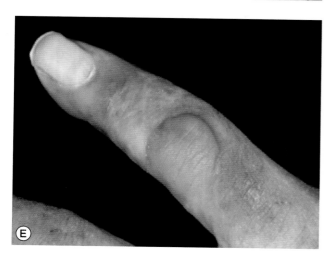

图6.29 （A）同指皮瓣利用手指的非优势侧动脉，既可以顺向转位，也可以逆向转位。（B）近端指间关节外露需要覆盖，设计同指皮瓣，注意将指固有动脉包含在皮瓣内。（C，D）皮瓣转位后供区使用全厚皮片覆盖，皮瓣转位时可以不切断近端蒂部的皮肤，这样可以增加皮瓣的静脉回流。（E）皮瓣愈合后手指背面观

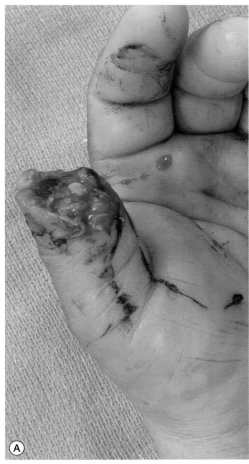

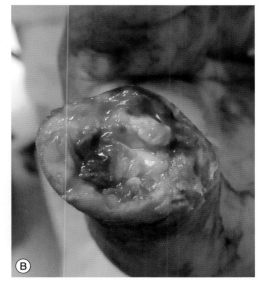

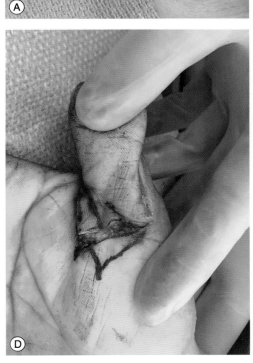

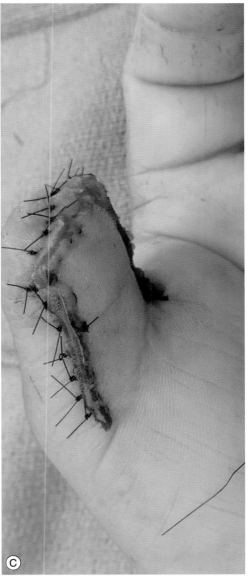

图 6.30　52 岁男性（A）左拇指远端掌侧斜行损伤（B）有骨外露（C）Moberg 掌侧推进皮瓣覆盖创面，避免骨骼进一步短缩（D）为了增加推进的长度，有许多切口设计，包括 V-Y 设计。这种皮瓣包含神经血管束

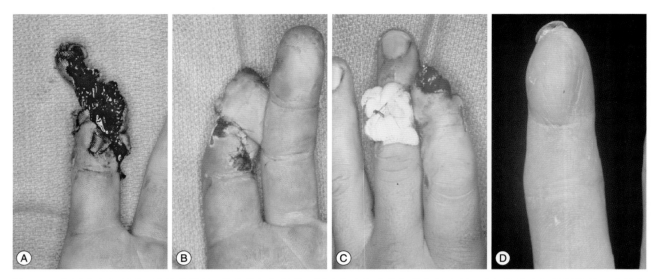

图 6.31 （A）指尖毁损伤，伴骨骼暴露，需要软组织覆盖。（B）来自邻近手指的交指皮瓣，用来覆盖示指掌侧缺损。皮瓣在腱周组织水平抬起，然后使用全厚层皮肤移植闭合。（C）2～3 周后皮瓣断蒂和移入。（D）软组织愈合和指甲再生后的长期效果图

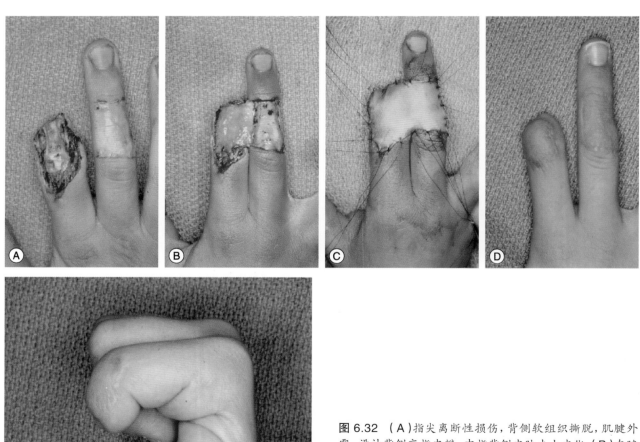

图 6.32 （A）指尖离断性损伤，背侧软组织撕脱，肌腱外露；设计背侧交指皮瓣，中指背侧皮肤去上皮化；（B）在腱周组织水平游离并掀起皮瓣，翻书样翻转皮瓣覆盖伤指；（C）两个手指均使用全厚皮片移植覆盖，2～3 周后断蒂并移入；（D，E）反转交指皮瓣和供区的最后结果

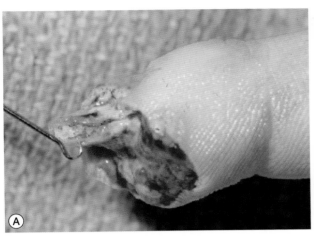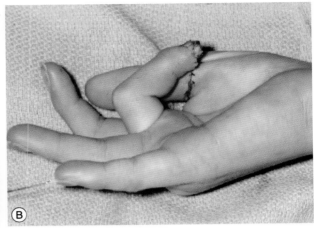

图6.33 （A）中指远端离断伴指骨外露。为保留手指长度，设计大鱼际皮瓣覆盖创面。（B）皮瓣设计为1cm宽，基底位于桡侧，伤指近端指间关节屈曲以利于创面移入皮瓣

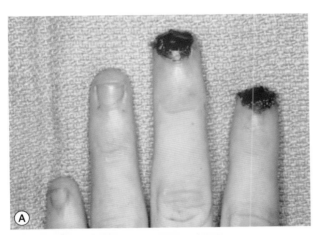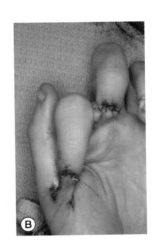

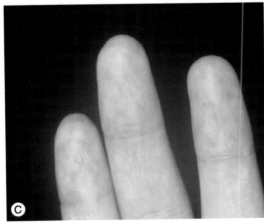

图6.34 （A）23岁女性患者，示指和中指外伤，指尖骨质外露。（B）以拇指掌指关节桡侧为基底设计大鱼际皮瓣并掀起。屈曲示指近指间关节，将皮瓣移入指尖组织缺损处。在示指设计并掀起异指皮瓣覆盖中指的指尖缺损。（C）2~3周后断蒂，皮瓣移入缺损处，覆盖示指和中指的缺损

7mm的两点辨别觉[68]。虽然大脑皮质有再学习和重塑潜力，大多数患者最终认为感觉来自供区而非受区。大脑皮质再学习能力可能仅在25%~40%的患者中出现[64,81]。

掌骨背侧动脉皮瓣

Foucher首次描述了掌骨背侧动脉皮瓣用于累及拇指指腹的拇指缺损的重建（图6.36A）。该皮瓣也称为风筝皮瓣，因为其特殊的外形为远端皮岛带有一个神经血管蒂的尾部。这种皮瓣利用示指近节皮肤和皮下组织，第一骨间背侧肌筋膜内或下方的神经血管束是其蒂部（图6.36B~D）[82]。第一背侧掌骨动脉提供血运，并行静脉和一些浅表静脉提供静脉回流。桡神经浅支的分支提供皮瓣的感觉。皮瓣在腱周组织水平被掀起，然后供区可以接受断层皮肤移植来闭合。解剖分离蒂的剩余，然后皮瓣可以通过隧道或者折线切口来转移至拇指掌侧缺损[70]。虽然这种皮瓣有保护性感觉，仍然需要大脑皮质再学习。从未损伤手指获得组织，供区可能会有并发症。

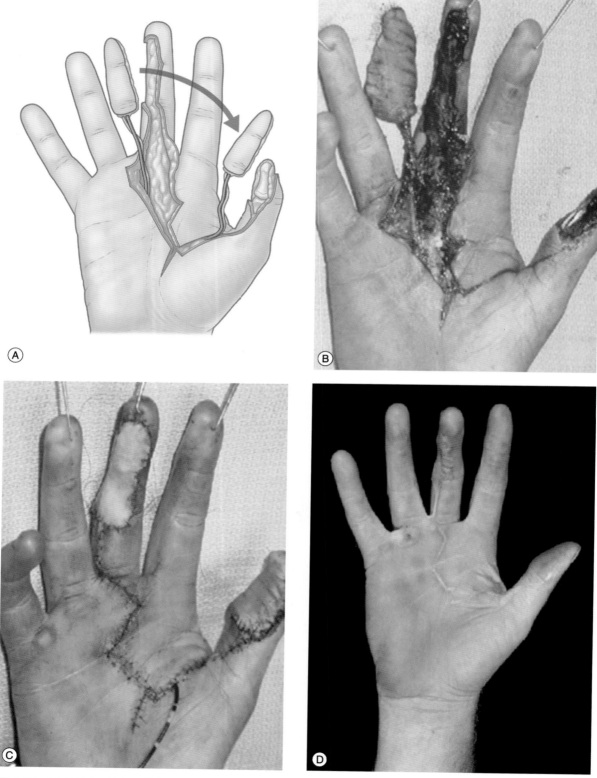

图 6.35 （A）Lilltler 神经血管岛状皮瓣利用中指或环指的非优势侧皮下组织和神经血管束，分离皮瓣直至手掌，转
位用于覆盖拇指缺损。（B）该皮瓣利用中指的非优势侧神经血管束。（C）供区使用全厚皮片植皮覆盖，皮瓣转位到
拇指背侧。（D）拇指缺损愈合后，神经血管束岛状皮瓣移入良好。供区手指如果皮瓣偏向掌侧会导致挛缩

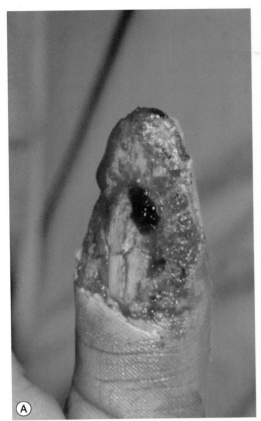

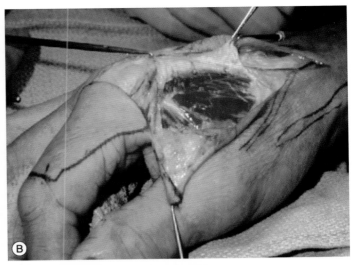

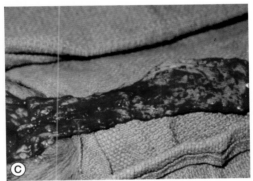

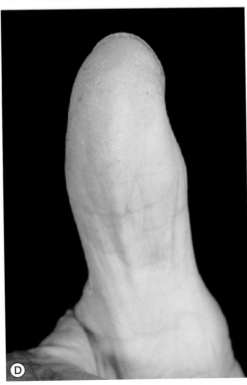

图6.36 （A）拇指指腹显著缺损，骨和肌腱外露。（B）在示指背侧设计第一背侧掌骨动脉皮瓣，第一背侧掌骨动脉位于第一背侧骨间肌筋膜内。（C）和筋膜一起掀起蒂部，注意保护浅表静脉，有利于皮瓣静脉回流。（D）最终拇指背侧缺损处和供区的外观

　　一种逆行掌骨背侧动脉皮瓣也被描述过，这是基于掌指动脉的穿支（图6.37），可用于制作脂肪筋膜瓣或皮瓣[70]。这些穿支从掌指关节和掌骨颈之间发出。这种皮瓣是逆流岛状皮瓣，皮岛从手背接近腕关节的部分获取。从骨间肌的筋膜抬起，然后转移用于远侧的手指缺损。为了获得充足长度的蒂来覆盖远端手指，应该将蒂分离至指蹼处。这种皮瓣通常不用于远端指尖的缺损修补，而大多用于手指背侧的缺损，因为手指间的解剖比较繁琐。

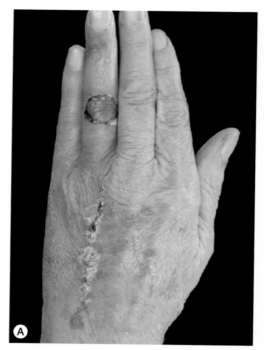

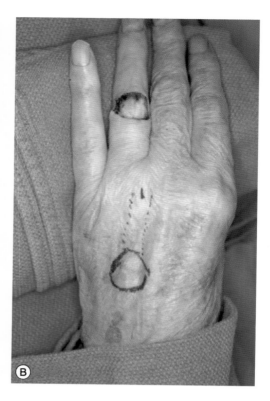

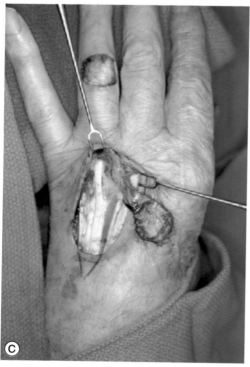

图 6.37　（A）手指背侧缺损，设计逆向背侧掌骨动脉皮瓣。（B）皮瓣基底位于掌骨头之间，来自掌侧的穿支和背侧掌骨动脉交通，静脉回流为逆向。（C）皮瓣通过隧道移入手指背侧缺损处，如果沿指蹼继续分离皮瓣，皮瓣还可以用于覆盖手指远端的缺损

提示与要点

逆行掌骨背侧动脉皮瓣

　　为了获得足够长度的蒂，可以在近节指骨间的任一侧继续分离。蒂可以很容易转移到指尖掌侧或背侧区域。

结论

　　指尖损伤治疗方式的选择很大程度上依据患者的预期目标，即选择迅速康复还是保留长度。修复性截指可以使体力劳动者较快恢复工作，并避免一些伤口的并发症，如伤口裂开、关节僵硬和皮瓣失败。女性患者和一些希望保持正常形态的患者则倾向于选择耗时较长且可能分期治疗的方法，以尽可能恢复指尖的解剖结构。重建指尖的经典

皮瓣，如 Moberg 皮瓣、Atasoy 皮瓣、Foucher 皮瓣等，依然是有效的备选方案。新进展包括逆向血供翻转筋膜脂肪瓣，掌侧穿支动脉瓣来设计同指皮瓣或考虑任意皮瓣（如 keysone 皮瓣），这些皮瓣设计都可以覆盖创面，促进恢复。其他治疗方式包括负压吸引敷料和人工合成皮（如 Ingegra）来促进肉芽形成，防止肌腱干燥。

近期研究发现，许多单纯的甲床损伤，如果甲板完整，可以进行观察，长期随访结果并不差甚至更好。对于复杂的损伤，甲下血肿广泛的病例，依然需要修补和引流，如果可以尽可能保留甲板近端。充分了解指尖的解剖结构和各种治疗方式的优缺点非常重要，因为这类损伤依然常见于急诊。避免各种并发症，促进早日康复依然是治疗这类损伤的挑战。

未来展望

关节僵硬、痛觉过敏和神经损伤依然是指尖损伤后最困难和难以预测的问题。治疗的主要方法为早期功能锻炼，防止内在瘢痕粘连妨碍肌腱滑动。对于指尖痛觉过敏的患者，目前最有效的治疗方式为脱敏治疗、戒烟、神经类药物如加巴林或普瑞巴林配合酊剂。神经调节剂如卡尼汀，可能有辅助作用。维生素 C 已经证明对于防止桡骨远端骨折后复杂区域疼痛综合征有效（complex regional pain syndrome，CRPS），对于预防指尖损伤后复杂区域疼痛综合征也可能有效。神经截断后感觉的恢复依然没有完全解决，目前的治疗方法根据优先性依次为无张力一期修复、自体神经移植、异体神经移植和神经鞘管。文献中还有更多的治疗方法。未来的治疗方向为恢复指尖损伤后的神经功能、防止痛觉过敏，并恢复关节的活动。

参考文献

1. AW Ham DC. *Histology*. 8th ed. Philadelphia: JB Lippincott; 1979.
2. Gonzalez-Serva A. *Structure and Function*. 2nd ed. Philadelphia: WB Saunders; 1997.
3. Moore K. *The Developing Human*. 3rd ed. Philadelphia: WB Saunders; 1982.
4. Zaias N. Embryology of the human nail. *Arch Dermatol*. 1963;87:37–53.
5. Zook EG, Van Beek AL, Russell RC, Beatty ME. Anatomy and physiology of the perionychium: a review of the literature and anatomic study. *J Hand Surg Am*. 1980;5:528–536. *This article offers complete analysis of the normal architecture of the nail bed unit. They compile a literature review with their own cadaveric dissection for the purpose of applied anatomy in nail bed repair and reconstruction.*
6. Flint MH. Some observations on the vascular supply of the nail bed and terminal segments of the finger. *Br J Plast Surg*. 1955;8:186–195.
7. Zook EG. Anatomy and physiology of the perionychium. *Hand Clin*. 2002;18:553–559, v.
8. Zook EG, Brown RE. Injuries of the fingernail. In: Green DP, Hotchkiss RN, Pederson WC, eds. *Operative Hand Surgery*. 4th ed. New York: Churchill Livingstone; 1999:1353–1380.
9. Piraccini BM, Starace M. Nail disorders in infants and children. *Curr Opin Pediatr*. 2014;26:440–445.
10. Baden HP. Regeneration of the nail. *Arch Dermatol*. 1965;91:619–620.
11. Jones F. *The Principles of Anatomy as Seen in the Hand*. 2nd ed. London: Baillière, Tindall & Cox; 1941.
12. Fleckman P. *Basic Science of the Nail Unit*. 2nd ed. Philadelphia: WB Saunders; 1997.
13. Barron JN. The structure and function of the skin of the hand. *Hand*. 1970;2:93–96.
14. De Berker D, Mawhinney B, Sviland L. Quantification of regional matrix nail production. *Br J Dermatol*. 1996;134:1083–1086.
15. Lewis BL. Microscopic studies of fetal and mature nail and surrounding soft tissue. *AMA Arch Derm Syphilol*. 1954;70:733–747.
16. Ashbell TS, Kleinert HE, Putcha SM, Kutz JE. The deformed finger nail, a frequent result of failure to repair nail bed injuries. *J Trauma*. 1967;7:177–190.
17. Zook EG, Guy RJ, Russell RC. A study of nail bed injuries: causes, treatment, and prognosis. *J Hand Surg Am*. 1984;9:247–252.
18. Tzeng YS. Use of an 18-gauge needle to evacuate subungual hematomas. *J Emerg Med*. 2013;44:196–197.
19. Khan MA, West E, Tyler M. Two millimetre biopsy punch: a painless and practical instrument for evacuation of subungual haematomas in adults and children. *J Hand Surg Eur Vol*. 2011;36:615–617.
20. Kain N, Koshy O. Evacuation of subungual haematomas using punch biopsy. *J Plast Reconstr Aesthet Surg*. 2010;63:1932–1933.
21. Horn B. Treatment of subungual hematoma in office and outdoor conditions]. *Ther Umsch*. 2015;72:58.
22. Soyuncu S, Bektas F. Nail bed injury detected by ultrasonography. *Am J Emerg Med*. 2012;30:1323.e5–1323.e6.
23. Simon RR, Wolgin M. Subungual hematoma: association with occult laceration requiring repair. *Am J Emerg Med*. 1987;5:302–304.
24. Seaberg DC, Angelos WJ, Paris PM. Treatment of subungual hematomas with nail trephination: a prospective study. *Am J Emerg Med*. 1991;9:209–210.
25. Roser SE, Gellman H. Comparison of nail bed repair versus nail trephination for subungual hematomas in children. *J Hand Surg Am*. 1999;24:1166–1170.
26. Dean B, Becker G, Little C. The management of the acute traumatic subungual haematoma: a systematic review. *Hand Surg*. 2012;17:151–154.
27. Shepard GH. Management of acute nail bed avulsions. *Hand Clin*. 1990;6:39–56, discussion 57–58.
28. Johnson RK. Nailplasty. *Plast Reconstr Surg*. 1971;47:275–276.
29. Shepard GH. Nail grafts for reconstruction. *Hand Clin*. 1990;6:79–102, discussion 103.
30. Zook EG, Russell RC. Reconstruction of a functional and esthetic nail. *Hand Clin*. 1990;6:59–68. *This article is an extensive review of the options to correct a variety of nail deformities. All pictures are clinical photographs, with excellent long-term follow-up.*
31. Yong FC, Teoh LC. Nail bed reconstruction with split-thickness nail bed grafts. *J Hand Surg Am*. 1992;17:193–197.
32. Pessa JE, Tsai TM, Li Y, Kleinert HE. The repair of nail deformities with the nonvascularized nail bed graft: indications and results. *J Hand Surg Am*. 1990;15:466–470.
33. McCash C. Free nail grafting. *Br J Plast Surg*. 1955;8:19–33.
34. Lille S, Brown RE, Zook EE, Russell RC. Free nonvascularized composite nail grafts: an institutional experience. *Plast Reconstr Surg*. 2000;105:2412–2415.
35. Koshima I, Soeda S, Takase T, Yamasaki M. Free vascularized nail grafts. *J Hand Surg Am*. 1988;13:29–32.
36. Shibata M, Seki T, Yoshizu T, et al. Microsurgical toenail transfer to the hand. *Plast Reconstr Surg*. 1991;88:102–109, discussion 110.
37. Nakayama Y, Iino T, Uchida A, et al. Vascularized free nail grafts nourished by arterial inflow from the venous system. *Plast Reconstr Surg*. 1990;85:239–245, discussion 246–247.
38. Endo T, Nakayama Y. Short-pedicle vascularized nail flap. *Plast Reconstr Surg*. 1996;97:656–661.
39. Buncke HJ Jr, Gonzalez RI. Fingernail reconstruction. *Plast Reconstr Surg Transplant Bull*. 1962;30:452–461.
40. Baruchin AM, Nahlieli O, Vizethum F, Sela M. Utilizing the osseointegration principle for fixation of nail prostheses. *Plast Reconstr Surg*. 1995;96:1665–1671.
41. Kumar VP, Satku K. Treatment and prevention of "hook nail" deformity with anatomic correlation. *J Hand Surg Am*. 1993;18:617–620.
42. Bubak PJ, Richey MD, Engrav LH. Hook nail deformity repaired using a composite toe graft. *Plast Reconstr Surg*. 1992;90:1079–1082.
43. Hayes CW. One-stage nail fold reconstruction. *Hand*. 1974;6:74–75.
44. Kasai K, Ogawa Y. Nailplasty using a distally based ulnar finger dorsum flap. *Aesthetic Plast Surg*. 1989;13:125–128.
45. Achauer BM, Welk RA. One-stage reconstruction of the postburn

nailfold contracture. *Plast Reconstr Surg.* 1990;85:937–940, discussion 941. *This article describes reconstruction of the eponychium for burn reconstruction. Various local flaps are described with indications and outcomes.*

46. Bakhach J. [Eponychial flap]. *Ann Chir Plast Esthet.* 1998;43: 259–263.

47. Chen HY, Hsu CC, Lin YT, et al. Functional and aesthetic outcomes of the fingertips after nail lengthening using the eponychial flap. *J Plast Reconstr Aesthet Surg.* 2015;68:1438–1446.

48. Baran RHE. *Tumours of the Nail Apparatus and Adjacent Tissues.* Oxford: Blackwell Scientific; 1984.

49. Stephen S, Tosti A, Rubin AI. Diagnostic applications of nail clippings. *Dermatol Clin.* 2015;33:289–301.

50. Fleegler EJ, Zeinowicz RJ. Tumors of the perionychium. *Hand Clin.* 1990;6:113–133, discussion 135–116.

51. Piraccini BM, Dika E, Fanti PA. Tips for diagnosis and treatment of nail pigmentation with practical algorithm. *Dermatol Clin.* 2015;33:185–195.

52. Phan A, Touzet S, Dalle S, et al. Acral lentiginous melanoma: a clinicoprognostic study of 126 cases. *Br J Dermatol.* 2006; 155:561–569.

53. Krementz ET, Feed RJ, Coleman WP 3rd, et al. Acral lentiginous melanoma. A clinicopathologic entity. *Ann Surg.* 1982;195:632–645.

54. Patterson RH, Helwig EB. Subungual malignant melanoma: a clinical-pathologic study. *Cancer.* 1980;46:2074–2087.

55. Das Gupta T, Brasfield R. Subungual melanoma: 25-year review of cases. *Ann Surg.* 1965;161:545–552.

56. Park KG, Blessing K, Kernohan NM. Surgical aspects of subungual malignant melanomas. The Scottish Melanoma Group. *Ann Surg.* 1992;216:692–695.

57. Cochran AM, Buchanan PJ, Bueno RA Jr, Neumeister MW. Subungual melanoma: a review of current treatment. *Plast Reconstr Surg.* 2014;134:259–273.

58. Suzuki K, Yagi I, Kondo M. Surgical treatment of pincer nail syndrome. *Plast Reconstr Surg.* 1979;63:570–573.

59. Brown RE, Zook EG, Williams J. Correction of pincer-nail deformity using dermal grafting. *Plast Reconstr Surg.* 2000;105:1658–1661.

60. Miller AJ, Rivlin M, Kirkpatrick W, et al. Fingertip amputation treatment: a survey study. *Am J Orthop (Belle Mead NJ).* 2015;44:E331–E339.

61. Allen MJ. Conservative management of finger tip injuries in adults. *Hand.* 1980;12:257–265.

62. Browne EZ, Pederson WC. Skin grafts and skin flaps. In: Green DP, Hotchkiss RN, Pederson WC, et al., eds. *Green's Operative Hand Surgery.* 5th ed. Philadelphia: Elsevier; 2005:1629.

63. Russell R. Fingertip injuries. In: May JW Jr, Littler JW, eds. *The Hand.* Philadelphia: WB Saunders; 1990:4477.

64. Ganchi PALW. Fingertip reconstruction. In: Mathes SJ, ed. *Plastic Surgery.* Vol. 7. Philadelphia: Elsevier; 2006:153.

65. Moiemen NS, Elliot D. Composite graft replacement of digital tips. 2. A study in children. *J Hand Surg Am.* 1997;22:346–352.

66. Eberlin KR, Busa K, Bae DS, et al. Composite grafting for pediatric fingertip injuries. *Hand (N Y).* 2015;10:28–33.

67. Kiuchi T, Shimizu Y, Nagasao T, et al. Composite grafting for distal digital amputation with respect to injury type and amputation level. *J Plast Surg Hand Surg.* 2015;49:224–228.

68. Atasoy E, Ioakimidis E, Kasdan ML, et al. Reconstruction of the amputated finger tip with a triangular volar flap. A new surgical procedure. *J Bone Joint Surg Am.* 1970;52:921–926.

69. Gharb BB, Rampazzo A, Armijo BS, et al. Tranquilli-Leali or Atasoy flap: an anatomical cadaveric study. *J Plast Reconstr Aesthet Surg.* 2010;63:681–685.

70. Neumeister M. Intrinsic flaps of the hand. In: Guyuron B, ed. *Plastic Surgery, Indications and Practice.* Philadelphia: WB Saunders; 2009:1001. *A review of the vast variety of flaps used for closure of the finger. Technical details and indications are provided.*

71. Karamursel S, Kayikcioglu A, Aksoy HM, et al. Dorsal visor flap in fingertip reconstruction. *Plast Reconstr Surg.* 2001;108:1014–1018.

72. Lai CS, Lin SD, Yang CC. The reverse digital artery flap for fingertip reconstruction. *Ann Plast Surg.* 1989;22:495–500.

73. Koshima I, Urushibara K, Fukuda N, et al. Digital artery perforator flaps for fingertip reconstructions. *Plast Reconstr Surg.* 2006;118:1579–1584.

74. Mitsunaga N, Mihara M, Koshima I, et al. Digital artery perforator (DAP) flaps: modifications for fingertip and finger stump reconstruction. *J Plast Reconstr Aesthet Surg.* 2010;63:1312–1317.

75. Kawakatsu M, Ishikawa K. Dorsal digital perforator flap for reconstruction of distal dorsal finger defects. *J Plast Reconstr Aesthet Surg.* 2010;63:e46–e50.

76. Karamese M, Akatekin A, Abac M, et al. Fingertip Reconstruction With Reverse Adipofascial Homodigital Flap. *Ann Plast Surg.* 2015;75:158–162.

77. Shen XF, Xue MY, Mi JY, et al. Innervated digital artery perforator propeller flap for reconstruction of lateral oblique fingertip defects. *J Hand Surg Am.* 2015;40:1382–1388.

78. Melone CP Jr, Beasley RW, Carstens JH Jr. The thenar flap–An analysis of its use in 150 cases. *J Hand Surg Am.* 1982;7:291–297.

79. Porter RW. Functional assessment of transplanted skin in volar defects of the digits. A comparison between free grafts and flaps. *J Bone Joint Surg Am.* 1968;50:955–963.

80. Lee YH, Baek GH, Gong HS, et al. Innervated lateral middle phalangeal finger flap for a large pulp defect by bilateral neurorrhaphy. *Plast Reconstr Surg.* 2006;118:1185–1193, discussion 1194.

81. Henderson HP, Reid DA. Long term follow up of neurovascular island flaps. *Hand.* 1980;12:113–122.

82. Omokawa S, Tanaka Y, Ryu J, Kish VL. The anatomical basis for reverse first to fifth dorsal metacarpal arterial flaps. *J Hand Surg Am.* 2005;30:40–44. *Many local or regional flaps require flexion of the PIP joint to permit tension-free coverage. The article describes the practical anatomy and defining features of the reverse dorsal artery metacarpal arterial flaps.*

第7章

手部骨折及关节损伤

Joseph S. Khouri and Warren C. Hammert

概要

- 手部骨折及关节损伤的诊断需依据病史、查体及充分的影像学分析。
- 治疗方案依据骨折结构、稳定性，以及个体化的患者需求而制订。
- 非手术的治疗原则包括复位、夹板或石膏固定、然后进行保护性运动。
- 手术治疗包括可能需经皮穿针或不经皮穿针的闭合复位术、外固定术、切开复位及内固定术。
- 康复治疗是手部骨折及关节损伤治疗的一个重要方面，包括夹板固定治疗和恢复运动。
- 当未达到期望的预后时可以考虑二次手术干预，包括畸形愈合的矫形术、肌腱松解术、关节囊切开术。

简介

据研究报道，每 10 000 人中指骨与掌骨的骨折分别有 16.2 例和 12.5 例[1]。适当的诊断与治疗能使畸形发生率最小化同时使功能最大化。尽管许多这种类型的骨折可以采用保守治疗，但是适当的随访对于获得良好的预后十分关键。这些损伤能够导致工作及活动时间减少、并可能因关节僵硬、力量减弱而变得复杂。治疗医生的目的应当是使畸形最轻同时使功能最大化。手术的决定取决于多种因素，包括稳定性、位置、几何形状、构造和相关的损伤，但最终是在预期的结果优于非手术治疗时选择[2]。

手部骨折的治疗目的是复位和稳定骨折、保持骨折的稳定性，并开始康复治疗来恢复功能。治疗医生必须考虑患者的职业和兴趣爱好，因为这也可能影响治疗。

解剖

掌骨、近节和中节指骨在解剖学上分为头、颈、干和基底部。远节指骨分为粗隆、干部和基底部。示指和中指的腕掌（carpometacarpal，CMC）关节活动度很小，而环指和小指有一定的活动度，可以进行抓握和用力握持。掌指（metacarpophalangeal，MCP）关节由掌板及侧副韧带所稳定：正常的侧副韧带较粗，连接掌骨头和近端指骨基部之间，而副韧带较细，方向较垂直，连接掌骨头到掌板。掌骨头的凸轮形状有助于在关节屈曲时收紧侧副韧带，稳定关节并减少外展和内收，而在伸展时，副韧带是松弛的，允许一些桡-尺侧运动。厚实的掌骨间韧带在远端稳定第二至第五掌骨，通常在掌骨干骨折时提供稳定性。拇指的 MCP 关节是铰链式的，允许屈伸，而示指到小指的 MCP 关节是髁状的，允许屈曲、外展/内收和环行[3]。

近节指骨作为一个插入段，4 面都有肌腱，但没有任何肌腱止于此骨上。近侧指间（proximal interphalangeal，PIP）关节的侧副韧带包含一个适当的和附属的部分，分别止于中节指骨基底和掌板。它们的功能是提供侧向稳定性。头部呈双髁状（与掌骨头的凸轮状相反），PIP 关节的侧副韧带在关节伸展时最为紧密。中指有伸肌装置（中央腱束）和屈指浅（flexor digitorum superficialis，FDS）肌腱的止点。远端指间（distal interphalangeal，DIP）关节在解剖学上与 PIP 关节相似，远端指骨上有伸肌装置和屈指深（flexor digitorum profundus，FDP）肌腱止点。

MCP 关节的掌板与 IP 关节不同，MCP 关节的掌板有更多的风琴状结构，允许掌板在屈曲时压缩，伸展时扩张。IP 关节的掌板具有有力的腱束，被称为"缰绳韧带"。当其收缩时，可帮助近指间关节屈曲。

拇指在 CMC 关节具有更大的活动度，以便于完成对指动作。拇指的 CMC 关节被归类为鞍状关节，允许屈伸、外展内收以及旋转。掌骨头的形状（桡骨髁有更大的背掌尺寸）允许拇指旋前以协助对指。

骨折与脱位的分型

指骨和掌骨的骨折可能经关节（关节内）或沿着骨干（关节外）发生。关节内骨折在近指间（PIP）关节及远指间（DIP）关节较掌指（MCP）关节多见。骨折可发生于头部或基底部。指骨头的骨折分为单髁型和双髁型，在矢状面和冠状面均可发生。干部的骨折可表现为横向、斜向或螺旋状。此外，当有多个骨折块时，骨折可以归类为粉碎性骨折。

骨折的成角畸形取决于施加在远端骨的外力。畸形是根据远端骨折段相对于近端骨折段的位置来分类的。掌骨骨折常见向背侧成角，而近节指骨由于骨间肌的牵拉趋向于向掌侧成角。中节指骨骨折形态多样，取决于骨折发生的部位。中节指骨屈指浅肌腱附着点近端的骨折由于屈指浅（FDS）肌腱对远端骨的屈曲作用呈现向背侧成角，而FDS肌腱附着点远端的骨折由于FDS肌腱对近端的屈曲作用呈现向掌侧成角（图 7.1）。

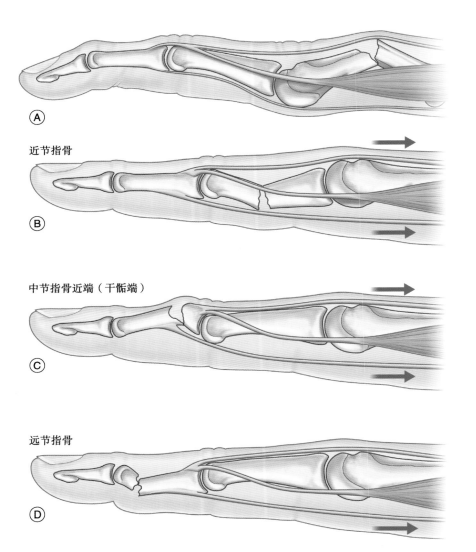

Ⓐ

近节指骨

Ⓑ

中节指骨近端（干骺端）

Ⓒ

远节指骨

Ⓓ

图 7.1　与掌骨、指骨骨折关系的成角畸形。（A）典型掌骨骨折由于骨间肌位置呈现向背侧成角，而近节指骨骨折（B）向掌侧成角。中节指骨的成角畸形取决于骨折位置，与屈指浅肌腱止点有关：在止点近端的骨折（C）将向背侧成角，而止点远端的骨折（D）将向掌侧成角

脱位的发生必定伴有稳定结构（侧副韧带、掌板、背侧关节囊）的破坏。脱位根据远端骨的位置分为背侧脱位、掌侧脱位、桡侧脱位和尺侧脱位。

骨折脱位通常发生于各指 PIP 关节、拇指基底以及环、小指掌骨。近节指间关节及尺侧 CMC 关节骨折脱位常见向背侧成角。拇指 CMC 关节骨折脱位依据形态及骨折块大小被称为 Bennett 骨折或 Rolando 骨折。

骨折的稳定/固定与功能恢复

手部骨折的治疗目的为骨折复位、维持复位的同时恢复活动。长时间的固定将会导致僵硬因此应该避免。开放复位手术要求骨折点的暴露以及骨膜的剥离。这将导致瘢痕形成并可能阻碍术后活动，因此如果进行切开复位，固定

必须足够坚强以便早期活动。

对于未移位的骨折,通常使用吊带保护和无阻力的主动运动便足够。对于移位或不稳定的骨折,必须进行复位和固定。用钢板和／或螺钉复合刚性内固定可以提供解剖学复位,而且骨折可以通过原发性骨愈合而愈合,但这对于手部骨折而言并不总是必要。对于近节和中节指骨骨折而言,这可能是一个特别的问题,因为四面都有肌腱,必须滑行才能完全运动。这个区域的钢板和螺钉会产生瘢痕,通常需要拆除,以最大限度提高运动和最终功能。

功能性的稳定固定意味着骨折足够稳定到可以开始活动。这通常可以通过闭合复位以及经皮克氏针置入来完成。克氏针可以被取出,不残留置入物,最大限度减少额外的瘢痕。

小儿骨折

小儿的骨折,或者骨折发生在生长板未闭合时的患者需要特别注意。骨骺通常发生于示指、中指、环指和小指掌骨颈部区域或者拇指掌骨基底部。指骨的骨骺位于基底部。生长板的骨折由 Salter-Harris 分型所描述(图 7.2,表 7.1),

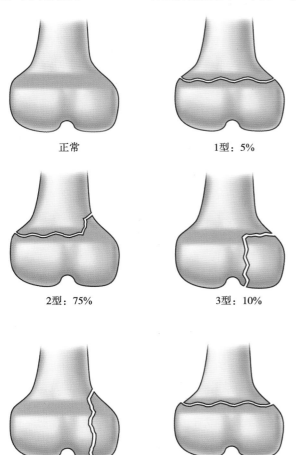

正常　　　　　　1 型:5%

2 型:75%　　　　3 型:10%

4 型:10%　　　　5 型:不常见

图 7.2　Salter-Harris 骨折分型。1 型经骺板。2 型由骺板向骨干延伸。3 型由骺板向关节延伸。4 型自骨干经骺板延伸至关节。5 型为骺板的挤压伤

表 7.1　Salter-Harris 骨折分型

1 型	骨折限制于骺板内,常具有正常的影像学表现
2 型	骨折起自骺板,延伸至干部(常起自关节)
3 型	骨折起自骺板,延伸至关节
4 型	骨折起自干部,经骺板延伸至关节
5 型	骺板被挤压,可能有骺板变薄

其中 2 型最为常见。近端指骨的关节外骨折是最常见的小儿近端指骨骨折。这是 Salter-Harris 2 型骨折,其角度在骨骺远端,骨骺骨折继发于侧副韧带近端附着处。

一般的治疗原则包括早期复位与稳定。对于移位的骨折应完成最初的复位尝试,但应尽量避免涉及生长板的骨折的反复操作,因为这可能导致骨骺发育停滞及骨骺早闭。通常,避免采用钢板和螺钉固定,植入物应该在骨折愈合后取出。骨折的固定需采用光滑的克氏针,如有必要可穿过骨骺,努力减少穿针次数以及由此导致的生长板的进一步损伤。

开放骨折

治疗远节指骨开放骨折需要冲洗和清创。如果循环完整同时患者免疫力正常,则不必使用抗生素。其他指骨的骨折在冲洗和清创之外则需加用抗生素治疗。一般使用头孢菌素类,对于挤压伤或污染严重则加用氨基糖苷类。咬伤(人或动物)应该使用青霉素以覆盖厌氧菌(人咬伤中的艾肯菌属)和动物咬伤的布氏杆菌感染(详见第 16 章)。

骨缺损

在高能量的损伤(如枪伤)中,手外科医生可能会面临骨缺损。这些缺损可分为非关键性(<6~8cm)和关键性(>6~8cm)。在非关键性的手部骨缺损中,用自体骨移植进行重建可以实现刚性固定,以促进最佳愈合[4]。在治疗关键性骨缺损(>6~8cm)时,有必要使用游离的血管化骨瓣,但需要显微外科技术。磷酸钙水泥和脱矿骨等骨诱导基质禁用于感染或潜在感染的伤口;它们还需要先前稳定的缺陷,因为它们不会增加结构支持[5]。

诊断

手外伤的诊断由问诊病史开始,包括优势手、职业以及受伤机制。手的外观应在手指伸展和弯曲的情况下进行评估。手指的排列在伸直时可能显得正常,但应要求患者屈曲手指,因为即使屈曲受限,旋转畸形也可能变得明显(图 7.3)。

注意水肿、瘀斑、触痛的具体部位,以及可能存在的任何伤口。虽然手部的 X 线筛查对于初步评估是有利的,特

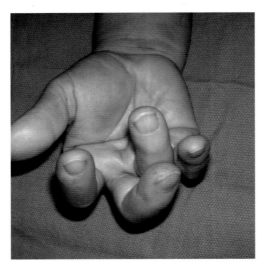

图7.3 病例：继发于中指掌骨骨折后的旋转畸形

异性X线检查可提供更详细的信息，一旦手外伤诊断成立则应当采此检查（对于指骨骨折，伤指的X线片优于手的X线片）。为了充分评估手部骨折，需要有受伤部位的3个视图。

有时，为了诊断或进一步分型，额外的检查必不可少。例如，拇指掌指（MCP）关节侧副韧带损伤在平片中可能没有表现，但在应力位可以看到关节间隙增加。磁共振成像（magnetic resonance imaging，MRI）也可被用来评估侧副韧带损伤以及确认是否存在Stener病，这将有助于指导治疗。计算机断层扫描（computerized tomography，CT）可以被用来确认骨的对位或骨折排列关系，这在一些关节损伤中可能是有帮助的。

手指的治疗

一旦骨折诊断明确，必须确立最优的治疗决策。可选择的包括早期制动、单纯固定或进一步闭合或切开复位。治疗的目的是复位骨折、维持复位以及使患者得以早期活动，减少术后僵硬。

指骨的骨折与脱位

远节指骨骨折是所见骨折中最常见的骨折之一[6]。骨折可涉及粗隆、干部或基底部，常伤及远指间关节关节面。粗隆的骨折常伴随甲床损伤，甲床的修复通常可以复位或稳定骨折。干部的骨折通常是稳定的，患者骨折在纤维愈合后伤指功能可能良好。对于那些纤维愈合后骨不连或仍有症状的病例，须行二期矫形。

远指间关节

骨性锤状指骨折涉及远端指骨基部的背侧。背部含有末端的伸肌腱，治疗的目的应该是使关节愈合，不出现伸肌

滞后。大多数情况下可以用夹板治疗，保持关节的对位[7,8]。这些骨折在愈合后往往在手指背侧有可触及的、有时可见的突出物，即使放射线对位符合解剖学要求，但这通常不会对其功能产生不利的影响。远节指骨掌侧脱位应予以复位，通常需要钉住关节以维持复位[9]。已经描述了几种技术，但所有的技术都涉及关节面的复位[10-12]。试图将螺钉置入骨折碎片是很困难的，即使X光片上骨折碎片看起来很大，也常常导致背侧骨的碎裂。对没有半脱位的稳定骨折进行手术治疗，一般是保留给那些在愈合过程中不能连续佩戴夹板的患者，因此可能会出现针头断裂、针道感染和随后的骨髓炎等并发症，必须仔细考虑风险。

远节指骨脱位通常向背侧脱位（远节指骨在中节指骨背侧）（图7.4）。急性脱位通常可以闭合复位。屈曲腕关节掌指（MCP）关节以消除屈肌腱的张力，并在远节指骨基底部背侧施加压力通常可以复位关节。如果复位失败通常是由于组织嵌入关节——最常见的是掌板，此时切开复位则是必要的[13]。这可通过掌横纹切口或外侧正中切口来完成。暴露关节，去除关节内嵌入的组织，同时避免损伤关节软骨，随后复位关节。陈旧的远指间关节脱位通常需要切开复位，方法同上。通常这种损伤在复位后是稳定的，利用背侧限制夹板可以进行早期活动。

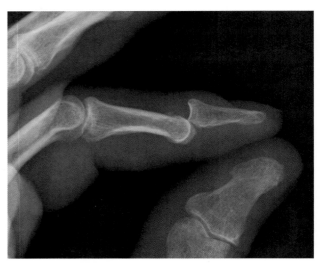

图7.4 示指远指间关节背侧脱位的X线表现

远指间（DIP）关节近侧的骨折可为单独发生的中节指骨关节的骨折，涉及单个或两个髁并可能向近端延伸至骨干（干骺端）。稳定骨折可以采用保护性夹板固定以及随后的X线密切随访来处理。如果对位关系可维持，大约3周可以开始绷带固定及活动范围（range-of-motion，ROM）练习，再持续3周或直到X线表现愈合为止。不稳定的或移位的骨折应当复位并以克氏针或螺钉固定。

中节指骨干骨折

中节指骨干骨折的治疗取决于其稳定性和骨折类型（横向、斜向或螺旋）。稳定的、无移位的骨折可采用短时间

固定(通常 2～3 周),之后以绷带来保护活动。这些患者应该密切随访并检查骨折移位以及旋转畸形的临床体征。这应当在手指屈曲时检查。有任何旋转畸形的证据,则是复位和固定的适应证。

斜行骨折往往是不稳定的,甚至在闭合复位后也是如此,而且常常导致短缩,这对伸张机制而言很难忍受。螺旋形骨折会缩短和旋转。因此,这些骨折最好采用稳定化治疗。僵硬是这些骨折后的常见现象,因此术后康复对于优化治疗效果非常重要。钢板和螺钉固定可以提供良好的稳定性并允许早期运动,但硬件往往会刺激伸肌腱,常常导致粘连,需要切除和溶解以改善肌腱的滑动。螺钉的耐受性比钢板好,但仍需要进行软组织剥离,这可能导致粘连并限制术后运动。克氏针固定通常可以在最小的软组织剥离下完成,并且在愈合后可以很容易地移除,但固定不是刚性的,所以康复计划不能那么积极。由于皮质骨和松质骨的比例较高(与近端指骨和掌骨相比),这些骨折需要更长的时间才能愈合,但通常在 4 至 6 周内稳定可以拆除克氏针。影像学上的愈合可能需要 4 个月。使用可移动的夹板进行保护,并在吊带保护下进行运动,以使运动量达到最大。

近指间关节损伤

近指间(PIP)关节周围的损伤对治疗而言是一个挑战,获得好的预后可能十分困难。损伤后僵硬很常见,将导致捏握和抓持困难,灵活性下降。关节骨折的骨折块很小,会难以维持复位。PIP 关节损伤治疗的目的是建立匹配的关节面以及旨在恢复活动的康复计划。

PIP 关节为滑车关节,在矢状面上有大约 100° 的活动度(屈/伸),在冠状面或长轴面活动度很小。中节指骨基底部是双髁面,中央有一个脊。其掌外侧有主侧韧带止点。掌板是纤维软骨结构,为关节提供了额外的固定。掌板较厚的纤维从侧面编入中节指骨基底与附着于近节指骨骨膜的近端延伸的外侧(缰绳韧带),而较薄的纤维则从中央部编入。中节指骨掌侧基底及其弧度在固定上起到重要作用,防止了中节指骨向背侧半脱位。

近节指骨头包含两个髁,由沟或者槽所分开。两个髁之间大小有细微的区别,以便手指屈曲时能够衔接。示指和中指桡侧髁略大,而小指尺侧髁略大。

涉及 PIP 关节的损伤可能是伤及中节指骨基底骨折、近节指骨头骨折、单纯脱位或者其中的任意复合性损伤。伤及中节指骨基底部的骨折包括背侧基底骨折(涉及伸肌腱中央束止点)、掌侧基底骨折——可导致中节指骨背侧半脱位及侧副韧带撕脱,或者累及掌背侧的 pilon 骨折——关节中央塌陷(图 7.5)。累及近节指骨头的骨折可伤及单髁或双髁,可伴随或不伴随近端延伸的损伤。

单纯脱位是由过度背伸和轴向应力造成的。他们常是背侧脱位,处理方法与远指间关节相同,首先尝试(手腕和手指弯曲,在中节指骨背侧基底远端施加压力)。如果成功,背侧限制夹板和早期主动屈曲可以产生良好的效果。当闭合复位不能使其成功复位,则需要经掌侧或外侧正中

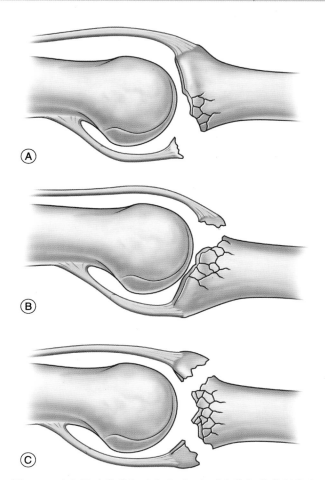

图 7.5　近指间关节骨折脱位分型。(A)中节指骨掌侧基底骨折导致的背侧半脱位。(B)中节指骨背侧基底骨折导致的掌侧半脱位。(C)掌侧及背侧基底粉碎骨折导致的 pilon 骨折。中央关节面粉碎、塌陷

入路的切开复位[14]。

掌侧脱位不太常见,但如果不加以识别和治疗,可导致迟发畸形[15]。通常掌侧脱位时中央束损伤,并会导致继发纽孔畸形。在复位后,近指间关节夹板固定于伸直位,远指间关节的主动屈曲活动允许侧腱束滑动。3 周后可以开始主动屈曲,因为进一步固定近指间关节可能导致永久僵硬。不可复位的脱位可能由于中央束或侧副韧带的嵌入,需要经背侧入路的切开复位,以便直接检查中央束。

中节指骨基底关节内骨折

该类型 PIP 关节的骨折脱位是由于手指在轻度屈曲时受到向背侧或纵向方向的轴向应力导致。这种损伤依据所涉及关节面的大小来分类。小于 30% 中节指骨基底关节面的骨折通常是稳定的,只需要非手术治疗。伤及 30%～50% 关节面的骨折固定是脆弱的,经常是不稳定的。大于 50% 关节面的骨折是不稳定的,会导致中节指骨背侧半脱位(图 7.6)[16]。

仔细评估侧位 X 线片的"V 征",其可表明是否有背侧半脱位(图 7.7)。X 摄片时近节指骨两个髁重叠,同时中节

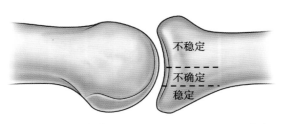

图 7.6　近指间关节骨折脱位的固定。小于 35% 关节面的骨折通常是稳定的。涉及 35%～50% 关节面的骨折固定很脆弱。大于 50% 关节面的骨折是不稳定的并会导致背侧半脱位

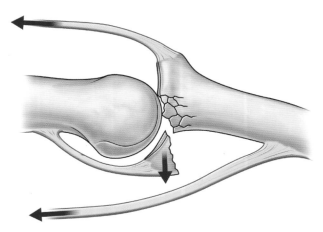

图 7.7　外侧的"V"征提示中节指骨背侧半脱位，这与屈肌腱铰链作用关系

指骨基底应当与近节指骨头共线。可以看到一个光滑曲面的关节面并且近节和中节指骨关节间隙一致。如果关节间隙会聚并呈现一个开口向背侧的"V"，虽然患者可以屈曲手指的近指间关节，但经过的是一个铰链过程而非旋转，同时关节面将会退变。

治疗的目的是重新创造一个一致的关节表面和恢复运动。稳定的骨折和那些被归类为脆弱但能保持稳定的复位和屈曲时关节成角小于 30° 的关节间隙一致关节的骨折，可以用背伸限制夹板进行非手术治疗。开始主动屈曲，并允许在半脱位点附近伸展。应密切随访这些患者，以确保关节的半脱位不会发生。不稳定的骨折，或屈曲时关节成角小于 30° 的关节间隙一致关节的骨折需要手术治疗。

学界已经描述了各种技术，包括限制伸直的克氏针固定[17, 18]，切开复位内固定[17]，掌板成形术[18, 19]，关节置换术[20, 21]以及外固定术[22, 23]。所有这些方法均有病例报告或者小样本研究表明预后良好，但是没有一项前瞻性的研究表明在特定损伤中其中一项技术优于其他方法[22-24]。

提示与要点

- 透视对于判断近指间关节背侧骨折脱位的稳定性是有帮助的。
- 患者可以主动地屈曲或伸直手指，半脱位的位置则会表现出来。

- 如果屈曲时关节成角小于 30°，可以采用能够主动屈曲的限制伸直夹板治疗。
- 如果屈曲时关节成角大于 30°，则需要手术治疗。

外固定

许多方法已经被用于治疗近指间关节骨折脱位[22-25]。其共同原则是产生跨越关节的牵引力，通过韧带修复使得对位关系得以保持。另外，有些装置在中节指骨上提供一个掌侧的外力来辅助维持对位关系。这些均可使近节指间关节即刻开始活动。游离于中节指骨掌侧基底的骨折块则需要密切关注，因为这些骨折块在异常位置愈合会导致背侧半脱位复发（中节指骨基底的掌侧缘是背侧半脱位的约束结构，因此骨折块的愈合必须重建正常的曲率）。

外固定系统可以用克氏针以及橡胶带来制作，或者可采用其他可购得的东西来制作。图 7.8 展示了一个小指近指间关节骨折脱位，采用克氏针制作的外固定治疗的例子。

外固定方法

一根 0.045 英寸（约 1.143mm）的克氏针平行于关节面穿过近节指骨头（图 7.8）。第二根 0.045 英寸的克氏针平行于远指间关节关节面穿过中节指骨干。近端克氏针将桡侧和尺侧部分弯向远端并平行于手指。在超过第二根克氏针的位置向近端弯曲，随后向远端弯曲。桡侧与尺侧的弯折应当在同一水平。这样就用近端克氏针做出了一个凹槽来固定远端克氏针，并使得关节轻微分离，有助于通过韧带修复复位。增加或减少近端克氏针第一个弯折的程度可以调整跨越关节的牵引力。这些可在局部麻醉下进行并可直接开始活动。固定架保留大约 6 周，随后康复侧重于近指间关节和远指间关节的活动。关节面将随着时间重塑。

内固定

中节指骨基底部骨折的内固定是有损伤的，但是可以获得好的效果。术后康复对于预后非常关键，所以患者必须依从性良好，否则即便 X 线片结果满意，伤指仍是一个僵硬的无功能的手指。大的骨折块通常可以用小螺钉固定并重建中节指骨掌侧基底（图 7.9）。背侧骨折块可以用螺钉或克氏针固定以便重新插入中央束。中节指骨基底粉碎骨折有更大的挑战性，有时在 X 线片上表现为大骨折块其实为多个小骨折块，医生应当为这种情况做好准备。如果关节面可以复位，可以用环扎的针来维持骨折块复位（图 7.10）[26]。这种方法也许能提供足够的固定以便早期活动。

如果其余的骨折块过小难以固定，则可以切除，同时重建关节面。有两个最常用的方法，前移掌板（掌板成形术）或者中节指骨掌侧基底置换。可以利用钩骨的一部分来完成（hemi-hamate replacement arthroplasty, HHRA, 部分钩骨移位关节置换成形术）。

Eaton 和 Malerich 在 1980 年描述了掌板成形术[19]，包括切除副韧带，沿着中指基底部的掌侧切除骨的粉碎部分，

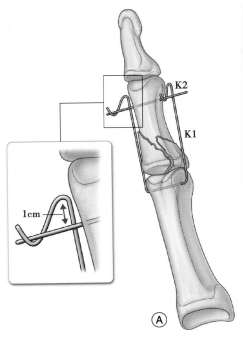
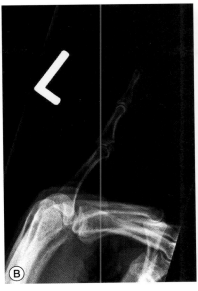
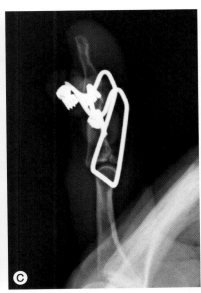
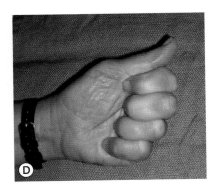

图7.8　（A）克氏针外固定架的制作。（B）小指近指间关节骨折脱位的术前 X 线片。（C）放置外固定架后的 X 线片，允许活动。（D）术后屈曲效果

创造一个与中指背侧表面平行的槽，并推进掌板以重铺关节。掌板通过钻孔或用永久缝合线连接到骨外侧。关节被暂时钉在轻微弯曲的位置。3 周后，拔掉针，开始运动[18]。掌板的作用是防止中指骨背侧半脱位。这种技术的结果可能是不可预测的，因为僵硬和复发性背侧半脱位可能发生。Eaton 的患者的长期随访结果已经发表[27]，但最近关于这种手术的报告很少。

最近，部分钩骨移位关节置换成形术被阐述（Hastings 等，ASSH 年会，1999）并于随后发表。钩骨背侧远端部分与中节指骨基底掌侧具有相似的解剖结构。骨的切取必须十分精确，中节指骨基底掌侧的曲率必须被复制，否则顽固背侧半脱位将会复发。该方法固定坚强并可以早期活动。发表的系列文章表明该术式具有可喜的前景[21, 28]。

HHRA 技术（视频 7.2）

用 Bruner 切口从远侧掌横纹到远指间关节掌侧横纹在手指掌侧入路（图 7.11）。拉起并牵开皮瓣。游离手指神经血管束，以防止关节暴露时有张力。在 A2 到 A4 滑车之间的曲肌腱腱鞘上做一个桡侧或尺侧瓣。自中节指骨游离侧副韧带，保留一个小蒂部以便之后修复，同时掌板也自中节

指骨基底骨折块上游离。检查神经血管束以保证在关节暴露时不会被拴系。折枪状暴露关节，屈肌腱会回缩。如果遇到阻力通常是由于侧副韧带，进行探查以保证其彻底自中节指骨游离。

一旦关节暴露，去掉松散的骨折块，沿着关节面及中节指骨掌侧缘创造一个光滑的表面。这将是钩骨背侧移植的部位。必须仔细地尽可能多地保留背侧皮质，因为若骨量过少易于发生骨折。给移植块制作的缺口应当足够大以便能以至少 2 枚螺钉来固定。测量缺口面积以便获得合适大小的移植块。

接下来，在环指和小指掌骨基部的近端勾勒出一个背侧横切口，以暴露出钩骨的远端。X 线可用来确认切口的正确位置。注意保留尺神经的背侧感觉分支，并进行横向关节囊切开术，暴露第四和第五掌骨的 CMC 关节。移植体的尺寸被勾勒出来，获得的移植体比需要的略大，因此它可以被修剪成适当的尺寸。用一个小锯子进行轴向和矢状面的切割。可以在轴向切割的近端切除一部分背侧的钩骨，以方便从近端到远端的冠状切割。另外，可以切除第四和第五掌骨基底背侧的一部分，以便更好地观察和进行从远端到近端的截骨手术。这可以用一个弯曲的截骨器完成。

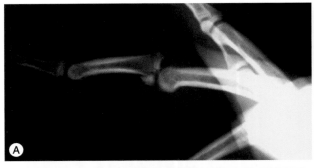

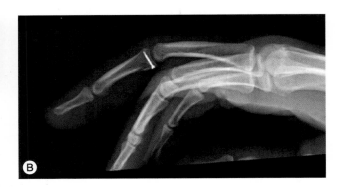

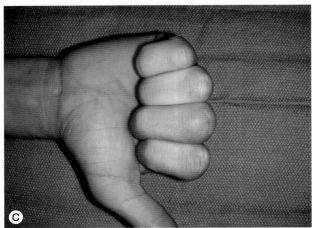

图 7.9　中节指骨基底骨折患者切开复位内固定术（A）术前以及（B）术后 X 线片。（C）术后屈曲康复的实际图像

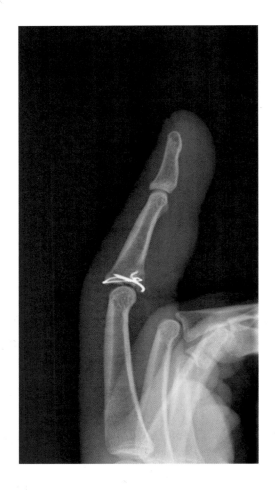

图 7.10　用金属丝（及克氏针）环扎治疗中节指骨基底关节内骨折的术后 X 线片。从 X 线片上看，金属丝并不固定在背侧，由于伸肌腱中央束止点，金属丝因此固定在关节软骨周围（不能在 X 线片上显示），不能固定于更远端

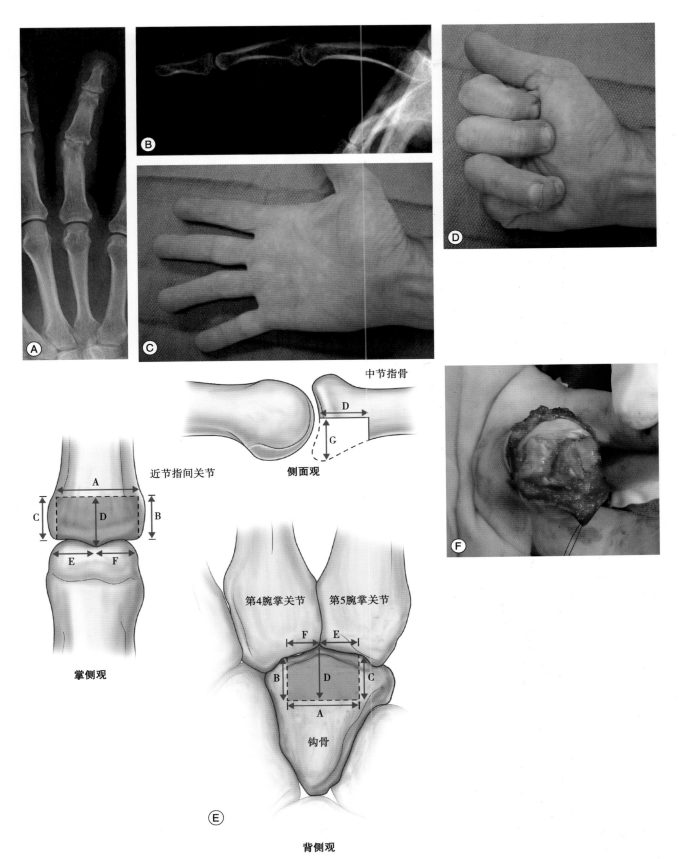

图 7.11　钩骨背侧移植关节置换成形术。术前伤指正位片（A）、侧位片（B）以及伸直位（C）和屈曲位（D）临床相片。钩骨背侧移植块的结构图解（E）。术中移植块固定的图像（F）（注意由于展示延迟导致近指间关节头关节的磨损）。

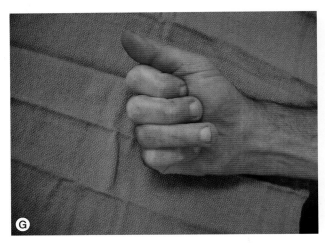

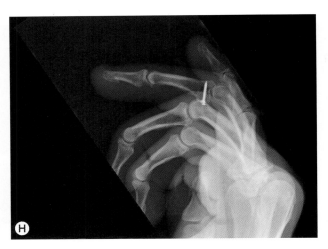

图7.11（续） 术后实际情况（G）和侧位片（H）

移植体被移除，供体部位被关闭。移植体沿中指基底放置，用小克氏针临时固定。这一步很关键，因为适当的定位是获得良好效果的必要条件。移植块必须放置妥当以便重建中节指骨基底正常的曲率。如果移植块放置过于垂直，中节指骨背侧半脱位则会复发。在透视下直视复位关节。这时关节应当匹配，中节指骨基底具有满意的曲率同时没有背侧"V"征出现。移植块的软骨通常较中节指骨厚，因此影像学上可能表现为位置并不合适。这可以被忽略，因为直视下已经确认关节面对位满意。显露关节，以小螺钉（1.0～1.5mm）替换克氏针，将移植块牢固地固定于中节指骨。此时关节复位，通常用透视来确认螺钉的长度以及移植块的位置是否合适。

重建掌板止点，可以将其修复到侧副韧带残端或移植物上。可以用克氏针在移植物上开孔以固定掌板。重建的PIP关节的稳定性（和防止背侧半脱位）是由钩骨背侧移植物的形态和位置造成的。屈肌腱腱鞘可以置于屈肌腱背侧并固定至另一边。缝合皮肤，松止血带并评估指端灌注情况。有时会出现血管痉挛，但是灌注会在几分钟内恢复。自前臂到指尖用掌侧夹板固定[20,29]。大约5天后开始康复，并关注水肿控制情况和活动状况。"8"字形夹板用来防止最后10°～15°的伸直，为了术时起见，使用可拆卸的腕关节护具来支撑供区。

据报道，近指间关节的平均活动度为65°～100°（平均85°），1个月后恢复至能轻度活动，2个月后恢复至能进行体力劳动[21,28]。

如果伤及整个中节指骨基底，可以考虑关节置换术，但是这个技术只有很少几个病例报道。已有半关节置换术的报道，但目前，使用热解碳以及关节面置换术需要特殊的批准，不能在近指间关节中常规应用。

提示与要点

- 当定位半钩骨移植物时，确保移植物的位置能够重新形成凹陷和掌侧支撑，以防止背侧半脱位。
- 术后康复以及患者积极性对于近指间关节骨折脱位后

获得好的疗效是十分关键的。
- 患者应当清楚，治疗的目的是重建可活动的稳定的关节，但是恢复到受伤前的活动状态很罕见。
- 近指间关节一定程度的创伤性关节炎是不可避免的，但是不总是与功能预后相关。

近节指骨头骨折

涉及近端指骨头的骨折是关节内的，解剖复位和早期运动是这些损伤的目标。骨折可以涉及一个或两个髁状突，分类系统已经被描述[30]。这些骨折往往是不稳定的，需要治疗。稳定的、没有移位的骨折可以通过短期的固定和频繁的影像学评估进行治疗。通常在3周后开始活动，用带子将手指绑在相邻的手指上进行保护。移位的或不稳定的骨折需要进行复位和稳定[30]。固定取决于碎片的大小和用闭合操作复位关节的能力。如果通过闭合复位可以获得解剖对位，并且可以用克氏针稳定骨折，这些可以作为稳定的非移位骨折处理。通常情况下，解剖性复位需要开放性暴露。碎片通常大到足以容纳至少一个小的（1.0mm）螺钉和一根克氏针或两个螺钉。这为开始早期运动提供了足够的稳定性，并尽量减少与伸肌腱的粘连，当两个髁状突都受累时，最好对关节面进行初步对位和稳定。然后，关节面可以用克氏针或钢板和螺钉固定在骨干上。尽管钢板和螺钉提供了良好的稳定性，但他们需要更多的剖解，而且很可能发生与伸肌腱的粘连，常常需要进行二次手术以取出内固定物并进行韧带松解。

单髁骨折的切开复位内固定术

自近节指骨中段到中节指骨中段做背侧直线或弧线切口。掀开皮瓣暴露伸肌腱直到中节指骨伸肌腱中央束止点。可以劈开伸肌腱来暴露关节（示指或小指），或者拉到中央束的一侧并游离侧腱束。在骨折一侧沿着伸肌腱中央束暴露可获得更好的视野。从近节指骨掀开肌腱，注意保护中央束止点。切开关节囊，暴露近节指骨头。骨折块在直视下复位,临时用细克氏针固定。用透视确认对位关系,并用螺钉替换克氏针。重新复位关节囊,但是不需要缝合。如果肌腱被劈开,用不可吸收线修复。探查中央束止点以确认没有被破坏。缝合皮肤,夹板固定。大约术后第 5 天开始康复,控制水肿并采用"8"字形夹板,这样能够屈曲并限制最后 10° 的伸直(图 7.12)。

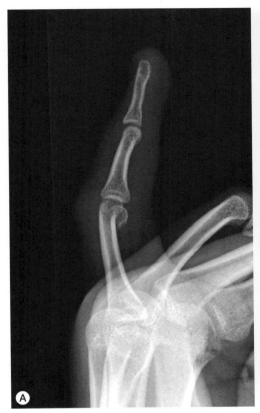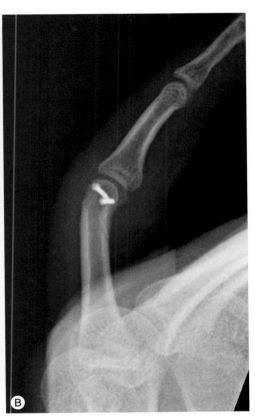

图 7.12 单髁移位骨折的术前侧位片(A)和术后侧位片(B),呈屈曲状态

近节指骨干和基底骨折

近节指骨干的骨折可以是横行或斜行的。横行骨折通常向掌侧成角并且是不稳定的。基底骨折通常是横行的。如果不能复位和固定,伸肌结构则会短缩,使得近指间关节过伸。经皮固定具有稳定骨折并允许早期运动,同时最小化软组织损伤的优点[31]。两根交叉克氏针可以提供足够的固定以便早期活动。克氏针于近端穿过近节指骨基底部,在掌骨头两侧各插入一根,或从远端沿头部或颈部进针。另外,可以经屈曲位的掌指(MCP)关节进针(图 7.13)。这样做的缺点是克氏针经过了关节面,但是除非是软组织水肿明显的病例,这样做可能有助于保护 MCP 伸肌结构。经过 3～4 周,骨折通常足够稳定到可以拆除克氏针。直到骨折完全愈合才可以进行有保护的活动。通常影像学的愈合大约需要 6 周,滞后于临床愈合。钢板或螺钉切开复位内固定可以允许即刻运动,但是肌腱与内固定物粘连是一个问题,有时会导致僵硬以及需要二期手术治疗[32]。

斜行和螺旋的骨折应当在屈曲位和伸直位进行评估。通常会发生斜行短缩,导致旋转畸形。可以用克氏针固定,或者当骨折线的长度是骨直径的两倍时可以用断端内螺钉(拉力螺钉)固定。切开复位断端内螺钉固定可提供足够的固定以便早期主动活动,若解剖复位则可使骨折一期愈合(图 7.14)。不使用钢板时肌腱和螺钉的粘连较轻,虽然有时需要拆除,但往往可以将螺钉留在原处。

掌指关节骨折脱位

延伸至掌指(MCP)关节关节面的骨折应当解剖复位和固定,从而尽可能不使创伤性关节炎发展。

MCP 关节脱位可在任何方向上发生,而向背侧脱位最为常见。通常外侧手指(示指或小指)最常发生(图 7.15)[32]。掌板自近节指骨断裂,MCP 关节背侧半脱位,近节指骨相对于掌骨在背伸位置上。如果掌板不嵌入到关节间隙中则可以通过闭合复位治疗。屈腕以松弛曲肌腱,向近节指骨基底施加外力来复位 MCP 关节脱位。可以感觉到一声弹响即表明关节复位,用影像学检查来确认复位。通常复位后关节是稳定的,如果存在不稳定则可采用限制伸直的夹板。

当掌板嵌入关节间隙,脱位则更复杂并且闭合复位的尝试不能成功。可在脱位位置上看到皮肤的凹陷。从影像学检查可以看到近节指骨和掌骨是共线的(而不是单纯脱位时的会聚)。对于示指,蚓状肌走行于桡侧而屈肌腱走行

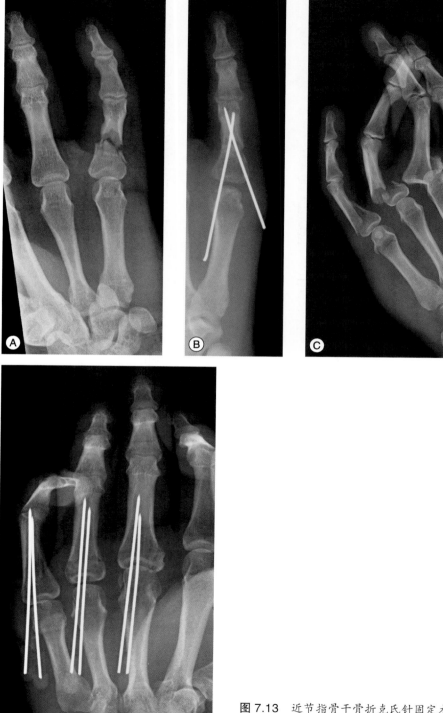

图7.13 近节指骨干骨折克氏针固定术前(A)和术
后(B)正位片。近节指骨基底骨折克氏针固定术前
(C)和术后(D)正位片

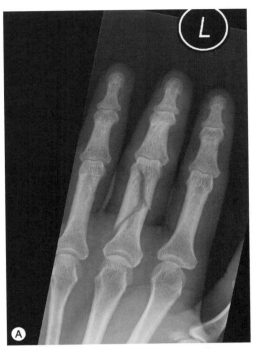

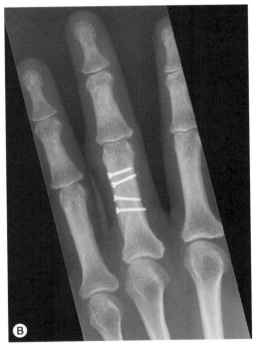

图 7.14　使用断端内螺钉治疗近节指骨骨折的术前（A）及术后（B）X 线片

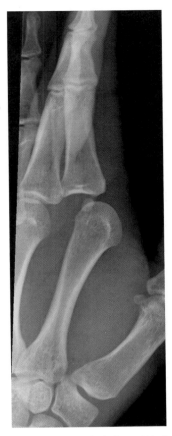

图 7.15　掌指（MCP）关节背侧脱位的 X 线片

侧入路不能直视术区，但可避免因切皮导致指神经损伤。纵向劈开伸肌腱。如果掌板不能轻易地自关节取下，可以纵向劈开以便每一侧都能被推出关节。然后，在近节指骨基底远端施加压力同时在掌骨头边推动屈肌腱就可以使关节复位。通常关节复位是稳定的，如果存在不稳定，则可采用限制伸直的夹板固定。

　　MCP 关节掌侧脱位少见。关节嵌入结构包括背侧关节囊、伸肌腱结合部、侧副韧带或掌板[33,34]。如果闭合复位失败，则采用经背侧入路切开复位。

提示与要点

- 对于掌指（MCP）关节脱位，在极度屈腕下尝试闭合复位，如果失败则转切开复位。
- 掌侧开放入路较为直接，但它在皮肤切口时将指神经置于危险之中，因为指神经被推到皮下。
- 背部开放入路常常需要劈开掌板以便完全复位。

掌骨骨折

　　相对于指骨的解剖结构，掌骨在骨和肌腱之间有更多的软组织，使它们不容易形成粘连。因此恢复后的僵硬现象不太常见。掌骨骨折常由直接打击造成。可发生在掌骨头部、颈部、干部及基底部[35]。骨折形态一般为横行、斜行

于尺侧。在近节指骨基底远端的压力会拉紧掌骨颈部周围的蚓状肌和曲肌腱，从而产生一个绞索效应并阻碍复位。

　　对于小指，屈指肌腱与蚓状肌位于桡侧而屈小指肌位于尺侧，当尝试闭合复位时也同样会造成绞索。

　　经掌侧或背侧切开复位是必要的[33]。掌侧入路更为直接，但是掌骨头将神经推到离皮下更近的地方，必须注意避免在皮肤切开时伤到它们。游离 A1 滑车，暴露掌骨头，将掌板从关节上取下。将屈肌腱拉过掌骨头以便复位。背

或螺旋状。横行骨折由于轴向负荷下的弯曲应力造成，形成向背侧的成角畸形。斜行或螺旋状骨折由于轴向负荷下的旋转应力造成。

掌骨骨折的手术治疗适应证

旋转畸形是手术治疗的一个指征。掌骨处 1° 的旋转畸形可转化成指间 5° 的旋转，此外，掌骨处 1° 的旋转畸形会导致指尖 1.5cm 的重叠，因此必须进行手指屈曲评估。其他适应证包括：短缩 2～3mm、关节跨度大于 1mm、关节受累程度大于 25%，以及多处骨折。当致伤能量越大，粉碎骨折越多，骨折越不稳定，多发骨折的发生也会增加。

掌指（MCP）关节开放伤口的治疗同"撕咬伤"，冲洗伤口并探查伸肌腱和关节囊。在手指屈曲位评估手指对位对线关系以检查旋转情况。手的三位片（后 - 前正位片、侧位片、斜位片）对于掌骨骨折的诊断通常是足够的。其他位置的图像包括 Brewerton 位片，可更好地查看掌骨头。Brewerton 位为前 - 后位，指骨屈曲至 45°～60° 并与手掌相接触（掌骨在 45°～60° 条件下评估，射线由尺侧向桡侧偏转 15°）。30° 旋前斜位可更好地直视环小指 CMC 关节，而 30° 旋后位可更好地看到示中指 CMC 关节。当平片无法确诊、多发 CMC 关节骨折脱位或复杂掌骨头骨折时可行 CT 扫描。

许多掌骨骨折是稳定的，可采用非手术治疗。拳击手骨折（第五掌骨颈部）是压缩骨折，尽管掌骨颈成角但仍然是稳定的。这其实是一个误称，因为职业拳击手很少受到这种损伤。骨折通常是由于击打硬物而导致，比如墙壁。掌骨间韧带可以稳定中环掌骨的骨折，并且通常以最小的短缩来保持对位。

由于作用于每个手指的变形力，包括内收长肌（在第一掌骨上）、桡骨长伸肌和短伸肌（在第二和第三掌骨上）以及尺骨伸肌（在第五掌骨上），掌骨基底上的力导致近端位移和缩短。由于手部固有肌肉的牵拉，更远端的掌骨干或颈部骨折会导致向背侧成角。

掌骨头骨折

涉及掌骨头骨折的治疗应解剖复位和固定。可采用背侧入路，劈开伸肌腱或者矢状切开以便暴露掌骨头和 MCP 关节。尽可能稳固地固定以便能早期活动，因此最好经侧方凹陷使用小螺钉或使用无头螺钉。严重粉碎骨折常导致僵硬和关节炎。已经有相关报道阐述了掌骨头半关节置换成形术，但是没有这项技术的远期预后数据。

掌骨颈骨折

掌骨颈骨折是最常见的掌骨骨折，在手尺侧多见（第 5 掌骨，拳击手骨折），但所有掌骨均可发生。根据患者的职业和爱好有所不同，患者可接受的向背侧成角角度也不同，但从桡侧向尺侧是增加的。由于环指和小指 CMC 关节活动性，允许在矢状面有 20°～30° 的活动。由于示指和中指缺乏活动性，因此角度大于 15° 是不可接受的。环指可接受的角度为 20°～40°，小指可达 60°[36]。这类畸形会导致

MCP 关节掌骨头背侧隆起消失，而在近端掌骨颈部位出现隆起，偶尔可在掌侧见到隆起，即屈曲的掌骨头。这不会造成功能受限。有时屈曲的掌骨头会继发形成"假钩"，会导致 MCP 过伸和近指间关节伸直受限。

治疗依据畸形而定。通常闭合复位和固定可恢复合适的对位关系，可作为最主要的处理方式[37]。屈曲 MCP 关节至 90° 以松弛活动的手内在肌同时拉紧侧副韧带，使掌骨远端骨折块得以被控制。Jahss 法为屈曲远指间关节、近指间关节以及 MCP 关节，随后在屈曲的近指间关节上向骨折背侧施力，同时于骨折成角处向骨折掌侧施力[38]。

该方法为骨折固定提供了 3 点固定，以确保复位具有合适的成角和旋转。Jahss 法复位后，可以将手固定在固有的加压位置，或将患肢需固定在 MCP 关节屈曲、指间关节伸直位，因为结果是相似的[39]。石膏或夹板固定通常不能成功维持复位，特别是因骨折导致肿胀时（图 7.16）。

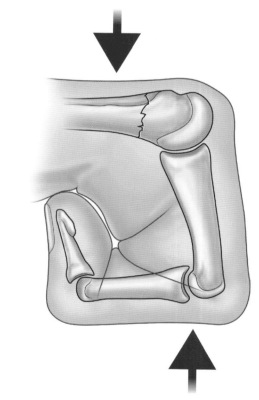

图 7.16 掌骨颈骨折的 Jahss 法复位。屈曲远指间关节、近指间关节，在近指间关节背侧施力同时在掌骨干骨折端近端相对施力

手术治疗的适应证包括旋转畸形，以及闭合复位后不能够接受的对位关系。术式包括闭合复位经皮穿针（closed reduction and percutaneous pinning, CRPP）、髓内（intramedullary, IM）针、切开复位内固定术（open reduction internal fixation, ORIF）。掌骨颈骨折的远端位置使得钢板固定较困难。

屈曲 MCP 关节并评估对位关系，矫正任何旋转畸形。可以从远端经侧方或近端经掌骨基底经皮穿克氏针。或者，

可用克氏针横向将第五掌骨固定至第四掌骨,或像髓内钉一样多次穿针固定。可以经掌骨基底近侧切口完成。显露掌骨后,用钻或者相似器械在掌骨上打孔,然后将针置入骨干。透视下确认复位,同时进针穿过骨折点进入远端掌骨。这些针通常留在近端掌骨外以便之后愈合后拆除,但是也可以剪断并留在骨内。根据稳定情况,术后固定通常需要4~6周,之后治疗以重新活动。

当闭合方法不能复位或希望术后固定时间最短则采用切开复位内固定术。可以通过背侧入路完成,劈开伸肌腱(小指或示指)或沿着伸肌腱边缘。若达到合适的固定,患者可换用可拆除的夹板,并在可耐受条件下开始活动(一般在术后1周内)。

掌骨干骨折

单独的掌骨干骨折通常是稳定的并可采用非手术方法处理。掌骨间韧带稳定了远端掌骨并维持对位关系。类似于掌骨颈骨折,向背侧成角度数是有争议的,但是该度数由桡侧至尺侧、从近端到远端是增加的。掌骨干骨折可接受的成角度数小于颈部骨折,示指中指<10°,环指大约为20°,小指为30°。

非手术治疗包括固定约4周,MCP关节屈曲,IP关节放开。手术适应证包括开放骨折、旋转畸形或不可接受的成角(图7.17)。与掌骨颈骨折类似,闭合复位和穿针可以从近端、远端、横向穿入相邻掌骨[40]或采用髓内针[41]。

斜行或螺旋骨折可采用断端内螺钉,横行骨折用钢板及螺钉进行切开复位内固定[42]。如果可能用骨膜覆盖钢板,可减少对肌腱的刺激以及之后拆除的必要性。切开复位内固定术ORIF后早期活动以预防肌腱粘连。

部分骨或软组织缺损的严重粉碎骨折可采用外固定架治疗,可暂时固定直到足够的软组织愈合以便行内固定术,但在有些病例中这是最终的方式[43-45]。

多发掌骨骨折

多发掌骨骨折常由于高能量造成,并会导致严重软组织破坏。另外,由横向掌骨间韧带的固定丧失,通常必须进行固定。

多发掌骨骨折的切开复位内固定术

对于两个掌骨骨折,皮肤切口可以放在它们之间。由于在每个掌骨骨折的部位通常不同,必要时切口可在近端或远端弯曲。当存在3处或4处骨折时,可需要多于一个切口。切开皮肤并解剖至伸肌腱水平,注意保护尺神经感觉支(第4或第5掌骨)以及桡神经感觉支(第2或第4、3掌骨)。拉开伸肌腱,观察掌骨。骨折端周围通常有血肿和骨膜被破坏。在掌骨轴线外做纵行骨膜切口,暴露骨折。用类似的方式暴露相邻的掌骨。手术从最桡侧掌骨骨折开始,任何嵌入组织均应从骨折端清除。复位骨折并临时固定(用骨折复位钳或克氏针),探查手指对位关系以确保没有旋转畸形。采用断端内螺钉或钢板螺钉来固定;透视确认内固定物位置及相邻掌骨。全部骨折固定后,关闭骨膜

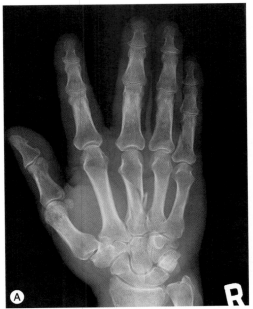

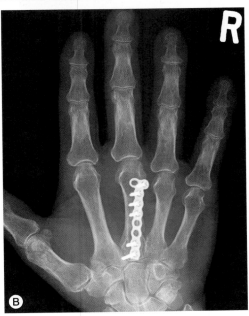

图7.17　由于有旋转畸形,掌骨干骨折切开复位内固定治疗的X线片。(A,B)(术前实际情况见图7.3)

以确保内固定物和伸肌腱之间有较好软组织分隔。若为了显露而将切口分离至远端,应予以修复,缝合皮肤。夹板固定至较为舒适的位置,通常在术后3~5天肿胀减轻后开始活动。

腕掌关节脱位及骨折脱位

掌骨基底骨折、腕掌(CMC)关节骨折脱位以及涉及CMC关节的脱位通常发生于环小指。除掌骨基底外,骨折脱位也可发生于头骨、钩骨[46,47]。这些患者沿着手尺侧CMC关节区域会有一个隆起。旋前斜位能观察腕骨和掌骨基底的关系从而明确诊断。背侧面应当共线,当存在半

脱位时掌骨会位于腕骨背侧。当平片诊断不清时或为了明确骨折几何形态可采用 CT 扫描。这类损伤通常不稳定并需要手术治疗。若在最初几天内进行闭合复位及经皮穿针通常能成功（图 7.18）。陈旧骨折通常需要切开复位。

可以用克氏针跨 CMC 关节穿针固定。4～6 周拆除克氏针并在保护性夹板下恢复活动至较为舒适的位置。另外，可采用跨 CMC 关节的钢板固定，当软组织愈合后按计划去除。

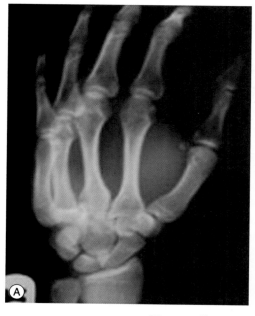
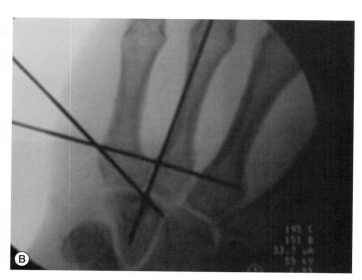

图 7.18　第四和五腕掌关节脱位的术前（A）和术后（B）X 线片

拇指的治疗

拇指远节指骨和近节指骨的处理类似于其他手指。由于 CMC 关节在 3 个平面有（曲 / 伸、桡 / 尺偏、旋前 / 旋后）更大的自由度，掌骨干骨折可忍受更大的旋转及成角。涉及 MCP 关节的损伤特别是侧副韧带损伤，以及涉及 CMC 的损伤需特别注意。

掌指关节损伤

掌指（MCP）关节的主要动作是曲和伸。掌骨头桡侧髁具有更大的高度（背侧 / 掌侧尺寸），允许随着屈伸的增加而旋转（旋前）。侧副韧带、背侧关节囊及掌板、大鱼际肌及拇内收肌提供了 MCP 关节的固定。

累及尺侧侧副韧带的损伤较桡侧副韧带（radial collateral ligament，RCL）常见，据报道发生率比例为 10 : 1[48,49]。通常由暴力外展造成（桡向应力），比如在虎口抓着滑雪杆等物体时摔倒。背侧关节囊沿着关节尺侧面撕裂，近节指骨因完整的桡侧副韧带而旋后，因而在掌骨头尺侧形成一个隆起。尽管"狩猎人"拇指常被用来描述这种损伤，但是这一术语定义为由于反复桡向应力导致韧带变薄弱的慢性损伤更为准确。这种损伤发生在苏格兰狩猎人中，由于他们常用拇指和示指拧断兔子脖颈。"滑雪者"拇指这一术语对于急性损伤则更加准确。

损伤通常会造成近节指骨基底韧带的破坏。可以发生

骨性撕脱位或单纯韧带损伤。较大的骨折（大于 2mm），比如那些损伤关节面 >10% 的骨折或有关节不协调的骨折，最好以切开复位和固定来治疗[49,50]。

单独的韧带损伤对于诊断难度更大。自近节指骨撕脱位的概率是中央撕裂或自掌骨撕脱位的 5 倍[51]。

Stener 损伤

1962 年，Stener 描述了一种损伤：尺侧侧副韧带完全撕脱位并回缩至近端，内收肌筋膜嵌到韧带与近节指骨基底的撕脱点之间（图 7.19）。由于韧带与骨不相接触，因而不能愈合并会导致慢性不稳定[52]。Stener 损伤必须有韧带的完全断裂及回缩，因此区分韧带部分完全断裂但没有回缩与韧带回缩至内收肌筋膜近端是十分重要的。然而，作出这个诊断并没有绝对的临床标准。MCP 关节可观察到沿着尺侧肿胀与压痛，在掌骨颈水平可触及的包块可能为回缩的尺侧侧副韧带（ulnar collateral ligament，UCL）。关节应当在屈曲位与伸直位均进行检查，找到明确的止点并与对侧拇指相比较。文献已有许多报道，对于诊断完全撕裂均采用了不同的临床标准[53-56]。应力位片可能有助于作出诊断。另外，MRI、关节造影以及超声在查体及平片检查后仍不明确的病例中可以采用。

当存在 Stener 损伤时需手术治疗。切开韧带修复最常被采用，关节镜下韧带复位已有阐述，该方法将韧带置于内收肌筋膜深方以使其与骨愈合[57,58]。陈旧损伤会使韧带原位修复更困难，并可能需要重建手术。对于陈旧损伤，应通

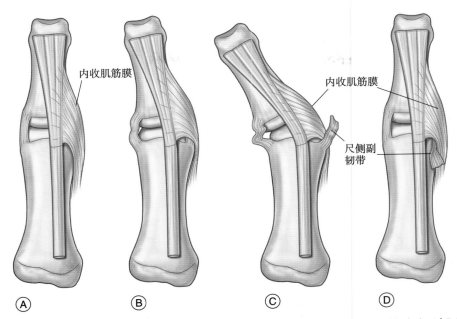

图 7.19　拇掌指（MCP）关节 Stener 损伤。（A）内收肌筋膜的正常关系。桡向应力下（B），韧带从骨上撕脱并回缩至内收肌筋膜近端（C）。当关节复位时，内收肌嵌入韧带与骨之间（D），从而阻碍愈合

过 X 线片评估是否存在关节炎，如果存在应认为关节结合术。重建术有动态的（肌腱移位以及内收肌前移）和静态的（用移植物提供桡向应力的静态固定）。

　　动态的重建术通常为肌腱移位以稳定 MCP 关节。术式包括示指固有伸肌移位（extensor indicis proprius，EIP）至拇指伸肌结构，拇短伸肌（extensor pollicis brevis，EPB）移位至近节指骨尺侧[59,60]以及推动内收肌止点重建[61]。将内收肌在籽骨上的止点移位至近节指骨。静态重建术以移植物替换韧带，比如用掌长肌腱经掌骨和近节指骨钻孔来重建[49,62]。

　　如有足够的韧带可以修复，就可以一期修复。在伤后超过 6 周，外科医生应做好在韧带不能进行一期修复的准备下进行重建。修复或止点位置重建过远或过于偏掌侧会导致关节不能屈曲，而止点重建位置过于偏背侧可能导致持续的不稳定。对于急性损伤，找到撕脱点并重新固定于撕脱点通常可行。韧带由掌侧至背侧，由近端至远端走行，主侧韧带起点位于关节近端 7mm，距背侧皮质3mm。近节指骨基底止点位于关节以远 3mm，距掌侧皮质 3mm（图 7.20）[63]止点位置重建可采用缝合锚或从对侧拉出的缝合线来完成重新连续，缝合线绑在或直接绑在骨头上。

　　桡侧侧副韧带损伤较尺侧更加少见。在拇指桡侧，外展肌筋膜较为宽阔，覆盖关节更大的比例，同时在筋膜在韧带与骨之间没有插入位置（Stener 损伤）。桡侧侧副韧带撕裂通常由关节屈曲时的暴力内收导致。背侧关节囊沿着桡侧面撕裂，近节指骨因完整的尺侧侧副韧带而旋前，在掌骨头桡侧形成一个隆起。撕裂的部位比相对尺侧侧副韧带更多样，近端撕脱、远端撕脱[48]和中央撕裂发生率相同[49]。

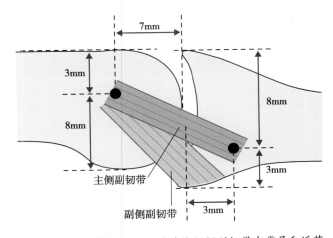

图 7.20　拇指掌指（MCP）关节桡侧侧副韧带在掌骨和近节指骨的位置。韧带由背侧至掌侧，由近端至远端走行。主侧韧带起点位于关节以近 7mm，距背侧皮质 3mm。近节指骨的止点位于关节以远 3mm，距掌侧皮质 3mm

急性尺侧侧副韧带撕裂的手术修复

　　从近节指骨尺侧基底至掌骨头颈区域背侧做直线或近似 S 形皮肤切口（图 7.21）。切开皮肤后，仔细分离至内收肌筋膜水平。应当注意识别桡神经皮支，因为该结构损伤会导致痛性神经瘤，影响手术后效果。当存在 Stener 损伤，可在内收肌筋膜近端找到韧带。切开内收肌筋膜，分离纤维直到可识别近节指骨的基底。清除韧带的血肿和纤维组织以便修复。可以打开关节冲洗以清除血肿，并识别修复位置。当有更大的骨折块时，可以复位并用螺钉或克氏针固定。若骨折块较小，可以切除并将韧带修复至撕脱点。将

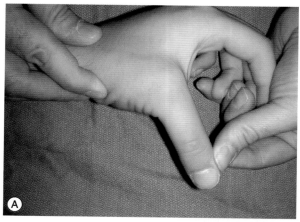

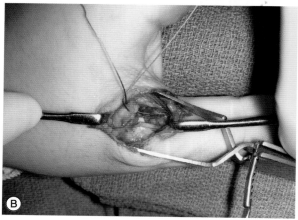

图 7.21　拇指掌指（MCP）关节尺侧侧副韧带的手术修复。（A）术前实际情况展示了 MCP 松弛。（B）术中图像展示了近节指骨基底的缝合锚与尺侧副韧带缝合

缝合锚固定于撕脱点并将韧带牢固地重新附于骨上。修复内收肌筋膜，缝合皮肤。如果担忧修复的固定，可以在关节处用克氏针固定，但这通常没有必要。

　　用拇指人字形石膏夹板固定，放开指间关节并在第 1 周以短前臂石膏固定。鼓励指间关节活动以预防肌腱粘连。第 4 周去除石膏，开始恢复活动的治疗计划。练习期间用热塑性夹板固定避免桡向应力。第 10 周开始用力捏持，第 12 周开始无限制的活动。通常与健侧相比最终可以获得 80% 的握力以及大约 90% 捏持力。

肌腱移植重建慢性尺侧侧副韧带损伤

　　这种方法给不稳定的掌指（MCP）关节一个桡向应力的静止的限制，虽然与修复前的韧带不同，但也能提供拇指掌指关节固定。手术入路与急性损伤修复相同。暴露关节后，切除残留的侧副韧带。识别找到移植物的起止点（图 7.22）。移植肌腱可取自掌长肌，或者当掌长肌缺如时取自桡侧屈腕肌（flexor carpi radialis，FCR）的一条。移植肌腱可以通过钻孔或用固定螺钉来重建起止点（另外，侧副韧带可以保留掌骨部分使移植肌腱与自身韧带相固定）。肌腱连接在掌骨头的背面，即背侧-掌侧轴，距离关节面大约 8mm。近

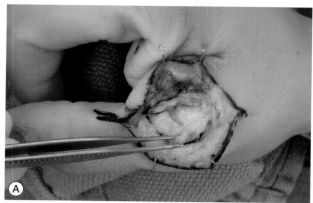

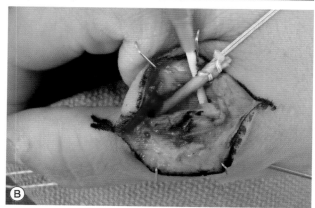

图 7.22　掌长肌腱移植重建拇指掌指（MCP）关节尺侧侧副韧带。（A）术中切除瘢痕和残余尺侧侧副韧带后暴露关节。（B）移植肌腱固定于近节指骨并准备固定至掌骨

节指骨的附着点距离掌侧皮质大约 3mm，关节面以远大约 3mm 处。肌腱可以用缝合锚、生物固定螺钉和经骨缝在骨上。将关节穿针固定于轻微屈曲尺偏位。缝合关闭内收肌筋膜及皮肤，拇指人字形夹板固定。除了关节需固定 6 周以及 3 个月避免捏持外，术后康复与急性损伤类似。第 4～5 个月可以允许无限制的活动。重建后的活动较急性损伤修复要少，但通常能获得 70% 的屈伸度与 80% 抓握以及捏持力量。重建的目的在于恢复拇指的稳定而无疼痛，活动的轻微丧失可由 CMC 关节代偿。

拇指掌骨骨折

　　拇指掌骨骨折由于在 3 个平面（曲/伸、内收/外展、旋前/旋后）的活动度可以接受更大的移位和旋转。骨折可发生在骨干或骨干与干骺端结合处的基底部。可以接受 <28° 的成角，但是更大的成角可能导致代偿性掌指（MCP）关节过伸，使拇指的功能受损。远端骨折块倾向于旋后，因此用纵向牵拉、向下按压拇指成角、旋前背伸远端骨块来闭合复位。克氏针或者钢板螺钉可以用来固定骨折。

拇指腕掌关节损伤

　　拇指腕掌（CMC）关节的解剖形态类似于两个连锁的马

鞍（拇指掌骨与大多角骨），允许平行活动（内收和外展）以及垂直活动（旋前和旋后）。关节固定由许多韧带维持，前斜韧带、后斜韧带、前掌骨间韧带、后掌骨间韧带以及桡背侧韧带是主要的稳定结构[64]。CMC 关节受到的压缩力是指尖的 12 倍，因此如果 CMC 关节存在不协调很有可能导致关节炎[65,66]。

CMC 关节单纯脱位发生率明显低于 CMC 关节骨折脱位（Bennett 骨折和 Rolando 骨折）。当发生单纯脱位时，为背侧脱位，由拇指屈曲时的轴向压缩导致。有 16 个韧带维持 CMC 关节的固定，一些被认为起主要作用，而另一些作用较小。前斜韧带（掌侧喙突韧带）和桡背侧韧带破坏会导致掌骨背侧脱位。部分韧带撕裂会导致半脱位，可以通过复位和固定来治疗，固定通常采用克氏针。完全的韧带撕裂会导致背侧脱位，并且是不稳定的。因为这种损伤少见，故多数文献中的报道都是病例报道或小样本研究[67,68]。对于急性或慢性脱位，利用部分桡侧屈腕肌 FCR，韧带重建术由 Eaton 和 Littler 所阐述[69,70]，提供了可靠的结果。

骨折脱位更加多见。Bennett 骨折（视频 7.1）是一种骨折脱位，发生在屈曲的掌骨受到轴向应力时（图 7.23）[71]。

Bennett 骨折块由于前斜韧带附着而维持在原位，掌骨其他部分由于外展拇长肌和拇内收肌则向桡侧、背侧、近端脱位。这类损伤的治疗目的是通过使移位的掌骨与 Bennett 骨折块愈合并恢复拇指底关节一致性来恢复关节固定。Bennett 骨折可以通过闭合复位及穿针治疗。切开复位内固定术的适应证包括不能通过闭合方法复位骨折。一些医生提倡当 Bennett 骨折块涉及大量关节时采用切开复位内固定术[72]。

复位时纵向牵拉拇指，按压掌骨基底并旋前。只要对位关系能够维持便不需要固定 Bennett 骨折块，克氏针可以采用多种方式固定，最常用的是穿过掌骨基底至大多角骨或小多角骨，或者经掌骨至示指掌骨。患肢以拇指人字形夹板固定，放开拇指指间关节与其余四指，持续 4～5 周，随后采用保护性矫正器再额外固定 4 周。

当进行切开复位内固定术时，于有毛皮肤与无毛皮肤交界处做 Wagner 切口，自掌骨中部延伸至桡侧屈腕肌腱区域。将大鱼际肌由骨膜下翻起，切开关节囊显露关节。清除关节血肿，复位骨折并以小螺钉或克氏针固定。如果用螺钉固定，可用可拆除的夹板固定并在第一周内开始活动。

如前所述，Rolando 骨折是一类掌骨基底骨折，关节内

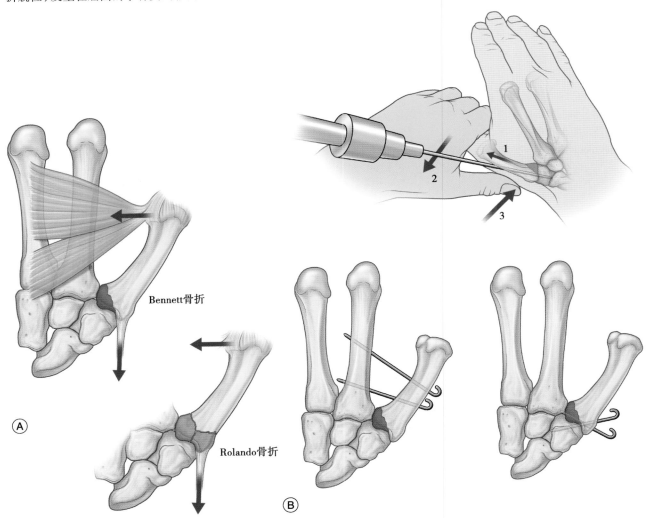

图 7.23　（A）Bennett 骨折和 Rolando 骨折比较（Bennett 骨折只有一个关节碎块，而 Rolando 骨折有至少 2 个关节碎块，通常成 Y 形或 T 形）。（B）拇指腕掌关节骨折脱位（Bennett 骨折和 Rolando 骨折）的复位（牵拉分离、旋前、背侧压力）以及穿针

形态呈 T 形或 Y 形[73]。目前,这一术语被用于描述任何拇指掌骨基底的粉碎关节内骨折。治疗目的与 Bennett 骨折相同,但是可能更难实现,因为骨折粉碎常难以对齐关节面。真正的 Rolando 骨折可以用闭合复位来治疗,方法与 Bennett 骨折相同。粉碎骨折治疗更为困难,切开复位会导致小骨折块的血供丧失。如果粉碎范围较大或者有掌骨缺损,可以采用骨瓣移植来帮助愈合。稳定的最佳办法是以克氏针从拇指向示指掌骨穿针固定,或者采用外固定架。多种术式已被报道,包括固定至大多角骨,以多枚克氏针将拇指固定至示指掌骨[74]或以三角状将拇指与示指掌骨固定至桡骨[75]。

小儿骨折

小儿骨折的分型在图 7.2 已有阐述,即 Salter-Harris 骨折分型,但是远节指骨以及近节指骨头的骨折需要特别说明。通常,小儿骨折以光滑克氏针固定。应当尽量减少穿过骺板及反复操作骨折的次数。

Seymour 骨折是一类涉及远节指骨骨骺区域的骨折(图 7.24)[76]。这类损伤表现为开放性锤状指骨折,由于伸肌腱止点附着近端骨折块背伸,同时由于屈指深肌腱止点附着远端骨折块屈曲。甲床有横行的裂伤,并常常嵌入至骺板。甲板在近端脱位离了甲上皮。治疗方法是冲洗、清创,骨折复位和甲床修复。甲板置于甲床上皱襞作为一个导板 stent来帮助维持复位。纵向克氏针甲板用以维持复位[77-79]。

近端指骨颈部骨折

近端指骨颈部的骨折以及偶尔发生的中节指骨颈部的骨折,常在儿童发生,由于手指被门夹住后回抽而造成。这类骨折可以通过侧位 X 线片直接看出,根据移位的程度分型(图 7.25)。远端骨折块可以旋转 90°,因此指骨头部会转向背侧同时骨折面向掌侧。这类骨折应当解剖复位并用克氏针固定。如果没有恢复对位关系,会在后髁凹处发生骨性嵌顿从而导致屈曲受限。如果发生这种情况,可以在掌侧断端行截骨术来去除骨性嵌顿并恢复屈曲[80-82]。

并发症

许多指骨骨折患者在治疗后会残留一定关节僵硬。这并不是并发症,而是为了满足肌腱沿着近节和中节指骨各面滑动的需要,以及肌腱与骨之间粘连的结果[32]。

真正的并发症包括感染、克氏针松动、畸形愈合、骨不连以及骨筋膜隔室综合征。感染应以抗生素治疗。如果采用了克氏针,一个疗程的抗生素治疗通常在骨折稳定去除置入物之前便足够[83]。畸形愈合可以是关节外或者关节内的,可以发生在手的任何骨骼上并且可能会造成外观或功能问题。成角以及旋转畸形通常会导致功能障碍,必须矫正畸形。骨不连少见,其发生通常伴有感染、明显的骨缺损或关系严重软组织损伤。这些会导致肥厚以及萎缩,行抗感染治疗,以便提供一个稳定的软组织环境以及稳定的功能重建,重建通过稳定的固定或有时通过骨移植来实现(萎缩性骨不连)。

骨筋膜室综合征在手部并不常见,但是可在挤压伤中发生。手挤压伤后明显疼痛,被动拉伸手指会使其加剧,应当更加警惕骨筋膜室综合征。对于伴有明显肿胀且没有意识的患者,可以测量筋膜室压力。如果压力>30mmHg 或者舒张压在 30mmHg 以内应当尽快行筋膜切开术治疗,开放骨间、大鱼际肌、大鱼际肌下、拇内收肌以及腕横韧带。

二期手术

可以通过二期手术矫正一些问题,如畸形愈合、骨不连或尝试改善僵硬手指的活动。在进行二期手术之前,所有的伤口应当愈合同时软组织柔软。

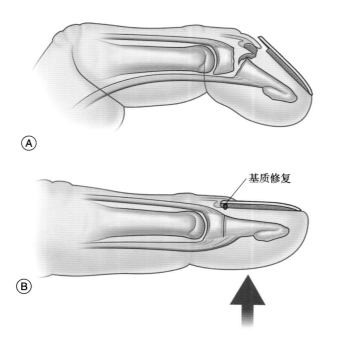

Ⓐ

基质修复

Ⓑ

图 7.24 (A)Seymour 骨折,伴有甲床嵌入至骺板内同时甲板翻起至甲上皮反折背侧。(B)修复甲床

畸形愈合矫正

畸形愈合通常为成角或旋转畸形。成角畸形愈合的矫正

需要开放或闭合楔形截骨内固定术[84]。闭合楔形截骨术较为容易实施并且稳定,而开放楔形截骨术通常需要骨移植。这些最好在畸形愈合的位置上实施。旋转畸形以旋转截骨术治疗。可以进行横行截骨术[85,86]或者阶梯形截骨术[87-89],进行坚强固定以提供固定并且能早期活动(图7.26)。关节内畸形愈合可以通过关节内截骨术[90](图7.27)或关节外截骨术[91]来矫正。

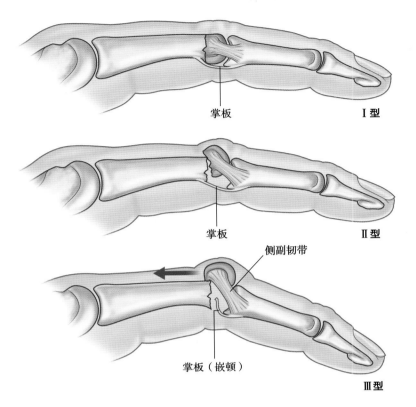

掌板 I 型

掌板 II 型

侧副韧带

掌板(嵌顿) III 型

图 7.25 小儿近节指骨颈部骨折。I 型为稳定,无移位的骨折。II 型骨折髁向背侧移位,但是骨表面相交错。III 型骨折为髁向背侧移位并旋转 90°,因此骨折面与近节指骨背侧面垂直

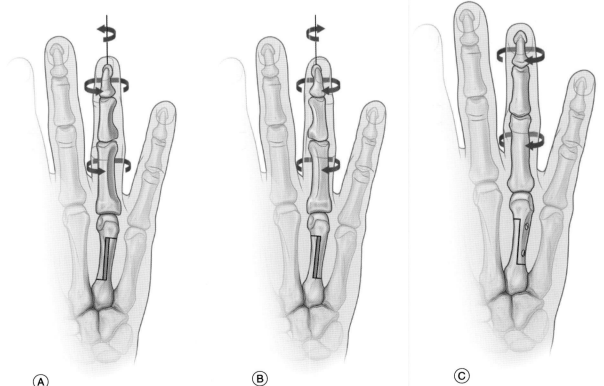

Ⓐ Ⓑ Ⓒ

图 7.26 (A~C)畸形愈合矫正的阶梯形截骨术。可以在掌骨或指骨进行。在旋转畸形的方向作远端横切口,关闭背侧面矫正旋转畸形

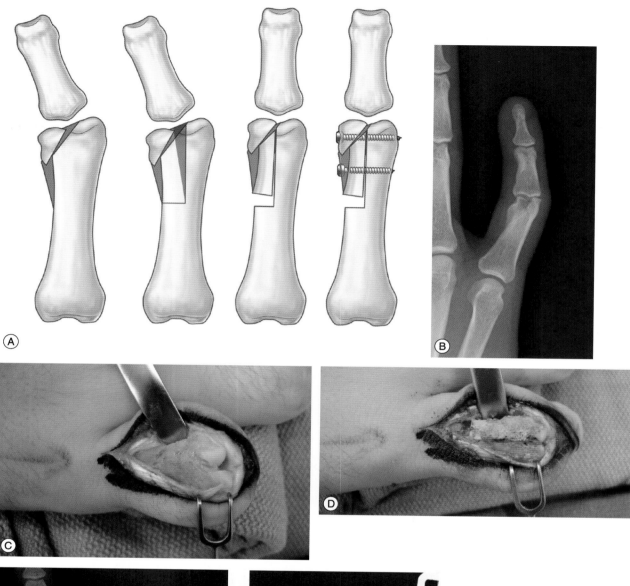

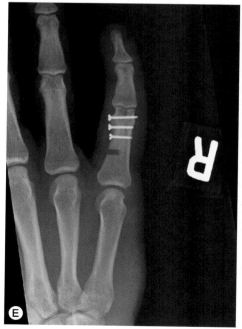

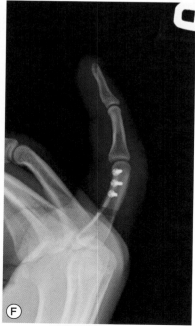

图 7.27   髁前置截骨术矫正近节指骨头关节内畸形愈合。（A）在关节内畸形愈合位置做纵行截骨，将髁前置，旋转至合适的对位关系并以螺钉固定，留置近端骨干缺损二期处理。临床病例（B）术前X线片；（C）截骨术前关节畸形愈合的术中图像。（D）髁前置截骨及固定后术中图像。（E）术后正位片以及（F）侧位片以及屈曲功能临床实际情况（G）

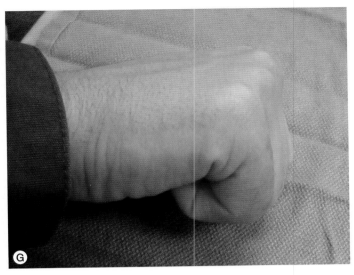

图 7.27（续）

骨不连矫正

手部骨不连少见，但是如果出现，可以依据下列长骨骨不连重建原则来治疗[92]。在重建前应当先治疗潜在的感染，同时应当保证良好的软组织包绕。增生性骨不连表现为骨折周围存在成骨，但骨不连位置没有骨桥形成。如果骨折稳定同时在骨不连位置提供加压则通常会愈合。萎缩性骨不连除了内固定外还需要骨移植。代谢情况应当通过血液检查评估，必要时予以纠正，如维生素 D 缺乏，因为低水平的维生素 D 会阻碍骨化。

内固定去除、肌腱松解术、关节囊切开术

残留关节僵硬的患者可能会从二次手术中受益以改善活动。若骨折最初以钢板螺钉进行内固定治疗，钢板与伸肌腱之间的粘连经常会发生。内固定物去除以及伸肌腱松解通常会改善屈曲功能。适应证包括患者积极并且会依从术后治疗计划、骨折完全愈合、软组织柔软并且被动活动度大于主动活动。如果关节已经变得僵硬，治疗结果会低于预期并且预后较差。松解掌指（MCP）关节伸肌结构的疗效比松解近指间关节屈伸结构的疗效更好。

提示与要点

- 腱鞘松解术可以作为一种广义的手术进行，使用肾上腺素局部麻醉，避免使用止血带。
- 肌腱松解刀是专门用来松解肌腱与骨、屈肌腱鞘和肌腱本身之间的粘连的。
- 松解粘连后的主动运动往往会使更多的粘连破裂，说明已经完成了充分的释放。
- 开始治疗，重点是主动运动，在松解后立即进行。当麻醉苏醒后这可以在手术室里进行示范。

未来展望

过去 10 年，手部骨折的治疗没有实质的进展。克氏针仍被普遍使用，并提供功能上的稳定固定。理想情况下，不管是局部使用还是全身使用，能最大限度地减少粘连，或增加骨性愈合的速度，可以改善运动和最终结果。对照研究，包括比较固定方式的随机研究，可以帮助外科医生确定更好的治疗方法。

参考文献

1. Karl JW, Olson PR, Rosenwasser MP. The epidemiology of upper extremity fractures in the United States, 2009. J Orthop Trauma. 2015;29:e242–e244.
2. Kozin SH, Thoder JJ, Lieberman G. Operative treatment of metacarpal and phalangeal shaft fractures. J Am Acad Orthop Surg. 2000;8:111–121.
3. Leversedge FJ. Anatomy and pathomechanics of the thumb. Hand Clin. 2008;24:219–229, v.
4. Seitz WH, Shimko P, Patterson RW. Long-term results of callus distraction-lengthening in the hand and upper extremity for traumatic and congenital skeletal deficiencies. J Bone Joint Surg Am. 2010;92:47–58.
5. Marino JT, Ziran BH. Use of solid and cancellous autologous bone graft for fractures and nonunions. Orthop Clin North Am. 2010;41:15–26.
6. Schneider LH. Fractures of the distal phalanx. Hand Clin. 1988;4:537–547.
7. Wehbé MA, Schneider LH. Mallet fractures. J Bone Joint Surg Am. 1984;66:658–669.
8. Kalainov DM, Hoepfner PE, Hartigan BJ, et al. Nonsurgical treatment of closed mallet finger fractures. J Hand Surg Am. 2005;30:580–586.
9. Hamas RS, Horrell ED, Pierret GP. Treatment of mallet finger due to intra-articular fracture of the distal phalanx. J Hand Surg Am. 1978;3:361–363.
10. Leinberry C. Mallet finger injuries. J Hand Surg Am. 2009;34:1715–1717. An evidence-based review, discussing the literature of operative and nonoperative (splinting) for the treatment of mallet finger injuries.
11. Rocchi L, Genitiempo M, Fanfani F. Percutaneous fixation of mallet fractures by the "umbrella handle" technique. J Hand Surg Br. 2006;31:407–412.
12. Schneider LH. A simple fixation method for unstable bony mallet

finger. *J Hand Surg Am.* 2005;30:626–627, author reply 627.

13. Palmer AK, Linscheid RL. Irreducible dorsal dislocation of the distal interphalangeal joint of the finger. *J Hand Surg Am.* 1977;2:406–408.

14. Green SM, Posner MA. Irreducible dorsal dislocations of the proximal interphalangeal joint. *J Hand Surg Am.* 1985;10:85–87.

15. Peimer CA, Sullivan DJ, Wild DR. Palmar dislocation of the proximal interphalangeal joint. *J Hand Surg Am.* 1984;9A:39–48.

16. Kiefhaber TR, Stern PJ. Fracture dislocations of the proximal interphalangeal joint. *J Hand Surg Am.* 1998;23:368–380. *This article provides excellent overview of the diagnosis of injuries of the base of the middle phalanx and indications for operative treatment. This article was written prior to hemi-hamate arthroplasty, so this technique is not covered.*

17. Hamilton SC, Stern PJ, Fassler PR, Kiefhaber TR. Mini-screw fixation for the treatment of proximal interphalangeal joint dorsal fracture-dislocations. *J Hand Surg Am.* 2006;31:1349–1354.

18. Blazar PE, Robbe R, Lawton JN. Treatment of dorsal fracture/dislocations of the proximal interphalangeal joint by volar plate arthroplasty. *Tech Hand Up Extrem Surg.* 2001;5:148–152.

19. Eaton RG, Malerich MM. Volar plate arthroplasty of the proximal interphalangeal joint: a review of ten years' experience. *J Hand Surg Am.* 1980;5:260–268.

20. Williams RMM, Hastings H, Kiefhaber TR. PIP Fracture/dislocation treatment technique: use of a hemi-hamate resurfacing arthroplasty. *Tech Hand Up Extrem Surg.* 2002;6:185–192.

21. Williams RM, Kiefhaber TR, Sommerkamp TG, et al. Treatment of unstable dorsal proximal interphalangeal fracture/dislocations using a hemi-hamate autograft. *J Hand Surg Am.* 2003;28:856–865.

22. Badia A, Riano F, Ravikoff J, et al. Dynamic intradigital external fixation for proximal interphalangeal joint fracture dislocations. *J Hand Surg Am.* 2005;30:154–160.

23. Ellis SJ, Cheng R, Prokopis P, et al. Treatment of proximal interphalangeal dorsal fracture-dislocation injuries with dynamic external fixation: a pins and rubber band system. *J Hand Surg Am.* 2007;32:1242–1250.

24. Ruland RT, Hogan CJ, Cannon DL, Slade JF. Use of dynamic distraction external fixation for unstable fracture-dislocations of the proximal interphalangeal joint. *J Hand Surg Am.* 2008;33:19–25.

25. Agee JM. Unstable fracture dislocations of the proximal interphalangeal joint. Treatment with the force couple splint. *Clin Orthop.* 1987;214:101–112.

26. Weiss AP. Cerclage fixation for fracture dislocation of the proximal interphalangeal joint. *Clin Orthop.* 1996;327:21–28.

27. Dionysian E, Eaton RG. The long-term outcome of volar plate arthroplasty of the proximal interphalangeal joint. *J Hand Surg Am.* 2000;25:429–437.

28. Calfee RP, Kiefhaber TR, Sommerkamp TG, Stern PJ. Hemi-hamate arthroplasty provides functional reconstruction of acute and chronic proximal interphalangeal fracture-dislocations. *J Hand Surg Am.* 2009;34:1232–1241.

29. McAuliffe JA. Hemi-hamate autograft for the treatment of unstable dorsal fracture dislocation of the proximal interphalangeal joint. *J Hand Surg Am.* 2009;34:1890–1894.

30. Weiss AP, Hastings H. Distal unicondylar fractures of the proximal phalanx. *J Hand Surg Am.* 1993;18:594–599.

31. Belsky MR, Eaton RG, Lane LB. Closed reduction and internal fixation of proximal phalangeal fractures. *J Hand Surg Am.* 1984;9:725–729.

32. Page SM, Stern PJ. Complications and range of motion following plate fixation of metacarpal and phalangeal fractures. *J Hand Surg Am.* 1998;23:827–832. *This paper illustrates the challenges associated with plate and screw fixation of fractures in the hand and although often necessary due to open fractures and other conditions, complications, including stiffness, plate prominence, infection and tendon rupture can occur.*

33. Patel MR, Bassini L. Irreducible palmar metacarpophalangeal joint dislocation due to junctura tendinum interposition: a case report and review of the literature. *J Hand Surg Am.* 2000;25:166–172.

34. Betz RR, Browne EZ, Perry GB, Resnick EJ. The complex volar metacarpophalangeal-joint dislocation. A case report and review of the literature. *J Bone Joint Surg Am.* 1982;64:1374–1375.

35. Chin SH, Vedder NB. MOC-PSSM CME article: Metacarpal fractures. *Plast Reconstr Surg.* 2008;121:1–13.

36. Kuokkanen HO, Mulari-Keränen SK, Niskanen RO, et al. Treatment of subcapital fractures of the fifth metacarpal bone: a prospective randomised comparison between functional treatment and reposition and splinting. *Scand J Plast Reconstr Surg Hand Surg.* 1999;33:315–317.

37. Hunter JM, Cowen NJ. Fifth metacarpal fractures in a compensation clinic population. A report on one hundred and thirty-three cases. *J Bone Joint Surg Am.* 1970;52:1159–1165.

38. Jahss S. Fractures of the metacarpals: A new method of reduction and immobilzation. *J Bone Jt Surg Am.* 1938;20:726–731.

39. Hofmeister EP, Kim J, Shin AY. Comparison of 2 methods of immobilization of fifth metacarpal neck fractures: a prospective randomized study. *J Hand Surg Am.* 2008;33:1362–1368.

40. Brown PW. The management of phalangeal and metacarpal fractures. *Surg Clin North Am.* 1973;53:1393–1437.

41. Foucher G. Bouquet" osteosynthesis in metacarpal neck fractures: a series of 66 patients. *J Hand Surg Am.* 1995;20:S86–S90.

42. Hastings H. Unstable metacarpal and phalangeal fracture treatment with screws and plates. *Clin Orthop.* 1987;214:37–52.

43. Seitz WH, Gomez W, Putnam MD, Rosenwasser MP. Management of severe hand trauma with a mini external fixateur. *Orthopedics.* 1987;10:601–610.

44. Drenth DJ, Klasen HJ. External fixation for phalangeal and metacarpal fractures. *J Bone Joint Surg Br.* 1998;80:227–230.

45. Ashmead D, Rothkopf DM, Walton RL, Jupiter JB. Treatment of hand injuries by external fixation. *J Hand Surg Am.* 1992;17:954–964.

46. Garcia-Elias M, Bishop AT, Dobyns JH, et al. Transcarpal carpometacarpal dislocations, excluding the thumb. *J Hand Surg Am.* 1990;15:531–540.

47. Gurland M. Carpometacarpal joint injuries of the fingers. *Hand Clin.* 1992;8:733–744.

48. Camp RA, Weatherwax RJ, Miller EB. Chronic posttraumatic radial instability of the thumb metacarpophalangeal joint. *J Hand Surg Am.* 1980;5:221–225.

49. Smith RJ. Post-traumatic instability of the metacarpophalangeal joint of the thumb. *J Bone Joint Surg Am.* 1977;59:14–21.

50. Husband JB, McPherson SA. Bony skier's thumb injuries. *Clin Orthop.* 1996;327:79–84.

51. Bowers WH, Hurst LC. Gamekeeper's thumb. Evaluation by arthrography and stress roentgenography. *J Bone Joint Surg Am.* 1977;59:519–524.

52. Stener B. Skeletal injuries associated with rupture of the ulnar collateral ligament of the metacarpophalangeal joint of the thumb. A clinical and anatomical study. *Acta Chir Scand.* 1963;125:583–586.

53. Smith RJ, Peimer CA. Injuries to the metacarpal bones and joints. *Adv Surg.* 1977;11:341–374.

54. Palmer AK, Louis DS. Assessing ulnar instability of the metacarpophalangeal joint of the thumb. *J Hand Surg Am.* 1978;3:542–546.

55. Heyman P, Gelberman RH, Duncan K, Hipp JA. Injuries of the ulnar collateral ligament of the thumb metacarpophalangeal joint. Biomechanical and prospective clinical studies on the usefulness of valgus stress testing. *Clin Orthop.* 1993;292:165–171.

56. Heyman P. Injuries to the ulnar collateral ligament of the thumb metacarpophalangeal joint. *J Am Acad Orthop Surg.* 1997;5:224–229.

57. Ryu J, Fagan R. Arthroscopic treatment of acute complete thumb metacarpophalangeal ulnar collateral ligament tears. *J Hand Surg Am.* 1995;20:1037–1042.

58. Slade JF, Gutow AP. Arthroscopy of the metacarpophalangeal joint. *Hand Clin.* 1999;15:501–527.

59. Sakellarides HT, DeWeese JW. Instability of the metacarpophalangeal joint of the thumb. Reconstruction of the collateral ligaments using the extensor pollicis brevis tendon. *J Bone Joint Surg Am.* 1976;58:106–112.

60. Ahmad I, DePalma AF. Treatment of game-keeper's thumb by a new operation. *Clin Orthop.* 1974;103:167–169.

61. Neviaser RJ, Wilson JN, Lievano A. Rupture of the ulnar collateral ligament of the thumb (gamekeeper's thumb). Correction by dynamic repair. *J Bone Joint Surg Am.* 1971;53:1357–1364.

62. Mitsionis GI, Varitimidis SE, Sotereanos GG. Treatment of chronic injuries of the ulnar collateral ligament of the thumb using a free tendon graft and bone suture anchors. *J Hand Surg Br.* 2000;25:208–211.

63. Bean CH, Tencer AF, Trumble TE. The effect of thumb metacarpophalangeal ulnar collateral ligament attachment site on joint range of motion: an in vitro study. *J Hand Surg Am.* 1999;24:283–287. *This paper is an excellent study reviewing the precise anatomical location to optimize motion and function following repair/reconstruction of the MCP joint UCL.*

64. Imaeda T, An KN, Cooney WP, Linscheid R. Anatomy of trapeziometacarpal ligaments. *J Hand Surg Am.* 1993;18:226–231.

65. Cooney WP, Chao EY. Biomechanical analysis of static forces in the thumb during hand function. *J Bone Joint Surg Am.* 1977;59:27–36.

66. Cooney WP, Lucca MJ, Chao EY, Linscheid RL. The kinesiology of the thumb trapeziometacarpal joint. *J Bone Joint Surg Am.* 1981;63:1371–1381.

67. Jakobsen CW, Elberg JJ. Isolated carpometacarpal dislocation of the thumb. Case report. *Scand J Plast Reconstr Surg Hand Surg.* 1988;22:185–186.

68. Watt N, Hooper G. Dislocation of the trapezio-metacarpal joint. *J Hand Surg Br.* 1987;12:242–245.

69. Eaton RG, Littler JW. Ligament reconstruction for the painful thumb carpometacarpal joint. *J Bone Joint Surg Am.* 1973;55:1655–1666.

70. Simonian PT, Trumble TE. Traumatic dislocation of the thumb carpometacarpal joint: early ligamentous reconstruction versus closed reduction and pinning. *J Hand Surg Am.* 1996;21:802–806.

71. Pellegrini VD. Fractures at the base of the thumb. *Hand Clin.* 1996;4:87–102.

72. Foster RJ, Hastings H. Treatment of Bennett, Rolando, and vertical intraarticular trapezial fractures. *Clin Orthop.* 1987;214:121–129.

73. Langhoff O, Andersen K, Kjaer-Petersen K. Rolando's fracture. *J Hand Surg Br.* 1991;16:454–459.

74. Buchler U, McCollam SM, Oppikofer C. Comminuted fractures of the basilar joint of the thumb: combined treatment by external fixation, limited internal fixation, and bone grafting. *J Hand Surg Am.* 1991;16:556–560.

75. Schuind F, Noorbergen M, Andrianne Y, Burny F. Comminuted fractures of the base of the first metacarpal treated by distraction-external fixation. *J Orthop Trauma.* 1988;2:314–321.

76. Abzug JM, Kozin SH. Seymour fractures. *J Hand Surg Am.* 2013;38:2267–2270, quiz 2270.

77. Al-Qattan MM. Extra-articular transverse fractures of the base of the distal phalanx (Seymour's fracture) in children and adults. *J Hand Surg [Br].* 2001;26:201–206.

78. Banerjee A. Irreducible distal phalangeal epiphyseal injuries. *J Hand Surg Br.* 1992;17:337–338.

79. Seymour N. Juxta-epiphysial fracture of the terminal phalanx of the finger. *J Bone Joint Surg Br.* 1966;48:347–349.

80. Al-Qattan MM. Phalangeal neck fractures in children: classification and outcome in 66 cases. *J Hand Surg Br.* 2001;26:112–121.

81. Al-Qattan MM. Juxta-epiphyseal fractures of the base of the proximal phalanx of the fingers in children and adolescents. *J Hand Surg Br.* 2002;27:24–30.

82. Al-Qattan MM, Hashem FK, Rasool MN, et al. A unique fracture pattern of the proximal phalanx in children: fractures through the phalangeal neck with an attached dorsal bony flange. *Injury.* 2004;35:1185–1191.

83. Botte MJ, Davis JL, Rose BA, et al. Complications of smooth pin fixation of fractures and dislocations in the hand and wrist. *Clin Orthop Relat Res.* 1992;276:194–201.

84. Freeland AE, Lindley SG. Malunions of the finger metacarpals and phalanges. *Hand Clin.* 2006;22:341–355. *This paper provides an algorithm for managing malunions in the hand, including the various different osteotomies and concomitant procedures, such as tenolysis and capsulotomy, to improve motion.*

85. Büchler U, Gupta A, Ruf S. Corrective osteotomy for post-traumatic malunion of the phalanges in the hand. *J Hand Surg Br.* 1996;21:33–42.

86. Trumble T, Gilbert M. In situ osteotomy for extra-articular malunion of the proximal phalanx. *J Hand Surg Am.* 1998;23:821–826.

87. Jawa A, Zucchini M, Lauri G, Jupiter J. Modified step-cut osteotomy for metacarpal and phalangeal rotational deformity. *J Hand Surg Am.* 2009;34:335–340.

88. Lucas GL. Rotational step-cut osteotomy for treatment of metacarpal and phalangeal malunion. *J Hand Surg Am.* 1992;17:583.

89. Manktelow RT, Mahoney JL. Step osteotomy: a precise rotation osteotomy to correct scissoring deformities of the fingers. *Plast Reconstr Surg.* 1981;68:571–576.

90. Teoh LC, Yong FC, Chong KC. Condylar advancement osteotomy for correcting condylar malunion of the finger. *J Hand Surg [Br].* 2002;27:31–35.

91. Harness NG, Chen A, Jupiter JB. Extra-articular osteotomy for malunited unicondylar fractures of the proximal phalanx. *J Hand Surg Am.* 2005;30:566–572.

92. Jupiter JB, Koniuch MP, Smith RJ. The management of delayed union and nonunion of the metacarpals and phalanges. *J Hand Surg Am.* 1985;10:457–466.

第 8 章

桡骨远端和腕关节骨折与脱位

Steven C. Haase and Kevin C. Chung

概要

■ 腕关节损伤较常见,对此类损伤的治疗需要掌握其正常解剖,腕关节对合关系及腕关节动力学。

■ 舟骨骨折临床症状可能比较轻微,由于其薄弱的血供,如处理不当,可能会导致骨折不愈合。

■ 舟月韧带损伤修复或重建的指征需要依据患者的症状及损伤的陈旧程度。

■ 对于需要手术固定的桡骨远端骨折,外固定架及背侧钢板在大多数情况下已被掌侧锁定钢板所取代,因其可提供骨折愈合需要的牢固固定,甚至对于骨质疏松的患者同样适用。

■ 尺骨茎突骨折仅在出现远桡尺关节不稳定时才需要固定。

简介

腕关节是一个复合关节,连接手和前臂。各种文献对其解剖、生理和病理已经有了充分的研究讨论。本章将回顾腕关节最为常见的损伤类型,包括腕骨骨折、腕关节韧带损伤和尺桡骨远端骨折。

腕关节骨折已经有详细的流行病学研究。在美国每年约有 150 万例手和腕关节骨折,约占所有急诊就诊量的 1.5%[1]。这些患者中约有 208 000 例腕骨骨折。

舟骨骨折是最常见的腕骨骨折,约占腕骨骨折的 60%~80%[2,3]。年发生率约为 2.9/10 000(英国[4])~12.1/10 000(美国军队[5]),好发年龄为 20~24 岁,男性病例占大多数[4,5]。

桡骨远端骨折是最常见的上肢骨折。美国每年约有 643 000 例桡骨远端骨折[1]。从年龄分布图来看,其有两个显著的发病年龄高峰(图 8.1)。最大发病年龄高峰为 5~14 岁年龄组,年发病率为 55.7/10 000,另一发病高峰为 75~84 岁年龄组,年发病率为 35.2/10 000。

尽管是常见骨折,但在治疗上却不能掉以轻心。如果治疗不够认真或不专业,遗留功能障碍的可能性很高。Khan 和 Giddins 关于手和腕手术过失投诉的综述显示,英国在 1995—2001 年间,腕关节骨折是最常见的因治疗过失

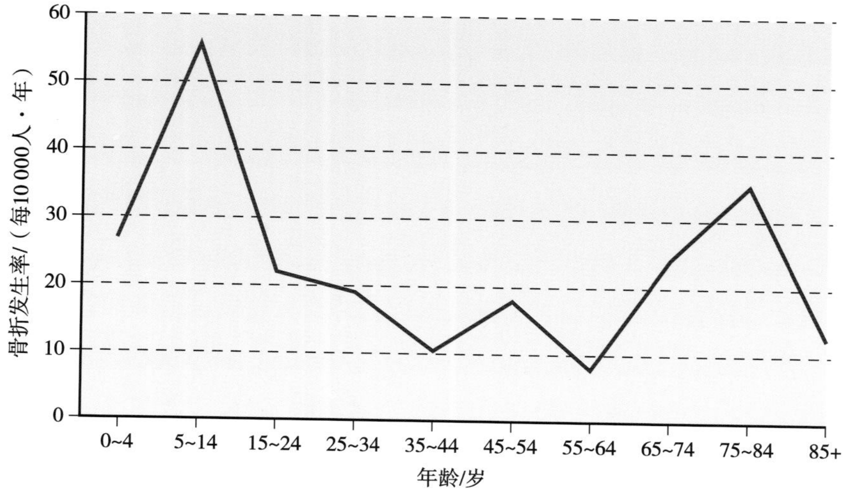

图 8.1 桡骨/尺骨骨折的年龄变化。(*Data from Chung KC, Spilson SV. The frequency and epidemiology of hand and forearm fractures in the United States*. J Hand Surg Am. 2001; 26: 908-915.)

而被投诉的疾病,约占所有投诉的 48%[6]。

历史回顾

腕骨直到 16 世纪才被 Andreas Vesalius 明确命名,他最先确定和区分了 8 个腕骨。在此之前的绘图里,手都是通过掌骨直接与桡骨相连的,丝毫没有提及腕的解剖。腕骨的名称得自于其形状。例如,舟状骨源于其外形似舟,而月骨酷似新月。腕骨的解剖学名称则是于 1955 年在解剖学名词库 Nomina Anatomica 中被正式命名的(图 8.2)[7]。

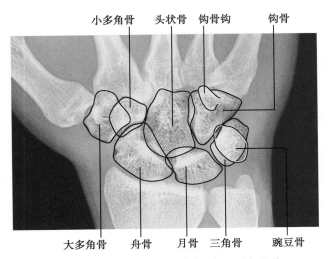

图 8.2 腕关节后前位 X 线片,备注了各腕骨

基于其功能和运动学,腕骨在历史上有许多不同的分组方式。最早的分型系统将腕关节分成远排腕骨(大多角骨、小多角骨、头状骨、钩骨)和近排腕骨(舟骨、月骨、三角骨)。也可按柱来分型:桡侧柱(舟骨、小多角骨、大多角骨)、中间柱(月骨、头状骨)及尺侧柱(三角骨、钩骨)。豌豆骨不参与腕关节的运动,所以它没有被列入这些分组中。

Abraham Colles(1773—1843 年)被认为首先对桡骨远端骨折进行了临床描述。他写于 1814 年的手稿所记录的闭合复位及夹板固定的描述相当有说服力,那个时代还没有 X 线片、麻醉及熟石膏。关于治疗的结局,他声称:"按照这个方案治疗的病例经过一般治疗骨折需要的时间后,全部被治愈,且不遗留任何的肢体缺陷或畸形。"[8]

200 多年后,闭合复位及制动仍是桡骨远端骨折的主要治疗方式,尽管内固定逐渐得到认可[9]。目前的共识是桡骨远端进行解剖复位后将获得更好的效果,尽管这受到患者的年龄和活动水平的影响。许多技术的发展使得达到精确的骨折复位成为可能。在过去的数十年中,经过国际骨科协会(Arbeitsgemeinschaft für Osteosynthesefragen, AO)的推广,克氏针及石膏固定(pins-and-plaster)和外固定很大程度被内固定替代。该协会于 20 世纪 50 年代后期成立于瑞士,其目的主要是促进骨折坚强内固定技术的发展。尽管出现了数百种的固定装置,例如钢板、钢钉以及其他装置,但几

乎没有高质量的证据支持某种技术优于其他技术。在某种程度上,Colles 的非手术治疗可能是正确的,因为很多患者即使出现明显的畸形愈合或者错位也能得到很好的效果,尤其是对功能恢复要求不高的老年患者[10]。

尽管很多教科书都不建议使用人名命名骨折,认为这种命名是古老的做法。但是对于桡骨远端骨折而言,人名命名可以精确地表达关于骨折样式及损伤类型。桡骨远端骨折主要的人名命名有:Colles 骨折(关节外骨折,骨折远端背侧移位)(图 8.3A);Smith 骨折(也称反 Colles 骨折;关节外骨折,骨折远端掌侧移位)(图 8.3B);Barton 骨折(桡骨远端关节面断裂骨折,可以是背侧或掌侧)(图 8.3C, D);Chauffeur 骨折(关节内骨折合并桡骨茎突损伤)(图 8.3E)。对于某些骨折,人名命名有助于选择治疗方式。

基础科学/疾病进程

解剖

腕关节正常解剖已于本书第 1 章作了详细讲解,但是与桡骨远端骨折解剖有关的一些知识点在本章仍然值得强调。

舟骨的血管分布具有特殊性,其血供主要来自舟骨远极的单一血管蒂,所以舟骨近极血供完全依赖于其自身的髓内供血。因此,舟骨近极骨折通常需要更久的时间才能获得愈合,并且其不愈合的发生率也更高。此外,对于那些不愈合的骨折,近极容易出现缺血性坏死,进而加重这些损伤[11]。

分析 Gilula 曲线(图 8.4)使得发现腕关节韧带损伤变得更容易。Gilula 是一名放射科医生,他描述了在腕关节后前位 X 线片上由近排腕骨近端,近排腕骨远端以及远排腕骨近端构成的 3 条曲线。关节间隙的增加或者腕骨偏离了这些曲线提示腕关节不稳定[12]。

腕关节各骨之间通过复杂的内在及外在韧带连接(图 8.5)。了解腕关节韧带的强度有助于确定其损伤类型。例如,除非严重创伤,强韧的短桡月韧带维持月骨的正常位置,使其位于桡骨远端关节面的月骨窝内,防止其脱位。相对来说,月骨周围腕骨脱位则更易发生。这些月骨周围损伤的类型(图 8.6)包括:①舟月间韧带断裂;②Poirier 间隙周围关节囊撕裂,该间隙是头月关节掌侧的一个解剖薄弱区;③月三角骨间韧带断裂。如果脱位的腕骨弹回,则头状骨就会进入月骨窝,月骨向掌侧翻转,铰接在短小的桡月韧带上(图 8.7)[13,14]。

损伤的类型也会受到骨骼解剖形态及结构细节的影响。例如,桡骨干和桡骨远端关节面都有坚强的皮质骨,而干骺端的皮质则薄弱得多,这就导致干骺端更易骨折,对于骨质疏松患者来说更是如此。同样也位于干骺端,但是其掌背侧的皮质骨亦有显著不同,背侧皮质更薄。这样在手处于过伸位摔倒时,暴力经由掌侧向背侧传导,可导致桡骨远端广泛的粉碎性骨折。

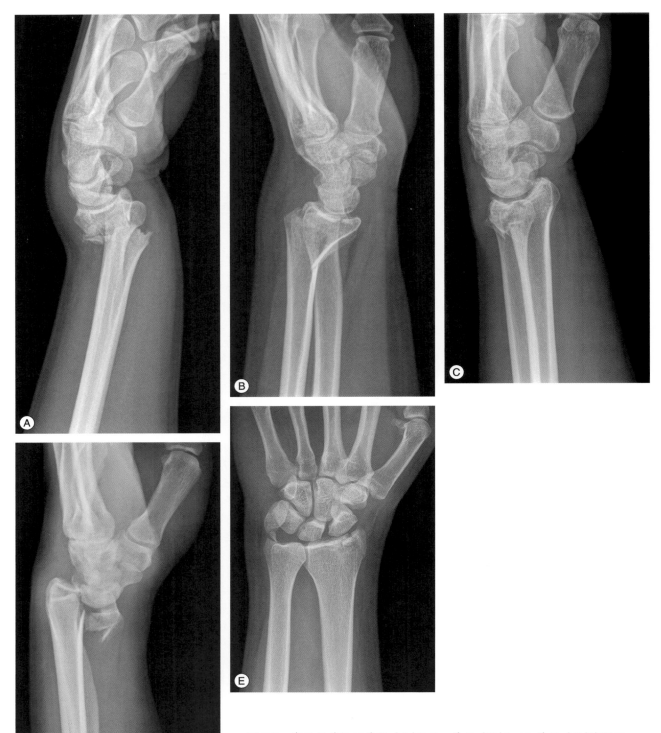

图 8.3   常见桡骨远端骨折：(A)Colles 骨折；(B)Smith 骨折；(C)背侧 Barton 骨折；(D)掌侧 Barton 骨折；(E)Chauffeur 骨折

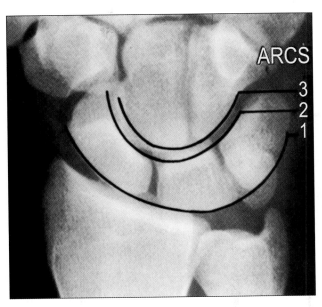

图 8.4　可通过 Gilula 曲线发现腕骨排列及稳定性的改变。这些曲线包括：近排腕骨近端关节面(1)；近排腕骨远端关节面(2)；远排腕骨近端关节面(3)

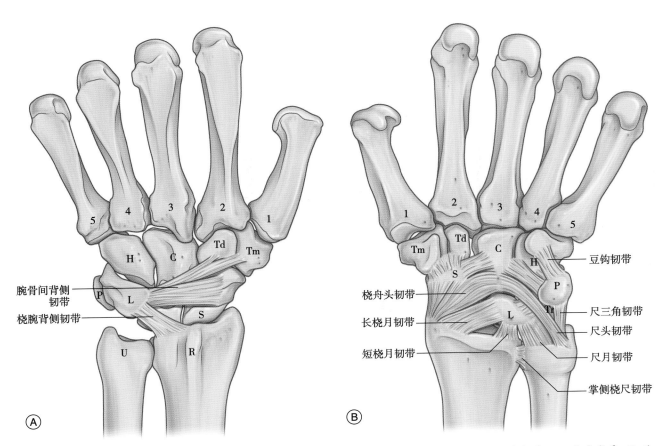

图 8.5　(A)腕背侧外在韧带；(B)腕掌侧外在韧带；(C)腕内在韧带。U，尺骨；R，桡骨；Tm，大多角骨；Td，小多角骨；C，头状骨；S，舟状骨；L，月骨；P，豌豆骨

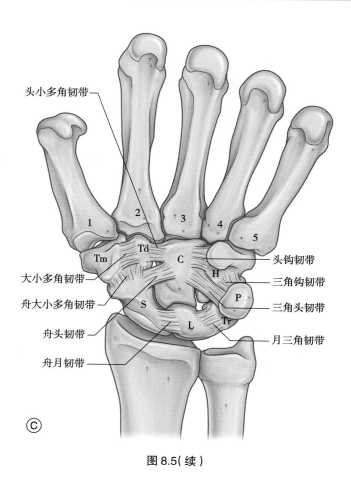

头小多角韧带

1　2　3　4　5

Td
Tm
C
S
L
H
P
Tr

头钩韧带

大小多角韧带

三角钩韧带

舟大小多角韧带

三角头韧带

舟头韧带

月三角韧带

舟月韧带

Ⓒ

图 8.5（续）

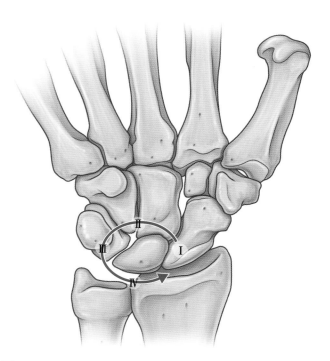

II
III
I
IV

图 8.6　月骨周围不稳定 Mayfield 分型：I 型，舟月韧带断裂；II 型，Poirier 区掌侧关节囊撕裂；III 型，月三角韧带断裂；IV 型，月骨脱位

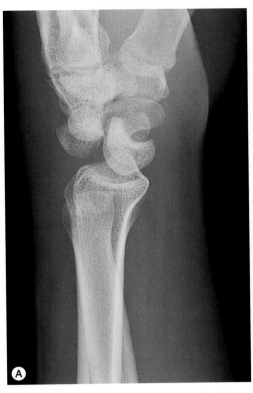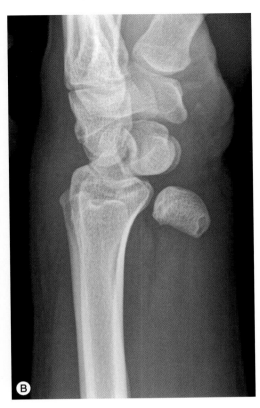

图 8.7 侧位 X 线片:(A)月骨周围脱位和(B)月骨脱位

拇长伸肌(extensor pollicis longus, EPL)腱是桡骨远端骨折后最容易出现断裂的肌腱。值得注意的是,肌腱断裂多见于无移位的骨折,腕关节损伤而无骨折的病例发生肌腱断裂的情况也有报道,其原因可能与肌腱的营养供应中断有关,最终导致磨损断裂。这最多见于 Lister 结节区域,该区域为拇长伸肌腱内源性血供的分水岭。如果该肌腱的外来营养供应(弥散作用)被骨痂、移位的骨折端、水肿或血肿引起的肿胀中断,亦可导致拇长伸肌腱断裂[15]。

生物力学

手和腕部的生物力学已在第 1 章进行过讲解,但尚有必要对某些要点再温习一下。

腕骨间的连接受到破坏——无论是骨间韧带破裂还是腕骨骨折——都可以导致腕关节不稳定。腕关节不稳定的

概念在过去 50 年里有了很大的完善,学界目前已经了解腕骨是如何运动的以及如何传导负荷的。在现代,腕关节不稳定是有明确定义的:不通过突然改变关节软骨的应力而无法传导功能负荷;或者在不发生腕关节对合突发改变的情况下,腕关节不能维持正常活动范围[16]。

腕关节不稳定曾被分为四种主要类型(表 8.1)。分离型腕关节不稳定(carpal instability dissociative, CID)发生于同一排腕骨间的分离。非分离型腕关节不稳定(carpal instability non-dissociative, CIND)是指桡骨远端与腕关节近排之间或远近排腕骨间的分离。当 CID 和 CIND 并存时称之为复合型腕关节不稳定(carpal instability complex, CIC)。当腕关节不稳定是对腕关节以远或以近部位损伤的一种适应性反应,则称之为适应性腕关节不稳定(carpal instability adaptive, CIA)[17]。

腕关节运动学特点可能是导致舟骨骨折和舟月韧带损

表 8.1 腕关节不稳定分型

分型	定义	例子
分离型腕关节不稳定(CID)	同一排腕骨间的分离	舟月分离、舟骨骨不连
非分离型腕关节不稳定(CIND)	桡腕关节间或腕骨远近排腕骨间的分离,腕近排或远排关节正常	腕中关节不稳定
复合型腕关节不稳定(CIC)	近排或远排腕骨内或远近排腕骨间的分离,即同时合并(CID)和(CIND)	月骨周围脱位伴尺侧移位
适应性腕关节不稳定(CIA)	腕关节以近或以远部位损伤导致的腕关节不稳定	桡骨远端畸形愈合

(Data from International Wrist Investigators' Workshop Terminology Committee. Wrist: terminology and definitions. *J Bone Joint Surg Am.* 2002; 84-A(Suppl 1): 1-73.)

伤的最主要原因。近排腕骨间韧带的张力具有"预张"的特点，舟骨具有前曲运动的趋势，而三角骨则有背伸运动的趋势。任何引起腕骨间连接破坏的因素，无论是腕骨内的因素（如舟骨骨折）还是腕骨间的因素（如舟月韧带损伤），都将导致腕关节不稳定的结果，这是失去连接的腕骨将朝相反的方向旋转的结果。腕关节损伤后出现高并发症的原因

正是源于近排腕骨这种趋向分离的自然趋势。

近排腕骨分离型不稳定有 2 种特殊类型：背侧嵌入体不稳定（dorsal intercalated segment instability, DISI）和掌侧嵌入体不稳定（volar intercalated segment instability, VISI）（图 8.8）。DISI 一般与舟月韧带断裂或以为的舟骨骨折有关，而 VISI 一般与月三角韧带断裂有关。

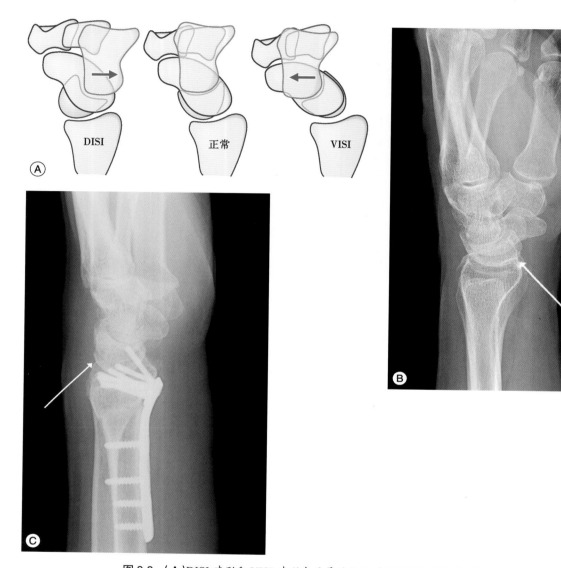

图 8.8   （A）DISI 畸形和 VISI 畸形中月骨的位置；（B）DISI 畸形；（C）VISI 畸形

由于舟骨在负荷下具有前曲的自然趋势，所以舟骨腰部粉碎性骨折未经及时治疗将导致出现通常所说的"驼背畸形"（图 8.9）。驼背畸形描述了舟骨矢状位断层扫描显示的舟骨远近骨折端形成的异常的锐角畸形[18]。

损伤机制

对于老年骨质疏松患者，腕关节损伤多见于站立位时摔倒。Colles 骨折一般都是关节外骨折伴有掌侧成角。随着损伤强度的增加（如高处坠落或车祸伤），腕骨骨折、腕骨

间韧带损伤或三角纤维软骨复合体（triangular fibrocartilage complex, TFCC）损伤的风险亦增加。

诊断/患者表现

病史

病史采集需要详尽了解损伤时的环境及其机制。高处坠落伤或车祸伤需要请急诊内科医生或创伤医生评估有无

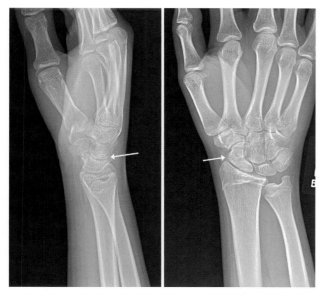

图 8.9 腕舟腰部骨折导致的驼背畸形

合并伤。患者优势手、职业、重要爱好或休闲活动、既往史和社交史也需要记录下来。检查患者手部有无麻木或刺痛也很重要，因为这些患者可能会合并急性腕管综合征，可能需要在手术中一并处理。

体格检查

上肢查体应该详尽且系统。尽管本章主要谈论腕关节，但是肘和手也应包含在查体之中，以避免遗漏并发损伤。首先进行视诊，急性创伤需要关注以下体征：伤口、瘀青、出血、肿胀等等。亚急性或慢性改变更加难以辨认，与健侧对比有助于辨别轻微的肿胀、对合异常和皮肤改变。

触诊有助于确定肢体损伤部位。检查者应熟悉腕部的解剖标志，通过仔细系统的触诊来确定具体的损伤部位。例如，Lister 结节远端点状压痛预示舟月骨间韧带损伤，而鼻烟窝压痛往往预示舟骨腰部骨折。

在测量活动范围之前或进行任何激发试验之前，非常有必要再次阅读患肢 X 线片以除外任何不稳定骨折，粗暴的检查将会导致这类骨折移位甚至是变得更严重。当检查患者腕关节的主被动活动范围时，对其同时进行触诊将获得其他关于腕关节有无捻发音、点击音或碰撞音等异常的有用信息。完整的体格检查应当包括握力、捏力和感觉的评估。对腕关节损伤的患者检查其正中神经功能是非常重要的，因为急性腕管综合征有可能需要手术治疗。腕部特定内在韧带损伤的激发实验有助于获得诊断，但是需要在引导下仔细操作以免对不稳定骨折造成不想发生的移位。

舟骨移动试验是在舟月韧带上施加应力以检测其有无损伤或不稳定（图 8.10）。检查者通过拇指在舟骨结节处施加压力，同时将腕关节从尺偏向桡偏活动[19]。腕关节尺偏时舟骨处于背伸位，而桡偏时舟骨处于前曲位。因此，正常腕关节做该检查时，舟骨周围的韧带将阻止舟骨半脱的发生。但是如果舟月分离，舟骨则将在应力下离开舟骨窝向

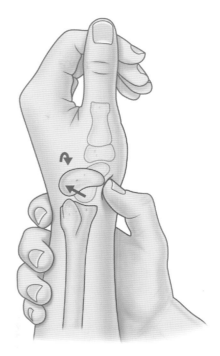

图 8.10 Watson 舟骨移位试验

背侧移位，并伴有疼痛。撤除应力后如果听到弹响，则提示舟骨翻过桡骨背侧缘自行复位。舟骨移动试验伴有疼痛却不伴明显弹响则提示舟月韧带损伤但非完全断裂。

月三角韧带可以通过 Kleinman 剪切试验来评估（图 8.11）。检查者用一只手握住患者腕部，于掌侧向背侧第四伸肌腱鞘管施加应力作用于月骨上并使之稳定，另一只手在豌豆骨上施加向背侧的应力，这样就能在月三角关节产生一个剪切应力[20]。使豌豆骨/三角骨向掌背侧依次活动，可以评估月三角韧带有无松弛。该方法后来也称之为月三角骨浮沉实验[21]。疼痛和/或不稳定说明月三角韧带存在

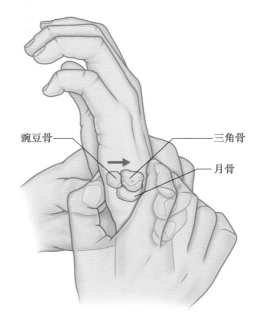

豌豆骨 ⎯⎯ 三角骨
⎯⎯ 月骨

图 8.11 Kleinman 剪切试验

损伤或撕裂。

诊断性试验

　　至少需要拍摄四个不同体位片来评估腕关节损伤：后前位、斜位、侧位和尺偏后前位。尺偏后前位对于发现舟骨骨折非常重要。侧位上可评估舟月对合关系，正常舟月角度在 30°～60°（图 8.12）。另一个有助于发现舟月韧带动态不稳定的检查是握拳位。握拳时腕关节受到的应力促使头状骨移向舟月关节，这就使得舟月韧带松弛或裂伤表现得更为明显。为了增加检测的精确性，可以认为同时进行腕关节后前位和前后位[22]。

　　对于桡骨远端骨折，有一些重要的测量指标来指导治疗，这侧测量在平片上便可完成。测量桡骨高度（正常值 10～13mm）、桡偏角（正常值 21°～25°）和掌倾角（2°～20°，平均 11°）可帮助评估骨折的移位程度（图 8.13）[23]。

　　断层成像技术，如计算机断层扫描（computed tomography，CT）和磁共振（magnetic resonance imaging，MRI），也常作为腕关节的常规检查。CT 检查是基于 X 线成像的，适用于复杂的骨折脱位患者。CT 对于帮助评估关节面对合情况和/或关节面碎块的塌陷特别有帮助。在观察骨折端骨折愈合时也优于 MRI，但是在观察非骨组织时，MRI 的检查效果优于 CT，另外 MRI 可提供一些腕骨局部血供情况的信息。随着核磁技术的不断发展，现在的 MRI 甚至能探测到非常微小的韧带损伤。将 MRI 和关节成像技术结合起来甚至可以发现非常细小的骨间韧带穿孔。

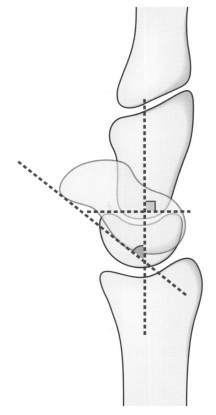

图 8.12　正常舟月角度在 30°～60°（平均 47°）

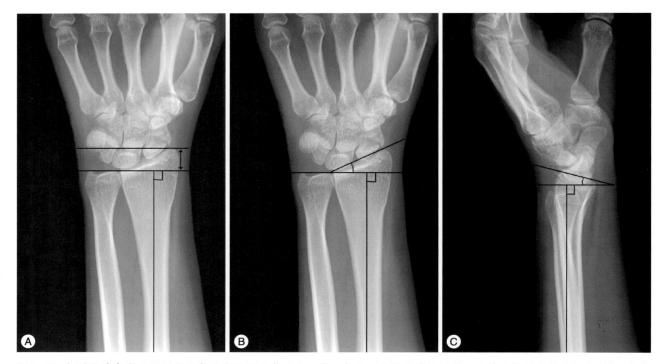

图 8.13　（A）桡骨高度通过测量两条直线的距离来测定。第一条线垂直于桡骨纵轴并与尺骨头远端关节面相交，第二条线通过桡骨茎突尖部。（B）尺偏角为经过桡骨远端尺侧与桡骨茎突尖的直线与桡骨纵轴垂直线的夹角。（C）掌倾角为经过桡骨远端关节面的直线与桡骨纵轴垂直线的夹角

由于核磁共振检查更具成效,近年来骨扫描的应用越来越少。然而,对于不明原因腕关节疼痛的复杂病例中骨扫描可以帮助发现"热区"。由于非特异性这一特点限制了骨扫描对于大多数损伤病例评估的作用。

虽然诊断性腕关节镜检查较上述检查手段创伤性更大,但仍被认为是发现关节内损伤的"金标准"。最近的系统综述对比了 MRI 结果和关节镜结果,发现对于舟月韧带损伤 MRI 的阴性预测值是 72%~94%[24]。换言之,MRI 阴性无法完全排除腕关节韧带损伤。

广泛的应用 MRI 检查的一个弊端是无法避免地出现"假阳性"结果。在高清 MRI 上发现多发细小异常,但这些发现与患者主诉毫无相关的情况并不少见。因此,检查者合理使用 MRI 检查非常重要,只有高度怀疑腕关节存在损伤或者病变时才进行 MRI 检查以助确诊,而不是无差别地广泛应用。

患者选择

舟骨骨折手术固定的适应证比较明确。因为移位的舟骨骨折闭合复位困难,需要切开复位内固定来恢复正常的解剖对合。由于舟骨薄弱的血供,恢复舟骨正常外形及对合对于促进骨折愈合非常重要,而且对于重建腕部动力学也非常重要[25]。其他的适应证列举在表 8.2。

表 8.2　舟骨骨折内固定的相对适应证

移位的骨折

近端骨折(无论是否移位)

月骨周围脱位相关的骨折

开放骨折

多发损伤患者的骨折

制动(3~4 个月)后未愈合的骨折

对于非移位的舟骨骨折进行手术固定仍存在争议。支持者提供了许多优点,例如早期恢复高强度的军事训练和提高生活质量调整年这一指标[26,27]。尽管存在证据支持手术能够改善功能及缩短工休时间,但手术风险及并发症不应被轻视,因为大多数此类骨折仅用石膏固定便可愈合得很好[28,29]。

急性舟月韧带损伤需要通过手术修复来维持腕骨排列而避免塌陷而引发的腕关节炎[30]。但是,与骨折固定可获得大多数病例的愈合情况不同,骨间韧带的修复并非像预测的一样。另外,骨间韧带的愈合能力随着时间的推移而越来越差,损伤后 6 周才就诊的患者可能没有可供修复的

韧带残迹。

支持手术修复急性月三角韧带损伤的证据并不充足。一些学者支持在考虑手术修复之前应该试行石膏固定的非手术治疗[21,31]。

美国骨科学会已发布了桡骨远端骨折治疗指南[32]。无异位的骨折仅需石膏固定便可获得愈合而无需手术。移位的桡骨远端骨折在决定手术治疗之前需要试行闭合复位,另外需要每周随访 2~3 周来确保没有发生塌陷或者再次移位。尽管目前的证据并不能提供明确的推荐方案,但是目前已有中等证据支持手术治疗复位后桡骨短缩大于 3mm、背侧成角大于 10° 和 / 或关节内移位或台阶大于 2mm 的桡骨远端骨折[32]。

尽管目前已有这些指南,但不能仅仅依靠 X 线片所见来指导治疗。患者的整体健康状况、合并症情况、受伤前的运动水平、工作需求以及治疗预期对于手术治疗的决定均会发挥作用。这一理念可在老年患者桡骨远端骨折的最佳治疗方案的调查中得到体现。

随着掌侧固定角度钢板及锁定螺钉的发展,对于桡骨远端骨折的固定更加快捷简单,治疗效果肯定,特别是老年患者的脆性骨折[33,34]。这导致手术治疗老年人的桡骨远端骨折的比例逐步增高,从 1996 年的 3% 增加到 2005 年的 16%[5]。如果不手术,此类骨折一般会出现畸形愈合,大多数病例的 X 线片达不到优良的标准[35]。然而,一些患者自报评估指标的研究发现老年患者可耐受更大的畸形而不存在困扰[36]。因此,独立生活,活动较多的退休者更适合手术治疗,而对于同样年龄但功能要求低,衰弱的患者进行保守治疗可能会更好。

治疗与手术技术

舟骨骨折

舟骨外形类似于一个腰果,可以分为 3 部分:远极(结节部)、腰部和近极。由于血供来自远端,远极或者结节部骨折石膏固定 6~8 周一般都可愈合,很少需要手术固定,除非明显移位。然而,骨折位置越靠近端,不愈合的概率也越大,而且明显的移位增加了这一风险。即便是无异位的近极骨折保守治疗固定的时间也会更长,在明确愈合之前可能需要石膏固定 6~9 个月。

舟骨骨折内固定大多是应用无头加压螺钉。放置螺钉非常具有挑战性,因为无法完整观察到舟骨整体,螺钉应沿着舟骨长轴放置而获得最好的骨块固定作用和最小的螺钉突出风险。作者推荐背侧入路治疗近极骨折,腰部骨折可通过掌侧或者背侧入路进行固定。尽管微创(经皮)技术治疗舟骨骨折已广为应用,但对于经验不足的手外科医生并不适合。

舟骨骨折切开复位内固定背侧入路首先在 Lister 结节尺侧向远端做切口(图 8.14A 和 B)。切口位于伸肌腱第三鞘管,可以探查到拇长伸肌腱并将其从第三鞘管部分松解,

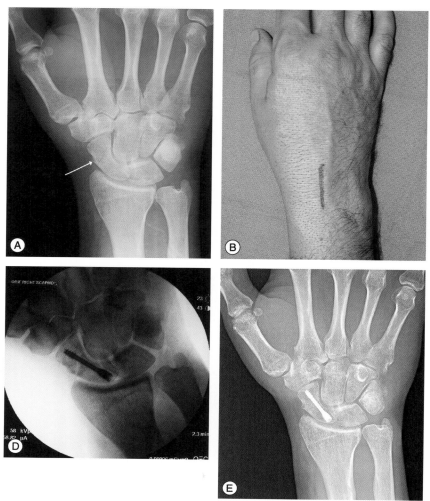

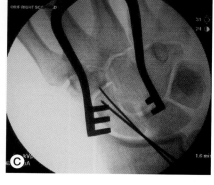

图 8.14 （A）舟骨骨折可通过切开复位螺钉内固定进行治疗。（B）切口位于 Lister 结节尺侧。（C）2 枚克氏针打入舟骨，其中一枚是螺钉的导针。（D）最后，加压螺钉置入骨内。（E）骨折复位螺钉置入后的影像

而无需完全打开第三鞘管。纵向切开腕背关节囊，显露腕关节，找到舟骨骨折端并检查邻近的舟月韧带和舟月关节。随后通过复位钳或者类似装置复位舟骨骨折[37]。然后屈腕，将无头空心加压螺钉的导针从舟骨近极沿长轴置入至远极。最好置入第二枚克氏针来防止钻孔和置入螺钉时骨折发生移位（图 8.14C）。辅助固定的克氏针应穿过骨折线并置入大多角骨而获得最大的固定效果，但应避免干扰螺钉置入。从多个不同位置拍照确认导针经过其纵轴并且骨折获得复位。多数螺钉组件均有配套的测量工具依据导针进入骨骼的长度测量螺钉长度。

临床提示

当依据导针测量舟骨螺钉长度时，需要考虑导针与远端骨质的位置关系。如果导针恰好与远端骨质平齐，需要将测量数值至少减去 2mm 来确保螺钉不穿入舟骨大多角骨关节内。一般男性约 22～24mm，女性约 18～28mm。

使用空心钻头或钻孔器轻柔地手动钻孔，此过程一般需要透视核实。钻孔前为了进一步加强稳定性需要将导针

打入大多角骨。维持钻孔轨迹呈直线并避免折弯导针非常重要，这样可避免损坏或折断导针。空心钉通过导针拧进去并通过骨折线（图 8.14D），然后取出导针，通过透视核实最终螺钉位置，关闭伤口（图 8.14E）。

舟骨不愈合

由于舟骨骨折早期诊断时常有漏诊，加之舟骨薄弱的血供使其有不愈合的风险，所以舟骨不愈合并不少见。大多数这类患者都是活跃的年轻人，多在运动时损伤，就诊时往往被误诊为腕部扭伤或根本就没有诊断出来。舟骨骨折不愈合的自然病史尚不明确。目前明确的是由于近排腕骨动力学改变导致创伤性关节炎——舟骨骨折不愈合进行性塌陷（scaphoid nonunion advanced collapse, SNAC）发生的概率增加。但出现症状的概率并不清楚，因为无症状的病例不会就诊[38]。无症状的病例无需手术干预，但需要定期随访并监测是否出现症状以及 X 线上关节炎的征象。

有症状的舟骨骨折不愈合患者可能需要手术治疗[39]。为了明确畸形的程度以及近端骨折块的血供，需要进一步的影像学检查。掌侧入路是矫正"驼背畸形"最便捷的入路，需要撑开骨折端并植入相应的骨块恢复舟骨的高度，可

从髂骨或者桡骨远端取骨。这一方法同样适用于有着同样畸形的舟骨骨折畸形愈合患者。

对于不确定是否存在缺血坏死的病例，需要考虑应用带血供的骨移植来增加血供。典型的舟骨坏死往往发生于近极，可通过背侧入路。带蒂的桡骨远端骨瓣移位，例如1～2 鞘管间支持带上动脉为蒂的骨瓣，可较容易地移位到骨折断端[40]。尽管技术要求更高，游离的股骨内髁骨瓣也是另一个选择（图 8.15）[41]。

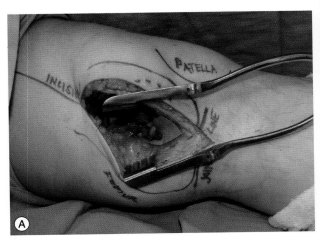
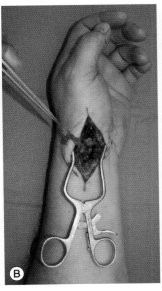
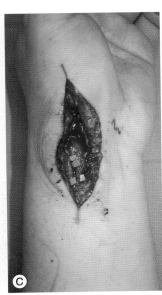

图 8.15　（A）从股骨内侧髁取移植骨；（B）移植骨植入舟骨；（C）血供增加将帮助舟骨尽快愈合

舟月韧带损伤

舟月韧带损伤是常见的腕关节不稳定。在制定治疗计划之前，明确诊断慢性损伤至关重要。

急性舟月韧带损伤表现为局部的疼痛和肿胀，但 X 线片上很少有明显改变。此类损伤的特征性表现舟月分离及 DISI 畸形往往是由于损伤后次级稳定结构随着时间的推移出现薄弱及退变而引发的（图 8.16）。如果 X 线片正常，对于临床上高度可疑的病例需要进行 MRI 造影及关节镜检查。

急性舟月韧带部分撕裂一般不会有明显不稳定而且单纯制动 4～6 周便可愈合。急性完全断裂应早期切开骨锚或其他适用的方式进行修复。修复后需要应用舟月和舟头（腕中关节）克氏针固定 8 周来确保韧带愈合。许多医生强调急性损伤修复需要附加关节囊缝合术，特别是亚急性修复的情况[42]。延迟数周后修复可能比较困难，随着时间的推移韧带残留部分逐步瘢痕化[30]。

对于慢性裂伤，治疗则更为复杂。舟月分离可复位而且没有关节炎改变的病例可从韧带重建手术中获益。腕关节镜检查非常有助于明确关节面情况和腕骨是否可复位，但有时治疗的方式只有在开放探查后制定。手术前告知患者所有可能的治疗方案非常重要。

慢性舟月分离的重建方式很多。如果舟月分离较容易复位而且有韧带残留，可进行韧带修复合并关节囊紧缩，如同急性损伤的修复。作者倾向于采用背侧关节囊固定术，在舟骨远极钉入一个小骨锚将其固定于腕背关节囊（图8.17），从而防止舟骨远极掌曲和撞击桡骨茎突。

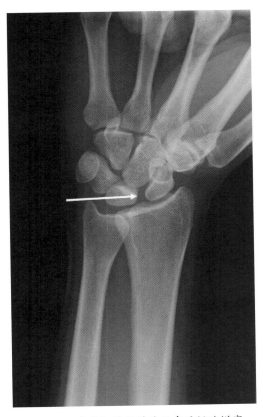

图 8.16　舟月韧带断裂导致舟月间隙增宽

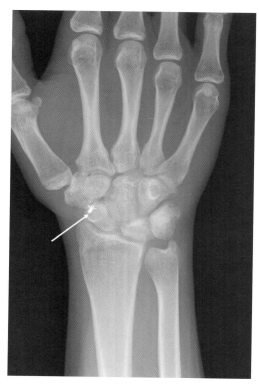

图 8.17　微小骨锚用于锚定舟骨远极以免其前曲。舟骨前曲可导致桡骨舟骨窝出现关节炎改变

作者使用的方式是在桡侧腕曲肌腱上切取一束肌腱，穿过舟骨上的钻孔与背侧关节囊编织并固定于月骨，也就是三韧带肌腱固定术（图 8.18）[43]。

如果无法复位，舟月分离将导致腕关节炎。根据就诊时关节镜的分级，可选择不同的治疗方式。具体术式在本书第 20 章有更多描述。

> **临床提示**
>
> 对于判定慢性舟月分离"可复位"的一个很好指标就是应用插入骨骼的克氏针"操纵杆"可轻松复位舟月分离。如果舟月关节面复位过程中 0.062 英寸（约 1.57mm）克氏针操纵杆不出现永久的变形，则可以考虑重建手术。

月三角韧带裂伤

月三角韧带裂伤较舟月韧带裂伤更不易发现。月三角分离很少可通过 X 线片发现，尽管轻度的 VISI 畸形以及第一条 Gilula 曲线微小的断裂对发现这一损伤可能有所帮助（图 8.19）。由于不易被发现，此类损伤很少在急性期被诊断。

如果没有塌陷（VISI 畸形），急性和慢性损伤最初均可通过制动或者其他保守治疗的方式进行。对于腕关节出现 VISI 畸形或者保守治疗失败的病例可考虑手术治疗。手术治疗的方式包括韧带修复，韧带重建，关节融合和尺骨短缩

截骨术。

月三角韧带技术难度较大，特别是对于需要掌背侧联合入路的病例。对于慢性病例韧带残留可能较短而无法修复。切取尺侧腕伸肌腱一束穿过腕骨骨隧道重建月三角韧带可成功重建月三角关节链接，对于慢性病例治疗效果优于直接修复[31,44]。尺骨短缩截骨有助于对痛性尺腕关节减压，对于尺腕关节撞击引发的月三角韧带损伤病例，可帮助拉紧次级稳定系统[45]。

月骨周围脱位

月骨周围损伤一般会被早期诊断，因为这些患者表现为严重的腕关节损伤并且往往有急性正中神经损伤表现（图 8.20A）。这是一个急诊处理指征，需要将月骨复位以免损伤正中神经并恢复腕骨排列。手法复位需要给予足够的镇静，镇痛和分散患者的注意力。仔细的手法操作使腕关节背伸并牵引，大多数情况下头骨会被复位至月骨上方。如果月骨完全脱位至腕管内，轻柔地于掌侧施加压力使其复位至头状骨和桡骨之间。延迟就诊的患者复位会更加困难。如果复位不成功，应考虑立即手术干预，特别是神经卡压严重者。

为了最好的修复，作者认为需要掌背侧联合入路[13]。掌侧入路需要将腕管切口延长跨过腕横纹（图 8.20B）。复位月骨后，用不可吸收缝线缝合掌侧关节囊。如果缝合地较深在，这一修复常合并关闭 Poirier 间隙和修复掌侧月三角韧带。背侧单一切口的支持者认为这些韧带在复位后便得到良好的排列而无需修复[14]。然而，考虑到对于大多数病例需要腕管切开减压，作者同时通过这一切口进行关节囊修复。

应用背侧腕关节入路（图 8.20C）核实腕骨的准确对合，克氏针固定复位的腕骨并修复背侧舟月韧带，一般应用骨锚修复。可通过关节囊固定术加强修复。剪短克氏针并置于皮下，保留 8 周（图 8.20D）。作者倾向将克氏针埋在皮下而避免针道感染。尽管此类损伤月骨周围的组织均被剥离，但有趣的是，月骨缺血坏死却非常罕见。

> **临床提示**
>
> 在月骨周围脱位的治疗中，确保腕骨排列重建并且月骨位于中立位（没有 DISI 或 VISI）非常关键。首先，保持月骨位于中立位并经桡月关节置入克氏针临时固定，透视核实月骨位于中立位。随后，将舟骨及三角骨复位至月骨，以克氏针维持复位。修复背侧韧带后去除固定桡月关节的克氏针。

桡骨远端骨折

大多数的桡骨远端骨折为闭合损伤。对于门诊保守治疗失败的病例应考虑手术，最好在受伤后 1 周内进行。如果在此时间窗口完成固定，作者发现大部分骨块复位较容

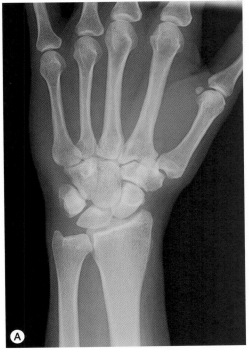

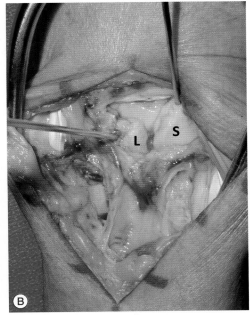

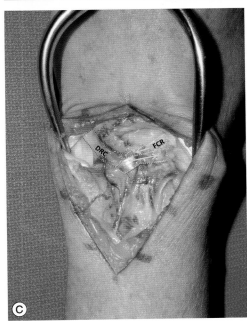

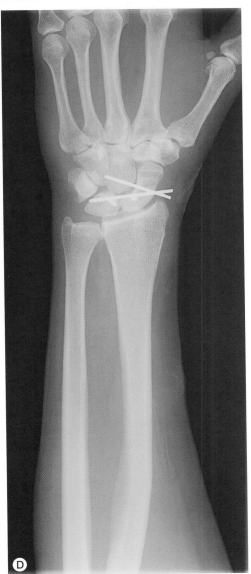

图8.18 （A）后前位 X 线片显示轻度舟月分离和皮质环征。（B）慢性舟月分离的术中所见。L，月骨；S，舟骨。（C）三韧带肌腱固定术。DRC，背侧桡腕韧带；FCR，桡侧腕屈肌腱。（D）后前位 X 线片显示恰当伸展的舟骨，骨锚和保护性克氏针

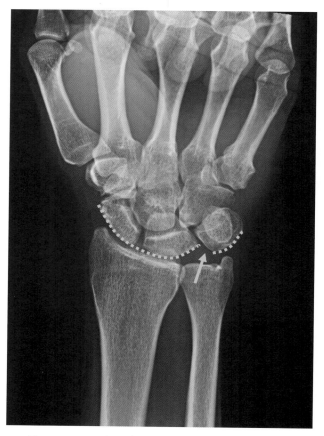

图 8.19   月三角韧带损伤导致 Gilula 第一弧线中断

易,沉积的骨痂使复位标志模糊的情况比较少见。然而,有许多情况需要紧急手术。

开放桡骨远端骨折是急诊手术指征,特别是骨折端广泛污染的病例。骨折引发的创面(除骨折引发的小的穿刺伤之外)应在手术室认真清洗从而降低骨髓炎的发生概率。

患者合并的正中神经卡压症状没有随着复位而改善需要考虑尽快腕管切开松解。作者的经验是由于神经的挫伤/挤压会导致患者恢复期的延长,因此解除神经的一切卡压对于最终的恢复至关重要。如果正中神经卡压症状随着骨折复位而缓解,手术固定时也应考虑腕管松解。

桡骨远端骨折的手术治疗方式包括经皮克氏针固定、外固定架固定、钢板内固定或者这些技术的结合应用。钢板内固定又可进一步分为背侧钢板,掌侧钢板以及骨折块特异构型的钢板固定。

掌侧锁定钢板技术的应用彻底改变了桡骨远端骨折的治疗[33]。历史上背侧入路被认为更安全,因其避免掌侧入路须经过重要血管神经结构。此外,由于这些骨折易于出现背侧移位,背侧支撑钢板显得更加合理。然而,背侧钢板固定伴有很多并发症,特别是伸肌腱断裂,因为在此部位保护软组织而避免钢板的磨损非常困难。

当前,掌侧入路已经克服了背侧入路所伴随的问题。

掌侧钢板技术的优势体现在可以将钢板置于旋前方肌深方,避免钢板损伤浅层的肌腱和神经。此外,锁定钢板的应用使得掌侧坚强固定成为可能,而无需顾虑背侧骨折的粉碎程度(图 8.21)。早先的钢板固定技术要求螺钉同时穿过掌背侧皮质,通过摩擦力来固定钢板。而锁定螺钉不仅与骨质齿合,而且与钢板齿合。这样便避免了螺钉由于骨折断端的应力而移动。另外,各螺钉可牢固在各位置而对关节面下发挥三维支撑作用。此外,远端螺钉还提供一个类似支架的作用以保持关节面的完整和获得更好的解剖复位。此构型对于大多数常见骨折病例发挥足够强度的固定作用,允许患者早期轻微活动腕关节。

掌侧钢板技术还有几个细节需要引起重视以免在显露过程中出现不必要的并发症[46]。首先,掌侧切口应选在桡侧腕曲肌腱的桡侧以保护正中神经掌皮支,该神经位于桡侧腕曲肌的尺侧。其次,不要在中间切开旋前方肌,而是在桡侧切开,使之尺侧部分形成一个以尺侧为基底的肌瓣,使内固定物的覆盖更为容易。再次,为了保护背侧伸肌腱,桡骨远端螺钉的长度应该比测量长度短 1~2mm,这样可以避免螺钉头端损伤伸肌腱。最后,骨折复位和钢板固定后,需要多角度透视核实钢板及螺钉位置。特别的是需要应用校正的侧位来评估桡腕关节。投照角度与腕关节呈 30° 左右(和桡偏角相同),这样可获取关节面的切线影像并核实没有螺钉穿入关节(图 8.22)。遵守这些指南将提高手术效率,降低手术并发症。

尺骨茎突骨折

下尺桡韧带连接远端桡骨和尺骨并汇入三角纤维软骨复合体(TFCC)而止于尺骨陷凹及尺骨茎突。由于力学上的连接,移位的桡骨远端骨折会导致不同程度的尺骨茎突撕脱骨折(图 8.21)。即便是尺骨茎突没有骨折,TFCC 撕脱伤可导致远端尺关节(distal radioulnar joint, DRUJ)的不稳定。因此,对于每例桡骨远端骨折病例均须检查关节稳定性。当发现不稳定者,需要固定尺骨茎突骨折或修复 TFCC 止点(没有尺骨茎突骨折的病例)。从某种意义上说,尺骨茎突骨折与近指间关节过伸损伤而导致的掌侧撕脱骨折有相同之处:它是严重损伤的标志,但除非发生不稳定,并不需要治疗。

尽管许多病例尺骨茎突骨折未愈合,没有远桡尺关节不稳定的病例未行尺骨茎突骨折固定也会恢复得很好[47]。生物力学研究显示这些病例的稳定性是由骨间膜远端斜束而维持[48]。因此维持桡骨远端的解剖复位至关重要,这样才能保证骨间膜的恰当张力[49]。

对于 DRUJ 不稳定的病例,需要以张力带或者最近研发的微型"钩钢板"来固定尺骨茎突骨折(图 8.23)。此处的内固定对于邻近的肌腱并不会产生影响,但患者往往会出现症状,因为它位于腕和前臂交界皮下,不会有许多软组织覆盖在内固定上。

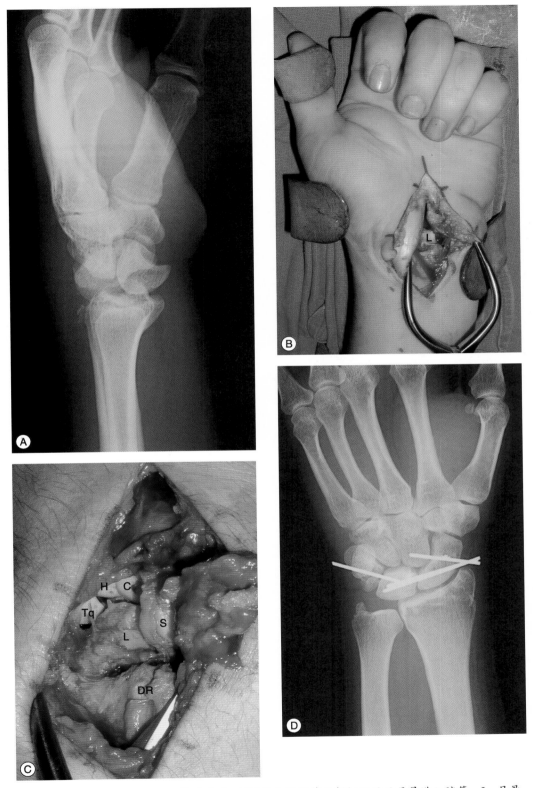

图 8.20　（A）侧位 X 线提示月骨周围脱。（B）扩大的腕管松解切口显示月骨进入腕管。L，月骨。（C）背侧腕关节的显露，可见月骨已复位，注意完全撕裂的舟月韧带。C，头状骨；DR，桡骨远端；H，钩骨；L，月骨；S，舟骨；Tq，三角骨。（D）术后 X 线片显示骨锚及保护性克氏针穿过舟月、舟头和月三角关节

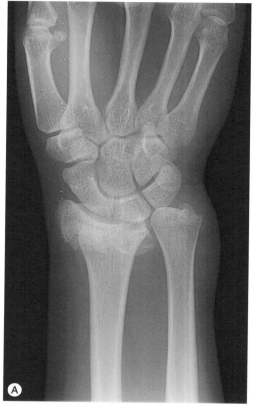

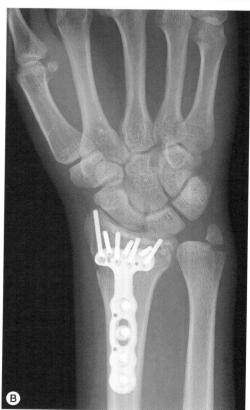

图 8.21   桡骨远端复杂骨折（A）复位后用掌侧锁定钢板固定（B）。注意尺骨茎突骨折移位无须固定，因为查体下尺桡关节稳定

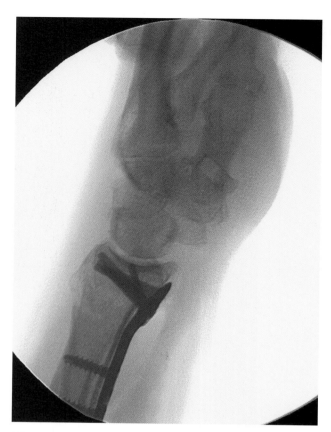

图 8.22   呈 30° 的校正侧位透视显示各螺钉未进入桡腕关节

未来展望

多年来，有大量研究和发明来解决舟骨近端骨折不愈合合并缺血坏死这一难题。该领域最近的进展是股骨内侧髁骨瓣的改良。传统的骨瓣被称为骨及骨膜瓣，而 Higgins 和 Burger 设计了由骨及关节软骨构建的骨瓣，被称为股骨内侧髁滑车瓣[50]。这一游离骨瓣可完全置换舟骨近极，这需要术者耐心细致地把骨瓣"雕刻"成恰当的形状。从逻辑上讲这一术式由于没有舟月韧带而存在着弊端，但这些病例中并没有出现自发性不稳定。事实上，Higgins 指出应用大于解剖形态的移植物"过度填充"舟骨可有效重建这一复杂的腕骨[51]。

对于老年患者桡骨远端骨折的治疗领域，作者更倾向以更好的治疗结果来指导治疗方案的制定。显然老年患者可能对畸形愈合更加适应，能耐受更大程度的腕关节对合不良。另外，哪种固定方式（克氏针、外固定架或者钢板）会产生最优结果尚不定论。21 世纪，大量国际试验（腕和桡骨损伤手术试验，Wrist and Radius Injury Surgical Trial, WRIST）正在进行，它将回答对于这一类人群哪种治疗方案最佳[52]。

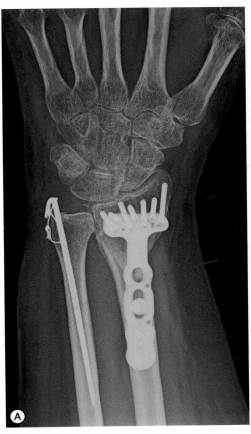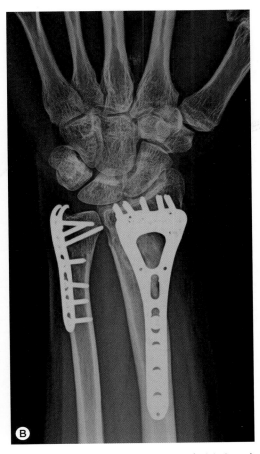

图 8.23　尺骨茎突骨折的固定方式包括：（A）克氏针，合并或者不合并张力带，（B）尺骨钩钢板，对大块尺骨茎突或者尺骨头均可进行很好的固定

参考文献

1. Chung KC, Spilson SV. The frequency and epidemiology of hand and forearm fractures in the United States. *J Hand Surg Am.* 2001;26:908–915.
2. Hove LM. Fractures of the hand. Distribution and relative incidence. *Scand J Plast Reconstr Surg Hand Surg.* 1993;27:317–319.
3. Dunn AW. Fractures and dislocations of the carpus. *Surg Clin North Am.* 1972;52:1513–1538.
4. Duckworth AD, Jenkins PJ, Aitken SA, et al. Scaphoid fracture epidemiology. *J Trauma Acute Care Surg.* 2012;72:E41–E45.
5. Wolf JM, Dawson L, Mountcastle SB, Owens BD. The incidence of scaphoid fracture in a military population. *Injury.* 2009;40:1316–1319.
6. Khan IH, Giddins G. Analysis of NHSLA claims in hand and wrist surgery. *J Hand Surg Eur Vol.* 2010;35:61–64.
7. Johnson RP. The evolution of carpal nomenclature: a short review. *J Hand Surg Am.* 1990;15:834–838.
8. Colles A. On the fracture of the carpal extremity of the radius. *Edinb Med Surg J.* 1814;10:182–186.
9. Chung KC, Shauver MJ, Birkmeyer JD. Trends in the United States in the treatment of distal radial fractures in the elderly. *J Bone Joint Surg Am.* 2009;91:1868–1873.
10. Gehrmann SV, Windolf J, Kaufmann RA. Distal radius fracture management in elderly patients: a literature review. *J Hand Surg Am.* 2008;33:421–429.
11. Panagis JS, Gelberman RH, Taleisnik J, Baumgaertner M. The arterial anatomy of the human carpus. Part II: the intraosseous vascularity. *J Hand Surg Am.* 1983;8:375–382.
12. Nagle DJ. Evaluation of chronic wrist pain. *J Am Acad Orthop Surg.* 2000;8:45–55.
13. Kozin SH. Perilunate injuries: diagnosis and treatment. *J Am Acad Orthop Surg.* 1998;6:114–120.
14. Budoff JE. Treatment of acute lunate and perilunate dislocations. *J Hand Surg Am.* 2008;33:1424–1432.
15. Kozin SH, Wood MB. Early soft-tissue complications after fractures of the distal part of the radius. *J Bone Joint Surg Am.* 1993;75:144–153.
16. Definition of carpal instability. The Anatomy and Biomechanics Committee of the International Federation of Societies for Surgery of the Hand. *J Hand Surg Am.* 1999;24:866–867.
17. International Wrist Investigators' Workshop Terminology Committee. Wrist: terminology and definitions. *J Bone Joint Surg Am.* 2002;84-A(suppl 1):1–73.
18. Amadio PC, et al. Scaphoid malunion. *J Hand Surg Am.* 1989;14:679–687.
19. Watson HK, Ashmead DT, Makhlouf MV. Examination of the scaphoid. *J Hand Surg Am.* 1988;13:657–660.
20. Kleinman WB. Physical examination of the wrist: useful provocative maneuvers. *J Hand Surg Am.* 2015;40:1486–1500.
21. Reagan DS, Linscheid RL, Dobyns JH. Lunotriquetral sprains. *J Hand Surg Am.* 1984;9:502–514.
22. Schreibman KL, Freeland A, Gilula LA, Yin Y. Imaging of the hand and wrist. *Orthop Clin North Am.* 1997;28:537–582.
23. Goldfarb CA, Yin Y, Gilula LA, et al. Wrist fractures: what the clinician wants to know. *Radiology.* 2001;219:11–28.
24. Andersson JK, Andernord D, Karlsson J, Fridén J. Efficacy of magnetic resonance imaging and clinical tests in diagnostics of wrist ligament injuries: a systematic review. *Arthroscopy.* 2015;31:2014–2020.e2.
25. Haisman JM, Rohde RS, Weiland AJ. Acute fractures of the scaphoid. *J Bone Joint Surg Am.* 2006;88:2750–2758.
26. Davis EN, Chung KC, Kotsis SV, et al. A cost/utility analysis of open reduction and internal fixation versus cast immobilization for acute nondisplaced mid-waist scaphoid fractures. *Plast Reconstr Surg.* 2006;117:1223–1235, discussion 1236–1238.
27. Bond CD, Shin AY, McBride MT, Dao KD. Percutaneous screw

fixation or cast immobilization for nondisplaced scaphoid fractures. *J Bone Joint Surg Am.* 2001;83-A:483–488.

28. Buijze GA, Doornberg JN, Ham JS, et al. Surgical compared with conservative treatment for acute nondisplaced or minimally displaced scaphoid fractures: a systematic review and meta-analysis of randomized controlled trials. *J Bone Joint Surg Am.* 2010;92:1534–1544.

29. Dias JJ, Wildin CJ, Bhowal B, Thompson JR. Should acute scaphoid fractures be fixed? A randomized controlled trial. *J Bone Joint Surg Am.* 2005;87:2160–2168.

30. Kuo CE, Wolfe SW. Scapholunate instability: current concepts in diagnosis and management. *J Hand Surg Am.* 2008;33:998–1013.

31. Shin AY, Battaglia MJ, Bishop AT. Lunotriquetral instability: diagnosis and treatment. *J Am Acad Orthop Surg.* 2000;8:170–179.

32. Lichtman DM, Bindra RR, Boyer MI, et al. Treatment of distal radius fractures. *J Am Acad Orthop Surg.* 2010;18:180–189.

33. Chung KC, Petruska EA. Treatment of unstable distal radial fractures with the volar locking plating system. *J Bone Joint Surg Am.* 2006;88:2687–2694.

34. Orbay JL, Fernandez DL. Volar fixed-angle plate fixation for unstable distal radius fractures in the elderly patient. *J Hand Surg Am.* 2004;29:96–102.

35. Young BT, Rayan GM. Outcome following nonoperative treatment of displaced distal radius fractures in low-demand patients older than 60 years. *J Hand Surg Am.* 2000;25:19–28.

36. Grewal R, MacDermid JC. The risk of adverse outcomes in extra-articular distal radius fractures is increased with malalignment in patients of all ages but mitigated in older patients. *J Hand Surg Am.* 2007;32:962–970.

37. Chung KC. A simplified approach for unstable scaphoid fracture fixation using the Acutrak screw. *Plast Reconstr Surg.* 2002;110:1697–1703.

38. Kozin SH. Incidence, mechanism, and natural history of scaphoid fractures. *Hand Clin.* 2001;17:515–524.

39. Kawamura K, Chung KC. Treatment of scaphoid fractures and nonunions. *J Hand Surg Am.* 2008;33:988–997.

40. Sheetz KK, Bishop AT, Berger RA. The arterial blood supply of the distal radius and ulna and its potential use in vascularized pedicled bone grafts. *J Hand Surg Am.* 1995;20:902–914.

41. Jones DB Jr, Moran SL, Bishop AT, Shin AY. Free-vascularized medial femoral condyle bone transfer in the treatment of scaphoid nonunions. *Plast Reconstr Surg.* 2010;125:1176–1184.

42. Szabo RM. Scapholunate ligament repair with capsulodesis reinforcement. *J Hand Surg Am.* 2008;33:1645–1654.

43. Garcia-Elias M, Lluch AL, Stanley JK. Three-ligament tenodesis for the treatment of scapholunate dissociation: indications and surgical technique. *J Hand Surg Am.* 2006;31:125–134.

44. Wagner ER, Elhassan BT, Rizzo M. Diagnosis and treatment of chronic lunotriquetral ligament injuries. *Hand Clin.* 2015;31: 477–486.

45. Mirza A, Mirza JB, Shin AY, et al. Isolated lunotriquetral ligament tears treated with ulnar shortening osteotomy. *J Hand Surg Am.* 2013;38:1492–1497.

46. Chung KC, Petruska EA. Treatment of unstable distal radial fractures with the volar locking plating system. Surgical technique. *J Bone Joint Surg Am.* 2007;89(suppl 2 Pt. 2):256–266.

47. Sammer DM, Shah HM, Shauver MJ, Chung KC. The effect of ulnar styloid fractures on patient-rated outcomes after volar locking plating of distal radius fractures. *J Hand Surg Am.* 2009;34:1595–1602.

48. Moritomo H. The distal interosseous membrane: current concepts in wrist anatomy and biomechanics. *J Hand Surg Am.* 2012;37:1501–1507.

49. Ross M, Di Mascio L, Peters S, et al. Defining residual radial translation of distal radius fractures: a potential cause of distal radioulnar joint instability. *J Wrist Surg.* 2014;3:22–29.

50. Higgins JP, Burger HK. Proximal scaphoid arthroplasty using the medial femoral trochlea flap. *J Wrist Surg.* 2013;2: 228–233.

51. Capito AE, Higgins JP. Scaphoid overstuffing: the effects of the dimensions of scaphoid reconstruction on scapholunate alignment. *J Hand Surg Am.* 2013;38:2419–2425.

52. Wrist and Radius Injury Surgical Trial (WRIST) Study Group. Reflections 1 year into the 21-Center National Institutes of Health–funded WRIST study: a primer on conducting a multicenter clinical trial. *J Hand Surg Am.* 2013;38:1194–1201.

第9章

屈肌腱损伤与重建

Jin Bo Tang

概要

- 肌腱通过传导肌肉收缩力，从而使关节运动。屈肌腱损伤很常见，但将功能恢复到令人满意的程度有时较为困难，尤其是累及腱鞘的损伤。屈肌腱的断裂伤应尽可能一期修复。
- 目前肌腱的端端缝合采用多束核心缝合（四束缝合，如交叉法、双 Tsuge 法、Strickland 法和改良 Savage 法；六束缝合，如改良 Savage 法、Tang 法和三束 Kessler 法）。
- 在腱鞘区域的肌腱修复中，多数医生主张 A2 滑车可松解其长度的 2/3，如有必要，A4 滑车可以完全松解。考虑到其他滑车的完整性，断裂的肌腱可在滑车近侧修复。这种松解可减少肌腱运动的阻力以及肌腱断裂的可能，这种方法目前尚存争议。
- 术后，除儿童患者或特殊情况，应尽早活动，不同治疗中心的康复活动方案差异较大。
- 一期术后常见并发症包括肌腱再次断裂、肌腱粘连和关节僵硬。
- 采用多束缝合，松解挛缩的滑车，精心制定术后主被动活动方案，使肌腱承受的应力既不过载，又保证有效的肌腱滑动，从而减少粘连，避免肌腱二次断裂，并恢复最佳功能。术后应立即测试被修复的手指能否完全伸展和弯曲，最好在完全清醒的状态下进行，以确定修复无间隙且肌腱可以平滑滑动。
- 二期手术包括肌腱松解术、游离肌腱移植和分期肌腱重建术。肌腱松解是在存在明显粘连限制肌腱滑动，同时手部软组织和关节状况良好时进行。游离肌腱移植术是一种挽救性手术，用于治疗一期失败的病例、延迟治疗（＞1 个月）的肌腱断裂或长段肌腱缺损者。分期重建适用于广泛瘢痕形成或多次手术失败的病例。在二期手术中，保留或重建主要的环形滑车对于恢复手指功能至关重要。

- 闭合性屈肌腱断裂通常需要手术治疗。
- 屈肌腱手术的成功非常依赖于专业知识。充分掌握解剖学知识和精细的手术技术是恢复功能的必备条件。

简介

肌腱由致密的结缔组织组成，其传导肌肉产生的动力来驱动关节活动。手功能的发挥依赖于肌腱的完整性和充分的滑动性。在身体的所有肌腱中，手部肌腱最常受伤，这是由于它们的长度和手部活动的多样性所致。自手外科成为一个亚专业以来，对理想修复技术的追求就吸引了外科医生的目光。一个多世纪以来，屈肌腱修复一直是手外科医生面临的挑战。

指屈肌腱功能恢复的差异主要与屈肌腱系统的复杂解剖结构有关：指浅屈肌腱和指深屈肌腱共同存在于同一纤维骨性鞘管。腱周粘连影响肌腱滑动，滑膜鞘内的肌腱（滑膜内肌腱）曾经被认为缺乏自我修复能力；因此，肌腱周围组织粘连的内向生长被认为是肌腱愈合过程中的先决条件[1-4]。随着肌腱愈合生物学概念的发展，肌腱细胞已被证明能够增殖并产生胶原蛋白来愈合肌腱[5-10]。然而，肌腱天生的低细胞密度和低生长因子活性限制了其早期愈合的能力。

在 20 世纪早期和中期，二次肌腱移植术主导了指屈肌腱的修复。在此期间，肌腱移植物被开发用于分期肌腱重建。然而，随着近几十年来一期修复的流行，二次肌腱移植或分期重建的病例数量急剧减少。20 世纪 60 年代，Verdan[11]和 Kleinert 等[12]开创的对损伤指屈肌腱的一期修复方法是当前应用的基本方法。目前的一期修复和早期肌腱移位术是基于 Lundborg、Manske 等和 Gelberman 等在 20 世纪 70—80 年代对肌腱内在愈合能力的认识[5-10]。

然而，尽管一期修复被广泛使用，但手术效果仍然不可预测，有时甚至令人失望。因此，在过去的二三十年里，人们致力于解决这一问题，以实现可持续的最佳效果，并将术后断裂和粘连可能降至最低。在这方面，许多多股核心外科修复技术，如 Savage、Strickland、crossix、Lim-Tsai 或 Tang 技术[13-19]，已被开发出来取代性能较差的传统双股修复。Moiemen 和 Elliot[20] 以及 Tang[21] 提出了指屈肌腱系统 1 区和 2 区的细分，为记录肌腱切口的位置、讨论治疗和比较术后效果提供了精确的命名。Tang[22]、Kwai Ben 和 Elliot[23] 提出了松解滑车关键部分的外科手术，以对肌腱进行减压。在过去的几年中，我们见证了修复破裂最小化的报道，大多数病例功能恢复非常好或良好[24,25]。这些最近的报道代表了一些令人满意的屈肌腱修复的显著进展，并强调了可预测的肌腱修复的前景（框 9.1）。

框 9.1　屈肌腱修复的基本手术要点

1. 屈肌腱修复需要精细的操作，并要全面掌握屈肌腱系统的解剖和生物力学特点。外科医生需要了解一些解剖细节，包括主要滑车的长度、腱鞘直径大小，肌腱滑动幅度。
2. 当有手术适应证时，一期修复应该由经验丰富的外科医生进行。
3. 术者必须掌握无创操作。修复的结果非常依赖术者经验：由缺乏经验的医生进行的肌腱修复常引起肌腱粘连和功能障碍，因此应该尽量避免。
4. 传统的双束修复并不牢固，需要采用更牢固的方式修复。
5. 完全缝合腱鞘是不必要的。腱鞘及滑车的重要部分出现部分缺损（<2.0cm），不缝合可使受伤肌腱更容易通过鞘管，可降低术后肌腱滑动的阻力。当腱鞘其余部分完整时，部分鞘管裂伤不缝合不会导致手指功能的缺失。
6. 外科医生应该重视缝合技术牢固性以及减少对肌腱的压迫，这使手指可以早期主动活动锻炼，并获得更好的预后。

历史回顾

肌腱损伤的治疗和记录可以追溯到古代。希波克拉底和其他古代医生观察到一个进入骨骼肌的白色细长管状结构，并认为它是一种神经。公元 2 世纪的罗马帝国，盖伦建议医生不要修复肌腱，因为人们认为肌腱会导致肢体疼痛、抽搐和痉挛。在接下来的 15 个世纪里，外科医生在很大程度上受到了盖伦理论的影响。直到 18 世纪中期，Von Haller 证明缝合犬的跟腱不会产生不利影响，这才对盖伦的理论提出了重大挑战[26]。

1767 年，John Hunte 第一次对肌腱愈合过程进行了实验研究，他记录了犬的跟腱通过瘢痕愈合，类似于骨损伤形成的骨痂[26,27]。然而直到大约 150 年后，即 20 世纪初，人们才开始对鞘管内指屈肌腱的愈合进行具体研究。1920

年左右，Bier 和 Saloman 观察到缝合的犬屈肌腱会发生愈合不良的情况[28]。Saloman 因此主张在腱鞘上留下一个缺口，使得修复的肌腱与皮下组织接触促进愈合。Bunnell 和 Garlock 观察到屈肌腱撕裂部位经常发生限制性粘连[29-32]。因此 Bunnell 创造了"无人区"一词来描述屈肌腱穿过指鞘的区域，并建议外科医生在修复该区域内的腱时要谨慎。1940 年，Mason 提出了修复指屈肌腱撕裂的一些特定条件，包括不要同时修复两条肌腱、不要广泛切除肌腱上覆盖的腱鞘以及需充分清除创面中的污染物[33]。尽管当时一些外科医生已经证实了一期手术的可行性，但由于一期屈肌腱修复的结果通常很难令人满意，许多外科医生更偏好肌腱移植。

在 20 世纪上半叶，手指腱鞘内撕裂的肌腱主要是通过二期肌腱移植修复。1912 年，Lexer[34] 第一次报告了一系列手部屈肌腱移植手术，他使用移植肌腱修复了发生断裂、陈旧性撕裂、感染和缺血性挛缩屈后的肌腱。1916 年，Mayer 发表了一些文章，这些文章是当今游离肌腱移植概念的基础[35-37]。他强调了现有手术技术、肌腱-骨骼直接连接技术、使用足够的肌肉作为驱动肌并在移植物周围保留腱鞘以减少粘连等技术等必要性。1918 年，Bunnell 发表了一篇关于肌腱移植的经典文章，其中强调了无损伤技术、乏血供区域、无菌术和滑车的保留[30]。肌腱移植的手术技术随后被该领域的多位专家（包括 Pulvertaft、Graham、Littler、Boyes 和 Stark）改进[38-42]。

为了解决肌腱床的严重瘢痕问题，传统的一期游离肌腱移植可能无法恢复肌腱功能，因此各种材料被开发应用于肌腱移植术，以刺激滑动部位形成更光滑的肌腱床。1936 年，Mayer 在严重瘢痕的肌腱床上插入了一根火棉管，在植入 4 到 6 周后再引入肌腱移植物[43]。Mayer 提出了假鞘的概念。20 世纪 50 年代，Bassett 和 Carroll 开始使用弹性硅胶棒在严重瘢痕的手指上构建假鞘，并将被动运动添加到术后康复中[44]。Hunter 等后来在 20 世纪 60 年代将该方法改进为两阶段的肌腱重建[45]，同时还开发了肌腱移植替代物[46]。对那些手指严重瘢痕的患者而言，这些替代物和两阶段重建术是有效的，并作为其他手术失败后的挽救性手术，目前仍在使用。

直到 20 世纪 60 年代，Verdan[11] 和 Kleinert 等[12]关于手术技术和一期修复结果的报道才成为指屈肌腱一期修复实践的转折点。一期肌腱修复术的流行启发了针对愈合过程机制实验研究。在 20 世纪 70 年代和 80 年代，Manske 等证明营养物质是通过滑液扩散至肌腱的，是滑膜内肌腱的有效营养来源，因此在愈合过程中不需要血管化[47-50]。Matthews 和 Richards 观察到，在保证腱鞘完整的情况下，撕裂的兔屈肌腱可以愈合且没有粘连[5,51-54]。Lindsay 等指出，腱鞘愈合的过程是通过腱鞘外膜细胞和内皮细胞同时增殖并迁移到撕裂部位，随后桥接断裂的部分来完成的[5,55-57]。Lundborg 等证实，当屈肌腱被放置在膝关节的滑膜环境中或放置在兔背部皮下的合成膜袋中时，屈肌腱可以完成节段性愈合[6,7]。在 20 世纪 80 年代，Manske、Lesker、Gelberman 和 Mass 等的研究表明，在完全没有外在细胞的情况下，不同动物断裂的屈肌腱被置于组织培养基中都可以愈合[9, 10, 58-61]。

在过去的 30 年中，屈肌腱修复领域取得了重大进展，包括开发新的手术修复技术、积累有关肌腱修复或滑动机制的生物力学依据、改进术后康复方法，以及探索生物学方法以增强肌腱愈合效果。1985 年，Savage[13]发表了一项有影响力的实验研究，后来激发了人们对开发多束缝合技术来修复肌腱的广泛兴趣[62-74]。十字交叉缝合是由 McLarney 等在 20 世纪 90 年代后期开发的一种简单而稳固的四束修复技术，被许多手外科机构采用。在同一时期，亚洲、欧洲和北美的手外科机构的医生使用了由 Lim 和 Tsai、Tang（及其改进的 M-Tang 法）开发的 Tsuge 环状缝合[17-19, 68]来完成多束修复。1995 年和 1998 年，Tang[22]和 Elliot[23]分别提出了一项解剖学研究和临床研究结果，即需要松解主要滑车（A2）以适应修复肌腱的滑动。Elliot 和 Tang 还建议在该区域进行肌腱修复时，需要对 A4 滑轮进行开窗[19, 23]。

20 世纪 60 年代，Verdan 将屈肌腱分为 5 个区域。到了 20 世纪 90 年代，Moiemen 和 Elliott[20]对 1 区、Tang[21]对 2 区的细分被添加到现有的分区系统中，以便更具体地描述受伤和修复的位置。这些分区和亚分区系统为手外科医生提供了记录肌腱损伤结果的术语，以便于讨论治疗原则。

在过去的 30 年里，屈肌腱系统的生物力学已经成为全球临床外科医生和基础医学科学家都非常感兴趣的课题。我们已经获得了大量关于肌腱滑动和修复生物力学的成果[74-122]，包括手术修复技术（主要来自 Gelberman、Manske、Mass、McGrouther、Tang、Trumble 和 Wolfe 的实验室）、腱鞘内肌腱或环形滑车的滑动阻力（Amadio 和 Tang）、滑车的力学、术后康复（Amadio 和 Boyer）以及水肿形成机制（Tang）。正如 Lalonde 所倡导的[123, 124]，近年来患者清醒且无止血带状态——即局部麻醉剂加肾上腺素预混液局麻下的屈肌腱修复和松解术在全球范围内的一些机构被普遍采用。这种方法允许患者在手术期间主动屈曲肌腱，确保肌腱修复或松解的质量良好。

在过去的 20 年里，探索肌腱愈合过程中的分子机制、肌腱组织工程应用和促进愈合的生物学方法的各项研究已经进入了基础科学研究的核心阶段。Chang 等的一系列研究探索了生长因子在肌腱愈合中的作用、预防粘连的分子方法和肌腱组织工程的应用[125-135]。Tang 及其同事对肌腱愈合中分子机制，以及增加强度或限制粘连的基因治疗方法进行了一系列探索[136-145]。

由 Verdan（1972）[146]、Manske（1989）[147]、Strickland（1995）[148]、Elliot（2003）[149]、Manske（2005）[26]、和 Tang（2007）[19]以及 Tang 等（2014）[150]撰写的综述更详细地介绍了屈肌腱修复的综合历史和发展。

基础科学

解剖

手部和前臂区域有 12 根肌腱。它们包括指屈肌、拇屈肌和腕屈肌。指屈肌腱是指浅屈肌（flexor digitorum superficialis，FDS）和指深屈肌（flexor digitorum profundus，FDP）的肌腱，拇屈肌腱是拇长屈肌（flexor pollicis longus，FPL）的肌腱，它们起源于前臂中部的肌肉。除了示指以外，指深屈肌的肌腱都共用一个肌腹。而指浅屈肌的肌腱则起于另一个肌腹，这允许了各手指独立完成屈曲动作。拇长屈肌的肌腱起于桡骨干中部的掌侧，以及其相邻的骨间膜。3 条腕屈肌分别是桡侧腕屈肌（flexor carpi radialis，FCR）、尺侧腕屈肌（flexor carpi ulnaris，FCU）和掌长肌。大约 15%~20% 的正常人群中没有掌长肌，但手腕的屈曲功能不受此肌肉缺失的影响。

屈肌腱最复杂的部分位于手指，肌腱在闭合的纤维骨性鞘管内滑动，此处存在节段性、半刚性、收缩性致密结缔组织带。腱鞘形成了一个从掌骨远端延伸到远节指骨中部的闭合滑膜隔室。在近侧，滑膜鞘刚好终止于掌骨颈部的近端，形成指屈肌腱鞘的近端反折。指浅屈肌腱位于指深屈肌腱的浅面，直至在近节指骨中部的分叉。随后，指浅屈肌腱分成两侧束沿指骨两侧分布，然后深达指深屈肌腱与之融合。指浅屈肌腱分叉位于 A2 滑车区域，这一部分还用于约束指深屈肌腱；分叉处的指浅屈肌腱可以被认为类似于滑车作用的结构。在指深屈肌腱深处，指浅屈肌腱的两侧束重新交连形成 Camper 交叉（在指浅屈肌腱两侧束间形成的纤维连接），指浅屈肌腱的两侧束在远端独立止于中节指骨的近中部侧方。指深屈肌腱止于远截指骨的掌侧。拇长屈肌腱是拇屈肌腱鞘内唯一的肌腱，并止于远节指骨。

手指腱鞘由滑膜鞘（滑车）和交织的致密纤维带组成。滑膜鞘是覆盖在纤维鞘内表面的一层连续光滑的腱周组织，保障肌腱滑动的光滑性并为其提供营养。手指腱鞘的滑车系统是独一无二的，它由环形滑车（致密的、刚性且较厚的环形带）和交叉滑车（十字形带）组成（图 9.1）[151]。每个手指均有 5 个环形滑车（A1~A5）、3 个交叉滑车（C1~C3）和 1 个掌筋膜滑车[151, 152]。A1、A3 和 A5 滑车分别源自掌指关节（metacarpophalangeal，MCP）、近端指间关节（proximal interphalangeal，PIP）和远端指间关节（distal interphalangeal，DIP）的掌板，A2 和 A4 滑车分别源自近节指骨和中节指骨的中部。最宽的环形滑车是 A2 滑车，它覆盖近节指骨的近端 2/3，并在其中部包围指浅屈肌的分叉。A4 滑车位于中节指骨的中间 1/3 处。A2 和 A4 滑车是 5 个环形滑车中最大的，具有最重要的功能。环形滑车为肌腱规划了靠近骨骼和指骨关节处的解剖路径，从而提升手指肌腱的屈曲效率。在手指屈曲时，压缩性更好的交叉滑车允许肌腱在纤维骨性鞘管中的屈曲运动。这被称为"手风琴效应"。

对于一个普通成年人，其 A2 滑车中部的长度大约为 1.5~1.7cm，A4 滑车的长度大约为 0.5~0.7cm。屈肌腱鞘在 A4 滑车水平面和 A2 滑车的中部和远端的直径最窄。A2 和 A4 滑车很容易辨认，因为它们都比相邻的屈肌腱鞘密度更大、刚性更强。长度约为 1.0cm 的 A1 滑车位于 A2 滑车的近端；在某些情况下，A1 和 A2 滑车可能合并形成特别长的滑车复合体。A3 滑车位于近端指间关节的掌侧，但它很短（0.3cm），可能很难与滑膜区分开来。

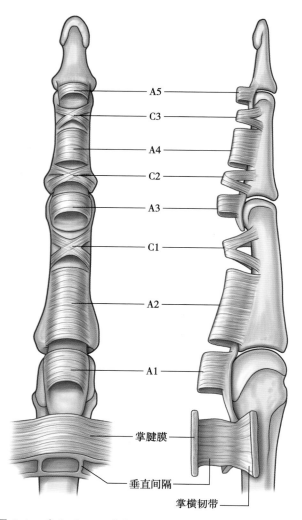

图 9.1　手指的环形滑车（致密、坚硬、更牢固的环形带）及交叉滑车（薄膜状的交叉带）。共有 5 个环形滑车（A1~A5）、3 个交叉滑车（C1~C3）和 1 个掌腱膜滑车

　　在拇指中，有 3 个滑车（A1、斜形和 A2），没有交叉滑车（图 9.2）。A1 和斜形滑车在功能上很重要。A1 滑车长 0.7~0.9cm，位于掌指关节的掌侧。斜形滑车长 0.9~1.1cm，横跨近节指骨的中部和远端。A2 滑车位于拇长屈肌腱止点部位附近，该肌腱较薄，长 0.8~1.0cm。

　　指深屈肌腱有两个腱纽：一个扇形的短腱纽和一个线状的长腱纽。短腱纽位于指深屈肌腱的止点处（图 9.3）。长腱纽通过指浅屈肌腱的短腱纽将指深屈肌腱连接到指骨掌侧表面止点。指浅屈肌腱也有两个腱纽，一个连接到近节指骨，另一个连接在指浅屈肌腱的指点处。腱纽将血管输送到肌腱的背侧，提供营养能力有限。肌腱止于骨骼的部位也会在很短的距离内将血管带入肌腱。

　　根据解剖学特征，手和前臂的屈肌腱分为 5 个区域，这为屈肌腱的解剖和外科修复提供了基本的命名[153]。在 20 世纪 90 年代，最复杂的区域——手指的屈肌腱鞘——由 Moiemen 和 Elliot[20] 以及 Tang[21] 细分。分区如下所述，其与滑车位置的关系如图 9.4 和图 9.5 所示：

■ 1 区：起自指浅屈肌腱止点，止于指深屈肌腱止点

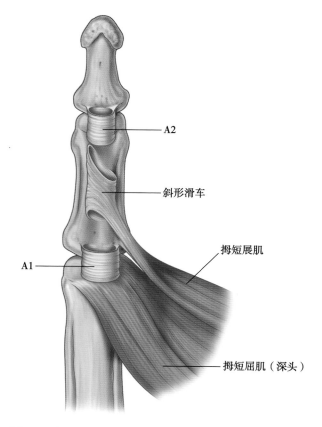

图 9.2　拇指屈肌腱滑车位置。拇指有 3 个滑车：自近及远为 A1 滑车、斜形滑车和 A2 滑车

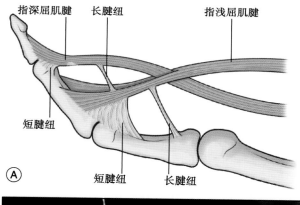

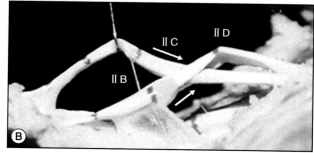

图 9.3　指浅屈肌腱和指深屈肌腱的相对位置、止点及腱纽。指浅屈肌腱和指深屈肌腱各有两个腱纽，一短一长。在近指节的中段，A2 滑车的覆盖处（2C 区），指浅屈肌腱和指深屈肌腱的关系比较复杂

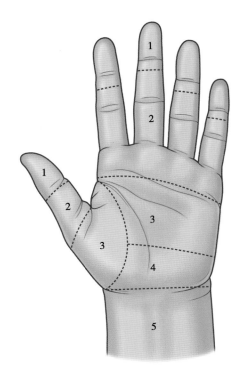

图 9.4 根据屈肌腱的解剖结构，以及滑膜鞘和腕横韧带，将屈肌腱分成 5 个区

- **2 区**：起自手指滑膜鞘近端反折处，止于指浅屈肌腱止点
- **3 区**：起自腕横韧带的远侧缘，止于手指滑膜鞘
- **4 区**：由腕横韧带覆盖的区域
- **5 区**：腕横韧带的近侧

在拇指处，1 区为指间关节的远侧，2 区从指间关节至 A1 滑车，3 区为大鱼际区。

Moiemen 和 Elliot 对 1 区的细分如下：

- **1A**：指深屈肌腱的最远端（通常＜1cm）
- **1B**：从区域 1A 到 A4 滑车的远端边缘
- **1C**：A4 滑车内的指深屈肌腱

Tang 对 2 区的细分如下：

- **2A**：指浅屈肌腱止点区域
- **2B**：从指浅屈肌腱止点的近端边缘到 A2 滑车的远端边缘
- **2C**：A2 滑车覆盖的区域

- **2D**：从 A2 滑车的近端边缘到屈肌腱鞘的近端反折

屈肌腱愈合

屈肌腱的营养来源于滑液和血管。滑膜鞘外的屈肌腱由节段性的血管网供给，起着重要的营养作用。然而，滑膜内的肌腱大多没有血管网络，只在肌腱背侧腱纽止点周围有少量的血管供给。Manske 等的一系列实验表明滑膜内屈肌腱由滑膜液提供营养，而通过血管供应的营养是微不足道的[47-50]。长期以来，虽然肌腱的一般愈合过程被分成早期炎症、中期胶原生成和晚期重塑 3 个阶段，但在 20 世纪末的几十年里，滑膜内屈肌腱的愈合潜力一直是一个有争议的话题和研究热点[1-10, 52-61]。

在 20 世纪 70 年代之前，人们普遍认为指屈肌腱缺乏内在的愈合能力[1-4]。然而，在随后的几十年里，肌腱的内在愈合能力在一系列精巧的实验研究中被揭露出来。Matthews、Lundborg、Manske、Gelberman 和 Mass 等的这些实验包括观察滑膜内撕裂肌腱的修复过程、研究并检测膝关节内撕裂肌腱中的细胞活性以及通过体外肌腱培养产生基质的能力[5-10, 51-61]。

这项工作得出了一个得到广泛支持的结论，即滑膜内肌腱中的细胞可以增殖并参与愈合过程，使肌腱本身能够愈合而不会形成粘连。这成为术后早期肌腱活动的科学依据。现在人们一致认为，滑膜内屈肌腱可以通过两种途径愈合——内源性和外源性。内源性愈合是通过肌腱细胞的增殖和细胞分泌细胞外基质来实现的。外源性愈合是指肌腱外组织或细胞的生长。肌腱的内源性愈合能力天生就很弱，当内源性愈合能力丧失时（例如在肌腱或腱周组织严重创伤的情况下）或在有利于外源性愈合的条件下（例如术后固定），外源性愈合将成为主要的愈合方式。肌腱完全通过内源性的愈合机制愈合，只有在少数实验条件下才会发生[7-9]。临床上，撕裂的肌腱通过内源性和外源性机制的结合而愈合，其平衡取决于肌腱和周围组织的状况。外源性愈合可以通过形成粘连或在没有粘连的情况下将外源性细胞接种到撕裂部位来促进肌腱愈合过程。另一方面，粘连不一定由外源性细胞组成。腱细胞从撕裂部位迁移出的距离可能会非常有限，将成为粘连的一部分。从概念上讲，外源性愈

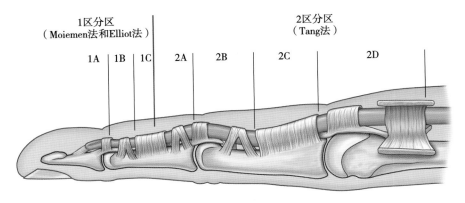

图 9.5 手指屈肌腱 1、2 区的亚区及其与滑车的关系

合并不等于粘连的形成。然而，阻碍肌腱功能的正是限制性粘连形式的外源性愈合。

临床上可以看到以下 5 种不同（等级）的粘连及其对肌腱运动的影响：①无粘连：对活动无影响；②轻微粘连：肌腱与周围组织形成薄膜样的粘连，对活动无影响；③疏松粘连：粘连组织疏松伴有较大活动度，轻度影响肌腱活动度；④中度致密粘连：导致活动受限，明显影响活动；⑤致密粘连：粘连带极为致密，长入至肌腱内部，导致肌腱几乎不能活动，显著影响运动。

前两个等级不影响肌腱运动；第三级轻微影响运动。但第四和第五级会显著影响运动，因此针对这两级外科医生会采取预防措施。粘连的密度与产生粘连的组织有关。骨、骨膜或主要的环形滑车引起的粘连是致密的。肌腱运动可以在一定程度上改变粘连的密度，一些黏合纤维也会在活动时被破坏。外科医生应尽最大努力防止或尽量减少粘连的形成，因为粘连会限制肌腱的滑动。

目前许多策略来防止粘连的形成，包括药物治疗、人工或生物屏障的使用以及化学或分子方法，效果各不相同。然而，很少有药物、人工或生物屏障成为临床诊疗常规。到目前为止，临床上最有效的预防方式是术中精细操作和术后早期活动。如果手术医生经验不足，也将产生粘连。

肌腱修复及滑行的生物力学研究

根据测量，正常手部动作过程中产生的力范围为 1～35N，尖端捏力除外[154]。因此，手术修复的肌腱在运动过程中应能够承受至少 40N 的张力，足以抵抗间隙的形成。修复应能够承受持续的线性和屈曲负荷。实验室测试表明，传统的两束核心修复加上连续的外围缝合可产生 20～30N 的最大强度[93]，低于在正常手部动作期间产生的力，并解释了为什么在术后运动锻炼期间需要破坏一些修复。研究表明，需要 40N 左右或超过 40N 的力才可以破坏四束修复[16,65,94]，而六束修复在负荷超过 50～60N 时失效[13,71,85]。

许多因素会影响肌腱手术修复的强度（图 9.6）：①穿过修复位置的缝线的股数——强度与穿过肌腱中央的缝线股数大致成正比[74-76,81-83,85,94-97]；②修复的张力——与间隙形成和强度最相关[19,98]；③核心缝合的长度[84,86,88,94]；④缝线 - 肌腱作用方式——锁定或非锁定[79,88,95,97]；⑤缝线在锁定腱束的直径——直径过小会降低锁定的强度[80,91]；⑥缝线的粗细（直径）[82,116,117]；⑦缝线的材料[95,155]；⑧周边缝合方法[156,157]；⑨肌腱滑动路径的曲度——肌腱曲度增加，修复强度降低[89,90]；⑩最重要的是，肌腱的自身承载能力，对修复强度起着至关重要的作用，其受到不同程度的创伤和创伤后组织软化的影响。

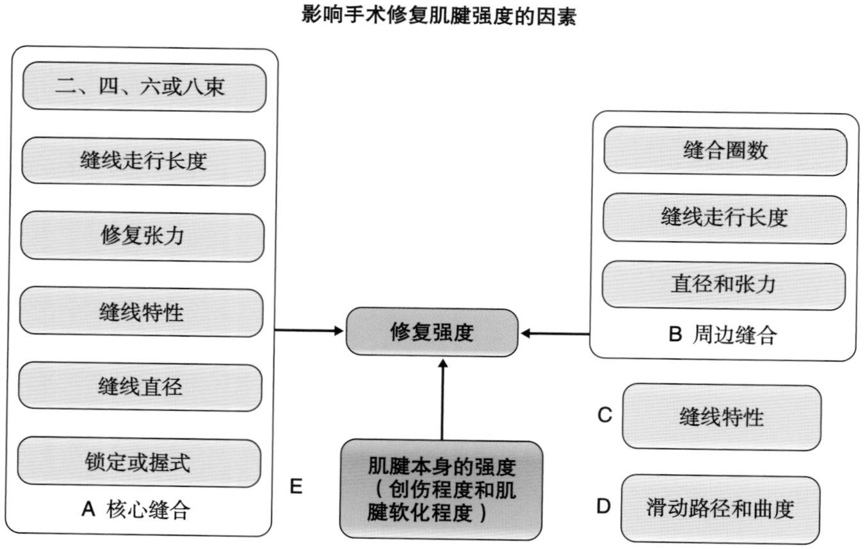

影响手术修复肌腱强度的因素

图 9.6 影响手术修复肌腱强度的因素

为获得最佳的手术修复效果，上述因素在手术设计时均应考虑在内。根据 Tang 等[86]，和 Cao 等[93]的建议，核心缝合要求缝线至少走行 0.7～1.0cm 的距离才能达到最大的把持力[94]。核心缝合线的轻微张力是必要的，以防止修复部位出现间隙[98]。就把持力而言，缝线在肌腱中进行锁式缝合比非锁式缝合把持力更大。根据 Xie 等[91]的研究，缝合锁的直径必须达到或超过 2mm。Tan 和 Tang 建议置备更粗的核心缝合线（＞1.2cm），并对斜行切口的肌腱进行锁式缝合修复[86-88]。Barrie 等[116]和 Taras 等[117]通过增加缝线直径大大提高了修复强度。临床中针对成人常用的缝线直径

一般为 3-0 或 4-0，而 2-0 及以上的缝线在手部就过于粗硬。

手术修复中的肌腱 - 缝线连接要么是抓握式的，要么是锁式的，锁式缝合的变化很大（图 9.7）。抓握式缝合通常比锁式缝合修复弱。在锁式缝合中，交叉锁与圆形锁的强度相同[94]，外露和嵌入式交叉锁的强度相同[92]。当肌腱上有相同数量的缝合线时，不同的锁定连接会导致强度存在微小差异。尽管如此，使用交叉锁或圆形锁的维修似乎比 Kessler 法和 Pennington 锁稍强一些。Pennington 锁的链接比交叉锁或圆形锁更宽松。

外周缝合线用于修整附近的肌腱残端，它们也可以增

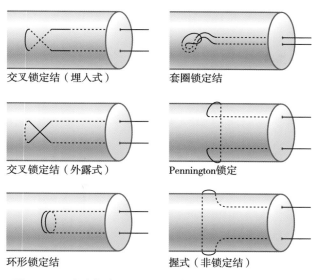

交叉锁定结（埋入式） 　　套圈锁定结

交叉锁定结（外露式） 　　Pennington锁定

环形锁定结 　　握式（非锁定结）

图 9.7 肌腱修复中不同的肌腱进针方式：锁定结与握式

加修复的强度。深咬合周边缝合可以增加修复强度[156]。以 Silfverskiöld 方法为代表[64]，增加缝线的粗细的或使用复杂的外周缝合方法可以增加整体强度。然而，大多数外科医生选择只采用简单的外周缝合。当采用多股核心缝合时，一些外科医生甚至不做外周缝合[25]。在具备强大的多股核心修复的情况下，外周缝合对强度的贡献很小。事实上，为了简化修复操作，多股核心缝合（有或没有外周缝合）可能也是足够的。

　　除了手术因素外，肌腱弯曲也会影响强度。屈曲负荷下肌腱的手术修复强度比线性负荷下的修复强度弱；修复强度随着屈曲程度的增大而减小[89,90]。从力学角度，处于线性张力下的肌腱在不弯曲的情况下被牵拉，而处于屈曲张力下的肌腱则同时受到线性拉力和弯曲拉力的作用。因此，在屈曲负荷作用下，修复更容易失败。当手指接近完全弯曲时，强烈弯曲的肌腱非常容易导致修复失败（图 9.8）。

　　环形滑车对于屈指肌腱的功能非常重要。滑车使肌腱走行的路径接近指骨，以实现肌腱的最佳滑动效率。腱鞘和滑车缺损一定长度，可导致屈指时指屈肌腱向掌侧移位——弓弦样变。在手指处，A2 和 A4 滑车位置和功能都极为重要。当其余滑车或腱鞘缺失时，保留或重建这两个滑车是必要的。然而，当其余滑车和腱鞘完好时，损失任何一个单独的滑车（包括 A2 或 A4 滑车）也不会产生严重影响。Tang[22] 和 Tomiano 等[111,112]的研究表明切除一半或者 2/3 长度的 A2 滑车，或者整个 A4 滑车都不会引起明显的肌腱弓弦样改变。在体应用中，A2 滑车切口降低了肌腱运动的阻力，并降低了修复失败的可能[109,110]。仅损失 A3 滑车也几乎没有影响，但在 A3 滑车附近的腱鞘做跨过 C1 或 C2 的长切口将会导致肌腱弓弦样改变[107]。因此，应避免腱鞘的大量破坏以维持肌腱功能。但是腱鞘 - 滑车的一小部分（长度＜2cm）的损失，即使包括位置最关键的 A2 滑车的一部分，也不会产生实质性的力学后果。

　　手指屈指肌腱是在相对无阻力的滑囊环境中滑动。当肌腱损伤及修复后，活动的阻力会有所增加。以下因素会

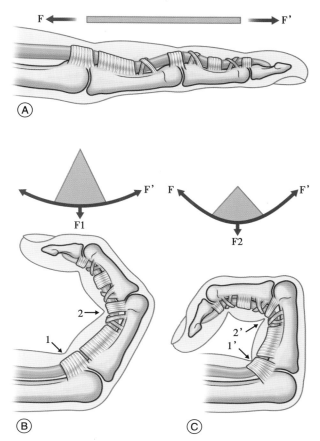

图 9.8 当肌腱受到线性拉力（A）或弯曲拉力（B，C）时，作用在肌腱上的力是不同的。（A）承受线性拉力的肌腱仅承受线性力。（B，C）承受弯曲张力的肌腱同时受到线性力和弯曲力的作用。修复后的肌腱在线性拉伸和弯曲时更容易修复失败。从（B）到（C），随着滑动路径曲率的增加，肌腱上的弯曲力增加（F2＞F1）。在较大的滑动曲率下，肌腱会因较小的线性拉力而修复失败。从（B）到（C），随着手指的逐渐屈曲，线性张力越来越小，肌腱修复失败。（C）当手指接近完全屈曲时，肌腱特别容易修复失败。在（C）中，肌腱在曲率较大的关节（1'和2'）上滑动时，比在曲率较小的关节（B）中更容易断裂

对肌腱滑动产生阻力：（1）肌腱滑动表面粗糙；（2）创面的生物学反应，如皮下或肌腱水肿；（3）缝线材料暴露引起的摩擦；（4）由于缝线的存在导致肌腱变粗；（5）腱鞘或者滑车缝合过紧，引起肌腱滑动管道变窄；（6）在滑车或腱鞘边缘存在肌腱粘连；（7）术后伸肌腱牵拉及关节僵硬，加重屈肌腱活动的负担；（8）限制肌腱滑动的粘连。

　　创伤和手术后，肌腱会发生炎症、愈合和水肿。腱束的体积增加，这增加了狭窄鞘管内的阻力。腱鞘外的皮下水肿也会阻碍肌腱的运动。在决定术后锻炼方案的严格程度时，应考虑这些影响肌腱滑动阻力的因素。可以通过强有力的肌腱修复来增强安全性，适当地对肌腱进行减压，以避免修复破裂。

　　在肌腱修复中，生物学愈合强度是一个重要问题。Urbaniak 等[76]、Aoki 等[77]、Kubota 等[78]和 Boyer 等[114]已经使用动物模型验证了愈合肌腱的强度。他们发现，肌腱修复

术后最初的几周里，愈合强度或维持不变，或有所下降[76-78]。肌腱修复后，尤其是术后第 2 周出现强度下降，被认为是由肌腱断端软化引起，从而降低了缝线的把持力。动物试验研究表明，在最初 4 周，愈合中的肌腱强度是稳定的，而在第 5 周和第 6 周，愈合强度显著增加（大于 3 倍）；随后肌腱牢固愈合并且难以断裂。术后第 5 周和第 6 周对于重获肌腱强度十分重要。

诊断

屈肌腱损伤多为开放伤，如锐性切割伤、挤压伤，但也可能是闭合性损伤。广泛的开放伤常合并神经血管缺损。闭合性损伤常与手指主动屈曲时受到强迫的伸展力有关。屈肌腱断裂也可能是由于类风湿性疾病的慢性磨损、月骨无菌性坏死、舟骨骨折不愈合，或钩骨、桡骨远端骨折所致。

详细询问患者的病史，关注其损伤机制，可在一定程度上提醒外科医生肌腱的损伤范围及合并损伤。伤指的休息位对评估极为重要。指深屈肌腱和指浅屈肌腱完全断裂时容易诊断，其受累手指呈相对伸直的状态，不能主动屈曲近端指间关节和远端指间关节。当控制近端指间关节，远端指间关节可以主动屈曲，则说明指深屈肌腱未断裂或仅有部分损伤（图 9.9）。当判断指浅屈肌腱完整性时，需控制相邻手指完全伸直，如果近端指间关节不能主动屈曲，则说明指浅屈肌腱完全断裂（图 9.10）。小指的指浅屈肌腱变异相对常见。有 30%～35% 的小指指浅屈肌腱与环或中指存在腱联合。10%～15% 的小指指浅屈肌腱缺如。出现上述

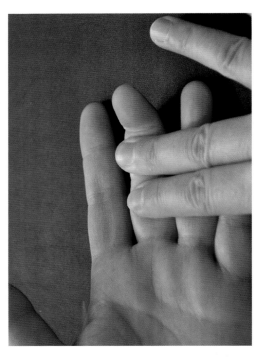

图 9.9 指深屈肌腱（FDP）连续性和功能的检查。当近端指间关节被固定时，远端指间关节的屈曲功能反映了指深屈肌腱的连续性和功能

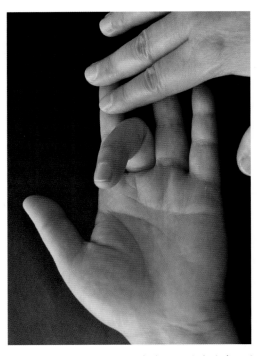

图 9.10 指深屈肌腱（FDS）的连续性和功能检查。当其他手指被限制屈曲时，如果患者不屈曲被检查手指的近端指间关节，这表明指浅屈肌腱功能丧失。近端指间关节的屈曲功能反映了指浅屈肌腱的功能和连续性

情况的患者可见小指近端指间关节屈曲受限或不能主动屈曲。抗阻力时手指屈曲力弱提示屈肌腱部分断裂。在检查拇长屈肌腱时，控制掌指关节于中立位。令患者主动屈曲指间关节，如不能屈曲，则提示拇长屈肌腱完全断裂。

手指屈肌腱损伤易合并损伤一侧或双侧的血管神经束损伤，腕部或前臂远端的肌腱损伤易合并正中神经或尺神经损伤，因此神经功能及血管情况的评估应作为术前常规检查内容。指腹感觉缺失或内在肌功能障碍提示合并神经损伤可能，手术方案应包括一期同时处理血管神经损伤。若手指或手部血运障碍，提示可能因血管断裂导致低灌注或完全性缺血，该种情况应急诊行血管吻合。除上述情况外，创面清创之后，若有专业医生，可一期行肌腱修复，若无专业医生，也可先行缝合创面，待数天之内由专业医生进行延迟的一期肌腱修复。

术前应常规拍片检查，尽管合并骨折并不常见，但若存在，也应一并治疗。可疑闭合性肌腱损伤者也可行计算机断层扫描（computed tomography，CT）或磁共振（magnetic resonance imaging，MRI）检查，超声检查也可用于判断肌腱是否断裂。

治疗/手术技术

一期和延迟一期修复

只要可能，急性手和前臂肌腱撕裂应进行一期或在延

迟一期阶段进行治疗。一期肌腱修复是指在创面清洁和清创术后立即进行端端修复，通常在伤后 24 小时内进行。延迟一期修复是指伤后 3 周甚至 4 周内进行的修复。没有任何临床研究真正验证了一期修复的最佳时间。理想情况下，肌腱撕裂伤患者在受伤后不久即就医，手术在几个小时内开始，有经验的专科医生随时待命。在关键区域（如 2 区）受伤的肌腱不应由经验不足的专科医生进行修复，如果没有条件，应延迟修复肌腱。作者更倾向于延迟 4～7 天修复，此时感染的风险可控，水肿也大大减少。超过 3～4 周再修复可能导致肌腱单位缩短，肌腱修复存在张力。对于这些延迟修复的患者，延长前臂肌肉的肌腱可以缓解张力（图 9.11）。

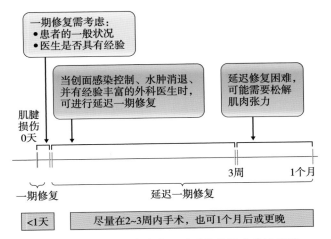

图 9.11　屈肌腱一期修复及延迟修复的决策流程图

术后肌腱断裂如果发生在术后几周至一个月内，可以重新修复。当指深屈肌腱断裂时，完整的指浅屈肌腱存在明显的末端挛缩或广泛瘢痕形成，因此二期肌腱移植可能是此种情况下的唯一选择。

手术适应证和禁忌证

一期或延迟一期端端肌腱修复主要适用于清洁的、腱周组织损伤不重的肌腱损伤。神经血管伤不是一期修复的禁忌证。肌腱软组织部分缺损和骨折是临界指征。皮肤和皮下组织的局部缺陷可以通过转移皮瓣来覆盖。局限于指骨或掌骨干的简单骨折可以用螺钉、克氏针或内置无头螺钉固定，然后修复肌腱。然而，严重的挤压伤、严重的创面污染、广泛的软组织缺损或滑车和肌腱结构的广泛破坏是一期肌腱修复的禁忌证。多个关节组件的严重损伤、骨折涉及不同水平的骨骼或不能进行稳定的内固定是一期肌腱修复的禁忌证（框 9.2）。

麻醉

通常需要臂丛神经阻滞麻醉，当合并其他严重损伤时，也可采用全身麻醉。麻醉后上臂绑缚止血带，然而整个手术过程中，在患者完全清醒的情况下不使用止血带

框 9.2　屈肌腱一期修复

适应证
1. 清洁的肌腱切割伤
2. 腱周组织损伤轻微，不伴有创面软组织缺损
3. 创面局部的软组织缺损、指骨干骨折是临界适应证
4. 肌腱断裂的几天之内，或最多 3～4 周内

禁忌证
1. 创面严重污染
2. 骨折合并关节损伤或创面广泛软组织缺损
3. 环形滑车严重损伤、肌腱长段缺损
4. 医生不具备修复经验

并局部麻醉可能更有益，如拉隆德所倡导的"完全清醒"肌腱外修复[123,124]。这种方法允许患者主动伸出和伸展伤指，专科医生能够以此确认运动是否平滑，不会导致修复部位出现间隙，并且修复强度足以在手术台上进行早期主动运动。术前 20 至 30 分钟给药，通常使用 1% 利多卡因与 1：10 000 肾上腺素的混合麻醉剂（框 9.3）。肾上腺素能阻止毛细血管出血，肾上腺素的作用是阻止毛细血管出血，并在渗入手术区约 25 分钟后产生最大的缩血管效果。

框 9.3　如何在患者清醒状态下进行局部麻醉

1. 肌腱的一期或延迟一期修复可以在局部麻醉下进行，无需止血带，而患者在整个手术过程中完全清醒。
2. 对于 1～3 区的修复，局部麻醉的方法是注射 1% 利多卡因与 1：10 000 肾上腺素预混液，为每个肌腱修复患者准备 10ml，在开始术前 20～30 分钟注射局部麻醉剂。
3. 对于 1 区和 2 区损伤，第一次注射的点在掌中部，靠近掌指关节，总共注射 5ml 麻醉剂。针头应垂直于皮肤，以尽量减少疼痛，并注射到皮下组织中。
4. 等待 5～10 分钟后，在掌中线的近节指骨中部进行第二次注射（2ml）。紧接着，沿着手掌中线给药于中节指骨和远节指骨的中部进行第三次和第四次注射（分别为 2ml 和 1ml）。
5. 完成上述 4 次注射 15 分钟后，即可开始手术。
6. 对于前臂（5 区）的修复，在术前 15 分钟将 20～50ml 1% 利多卡因和 1：20 000 肾上腺素预混液注射到手术切口周围的多个部位。

手术技术

手和手臂消毒铺单，创面彻底清创，剪除失去活力的组织，并用抗生素溶液清洗创面。手指或手摆放的体位由肌腱断裂位置的体表投影决定。手通常由助手握住，以便在手术过程中进行调整。手术建议采用 Loupe 放大镜。肌腱通过手指掌侧的 Z 形皮肤切口暴露，例如 Bruner 切口或侧

切口。当创面位于手掌或前臂时,通常需要从创面处扩大切口(图9.12)。

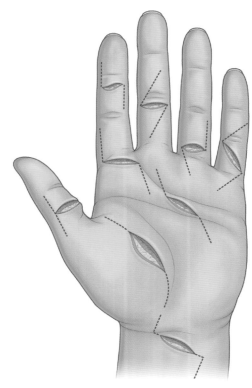

图9.12 肌腱修复时手掌及手指的切口入路

1 区损伤

此区域内只存在指深屈肌腱。当损伤位于此区域的远端时(1A 区和 1B 区),由于键钮连接到近端肌腱以防止回缩,所以在许多情况下,在离皮肤切口不远的地方可以容易地发现近端和远端残端。当损伤位置位于 1C 区并且存在一些远端肌腱断裂时,肌腱可能向近端回缩,通常有必要切开以固定回缩的近端残端。外科医生可以使用钳子将近端肌腱从手掌上的切口一点一点地向前复位到手指上的远端切口(图9.13)。这种操作不会对鞘管或近端肌腱末端造成创伤。随后用 25G 注射器针头将近端肌腱固定于指骨的基底部或中部以临时固定肌腱。

对 1A 区的损伤而言,由于远断端太短,肌腱近侧断端可以采用 3-0 聚丙烯缝线,进行 Bunnell 或改良 Becker 缝合方式缝合,同时在中节指骨基底掀起一骨膜瓣(图9.14)。缝线经过一斜形孔道,自甲板处穿出,通过一纽扣固定于甲板表面。为了避免缝线穿过甲板,可以使用加固缝线修复或微型锚钉将近端肌腱缝合到远端肌腱残端的一个小开口上(图9.14)[157, 158]。另一种方法是在远节指骨上钻一个横向孔。肌腱残端缝合后,缝线被牵引穿过该孔并通过开放的方法或经皮固定在孔的另一端[159]。

其他方法包括:①沿中线切开指深屈肌腱远端残端并将近端残端置于切开的远端残端的两个侧束之间,随后用 4-0 或 3-0 缝线将近端肌腱残端加强缝合至远端残端[160];②一种非常坚固的端端修复,用 10 或 12 股带 4-0 缝线将近端肌腱连接到远端残端、远节指骨骨膜和远端指间关节

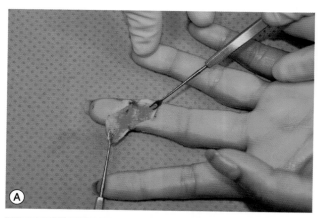

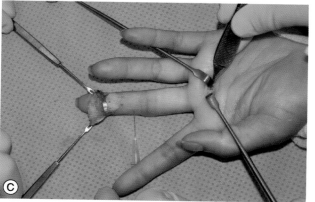

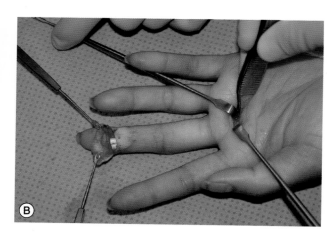

图9.13 通常需要在掌骨远端单独切口,以固定回缩的指深屈肌腱并将其向远端复位。(A)掌骨远端做一个切口,用于固定近端残端。(B)作者经常使用钳子一点一点地将缩回的近端肌腱向前送入 1 区的手术区,而不会损伤肌腱残端。(C)将针头插入腱鞘和近端肌腱以暂时固定近端残端以缓解修复过程中的张力

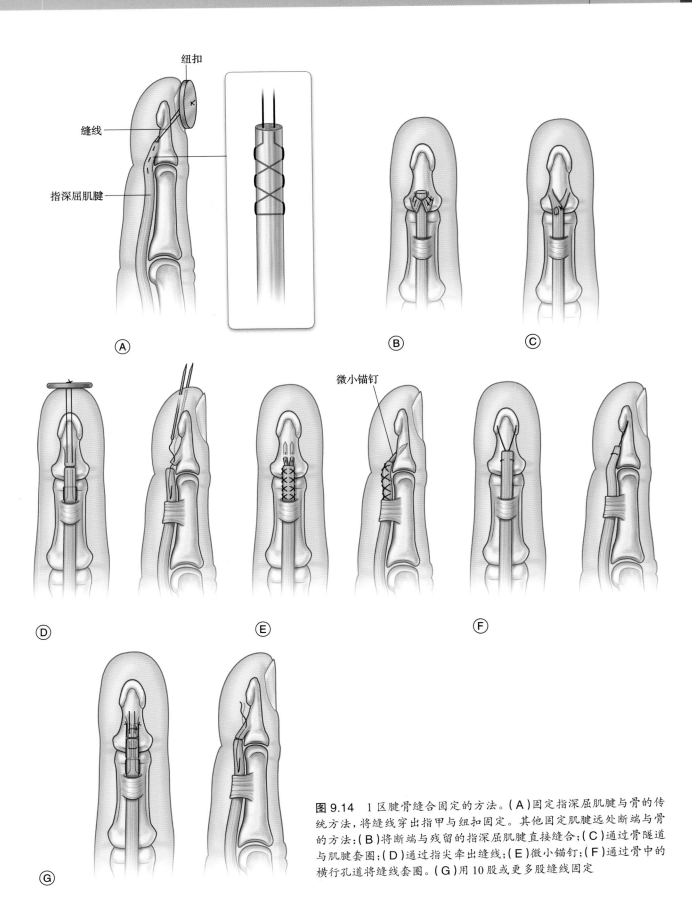

图 9.14　1 区腱骨缝合固定的方法。(A)固定指深屈肌腱与骨的传统方法，将缝线穿出指甲与纽扣固定。其他固定肌腱远处断端与骨的方法：(B)将断端与残留的指深屈肌腱直接缝合；(C)通过骨隧道与肌腱套圈；(D)通过指尖牵出缝线；(E)微小锚钉；(F)通过骨中的横行孔道将缝线套圈。(G)用 10 股或更多股缝线固定

掌板的远端锚定部分（图 9.14）。作者使用了这两种方法（图 9.15 和图 9.16），并发现它们都具有足够的强度。

1B 区和 1C 区的损伤由于保留有足够的肌腱断端长度，通常可直接行端端缝合，手术方式与 2 区治疗的方法相似。肌腱中央缝合法，例如改良 Kessler 法、交叉法、改良 Becker

法或双 Kessler 法修复，可通过在近端腱鞘处开窗对近侧断端进行修补。将近端置于创面和近端开口之间的腱鞘下，以接近远端。

2 区损伤（视频 9.1～视频 9.5）

此区域的肌腱损伤通常采用 Bruner 切口进行显露，在滑膜鞘上开窗，可少量切开环形滑车或局部切除。如果肌腱未向近端过度回缩，屈曲掌指或近端指间关节可有效显露肌腱近侧断端。有时肌腱近端甚至可以回缩至手掌中部。此时，可在手掌另做一个 1～1.5cm 的切口，显露肌腱，将该断端疏松地缝在导管上。然后自滑膜鞘内向远端牵拉近侧断端，或者通过用两对钳子从手掌切口交替喂入肌腱，将肌腱近端复位到完整的鞘管下方（图 9.13），将其从开口处牵出，与远处断端对合。保持手指轻度屈曲，用 25G 针头于手指近节基底水平将肌腱近端临时固定，以减轻手术缝合部位的张力。

在手术过程中，应保证肌腱无损伤，并用手术刀或小剪刀去除断端的粗糙肌腱组织。通常选用更为牢固的缝线材料：3-0 或 4-0 缝线（尼龙或有涂层的尼龙）。肌腱修复的基本要求包括：①足够的强度；②肌腱表面光滑，肌腱表面保

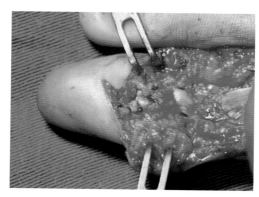

图 9.15 肌腱与骨的连接是通过切开远端短残端并使用 4-0 缝线将其与近端残端或移植物进行加强缝合修复来完成的

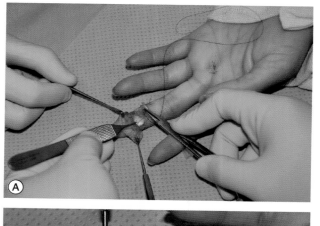

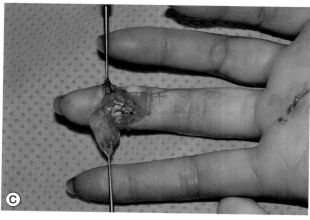

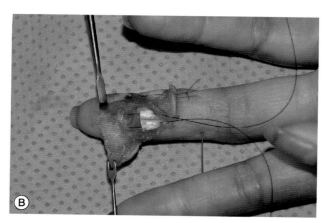

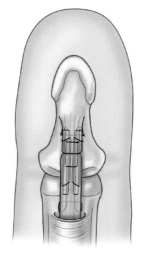

图 9.16 使用一组由 4-0 缝线制成的坚固的 12 股核心缝线将近端残端直接缝合修复至远端短残端的案例。（A）在进行第一组修复时：双股 Kessler，第一个入针点在近端残端；（B）将缝线从两个残端出针；（C）完成所有 12 股核心缝合，修复包括 Kessler 修复和几个不同长度延伸到其他组织的矩形构型的两束修复，如（D）所示；（D）描绘这种坚固连接的示意图。完成第一次 Kessler 缝合后，缝线穿入骨膜和其他邻近组织以帮助固定缝线

留尽可能少的缝线（或线结）；③保障缝合处在张力下无间隙；④操作方便。

　　不同医生有不同缝合方法的选择。图 9.17 显示一些中央缝合方法。图 9.18 显示改良 Kessler 和十字交叉缝合法。Bunnell 方法不再适用于端端修复。双股改良 Kessler 法和 Tsuge 法是近 40 年来应用最广泛的方法之一。过去的 25

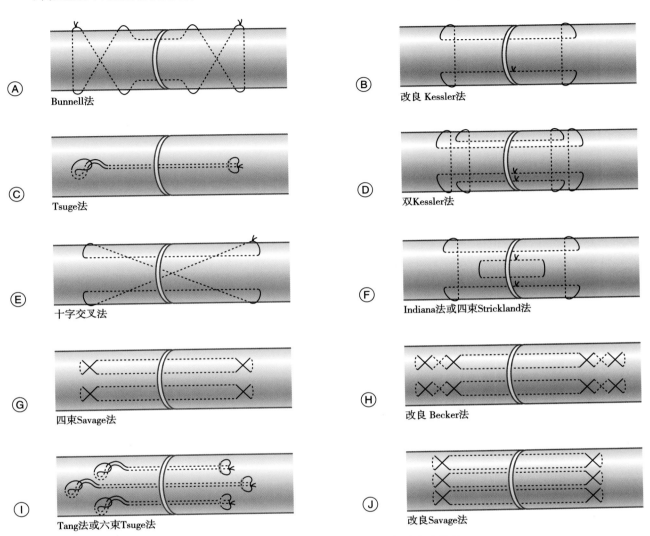

图 9.17　屈指肌腱修复中使用核心缝合的方法总结

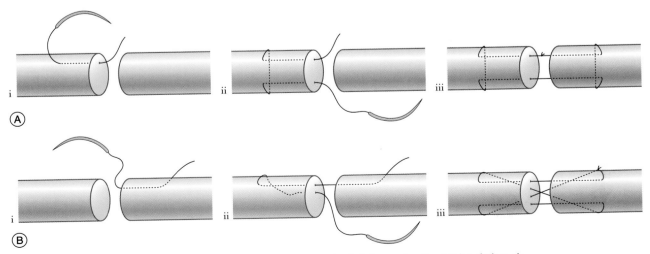

图 9.18　修复屈肌腱的两种常用方法：（A）改良 Kessler 法。（B）十字交叉法

年里，出现了许多多股修复技术[14-19, 65-69]，其中包括：四束修复，如十字交叉缝合、改良 Savage 法、Strickland 法、双股 Kessler 法；六束修复，如 Savage 法、Lim-Tsai 法、Tang 法和 M-Tang 法；以及八束 Winters-Gelberman 法。现在大多数外科医生更喜欢多股修复。作者通常使用六束修复方法修复 2 区撕裂的指深屈肌腱。

过去的 25 年里，作者使用了双 Tsuge 法或六束法。在近 15 年里，作者及同事对原始方法进行了修改，使用更少的环形线和结来修复肌腱，但整个修复部位的缝合和修复强度与原始方法相同（图 9.19）。这些方法相对简单，手术修复强度非常可靠（图 9.20～图 9.26）。

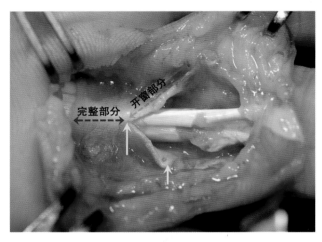

图 9.20 一例 2B 区指深屈肌腱完全撕裂伤和指浅屈肌腱部分撕裂伤。手术是在受伤后 10 天进行的。创面通过 Bruner 切口暴露，沿掌中线切开 A2 滑车的远侧半部分

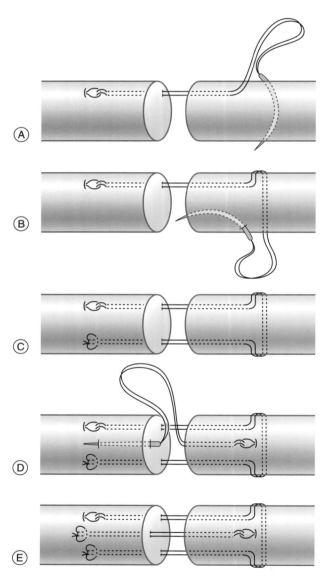

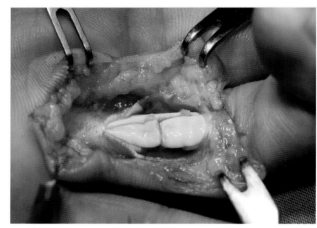

图 9.21 通过手掌上的一个单独切口发现了撕裂的指深屈肌腱，并将其从腱鞘和滑车下方复位至 A2 滑车远端的手术区，以接近远端残端

图 9.19 六束 M-Tang 肌腱修复的手术方法。采用两根分开的套圈缝线在肌腱内缝出 M 形修复。（A～C）完成一个 U 形的四束修复，此方法也可以单独用于肌腱修复。（D～E）肌腱中央再加入另一根套圈式缝合，完成此六束缝线修复。在肌腱横断面上，三组缝线位于三角形的三点上，避免干扰肌腱背侧的血管网。背外侧的缝线可能起到张力带的作用，阻止肌腱间隙形成

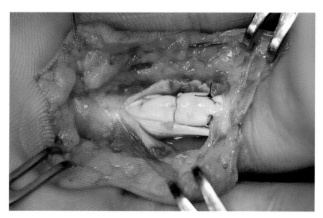

图 9.22 使用四束修复和环形缝合完成修复

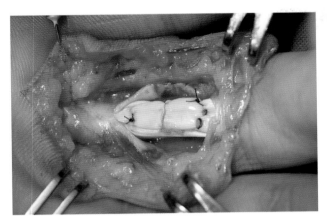

图 9.23　使用六束 M-Tang 法完成修复

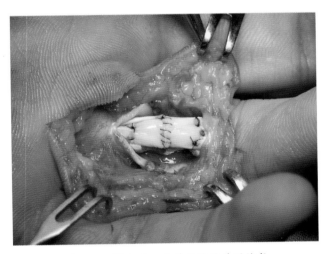

图 9.24　添加了一个单纯连续外周修复

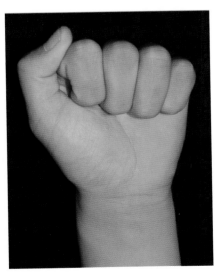

图 9.25　术后 10 个月随访，修复后的肌腱完全屈曲，无肌腱弓弦样变

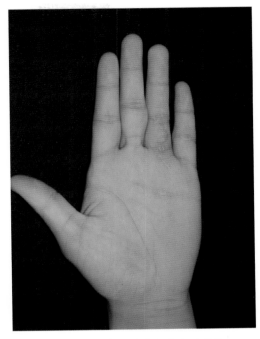

图 9.26　修复后的手指完全延伸展

外科医生在指深屈肌腱修复中使用了许多多股修复的变体：斯坦福大学使用了 Strickland 方法的变体，纽约特种外科医院使用了锁定十字韧带修复（图 9.27），美国密苏里州的圣路易斯华盛顿大学使用了八束核心修复。瑞士伯尔尼大学使用六束 Lim-Tsai 法，英国切姆斯福德 Broomfield 医院使用六束 Tang 法。作者还使用了不对称的六束 Kessler 修复，这是一种在两个肌腱残端用不同走行长度的缝线进行 3 组两束 Kessler 修复的方法，以更好地抵抗间隙形成（图 9.27）。对于近端至分叉的指浅屈肌腱横断，作者还使用了四束修复，带有环形缝线或两条单独的缝线（图 9.27）[72]。为了保证修复成功，外科医生应遵循一些通用原则，如确保核心缝合线修复牢固、足够的缝线走行长度、将缝合线固定在肌腱上和稳妥打结，以及在修复部位产生更紧的张力。一旦遵循了这些原则，缝合方法本身就不那么重要了。所描述的多股方法在不同的中心各有偏好，可能同样可靠。

腱周缝使肌腱断端连接处变得平滑，并在肌腱运动过程中可以抵抗间隙形成。单纯连续周围缝合、连续锁边周围缝合、十字缝合和 Halsted 水平褥式缝线是最常用的缝线之一，前两种更受欢迎（图 9.28）。一些外科医生更喜欢"深咬"周围组织来增加修复的力量[156]。腱周缝合通常在完成核心缝合后增加，但也可以先行腱周缝合[161]。考虑到多股核心缝合已经足够坚固，外周缝合可能是不必要的[25]。临床上，周边修复从复杂缝合到不缝合。作者倾向于在完成四束或六束核心缝合修复后，使用 6-0 尼龙线进行简单的外周缝合。

在技术层面，为了达到更好的手术修复效果，在进行核心缝合时，每侧肌腱进针点距断端的距离应该至少达到 7mm～1.0cm，修复的强度会随该距离的减小而降低（图 9.29）。此

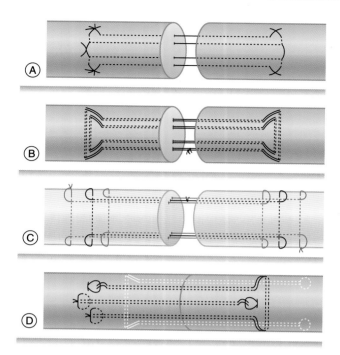

图 9.27 不同手外科机构使用的四束、六束、八束或十束修复的其他设计。(A)Strickland 修复的一种变体(美国斯坦福大学)。(B)八束修复(美国圣路易斯华盛顿大学)。(C)六束不对称 Kessler 修复(中国南通大学)。(D)作者用于后期直接修复的十束修复

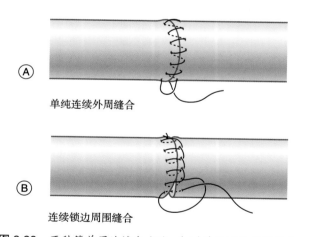

图 9.28 两种简单周边缝合方法。(A)单纯连续外周缝合。(B)连续锁边周围缝合

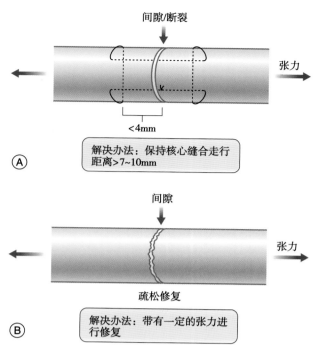

图 9.29 (A)有效的核心缝线走行距离。(B)一定预张力有利于抵抗间隙形成,降低术后肌腱活动时断裂的概率

框 9.4 推荐的肌腱修复方式

- 多于两束的核心缝线——推荐四束或六束
- 修复处有一定的张力——修复后肌腱缩短 10%
- 核心缝线走行距离:7~10mm
- 在核心缝合时,将缝线与肌腱进行锁式缝合
- 锁定的直径:2mm 以上
- 缝线直径:核心缝合采用 3-0 或 4-0 线
- 多种尼龙线,或 FiberWire 缝线
- 单纯的连续或锁定周边缝合
- 如果核心缝合强度足够则无需周边缝合
- 避免肌腱表面处缝线过多暴露

外,修复部位的一定张力有利于防止间隙。根据作者的经验,一定的张力(当近端肌腱在手术中被暂时固定时,会导致周围的肌腱缩短约 10%)似乎是有益的,因为修复中的少量基线张力会抵消运动系统在休息或主动运动中的张力。当肌腱中的锁定缝合接合处被包括在核心缝合范围内时,肌腱中缝合线的锁定环应具有足够的直径(约 2mm)。修复完毕,肌腱断端应对合整齐,不应暴露肌腱间的间隙(框 9.4)。

在过去的 15 年里,出现了许多新颖的修复概念,并使用了新的材料。例如,双股或甚至三束带针线肌腱单通道

缝合技术[69,155,161-163]具有潜在的临床优点;FiberWire 还提供了用于肌腱修复的坚固的缝合材料[95,155]。这些方法在具有缝合通道最小的肌腱上有效地增加了强度。

经过 20 世纪 80 年代至 90 年代早期的激烈讨论后,滑膜鞘的关闭不再被认为是肌腱修复的必要环节[164-171]。如果是清洁的切割伤,鞘管完全缺损可尝试缝合鞘管。目前学界认为,避免手术缝合后的鞘或环形滑车对水肿肌腱的压迫或收缩,对肌腱愈合非常重要。如果主要滑车完整,或鞘管大部分完整,遗留少部分的滑膜鞘不缝合也不会对肌腱愈合和功能产生负面影响。另一方面,如其余滑车或滑膜鞘好,单独切开环形滑车(A1、A3 或 A4)或者 A2 滑车的一部分(最长 2/3),对于肌腱滑动没有显著的影响。切开后还会对肌腱愈合和滑动有好处:随着愈合反应和粘连形成,切开后可缓解其对水肿肌腱的压迫。

临床上,A4 或 A2 滑车有时会阻碍水肿的肌腱滑动,这

可能会导致术后肌腱锻炼时发生修复部位断裂。在一期修复过程中，完全保留 A4 和 A2 滑车的需求是从与二期肌腱重建相关的手术中"借用的"，当肌腱从单个创面受伤且其他腱鞘或滑车完好无损时，这种需求就不成立了。与 10 年或 20 年前不同的是，全部切开 A4 滑车或部分切开 A2 滑车近年来已成为可接受的临床处理方法[19,23,150,172,173]。在作者的诊所，通过术后屈伸试验发现需要修复的指深屈肌腱被 A4 滑车紧紧束缚时，可以将 A4 滑车完全松解（图 9.30～图 9.32；框 9.5）。当在 A2 滑车区域或该区远端修复指浅屈肌腱和指深屈肌腱时，A2 滑车的近端或远端（约为 A2 滑车的 1/2 至 2/3 长度，图 9.20～图 9.24）会被部分切断。当延迟修复（伤后 3 周）时，A2 滑车常会塌陷，甚至嵌入瘢痕中。可以将 A2 滑车的一部分切除以缩短该滑车（图 9.33～图 9.37）。

　　松解通常需要包括邻近滑膜鞘的一部分。鞘-滑车松解的总长度在成年人中约为 2cm，这充分减轻了肌腱的滑动阻力，但不会导致功能紊乱。松解区域如图 9.38 所示。

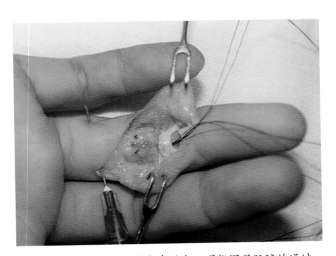

图 9.30　紧缩的 A4 滑车有时会阻碍指深屈肌腱的通过

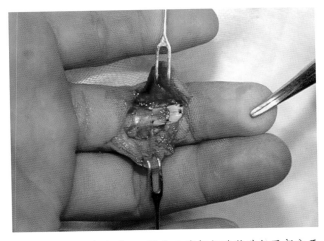

图 9.31　对该患者的 A4 滑车及其相邻腱鞘进行了部分开窗，以允许肌腱通过。腱鞘的其他部分没有受到影响。在这种情况下，指深屈肌腱采用六束 Tang 法修复，并用 3 组环形缝线进行加固

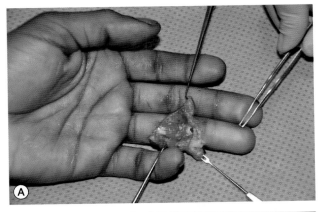

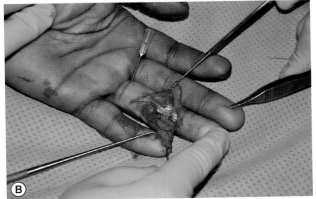

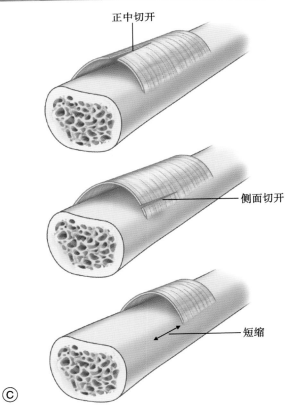

正中切开

侧面切开

短缩

图 9.32　一例修复延迟的病例。（A）看见一个完整的 A4 滑车。（B）A4 滑车被完全切开，以便肌腱修复。指深屈肌腱采用六束不对称 Kessler 法进行修复（图 9.27C）。（C）滑轮开窗的方法：正中切开、侧面切开或短缩

框9.5 何时以及如何对 A4 滑车进行开窗以便肌腱修复

1. A4 滑车位于中间指骨的中间部分,大约 5mm 长。
2. A4 滑车刚性强、收缩性强、直径窄。
3. 当该滑车阻碍指深屈肌腱在滑车下方顺利通过,或者当发现滑车在指屈伸试验时阻碍修复的指深屈腱顺利滑动时(方法细节见框 9.6),在外科医生确认所有其他环形滑车完好无损后,该滑车可以完全开窗。
4. 通常应保留 A3 滑车。在极少数情况下,当 A3 滑车必须开窗时,应完全保留 A3 附近的任何滑膜鞘。
5. 腱鞘 - 滑车开窗的整个长度应在中节指骨区域上方,长度小于 1.5～2cm。
6. 通气的方法为:①沿着滑车的掌中线直接切开,或②沿着滑车外侧直接切开,或③如果滑车嵌入粘连和纤维带内,则切除滑车。

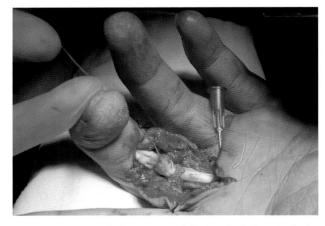

图 9.35 近端肌腱残端从 A2 滑车的保留部分下方穿过。肌腱采用六束 M-Tang 法修复

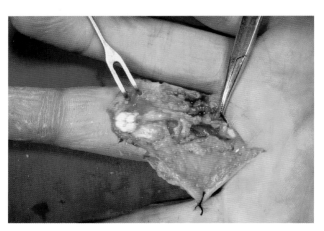

图 9.33 作者的一个一期修复断裂病例。在一期肌腱修复术后 3 周,对断裂的指深屈肌腱进行直接修复。肌腱和 A2 滑车被发现嵌入瘢痕中

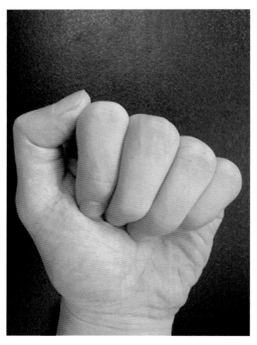

图 9.36 术后 6 个月随访。手指完全屈曲,没有屈曲损失,也没有肌腱弓弦样变

多年来,滑车的松解以不同的方式实现:①切开主滑车的整个或关键部分[19,22,23,150];②切除主滑车的一部分[19];③Omega 滑车成形术[174];④鞘管扩大成形术[175,176]。作者目前的滑车松解使用的是一个简单的手术:切开 A4 或 A2 滑车的一部分,或部分切除 A2 滑车,同时避免复杂的鞘管或滑车成形手术。

当两个屈肌腱都受伤时,是否或如何修复指浅屈肌腱意见不一,特别是在 A2 滑车覆盖的区域或其远端。一些报告对此进行了专门的讨论[21,177,178]。修复指浅屈肌腱的一个侧束也是可行的[100,108]。在 A2 滑车区域(2C 区),作者倾向于在腱周严重损伤、肌腱水肿和一期修复延迟的情况下局部切除指浅屈肌腱。在进行延迟修复时,作者发现几

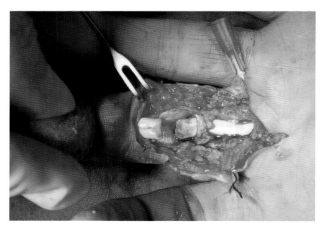

图 9.34 A2 滑车被部分切除,从瘢痕中松解出完整的 A2 滑车。粗糙的肌腱末端被修剪成新鲜的肌腱表面

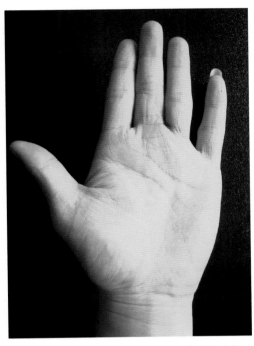

图9.37 手指完全伸直,无指关节伸直缺损

分别使用两个 Tsuge 修复,当撕裂接近指点时,侧束将被锚定在指骨上。2D 区指浅屈肌腱的治疗是最简单的,类似于指深屈肌腱,除了扁平且修复时使用了四束或更少股的缝线。

在确定与指浅屈肌腱和滑车相关的手术方案时,作者通常适当减少鞘内内容物(通过不修复或切除指浅屈肌腱)或扩大鞘管(当两个肌腱都修复或仅延迟修复指深屈肌腱)。其基本观点是,纤维骨性的指屈肌腱鞘管与四肢紧密的筋膜室一样,正在愈合的肌腱在水肿状态下很容易受损。松解肌腱以避免肌腱在运动过程中过度受压,这甚至比为其提供充分的手术更为重要。

表 9.1 总结了目前建议用于处理肌腱最复杂区域的肌腱和滑车的手术方案。

外科医生完成肌腱的手术修复并在需要时对滑车进行开窗后,应在手术切口闭合前进行术中指屈伸测试[149]。如框 9.6 所示,该测试由 3 部分组成:术指完全伸展、术指从完全伸展到最大程度屈曲(图 9.39)。如果未通过该测试,则应重新修复或进行加强修复,或者根据具体情况,对修复附近的环形滑车进行进一步开窗。如果手术是在患者完全清醒状态下进行的,应嘱患者在术中主动屈曲手指,这可以最客观地衡量修复质量(图 9.40)。如果术中测试失败,这种不牢固的修复必然会在术后早期活动中导致间隙形成或肌腱断裂,因此在下台之前应该对其进行重新修复。

乎不可能修复 2C 区的指浅屈肌腱,因为 A2 滑车不可避免地会出现一定程度的塌陷或变窄,并且肌腱常常出现水肿。在 2B 区,指浅屈肌腱分叉为两个侧束,作者在每个侧束中

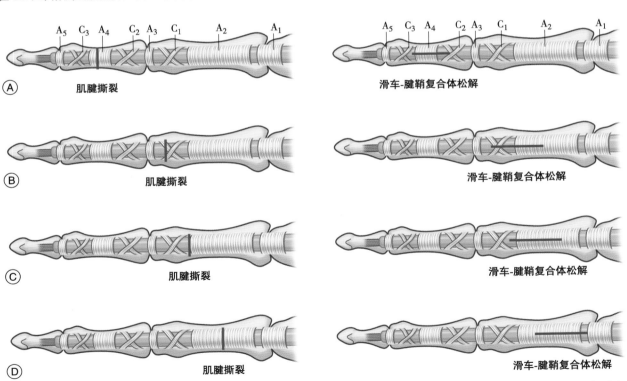

图 9.38 在不伴有弓弦征或肌腱功能丧失的情况下,图示滑车-腱鞘复合体在进行松解时可切开的长度和面积。(A)当指深屈肌在 A4 滑车附近被切断,同时术中肌腱无法从此滑车下顺利穿出时,可切开全部 A4 滑车。(B)当肌腱在 A2 滑车远端被切断时,可切开 A2 滑车远侧的部分腱鞘和 A2 滑车远侧 1/2 部分。(C)当修复的肌腱断端位于 A2 滑车远侧缘或远侧部时,切开 A2 滑车远侧的一小部分腱鞘和 A2 滑车远侧的 2/3。(D)当损伤位于 A2 滑车的中部或近侧时,切开 A2 滑车近侧的 2/3

表9.1　手指2区滑车和指浅屈肌腱的力学基础和手术方式总结

研究方面	指浅屈肌腱止点（2A）	A2滑车远端（2B）	A2滑车处（2C）	A2滑车近端（2D）
解剖				
指浅屈肌腱	止点	两束，指深屈肌腱背侧，有腱纽	分叉处	一束，位于指深屈肌腱的掌侧
滑车	A4，C2，狭窄	A3，C1	A2，狭窄	A1，PA
生物力学				
指浅屈肌腱	无滑动	不压迫指深屈肌	压迫指深屈肌，类此一个可移动的，继发"滑车"	几乎无压迫
滑车	可松解A4[112]	可切开一个滑车[107]	可部分切开[22,111,112]	
临床选择				
指浅屈肌腱		修复[174,214]	切除或不修复[21,23,150] 切除一束[101]	如有可能，修复两根肌腱
滑车	A4切开[19,23,172]		部分松解[19,23,150,172] 滑车短缩或成形术[100,175]	

框9.6　何时以及如何进行伸屈试验

- 该试验应在对手指和手掌区域的肌腱进行任何类型的一期修复后进行，以确保修复牢固，肌腱在闭合手术切口前滑动顺畅。
- 测试有3个部分。
- 第1部分：术者对术指进行完全被动伸展，以确认肌腱修复部位没有间隙。
- 第2部分：从完全伸展的位置开始，被动屈曲术指到中等程度，以确保肌腱和修复部位能够顺利滑动。
- 第3部分：进一步将手指屈曲至完全或几乎完全的位置，以确认肌腱修复部位不会与坚韧的环形滑车发生撞击。
- 根据滑车处理指南，如果发现肌腱间隙与伸指有关，则应加强修复，或如果环形滑车阻碍肌腱滑动与屈指，则应对滑轮进行开窗。
- 上述测试的结果应记录在手术记录中，并告知治疗师。

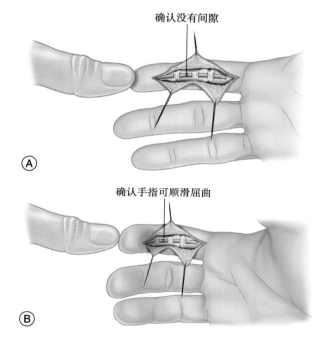

确认没有间隙

Ⓐ

确认手指可顺滑屈曲

Ⓑ

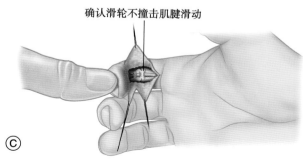

确认滑轮不撞击肌腱滑动

Ⓒ

图9.39　手术切口闭合前修复肌腱的屈伸试验。（A）手指的完全伸直。（B）从完全伸直到屈曲的运动。（C）完成最大屈曲。在患者完全清醒的手术环境中，嘱患者主动活动手指提供了手术修复质量的最佳衡量标准

3区、4区、5区损伤

2区近端的屈肌腱损伤的修复方法与修复2区的方法几乎一样。这些区域因为腱周血运丰富且缺少滑车的限制，通常预后较好。该区域形成的粘连对肌腱活动影响也较小。4区肌腱损伤通常合并正中神经和血管损伤。修复肌腱时可切开部分或全部腕横韧带以协助修复肌腱，且术后仅缝合部分腕横韧带，剩余腕横韧带不必缝合。5区的屈肌腱损伤通常合并多发肌腱裂伤及血管神经束的损伤。发生在5区的腕部切割伤多为多发的肌腱断裂并合并神经血管的损伤（除掌长肌外，15个结构里至少有10个）。该类伤被称为"意大利面样"腕[179-183]。"意大利面样"腕影响独立的指浅屈肌腱活动恢复，但并不影响手指活动范围[183]。在5区中，推荐修复指浅屈肌腱，同时建议术后早期活动，有助于恢复独立的指浅屈肌活动功能[183-185]。然而，小指的指浅屈肌腱可能缺失或直径太小而无法修复。

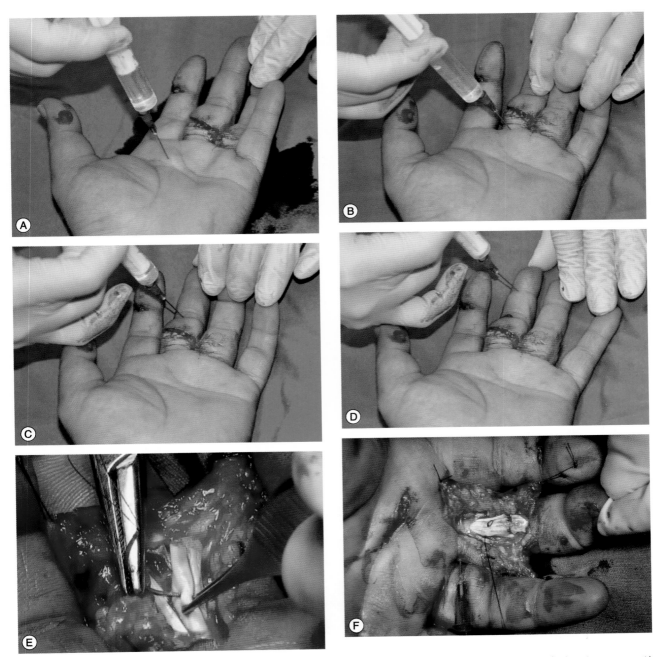

图 9.40　在患者充分清醒条件下，A2 滑车区域（2C 区）肌腱的一期修复。（A）术前 30 分钟，第一次向掌骨注射 5ml 1% 利多卡因和 1 ∶ 10 000 肾上腺素预混液。（B）15 分钟后，对手指近端进行第二次注射，随后立即对手指的中部和远端进行注射（C，D）。（E）在六束 M-Tang 法修复中，将环状缝合的第一针穿入肌腱的特写图。注意，针头进入的位置距离切割端 1cm，并且锁定的尺寸较大。（F）完成了第一圈环状缝合的 U 形修复。随后添加两束居中放置的环状缝线，以完成六束核心修复

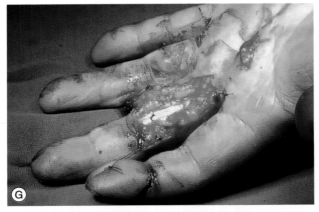

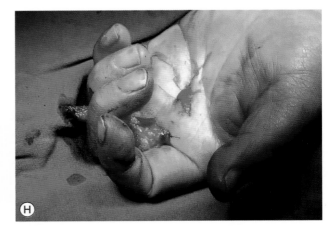

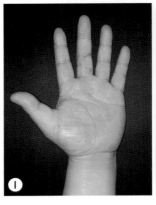

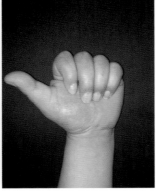

图 9.40（续）（D）在完成六束修复和单纯外周缝合后，患者主动伸直（G）和主动屈曲（H）手指，以检查修复质量。（I）5个月后拍摄的照片显示完全康复

拇长屈肌腱损伤

拇长屈肌腱损伤的修复原则和方法与修复指深屈肌腱相同。建议进行多股修复，向一个或两个滑车内充气，使肌腱可以自由运动。有研究显示，传统的两束修复有高达17%的断裂风险[25,172]。Giesen等[25]在David Elliot手外科中心的一份报告显示，他们在不使用外周缝合的情况下使用Tang法六束修复楼50根拇长屈肌腱，没有病例出现断裂，所有病例功能良好。该病例系列报道的手术是在滑车通气、鞘管未闭合状态下完成的，报告了迄今为止拇

长屈肌腱修复的最佳结果。作者发现，这种六束修复对于早期主动活动是安全的，并且比Kessler核心缝合和精细的Silverskiöld缝合更容易进行。

修复拇长屈肌腱时，近侧断端通常回缩至鱼际肌的位置。此断端可以用牵出指浅屈肌腱和指深屈肌腱的方法引出（图9.41、图9.42）。如果拇长屈肌腱的近端残端缩回到鱼际肌的近端，则需要在前臂上进行单独的切口来定位残端。如果拇长屈肌腱的近端已回缩至大鱼际肌的近侧，则需在前臂再行一单独的切口定位断端。拇长屈肌的断端通常位于桡侧屈腕肌和桡动脉的深方。

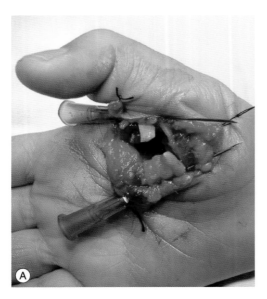

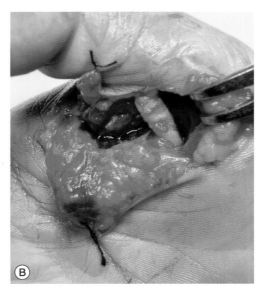

图 9.41 一名9岁男孩的拇长屈肌腱（FPL）完全断裂。（A）发现了收缩的肌腱断端，并用针临时固定，以便肌腱修复。（B）采用六束M-Tang技术修复拇长屈肌腱

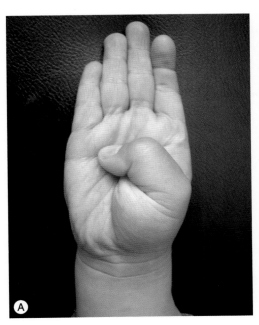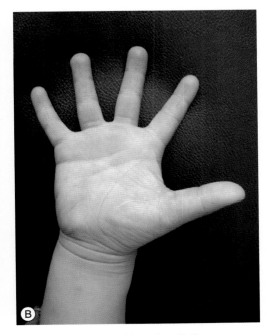

图 9.42　术后随访 8 个月。（A）修复后的拇指完全屈曲。（B）拇指完全伸展

儿童损伤

儿童屈肌腱损伤修复的预后比成人好[186-190]。由于儿童不太可能遵守制动医嘱，因此修复后的手指通常需要固定 3～3.5 周。使用两束或四束修复均可。在实践中，许多外科医生使用两束修复，并实现了良好的功能恢复。手术效果不受是否使用两束或四束修复，或者肌腱是否术后早期活动或固定的影响[188,189]。Navali 和 Rouhani[188] 报道称，两束和四束修复都实现了良好的功能恢复，主动活动范围没有差异。Elhassan 等[189] 报道称，术后早期活动与否不会影响 2～14 岁 1 区和 2 区受伤儿童的预后。

部分肌腱断裂

小于肌腱直径 60% 的断裂不必采用核心缝合修复。超过 60% 的部分断裂可能有增加肌腱弹响、卡压或断裂的风险[191-195]。小于 60% 的肌腱断裂，可以通过修剪肌腱断端，减小其卡压在滑车边缘以及与腱鞘间摩擦的概率。也可以采用腱周缝合的方式修复肌腱，使其表面光滑，并增加肌腱强度。达到直径 60%～80% 的肌腱断裂至少需要腱周缝合[196-199]，同时最好采用两束中央核心缝合的方法修复断端。达到直径 80%～90% 的断裂的治疗方法与完全断裂相同。

闭合性肌腱断裂

肌腱 - 骨接合处的创伤性指深屈肌腱撕脱伤是闭合性断裂病例的主要形式[200-203]。损伤机制是远端指间关节过伸，使指深屈肌腱过度负荷，肌腱在远节指骨止点处断裂。运动损伤会导致这种类型的损伤。在足球、摔跤或橄榄球比赛中，当一名球员抓住另一名球员的球衣时，一根手指会被缠住并被牵拉，导致屈肌腱断裂。这种损伤（又被称

为"球衣受伤"）最常见于环指。闭合性肌腱断裂可能与腕骨骨折有关[203]。在攀登过程中，屈肌腱滑车容易扭伤和断裂。滑车断裂发生在多达 20% 的登山者身上[204]。环指的 A2 滑车是最常受伤的。闭合性滑车断裂采用保守治疗或手术重建。

Leddy 和 Packer[200] 将闭合性肌腱断裂分为以下类型：

I 型：指深屈肌腱从指骨处撕脱并回缩至手掌。指深屈肌腱的腱钮被破坏。远端掌指关节不能主动屈曲。手掌中可触及一团柔软组织。肌腱应该在 7～10 天内从近端引出鞘管进行修复，否则之后腱鞘可出现塌陷，妨碍肌腱复位。肌肉挛缩也会妨碍肌腱复位。

II 型：指深屈肌腱回缩至近端指间关节水平。这是最常见的类型。腱鞘没有受损，肌肉挛缩也不容易发生。修复可以在伤后 1 个月进行。

III 型：指深屈肌腱伴随部分骨块的撕脱，肌腱与骨块连续。该骨碎片常防止肌腱在 A4 滑车的近端回缩。采用克氏针或者螺钉进行骨块固定即可。

IV 型：指深屈肌腱伴随一骨块撕脱，肌腱与骨块分离。此类型是 Smith 添加的[200]。撕裂的肌腱回缩到中指近侧，甚至进入手掌。在治疗 IV 型损伤时，首先将骨块与远节指骨固定，然后将回缩的肌腱牵回修复。术后，远端指间关节制动 4～5 周，或者轻微活动。

早期识别闭合性肌腱断裂至关重要。在诊断较晚的情况下，一期修复是困难的，甚至是不可能的。慢性病例往往需要游离肌腱移植。

术后护理

除个别特例——如儿童或无法配合术后康复训练、出

现骨折或其他特殊健康问题的成人——肌腱修复后都应在术后早期开始进行康复活动。从 20 世纪 70 年代到 90 年代，Kleinert 和 Duran-Houser 康复方案最为流行。近年来，已经开发了各种组合的被动 - 主动屈曲锻炼方案，取代了被动屈曲方案。随着锻炼方案的发展，目前在许多诊所使用的是被动 - 主动屈曲锻炼相结合的方案。

在 20 世纪 60 年代，Kleinert 及其同事引入了一种可控的主动 - 被动锻炼方案，这是一个概念上的突破[205]。Kleinert 法采用背侧的保护性支具，保持腕关节掌屈 30°～40°，掌指关节屈曲 60°～70° 屈曲位。橡皮筋固定在前臂掌侧，并固定在伤指的指尖。患者可以主动伸直手指，并且可以在张紧的橡皮筋作用下被动屈曲手指。近年来，一些医生已经建议取消橡皮筋牵拉。这种牵引方法，以及 20 世纪 90 年代在掌指关节增加了橡胶带滑车之后的方法，被发现可能导致手指屈曲挛缩[206,207]。因此，橡皮筋牵引基本上被放弃了。

Duran-Houser 法

这是 Duran 和 Houser 在 20 世纪 70 年代引入的一种可控的被动屈曲锻炼方案[208]。手背侧支具，腕关节掌屈 20°，掌指关节屈曲 50°，指间关节可完全伸直（图 9.43）。在最初的 4.5 周内，患者在支具的保护下，每小时被动伸直 10 次远端指间关节，同时保持近端指间关节和掌指关节屈曲，被动伸直 10 次近端指间关节，同时保持掌指关节和远端指间关节屈曲（图 9.43）。

Strickland 和 Gettle 对该方案进行了改良，采用了类似 Duran 的四束肌腱修复方案[209]，后来被称为“印第安纳波利斯方法”。该方案由两种支具组成，一种是背部支具（用于休息和被动运动期间，腕关节掌屈 20°～30°，掌指关节屈曲 50°，指间关节处于中立位），另一种是固定肌腱的支具（用于固定和保持动作时）。后一种铰链式腕关节支具手腕允许手腕位置在屈曲和伸展之间活动。使用固定肌腱支具时，患者被动地伸展手指，同时主动地伸直腕关节。患者被动地将手指握拳，手腕伸直并保持 5 秒。随后放松手腕，让手腕恢复屈曲。患者被要求在清醒时每小时锻炼 25 次。术后 4 周，在仍使用背侧支具的情况下进行主动屈伸指，并停止使用固定肌腱支具。1 周后，增加主动握拳然后主动伸直手腕和手指的训练。当两条屈肌腱都在腱鞘内修复时，可以尝试分别活动两条肌腱。将更大的姿势从直、钩和最前的位置转换为两个肌腱的差动滑动。活动两条不同的肌腱，将手指的姿势从伸直、钩指向握拳转换。

术后早期活动

在 20 世纪 80 年代末和 90 年代初，出现了包含早期主动肌腱锻炼的康复方案，要求肌腱修复的强度足以承受运动过程中的张力。1989 年，贝尔法斯特的外科医生们设计了一种主动锻炼方案[210]，后来被称为“贝尔法斯特方法”。术后，使用从肘至指尖的支具，固定手腕在中度屈曲位，掌

指关节在略小于 90° 的屈曲位，指间关节伸直位。术后 48 小时后，移除手指上的敷料并开始锻炼。在医生及康复师的监督下，练习包括两个被动动作和两个主动动作，每 2 小时一次。夜间睡眠时手垫高。第 1 周，近端指间关节主动伸展约 30°，远端指间关节主动伸展 5°～10°。在接下来的几周里，主动运动的范围逐渐增加。在第 6 周取下支具，必要时开始指间关节阻挡运动。已经有改良贝尔法斯特法被报道。在其中一种改良方案中，即“Billericay 方案”，腕关节和掌指关节分别固定在屈曲 30° 的支具中，并在第五周取下支具。指导患者每小时进行 10 次重复锻炼[211]。

作者推荐的主被动联合法（南通法）

术后，采用手背侧的热塑性塑料的支具制动，保持腕关节屈曲 20°～30°，掌指关节轻度屈曲，指间关节伸直，维持 2.5 周（当创伤严重或指显著水肿时，则为 3 周或稍长）（图 9.43）[19]。手腕可以放在中立位。我们不鼓励患者在术后的最初几天活动手指，应在手术后 3～5 天开始运动。指导患者每天早上、中午、晚上和睡前至少进行 4～6 次被动 - 主动联合运动。可以根据需要进行更多锻炼，而不需要每小时进行一次练习。在每次锻炼开始时，对手指进行 10～30 次被动屈曲，以减少随后主动屈曲过程中手指关节和软组织的整体阻力。被动运动之后，在患者感到舒适的范围内轻柔地主动屈指 20～30 次，（通常从完全伸展到完全屈曲的 1/3 或 1/2，如果能轻松实现，甚至可能增加到 2/3）。除非可以很容易地主动完全屈曲手指，否则不鼓励这样做。在最初的 2.5 周内，要特别鼓励患者进行完全的伸直训练，此期防止伸直受限比获得完全的屈曲功能更为重要。

2.5 周后（或 3 周后甚至稍晚），制作一个新的热塑支具，并以背伸 30° 的角度对腕关节进行支具固定（图 9.44）。在这一时期，无论是被动的还是主动的屈曲锻炼都应受到重视。主动运动应达到正常范围的一半，并且可以进一步达到 2/3（或全范围）的运动。然而，手指从正常范围的一半到全范围屈曲，特别是最后 1/3 常是通过被动屈曲实现的。在此期间，我们确保在整个运动范围内进行被动屈曲，以防止关节挛缩，并在越来越大的范围内进行主动屈曲练习，逐渐接近全范围屈曲，但不鼓励在肌腱承受最大负荷且更容易断裂的范围内进行用力主动屈曲（图 9.8、图 9.43）。在最初的 5 周内，鼓励分别活动指浅屈肌和指深屈肌。从第 6 周开始，鼓励全面主动屈曲（当屈曲阻力较小时，可以更早开始）。从 6 周或 8 周开始，支具只在晚上或外出时取下或使用。

延迟活动

推迟运动锻炼，即在前 2 周内固定，对一些患者来说是一个正确的选择。1 区远端直接端端修复的患者，指深屈肌腱的末端部分几乎不需要滑动，粘连几乎不会对手指运动产生影响。作者用短背侧支具将手腕固定在屈曲 20°～30° 位置，将掌指关节固定在轻微屈曲位 2 周。从第 3 周开始，

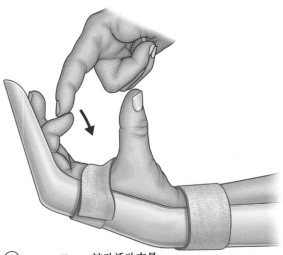

(A)　Duran-Houser被动活动支具

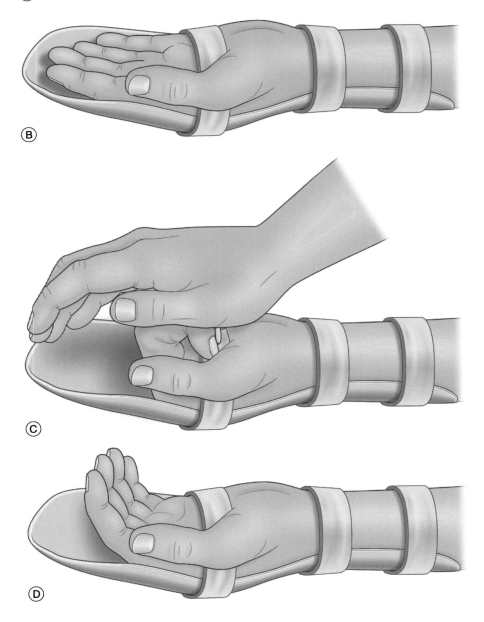

图 9.43　（A）Duran 肌腱被动活动方案。（B）南通支具。（C 和 D）手指被动屈曲 20～40 次，然后主动活动手指至整个手指屈曲弧的 1/3 或 2/3

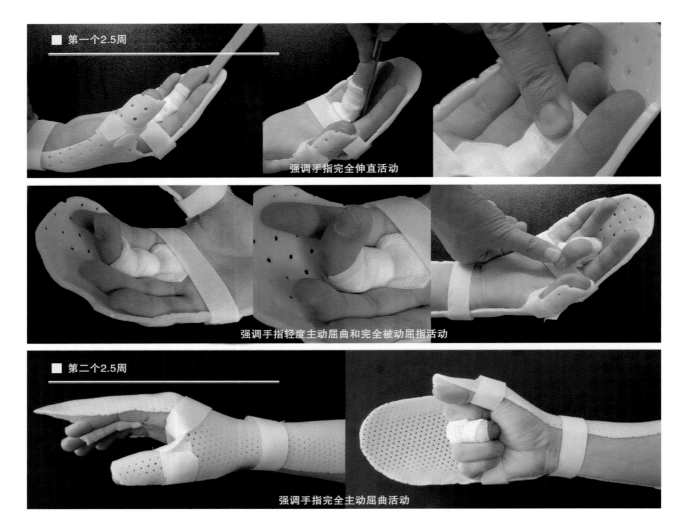

■ 第一个2.5周

强调手指完全伸直活动

强调手指轻度主动屈曲和完全被动屈指活动

■ 第二个2.5周

强调手指完全主动屈曲活动

图 9.44　作者采用被动 - 主动联合活动方案。此方案分成两个 2.5 周的周期。在最初的 2.5 周内，腕关节轻度屈曲，手指伸直。只允许手指轻度主动屈曲，但鼓励全范围的被动活动。在第二个 2.5 周内，腕关节伸直，鼓励手指全范围主动屈曲。该方案采用了腕和手协同活动的概念。当腕关节屈曲时，伸指张力减少；当腕关节伸直时，屈指张力减少

手指在支具内被动活动。从第 5 周开始，患者在去除支具的情况下主动屈曲手指，直到第 7 周才彻底脱掉支具。

　　在手受到严重创伤并修复了多个结构后，这种延迟的锻炼也有好处。上述康复方案代表了几种不同的锻炼类别。虽然目前学界推崇被动 - 主动运动机制的观点（框 9.7），但在应用于个别患者时，外科医生或治疗师应重新制定计划。对于手部严重水肿或多指创伤的患者，运动训练可以推迟几天，并且应该整合更多的被动手指活动。表 9.2 是作者记录手指水肿严重程度的直接量表，用于规划患者运动的时间和强度。在调整该方案时，还应考虑其他因素，如关节僵硬、软组织状况和伸肌减压后[212]。

　　牢固的手术修复加上必要的滑车排开窗，使术后的手腕获得更多活动度。通常将手部置于中立位，并使用较短

- 术指的早期主动活动是早期被动 - 主动锻炼方案的一个组成部分，在每次锻炼中，应在背侧支具的保护下

与被动运动一起进行（或嘱依从性好的患者取下支具活动）。

- 早期主动活动应在手术后第 3、4 或 5 天开始，而不一定从第 1 天开始。将早期运动推迟几天可以减轻疼痛，避开手指水肿高峰。
- 如果手指水肿严重且创面状况不允许早期活动，可以推迟到第 1 周左右再行活动。然而，应尽早进行被动手指活动，以降低关节僵硬和水肿的风险。
- 每天白天和晚上至少需要 4～6 次锻炼。如果可能，应该增加更多的锻炼计划。
- 在每次活动中，被动活动优先，随后再主动屈指锻炼。在开始主动屈指前，应被动屈指 20～30 次（或更多）。
- 在进行主动屈曲时，应指导患者在前 2.5 周或 3 周内进行部分范围的主动屈曲，即在整个屈曲弧的前半部分或 2/3 部分进行主动屈曲，避开主动屈曲的最后部分或握拳。
- 术后 3～4 周允许进行全范围主动屈曲。

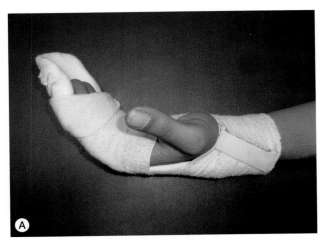

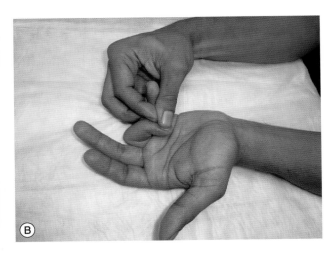

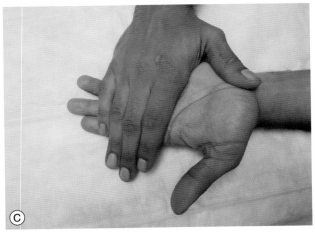

图 9.45 术后保护和活动。（A）用前臂短支具固定手腕的中立位。（B）允许取下支具活动。（C）在随后的几周里，通常需要对远端指间关节进行特定的活动锻炼，以纠正手术后 3 至 4 周出现的轻度至中度关节僵硬

表 9.2 指水肿的严重程度

等级	描述
0（无）	无肿胀
1（轻微）	肿胀极小或轻微
2（中度）	肿胀明显，直径增加一个手指
3（严重）	皮肤切口开放性肿胀

的支具（腕上方约 10cm）来保护 1 区和 2 区修复（图 9.45）。因为肌腱修复很强韧，所以需要患者定期取下支具进行主动锻炼。

通过与许多手外科医生和治疗师的交流，作者发现全球各地的手外科中心实际上使用的是这些康复方案的一些改良版[149,213]。4 区和 5 区修复的锻炼通常不像上述那样复杂。关于开始康复的时间和活动频率，目前还没有达成普遍一致的意见。从理论上讲，肌腱粘连在手术后 10 天至 2 周内形成。目前还没有研究证明术后第 1 天即开始锻炼的必要性。在术后一周内稍微晚一点开始锻炼似乎同样合理。同样，没有研究证明每次锻炼的最佳活动频率。

Amadio 小组的 Zhao 等[118]以及作者的同事 Xie 等[119]和 Cao 等[122]提供了实验证据支持推迟肌腱活动[188]。手指的水肿增加了运动的阻力，并在 3 到 5 天达到峰值[120-122]。Zhao 等[118]和 Cao 等[122]都建议稍后（手术后 5 天）再开始运动。

结果、预后及并发症

对 25 年来报告的结果的回顾显示，3/4 以上首次肌腱修复手术后，患者手指活动范围极佳或良好[14,17,19-21,25,210,211,213-232]。然而，大多数报告中都记录了修复断裂的问题。早期，指屈肌腱的再断裂率从 4% 到 10% 不等，拇指拇长屈肌腱的再断裂率从 3% 到 17% 不等[14,17,214-228]。粘连仍然是最常见的并发症，阻碍了关节活动的恢复。手指关节僵硬的报道也相当常见。值得注意的是，这些报告大多来自世界上最好的手外科中心，每个团队都由至少一名具备肌腱损伤治疗专业知识的外科医生监督。而实际上，综合医院的结果可能反映的成功率较低。屈肌腱修复可能在更大比例的患者中不成功，修复断裂、粘连形成或指关节挛缩的发生率更高。

尽管如此，在过去的 25 年里，肌腱修复的结果的改善令人印象深刻。在 20 世纪 80 年代末和 90 年代初，Small 等[210]和 Cullen 等[213]使用了双股修复技术和术后主动活动方案，有 6%～9% 患者出现了修复后再破裂，78% 的手指总体效果良好或优秀。Elliot 等[211]报道了一系列 233 名手指屈肌腱完全断裂的患者，他们接受了两束核心修复手术并在医生和治疗师监督下进行主动锻炼康复。13 例（5.8%）手指和

5 例（16.6%）拇指在锻炼期间发生肌腱断裂。在同一时期，Savage 和 Risitano[14] 以及 Tang 等[17,214] 报告了多股核心修复，以及主动或被动-主动活动方案。

Trumble 等[229] 在一项多中心前瞻性随机试验中使用四束 Strickland 核心缝合和连续腱周缝合修复了 119 例手指（103 名患者）的 2 区屈肌腱撕裂伤，并记录了术后治疗。他们发现主动运动组比被动运动组具有更大的关节运动范围、更少的指关节挛缩和更高的患者满意度。相关的神经损伤、多指损伤和吸烟是导致效果较差的因素。由有资质的手外科治疗师指导治疗的患者活动度更好，挛缩程度更低。每组都有两例手指发生肌腱断裂。该研究支持多股肌腱修复与 2 区修复术后早期主动活动相结合。近年来的报告进一步支持手指术后早期主动活动[230-232]。肌腱断裂率不会因手术修复和早期主动屈曲锻炼而增加[230-232]。手腕可处在中立位，也可以在手指肌腱修复后简单使用支具固定。实际上，坚固的肌腱修复和环形滑车狭窄部分开窗会使手活动更自由的活动度，并将再断裂的风险降至最低。

值得注意的是，近年来关于多股核心缝合修复的报告鲜有发生修复破裂。更强的手术修复结合滑车松解为术后主动活动锻炼提供了极大的安全性。在联合使用多股修复和滑车松解后，大多数病例的指关节活动范围良好，肌腱断裂率为零[19,24,25]。作者自己的临床结果也表明，通过多股肌腱修复、滑车开窗和精心设计的被动-主动组合锻炼方案，可以一致实现从良好到优异的功能恢复（框 9.8、框 9.9）。Strickland 和 Glogovac 标准（表 9.3）是最常用的评估效果的方法[15]。Moiemen 和 Elliot 标准（见表 9.3）[20]，专门评估远端指间关节活动范围，受到修复 1 区损伤的外科医生的青睐。美国

框 9.8 优化手术效果的方法

1. 详细掌握肌腱解剖，并在整个手术过程中使用无损伤技术。

2. 为了良好暴露肌腱，应在滑膜鞘中打开一个窗口。如果修复部位重叠或正好位于这些结构的远端，则打开部分 A2 滑车或整个 A4 滑车。

3. 当指深屈肌腱正好在滑车的远端或下方断裂时，可以松解 A2 滑车的远端 2/3 的部分，此处最窄，对肌腱的压迫最大。

4. 采用更坚固、更安全的核心缝合方法。

5. 增加周围缝合，以使修复平滑并防止间隙形成。

6. 将手指被动和主动运动正确地结合到术后运动方案中。在一定范围内，被动完全伸展和屈曲手指，然后在一定范围内主动屈曲手指。在最初的几周里，不鼓励在最后一半或 1/3 的屈曲弧内进行主动屈曲运动，以避免肌腱负荷过大而断裂。术后锻炼至少 5~6 周。

7. 主动活动之前的被动手指活动大大降低了手指运动的总体阻力，减少了主动活动期间修复后的肌腱再断裂的机会。

8. 肌腱修复手术由经验丰富的外科医生进行，医生所在机构应制定术后康复指南。

框 9.9 手术过程中最重要的因素是什么？

1. 必须实现两个基本目标：保持足够的核心缝合线走行长度（>0.7~1.0cm），这对缝合线在肌腱中的锚定以及保持肌腱中缝合线的张力至关重要，是防止残端之间间隙的关键。

2. 缝合线在肌腱中的握持（抓握或锁定）应至少为 2mm 或更大。握持或锁定太小很容易脱出。

3. 将缝线的直径从 4-0 增加到 3-0，可以提高核心缝线的强度。但对于任何一种口径的缝合线而言，所有 1~3 区的修复都至少需要四束。

4. 如果肌腱撞击滑车或被狭窄的滑车紧紧束缚，即使是坚固的修复也可能失败。因此，在必要时对滑轮进行适当的开窗与进行稳健的修复同样重要。

表 9.3 肌腱修复功能结果评估标准

活动恢复百分比*	握力†	运动质量‡	功能分级
Strickland 标准（1980）			
85~100（>150°）			优
70~84（125°~149°）			良
50~69（90°~124°）			中
0~49（<90°）			差
Moiemen-Elliot 标准（2000）适用于 1 区损伤，仅评估远端指间关节			
85~100（>62°）			优
70~84（51°~61°）			良
50~69（37°~50°）			中
0~49（<36°）			差
Tang 标准（2007）			
90~100	+	优或良	优+
	−	差	优−
70~89	+	优或良	良+
	−	差	良−
50~69			中
30~49			差
0~29			失败

当握力为 − 或运动质量为"差"时，功能被评为"优"或"良"。

* 正常（对侧）手的恢复百分比。Strickland 和 Tang 标准使用远端指间关节和近端指间关节活动范围的总和。Moiemen-Elliot 标准仅使用近端指间关节的运动。

† 握力大于对侧手（非优势手）的握力或大于对侧（优势手）握力的 70% 时，记为 +。否则，抓握强度被视为异常，并记录为 −。

‡ 运动质量是根据外科医生对手指运动的直接观察来评定的。当运动弧线、协调性和速度这 3 个方面都正常时，它被记录为"优"；当任何两个都正常时，则视为"良"；当只有一个或没有一个是正常的时，被称为"差"。

手外科学会提出的 TAM（总活动范围）方法也被使用，德国手外科学会经常使用 Buck-Gramcko 方法[153]。目前使用的不太流行的方法有 White 法、Tubiana 法和指尖-手掌距离法。作者目前使用了一个新的分级系统，该标准对手指活动范

围、握力和运动质量进行了更严格的评价（见表9.3）[19]。

肌腱修复效果的影响因素包括患者年龄、损伤的范围及区域、修复的时期、术后康复及术者的经验。儿童的肌腱修复效果往往好于成人。如果合并广泛的软组织损伤或合并指骨骨折，预后通常不佳。

二期手术

二期肌腱修复通常需要游离肌腱移植或分期重建。适用于严重肌腱损伤无法一期修复或肌腱长段缺损者（框9.10）。尽管近几十年来肌腱连接方法、新型缝合材料的使用以及术后康复的广泛采用有所改进，但这些由早期手外科专家[38-42,233-243]开发的技术在今天基本上保持不变[244-248]。

框 9.10　二期手术：移植与分期重建

适应证
1. 1 个月内未治疗的损伤的肌腱
2. 在原发或延迟原发阶段修复断裂的肌腱
3. 不适用于一期修复的肌腱损伤
4. 需要分期肌腱重建的瘢痕严重的手指

基本要求
1. 手部被动运动灵活
2. 软组织状况良好
3. 肌腱损伤后足够时间：至少 3 个月

禁忌证
1. 关节活动受限（但可能适合分期重建）
2. 存在软组织创伤或缺损，骨折愈合不佳

游离肌腱移植

手术适应证和禁忌证

早期发现闭合性肌腱断裂具有重要意义，对于延迟诊断的病例，一期修复较为困难，甚至无法完成，慢性病例需要游离肌腱移植。肌腱移植适应证包括：①肌腱断裂未能一期修复或延迟一期修复；②肌腱一期修复后再次断裂，无法再行端端缝合；③由于严重的污染、感染、肌腱缺损较多、滑车广泛损伤或合并其他损伤时，无法直接一期修复。如待修复的肌腱周围存在大量瘢痕或二期肌腱修复失败，需进行肌腱分期修复，不鼓励一期肌腱移植。外科医生有时需要根据术中发现决定。

在手术之前，应保证软组织创面愈合良好，同时手指应该具有灵活的被动活动。如果关节被动活动明显受限，不宜行一期肌腱移植，应先予以物理治疗以改善手指的运动范围。Boyes[42]对肌腱移植患者的相关情况进行了分类，不良的手部条件可能影响手术预后。关节被动活动范围缩小是一期肌腱移植的禁忌，但可能适合分期手术。伤后 3 个月才可进行肌腱移植。

供体肌腱

供体肌腱供体是掌长肌、跖肌、趾伸肌，或者在极少数情况下是来自正常的指浅屈肌腱（图9.46、图9.47）。同侧肢体的掌长肌腱（约 15cm）是一种常用的供体，适合于手掌至指尖的移植。通过腕横纹近侧的横向短切口可以很容易地获取。肌腱被钝性分离并用止血钳钳夹，同时用肌腱剥离器缓慢向前臂近端推进。必须小心保护肌腱下方的正中神经干及其正中神经皮支[249]。由于大约有 15% 的患者没有掌长肌腱[250]，手术前必须进行检查以确认肌腱是否存在。跖肌肌腱同样适用于通过跟腱内侧切口和使用肌腱剥离器

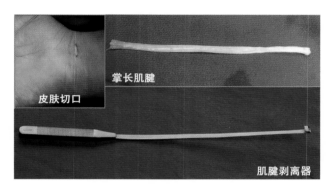

图 9.46　使用肌腱剥离器通过小的皮肤切口获取肌腱移植物

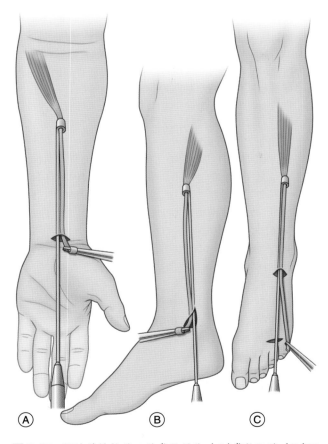

图 9.47　肌腱移植物的三种常见供体：（A）掌长肌腱；（B）跖肌；（C）趾伸肌

获得移植物。该肌腱的长度（25cm）非常适合前臂远端 - 指尖的长移植。然而有 7%～20% 的患者没有该肌腱，术前无法预测其存在[251, 252]。至第二、第三和第四趾的趾长伸肌、示指固有伸肌、小指固有伸肌、和小指指浅屈肌腱也可以使用。在作者的诊所里，作者最常使用掌长肌腱，并将近端连接处放置在掌部。

手术技术

屈肌腱通过掌侧 Bruner 切口或中线入路暴露[253-257]。主要环形滑车的完整性对重建移植肌腱的功能很重要，应至少保留 A2 和 A4 滑车。如果可能，也应尽量保留其他环形滑车，如 A1 或 A3 滑车和部分滑膜鞘，以促进移植肌腱更好地滑动。如果发现多个环形滑车损伤，则有必要对滑车进行重建。大多数需要重建的患者需要先进行分期肌腱重建。

移植物远端起始于指尖，常见的方法是将移植物直接缝合到指深屈肌腱残端，或将其埋在掌指骨的骨膜下（图 9.14）[257-259]。在后一种情况下，用直克氏针穿过远节指骨，然后从甲板的近端部分穿出。从表面穿出后，针头穿过纱布或海绵，并穿过覆盖纽扣的孔。缝合线系在纽扣上以固定移植物。额外的缝合线用于将指深屈肌腱残端固定到移植物上。可采用替代方法，如 1 区修复所示（图 9.14）[157, 159, 160, 243]。在儿童中，由于在远端指骨上钻孔可能会损伤骨骺，因此移植肌腱将被直接缝合到深部残端。无论是在手掌还是前臂，都通过将 Pulvertaft 编织缝线缝合到肌腱的近端残端来固定移植物（图 9.48）。将连接处置于掌侧需要的移植物较短，并保留蚓状肌的功能。要注意避免将肌腱缝合到蚓状肌上，因为这往往会增加肌肉的张力。将连接处放置在腕远端可以很容易地调整移植物的张力，也可减轻瘢痕。根据作者的经验，Pulvertaft 编织缝合适用于两个区域的近端连接处（图 9.49），并且当缝合近端残端时，手指应保持在比静止位置稍屈曲的位置（图 9.50）。

术后手腕保持在 30°～40° 背伸位，掌指关节伸展 60°～70°，指间关节几乎完全伸展。传统的建议是使用指尖到肘下的背侧支具内固定 3 周，然后在背侧支具的保护下积极锻炼手指。如果移植物连接牢固，一些外科医生提倡于术后几天即在谨慎的监督下进行被动或主动运动。大多数外科医生仍然倾向于固定至少 3 周，以避免张力，并重建移植物血运。手术后 6 周可以进行更剧烈的运动。

当指浅肌腱功能完全时，是否需要进行肌腱移植或重建尚有争议，但指深屈肌腱断裂不需要在伤后 3～4 周内直接修复[260-266]。如果深部移植物失败，有屈曲功能丧失的风险。然而，在某些情况下这种手术是值得冒险的，例如在有合理需求的年轻人中进行积极的远端指间关节置换，手术流程与上述流程类似。较薄的供体肌腱是首选的，A2 滑车可以缩短，但其余滑车需要被保留（图 9.51）。或者，可以移除指浅屈肌腱的一个侧束以便移植物顺利通过。在手术过程中，当移植物穿过指浅屈肌腱时可能会发生损伤，导致粘连形成和手指功能的丧失。总的来说，必须谨慎判断适应证。指屈肌腱完整的患者不需要治疗也可以适应良

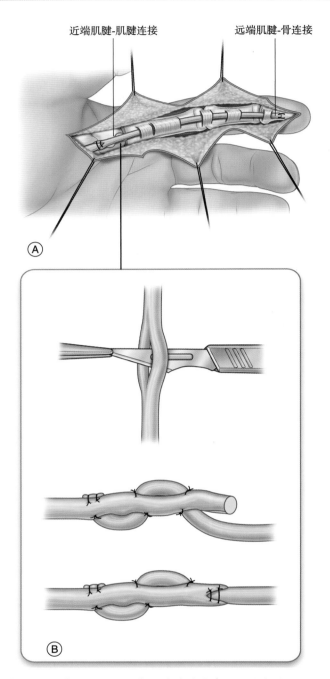

近端肌腱 - 肌腱连接　　　远端肌腱 - 骨连接

图 9.48　皮肤切口和游离肌腱移植重建屈指功能的方法。保留了尽可能多的环形滑车。（A）肌腱连接处位于腱鞘区域以外。为了使移植物与指屈肌腱末端的近端连接，通常使用 Pulvertaft 编织技术（详见 B）。连接处位于掌部或前臂远端。修复是通过手术刀在指屈肌腱上打孔，并用移植肌腱纤维穿过该孔与指屈肌腱编织而完成（B 图从上到下）

好。外科医生应充分告知患者该手术的风险和预期的功能增益。

当指浅屈肌腱完整且远端指间关节不稳定时，远端指间关节可在轻度屈曲位融合或 tenodose 固定。在有功能的指浅屈肌腱尚存的情况下，掌指和近端指间关节的组合运动承担了大约 85% 的屈指功能。

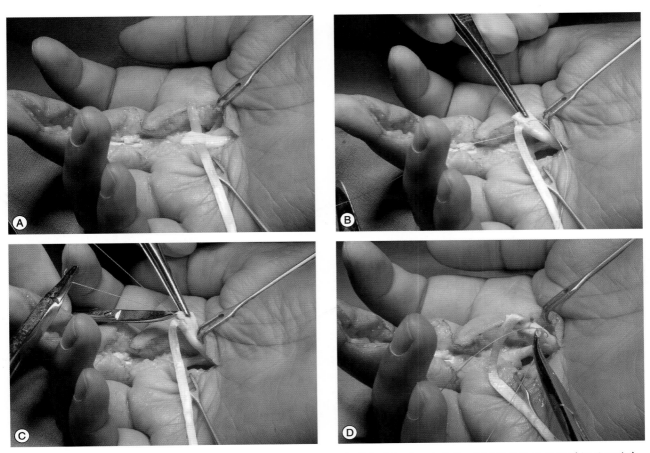

图 9.49 一例游离肌腱移植,采用 Pulvertaft 编织连接,将移植物与掌部的指屈肌腱连接。(A)移植物被编织到指屈肌腱中。(B,C)在移植物和指屈肌腱的两侧各加两条缝线。(D)完成编织肌腱修复

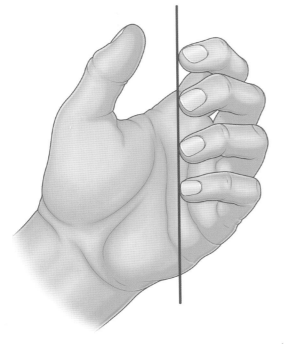

图 9.50 缝合移植物近端肌腱连接处时肌腱的张力状态。当手腕处于中立位时,手指在静止时稍屈曲,每个手指比其桡侧相邻手指更屈曲一些

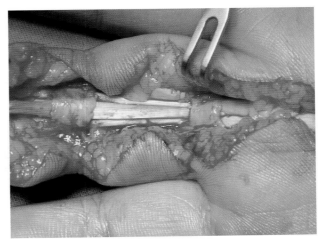

图 9.51 一例在存在完整的指浅屈肌腱(FDS)的情况下重建指深屈肌腱的病例。获取掌长肌腱作为移植物。保留了一系列滑车(A4、A2 的一部分和 A1)。掌长肌腱在滑车内妥善固定,并且保留完整的指浅屈肌腱分叉

肌腱分期重建

手术适应证

该手术适用于因受伤或多次尝试恢复肌腱连续性和滑动功能失败而导致手指严重瘢痕的患者。这些技术是由 Bassett 和 Carroll、Hunter、Paneva-Holevich、Schneider 等[44, 267-278]于 20 世纪中叶开发的。手术分为两个阶段。在第一阶段，肌腱和肌腱床上的瘢痕被切除，但滑车被保留或重建。将涤纶强化的硅胶肌腱植入肌腱床中，以维持鞘管腔并刺激有间皮内衬的假鞘形成。待鞘成熟后，可在第二阶段用移植肌腱代替第一阶段的替代物。

手术技术

第一阶段

通过掌侧 Z 形切口暴露伤指，切口继续延伸至手掌的蚓状肌起点水平（图 9.52）。肌腱和鞘（滑车）通常嵌入瘢痕中。切除肌腱，并在深肌腱的远端止点保留 1cm 的残端。位于关键位置的环形滑车被仔细地解剖，并切除瘢痕。保留所有潜在有用的滑车材料。当一连串滑车损伤时，应重建关键位置的滑车（A2 和 A4），这是重建的重要组成部分。一种方法是使用移植肌腱，即切除屈肌腱或掌长肌腱的一部分，将其包裹在指骨周围两次，以获得足够的宽度，将其放置在近节指骨伸肌结构深方，或放置在中节指骨伸肌浅面（图 9.53）。

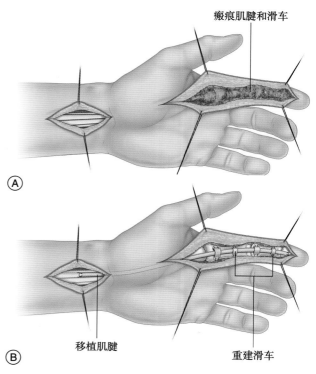

图 9.52 （A）在第一阶段，暴露后发现大量瘢痕。切除瘢痕和肌腱，保留环形滑车。（B）移植肌腱被置于具有瘢痕的肌腱床中。移植肌腱的近端未缝合且保持游离

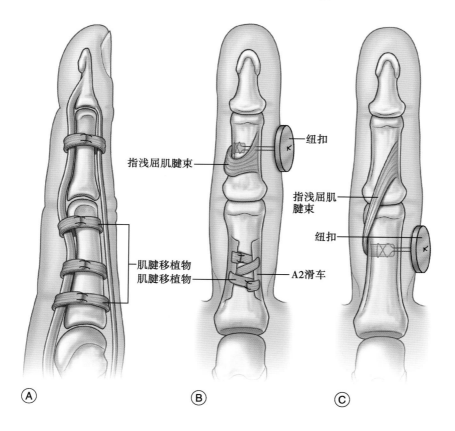

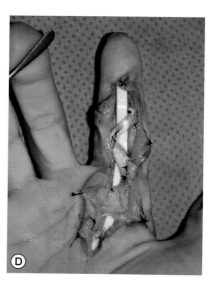

图 9.53 屈肌滑车重建方法。（A）使用游离肌腱绕近节指骨和中节指骨一周重建 A4 和 A2 滑车。移植物在近节指骨水平处伸肌深方，随后在中节指骨水平处伸肌浅面走行。（B）移植物被编织穿过 A2 滑车的残余部分以重建 A2 滑车。（C）应用一束指屈肌腱重建中节指骨处指浅屈肌腱滑轮。（D）一张手术照片显示指浅屈肌腱束是多个滑轮的重建移植物来源。指浅屈肌缝合在剩余的滑轮和骨膜部分

另一种方法是利用残余滑车的边缘,将移植肌腱或伸肌支持带的一部分来回编织,以形成残余滑车的掌侧部分。指浅屈肌腱的侧束也可以用来修复滑车。在存在指关节屈肌挛缩的情况下,将掌板的 check-rein extensions 和副韧带分离以松解挛缩,横断掌侧中部的深肌腱。

随后,根据第二阶段中滑车的松紧度和肌腱移植物的预期尺寸,尝试植入一组肌腱来确定移植物的适当尺寸。对于成年人,通常使用 4mm 的移植替代物,其尺寸接近肌腱移植物。将替代物植入滑车下方后,替代物应能在肌腱床以最小阻力移动。替代物的远端锚定可以有多种方式(图 9.54)。在前臂远端做第二个切口。然后使用肌腱传递器将替代物从手掌近端传递到前臂远端。替代物就位后,在替代物的近端施加牵引力,以确保其自由滑动。在前臂近端深部的肌肉内进行钝性解剖,形成一条隧道。替代物被放置在该隧道中,并且确保附近的空间足够替代物自由滑动。

术后,用旋后位短臂支具固定手腕,轻度屈曲腕关节(30°),明显屈曲掌指关节。被动的手腕和手指活动可以在一周后开始。8 周时,应进行全面活动但不能用力抓握,12 周时,可尝试用力抓握。滑车重建术后,必须用环形胶带或环形塑形支具对其进行保护。

第二阶段

大约 3 个月后进行第二阶段的手术。在远端替代物-肌腱连接处附近做一个小切口(图 9.55),也可以使用先前切口的一部分。将替代物与肌腱切断后,对替代物进行标记。游离移植肌腱并将其穿入假鞘隧道。注意不要打开远端指间关节附近的假鞘,以避免对任何滑车造成伤害。然后,选择合适的驱动肌腱,指深屈肌腱的主体部分被用于中、环和小指的重建。对于示指重建,则选择示指的指深屈肌腱作为驱动。对于拇指重建,则使用拇长屈肌腱或其中一块指浅屈肌腱。近端连接初可以置于掌骨,但在大多数情况下置于前臂远端。移植肌腱附着在替代物的一端,然后再将替代物从假鞘一端抽出。远端连接处如前所述固定,用于游离移植肌腱。将近端连接置于前臂近端为肌腱的滑动提供了有利的环境。移植肌腱维持适当的张力对其功能至关重要。

Paneva Holevich[267]主张损伤近端的指浅屈肌腱应作为移植物使用。该手术演变为在第一阶段放置替代物的同时将近端指浅屈肌腱缝合到近端指深屈肌腱末端,然后移除替代物。在第二阶段将指浅屈肌腱移植到手指上,也能产生有利的结果[244, 279]。

术后,手腕维持在与肌腱移植术后相同的位置。

有的外科医生会将手固定 3～4 周,另一些则支持在术后几天开始的早期保护性活动。治疗通过被动和轻度主动运动谨慎进行,至少 6 周,此时肌腱及其关节处的拉伸强度足够强,可以承受更剧烈的运动。

肌腱松解

手术适应证

肌腱松解的指征是当直接端端修复或肌腱移植术后

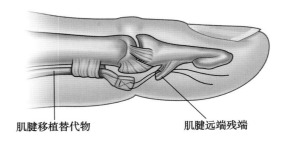

肌腱移植替代物　　　　　　肌腱远端残端

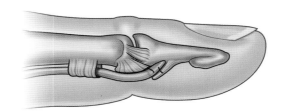

(A)

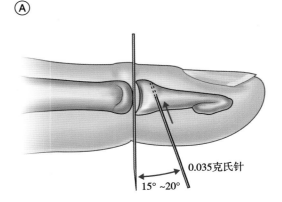

0.035克氏针

15°～20°

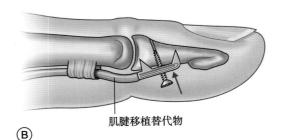

肌腱移植替代物

(B)

图 9.54 第 1 阶段肌腱移植替代物的远端连接。(A)远端接线法。将移植替代物用单股丝线(32 号)的八字缝合到指深屈肌腱残端。在替代物的每一侧都补充了额外的缝合线。(B)钉板固定方法。使用克氏针(0.035 英寸,约 0.89mm)将其穿入指骨钻孔,最后使用自攻半圆螺钉(2mm)固定。

几个月,指关节的被动运动范围仍大大超过主动活动范围[234, 280-286]。肌腱损伤伴随腱周组织严重损伤或复合损伤(如断指或断掌再植),形成粘连的几率更大,因此可能更需要肌腱松解术作为后期手术[282]。儿童也是该手术的适宜人群[282]。手术的前提条件是:①所有骨折均已愈合;②创面与柔软、有韧性的皮肤和皮下组织达到平衡,切口瘢痕周围的反应最小;以及③关节挛缩必须得到纠正,并且手指被动

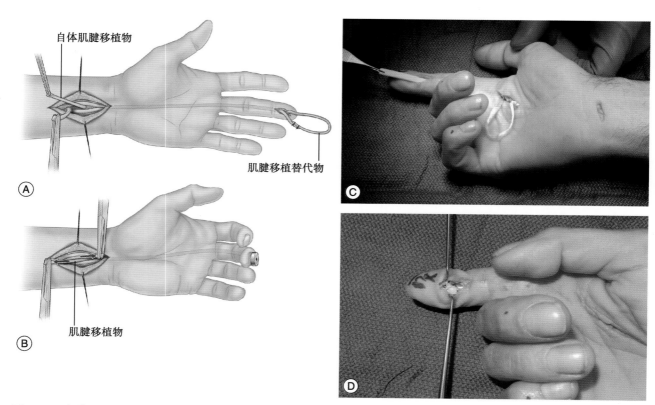

图 9.55　在第二阶段，将肌腱移植替代物用肌腱移植物代替。(A)通过移植替代物远端小切口暴露移植替代物，从指深屈肌腱远端断开后，将移植替代物缝合到肌腱移植物上。通过新形成的鞘管腔向近端拉动替代物以复位移植的肌腱。(B)移植物已就位，远端肌腱连接以类似于肌腱移植的方式完成，通过抽出或稳健的直接缝合修复。移植物的近端连接在前臂远端或掌部，如图所示。(C)将替代物从手指抽出的术中视图。注意，替代物的近端与移植肌腱缝合。因此，在拔出替代物后移植的肌腱就在腱鞘内。(D)移植物的远端直接牢固地缝合到指深屈肌腱的远端残端

活动范围正常或接近正常。肌腱松解术的最佳时机仍然存在争议[233,284-287]。如果在治疗 3 个月后未能达到理想的活动范围，则有理由考虑肌腱松解术。直接修复或肌腱移植后应恢复至少 3 个月，以便肌腱愈合和血运重建，以避免损失肌腱强度。为了可靠地评估患者的最终功能，通常需要 4~6 个月的时间。针对运动范围而言，没有绝对的标准说明必须达到何种程度的运动范围损失才能进行肌腱松解术。外科医生在做出决定时应该充分考虑患者的年龄、职业和手功能的要求。术前应告知患者术中的发现可能提示该患者不适合肌腱松解术。因此，外科医生在发现滑车严重破坏或大段肌腱缺损时，需要进行分期重建的第一阶段。

麻醉

患者积极参与评估肌腱活动和松解是否充分是手术的关键步骤，可以通过使用镇静麻醉结合手术区的局部麻醉[234,288]，或仅使用局部麻醉来实现的[123,124]。在镇静状态下，作者倾向于使用 2% 利多卡因局部浸润皮下组织，或在掌骨水平使用利多卡因作指神经阻滞。如果需要患者在整个肌腱松解术中保持清醒，则在每个手指和掌的手术区域注射 10ml 1% 利多卡因和 1:10 000 肾上腺素。如果外科医生需要进行更大范围的手术，如 2~3 指以上的肌腱松解

术、分期重建手术，或者患者不太可能耐受局部麻醉手术，则使用腋神经阻滞或全身麻醉。

手术技术

通过 Bruner 切口或中线切口，从未损伤的区域到粘连区域进行解剖。肌腱松解术需要更广泛的手术暴露。所有限制性粘连都被仔细地分开，并注意确定屈肌腱的边界。在解剖过程中，一些外科医生建议尽可能保留滑膜鞘，但另一些更倾向于切除滑膜鞘。无论如何，主要滑车都应尽量保留，嵌入瘢痕内的滑膜鞘应当被切除。至少保留 A2 和 A4 滑车是必要的。如果可能的话，A3 滑车及其相邻腱鞘也应被保留。各种器械可以帮助从主要滑车的内表面剥离受瘢痕影响的肌腱[289-291]。在任何情况下，指浅屈肌腱和指深屈肌腱都应当相互分离。在一些严重粘连的病例中，需要局部切除指浅屈肌腱。继续解剖直至正常组织，腱周没有瘢痕。此时如果患者完全清醒，嘱患者主动屈曲手指以检查松解的充分性，或者通过轻柔牵拉肌腱近端来检查，如可以在掌部做一个单独的切口来牵拉肌腱。检查肌腱的质量和滑车的完整性。如果肌腱的连续性仅通过瘢痕维持，或失去超过 1/3 的肌腱宽度，则肌腱不太可能发挥正常功能，应进行分期肌腱重建。如果关键滑车被破坏，则可以进行滑车重建（框 9.11）。

框 9.11　肌腱松解术

1. 建议使用局部麻醉，以便在手术过程中需要时嘱患者进行主动屈曲。
2. 需要充分的手术暴露以松解所有粘连。
3. 保留关键位置的环形滑车（至少 A2 和 A4）。
4. 检查松解肌腱的活动，以确认手术的充分性。
5. 术后活动对手术的成功至关重要。
6. 根据术中松解肌腱的结果来决定术后锻炼方式。活动锻炼应持续进行，并持续 4～6 周。

多年来，学界已经进行了许多尝试来开发阻止或限制粘连形成的方法[292-302]。到目前为止，几乎没有被常规使用的能可靠地减少临床粘连的方法。有的外科医生偏好使用固醇类药物[286]。一项多中心临床试验表明，使用透明质酸凝胶可以减少肌腱松解术后的粘连[303]。

术后治疗

口服止痛药通常能缓解术后疼痛。对于疼痛阈值较低或经历大范围手术的患者，可考虑经皮放置局麻导管，反复的指神经阻滞也可以使用[304]。手指的活动可以在手术后的第一天开始。一些外科医生主张等待几天或直到软组织炎症和疼痛消退再开始运动。

术后肌腱锻炼是肌腱松解术成功的关键，也是防止粘连复发的最有效方法[305-309]。活动的幅度、频率和力度应视术中结果而定。外科医生应直接与治疗师讨论制定锻炼方案。瘢痕程度轻、滑车系统强健的近乎正常的肌腱适宜采用更积极的活动方案。当肌腱质量差时，即瘢痕密集、节段性断裂或肌腱直径小，或者重建了滑车，则应推迟肌腱活动或缓慢进行活动[234]。在这种情况下，手指充分被动屈曲后，松开并保持该动作有助于减少张力和肌腱断裂的可能性。手指被动运动有助于防止手指关节挛缩，减少主动运动的阻力。锻炼计划通常持续 4～6 周。

未来展望

尽管大多数手外科医生正在进行比以前强度更高的一期游离肌腱修复，但术后锻炼方案尚未更新，某些地区或医疗单位尚未采纳主动屈曲锻炼。对于存在各种损伤的手，最有效的康复方案仍有待确定。一些外科医生或治疗师主张早期使用从指尖到手腕的短支具，以方便进行手和手腕的活动。尽管这种观点似乎更优越且合理，但我们仍在等待验证，其应用范围尚待确定。目前，传统的肌腱-骨连接修复方法受到质疑，学界正寻求替代方案，但仍有待理论和临床确定哪些方法可以可靠地取代传统的抽出式修复。清醒状态下的肌腱修复已经成为一些外科医生（包括作者）最喜欢的方式，预计会更受欢迎。减少严重受损肌腱的粘连形成、大段肌腱缺损或多条肌腱的缺失（常见于复杂或广泛

的手或前臂损伤）仍然是主要的临床挑战，也是尚未解决的问题。作者认为，肌腱愈合和粘连形成的生物调节、工程肌腱移植物或同种异体肌腱移植物的开发等基础科学的进步将有助于为这些修复困难的肌腱损伤提供解决方案。

参考文献

1. Potenza AD. Tendon healing within the flexor digital sheath in the dog. *J Bone Joint Surg Am.* 1962;44:49–64.
2. Peacock EE. Fundamental aspect of wound healing relating to the restoration of gliding function after tendon repair. *Surg Gynecol Obstet.* 1964;119:241–250.
3. Peacock EE. Biological principles in the healing of long tendons. *Surg Clin North Am.* 1965;45:461–476.
4. Potenza AD. Mechanisms of healing of digital flexor tendons. *Hand.* 1969;1:40–41.
5. Matthews P, Richards H. The repair potential of digital flexor tendons. *J Bone Joint Surg Br.* 1974;56:618–625.
6. Lundborg G. Experimental flexor tendon healing without adhesion formation—a new concept of tendon nutrition and intrinsic healing mechanisms. *Hand.* 1976;8:235–238.
7. Lundborg G, Rank F, Heinau B. Intrinsic tendon healing. A new experimental model. *Scand J Plast Reconstr Surg.* 1985;19:113–117.
8. Katsumi M, Tajima T. Experimental investigation of healing process of tendons with or without synovial coverage in or outside of synovial cavity. *J Niigata Med Assoc.* 1981;95:532–567.
9. Manske PR, Gelberman RH, Vande Berg J, Lesker PA. Flexor tendon repair: morphological evidence of intrinsic healing in vitro. *J Bone Joint Surg Am.* 1984;66:385–396.
10. Gelberman RH, Manske PR, Vande Berg JS, Lesker PA, Akeson WH. Flexor tendon healing in vitro: comparative histologic study of rabbit, chicken, dog and monkey. *J Orthop Res.* 1984;2:39–48.
11. Verdan CE. Primary repair of flexor tendons. *J Bone Joint Surg Am.* 1960;42:647–657.
12. Kleinert HE, Kutz JE, Ashbell TS, Martinez E. Primary repair of lacerated flexor tendons in "No Man's Land". [abstract] *J Bone Joint Surg Am.* 1967;49:577.
13. Savage R. In vitro studies of a new method of flexor tendon repair. *J Hand Surg [Br].* 1985;10:135–141.
14. Savage R, Risitano G. Flexor tendon repair using a "six strand" method of repair and early active mobilization. *J Hand Surg [Br].* 1989;14:396–399.
15. Strickland JW, Glogovac SV. Digital function following flexor tendon repair in zone II: a comparison of immobilization and controlled passive motion techniques. *J Hand Surg Am.* 1980;5:537–543.
16. McLarney E, Hoffman H, Wolfe SW. Biomechanical analysis of the cruciate four-strand flexor tendon repair. *J Hand Surg [Br].* 1999;24:295–301.
17. Tang JB, Shi D, Gu YQ, Chen JC, Zhou B. Double and multiple looped suture tendon repair. *J Hand Surg [Br].* 1994;19:699–703.
18. Tang JB, Wang B, Chen F, Pan CZ, Xie RG. Biomechanical evaluation of flexor tendon repair techniques. *Clin Orthop Relat Res.* 2001;386:252–259.
19. Tang JB. Indications, methods, postoperative motion and outcome evaluation of primary flexor tendon repairs in Zone 2. *J Hand Surg (Eur).* 2007;32:118–129. *This article provides a comprehensive and updated review of the current indications for primary tendon repairs in zone 2. The author's techniques of multistrand repairs and rehabilitation are detailed. Most importantly, the author defines the needs, mechanical basis, and areas of releasing the critical parts of the major digital annular pulleys to facilitate tendon repairs. The author highlights the importance of releasing the critical pulley parts and strong surgical repairs in achieving predictable primary flexor tendon repairs in this most difficult area.*
20. Moiemen NS, Elliot D. Early active mobilization of primary flexor tendon repairs in zone 1. *J Hand Surg [Br].* 2000;25:78–84.
21. Tang JB. Flexor tendon repairs in zone IIC. *J Hand Surg [Br].* 1994;19:72–75.
22. Tang JB. The double sheath system and tendon gliding in zone IIC. *J Hand Surg [Br].* 1995;20:281–285.
23. Kwai Ben I, Elliot D. Venting or partial release of the A2 and A4 pulleys after repair of zone II flexor tendon injuries. *J Hand Surg [Br].* 1998;23:649–654.
24. Al-Qattan MM, Al-Turaiki TM. Flexor tendon repair in zone 2 using a six-strand 'figure of eight' suture. *J Hand Surg (Eur).* 2009;34:322–328.

25. Giesen T, Sirotakova M, Copsey AJ, Elliot D. Flexor pollicis longus primary repair: further experience with the Tang technique and controlled active mobilisation. *J Hand Surg (Eur).* 2009;34:758–761. *This clinical study reported the most up-to-date clinical outcomes of repairs of lacerated flexor pollicis longus (FPL) tendons from a renowned center dealing with flexor tendon injuries. These authors have made a series of reports of their results in treating FPL injuries over the past two decades; this most recent report documents their outcomes in 50 FPL injuries. With a six-strand core tendon repair alone (without peripheral repairs), they achieved good or excellent functional recovery in 80% of thumbs, with zero tendon rupture with an active motion regime. These are the best clinical results of FPL tendon repairs reported thus far. It is worth noting that the authors did not elaborate peripheral sutures in these FPL tendon repairs, and the oblique pulley in the thumb was vented to accommodate tendon repairs.*

26. Manske PR. History of flexor tendon repair. *Hand Clin.* 2005;21:123–127.

27. Mason ML, Shearon CG. The process of tendon repair. An experimental study of tendon suture and tendon graft. *Arch Surg.* 1932;25:615–692.

28. Salomon A. Klinische und experimentelle Untersuchungen über Heilung von Schnenverletzungen insbesondere innerhalb der Sehnenscheiden. *Arch Klin Chir.* 1924;129:397.

29. Salomon A. Ueber den Ersatz grosser Sehnendefekte durch Regeneration. *Arch Klin Chir.* 1919;113:30.

30. Bunnell S. Repair of tendons in the fingers and description of two new instruments. *Surg Gynecol Obstet.* 1918;26:103–110.

31. Bunnell S. Repair of tendons in the fingers. *Surg Gynecol Obstet.* 1922;35:88–97.

32. Garlock JH. Repair of wounds of the flexor tendons of the hand. *Ann Surg.* 1926;83:111–122.

33. Mason ML. Primary and secondary tendon suture. A discussion of the significance of technique in tendon surgery. *Surg Gyn Obstet.* 1940;70:392–402.

34. Lexer E. Did Verwehtung der freien Schnenstransplantation. *Arch Klin Chir.* 1912;98:818–825.

35. Mayer L. The physiological method of tendon transplantation. I. Historical, anatomy, and physiology of tendons. *Surg Gynecol Obstet.* 1916;22:182–197.

36. Mayer L. The physiological method of tendon transplantation. II. Operative technique. *Surg Gynecol Obstet.* 1916;22:298–306.

37. Mayer L. The physiological method of tendon transplantation. III. Experimental and clinical experiences. *Surg Gynecol Obstet.* 1916;22:472–481.

38. Pulvertaft RG. Repair of tendon injuries in the hand. *Ann R Coll Surg Engl.* 1948;3:3–14.

39. Graham WC. Flexor tendon grafts to the finger and thumb. *J Bone Joint Surg Am.* 1947;29:553–559.

40. Littler JW. Free tendon grafts in secondary flexor tendon repair. *Am J Surg.* 1947;74:315–321.

41. Boyes JH. Why tendon repair? *J Bone Joint Surg Am.* 1959;41:577–579.

42. Boyes JH, Stark HH. Flexor-tendon grafts in the fingers and thumb. A study of factors influencing results in 1000 cases. *J Bone Joint Surg Am.* 1971;53:1332–1342. *This classic article reported perhaps the largest case series of free tendon grafting in the fingers and thumbs. The authors analyzed the factors influencing the prognosis for free tendon grafting and showed that the tendon grafting procedure used can produce clinically acceptable function. However, hand conditions are extremely important. Prognostic factors include conditions of the soft tissues and joints.*

43. Mayer L. Celloidin tube reconstruction of extensor communis sheath. *Bull Hosp Joint Dis Orthop Inst.* 1940;1:39.

44. Bassett CAL, Carroll RE. Formation of tendon sheaths by silicone rod implants. Proceedings of American Society for Surgery of the Hand. *J Bone Joint Surg Am.* 1963;45:884.

45. Hunter JM. Artificial tendons. Early development and application. *Am J Surg.* 1965;109:325.

46. Hunter JM, Salisbury RE. Flexor-tendon reconstruction in severely damaged hands. A two-stage procedure using a silicone Dacron reinforced gliding prosthesis prior to tendon grafting. *J Bone Joint Surg Am.* 1971;53:829–858.

47. Manske PR, Bridwell K, Lesker PA. Nutrient pathways to flexor tendons of chickens using tritiated proline. *J Hand Surg Am.* 1978;3:352–357.

48. Manske PR, Bridwell K, Whiteside LA, Lesker PA. Nutrition of flexor tendon in monkeys. *Clin Orthop Relat Res.* 1978;136:294–298.

49. Manske PR, Lesker PA. Nutrient pathways of flexor tendons in primates. *J Hand Surg.* 1982;7A:436–447.

50. Manske PR, Lesker PA. Comparative nutrient pathways to the flexor profundus tendons in zone II of various experimental animals. *J Surg Res.* 1983;34:83–93.

51. Matthew P. The fate of isolated segments of flexor tendons within the digital sheath. *Br J Plast Surg.* 1976;28:216–224.

52. Matthews P, Richards H. The repair reaction of flexor tendon within the digital sheath. *Hand.* 1975;7:27–29.

53. Matthews P, Richards H. Factors in the adherence of flexor tendons after repair. *J Bone Joint Surg.* 1976;58B:230–236.

54. Matthew P. The fate of isolated segments of flexor tendons within the digital sheath. *Br J Plast Surg.* 1976;28:216–224.

55. Lindsay WK, Thomson HG. Digital flexor tendons: an experimental study (part I). The significance of each compartment of the flexor mechanism in tendon healing. *Br J Plast Surg.* 1959;12:289–316.

56. Lindsay WK, Thomson HG, Walker FG. Digital flexor tendon: an experimental study (part II). The significance of a gap occurring at the line of suture. *Br J Plast Surg.* 1960;13:1–9.

57. Lindsay WK, McDougall EP. Digital flexor tendons: an experimental study (part III). The fate of autogenous digital flexor tendon grafts. *Br J Plast Surg.* 1961;13:293–304.

58. Manske PR, Lesker PA. Histological evidence of flexor tendon repair in various experimental animals. An in vitro study. *Clin Orthop.* 1984;182:353–360.

59. Manske PR, Lesker PA. Biochemical evidence of flexor tendon participation in the repair process—an in vitro study. *J Hand Surg [Br].* 1984;9:117–120.

60. Gelberman RH, Manske PR, Vande Berg JS, et al. Flexor tendon healing in vitro: comparative histologic study of rabbit, chicken, dog and monkey. *J Orthop Res.* 1984;2:39–48.

61. Mass DP, Tuel R. Human flexor tendon participation in the in vitro repair process. *J Hand Surg Am.* 1989;14:64–71.

62. Pribaz JJ, Morrison WA, Macleod AM. Primary repair of flexor tendons in no man's land using the Becker repair. *J Hand Surg [Br].* 1989;14:400–405.

63. Lee H. Double loop locking suture: a technique of tendon repair for early active mobilization. Part I: Evolution of technique and experimental study. *J Hand Surg Am.* 1990;15:945–952.

64. Silfverskiöld KL, May EJ, Törnvall AH. Gap formation during controlled motion after flexor tendon repair in zone II: a prospective clinical study. *J Hand Surg Am.* 1992;17:539–546.

65. Greenwald DP, Randolph MA, Hong HZ, May JW Jr. Augmented Becker versus modified Kessler tenorrhaphy in monkeys: dynamic mechanical analysis. *J Hand Surg Am.* 1995;20:267–272.

66. Taras JS, Skahen JR, Raphael JS, et al. The double-grasping and cross-stitch for acute flexor tendon repair. *Atlas Hand Clin.* 1996;1:13–28.

67. Sandow MJ, McMahon MM. Single-cross grasp six-strand repair for acute flexor tendon tenorrhaphy. *Atlas Hand Clin.* 1996;1:41–64.

68. Lim BH, Tsai TM. The six-strand techniques for flexor tendon repair. *Atlas Hand Clin.* 1996;1:65–76.

69. Winters SC, Gelberman RH, Woo SL, et al. The effects of multiple-strand suture methods on the strength and excursion of repaired intrasynovial flexor tendons: A biomechanical study in dogs. *J Hand Surg Am.* 1998;23:97–104.

70. Sirotakova M, Elliot D. Early active mobilization of primary repairs of the flexor pollicis longus tendon with two Kessler two-strand core sutures and a strengthened circumferential suture. *J Hand Surg [Br].* 2004;29:531–535.

71. Wang B, Xie RG, Tang JB. Biomechanical analysis of a modification of Tang method of tendon repair. *J Hand Surg [Br].* 2003;28:347–350.

72. Cao Y, Tang JB. Biomechanical evaluation of a four-strand modification of the Tang method of tendon repair. *J Hand Surg [Br].* 2005;30:374–378.

73. Manchio JV, Shashikant MP, Shrivastava A, et al. Evaluation of a new 4-strand flexor tendon repair in a cadaveric porcine model. *J Hand Surg Am.* 2009;34:102–107.

74. Gelberman RH, Boyer MI, Brodt MD, et al. The effect of gap formation at the repair site on the strength and excursion of intrasynovial flexor tendons. An experimental study on the early stages of tendon-healing in dogs. *J Bone Joint Surg Am.* 1999;81:975–982.

75. Gelberman RH, Siegel DB, Woo SL, et al. Healing of digital flexor tendons: importance of the interval from injury to repair. A biomechanical, biochemical, and morphological study in dogs. *J Bone Joint Surg Am.* 1991;73:66–75.

76. Urbaniak JR, Cahill JD, Mortenson RA. Tendon suturing methods: analysis of tensile strengths. In: *AAOS Symposium on Tendon Surgery in the Hand*. St. Louis: CV Mosby Co.; 1975:70–80.

77. Kubota H, Manske PR, Aoki M, et al. Effect of motion and tension on injured flexor tendons in chickens. *J Hand Surg Am*. 1996;21:456–463.

78. Aoki M, Kubota H, Pruitt DL, Manske PR. Biomechanical and histologic characteristics of canine flexor tendon repair using early postoperative mobilization. *J Hand Surg Am*. 1997;22:107–114.

79. Hotokezaka S, Manske PR. Differences between locking loops and grasping loops: effects on 2-strand core suture. *J Hand Surg Am*. 1997;22:995–1003.

80. Hatanaka H, Manske PR. Effect of suture size on locking and grasping flexor tendon repair techniques. *Clin Orthop Relat Res*. 2000;375:267–274.

81. Komanduri M, Phillips CS, Mass DP. Tensile strength of flexor tendon repairs in a dynamic cadaver model. *J Hand Surg Am*. 1996;21:605–611.

82. Alavanja G, Dailey E, Mass DP. Repair of zone II flexor digitorum profundus lacerations using varying suture sizes: a comparative biomechanical study. *J Hand Surg Am*. 2005;30:448–454.

83. Walbeehm ET, De Wit T, Hovius SE, McGrouther DA. Influence of core suture geometry on tendon deformation and gap formation in porcine flexor tendons. *J Hand Surg [Br]*. 2009;34:190–195.

84. Kim JB, de Wit T, Hovius SE, et al. What is the significance of tendon suture purchase? *J Hand Surg (Eur)*. 2009;34:497–502.

85. Xie RG, Zhang S, Tang JB, Chen F. Biomechanical studies of 3 different 6-strand flexor tendon repair techniques. *J Hand Surg Am*. 2002;27:621–627.

86. Tang JB, Tan J, Xu Y. Lengthening and locking: 2 ways to improve repair strength of obliquely lacerated tendons. *J Hand Surg Am*. 2003;28:832–837.

87. Tan J, Wang B, Xu Y, Tang JB. Effects of direction of tendon lacerations on strength of tendon repairs. *J Hand Surg Am*. 2003;28:237–242.

88. Tan J, Tang JB. Locking repairs for obliquely cut tendons: Effects of suture purchase and directions of locking circles. *J Hand Surg Am*. 2004;29:891–897.

89. Tang JB, Xu Y, Wang B. Repair strength of tendons of varying gliding curvature: a study in a curvilinear model. *J Hand Surg Am*. 2003;28:243–249.

90. Tang JB, Cao Y, Xie RG. Effects of tension direction on strength of tendon repair. *J Hand Surg Am*. 2001;26:1105–1110.

91. Xie RG, Xue HG, Gu JH, et al. Effects of locking area on strength of 2- and 4-strand locking tendon repairs. *J Hand Surg Am*. 2005;30:455–460.

92. Xie RG, Tang JB. Investigation of locking configurations for tendon repair. *J Hand Surg Am*. 2005;30:461–465.

93. Tang JB, Zhang Y, Cao Y, Xie RG. Core suture purchase affects strength of tendon repairs. *J Hand Surg Am*. 2005;30:1262–1266.

94. Cao Y, Zhu B, Xie RG, Tang JB. Influence of core suture purchase length on strength of four-strand tendon repairs. *J Hand Surg Am*. 2006;31:107–112.

95. Miller B, Dodds SD, deMars A, et al. Flexor tendon repairs: the impact of fiberwire on grasping and locking core sutures. *J Hand Surg Am*. 2007;32:591–596.

96. Thurman RT, Trumble TE, Hanel DP, et al. Two-, four-, and six-strand zone II flexor tendon repairs: an in situ biomechanical comparison using a cadaver model. *J Hand Surg Am*. 1998;23:261–265.

97. Barrie KA, Tomak SL, Cholewicki J, Wolfe SW. The role of multiple strands and locking sutures on gap formation of flexor tendon repairs during cyclical loading. *J Hand Surg Am*. 2000;25:714–720.

98. Wu YF, Tang JB. Effects of tension across the tendon repair site on tendon gap and ultimate strength. *J Hand Surg Am*. 2012;37:906–912.

99. Uchiyama S, Amadio PC, Coert JH, et al. Gliding resistance of extrasynovial and intrasynovial tendons through the A2 pulley. *J Bone Joint Surg Am*. 1997;79:219–224.

100. Paillard PJ, Amadio PC, Zhao C, et al. Pulley plasty versus resection of one slip of the flexor digitorum superficialis after repair of both flexor tendons in zone II: a biomechanical study. *J Bone Joint Surg Am*. 2002;84:2039–2045.

101. Zhao C, Amadio PC, Zobitz ME, An KN. Resection of the flexor digitorum superficialis reduces gliding resistance after zone II flexor digitorum profundus repair in vitro. *J Hand Surg Am*. 2002;27:316–321.

102. Silva JM, Zhao C, An KN, et al. Gliding resistance and strength of composite sutures in human flexor digitorum profundus tendon

103. Zhao CF, Amadio PC, Berglund L, An KN. The A3 pulley. *J Hand Surg Am*. 2000;25:270–276.

104. Tang JB, Shi D, Zhang QG. Biomechanical and histologic evaluation of tendon sheath management. *J Hand Surg Am*. 1996;21:900–908.

105. Xu Y, Tang JB. Effects of superficialis tendon repairs on lacerated profundus tendons within or proximal to the A2 pulley: an *in vivo* study in chickens. *J Hand Surg Am*. 2003;28:994–1001.

106. Tang JB, Wang YH, Gu YT, Chen F. Effect of pulley integrity on excursions and work of flexion in healing flexor tendons. *J Hand Surg Am*. 2001;26:347–353.

107. Tang JB, Xie RG. Effect of A3 pulley and adjacent sheath integrity on tendon excursion and bowstringing. *J Hand Surg Am*. 2001;26:855–861.

108. Tang JB, Xie RG, Cao Y, et al. A2 pulley incision or one slip of the superficialis improves flexor tendon repairs. *Clin Orthop Relat Res*. 2007;456:121–127.

109. Tang JB, Cao Y, Wu YF, Wang GH. Effect of A2 pulley release on repaired tendon gliding resistance and rupture in a chicken model. *J Hand Surg Am*. 2009;34:1080–1087.

110. Cao Y, Tang JB. Strength of tendon repair decreases in the presence of an intact A2 pulley: biomechanical study in a chicken model. *J Hand Surg Am*. 2009;34:1763–1770.

111. Mitsionis G, Bastidas JA, Grewal R, et al. Feasibility of partial A2 and A4 pulley excision: effect on finger flexor tendon biomechanics. *J Hand Surg Am*. 1999;24:310–314.

112. Tomaino M, Mitsionis G, Basitidas J, et al. The effect of partial excision of the A2 and A4 pulleys on the biomechanics of finger flexion. *J Hand Surg [Br]*. 1998;23:50–52.

113. Boyer MI, Ditsios K, Gelberman RH, et al. Repair of flexor digitorum profundus tendon avulsions from bone: an ex vivo biomechanical analysis. *J Hand Surg Am*. 2002;27:594–598.

114. Boyer MI, Gelberman RH, Burns ME, et al. Intrasynovial flexor tendon repair. An experimental study comparing low and high levels of in vivo force during rehabilitation in canines. *J Bone Joint Surg Am*. 2001;83:891–899.

115. Boyer MI, Ditsios K, Gelberman RH, et al. Repair of flexor digitorum profundus tendon avulsions from bone: an ex vivo biomechanical analysis. *J Hand Surg Am*. 2002;27:594–598.

116. Barrie KA, Tomak SL, Cholewicki J, et al. Effect of suture locking and suture caliber on fatigue strength of flexor tendon repairs. *J Hand Surg Am*. 2001;26:340–346.

117. Taras JS, Raphael JS, Marczyk SC, Bauerle WB. Evaluation of suture caliber in flexor tendon repair. *J Hand Surg Am*. 2001;26:1100–1104.

118. Zhao C, Amadio PC, Paillard P, et al. Digital resistance and tendon strength during the first week after flexor digitorum profundus tendon repair in a canine model in vivo. *J Bone Joint Surg Am*. 2004;86:320–327.

119. Xie RG, Cao Y, Xu XF, Zhu B. The gliding force and work of flexion in the early days after primary repair of lacerated flexor tendons: an experimental study. *J Hand Surg (Eur)*. 2008;33:192–196.

120. Cao Y, Tang JB. Investigation of resistance of digital subcutaneous edema to gliding of the flexor tendon: an in vitro study. *J Hand Surg Am*. 2005;30:1248–1254.

121. Cao Y, Tang JB. Resistance to motion of flexor tendons and digital edema: An in vivo study in a chicken model. *J Hand Surg Am*. 2006;31:1645–1651.

122. Cao Y, Chen CH, Wu YF, et al. Digital oedema, adhesion formation and resistance to digital motion after primary flexor tendon repair. *J Hand Surg (Eur)*. 2008;33:745–752.

123. Lalonde DH, Martin AL. Wide-awake flexor tendon repair and early tendon mobilization in zones 1 and 2. *Hand Clin*. 2013;29:207–213. *This article provides details on how surgeons can repair flexor tendon under local anesthesia with tourniquet control and how the patient can actively move the repaired digit during surgery to ascertain the repair is strong and appropriate for early active motion.*

124. Lalonde DH. Wide-awake flexor tendon repair. *Plast Reconstr Surg*. 2009;123:623–625.

125. Chang J, Most D, Thunder R, et al. Molecular studies in flexor tendon wound healing: the role of basic fibroblast growth factor gene expression. *J Hand Surg Am*. 1998;23:1052–1058.

126. Chang J, Thunder R, Most D, et al. Studies in flexor tendon wound healing: neutralizing antibody to TGF-beta1 increases postoperative range of motion. *Plast Reconstr Surg*. 2000;105:148–155.

repair: an in vitro biomechanical study. *J Hand Surg Am*. 2009;34:87–92.

127. Ngo M, Pham H, Longaker MT, Chang J. Differential expression of transforming growth factor-beta receptors in a rabbit zone II flexor tendon wound healing model. *Plast Reconstr Surg*. 2001;108:1260–1267.

128. Klein MB, Yalamanchi N, Pham H, et al. Flexor tendon healing in vitro: effects of TGF-beta on tendon cell collagen production. *J Hand Surg Am*. 2002;27:615–620.

129. Hsu C, Chang J. Clinical implications of growth factors in flexor tendon wound healing. *J Hand Surg Am*. 2004;29:551–563.

130. Zhang AY, Pham H, Ho F, et al. Inhibition of TGF-beta-induced collagen production in rabbit flexor tendons. *J Hand Surg Am*. 2004;29:230–235.

131. Yalamanchi N, Klein MB, Pham HM, et al. Flexor tendon wound healing in vitro: lactate up-regulation of TGF-beta expression and functional activity. *Plast Reconstr Surg*. 2004;113:625–632.

132. Bates SJ, Morrow E, Zhang AY, et al. Mannose-6-phosphate, an inhibitor of transforming growth factor-beta, improves range of motion after flexor tendon repair. *J Bone Joint Surg Am*. 2006;88:2465–2672.

133. Costa MA, Wu C, Pham BV, et al. Tissue engineering of flexor tendons: optimization of tenocyte proliferation using growth factor supplementation. *Tissue Eng*. 2006;12:1937–1943.

134. Chong AK, Riboh J, Smith RL, et al. Flexor tendon tissue engineering: acellularized and reseeded tendon constructs. *Plast Reconstr Surg*. 2009;123:1759–1766.

135. Chang J. Studies in flexor tendon reconstruction: biomolecular modulation of tendon repair and tissue engineering. *J Hand Surg Am*. 2012;37:552–561.

136. Galvez MG, Crowe C, Farnebo S, Chang J. Tissue engineering in flexor tendon surgery: current state and future advances. *J Hand Surg (Eur)*. 2014;39:71–78.

137. Tang JB, Xu Y, Ding F, Wang XT. Tendon healing *in vitro*: promotion of collagen gene expression by bFGF with NF-κB gene activation. *J Hand Surg Am*. 2003;28:215–220.

138. Tang JB, Xu Y, Wang XT. Tendon healing in vitro: activation of NIK, IKKα, IKKβ, and NF-κB genes in signal pathway and proliferation of tenocytes. *Plast Reconstr Surg*. 2004;113:1703–1711.

139. Wang XT, Liu PY, Tang JB. Tendon healing in vitro: genetic modification of tenocytes with exogenous PDGF gene and promotion of collagen gene expression. *J Hand Surg Am*. 2004;29:884–890.

140. Wang XT, Liu PY, Xin KQ, Tang JB. Tendon healing in vitro: bFGF gene transfer to tenocytes by adeno-associated viral vectors promotes expression of collagen genes. *J Hand Surg Am*. 2005;30:1255–1261.

141. Wang XT, Liu PY, Tang JB, et al. Tendon healing in vitro: adeno-associated virus-2 effectively transduces intrasynovial tenocytes with persistent expression of the transgene, but other serotypes do not. *Plast Reconstr Surg*. 2007;119:227–234.

142. Tang JB, Cao Y, Zhu B, et al. Adeno-associated virus-2-mediated bFGF gene transfer to digital flexor tendons significantly increases healing strength. an in vivo study. *J Bone Joint Surg Am*. 2008;90:1078–1089.

143. Chen CH, Cao Y, Wu YF, et al. Tendon healing in vivo: gene expression and production of multiple growth factors in early tendon healing period. *J Hand Surg Am*. 2008;33:1834–1842.

144. Chen CH, Zhou YL, Wu YF, et al. Effectiveness of microRNA in down-regulation of TGF-β gene expression in digital flexor tendons of chickens: *in vitro* and *in vivo* study. *J Hand Surg Am*. 2009;34:1777–1784.

145. Wu YF, Chen CH, Cao Y, et al. Molecular events of cellular apoptosis and proliferation in the early tendon healing period. *J Hand Surg Am*. 2010;35:2–10.

146. Verdan CE. Half a century of flexor tendon surgery. *J Bone Joint Surg Am*. 1972;54:472–491.

147. Manske PR. Flexor tendon healing. *J Hand Surg [Br]*. 1988;13:237–245.

148. Strickland JW. Development of flexor tendon surgery: twenty-five years of progress. *J Hand Surg Am*. 2000;25:214–235.

149. Elliot D, Giesen T. Primary flexor tendon surgery: the search for a perfect result. *Hand Clin*. 2013;29:191–206.

150. Tang JB, Chang J, Elliot D, et al. IFSSH Flexor Tendon Committee report 2014: from the IFSSH Flexor Tendon Committee. *J Hand Surg (Eur)*. 2014;39:107–115.

151. Doyle JR. Anatomy of the flexor tendon sheath and pulley system. *J Hand Surg Am*. 1988;13:473–483.

152. Manske PR, Lesker PA. Palmar aponeurosis pulley. *J Hand Surg Am*. 1983;8:259–263.

153. Kleinert HE, Verdan C. Report of the Committee on Tendon Injuries. *J Hand Surg Am*. 1983;8:794–798.

154. Schuind F, Garcia-Elias M, Cooney WP 3rd, An KN. Flexor tendon forces: in vivo measurements. *J Hand Surg Am*. 1992;17:291–298.

155. Brockardt CJ, Sullivan LG, Watkins BE, Wongworawat MD. Evaluation of simple and looped suture and new material for flexor tendon repair. *J Hand Surg (Eur)*. 2009;34:329–332.

156. Diao E, Hariharan JS, Soejima O, Lotz JC. Effect of peripheral suture depth on strength of tendon repairs. *J Hand Surg Am*. 1996;21:234–239.

157. Sood MK, Elliot D. A new technique of attachment of flexor tendons without a button tie over. *J Hand Surg [Br]*. 1996;21:629–632.

158. McCallister WV, Ambrose HC, Katolik LI, Trumble TE. Comparison of pullout button versus suture anchor for zone I flexor tendon repair. *J Hand Surg Am*. 2006;31:246–251.

159. Tripathi AK, Mee SNJ, Martin DL, Katsarma E. The transverse intraosseous loop technique (TILT) to re-insert flexor tendons in zone I. *J Hand Surg (Eur)*. 2009;34:85–89.

160. Tang JB. Uncommon methods of flexor tendon and tendon-bone repairs and grafting. *Hand Clin*. 2013;29:215–221.

161. Papandrea R, Seitz WH Jr, Shapiro P, Borden B. Biomechanical and clinical evaluation of the epitenon-first technique of flexor tendon repair. *J Hand Surg Am*. 1995;20:261–266.

162. Wu YF, Tang JB. Recent developments in flexor tendon repair techniques and factors influencing strength of the tendon repair. *J Hand Surg (Eur)*. 2014;39:6–19.

163. Viinikainen A, Göransson H, Huovinen K, et al. The strength of the 6-strand modified Kessler repair performed with triple-stranded or triple-stranded bound suture in a porcine extensor tendon model: an ex vivo study. *J Hand Surg Am*. 2007;32:510–517.

164. Eiken O, Rank F. Experimental restoration of the digital synovial sheath. *Scand J Plast Reconstr Surg*. 1977;11:213–218.

165. Lister G. Indications and techniques for repair of the flexor tendon sheath. *Hand Clin*. 1985;1:85–95.

166. Peterson WW, Manske PR, Kain CC, Lesker PA. Effect of flexor sheath integrity on tendon gliding: a biomechanical and histologic study. *J Orthop Res*. 1986;4:458–465.

167. Saldana MJ, Ho PK, Lichtman DM, et al. Flexor tendon repair and rehabilitation in zone II open sheath technique versus closed sheath technique. *J Hand Surg Am*. 1987;12:1110–1114.

168. Peterson WW, Manske PR, Dunlap J, et al. Effect of various methods of restoring flexor sheath integrity on the formation of adhesions after tendon injury. *J Hand Surg Am*. 1990;15:48–56.

169. Gelberman RH, Woo SL, Amiel D, et al. Influences of flexor sheath continuity and early motion on tendon healing in dogs. *J Hand Surg Am*. 1990;15:69–77.

170. Tang JB, Ishii S, Usui M. Surgical management of the tendon sheath at different repair stages. Biomechanical and morphological evaluations of direct sheath closure, partial sheath excision, and interposing sheath grafting. *Chin Med J*. 1990;103:295–303.

171. Tang JB, Ishii S, Usui M, Yamamura T. Flexor sheath closure during delayed primary tendon repair. *J Hand Surg Am*. 1994;19:636–640.

172. Tang JB. Clinical outcomes associated with flexor tendon repair. *Hand Clin*. 2005;21:199–210.

173. Tang JB. Release of the A4 pulley to facilitate zone II flexor tendon repair. *J Hand Surg Am*. 2014;39:2300–2307.

174. Bakhach J, Sentucq-Rigal J, Mouton P, et al. The Omega "Omega" pulley plasty. A new technique to increase the diameter of the annular flexor digital pulleys. *Ann Chir Plast Esthet*. 2005;50:705–714.

175. Bunata RE, Kosmopoulos V, Simmons S, et al. Primary tendonsheath enlargement and reconstruction in zone 2: An in vitro biomechanical study on tendon gliding resistance. *J Hand Surg Am*. 2009;34:1436–1443.

176. Tang JB, Zhang QG, Ishii S. Autogenous free sheath grafts in reconstruction of injured digital flexor tendon sheath at the delayed primary stage. *J Hand Surg [Br]*. 1993;18:31–32.

177. Boulas HJ, Strickland JW. Strength and functional recovery following repair of flexor digitorum superficialis in zone 2. *J Hand Surg [Br]*. 1993;18:22–25.

178. Britto JA, Ragoowansi R, Flemming AF. A novel method for repair of flexor digitorum superficialis lacerations in zone 2. *Plast Reconstr Surg*. 2001;108:456–459.

179. Puckett CL, Meyer VH. Results of treatment of extensive volar wrist lacerations: the spaghetti wrist. *Plast Reconstr Surg*.

1985;75:714–719.

180. Katz RG. Discussion. Results of treatment of extensive volar wrist lacerations: the spaghetti wrist. *Plast Reconstr Surg.* 1985;75: 720–721.

181. Roger GD, Henshell AL, Sach RP, Wallis KA. Simultaneous laceration of the median and ulnar nerves with flexor tendons at the wrist. *J Hand Surg Am.* 1990;15:990–995.

182. Stefanich RJ, Putnam MD, Peimer CA, Sherwin FS. Flexor tendon lacerations in zone V. *J Hand Surg Am.* 1992;17:284–291.

183. Hudson DA, de Jager LT. The spaghetti wrist. Simultaneous laceration of the median and ulnar nerves with flexor tendons at the wrist. *J Hand Surg [Br].* 1993;18:171–173.

184. Yii NW, Urban M, Elliot D. Zone 5 A prospective study of flexor tendon repair in zone 5. *J Hand Surg [Br].* 1998;23: 642–648.

185. Wilhelmi BJ, Kang RH, Wages DJ, et al. Optimizing independent finger flexion with zone V flexor repairs using the Massachusetts General Hospital flexor tenorrhaphy and early protected active motion. *J Hand Surg Am.* 2005;30:230–236.

186. O'Connell SJ, Moore MM, Strickland JW, et al. Results of zone I and zone II flexor tendon repairs in children. *J Hand Surg Am.* 1994;19:48–52.

187. Kato H, Minami A, Suenaga N, et al. Long-term results after primary repairs of zone 2 flexor tendon lacerations in children younger than age 6 years. *J Pediatr Orthop.* 2002;22:732–735.

188. Navali AM, Rouhani A. Zone 2 flexor tendon repair in young children: a comparative study of four-strand versus two-strand repair. *J Hand Surg (Eur).* 2008;33:424–429.

189. Elhassan B, Moran SL, Bravo C, Amadio P. Factors that influence the outcome of zone I and zone II flexor tendon repairs in children. *J Hand Surg Am.* 2006;31:1661–1666.

190. Moehrlen U, Mazzone L, Bieli C, Weber DM. Early mobilization after flexor tendon repair in children. *Eur J Pediatr Surg.* 2009;19:83–86.

191. Stahl S, Kaufman T, Bialik V. Partial laceration of flexor tendons in children. Primary repair versus conservative treatment. *J Hand Surg [Br].* 1997;22:377–380.

192. McGeorge DD, Stilwell JH. Partial flexor tendon injuries: to repair or not. *J Hand Surg [Br].* 1992;17:176–177.

193. Wray RC, Weeks PM. Treatment of partial tendon lacerations. *Hand.* 1980;12:163–166.

194. Wray RC, Holtman B, Weeks PM. Clinical treatment of partial tendon lacerations without suturing and with early motion. *Plast Reconstr Surg.* 1977;59:231–234.

195. Schlenker JD, Lister GD, Kleinert HE. Three complications of untreated partial laceration of flexor tendon—entrapment, rupture, and triggering. *J Hand Surg Am.* 1981;6:392–398.

196. Bishop AT, Cooney WP, Wood MB. Treatment of partial tendon lacerations: the effect of tenorrhaphy and early protected mobilization. *J Trauma.* 1986;26:301–312.

197. Boardman ND, Morifusa S, Saw SS, et al. Effects of tenorrhaphy on the gliding function and tensile properties of partially lacerated canine digital flexor tendons. *J Hand Surg Am.* 1999;24:302–309.

198. Hariharan JS, Diao E, Soejima O, Lotz JC. Partial lacerations of human digital flexor tendons: a biomechanical analysis. *J Hand Surg Am.* 1997;22:1011–1015.

199. Tan J, Wang B, Tan B, et al. Changes in tendon strength after partial cut and effects of running peripheral sutures. *J Hand Surg [Br].* 2003;28:478–482.

200. Leddy JP, Packer JW. Avulsion of the profundus insertion in athletes. *J Hand Surg Am.* 1977;2:66–69.

201. Smith JH. Avulsion of a profundus tendon with simultaneous intraarticular fracture of the distal phalanx—case report. *J Hand Surg Am.* 1981;6:600–601.

202. Gaston A, Allavena C, Mansat P, et al. Traumatic avulsion of the flexor digitorum profundus tendon. Report of 20 cases. *Chir Main.* 2009;28:288–293.

203. Yamazaki H, Kato H, Hata Y, et al. Closed rupture of the flexor tendons caused by carpal bone and joint disorders. *J Hand Surg (Eur).* 2007;32:649–653.

204. Kubiak EN, Klugman JA, Bosco JA. Hand injuries in rock climbers. *Bull NYU Hosp Jt Dis.* 2006;64:172–177.

205. Kleinert HE, Schepel S, Gill T. Flexor tendon injuries. *Surg Clin North Am.* 1981;61:267–286.

206. Slattery PG, McGrouther DA. A modified Kleinert controlled mobilization sSplint following flexor tendon repair. *J Hand Surg [Br].* 1984;9:217–218.

207. Chow JA, Thomes LJ, Dovelle S, et al. A combined regimen of controlled motion following flexor tendon repair in "no man's land. *Plast Reconstr Surg.* 1987;70:447–453.

208. Duran RJ, Houser RG. Controlled passive motion following flexor tendon repairs in zones 2 and 3. In: *American Academy of Orthopedic Surgeons: Symposium on Tendon Surgery of the Hand.* St. Louis: CV Mosby Co.; 1975:105–114.

209. Strickland JW, Gettle KH. Flexor tendon repair: the Indianapolis method. In: Hunter JM, Schneider LH, Mackin EJ, eds. *Tendon and Nerve Surgery in the Hand: A Third Decade.* St. Louis: CV Mosby Co.; 1997:353–361.

210. Small JO, Brennen MD, Colville J. Early active mobilization following flexor tendon repair in zone 2. *J Hand Surg [Br].* 1989;14:383–391.

211. Elliot D, Moiemen NS, Flemming AFS, et al. The rupture rate of acute flexor tendon repairs mobilized by the controlled active motion regimen. *J Hand Surg [Br].* 1994;19:607–612.

212. Wu YF, Tang JB. Tendon healing, edema, and resistance to flexor tendon gliding: clinical implications. *Hand Clin.* 2013;29:167–178.

213. Tang JB, Amadio PC, Boyer MI, et al. Current practice of primary flexor tendon repair: a global view. *Hand Clin.* 2013;29:179–189.

214. Cullen KW, Tolhurst P, Lang D, Page RE. Flexor tendon repair in zone II followed by controlled active mobilization. *J Hand Surg [Br].* 1989;14:392–395.

215. Tang JB, Shi D. Subdivision of flexor tendon "no man's land" and different treatment methods in each sub-zone. A preliminary report. *Chin Med J.* 1992;105:60–68.

216. O'Connell SJ, Moore MM, Strickland JW, et al. Results of zone I and zone II flexor tendon repairs in children. *J Hand Surg Am.* 1994;19:48–52.

217. Silfverskiöld KL, May EJ. Flexor tendon repair in zone II with a new suture technique and an early mobilization program combining passive and active flexion. *J Hand Surg Am.* 1994;19:53–60.

218. Grobbelaar AO, Hudson DA. Flexor tendon injuries in children. *J Hand Surg [Br].* 1994;19:696–698.

219. Berndtsson L, Ejeskar A, Zone II. flexor tendon repair in children. A retrospective long term study. *Scand J Plast Reconstr Hand Surg.* 1995;29:59–64.

220. Baiktir A, Turk CY, Kabak S, et al. Flexor tendon repair in zone II followed by early active mobilization. *J Hand Surg [Br].* 1996;21:624–628.

221. Kitsis CK, Wade PJF, Krikler SJ, et al. Controlled active motion following primary flexor tendon repair: a prospective study over 9 years. *J Hand Surg [Br].* 1998;23:344–349.

222. Harris SB, Harris D, Foster AJ, Elliot D. The aetiology of acute rupture of flexor tendon repairs in zones 1 and 2 of the fingers during early mobilization. *J Hand Surg [Br].* 1999;24:275–280.

223. Percival NJ, Sykes PJ. Flexor pollicis longus tendon repair: a comparison between dynamic and static splintage. *J Hand Surg [Br].* 1989;14:412–415.

224. Noonan KJ, Blair WF. Long-term follow-up of primary flexor pollicis longus tenorrhaphies. *J Hand Surg Am.* 1991;16:651–662.

225. Sirotakova M, Elliot D. Early active mobilization of primary repairs of the flexor pollicis longus tendon. *J Hand Surg [Br].* 1999;24:647–653.

226. Fitoussi F, Mazda K, Frajman JM, et al. Repair of the flexor pollicis longus tendon in children. *J Bone Joint Surg Br.* 2000;82:1177–1180.

227. Kasashima T, Kato H, Minami A. Factors influencing prognosis after direct repair of the flexor pollicis longus tendon: multivariate regression model analysis. *Hand Surg.* 2002;7:171–176.

228. Sirotakova M, Elliot D. Early active mobilization of primary repairs of the flexor pollicis longus tendon with two Kessler two-strand core sutures and a strengthened circumferential suture. *J Hand Surg [Br].* 2004;29:531–535.

229. Trumble TE, Vedder NB, Seiler JG 3rd, et al. Zone-II flexor tendon repair: a randomized prospective trial of active place-and-hold therapy compared with passive motion therapy. *J Bone Joint Surg Am.* 2010;92:1381–1389.

230. Sandow MJ, McMahon M. Active mobilisation following single cross grasp four-strand flexor tenorrhaphy (Adelaide repair). *J Hand Surg (Eur).* 2011;36:467–475.

231. Frueh FS, Kunz VS, Gravestock IJ, et al. Primary flexor tendon repair in zones 1 and 2: early passive mobilization versus controlled active motion. *J Hand Surg Am.* 2014;39:1344–1350.

232. Moriya K, Yoshizu T, Maki Y, et al. Clinical outcomes of early active mobilization following flexor tendon repair using the six-strand technique: short- and long-term evaluations. *J Hand Surg (Eur).* 2015;40:250–258.

233. Strickland JW. Delayed treatment of flexor tendon injuries

including grafting. *Hand Clin.* 2005;21:219–243. *This is an extensive review of secondary tendon surgeries, covering indications, techniques, and postoperative care of free tendon grafting, staged tendon reconstruction, and tenolysis. This article is the most recent in an array of reviews about techniques for flexor tendon surgeries written by an experienced hand surgeon.*

234. Azari KK, Meals RA. Flexor tenolysis. *Hand Clin.* 2005;21:211–217.

235. Adamson JE, Wilson JN. The history of flexor tendon grafting. *J Bone Joint Surg Am.* 1961;43:709–716.

236. Pulvertaft RG. Tendon grafts for flexor tendon injuries in the fingers and thumb. A study of technique and results. *J Bone Joint Surg Br.* 1954;38:175–194.

237. Pulvertaft RG. Indications for tendon grafting. In: *AAOS Symposium on Tendon Surgery in the Hand.* Philadelphia: CV Mosby Co; 1975:123–131.

238. White WL. Secondary restoration of finger flexion by digital tendon grafts: an evaluation of seventy-six cases. *Am J Surg.* 1956;91:662–668.

239. White WL. Tendon grafts: a consideration of their source, procurement and suitability. *Surg Clin North Am.* 1960;40:403–413.

240. Tubiana R. Technique of flexor tendon grafts. *Hand.* 1969;1:108–114.

241. McClinton MA, Curtis RM, Wilgis EF. One hundred tendon grafts for isolated flexor digitorum profundus injuries. *J Hand Surg Am.* 1982;7:224–229.

242. Moberg E. Experiences with Bunnell's pull-out wire sutures. *Br J Plast Surg.* 1951;3:249–251.

243. Skoff HD, Hecker AT, Hayes WC, et al. Bone suture anchors in hand surgery. *J Hand Surg [Br].* 1995;20:245–248.

244. Beris AE, Darlis NA, Korompilias AV, et al. Two-stage flexor tendon reconstruction in zone II using a silicone rod and a pedicled intrasynovial graft. *J Hand Surg Am.* 2003;28:652–660.

245. Ipsen T, Barfred T. Early mobilization after flexor tendon grafting for isolated profundus tendon lesions. *Scand J Plast Reconstr Surg Hand Surg.* 1988;22:163–167.

246. Tanaka T, Zhao C, Ettema AM, et al. Tensile strength of a new suture for fixation of tendon grafts when using a weave technique. *J Hand Surg Am.* 2006;31:982–986.

247. Matsuzaki H, Zaegel MA, Gelberman RH, Silva MJ. Effect of suture material and bone quality on the mechanical properties of zone I flexor tendon-bone reattachment with bone anchors. *J Hand Surg Am.* 2008;33:709–717.

248. Khan K, Riaz M, Murison MS, Brennen MD. Early active mobilization after second stage flexor tendon grafts. *J Hand Surg [Br].* 1997;22:32–34.

249. Dowdy P, Richard RS, McFarlane RM. Palmar cutaneous branch of the median nerve passing through the Palmaris longus tendon: cadaveric study. *J Hand Surg Am.* 1994;19:199–202.

250. Reimann AF, Daseler E, Anson BJ, Beaton LE. The palmaris longus muscle and tendon: a study of 1,600 extremities. *Anat Rec.* 1944;89:495–505.

251. Daseler MS, Anson BJ. The plantaris muscle. *J Bone Joint Surg.* 1943;25:822–827.

252. Harvey FJ, Chu G, Morrison WA. The plantaris tendon as a tendoosseous graft. Part I. An anatomic study. *J Hand Surg [Br].* 1992;17:467–470.

253. Wilson RL. Flexor tendon grafting. *Hand Clin.* 1985;1:97–107.

254. Bruner JM. The zig-zag volar-digital incision for flexor tendon surgery. *Plast Reconstr Surg.* 1967;40:571–574.

255. Bunnell S. Repair of tendons in the fingers. *Surg Gynecol Obstet.* 1922;35:88–97.

256. Bunnell S. *Surgery of the Hand.* 2nd ed. Philadelphia: JB Lippincott; 1948:381–466.

257. Peacock EE. Some technical aspects and results of flexor tendon repair. *Surgery.* 1965;58:330–342.

258. Pulvertaft RG. Suture materials and tendon junctures. *Am J Surg.* 1965;109:346–352.

259. Tubiana R. Incisions and techniques in tendon grafting. *Am J Surg.* 1965;109:339–345.

260. Nichols HM. The dilemma of the intact superficialis tendon. *Hand.* 1975;7:85–86.

261. Reid DAC. The isolated flexor digitorum profundus lesion. *Hand.* 1969;1:115–117.

262. Wakefield AR. The management of flexor tendon injuries. *Surg Clin N Am.* 1960;40:267–273.

263. Bora FW. Profundus tendon grafting with unimpaired sublimis function in children. *Clin Orthop Relat Res.* 1970;71:118–123.

264. Chan W, Thomas OJ, White WL. Avulsion injury of the long flexor tendons. *Plast Reconstr Surg.* 1972;50:260–264.

265. Goldner JL, Coonrad RW. Tendon grafting of flexor profundus in the presence of a completely or partially intact flexor sublimis. *J Bone Joint Surg Am.* 1969;51:527–532.

266. Jaffe S, Weckesser E. Profundus tendon grafting with the sublimis intact. An end result of thirty patients. *J Bone Joint Surg Am.* 1967;49:1298–1308.

267. Paneva-Holevich E. Two-stage tenoplasty in injury of the flexor tendons of the hand. *J Bone Joint Surg Am.* 1969;51:21–32.

268. Kesler FB. Use of a pedicled tendon transfer with a silicone rod in complicated secondary flexor tendon repairs. *Plast Reconstr Surg.* 1972;49:439–443.

269. Hunter JM. Artificial tendons. Early development and application. *Am J Surg.* 1965;109:325–338.

270. Hunter JM. Staged flexor tendon reconstruction. *J Hand Surg Am.* 1983;8:789–793.

271. Schneider LH. Treatment of isolated flexor digitorum profundus injuries by tendon grafting. In: Hunter JM, Schneider LH, Mackin EJ, eds. *Tendon Surgery in the Hand.* St. Louis: CV Mosby; 1987:303–311.

272. Chuinard RG, Dabezies EJ, Matthews RE. Two stage superficialis reconstruction in severely damaged fingers. *J Hand Surg Am.* 1980;5:135–143.

273. Hunter JM, Singer DI, Jaeger SH, Mackin EJ. Active tendon implants in flexor tendon reconstruction. *J Hand Surg Am.* 1988;13:849–859.

274. Schneider LH. Staged tendon reconstruction. *Hand Clin.* 1985;1:109–120.

275. LaSalle WB, Strickland JW. An evaluation of the two-stage tendon reconstruction technique. *J Hand Surg Am.* 1983;8:263–267.

276. Hunter JM, Jaeger SH. Flexor tendon reconstruction and rehabilitation using active tendon implants. In: Green DP, ed. *Operative Hand Surgery.* 3rd ed. New York: Churchill Livingstone; 1993:1900–1914.

277. Hunter JM, Singer DI, Mackin EJ. Staged flexor tendon reconstruction using passive and active tendon implants. In: Hunter JM, Schneider LH, Mackin EJ, Callahan AD, eds. *Rehabilitation of the Hand: Surgery and Therapy.* 3rd ed. St. Louis: CV Mosby; 1990:427–457.

278. Amadio PC, Wood MB, Cooney WP, Bogard SD. Staged flexor tendon reconstruction in the fingers and hand. *J Hand Surg Am.* 1988;13:559–562.

279. O'Shea K, Wolfe SW. Two-stage reconstruction with the modified Paneva-Holevich technique. *Hand Clin.* 2013;29:223–233.

280. Fetrow KO. Tenolysis in the hand and wrist: a clinical evaluation of 220 flexor and extensor tenolyses. *J Bone Joint Surg Am.* 1967;49:667–685.

281. James JIP. The value of tenolysis. *Hand.* 1969;1:118–119.

282. Jupiter JB, Pess GM, Bour CJ. Results of flexor tendon tenolysis after replantation in the hand. *J Hand Surg Am.* 1989;14:35–44.

283. Birnie RH, Idler RS. Flexor tenolysis in children. *J Hand Surg Am.* 1995;20:254–257.

284. Strickland JW. Flexor tendon surgery. Part 2. Free tendon grafts and tenolysis. *J Hand Surg [Br].* 1989;14:368–382.

285. Strickland JW. Flexor tenolysis. *Hand Clin.* 1985;1:121–132.

286. Whitaker JH, Strickland JW, Ellis RG. The role of tenolysis in the palm and digit. *J Hand Surg Am.* 1977;2:462–470.

287. Wray RC, Moucharafieh B, Weeks PM. Experimental study of the optimal time for tenolysis. *Plast Reconstr Surg.* 1978;61:184–189.

288. Hunter JM, Schneider LH, Dumont J, Erickson JC. A dynamic approach to problems of hand function using local anesthesia supplemented by intravenous fentanyl-droperidol. *Clin Orthop Relat Res.* 1974;104:112–115.

289. McDonough JJ, Stern PJ. Modified 69 blade for tenolysis. *J Hand Surg Am.* 1983;8:610–611.

290. Schreiber DR. Arthroscopic blades in flexor tenolysis of the hand. *J Hand Surg Am.* 1986;11:144–145.

291. Constantinescu MA, Greenwald DP, Amarante MT, et al. Effects of laser versus scalpel tenolysis in the rabbit flexor tendon. *Plast Reconstr Surg.* 1996;97:595–601.

292. Bora F, Lane JM, Prockop DJ. Inhibitors of collagen biosynthesis as a means of controlling scar formation in tendon injury. *J Bone Joint Surg Am.* 1972;54:1501–1508.

293. Wrenn RL, Goldner JL, Markee JL. An experimental study of the effect of cortisone on the healing process and tensile strength of tendons. *J Bone Joint Surg Am.* 1954;36:588–601.

294. Carstam N. The effects of cortisone on the formation of tendon adhesions and on tendon healing: an experimental investigation in

the rabbit. *Acta Chir Scand*. 1953;182:1–111.

295. James JIP. The use of cortisone in tenolysis. *J Bone Joint Surg Br*. 1959;41:209–210.

296. Pinkerton M. Amnioplastin for adherent digital flexor tendons. *Lancet*. 1942;1:70–72.

297. Nichols H. Discussion of tendon repair with clinical and experimental data on the use of gelatin sponge. *Ann Surg*. 1949;129:223–234.

298. Ketchum LD. The effects of triamcinolone on tendon healing and function. *Plast Reconstr Surg*. 1971;47:471–482.

299. Stark HH, Boyes JH, Johnson L, Ashworth CR. The use of paratenon, polyethylene film, or silastic sheeting to prevent restricting adhesions to tendons in the hand. *J Bone Joint Surg Am*. 1977;59:908–913.

300. Karakurum G, Buyukbebeci O, Kalender M, Gulec A. Seprafilm interposition for preventing adhesion formation after tenolysis. An experimental study on the chicken flexor tendons. *J Surg Res*. 2003;113:195–200.

301. Ferguson RE, Rinker B. The use of a hydrogel sealant on flexor tendon repairs to prevent adhesion formation. *Ann Plast Surg*. 2006;56:54–58.

302. Khanna A, Gougoulias N, Maffulli N. Modalities in prevention of flexor tendon adhesion in the hand: what have we achieved so far? *Acta Orthop Belg*. 2009;75:433–444.

303. Riccio M, Battiston B, Pajardi G, et al. Efficiency of hyaloglide(R) in the prevention of the recurrence of adhesions after tenolysis of flexor tendons in zone II: a randomised, controlled, multicentre clinical trial. *J Hand Surg (Eur)*. 2010;35:130–138.

304. Kirchhoff R, Jensen PB, Nielsen NS, Boeckstyns ME. Repeated digital nerve block for pain control after tenolysis. *Scand J Plast Reconstr Surg Hand Surg*. 2000;34:257–258.

305. Cannon NM, Strickland JW. Therapy following flexor tendon surgery. *Hand Clin*. 1985;1:147–165.

306. Foucher G, Lenoble E, Ben Youssef K, Sammut D. A postoperative regime after digital flexor tenolysis. A series of 72 patients. *J Hand Surg [Br]*. 1993;18:35–40.

307. Ketchum LD, Martin NL, Kappel DA. Experimental evaluation of factors affecting the strength of tendon repairs. *Plast Reconstr Surg*. 1977;59:708–719.

308. McCarthy JA, Lesker PA, Peterson WW, Manske PR. Continuous passive motion as an adjunct therapy for tenolysis. *J Hand Surg [Br]*. 1986;11:88–90.

309. Goloborod'ko SA. Postoperative management of flexor tenolysis. *J Hand Ther*. 1999;12:330–332.

第10章

伸肌腱损伤

Kai Megerle and Karl-Josef Prommersberger

概要

- 完全理解复杂的解剖结构对伸肌腱损伤的成功治疗至关重要。
- 伸肌腱损伤按解剖分为 9 个区域,从夹板固定到肌腱移植的治疗策略因损伤区域而异。
- 肌腱长度的微小变化可导致活动范围的相当大的改变。
- 和屈肌腱损伤一样,术后护理是治疗理念的重要组成部分。
- 远端指间(distal interphalangeal, DIP)关节和近端指间(proximal interphalangeal, PIP)关节水平的闭合性伸肌腱断裂,通常采取保守治疗。
- 掌指(metacarpophalangeal, MCP)关节水平(V区)的撕裂伤常见于人咬伤,需要进行彻底的清创处理,否则很容易感染。
- 矢状束断裂可能引起掌指关节水平的伸肌腱半脱位。
- 鹅颈畸形为远端指间关节屈曲,近端指间关节过伸,可由未经治疗的锤状指损伤或掌板松弛引起。
- 纽孔畸形为远端指间关节过伸,近端指间关节屈曲,可由伸肌腱中央腱束断裂或侧束向掌侧半脱位引起。
- 手背复杂损伤可累及皮肤、肌腱和骨,充分的清创至关重要。重建肌腱之前,必须固定骨折并确保可靠的软组织覆盖。

简介

伸肌腱的损伤常常被低估。导致这种现象的原因包括伸肌腱薄弱的软组织覆盖而容易暴露肌腱,伸肌腱的滑膜外性质以及肌腱有限的回缩。与普遍观念不同,伸肌腱装置的损伤治疗难度通常大于屈肌腱损伤。首先,全面理解伸肌腱与手内在肌的复杂相互作用,对于获得好的预后很有必要。其次,伸肌腱装置由表浅的、薄弱的结构组成,紧贴其下方的骨,致使其很容易发生严重的粘连。此外,伸肌腱滑动幅度很有限,因此即使微小的延长或缩短都会导致严重的滑动范围受限。术后护理方法因损伤的部位不同而存在较大差异,必须谨慎选择。

建立伸肌腱治疗的理念,不仅要考虑肌腱本身,还要考虑周围的软组织情况。即使是轻微的外伤,由于薄弱的软组织包裹,伸肌腱很容易暴露于手指和手的背侧。通常需要额外的手术步骤以覆盖肌腱。软组织覆盖不足将不可避免地导致整体预后不佳,即使肌腱本身得到了适当的处理。

历史回顾

肌腱手术的历史可以追溯到公元 200 年左右。Galen(130—201 年)把肌腱误认为是神经,并在他的著作 *Ars Parva* 中建议不应在肌腱内进行缝合,以免引起疼痛和抽搐。这个错误直到 10 世纪才得以纠正,当时波斯布哈拉的 Avicenna(980—1037 年)提倡手术缝合肌腱。然而,这个新概念直到很久以后才传到西方——Galen 的理念直到 18 世纪才被驳倒。伸肌机制的基本结构由 Albinus 于 1734 年阐明。肌腱移植的概念则是在 19 世纪后期被提出。学界在 20 世纪初进行了广泛的临床和实验研究,尤其在德国。Lexer 于 1912 年发表了 10 例屈肌腱移植的结果。20 世纪上半叶,Bunnell 进一步发展了屈肌腱手术的基本原理,并于 1944 年发表在他的名著 *Surgery of the Hand* 中[1]。Fowler 和 Landsmeer 在 20 世纪 40 年代提出了屈肌和伸肌之间平衡和动力学的概念。20 世纪 60 年代,伸肌腱损伤修复的手术技术被引入并沿用至今。

基础科学/疾病进程

伸肌机制的解剖结构很复杂,一些功能细节仍有待商权。为了能够在特定的病理情况下提供最好的治疗策略，了解这个复杂系统的功能解剖学的基本知识是至关重要的。

伸肌腱解剖

伸肌结构包括前臂外在肌[伸指总肌、示指固有伸肌、小指伸肌(extensor digiti minimi, EDM)]、掌骨水平内在肌(骨间肌和蚓状肌)和纤维结构。

外在肌

所有外在肌腱都通过腕背部的伸肌支持带的 6 个间室(图 10.1)。第 1 间室附着于桡骨外侧缘，其中有拇长展肌(abductor pollicis longus, APL)和拇短伸肌(extensor pollicis brevis, EPB)腱通过。34% 患者的第 1 间室又被附加的间隔分开，该结构与狭窄性腱鞘炎(de Quervain 病)的发病与治疗相关[2]。第 2 间室尺侧边界为 Lister 结节，其中有桡侧腕长伸肌(extensor carpi radialis longus, ECRL)和桡侧腕短伸肌(extensor carpi radialis brevis, ECRB)腱通过。第 3 间室在第 2 间室上方斜形跨过腕背部，内有拇长伸肌腱围绕 Lister 结节通过，当发生桡骨远端骨折时，很容易发生肌腱断裂。第 4 间室包含指总伸肌和示指固有伸肌(extensor indicis proprius, EIP)腱。第 5 间室包含小指伸肌腱。第 6

间室包含尺侧腕伸肌(extensor carpi ulnaris, ECU)腱。尺侧腕伸肌不仅具有伸腕功能，而且还是三角纤维软骨复合体(triangular fibrocartilage complex, TFCC)的组成部分，主要稳定下尺桡关节。

示指和小指的两个固有伸肌腱相应地位于伸指总肌腱的尺侧，使得其可以独立伸指。在手背部，伸指总肌腱通过腱联合相互连接，促进联合伸指。伸肌腱如果在腱联合近端撕裂，伸指不受影响，可能掩盖这种损伤。腱间连接的模式变化很大，可分为 3 种类型：丝状联合、纤维联合和腱联合[3]。在近节指骨水平，伸肌腱分成 3 部分：中央束和两个侧腱束(图 10.2)。这些与固有的伸肌系统共同组成手指复杂的伸肌结构。

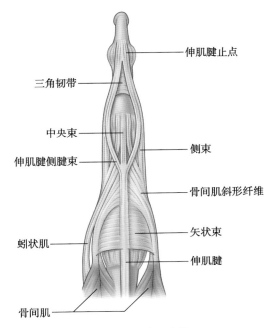

图 10.2　伸肌结构

外在伸肌腱在指骨上有 3 个附着点。在近端，肌腱通过矢状束在掌骨头水平固定在掌板上，该附着点使得肌腱处于掌指关节中央，并且防止掌指关节过伸。

最重要的附着点在中节指骨基底。在远端，肌腱末端附着在远端指骨上。除了这 3 个部位，肌腱还与近节指骨有不同程度的附着。

内在肌

手的内在肌系统包括 7 块骨间肌和 4 块蚓状肌。3 块掌侧骨间肌起于第 2、4、5 掌骨内侧缘，在掌指关节处由掌侧行至背侧，在近节指骨水平加入手指伸肌结构。4 块背侧骨间肌以两个头分别起于 5 个掌骨的相邻两侧，其中第 1、2 骨间肌走行于示指和中指桡侧，第 3、4 骨间肌走行于中指和环指尺侧，在加入侧束前，它们在近节指骨处和伸肌腱帽处有附着。

蚓状肌被认为是人体变化最大的肌肉之一，从桡侧到尺侧，变化程度增加。一般而言，蚓状肌起自掌骨水平指深屈肌腱桡侧，从桡侧加入伸肌结构。

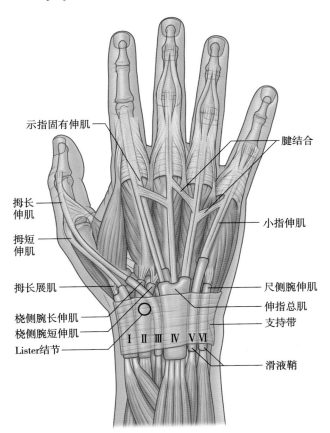

图 10.1　伸肌腱间室。第 1 间室(Ⅰ)，拇长展肌和拇短伸肌；第 2 间室(Ⅱ)，桡侧腕长、短伸肌；第 3 间室(Ⅲ)，拇长伸肌；第 4 间室(Ⅳ)，指总伸肌和示指固有伸肌；第 5 间室(Ⅴ)，小指伸肌；第 6 间室：尺侧腕伸肌

图 10.1 标注：
示指固有伸肌
拇长伸肌
拇短伸肌
拇长展肌
桡侧腕长伸肌
桡侧腕短伸肌
Lister结节
腱结合
小指伸肌
尺侧腕伸肌
伸指总肌
支持带
Ⅰ Ⅱ Ⅲ Ⅳ Ⅴ Ⅵ
滑液鞘

图 10.2 标注：
伸肌腱止点
三角韧带
中央束
伸肌腱侧腱束
蚓状肌
骨间肌
侧束
骨间肌斜形纤维
矢状束
伸肌腱

通过这种排列方式,除拇指外的4个手指都有3个内在肌来辅助伸肌,小指缺失的尺侧骨间肌相当于小指外展肌

(图10.3)。大拇指也有3块短肌肉加入伸肌结构:桡侧的拇短屈肌、拇短展肌和尺侧的拇收肌。

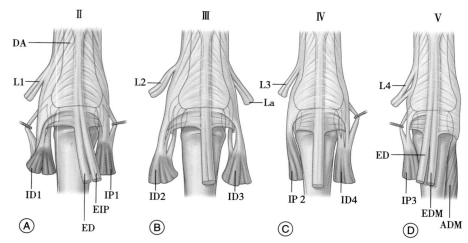

图10.3   手内在肌分布。罗马数字代表手指序号。ADM,小指展肌;DA,指背腱膜;ED,伸指总肌;EDM,小指伸肌;EIP,示指固有伸肌;ID,骨间背侧肌;IP,骨间掌侧肌,从桡侧到尺侧依次编号;L,蚓状肌,从桡侧到尺侧依次编号;La,副蚓状肌(变异)

功能解剖

链式连接

手指运动有着复杂的机制,取决于外在伸肌、屈肌和内在肌的微妙平衡。从生物力学角度来看,手指可以比作由3个指骨组成的多关节链(图10.4)。Landsmeer指出,在这样一个多关节链中,至少需要3块肌肉来控制其中的两个关节[4]。对于近节指骨,这些是外在伸肌、屈肌以及斜形内在肌系统(蚓状肌和骨间肌)。中节指骨没有斜形内在肌系统,其第三个组成部分是斜形韧带(Landsmeer韧带),它起源于屈肌滑车,远端插入伸肌装置。这两个斜形系统近端在掌侧到关节轴,远端在背侧到关节轴。它们通过连接外在屈肌和伸肌,在协调手指的屈伸运动中起着至关重要的作用。

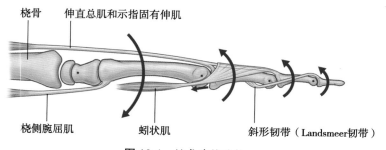

图10.4   链式连接结构

内在肌功能

一般认为,手部内在肌在指间关节处起收肌和伸肌的作用。然而,骨间肌并不总是如此。它们以比蚓状肌小得多的角度(不那么陡峭)接近伸肌装置。由于这种微小的解剖差异,骨间肌的功能高度依赖于骨间帽(hood)的位置,也依赖于掌指关节的位置。掌指关节背伸时,骨间肌覆盖关节间隙,骨间斜形纤维受压,引起指间关节背伸。然而,当掌指关节处于屈曲时,骨间肌在近节指骨上向远端滑动。在肌肉收缩过程中,骨间帽被拉向手部,掌指关节被动进行屈曲运动。在这个位置,骨间肌失去远端关节的伸肌功能。

蚓状肌以比骨间肌更大的角度与外在肌腱连接,因此它们的功能不依赖于掌指关节的位置。在掌指关节的屈伸时,它们作为近端以及远端间关节的伸肌。

外在肌功能

生物力学表明,外在屈肌和伸肌具有协同作用。在生理条件下,外在肌力被内在肌抵消。因此,这些肌肉的瘫痪(如尺神经麻痹)会导致掌指关节过伸。没有内在肌的作用,将导致伸肌腱在近节指骨水平过度背伸。解剖研究表明,外在伸肌的孤立收缩导致掌指关节的过伸,但手指不能完全背伸[3]。因此,手内在肌的作用对于背伸指间关节至关重要。

关节伸直机制

掌指关节伸直是外在伸肌腱作用。然而,关于肌腱力如何传递到关节一直存在争议。肌腱与近节指骨的可变直接附着已被证明对掌指关节的伸直没有显著贡献[5]。有人认为伸肌腱与屈肌腱鞘之间的紧密连接对关节伸直起主要作用。

伸直近指间关节由伸肌腱中央腱束介导。然而,如上所述,为了使伸肌腱作用于近节指间关节,内在肌功能是必要的。在近节指间关节水平,伸肌腱被横行韧带稳定在中间位置。Harris 和 Rutledge 强调为保持近指间关节正常的伸直,中央腱束和侧束正确保持相对位置以及平衡的重要性[5]。

直到 20 世纪 40 年代末,远指间关节的伸直仍被认为仅由伸肌机制的末端部分介导。1949 年,Landsmeer 定义了斜形韧带的功能,他认为远端指间关节的伸直是侧腱束的终末部分、斜形韧带的腱固定作用共同完成的[6]。这些结论受到了质疑。然而,剥离这些韧带将导致远指间关节不充分伸直。

诊断/患者表现

伸肌腱损伤的诊断通常是明确的,然而,局部的损伤有可能会被忽略,因为残余的正常肌腱力量强大,可提供足够的背伸活动。一般而言,开放性损伤应在术中进行充分探查,以明确损伤的程度,防止术后出现迟发断裂。通过对抗阻力下背伸掌指关节来评估伸指总肌(extensor digitorum,ED)腱的功能。

拇短伸肌(extensor pollicis brevis,EPB)腱止于拇指伸肌装置的不同水平,并且可能背伸拇指间关节。如果不能确定拇长伸肌(extensor pollicis longus,EPL)腱是否断裂,不应通过背伸拇指间关节来检查。这是由于拇短伸肌(extensor pollicis brevis,EPB)腱止于拇指的不同水平,也有可能背伸指间关节。相反,应令患者将拇指从桌子上抬起,如果没有完整的拇长伸肌腱,这一动作不可能完成(图 10.5)。

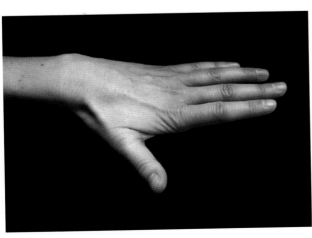

图 10.5　拇长伸肌腱检查

Kleinert 和 Verdan 根据损伤节段提出将伸肌腱损伤分为 8 个区域[7]。Doyle 通过将前臂分为远端(8 区)和近端(9 区),增加了第 9 个区[8]。具体分类如图 10.6 所示。

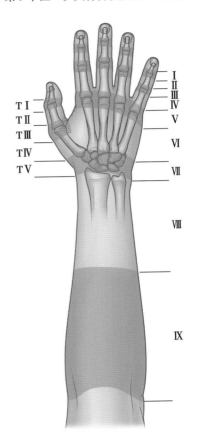

图 10.6　伸肌腱损伤分区

> **临床提示**
>
> 重视病史的内容,包括损伤的确切机制。如挤压伤可能会伴随骨性损伤。在制定治疗方案时,应考虑长期效果并与患者沟通。

> **临床提示**
>
> 内在肌可能会通过近、远指间关节的背伸功能掩盖指总伸肌腱的完全撕裂。经常检查掌指关节的背伸,以排除指总伸肌损伤。

患者选择

简单的伸肌腱撕裂,可在急诊室进行修复。然而,由于损伤通常被低估,手术需要充分暴露肌腱,因此必须全面了解解剖和治疗方案。Ⅵ区以近的伸肌腱损伤,应在手术室进行修复。术中可考虑使用双目放大镜。患者应知晓虽然通常手术时间很短,但术后康复方案可能很复杂且持续数月之久。

完全清醒的手术是一个越来越受欢迎的概念。这种手术术中不使用镇静和止血带，而使用利多卡因和肾上腺素混合肿胀麻醉。该技术已被证明是安全且具有成本效益的[9-12]。最重要的是，由于患者在术中能够活动手指，术者可以立即验证肌腱松解或肌腱修复手术的成功与否[13]。这种方法不仅可以用于肌腱修复和肌腱松解，还可用于肌腱移位[14]。

治疗/手术技术

缝合技术

肌腱大小因其长度而异，虽然肌腱在近端是圆而粗的，但在远端变得薄而细。因此缝合技术应当根据损伤位置而定。无论选择哪种缝合技术，都应尽可能减少肌腱短缩，以提供最佳稳定性。

在Ⅱ～Ⅳ区，伸肌腱薄且松散，因此不太适合采用涉及多核心的缝合技术。对于这些区域的撕裂伤，周围缝合技术显示出良好的效果[15]。在Ⅵ区及其近端，伸肌腱和屈肌腱类似，可通过核心缝合法和肌腱表面连续缝合法修复。通常用3-0或4-0线核心缝合，5-0线肌腱周边连续缝合。对于屈肌腱和伸肌腱，没有证据表明使用可吸收或不可吸收的缝线有差异。图10.7给出了常见核心缝合的概述。为得到最大的核心缝合力，锁式缝合优于握式缝合，可防止缝线拉出并减少缝合端间隙形成[16]。然而，在伸肌腱修复中，握式缝合技术比褥式或8字缝合技术具有更高的抗拉强度和更少的缝合间隙[17]。对于屈肌腱损伤，研究表明，为了使其能够早期主动运动，至少应该使用四根核心缝线[18]，对于伸肌腱修复而言，可能也是如此。

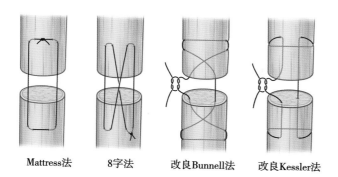

| Mattress法 | 8字法 | 改良Bunnell法 | 改良Kessler法 |

图10.7　核心缝合法的不同类型

损伤区域越靠远端，由于肌腱变扁平，锁式和握式核心缝合越困难。Newport等指出，握式缝合法用于Ⅳ区的损伤足够支撑其术后早期主动活动[19]。最近，Chung等已经证明，在Ⅳ区伸肌腱的改良Becker修复中，单纯十字缝合可能优于多针十字缝合[20]。相比于较为复杂的锁式缝合，应避免简单的连续缝合，因为其抗拉力较低。

Ⅰ区

锤状指

锤状指定义为伸肌结构在远端指间关节水平的损伤引起的远端指骨固定屈曲畸形。通常由于闭合性损伤引起，但有时在开放性损伤中也会发生，通常采取保守治疗。

伸肌腱终末部分为扁平结构，附着在远端指骨基底部，加入关节囊。由于其伸缩仅约4mm，即使很小的间隙也可能导致相当大的扩展不足。远节指骨的完全背伸也依赖于完整的斜形韧带。

锤状指按照骨质的受累程度分型。单纯的肌腱断裂有别于合并撕脱骨折的锤状指。后者可分为小三角骨块撕脱、大骨块撕脱导致指骨掌侧半脱位和儿童骨骺分离。

大多数外科医生更倾向于夹板保守治疗，而非手术治疗，虽然保守治疗的科学依据有限[21,22]。

Niechajev回顾了135名不同类型锤状指接受治疗的患者，随访时间为12个月[23]。作者的结论是，只有在远节指骨半脱位或撕脱碎片超过关节面1/3且脱位超过3mm的情况下才应进行手术治疗。Stern和Kastrup回顾性分析了123例锤状指患者[24]。39例患者接受手术治疗，并发症发生率为53%，包括感染、指甲畸形、关节不协调、内固定失败和骨性隆起[25-29]。作者得出结论，夹板是几乎所有锤状指的首选治疗方案。Handoll和Vaghela在一项系统综述中纳入了四项试验。结论是没有足够的随机试验证据来证明定制或现成的手指夹板的有效性，手术治疗优于夹板，甚至夹板治疗优于不治疗。

因此，现有证据支持大多数锤状指病例采用夹板保守治疗。这种保守治疗即将远端指间关节固定在伸展位，近端指间关节处于可活动状态。通过固定远端指间关节伸直位或轻度过伸位，断裂的肌腱两段可以相互靠近（图10.8、图10.9）。形成的瘢痕组织被认为足够坚韧，从而恢复关节伸直。夹板的类型不及患者的依从性重要。预制的Stack夹板已被证明与简单的铝夹板或定制夹板同样有效（图10.10、图10.11）。大多数学者建议夹板全天固定至少6～8周，随后加上2～6周的夜间固定，以进一步缩小未成熟的瘢痕。患者均应得到充分的指导，以避免无效使用夹板。只有当指深屈肌腱的强大拉力抵消了远指间关节的屈曲时，例如，可以将手指平放在桌子上休息，才能取下夹板。通过完全的夹板固定，预期可恢复至残留10°以下的伸直缺失[30]。

闭合损伤只有在合并有大的骨折块超过1/3关节面时才考虑手术治疗。用克氏针跨远端指间关节固定曾被认为是

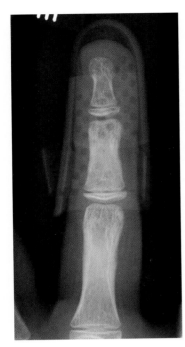

图 10.8　急性锤状指损伤，Stack 夹板复位：后前位 X 线片

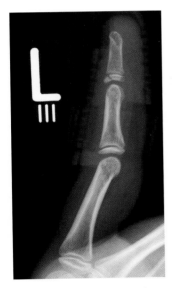

图 10.9　急性锤状指损伤，Stack 夹板复位：侧位 X 线片

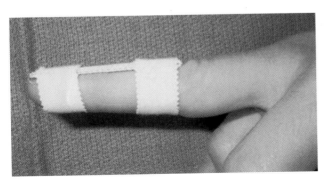

图 10.10　铝夹板

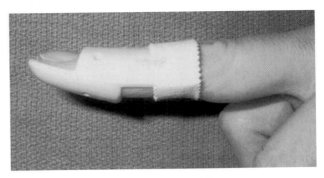

图 10.11　Stack 夹板

治疗锤状指的唯一手术干预方式[31,32]。为避免指腹瘢痕形成，Tubiana 建议通过远端指间关节时形成一个倾斜角[33]。

当需要手术干预时，应仔细评估撕脱骨块的大小，以便直接固定。这可能很难实现，并可能导致撕脱骨块进一步碎裂。对于相当小的骨块，应优先采用导针在骨折块背后阻挡固定（阻挡式骨折固定术）以间接复位。在该术式中，远端指骨最大程度屈曲，用 1.0mm 的克氏针以 45° 角从骨折块背面打进中节指骨，从而在骨折块伸直复位时形成一个阻挡。然后伸直远端指间关节，复位骨折块，用第二根克氏针纵轴穿过远端指间关节固定。剪短克氏针，夹板固定至少 6 周（图 10.12～图 10.15 ）。

如果骨块足够大，可以选择直接穿针固定或通过远端指骨和中节指骨背侧皮肤做 Z 形切口复位骨折块。在切开复位时，更倾向于螺钉固定，还可以用 Doyle 描述的拉出缝合法[8]。

开放性损伤

大多数学者同意通过手术治疗开放性损伤。在一些病

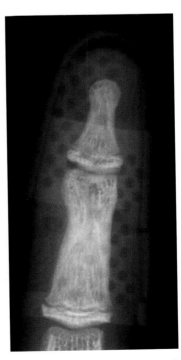

图 10.12　锤状指损伤：后前位 X 线片

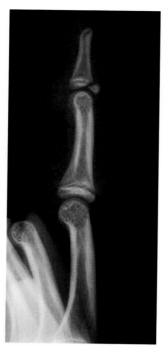

图 10.13　锤状指损伤：侧位 X 线片。尽管使用了 Stack 夹板，但骨折块仍没有被恰当复位

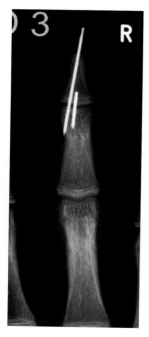

图 10.14　阻挡式骨折固定术后：后前位 X 线片

例中，单纯缝合皮肤并使远端指间关节位于伸直位或轻度过伸位，就足以使断裂的肌腱两端靠近并且直接愈合。当需要缝合断裂肌腱时，优先考虑同时作为整体缝合皮肤和肌腱，因为单独的缝合肌腱需要进一步分离肌腱，可能减少血供，影响肌腱愈合。

慢性损伤

　　如果远指间关节上的肌腱断裂没有治疗或治疗不充分，

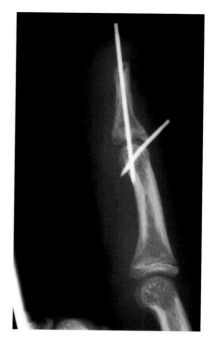

图 10.15　阻挡式骨折固定术后 6 周：侧位 X 线片

肌腱末端的间隙将导致纤维组织的合并和伸直不完全。鹅颈畸形可能发生。处理这些情况的手术见下文（二期手术）。

Ⅱ区

　　中节指骨处的伸肌腱损伤通常由锐器直接的撕裂伤或挤压伤所致。对于急性裂伤，应探查伸肌腱损伤，以确定肌腱损伤的程度。如果腱性损伤小于 50%，则认为肌腱是稳定的，无需进一步处理。如果肌腱损伤大于 50%，则需要缝合。在评估这些损伤时，应始终测试指骨的伸直是否受到阻力。Doyle 建议采用连续结合 Silfverskiöld 周边缝合法[8]（图 10.16）。应注意避免明显的肌腱短缩，从而导致远端指间关节屈曲减少。

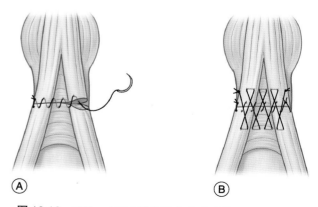

图 10.16　Silfverskiöld 周边缝合法用于Ⅱ区屈肌腱损伤

Ⅲ区

　　近端指间关节水平的伸肌腱损伤（Ⅲ区）在闭合及开放

性损伤中均可发生,从微小的牵拉到完全的断裂或撕脱不等。该区域出现损伤时,由于中央束断裂,近节指骨向后凸出,可导致纽孔畸形。但是纽孔畸形不会在损伤后马上出现。肌腱损伤首先引起近端指间关节不能主动伸直,但可被动伸直。只有当侧腱束向掌侧滑脱,中央束回缩时才会导致远端指间关节进一步过伸。

闭合性损伤

中央束的闭合性撕脱伤可能不会立刻显现伸直障碍,伸直功能可能被侧腱束部分代偿。如果损伤存疑,应始终测试近指间关节的伸直是否有阻力。

中央束滑脱可在伸直位夹板固定,不进行手术干预的情况下恢复。由于远指间关节的屈曲会引起伸肌机制并促进侧腱束向背侧移位,因而夹板固定近端指间关节时,不应固定远端指间关节,相反,应鼓励患者主动和被动活动远端指间关节(图 10.17)。一些学者提出将近端指间关节用克氏针固定在伸直位[34-36]。多数学者建议保持近端指间关节伸直位 5~6 周[35-37]。

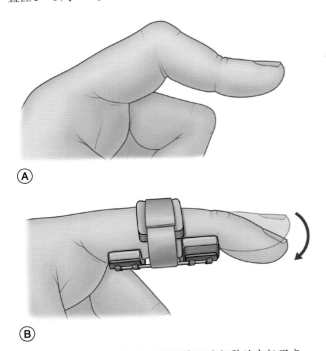

图 10.17 (A,B)Ⅲ区闭合性伸肌腱断裂的夹板固定

手术治疗适用于合并有大的骨折块的撕脱伤,或跨关节不稳定骨折的患者[33]。如果骨折块太小,不能直接穿针固定,可以将其切除,用骨锚将肌腱重新固定在原来的骨折块中心位置,重建止点。

开放性损伤

开放性损伤应深入探查,尤其注意检查侧腱束和三角韧带。

在开放性Ⅲ区损伤中,损伤机制对于肌腱结构和周围软组织的损伤程度具有重要的意义。对于干净的锐性裂伤,可扩大切口,直接缝合断裂肌腱,或重建肌腱止点。适当情

况下可以使用 Silfverskiöld 周边缝合技术以加强缝合强度。相反,污染缺损损伤(如电锯伤)的处理难度会大大增加。如果存在明显的肌腱缺损,需要即刻尝试肌腱重建。Snow描述了一个从近端肌腱切取的逆行肌腱瓣,翻转跨关节桥接缺损肌腱(图 10.18)[38]。Aiache 等提出纵行劈开两侧侧腱束,在中线处合并重建中央束,重建止点覆盖关节(图10.19)[39]。任何皮肤缺损都必须即刻覆盖。可选择局部随机皮瓣、逆行邻指皮瓣或掌背动脉皮瓣。

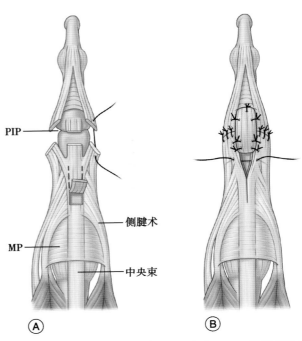

图 10.18 (A,B)中央束重建 Snow 术式。PIP,近节指间关节;MP,掌指关节

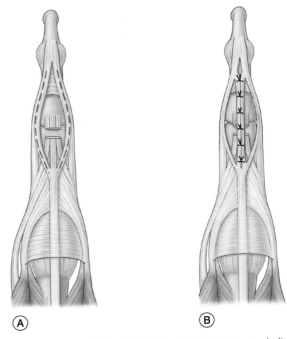

图 10.19 (A,B)劈开侧腱束重建中央束(Alache 术式)

术后可使用克氏针加固近指间关节夹板，并保持 4~6 周。肌腱松解或关节松解通常是必要的，但应推迟至伤后 3~6 个月进行。

IV 区

近节指骨处伸肌腱变得很宽，部分断裂比完全断裂更常见。因此，应检查背伸是否有阻力。手术探查对于评估损伤的确切程度是必要的。Newport 等证实改良 Kessler 缝合不会导致肌腱明显缩短，并允许近指间关节 30° 的屈曲而不出现间隙[19]。

IV 区的伸肌腱损伤常合并近节指骨骨折[40]。由于该区域肌腱紧贴指骨，常发生术后粘连，通常需要进行肌腱松解。因此建议术后早期自主活动，预防活动范围的损失。保持腕关节在伸直位可以减小伸肌腱张力，从而利于手指的早期活动。

V 区

掌指关节水平伸肌腱包括中央腱和矢状束，由于伸肌腱在此区域很宽，因此完全断裂不常见。另一方面，肌腱部分撕裂伤很容易被忽略，因为剩余的肌腱可能足以维持伸直功能。因此手术探查很有必要，应考虑到如果肌腱是在屈曲时受伤的，则肌腱损伤可能比皮肤撕裂伤处于更近端。如有可能，应进行核心缝合和肌腱周边连续缝合。在极少数完全撕裂的病例中，肌腱不会明显向近端缩回，因其受到矢状束和腱结合的限制。

人咬伤

人咬伤是 V 区伸肌腱损伤的常见类型，通常由于双方斗殴击打对方面部引起（斗殴咬伤；图 10.20）。咬伤属于严重污染伤口，极易引发感染。由于皮肤损伤通常很轻微，这类损伤通常会被患者低估，直到引起感染，患者才会接受治疗。新发损伤时，必须进行基本的检查，通过手部 X 线片明确有无咬下的撕脱骨块。在手术探查时，纵行劈开肌腱，暴露掌指关节，给予关节内抗生素冲洗。部分伸肌腱损伤通常不需要缝合[41]。一些学者建议控制感染后再行二期的手术治疗[42]。

矢状束损伤

侧腱束连接中央束，附着于掌板，使得中央束处于掌指关节正中位置。开放或闭合性矢状束损伤均有可能导致屈曲时伸肌腱向健侧半脱位。矢状束部分断裂不会造成伸肌腱半脱位，除非损伤累及 2/3[43]。稳定的矢状束断裂可将受

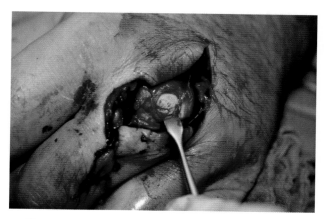

图 10.20　环指掌骨处斗殴时咬伤。伸肌腱纵行撕裂

累手指和相邻健康手指绑在一起 3 周进行治疗，不稳定的断裂则需要手术缝合。

闭合的矢状束断裂比开放性更常见，通常继发于累及关节的原发病，如类风湿性关节炎。Ishizuki 描述了矢状束具有表层和深层[44]。他假设退行性断裂只影响浅层，而创伤性断裂影响两层。创伤及自发性矢状束断裂可以用夹板固定 10~14 天[45,46]。对于陈旧性损伤，应尝试直接缝合。慢性半脱位的矢状束重建在下文的二期手术部分讨论。

VI 区

掌骨水平的伸肌腱损伤比远端区域的预后更好[40]。首先，掌骨水平的伸肌腱损伤通常可以用 3-0 线核心缝合以及肌腱周边连续缝合。此外，肌腱位于是滑膜外，和关节没有关联。同时，肌腱活动范围比远端位置更大，伸肌和屈肌系统之间很少出现不平衡。软组织覆盖比远端要好，但与屈肌腱相比仍较薄弱。

在掌骨水平，外在伸肌腱的功能是伸直掌指关节。掌指关节伸直时应测试阻力。然而，外在肌腱由腱结合连接，患者仍然可以通过邻近的肌腱伸直关节。

术后早期使用动态夹板制动能减少肌腱粘连。病例报道中屈曲损失比伸直损失更常见[40]。

VII 区

伸肌腱在伸肌支持带水平的损伤要么是开放性裂伤，常累及多根肌腱，要么是闭合性断裂，最常继发于桡骨远端骨折。

为修复该水平的开放性损伤，至少需要打开部分伸肌支持带。是否在受损肌腱上重建伸肌支持带一直存在争议。一些医生主张切除伸肌支持带以避免术后粘连。另有学者建议重建至少部分的支持带，以防止半脱位或肌腱弓弦。虽然肌腱和支持带之间的粘连更有可能发生，但 Newport 等发现伸肌腱 VII 区损伤的结果与邻近区损伤的结果没有差异[40]。肌腱修复必须确保有稳定的核心缝合和肌腱周边连续缝合。此外，还应特别关注有无伴随尺桡神经的感觉

分支损伤，一期吻合感觉支利于防止术后疼痛及神经瘤的发生。

由于肌腱排列紧密，单一伤口处的多根肌腱损伤经常发生。辨别这些肌腱相当困难，因为它们会回缩进前臂，因此必须深入掌握外科解剖知识。Botte 等描述了一种实用的标记回收肌腱的技术，将无菌标签贴在止血钳上，止血钳夹在肌腱近端缝合线上[47]。

拇长伸肌腱断裂常继发于桡骨远端骨折或风湿性关节炎。桡骨远端骨折后拇长伸肌腱断裂有两个主要原因[48]。一方面，在为掌板固定钻孔或选择太长且突出伸肌间室的螺钉时，可能会损伤肌腱。另一方面，骨折的背侧碎骨块脱位可能会损伤肌腱。由于端端吻合肌腱的退化特性，其必然会造成拇长伸肌腱术后发生不可接受的肌腱长度变短。然而，实施肌腱修复时，可将示指固有伸肌移位至拇长伸肌腱，或使用肌腱移植。这两种技术都将在下文的二期手术部分进行讨论。

Ⅷ/Ⅸ区

Ⅷ/Ⅸ区的伸肌损伤包括腱腹联合处和肌腹的损伤。和Ⅶ区损伤一样，回缩肌腱的鉴别和恢复相当具有挑战性。可能会发生合并肌肉损伤和/或神经损伤，了解运动神经支发出的顺序有助于鉴别运动支损伤和肌腱损伤。腕部和手指的运动支分为两部分，近端的表浅部分和远端的深层部分[42]。近端表浅部分包括桡侧腕长伸肌、桡侧腕短伸肌、指总伸肌腱、小指伸肌和尺侧腕伸肌的肌肉运动支。这些神经纤维的入肌点在外侧髁附近，当需要暴露后部骨间神经时，可以选择在桡侧腕长伸肌和桡侧腕短伸肌（旋后肌以近）、指总伸肌腱、小指伸肌和尺侧腕伸肌（旋后肌以远）之间进入，以防损伤运动支。远端的深层部分包括拇长展肌、拇短伸肌、拇长伸肌和示指固有伸肌。它们在前臂 1/2 远端发出，近骨平面。

在这一区域，肌肉和肌腱的充分修复非常困难。单纯缝合肌纤维完全没有拉力，因此应尽量缝合肌腱或筋膜层。即便如此，这些缝线也不能在术后的动态康复训练中提供足够的强度，术后需制动 3~4 周。

术后护理

和屈肌腱损伤一样，足够的术后康复治疗的重要性不可低估。伸肌腱愈合与屈肌腱愈合没有太大区别。然而，必须考虑到治疗方案需要提供对抗屈肌腱的强大拮抗力。最初，静态术后治疗方案被认为足以治疗所有伸肌腱损伤，因为理论上，由于肌腱的滑膜外特性，肌腱粘连是有限的。事实上，长时间的固定虽可以使肌腱愈合更稳固，但由于粘连的形成，会促使运动度下降。此问题可以通过早期的主动或被动活动来解决，早期活动反过来又增加了已缝合肌腱断裂的风险。对于屈肌腱损伤，近年来，动态的术后康复得到发展，这能减少术后粘连的发生，而不危害缝合肌腱的稳定性。

然而，对于一些适应证，必须严格要求制动。锤状指损伤必须全时段静态夹板固定 8 周，闭合性的中央束断裂（Ⅲ区损伤）也是如此。对于伸肌支持带以近的损伤（Ⅷ区和Ⅸ区），考虑到缝合筋膜层不能提供足够的强度，也需要制动。

Ⅲ~Ⅴ区的开放性损伤术后制动不可避免会形成严重的粘连，因为该区域肌腱较宽，且与骨走行很近。为克服这一问题，Evans 描述过通过限制性的早期主动活动体系（短弧形运动）来减少术后粘连的治疗方案[49]。该方案基于生物力学研究，测试了防止粘连形成所需的伸肌腱位移程度。Duran 等[50]发现 3~5mm 的被动肌腱滑动足以达到这一目标。Evans[51]将术中Ⅳ区和Ⅴ区肌腱位移测量值与之前的 Brand 和 Hollister[52]测量值进行了比较，并估计 PIP 关节屈曲 60° 可转化为 Lister 结节处肌腱滑动 5mm。

对于该康复方案，需要 3 个手指夹板。受损的手指在训练期间远、近指间关节固定于 0° 的伸直夹板中。患者每天清醒时，移除夹板并遵循受控的主动运动。首先放置夹板以阻止近指间关节 30° 和远指间关节 20°~25° 的屈曲。在规定的范围内重复 20 次主动和被动运动后，放置第三个夹板，以固定近指间关节 0° 伸直位，同时不固定远指间关节，然后患者主动地伸直和屈曲远指间关节 20 次。在该方案的第二和第三周，近指间关节的屈曲活动度增加到 40° 和 50°。在一项回顾性研究中，Evans 报告了与一组术后固定的患者相比，动态康复方案显著改善了临床结果[50]。

Ⅴ~Ⅶ区的动态制动可以通过带橡皮筋的系统辅助下患指的主动屈曲、被动伸直来完成（图 10.21）。这一方案也被称为 "reversed Washington" 或 "reversed Kleinert" 方案。鼓励患者从术后第二天开始，每小时进行 10 次主动屈曲和被动伸直练习，持续 3 周。掌指关节屈曲的活动范围在开始时限制在 30°，然后逐渐增加到 60°，直到第 3 周结束。3 周开始主动活动，6 周后取下支具。肌腱的负荷在 6 周内逐渐增加。在一项前瞻性随机研究中，与静态支具相比，动态支具方案在 4 周、6 周和 8 周后，Ⅴ区和Ⅵ区肌腱损伤获得了更好的总主动活动度[53]。

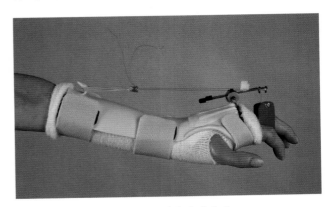

图 10.21　动态伸直支具

示指固有伸肌移位修复拇长伸肌术后，患者早期动态活动优于制动[54]。术中行 Pulvertaft 编织缝合可以使肌腱更稳定，夹板固定可缩短至 3 周。然而，示指固有伸肌腱转位后,使用动态夹板拇指主动伸直活动度并未显著增加[55]。

Ⅳ～Ⅶ区撕裂伤的康复概念是即时控制主动运动(immediate controlled active motion, ICAM)夹板方案[56]。该方案也被称为相对运动夹板,通过简单的夹板使受影响的手指比相邻关节保持6周的15°～20°的相对运动。这个概念的基本原理是,无论掌指关节的位置如何,将手指放置在比相邻手指稍微伸直的位置会使受力减少[57]。近年来,ICAM也被应用于纽孔畸形、矢状束断裂和尺骨头综合征侧-侧肌腱转位的术后护理[58]。

结果、预后及并发症

结果

根据损伤区域、合并骨及软组织损伤的程度、修复时机和术后护理程度的不同,患者的预后存在很大差异。临床结果通常是通过总主动活动度来评估的[59]。Hung等将270°的总主动活动作为正常值[60]。一些作者对伸肌腱损伤的评估系统进行了调整[7,61]。另一种方法是根据Miller在1942年提出的伸直或屈曲的总差值来比较结果[62]。

掌指关节以远的损伤预后要比掌指关节以近的损伤预后差。伸肌腱损伤最常见的并发症为肌腱与周围组织的粘连。Newport等报道了101例患者的回顾性分析结果,大多数患者采用静态夹板治疗[40]。在没有相关损伤的患者中,64%的患者获得了良好或极佳的结果,平均总活动度为230°。然而,Ⅰ～Ⅳ区的病变仅在50%的患者中产生良好或极好的结果。Evans发现Ⅲ区伸肌腱撕裂伤修复后进行早期活动度治疗,6周总活动度为147°[49]。

Hung等报道了38例术后采用动态夹板治疗患者,平均总主动活动度为229°[60]。Ⅱ～Ⅳ区病变的患者表现最差,平均总活动度为188°。对于MP关节水平的病变,一些研究报告了术后动态夹板方案与固定相比的更好结果,总活动度为237°～254°[60,63,64]。

并发症

伸肌腱损伤后最常见的并发症是肌腱与周围组织之间形成粘连。这种情况下,可能会发生肌腱固定约束,当掌指关节屈曲时,将限制近指间关节的屈曲。解决粘连首选手法治疗和夹板固定受累关节,改善肌腱滑动。如果4～6个月后活动范围没有足够的改善,可考虑肌腱松解术。稳定的被覆皮肤是进行其他附加操作的必要前提。肌腱松解术可在完全清醒状态下完成,无需镇静药和止血带,而使用利多卡因加肾上腺素的局部肿胀麻醉技术(见上文"患者选择"部分)。

单纯肌腱松解可能不足以改善活动度,必要时可能需要附加关节囊切开、侧副韧带松解,甚至是屈肌腱松解[65]。

Creighton和Steichen报道了指骨和掌骨骨折修复后伸肌腱松解的结果[66]。总活动范围平均提高31%,但仅21%的患者需要进行额外的关节囊切开。

二期手术

> **临床提示**
>
> 对于已经出现畸形的手指,二期手术矫正难度高,应向患者告知,恢复到正常的手指活动度几乎不可能。

锤状指

锤状指损伤中,即使是伸肌腱长度很小的延长也会导致伸直缺陷。很多患者会因此遗留畸形,但是,这种畸形与远期预后几乎无关[67]。只有当伸直缺失达到40°～50°时,许多患者才会考虑将其矫正。这种情况下,应考虑制动至伤后6个月,尤其在不确定一期治疗是否充分时。

如果保守治疗失败,应与患者协商手术治疗。由于伸肌腱和屈肌腱系统之间的微妙平衡,二期手术后的结果并不总是令人满意。现有的术式都不能提供可靠的结果。畸形的矫正可能是不完全的,远指间关节可能会有一些屈曲的损失,且疼痛的减轻不能可靠地预测。应排除任何伴随的关节炎;如果软骨退变,应考虑远指间关节融合。

如需进行手术矫正,可以选择将皮肤和愈合组织一起切除。这样的皮肤肌腱固定术被称为Brooks-Garner术。在该术式中,椭圆形楔形切除受累远端指间关节背侧的皮肤、皮下软组织,包括瘢痕愈合的伸肌腱(图10.22～图10.24)。全层缝合切口,使关节轻度过伸。然后用克氏针固定远端指间关节6周。

或者可行Fowler松解(中央束切断)或斜形韧带(spiral oblique retinacular ligament, SORL)重建术。上述两个术式主要用于矫正鹅颈畸形,前提是近端指间关节必须正常。下一节将讨论这些术式。

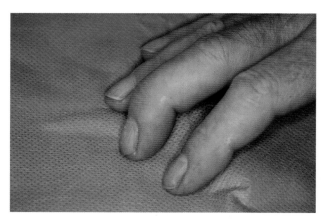

图10.22　锤状指

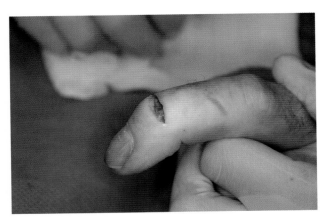

图 10.23　切除皮肤和肌腱

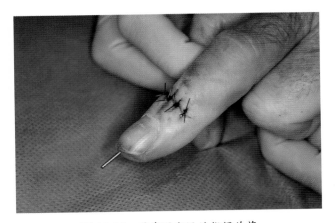

图 10.24　贯穿固定远端指间关节

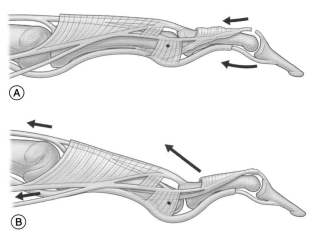

图 10.25　（A，B）鹅颈畸形的病理生理学机制：当肌腱愈合长度延长时，畸形持续存在

鹅颈畸形

　　鹅颈畸形是一种经典的手指畸形，可由许多因素造成，包括先天性近端指间关节掌板松弛和内在肌紧张。通常继发于一些种类的关节炎，也可以由锤状指损伤引起。详尽的病史记录和体格检查可以将锤状指的病因与其他病因区分开来。在这种情况下，断裂的伸肌腱导致伸指力量集中作用在近端指间关节处（图 10.25）。如果关节处掌板松弛，鹅颈畸形会立刻发生。但是，即使开始时掌板不松弛，随着时间推移和伸指力量增加，掌板会逐渐被拉伸。如果近端指间关节过伸超过临界点，将会发生关节弹响。这可能比体态畸形更让患者感到不安。

　　慢性锤状指畸形患者，伸肌腱终末部分不可修复，可以行中央束切断术矫正鹅颈畸形[68]。这种术式也被称为 Fowler 松解术。横断中央束后，伸肌力量将再平衡，以增加远端指间关节处的伸直力量。Grundberg 和 Reagan 报道了 20 例患者的近端指间关节背伸平均减少 10°，总体过伸在 2° 以内[69]。生物力学研究表明，该方法可最多矫正伸肌腱过伸达 46°[70]。作者指出，伸肌腱背伸大于 36° 可能无法实现畸形的完全矫正。增加松解的程度可能会增加近端指间关节继发性伸肌过伸的风险。但在最近的生物力学研究中，过伸的发生与松解程度之间没有明确的关系[71]。需要注意，

　　文献中有一些其他术式也被混淆为 Fowler 松解术。Fowler 还描述了一种通过重新平衡伸肌腱来解决纽孔畸形的手术（见下文）。在该手术中，将伸肌腱分离至远端并插入到中央束中，因而可增加了近指间关节水平的伸直肌力。

　　或者可以行肌腱移植修复伸肌腱[斜形韧带（SORL）重建术]（图 10.26）。Thompson 等描述了一种使用掌长肌腱抑制近指间关节过伸和促进远指间关节伸直的术式[72]。该术式的技术要求较高，需要将移植肌腱用拉出缝合法固定在远端指骨，然后穿过屈肌腱和近端指间关节掌板之间，固定于近节指骨的骨性通道中（见图 10.26）。尽管 Girot 等报

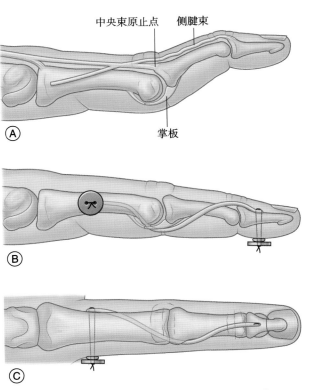

中央束原止点　　侧腱束

掌板

图 10.26　（A～C）螺旋斜形韧带：掌长肌腱移植，穿过屈肌腱与掌板之间，拉出缝合固定于远端指骨

道了95%矫正近指间关节过伸的成功率,但该手术的经验似乎是有限的[73]。

与远端伸肌腱损伤无关的鹅颈畸形应采取不同的处理方法,这些畸形经常由近端指间关节处的掌板过松引起。这种情况下需矫正掌板松弛,例如可以行指浅屈肌腱固定术。

纽孔畸形

伸肌腱中央束的急性损伤,伴随三角韧带损伤引起的两侧侧腱束向掌侧移位,可引起纽孔畸形。在急性期,畸形易于复位,可以如上所述进行治疗。然而,如果不予以治疗,则会导致斜形韧带慢性挛缩(图10.27)。这种情况一直被视为手外科中最具挑战性的难题之一[74]。

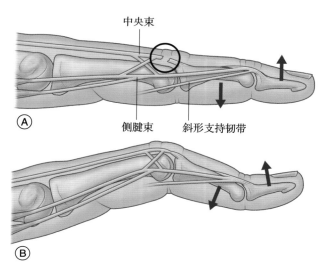

图10.27　(A,B)纽孔畸形的病理生理学机制:侧腱束半脱位导致伸肌力量重新分配,近端指间关节处伸直力量减小。慢性畸形中斜形支持韧带回缩阻止近端指间复位

术前注意事项

任何矫正纽孔畸形的手术都必须在近端指间关节能被动伸直的前提下进行。有时可以通过理疗结合静态和动态夹板保守的治疗方案。在严重的情况下,可能需要额外的肌腱松解术。该手术有时可与背侧入路伸肌腱修复术相结合。然而,在严重的病例中,一期手术掌侧入路解除关节挛缩,并需要背侧入路的二期手术。如果结合夹板疗法,肌腱松解术足以实现功能改善,因此可以避免进一步的手术。

Burton和Melchior列出了手术矫正畸形之前应该考虑的几个问题[75]。需告知患者,术后夹板治疗是必要的,有可能需要固定数月。如果有任何关节炎的迹象,应避免重建近指间关节周围软组织。这种情况下,应考虑关节融合或关节成形术。纽孔畸形不一定会危害近端指间关节屈曲的程度或抓握力量,试图增加近端指间关节伸直的角度一定不能以僵硬的手指或抓握力的损失为代价。

解决纽孔畸形主要有两种方法:肌腱切断术或伸肌腱重建术(止点移位或肌腱移植)。

肌腱切断术

在中节指骨水平的肌腱切断术参考Dolphin或Fowler术式[76,77]。当患者主诉远端指间关节过伸时可以选择此术式。手术切口位于中央腱束止点远端。根据Dolphin的描述,需要在更近端切断肌腱,以保护远端的斜形韧带的止点(图10.28)。侧腱束将会滑向近端,从而增加近指间关节作用力量,改善关节伸直,而减少远端指间关节张力。术后近指间关节夹板固定在伸直位,而远端指间关节可自由活动,建议夹板固定时间为6～8周[75]。

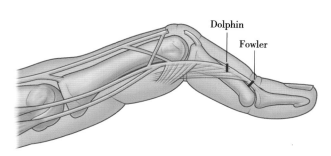

图10.28　纽孔畸形的腱切断术治疗(Dolphin术式和Fowler术式)。Dolphin术式保留了斜形韧带的附着点

伸肌腱二期重建术

如果患者主诉伸直功能缺失,应该考虑行二期伸肌腱重建术。可以通过肌腱止点移位或肌腱移植来完成。对于任何类型的重建,术中用克氏针固定近指间关节都是有争议的。对于严重屈曲挛缩的关节,这可能对患者有益。

中央束可以根据Snow描述的方法进行重建(见图10.18)。重建的肌腱末端可缝合于中节指骨原止点上或重建在中节指骨上。

使用侧腱束重建中央束的技术已被大量报道。通过腱侧束的重新定位,远指间关节的末端腱张力降低,同时增加近指间关节的背伸力量。Littler和Eaton描述了切除两个外侧腱束,以便将其背侧重新定位,并将其缝合到中央腱束的止点处,从而将肌腱切开术和肌腱重建术相结合(图10.29)[78]。在Matev的技术中,在不同的水平上切开侧腱束(图10.30)。将较长的腱束远端与另一个腱束近端缝合,从而增加末端肌腱的长度,以减少远指间关节的张力。然后将游离腱缝合并恢复中央腱束[79]。

在中央束广泛缺失的病例中,侧腱束可能不足以行重建术。这种情况下,游离肌腱移植可能成为适应证。Littler描述了中节指骨基底部和侧束的八字缝合术[80]。其他几种

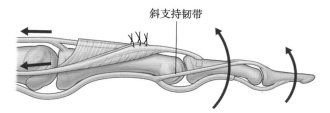

图10.29　Littler术式:切断侧束,移位至中央束

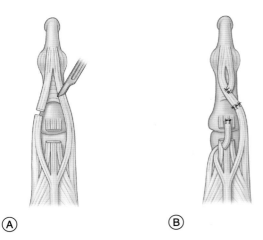

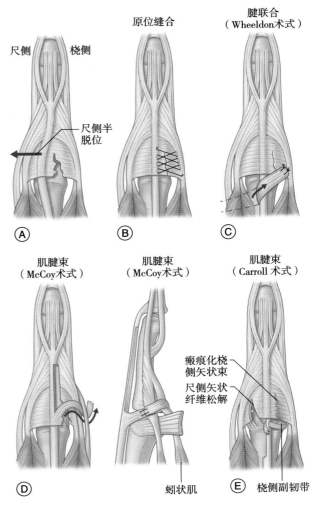

图 10.30 （A，B）中央术重建 Matev 术式：在不同水平切断两侧侧腱束，移位重建中央束

移植物内固定方法也已经被提出[32,77,81]。

二期矢状束重建（视频 10.1）

矢状束的功能是使肌腱保持在掌指关节的中央位置，如果矢状束断裂，肌腱可能会半脱位至健侧。病变最常累及肌腱桡侧纵向或斜形撕裂，导致掌指关节水平肌腱尺侧脱位[82]。肌腱脱位几乎全部发生于类风湿性关节炎的患者。如果保守治疗失败，可考虑手术重建矢状束。除了矢状束重建，长期损伤的病例还应行对侧矢状束挛缩松解[43]。如果由于软组织缺失或严重瘢痕增生不能直接修复，还有一些术式可以用于重建[82-85]（图 10.31）。

Wheeldon 描述了将尺侧联合腱锚定在伸肌的桡侧[85]。Elson 在掌骨深横韧带下行将腱束逆行并缝合到关节囊上[86]。McCoy 和 Winsky 描述了另一种使用近端腱束的重建手术[84]。在他们的"蚓状肌环形术"中，肌腱包裹并缝合在蚓状肌周围[87]。Kilgore 等和 Carroll 等描述了利用远端或尺侧腱束环绕并缝合于桡侧副韧带的技术。在 Watson 的技术中，将远端中心腱束环绕并穿过掌骨间深韧带[82]。

Carroll 等报道了 3 例采用该技术对 5 个手指进行手术的患者结果[81]，未发现复发性半脱位。Watson 等发现，在 16 例患者的 21 个矢状束重建中，平均 16 个月随访，无复发性半脱位出现[82]。

> **临床提示**
>
> 　　无论矢状束重建的首选技术是什么，都要确保肌腱稳定，同时保持手指完全屈曲。推荐术后使用动态康复方案。

肌腱缺失：肌腱移位 vs 肌腱移植（视频 10.2）

在退行性伸肌腱断裂病例中，由于断端存在间隙广泛退变，使得肌腱不能直接缝合。在没有类风湿关节炎的情

图 10.31 矢状束重建的不同术式。（A）桡侧矢状束的损坏导致伸肌腱尺侧半脱位；（B）原位缝合；（C）Wheeldon 术式，将尺侧联合腱移位至腕骨间深韧带；（D）McCoy 术式，将肌腱从远端劈开，掀起缠绕在蚓状肌上；（E）Carroll 术式，取伸指总肌尺侧以远端为基底的肌腱瓣，环绕缝合于桡侧副韧带

况下，拇长伸肌腱最常受到影响。两种方法可用于重建伸肌功能。首先，可以使用肌腱移植物重建肌腱，例如取自体掌长肌腱（图 10.32A～D）。其次，可以通过移位另一根肌腱进行重建。在拇长伸肌腱断裂的情况下，示指固有伸肌腱最常用于肌腱移位（图 10.33A～D）。

这两种技术都可以取得良好的结果[88-91]。一般而言，两者都显示出相似的临床效果[92]。然而，每种技术都有特定的优点和缺点。对于肌腱移植重建，需要进行两次编织缝合，这增加了肌腱功能不足和断裂的风险。获取肌腱移植物的操作是必要的，使用掌长肌移植物应尽量减少供体部位的发病率。与肌腱移位相比，不需要大脑皮质的重排和适应。然而，由于断裂肌腱相应肌肉的萎缩和挛缩，肌腱移植长期临床效果较差[93]。

肌腱移位后，大脑皮质需要适应，但即使在老年患者中，这通常也很容易实现。手术技术通常比较容易和快捷。

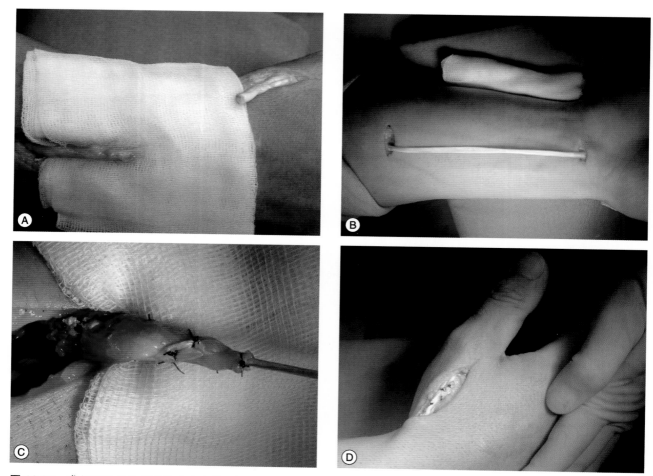

图 10.32　掌长肌腱作为移植物重建断裂的拇长伸肌腱。(A)拇长伸肌腱退行性断裂，不能直接缝合。(B)取同侧掌长肌腱作为移植物。(C)将移植物首先编织缝合至拇长伸肌腱近端残端。(D)移植物编织缝合至拇长伸肌腱远端残端。注意腕关节屈曲时拇指需完全伸展

由于只进行一次编织缝合，肌腱断裂的风险可能低于肌腱移植。在示指固有伸肌腱移位后，大多数患者可以保持单独的示指背伸[94]。然而，必须考虑到此时的示指背伸力量较弱[95,96]。这不会对日常生活造成困难，但可能影响到特定患者，如音乐家。

软组织管理和复合伤分期重建

临床提示

手指的软组织覆盖必须确保手指关节可以完全伸展。在手指背侧皮肤清创后，通常需要局部皮瓣以避免术后伸肌腱暴露。

伸肌腱损伤通常复合骨、关节的损伤和皮肤缺失，从而变得很复杂。这些复合损伤的治疗对治疗外科医生而言是一个难题。广泛的瘢痕形成是可预见的，在制定治疗计划时必须考虑到。和其他损伤一样，基本的重建原则仍然适用。在尝试重建肌腱之前，必须满足几个基本条件。首先，

必须对所有失活组织进行彻底清创。在关闭伤口前，伤口内不应有任何污染物或血供差的组织，以预防感染。首次彻底清创优于多次清创，因为水肿和感染的肉芽组织影响，抗生素很难渗透[97-100]。

临床提示

应避免手背皮肤大面积受损。软组织覆盖薄弱，容易坏死进而导致复杂的缺陷。

其次，治疗软组织前必须保证骨性结构的稳定，可以通过适当的内固定或外固定实现。最后，必须为肌腱和骨性结构提供稳定的软组织覆盖。对于手背复合伤，常用带蒂或游离组织移植。虽然手背侧经常被用作供体来获取软组织皮瓣，以覆盖手掌侧软组织缺陷，但反过来并不正确。相反，皮瓣通常从同侧手和前臂的近端或远端区域获取。前臂带蒂桡骨皮瓣是覆盖手背的典型带蒂骨干皮瓣。然而，由于桡动脉的牺牲和外观明显的供体部位，应考虑原始技术的变化，如穿支皮瓣或筋膜皮瓣[101]。另一种经典带蒂皮瓣是骨间后动脉皮瓣（图 10.34～图 10.38）。随着显微外科

技术的进步,游离组织移植被频繁使用[102]。

复合伤的重建时机一直饱受争议。传统观点认为,这些损伤通常被分为多阶段处理[103]。然而,自从 Godina 在早期清创和游离组织移植对下肢缺损的经典工作以来,如今,大多数医生可能会争取在 72 小时内完成软组织覆盖[104]。一些学者报道过利用急诊游离皮瓣一期重建手背部缺损取得良好效果[105-107]。重建缺损肌腱通常在软组织覆盖时一起

行肌腱移植或肌腱移位。由于重建腱鞘并非必要,使用硅胶棒的伸肌腱分期重建很少见[108-110]。Adams 报道了 6 例在近指间关节水平的伸肌腱复杂缺损进行两期重建的患者[110]。所有患者均可实现近指间关节的主动伸展,平均伸直较缺失 15°。相比之下,Quaba 等在 9 例Ⅵ区和Ⅶ区复杂缺损患者中,仅接受软组织覆盖而不重建肌腱缺损,同样取得了良好的临床效果[111]。

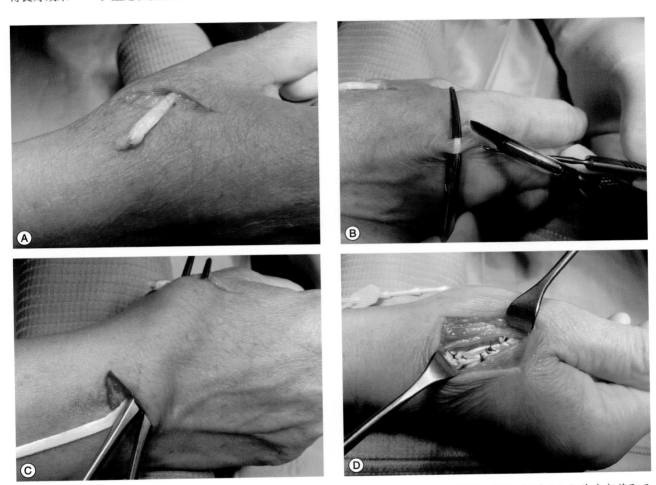

图 10.33　示指固有伸肌腱移位重建断裂的拇长伸肌腱(EPL)。(A)断裂的拇长伸肌腱远端残端。(B)于示指基底部获取示指固有伸肌建。(C)将示指固有伸肌腱在腕关节水平抽出,做一个皮下隧道。(D)肌腱编织缝合

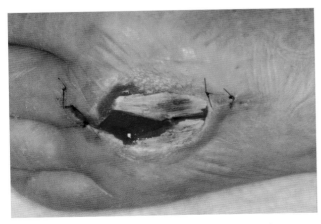

图 10.34　手背感染后软组织缺损,伸肌腱外露

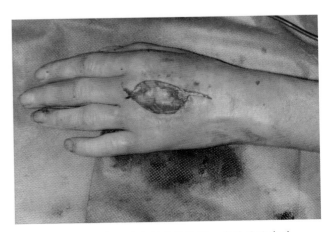

图 10.35　伸肌腱清创后的缺损。掌骨暴露在外

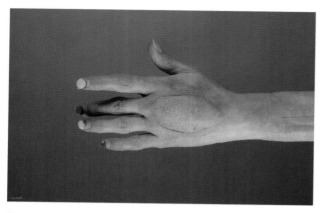

图 10.36 骨间后动脉瓣软组织重建。缺失的肌腱通过示指固有伸肌腱移位重建

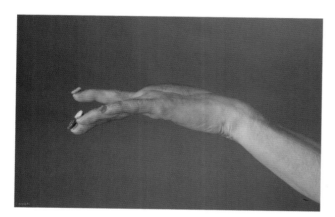

图 10.37 伸肌功能恢复

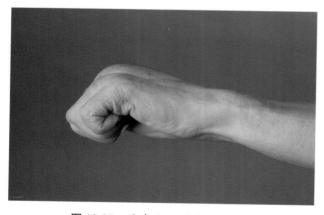

图 10.38 重建后 12 周的屈肌功能

结论

伸肌腱损伤常常被低估。即使是屈肌、伸肌系统之间微妙的平衡受到轻微的破坏，也会导致手指功能的严重丧失。因此，清晰了解相关解剖结构对于获得良好的治疗效果至关重要。急性损伤需要早期诊断和治疗，需充分考虑到周围软组织结构。慢性损伤和随之而来的手指畸形（如

鹅颈畸形和纽孔畸形）非常难以矫正，需要对潜在的肌腱失衡进行透彻的分析。与其他肌腱损伤一样，如果不选择正确的术后治疗方案，就无法获得良好的效果。

未来展望

伸肌机制的功能解剖是复杂的，某些方面可能比已发表的刊物描述得更不清楚。因此，生物力学研究有望提高伸肌损伤特别是针对其后遗症方面的治疗水平。然而，如今大多数研究可能是针对伸肌损伤的其他方面，如缝合技术和术后治疗方案，这两者是相关的，因为更牢固的缝合技术允许更早、更广泛的术后活动锻炼。这些进展反映在本章的最新修订版中，有望进一步提升患者的临床效果。

参考文献

1. Bunnell SB. *Surgery of the Hand*. Philadelphia: JB Lippincott; 1944.
2. Leslie BM, Ericson WBJ, Morehead JR. Incidence of a septum within the first dorsal compartment of the wrist. *J Hand Surg Am*. 1990;15:88–91.
3. von Schroeder HP, Botte MJ. The functional significance of the long extensors and juncturae tendinum in finger extension. *J Hand Surg Am*. 1993;18:641–647.
4. Landsmeer JM. Anatomical and functional investigations on the articulation of the human fingers. *Acta Anat Suppl (Basel)*. 1955;25:1–69.
5. Harris CJ, Rutledge GLJ. The functional anatomy of the extensor mechanism of the finger. *J Bone Joint Surg Am*. 1972;54:713–726.
6. Landsmeer JM. The anatomy of the dorsal aponeurosis of the human finger and its functional significance. *Anat Rec*. 1949;104:31–44. *Classic description of the function of the oblique retinacular ligaments which is the anatomical foundation for numerous reconstructive procedures of the distal extensor tendon.*
7. Kleinert HE, Verdan C. Report of the Committee on Tendon Injuries (International Federation of Societies for Surgery of the Hand). *J Hand Surg Am*. 1983;8:794–798.
8. Doyle JR. Extensor tendons – acute injuries. In: Green DP, ed. *Operative Hand Surgery*. New York: Churchill Livingstone; 1999:1950–1987.
9. Denkler K. A comprehensive review of epinephrine in the finger: to do or not to do. *Plast Reconstr Surg*. 2001;108:114–124.
10. Krunic AL, Wang LC, Soltani K, et al. Digital anesthesia with epinephrine: an old myth revisited. *J Am Acad Dermatol*. 2004;51:755–759.
11. Lalonde D, Bell M, Benoit P, et al. A multicenter prospective study of 3110 consecutive cases of elective epinephrine use in the fingers and hand: the Dalhousie Project clinical phase. *J Hand Surg Am*. 2005;30:1061–1067.
12. Leblanc MR, Lalonde J, Lalonde DH. A detailed cost and efficiency analysis of performing carpal tunnel surgery in the main operating room versus the ambulatory setting in Canada. *Hand (N Y)*. 2007;2:173–178.
13. Lalonde DH. Wide-awake flexor tendon repair. *Plast Reconstr Surg*. 2009;123:623–625.
14. Bezuhly M, Sparkes GL, Higgins A, et al. Immediate thumb extension following extensor indicis proprius-to-extensor pollicis longus tendon transfer using the wide-awake approach. *Plast Reconstr Surg*. 2007;119:1507–1512.
15. Henderson J, Sutcliffe M, Gillespie P. The tension band principle and angular testing of extensor tendon repairs. *J Hand Surg Eur Vol*. 2011;36:297–302.
16. Miller B, Dodds SD, deMars A, et al. Flexor tendon repairs: the impact of fiberwire on grasping and locking core sutures. *J Hand Surg Am*. 2007;32:591–596.
17. Newport ML, Williams CD. Biomechanical characteristics of extensor tendon suture techniques. *J Hand Surg Am*. 1992;17:1117–1123.
18. Strickland JW. Development of flexor tendon surgery: twenty-five years of progress. *J Hand Surg Am*. 2000;25:214–235.

19. Newport ML, Pollack GR, Williams CD. Biomechanical characteristics of suture techniques in extensor zone IV. *J Hand Surg Am.* 1995;20:650–656.

20. Chung KC, Jun BJ, McGarry MH, Lee TQ. The effect of the number of cross-stitches on the biomechanical properties of the modified becker extensor tendon repair. *J Hand Surg Am.* 2012;37:231–236.

21. Jablecki J, Syrko M. Zone 1 extensor tendon lesions: current treatment methods and a review of literature. *Ortop Traumatol Rehabil.* 2007;9:52–62.

22. Leinberry C. Mallet finger injuries. *J Hand Surg Am.* 2009;34: 1715–1717.

23. Niechajev IA. Conservative and operative treatment of mallet finger. *Plast Reconstr Surg.* 1985;76:580–585.

24. Stern PJ, Kastrup JJ. Complications and prognosis of treatment of mallet finger. *J Hand Surg Am.* 1988;13:329–334.

25. Handoll HH, Vaghela MV. Interventions for treating mallet finger injuries. *Cochrane Database Syst Rev.* 2004;(3):CD004574.

26. Auchincloss JM. Mallet-finger injuries: a prospective, controlled trial of internal and external splintage. *Hand.* 1982;14:168–173.

27. Kinninmonth AW, Holburn F. A comparative controlled trial of a new perforated splint and a traditional splint in the treatment of mallet finger. *J Hand Surg [Br].* 1986;11:261–262.

28. Maitra A, Dorani B. The conservative treatment of mallet finger with a simple splint: a case report. *Arch Emerg Med.* 1993;10: 244–248.

29. Warren RA, Norris SH, Ferguson DG. Mallet finger: a trial of two splints. *J Hand Surg [Br].* 1988;13:151–153.

30. Abouna JM, Brown H. The treatment of mallet finger. The results in a series of 148 consecutive cases and a review of the literature. *Br J Surg.* 1968;55:653–667.

31. Casscells SW, Strange TB. Intramedullary wire fixation of mallet-finger. *J Bone Joint Surg Am.* 1957;39-A:521–526.

32. Weeks PM. The chronic boutonnière deformity: a method of repair. *Plast Reconstr Surg.* 1967;40:248–251.

33. Tubiana R. Surgical repair of the extensor apparatus of the fingers. *Surg Clin North Am.* 1968;48:1015–1031.

34. McFarlane RM, Hampole MK. Treatment of extensor tendon injuries of the hand. *Can J Surg.* 1973;16:366–375.

35. Elliott RAJ. Injuries to the extensor mechanism of the hand. *Orthop Clin North Am.* 1970;1:335–354.

36. Sakellarides HT. The extensor tendon injuries and the treatment. *R I Med J.* 1978;61:307–313.

37. Stewart IM. Boutonnière finger. *Clin Orthop.* 1962;23:220–226.

38. Snow JW. Use of a retrograde tendon flap in repairing a severed extensor in the pip joint area. *Plast Reconstr Surg.* 1973;51:555–558. *Although only 6 cases in 3 years are reported, this is the classic description of one of the most commonly used techniques to reconstruct defects of the central slip.*

39. Aiache A, Barsky AJ, Weiner DL. Prevention of the boutonnière deformity. *Plast Reconstr Surg.* 1970;46:164–167.

40. Newport ML, Blair WF, Steyers CMJ. Long-term results of extensor tendon repair. *J Hand Surg Am.* 1990;15:961–966.

41. Dreyfuss UY, Singer M. Human bites of the hand: a study of one hundred six patients. *J Hand Surg Am.* 1985;10:884–889.

42. Nolan WB. Extensor tendon injuries and reconstruction. In: Mathes SJ, Hentz V, eds. *Plastic Surgery.* Philadelphia: Saunders; 2005:401–421.

43. Koniuch MP, Peimer CA, VanGorder T, et al. Closed crush injury of the metacarpophalangeal joint. *J Hand Surg Am.* 1987;12:750–757.

44. Ishizuki M. Traumatic and spontaneous dislocation of extensor tendon of the long finger. *J Hand Surg Am.* 1990;15:967–972.

45. Araki S, Ohtani T, Tanaka T. Acute dislocation of the extensor digitorum communis tendon at the metacarpophalangeal joint. A report of five cases. *J Bone Joint Surg Am.* 1987;69:616–619.

46. Inoue G, Tamura Y. Dislocation of the extensor tendons over the metacarpophalangeal joints. *J Hand Surg Am.* 1996;21:464–469.

47. Botte MJ, Cohen MS, von Schroeder HP. Method of tendon labeling in forearm injuries. *J Hand Surg Am.* 1991;16:763–764.

48. Benson EC, DeCarvalho A, Mikola EA, et al. Two potential causes of EPL rupture after distal radius volar plate fixation. *Clin Orthop Relat Res.* 2006;451:218–222.

49. Evans RB. Early active short arc motion for the repaired central slip. *J Hand Surg Am.* 1994;19:991–997. *Based on several anatomical studies, Evans introduces a new early active motion protocol for extensor tendon injuries in zones III and IV. Sixty-four digits in 55 patients were investigated. Patients who were treated by early active motion demonstrated better functional results than those who were treated by immobilization.*

50. Duran RJ, Houser RG, Stover MG. Management of flexor tendon lacerations in Zone 2 using controlled passive motion postoperatively. In: Hunter JM, Schneider LH, Mackin EJ, et al., eds. *Rehabilitation of the Hand.* St. Louis: CV Mosby; 1978:217–224.

51. Evans RB. Therapeutic management of extensor tendon injuries. *Hand Clin.* 1986;2:157–169.

52. Brand PW, Hollister AM. *Clinical Mechanics of the Hand.* St. Louis: CV Mosby; 1999.

53. Mowlavi A, Burns M, Brown RE. Dynamic versus static splinting of simple zone V and zone VI extensor tendon repairs: a prospective, randomized, controlled study. *Plast Reconstr Surg.* 2005;115:482–487.

54. Germann G, Wagner H, Blome-Eberwein S, et al. Early dynamic motion versus postoperative immobilization in patients with extensor indicis proprius transfer to restore thumb extension: a prospective randomized study. *J Hand Surg Am.* 2001;26:1111–1115.

55. Giessler GA, Przybilski M, Germann G, et al. Early free active versus dynamic extension splinting after extensor indicis proprius tendon transfer to restore thumb extension: a prospective randomized study. *J Hand Surg Am.* 2008;33:864–868.

56. Howell JW, Merritt WH, Robinson SJ. Immediate controlled active motion following zone 4-7 extensor tendon repair. *J Hand Ther.* 2005;18:182–190.

57. Sharma JV, Liang NJ, Owen JR, et al. Analysis of relative motion splint in the treatment of zone VI extensor tendon injuries. *J Hand Surg Am.* 2006;31:1118–1122.

58. Merritt WH. Relative motion splint: active motion after extensor tendon injury and repair. *J Hand Surg Am.* 2014;39:1187–1194.

59. Soni P, Stern CA, Foreman KB, et al. Advances in extensor tendon diagnosis and therapy. *Plast Reconstr Surg.* 2009;123:52e–57e.

60. Hung LK, Chan A, Chang J, et al. Early controlled active mobilization with dynamic splintage for treatment of extensor tendon injuries. *J Hand Surg Am.* 1990;15:251–257.

61. Khandwala AR, Blair J, Harris SB, et al. Immediate repair and early mobilization of the extensor pollicis longus tendon in zones 1 to 4. *J Hand Surg [Br].* 2004;29:250–258.

62. Miller H. Repair of severed tendons of the hand and wrist. *Surg Gynecol Obstet.* 1942;75:693–698.

63. Ip WY, Chow SP. Results of dynamic splintage following extensor tendon repair. *J Hand Surg [Br].* 1997;22:283–287.

64. Kerr CD, Burczak JR. Dynamic traction after extensor tendon repair in zones 6, 7, and 8: a retrospective study. *J Hand Surg [Br].* 1989;14:21–22.

65. Uhl RL. Salvage of extensor tendon function with tenolysis and joint release. *Hand Clin.* 1995;11:461–470.

66. Creighton JJJ, Steichen JB. Complications in phalangeal and metacarpal fracture management. Results of extensor tenolysis. *Hand Clin.* 1994;10:111–116.

67. Moss JG, Steingold RF. The long term results of mallet finger injury. A retrospective study of one hundred cases. *Hand.* 1983;15: 151–154.

68. Bowers WH, Hurst LC. Chronic mallet finger: The use of Fowler's central slip release. *J Hand Surg Am.* 1978;3:373–376.

69. Grundberg AB, Reagan DS. Central slip tenotomy for chronic mallet finger deformity. *J Hand Surg Am.* 1987;12:545–547.

70. Chao JD, Sarwahi V, Da Silva YS, et al. Central slip tenotomy for the treatment of chronic mallet finger: an anatomic study. *J Hand Surg Am.* 2004;29:216–219.

71. Hiwatari R, Kuniyoshi K, Aoki M, et al. Fractional Fowler tenotomy for chronic mallet finger: a cadaveric biomechanical study. *J Hand Surg Am.* 2012;37:2263–2268.

72. Thompson JS, Littler JW, Upton J. The spiral oblique retinacular ligament (SORL). *J Hand Surg Am.* 1978;3:482–487.

73. Girot J, Marin-Braun F, Amend P, et al. [Littler's operation (SORL = spiral oblique retinacular ligament) in the treatment of swan neck]. *Ann Chir Main.* 1988;7:85–89.

74. Massengill JB. The boutonnière deformity. *Hand Clin.* 1992;8: 787–801.

75. Burton RI, Melchior JA. Extensor tendons – late reconstruction. In: Hotchkiss RN, Pederson WC, Kozin SH, et al., eds. *Operative Hand Surgery.* New York: Churchill Livingstone; 1999:1988–2021.

76. Dolphin JA. Extensor tenotomy for chronic boutonnière deformity of the finger; report of two cases. *J Bone Joint Surg Am.* 1965;47:161–164. *Description of the classic technique to address the problem of the boutonnière deformity.*

77. Fowler SB. The management of tendon injuries. *J Bone Joint Surg Am.* 1959;41-A:579–580.

78. Littler JW, Eaton RG. Redistribution of forces in the correction of boutonnière deformity. *J Bone Joint Surg Am.* 1967;49:1267–1274. *Littler and Eaton describe the pathophysiology of the boutonnière deformity and the results of 8 patients who were treated by detachment and proximal reinsertion of the lateral bands.*

79. Matev I. Transposition of the lateral slips of the aponeurosis in treatment of long-standing boutonnière deformity of the fingers. *Br J Plast Surg.* 1964;17:281–286.

80. Littler RW. The digital extensor-flexor system. In: Converse JM, ed. *Reconstructive Plastic Surgery.* Philadelphia: WB Saunders; 1977:3166–3183.

81. Suzuki K. Reconstruction of post-traumatic boutonnière deformity. *Hand.* 1973;5:145–148.

82. Watson HK, Weinzweig J, Guidera PM. Sagittal band reconstruction. *J Hand Surg Am.* 1997;22:452–456.

83. Carroll CT, Moore JR, Weiland AJ. Posttraumatic ulnar subluxation of the extensor tendons: a reconstructive technique. *J Hand Surg Am.* 1987;12:227–231.

84. McCoy FJ, Winsky AJ. Lumbrical loop operation for luxation of the extensor tendons of the hand. *Plast Reconstr Surg.* 1969;44:142–146.

85. Wheeldon FT. Recurrent dislocation of extensor tendons in the hand. *J Bone Joint Surg Br.* 1954;36-B:612–617.

86. Elson RA. Dislocation of the extensor tendons of the hand. Report of a case. *J Bone Joint Surg Br.* 1967;49:324–326.

87. Kilgore ES, Graham WP, Newmeyer WL, et al. Correction of ulnar subluxation of the extensor communis. *Hand.* 1975;7:272–274.

88. Bora FWJ, Osterman AL, Thomas VJ, et al. The treatment of ruptures of multiple extensor tendons at wrist level by a free tendon graft in the rheumatoid patient. *J Hand Surg Am.* 1987;12:1038–1040.

89. Moore JR, Weiland AJ, Valdata L. Tendon ruptures in the rheumatoid hand: analysis of treatment and functional results in 60 patients. *J Hand Surg Am.* 1987;12:9–14.

90. Williamson SC, Feldon P. Extensor tendon ruptures in rheumatoid arthritis. *Hand Clin.* 1995;11:449–459.

91. Wilson RL, DeVito MC. Extensor tendon problems in rheumatoid arthritis. *Hand Clin.* 1996;12:551–559.

92. Chung US, Kim JH, Seo WS, et al. Tendon transfer or tendon graft for ruptured finger extensor tendons in rheumatoid hands. *J Hand Surg Eur Vol.* 2010;35:279–282.

93. Nakamura S, Katsuki M. Tendon grafting for multiple extensor tendon ruptures of fingers in rheumatoid hands. *J Hand Surg [Br].* 2002;27:326–328.

94. Moore JR, Weiland AJ, Valdata L. Independent index extension after extensor indicis proprius transfer. *J Hand Surg Am.* 1987;12:232–236.

95. Magnussen PA, Harvey FJ, Tonkin MA. Extensor indicis proprius transfer for rupture of the extensor pollicis longus tendon. *J Bone Joint Surg Br.* 1990;72:881–883.

96. Noorda RJ, Hage JJ, de Groot PJ, et al. Index finger extension and strength after extensor indicis proprius transfer. *J Hand Surg Am.* 1994;19:844–849.

97. Haury B, Rodeheaver G, Vensko J, et al. Debridement: an essential component of traumatic wound care. *Am J Surg.* 1978;135:238–242.

98. Burke JF. Effects of inflammation on wound repair. *J Dent Res.* 1971;50:296–303.

99. Robson MC, Edstrom LE, Krizek TJ, et al. The efficacy of systemic antibiotics in the treatment of granulating wounds. *J Surg Res.* 1974;16:299–306.

100. Lister G, Scheker L. Emergency free flaps to the upper extremity. *J Hand Surg Am.* 1988;13:22–28.

101. Page R, Chang J. Reconstruction of hand soft-tissue defects: alternatives to the radial forearm fasciocutaneous flap. *J Hand Surg Am.* 2006;31:847–856.

102. Megerle K, Sauerbier M, Germann G. The Evolution of the Pedicled Radial Forearm Flap. *Hand (N Y).* 2010;5:37–42.

103. Reid DA. Hand injuries requiring skin replacement and restoration of tendon function. *Br J Plast Surg.* 1974;27:5–18.

104. Godina M. Early microsurgical reconstruction of complex trauma of the extremities. *Plast Reconstr Surg.* 1986;78:285–292.

105. Scheker LR, Langley SJ, Martin DL, et al. Primary extensor tendon reconstruction in dorsal hand defects requiring free flaps. *J Hand Surg [Br].* 1993;18:568–575.

106. Sundine M, Scheker LR. A comparison of immediate and staged reconstruction of the dorsum of the hand. *J Hand Surg [Br].* 1996;21:216–221.

107. Ulusal BG, Lin YT, Ulusal AE, et al. Free lateral arm flap for 1-stage reconstruction of soft tissue and composite defects of the hand: A retrospective analysis of 118 cases. *Ann Plast Surg.* 2007;58:173–178.

108. Bevin AG, Hothem AL. The use of silicone rods under split-thickness skin grafts for reconstruction of extensor tendon injuries. *Hand.* 1978;10:254–258.

109. Cautilli D, Schneider LH. Extensor tendon grafting on the dorsum of the hand in massive tendon loss. *Hand Clin.* 1995;11:423–429.

110. Adams BD. Staged extensor tendon reconstruction in the finger. *J Hand Surg Am.* 1997;22:833–837.

111. Quaba AA, Elliot D, Sommerlad BC. Long term hand function without long finger extensors: a clinical study. *J Hand Surg [Br].* 1988;13:66–71.

第11章

再植与血运重建

William W. Dzwierzynski

概要

- 所有离断肢体都应尝试再植，唯一的绝对禁忌是患者有生命危险而无法耐受再植术。
- 血管出现线条征或绶带征，意味着这一手指已不适合再植。
- 必要时可短缩骨骼，骨骼的短缩有利于神经、血管的一期修复。
- 骨骼坚强固定有望早期活动，钢丝是一种理想的骨骼固定方法。
- 腕部以近断肢的血运重建，需要在冷缺血 12 小时内或热缺血 6 小时内进行。如果缺血时间超过 4 小时时，应在骨骼固定前行临时动脉分流手术。
- 再植术及血运重建后的药物治疗仍存在争议。目前，作者在术中常规使用 100U/ml 的肝素水冲洗；在松开微血管夹前，一次静脉应用 50～100U/kg 体重的肝素。
- 应当重视离断和再植术所带来的心理影响。手对于患者的身份和认知十分重要。

简介

重生是人类的梦想。无论是神话里凤凰涅槃还是圣经中拉撒路复活，死而复生一直是个奇迹。再植术使无生命的肢体获得重生，是现代外科手术的一个奇迹。

历史回顾

1962 年 5 月 23 日，Malt 在麻省总医院为一名在火车事故中断臂的 12 岁男童施行了第一例再植手术[1]。第一例断指再植手术是由日本医生 Komatsu 和 Tamai 于 1965 年 1 月 7 日完成的[2]。在这之后，再植手术得到了蓬勃发展；而中国作为早期再植手术的中心，其所作的努力得到了 1974 年美国再植手术代表团的高度肯定，并震惊了参观手术的美国医生[3]。如今，再植手术的适应范围不断扩大，已经涉及肢体移植的范畴[2]。

基础科学/疾病进程

缺血再灌注的病理生理过程

不同组织对于缺血的耐受不同。在常温环境下，肌肉缺血 2 小时后即发生不可逆转的改变；而将皮肤组织冷藏在含营养物质培养基中，1 个月后仍具有生物活性[4]。缺血导致组织的缺氧，并由有氧代谢转变为无氧代谢。糖酵解产生三磷酸腺苷（adenosine triphosphate，ATP），并导致乳酸在组织中的堆积和 pH 的下降[5]。随着 ATP 供应的减少，细胞内 Na^+ 和 Ca^{2+} 浓度降低。多种化学递质和酶类被触发，产生磷脂酶 A2 和溶菌酶。如果这一过程继续，并达到临界点，最终将会导致细胞坏死。

在上述这一过程变为不可逆之前，血运重建至关重要。但是，血运重建也会带来另外的问题，再灌注损伤会导致与缺血初期一样严重的问题。当缺血的组织突然被再灌注，产生活性氧类（reactive oxygen species，ROS）物质，其中包括超氧化物（O_2^-）、过氧化氢（H_2O_2）和羟基（OH^-）[6]。这些活性氧类物质与细胞膜发生反应，尤其是在内皮细胞中，导致直接的细胞损伤，并产生炎性介质，补体活化和白细胞黏附。这一级联效应使得细胞的通透性增加，导致细胞发生坏死。当血管再通，再灌注产生的炎性介质被释放到全身血液循环中，这些介质可导致全身反应，包括意识改变、黄疸、心律失常、代谢性酸中毒、肌红蛋白尿和多器官衰竭[7]。预防和减少缺血再灌注损伤的方法包括降低体温、动脉冲洗、缺血预处理、抗血栓药、自由基清除剂和白细胞抑制剂[4,5]。

然而，这些方法多用于实验研究和皮瓣的游离移植上，并不适用于创伤性断肢再植和血运重建预处理。在大的肢体再植术中，一旦离断肢体动脉血供恢复，应在恢复其系统回流前，适当静脉放血来清除活性氧类物质，避免其进入系统循环。

诊断/患者表现

转运

断肢再植和血运重建手术最关键的因素在于患者及离断肢体的处理。正确地处理离断的肢体，对于血运重建及再植术的成功至关重要。离断的肢体应当包裹在湿盐水纱布中，装入防水的塑料袋，再将塑料袋放入冰水中（图11.1）。需避免离断肢体直接与冰块接触，因为冷冻离断的肢体会对微循环产生不可逆的直接损伤。及时、有效地将患者及离断肢体运送至再植机构，对于肢体的存活和肢体功能的恢复很重要。肌肉组织在缺血超过6～9小时发生不可逆改变，而手指对缺血有更好的耐受，在长期缺血后，仍有可能再植成功。Vander Wilde等报道过1例在经历54小时冷缺血后成功再植的断手病例[8]；Wei等报道过3例冷缺血时间分别84小时、86小时和94小时的成功再植的断指

病例[9]。以上所有患者均获得了良好的功能，且未出现血管损害表现。Lin等回顾分析了31例再植病例（2例拇指离断，21例其余手指离断，2例手离断），冷缺血或热缺血时间均超过24小时。总体的再植成功率为64%，只有1例手离断再植成功；23例断指再植中，有15例成功[10]。

再植机构

再植机构通常也是创伤救治机构，拥有专业的技术团队，是保证再植成功的关键。合格的断肢再植机构应该配备急诊室和熟悉转运伤者和离断肢体的护理系统（表11.1）。该机构常配备一套医疗空运系统，便于从事故现场快速转运伤者和肢体。在再植机构，手术室应当足够大的空间，便于两组独立的手术团队同时进行手术，一组抢救伤者，一组处理离断肢体（图11.2）。Chung等评估当地医疗政策研究部门提供的354例断指再植的数据显示，906家医院中，只有15%的医院开展过断指再植手术，其中60%的医院只进行过1例，只有2%的医院进行过10例以上的断指再植手术。因此，他建议再植手术最好在经验丰富的医院内进行[11]。Chen和Narayan回顾了近10年来上肢断肢再植的发展趋势，发现在大的教学医院内，再植手术量在逐步增加[12]。针对美国手外科协会的调查发现，只有56%的成员开展断肢再植手术，尽管有94%的受访者认为自己具备良好或优秀的显微技术[13]。

表11.1　再植机构配置标准

1. 有效的地面和空中转运系统，可将伤者从事故地点或其他医院迅速转运至再植机构
2. 经验丰富的显微外科团队，能轮班工作
3. 准备充分的急诊抢救人员，可通过体检、X线和实验室检查，快速稳定并评估伤者
4. 有经验的麻醉师，手术室和显微外科团队，能够随时开展手术
5. 良好的显微镜、显微器械和外科缝合工具
6. 受过良好训练的护理人员，可完成术后护理及监护工作
7. 物理治疗师或职业理疗师，提供再植术后功能康复锻炼指导
8. 心理治疗师和社工，为患者提供心理指导，使其能正确应对打击，开始积极主动的、健康有益的生活

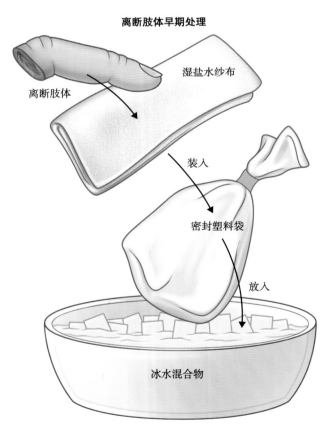

离断肢体早期处理

- 离断肢体
- 湿盐水纱布
- 装入
- 密封塑料袋
- 放入
- 冰水混合物

图11.1　离断肢体应当包裹在湿盐水纱布中，装入防水的塑料袋，再将塑料袋放入冰水中。需避免离断肢体直接与冰块接触

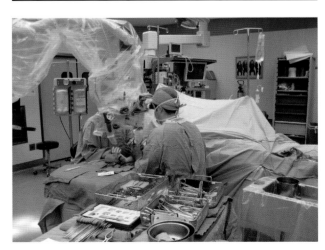

图11.2　断肢再植手术室布局。压力泵位于患者头部，冷却液用于冷藏离断肢体

患者选择

适应证与禁忌证

再植手术的适用证自然是肢体离断的患者。离断的肢体要满足再植条件(表 11.2),从动物胃内,或从工厂研磨机器中取出的离断肢体通常不符合再植条件。除此之外,其他类型的离断肢体应当考虑再植的可能性,不管是上肢,下肢,还是身体其他部分的离断。公认的上肢再植手术适应证包括拇指离断,多手指离断和儿童肢体离断[14]。对于儿童,一些被认为不符合再植适应证的肢体离断,仍可尝试再植。对于成人单指离断,尤其是示指的离断,通常不行再植手术[15];儿童则不同,单个手指的离断通常也应尝试再植。一方面是因为儿童的愈合能力较强,另一方面是因为儿童有一定的发育潜力。下肢和上臂离断再植同样适用于儿童。

表 11.2　再植手术适应证

绝对适应证
● 多指离断
● 拇指离断
● 全手离断
● 经腕离断或手部分离断
● 儿童任何部位离断
● 单个手指指浅屈肌腱止点以远离断
相对适应证
● 肘部或前臂近端锐器伤
● 肱骨水平离断

拇指的离断需要特别关注。虽然可以通过示指拇化或足趾游离移植来重建拇指,然而这些重建术对供区均有明显的影响。因而,应该首先考虑拇指再植,即使拇指需要短缩,或者关节融合。拇指的主要功能对掌时能够支撑,因此再植后拇指活动度减小也可接受,即使是一个僵硬的拇指也能改善手的整体功能。

对于多个手指离断的患者,同样需要特别的关注。与单个手指不同,多个手指的丧失,将会造成严重的残疾。挽救 1 个或 2 个手指,可明显改善残手功能。多指离断再植中,可考虑"备用件手术"。如果离断发生在中指的掌指关节和示指掌指关节以近,可将离断的示指再植于中指指列,这样可保留其掌指关节,对术后手功能的影响也更小。肘部以上的再植提倡尽量保留肘的功能,但是手功能的恢复却很差[16]。指端离断曾认为无再植指征,但目前看来却是一极好的手术适应证。指浅屈肌腱止点以远的再植可以获得良好的功能,只需要修复指深屈肌腱,故而也有较强的再植指征。

再植的唯一的绝对禁忌证是存在危及生命的情况。存在危及生命的外伤或合并多种疾患不能耐受长时间手术的患者,不应当行再植手术;不能配合手术的患者也是另一手术禁忌证[14]。若患者合并大的急性外伤,危及生命,可将离断的肢体或手指冷藏,24 小时后再进行评估。如患者一般状况稳定,可以耐受手术,可考虑行再植手术。

断指再植有几个相对禁忌证[17](表 11.3)。与截肢术相比,这些再植的禁忌证与微循环建立和手功能关系。所有的患者应该行个体化评估,以决定其是否符合再植术适应证。虽然老年患者有血管硬化、关节僵硬和功能及感觉减退等高危因素,但年龄并不是断指再植术的绝对禁忌证。Okada 等回顾了 8 例超过 65 岁老年患者的再植手术,其术后功能恢复均不理想,尽管患者自己对结果较为满意。由此可见,老年患者对于良好预后的期望要低于年轻人[18]。

表 11.3　再植手术相对禁忌证

● 伴随危及生命的外伤
● 系统性疾病(如小血管疾病)
● 麻醉风险
● 精神状态不稳定
● 成人单个手指指浅屈肌止点以近离断
● 多节段离断伤
● 严重的挤压伤或撕脱伤
● 严重的污染
● 离断肢体有手术或外伤史
● 长时间热缺血
● 缓带征或红线征
● 示指离断

治疗/手术技术(视频 11.1)

手术顺序

再植手术是耗时耗力的手术,应该有序、从容地进行。如果评估可以行再植术,应当把离断肢体带入手术室,并识别神经血管结构。患者在急诊室行整体评估和救治时,这一过程即可开始。

如果有两组手术团队,可同时处理离断肢体和患者。可先将离断肢体先带入手术室,并使用头戴放大镜检查各组织结构。在行再植术前,通常使用高倍手术显微镜检查血管及神经,评估离断肢体是否符合再植条件,软组织损伤状况及肢体离断水平,同时或许会发现急诊室未检查出的多节段的损伤。还需根据神经血管结构,评估其是否为撕脱伤。红线征或缓带征意味着该手指已不适合再植。这类征象多表现为沿动脉走行区出现红色条带,多由撕脱伤造成。动脉血管和神经应当使用 7-0 普利林线或微血管夹识别并标记。如果指血管无法通过创面轻易识别,可通过侧正中切口将其显露(图 11.3)。指背静脉可通过类似的方法识别并标记。静脉的变异较大,且不容易找到,但至少应找出两到三根静脉。然后应进行初步骨骼固定及肌腱修复,远端骨骼的固定多使用克氏针,骨间钢丝或微型钢板。

麻醉起效后,即可开始探查近端。再植一般采用全身麻醉,区域阻滞麻醉适用于可以很好配合手术的患者,后者有助于术后疼痛控制及血管扩张。同时应给予患者导尿及保温毯保温,所有受压部位需放置衬垫,预防压力性损伤及枕后部秃发。

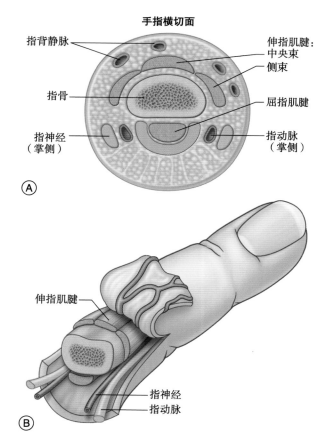

手指横切面

指背静脉

伸指肌腱：
中央束
侧束

指骨

屈指肌腱

指神经
（掌侧）

指动脉
（掌侧）

伸指肌腱

指神经

指动脉

图 11.3 （A，B）手指侧方切口可很好地显露断指神经、血管结构

不同医生在再植术中修复的顺序不一样，有人主张骨骼固定后行动脉和屈肌腱修复，还有人主张先修复背侧各结构，包括伸肌腱、背侧静脉及皮肤[17]。作者倾向于先修复掌侧各结构，后修复背侧。在放开止血带前修复伸肌腱；根据情况在松止血带前或后修复背侧静脉。

骨骼固定

牢固的骨骼固定值得花费一定时间（图 11.4）。充分有效的固定不仅有助于骨骼愈合，而且对后期功能恢复有帮助。牢固的骨折固定可减少疼痛，有利于早期功能锻炼和后期功能恢复。手功能的恢复与活动关系，而早期功能锻炼可促进手的活动。所有的再植术都需要考虑行骨骼短缩，这有助于骨骼的固定及减少神经血管移植的可能性[14]（图11.5）。对于拇指而言，短缩需要谨慎对待[19]。

骨骼固定的方法多种多样。最简单的方法为克氏针固定，其适用范围广，可以很快地、简单置入。最简单的固定方法为单根克氏针纵向固定，尽管简单易行，但却有诸多不利的方面。克氏针不能提供坚强的固定，纵向克氏针固定不能防止旋转畸形，而且通常会穿透关节。纵向克氏针固定多用于手指远端再植术，因为这一部位很难采用其他固定方法。

与单根克氏针纵向固定相比，交叉克氏针可以提供更为良好的固定，可以控制旋转畸形。对于初学者而言，使用

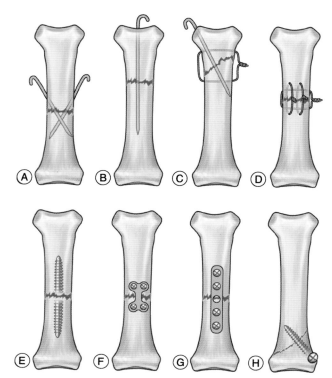

图 11.4 骨骼固定技术：（A）交叉克氏针；（B）单根纵行克氏针；（C）钢丝联合克氏针；（D）钢丝缝合；（E）髓内固定；（F）H形钢板；（G）加压钢板；（H）拉力螺钉

交叉克氏针固定简单骨折或缺血损伤存在一定困难，但固定完全离断的手指则较为简单。可逆行置入交叉克氏针，在此过程中，需要小心保护神经血管，同时固定好离断的肢体，防止失控旋转。

克氏针可以防止旋转畸形的发生，但在手指早期活动时，仍需格外注意。尽管其不能做到坚强固定，但预后结果尚可，后期可能会出现手指僵硬和骨折不愈合。克氏针多用于需要快速固定的情况和儿童骨骼的固定[19]。

钢丝是对离断肢体行坚强固定一种很好的选择。钢丝固定对术者要求高，但是在拧紧钢丝后，它可以提供坚强的固定，同时防止旋转畸形。3 组钢丝，两组纵向，一组侧方，提供和钢板一样牢固的固定。离断肢体骨质的暴露更适合使用此方法，同时钢丝的末端需要埋入骨折点，以增加额外的固定力，也避免对肌腱产生影响[20]。使用 90-90 钢丝固定，骨折不愈合率低，同时也可对骨折端提供稳定加压固定[17,19,21,22]。手指再植中可使用可吸收聚乳酸棒来实现快速髓内固定。一项系列 9 例再植病例显示，髓内可吸收棒可提供早期活动的初始稳定性，所有病例均显示良好的结果[23]。

临床提示

钢丝固定是一种快速安全的再植骨骼固定方法。用 21 号空心针或克氏针钻取两条骨道，一条由桡侧到尺侧，一条由背侧到掌侧。26 号钢丝可顺畅通过 21 号空心针实现钢丝固定。

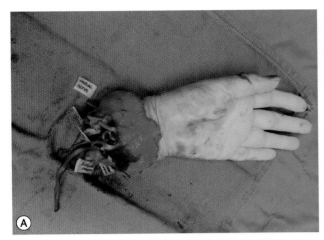

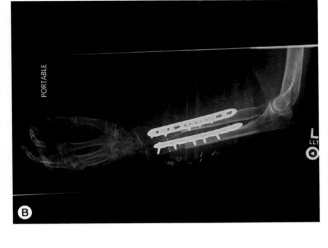

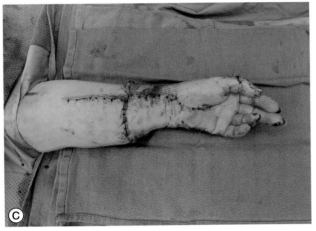

图 11.5 （A）46 岁前臂离断患者；（B）前臂骨骼短缩后用加压钢板固定，一期修复神经血管结构；（C）再植后行筋膜切开

钢板可提供牢固的骨折固定。标准的微型钢板可提供稳固的加压固定，但是有一定的缺点，操作时需要剥离骨膜和充分暴露软组织。微型 H 形钢板可提供同样稳固的固定，剥离的骨膜和软组织少。钢板的另一缺点在于，不方便调整。如果骨骼的标志不明显，不恰当的固定会导致旋转畸形；同时，软组织和骨膜的剥离会导致瘢痕和肌腱粘连。一般而言，钢板固定的时间比其他固定方法要长。低切迹 H 形钢板对组织显露少，但是对术者要求较高，可能出现成角畸形或骨折不愈合[19]。

肌腱修复

可靠的肌腱修复有助于早期活动。在断指再植术中，经验不足的外科医生常常为了修复血管而匆匆缝合肌腱。在正确的冷藏条件下，缺血时间延长并不会对再植成功率和总体的功能产生影响。用 20～30 分钟修复好肌腱是值得的。作者推荐使用改良 Kessler 缝合法，同时以连续缝合法加固，此方法简单易行；此外，推荐使用 4-0 环状编制普利灵线，四股线保证牢固的缝合，同时不会产生明显的吻合结节。连续缝合法对于肌腱的滑动至关重要，这一额外的加固增强了缝合力，促进肌腱的修复，使肌腱保持一定张力。肌腱的滑车需要保留，通常先修复远端重要滑车，后将肌腱穿过滑车，再行肌腱修复。

远端肌腱通在手术桌上完成缝合。肌腱近端找到后用 25 号针头固定防止回缩。后使用 6-0 普利灵线行屈肌腱背侧连续锁边缝合；然后穿过近侧肌腱断端行肌腱中央部分缝合，最后打结，线结头在肌腱内部。这一方法可防止肌腱撕裂成束。最后同样使用 6-0 普利林线行屈肌腱掌侧连续缝合，这一缝合方法足够牢固，术后可以开始早期功能锻炼。

临床提示

在修复曲肌腱时，先连续缝合肌腱背侧有助于下一步缝合肌腱中央部分。先将肌腱用 25 号针固定于皮下软组织，后以 6-0 普利灵线连续缝合肌腱背侧。然后行中央部分缝合，中央缝合需要避免缝合后肌腱迂曲。最后行肌腱掌侧部分的连续缝合。

再植时是否同时修复 2 区损伤的指浅和指深屈肌腱存在争议[24]。Waikakul 等报道了系列 1 018 例再植病例，对于锐性 2 区断指，同时修复两条肌腱均获得可接受的良好结局。对于挤压伤、套脱伤或撕脱伤的断指病例中，仅修复指深屈肌腱或修复两条肌腱的患者结局均较差。指深屈肌腱断端在指浅屈肌腱以近的病例，修复后均能得到好的结局[25]。Ross 等使用 4-0 聚酯缝线采用改良 Kessler 法修复肌腱,对再植肌腱功能进行了预测和评估,平均总活动度为129°,损伤位于1区和5区的患者,术后获得更好的活动度。相较于锐性伤,撕脱再植后活动度往往较差。他们在比较仅修复指深屈肌腱和修复两根肌腱的患者发现,修复两根肌腱的患者术后平均总活动度为136°,而另一组患者总活动度为111°,差异存在统计学意义。医生可控制的因素中,最重要的是早期功能练习,早期练习可提高被动和主动活动度,且不会增加肌腱断裂的风险[24]。

动脉修复

　　动脉修复是断肢再植术成功的关键。红线征或绶带征提示血管被扭转或牵拉,说明已不太适合再植[26]。首先,应将动脉损失的部分充分清创,还需要查看动脉管腔,确定其内膜无损伤,不会产生血栓。在止血带充气之前,应检查并修剪动脉,确定其通畅,再使用100U/ml的肝素盐水冲洗血管管腔。还可使用加压袋,确保持续、精确的肝素盐水灌注压(图11.6),此外,使用3ml注射器手动灌注可产生额外的灌注压。Yan等发现,灌注压在80mmHg以下时,可清除血栓的清除且不会损伤血管内皮[27]。开始灌注后,应松开止血夹,观察有无血液流动,如果动脉无搏动性血液流出,应当修剪血管,直至有搏动性血液流出。如果可能,一根断指应修复两根动脉。Zumiotti等发现,如果吻合两根动脉和一根以上的静脉,再植的成功率更高[28]。对于示指、中指和拇指,其尺侧指动脉较粗,应作为首选;对于小指,其桡侧的指动脉较粗;而对于环指而言,两根指动脉无明显差别。此

外,还需正确地暴露血管,带橡皮筋的皮肤拉钩可以充分地暴露动脉。如果还未暴露清楚,则需进一步延长切口。在近节和中节手指,行Z字切口;而在远节手指,则可行侧正中切口[14]。

　　如果清创后发现缺损较大,可行静脉移植。理论上,因有两处吻合口,行静脉移植其术后发生血栓的可能性较大。然而,临床研究表明,其血栓的发生率并未增加。采用静脉移植时,静脉间的差异可以通过多种方法解决,例如鱼嘴样吻合法、袖套吻合法、端侧吻合法和阶梯吻合法[29]。静脉移植血管多从手掌侧鱼际部、前臂远端掌侧部或足背部获得[35](图11.7)。对于手指动脉重建,作者推荐行足背侧静脉移植,因为此处静脉壁较厚,并且管腔直径与手指动脉较匹配,而对于更近端的肢体离断,可采用大隐或小隐静脉。当血管远近端有更大缺损,可考虑动脉移植。移植来源包括,腹壁下浅或深动脉,旋股外侧动脉降支及肩胛下动脉系统。Shuck和Masden评估了动脉移植的效果,虽无长期随访结果,但中期随访显示其通畅率达100%[30]。

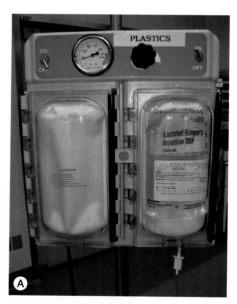

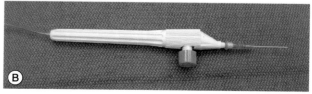

图11.6　(A)内含肝素溶液的压力灌洗袋。(B)灌洗手控柄

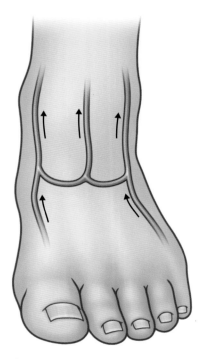

图11.7　足背静脉可用于静脉移植,其分支构型可用于多根血管修复

　　Lee等回顾性研究了再植术后60天的75例病例。他使用多普勒超声检查吻合血管的情况,发现在所有再植成功病例中,37%的病例最初可见血流信号,但术后15天再次检查却发现血流信号消失。与锐性伤患者相比,挤压伤患者的这一比例要高出4倍。因此,他们目前术后常规使用抗凝血药物2周,无论组织损伤的程度。他们认为,通过持续的抗凝治疗,可以降低寒冷耐受不良和感觉异常的发病率[31]。

静脉修复

静脉的修复是再植手术中重要的一部分,吻合静脉的数量与断指再植的成功率相关联[32,33]。在失去血液供应的肢体或手指上,仅仅几毫米宽的皮肤连接处,都可能存在静脉回流。在完全离断肢体的再植中,静脉的修复尤为重要。可通过识别皮下组织的瘀伤或小血肿,来寻找手背静脉(图11.8)。通常在修复一根或两根指动脉后,开始静脉的修复。如果缺血时间较长,可在修复好一根动脉后,先行修复静脉,然后再修复另一根动脉。如果缺损较大,可行静脉移植桥接。可通过分离手背静脉间的吻合分支,来获得额外长度的静脉。在松开动脉血管夹前,应至少修复一根静脉。如果离断肢体的静脉难以寻找,可松开动脉血管夹,使之充血,但这样做会使显微镜视野变得模糊不清。

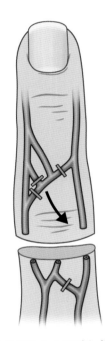

图 11.8　结扎指背静脉分支可增加长度,实现一期修复

有效的静脉吻合,对再植术总体的成功率很重要,而对于远端肢体离断却不尽然。不吻合任何一根静脉,远端肢体的再植仍有可能成功,只要有办法使静脉血流出即可[34-38]。在一项研究中发现,指浅屈肌腱止点以远的 120 例再植术中,吻合两根静脉的病例有 91.7% 的成功率,吻合一根静脉则为84.4%,未吻合任何静脉仍有 40% 的成功率[38]。台湾长庚医院报道过 30 例指端再植的病例,这些病例并未吻合静脉,但成活率为90%;然而平均输血 4 个单位,靠流血维持成活平均需要 6.8 天[39]。除了直接吻合静脉外,还有其他方法使静脉血流出,包括使用水蛭(医用水蛭)、动静脉吻合法、拔甲术、肝素液浸润、肝素液皮下滴注、指甲切开和皮片移植[34,35,39-41]。

神经修复

感觉比活动度更为重要[14]。大多数无污染的锐性损伤,多行一期神经修复,而骨骼的短缩则有助于神经的一期修复[42]。从患者方面看,影响神经恢复的因素包括年龄,损伤程度和损伤机制;而从医生方面看,这一因素包括手指血流和术后感觉训练程度,修复一根以上的动脉有助于神经的恢复[43]。如果损伤的神经存在任何质量问题,都应该充分清理,保证神经束的对合。神经移植桥接或神经鞘管,可用于较小的神经缺损修复。神经鞘管成分包括节段静脉、胶原蛋白、硅胶、Gore-Tex 薄膜、聚酯纤维和聚乙二醇[44],其适用于缺损小于 2cm 的神经修复[45]。某些神经鞘管很僵硬,当放置于关节上方时,会影响手的活动,同时还有可能腐蚀皮肤。感觉神经缺损的桥接多使用神经鞘管,而运动神经的修复推荐使用神经移植桥接。神经移植桥接来源包括:上肢的骨间后神经和前臂内侧皮神经,下肢的腓肠神经,其中腓肠神经与指神经较为匹配。通过成功的神经修复,再植手指的两点辨别觉可恢复至 15mm 以下,大部分静态两点辨别觉可恢复至 12mm 以下[46]。

皮肤闭合

伤口的闭合需要特别注意,防止干扰动脉供血和静脉回流。可能造成影响时,应考虑皮肤移植。使用侧方正中切口的皮肤移植盖神经血管束,远比紧张的缝合安全有效。如果出现皮肤缺损和动脉缺损,需要行静脉移植,可考虑行静脉皮瓣(由指动脉供血)[47],这一皮瓣可在同侧前臂远端掌侧部分获得。寻找出管径适当的静脉,其皮瓣要稍大于皮肤缺损,并以静脉为中心,延伸范围不超过静脉周边的1.5cm。桥接动脉时,应将静脉倒转过来,后将皮瓣覆盖于皮肤缺损处。

特殊情况再植

拇指再植

拇指的再植需要特别的关注(图 11.9)。采用静脉移植的情况也较多。拇指尺侧的指动脉管径较粗,应优先考虑修复,但是在显微镜下很难暴露,即使是使用铅手固定。拇指尺侧的动脉直接吻合可能性不大,需要从桡侧指动脉到鼻烟窝的动脉则需要行静脉移植桥接修复[17,19](图 11.10)。行静脉移植时,可从足背静脉或隐静脉处获得 8~10cm 长的移植静脉,再将静脉倒转,并用肝素盐水冲洗。在行骨骼和肌腱修复前,可将移植静脉的远端先行吻合,这样可使离断的拇指保持一个松弛的体位。在骨骼固定后,再吻合血管。此过程中需要特别注意,勿将移植的静脉绞进克氏针钻里,同时还需注意辨别拇指动脉表面的掌指侧静脉[48]。

Rosson 等对比了拇指再植和跗趾游离移植两者的预后功能,其中 384 例行拇指离断再植术,术后最长随访时间超过 28 年,成功率为 85%,29% 的病例出现并发症,平均每个病例需行 4 次额外手术治疗。与健侧手指相比,再植拇指感觉及触觉平均减退约 35%。跗趾游离移植术成

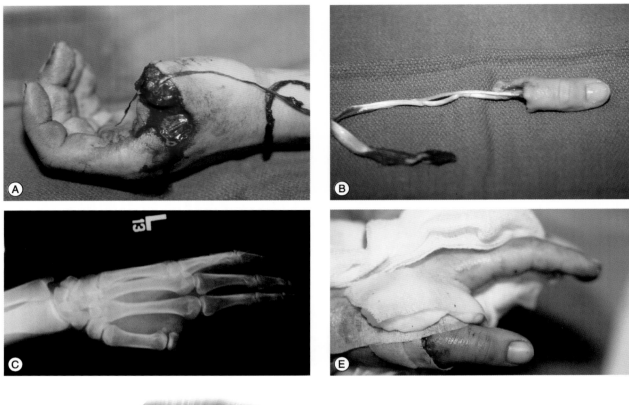

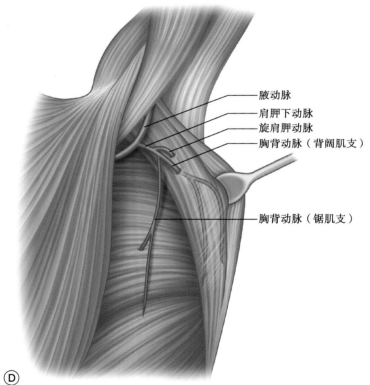

腋动脉

肩胛下动脉

旋肩胛动脉

胸背动脉（背阔肌支）

胸背动脉（锯肌支）

图 11.9 （A）22 岁拇指撕脱离断的大学生，动脉于指间关节水平撕脱，指神经于腕管内撕脱。（B）拇指屈伸肌腱于肌肉起点撕脱。（C）手部大体像。（D）肩胛下血管网的分支提供移植动脉。（E）拇指成功再植，患者恢复了保护性感觉及对掌功能

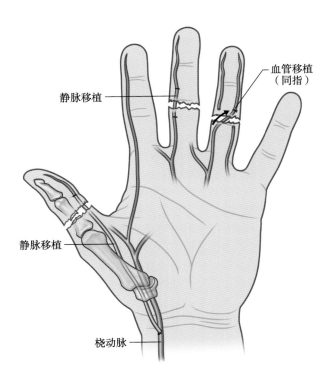

血管移植（同指）

静脉移植

静脉移植

桡动脉

图 11.10　动脉无法直接缝合时，可行静脉移植，或与相邻指固有动脉吻合

多指离断

多个手指离断再植难度较大，最好由具备丰富再植经验的再植机构完成（图 11.11）。再植时间往往很长，每个手指再植手术时间多为 3～4 小时。如果先修复所有离断的骨骼和肌腱，再于显微镜下行神经血管修复，这样可节省不少时间。这一做法虽然可缩短总的手术时间，但是每个手指的缺血时间却是延长的。虽然应该尽可能地将所有离断的手指再植回去，但是首先应该考虑功能预后较好的手指。但示指却是例外，如果示指再植后僵硬或感觉减退，会影响整体的手功能[19]。而环指和小指远端的离断推荐这种节省时间的方法，因为环指和小指需要一定的长度，以便于手掌的合拢和抓握[14]。

手功能的发挥，需要对掌位的拇指，合适的虎口，稳定的腕关节和两个以上的手指。异位再植可最大程度修复手的功能，如果拇指和示指同时离断，而离断的拇指已不适合再植，可将离断的示指再植于原拇指部位，也就是行示指拇化术[50]。拇指占整个手功能的 40%～50%。修复两根以上的手指，有助于钩挂握持、用力握持及精确握持等手功能的恢复[51]。而尺侧手指对手功能的重要性，尤其是对于手的抓握功能，并未受到重视，因此，修复拇指后应首先考虑修复尺侧的手指。

保留掌指关节功能是决定手指重建的关键。如果掌指关节有损伤，应考虑将其他掌指关节未损伤的手指异位移植过来。任何一个多指离断再植手术中，都应考虑"备用件手术"思路。如果一个手指已不适合再植，其皮肤、神经、肌腱及血管均可作为组织移植的来源。

功率为 93%，但是 43% 的病例出现并发症，其指间关节的活动性要好于再植的拇指，两组手指的感觉恢复无明显差别[49]。

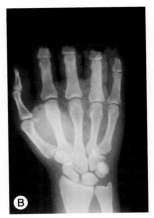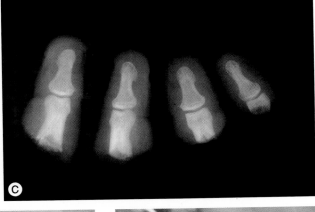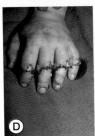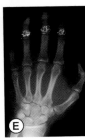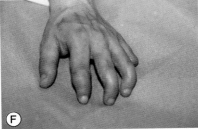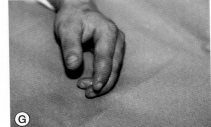

图 11.11　（A）26 岁吸烟患者，四指离断；（B）X 线片提示指浅屈肌腱止点以远离断；（C）离断手指的 X 线片；（D）即刻行四个手指再植手术，行皮肤移植覆盖手背侧裸露静脉；（E）以 90-90 骨间钢丝固定后 X 线片；（F）术后 6 个月，尽管尝试返修，小指还是再植失败；（G）手功能恢复好，但远侧指间关节活动性较差

近端离断

手掌部位或前臂近端的离断再植手术具有一定的挑战性。这些部位的离断，会给肢体功能带来极大影响，行再植术或血运重建术，术后有可能恢复一部分有用的手功能。这一水平的肢体离断，其血管管径较粗，手术操作相对容易些。因为这些部位有大量肌肉组织，其再植的时机选择很重要，腕关节及其近端肢体离断的血运重建手术，最迟也应该在冷缺血 12 小时内或热缺血 6 小时内进行[3]。前臂近端肢体的再植有助于恢复肌肉的活性，并预防肌红蛋白尿症；如果是前臂远端或手部的离断，手内在肌的修复有助于手功能的恢复，但即使错过再植临界时间点，也不太可能出现肌红蛋白尿症。这一部位出现再灌注损伤的可能性也较小，因为其肌肉量较少；同时，如果需要保留这一部位肌肉的功能，则考虑行血运重建手术（图 11.12）。此外，如果损伤发生在手掌动脉弓部位或远端，其动脉可作为手指动脉桥接移植的一个来源，也可用翻转 Y 形足背静脉移植修复动脉（图 11.13）。

前臂远端及腕关节部位的损伤在再植术后，可恢复良好的功能，因此要尽力挽救[52]。再植术中应先行骨骼的固定，而行骨骼短缩有助于骨骼的固定，可减少血管及神经移植桥接的需要，且对术后手功能也不会产生大的影响。如果缺血时间超过 4 小时，应考虑在骨骼固定前，先行临时动脉分流，可使用颈动脉分流或血管导管（图 11.14）。吻合一根动脉和一根静脉，再植手术即可成功。在松开动脉血管夹后，远端静脉会出血，应行血管结扎或用微血管夹夹闭止血。动静脉瘘有一定的出血风险，必要时需要输血，如果使用动脉分流，在吻合静脉前，可允许其出血[53]。

在肢体多节段损伤时，再植术治疗的目的在于修复其抓握功能和感觉，一只感觉部分恢复的手要比义肢好[16]（图 11.15）。而对于挤压伤或撕脱伤患者，则不适合再植。第一步应先行恰当的清创术[54]，同时应充分应用静脉移植桥接修复血管缺损[29]。在较大肢体再植术中，通常需要行筋膜切开。Godina 认为，可将伤口处理看做肿瘤切除，应行充分的清创[55]。无活性的组织会导致细菌感染，严重的可造成整个肢体的截肢。前臂再植术的正确顺序为，先行骨骼固定，再行动静脉的修复。首先应修复与动脉伴行的静

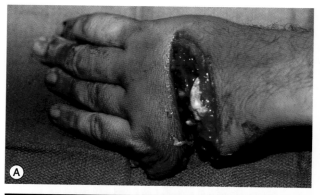

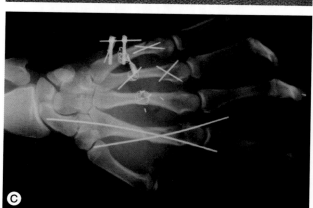

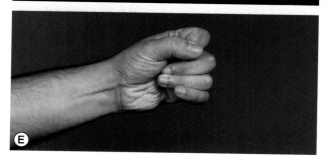

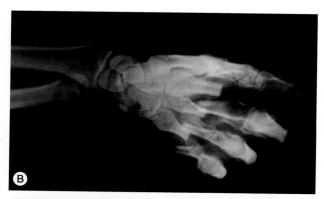

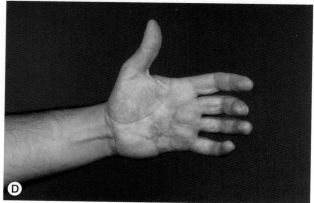

图 11.12 （A）26 岁木匠手部斜行电锯伤，所有手指均无血液供应；（B）术前 X 线片；（C）骨间钢丝和交叉克氏针固定 X 线片；（D）术后伸指功能；（E）术后曲指功能

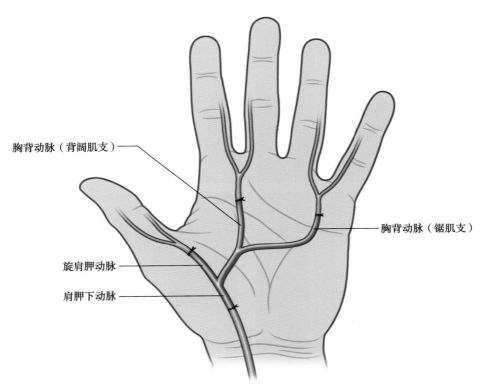

图 11.13　肩胛下动脉分支用于手指远端多个血管血运重建手术

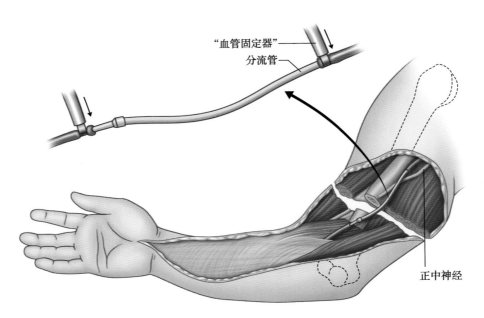

图 11.14　如果大肢体再植术中，缺血时间较长，在行骨骼固定前，可应用硅胶临时行动脉分流

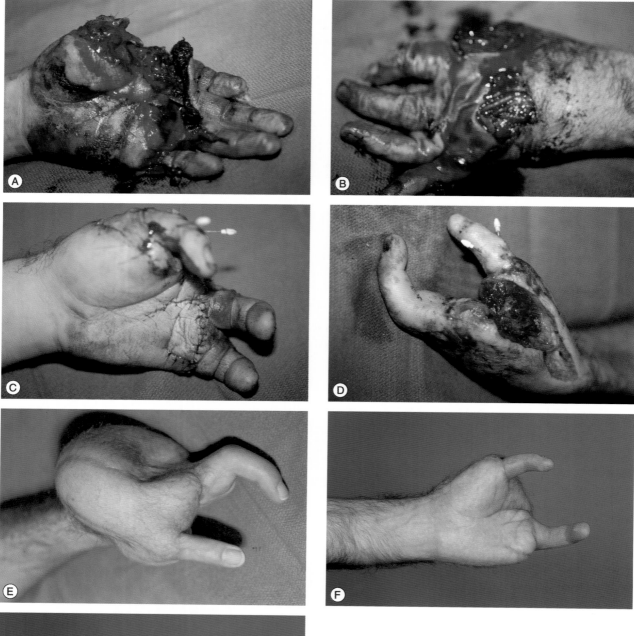

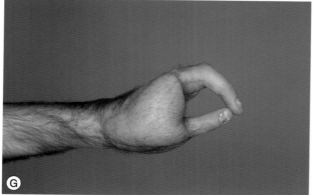

图11.15　（A）39岁农民，被玉米收割机伤及左手，所有的手指均无血运。手背部皮肤连接部挫伤严重，无血管可辨认；拇指撕脱无法再植。（B）掌骨及近节指骨部分缺失。连接的皮肤已无用，因而将远端部分分离并冷藏。（C）将环指异位再植于拇指部位，中指异位再植于环指部位以保留其掌指关节；小指行原位再植术。（D）小指再植术后尽管行多次返修，仍失败；行虎口成形术，设计上臂侧方游离皮瓣覆盖。（E）使用软组织扩张器松解背侧移植皮肤的粘连。（F）术后伸指功能恢复可。（G）术后曲指功能恢复可；术后患者可继续从事之前的职业

脉,如果不成功,则可考虑修复背侧或肘前静脉。神经的修复应在动脉之后,但尺神经除外,因为它在尺动脉的下方,应先行修复[54]。

　　前臂近侧离断在临床上是个棘手的问题。与远端离断相比,此水平的损伤再植术后其功能恢复要差很多。由于肌肉组织的损失,运动神经恢复能力差,手内在肌功能的丧失和术后瘢痕等因素,这一水平肢体离断再植术后结果较差。

　　如果仅仅能保留肘部功能,其远端肢体功能恢复差,应行前臂近侧截肢术。近端肢体肌肉较多,因而更容易受缺血的影响。再血管术后,肌肉代谢的产物会进入全身血液循环,可导致再灌注损伤综合征。肘部以上再植术后的再灌注损伤综合征可致患者死亡[56]。有功能的肘关节及肘以下部位的假体肢体重建方法,可为患者提供最佳的手术疗效。但是有不少患者在肢体再植成功术后不愿行截肢手术,宁愿保留无功能的肢体。

指端离断

　　手指远侧指间关节以远的再植曾被认为是没有必要的,因为这一节段即使行截骨术,术后功能也是不错的(图11.16)。近期的研究证实,远端的再植成功率高,且术后功能及外形恢复好。同时,远端再植术也考验外科医生的显微技术(图11.17)。在远端挤压伤修复术中,很难找到与远端动脉匹配的血管,通常行临近手指的指动脉移植,尤其是对于儿童,其动脉直径的匹配至关重要[57]。如果行静脉反转桥接移植时,其直径差距较大,可考虑行动脉移植。远侧指端小血管吻合时,推荐使用 4-0 到 6-0 的临时单纤维尼龙人工血管,以 11-0 或 12-0 的缝线绕该导管行血管吻合,缝合最后两针前将导管取出。管径小于 0.15mm 的血管使用此方法吻合,术后再通率为 85%[58]。

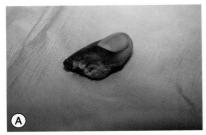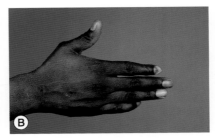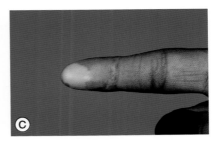

图 11.16　(A)于远侧指间关节处示指单根离断,患者要求再植;此手术在门诊进行,后在家口服阿司匹林抗凝治疗;(B)术后手的外观;(C)再植手指掌侧外观

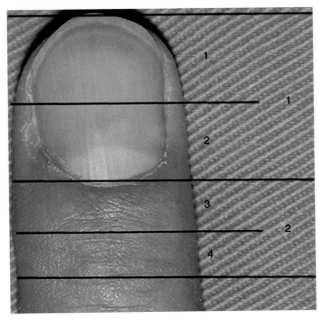

图 11.17　手指远端再植的 Ishikawa-Tamai 分型

　　手指远端再植术中动脉的吻合已相当困难,而静脉的吻合更是难上加难,因此术者应当熟悉各手指静脉的解剖分布。在远端损伤中,应首先考虑修复掌侧的静脉,因为掌侧静脉位于致密的皮下组织中,易于寻找[59]。有时无法吻合静脉,但如果可保证静脉血流出,直至侧支循环建立,再植术同样可以成功。最初使用的方法是医用水蛭,水蛭可有效吸取手指静脉淤血,吸饱后再将其移除;同时,它分泌的水蛭素是一种抗凝血物质,可导致在移除水蛭后仍出血一段时间。

　　水蛭可吸附在充血的肢体表面,也可随时移除。如果动脉血液供应不好,静脉无充血,水蛭会自行早早离开,并向其他地方移动。同时,患者的衣着也应调整,保证水蛭只在充血部位吸血。水蛭通常吸血 10～40 分钟,此后应将其移除。此后,伤口会继续渗出,最长约 6 个小时,需使用可吸收材料将渗出液体吸收,以防止其对渗出造成影响。如果手指再次充血,可使用新的水蛭吸血,一般间隔时间不小于 4 小时。

　　水蛭疗法间断进行 5 天,在此期间静脉循环建立。水蛭体内存在助其消化的产气单胞菌,此细菌不是常见的病原体,应使用覆盖产气单胞菌的抗生素预防其感染,如三代头孢或氨基糖苷类。除水蛭外,还有其他的促使静脉流出的方法。可移除远端甲板,使用 1 000U 肝素溶于 0.1ml 的生理盐水摩擦甲床,可致充血手指不断渗血。这一方法可频繁使用,直至充血情况好转[35,59]。另一方法是在皮下注射肝素,具体操作方法为:在手指远端作一鱼嘴样切口,将1 000U 的肝素盐水溶于 0.1ml 盐水中,皮下注射于充血的指端。据关系报道,皮下注射肝素盐水比水蛭疗法更为划算,且易于操作,并且其作用可持续6小时以上[36]。

另一个方法是皮下包埋再植手指远端。最初,这一方法将手指包埋于胸壁真皮下[36],但后来因手制动于胸部不方便,改为在手掌部真皮下包埋[60]。将手指的表皮去除,将其包埋于手掌或鱼际横纹处。手指固定7天后行手术分离[61,62]。行静脉吻合后,远节指骨离断再植术后成功率达90%以上;即使没有吻合静脉,其成功率仍可达到75%以上[38,41,43,44]。根据这一成功率,远端手指离断再植是值得的,因此需要积极手术[63]。此外,还应考虑到远端手指再植术后,给患者带来良好的手指外形及心理安慰。

环型撕脱伤

环型撕脱伤是最难治疗的外伤之一。Urbaniak等[64]提出撕脱伤的分类方法,并由Kay等[65]改良,后得到广泛应用(表11.4)。2型及其以上的撕脱伤需要显微血管修复;3型环形撕脱伤最难处理,因为涉及脱套伤、撕脱伤和离断伤(图11.18)。在手术显微镜下,于离断手指尺侧正中切开。

不充分的清创会导致预后不良,因此无活力的组织应当清除,损伤的血管也应当修剪。一般情况下都需要行静脉移植桥接,因为撕脱伤大多数情况下血管的缺损较大。如果与动脉直径不匹配,可行阶梯式静脉桥接;另一种方法为取邻近手指的指动脉行桥接移植[66]。

表11.4 环型撕脱伤分型

1型		血运充分
2型		血运不充分,无骨骼损伤
	a	仅动脉血供异常
	v	仅静脉血供异常
	av	动、静脉血供均异常
3型		血运不充分,伴骨骼损伤
	a	仅动脉血供异常
	v	仅静脉血供异常
	av	动、静脉血供均异常
4型		完全离断

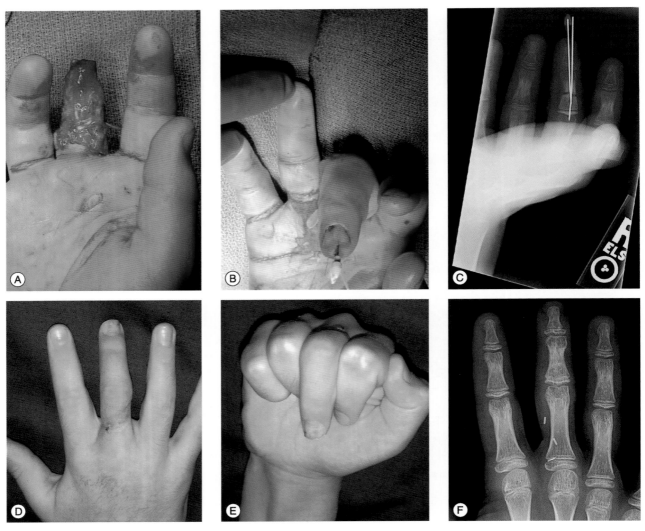

图11.18 (A)4型环形撕脱伤患儿;(B)再植术后;(C)交叉克氏针固定;(D)伤后14个月,伸手指;(E)曲手指;(F)X线片提示骨骼愈合,但骨骺早闭。(Courtesy of James R. Sanger, MD.)

术中至少需要吻合两根静脉。如果需要，应行静脉移植桥接。如果于远侧指间关节处离断，应考虑行一期关节融合。这一部位离断再植术后，远侧指间关节活动差，而行关节结合后可缩短骨骼，有助于神经及皮肤的修复。此外，不应当为了一期修复皮肤缺损而牵拉绷紧皮肤，而应该考虑行皮肤移植。静脉皮瓣也是修复皮肤缺损的好方法，一项回顾性研究显示，在环形撕脱伤中使用静脉皮瓣，其皮瓣及手指的成活率达 100%。静脉皮瓣提供了皮肤覆盖，同时使得后期便于行肌腱松解或关节囊松解手术。静脉皮瓣只能由动脉来供血，如果仅有静脉血供，其成活率将会很差[47]（图 11.19）。

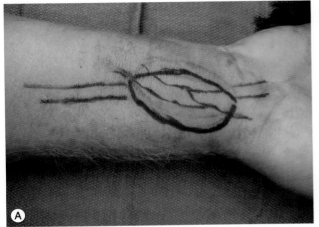

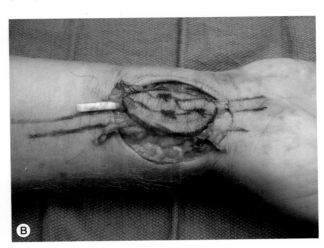

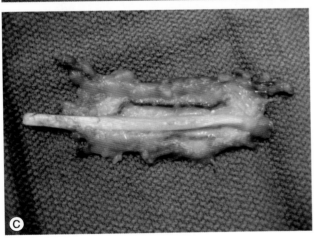

图 11.19　（A）前臂掌侧静脉皮瓣设计。（B）切取皮瓣。（C）静脉口径与指动脉匹配

环形撕脱伤血运重建术后成活率约为 60%～81%。Adani 等报道 33 例患者再植成功率为 88%，平均总的手指活动度为 185°。他们认为成功的关键因素为清除撕脱的指动静脉[67]。影响手术失败的主要因素为吻合的静脉数不够，少于 2 根；并未发现吸烟及骨骼损伤的程度会影响手术成功率。术后最常见的并发症有屈曲挛缩畸形，冷耐受不良及畸形愈合；很多患者术后的两点辨别觉大于 8mm。虽然在指浅屈肌腱止点以近部位的环形脱套伤中，因其术后手功能恢复差，应考虑行截肢术[68]。但 Sears 和 Chung 的系统综述指出，撕脱伤再植结果比历史引文中报道的要好得多，并对截肢治疗这种损伤提出质疑[69]。

临床提示

　　3 型和 4 型环型脱套伤患者行远指间关节融合，有助于骨折固定及背侧静脉和指神经的一期吻合。即使保留远侧指间关节，其术后活动度仍较差。

异位寄养二期再植术

　　Godina 等于 1983 年行第一例异位寄养再植术，他们将多节段离断且污染较重的手转移寄养于腋窝[70]。65 天后，该手成功再植回前臂。随后，这一方法被应用于其他部位离断的再植，例如手指、拇指、耳、阴茎及头皮等[71-74]。可寄养的部位包括胸背部、下腹部深层、下腹部浅层、手背侧及足背侧，显微外科医生对这些部位的血管分布更为熟悉。异位寄养部位的选择取决于血管蒂的长度及供区的情况（图 11.20）。手指再植前应行适当的清创，在二期行再植术前通常需要行分期局部皮瓣转移或游离皮瓣以覆盖软组织缺损。同时，寄养的部位必须在损伤区域之外。

　　所有异位寄养再植术后均易出现明显的并发症[72]，大多出现在回植术后。Nazerani 和 Motamedi 两位报道了 24 例远端手指异位寄养再植术，先将离断的手指寄养于同侧腹股沟区，吻合动静脉，8～12 周后，将手指并带腹股沟皮瓣回植于手上，总的成功率为 75%，出现的并发症也极少。这一方法可用于拇指离断再植，出于保留骨骼长度及拇指

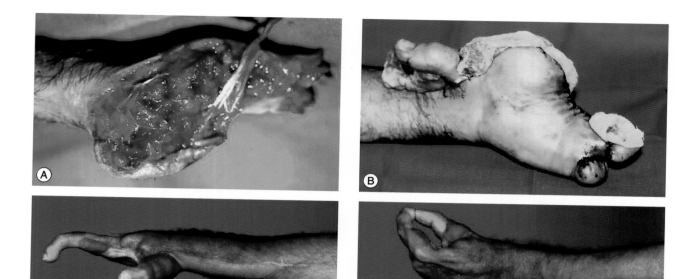

图 11.20 （A）前臂及腕部桡侧脱套伤；（B）拇指通过桡动脉异位寄养于腕部；（C）分期行带足背动脉游离皮瓣及第二跖趾关节的第二趾手指重建术，之后再行拇指回植术；（D）拇指的对掌功能及足趾移植（*Courtesy of N. John Yousif, MD.*）

外形的考虑，通常需要行皮瓣覆盖。

小儿再植

对于儿童，再植术的适应证要宽松很多，所有离断的部位，包括下肢的离断，都应尝试再植。儿童再植的成功率要低于成人，可能就是因为外科医生多会尝试一些已不适合再植的情况[75]。无明显污染的锐器离断伤成功率最高，然而，自行车或运动器械的辐条或链条所造成的挤压伤或撕脱伤，是儿童常见的致伤病因。儿童再植术的手术过程及具体操作顺序和成人一样，但是，因为儿童的血管管径较细，且较易出现痉挛，其手术的难度较高[57]。而在多个手指离断再植中，应先再植拇指，后再植偏尺侧的离断手指。具备对掌功能的拇指及两个尺侧的手指，可提供有效且有力的对捏。在再植术中，推荐使用克氏针，而不是钢板固定骨折，以免对骨骼生长造成影响[76]。除非生长板有明显的损失，否则再植的肢体可生长至正常肢体的 90%[77]。

儿童再植术后，其神经及肌肉功能的恢复一般较好。在手部损毁伤后，患儿肢体功能及心理的恢复要快得多。但是，出于对子女的愧疚，父母常常给予患儿过多的关心和爱护，此时，需要寻求家庭心理咨询。一项针对 14 例手指再植患儿的长期随访研究显示，成功率达 88%，所有再植成功手指均获得满意的感觉；同时，与对侧正常手指相比，再植手指生长率为 86%。14 例中，12 例获得良好的结果[78]。

术后处理

抗凝

再植和血管化术后的药物治疗一直存在争议。动脉栓塞多由于血小板血栓引起，而静脉栓塞多由于纤维蛋白血栓导致。术后前两天内是血栓栓塞的高发期，80% 的血栓形成于这一时间内。目前，存在很多显微手术后静脉药物方案，且尚无达成共识。应用最多的药物包括，普通肝素，低分子右旋糖苷和阿司匹林，但尚无证据显示哪种药物更优。一项调查显示，90% 的显微外科医生在游离皮瓣和显微血管手术后常规用于抗凝治疗[79]。

肝素应用于临床已有 50 余年的历史。它与抗凝血酶Ⅲ结合，增强其抗蛋白酶活性，从而抑制凝血酶，Ⅹa 因子等的活性[80]。肝素还具有扩张血管的作用。其可通过静脉或皮下注射的方式系统用药，同时需要监测部分活化的凝血活酶时间。副作用包括血肿形成及肝素诱导的血小板减少症，低分子量肝素（low-molecular-weight heparin，LMWH）是一种普通肝素的衍生物，其抑制Ⅹ因子作用与普通肝素相同，但对抗凝血因子Ⅱ的作用弱于普通肝素；因此其抗凝作用与普通肝素相同，且副作用更少。低分子量肝素的优势在于应用时无须检测出凝血治疗，门诊应用安全。Chen 等在挤压伤模型中观察低分子量肝素和普通肝素的局部作用，发现两种药物均显著降低了血栓风险[81]。一项 Cochrane 综述指出，在显微血管手术成功率中，低分子量肝素与普通肝素的作用无明显不同，但是低分子量肝素可减少术后出血和低凝状态的出现[82]。右旋糖苷 40 是一组由肠膜明串珠链球菌合成的多糖，其具体抗凝机制尚不明确。一般认为，它可与红细胞，血小板及血管内皮细胞结合，从而干扰纤维素血栓的形成，预防红细胞血栓的聚集，其抗血小板凝集作用更强。该药物术后出血及血肿形成的风险很低，一些罕见但很严重的并发症，包括肺水肿[83]。

目前，仅有动物实验显示右旋糖苷 40 的应用有益，应用于人体尚无证据证明其有益，并且也没有统一的用药策略。Jallali 在其综述中提出右旋糖苷应用方法，开始

2 天每小时 0.4ml/kg 体重，后再第 3、4 天是减量至每小时 0.2ml/kg 体重，第 5 天停药[83]。Ridha 等[84]调查了 161 名显微外科医生右旋糖苷的使用习惯，其中，45% 的医生常规术后应用右旋糖苷，这其中 17% 的医生与肝素或阿司匹林联合应用；40% 的医生应用右旋糖苷不超过 7 小时，52% 应用 5 天，8% 应用超过 5 天。而患者的存活率并无明显不同。一项单机构研究汇总了 505 例游离皮瓣手术的数据，指出术后单独应用阿司匹林的组和低分子右旋糖苷组，在微血管血栓，皮瓣成活，血肿或出血等方面并无明显差异[85]。Disa 等[86]前瞻性分析了 100 例行游离皮瓣手术患者的数据，随机试验分 3 组，第一组抗凝使用低分子右旋糖苷，方案为每小时 20ml，应用 48 小时；第二组右旋糖苷方案为，每小时 20ml，应用 120 小时；第三组使用阿司匹林抗凝，方案为 325mg，应用 120 小时。结果显示，所有皮瓣均成活，有 3 例行探查手术，第二组患者系统并发症发生率为 51%，第一组为 29%，而阿司匹林组仅 7%。基于该前瞻实验结果，该机构在显微血管手术中摒弃了右旋糖苷的应用[86]。

阿司匹林（乙酰水杨酸），抑制血小板环氧化酶，通过血栓素和前列环素阻碍花生四烯酸的降解。术前应用可降低微血管血栓形成，但阿司匹林的作用具有较强的时效性。大鼠实验显示应在术前 10 小时给药。

众多动物实验研究显示术后抗凝是有用的，尤其致挤压伤和缺血管伤的情况下，然而缺乏人的实验证据。Khouri 和国际微血管研究小组就显微手术中抗凝药物的应用进行了前瞻性研究。研究时间为 6 个月，分析了 23 名游离皮瓣医生的 493 例患者数据。该研究为前瞻性研究，并未进行随机分组，所有医生应用各自的抗凝方案，包括肝素，阿司匹林及右旋糖苷。该研究仅研究游离皮瓣手术，并未涉及再植手术。结果显示，总的血栓率为 9.9%，栓塞后探查的存活率为 60%。年龄、吸烟史及糖尿病的患者中血栓风险无明显差别。术中应用抗凝药物并未降低血栓风险。他们得出结论，仅术后皮下注射肝素可降低血栓形成，管腔内肝素冲洗并不能预防血栓形成[87]。

Conrad 和 Adams 综述了显微外科中抗凝药物的应用，指出较好的研究均来自动物实验，然而关于人的高水平研究很有限。尽管如此，他们建议再植手术的抗凝方案为，单次给予 1.4mg/kg 负荷剂量的阿司匹林，尔后 2 天给予每天重 1.4mg/kg 体重的阿司匹林。他们建议术中应用 100U/ml 的肝素溶液冲洗，松血管夹之前静脉给予 50～100U/kg 体重的肝素[88]。

持续臂丛神经阻滞可能有助于预防微血管血栓形成和早期疼痛的持续缓解。16 例患者在再植术后进行评估。一组采用持续臂丛阻滞；第二组接受常规治疗。接受常规治疗组有 2 例出现微血管血栓，通过探查挽救了肢体。两组患者疼痛均得到有效控制，尽管常规组需要更多的静脉止痛药物[89]。

对于单纯血运重建和锐性伤患者，作者采用术中肝素冲洗（100U/ml）和每天阿司匹林的方案。术后每天阿司匹林给予 325mg，应用 1 个月。对于挤压伤或撕脱伤患者，低分子量肝素用于预防深静脉血栓，第一剂在手术时给予，术后应用 2 周。出院前指导患者及家属注射方法。低分子量肝素治疗方案是基于肝素在挤压伤中的疗效的动物研究[90]。低分子量肝素的优势在于出院回家后仍可接受注射治疗。

术后监测

再植术后严密的监测非常重要。80% 的血管闭塞都发生在术后 48 小时内，血管闭塞早期探查，其再通的成功率可达 66%～80%[91]，因此需要一个专业的断肢再植术后监测团队。最好的监测者是一位认真尽责的护士，当患者到达病房后，医生应当同护士一起查看患者，评估其再植肢体的颜色，毛细血管充盈及张力；护士应当对再植手指每小时评估一次。如果再植肢体的情况发生改变，应当及时通知医生（表 11.5）。同时，正确的交接班也是很重要的，每次交接班时，两班护士应当在患者床旁评估患肢状况。相比动脉栓塞，静脉栓塞更加隐蔽，早期难以发现，而静脉的栓塞最终会导致动脉的栓塞。如果经临床评估后，怀疑有血管栓塞的可能，应使用 25 号针刺破再植手指末节指腹，如果手指出血持续暗沉，或出血缓慢，或有浆液性液体流出，应及时行再植手指返修探查。

表 11.5　循环指标

	正常	静脉闭塞	动脉闭塞
颜色	粉红	青紫色	苍白，花斑
脉细血管充盈时间	1～2 秒	<1 秒	>2 秒
温度	温	温 - 凉	凉
皮肤张力	饱满	肿胀	凹陷
出血	鲜红出血	暗红色出血，不止	出血少，仅血浆

一位敬业且经验丰富的护士是任何技术都不能替代的，但是技术手段可用于术后评估。最常用的仪器包括脉搏血氧饱和度仪，多普勒超声，数字温度计，激光多普勒等[91]。这些设备有助于辨别血管早期栓塞，但是每一个都有各自的缺点。温度测量仪便宜，但是容易受到室温的影响；与温度测量仪相比，激光多普勒敏感性和特异性较高，其敏感度为 93%，特异度为 94%；而温度测量仪为 84% 和 86%[92]。

术后理疗

　　术后理疗对于手功能的恢复至关重要。在术后的刚开始几天里，理疗师制作支具，而未受伤的关节可以开始早期活动。术后 5～7 天，可以开始正常的理疗，这包括换药，支具被动固定，日常活动指导等。血管神经损伤术后需要保护 3～4 周；肌腱损伤术后最初需要制动，以免进一步损伤，但是如果有坚强的骨折固定和牢靠的肌腱修复，就可以开始早期主动和被动的活动。6～8 周后，可增加其他的理疗内容，包括肢体力量的锻炼和关节充分的活动。任何神经损伤术后都应进行感觉恢复训练，可使用织物开始感觉脱敏治疗，然后可进行振动觉恢复训练[93]。术后 14 天内开始理疗的患者，其最终肢体功能的恢复要好于理疗开始晚的患者[24]。

社会心理方面

　　对于肢体离断患者的治疗，不仅要针对离断的肢体，还包括患者整体及其家庭，不能忽视肢体离断和再植给患者带来的心理影响。手对于患者身份及心理都很重要，因为手是每个人的外表结构特征之一，仅次于脸部。大多数人观察自己手的次数要比脸的次数多。手不仅是人类与外界接触的一个来源，而且是与外界交流的一种途径，提升性欲的一个工具。手外伤会给患者的心理造成极大的影响，且这一影响或许与损伤的程度不成正比[94]。某个患者单个手指末节损伤所带来的影响，或许比另一个大肢体离断的患者要大。与通常的误解不同的是，外伤后患者是否寻求补偿或诉讼，和患者术后心理的影响似乎没有太大关系[95]。

　　肢体离断术后的心理反应多种多样，包括焦虑、抑郁、恼怒、内疚、恐惧、沮丧和悲伤。外伤后这些心理反应都是正常的，但是如果长期存在，就可能是存在心理障碍了，而且会导致急性应激障碍和创伤后应激障碍（post-traumatic stress disorder, PTSD）。创伤后应激障碍症状包括重现、噩梦、睡眠障碍、逃避和脱离。

　　医生不仅要给患者传递希望，而且要在术前向患者交代符合实际的预期，同时要使患者安心，让其相信医生会尽一切努力使其恢复健康。

　　创伤后，场景重现和噩梦较为多见。场景重现几乎会在每位手外伤患者上出现，尤其是当其受伤场景再现，或看到其受伤照片时。同时，患者还会出现投射重现，自己会觉得损伤要比实际更重一些。场景重现的类型和持续时间，是评估其 PTSD 和最终功能预后的重要影响因素。手离断伤患者的心理干预应当在急诊室就立即开始，问患者两个问题：事故是怎样发生的？你觉得造成这次外伤的原因是？如果患者将事故的责任归咎于自身，或者将其归咎于自己能力范围之外，这将是出现心理障碍的预兆。患者有时会认为事故在自己掌控下，应该可以避免，例如"我知道我不应该动那个刀鞘"，这种情况要好于那些认为自己无法控制的患者，例如"那个机器偶尔会发生故障"。

　　还需要问患者是怎么受伤的，以及他们的情绪反应，最后会问到当时的场景。在患者出院后，应当继续心理治疗。对于出现 PTSD 的患者，应该开始脱敏和系统性接触训练。Grunert 等报道经过分级接触治疗后，90% 的患者可继续返回工作[95]。

　　儿童创伤后的处理较为特殊。Rusch 等发现，98% 的创伤后儿童伤后 1 个月会出现创伤后应激障碍的症状，如抑郁、焦虑等。伤后 12 个月，21% 的儿童仍存在创伤后应激障碍[96]。

结果、预后及并发症

　　再植术和血运重建的术后结局评估方法很多，其中，最简单的方法是再植肢体的成活率。手指总体再植成活率可达 90%，其中有一单中心、大样本研究显示，其成功率达 92.9%[25]。预后差的因素有很多，其中最为重要的是损伤的机制。挤压伤或撕脱伤的成功率要比锐器伤低，后者再植术后成功率可达 100%[25, 97]。

　　其他影响预后的因素包括吻合血管的数目，但是所需要吻合的动脉或静脉数目是不一定的。吻合的血管越多，其成功率越高。在远端再植术中，行静脉吻合困难，但是其再植成功率仍可达到 60% 以上[28]。吻合血管的数目与损伤的类型成正相关，挤压伤通常会减少可以吻合的血管和静脉数量[33]。行静脉移植桥接不会影响预后，但吸烟会影响预后，而饮酒则不会影响最终的成功率。

　　手部功能客观评估能更好地提示结局情况，标准的测量指标有活动度，捏握力和感觉测定，可将离断肢体与健侧肢体对比。对 59 例再植成功的手指进行长期随访研究显示，其平均主动活动度为健侧手的 44%～56%；捏握力为健侧手的 67%；仅有 3 个手指恢复正常的两点辨别觉，而 1/2 的手指两点辨别觉在 10mm 左右[98]。

　　结局最好的评定方法是对手部功能的评定。多种量表可用于手部功能的评定，包括简明 SF-36 量表、上肢功能评估量表（upper extremity functional test, UEFT）及手、臂和肩伤残评定（Disability of the Arm, Shoulders and Hand, DASH）等。上肢大肢体离断再植术后评定较难[99, 100]，可与离断肢体、正常肢体或其他重建手术肢体作对比[58]。有多个量表可用于评估或预测手外伤再植术后功能恢复状况，其中包括 Tamai 量表、Chen 量表（表 11.6）和 Campbell 手损伤严重程度量表（hand injury severity scale, HISS）[56, 101-103]。

表 11.6　再植或血运重建术后功能结局 Chen 分类

分级	重返工作	主动活动范围/%	感觉	寒冷不耐受	握力（五级）
I	原岗位	>60	正常	-	4～5
II	换岗	40～60	满意	-	3～4
III	无法返岗	30～40	一般	是	微弱
IV	存活无功能				

在受伤当时使用 HISS 量表，可评估患者重返工作岗位的可能，预测患者手功能恢复状况。损伤部位越靠近端，损伤的手指越多，其术后功能恢复越差[104]。对常用的 4 种量表进行比较发现，Ipsen 量表、Tamai 量表和 DASH 具有较高的一致性，而 Chen 量表一致性一般[105]。虽然功能差，但是再植术后患者的满意度较高。对再植成功的患者进行长期随访研究显示，大多数患者较为满意。

指浅屈肌腱止点以远部位的再植，术后其功能恢复较好。Hattori 等从疼痛、麻木、寒冷耐受不良等症状及 DASH 量表等多个方面，比较了多个单指指尖离断再植后的功能恢复状况。他们发现，截指组与再植组相比，手捏握功能并无差别；再植组的近侧指间关节活动度较好，并且，其 DASH 评分明显较高。96% 的患者恢复了保护性感觉；10% 的再植术患者术后出现疼痛症状，而 60% 的截指患者术后出现疼痛，其中有一半截指者，在日常生活中很少或从来不去使用受伤的手指。所有再植术患者的满意度非常高，而只有 60% 的截肢患者满意度较高[97]。很多行早期截指的患者，其截指部位会出现疼痛或不适的感觉。示指和中指再植患者的手功能恢复要好于截指患者。费用方面，再植术成功其手术费要比再植失败多花费 28%，再植术成功是一期截指术费用的 300 倍[100]。最终术后功能的恢复与损伤的部位密切关系，其中屈肌腱 II 区的离断再植术后的功能较差，可将指深屈肌腱远端与指浅屈肌腱近端吻合，以改善其术后功能[25]。

根据离断的部位，损伤的机制及患者的年龄，大肢体离断再植的成功率为 36%～100%[98]。通过上肢功能 Carroll 量表，Louisville 等对比了近腕关节部位的离断中，再植术与截肢佩戴假肢的两组病例，发现再植组中 50% 的患者术后功能较好，假肢组中没有一例术后功能是优良的[106]。年轻患者或肢体远端离断患者再植术后功能恢复较好，而近肘关节部位的离断再植术后功能明显较差。

即使在碾压伤的情况下，仍要尝试再植。前臂撕脱伤患者术后评估主要根据患者总体满意度，肢体活动度，日常生活能力等方面，其再植成功率可达 100%，而 40% 的患者术后功能为良或优，35% 为差[107]。

掌骨部位的离断介于大肢体离断和远端离断之间。一项针对 10 位掌骨部位离断再植患者的研究显示，其再植成功率为 90%，但是所有患者的内在肌功能均较弱或完全丧失；只有一位患者可返回原工作岗位。尽管如此，所有患者均对其再植手术满意[108]。

并发症

再植术或血运重建术后最致命的并发症是吻合口失败，行返修探查后有超过 50% 的血管再通[103, 109]。再植术后严密观察血管栓塞迹象，及时行返修探查，是再通成功的第一步。在病房里时，应当去除再植肢体上的衣物；如果皮肤缝线阻碍静脉回流，应当拆除缝线。在静脉内给予负荷剂量肝素行抗凝治疗的同时，准备好手术室。术中打开吻合口，取出血栓，注意防止血管损伤。可使用 Fogarty 取栓导管，但是会造成血管内皮损伤。如果有白色血栓形成或血管内皮损伤，应行静脉移植桥接。可使用血管内组织纤溶酶原激活物，但是其临床效果还有待进一步验证。再通后，应使用阿司匹林或肝素行预防血栓治疗[85, 110]。

几乎所有断指再植术后均会出现不同程度的寒冷不耐受，这一症状会持续 1～2 年或一直存在[98]。在挪威的一项针对 81 例再植或血运重建成功病例的研究中，28% 的病例对寒冷极为敏感，且再植术病例的寒冷敏感症状要比血运重建术病例更为明显[111]。而有报道称，只有 40% 儿童再植术后会出现寒冷不耐受[50]。

二期手术

断指再植术后，约有 15%～80% 的患者需要二期手术[108, 109]，大量报道中再手术率为 50% 左右。一期手术主要包括血管吻合和皮肤闭合，而二期手术主要针对骨折不愈合和肌腱粘连[112]。Yu 等回顾了 55 位患者，79 例断指再植术，共行 102 例二期手术。92% 的早期手术为皮肤软组织覆盖，67% 的后期手术为肌腱功能修复。撕脱伤和脱套伤及 3～5 区再植术后多需要二期手术[113]。指浅屈肌腱止点以近部位的离断再植术后多需要行二期手术，而其手术效果多较差[114]。再植术后肌腱松解需要一定技术要求。尽管对手术技术要求较高，但是肌腱松解术后的效果值得肯定（图 11.21）。手指肌腱松解术虽然不能明显地改善手指的活动度，但是可明显提高手的功能。这类患者发生肌腱断裂的可能明显较高[115]。

再植术和血运重建仍然是手外科最具挑战性的手术之一，要求术者制定细致的计划，同时具备精湛的手术技术。术处理与手术过程一样复杂，同等重要。再植术成功后给患者和术者带来的收益是不可估量的。

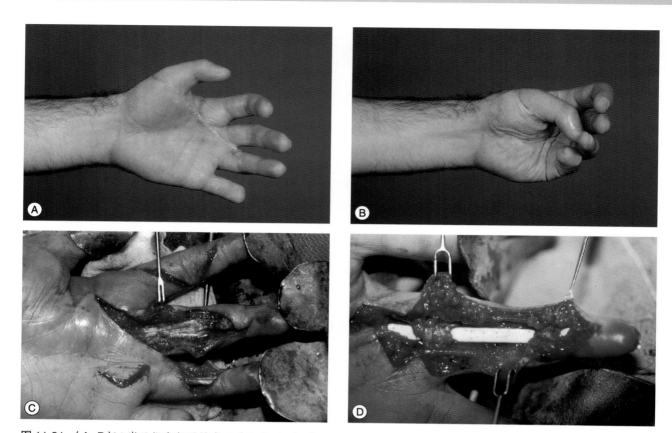

图 11.21 （A，B）24 岁五指离断再植术后手指僵硬。（C）肌腱松解术中可见瘢痕粘连严重，手指滑车薄弱。（D）硅胶 Hunter 棒置入，重建 A2 和 A4 滑车

未来展望

再植术仍是最具挑战的外科手术之一，显微外科和"超级显微外科"使得更远端的离断手指再植成为可能。新技术的出现，如手掌口袋技术，使手指更远端离断再植，即使不吻合静脉也可成活。结局分析通常显示对再植和血运重建术的满意度良好或极好，然而目前仍缺乏再植和截肢术后功能和心理结果的对比研究[116]。在这种不断变化的医疗环境中，仍然缺乏对再植的经济和成本效益的研究来确定这些手术的益处[117]。

参考文献

1. Malt RA, McKhann C. Replantation of several arms. *JAMA*. 1964;189:716–722.

2. Tamai S. History of microsurgery. *Plast Reconstr Surg*. 2009;124: e282–e294.

3. Buncke HJ Jr. Microvascular hand surgery transplants and replants over the past 25 years. *J Hand Surg Am*. 2000;25:415–428. *The pioneer of US microsurgery discusses the history of microsurgery and replantation. Tips and techniques from a lifetime of experience are included.*

4. Khalil AA, Aziz FA, Hall JC. Reperfusion injury. *Plast Reconstr Surg*. 2006;117:1024–1033.

5. Wang WZ. Investigation of reperfusion injury and ischemic preconditioning in microsurgery. *Microsurgery*. 2009;29:72–79.

6. al-Qattan MM. Ischaemia-reperfusion injury. Implications for the hand surgeon. *J Hand Surg [Br]*. 1998;23:570–573.

7. Beyersdorf F, Schlensak C. Controlled reperfusion after acute and persistent limb ischemia. *Semin Vasc Surg*. 2009;22:52–57.

8. VanderWilde RS, Wood MB, Zu ZG. Hand replantation after 54 hours of cold ischemia: a case report. *J Hand Surg Am*. 1992;17:217–220.

9. Wei FC, Chang YL, Chen HC, et al. Three successful digital replantations in a patient after 84, 86, and 94 hours of cold ischemia time. *Plast Reconstr Surg*. 1988;82:346–350.

10. Lin CH, Aydyn N, Lin YT, et al. Hand and finger replantation after protracted ischemia (more than 24 hours). *Ann Plast Surg*. 2010;64:286–290.

11. Chung KC, Kowalski CP, Walters MR. Finger replantation in the United States: rates and resource use from the 1996 Healthcare Cost and Utilization Project. *J Hand Surg Am*. 2000;25A:1038–1042. *The database from the Agency for Healthcare Policy and Research was reviewed to obtain data on the frequency and cost of digital replantation. Only 60% of the 906 hospitals performed any replantation. Only 2% of hospitals performed 10 or more cases of replantation.*

12. Chen MW, Narayan D. Economics of upper extremity replantation: national and local trends. *Plast Reconstr Surg*. 2009;136:2003–2011.

13. Payatakes AH, Zagoreos NP, Fredorcik GG. Current practice of microsurgery by members of the American Society for Surgery of the Hand. *J Hand Surg Am*. 2007;32A:541–547.

14. Morrison WA, McCombe D. Digital replantation. In: Dellapena D, ed. *Hand Clinics*. Vol. 23. Philadelphia: WB Saunders; 2007:1–12.

15. White WL. Why I hate the index finger. *Orthop Rev*. 1980;6:23.

16. Wilhelmi BJ, Lee WPA, Pagensteert GI, et al. Replantation in the mutilated hand. In: Dellapena D, ed. *Hand Clinics*. Vol. 19. Philadelphia: WB Saunders; 2003:89–120.

17. Chang J. Twelve simple maneuvers to optimize digital replantation and revascularization. *Tech Hand Up Extrem Surg*. 2004;8:161–166.

18. Okada T, Ishikura N, Tsukada S. Digital replantation in the aged patient. *J Reconstr Microsurg*. 1988;5:351–357.

19. Freeland AE, Lineaweaver WC, Lindley SG. Fracture fixation in the mutilated hand. In: Dellapena D, ed. *Hand Clinics*. Vol. 19. Philadelphia: WB Saunders; 2003:51–61.

20. Green RA, Zins JE. The "Knot Twist": a new method of securing wire loops – An assessment of mechanical properties. *Plast Reconstr Surg*. 1988;81:956–958.

21. Vanik RK, Weber RC, Matloub HS, et al. The comparative

strengths of internal fixation techniques. *J Hand Surg Am.* 1982;9:216–221.

22. Al-Qattan MM. Metacarpal shaft fractures of the fingers: treatment with interosseous loop wire fixation and immediate postoperative finger mobilization in a wrist splint. *J Hand Surg [Br].* 2006;31:377–382.

23. Peiji W, Qirong D, Jianzhong Q, et al. Intramedullary fixation in digital replantation using bioabsorbable poly-DL-lactic acid rods. *J Hand Surg Am.* 2012;37:2547–2552.

24. Ross DC, Manktelow RT, Wells MT. Boyd Tendon function after replantation: prognostic factors and strategies to enhance total active motion. *Ann Plast Surg.* 2003;51:141–146.

25. Waikakul S, Sakkarnkosol S, Vanadurongwan V, et al. Results of 1018 digital replantations in 552 patients. *Injury.* 2000;31:33–40. *The largest series of digital replantation published from Bangkok, Thailand with at least 2-year follow-up. A 92.9% success rate in digits. Risk factors and outcome are discussed.*

26. Li J, Guo Z, Zhu Q, et al. Fingertip replantation: determinants of survival. *Plast Reconstr Surg.* 2008;122:833–839.

27. Yan JG, Yousif NJ, Dzwierzynski WW, et al. Irrigation pressure and vessel injury during microsurgery: a qualitative study. *J Reconstr Microsurg.* 2004;20:399–403.

28. Zumiotti A, Ferreira MC. Replantation of digits: factors influencing survival and functional results. *Microsurgery.* 1994;15:18–21.

29. Suri MP, Ahmad QG, Yadav PS. Managing venous discrepancy: simple method. *J Reconstr Microsurg.* 2009;25:497–499.

30. Shuck J, Masden DL. Options for revascularization: artery versus vein: technical considerations. *Hand Clin.* 2015;31:85–92.

31. Lee CH, Han SK, Dhong ES, et al. The fate of microanastomosed digital arteries after successful replantation. *Plast Reconstr Surg.* 2005;116:805–810.

32. Urbaniak JR, Roth JH, Nunley JA, et al. The results of replantation after amputation of a single finger. *J Bone Joint Surg Am.* 1985;67:611–619.

33. Chaivanichsiri P, Rattanasrithong P. Type of injury and number of anastomosed vessels: impact on digital replantation. *Microsurgery.* 2006;26:151–154. *A retrospective review of 130 digital replantations was performed. The type of injury and the number of vessel anastomoses were the most significant predictors of successful outcome. Crush injuries had significantly worse outcome than sharp injuries. In distal replantations, an arterial repair even without repair of a vein can achieve a high success rate.*

34. Daane S, Zamora S, Rockwell WB. Clinical use of leeches in reconstructive surgery. *Am J Orthop (Belle Mead NJ).* 1997;26:528–532.

35. Han SK, Lee BI, Kim WK. Topical and systemic anticoagulation in the treatment of absent or compromised venous outflow in replanted fingertips. *J Hand Surg Am.* 2000;25A:659–667.

36. Lin TS, Jeng SF, Chiang YC. Fingertip replantation using the subdermal pocket procedure. *Plast Reconstr Surg.* 2004;113:247–253.

37. Zhang X, Wen S, Wang B, et al. Reconstruction of circulation in the fingertip without vein repair in zone 1 replantation. *J Hand Surg Am.* 2008;33A:1597–1601.

38. Yamano Y. Replantation of the amputated distal part of the fingers. *J Hand Surg Am.* 1985;10A:211–218.

39. Chen YC, Chan FC, Hsu CC, et al. Fingertip replantation without venous anastomosis. *Ann Plast Surg.* 2013;70:284–288.

40. Barnett GR, Taylor GI, Mutimer KL. The "chemical leech": intra-replant subcutaneous heparin as an alternative to venous anastomosis. Report of three cases. *Br J Plast Surg.* 1989;42:556–558.

41. Chen KT, Chen YC, Mardini S, et al. Salvage of an avulsion amputated thumb at the interphalangeal joint level using afferent arteriovenous shunting. *Br J Plast Surg.* 2005;58:869–872.

42. Gelberman RH, Urbaniak JR, Bright DS, et al. Digital sensibility following replantation. *J Hand Surg Am.* 1978;3:313–319.

43. Glickman LT, Mackinnon SE. Sensory recovery following digital replantation. *Microsurgery.* 1990;11:236–242.

44. Siemionow M, Brzezicki G. Current techniques and concepts in peripheral nerve repair. *Int Rev Neurobiol.* 2009;87:141–172.

45. Agnew SP, Dumanian GA. Technical use of synthetic conduits for nerve repair. *J Hand Surg Am.* 2010;35:838–841.

46. Dellon AL. Sensory recovery in replanted digits and transplanted toes: a review. *J Reconstr Microsurg.* 1986;2:123–129.

47. Brooks D, Buntic RF, Taylor C. Use of the venous flap for salvage of difficult ring avulsion injuries. *Microsurgery.* 2008;6:397–402.

48. Matloub HS, Strathy KM, Sanger JR, et al. Venous anatomy of the thumb. *J Hand Surg Am.* 1991;16:1063–1069.

49. Rosson GD, Buncke GM, Buncke HJ. Great toe transplant versus thumb replant for isolated thumb amputation: critical analysis of functional outcome. *Microsurgery.* 2008;598–600.

50. Allen DM, Levin LS. Digital replantation including postoperative care. *Tech Hand Up Extrem Surg.* 2002;6:171–177.

51. An PC, Kuo YR, Lin TS, et al. Heterotopic replantation in mutilating hand injury. *Ann Plast Surg.* 2003;50:113–119.

52. Waikakul S, Vanadurongwan V, Unnanuntana A. Prognostic factors for major limb re-implantation at both immediate and long-term follow-up. *J Bone Joint Surg Br.* 1998;80:1024–1030.

53. Atzei A, Pignatti M, Maria Baldrighi C, et al. Long-term results of replantation of the proximal forearm following avulsion amputation. *Microsurgery.* 2005;25:293–298.

54. Hanel DP, Chin SH. Wrist level and proximal-upper extremity replantation. In: Dellapena D, ed. *Hand Clinics.* Philadelphia: WB Saunders; 2007:13–21.

55. Godina M. Early microsurgical reconstruction of complex trauma of the extremities. *Plast Reconstr Surg.* 1986;78:285–292.

56. Bueno RA, Neumeister MW. Outcomes after mutilating hand injuries: review of the literature and recommendations for assessment. In: Dellapena D, ed. *Hand Clinics.* Philadelphia: WB Saunders; 2003:193–204.

57. Xu JH, Gao ZJ, Yao JM, et al. Foster replantation of fingertip using neighbouring digital artery in a young child. *J Plast Reconstr Aesthet Surg.* 2009;62:38–41.

58. Narushima M, Mihara M, Koshima I, et al. Intravascular stenting (IVaS) method for fingertip replantation. *Ann Plast Surg.* 2009;62:38–41.

59. Li J, Guo Z, Zhu Q, et al. Finger replantation: determinants of survival. *Plast Reconstr Surg.* 2008;122:833–839. *A retrospective review of 211 finger amputations was performed over a 16-year period. An 81.5% success rate was achieved. Injury mechanism, platelet count, smoking, and the use of vein grafting were found to be the main predictors for the survival of the replanted fingertip.*

60. Puhaindran ME, Paavilainen P, Tan DMK, et al. Dermal pocketing following distal finger replantation. *J Plast Reconstr Aesthet Surg.* 2009;113:247–253.

61. Jung MS, Lim YK, Hong YT, Kim HN. Treatment of fingertip amputation in adults by palmar pocketing of the amputated part. *Arch Plast Surg.* 2012;39:404–410.

62. Lin TS, Yang JC. Secondary subdermal pocket procedure for venous insufficiency after digital replantation/revascularization. *Ann Plast Surg.* 2014;73:662–667.

63. Patadul A, Ngarmukos C, Parkpian V. Distal digital replantations and revascularizations237 digits in 192 patients. *J Hand Surg [Br].* 1998;5:578–582.

64. Urbaniak JR, Evans JP, Bright DS. Microvascular management of ring avulsion injuries. *J Hand Surg Am.* 1981;6:25–30.

65. Kay S, Werntz J, Wolff TW. Ring avulsion injuries: classification and prognosis. *J Hand Surg Am.* 1989;14:204–213.

66. Akyurek M, Safak T, Kecik A. Ring avulsion replantation by extended debridement of the avulsed digital artery and interposition with long venous grafts. *Ann Plast Surg.* 2002;48:574–581.

67. Adani R, Pataia E, Tarallo L, Mugnai R. Results of replantation of 33 ring avulsion amputations. *J Hand Surg Am.* 2013;38:947–956.

68. Sanmartin M, Fernandes F, Lajoie AS, et al. Analysis of prognostic factors in ring avulsion injuries. *J Hand Surg Am.* 2004;29a:1028–1037.

69. Sears ED, Chung KC. Replantation of finger avulsion injuries: a systematic review of survival and functional outcomes. *J Hand Surg Am.* 2011;36:686–694.

70. Godina M, Bajec J, Baraga A. Salvage of the mutilated upper extremity with temporary ectopic implantation of the undamaged part. *Plast Reconstr Surg.* 1986;78:295–299.

71. Matloub HS, Yousif NJ, Sanger JR. Temporary ectopic implantation of an amputated penis. *Plast Reconstr Surg.* 1994;93:408–412.

72. Yousif NJ, Dzwierzynski WW, Anderson RC, et al. Complications and salvage of an ectopically replanted thumb. *Plast Reconstr Surg.* 1996;97:637–640.

73. Bakhach J, Katrana F, Panconi B, et al. Temporary ectopic digital implantation: a clinical series of eight digits. *J Hand Surg Eur Vol.* 2008;33E:717–722.

74. Nazerani S, Motamedi MH. Ectopic single-finger transplantation, a novel technique for nonreplantable digits: assessment of 24 cases – presenting the "piggyback" method. *Tech Hand Up Extrem Surg.* 2009;13:65–74.

75. Squitieri L, Reichert H, Kim HM, et al. Patterns of surgical care and health disparities of treating pediatric finger amputation

injuries in the United States. *J Am Coll Surg*. 2011;213:475–485.

76. Buncke GM, Buntic RF, Romeo O. Pediatric mutilating hand injuries. In: Dellapena D, ed. *Hand Clinics*. Philadelphia: WB Saunders; 2003:121–131.

77. Michalko KB, Bentz ML. Digital replantation in children. *Crit Care Med*. 2002;30:S444–S447.

78. Ikeda K, Yamauchi S, Hashimoto F, et al. Digital replantation in children: a long-term follow-up study. *Microsurgery*. 1990;11:261–264.

79. Askari M, Fisher C, Weniger FG, et al. Anticoagulation therapy in microsurgery: a review. *J Hand Surg Am*. 2006;31A:836–846.

80. Levin LS, Cooper EO. Clinical use of anticoagulants following replantation. *J Hand Surg Am*. 2008;33A:1437–1439.

81. Chen LE, Seaber AV, Korompilias AV, et al. Effects of enoxaparin, standard heparin, and streptokinase on the patency of anastomoses in severely crushed arteries. *Microsurgery*. 1995;16:661–665.

82. Chen YC, Chi CC, Chan FC, Wen YW. Low molecular weight heparin for prevention of microvascular occlusion in digital replantation. *Cochrane Database Syst Rev*. 2013;(7):CD009894.

83. Jallali N. Dextrans in microsurgery: a review. *Microsurgery*. 2003;23:78–80.

84. Ridha H, Jallali N, Butler PE. The use of dextran post free tissue transfer. *J Plast Reconstr Aesthet Surg*. 2006;59:951–954.

85. Ashijan P, Chen CM, Pusic A, et al. The effect of postoperative anticoagulation on microvascular thrombosis. *Ann Plast Surg*. 2007;59:36–40.

86. Disa JJ, Polvora VP, Pusic AL, et al. Dextran-related complications in head and neck Microsurgery: do the benefits outweigh the risks? A prospective randomized analysis. *Plast Reconstr Surg*. 2003;112:1534–1539.

87. Khouri RK, Cooley BC, Kunselman AR, et al. A prospective study of microvascular free-flap surgery and outcome. *Plast Reconstr Surg*. 1998;102:711–721.

88. Conrad MH, Adams WP. Pharmacologic optimization of microsurgery in the new millennium. *Plast Reconstr Surg*. 2001;108:2088–2096.

89. Kurt E, Ozturk S, Isik S, et al. Continuous brachial plexus blockade for digital replantations and toe-to-hand transfers. *Ann Plast Surg*. 2005;54:24–27.

90. Yan JG, Rowe DJ, Dzwierzynski WW, et al. Pathophysiological process of traumatic vascular spasm in multiple crush injury. *J Reconstr Microsurg*. 2007;23:237–242.

91. Bakri K, Moran SL. Monitoring for upper extremity free flaps and replantations. *J Hand Surg Am*. 2008;33A:1905–1908.

92. Hovius SER, van Adrichem LNA, Mulder HD, et al. Comparison of laser Doppler flowmetry and thermometry in the postoperative monitoring of replantations. *J Hand Surg Am*. 1995;20A:88–93.

93. Shieh SJ, Chiu HY, Lee JW, et al. Evaluation of the effectiveness of sensory reeducation following digital replantation and revascularization. *Microsurgery*. 1995;16:578–582.

94. Meyer TM. Psychological aspects of mutilating hand injuries. In: Dellapena D, ed. *Hand Clinics*. Vol. 19. Philadelphia: WB Saunders; 2003:41–49.

95. Grunert BK, Dzwierzynski WW. Prognostic factors for return to work following severe hand injuries. *Tech Hand Up Extrem Surg*. 1997;1:213–218.

96. Rusch MD, Grunert BK, Sanger JR, et al. Psychological adjustment in children after traumatic disfiguring injuries: a 12-month follow-up. *Plast Reconstr Surg*. 2000;106:1451–1458.

97. Hattori Y, Doi K, Ikeda K, et al. A retrospective study of functional outcomes after successful replantation versus amputation closure for single fingertip amputations. *J Hand Surg Am*. 2006;31A: 811–818.

98. Walaszek I, Zyluk A. Long term follow-up after finger replantation. *J Hand Surg Eur Vol*. 2008;33E:59–64.

99. Syrko M, Jabłecki J. Quality of life-oriented evaluation of late functional results of hand replantation. *Ortop Traumatol Rehabil*. 2010;12:19–27.

100. Sugun TS, Ozaksar K, Ada S, et al. Long-term results of major upper extremity replantations. *Acta Orthop Traumatol Turc*. 2009;43:206–213.

101. Chen CW. Extremity replantation. *Worl J Surg*. 1978;2:513.

102. Tamai S. Twenty years' experience of limb replantation. Review of 293 upper extremity replants. *J Hand Surg Am*. 1982;7:549–556.

103. Matasuzaki H, Narisawa H, Miwa H, et al. Predicting functional recovery and return to work after mutilating hand injuries: usefulness of Campbell's hand injury severity score. *J Hand Surg Am*. 2009;34A:880–885.

104. Elliot D, Sood MK, Flemming AFS, et al. A comparison of replantation and terminalization after distal finger amputation. *Br J Hand Surg*. 1997;22B:523–529.

105. Kamburoğlu HO, Aksu AE, Sönmez E, et al. Which instrument should we use to assess hand function after digital replantation? *J Hand Surg Eur Vol*. 2011;36:392–395.

106. Graham B, Adkins P, Tsai TM, et al. Major replantation versus revision amputation and prosthetic fitting in the upper extremity: a late functional outcomes study. *J Hand Surg Am*. 1998;23:783–791.

107. Hoang NT, Hai LH, Staudenmaier R, et al. Complete middle forearm amputations after avulsion injuries – microsurgical replantation results in Vietnamese patients. *J Trauma*. 2009;66:1167–1172.

108. Weinzweig N, Sharzer LA, Starker I, et al. Replantation and revascularization at the transmetacarpal level: long-term functional results. *J Hand Surg Am*. 1996;21A:877–883.

109. Yu JC, Shieh SJ, Lee JW, et al. Secondary procedures following digital replantation and revascularization. *Br J Plast Surg*. 2003;56:125–128.

110. Hanasono MM, Butler CE. Prevention and treatment of thrombosis in microvascular surgery. *J Reconstr Microsurg*. 2008;24:305–314.

111. Vaksvik T, Hetland K, Rokkum M, et al. Cold hypersensitivity 6 to 10 years after replantation or revascularization of fingers: consequences for work and leisure activities. *J Hand Surg Eur Vol*. 2009;34E:12–17.

112. Matsuzaki H, Kouda H, Maniwa K. Secondary surgeries after digital replantations: a case series. *Hand Surg*. 2012;17:351–357.

113. Yu JC, Shieh SJ, Lee JW, et al. Secondary procedures following digital replantation and revascularization. *Br J Plast Surg*. 2003;56:125–128.

114. Pitzler D, Buck-Gramcko D. Secondary operations after replantation. *Ann Chir Gynaecol*. 1982;71:19–27.

115. Jupiter JB, Pess GM, Bour CJ. Results of flexor tendon tenolysis after replantation in the hand. *J Hand Surg Am*. 1989;14:35–44.

116. Sebastin SJ, Chung KC. A systematic review of the outcomes of replantation of distal digital amputation. *Plast Reconstr Surg*. 2011;128:723–737.

117. Sears ED, Shin R, Prosser LA, Chung KC. Economic analysis of revision amputation and replantation treatment of finger amputation injuries. *Plast Reconstr Surg*. 2014;133:827–840.

第12章

手部毁损伤的重建手术

William C. Pederson and Randolph Sherman

概要

- 彻底清创对手部毁损伤患者的治疗至关重要,可以减少感染和瘢痕的风险。

- 在动脉供血不足的情况下,应考虑通过分流或临时静脉移植进行临时血运重建术。

- 应尽早进行充分的骨折固定,并优先进行内固定,以最终修复神经血管结构和软组织覆盖。

- 明确的血管重建通常在骨折固定之后进行。

- 如果可能,应尽早进行肌腱重建,以便进行早期肌腱移位。

- 神经修复最好也在早期进行,以有利于神经正确对齐,避免在二期手术中从瘢痕中分离神经。

- 正确处理软组织覆盖对上述所有其他结构的修复至关重要。选择合适的皮瓣有利于早期康复,并在必要时进行二期手术。

- 术后管理主要是在重建的第一阶段进行适当的计划。每一次手术都应该考虑到将来需要做什么。

简介

概述

上肢毁损伤的处理非常复杂,需要专业技能和专门知识,并且需要所有上肢外科方面的专家作为一个团队参与其中。当没有足够的设施、专业的设备以及充分的外科专业知识来处理患者的损伤时,应将患者受伤肢体固定后转运至专科医院。如果肢体缺血,或者部分肢体离断,肢体应该低温保存。缺血肢体应该用防护屏障保护好再浸入冰水中以防止冻伤。离断肢体应该用盐水浸湿的纱布包裹起来,再置于冰上,并且要随同患者一起转送。低温保护的理想温度为4℃。在转运过程中,禁止使用干冰或酒精来帮助冷却,因为这可能导致组织的实际冻结。

患者的复苏优先于损伤肢体的处理。但是如果同时存在危及生命的损伤,则绝不能忽视这类肢体损伤的处理。对血管状况的评估、肢体复位和夹板固定并不耗费多少时间,应该尽快进行。在治疗小组同时处理合并损伤时,通过分流术进行临时血运重建可能是快速恢复肢体循环的一种选择。广泛清创、内固定或外固定的选用、神经、血管、肌腱和肌肉的修复或重建、使用静脉移植用于动静脉的重建、切取皮瓣的可能供体部位,以及是否需要一期截肢,这些都应首先征得患者的知情同意。而选择的治疗方式则基于术中所见。

最初的治疗包括仔细清创、创面冲洗、创面培养、应用抗生素和破伤风预防。充分的创面冲洗和清创至关重要,因为它可以清除异物和减少细菌负荷。在这些类型的损伤中,应避免高压和/或脉冲式软组织冲洗,因为这可能迫使碎屑和细菌进入组织,并有迫使液体进入组织的趋势,可能在术后造成更重的水肿。最能预测后期感染微生物的培养物是冲洗后的培养物。使用抗生素将有助于减少感染,急诊即需使用,并静脉内使用至少72小时。抗生素应覆盖革兰氏阳性菌和革兰氏阴性菌,作者目前倾向于联合使用第一代头孢菌素和氨基糖苷类抗生素。在被土壤污染的情况下,比如在农场受伤,应始终增加对厌氧菌的抗菌药物。高剂量青霉素提供良好的厌氧覆盖。在这些病例中,还需考虑气性坏疽的可能性。后继抗生素治疗方案应根据培养结果进行更改。破伤风预防应根据既往的免疫状况进行。

清创术(视频12.1)

彻底清除坏死无活力组织是处理复杂肢体损伤的关键。止血带可保证良好的手术视野,并避免医源性损伤。确认神经和血管之后,即可松开止血带以更好地评估剩余组织的活力(图12.1)。

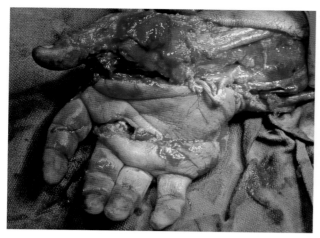

图 12.1   43 岁患者，修理飞机时被砸伤右手。需彻底清创来判断受伤组织的活力

对皮肤和皮下组织进行锐性清创直至创缘出血。肌肉需清创至鲜红色血液渗出。肌肉颜色和收缩力可帮助判断肌肉的活性，但并不完全可靠。如受伤肌肉无出血，说明已坏死，需清除。无软组织附着的游离小骨折块是没有血运的，除非累及关节面，否则需要清除。神经外膜污染或异物需予以清除，并注意保留神经的连续性。若神经断裂，需在显微镜视野下修剪神经断端，直至看见良好的神经乳头。如果不完整切除受损神经节段，神经一期修复或移植将会失败。

反复冲洗创面后重新评估创面边缘，必要时进一步清创。谨慎止血，不要电凝可能会被用于动静脉重建的血管。小分支可用细小缝线结扎或血管夹夹闭。动脉清创术用于切割损伤或血栓形成的血管。在松开止血带的情况下对需要重建的动脉进行清创。清创后，评估、记录组织损伤及功能障碍情况。某些残存的肌肉可能适合进行一期肌腱移植以挽回损失的重要功能。

临时血运转流

当肢体离断或局部缺血，手术延迟或预计的清创术和最终骨骼稳定时间超过 6 小时，可以使用导管如 Javid 导管、Ishihara 导管或类似的塑料管，进行临时血运转流术（图 12.2）。另一种选择是在动脉断端之间尽快进行反向静脉移植，以重新建立动脉灌注。当骨折稳定固定后，可调整移植静脉的长度并修整吻合口。

骨骼固定

如有可能，应对骨折直接进行最终的稳定的内固定治疗，以允许治疗进入创面护理和早期关节康复活动。一般而言，应避免使用外固定。这些器械在置入固定针时存在神经血管损伤的风险，限制了四肢的周向通路，并影响肢体的康复锻炼。然而，它们可以作为严重污染的创面和广泛的软组织损伤的临时解决方案。但是不能单纯为了避免内固定物暴露的原因而去使用外部固定。潜在的内固定物暴

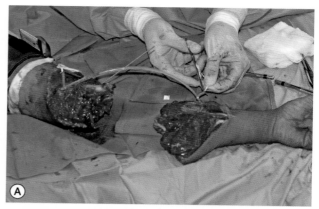

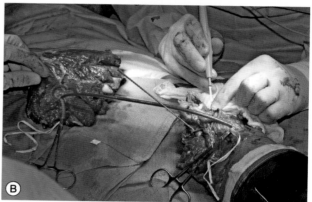

图 12.2   （A）24 岁患者，前臂中段完全离断伤。清创和骨固定时，采用桡动脉 - 桡动脉导管分流法对离断肢体进行血液灌注。（B）术中清创、导管法血液分流灌注离断肢体

露问题应该通过适当的软组织覆盖来解决。

上臂和前臂的骨干骨折常采用钢板固定。如果骨折是节段性的或长节段粉碎性骨折，可以使用柔性交锁髓内钉。骨折按照旋转对齐方式进行解剖复位。在最终固定前，必须仔细检查手的内外旋方向，以避免手被置于不恰当的位置上。无软组织附着的粉碎性骨碎片需要去除。肱骨短缩 5cm，桡骨和尺骨 4cm 是可以接受的。骨短缩的适应证包括严重的粉碎性骨折和软组织缺损，其优点是可以一期修复血管，更重要的是可以一期修复神经。

复杂骨干骨折包括 Galeazzi 骨折（桡骨干骨折伴下尺桡关节脱位）、Monteggia 骨折（尺骨近端骨折伴桡骨头脱位或桡骨头或颈骨折）和 Essex-Lopresti 损伤（桡骨头骨折伴远至腕部的骨间膜裂伤）。这些骨折必须恢复到解剖长度，以恢复关节的一致性和对齐。

用克氏针固定手部骨干骨折，注意保持旋转对齐。再植时，将掌骨或指骨短缩 5～6mm 可能是有必要的。对于其他损伤，可通过内、外固定和一期或延期植骨来恢复或维持长度。一般而言，不建议使用钢板固定掌骨，尤其是指骨骨折。这需要剥离更多的骨膜，并且后期由于钢板周围潜在的肌腱粘连将对功能恢复有不良的影响。

与下肢损伤相比，一期植骨在上肢是可以接受的，也是受到推荐的。髂骨移植或同种异体骨移植可用于 4cm 以上的缺损。对于较大的缺损，应考虑带血管的骨移植，特别是

带血管的游离腓骨移植（见下文）。对于大量骨丢失患者，在没有其他选择的情况下，单骨前臂也可以作为一种补救措施。这种手术在创伤中的效果不如在肿瘤重建的保肢手术中效果好。

关节内骨折应解剖复位。牢靠固定对早期活动至关重要。根据骨折类型和位置的不同，可采用钢板、螺钉、克氏针或张力带进行固定。无软组织附着的关节内骨碎片需要保留，以重建关节面。为了填充骨缺损，提高固定的稳定性，促进骨愈合，应进行一期骨移植。如果桡骨远端和 / 或腕部损伤复杂，可以使用跨腕关节的钢板以提供良好的固

定，并促进复杂骨折和韧带损伤的愈合[1]。在面对严重损伤时，这些方法已被证明是一个极好的选择，软组织剥离可以最小化，并且没有外固定的缺点[2]（图 12.3）。当关节面因严重粉碎或骨质缺失而无法重建时，可以选择其他重建方法。对于肩关节和肘关节，可以一期使用同种异体移植或假体移植。在腕关节，一期融合应是首选的治疗方案。如果腕关节运动对患者至关重要，可使用带血管的游离腓骨，保留其近端关节软骨，重建关节面。目前阶段，用于全腕关节置换的假体效果仍不理想，而且历史上在创伤后腕关节置换术中的效果不佳。

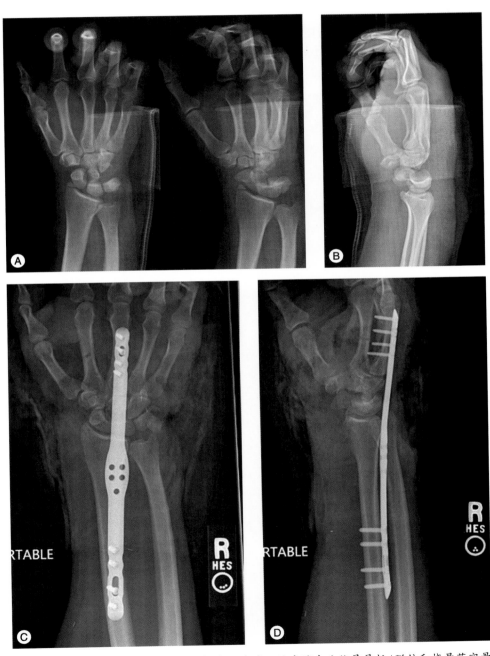

图 12.3　（A，B）手腕挤压伤患者的术前 X 线片。注意腕中头状骨骨折 / 脱位和桡骨茎突骨折。（C，D）复位后跨越钢板固定后。（*Courtesy of Dr. Ramesh Srinivasan, the Hand Center of San Antonio.*）

总之,骨骼稳定的目标是实现稳定的解剖固定,以允许早期的活动和康复锻炼。骨表面的软组织剥离仅限于固定所必需的部位。有软组织附着的骨碎片需要保留下来。只要有可能,就一期修复骨缺损。固定物暴露的潜在风险不应限制固定物的选择。暴露在外的骨骼、固定物或关节应进行适当的软组织覆盖,无论是带蒂的还是游离的。

血管重建

一旦骨骼固定可靠,就可以进行最终的血运重建。将撕裂的血管远近断端修剪至正常管壁。血管外膜上的挫伤表明其内膜也有损伤。"绸带征"(指血管弯曲或曲折)表明血管中层损伤,需要切除受累区域全长并进行反向静脉移植(图 12.4)。评估近端血管的血流,如果血流不足,应继续向近端修剪血管,直到获得良好的脉动血流。

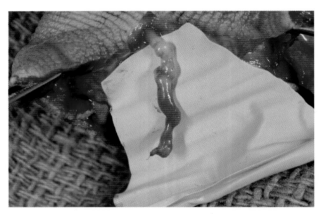

图 12.4　撕脱手指上的"绸带征"。血管呈旋开状,说明外膜层有严重的撕脱损伤

如有可能,首选一期血管修复。然而,适当切除和使用反向静脉移植优于在张力下进行的一期修复。用于反向移植的静脉可在几个部位获取,可用于上肢长段血管修复的最常用血管是隐静脉。对于手部血管重建,可以切取前臂背侧或掌侧的血管用于移植。

重建掌浅弓及其多根指总动脉可能是比较困难的。使用足背静脉及其分支和肩胛下动脉及其分支作为移植血管已有报道。旋股外侧动脉降支及其分支也可作为较小的动脉移植血管用于重建掌弓。常规方法是从前臂掌侧取两段 Y 静脉,根据需要行端或端侧吻合。如果不能一期进行静脉修复,则应常规使用静脉移植物重建静脉流出。在上肢腋动脉以远的血管重建中,人工血管几乎没有作用,特别是在污染的创面中。

当需要同时进行软组织覆盖和血管修复时,可以考虑"血管桥接(flow-through)"游离皮瓣,既能桥接动脉缺损,又可获得软组织覆盖。前臂桡侧游离皮瓣非常适用于这方面,因为桡动脉可供切取很长的长度用于旁路[3]。然而,由于前臂本身的创伤,这个皮瓣可能变得又不是一个合适的选择。在这种情况下,可以使用带有长段旋股外侧动脉降支的股前外侧皮瓣[4,5]。将小静脉游离皮瓣的静脉动脉化,在手指掌侧软组织缺损修复时重建手指的血运,有着很大的用途[6]。

肌腱重建

在损伤情况许可时,首选一期修复肌腱。这些损伤往往合并有挤压伤或撕脱伤,这可能会影响进行肌腱的一期修复。在这些情况下,治疗方案包括采用肌腱移植或硅胶棒进行一期修复或延迟修复。如有可利用的肌腱,如掌长肌腱、跖肌腱、跖伸肌腱以及不能用于原部位重建的损伤肌腱等,则可行一期肌腱重建。

在手部屈肌腱损伤中,通常优先考虑重建指深屈肌腱。如果远指间关节有创伤需要融合,则优先考虑重建屈指浅肌腱。必要时可用非重要肌腱重建其他重要肌腱,如作为供体肌腱用于的其他位置或必要时用于重建滑车。术者应密切关注手指滑车的损伤情况,必要时通过移植肌腱重建A2 和 A4 滑车。

只要情况许可,肌肉缺损和肌腱损伤的功能重建应尽快进行[7]。无法恢复的肌肉功能可以通过肌腱移位来治疗,并且最好在一期进行移位手术。然而,这也可以在后期的功能重建中进行。肌腱延迟移位术通常更为困难,因为这需要在瘢痕区域操作,需要额外的手术步骤,还进一步推迟了患者的功能锻炼和康复。当没有可供移植的供体肌腱时,可以通过功能性游离肌肉移植以恢复肌肉功能。股薄肌是最常用的功能重建肌肉,可以覆盖受区和恢复手指的功能。同样,这可以在一期进行也可以在后期重建阶段进行,但首选的仍是一期重建,因为可利用的神经和血管更容易定位,而且不需要通过瘢痕组织进行手术。该术式将在第 35 章中进行更加详细的讨论。

神经修复

神经可能会有内部紊乱而不丧失解剖连续性,也可能会有部分断裂或完全断裂。挫伤或变细的神经,其外形通常完好,这种神经严重挫伤伴有神经内出血而没有明显断裂的损伤可能会影响其功能恢复。如果神经撕裂,应在放大镜下持续清创至神经断端出现外形完好的神经束。不要为了保留长度而顾忌损伤节段的切除,因为再生的神经不会穿过神经内的瘢痕组织,而在张力下缝合修复的神经也不能很好地恢复其功能。

不建议游离神经的远近断端以获得一期修复,因为这将导致神经长节段的血供丧失。在 1~2cm 的范围内松解神经断端以修复神经是允许的。但为了避免张力下修复,最好是通过神经移植来修复神经。如果计划分期修复,则用 6-0 聚丙烯缝合线标记神经末梢,以备日后识别。尽管如此,还是建议进行一期神经修复,因为神经的排列方向在受伤时比后期更容易定位,另外,将神经从瘢痕中解剖出来在技术上也具有挑战性(图 12.5)。常见的供体神经包括腓肠神经、隐神经、桡神经感觉支(如因损伤撕裂)、前臂内侧或外侧皮神经和骨间后神经。对于神经多发损伤,可以进行

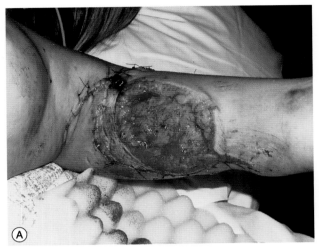

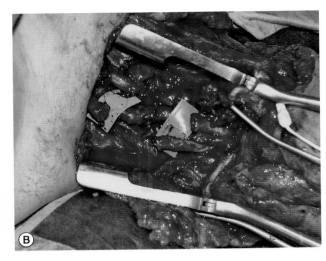

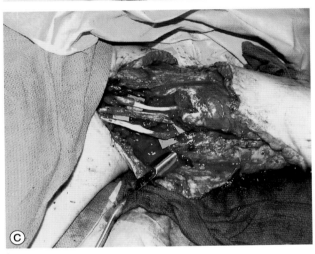

图 12.5　（A）手部撕脱损伤和全身神经麻痹患者的上臂视图。（B）神经特写。正中神经和尺神经位于背景纸片的前面，桡神经在后面。（C）神经清创至正常的神经束后用腓肠神经移植

神经一期移植修复[8]，包括将骨间前神经（拇长屈肌支的远端）转移到尺神经的运动支，桡神经感觉支转移到拇指和示指的指神经[9]。当神经缺损大于 15cm 时，可以将受损神经远侧残端缝合到邻近完整的主干神经，尽管这种方法的功能效果通常较差。

皮肤与软组织重建

合适的软组织覆盖对于骨、关节、肌腱、神经血管以及固定物的覆盖是至关重要的。覆盖组织的选择应满足为活动部位提供一个可以滑动的表面，并增强受伤区域的血供。

皮肤和软组织的广泛损伤是上肢损伤的主要问题之一。单纯皮肤缺损可用中厚皮肤移植（不直接覆盖在裸露的骨、固定物或者肌腱上）来处理。局部随机皮瓣由于其活动受限、血液供应不稳定、损伤频繁，即使在浅表软组织缺损中其实用性也有限。

有很多方法可以用来处理软组织缺损。一个简单的方法是让创面开放，通过肉芽组织获得继发愈合。然而，对干燥敏感的组织（如神经和肌腱）暴露时将会坏死掉，最终瘢痕组织增生，功能受到损害。局部肌瓣因为临近受伤区域、提供的覆盖范围有限以及由此带来的功能缺陷而通常不合

适使用。尽可能避免二期远端带蒂皮瓣手术，重建区域的固定将导致僵硬和肿胀。如果需要这种覆盖方式，最常见有带蒂腹股沟皮瓣、交臂皮瓣、胸肩峰皮瓣和腹部皮瓣。在撕裂伤中，由于皮瓣覆盖的范围广泛、需要可靠的血液供应和早期活动，通常需要使用轴行皮瓣（局部或区域皮瓣）、一期远端带蒂皮瓣或游离皮瓣。覆盖的类型取决于缺陷的位置和程度。这对于骨骼、肌腱、神经和固定物的覆盖以及在计划分期重建时为未来重建时方便操作尤其重要。如前所述，应该提前一到两步考虑到随后在所选择的皮瓣下或通过该皮瓣可能进行的重建手术。

当肌腱暴露时，建议使用筋膜皮瓣或带皮下组织的皮瓣，因为这种组织有助于肌腱滑动。然而，随着时间的推移，许多筋膜皮瓣没有良好的外观（肤色匹配差，而且可能臃肿）。外观可接受的一期皮瓣包括可作为游离皮瓣或者旋转皮瓣的前臂桡侧皮瓣，臂外侧皮瓣和腹股沟皮瓣。这些都可以作为游离皮瓣使用，但由于腹股沟皮瓣体积小，血管蒂短，目前普遍采用带蒂皮瓣。筋膜皮瓣的另一种替代方法是筋膜瓣，供体包括颞顶筋膜、肩胛旁筋膜和前臂桡侧筋膜。将游离筋膜瓣置于缺损处，然后用无网格的薄层皮片覆盖。但根据作者的经验，今后在做肌腱松解术或其他手术时，很难分离筋膜瓣。

肌瓣通常用于中等到较大的软组织缺损。虽然切取肌瓣时可能会一起切取一块皮肤，但切除肌瓣是主要目的。然后可用断层皮片覆盖。在手臂和肘部，背阔肌可作为一期远端带蒂旋转皮瓣。大多数其他重建是通过使用股薄肌、腹直肌、背阔肌或前锯肌作为肌瓣移植来完成的。当出现功能缺陷时，应考虑使用功能性游离肌瓣移植，以提供功能恢复和软组织覆盖。如前所述，股薄肌最常用于前臂的肌肉移植。

术后管理

术后需要将患肢固定在适当的位置，以防止关节囊韧带短缩和降低已修复组织的张力。抬高患肢对减轻水肿和控制疼痛是必要的。需要充分减轻患者的疼痛、缓解患者的焦虑。环境温度应至少在 25℃，并与患者的体温相适应。补充足够的液体以维持尿量在每小时 80～100ml。多数外科医生都使用抗凝治疗。然而，作者选择性地使用肝素用于抗凝，常规术后使用阿司匹林 4～6 天。术后继续进行适当的抗生素治疗，并根据培养结果进行必要的更改。

肢体观察和皮瓣监测至关重要。只有在一个具有良好监测的环境下和经过专门训练过的护士观察下才能早期发现动脉灌注不足或静脉充血。如果怀疑肢体血运存在问题，需要打开敷料，完全显露血管重建的组织，用多普勒检查仪进一步评估组织的灌注、充血、温度、肿胀和颜色。仅打开敷料就有可能缓解血运问题。如果 30 分钟后组织活力仍有问题，立即手术重新探查和进一步评估就有可能避免血运重建组织的坏死，无论重建组织是肢体本身还是游离皮瓣。

早期和积极的肢体康复锻炼是获得满意疗效的一个重要因素。早期运动可减轻水肿、粘连和瘢痕，可以避免肌肉萎缩，并通过胶原纤维的重塑促进软组织的愈合。具体的康复计划取决于已有的损伤和重建规划。

基础科学/疾病进程

上肢功能和面部外观和表情是人类的两个核心特征。手在空间的移动，以及精确的抓握、捏和定位，使人们能够执行最基本的到最复杂的任务，以实现人们所有的愿望、梦想和抱负。没有手的人就像没有翅膀的飞机。几乎所有的任务都结合了手和肩、肘和腕的运动，然后通过内在肌和外在肌的调节对手指关节的位置进行复杂的操控。

上肢任何部位的损伤，无论多么轻微，都可能立即损害并长期削弱使用者的工作能力。工伤对经济造成了巨大的负面影响。生产力降低，医疗费用增加，工作环境被打乱，更不用说因疼痛和功能丧失而造成的巨大的个人和家庭痛苦。据估计，上肢创伤给经济造成的损失达到数千亿美元。鉴于严重的上肢损伤会导致严重的后果，重要的对其进行早期诊断，更重要的是，从一开始就进行战略性的合理治疗。

广泛的皮肤和软组织创伤以及涉及多个组织的复合损

伤必须积极处理，很少出现手部开放性损伤通过二期治疗获得痊愈的情况。从第一次评估的那一刻起，重建外科医生的脑海里就应该考虑到最大限度地保留患肢的运动和感觉功能，并优先考虑尽快关闭创面。

"毁损伤（mangled）"一词通常用于描述手和上肢的严重创伤。Gregory 等人使用"毁损伤"一词来描述皮肤、骨骼、血管和神经等 4 个组织器官系统中至少 3 个所受到的严重损伤[10]。根据《牛津英语词典》，"毁损（mangle）"指的是"通过切割、撕裂或挤压，使之变得或多或少难以辨认"。这两种定义都提示这是一种严重的、高能量的、损伤，涉及多个解剖结构，并且通常波及范围广泛。

毁损伤是由高能量外力导致的。大功率设备如农业设备（玉米采摘机、谷物螺旋钻）、工业设备（冲床、电锯）或家用设备（割草机、吹雪机），都可以造成这种损伤（图 12.6）。此外，枪伤、爆炸和机动车事故（特别是当患者的手臂在车窗外时[11]）也造成了很多这类损伤。毁损伤也可以是多种损伤形式的复合损伤，如锐器伤、挤压伤、撕脱伤、热损伤等。根据损伤部位和受伤机制，创面可能会有严重污染。

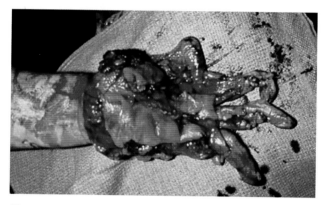

图 12.6　被 9 000kg 重物砸伤后手的外形。这就是"毁损伤"的定义。不幸的是，该患手已无法挽救

损伤类型

离断伤是指身体的一部分与身体完全分离。这在上肢很常见，包括从指尖离断（一种非常常见的损伤，也是急诊科最常见的损伤之一），到肩部处的整个上肢的离断。虽然指尖离断可以通过多种方式（大多数是废弃）治疗，并可取得良好效果，但大肢体离断的治疗仍有可能会导致严重功能障碍和外观畸形，并在治疗过程中出现严重的局部的和系统的问题。离断肢体的再植需要显微外科技术，并可能需要其他手段来获得最终恢复功能。

挤压伤不一定会导致截肢，但与直接离断伤和锐器离断伤相比，挤压伤对受累组织的损害明显更大。这类损伤往往导致骨与软组织的严重丢失，并且在肢体存活（如果需要再植）和功能方面的结果更差。这类损伤的治疗需要术者熟悉掌握骨和软组织重建的各种处理方法，包括神经和肌腱的重建方法。

撕脱伤主要累及上肢的软组织。这种损伤的通常是在工业事故中因辊压机碾压造成的,不仅导致手的骨折脱位,还导致整个手部的软组织套脱缺失(图 12.7)。可以预见,这种损伤将导致严重瘢痕,并且无论通过何种重建方法,其功能通常都很差。早期活动对这类损伤获得较好预后是非常有必要的。

辊压机是用来压制金属板材的,当手夹在辊压机的两个辊轴指间时就会导致一系列的严重损伤,包括手部皮肤套脱、骨折,以及手和前臂潜在的所有组织的挤压伤。这些都是灾难性的损伤,需要外科医生动用各种医疗资源来治疗骨折、脱位,以及从损伤软组织中获取可利用的覆盖物和功能性组织(图 12.8)。

仔细评估患者和损伤情况,制订治疗方案,由经验丰富的团队进行细致的手术治疗,早期开始康复锻炼,这些都可降低损伤相关的损害。

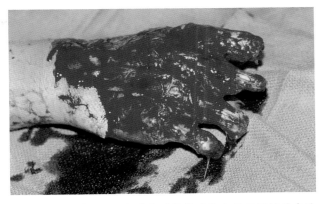

图 12.7　25 岁男性,右手套脱伤导致整个手至指端的皮肤撕脱。这是一个灾难性的损伤,需要进行多次手术以获得适当的功能重建

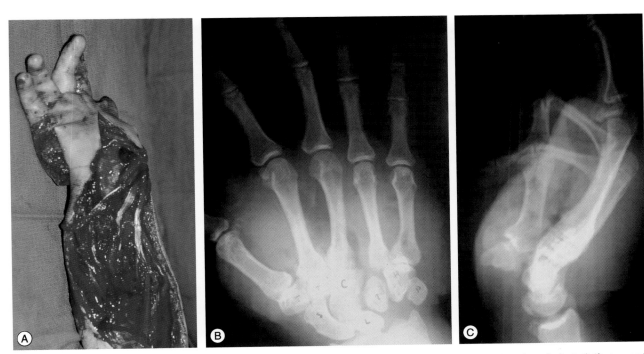

图 12.8　(A)27 岁男性,右手辊压机损伤。注意肌肉裂伤和手的位置。(B)手和腕部正位 X 线检查。患者右手第三、四列之间有纵向脱位("钩骨周围豌豆骨周围"损伤),这是手部挤压伤的典型表现。(C)手和腕侧位 X 线片。注意图中拇指腕掌关节脱位,这也是手部挤压伤的典型表现

诊断/患者表现

急诊评估

对高能量损伤患者的评估包括全面的创伤检查,从基本的气道、呼吸和循环开始。虽然损伤肢体通常是最明显的损伤,但仔细评估患者的整体状况对及时发现潜在的生命威胁或其他合并损伤对制订治疗计划非常重要。

患者病史重点关注损伤的时间和机制,以及任何相关的化学、电或热等损伤。损伤发生的机制和时间是决定损伤区域和预测肢体抢救可能性的最重要因素,在缺血时尤

为重要。通过病史可以确定在缺血组织血运重建后可能出现大量出血、体液转移和代谢副产物的情况下患者耐受长时间麻醉的能力。健康状况如糖尿病、高血压、血管炎或其他炎症性疾病,以及吸烟史会对预后产生不利影响,在制订治疗计划时应予以考虑。同样,职业史和社会史在确定术后依从性和实现重建目标方面也很重要。一个或几个不良因素的存在并不是肢体抢救或微血管修复和/或重建的绝对禁忌证。然而,在选择重建类型和期望获得更好的疗效时,这些因素都应该考虑到。

对受损肢体的检查应该是系统性的,并记录血管状况、骨骼稳定性、运动和感觉功能以及软组织缺损状况。通过评估脉搏、肢体颜色、皮肤温度和远端毛细血管充盈时间来

评估血管状况。在急诊科通常很容易获取脉搏血氧仪,有助于评估手指缺血。还可以使用多普勒检查和血管造影术。然而,在毁损肢体中使用动脉造影检查可能只会耽误血管重建,所以应该非常有选择性地使用。骨骼损伤的临床评估包括畸形、骨擦感、叩击痛。影像学检查应拍摄整个肢体的 X 线片,尤其是要包括损伤水平上下的两个关节。记录运动和感觉功能的检查结果。检查者应当知道肌肉、肌腱或神经损伤以及缺血都可导致运动或感觉功能丧失。然而,对受损肢体的最终评估要在手术会里对无活性组织进行清创后进行。

在毁损伤中出现危及肢体的缺血时,血管状态的评估通常在手术室中进行,而无需进行动脉造影以免导致延误探查。然而,术中血管造影可以帮助确定动脉损伤的水平和长度。在手术室拍摄的 X 线片通常比在急诊室拍摄的质量要好,因为可以在不引起患者不适的情况下摆放肢体。牵引下拍摄 X 线片可以更好地观察骨折类型和骨折块数量,尤其是在评估腕关节和肘关节内骨折时。在整个治疗过程中,从最初的评估到治疗结束,都需要对损伤进行拍照记录[12]。

临床提示

初步治疗

- 对所有无活性组织进行清创非常重要
  - 保存完好的血管、神经和肌腱
  - 可能需要在 24~48 小时内重新评估
- 固定在治疗中很重要
  - 优先选择内固定
  - 考虑跨关节的"跨越"钢板
- 清创时,考虑清创时间和覆盖类型
  - 可能需要早期皮瓣覆盖神经血管结构
  - 可能在皮瓣下重新清创
- 情况许可时可考虑一期重建
  - 肌腱移植重建
  - 神经移植重建
  - 考虑骨延迟重建或带血管骨移植

急诊室到手术室——制订计划

患者的治疗计划始于急诊室里的第一次接诊。然而,作为一般规则,应避免由多名医生(急诊医生、实习医生、住院医生、研究员等)对肢体进行多次轮番检查。对于未麻醉的患者,这是很痛苦的,并将导致进一步的焦虑,从而引起血管痉挛和其他问题。必须评估肢体循环质量,并在一次检查中获得软组织缺损的大致印象。在急诊室对肢体(以及离断病例的远端部分)进行 X 线检查,可以了解在骨固定方面可能需要准备什么。任何操作,包括骨固定、血管重建(包括潜在的移植血管的供体位置)和创面覆盖等都需要获得知情同意。虽然急诊手术很少应用游离皮瓣,但也应该告知患者可能的软组织皮瓣供区。还应告知患者及其家属

需要进一步手术的可能,包括术后前几天进行的第二次检查/冲洗。

重建计划

在决定如何最好地治疗毁损的肢体时,需要考虑到各种因素。这些因素大致分为患者因素和患肢因素。相关的患者因素包括患者的一般情况、年龄、用手习惯、职业、功能需求和社会经济背景。导致心肺或血流动力学损害的相关损伤以及原有的内科问题将延长漫长的抢救过程,特别是对于老年患者。对血管不利情形,如糖尿病、血管炎或吸烟,将增加吻合口失败的风险,应予以考虑。因为可能的重复自杀企图或可预期的难以遵守康复计划,所以精神疾病可能是重建的一个禁忌证。抑郁患者可能暂时不能参与决定治疗。时间是观察治疗的关键因素,尝试抢救肢体所导致的错误可能比进行一次一期截肢更好。

重要的肢体因素包括受伤时间、受伤的严重程度和肢体受伤前的功能状态。热缺血时间超过 6 小时会导致肌细胞结构进行性的不可逆的变化。即使重建血运,组织坏死也无法避免。对长时间缺血的肢体进行血管重建所带来的系统性风险也必须加以考虑和处理,包括酸中毒、高钾血症和横纹肌溶解等。在断指中,因为无肌肉存在,冷缺血再灌注的时间可延长至 20 小时。最后,还需考虑肢体以前的功能状况。有严重创伤、神经疾病或先天性畸形等导致功能受损的病史不能作为抢救的理由。

面对众多的因素及其之间复杂的相互关系,使得即使是对经验丰富的外科医生而言,做出一个决定也是一项困难的任务。在下肢损伤的基础上,开发了专门的评分系统,对下肢损伤的评估可以提供有价值的指导,但是这个评分系统不能很好地应用于上肢[13]。然而,每个病例都是独特的,最终的决定也应该是个体化的,需要基于对患者及其肢体参数的评估以及合理的判断。患者对手术的潜在风险和好处,以及早期或后期截肢的可能性的了解是很重要的。

第三个很少被讨论的因素是外科医生的因素。外科医生的技术和经验在决定患者的预后方面是极其重要的[14]。显然,经验丰富的外科医生更有可能获得更好的结果,但其他人如果遵循基本的治疗原则,一直从事这个领域的工作,那也可以获得理想的结果。对于那些只是偶尔进行显微外科组织移植手术的外科医生而言,用带蒂皮瓣进行一期覆盖比他曾经读过的深奥复杂的显微外科手术更有益于他的患者。使用熟悉的技术进行一期重建总比尝试进行一个很有可能失败的操作要好。在任何情况下,如果一个医生并不是很熟悉如何处理这些复杂的肢体损伤,最好的办法就是将这类患者转运到经常治疗复杂肢体损伤的机构去,而不是尝试重建。

在计划重建毁损肢体的过程中最重要的一个因素就是要有一个计划并且知道接下来要做什么。尽管早期重建和一期重建与延迟重建的优点将在下面讨论,但外科医生必须有一个计划,并随时准备根据手术结果和可能出现的潜在问题改变这一计划。重建外科医生必须总是提前考虑至

少一到两步,以最大化其重建的成果。对未来需要做什么的预期是今天需要完成什么的主要决定因素。如果决定推迟植骨而进行软组织覆盖(这通常是可行的),则需确保这种重建方式可以使二次植骨重建既可行又容易。如果骨缺损很大,可能需要带血管的骨移植,软组织皮瓣的移植需要做到便于日后进行带血管的腓骨移植。这可能意味着带蒂软组织皮瓣是优于游离皮瓣的选择(为日后骨移植保留受体血管)。但如果这种覆盖不可行,软组织移植应该吻合在一个合适的位置和血管上,且不会使后继的骨移植显微手术在技术上比业已存在的挑战性更大。同样地,这一原则也适用于预期以后行足趾移植重建拇指或手指的情况。另一种情况是,在一期手术时,需要考虑到今后可能需要进行的肌腱松解术或肌腱移植术,这都需要在软组织皮瓣下进行。毫无疑问,通过软组织皮瓣再次手术要比在肌瓣下再次手术容易得多。肌腱放在创面上面时,其下方的瘢痕很重,而软组织瓣则不会。同样地,肌腱在筋膜瓣下或脂肪组织瓣下比在肌瓣下更容易滑动,因此最好用筋膜瓣或筋膜皮瓣覆盖裸露的肌腱(或伴有肌腱外露的创面)。

重建时机

毁损肢体的功能重建可早期或晚期进行。在这两种重建计划中,初始治疗包括积极清创、骨骼固定、血运重建和软组织覆盖。早期软组织覆盖对保肢至关重要[15],这改善了损伤区域的血供,减少了对医院病原体的暴露,降低了感染的风险。从技术上讲,早期进行创面覆盖更容易进行,随着时间的推移,水肿使得组织截面不清,血管变得脆弱,可能需要在损伤区域外进行移植物的显微吻合[16]。

骨、肌腱和神经的重建也可以在早期或者晚期进行。早期重建指的是在治疗的初始阶段,即受伤后 10 天内对所有损伤结构进行修复或重建。迟延重建指的是在治疗过程中的不同时期对骨、肌腱、神经和软组织进行分期修复。重建方法的选择取决于损伤的特点和主治医生的偏好和专业知识。

早期重建(一期)

这种方法需要先对创面进行清创,然后重建所有组织:骨、肌腱和神经。这一过程最好在 24 到 72 小时内完成。在软组织覆盖的同时,一期进行皮质骨 - 松质骨移植或带血管骨移植、神经移植、肌腱移位、肌腱移植和游离功能性肌肉移植。在创面严重污染的情况下,重建可以延迟长达 10 天,期间需要多次扩创以减少污染物负荷。

当组织床是新鲜的时,所有结构的一期重建在技术上比之后通过瘢痕组织床更容易进行。它减少了后续手术的次数、总住院时间和费用。此外,康复可以更早开始,组织粘连更轻,功能恢复更好[17, 18]。然而,这种类型的重建就其性质而言,通常需要具备神经修复和复杂的复合组织移植所需的显微外科修复经验与技能[7]。如果重建经验不足,一般而言最好采用任何可行的方法进行一期软组织覆盖,延迟其他组织结构的重建,直到获得稳定的软组织床。

延迟重建(多期)

在过去,延迟、分阶段重建是治疗肢体多发组织结构缺损的主要方法。在这种治疗计划中,需要重建血管,然后每隔 24～72 小时对软组织损伤进行连续清创。当创面清洁并清除所有坏死组织后,进行适当的创面覆盖。无论选择何种技术,这都需要在受伤后的 10 天内完成。骨、肌腱和神经组织的重建被推迟至达到"软组织平衡"。这时组织已经愈合,没有感染,水肿已经消除,瘢痕组织已经成熟,关节变得灵活,达到了最大的被动活动范围。当患者的合并症或严重污染或创面感染妨碍早期进行最终治疗时,延迟重建是很好的选择。

抢救与截肢

外科医生可能面临着是否对毁损、没有活力的上肢进行抢救或截肢的决定。由于被抢救肢体的功能恢复可能受限或缺失,因此很难做出适当的决定[19]。因此,多次重建手术所带来的相关并发症、住院时间延长、失能时间、心理困扰和经济负担等,对于最终却只得到一个无用的、疼痛的肢体而言,代价可能过于高昂。与腿的假肢相比,手和前臂的假肢功能恢复有限。即使是当今最先进的假肢,也无法从其得到感觉反馈,这就使得在大多数情况下,假肢的功能还不如受伤的手。因此,大多数毁损伤上肢应优先考虑保肢治疗。然而,严重的相关损伤或疾病,缺血时间超过 6 小时,严重的挤压伤、撕脱伤、污染或多平面损伤等都是再植或血管重建的不利因素。在这种情况下,截肢并不意味着失败,而是迈向患者稳定和肢体康复的一步。

残余组织再利用

在某些情况下,严重损伤的上肢可能会有未损伤的组织,这些组织在其原有位置上无法再利用,但是可以用于覆盖和 / 或重建其他部位的缺损。伴有拇指严重损伤的多指离断伤当然也是属于这种情况,可以将另一根手指移植于拇指的位置以重建拇指的重要功能(图 12.9)。同样,取自于离断的手指或前臂的组织可以用来覆盖另一处缺损,甚至是肢体残端,以挽救患肢长度和避免进行另一个皮瓣手术。应该记住从那些不适合再植的部位上留取任何可用于重建的组织,包括皮肤(移植物或皮瓣)、骨移植物、关节(血管化或非血管化)、神经和肌腱等。

治疗 / 手术技术

骨重建的选择

手和上肢的严重损伤通常累及到骨骼结构和软组织,其范围从脱位到严重的骨质丢失。这些骨损伤都需要先予处理以为血管和软组织修复提供稳定性。脱位通常先行复位后再用克氏针固定,通常需要 6～8 周韧带才能愈合。挤

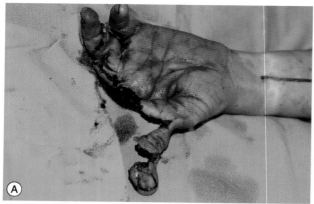

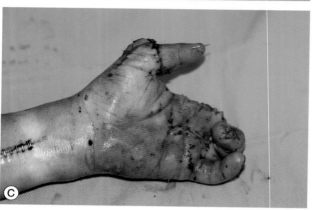

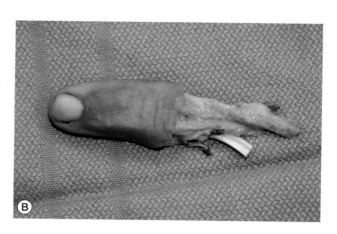

图 12.9　（A）38 岁男性，手部电锯伤，示指和中指离断，拇指毁损无法再植。（B）清创后示指大体照片和再植组织结构的识别。（C）示指移植于拇指位置后的手

压和辊压伤常导致掌骨和腕骨的纵向脱位，最常见的是在第三、四列之间（轴向负荷脱位或"切肉刀"样损伤）。也可以看到拇指和大多角骨从手的桡侧脱位。韧带修复在这些损伤中几乎是不可能的，而由于软组织损伤往往非常严重，骨损伤可能会被遗漏（见图 12.8B、C）。这些损伤的处理也是对脱位和/或骨折部位进行复位，然后用克氏针固定（图 12.10）。

术后需要固定 6～8 周。其他腕骨脱位通常也以类似的方式处理。

手部骨折通常采用克氏针简单固定即可，因为这是一个快速且可靠的技术。在手部严重损伤的情况下，花费大量时间进行钢板固定往往会适得其反，尤其是当远端肢体缺血的时候。这种固定往往不允许早期活动，但这在严重损伤的肢体上通常又很难做到。另一方面，尺桡骨骨折最好采用钢板内固定，这不仅可以相对快速地完成，并且还可以获得坚强的固定。作者倾向于使用不锈钢锁定钢板固定，理想情况下，骨折两侧应各置入 3 枚螺钉。软组织状况不应成为钢板固定的阻碍因素，因为提供良好的软组织覆盖（适当的皮瓣）应是初始计划的一部分。然而，骨组织必须彻底清创，没有血供的骨碎片应被清除。在严重污染的情况下，应计划在 48～72 小时进行第二次冲洗，冲洗时要抬高软组织，进一步清创和灌洗。

骨质丢失是一个可大可小的问题。小的骨碎片丢失可能不妨碍愈合，但大的骨折块的丢失则需要重建。无论何时都要尽可能地将骨折复位到合适的位置，并进行内固定，如前所述，骨折端复位应达到解剖对齐。在严重污染的创面中，不宜一期植骨（非血管化的移植骨），因为移植骨可能会因感染而丢失。首先进行软组织覆盖，然后进行标准骨移植（如果缺损小于 6cm）或带血管的骨移植（上肢常使用游离腓骨移植）以填充骨缺损。对于前臂尺桡骨都有严重骨质丢失的患者，在进行足够的软组织重建和骨内固定之前，可能需要先使用外固定。

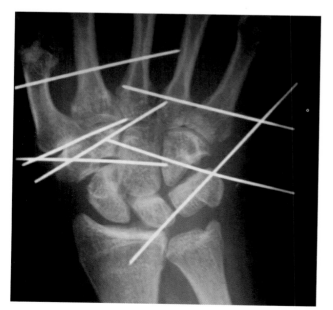

图 12.10　此为图 12.7 所示患者，复位后行克氏针固定后的 X 线片

血管重建的选择

理想情况下，血管损伤的一期修复是可能的，但如果对血管断端的潜在损伤有任何怀疑，应尽快进行旁路移植术。对于上肢的大多数情况，这将涉及到静脉移植的使用。小于 6mm 的人工血管（主要是聚四氟乙烯或 Gore-Tex）通畅率极低，不适合用于旁路移植。剩下的主要是静脉移植，

在有些情况下可以用动脉移植。对于上臂或前臂的长段血管损伤，首选移植的是取自大腿或小腿内侧的大隐静脉（图12.11）。小隐静脉位于踝关节后外侧，沿小腿中线向上，如果大隐静脉不存在或严重曲张，则可选择小隐静脉。手臂静脉（贵要静脉或头静脉）可用于手臂的旁路移植，但在严重损伤时，这些静脉可能无法使用，实际上是需要被用于静脉回流的（特别是在面临再植时）。

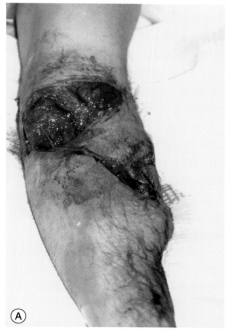

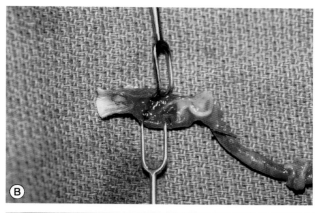

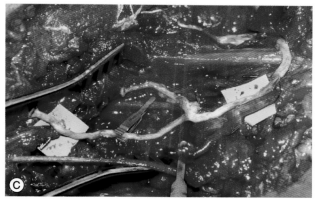

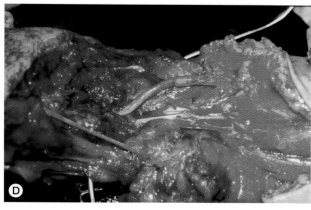

图 12.11　（A）车辆翻滚后患者手臂挤压撕脱伤。腕部未及明显脉搏，手凉。基层医院的外科医生计划截肢。（B）肱动脉剖开后视图。注意中间部分为严重内膜撕脱损伤。（C）为重建血运切取的大隐静脉。注意大隐静脉的分支，用于与覆盖创面的游离肌瓣的血管吻合。（D）移除血管夹后，静脉移植物因通血扩张

对于腕以远损伤的血管重建，可以使用前臂掌侧或足背侧的小静脉移植。有一些人支持在尺动脉和掌弓重建中使用动脉移植物，其供体包括来自腋动脉的肩胛下-胸背支和股外侧的旋股外侧动脉降支[4]。这两种方法都可提供合适的动脉移植物，不仅大小匹配合适，并且可以提供多个侧支与指总动脉吻合。然而，在伴有远端组织缺血的患者中，与皮下静脉相比，并不值得花费很长时间用于解剖这些动脉移植物。到目前为止，学界尚不清楚动脉移植比静脉移植有任何被证实的优点。

面对一个中等大小的创面，需要动脉搭桥术的另一个

选择是使用"血管桥接"皮瓣。如前所述，有几种皮瓣可用于此，前臂桡动脉游离皮瓣、股前外侧皮瓣、颞顶筋膜瓣[20]、大网膜瓣等都可被用作血管桥接皮瓣。术者也可以使用动静脉皮瓣，这在手指血管重建中具有很大的实用性，可以覆盖手指掌侧小缺损并同时提供动脉灌注，而基于隐静脉的大的螺旋桨皮瓣已成功应用[21]。另一种选择是在大肢体离断时，将离断组织的全部或部分作为血管桥接皮瓣，以提供覆盖和挽救长度。所有这些用于覆盖和血管搭桥的皮瓣都不是常规使用的，但处理严重肢体损伤的外科医生应该熟悉这些选择。

神经重建

神经重建的理想时间通常是在损伤时，因为这时最容易确定损伤水平（通过观察神经的瘀伤），并且在瘢痕形成之前神经的解剖和走行是明显的。尽管如此，医生的治疗目标应该是在开始治疗时就修复损伤的神经，但要注意是修复的神经和/或神经移植物周围应该是血运良好的组织。这可能需要使用带血管的皮瓣移植，以最大限度地恢复神经。如果修复周围的软组织不足，则不应进行神经修复或神经移植，同样，也不应将神经置于移植的皮肤下面。

对损伤神经进行直接修复是最理想的，但如果不能做到这一点，则需进行神经移植。较小的感觉神经的小间隙缺损可以用"管状物"桥接来治疗[22]，然而，它们在更大的神经和更长的缺损间隙中的效用仍未得到证实[23,24]。最近批准的同种异体神经移植物在神经缺损方面有一些可能的应用，但在较大的神经上的效果还未被证明与自体神经移植相同[25]。自体神经移植仍然是金标准，并且有许多供体位置可供获取。最常用的是从后膝到外踝走行的腓肠神经，但其他外周感觉神经也可作为神经移植物。这些神经包括隐神经、前臂内侧和外侧皮神经、桡神经感觉支和臂内侧皮神经。与腓肠神经相比，这些次级来源的神经都受到其直径和可取长度的限制。当移植神经时，必须努力将神经上类似的神经束对应起来，以最大限度地恢复神经功能。

如前所述，当多根神经受损时，神经移位术可能是最好的选择[8,9]。有关这方面内容的更多信息，请参阅第32章和第33章。

肌肉和肌腱的修复与重建

与其他组织结构一样，肌肉和肌腱也需要尽量进行一期修复。肌腱和肌腱的修复也需要具有良好血运的软组织覆盖，以有利存活和获得最大的功能。手和手指的屈肌腱应尽可能用双股核心缝合法修复，并增加细单股缝线缝合肌腱外膜以有利于肌腱滑动[26]。在手指的屈指深、浅肌腱同时损伤的情况下，可以选择只修复屈指深肌腱，尤其是当肌腱断端不整齐时。如果末端不能合拢，则必须考虑进行一期肌腱移植或必要时进行肌腱移位以恢复功能。创面组织床不佳时，则不应行一期肌腱移植，因为成功的概率很小。在这些情况下，也可以考虑在需要重建的肌腱的走行区中放置硅橡胶棒，后期再将肌腱移植物放置在硅胶棒所形成的隧道中。然而，这种情况通常都一同进行皮瓣覆盖，一般而言，皮瓣相比肌瓣能为肌腱移植物提供一个更好的软组织床。直接损伤的肌肉通常可以缝合，但严重损伤的肌肉通常需要清创去除。切除肌肉导致的功能丧失，有时可以通过肌腱移位来重建，但可能需要游离的、有神经支配的肌肉移位来修复。

软组织重建

上肢创面的处理方法应遵循软组织重建的常规步骤，即所谓的重建阶梯。然而，在复杂的创面中，这一概念正在被"重建电梯"的概念所取代，该概念建议绕过简单的重建，并提供最佳的功能覆盖（尽管事实上，创面可以通过皮肤移植"愈合"）。尽管如此，许多创面仍然可以用中厚皮肤移植或局部皮瓣覆盖，尤其是在手上。然而，必须考虑任何局部或区域皮瓣的最终损害，尤其是与后期手的功能有关的损害。因为手极易被观察到，所以还需要考虑到局部或区域皮瓣所带来的美容方面的变化。虽然某些创面可以用来自同一肢体的皮瓣充分覆盖，但在整体重建方面，还应该充分考虑什么样的覆盖效果最好[27]。这通常会促使在手和上肢的许多创面中使用游离皮瓣。在多数情况下，选择用于覆盖清洁创面的皮瓣允许使用复合组织瓣[28-30]。尽管上肢中的许多较小创面适用小的局部或区域皮瓣，但本文主要集中讨论如何使用大的轴行带蒂皮瓣或游离皮瓣来处理较大的创面。

在创面组织床清洁后应尽可能快地缝合创面。这同样适用于皮瓣覆盖和简单的一期闭合。如前所述，创面清创对于控制组织坏死和感染至关重要。如果对组织的状况有疑问，应进行连续清创术，避免切除活性组织，同时确保创面血运良好，细菌污染最小。对于重要组织结构暴露的患者，通常最好放置一个肌瓣（通常是游离肌瓣），并做好每48小时返回手术室一次的计划。肌瓣不一定需要完全缝合，并可以在每次后续手术中掀起，进行清创和冲洗。一旦肌瓣开始与深部组织黏附，且肌瓣下混浊的液体减少，就可以进行植皮覆盖（图12.12）。真空辅助创面闭合术在各次清创术之间提供了一个很好的延缓措施[31,32]，并且可以在上肢创面植皮之前用于优化创面组织床。根据作者的经验，这种创面处理技术的优点是可以减轻创面的水肿和渗出物，并且可以抑制肿胀。但是，在手部使用时要小心，因为长时间使用会导致瘢痕增加（以颗粒的形式）和明显的僵硬。然而，当使用相对短的时间时，这个方法是有利的。

皮瓣类型——皮瓣与肌瓣

手和上肢的创面可以用皮瓣或肌瓣覆盖。肌皮瓣不像过去那样被广泛使用，因为令人惊讶的是，肌皮瓣通常不如单纯肌瓣外覆断层皮肤移植那样美观。肌皮瓣一直被认为是覆盖不洁净和/或感染创面的最佳选择[29]，然而，筋膜皮瓣（至少包括血管丰富的筋膜）实际上在处理感染的能力方面同样适用于这些创面[30]。对于手部创面的覆盖，作者尽可能选择皮瓣，因为通过皮肤和皮下脂肪通常比通过肌肉更容易进行再次手术。虽然肌肉具有随着时间的推移而萎缩的优点，但在肌瓣下往往存在相当严重的瘢痕，这使得在二期手术中更加难以松解肌肉并妨碍肌腱的滑动。因此，一般而言，作者倾向于使用任何筋膜皮瓣来覆盖手部的创面。然而，在严重受伤或面对一个需要填充的巨大无效腔时，肌瓣可能更有优势。所谓的基于肌间隔穿支动脉营养皮肤的"穿支皮瓣"引起了人们的极大兴趣[33]。在手部严重损伤的情况下，大多数上肢的穿支皮瓣可能太小，无法提供足够的覆盖。严重的损伤也可能使许多这样的皮瓣无法使

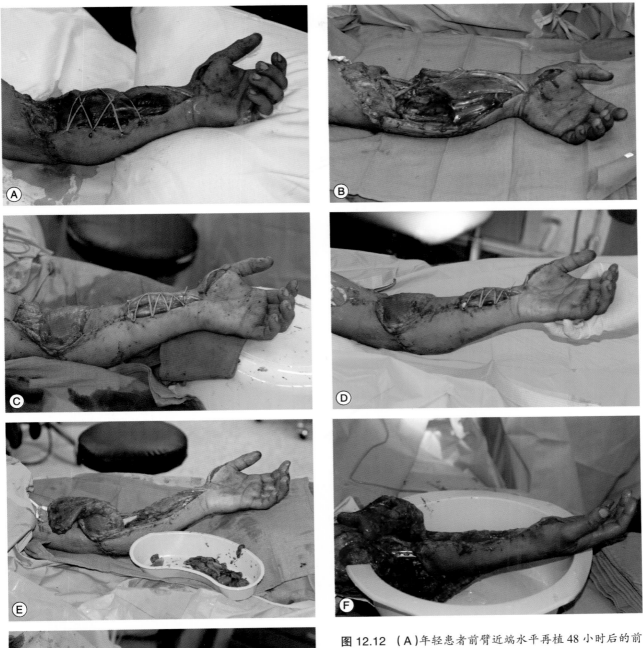

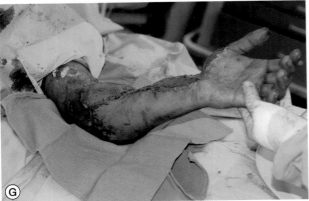

图 12.12　（A）年轻患者前臂近端水平再植 48 小时后的前臂。注意前臂肌肉坏死。（B）清创前前臂视图。注意显露的静脉旁路移植物（此时患者和家属拒绝截肢）。（C）同一次手术中患者放置游离腹直肌肌瓣以覆盖血管和骨组织。（D）最后一次清创和皮瓣覆盖后 48 小时再次探查时的前臂视图。（E）在这次手术中清除了无活力的肌肉。注意腹直肌向后翻转以允许清创和冲洗，弯盘中为已清除的无活力肌肉。（F）伤后第 6 天，第三次冲洗时的前臂。在这次探查中未观察到肌肉进一步坏死，并且肌瓣与下层组织粘连。（G）伤后第 9 天，第 4 次冲洗时的前臂。创面非常干净，将肌瓣缝合，并外覆一层断层皮片移植物。尽管在受伤时存在严重污染，该患者从未出现脓毒症，软组织或骨中未出现感染

用。虽然手和上肢提供了大量的局部和区域皮瓣,本章将主要讨论较大的皮瓣,并强调游离组织移植覆盖手部创面。

带蒂皮瓣——腹股沟皮瓣

带蒂腹股沟皮瓣仍然是覆盖手部创面的主要皮瓣之一。它提供了一个很大的软组织瓣,可以覆盖手和前臂的许多大的软组织缺损。该皮瓣是第一个被报道的轴向皮瓣,也是第一个通过显微手术移植的皮瓣。它作为游离皮瓣的使用已经被许多具有更好的血管系统的皮瓣所取代,但它应该是每个手外科医生技术的一部分。血液供应源于旋髂浅动脉,该动脉发自腹股沟区的股动脉,并在腹股沟韧带下方约 2cm 处平行腹股沟韧带走行(图 12.13)。用笔式多普勒可以定位该动脉,大致画出其走行至髂前上棘(anterior superior iliac spine, ASIS)水平。该皮瓣可以(也应该)切取至髂前上棘的外侧,以便近端部分能制成管状瓣,并允许肩和肘关节得到一定的活动。这个皮瓣可以去掉较多的脂肪组织,尤其是远端部分(这部分将置于手上),使其能很好地满足手的轮廓。它可以用于覆盖手背、前臂、虎口,并在足趾移植重建拇指或手指之前作为第一步在修复手指中具有很大的实用性。

先将腹股沟皮瓣中轴线上的血管标记出来(作者习惯用多普勒定位)(图 12.14)。从外向内剥离。注意从髂前上棘剥离时避免在皮瓣深方留下大量脂肪,因为这些脂肪最后无论如何都要切除掉。往内侧剥离时,要寻找的标记是

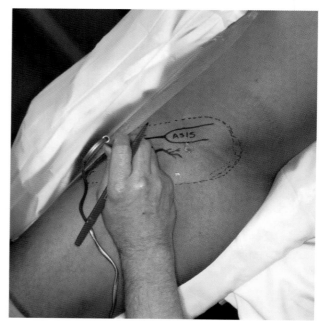

图 12.14 用笔式多普勒定位腹股沟皮瓣的血管蒂(旋髂浅动脉)

缝匠肌,因为皮瓣的轴行动脉穿过缝匠肌内侧缘的筋膜走行。作者倾向于在缝匠肌的外侧缘切开筋膜,在其内侧缘附近停止剥离,这样可以避免对血管蒂的损伤。一旦皮瓣切取下来,就可以关闭供体部位。供区边缘不要被破坏,因为这会使创面变得更大。屈髋和屈膝有助于关闭创面。供区关闭后,就可以将皮瓣的近端缝成一个皮管。将拟放置在手上的皮瓣远端部分切除多余脂肪,避免中心部位切除过多,以免伤及血管蒂。上述步骤都完成后,将皮瓣缝合于手部组织缺损处(图 12.15)。

作者还没有遇到过一个患者在完全清醒时把皮瓣从手上扯下来,但谨慎的做法是要么把手臂固定在躯干上,要么将手腕和身体缝在一起,直到患者完全清醒并回在病房里。如果手臂被绑住,患者清醒后就应该将其松开,因为这会导致手部肿胀和充血。术后根据皮管的位置,在其可活动范围内,指导患者活动其肩肘关节。皮瓣通常可以在三周左右安全分离,但这还取决于皮瓣在手上的愈合情况。如果愈合延迟或出现部分裂开,皮瓣分离可能需要延迟。皮瓣也可以在分离之前做"延迟"操作,即在皮管部位做一个小切口并切开其所有深层组织(即蒂),或沿皮管环形切开 1 周,并切断皮下的血管网。一旦这样做了之后,皮瓣通常可以在 5~7 天内安全地分离。

分离皮瓣后关闭供区,然后将皮瓣植入手上创面。有人主张将皮管部分留置在手上,以显露可能的边界将皮瓣划分为成活的和未成活的两部分。作者的经验是,如果手上的皮瓣愈合良好,那么皮瓣通常就可以安全地分离、修整和植入。术后患者开始进行严格的物理治疗计划,以恢复肩、肘部和手部的运动。带蒂腹股沟皮瓣通常可以在第一次植在手上时就进行充分的成形(切除脂肪),但有时需要二期手术来缩容和再次植入。带蒂腹股沟皮瓣的主要优点

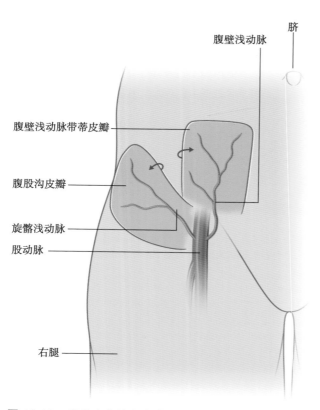

腹壁浅动脉

脐

腹壁浅动脉带蒂皮瓣

腹股沟皮瓣

旋髂浅动脉

股动脉

右腿

图 12.13 腹股沟皮瓣和腹壁浅动脉皮瓣的解剖。注意旋髂浅动脉在腹股沟韧带下方约 2cm(或两指宽)处。这两个皮瓣可以覆盖手部非常大的创面

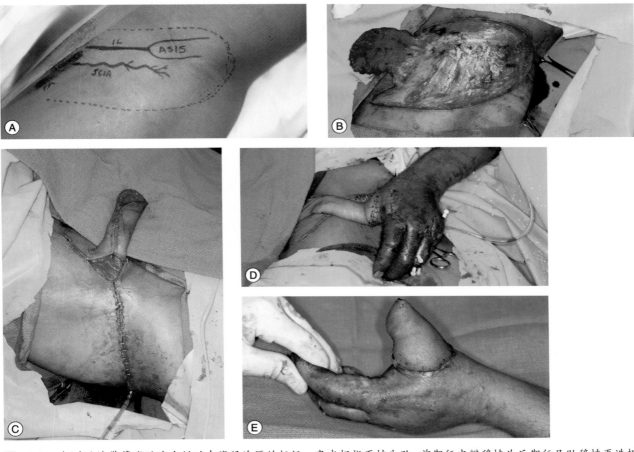

图 12.15　（A）设计带蒂腹股沟皮瓣时在腹股沟区的标记。患者拇指再植失败，前期行皮瓣移植为后期行足趾移植再造拇指做准备。（B）皮瓣切取后。注意移走皮瓣后供区缺损面积的大小。需要注意到破坏供区伤缘只会使创面更难以闭合。（C）供区一期闭合，皮瓣制成管瓣。（D）将皮瓣置于手上。（E）3 周半后分离皮瓣并植入手部后的最终视图

是，它不需要显微外科专业知识，而该皮瓣的主要缺点是，手被放置在一个固定的位置，可能导致肩关节僵硬。关于供区的一个警示是，如果供区感染了，拆除所有缝合线是不明智的。这将导致一个巨大的创面，很难处理（图 12.16）。最好是拆除一部分缝线，每天冲洗创面，这将消除感染区域，而不会在髋关节区域留下一个巨大的创面。

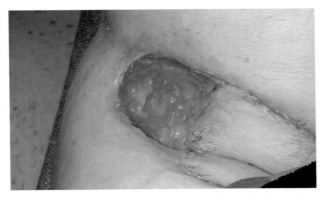

图 12.16　腹股沟皮瓣供区出现感染和裂开的患者，这是经过 3 周的创面护理后，在行断层皮肤植入之前的视图。这可以通过在术后期间仔细处理创面并避免使其开放来避免

游离皮瓣-筋膜皮瓣

前臂桡侧皮瓣

这种皮瓣几乎具备了为手部重建所需的全部完美的特征[3]。基于远端桡动脉及其伴随静脉的逆向血流，它的主要应用是作为一个带蒂皮瓣[34]。它也可以基于近端血供，在近端切取皮瓣，以覆盖前臂或肘关节周围的创面。尽管如此，在某些情况下，也可以作为一个游离皮瓣，为手部创面提供良好的手覆盖。皮瓣可在桡动脉走行区的任何位置切取，皮瓣可以很小也可以很大（图 12.17）。桡动脉提供了大的吻合口径，必要时可作为桥接血管游离皮瓣用于远端肢体的重建。该皮瓣通过桡动脉伴行的两个静脉回流，皮瓣较大时还可以由皮静脉回流。对于这些皮瓣的主要回流静脉还有一些争议，但即使在没有浅静脉回流的情况下，伴随静脉也能提供可靠的回流。该皮瓣由前臂外侧皮神经支配，并且总有一部分神经位于皮瓣内。这种神经再支配的皮瓣，其感觉恢复的质量不会太好，但可能是有用的。如果患者有掌长肌腱，也可以和皮瓣一起切取，这为肌腱重建提供了一个很好的选择，尤其是修复手背时。因为肌腱是与其周围组织一起切取的，当它作为皮瓣的一部分一起移植时，可以获得很好的滑动。桡骨掌侧部分也可以与皮

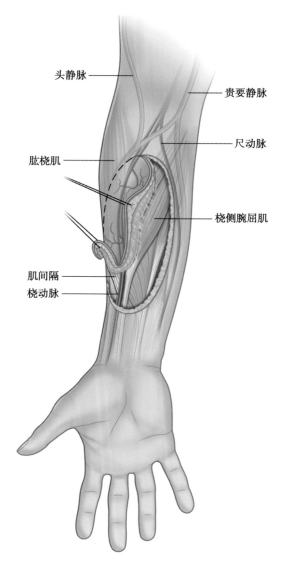

瓣一起切取,这在重建掌骨部分缺损时特别有用[35,36]（图12.18）。桡动脉可以只与筋膜一起切取,可以获得一个薄的皮瓣,这在手掌重建时特别有用。

　　前臂桡侧皮瓣作为游离皮瓣的优点是薄且可靠（基于桡动脉）,以及可以与其一起切取的其他组织。其主要缺点是供区通常要植皮覆盖,通常也不美观,但很少引起功能问题。另一个相对禁忌是桡动脉缺失,但研究表明这很少带来严重问题。可能会对冷比较敏感,但这也可能与其他因素有关。正因为前臂桡侧皮瓣是一个很好的游离皮瓣,所以它通常可以远端为蒂作为一个岛状皮瓣用于手部重建（图12.19）。如果这个皮瓣由于某些原因不能作为带蒂皮瓣使用,通常选择另一部位的皮瓣,而不从未受伤的对侧手臂切取前臂桡侧皮瓣。

上臂外侧游离皮瓣

　　上臂远端外侧筋膜皮瓣是建立在肱深动脉的分支,即桡侧副动脉后支的基础上的[37]。这条血管在桡神经沟中与桡神经同行,并位于肱肌和肱三头外侧头之间的肌间隔后方（图12.20）。它为肌间隔浅层的皮肤及其深方的肱骨提供动脉血供（图12.21）。在肌间隔远端,桡侧副动脉后支与前臂近端外侧的血管有着丰富的吻合,可使皮瓣延伸至前臂近端。该皮瓣也可用在远端覆盖肘关节部位小到中度大小的缺损（图12.22）。该皮瓣的血管蒂相对较短（5～7cm）,近端动脉直径较之前讨论的皮瓣的动脉小（1.5～2mm）。血管蒂的长度受限于它与桡神经一起穿出桡神经沟这一事实,在剥离时必须避免损伤神经。Acland 和 Shatford 在未发表的演示视频中,已经证明了一种安全有效的方法,通过近端解剖显著延长血管蒂长度。皮肤桨可以直接基于肌间隔成为一个较小的皮瓣或向远端延伸成为一个较大的皮瓣。不超过 7cm 宽的供区可以直接缝合,但较大的宽度则需要植皮[38]。直接关闭时,供区更显美观,但有一些患者的瘢痕会明显变宽。上臂后侧皮神经可以用来支配皮瓣;前臂后侧皮神经可作为一个带血管的桥接神经移植物[39]。根据血管蒂的血供分布,可以和皮瓣一起切取肱骨外侧的一部分用于骨重建[40]。上臂外侧皮瓣被认为是一个"薄"的皮瓣,但

图 12.17　前臂桡侧皮瓣解剖。这种皮瓣可以在前臂桡动脉的任何地方切取,可以一同切取皮肤、筋膜、肌腱和桡骨

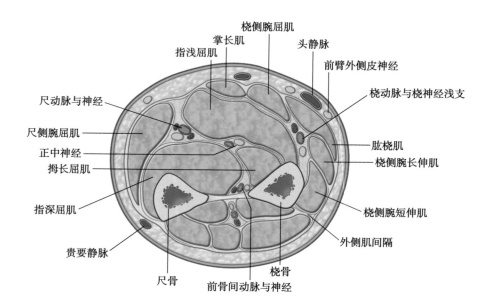

图 12.18　前臂横截面解剖。前臂桡侧皮瓣以桡动脉为基础,后者走行在桡侧腕屈肌和桡侧腕屈肌之间。肌肉和/或骨骼可以和这个皮瓣一起切取

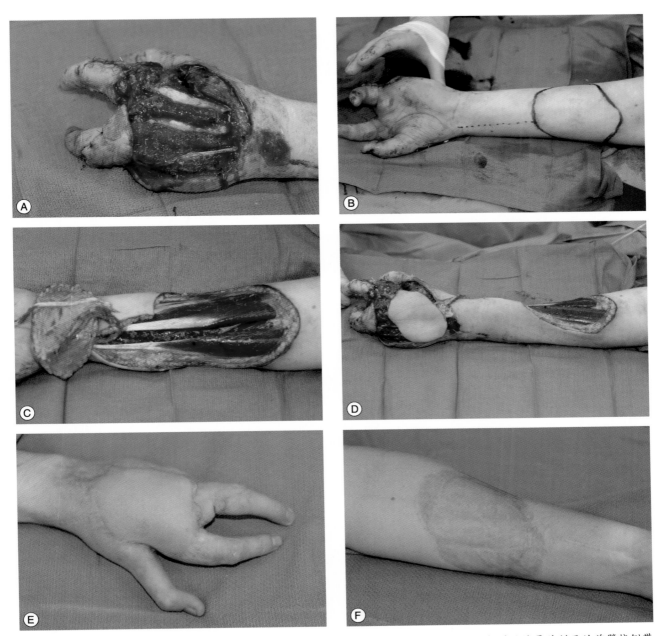

图 12.19 （A）13 岁男童汽车翻车后手套脱伤。患者及家属拒绝行带蒂腹股沟皮瓣覆盖。（B）设计覆盖创面的前臂桡侧带蒂皮瓣轮廓图。（C）掀起皮瓣。注意掌长肌腱和皮瓣一同切取以用于伸肌腱重建。（D）皮瓣置于手上。注意皮瓣及其蒂部通过皮下隧道转至手背。（E）皮瓣覆盖手背创面，已愈合。注意皮瓣的颜色和纹理与手的相匹配。（F）前壁掌侧供区用断层皮肤移植愈合后的视图

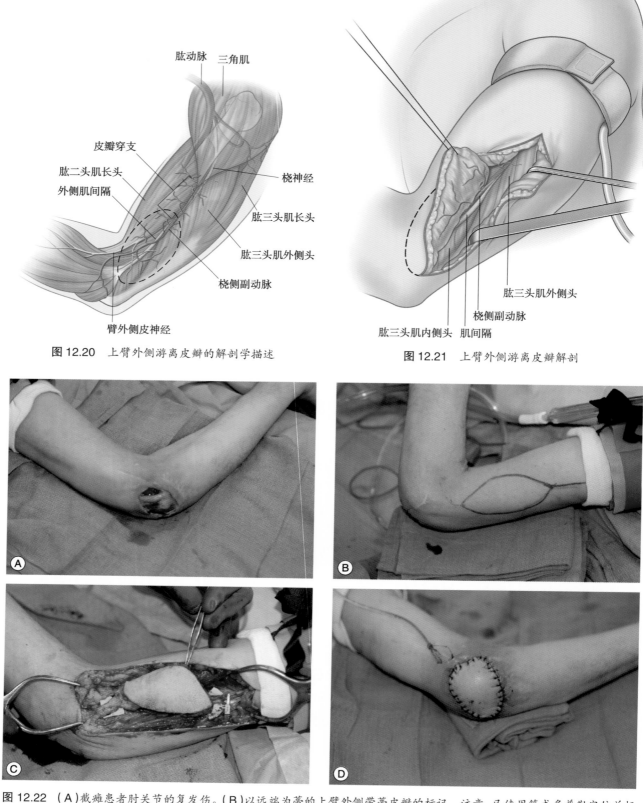

图 12.20　上臂外侧游离皮瓣的解剖学描述

图 12.21　上臂外侧游离皮瓣解剖

图 12.22 （A）截瘫患者肘关节的复发伤。（B）以远端为蒂的上臂外侧带蒂皮瓣的标记。注意，已使用笔式多普勒定位并标记了桡动脉返支的远端范围。（C）皮瓣切取后。注意位于肘部的远端血管蒂。血管夹夹闭近端血管，皮瓣灌注良好，无静脉充血迹象。（D）皮瓣缝合后。

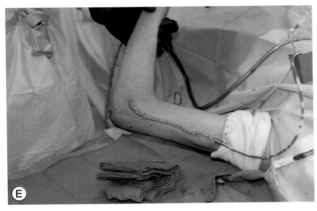

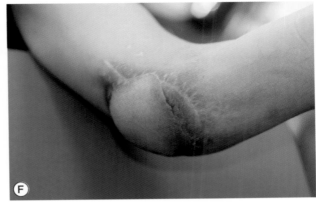

图 12.22(续)（E）供区一期关闭。（F）术后 3 个月皮瓣愈合，覆盖良好

由于带有肌间隔内的一些组织，当其放置在一个平坦的受区（如手背）时，它显得有点臃肿。这个问题可以通过只使用筋膜瓣来避免，这也减少了供区的问题[38,41]。该皮瓣的主要优点在于，它可以从同侧手臂（损伤侧）切取（图 12.23），避免牺牲主要血管，具有多成分复合组织移植的潜力，而且供区通常可以直接关闭。其主要缺点是它的大小有限，血管蒂较短直径较小，手臂外观受影响以及前臂感觉障碍。它在覆盖手的小的缺损和虎口损伤时是很有用的（图 12.24）。对于瘦小的患者，它可以用于覆盖拇指的脱套伤，并通过移植皮神经获得神经再生的好处。作为一个很好的骨皮复合组织

瓣，可以用于肘前窝和肘部多种组织结构缺损的修复重建。

肩胛骨瓣

肩胛及肩胛旁皮瓣是一种可用于覆盖上肢缺损的多用途大型皮瓣[42]。其血供来源于肩胛下动脉的分支，即旋肩胛动脉[43]。因为必要时可以切取肩胛下血管，所以该皮瓣的血管蒂比较长（4～6cm），如果从其在腋动脉发出处切取，可以获得很大的管径。这些血管位于筋膜内，并发出分支营养其上面的皮肤。肩胛下动脉有两个一级分支，可以分别用于切取横向肩胛皮瓣和肩胛旁皮瓣，前后横向走行于背部，后者斜向下走行于背部（图 12.25）。基于这种血液

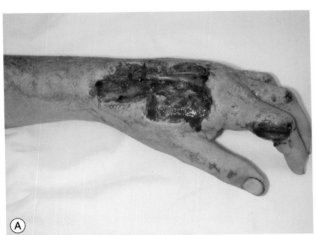

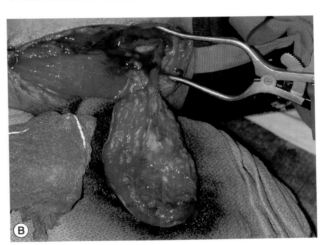

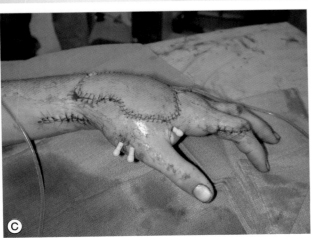

图 12.23　（A）24 岁患者手背撕脱伤。（B）切取前臂外侧游离皮瓣。注意血管蒂在肱三头肌和肱肌之间的位置，血管蒂位于皮瓣筋膜的深面。（C）皮瓣移植于手背创面。皮瓣动脉与鼻烟窝内的桡动脉吻合

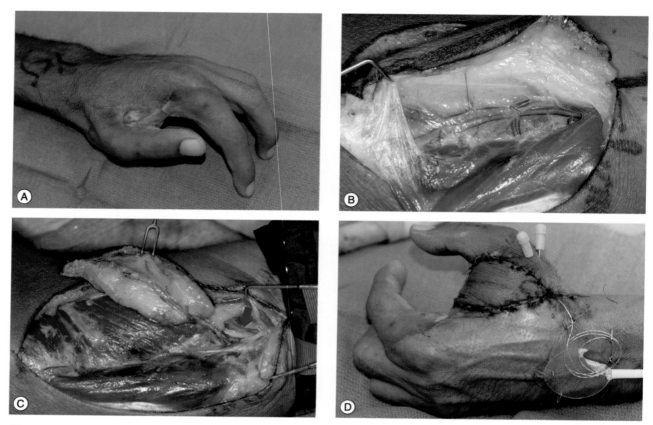

图 12.24　(A)挤压伤后虎口严重挛缩。(B)先从后侧切取皮瓣。皮瓣下方可见血管蒂在隔膜基底,三头肌位于皮瓣后方。(C)将皮瓣从其底部掀起,箭头所指为穿过隔膜的桡神经。(D)皮瓣移植于虎口

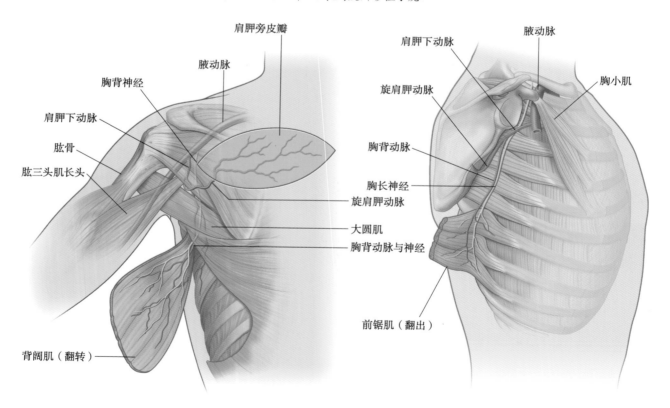

图 12.25　胸背/肩胛下血管树及相应的皮瓣解剖,这些皮瓣(肩胛皮瓣、肩胛旁皮瓣、背阔肌肌皮瓣、前锯肌肌皮瓣等)的血管蒂源于该血管树

供应，可以设计一个大的皮瓣，可以覆盖上臂和前臂的绝大多数缺损[44]。尽管有一些皮神经支配这个区域的皮肤，但是没有一个优势神经，因此该皮瓣的神经再生潜力较差。一级血管蒂有一些分支营养肩胛骨的外侧缘，所以可以切取这部分骨组织用于修复骨缺损。但是肩胛骨外侧缘是扁平的，主要适用于手部较小的骨缺损。供区宽度小于8cm 时通常可以一期闭合，但这通常指的是肩胛旁皮瓣的宽度。

该皮瓣的主要优点是其血管蒂具有潜在的很大的长度和直径。其主要缺点是需要把患者翻转过来才能切取皮瓣。肩胛皮瓣是覆盖前臂大创面的一个很好的选择，可以代替带蒂腹股沟皮瓣用于手部创面的覆盖（图 12.26）。它可以与背阔肌肌皮瓣和前锯肌肌皮瓣共蒂切取，能提供大量的组织，以覆盖手和上肢的不同创面[44]。如果背部皮肤和皮下组织比较臃肿而不能进行有效的转移，也可以单独切取筋膜瓣。

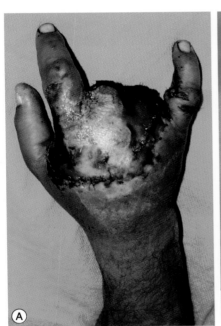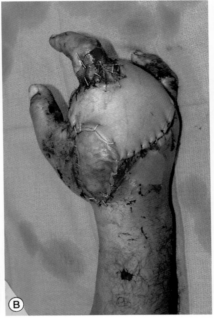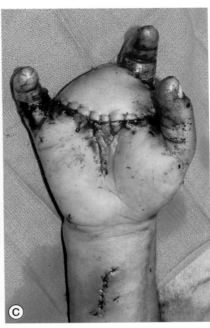

图 12.26 （A）因绳索损伤导致手背脱套伤和手指离断的患者。（B，C）肩胛旁游离皮瓣覆盖创面

颞顶筋膜瓣

颞顶筋膜为手部重建提供了一个具有很强实用性的专门的组织皮瓣[20]。该皮瓣由颞浅动静脉供养，其血管蒂长约 2～3cm，直径约 1.5～2.5mm[45]（图 12.27）。颞筋膜位于颅骨的颞区，自颞骨处向上走行。颞区有一个较大的浅表层和一个颞深筋膜层，两者都可以用于这个皮瓣。这两层筋膜已被推广用于手背瘢痕区伸肌腱松解后的包裹。颞深筋膜也可以为手背小肌腱重建提供组织。颞顶筋膜瓣可以制成中等大小尺寸的皮瓣，约在 8～10cm 范围内。利用这种皮瓣获取带血管蒂的移植骨的可能性是存在的，但这种薄的外板骨在手上几乎没有可用性。虽然在外观上，供区瘢痕恢复得很好，但是因为浅层筋膜必须从头皮毛囊的下方剥离，所以脱发的问题仍然存在。

颞顶筋膜瓣的主要优点是可以提供一个可供滑动的表面，美容方面也是最佳供区之一。其主要缺点是太薄，并且必须通过植皮覆盖筋膜瓣。面神经的额支在剥离时可能会受伤。颞顶筋膜可以很好地覆盖手指和手的缺损，但是这个筋膜瓣的大小有限[46]。这种组织似乎确实改善了肌腱的滑动性，特别是在手背部。用断层皮片覆盖时，颞顶筋膜瓣是最薄的（不包括其他筋膜瓣）（图 12.28）。

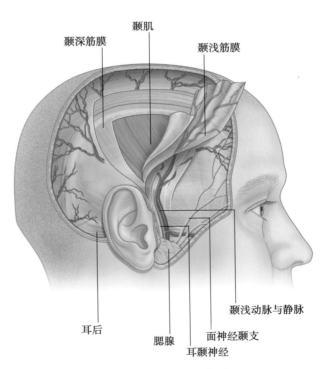

图 12.27 颞顶筋膜解剖

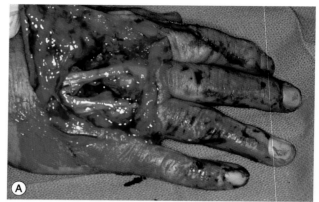

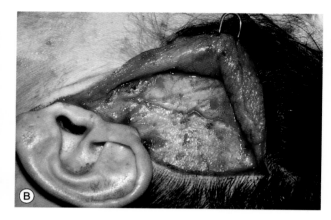

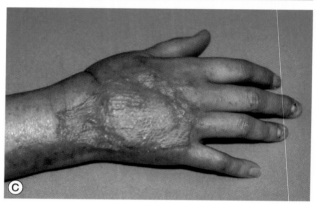

图 12.28 （A）手背脱套伤。（B）颞筋膜瓣内颞血管视图。颞动脉迂曲,静脉位于其前方且更直。（C）手背部颞顶筋膜瓣移植,网状断层皮片覆盖,愈合后的视图

股前外侧皮瓣

股前外侧皮瓣是近年来较为流行的手部创面重建皮瓣。它以大腿旋股外侧动脉的降支为基础,可以切取大的桨状瓣、筋膜瓣,需要时也可以切取肌瓣(图 12.29)。该皮瓣最初被认为是一种隔膜穿支类型的皮瓣,但现在已被广泛认识到,大部分这类皮瓣是股外侧肌的肌支型的[47]。皮瓣宽度在 6~7cm 内的供区可以直接闭合,但更大时则需皮肤移植覆盖供区。该皮瓣可提供大量的组织覆盖,筋膜可用于重建肌腱(即三头肌腱远端)。降支动脉除了营养皮瓣,同时也可以作为一个桥接血管用于重建肢体远端血管[48]。当该皮瓣用在手上时,为了避免过于臃肿,可以尽可能地削薄皮瓣[5]。

设计皮瓣时,从髂前上棘到髌骨外侧缘画一条线。这条线大致对应股直肌和股外侧肌之间的隔膜。主要穿支动脉大致位于这条线的中点。虽然有些人在设计皮瓣时没有明确这个穿支点[49],但作者倾向于用笔式多普勒沿着股外侧肌内缘定位主要穿支点。一旦确定好皮瓣的中轴线后,就先从皮瓣的内侧开始解剖,并将股直肌和股外侧肌之间的肌间隔分离,检查那里是否有穿支。然后在股外侧肌的上方由内向外仔细解剖,确定并保留所有穿过股外侧肌和阔筋膜进入皮肤的穿支。一旦确定了这些穿支,就可以切开皮瓣的外侧缘,并将皮瓣的其余部分提起。然后将穿支仔细地从肌肉中分离出来,直至旋股外侧动脉降支的水平。一旦这些血管游离完成后,就可以结扎血管,取下皮瓣。

股前外侧皮瓣的主要适应证是用于修复前臂和/或手的大面积缺损(图 12.30)。如前所述,它也可以用于重建肢

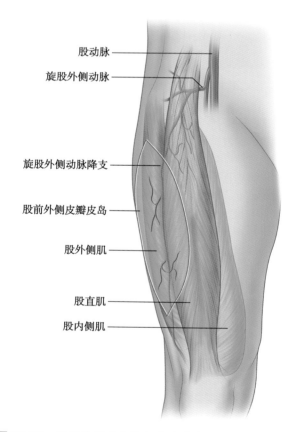

股动脉
旋股外侧动脉
旋股外侧动脉降支
股前外侧皮瓣皮岛
股外侧肌
股直肌
股内侧肌

图 12.29 旋股外侧动脉降支及股前外侧皮瓣解剖。该皮瓣是目前最大的游离皮瓣之一,并且可以和带血管的肌肉和/或筋膜一起切取

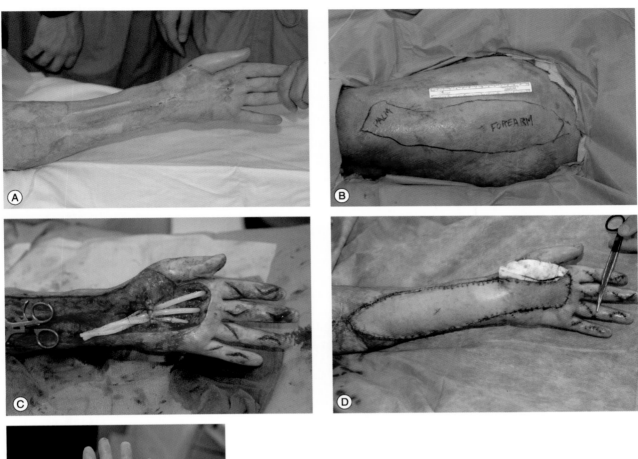

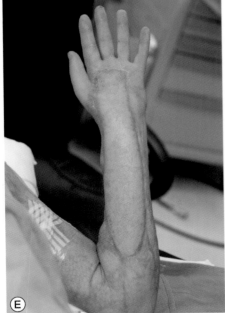

图 12.30 （A）严重电烧伤患者的前臂，掌侧肌肉组织全部丧失。计划采用游离股前外侧皮瓣覆盖，留置肌腱硅胶棒，后期进行带神经支配的肌肉移植和肌腱移植。（B）在大腿上标记皮瓣轮廓。图中右侧为髋关节，左侧为膝关节。（C）留置硅胶棒和滑车重建后前臂和手的视图。（D）血管吻合及皮瓣置入后的视图。（E）术后 3 个月，在行带神经的股薄肌移植之前的手和前臂

体远端血管。供区即使必须植皮覆盖,通常也能耐受[50]。该皮瓣的主要缺点是比较臃肿,尤其是对于肥胖的患者。

游离皮瓣——肌瓣

背阔肌肌瓣

背阔肌是肩背部的一块很大的肌肉,其游离肌瓣的血液

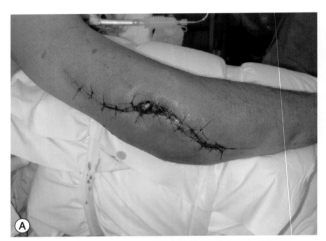

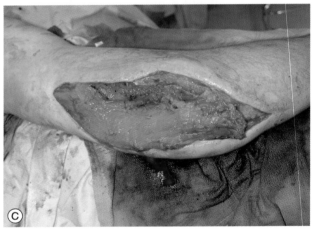

供应来自于肩胛下-胸背血管系统[51,52](见图12.25)。其血管蒂较长(8~11cm),近端管径较大(可达6mm)。这是可用于移植的最大的一块肌肉,它的覆盖面积可以扩展到包括一部分前锯肌,后者的营养动脉来自胸背动脉[53]。由于背阔肌由胸背神经单一支配,所以可以用作带神经的肌瓣移植[54],但背阔肌肌瓣通常用于覆盖上肢较大的套脱创面(图12.31)。

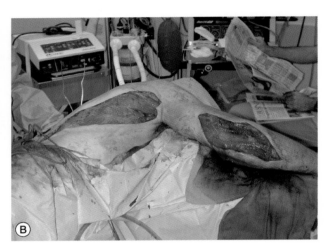

图12.31　(A)创伤性骨折/脱位全肘关节置换术后患者肘部创面破裂的视图。(B)患者创面清创后,带蒂背阔肌肌皮瓣以供覆盖。(C)创面肌肉特写。注意观察可以看到肌瓣长度足够到达肘部创面

背阔肌肌瓣的优点是其有非常可靠的血管,并且管径很大。其主要缺点是患者必须置于侧卧位以切取肌瓣。如果取对侧背阔肌,患者侧卧位后,在切取背阔肌的同时也可以对患肢做准备(假设有适当的手术辅助)。该皮瓣既可以作为肌皮瓣切取,也可以把整个肩胛下血管一起切取下来以包含多达两块肌肉(背阔肌和前锯肌的一部分)、筋膜皮浆和带血管的骨组织等,但在上肢最常见的适应证中,只切取肌瓣本身,并用断层皮肤覆盖。供区很容易闭合,但容易形成血肿,这是供区常见的后遗症。对大多数患者而言,切取肌肉后引起的功能障碍的发病率很低,但对于必须用力内收手臂的患者(拄拐和截瘫者)应避免使用。

腹直肌肌瓣

腹直肌是一种广泛应用于显微外科手术的肌肉,目前主要作为横行腹直肌肌瓣和穿支变异体用于乳房重建。此肌位于腹前壁,起自内侧低位肋骨止于耻骨。腹直肌包埋于腹直肌鞘内,前鞘由腹外斜肌和腹内斜肌的腱鞘延续构成,后鞘

是腹横肌腱鞘的延续,但在下腹部相当薄(在半月线以下)。这是一块相当大的肌肉,拥有可靠的血管蒂,即腹壁下动脉的深支。血管蒂较长(5~7cm),直径较大(2.5~3mm)。

腹直肌肌瓣可以覆盖手和/或前臂的大部分缺损[55,56],如果大部分肌肉被切除形成一个大的缺损,可以将腹直肌肌瓣以"理发杆"的方式环绕在手臂周围以覆盖前臂大的缺损[57]。腹直肌肌瓣的优点是其具有可靠的血管蒂,可以在患者仰卧时切取。其缺点是如果筋膜被切取(作为肌皮瓣)或前鞘薄弱,就会形成腹壁疝。用于覆盖上肢时,通常只切取肌瓣而不包括皮肤,并用断层皮片覆盖肌肉。在少数情况下,难以进行显微手术或有其他问题时,也可以切取带蒂腹直肌瓣用于前臂创面(图12.32)。

前锯肌肌瓣

前锯肌肌瓣用于覆盖手部较小缺损是很有用的[53,58]。它由9条小肌肉组成,起于肋骨的腋前线部位,止于肩胛角。下半部肌肉由胸背动脉的分支供养,上半部肌肉由胸

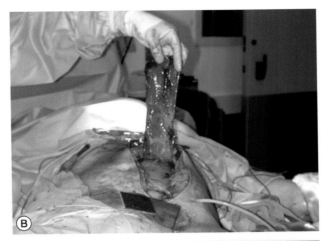

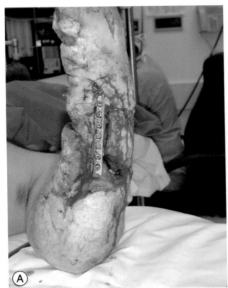

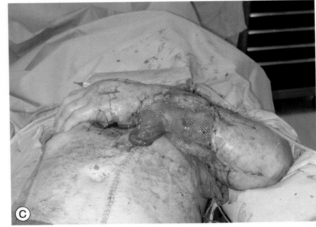

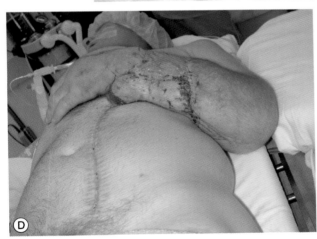

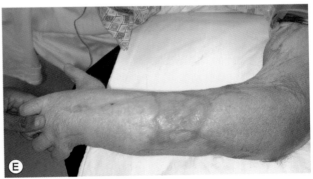

图 12.32 （A）33 岁患者，前臂离断，背阔肌肌皮瓣覆盖。手和背阔肌肌皮瓣通过静脉移植供养。（B）以近端为蒂切取带蒂腹直肌肌瓣的视图。（C）肌瓣覆盖手臂创面。（D）4 周后肌瓣愈合。（E）肌瓣断蒂后 3 个月视图

外侧动脉的分支供养。最下面的 3 条肌肉基于胸背动脉血管蒂，可以单独或一起切取作为一个游离肌瓣。该肌瓣的剥离比较繁琐，因为胸长神经的分支可能与血管交织在一起，支配剩余肌肉的神经受损后会导致出现翼状肩胛[59]。前锯肌的营养血管通常与近端的胸背血管一起取下，既可延长血管蒂，又可获得近端更大血管管径。这可使血管蒂长达 15～17cm，管径达 3～6mm（见图 12.25）。

　　前锯肌肌瓣的主要优点是体积小，血管蒂长。其缺点是有可能造成胸长神经损伤，必要时需要采用卧位来切取。该肌瓣可用于覆盖手的掌背侧和虎口。它具有通过长胸神经分支进行神经支配的潜力，但应用于上肢时会受到限制。

临床提示

皮瓣选择

- 创伤因素
  - 创面是干净的还是相对污染的？
  - 是否需要经皮瓣或者皮瓣下进行进一步手术？
- 患者因素
  - 患者能接受的供区发病率是多少？
  - 仅进行软组织重建与复合组织移植的比较
- 医生因素
  - 更习惯使用哪种皮瓣以及是否能可靠地移植？

术后护理

术后需要将患肢固定在适当的位置，以防止关节囊韧带短缩和降低已修复组织的张力。抬高患肢对减轻水肿和控制疼痛是必要的。需要充分减轻患者的疼痛、缓解患者的焦虑。环境温度应至少在25℃，并与患者的体温相适应。补充足够的液体以维持尿量在每小时80～100ml。多数外科医生都使用抗凝治疗。然而，作者选择性地使用肝素用于抗凝[60]，常规术后使用阿司匹林4～6天。术后继续进行适当的抗生素治疗，并根据培养结果进行必要的更改。

肢体观察和皮瓣监测至关重要。只有在一个具有良好监测的环境下和经过专门训练过的护士观察下才能早期发现动脉灌注不足或静脉充血。如果怀疑肢体血运存在问题，需要打开敷料，完全显露血管重建的组织，用多普勒检查仪进一步评估组织的灌注、充血、温度、肿胀和颜色。仅打开敷料就有可能缓解血运问题。如果30分钟后组织活力仍有问题，立即手术重新探查和进一步评估就有可能避免血运重建组织的坏死，无论重建组织是肢体本身还是游离皮瓣。

早期和积极的肢体康复锻炼是获得满意疗效的一个重要因素。早期运动可减轻水肿、粘连和瘢痕，可以避免肌肉萎缩，并通过胶原纤维的重塑促进软组织的愈合。具体的康复计划取决于已有的损伤和重建规划。

结果、预后及并发症

手部复杂损伤的重建仍然是一个挑战。最终的期望结果是手和上肢恢复"正常"功能，但这很少能实现。然而，关于这些损伤处理的实际结果的研究非常有限。根据现有的少数研究，决定最终功能恢复质量的主要因素是神经损伤的严重程度和是否需要紧急筋膜切开术（这可能导致功能性肌肉丧失）[61]。同样，从功能恢复能力和适应能力来看，年轻患者的治疗效果更好也就不足为奇了[62]。Del Pinal 提出，手部损伤重建的初始目标应该是"可接受的手"，他将之定义为具有 3 个手指的手，长度和感觉接近正常，以及 1 个有功能的拇指[14]。对于这些严重的损伤，这似乎是一个合理的目标，然而，这并不总是可以实现。

处理这些损伤会出现许多并发症，早期问题主要集中在感染上。如前所述，这可以通过早期彻底的清创在很大程度上减轻这种情况，在早期经常返回手术室重新评估创面，并在必要时对失活组织进行进一步的清创[63,64]。合理应用抗生素是有帮助的，但这并不能替代清创术。虽然 Godina 提出的在受伤后的最初几天进行创面"早期"覆盖的原则已经成为近 25 年来的金标准[17]，但是最近在中东冲突中处理战争创伤的经验证明，创伤可以以一种延迟的方式得到安全和适当的处理。这些研究表明，在严重污染的创面中，早期清创后再进行负压治疗，可以延缓和降低感染率。在大多数情况下，以这种方式治疗的结果与早期覆盖相同[65-67]。这些患者还会遭受手或上肢任何损伤时出现的

并发症（或更恰当地称为"后遗症"），包括肌腱粘连、神经恢复不佳、骨骼问题（畸形愈合和/或不愈合）等等。这些都将由外科医生以标准流程处理，具体问题将在下文讨论。

二期手术

游离腓骨移植

大多数上肢骨缺损可以通过常规骨移植来治疗，但是当骨长段缺损（>6cm）或伴有复发性骨不连的骨缺损时，就需要进行显微血管吻合的骨移植[68]。虽然有一些皮瓣可以携带带血管的骨瓣（髂骨、肩胛骨、上臂外侧、前臂桡侧、足背），但是腓骨骨皮瓣依然是修复上肢长骨严重骨缺损的最佳骨移植物[69,70]。较小的骨缺损，如手部的骨缺损，可以用前文讨论过的带一部分骨的皮瓣来处理。但是桡骨、尺骨或肱骨的较大骨缺损通常需要一整块骨来修复，如腓骨[71,72]（图 12.33）。游离腓骨的血供来源于腓动脉，位于腓骨深层表面，从胫腓动脉干下方一直到踝关节水平。腓动脉通过骨内滋养动脉为腓骨髓腔提供营养，同时也通过丰富的骨膜血供为皮质骨提供营养。腓骨近端可以用来重建桡腕关节，但这段骨的主要血液供应来自胫前动脉的一个分支[71]，切取腓骨近端时必须同时带上这根血管以确保骨的存活。对于小儿患者，腓骨近端可以与带血管的骨骺一起切取，以促进后期生长[73]，这个应用将在第 30 章中进一步讨论。

腓骨表面的皮肤可以与骨一起取下，因此复合损伤可用这个骨皮瓣治疗。皮肤穿支绕行至腓骨的后面，所以如果要包括皮肤一起切取时，最好是在游离骨的后面时带上一部分肌袖。如果采用了皮瓣，大多数供区都将需要进行皮肤移植以覆盖肌肉。腓骨瓣的主要优点是可以获取很大的骨量。在成人，可以截取长达 24～26cm 的腓骨。腓骨头应留在膝关节水平，腓骨远端至少保留 6cm，以避免踝关节出现问题。对于儿童，应在下胫腓关节放置一枚螺钉，以免腓骨向近端移位。其缺点相对较少，如血管蒂较短（2～4cm），切取后会有一些并发症，但通常不会出现功能问题。

足趾移植重建手指

显微血管足趾移植是重建外科的一个高峰。用一个可活动的、有感觉的足趾代替缺失的手指的能力为手指提供了最好的重建方式。虽然这是一个复杂的显微外科手术，没有经验时不应该进行[74]，但它仍然是拇指和大多数手指重建的基准（图 12.34）。足趾移植有多种形式，几乎手指重建所需的所有组织都可以移植。范围从单纯的指腹移植到第二、三趾联合移植以重建掌骨[75,76]。所有的足拇趾和第二趾移植都以足背-第一跖背动脉为基础。然而，这些血管的解剖结构是高度可变的，对这一特点的透彻了解是安全切取这些组织瓣的基础。静脉引流以足背浅静脉为基础，与动脉伴行的深静脉通常非常小[77]。该皮瓣可由趾底固有

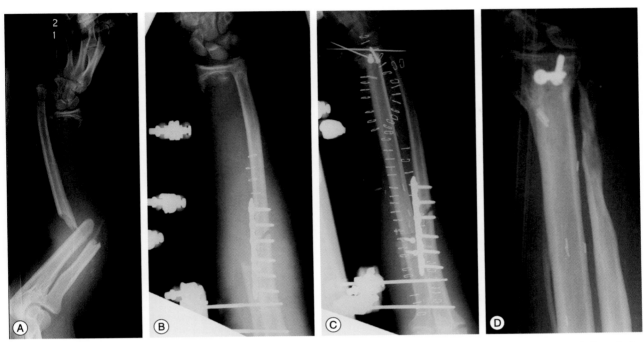

图 12.33　（A）15 岁男性，车祸后开放性骨折导致桡骨大段缺损的前臂 X 线片。（B）外架固定以对齐骨骼后的手臂 X 线片。（C）带血管蒂游离腓骨移植重建桡骨缺损的 X 线片。（D）术后 6 个月时的 X 线片。注意腓骨和桡骨远侧残端之间的界面（患者发生尺骨远端骨髓炎，需要长期静脉注射抗生素，但功能上没有问题）

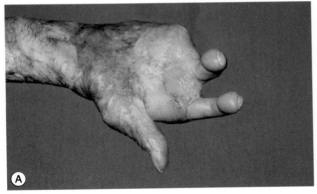 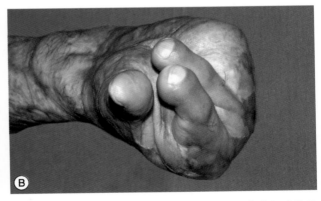

图 12.34　（A）因烧伤而失去手指的消防队员的手，取两侧第二足趾移植重建手指后。（B）屈曲足趾。注意原有掌指关节活动良好，但脚趾指间关节活动较差

神经以及伴随足背 - 跖背血管的腓深神经支配。足趾移植重建手指的所有复杂的实际细节已经超出了本章的范围，但是读者可以参考有关这方面的几篇优秀的综述文章[75-77]。足趾移植重建拇趾将在第 14 章详细讨论。

神经支配的肌肉转移

在前臂功能性肌肉丧失的情况下，重建这一功能的选择要么是肌腱移位，要么是神经支配的显微血管肌肉移植。尽管许多损伤可以通过标准的肌腱移位得以充分重建，但肌组织严重缺失的患者（如 Volkmann 缺血挛缩患者）可以通过显微血管肌肉移植来重建功能[78]。可用的肌肉包括股薄肌、背阔肌和股直肌。游离背阔肌肌瓣可用于前臂的功能移植[79]，但效果并不理想。它更适合于肱二头肌功能丧

失时，作为屈肘功能肌的替代。在这种情况下，其血管蒂长度是完全足够的。在过去，股直肌也曾被用于此目的，但由于其行程短，同样也不是最佳的肌肉。而另一方面，股薄肌几乎是重建前臂肌肉的最佳选择。它具有足够的滑移来提供手指的屈伸，大小适中（长度和宽度），还具有很好的神经血管蒂。有关其具体技术细节，可参考第 35 章。

未来展望

手部严重损伤的重建是非常令人沮丧的，特别是如果再遇到并发症。再植或移植组织的丢失会导致感染率增加、纤维化和僵硬。这些都是手外科医生面对的棘手的问题，但有时又无法避免和 / 或使其得到充分的治疗。预防这些

损伤无疑是最好的方法，但这一目标仍然难以实现。当人们考虑到尽管我们拥有了所有的技术，但许多行业（比如石油钻探和重型制造）仍然依赖于人手的多功能性来指导机器时，这一点就更加如此了。这些手每天都处在危险之中，除非这些活动能够真正完全自动化，手的严重损伤将一直伴随着我们。

在过去几年里，最大的进展可能是为患者成功地进行了手和手臂的移植。这些人中大多数都有双侧上肢的损伤或者离断，有些人还失去了他们的下肢。尽管早期时人们充满热情，但这一领域并没有得到特别的发展，尽管许多机构已经设立了"手移植"这个项目，但很少有机构仍在继续。这无疑是与相对缺乏合适的手的供体和对免疫抑制的持续关注有关。尽管那些做过手移植手术的患者提出了抗议，但与免疫抑制相关的排斥反应、感染和其他系统性代谢问题仍然存在。除非在免疫抑制疗法方面取得重大突破，使这些药物不太可能引起副作用，否则作者认为目前对于大多数手部严重损伤的患者，手移植并不是最好的解决方案。

幸运的是，手部的假肢正在不断改进，包括靶向肌肉神经移植和允许假肢有感觉反馈的研究，这可能在未来为缺失的手指和手提供更好的解决方案。这些先进的假肢的主要问题是它们的成本，而且事实是，假肢越复杂，它就越不能承受日常使用的磨损。

组织工程也可能为未来带来希望，但作者认为，从胶原蛋白支架或三维打印机中制作出手的全部或一部分（骨骼、肌腱、神经、软组织）仍然是一个遥远的希望。

参考文献

1. Mithani SK, Srinivasan RC, Kamal R, et al. Salvage of distal radius nonunion with a dorsal spanning distraction plate. *J Hand Surg Am.* 2014;39:981–984.
2. Wolf JC, Weil WM, Hanel DP, Trumble TE. A biomechanic comparison of an internal radiocarpal-spanning 2.4-mm locking plate and external fixation in a model of distal radius fractures. *J Hand Surg Am.* 2006;31:1578–1586.
3. Soutar DS, Tanner NSB. The radial forearm flap in the management of soft tissue injuries of the hand. *Br J Plast Surg.* 1984;37:18.
4. Wang HT, Fletcher JW, Erdmann D, Levin LS. Use of the anterolateral thigh free flap for upper-extremity reconstruction. *J Hand Surg Am.* 2005;30:859–864.
5. Adani R, Tarallo L, Marcoccio I, et al. Hand reconstruction using the thin anterolateral thigh flap. *Plast Reconstr Surg.* 2005;116:467–473.
6. Rounds K, Buntic R, Brooks D. Artery-vein-artery venous flap for simultaneous soft-tissue repair and radial artery reconstruction: case report. *J Hand Surg Am.* 2011;36:1339–1342.
7. Bumbasirevic M, Stevanovic M, Lesic A, Atkinson HD. Current management of the mangled upper extremity. *Int Orthop.* 2012;36:2189–2195.
8. Tung TH, Mackinnon SE. Nerve transfers: indications, techniques, and outcomes. *J Hand Surg Am.* 2010;35:332–341.
9. Brown JM, Tung TH, Mackinnon SE. Median to radial nerve transfer to restore wrist and finger extension: technical nuances. *Neurosurgery.* 2010;66:75–83.
10. Ring D, Jupiter JB. Mangling upper limb injuries in industry. *Injury.* 1999;30:B5–B13.
11. Bakker A, Moseley J, Friedrich J. Vehicle factors and outcomes associated with hand-out-window motor vehicle collisions. *J Trauma Acute Care Surg.* 2013;74:687–691.
12. Levin LS, Goldner RD, Urbaniak JR, et al. Management of severe musculoskeletal injuries in the upper extremity. *J Orthop Trauma.* 1990;4:432–440.
13. Togawa S, Yamami N, Nakayama H, et al. The validity of the mangled extremity severity score in the assessment of upper limb injuries. *J Bone Joint Surg Br.* 2005;87:1516–1519.
14. del Piñal F. Severe mutilating injuries to the hand: guidelines for organizing the chaos. *J Plast Reconstr Aesthet Surg.* 2007;60:816–827.
15. Chim H, Ng ZY, Carlsen BT, et al. Soft tissue coverage of the upper extremity: an overview. *Hand Clin.* 2014;30:459–473, vi.
16. Ninkovic M, Deetjen H, Ohler K, Anderl H. Emergency free tissue transfer for severe upper extremity injuries. *J Hand Surg [Br].* 1995;20:53–58.
17. Godina M. Early microsurgical reconstruction of complex trauma of the extremities. *Plast Reconstr Surg.* 1986;78:285–292. *This is the classic paper by Godina on early coverage of severe trauma with free flaps. In this paper he proves the rationale for early coverage.*
18. Gupta A, Shatford RA, Wolff TW, et al. Treatment of the severely injured upper extremity. *J Bone Joint Surg Am.* 2000;81:1628–1651. *This paper from an AAOS instructional course lecture gives a very organized and well-structured overview of the subject from the orthopedic standpoint.*
19. Tos P, Artiaco S, Titolo P, et al. Limits of reconstruction in mangled hands. *Chir Main.* 2010;29:280–282.
20. Upton J, Rogers C, Durham-Smith G, Swartz WM. Clinical applications of free temporoparietal flaps in hand reconstruction. *J Hand Surg.* 1986;11:475–483.
21. Rozen WM, Ting JW, Gilmour RF, Leong J. The arterialized saphenous venous flow-through flap with dual venous drainage. *Microsurgery.* 2012;32:281–288.
22. Bushnell BD, McWilliams AD, Whitener GB, Messer TM. Early clinical experience with collagen nerve tubes in digital nerve repair. *J Hand Surg Am.* 2008;33:1081–1087.
23. Wangensteen KJ, Kalliainen LK. Collagen tube conduits in peripheral nerve repair: a retrospective analysis. *Hand (N Y).* 2010;5:273–277.
24. Moore AM, Kasukurthi R, Magill CK, et al. Limitations of conduits in peripheral nerve repairs. *Hand (N Y).* 2009;4:180–186.
25. Karabekmez FE, Duymaz A, Moran SL. Early clinical outcomes with the use of decellularized nerve allograft for repair of sensory defects within the hand. *Hand (N Y).* 2009;4:245–249.
26. Viinikainen A, Goransson H, Ryhanen J. Primary flexor tendon repair techniques. *Scand J Surg.* 2008;97:333–340.
27. Upton J, Havlik RJ, Khouri RK. Refinements in hand coverage with microvascular free flaps. *Clin Plast Surg.* 1992;19:841–857.
28. Asaadi M, Murray KA, Russell RC, Zook EG. Experimental evaluation of free-tissue transfer to promote healing of infected wounds in dogs. *Ann Plast Surg.* 1986;17:6–12.
29. Chang N, Mathes SJ. Comparison of the effect of bacterial inoculation in musculocutaneous and random-pattern flaps. *Plast Reconstr Surg.* 1982;70:1–10.
30. Calderon W, Chang N, Mathes SJ. Comparison of the effect of bacterial inoculation in musculocutaneous and fasciocutaneous flaps. *Plast Reconstr Surg.* 1986;77:785–794.
31. Hinck D, Franke A, Gatzka F. Use of vacuum-assisted closure negative pressure wound therapy in combat-related injuries–literature review. *Mil Med.* 2010;175:173–181.
32. Hunter JE, Teot L, Horch R, Banwell PE. Evidence-based medicine: vacuum-assisted closure in wound care management. *Int Wound J.* 2007;4:256–269.
33. Mateev MA, Kuokkanen HO. Reconstruction of soft tissue defects in the extremities with a pedicled perforator flap: series of 25 patients. *J Plast Surg Hand Surg.* 2012;46:32–36.
34. Braun FM, Hoang P, Merle M. Technique and indications of the forearm flap in hand surgery. A report of thirty-three cases. *Ann Chir Main.* 1985;4:85–97.
35. Yajima H, Tamai S, Yamauchi T, Mizumoto S. Osteocutaneous radial forearm flap for hand reconstruction. *J Hand Surg.* 1999;24:594–603.
36. Foucher G, VanGenechten F, Merle M, Michon J. A compound radial artery forearm flap in hand surgery: an original modification of the Chinese forearm flap. *Br J Plast Surg.* 1984;37:139.
37. Chen HC, el-Gammal TA. The lateral arm fascial free flap for resurfacing of the hand and fingers. *Plast Reconstr Surg.* 1997;99:454–459.
38. Harpf C, Papp C, Ninkovic M, et al. The lateral arm flap: A review of 72 cases and technical refinements. *J Reconstr Microsurg.* 1998;14:39–48.
39. Arnez ZM, Kersnic M, Smith RW, Godina M. Free lateral arm osteocutaneous neurosensory flap for thumb reconstruction. *J Hand Surg [Br].* 1991;16:395–399.
40. Yousif NJ, Warren R, Matloub HS, Sanger JR. The lateral arm fascial free flap: Its anatomy and use in reconstruction. *Plast Reconstr Surg.* 1990;86:1138–1145.
41. Scheke LR, Kleinert HE, Hanel DP. Lateral arm composite tissue

transfer to ipsilateral hand defects. *J Hand Surg.* 1987;12:665–672.

42. Barwick WJ, Goodking DJ, Serafin D. The free scapular flap. *Plast Reconstr Surg.* 1982;69:779–787.

43. Thoma A, Heddle S. The extended free scapular flap. *Br J Plast Surg.* 1990;43:709–712.

44. Germann G, Bickert B, Steinau HU, et al. Versatility and reliability of combined flaps of the subscapular system. *Plast Reconstr Surg.* 1999;103:1386–1399.

45. Abul-Hassan HS, von Drasek Ascher G, Acland RD. Surgical anatomy and blood supply of the fascial layers of the temporal region. *Plast Reconstr Surg.* 1985;77:17.

46. Hing DN, Buncke HJ, Alpert BS. Use of the temporo-parietal fascial free flap. *Plast Reconstr Surg.* 1988;81:534.

47. Luo S, Raffoul W, Luo J, et al. Anterolateral thigh flap: A review of 168 cases. *Microsurgery.* 1999;19:232–238.

48. Yildirim S, Taylan G, Eker G, Akoz T. Free flap choice for soft tissue reconstruction of the severely damaged upper extremity. *J Reconstr Microsurg.* 2006;22:599–609.

49. Lin SJ, Rabie A, Yu P. Designing the anterolateral thigh flap without preoperative Doppler or imaging. *J Reconstr Microsurg.* 2010;26:67–72.

50. Hanasono MM, Skoracki RJ, Yu P. A prospective study of donor-site morbidity after anterolateral thigh fasciocutaneous and myocutaneous free flap harvest in 220 patients. *Plast Reconstr Surg.* 2010;125:209–214.

51. Bailey BN, Godina M. Latissimus dorsi muscle free flaps. *Br J Plast Surg.* 1982;35:47–52.

52. Jones NF, Lister GD. Free skin and composite flaps. In: Green DP, Hotchkiss RN, Pederson WC, eds. *Green's Operative Hand Surgery.* 4th ed. Philadelphia: Churchill Livingstone; 1999:1159–1200.

53. Whitney TM, Buncke HJ, Alpert BS, et al. The serratus anterior free-muscle flap: Experience with 100 consecutive cases. *Plast Reconstr Surg.* 1990;86:481–490.

54. Favero KJ, Wood MB, Meland NB. Transfer of innervated latissimus dorsi free musculocutaneous flap for the restoration of finger flexion. *J Hand Surg.* 1993;18:535–540.

55. Horch RE, Stark GB. The rectus abdominis free flap as an emergency procedure in extensive upper extremity soft-tissue defects. *Plast Reconstr Surg.* 1999;103:1421–1427.

56. Rao VK, Baertsch A. Microvascular reconstruction of the upper extremity with the rectus abdominis muscle. *Microsurgery.* 1994;15:746–750.

57. Press BH, Chiu DT, Cunningham BL. The rectus abdominis muscle in difficult problems of hand soft tissue reconstruction. *Br J Plast Surg.* 1990;43:419–425.

58. Gordon L, Levinsohn DG, Finkemeire C, et al. The serratus anterior free-muscle transplant for reconstruction of the injured hand: An analysis of the donor and recipient sites. *Plast Reconstr Surg.* 1993;92:97–101.

59. Derby LD, Bartlett SP, Low DW. Serratus anterior free-tissue transfer: Harvest-related morbidity in 34 consecutive cases and a review of the literature. *J Reconstr Microsurg.* 1997;13:397–403.

60. Pederson WC. Clinical use of anticoagulants following free tissue transfer surgery. *J Hand Surg Am.* 2008;33:1435–1436.

61. Topel I, Pfister K, Moser A, et al. Clinical outcome and quality of life after upper extremity arterial trauma. *Ann Vasc Surg.* 2009;23:317–323. *This paper from Germany looked at 33 patients with arterial trauma with DASH scores at the time of final follow-up. Not surprisingly, they found that nerve and orthopedic trauma had more long-term impact than vascular injury (short of those patients with muscle damage from ischemia).*

62. Ignatiadis IA, Yiannakopoulos CK, Mavrogenis AF, et al. Severe upper limb injuries with or without neurovascular compromise in children and adolescents–analysis of 32 cases. *Microsurgery.* 2008;28:131–137.

63. Bernstein ML, Chung KC. Early management of the mangled upper extremity. *Injury.* 2007;38:S3–S7.

64. Bowyer G. Debridement of extremity war wounds. *J Am Acad Orthop Surg.* 2006;14:S52–S56.

65. Kumar AR, Grewal NS, Chung TL, Bradley JP. Lessons from the modern battlefield: successful upper extremity injury reconstruction in the subacute period. *J Trauma.* 2009;67:752–757. *This recent paper dealing with injuries in US soldiers from the Middle East wars notes that successful flap reconstruction can be performed in a delayed fashion (contradicting the long-held notions of Godina). Their average time to flap reconstruction was 31 days, with a 4% flap loss rate and 8% infection rate, which are both very acceptable.*

66. Steiert AE, Gohritz A, Schreiber TC, et al. Delayed flap coverage of open extremity fractures after previous vacuum-assisted closure (VAC) therapy – worse or worth? *J Plast Reconstr Aesthet Surg.* 2009;62:675–683.

67. Ficke JR, Pollak AN. Extremity war injuries: development of clinical treatment principles. *J Am Acad Orthop Surg.* 2007;15:590–595.

68. Pederson WC, Person DW. Long bone reconstruction with vascularized bone grafts. *Orthop Clin North Am.* 2007;38:23–35, v.

69. Yajima H, Tamai S, Ono H, et al. Free vascularized fibula grafts in surgery of the upper limb. *J Reconstr Microsurg.* 1999;15:515–521.

70. Gerwin M, Weiland AJ. Vascularized bone grafts to the upper extremity. *Hand Clin.* 1992;8:509–523.

71. Tang CH. Reconstruction of the bones and joints of the upper extremity by vascularized free fibular graft: Report of 46 cases. *J Reconstr Microsurg.* 1992;8:285–292.

72. Chhabra AB, Golish SR, Pannunzio ME, et al. Treatment of chronic nonunions of the humerus with free vascularized fibula transfer: a report of thirteen cases. *J Reconstr Microsurg.* 2009;25:117–124.

73. Innocenti M, Delcroix L, Romano GF, Capanna R. Vascularized epiphyseal transplant. *Orthop Clin North Am.* 2007;38:95–101, ix.

74. Lister GD. Reconstruction of the hand with free microneurovascular toe-to-hand transfer: experience with 54 toe transfers. *Plast Reconstr Surg.* 1983;71:372.

75. Lutz BS, Wei FC, Chen SH, Lin CH. Functional reconstruction of the metacarpal hand with multiple toe transplantations. *Tech Hand Up Extrem Surg.* 1999;3:37–43.

76. Mardini S, Wei FC. Unilateral and bilateral metacarpal hand injuries: classification and treatment guidelines. *Plast Reconstr Surg.* 2004;113:1756–1759.

77. Wallace CG, Wei FC. Posttraumatic finger reconstruction with microsurgical transplantation of toes. *Hand Clin.* 2007;23:117–128.

78. Manktelow RT, Anastakis DJ. Functioning free muscle transfers. In: Green DP, Hotchkiss RN, Pederson WC, eds. *Operative Hand Surgery.* 4th ed. Philadelphia: Churchill Livingstone; 1999:1201–1220.

79. Park C, Shin KS. Functioning free latissimus dorsi muscle transplantation: Anterogradely positioned usage in reconstruction of extensive forearm defect. *Ann Plast Surg.* 1991;27:87–91.

第13章

拇指重建：非显微外科技术

Nicholas B. Vedder and Jeffrey B. Friedrich

概要

- 拇指重建应旨在恢复拇指的基本动作：移动性、稳定性、敏感性、长度和外观。
- 拇指缺损分为3度：远端（尖端到指间关节）、中段（指间关节到掌骨颈）和近端（掌骨颈到腕掌关节）。
- 远端1/3重建通常仅需修复软组织。
- 中段1/3重建有许多选择，包括增加拇指列长度（掌骨延长，骨成形重建）和增加相对长度（拇指手指化）。
- 近端1/3重建可以通过示指拇化术或顶部成形术（受损示指的拇化术）来完成。然而，显微外科重建（在第14章中讨论）仍是该部位的首选。

简介

- 外伤造成拇指缺损时，再植是许多患者重建拇指的最佳方法。当不能再植时，拇指重建是必要的。
- 拇指离断的水平决定了重建的类型。损失平面的确定需要基于体格检查和影像学检查。
- 拇指重建的任何方法都需要患者的理解和接受。重建手术应该根据患者的个人特点和职业需要量身定制。由于可能需要积极康复，所以患者必须愿意参与重建和康复。
- 拇指远端1/3缺损后的功能补偿很容易实现，因此，这一水平的重建主要是软组织重建。神经血管推进皮瓣（Moberg）和交指皮瓣这两种技术用于重建这一水平的缺损仍是可靠的手术方法。
- 对于拇指中段1/3部位的缺损，修复其长度是首要任务。可以通过掌骨延长或骨成形重建以完全恢复其长度，也可以通过拇指手指化进行相对长度的恢复。
- 拇指近端1/3缺损最好采用显微外科重建技术治疗。然而，在某些情况下，这可能是无法做到的。在这些情况

下，移植另一个手指就可以提供一个很好的拇指替换。一个正常的手指（通常是示指）可以通过示指拇化术而被重建为拇指。一个毁损的示指也可以通过移植（顶端成形术）成为一个稳定的拇指，用于对掌、捏和握力。
- 重建后的手部康复是绝对必要的，尤其是中端和近端1/3部位的重建。康复锻炼可以持续数月，可以让患者恢复运动和力量。对于某些手术，如神经血管的岛状皮瓣以及手指转移，感觉功能的再教育是康复的重要组成部分。
- 本章将全面介绍非显微外科拇指重建，包括重建决策、技术方法和重建后管理。

历史回顾

Littler广泛地回顾了拇指重建的历史，他也一直是该领域的主要贡献者[1]。Nicoladoni介绍了两种技术，即骨成形重建术和带蒂足趾移植术[2]。Guermonprez是最早对手指进行拇化的人之一，该技术后来被Littler和Gosset提出的岛屿原则加以完善[3-7]。这种技术虽然可获得一个可活动的和有感觉的拇指，但代价是牺牲了一个手指。Matev发明了通过牵引进行性延长拇指的技术，可在保持良好感觉的同时改善长度[8,9]。一个主要的进步就是显微血管技术的引入，这导致了显微血管游离足趾移植到手的出现。学界最初描述了第一和第二足趾的移植，随着技术的改进，外科医生在改善重建拇指外观的同时，可以最大限度地减少供区的损害。

基础科学/疾病进程

到目前为止，需要拇指重建的最常见的"疾病进程"是创伤。这些患者大多数是工作年龄段的男性。在一个更大

的创伤分类中，拇指损伤可能是多种不同损伤机制的结果。这些机制包括锐器切割、撕脱和挤压损伤。有一些机制具有不止一种损伤类型的特征。锯伤和割草机伤最能说明这一现象，因为它们都同时具有切割伤和挤压伤成分，造成更大的损伤区域。

其他可以导致拇指缺失需要重建的因素包括感染和肿瘤。由于肿瘤不是急性事件，其拇指重建计划可以更加慎重，甚至可以在肿瘤切除时进行[10]。

诊断/患者表现

拇指外伤的诊断相对简单，因为在大多数情况下都会有开放性创面。重要的是了解患者的创伤史，包括损伤机制和其他细节如受伤时间、用手习惯、职业、相关社会问题（如烟草使用）和相关医疗问题（包括可能影响外周循环和/或创面愈合的问题）的历史是很重要的。如果可行的话，利用离断拇指再植通常在外观和功能上都优于任何其他类型的拇指重建。但是这种情况不总是都存在，这是就需要使用其他重建方法。

拇指外伤的评估需要对拇指的所有组织进行完整的评估，包括皮肤、神经、血管和肌肉骨骼。应仔细检查拇指上的创面。评估支配拇指的感觉神经的完整性。评估拇指循环方面的任何损伤都是非常重要的，就像重建时评估动静脉的可行性一样。最后，还需要评估拇指肌腱和骨骼结构的完整性，后者需要通过影像学检查来评估。

拇指感染后的评估与创伤后的评估相似。所有组织都必须评估，特别要注意需要重建的皮肤缺损。

对受肿瘤累及的拇指的评估将根据肿瘤本身来指导。具体来说，肿瘤类型和级别将决定切除的范围，而这需要在重建之前确定。这也将决定术中（前哨淋巴结活检、淋巴结切除术）或围手术期（放疗、化疗）需要哪些治疗。

患者选择

由于有很多方法用来重建拇指缺损，因此必须对患者进行各种选择的教育，以便他们做出最适合他们个人和专业环境的重建类型的明智决定。

许多拇指损伤发生在工作场所，这些患者会因为受伤而受到影响，因为他们的工作需要大量地使用手。尤其是对于这些需要重建拇指的患者，有必要朝着这样一个目标努力，使其具有足够的长度有利于捏和握、在活动中是稳定的，具备合理的运动，并且重要的是能够感知，以便在活动中给予触觉反馈，防止反复出现溃疡和损伤。也就是说，对于任何需要进行拇指重建的患者而言，无论其专业或职业，恢复其适当的长度、稳定性、活动度和感觉都是最终目标[11]。

除了对患者进行重建方法的教育，还需要让患者配合整个重建过程。大多数重建方法都会导致近期内出现水肿、

僵硬和疼痛，因此，遵守有监督的手部治疗方案是重建成功的关键。

与其他任何类型的重建手术一样，手术前的医疗优化可以获得更好的结果。这包括但不限于戒烟、心肺稳定和良好的糖尿病控制。如果在癌症切除后要重建拇指，医生必须在重建前确保局部疾病得到充分控制，并协调患者的重建与任何需要的系统辅助治疗。同样，对于因感染导致拇指缺损的患者，重建前的感染控制至关重要。

患者选择中最重要的因素是必须重建的组织中损失的数量和性质。离断水平是拇指缺损最简单的分类方法，可以将其分为3型[12]（图13.1）。远端型是从指间关节延伸到指尖。中段型从指间关节到掌骨颈，近端型从掌骨颈到腕掌关节。任何一个离断平面对患者和医生而言都是一个独特的挑战，并且每一个水平的离断都有多种重建方法。

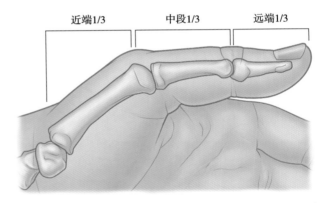

图13.1　拇指缺损分类，分为3部分。远端1/3是从指尖到指间关节。中段1/3是从指间关节到掌骨颈。近端1/3是掌骨颈到腕掌关节

治疗/手术技术

远端1/3缺损

拇指远端1/3缺损很少需要恢复长度，因为经指间关节离断的拇指仍然具有很好的功能[12]。因此，拇指指尖重建的主要目标是软组织覆盖和保存长度。当指尖无骨外露时，可通过二期愈合或植皮来实现闭合。尖端截肢的二次愈合已被证明能产生稳定的瘢痕和良好的两点辨别觉，因此是实现覆盖的一种相对容易（通常是首选）的方法[13]。创面挛缩诱导的二次愈合具有将稳定的带有感觉的皮肤聚集在一起以闭合缺损的优点，而移植的皮肤则不会恢复感觉。直径1.5cm以内且无骨外露的缺损，可通过换药得到有效治疗。对患者而言，每天用油纱或铋剂纱布换药相对容易。但是基底良好的较大缺损则需要植皮治疗。通常首选全厚皮片移植，因为它们更耐用更稳定，特别是在应力区和剪切区。小的全厚皮片或中厚皮片可从小鱼际隆起或腕横纹掌侧切取。然而，更大的游离皮肤最好是从上臂内侧或腹股沟区切取。

当拇指指尖骨外露时，需要应用带血管的覆盖物以保持拇指长度，有几种皮瓣可以实现这个目标。选择皮瓣的主要标准是缺损的大小和软组织缺损的位置，尤其是缺损在掌侧、背侧或在指尖。Atasoy 等所描述的 V-Y 推进皮瓣在只有少量骨外露的情况下，可以很好地覆盖远端指尖[14]（图 13.2）。该术式是将拇指掌侧指腹做一个 V 形切口，然后用剪刀小心地分离皮下组织，保持皮瓣深层与皮瓣连接并为之提供神经血管支配的组织的完整。然后皮瓣向远端推进以闭合缺损，将 V 形皮瓣的近端创面直接边对边缝合，最终形成一个 Y 形的创面。在临床实践中，在不破坏皮瓣血运的情况下皮瓣推进的距离有限，所以其实际应用有限。

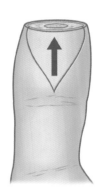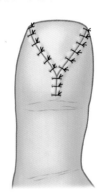

图 13.2   通过掌侧 V-Y 推进皮瓣闭合拇指尖缺损。皮瓣由穿过皮下组织直接深入皮瓣的小血管灌注

掌侧神经血管推进皮瓣，即 Moberg 皮瓣，非常适合覆盖拇指掌侧和指尖的缺损[11]。它常被描述为一个推进皮瓣，但实际上，传统的矩形 Moberg 皮瓣推进的距离是有限的。相反，皮瓣掀起后可使拇指指间关节屈曲，从而使皮瓣看起来向远端"推进"（图 13.3）。要掀起皮瓣，需要从拇指两侧的侧正中切开直至近节基底。然后将皮瓣直接从深部

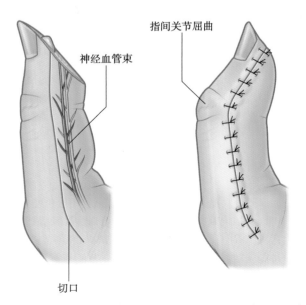

指间关节屈曲

神经血管束

切口

图 13.3   Moberg 拇指掌侧前移皮瓣。由于手指神经保留在皮瓣中，所以这是一种感觉皮瓣，皮瓣由指动脉灌注

的屈肌支持带上做锐性剥离。该皮瓣包括神经血管束和所有深至屈肌腱鞘的皮下组织。屈曲指间关节后将皮瓣缝合固定于指尖。如有必要，用克氏针固定指间关节，尽管很少需要这么做。该皮瓣可以很容易地覆盖 1～2cm² 的缺损（图 13.4）。Moberg 皮瓣的一种变型是岛状皮瓣，在近端基部横向切开皮瓣，仅剩下两个神经血管束连续，基部的间隙需要用一小块皮片移植覆盖。另外，近端切口可呈 V 形，推进后闭合成 Y 形，这样就无须在供区行皮片移植。与传统的 Moberg 皮瓣不同，这种方法允许少量的实际推进，从而覆盖更多的远端缺陷[15,16]。

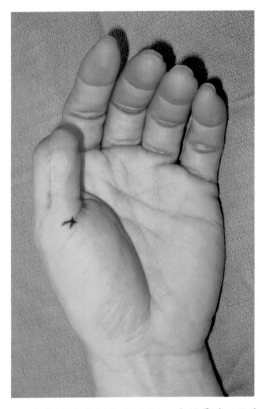

图 13.4   拇指远端离断后用 Moberg 皮瓣覆盖。注意指间关节位于屈曲位

示指邻指皮瓣是用于修复拇指掌侧及指尖较大缺损的一个很好的皮瓣，可修复面积达 2～3cm²[17]。该皮瓣具有很好的可靠性和耐用性[18]。其主要缺点是需要拇示指并指 2～3 周，并且示指供区需要行皮片移植。在示指近节指骨背侧标记出一个基底在桡侧的矩形皮瓣，从尺侧向至桡侧中线剥离（图 13.5）。该皮瓣的游离平面位于皮下组织和伸肌装置之间，并从尺侧向桡侧剥离。保留伸肌腱的腱周组织是非常重要的，以利于皮片移植。游离到桡侧时，必须沿着皮瓣基底松解 Cleland 韧带，以防止皮瓣蒂部发生扭结。然后将皮瓣缝合到拇指上——这可能需要一些尝试和错误来找到最佳的皮瓣放置方向（图 13.6）。然后将全厚皮片移植到示指背侧。拇指用一个结实的夹板固定。2～3 周后，断开皮瓣并缝到拇指上（图 13.7）。分指后就应该开始对拇指和示指进行积极活动锻炼。

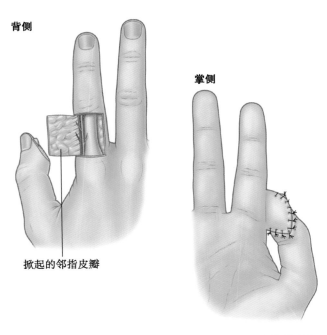

背侧

掌侧

掀起的邻指皮瓣

图 13.5　修复拇指的邻指皮瓣示意图。于示指近节背侧切取皮瓣，移植覆盖拇指掌侧缺损。切取皮瓣时，示指桡侧神经血管束的 Cleland 韧带会限制和扭结皮瓣，因此需要切断该韧带以使皮瓣获得更大的活动度

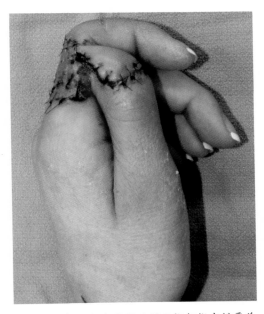

图 13.6　拇指指尖缺损后用示指邻指皮瓣覆盖

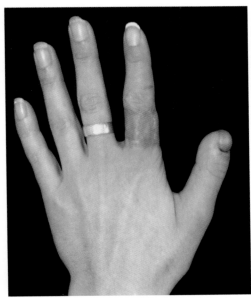

图 13.7　图 13.6 中患者邻指皮瓣离断后拇指重建后的外观

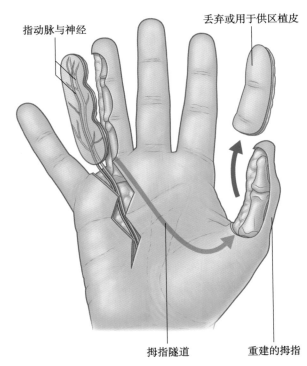

指动脉与神经

丢弃或用于供区植皮

拇指隧道

重建的拇指

图 13.8　从环指尺侧切取神经血管岛状皮瓣的示意图。将皮瓣经手掌皮下隧道转移至拇指，重建拇指掌侧的感觉

Littler 提出的神经血管岛状皮瓣是修复拇指缺损的一个很有用的工具[19]。它很少被用作主要的覆盖皮瓣，尽管它肯定可以这样使用。相反，它最常见的用途是恢复拇指指腹重建后感觉[19,20]。皮瓣以中指或环指尺侧神经血管束为基础（图 13.8）。选择尺侧作为供区是因为这对手指的握捏活动影响最小。在供区手指指腹的尺侧描记皮瓣所需的尺寸。通常，皮瓣需要切取供区手中远节皮肤。切开皮瓣，并从皮瓣近端做一侧正中切口。将皮瓣从远及近切取，并游离将与皮瓣连续的尺侧神经血管束。在神经血管束周围切取较厚的脂肪组织袖是非常重要的，其内含有动脉的回流血管，这是皮瓣静脉回流的唯一通路，不然，将导致皮瓣臃肿。必须游离至手掌较近端的位置，以获得朝向拇指的足够的游离，并且必须与指总动脉的另一分支（即环小指桡侧指动脉）分开。沿着神经束将指总神经分开，以使皮瓣获得足够的活动度。然后，皮瓣可以通过皮下隧道，或经过供区和拇指之间做一个连接的切口转移到拇指（图 13.9）。

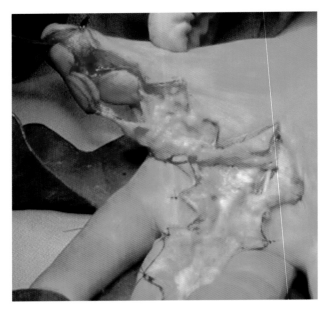

图 13.9　解剖后的神经血管岛瓣

然后将皮瓣移植到拇指掌侧缺损处。供区用全厚皮片移植。术后除了恢复运动外，患者还必须与手治疗师一起对拇指进行感觉训练。

　　基于第一掌骨背侧动脉（first dorsal metacarpal artery，FDMA）近端血供的皮瓣是用于覆盖拇指缺损的一个非常好的移植物，尽管它更适合于拇指背侧或外侧缺损，而非掌侧缺损[21,22]（图 13.10～图 13.12 和视频 13.2）。切取该皮瓣后几乎不会导致供区功能的丧失。使用多普勒超声于鼻烟窝处的桡动脉开始从近向远探测第一掌骨背侧动脉。桡动脉在鼻烟窝处分为桡侧的拇指主要动脉和尺侧的第一掌骨侧动脉。大约在掌骨头的水平，就难以再向远端探测到动脉。该皮瓣以第一掌骨背侧动脉为轴行动脉（图 13.13）。从远端到近端切取皮瓣，并保留伸肌装置周围的腱周组织供随后的皮片移植。为了确保将第一掌骨背侧动脉纳入皮瓣，必须切开第一骨间背侧肌上的薄层筋膜，并将其纳入皮瓣一起切取。游离皮瓣并充分游离近端血管束后，即可通过皮下隧道或经皮切开将皮瓣转移至拇指处。然后用植皮修复供区。将第一掌骨背侧动脉及其周围的较厚的脂肪组织袖一起切取非常重要，脂肪组织内含有动脉的伴行静脉，这是皮瓣静脉回流的唯一通道。可以将支配皮瓣的桡神经感觉支的分支与拇指桡神经感觉支或指神经缝合以支配该皮瓣（框 13.1）。

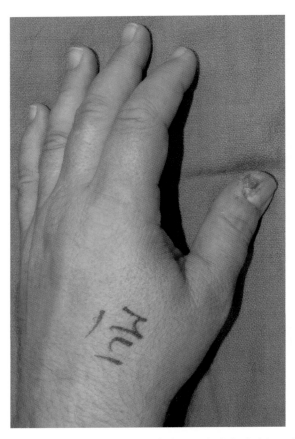

图 13.10　拇指尺背侧鳞状细胞癌。切除肿瘤并进行一期重建

> **框 13.1　临床提示：拇指远端 1/3 缺损的重建**
>
> 　　拇指远端 1/3 的缺损在功能丧失方面是最小的[12]。因此，修复的首要任务是软组织覆盖。软组织重建的选择取决于缺损的位置。掌侧缺损可通过二期愈合（创面收缩）、全厚皮片移植、Moberg 皮瓣、邻指皮瓣和神经血管岛状皮瓣等获得重建，而背侧缺损可使用皮片移植或第一掌背动脉皮瓣来覆盖。

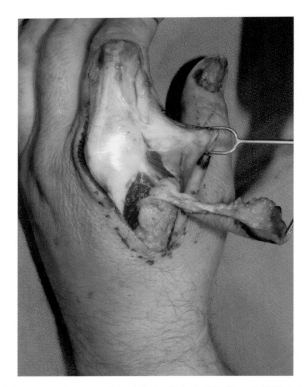

图 13.11　图 13.10 中切除拇指肿瘤后的缺损。从其蒂部切取第一掌背动脉皮瓣。注意第一骨间背侧筋膜下的所有组织都随同皮瓣蒂部一起切取

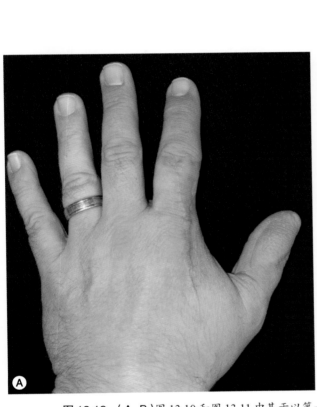

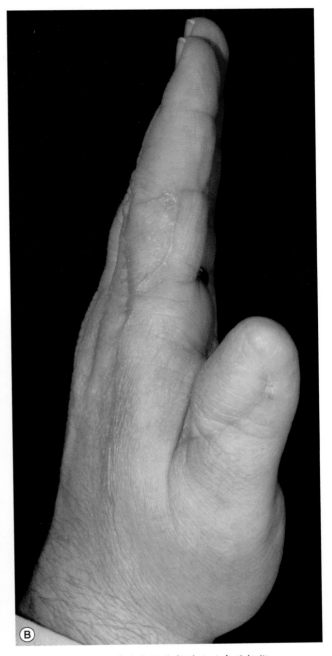

图 13.12　（A，B）图 13.10 和图 13.11 中基于以第一骨间背侧动脉近端为蒂的皮瓣修复并已治愈的拇指

拇指中段 1/3 缺损

　　拇指中段 1/3 的缺失在功能上比远端 1/3 的缺失更加严重。因此，软组织覆盖和功能恢复都是其优先选项。通常，在这一平面离断的拇指的一期软组织覆盖可以通过短缩部分指骨来实现，然后在初始损伤后的几周或几个月进行重建。

　　拇指手指化是一个重建技术，它能增加拇指的有效长度，而非绝对长度。其主要特点就是加深虎口[12]。拇指最初受伤时，可伴有或不伴虎口的损伤。虎口加深可以使拇指的活动更好，尤其是拇指的掌侧和桡侧外展，从而改善拇指的对掌功能。虎口轻中度的挛缩可以通过植皮或者局部

组织重整（通常为 Z 成形术）来加深。对虎口挛缩的评估主要是看其是片状的还是线状的。如果是片状的，则切除瘢痕后植皮，如果是线性挛缩，则首选 Z 成形术。虎口通常用全厚皮片移植，虽然也可以用较厚的中厚皮片（图 13.14、图 13.15）。虽然双 Z 字皮瓣是唯一适合该解剖区域的，但是单个 Z 字切口也可以用于虎口的线性瘢痕。四瓣 Z 成形术（实质上是两个重叠的 Z 成形术）（图 13.16）和双对顶 Z 成形术（"跳跃人"皮瓣）（图 13.17）已被广泛用于虎口。对于这两种皮瓣，瘢痕带本身就是两个 Z 字的中间分界，然后分别从瘢痕的背侧和掌侧移动三角形皮瓣。当进行皮片移植或 Z 成形术修复虎口瘢痕时，由于瘢痕因素，内收肌往往是

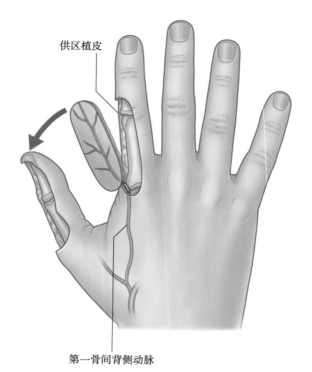

图 13.13 示指背侧的掌背动脉皮瓣（"风筝皮瓣"）示意图。该皮瓣的要点是血管蒂要包括皮下脂肪和骨间肌筋膜

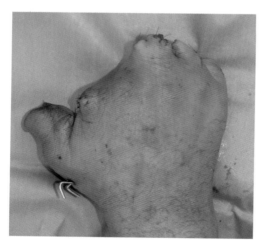

图 13.14 严重的碎木机损伤，导致第一指蹼挛缩，影响拇指的桡侧和掌侧外展

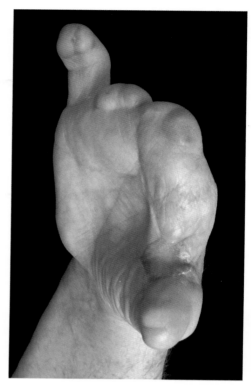

图 13.15 图 13.14 中的虎口已通过全厚皮片移植加深。注意拇指外展改善

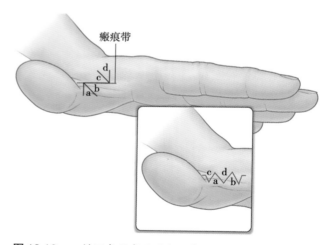

图 13.16 四瓣 Z 成形术用于加深虎口和/或松解虎口挛缩

挛缩的。需要将其松解，以在皮肤关闭前获得拇指外展。

　　严重的虎口挛缩需要使用带血管蒂的游离组织移植，而不是用不那么复杂的局部组织重整。虎口开大后，应考虑用外架或者克氏针固定拇指腕掌关节，以在重建愈合期间保持虎口的宽度。

　　手背皮瓣为虎口加深提供了很好的选择。该皮瓣蒂部位于手背近端，由掌背动脉供血（图 13.18）。不像第一掌骨背侧动脉皮瓣，它不是一个岛状皮瓣，可以包括一条以上的掌背动脉。皮瓣的远端可至掌骨头水平，切取平面位于皮下组织和伸肌腱腱周组织之间。然后将皮瓣从纵向位置转向桡侧的虎口，游离皮瓣下方所有的约束组织。供区予以

植皮修复。

　　如果手背皮肤已有损伤，或者需要一个较大的带血管组织来修复虎口和拇指，那就有必要切取局部皮瓣。前臂桡侧皮瓣和骨间背动脉皮瓣是较好的选择。前臂桡侧皮瓣的应用已在各种手部重建手术中被验证，包括拇指的修复。逆行前臂桡侧皮瓣的主要缺点在于，它的使用可能会影响未来的拇指重建。具体来说，如果考虑用足趾移植来重建拇指，桡动脉是首选的受体血管，而带蒂前臂桡侧皮瓣的转位会使显微血管移植，即使不是不可能，但也很困难。然而，也可以切取桡动脉穿支皮瓣，保留桡动脉的完整[23,24]。

　　前臂桡侧皮瓣可以制成各种组织瓣，如单纯的筋膜

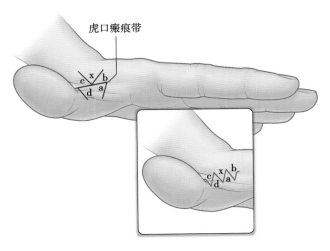

图 13.17 双对顶 Z 成形术（被称为"跳跃人"皮瓣）示意图。这种 Z 成形术和四瓣 Z 成形术提供了相似的虎口松解度

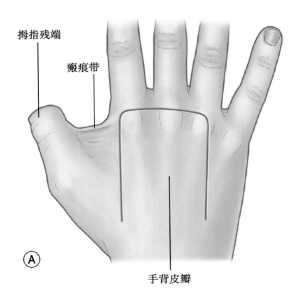

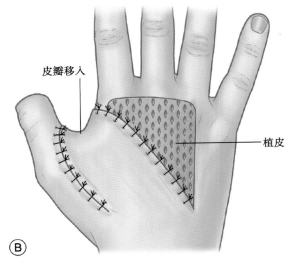

图 13.18 （A，B）手背皮瓣示意图。该皮瓣可以为虎口加深提供足够的覆盖

瓣、筋膜皮瓣或筋膜上皮瓣。在拇指重建中，仅使用筋膜瓣，并在其上植皮，可获得拇指的正常轮廓[25]（图 13.19、图 13.20）。通常都需要进行 Allen 试验，以确保各手指只通过尺动脉也能获得灌注。皮瓣血管蒂的旋转点大约在桡骨茎突处，尽管也可以比这更靠近端。然后在前臂上描记皮瓣，使旋转点位于拇指或虎口创面的远端和前臂桡侧皮瓣的近端之间的中点。分别在皮瓣的桡侧和尺侧切取。当从皮瓣的桡侧游离到肱桡肌的尺侧，从皮瓣的尺侧游离到桡侧腕屈肌腱的桡侧缘后，再直接向下朝着桡骨游离。然后继续在桡动脉血管束的深方继续解剖。在离断桡动脉近端之前，先用一个血管夹夹住皮瓣近端的桡动脉上，然后释放止血带。几秒钟后，如果皮瓣和所有手指都灌注良好，就可以将桡动脉近端离断结扎。然后将皮瓣向远端转移到虎口和/或拇指创面。根据皮瓣类型，供区可以一期闭合（单纯筋膜瓣）或进行皮片移植（筋膜皮瓣或筋膜上皮瓣）。由于逆行桡动脉组织瓣是通过桡动脉的伴随静脉回流的，因此可能发生静脉淤血。切取皮瓣时，必须包括动脉蒂周围的伴行静脉及脂肪组织。将皮瓣静脉与手部静脉进行顺行显微血管吻合，可减少静脉充血和皮瓣肿胀。

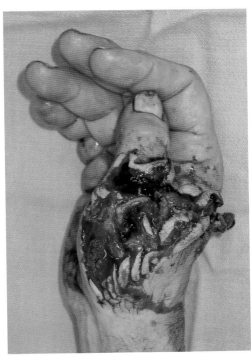

图 13.19 拇指背侧严重的电刨伤。固定骨折，并用示指固有伸肌腱重建拇长伸肌腱

骨间后动脉的血供有利有弊：骨间后动脉与骨间前动脉在下尺桡关节的近侧吻合相通，而皮瓣血供来自骨间后动脉逆向血流的灌注[26]（图 13.21～图 13.23）。这种解剖特点得以保留手的尺桡侧动脉，但如果损伤区在手腕附近，血供就可能会受到损害。用多普勒仪探测骨间后动脉，并以之为皮瓣的轴心。该血管的体表投影为肘关节外上髁和尺骨头之间的连线。皮瓣血管蒂走行在尺侧腕伸肌腱和小指

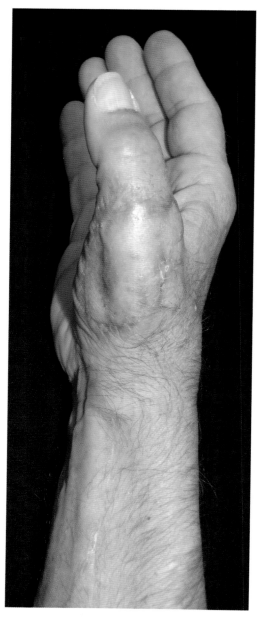

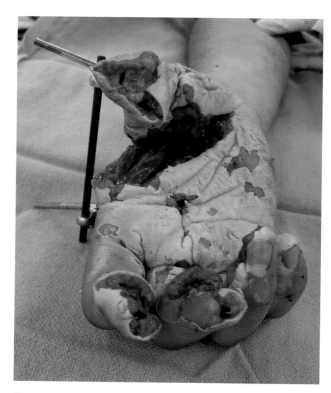

图 13.21   烟花爆炸伤后虎口巨大损伤，应用外固定架维持虎口开大

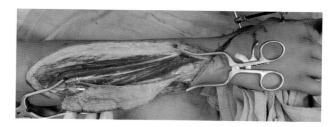

图 13.22   游离骨间背动脉皮瓣，仅保留皮瓣远近端的蒂连续。注意血管远端向桡侧弯曲，与骨间前血管吻合相连

图 13.20   图 13.19 中患者采用带蒂前臂桡侧筋膜瓣重建拇指。皮片移植覆盖筋膜瓣，因为没有从前臂切取皮肤，所以供区一期缝合

伸肌腱之间的间隙内。从远端到近端进行解剖游离，先定位与前骨间动脉的吻合口，然后向近端将骨间后动脉与皮瓣一起解剖游离。皮瓣游离后将其移植到虎口，供区直接关闭或游离植皮。骨间背动脉皮瓣的另一个缺点是供区位于前臂背侧，容易被看到。

掌骨延长术可以增加拇指列的绝对长度，通常用于拇指中段 1/3 更靠近端部分的缺失，Matev 推广了这一方法[8,9]。Matev 报道称，该手术的唯一绝对禁忌证是拇指残留掌骨长度小于 3cm[27]。需要注意的是，这种重建技术需要较长时间的外固定和多次门诊复查，因此在重建前需确定患者接受该种手术。在截骨前先分别在掌骨的远端和近端拧入牵引架固定针（图 13.24）。通过掌骨背侧切口，先放置牵张

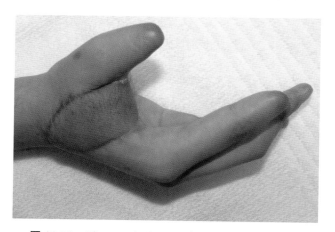

图 13.23   图 13.21 和图 13.22 中的患者，虎口已痊愈

架，然后在骨干处截骨并关闭皮肤。每天延长 1mm，直至延长到所需长度。虽然有一些患者，尤其是儿童患者，掌骨间隙会自行骨化愈合，但仍有许多患者需要在二次手术时进

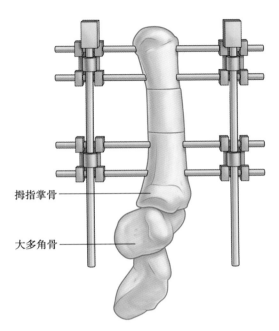

拇指掌骨

大多角骨

图 13.24　Matev 描述的拇指掌骨延长术

行植骨。可以在髂嵴或桡骨远端取骨，会留有一个小的缺损区。固定移植骨时，可以留用原有的外架，也可以改为内固定。根据 Matev 的经验，许多患者因为牵引时虎口皮肤向远端牵拉而出现虎口的变形[27]。如果出现这种情况，可以使用前述的虎口开大术予以矫正（框 13.2）。

框 13.2　临床提示：拇指掌骨延长术

对于不能或不愿意接受足趾移植的患者，拇指掌骨延长术是一种很好的手术方法，可以使拇指长度得到有意义的恢复。然而，这对患者而言是一个非常重要却又艰难的过程。

1. 患者教育至关重要。他们必须明白，该治疗涉及至少两次手术，多次门诊复查，以及可能出现的并发症，如针道感染或牵引器松动。
2. 治疗过程中疼痛并不是一个无关紧要的小问题。患者由于软组织的拉伸而处于几乎持续的疼痛之中。医生必须准备好管理疼痛数周。
3. 年轻患者的骨间隙可能会骨化，但老年患者可能需要取髂骨植骨。植骨手术也是放置内固定的好时机。内固定应足够牢固，以防止延长的掌骨屈曲，这在这些病例中经常发生。

骨成形拇指重建术可以恢复很好的拇指长度，与神经血管岛状皮瓣联合使用时，可以获得相当好的拇指指腹感觉。虽然不是绝对的先决条件，但当有完整和功能正常的大鱼际肌，以及一个可以使用的拇指腕掌关节时，骨成形拇指重建术的效果最好。一般认为，骨成形拇指重建术一般分为 3 个阶段：①取髂嵴行骨重建，再用皮瓣（通常是腹股沟皮瓣）包裹重建骨；②切取腹股沟皮瓣并打薄；③用神经

血管岛状皮瓣修复指腹。

腹股沟皮瓣是一个多用途和可靠的皮瓣[28]。这是一个轴行皮瓣，由旋髂浅动脉灌注，该动脉平行于腹股沟韧带并在其下方 2cm 走行。设计时使动脉位于皮瓣的中心，从外向内切取皮瓣，切取平面位于肌筋膜浅层。游离到缝匠肌的外侧缘时，切开缝匠肌的肌筋膜，提起皮瓣，以防止血管蒂扭结。通常，游离到缝匠肌内侧缘时，其长度对于拇指而言已足够。将皮瓣的近端缝合成管状。此时，可在腹股沟皮瓣创面的外侧切取髂骨三皮质骨移植物。使用摆锯可以快而整齐地切取骨移植物。然后将骨移植物固定在拇指残端上（指骨近端基底或掌骨远端）。有多种方法可以用来固定，但是钢板螺钉固定允许早期活动（图 13.25）。固定后，将腹股沟皮瓣包裹移植骨并与拇指缝合。腹股沟皮瓣通常在移植后 2~3 周离断。通常需要几个阶段来打薄皮瓣（图 13.26 和视频 13.1）。在骨与软组织重建后大约 3~6 个月，通过神经血管岛状皮瓣移植获得感觉。骨成形拇指重建术的主要缺点是移植骨吸收可能、多期手术，以及重建的拇指外形臃肿。

骨成形拇指重建术不一定只用腹股沟皮瓣[29]。还有其他皮瓣也可以用来覆盖移植骨，最明显的就是前臂桡侧逆行皮瓣。骨成形拇指重建术的另一种方法是使用前臂桡侧骨皮瓣，而不是移植髂骨进行骨重建。该皮瓣还可以通过其内的前臂外侧皮神经与拇指尺侧指神经缝合以获得神经支配。虽然有些作者认为这可以达到一期骨成形重建，但由于拇指上的皮瓣一定程度上成球状，所以通常需要做一些缩容术。

通常，拇指离断并不是单独发生，常会伴有其他手指，尤其是示指的损伤。在"备件"手术的极端例子中，受损或离断的示指可以移植到离断拇指的残端上。这对拇指中段

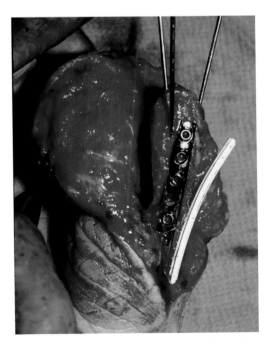

图 13.25　髂嵴骨移植用于骨成形拇指重建。正在固定中的移植骨，并将由腹股沟皮瓣覆盖

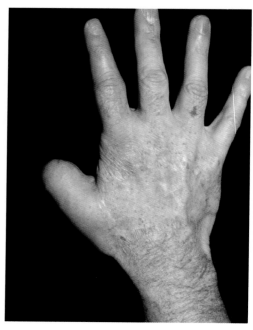

图 13.26   图 13.25 中患者骨成形重建术后行腹股沟皮瓣削薄术

对于拇指中段 1/3 缺损，长度恢复是其主要目标。这可以通过延长拇指的绝对长度或相对长度来完成的：

- 相对长度（"指骨化"）：恢复或加深虎口。这可以通过如下方法实现：
  - 小虎口加深术：植皮或 Z 成形术。如果患者有线性瘢痕带，则行 Z 成形术。片状瘢痕挛缩需要植皮。
  - 大虎口加深术：从另一个位置转移过来的带血管组织，如手背皮瓣、前臂桡侧皮瓣或骨间背动脉皮瓣。
- 绝对长度：几种技术可以增加拇指的绝对长度：
  - 掌骨延长。
  - 骨成形重建：移植骨，并用皮瓣包裹骨移植物，最常用的是腹股沟皮瓣。
  - 顶端成形术：将已受损的示指移植到拇指残端上。

1/3 缺损的患者而言是一个非常好的重建选择，尤其是在该型损伤区域的近端[12,30]。示指移植术被称为"示指拇化术"和"顶端成形术"。顶端成形术可能更准确，因为示指拇化术（pollicization）通常是将正常功能的示指转移到拇指。顶端成形术不一定非要用示指残端来完成，也可以用中指或患指残端。

顶部成形术可以通过各种皮肤切口来完成；不过"球拍"型切口在底部示指和拇指残端通常是做成的。也许手术最重要的部分是对背侧静脉的解剖。至少要保留一条静脉，但如果可能，建议用手指取大部分背侧静脉拱廊。仔细解剖示指掌侧的两根神经血管束。在示指解剖之前或之后，修整拇指残端为示指移植做准备。这包括软组织的游离和掌骨的显露以进行骨固定。首选内固定，因为它不仅不需要拆除，并且可以进行早期活动。此时，用微血管夹闭示指尺侧指动脉，然后松开止血带。如果示指残端有灌注，则离断尺侧指动脉。或者，也可将中指桡侧指动脉切断，将指总动脉随示指一同切取。需要将示指尺侧指神经从总神经上分离后才能进行移位。因为这是一个受损的示指，所以一般不移植屈指和伸指肌腱（与示指拇化相反），而是切除之。在第二掌骨适当位置处截断以重建拇指。去除第二掌骨的剩余部分（至近端干骺端突起），以获得完整的第一蹼空间。然后将示指掌骨颈固定在拇指掌骨干或基底上。为了关闭虎口并确保虎口的足够深度，可能需要切取一个手背皮瓣转移到虎口区（框 13.3）。

拇指近端 1/3 缺损

拇指近端 1/3 水平的缺失是重建的一个挑战，因为本质上这是拇指的完全缺失。虽然中间 1/3 和近端 1/3 缺失之间

的划分有些随意，一个主要的区别在于，近 1/3 的损失可以包括部分或整个鱼际肌的缺失。这一肌肉的缺失妨碍了上文提到的技术的使用，如骨成形重建、骨牵引以及顶端成形术。由于局部重建的选择很少，显微血管技术在这一水平的拇指重建中起着重要作用。这主要是通过各种类型的足趾移植来实现的，这些技术将单列一章予以详述。

有一些病例显示，拇指近端 1/3 缺损的患者行顶端成形术是合适的。如前所述，如果部分或全部大鱼际肌缺失，那么示指移植后的活动性将受到限制，可能需要后期行拇指对掌功能重建术。对于成人患者这可以通过环指屈指浅肌腱或示指固有伸肌腱来完成。顶端成形术的技术方法和在中段 1/3 缺损部分中的讨论方法相同。

如果不具备显微血管技术，示指拇化术是唯一可用于拇指近端 1/3 缺损重建的手术（图 13.27、图 13.28）。该手

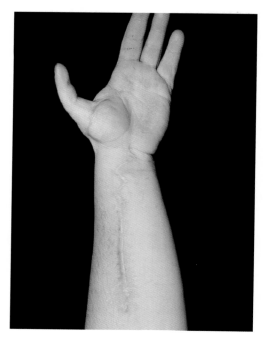

图 13.27   创伤性拇指列基底部缺损，示指拇化术后

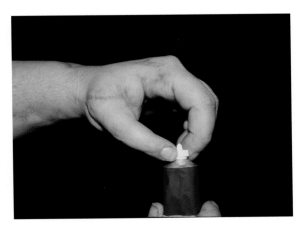

图 13.28　图 13.27 中的患者示指拇化术后显示拇化后的示指对掌良好，指尖捏握良好

术对拇指发育不良或发育不全的儿童的效果是无可争议的。在成人中的使用效果也相当可靠，尽管成人可能比儿童更难适应手指新的位置。在 Brunelli 等对成人示指拇化术的描述中，作者强调了儿童和成人示指拇化术的一个主要区别：儿童的大鱼际肌和拇内收肌完全缺失，而成人则至少有些残留[31]。这就轻微地改变了示指骨间掌侧肌（变成了拇内收肌）和骨间背侧肌（变成了鱼际肌）的活动。在儿童中，这些肌肉连同示指一起被转移，而在成人中，肌肉本身被切除，它们的肌腱被缝在大鱼际肌和拇内收肌的残端上。

示指拇化术有多种切口可选用。切开皮肤后要仔细分离指背静脉。保护手背静脉是非常重要的，并且通常也是示指拇化术中最繁琐的一个步骤。再接着解剖示指的神经血管束。将掌背侧指骨间肌的肌腱与肌肉分开。切开 A1 和 A2 滑车后解剖屈肌腱和伸肌腱。然后游离拇指残端的软组织和显露掌骨残基。大鱼际肌和拇内收肌的残留部分也要准备好。松开止血带。示指尺侧指动脉的处理有两种方式：一种是示指桡侧指动脉灌注良好，即可将尺侧指动脉切断。另一种是将中指桡侧指动脉切断，将供养第二指蹼的指总动脉随同示指移植。在第二掌骨颈截骨。去除第二掌骨干骺端以远部分，以形成新的虎口。再将示指移位并旋前固定。

一般情况下，完成骨固定后，重建拇指的指腹应对向环指。将第一骨间背侧肌的肌腱与大鱼际残留部分（如果可能就尽量选择拇对掌肌）缝合，将骨间掌侧肌的肌腱与拇内收肌或其残余部分缝合。有些作者建议不要缩短外在肌的屈伸肌腱，而另一些作者主张肌腱短缩缝合[12,31]。在轻度屈曲状态下用克氏针固定掌指关节 6 周，以抵消示指掌指关节过伸的趋势。然后关闭创面。如果任何部位出血皮肤张力较大，则应行皮片移植以降低皮肤张力。与顶端成形术一样，后期可能会出现大鱼际肌不足以提供功能性对掌功能，在这些情况下，需要进行对掌功能重建（环指屈指浅肌腱或示指固有伸肌腱）（框 13.4）。有些作者报道使用示指以外的其他手指进行拇化，其中包括一个研究小指移位到拇指位置的团队[32]。

拇指近端 1/3 的缺损是难以适应的，并且其重建对患者和外科医生而言都是有挑战性的。需要重建整个拇指列。现在显微外科手术方法是修复该部位缺损的标准。但是，示指拇化术依然有其存在的意义，其仍然是一个非常有效的方法。在同时有示指损伤的情况下，可以将剩余的示指转移到拇指残端上（顶端成形术），以恢复稳定、移动和可能有感觉的拇指。

假肢

对于不想进行拇指重建的患者，拇指假肢也是一种可行的选择。假肢在本质上通常只具有美学性质，也就是说它们只有很小的功能或几乎没有功能。Pillet 在上肢假肢方面具有最丰富的经验，其美学效果令人印象深刻[33]。有零星的报道称，骨整合的手指和拇指的假肢，将轻微增强其实用性和耐用性[34]。一般而言，拇指近节必须至少有一部分残留才可以安装美容假体[12]。否则，假体可能需要扩展到手部以获得稳定。

术后护理

固定是手部任何手术术后护理的基石，拇指也不例外。一般而言，拇指远端 1/3 的重建仅为软组织重建，因此，术后石膏夹板固定仅需大约 1 周时间。之后，换成可拆卸的支具固定，可以开始正常洗澡和洗手。术后 2 周拆线。

更靠近端的重建包括了骨和软组织的重建。钢板螺钉固定允许早期活动，通常术后 1~2 周即可开始活动。克氏针固定的牢靠性稍差，但是术后 2 周至少有一些被动滑动练习可以开始进行。同样，佩戴可拆卸支具，可以洗手和洗澡。

大约 6 周时，骨愈合已到可以开始一些抗阻锻炼的程度（X 线片实现固定保持稳定，至少有一些实变的证据）。也是在这个时段，可以开始进行瘢痕修正治疗。

结果、预后及并发症

遗憾的是，目前有关各种类型拇指重建的良好对照结果的研究还很少[35]。然而，对于上面列出的每一种重建方法，都有许多大型的回顾性研究，总体上显示出良好效果[11,14-16,19,27,29]。

拇指重建有 5 个目标，即恢复：①功能长度；②稳定性；③活动性（特别是对掌功能）；④感觉；⑤外观美观。经治医师应该帮助患者选择能够（充满希望地）修复拇指全部这 5 个方面的技术。如果这 5 个方面都恢复了，那么有关拇指的功能和患者的满意度的预后就是好的。如果 5 个方面不能都恢复,则至少恢复一个具有适当长度的稳定的拇指,就将获得一些握和捏的活动。

二期手术

拇指外伤后或一期重建后通常需要进行虎口加深手术。如前所述,这可以通过皮片移植或局部组织重整来实现。其他一些导致功能受限或外观不佳的瘢痕挛缩可以用各种松解和移位术来治疗,包括 Z 成形术和 V-Y 成形术。

肌腱粘连在拇指重建术后也很常见。治疗这一问题的主要方法是早期和积极的手部康复治疗,以减少其影响。如果康复治疗不能克服粘连,则可能需要进行屈肌腱和/或伸肌腱的松解术。肌腱松解后,应在 24～48 小时内恢复康复治疗。

正如掌骨延长部分所提到的,骨移植通常是必需的。手部骨不连很少见,但可能需要后期植骨。拇指列的畸形愈合的耐受性和代偿性都非常好,然而,严重的畸形愈合可能需要截骨和固定。

其他手指的关节挛缩危害很大,尤其是近指间关节。然而,对于拇指而言,这个危害并不那么严重,事实上,这有助于拇指的稳定。如果拇指掌指关节屈曲挛缩严重,就有可能需要行关节松解。

拇指远端 1/3 缺损可能导致痛性神经瘤,需要后期切除。然而,在初始重建时,将指神经牵拉出来后予以切除可以在很大程度上缓解这种情况。

未来展望

在过去的几年里,一个令人兴奋的进展是穿支皮瓣手术的发展。这就使得应用局部组织重建软组织成为可能,而在过去这可能需要使用游离皮瓣。一些作者称之为"无需使用显微镜的显微手术"。一个研究小组已经描述了使用拇主要动脉穿支皮瓣进行拇指列的局部重建,未来可能会有更多的基于手部的穿支皮瓣被报道[36]。

本章开头就提到过最好的拇指重建就是在可能的情况下对离断拇指进行再植。在过去的 10 年里,超级显微外科的出现,使得更远端的肢体再植成为可能,甚至是在甲床水平。更好的再植技术就有可能挽救更多的拇指原有组织。

最后,上肢假肢的进步正在以惊人的速度发生。更耐用的骨整合拇指义指可能会在不进行自体组织重建的情况下实现更多功能,有朝一日,这些义肢甚至可能会实现感觉功能。

参考文献

1. Littler JW. On making a thumb: one hundred years of surgical effort. *J Hand Surg Am.* 1976;1:35–51. *Authored by one of the pioneers of hand surgery, this manuscript is a detailed and richly illustrated history of thumb reconstruction up to 1976. Many of the techniques described in this article remain common today. These include digit transfer, toe transfer, osteoplastic reconstruction, and phalangization.*

2. Nicoladoni C. Daumenplastik und organischer Ersatz der Fingerspitze (Anticheiroplastik und Daktyloplastik). *Arch Klin Chir.* 1900;61:606–628.

3. Guermonprez F. *Notes sur Quelques Resections et Restaurations du Pouce.* Paris: Assselin; 1887.

4. Littler JW. Subtotal reconstruction of the thumb. *Plast Reconstr Surg.* 1952;10:215–226.

5. Littler JW. The neurovascular pedicle method of digital transposition for reconstruction of the thumb. *Plast Reconstr Surg.* 1953;12:303–319.

6. Gosset J. La pollicisation de l'index (technique chirurgicale). *J Chir (Paris).* 1949;65:403–411.

7. Gosset J, Sels M. Technique, indications et resultats de la pollicisation du quatrieme doigt. *Ann Chir.* 1964;48:1005–1014.

8. Matev IB. Thumb reconstruction through metacarpal bone lengthening. *J Hand Surg Am.* 1980;5:482–487.

9. Matev IB. Thumb reconstruction in children through metacarpal lengthening. *Plast Reconstr Surg.* 1979;64:665–669.

10. Mehrara BJ, Abood AA, Disa JJ, et al. Thumb reconstruction following resection for malignant tumors. *Plast Reconstr Surg.* 2008;121:1279–1287.

11. Heitmann C, Levin LS. Alternatives to thumb replantation. *Plast Reconstr Surg.* 2002;110:1492–1503, quiz 1504–1505.

12. Muzaffar AR, Chao JJ, Friedrich JB, et al. Posttraumatic thumb reconstruction. *Plast Reconstr Surg.* 2005;116:103e–122e. *The authors present a comprehensive review of the classification of thumb loss in thirds, as well as reconstructive options for each level of amputation. This article includes both microsurgical and non-microsurgical reconstructive techniques. The focus of the article is reconstruction of the traumatically injured thumb, but the principles contained within are applicable to other thumb loss etiologies.*

13. Bickel KD, Dosanjh A. Fingertip reconstruction. *J Hand Surg Am.* 2008;33:1417–1419.

14. Atasoy E, Ioakimidis E, Kasdan ML, et al. Reconstruction of the amputated finger tip with a triangular volar flap. A new surgical procedure. *J Bone Joint Surg Am.* 1970;52:921–926.

15. Pet MA, Ko JH, Vedder NB. Reconstruction of the traumatized thumb. *Plast Reconstr Surg.* 2014;134:1235–1245.

16. Thibaudeau S, Tremblay DM, Tardif M, Chollet A. Moberg modification using the first web space: thumb reconstruction following distal amputation. *Hand (N Y).* 2012;7:210–213.

17. Hynes DE. Neurovascular pedicle and advancement flaps for palmar thumb defects. *Hand Clin.* 1997;13:207–216.

18. Woon CY-L, Lee JY-L, Teoh L-C. Resurfacing hemipulp losses of the thumb: the cross finger flap revisited: indications, technical refinements, outcomes, and long-term neurosensory recovery. *Ann Plast Surg.* 2008;61:385–391.

19. O'Brien B. Neurovascular island pedicle flaps for terminal amputations and digital scars. *Br J Plast Surg.* 1968;21:258–261.

20. Thompson JS. Reconstruction of the insensate thumb by neurovascular island transfer. *Hand Clin.* 1992;8:99–105.

21. Muyldermans T, Hierner R. First dorsal metacarpal artery flap for thumb reconstruction: a retrospective clinical study. *Strategies Trauma Limb Reconstr.* 2009;4:27–33.

22. Gregory H, Heitmann C, Germann G. The evolution and refinements of the distally based dorsal metacarpal artery (DMCA) flaps. *J Plast Reconstr Aesthet Surg.* 2007;60:731–739.

23. Page R, Chang J. Reconstruction of hand soft-tissue defects: alternatives to the radial forearm fasciocutaneous flap. *J Hand Surg Am.* 2006;31:847–856.

24. Hansen AJ, Duncan SFM, Smith AA, et al. Reverse radial forearm fascial flap with radial artery preservation. *Hand (N Y).* 2007;2:159–163.

25. Friedrich JB, Katolik LI, Vedder NB. Soft tissue reconstruction of the hand. *J Hand Surg Am.* 2009;34:1148–1155.

26. Agir H, Sen C, Alagöz S, et al. Distally based posterior interosseous flap: primary role in soft-tissue reconstruction of the hand. *Ann Plast Surg.* 2007;59:291–296.

27. Matev I. Thumb metacarpal lengthening. *Tech Hand Up Extrem Surg.* 2003;7:157–163. *This paper by Dr. Matev describes his experience with thumb metacarpal lengthening over a 40-year period. It is both a historical reference as well an excellent technical guide to the procedure. While most of his patients required bone grafting following distraction, he describes situations in which the gap spontaneously ossified. Finally, Dr. Matev addresses other considerations such as the effects of distraction on the first webspace and the thumb carpometacarpal joint.*

28. Friedrich J, Vedder N. Groin flap coverage of the hand and wrist. In: Cooney W, Moran S, eds. *Soft Tissue: Master Techniques in Orthopaedic Surgery Series.* Baltimore, MD: Lippincott, Williams &

Wilkins; 2008:233–244.

29. Cheema TA, Miller S. One-stage osteoplastic reconstruction of the thumb. *Tech Hand Up Extrem Surg.* 2009;13:130–133.

30. Bravo CJ, Horton T, Moran SL, et al. Traumatized index finger pollicization for thumb reconstruction. *J Hand Surg Am.* 2008;33:257–262. *This article is one of a very few that analyze the on-top plasty (pollicization of a damaged index finger). The authors review 7 patients who underwent this reconstruction method, including pinch strength and sensibility. They find that, in general, this is a sound method of thumb reconstruction, and most patients reported favorably on their postoperative functionality. The article also includes a valuable list of technical points necessary to accomplish the procedure.*

31. Brunelli GA, Brunelli GR. Reconstruction of traumatic absence of the thumb in the adult by pollicization. *Hand Clin.* 1992;8:41–55. *This is a technique manuscript describing index finger pollicization which can be used for proximal third thumb loss. The authors present in detail the steps required to accomplish pollicization. Additionally, they address important considerations including management of the dorsal and palmar interosseous muscles of the index finger, as well as management of the transferred metacarpophalangeal joint. They also briefly describe pollicization of other digits if the index finger is unavailable.*

32. Ince B, Gundeslioglu AO, Cicekcibasi AE, et al. Transfer of the fifth finger to replace an amputated thumb: a preliminary study. *Surg Innov.* 2015;22:462–468.

33. Pillet J, Didierjean-Pillet A. Aesthetic hand prosthesis: gadget or therapy? Presentation of a new classification. *J Hand Surg Am.* 2001;26:523–528.

34. Manurangsee P, Isariyawut C, Chatuthong V, et al. Osseointegrated finger prosthesis: An alternative method for finger reconstruction. *J Hand Surg Am.* 2000;25:86–92.

35. Parvizi D, Koch H, Friedl H, et al. Analysis of functional outcome after posttraumatic thumb reconstruction in comparison to nonreconstructed amputated thumbs at the proximal phalanx of the thumb ray: a mid-term follow-up with special attention to the Manchester-modified M2 DASH questionnaire and effect size of Cohen's d. *J Trauma Acute Care Surg.* 2012;72:E33–E40.

36. Al-Dhamin A, Cox J, Bissell MB, et al. Anatomical study of the princeps pollicis artery perforator flap. *Ann Plast Surg.* 2016;76:564–568.

第14章

拇指重建：显微外科技术

Nidal F. Al Deek and Fu-Chan Wei

概要

- 显微外科技术足趾移植重建拇指使相似组织替代重建成为可能，缺失的手指可以获得良好的功能、外观满意。
- 早期清创时应注意尽量保留所有可用的组织，包括血管神经束、屈伸肌腱、关节、皮肤以及骨质，以期获得最佳的功能结果及对足部供区最小的损伤。
- 考虑到供区血管的变异，在第一趾蹼逆行分离血管蒂是该手术的关键。
- 因创伤或先天畸形导致的拇指缺损，可以通过第二足趾、踇趾或修整后的踇趾得以重建，包括修整后的踇趾、部分踇趾或踇甲皮瓣。
- 因创伤或先天畸形导致的手指缺损，同样可以通过不同形态的足趾移植进行重建，获得同样满意的结果，尤其是指浅屈肌止点远端部分。选择手术的时机，并不会影响到皮瓣的成活率、并发症以及二期手术的概率。
- "掌骨手"是指手的所有手指缺损至功能水平近端，可以合并或不合并拇指缺损，足趾移植重建可以为这种严重的病例获得最大的功能重建，甚至双侧缺损也可以进行重建。
- "类掌骨手"是一种不准确的描述，也是一种严重的损伤，同样也可以通过足趾移植进行重建。
- 作者超过 2 200 例病例的经验，使作者可以持续更新概念，改进现有技术，改进分类系统，制定治疗战略，提升患者主观疗效，从而提高足趾移植重建的技术。

简介

最早的足趾移植重建拇指手术在 1966 年提出[1-3]。这

一技术早期用于治疗创伤后手指缺损功能重建，后期被用到先天畸形手部外形的重建。经过 40 多年的发展，足趾移植重建手术已经到达顶峰。

手指离断后，断指再植仍然是主要的治疗手段[4-6]。当再植手术失败或无法进行再植手术时，足趾移植重建则是最佳的选择，其结果优于假体及其他非显微外科手术方法，可以获得相对满意的外观，且无须进行免疫抑制[7-13]。

足趾移植重建拇指已经成为重建毁损及无法再植的拇指的金标准，术后可以发挥 40%～50% 的拇指功能[14-17]。

当截除多个毁损手指后，尽管由此带来的功能障碍与拇指缺损相似，而且明显影响手的外观，但是这种情况下应用显微技术进行足趾移植手术仍存在争议[8,18-21]。需要注意的是，指浅屈肌腱止点以远的手指缺损进行足趾移植重建手术后，其术后功能和外观比其他术式更好[22-26]。

单个手指的缺损与多个手指的缺损一样，其重建手术同样存在争议。但是，对于某些特定职业的患者，足趾移植重建手术是有帮助的[22-26]。

掌骨手是一种更为严重的、范围更大的损伤[12,27,28]，行足趾移植重建手术的指征更为明确，尤其是对于双侧都缺损的患者[29,30]。与手部异体移植手术相比，足趾移植重建手术更适合腕关节水平以远的缺损，手术效果良好，且不用长期免疫抑制[31]。

通过仔细查阅文献可以发现，自 20 世纪 80 年代中期起，足趾移植重建手术并没有太大的进展，但是，有关足趾移植重建手指手术的观点有了一些发展[32]。此外，在移植足趾的修整[33-40]和供区的掩饰[41-43]方面有不少的研究。同时，有关该手术的长期随访研究提示，应当提升手术的安全性和有效性[44,45]。本章概括了足趾移植重建手术目前的经验，总结了长庚纪念医院超过 30 年 2 200 余例病例的经验教训（图 14.1）。

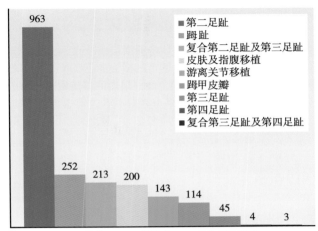

总数：1 937 例手术，2 153 个足趾移植
1985年1月至2014年12月

图 14.1 长庚纪念医院 1985—2015 年足趾移植的病例数量

历史回顾

早在 1897 年，Carl Nicocolandi 报道了第一例 5 岁患者带蒂的足趾移植分期重建拇指手术，前后经历 4 周时间。由于采取长时间的制动，移植足趾出现僵硬，但是仍优于同时代的管型带蒂皮瓣[46]。Davis 首先将分期移植手术和足背动脉显微吻合技术结合起来，为后续众多创新技术的发展打开了一扇门[47]。但是直到 1967 年，Yang 和 Gu 才首次采用显微技术进行足趾移植拇指重建手术，他们将第二足趾移植重建了拇指[2]。在这一年之前，Buncke 和 Schulz 在恒河猴上尝试了吻合血管的足趾移植至手指[48]；1969 年，Cobbett 成功将𧿹趾移植到了拇指[3]，并且在 30 年后报道了其病例的长期随访结果，感觉恢复非常满意，而且没有骨关节炎的表现[49]。

1979 年，Buncke 和 Rose 进行第一例带感觉神经趾腹皮瓣游离移植重建手术末节手术后，部分足趾移植成为了足趾移植重建手术发展的另一个前沿[50]。1988 年，Koshima 更进一步，首次进行了游离带血管蒂𧿹甲瓣移植手术，将显微手术的适应证范围进一步扩大[51]。

成人病例的成功使该技术的应用扩展至儿童先天畸形的治疗。O'Brien 等最早报道了将足趾移植用于治疗先天性拇指缺损[52]，Gilbert、Cooney 和 Wood 将其适应证扩大至重建其他手指[53,54]。

足趾移植重建手术长时间、惊人的发展，使其已经成为了一项"尖端技术"，目前的焦点在于进一步完善其术后功能和外观，提升患者满意度，以及手术策略的制定。对于显微重建医生而言，足趾移植重建手术仍然是治疗创伤或先天手指缺损的一项重要技术。

诊断/患者表现

可能进行足趾移植的患者的初期处理与其他创伤或需

要手指再植的病例一样，如有必要，首先进行复苏和处理可能危及生命的创伤，妥善地保存离断的手指。治疗之前对伤肢进行评估，尤其是对于那些严重撕脱、冲压或多处离断的再植成功率低的病例，可以事先向患者交代沟通足趾移植的问题，对于那些对手功能要求较高或者患者的职业及生活习惯需要 10 个灵活的手指，如音乐家、运动员，应向患者提供所有可能的重建方法的细节及问题。如果其损伤合并严重的软组织毁损或清创后存在皮肤缺损，可以在与患者彻底沟通之前，首先应用带蒂的腹部皮瓣覆盖手部创面（图 14.2）。

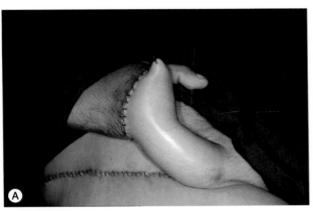

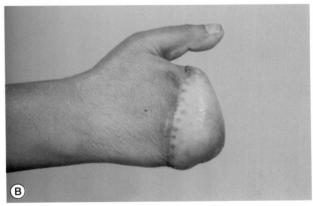

图 14.2 （A，B）足趾移植前以带蒂的腹部皮瓣覆盖手部创面

初次手术

如果预计一期或是二期需要足趾移植手术，则最初的清创手术或再植手术失败后应注意尽量保留所有的仍具有活性的组织结构[55,56]，不要为了直接闭合创面或者试图仅仅依靠局部皮瓣解决创面闭合问题，就过度地缩短各组织的长度[10]，可以应用带蒂皮瓣，例如腹股沟皮瓣，这样的优势包括：①可以保留截肢残端的重要结构；②足部供区皮肤可以直接缝合；③充足的皮肤可以开大虎口，避免使用游离皮肤移植，可以改善足趾移植的外观；④可以保留手部可能用于后续显微手术移植吻合的血管。有些文献报道了其他解决皮肤覆盖的方法，如同时应用显微外科技术附加游离皮肤移植[57]，或使用足部皮瓣[33,58]，但作者仍建议腹股沟

皮瓣，它具有手术难度低、时间短的优势，而且供区瘢痕几乎可以忽略。在某些软组织大范围严重缺损的病例中，可以考虑使用带蒂股前外侧（anterolateral thigh，ALT）皮瓣夹层技术。

克氏针是有效的骨固定方法[59]，虽然植入克氏针只需要 0.5cm 的骨质，但仍要尽可能保留残余骨端的长度。经关节截指时，关节软骨及关节的韧带结构也要尽量保留，这样有利于足趾关节移植后的重建[60]。经掌骨水平截指可以使用骨块移植，这样可以避免在切取踇趾时经跖骨截骨，而保留跖趾关节对于足部功能及外观尤为重要[12,61]。

清创时应去掉撕脱或毁损的屈伸肌腱，但不要仅仅为了闭合创面而去除肌腱。内在肌应尽量保留，特别是近侧指间关节以远截指，可以同时重建内在肌及伸肌腱系统[62]。同样，如有可能，保留屈指浅肌腱的止点也可以得到更好的功能结果[56,63]。

避免过度地缩短动静脉或使用电烧，以尽量减少内膜损伤以及保留长度，这样可以减少足部切取范围以及静脉移植的必要性，缩短手术时间，减少并发症的发生[64]。神经的处理也是一样，由于神经保留长度越长，神经吻合位置越接近移植足趾，感觉恢复越快，所以传统的拉出切断而防止残端神经瘤形成的方法应该避免[65]。所有神经血管束都应仔细地用 10-0 缝合线标记，以便重建时可以更容易地辨别。

患者选择

患者因素

认真地选择合适的病例是成功的关键。虽然随着患者的年龄增长，对于手功能的要求降低，但年龄并不是手术绝对禁忌证[66]。然而，对于高龄患者，血栓的高发生率以及神经恢复速度慢等因素还是应该认真考虑[67]。理想的患者必须有强烈的重建动机，而且对其功能重建的目标明确，每一个患者的决定都是个体化的，并不仅仅取决于损伤的程度，而是应充分考虑患者重建的是否是主利手以及患者的职业和社会经济因素。

一期重建与二期重建的对比

Godina 所提倡的下肢显微重建手术的时间窗并不适用于足趾移植重建手术[68]。急性、亚急性和慢性期重建手术会造成混乱，而且术后结果并没有明显差异。因此，应当进行一期和二期重建手术。一期手术是指在创面未愈合时进行显微重建手术，二期手术是指在创面愈合后。二期足趾移植重建可以更好地控制创面愈合，可以更好地判断损伤区域，这样看来是更加明智的决定，但仍有一些作者建议一期重建（在创面愈合之前），因为一期重建可以减少手术次数，可以早期开始康复治疗，早日恢复正常工作生活[24,69-71]。作者对 26 个一期重建和 96 个二期重建地病

例的对照研究表明，在血管危象探查、受区并发症及返修要求方面均没有明显的差异[71]。对于一个充分了解手术、动机明确、没有合并广泛的软组织损伤或同侧上肢没有其他明显损伤的患者而言，一期足趾移植重建是取代手指缺损的理想的方法。需要注意的是，早期的移植重建，术后感觉的恢复会更好。但如果患者对手术方案选择并不确定，或不愿意接受进一步的康复治疗，足趾移植的手术最好放在二期进行。

损伤因素

关于拇指的决策

拇指的功能取决于足够的长度、良好的感觉、活动度及稳定性，显微外科足趾移植重建拇指可以在一次手术中同时达到以上 4 个目的，并且外观满意。拇指在指间关节近端水平缺损，功能丧失 50%，而缺损水平至掌指关节时，功能丧失 100%[72]。指间关节远端水平拇指缺损虽然功能丧失不多，但对于某些特殊患者，足趾移植能获得额外的长度、稳定性及感觉仍然应该作为选择之一[65,73]。

拇指缺损有多种分类方法及重建策略[74-76]，其基本原则主要是拇指缺损的长度及组织类型[77]。足趾移植重建拇指也可以有多种选择，包括整个踇趾[73]、经过修整的踇趾[78]、踇甲皮瓣[79]、趾腹皮瓣[80]及第二足趾[29,58]，具体采用哪一种方法进行拇指重建应根据患者具体情况个体化设计，需要考虑的因素包括拇指缺损程度、患者的具体需要及供区的影响。一般而言，尽管有文献描述可以增加第二足趾移植重建体积的方法，但考虑到拇指的三指捏握、指侧对指侧捏握、指腹对指侧捏握等多种功能，以及重建后拇指的外形，选择踇趾或踇趾改良方案重建拇指比选择其他足趾所得到的功能及外观都更加满意[58]。如果手术选择踇趾移植，至少应该保留 1cm 近节趾骨，这样可以保留足部的外观及抓地功能，因此，踇趾移植是掌骨中段以远水平拇指缺损重建的最佳选择。而对于更加靠近端的拇指缺损，还需要考虑残留的骨质不足，以及鱼际肌功能等问题。残留的骨质不足的问题，可以经跖骨的第二足趾移植或保留踇趾的跖趾关节预先延长残余掌骨或在移植踇趾及掌骨间植骨则是更好的选择[12,30,65]。然而，鱼际肌的缺损以及对掌功能的丢失，则必须进行旋前内固定。但是，一些研究者认为，最好在初次移植手术时进行矫正[81]。

关于手指的决策

手指缺损的分型与拇指缺损类似，主要取决于缺损的组织及长度，另外还包括缺损的是哪一个手指及单个手指缺损或多个手指缺损，近端缺损及远端缺损的定义是以屈指浅肌腱止点为分界[55,65,82]。足趾移植重建手指远端缺损的方法及选择很多，包括带血管的甲床移植[51,83,84]、趾腹皮瓣[85]、包绕皮瓣[35]及部分第二足趾移植，方案的选择主要取决于缺损组织的类型及长度，这些手术可以得到良好的

指腹感觉、捏持功能及相对正常的甲床[82, 83, 86]。部分第二足趾皮瓣可以包括远侧趾间关节，也可以包括远、近侧趾间关节，适用于屈指浅肌腱止点以远的手指缺损[22, 82, 87, 88]。相反，完整的第二足趾皮瓣则适用于更加近端的手指缺损[65]，但是其最理想的长度是近节指骨中段远端的手指缺损，对于近节指骨中段近端的手指缺损而言，移植重建的手指会稍短于正常[89]。

对于多个手指缺损的患者而言，重建的方案主要由患者职业及外观方面的要求而决定，通常，两个相邻的手指缺损应该选择重建，这样可以让患者完成三角抓握或勾持的动作[12, 21, 88]。桡侧两个手指缺损重建对于需要捏持功能的患者而言非常重要，而对于手工劳动者，尺侧两个手指可以保证有力的抓握功能，应该考虑移植重建[19, 90]。然而，多个手指缺损通常较为复杂，单纯通过组织移植重建手术难以解决问题，需要进行其他手术，例如骨延长或肢芽切除[86]。

关于掌骨手的决策

掌骨手是指多个手指在掌指关节或其附近水平缺损，Delitala 可能是第一个使用这个名词描述损伤的医生[91]，之后出现了多个分型系统，对临床应用有着不同的指导意义[92-95]。有一种分型方法是基于重建方法及损伤时期而制订的，以作者的经验对临床指导意义更大（表 14.1、表14.2）[12, 61, 91]。这种分型方法包括手指缺损水平及是否累

表 14.1 Ⅰ型掌骨手分型

亚型	拇指缺损水平	手指缺损水平
ⅠA 型	指间关节水平以远缺损	掌指关节以远水平
ⅠB 型		掌指关节水平
ⅠC 型		掌指关节以近水平

表 14.2 Ⅱ型掌骨手分型及重建策略

亚型	拇指缺损水平	重建策略	分期
ⅡA 型	掌骨颈以远	整个或部分蹬趾	同时
ⅡB 型	掌骨颈近端，仍保留部分大鱼际肌肉功能	整个或部分蹬趾 ± 骨延长或植骨 经距骨水平的第二足趾移植	同时
ⅡC 型	大鱼际肌肉功能缺失的任何水平	同ⅡA 型及ⅡB 型拇外展功能重建	分期

及拇指，为重建技术提供指南，并且预测重建后的功能结果，由以上因素分为两种亚型，Ⅰ型掌骨手指 4 个手指自近端缺损，不合并拇指缺损或仅累及拇指远端缺损（不需要进行拇指重建），此型进一步细分：ⅠA 型指缺损水平位于掌指关节以远，重建重点在于选择两个单独的足趾或第二、三足趾、第三、四足趾联合移植（图 14.3），当选择第二、三足趾联合移植时，剩余手指残端长度应较正常小指短，这样可以确保不同手指环绕物体的曲线更加符合抓握功能[90]。IB 型

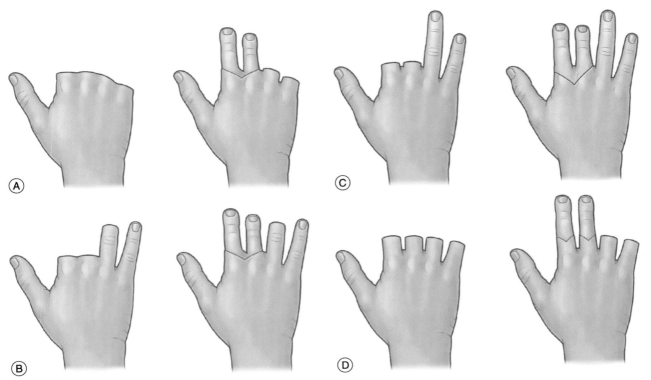

图 14.3 复合第二、三足趾移植及两个足趾移植的适应证。复合第二、三足趾移植适用于：（A）指蹼近端的手指缺损（掌指关节水平或近端的缺损）；或（B）剩余的手指长度等同于或短于小指，如果剩余手指比小指长，复合第二、三足趾移植会导致重建手指长度或弧度不均衡；（C,D）双侧第二足趾移植更适合于指蹼存在的情况，缺损水平位于掌指关节远端，残端有足够的骨质可以进行固定

损伤截指平面位于关节水平,关节面尚存,选择联合第二、三足趾移植作为复合关节移植。更加近端的手指缺损(ⅠC型)指缺损位于掌指关节近端,重建要求自跖骨水平联合切取第二、三足趾。虽然对于某些特定的患者,重建所有缺损的4个手指是可行的,但两个相邻手指的重建的主要目的在于获得稳定的三角抓握功能(图14.4)[12]。

Ⅱ型损伤是指4个手指偏近端缺损合并不同水平的拇指缺损。足趾移植重建手指遵从与Ⅰ型损伤类似的思路,而拇指的重建取决于大鱼际肌肉是否存在。如果大鱼际肌肉完整或能发挥功能(Ⅱa及Ⅱb型),建议一期重建拇指及相邻的两个手指,如果大鱼际肌肉缺损或无法发挥其功能(Ⅱc),建议拇指重建放在手指重建之后,利用拇指假体决定手指重建的位置(图14.5),这样可以保证二期重建的拇指有足够的长度及合适的外展及对掌位置,使之形成有效的三角握持的姿势[81,96]。

双侧掌骨手重建的设计应仔细评估双侧损伤的严重程度(Ⅰ型或Ⅱ型),患者的实际需要及可接受的供区损失。Ⅱ型损伤的重建比Ⅰ型要困难得多,需要重建最多,而且不能超过五个手指以得到要求的抓握功能[30]。通常选用跛趾移植一般选用左侧或非主要足侧,用于重建主利手的拇指,辅以另一侧足的两个足趾移植,以获得三角形的抓握姿势,而非主利手则选用第二足趾重建拇指,重建的目标主要是获得单个手指指腹之间的捏持功能[30]。虽然选用两个跛趾或第二足趾更有诱惑性,但是对供区的影响较大,甚至会影响日常生活,在需要多个手指重建时,患者应该充分参与到决策过程中,尤其是要充分理解对供区的影响,尤其是对于某些特定的患者,牺牲过多的足趾重建手指未必是患者可以耐受的[29](图14.6)。

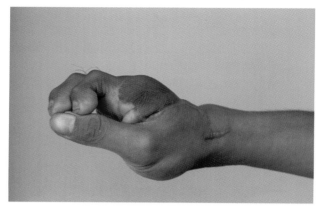

图14.4 Ⅰ型掌骨手重建后握持功能,显示拇指捏持的稳定性及良好的对掌位置

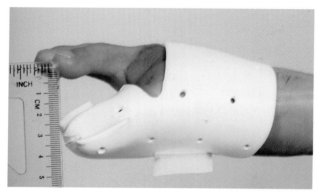

图14.5 ⅡC型掌骨手复合第二、三足趾移植重建中指及环指时利用拇指假体,可以确定未来移植拇指的具体位置及其他的手术设计(如拇外展功能重建)

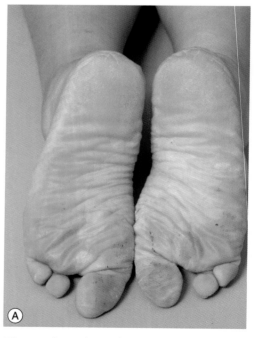
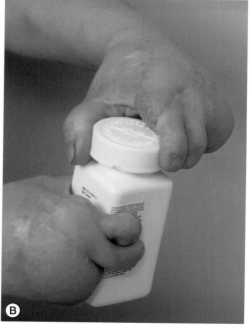

图14.6 (A,B)双侧掌骨手足趾移植后手部及供区的外观,对于最严重的Ⅱ型掌骨手,可以切取五个足趾,以重建双手相应的手指

治疗/手术技术

　　尽管目前有很多方法及足趾的组合可以选择用于重建，但对于所有病例而言，仍然需要注意几个重要的原则，主要是为了切取更加简单，减少对供区的影响及获得更好的功能及外观。

切取血管蒂的基本原则

　　在分离动脉血管之前，首先应进行静脉血管的分离。通常选择回流至大隐静脉的，位于中间层的大小适合的静脉血管。但是需要注意，不能和动脉血管混淆。

　　针对动脉血供特点，作者推荐由第一趾蹼开始，逆行探查分离动脉血管蒂。这种方法使医生对于血管解剖变异的担心减轻，并且可以在早期探查到动脉血供的优势侧（背侧或腹侧），这位后续的手术提供了指导，使切取过程更加容易，减少了损伤和手术时间[97,98]。根据作者的经验，第一跖骨背动脉（first dorsal metatarsal artery，FDMA）最为常见，占 70%，可以自跖骨间韧带背侧分辨（图 14.7）[65,99]。一经确认，即可以结扎足底动脉系统，可以减少进一步费时的、破坏性大的探查。20% 的病例第一足底动脉（first plantar

metatarsal arterial，FPMA）为主要供血动脉，其位于跖骨间横韧带跖侧（图 14.7），然后结扎 FDMA，保留足底动脉为供血动脉，可以减少背侧血管探查的时间；而后接着进行掌侧血管探查，同时可以分离出趾神经。切取的动脉蒂的长度应该能与受区动脉直接吻合，但是，FPMA 为主要供血动脉时，其切取不应累及负重区，必要时可以使用静脉移植增加血管蒂的长度。FDMA 及 FPMA 占同等主要供血作用的病例（10%；见图 14.7），通常也会选择背侧动脉系统，原因是切取容易，对供区影响小。切取足趾后，在完全游离前，应至少观察 20 分钟足趾的灌注情况。

> **临床提示与技巧**
>
> - 自第一趾蹼处开始，探查分离出血管三叉分支（两个分支供应两个相邻的足趾，另一支与腹侧血管相同），逆行沿血管蒂走行分离。70%～80% 的病例可以使用第一跖骨背动脉作为足趾移植的供血血管。
> - 十字切口切取 4 个相同的局部转移皮瓣，将 V 形皮瓣移入移植足趾，可以改善足趾及手指结合部的外观轮廓，避免出现过于臃肿的情况。
> - 在分离过程中，应精简神经血管束，以避免出现难以移入移植部位，以及吻合部位的臃肿。

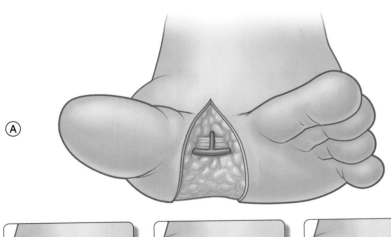

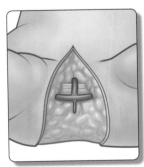
(B) 背侧支为主要型（70%）

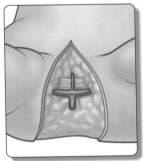
(C) 足底支为主要型（20%）

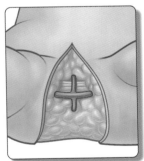
(D) 足底支与背侧支同等主要型（10%）

图 14.7　（A）自第一趾蹼逆行切取血管蒂可以尽早确定血管的类型；（B）70% 的病例第一足背动脉为背侧主要型，而 20% 的病例为足底主要型；（C）10% 的病例，第一足背动脉足底支与背侧支同等主要型，这时通常选择背侧支作为移植动脉（D）

受区准备的基本原则

　　两个手术团队同时手术可以大大减少手术时间,减缓手术医生的疲劳程度及麻醉的并发症[55]。适当的受区准备可以使自皮瓣的切取到转位顺利进行,重建术前由熟知足趾移植手术的医生尽量保留所有有活性的骨、关节、神经血管束及肌腱组织[56],十字切口设计形成四个相同的三角形皮瓣,V形皮瓣可以移入移植的足趾,避免在足趾及手指的结合部出现"眼镜蛇"状的外观(图14.8),然后修整受区皮瓣血管束周围多余的脂肪组织。以上所有设计的目的都是重建一个外观更加令人满意的手指或拇指。

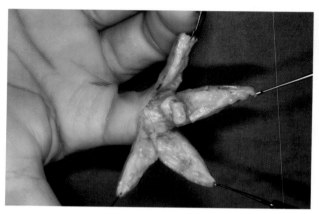

图14.8　受区交叉切口可以形成四个相同的三角皮瓣,防止出现足趾移植后接合处臃肿的外观

> **临床提示与技巧**
>
> 　　为了减轻对足部的影响及避免植皮,应注意足部切口的设计,趾蹼的切口不能超过相邻足趾的中线,所有近端的切口以V形汇集至截骨不为的近端。另外,瘢痕应避免出现在足部的负重区。

供区闭合的基本原则

　　供区切口的设计可以减少负重区的瘢痕及疼痛,可以允许患者早期活动,V形皮瓣在截骨部位的近端,而远端切口设计在趾蹼中线,即使是联合移植第二、三或第三、四足趾,仍可以无张力地闭合切口。应尽量避免负重区及广泛的足部切口,通常也不建议植皮,因为植皮并不能替代足部的皮肤,而且负重区及穿鞋的部位会因为重复的压力出现破溃,植皮手术也会妨碍患者早期下地活动。但是当确实需要植皮时,如趾腹皮瓣、趾蹼皮瓣或踇趾甲皮瓣,则需要精心的设计,严格限制患者下地活动,直至植皮愈合。

皮瓣移入的基本原则

　　克氏针固定是一种稳定的固定方式,愈合率达到98.5%[59],克氏针固定还有以下优势:受区残余骨质较短的

时候仍可以使用克氏针固定的方式;克氏针固定这种半刚性固定方式也允许术后如果出现重建足趾有对线或旋转畸形,可以早期矫正(图14.9)。

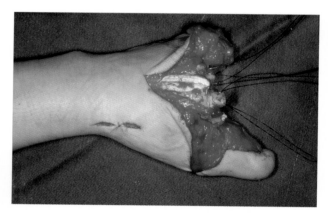

图14.9　准备好的受区,骨固定完毕,准备足趾皮瓣的移植

> **临床提示与技巧**
>
> - 为了保留截指残端最大长度的骨质,平行克氏针固定是最佳选择,仅要求残端保有0.5cm骨质,愈合率高,而且可以及时矫正术后的对线及旋转问题。
> - 术中应重视肌腱的修复,修复肌腱不仅可以增加活动范围,还可以矫正移植足趾的爪形外观,通常首先重建伸肌腱,尽量保留近侧指间关节背侧的伸肌装置,使手部的内在肌系统与重建的伸肌腱能够协同作用。自掌指关节囊松解伸指肌腱的附着部,将趾短伸肌腱缝合于背侧扩张部或骨间肌的腱性结构,伸肌腱紧缩缝合,保持手指于伸直位,可以减轻足趾自然屈曲的趋势[36]。另外,手术结束前,使用克氏针固定远侧指间关节及近侧指间关节于完全伸直位。
> - 屈指肌腱的修复以对抗伸肌腱张力,其张力调节是恢复手指正常的休息位。手指近端水平缺损时,需将移植足趾的屈肌腱牵引至Ⅲ区进行修复,以避免肌腱于"无人区"(Ⅱ区)发生粘连。

> **临床提示与技巧**
>
> - 为了使重建的肌腱发挥最大功能,应尽量保留所有伸肌装置,使原有的内在肌系统与重建的肌腱协同作用。为了矫正足趾自然的爪形趋势,修复伸肌腱时要尽量紧缩,并使用克氏针固定远侧及近侧指间关节于伸直位6周,然后以支具辅助固定至少1年。
> - 部分踇趾移植时,为了增加指间关节的稳定性,要保证包绕关节周围的皮瓣含有骨膜、侧副韧带及关节囊,将以上组织重建于重建踇趾的指间关节,紧缩缝合。

　　之后修复神经,供区及受区的神经端端吻合,要保证神

经残端有正常的神经纤维。如果受区背侧有可吻合的神经，可以与腓侧的任何神经进行吻合。神经修复后，暂时缝合皮瓣，闭合切口，必要时调整最终皮瓣缝合的位置，应注意避免张力过大过紧的缝合，避免由此引起的血管蒂受压，如果闭合切口张力过大，宁愿转为游离皮肤移植，也不要强行闭合切口。然后吻合动脉，检查足趾血液灌注，继而吻合静脉，如果足趾血液灌注不良，应检查整个血管蒂有无扭转或受压，必要时可以剥除外膜。必要时可以进一步短缩骨质或静脉移植，以保证充分的血液供应。

临床提示与技巧
● 为了保证手术成功，减少血管危象的风险，联合第二、三足趾移植一般切取第一跖背动脉作为主要供血来源，保留第二、三足趾总动脉作为血液供应不足时的备用方案。
● 为了减少对供区的损伤，一期直接缝合闭合供区，没有必要重建保留足弓，例如：经跖骨截骨的患者并不会影响患者的步态及行走能力。

联合第二、三足趾移植时，容易发生动脉痉挛，吻合单个动脉的再探查比例达到 20% 以上[100]，因此通常需要吻合两个动脉，当第三足趾的血液灌注并不确定时，吻合第二、三足底总动脉作为第二个供血动脉。一旦动脉供血良好，手部的血运恢复，可以检查静脉回流状态。在手背另作切口吻合静脉，选择合适直径的静脉作为受区，必要时尽量游离。避免张力较大的情况下闭合切口，在手背及手指处放置橡皮引流条，并使用克氏针固定远侧指间关节及近侧指间关节于伸直位。避免环形或加压包扎，将移植足趾尽量暴露，以观察血液灌注情况。

特定手术

修饰性踇趾移植（视频 14.1）

修饰性踇趾移植首先应测量对侧正常拇指，在三个水平（指甲中段、指间关节及近节指骨中段）与踇趾相比较，目的是重建一个大小相当的新的拇指（图 14.10）。外形差异最明显的地方是踇趾的内侧，可以梭形切除 2～3mm 多余组织，远端及近端切口也容易闭合。

部分踇趾游离移植切取自趾蹼开始，分离其主要供血血管，逆行分离，保护分离屈伸肌腱及腓深神经后，开始修整踇趾。切除图中标明的多余的部分，切除深度为趾间关节内侧副韧带浅层，下一步为去除多余骨质，首先掀起一个包含骨膜、关节囊及内侧副韧带的以足底为蒂的组织瓣，用摆锯移除 4～6mm 突出的关节部分及 2～4mm 趾骨，并修整剩余骨质至光滑，重新将保留的关节周围的组织瓣紧密缝合，以保证重建关节的稳定性。最后，在近节趾骨水平截骨之前，估计并切除内侧皮肤，检查剩余部分的外观，游离待移植的皮瓣（见图 14.10）。

第二足趾：全部及部分（视频 14.2）

部分第二足趾移植重建用于手术远端的缺损，而完整的第二足趾移植用于更为近端的手指缺损。

无论选择哪一种手术，切口设计均为环绕第二足趾基底，自第一及第三趾蹼中点呈 V 形向近端汇集至截骨端近端 5～10mm（图 14.11）。首先逆行分离，确定主要供血动脉及可吻合直径合适的静脉，保留适当长度的伸趾长短肌腱，均由近端切断备用，切取时不一定包含腓浅神经的分支，相比较而言，足底趾神经更加重要。分离以上结构后，切口转向足底，同样设计 V 形切口，延至足趾基底部分，避免向近端延伸至足底负重区，切开屈趾肌腱腱鞘，保留适当长度屈趾肌腱，自近端切断，分离足底趾神经至趾总神经分叉部位，如果需要切取更长的趾神经，则束间松解分离趾总神经，至所需长度后切断备用。通常需要去除神经血管束周围的纤维脂肪组织，这更加利于闭合切口，能明显改善移植足趾的外观，尤其是对于部分第二足趾移植而言，一般中节指骨缺少必要的空间使得皮瓣很难移入，因此修整神经血管束周围组织尤为重要。

为保留足够的骨长度，完整的第二足趾移植一般在近节趾骨、跖骨干或跖趾关节水平截骨。而部分第二足趾移植中，神经血管束在中节、远节趾骨或趾间关节的截骨水平游离。为了直接闭合切口，避免皮肤移植，即使是部分第二足趾移植，也可以自跖趾关节水平切除远端部分。

部分第二足趾移植进一步会涉及某些特殊结构的移植，例如带血管蒂趾甲瓣，趾腹皮瓣，以及保留关节的第二足趾。这些特殊类型的部分第二足趾皮瓣的供区可以通过全层皮瓣移植得以覆盖[101]。

第二足趾皮瓣经过修整后，可以用于拇指重建。虽然可以通过第二足趾移植重建具备一定功能的拇指，但是其外观仍存在不足，因为其颈部窄，球状外观，而且指甲较小。踇趾的趾腹侧方皮瓣可以在分离第二足趾的同时获得，因其血管分支是相同的，可以用于改进第二足趾腹侧的外观，改变其狭窄的颈部，同时，可以切除第二足趾指甲的上皮层，以延长指甲，使其和拇指的外形接近[102]。

第三足趾

第三足趾同样可用于手指缺损的移植重建，其指征包括：①第二足趾由于外伤、手术或者畸形，不适用于移植重建；②同一足的踇趾已经用于重建，需要留存第二足趾以保证正常的步态；③与第二足趾相比，第三足趾具备更佳的外形[103]。

为了获得满意的第三足趾皮瓣，其关键技术与踇趾及第二足趾相同。但是，由于大部分准备进行第三足趾移植重建手术的患者已经或准备进行踇趾或第二足趾的移植，因此其第二掌骨的基底是无法使用的，需要预留给踇趾移植或第二足趾移植。因此，第三足趾移植更适合进行移植，因为第三跖骨动脉的直径要比踇趾或第二足趾大。当选择足底动脉作为第三足趾的供应血管，在分离时会更加容易便捷，如果血管长度不足，可以通过静脉移植进行桥接[103]。

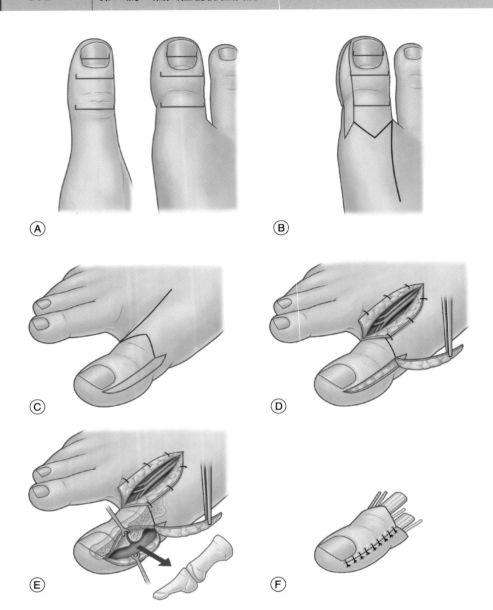

图 14.10   修饰性蹈趾移植切取步骤:(A)在 3 个部位标记并测量拇指及移植蹈趾的差别:指甲中段、最宽点(指间关节)及近节指骨中段;(B,C)将需要切除的差异部分标记在内侧;(D)掀起皮瓣至侧副韧带及关节囊的浅层;(E)掀起一个包含骨膜、关节囊及内侧副韧带的组织瓣,暴露趾骨,用摆锯移除 4～6mm 突出的关节部分及 2～4mm 近节及远节趾骨;(F)重新将保留的关节周围的组织瓣紧密缝合,闭合皮肤切口,重建一个直径比较小的蹈趾,准备移植

在大部分病例中,该血管的长度是足够的,可以与近节指骨的指动脉进行吻合。

供区皮肤的闭合方法与第二足趾的相同。

蹈甲皮瓣或趾甲皮瓣

蹈甲皮瓣起初是结合不带血管蒂的髂骨移植用于重建拇指掌指关节以远水平的缺损[79],也有人用于更加靠近端的拇指缺损的重建[104]。蹈甲皮瓣还可以扩大应用范围,治疗骨结构、肌腱及近侧指间关节完整的拇指或环指皮肤甲床撕脱伤,现在,后者的重建更加倾向于选择第二足趾甲皮瓣,可以获得更满意的外形及甲床的匹配度,也避免选用蹈趾作为供区[35]。

切取蹈甲皮瓣的过程与之前描述的修饰性蹈趾移植类似,术前测量对侧拇指的大小,在蹈趾上标记(图 14.10A)。蹈甲皮瓣包括背侧、外侧及足底侧的皮肤,仅在内侧保留一条皮肤及皮下组织用于供区切口的闭合。建议去除剩余的趾间关节,使用内侧保留的皮瓣覆盖在近节趾骨,这样甚至

优于第二足趾的邻趾皮瓣。切取第二足趾甲瓣的过程与之前描述的部分或全部第二足趾移植类似,仔细地将皮瓣与骨骼结构分离,但通常末节趾骨常包含于趾甲瓣中,以保持远端的稳定性,避免出现骨吸收。术前应仔细考虑并设计皮瓣切取后,移植到手指时瘢痕所在的位置。对于足趾移植后的残端,自跖趾关节水平截趾可以一期闭合切口,改善外观。

含感觉神经的趾腹皮瓣

在选定的足趾上标记缺损的面积及形状(图 14.12),供区首选蹈趾外侧部分,原因包括其神经支配丰富,软组织较多,利于一期闭合切口[65]。切取的技术与之前描述的技术类似,但应注意几个关键点,以增加成功率:①分离并保留腓深神经所有分支及趾神经,以期恢复最佳的感觉功能;②在第一趾蹼处分离合适的趾动脉,并逆行分离,找到其动脉来源(第一跖背动脉或跖底动脉);③修整神经血管束,皮瓣移入时,更容易通过皮下隧道。

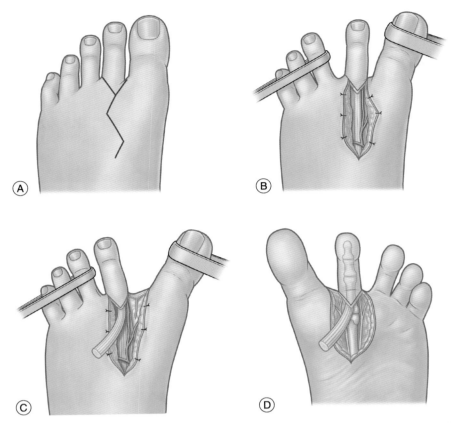

图 14.11　第二足趾切取步骤：(A,B)足背 S 形切口,自趾蹼逆行分离,暴露静脉、伸肌腱系统及动脉蒂；(C)足底采用直切口,尽量避免足部的负重区,切口内分离趾神经及屈趾肌腱(D)

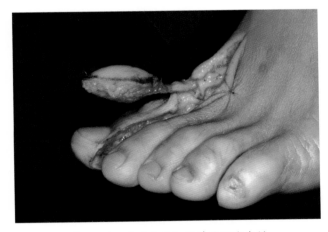

图 14.12　自踇趾处切取单纯趾腹皮瓣

含感觉神经的第一趾蹼皮瓣

含感觉神经的第一趾蹼皮瓣用途很广,其特点包括丰富的感觉神经支配、柔软度及所能切取的面积,最大可切取 14cm×7cm[105],可修复一个或多个手指缺损,或者移植替代手掌的皮肤[104,106,107]。在第一趾蹼标记缺损面积及形状后,首先分离静脉,然后辨别寻找跖骨间韧带,这是辨别第一跖背动脉及跖底动脉以及供应第一趾蹼皮瓣的远端交通支的结构点。一旦确认了主要供血动脉,则继续逆行分离,如果皮瓣延伸至踇趾或第二足趾的趾腹,则应分离并携带上各趾的动脉分支。另外,同时分离并切取腓深神经分支及各自的趾神经,以保证皮瓣的感觉支配。供区组织缺损可以采取游离植皮覆盖。设计皮瓣时注意避免涉及负重区,这样可以减少创面并发症的发生率,避免患者需要长期的足部护理(图 14.13)。

联合第二、三足趾移植(视频 14.3)

联合第二、三足趾移植的优点在于可能仅需要一套受区血管,手术时间短,供区损伤局限于一只脚等[90]。但其也有局限性,包括重建手指长度有限、供区损伤大,尤其是对于某些特殊人群,并发症发生率高[29]。但是,如果术前认真设计,术中精心操作,该手术对于两个相邻手指在指蹼近端缺损,特别是其他剩余手指短于小指的病例而言却是最佳方案。该手术可以有效地为掌骨手畸形重建三指对捏、握持及侧方稳定力。

第一及第三趾蹼切口不能跨越中线,呈 V 形向近端汇集,至截骨水平的近端 1cm。对于近节指骨水平缺损,残端还有至少 5mm 骨质残留的病例,足趾一般自跖趾关节离断切取,然后短缩骨质至所需长度,与手指残端骨质固定。掌指关节水平缺损利用足趾的跖趾关节重建,术中应保留跖趾关节的关节囊和韧带。更加靠近端水平的手指缺损则需要切取相应跖骨进行重建(图 14.14)。

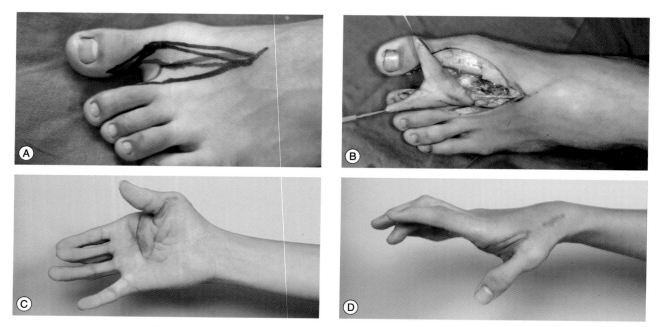

图 14.13 （A～D）左足切取第一趾蹼的含神经的皮瓣重建右手的虎口

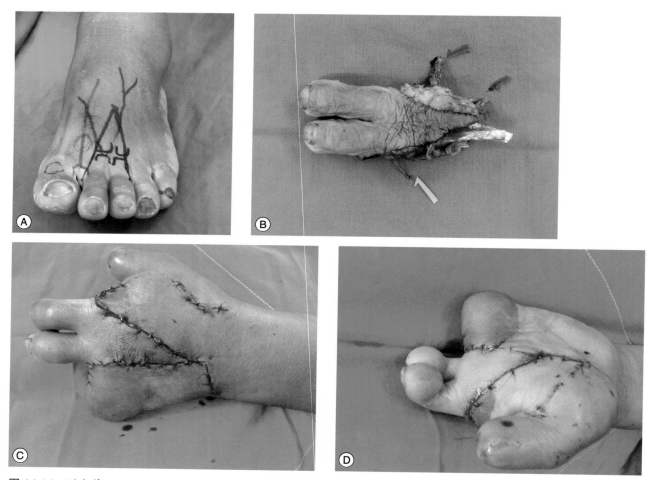

图 14.14 联合第二、三足趾经跖骨移植重建掌骨手。（A）切取前供区手术示意图，标明第一跖骨背动脉及静脉的位置；（B）切取含动脉、静脉、神经及肌腱的足趾；（C,D）重建时皮瓣的移入，显示所有切口无张力条件下直接缝合

如前所述，自第一趾蹼逆行分离主要供血动脉，同时分离第二及第三足底动脉作为必要时的第二套备选供血动脉。在足底切口内分离分布至第二及第三足趾的趾总神经，包含在组织瓣内一起移植。供区切口应无张力一期闭合，不需要植皮覆盖。对于在跖骨水平截骨的患者，因为作者既往的研究显示，游离骨移植重建跖骨缺损部分并不改善患者的行走及步态，因此作者不建议进行游离骨移植替代手术[65]。

在某些情况下，需要保留第二足趾，并且手指缺损部位距离指蹼较远，可以考虑进行双侧第三足趾移植重建。在这种情况下，可以分离联合的第二足趾和第三足趾，两部分的供应血管可以是掌侧或背侧的，术中选择最佳的血管，在取下相邻足趾之后或之前均可进行分离[108]。

术后护理

围手术期术后阶段

围手术期内的术后护理对于保证显微手术成功至关重要。患者最好在显微外科监护病房停留 5 天，密切观察监护皮瓣情况，如果手术单位没有显微外科监护病房，应将患者置于温暖的房间，由有经验的受过专业游离皮瓣监护培训的人员进行护理。尽管临床上有很多设备可以监测皮瓣血运，如内置的多普勒探测仪[109]，外置的红外温度评估以及脉搏血氧饱和度[110]，但皮瓣最可靠的监护仍然是临床体征的观察，一旦发现皮瓣血管危象，应尽快采取措施，以防止皮瓣血液循环进一步恶化[111]。除了监测皮瓣血运，还应该保证患者处于温暖、灌注充分及无痛的状态，患肢轻度抬高，理想位置是略高于心脏水平。敷料包扎应松散，避免壅肿，防止血凝块形成成血痂，更换敷料时诱发血管痉挛，壅肿的敷料也会妨碍早期的功能锻炼。术中常规给予右旋糖苷，术后持续应用 5 天，口服 2 周阿司匹林也可以减少血小板凝集的风险。

运动功能的康复

足趾移植重建手指需要手术医生、护士、物理康复师、职业治疗师及假体师密切合作，为患者制定必需的术后康复计划，获得最大的功能结果，康复计划还应考虑患者个人的因素以及职业的需要。康复计划包含 5 个阶段[65]，以确保达到目标：

1. 保护性阶段（术后 1～3 天）：这一阶段的主要目标是在患者及手部康复师之间建立信任关系，以支持患者度过术后初始阶段最痛苦的几天。

2. 早期活动阶段（术后 4 天到 4 周）：主要目的是避免过度的水肿和关节僵硬。在第 4 天，非手术关节在限制下进行轻柔的、大约 15° 范围内的被动活动。在接下来几周内，骨质固定部位远端和近端的关节进行被动活动，并且逐步增加活动范围，但是不能干扰骨质的愈合，也不能对缝合的肌腱或神经血管束施加张力。在这一阶段，可以在功能锻炼间隙使用保护性支具。

3. 主动活动阶段（5～6 周）：在这一阶段，在维持被动活动的同时，在监管下开始进行轻柔的主动活动，并且可以使用动力支具。一旦肌腱愈合，就可以开始屈伸阻抗锻炼。在这一阶段，可以进行瘢痕软化和外观改善。同时，为了避免粘连，可以使用弹力绷带加压、超声理疗和瘢痕按摩。

4. 日常活动训练阶段（7～8 周）：根据患者的能力，可以进行多种不同的手部锻炼，模拟日常的手部活动，以增强肌肉力量和关节活动范围。

5. 复工前训练阶段（8 周及以后）：这一阶段的目的是进一步提升肌肉力量、手的灵敏度及协调性。鼓励患者进行相关工作，至少 1 年内需要使用夜间支具，将手指控制于完全伸直位，这可以减少爪形畸形的复发。和其他接受足趾移植重建手术的患者组成互助小组，对术后的康复是有帮助的，可以鼓励患者将重建的手融入正常生活。

感觉功能的恢复

手指及拇指的指腹是独特的组织结构，在相对小面积的皮肤内含有比身体其他部位数量多，密度高的感觉神经终体，而且指腹皮肤通过纤维间隔与皮下的骨组织紧密相连[113]，尽管足趾移植可以替代这一特殊的皮肤组织，但靶向的感觉再训练在最终功能结果评定时占有非常重要的地位。几项研究均表明了感觉再训练在手指神经修复后最大限度的恢复主观及客观感觉方面的重要性[67, 114-116]，而足趾的感觉末梢分布少于手指指端，因此对于足趾移植重建手指而言，感觉再训练更加重要[117]。感觉再训练计划分为两种类型：早期及晚期。

早期的感觉训练着重于促进对轻触物体、针刺等方式的局部适应训练[67]，静态或动态两点辨别实验常用来评估早期感觉再训练后的感觉恢复程度[70, 87, 107, 118]，作者曾发现两点辨别实验与 Semmes-Weinstein 单丝感觉阈值实验之间并无明显联系[119]，这些测试结果表明，在微观层面上，主观功能恢复的敏感性可能并不总是反映实际的神经恢复功能，实际上作者发现足趾移植后，即使感觉功能恢复良好[120]，Meissner 小体的真正数目是减少的，这也再次强调了晚期感觉再训练的重要性，主要着重于再训练中央皮质区功能，如专注、记忆和再学习。

晚期感觉再训练包括睁眼及闭眼状态下的触摸物体，进一步分辨质地、大小及形状，及不同表面的一致性，使中央后回的神经活动增加，有效地补偿局部神经活动减少的问题，继而增加大脑皮质的重组，这样就可以解释通过这种感觉再训练可以显著促进功能恢复的原因[121-123]。

结果、预后及并发症

结果与预后

微创手术足趾移植重建手指的成功率约为 96%～

98%[53,112,124-126]。因此，这一手术的目标不再是皮瓣的成活率，而是如何提高外观及功能。作者在 30 年间（1985—2015 年）在长庚纪念医院进行了 2 200 例手术，成功率为 97%（图 14.1）。

活动范围

　　踇趾移植重建拇指，掌指关节及指间关节的活动范围平均分别为 25° 及 29°[125]，修饰性踇趾移植技术指间关节的活动度减少为 18°，但并不影响指腹之间的捏持功能[78]。足趾移植重建手指后，近侧指间关节及远侧指间关节的平均活动范围为 50°~60°[60,127]，如果切取时，是自跖趾关节水平离断，移植重建掌指关节，预期的活动范围为 50° 或 52°[12,90]。

力量评定

　　一般情况下，拇指重建后，握力与捏力均可超过健侧拇指的 75%~80%，有时甚至超过健侧[25,125,128]。手指重建后单独的力量评估比较难以测定，往往受拇指的功能的影响，包括是否可以进行稳定的环握或指腹之间的捏持，而且重建的手指一般较短，很难用传统的握力计或捏力计准确地测量，这些测量设备需要进行特殊的改良，以适应重建手指的长度与形状。此外，重建一个适于抓握的手对于功能的发挥与测定更加有意义，特别是对于多个手指缺损及掌骨手畸形的治疗，很多医生也渐渐接受这一观点[8,20,82,129,130]。此外，作者发现，单个手指缺损足趾移植重建时，保持手指的拱形结构及功能在手功能及心理恢复上都非常有效[26,103]。

外观及感觉恢复结果

　　足趾移植重建手指最大的优势就在于移植替代的组织几乎与缺损的组织类似，Chung、Wei[128] 及 Poppen[125] 等均发现在足趾移植后，患者使用患手的比例明显高于手术前，随着感觉的逐步恢复，增加了对重建手指的信心，也能更好地整合于身体，这些改进很大程度上依赖于之前介绍的一个全面的感觉再教育计划。在受伤的 1 个月内进行的足趾移植手术也显示了更好的感觉恢复结果[123]。总体而言，平均的两点辨别觉预计不应超过约 7~8mm[49,76,107,120]。

供区结果评估

　　很难通过供区的损失来决定某一足趾移植重建手术的优劣[131]。单独切取第二足趾[34,35,89]（图 14.15）对供区的损伤完全可以接受，而踇趾或联合第二、三足趾移植似乎会导致更高的供区发病率，但手术可以增加手部的功能，因此也被广泛接受[132,133]。虽然手术增加了第一跖骨及足跟的动态及静态应力，但很少有患者抱怨由此带来的步态及外观上的影响[65]（图 14.15）。甚至于通过 16 年左右的随访，92% 的患者仍没有或少有不满[45]。

　　既往提倡的使用不带血管的骨移植替代切取的跖骨手术已经不作为常规选择，原因是作者发现踇趾及足跟可以提供足够的代偿，避免出现行走或离地的问题。应采取一切措施来避免诸如皮肤坏死、增生性瘢痕等额外的潜在的

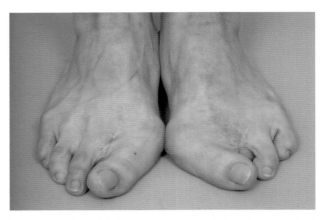

图 14.15　左足联合第二、三足趾移植后及右足第二足趾移植后供区外观

并发症的发生，尽量减小痛性神经瘤[134]。医生应就供区可能出现的问题与患者进行详细的沟通，根据每个患者的生活方式、爱好和对外观的关注等问题进行个性化的设计。

并发症

　　围手术期最常见的并发症是由血管痉挛或动脉血栓引起的血管危象，其次是静脉血管危象。在作者早期的经验中，手术再探查率约为 17.6%，再通率为 89%[112]。如果通过放低肢体、拆除缝线、局部热盐水外敷或 2%~4% 的利多卡因及解痉药物等措施，不能缓解血管危象，应尽快急诊手术再探查。在再探查术中，应清除血肿，在流动的热盐水冲洗下切除动脉外膜；如果存在血管痉挛，可使用 2%~4% 的利多卡因；如果发现血管存在阻塞，应重新进行血管吻合。有些情况，如联合足趾移植，可能需要两套动脉吻合供血。对于某些棘手的血管痉挛，切除痉挛的血管节段，或阻塞的血管节段，并通过静脉移植桥接重建血运，术后进行无张力缝合，避免影响静脉回流。

　　静脉危象的处理类似，但是并不是很紧急，可导致整个移植足趾的坏死。即使术前精心设计，早期认识到问题，仍有 3%~5% 的病例手术失败，推断其原因，可能与损伤不可修复或血管本身的问题有关[135,136]，一旦确定问题所在，可以临时以腹股沟皮瓣覆盖[137]，准备下一次足趾移植。其他并发症包括皮肤坏死、创面不愈合、组织结构外露等问题，应尽快修复，避免外露的肌腱及神经血管束干燥，导致其他后果。远期并发症可能与原始损伤直接相关或间接由于重建结果不理想造成，这往往可以通过二期手术修复。

二期手术

　　即使通过术前精心策划和对不良结果的预防，也仍有一定比例的足趾移植重建手指的病例（14%~20%），需要二期手术来改善手和足的功能及外观[40,138,139]。二期手术包括改善功能的肌腱松解、关节融合及虎口开大等，多数都能

获得良好的结果[40]。屈指肌腱松解是最常见的手术，可能与骨固定方法或原始损伤的严重程度要求一段时间的制动有关[40,140]。

　　为了改善外观的二期手术都是较小的修饰性手术，目的是增加足趾与拇指或手指的相似度，最常见的手术是指腹成形术，局部麻醉，改善足趾臃肿的外观[36,38,141]。另外，还包括一些瘢痕修整及皮瓣修整的手术（图 14.16）。

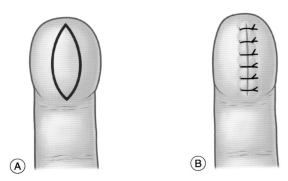

图 14.16　（A，B）趾腹成形技术

未来展望

　　显微手术足趾移植手指重建手术的原理和技术成立于 20 世纪 90 年代。目前，手术的预期结果已广为人知。然而，未来仍有进步的空间。

　　患者的反馈和循证医学的相关研究仍有不少空白；何种足趾移植重建手术能获得最大效益的同时，带来的损伤最小，文献中仍没有定论。此外，对于复杂的足趾移植重建手术，术前借助三维打印技术和计算机设计及建模技术，可以增加手术的准确性，提升术后手部外形和功能[142,143]。

　　机器人辅助技术可能也是另一项潜在的发展方向，其优点包括术中减少术者生理学抖动、更为舒适的人体工程学设计和设备的超精密控制，使得手术时间缩短，并发症减少，从而使部分较难的足趾移植手术变得简易可行[144]。

参考文献

1. Daniel ME, Kleinert H, Lange W, et al. Replantation surgery in China. *Plast Reconstr Surg.* 1973;52:476–489.
2. Yang DY, Gu Y. The report of free second toe transfer for thumb reconstruction in 4 cases. *Chin J Surg.* 1977;15:1–3.
3. Cobbett JR. Free digital transfer. Report of a case of transfer of a great toe to replace an amputated thumb. *J Bone Joint Surg Br.* 1969;51:677–679.
4. Foucher G. Distal replantation. *J Hand Surg Am.* 1986;11:456–457.
5. Jaeger SH, Tsai TM, Kleinert HE. Upper extremity replantation in children. *Orthop Clin North Am.* 1981;12:897–907.
6. Kleinert HE, Jablon M, Tsai TM. An overview of replantation and results of 347 replants in 245 patients. *J Trauma.* 1980;20:390–398.
7. Michon J, Merle M, Bouchon Y, et al. Thumb reconstruction pollicisation or toe-to-hand transfers. A comparative study of functional results. *Ann Chir Main.* 1985;4:98–110.
8. Foucher G, ed. *Indications for Reconstruction in Finger Mutilations.* London: Martin Dunitz; 1997.
9. Chung KC, Tong L. Use of three free flaps based on a single vascular pedicle for complex hand reconstruction in an electrical burn injury: a case report. *J Hand Surg Am.* 2001;26:956–961.
10. Morrison WA. Thumb and fingertip reconstruction by composite microvascular tissue from the toes. *Hand Clin.* 1992;8:537–550.
11. Tsubokawa N, Yoshizu T, Maki Y. Long-term results of free vascularized second toe joint transfers to finger proximal interphalangeal joints. *J Hand Surg Am.* 2003;28:443–447.
12. Wei FC, el-Gammal TA, Lin CH, et al. Metacarpal hand: classification and guidelines for microsurgical reconstruction with toe transfers. *Plast Reconstr Surg.* 1997;99:122–128. *Metacarpal hand refers to the hand that has lost its prehensile ability through amputation of all fingers with or without amputation of the thumb. Functional restoration can be achieved by a wide variety of microvascular toe transfer techniques. When deciding which procedure should be used, careful consideration must be given to the level of amputation of the fingers as well as the functional status of the remaining thumb. In this article, a classification is proposed for the various patterns of the metacarpal hand along with guidelines for selection of the proper toe transfer procedure.*
13. Wei FC, Jain V, Chen SH. Toe-to-hand transplantation. *Hand Clin.* 2003;19:165–175.
14. Lee CK, Buncke GM. Great toe-to-thumb microvascular transplantation. *Clin Plast Surg.* 2007;34:223–231, ix.
15. May JW Jr, Bartlett SP. Great toe-to-hand free tissue transfer for thumb reconstruction. *Hand Clin.* 1985;1:271–284.
16. McCauley RL. Reconstruction of the pediatric burned hand. *Hand Clin.* 2000;16:249–259.
17. Whitworth IH, Pickford MA. The first toe-to-hand transfer: a thirty-year follow-up. *J Hand Surg [Br].* 2000;25:608–610.
18. Morrison WA, MacLeod AM, O'Brien BM. Digital reconstruction in the mutilated hand. *Ann Plast Surg.* 1982;9:392–399.
19. Wei FC, Chen HC, Chuang CC, et al. Simultaneous multiple toe transfers in hand reconstruction. *Plast Reconstr Surg.* 1988;81:366–377.
20. Wei FC, Coessens B, Ganos D. Multiple microsurgical toe-to-hand transfer in the reconstruction of the severely mutilated hand. A series of fifty-nine cases. *Ann Chir Main Memb Super.* 1992;11:177–187.
21. Wei FC, Strauch RJ, Chen HC, et al. Reconstruction of four damaged or destroyed ipsilateral fingers with free toe-to-hand transplantations. *Plast Reconstr Surg.* 1994;93:608–614.
22. el-Gammal TA, Wei FC. Microvascular reconstruction of the distal digits by partial toe transfer. *Clin Plast Surg.* 1997;24:49–55.
23. Woo SH, Lee GJ, Kim KC, et al. Cosmetic reconstruction of distal finger absence with partial second toe transfer. *J Plast Reconstr Aesthet Surg.* 2006;59:317–324.
24. del Pinal F. The indications for toe transfer after "minor" finger injuries. *J Hand Surg [Br].* 2004;29:120–129.
25. Wei FC, el-Gammal TA. Toe-to-hand transfer. Current concepts, techniques, and research. *Clin Plast Surg.* 1996;23:103–116.
26. Demirkan F, Wei FC, Jeng SF, et al. Toe transplantation for isolated index finger amputations distal to the proximal interphalangeal joint. *Plast Reconstr Surg.* 1999;103:499–507.
27. Iselin M. La main metacarpienne. *Ann Chir Plast.* 1961;6:247–258.
28. Foucher G, ed. *Reconstruction in the Mutilated Hand.* London: Martin Dunitz; 1997.
29. Kotkansalo T. The functional results of post-traumatic metacarpal reconstructions with microvascular toe transfers. *J Hand Surg Eur Vol.* 2009;34:730–742.
30. Wei FC, Lutz BS, Cheng SL, et al. Reconstruction of bilateral metacarpal hands with multiple-toe transplantations. *Plast Reconstr Surg.* 1999;104:1698–1704.
31. Shores JT, Brandacher G, Lee WP. Hand and upper extremity transplantation: an update of outcomes in the worldwide experience. *Plast Reconstr Surg.* 2015;135:351e–360e.
32. Waljee JF, Chung KC. Toe-to-hand transfer: evolving indications and relevant outcomes. *J Hand Surg Am.* 2013;38:1431–1434.
33. del Pinal F, Garcia-Bernal FJ, Delgado J, et al. Overcoming soft-tissue deficiency in toe-to-hand transfer using a dorsalis pedis fasciosubcutaneous toe free flap: surgical technique. *J Hand Surg Am.* 2005;30:111–119.
34. Lee DC, Kim JS, Ki SH, et al. Partial second toe pulp free flap for fingertip reconstruction. *Plast Reconstr Surg.* 2008;121:899–907.
35. Wei FC, Chen HC, Chuang DC, et al. Second toe wrap-around flap. *Plast Reconstr Surg.* 1991;88:837–843.
36. Wei FC, Chen HC, Chuang DC, et al. Aesthetic refinements in toe-to-hand transfer surgery. *Plast Reconstr Surg.* 1996;98:485–490.
37. Wei FC, Mardini S. Reevaluation of the technique of toe-to-hand transfer for traumatic digital amputations in children and adolescents. *Plast Reconstr Surg.* 2003;112:1870–1874.

38. Wei FC, Yim KK. Pulp plasty after toe-to-hand transplantation. *Plast Reconstr Surg.* 1995;96:661–666.

39. Yang JY. The first dorsal metacarpal flap in first webspace and thumb reconstruction. *Ann Plast Surg.* 1991;27:258–264.

40. Yim KK, Wei FC. Secondary procedures to improve function after toe-to-hand transfers. *Br J Plast Surg.* 1995;48:487–491.

41. del Pinal F, Garcia-Bernal FJ, Regalado J, et al. A technique to improve foot appearance after trimmed toe or hallux harvesting. *J Hand Surg Am.* 2007;32:409–413.

42. Schenker M, Kelley SP, Kay SP. Free hand-to-toe transfer: a method to minimise donor-site morbidity in free joint transfers. *Br J Plast Surg.* 2003;56:57–59.

43. Bourke G, Kay SP. Free phalangeal transfer: donor-site outcome. *Br J Plast Surg.* 2002;55:307–311.

44. Kvernmo HD, Tsai TM. Posttraumatic reconstruction of the hand—a retrospective review of 87 toe-to-hand transfers compared with an earlier report. *J Hand Surg Am.* 2011;36:1176–1181.

45. Kotkansalo T, Elo P, Luukkaala T, Vilkki SK. Long-term effects of toe transfers on the donor feet. *J Hand Surg Eur Vol.* 2014;39:966–976.

46. Nicolandi C. Daumenplastik. *Wien Klin Wochenschr.* 1897;10:663.

47. Davis J. Toe to hand transfers: pedochyrodactyloplasty. *Plast Reconstr Surg.* 1964;33:422–436.

48. Buncke H, Schulz W. Immediate Nicoladoni procedure in the Rhesus monkey, or hallux-to-hand transplantation, utilising microminiature vascular anastomoses. *J Bone Joint Surg Br.* 1966;19:332–337.

49. Whitworth IH, Pickford MA. The first toe-to-hand transfer: a thirty-year follow-up. *J Hand Surg [Br].* 2000;25:608–610.

50. Buncke HJ, Rose EH. Free toe-to-fingertip neurovascular flaps. *Plast Reconstr Surg.* 1979;63:607–612.

51. Koshima I, Soeda S, Takase T, et al. Free vascularized nail grafts. *J Hand Surg Am.* 1988;13:29–32.

52. O'Brien B, Brennen MD, MacLeod AM. Microvascular free toe transfer. *Clin Plast Surg.* 1978;5:223–237.

53. Gilbert A. Toe transfers for congenital hand defects. *J Hand Surg Am.* 1982;7:118–124.

54. Cooney WP 3rd, Wood MB. Microvascular reconstruction of congenital anomalies and post-traumatic lesions in children. *Hand Clin.* 1992;8:131–146.

55. Wallace CG, Wei FC. Posttraumatic finger reconstruction with microsurgical transplantation of toes. *Hand Clin.* 2007;23:117–128.

56. Wei FC. Tissue preservation in hand injury: the first step to toe-to-hand transplantation. *Plast Reconstr Surg.* 1998;102:2497–2501. *This article gives useful guidelines in the initial management of amputated digits, especially if a preemptive view of future toe-to-hand transplantation is to be considered and discussed with patients. The main recommendations outlined in this editorial emphasize tissue preservation, facilitating future toe-to-hand transplantation in terms of reconstructive options, functional and aesthetic outcomes in the hand, and donor site morbidity in the foot. Although tissue conservation is the main goal at this stage of treatment, this should not be at the expense of tissue viability. If in doubt about management issues, advice should be sought from the reconstructive microsurgery unit.*

57. Fan CY, Jiang J, Zeng BF, et al. Reconstruction of thumb loss complicated by skin defects in the thumb-index webspace by combined transplantation of free tissues. *J Hand Surg Am.* 2006;31:236–241.

58. Zhang J, Xie Z, Lei Y, et al. Free second toe one-stage-plasty and transfer for thumb or finger reconstruction. *Microsurgery.* 2008;28:25–31.

59. Yim KK, Wei FC. Intraosseous wiring in toe-to-hand transplantation. *Ann Plast Surg.* 1995;35:66–69.

60. Strauch RJ, Wei FC, Chen SH. Composite finger metacarpophalangeal joint reconstruction in combined second and third free toe-to-hand transfers. *J Hand Surg Am.* 1993;18:972–977.

61. Mardini S, Wei FC. Unilateral and bilateral metacarpal hand injuries: classification and treatment guidelines. *Plast Reconstr Surg.* 2004;113:1756–1759.

62. Harris C Jr, Rutledge GL Jr. The functional anatomy of the extensor mechanism of the finger. *J Bone Joint Surg Am.* 1972;54:713–726.

63. Wei F, ed. *Toe to Hand Transplantations.* Philadelphia: Churchill Livingstone; 2007.

64. Piza-Katzer H. Analysis of complications in digital vein grafts. *Chir Plastica (Berl).* 1979;5:23–32.

65. Wei F, ed. *Toe to Hand Transplantations.* Philadelphia: Churchill Livingstone; 2005.

66. Bhama PK, Patel SA, Khan U, et al. Head and neck free flap reconstruction in patients older than 80 years. *J Reconstr Microsurg.* 2014;30:523–530.

67. Dellon AL. Sensory recovery in replanted digits and transplanted toes: a review. *J Reconstr Microsurg.* 1986;2:123–129.

68. Godina M. Early microsurgical reconstruction of complex trauma of the extremities. *Plast Reconstr Surg.* 1986;78:285–292.

69. Woo SH, Kim JS, Seul JH. Immediate toe-to-hand transfer in acute hand injuries: overall results, compared with results for elective cases. *Plast Reconstr Surg.* 2004;113:882–892.

70. Woo SH, Lee GJ, Kim KC, et al. Immediate partial great toe transfer for the reconstruction of composite defects of the distal thumb. *Plast Reconstr Surg.* 2006;117:1906–1915.

71. Yim KK, Wei FC, Lin CH. A comparison between primary and secondary toe-to-hand transplantation. *Plast Reconstr Surg.* 2004;114:107–112.

72. American Medical Association. *Guides to the Evaluation of Permanent Impairment.* Chicago: American Medical Association; 1990:14–55.

73. Morrison WA. Thumb reconstruction: a review and philosophy of management. *J Hand Surg [Br].* 1992;17:383–390.

74. Strickland W, ed. *Thumb Reconstruction.* Philadelphia: Churchill Livingstone; 2005.

75. Leung PC. Thumb reconstruction using second-toe transfer. *Hand Clin.* 1985;1:285–295.

76. Morrison WA, O'Brien BM, MacLeod AM. Experience with thumb reconstruction. *J Hand Surg [Br].* 1984;9:223–233.

77. Wei FC, Chen HC, Chuang CC, et al. Microsurgical thumb reconstruction with toe transfer: selection of various techniques. *Plast Reconstr Surg.* 1994;93:345–351, discussion 52–57. *This review looked at the established method of thumb reconstruction using different options. Selection of technique requires balancing the patient's functional needs, appearance of the reconstructed thumb, and donor site cosmesis. Based on their experience with 103 toe-to-thumb transfers performed over the previous 9 years, this paper attempts to provide guidelines for appropriate selection among the four most commonly employed toe transfer techniques (second toe, total great toe, great toe wrap-around, trimmed great toe) so that both optimal results and patient acceptance can be achieved.*

78. Wei FC, Chen HC, Chuang CC, et al. Reconstruction of the thumb with a trimmed-toe transfer technique. *Plast Reconstr Surg.* 1988;82:506–515.

79. Morrison WA, O'Brien BM, MacLeod AM. Thumb reconstruction with a free neurovascular wrap-around flap from the big toe. *J Hand Surg Am.* 1980;5:575–583.

80. Ratcliffe RJ, McGrouther DA. Free toe pulp transfer in thumb reconstruction. Experience in the West of Scotland Regional Plastic Surgery Unit. *J Hand Surg [Br].* 1991;16:165–168.

81. Lin CH, Lo S, Lin CH, Lin YT. Opponensplasty provides predictable opposable tripod pinch in toe transfer for proximal thumb ray defect reconstruction. *Plast Reconstr Surg.* 2012;130:810e–818e.

82. Wei FC, Epstein MD, Chen HC, et al. Microsurgical reconstruction of distal digits following mutilating hand injuries: results in 121 patients. *Br J Plast Surg.* 1993;46:181–186.

83. Brown RE, Zook EG, Russell RC. Fingertip reconstruction with flaps and nail bed grafts. *J Hand Surg Am.* 1999;24:345–351.

84. Cheng G, Fang G, Hou S, et al. Aesthetic reconstruction of thumb or finger partial defect with trimmed toe-flap transfer. *Microsurgery.* 2007;27:74–83.

85. Logan A, Elliot D, Foucher G. Free toe pulp transfer to restore traumatic digital pulp loss. *Br J Plast Surg.* 1985;38:497–500.

86. del Pinal F, Herrero F, Garcia-Bernal FJ, et al. Minimizing impairment in laborers with finger losses distal to the proximal interphalangeal joint by second toe transfer. *Plast Reconstr Surg.* 2003;112:1000–1011.

87. Foucher G, Merle M, Maneaud M, et al. Microsurgical free partial toe transfer in hand reconstruction: a report of 12 cases. *Plast Reconstr Surg.* 1980;65:616–627.

88. Wei FC, Colony LH. Microsurgical reconstruction of opposable digits in mutilating hand injuries. *Clin Plast Surg.* 1989;16:491–504.

89. Buncke G, ed. *Lengthening by Toe Transfer.* London: Martin Dunitz; 1997.

90. Wei FC, Colony LH, Chen HC, et al. Combined second and third toe transfer. *Plast Reconstr Surg.* 1989;84:651–661. *This study reported a 4-year experience with 26 consecutive combined second- and third-toe transfers to replace missing adjacent fingers in order to delineate the indications and technical considerations and to emphasize prevention of donor site complications. The surgical technique is described in detail.*

Combined second- and third-toe transfer is reserved for adjacent finger amputations proximal to the digital webspace with remaining fingers no longer than the small finger. Radial amputations are replaced with contralateral combined toe units, while ipsilateral toes are more ideal for ulnar amputations. When properly applied in selected patients, this single-stage microsurgical procedure can restore prehensile function, improve the appearance of the hand with multiple digital amputations, and preserve near-normal donor foot function.

91. Buck-Gramcko D, ed. *The Metacarpal Hand*. London: Martin Dunitz; 1997.

92. Pulvertaft RG. Reconstruction of the mutilated hand. Erik Moberg Lecture 1977. *Scand J Plast Reconstr Surg*. 1977;11:219–224.

93. Pulvertaft RG. Reconstruction of the severely mutilated hand. *Rheumatol Phys Med*. 1971;11:90.

94. Leung PC. Double toe transfers. *J Hand Surg [Br]*. 1987;12:162–165.

95. Leung PC. Pincer reconstruction using second toe transplantation. *J Hand Surg [Br]*. 1987;12:159–161.

96. Lin CH, Mardini S, Lin YT, et al. Osteoplastic thumb ray restoration with or without secondary toe transfer for reconstruction of opposable basic hand function. *Plast Reconstr Surg*. 2008;121:1288–1297.

97. Leung PC, Wong WL. The vessels of the first metatarsal webspace. An operative and radiographic study. *J Bone Joint Surg Am*. 1983;65:235–238.

98. Gu YD, Zhang GM, Chen DS, et al. Vascular anatomic variations in second toe transfers. *J Hand Surg Am*. 2000;25:277–281.

99. Wei FC, Silverman RT, Hsu WM. Retrograde dissection of the vascular pedicle in toe harvest. *Plast Reconstr Surg*. 1995;96:1211–1214. *A retrograde approach to dissection of the vascular pedicle in toe-to-hand transfer is presented, along with a simplified view of the vascular anatomy of the first webspace. This paper described the several advantages of this approach. First, the dominant vascular supply to the toe is elucidated early in the procedure, allowing for less unnecessary dissection of an inadequate pedicle. This also eliminates the need for preoperative arteriography. Furthermore, in cases where a lengthy pedicle is not required, retrograde dissection dispenses with harvest of a proximal vessel, which will not be needed for the transfer, thus minimizing donor morbidity.*

100. Cheng MH, Wei FC, Santamaria E, et al. Single versus double arterial anastomoses in combined second- and third-toe transplantation. *Plast Reconstr Surg*. 1998;102:2408–2412, discussion 13.

101. Zhang G, Ju J, Zhao Q, et al. Combined ipsilateral and contralateral second toe flaps for repair of finger degloving injury. *Microsurgery*. 2014;34:540–546.

102. Zhao J, Tien HY, Abdullah S, Zhang Z. Aesthetic refinements in second toe-to-thumb transfer surgery. *Plast Reconstr Surg*. 2010;126:2052–2059.

103. Wei FC, Coskunfirat OK, Lin CH, et al. Isolated third-toe transfer: indications, technique, and reliability. *Plast Reconstr Surg*. 2005;115:1314–1321, discussion 22–24.

104. Lee KS, Chae IJ, Hahn SB. Thumb reconstruction with a free neurovascular wrap-around flap from the big toe: long-term follow-up of thirty cases. *Microsurgery*. 1995;16:692–697.

105. Strauch B, Tsur H. Restoration of sensation to the hand by a free neurovascular flap from the first webspace of the foot. *Plast Reconstr Surg*. 1978;62:361–367.

106. Halbert CF, Wei FC. Neurosensory free flaps. Digits and hand. *Hand Clin*. 1997;13:251–262.

107. Kato H, Ogino T, Minami A, et al. Restoration of sensibility in fingers repaired with free sensory flaps from the toe. *J Hand Surg Am*. 1989;14:49–54.

108. Lin CH, Hu TL, Lin CH. Split second- and third-toe transplantation in mutilating-hand-injury reconstruction. *Ann Plast Surg*. 2008;60:267–271.

109. Swartz WM, Izquierdo R, Miller MJ. Implantable venous Doppler microvascular monitoring: laboratory investigation and clinical results. *Plast Reconstr Surg*. 1994;93:152–163.

110. Jones NF, Gupta R. Postoperative monitoring of pediatric toe-to-hand transfers with differential pulse oximetry. *J Hand Surg Am*. 2001;26:525–529.

111. Chen KT, Mardini S, Chuang DC, et al. Timing of presentation of the first signs of vascular compromise dictates the salvage outcome of free flap transfers. *Plast Reconstr Surg*. 2007;120:187–195.

112. Lin YT, Su ST, Lo S, et al. Risk factors for reexploration in toe-to-hand transfer: a multivariate analysis of 363 cases. *Plast Reconstr Surg*. 2015;135:501–506.

113. Hauck RM, Camp L, Ehrlich HP, et al. Pulp nonfiction: microscopic anatomy of the digital pulp space. *Plast Reconstr Surg*. 2004;113:536–539.

114. Efstathopoulos D, Gerostathopoulos N, Misitzis D, et al. Clinical assessment of primary digital nerve repair. *Acta Orthop Scand Suppl*. 1995;264:45–47.

115. Rosen B, Lundborg G. Sensory re-education after nerve repair: aspects of timing. *Handchir Mikrochir Plast Chir*. 2004;36:8–12.

116. Lundborg G, Rosen B. Sensory relearning after nerve repair. *Lancet*. 2001;358:809–810.

117. Ma HS, Abdalla el-Gammal T, Wei FC. Current concepts of toe-to-hand transfer: surgery and rehabilitation. *J Hand Ther*. 1996;9:41–46.

118. Deglise B, Botta Y. Microsurgical free toe pulp transfer for digital reconstruction. *Ann Plast Surg*. 1991;26:341–346.

119. Lin CH, Lin YT, Sassu P, et al. Functional assessment of the reconstructed fingertips after free toe pulp transfer. *Plast Reconstr Surg*. 2007;120:1315–1321.

120. Wei FC, Carver N, Lee YH, et al. Sensory recovery and Meissner corpuscle number after toe-to-hand transplantation. *Plast Reconstr Surg*. 2000;105:2405–2411.

121. Wei FC, Ma HS. Delayed sensory reeducation after toe-to-hand transfer. *Microsurgery*. 1995;16:583–585.

122. Chen CJ, Liu HL, Wei FC, et al. Functional MR imaging of the human sensorimotor cortex after toe-to-finger transplantation. *AJNR Am J Neuroradiol*. 2006;27:1617–1621.

123. Chu NS, Wei FC. Recovery of sensation and somatosensory evoked potentials following toe-to-digit transplantation in man. *Muscle Nerve*. 1995;18:859–866.

124. Foucher G, Medina J, Navarro R, et al. Toe transfer in congenital hand malformations. *J Reconstr Microsurg*. 2001;17:1–7.

125. Poppen NK, Norris TR, Buncke HJ Jr. Evaluation of sensibility and function with microsurgical free tissue transfer of the great toe to the hand for thumb reconstruction. *J Hand Surg Am*. 1983;8:516–531.

126. Gu YD, Zhang GM, Cheng DS, et al. Free toe transfer for thumb and finger reconstruction in 300 cases. *Plast Reconstr Surg*. 1993;91:693–700, discussion 1–2.

127. Wei FC, Yim KK. Single third-toe transfer in hand reconstruction. *J Hand Surg Am*. 1995;20:388–394, discussion 95–96.

128. Chung KC, Wei FC. An outcome study of thumb reconstruction using microvascular toe transfer. *J Hand Surg Am*. 2000;25:651–658.

129. Fumiaki S, Wei FC, Sassu P, et al. Multiple toe transplantations to reconstruct three amputated neighbouring distal fingers by heat press injury – a case report. *J Plast Reconstr Aesthet Surg*. 2009;62:e309–e313.

130. Coskunfirat OK, Wei FC, Lin CH, et al. Simultaneous double second toe transfer for reconstruction of adjacent fingers. *Plast Reconstr Surg*. 2005;115:1064–1069.

131. Lin PY, Sebastin SJ, Ono S, et al. A systematic review of outcomes of toe-to-thumb transfers for isolated traumatic thumb amputation. *Hand (N Y)*. 2011;6:235–243.

132. Stupka JV, Hýa P, Molitor M, et al. Long-term results of digital reconstruction using toe-to-finger transfers. *Eur J Plast Surg*. 2004;27:271–282.

133. Gülgönen A, Gudemez E. Toe-to-hand transfers: more than 20 years follow-up of five post-traumatic cases. *J Hand Surg [Br]*. 2005;31:2–8.

134. Maloney CT Jr, DeJesus R, Dellon AL. Painful foot neuromas after toe-to-thumb transfer. *J Hand Surg Am*. 2005;30:105–110.

135. Del Pinal F, Garcia-Bernal FJ, Ayala H, et al. Ischemic toe encountered during harvesting: report of 6 cases. *J Hand Surg Am*. 2008;33:1820–1825.

136. Gu YD, Zhang GM, Chen DS, et al. Toe-to-hand transfer: an analysis of 14 failed cases. *J Hand Surg Am*. 1993;18:823–827.

137. Ozkan O, Chen HC, Mardini S, et al. Principles for the management of toe-to-hand transfer in reexploration: toe salvage with a tubed groin flap in the last step. *Microsurgery*. 2006;26:100–105.

138. Jones NF, Hansen SL, Bates SJ. Toe-to-hand transfers for congenital anomalies of the hand. *Hand Clin*. 2007;23:129–136.

139. Foucher G, Moss AL. Microvascular second toe to finger transfer: a statistical analysis of 55 transfers. *Br J Plast Surg*. 1991;44:87–90.

140. Lister GD, Kalisman M, Tsai TM. Reconstruction of the hand with free microneurovascular toe-to-hand transfer: experience with 54 toe transfers. *Plast Reconstr Surg*. 1983;71:372–386.

141. Wallace CG, Wei FC. Further aesthetic refinement for great toe transfers. *J Plast Reconstr Aesthet Surg*. 2010;63:e109–e110.

142. Tan H, Yang K, Wei P, et al. A novel preoperative planning technique using a combination of CT angiography and three-dimensional printing for complex toe-to-hand reconstruction. *J Reconstr Microsurg*. 2015;31:369–377.

143. Wang L, Tian G, Wang M, Yang G. Analysis of the morphologic differences of the second toe and digits of the hand, and evaluation of potential surgical intervention to minimize the differences using computer-aided design technology. *Plast Reconstr Surg*. 2014;134:902e–912e.

144. Maire N, Naito K, Lequint T, et al. Robot-assisted free toe pulp transfer: feasibility study. *J Reconstr Microsurg*. 2012;28:481–484.

第三篇　后天性非创伤性疾病

第 15 章

手部良性与恶性肿瘤

Justin M. Sacks, Kodi K. Azari, Scott Oates, and David W. Chang

概要

- 良性与恶性手部肿瘤起源于不同的组织。
- 大多数肿瘤是良性肿瘤。
- 准确的评估、诊断和治疗将会改善预后。
- 只有在明确诊断且保证足够的手术切缘的前提下才能进行手部和上肢的重建手术。

简介

- 大多数手部肿瘤是良性的,早期发现,手术切除。
- 未累及皮肤的手部肿瘤中95%是良性肿瘤。
- 手部恶性肿瘤分为两类:原发肿瘤和转移瘤。原发肿瘤可起源于皮肤(如黑色素瘤、基底细胞癌和鳞状细胞癌)、软组织(如肉瘤)或骨骼(如骨肉瘤)。转移瘤多来自乳腺癌、肾癌、甲状腺癌、肺癌和结肠癌。
- 对手部肿瘤进行正确的评估、诊断和治疗是优质诊疗所必需的,仔细询问病史和体格检查将会快速地找出手部可疑肿块的诊治要点。
- 磁共振成像(magnetic resonance imaging,MRI)是评估软组织肿块恶性情况的金标准。计算机断层扫描(computed tomography,CT)更适用于骨病变。
- 很多情况下最后明确诊断需要切开或是切除活检。
- 脑海中必须有一个明确的手术思路和手术切口设计,活检切口应与可能的保肢手术一致或是平行。
- 只有在明确病理诊断和取得安全的手术切缘后才能进行手部肿瘤切除术后的重建。
- 了解肿瘤学和重建的基本原则才能取得最优的临床结果。

临床提示

大部分手部肿瘤:
- 可起源于任何细胞
- 良性
- 预后良好

诊断存疑时:
- 切除活检
- 认真设计切口
- 要时刻记住可能的最终手术治疗

基础科学/疾病进程

手部肿瘤可起源于皮肤、脂肪组织、滑膜、肌腱、软骨、骨、肌肉、纤维组织、神经和血管。大多数手部肿瘤是良性的,大多发现早,预后好[1,2]。手部恶性肿瘤分为两类:原发肿瘤和转移瘤。除此之外,癌前病变像光化性角化病和非典型痣也可发生于手部。

本章将手部良恶性肿瘤按照其来源分类讨论,了解病变的起源有助于准确诊断和正确治疗[3]。

手部肿瘤的治疗需要手外科医生承担肿瘤科医生和重建外科医生两个角色,需要对肿瘤学和重建学原理有一个完全的认识,才能获得最优的结果。肿瘤科医生的角色就是要完全彻底地根除肿瘤,这有可能损害手的外观和功能。相反,重建外科医生的角色就是改善手部功能,如何平衡这种治疗目的的矛盾是很具挑战性的[4]。

手部及上肢肿瘤患者最优的诊疗需要一个有效的评估、诊断和治疗策略,仔细询问分析病史和体格检查将有助于快速聚焦手部新发病变的诊治要点。X线片、CT、MRI有助于更加明确初步诊断[5]。但是大多数情况下,切开或是切除活检将决定最终的诊断。

诊断/患者表现

病史

　　详尽的病史和体格检查是正确的初步诊断的基础。仔细询问肿瘤相关病史，包括肿瘤持续时间、大小和颜色的变化、有无疼痛和溃烂。疼痛预示着恶性肿瘤或是肿块侵犯神经结构。需要明确是否对温度敏感，这是甲下血管球瘤的典型特征[6]。

　　对手部肿瘤的危险因素的追问可为最终诊断提供更强的依据。应询问患者是否有皮肤恶性肿瘤史、儿童时期大量日光暴露或晒伤史、化学和电离辐射暴露史以及创伤或感染史。还应询问患者类风湿病史，如痛风、银屑病和类风湿性关节炎。

　　在评估手部肿块时需要考虑患者的年龄。某些肿块是发生于特定年龄组的。例如，骨囊肿通常见于青少年和年轻人，而手部转移性肿瘤在 50 岁以下的人群中很少见[7]。

　　明确既往活检或手术切除史后，对手部肿瘤患者的全面病史评估即可完成。需要获得和评估以前的活检或切除术后病理报告。如果病理结果是未知的，则先前的手术记录将有助于明确诊断和优化手术干预的决策。

> **临床提示**
>
> **病史**
> 既往史：
> - 类风湿性关节炎-类风湿结节
> - 痛风-痛风结节
>
> 疼痛：提示恶性
> 冷刺激敏感性：甲下病变-血管球瘤
> 非甾体抗炎药可缓解疼痛：骨样骨瘤
> 感染
> 创伤

体格检查

　　手部体格检查包括皮肤、肌腱、肌肉、韧带、骨和神经血管结构的全面检查。评估区域淋巴结病变是评估手部肿瘤恶性可能的基础，例如，淋巴腺病变可发生于上皮样肉瘤或透明细胞肉瘤[8,9]。

　　在诊室中首先要进行视诊。需要有足够的光源才能看清病变特征。仔细记录颜色和质地的改变，检查溃疡、红斑和水肿情况。对肿物进行透光照射检查有助于区分实性和囊性病变。对病变进行触诊以评估肿块的大小、形状和轮廓。肿块的移动性提示其是否固定于深层的解剖结构。嘱患者屈伸手指和腕关节，可进一步检查病变是否累及肌腱或是关节内深层结构。进行完整的血管检查，需要触诊动脉搏动，如果未触及，可用多普勒超声检查手部和上肢血管状态。Allen 试验是必需的。还需检查运动和感觉神经功能。

　　临床上决定随访观察良性病变时，照片档案对于判断肿物生长的速度是必不可少的，照片也被推荐用于监测多发病变或是微小病变的患者。

实验室检查

　　实验室检查有助于确定一些手部肿瘤的病因，血液学资料有助于确定感染，血钙、血磷和碱性磷酸酶水平升高常见于转移瘤，骨肉瘤患者碱性磷酸酶也可升高。红细胞沉降率(erythrocyte sedimentation rate，ESR)评估炎症情况，在尤因肉瘤、淋巴瘤、骨髓瘤患者中常升高。转移性前列腺癌特异性指标为明显升高的前列腺特异性抗原(prostate-specific antigen，PSA)，对于 50 岁以上的男性患者，在手部 X 线片上看到明显的成骨性病变，需要行血清 PSA 检测。虽然这些实验室检查对手部肿瘤不是特异性的，但可以帮助明确诊断。

> **临床提示**
>
> **实验室检查**
> - 血沉(ESR)增快：尤因肉瘤，淋巴瘤，骨髓瘤
> - 钙离子升高：转移性肿瘤
> - 碱性磷酸酶(AKP)升高：骨肉瘤
> - 男性、年龄＞50 岁，成骨性病变：检测前列腺特异性抗原(PSA)

影像学

　　多种放射学检查可用于手部良恶性病变和肿块的显像，大多数皮肤病变不是必须要做放射学检查，但是对于非常巨大的皮肤病变以及查体发现与深部组织有明确粘连的病变，需要行放射学检查。

　　X 线平片是评估手部病变和肿块最重要的检查之一。X 线检查简单易行，可以从多个角度评估肿块。可以从 X 线片中判断肿块的大小。在手部，直径大于 3cm 的肿块应考虑潜在恶性肿瘤。与骨骼相关的肿块结构可以通过 X 线快速确定。骨皮质边界清楚提示良性病变，而"虫噬样"或骨皮质破坏则提示恶性病变。X 线片上的骨破坏和骨膜反应预示着潜在的恶性肿瘤或感染。软组织钙化可能提示恶性肿瘤(图 15.1)。圆形钙化伴中心透亮区可提示血管来源。

　　超声检查有助于评估软组织肿块，这项检查为无创检查，费用不高。超声检查可确定肿瘤为实性还是囊性，可区分散在的肿块和弥漫性水肿，在很多情况下，超声也用于引导穿刺活检。

　　放射性核素扫描或是骨扫描用于骨骼肿块的显像，这项检查技术对孤立的病变敏感，但是检查结果对恶性病变不是很特异，例如，骨样骨瘤(良性肿瘤)表现为强烈的浓聚现象。在手部和上肢原发性恶性肿瘤的检查中，骨扫描在寻找转移时非常有用。

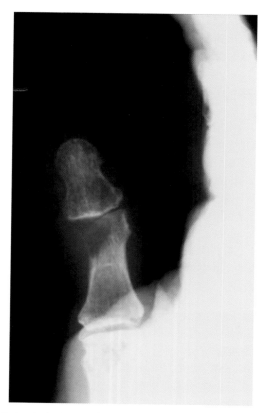

图 15.1　拇指近端指骨病变,皮质破坏提示恶性病变可能

CT 对于评估骨和皮质的破坏很有用,CT 相比标准的放射片具有更高的骨分辨率。如果 X 线片上怀疑肿块累及骨骼,下一步适合做 CT 检查。CT 有助于鉴别钙化和成骨,对于骨膜反应和骨膜内反应的鉴别更有优势。

MRI 在评估软组织肿块方面优于 CT,MRI 能更好地反映软组织肿块骨内和骨外的范围,是评估软组织肿块良恶性的金标准[10]。MRI 显像包括 T1 加权像、T2 抑脂加权像和短反转时间反转恢复序列图像,造影剂钆可以进一步加强软组织肿物显像。不同视角获取的 MRI 图像可以在术前很清晰地显示软组织累及范围。MRI 的缺点是不能可靠地区别良恶性病变,除此之外,手部肿块 MRI 检查时需要专用的手部线圈。

皮肤、软组织或是骨病变进一步的检查就是活检。病理评估的准确性取决于获取标本的方式,冷冻切片可对足够的组织样本进行评估,但是相比最终的常规病理诊断96% 的准确性,冷冻切片的诊断准确性仅为80%,粗针穿刺活检的准确性介于上述两者之间,为83%~93%[2]。

活检可为闭合的或是切开的,闭合性活检需要用活检针或是环钻取材,对转移性病变很有用,但是闭合活检取的组织样本量经常不足以支持初步诊断[11]。

切开活检有多种类型:取决于患者的病史、体格检查和影像学检查结果。对于所有切开活检,如果肿瘤被判断为恶性,切口应为纵行,并与后续保肢手术切口一致或平行。如果使用止血带,则不能驱血,因为这样做可能导致恶性细胞扩散到淋巴管。应进行充分的止血,除非需要根治性切

除,否则不应侵犯邻近的解剖间室。一个重要的原则是对所有感染进行活检和对所有包块进行细菌培养。慢性感染可伪装成恶性肿瘤,亚临床感染亦可导致肿块。

在切开活检中,只切取病变组织的一小片,取纵向切口,如果软组织肿块侵犯邻近间室,则纵行分开肌纤维,然后切取一小片儿病变组织行病理检查。

切除活检为切除整个病变组织,可能对于一个良性病变就是最终治疗,切除活检限于≤1cm 的病变。

Enneking 根据组织学分级、肿物位置和肿物范围,提出了一个肌肉骨骼系统肿瘤的切除方案。病灶内切除为通过肿瘤平面切除,边缘切除为通过肿瘤"反应区",广泛切除为切除同一间室内的肿物和正常组织边缘[12]。如果怀疑为恶性肿瘤则行广泛切除,根治性切除为间室外切除。

临床提示

X 线
- 最重要的检查
- 边界表现
  - 边界清楚:良性
  - "虫蚀"样:恶性
- 大小
  - >6cm:恶性

患者选择

所有手部病变或肿块患者都需要进行适当的评估,通过病史和体格检查来决定需要进行哪些进一步的检查,一旦病变或肿物的检查方案确定下来,医生有责任明确诊断,制定治疗方案。

治疗/根据组织起源行手术治疗

皮肤肿瘤

皮肤肿瘤可分为良性肿瘤、癌前病变和恶性肿瘤。除此之外,像皮脂腺囊肿和皮角形成的肿块可伪装成肿瘤,但是这些不是真正的肿瘤,可称为假性肿瘤[13]。对大多数良性肿瘤,切除活检将完全根除肿物;对恶性皮肤肿瘤,像黑色素瘤,完全切除肿物,保证切缘干净,并不总是意味着完全治愈,因为有潜在转移可能[1]。

临床小结

切开活检
- 纵行切口
- 止血带,不驱血
- 避免污染邻近间室

- 纵行分开肌肉纤维
- 冷冻切片用来评估样本量是否足够
- 培养
- "对所有感染进行活检,对所有肿物进行培养"

皮角

皮角是一种外生性病变,起源于皮肤,由角化性物质组成[13](图 15.2)。皮角常见于手背和前臂等阳光暴晒的区域,这些难看的病变可影响功能。皮角可伴发很多肿瘤,包括表皮包涵囊肿、表皮痣、纤维瘤和化脓性肉芽肿。除此之外,皮角可伴发于癌前病变和恶性肿瘤,像光化性角质病和鳞状细胞癌。事实上,10% 的皮角被发现伴发于鳞状细胞癌。

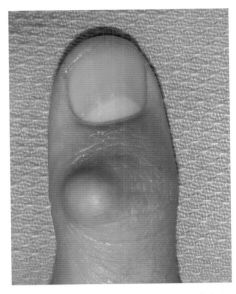

图 15.3　表皮包涵囊肿。这些肿块起源于上皮组织内侵,可由外伤、注射或切口引起。上皮内化,导致皮下角蛋白沉积

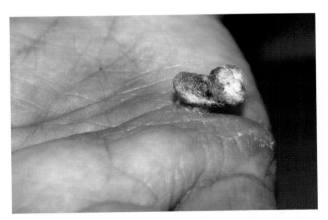

图 15.2　皮角,病变通常出现在手掌。图示典型的角蛋白皮角

皮角治疗手段为距边缘 1~2mm 切除活检。由于存在潜在的取样误差,皮角不建议切开活检。

表皮包涵囊肿

表皮包涵囊肿是手部第三常见的肿瘤(图 15.3)。这些肿物起源于侵入的上皮组织,可继发于创伤、注射或是手术切口[2,14]。表皮内在化可导致皮下角蛋白沉积,表皮囊肿通常不引起疼痛,且最常见于手指。

表皮包涵囊肿的治疗包括完整切除囊肿及其囊壁,完全切除活检后复发的概率特别低。

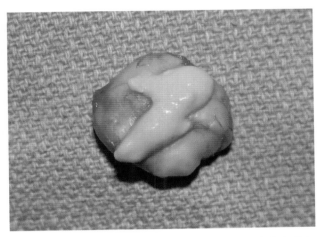

图 15.4　皮脂腺囊肿。这类假性肿瘤是由顶泌腺堵塞引起的,产生皮脂而非角蛋白

皮脂腺囊肿

皮脂腺囊肿是另一起源于皮肤的病变,外观与表皮包涵囊肿相似(图 15.4)。皮脂腺囊肿由顶泌腺堵塞所引起,它产生皮脂而不是角蛋白[2]。手部皮脂腺囊肿发生于手背,手掌侧皮肤不包含皮脂腺,因此不发生于手掌。治疗与表皮包涵囊肿类似,复发率低。

寻常疣

人类乳头瘤病毒引起寻常疣(图 15.5)。其病毒的 1～

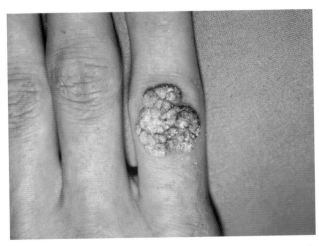

图 15.5　寻常疣。这种病变表现为表面粗糙的凸起物,常见于手背侧

4型、7型和10型被证实与皮肤角化有关。寻常疣可发生于手部任何部位，表面隆起且粗糙，其发病率是扁平疣的20倍，而扁平疣常发生于手背。寻常疣好发于甲缘的损伤部位（比如习惯性咬指甲），这些良性赘生物典型的病程特点是自限性，1~2年可自愈。但是有寻常疣恶变的报道，发生于黏膜上的寻常疣最常恶变[15]。

如果病变影响美观或是影响手功能可以采取治疗措施，一线治疗首选外用药，如水杨酸，治愈率70%~80%。对外用药无效的可以尝试二线治疗，冷冻疗法，治愈率60%~80%。三线治疗包括免疫调节药物，激光（像二氧化碳和脉冲光）和光能疗法。当治疗无效时应高度怀疑病变是恶性的，因此对于难治性疣或是为了排除恶变建议手术切除。

痣

黑素细胞痣或良性色素痣是黑素细胞的良性增殖（图15.6）。痣既可以是先天的，也可以是后天的。后天性痣通常在出生后6个月开始出现，在整个儿童和青少年时期，后天性痣的数量和大小都会增加。先天性痣需要监测，因为有恶变的可能性。痣按大小分为小（<1.5cm）、中（1.5~20cm）和大或巨型（>20cm）。巨型先天性痣恶变的终生风险为10%[16]。

常见的后天性痣由其在表皮和真皮内的解剖位置定义。交界痣见于真皮与表皮交界处。当这些病变扩展到真皮层时，就会转变为复合痣。完全位于真皮层内的痣称为皮内痣。肢端痣通常出现在手掌或足底。纵向黑甲病指的是甲板黑色素沉积导致的指甲条纹；这些病变可能是由于肢端痣累及甲基质所致。

手部和上肢痣有任何临床上可疑的改变就应该予以评估，包括不对称（asymmetry）、边缘不规则（border irregularities）、颜色改变（color changes）、直径（diameter）大于6mm和病变高度增加（elevation of the lession），可用"ABCDE"来帮助记忆。如果对诊断有任何疑问，建议切除活检[17]。

角化棘皮瘤

角化棘皮瘤认为是由毛囊上皮细胞衍化而来（图15.7）。这种皮肤病变类似于鳞状细胞癌，但是，角化棘皮瘤生长更快，中心坏死更明显。病变主要发生在毛发生长区域。角化棘皮瘤开始为一个小红丘疹，进而生长成大的溃疡性肿块，肿块呈"火山口"样，中心区有一个大的凹陷。角化棘皮瘤自然病程为经过6个月到几年的潜伏期可以自愈[18]。

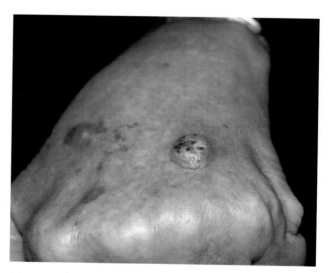

图15.7   角化棘皮瘤。在外观上，这种皮肤病变与鳞状细胞癌非常相似。病变起始是一个红色丘疹，逐渐进展成一个大的溃疡肿块

切除活检对于排除恶性肿瘤是必需的，如最常见的鳞状细胞癌。如果认为像良性病变可以行刮除治疗。由于角化棘皮瘤的自然复原病程，传统采取保守治疗，但是这种治疗可能会遗留较差的外观。

Muir-Torre综合征是一个常染色体显性遗传的疾病，伴发多个角化棘皮瘤。这种实性肿瘤也可伴发于内脏恶性肿瘤，因此对于有多个角化棘皮瘤的患者应该行结肠镜检查和CT检查[19, 20]。

皮肤纤维瘤

皮肤纤维瘤是累及真皮的纤维瘤（图15.8）。肿瘤包含成纤维细胞、胶原蛋白和组织细胞。临床表现为质硬的孤立性的不同颜色的肿物，好发于青年人，女性更常见。为排除恶性病变，如肉瘤、鳞状细胞癌或是黑色素瘤，应行切除活检术[21]。

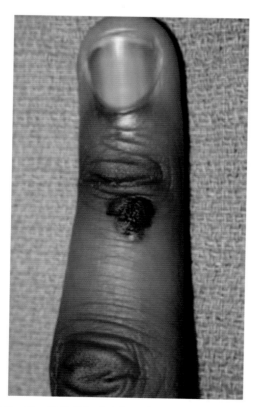

图15.6   痣。黑色素细胞的良性增殖，可为获得性或先天性

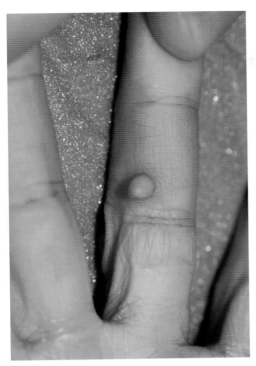

图 15.8　皮肤纤维瘤是一种累及真皮层的纤维性肿瘤。这些病变发生于成年早期，在女性中更为常见

皮肤纤维瘤的恶变形式为隆突性皮肤纤维肉瘤，偶可发生于手部[22]。尽管转移潜能低，但切除后有复发可能，建议距边缘 3cm 行广泛切除术，切除包括肿物深层的筋膜和肌肉。这种术式局部控制的可能性超过 90%，局部或远处转移可能不超过 5%。对于肉眼可见的不可切除的病变可给予辅助放疗[23]。

脂溢性角化病

脂溢性角化病是起源于角质细胞的良性肿瘤（图 15.9）。脂溢性角化病常发生于中年和老年，可以广泛分布于体表。开始时为一个色素过度沉着病变，之后合并典型的"蜡样附着"外观。这种病变的难点是虽然是良性的，但是和黑色素瘤很像，需要活检排除恶性可能。如果不怀疑是恶性，可以使用冷冻治疗、刮除或是切除术。

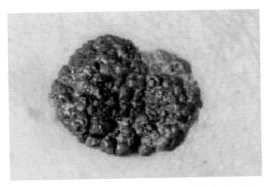

图 15.9　脂溢性角化病，起源于角质细胞的良性肿瘤，常见于中老年患者，广泛分布于全身

光化性角化病

光化性角化病是癌前病变，事实上是最常见的癌前皮肤病（图 15.10）。光化性角化病表现为长期日晒区域的粗糙、鳞状红斑。病变触之柔软，组织学上病变表现为局限于表皮下 1/3 的发育异常的角化细胞。光化性角化病是长期日晒直接作用的结果，白种人更常见，其转化为鳞状细胞癌的恶变率为每年 0.25%～1.00%。如果诊断后限制日晒病变可以自愈。

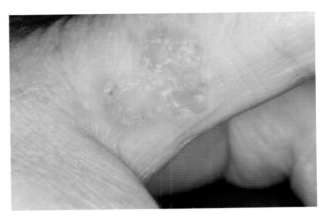

图 15.10　光化性角化病。发生于上肢的一种癌前皮肤病变。表现为一种粗糙的、鳞状的红斑斑块，见于长期日晒的部位

治疗措施包括持续临床观察到消融。冷冻疗法可用于孤立性病变，对于多发的散在病变，可局部应用 5- 氟尿嘧啶，皮肤消磨术，皮肤烧灼，如三氯醋酸。较新的报道证实卟啉衍生物作为光感剂的光动力治疗有积极作用，这种新疗法与局部应用 5- 氟尿嘧啶的治愈率相似[24]。

基底细胞癌

基底细胞癌是第二常见的手部皮肤恶性肿瘤，也是最常见的皮肤癌（图 15.11）。基底细胞癌是基底上皮恶性肿瘤，主要有 5 型：纤维上皮瘤、硬斑型、结节 - 溃疡型、色素型和表浅型。结节 - 溃疡型最常见，硬斑型变异是最具侵袭

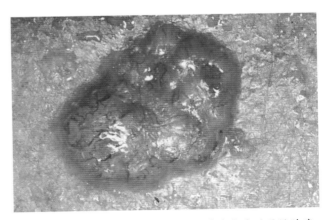

图 15.11　基底细胞癌。这类病变是基底上皮的恶性肿瘤，发病隐匿，但很少转移

性的。基底细胞癌发生隐匿，很少转移[1,2,25]。

　　基底细胞癌发生于光晒损伤区，常见于中老年人群。临床上，病变表现为皮肤溃烂，边缘像珍珠样隆起。治疗包括距边缘 2mm 切除活检，手术关键是要切除至仅剩正常组织。定期随访以识别复发和新生病变，由于转移率低，无须进一步检查。

鳞状细胞癌

　　鳞状细胞癌是手部最常见的恶性肿瘤[26]（图 15.12）。主要见于中老年人群，通常发生在手背部长期日晒的区域。鳞状细胞癌呈粉色或是皮肤色，也可表现为坚硬的过度角化的病变。由于具有潜在的恶性播散可能，所以查体时检查淋巴结是否转移很重要。

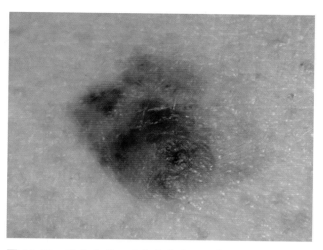

图 15.13　黑色素瘤。黑色素瘤是一种高度恶性的黑色素细胞肿瘤，可能起源于非典型痣。这类肿瘤中有一半是新发的，而与原有的痣无关

瘤的患者，迅速准确的诊断和治疗关系到患者的命运。黑色素瘤典型的表现为外观改变的色素沉着肿块（ABCDE，见上文）。黑色素瘤可起因于非典型痣，但是半数的黑色素瘤都是新发的，与预先存在的痣无关[1]（图 15.14）。肢端雀斑样黑色素瘤是发生在掌跖面和甲板表面的一种形式[30,31]。

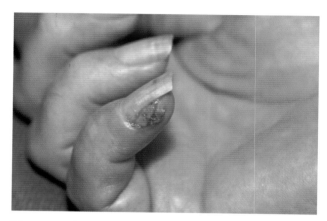

图 15.12　鳞状细胞癌。手部最常见的恶性肿瘤，通常发生于手部背侧，继发于长期日晒。在体格检查中评估淋巴结状态是至关重要的

　　鳞状细胞癌的病因除了日光暴晒，还包括放射治疗史、慢性炎症、骨髓炎继发慢性窦道和免疫抑制。Marjolin 溃疡就是一个慢性烧伤溃疡出现的鳞状细胞癌，对于治疗无效的疑似真菌感染的甲下病变应该予以警惕，有必要活检所有的慢性感染病变，除外恶性可能。

　　鳞状细胞癌治疗包括低危肿瘤采用电干燥法和刮除术，高危肿瘤行切除活检。切除正常组织 5mm 切缘可以使 95% 的肿瘤达到完全清除[27]。还有其他研究表明局部广泛切除 4mm 切缘完全清除率达 96%，切除 6mm 切缘清除率可达 99%。5% 的鳞状细胞癌患者在前五年内发现转移，这与基底细胞癌不发生转移的特点形成对比。鳞状细胞癌患者的治疗后长期随访对于评估复发或是转移很重要。

　　最近有项研究对 43 例指尖鳞状细胞癌患者进行了莫氏技术治疗。诊断为微侵袭性 5 例，原位病变 7 例，侵袭性 45 例。2 例（3.5%）复发。随访 4～5 年，未见肿瘤复发。莫氏手术治疗指甲鳞状细胞癌有最高的治愈率[28]。

黑色素瘤

　　黑色素瘤是黑色素细胞来源的高度恶性肿瘤（图 15.13）。尽管黑色素瘤仅占所有皮肤癌的 5%，但是占所有皮肤癌死亡患者的 75%[2,29]。鉴于此项数据，对于上肢有可疑皮肤肿

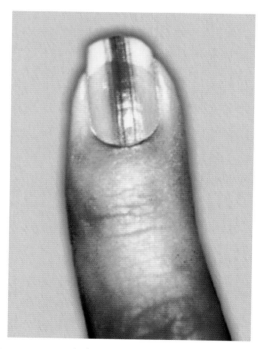

图 15.14　甲下黑色素瘤。这类病变须与血肿和甲癣鉴别。中等厚度的病变需对淋巴结进行临床和病理的评估

　　通过切开活检或是切除活检明确诊断，明确浸润深度是病理分析的主要部分。黑色素瘤病理最常用的是 Breslow 分级，报告浸润深度（mm），这与淋巴转移和远处转移的概率关系。Clark 分级采用基于解剖层次的浸润深度。

　　原位黑色素瘤的治疗为手术切除，切缘 0.5cm；对于浸

润性病变厚度<1.0mm，切缘 1cm；病变厚度 1～4mm 之间，切缘 2cm；病变厚度>4mm，切缘 2～4cm。对于浸润浅的黑色素瘤（<1mm）转移的风险只有 2%，但是浸润深度 1～4mm 的转移风险很高（下述）。临床上检查淋巴结非常重要。

黑色素瘤淋巴结转移被认为是按有序的解剖顺序转移，第一个转移淋巴结称为前哨淋巴结（sentinel lymph node，SLN），可以在肿瘤所处的位置根据淋巴回流路径预测。对肿瘤浸润深度中等厚度的患者行前哨淋巴结活检，可以预测肿瘤转移至其他淋巴结的可能。前哨淋巴结可以在切除肿瘤时用染料行淋巴显像予以指示[32]，手术当天早上给患者注射锝 -99m，在病变周围皮内注射淋巴蓝 4 小时后手术，术中用放射性传感器搜寻淋巴结热区，使蓝色染料路径肉眼可见。切除前哨淋巴结送冰冻，如果 SLN 被浸润，则清扫所有区域淋巴结。一般认为术后应行辅助化疗。如果 SLN 无转移，则不需要进一步处理。

对于黑色素瘤浸润深度>4mm 的患者，淋巴结转移风险很高（60%～80%），需切除原发灶和临床发现的任何阳性淋巴结。如果临床检查淋巴结阴性，不常规行 SLN 活检，因为这种情况的患者可能不会从局部区域疾病控制中获益。

甲下黑色素瘤可能伪装成甲下血肿或是甲癣，通常甲下黑色素瘤的治疗手段为远指间关节水平截指[30]。

滑膜病变

腱鞘囊肿

腱鞘囊肿是手和上肢最常见的软组织肿瘤（图 15.15）。腱鞘囊肿是与关节囊、肌腱或者腱鞘关系的充满黏液的结构。囊肿形成的病因尚不清楚，推测是继发于滑膜疝和创伤[33]。

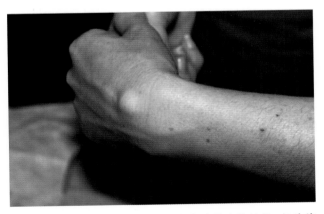

图 15.15　腱鞘囊肿。囊肿是一个充满黏液的结构，与关节囊、肌腱和腱鞘有关。这类囊性结构的病因被认为是继发于滑膜疝出和创伤

手部腱鞘囊肿最常发生于腕背部（60%～70%），起源自舟月骨间韧带。其次最常累及部位为腕掌侧，占腱鞘囊肿的 20%，起源于舟骨 - 大多角骨 - 小多角骨骨间韧带。腱鞘囊肿还可发生在掌侧支持带（10%～20%）。发生于近指间关节背侧合并骨关节炎的腱鞘囊肿称为黏液囊肿（图 15.16）。治

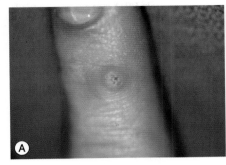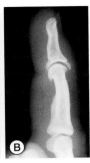

图 15.16　黏液囊肿。（A）与骨性关节炎相关的远指间关节背侧近端囊肿称为黏液囊肿。（B）囊肿切除和骨赘切除必须同时进行，才能彻底治疗该肿物

疗为手术切除囊肿和骨赘。如果临床表现不典型或是查体不能确定潜在的腱鞘囊肿，可行超声检查和 MRI 协助诊断。

腱鞘囊肿的治疗关键是向患者明确病变的良性本质，患者在面对此病变时经常会寻求保证。掌侧支持带的腱鞘囊肿在 2/3 的患者中可自愈，通过穿刺抽吸也有相同比例的患者可完全消除囊肿。其他部位的掌侧和背侧腱鞘囊肿通过开窗抽吸会有很好的结果，但是仍有复发[33]。

腱鞘囊肿最终的治疗是手术切除囊肿及一部分支持带套袖，对于更大的手部掌背侧腱鞘囊肿，需要去除蒂部和部分关节囊套袖，不需要修复关节囊，以避免活动受限。近年来关节镜下囊肿切除开始应用于腕背部囊肿，虽然缺乏长期随访结果，但是成功率是可人的。

巨细胞瘤（色素绒毛结节性滑膜炎）

巨细胞瘤是手部第二常见的软组织肿瘤（图 15.17）。巨细胞瘤是良性肿瘤，由多核巨细胞和黄色瘤细胞构成，通常发生于产生滑液的组织，像关节、关节囊韧带和腱鞘[34,35]。巨细胞瘤生长缓慢，对邻近组织结构有占位性影响，有时可在骨皮质产生压痕。肿瘤呈质硬实性结节状无痛肿块，最常见于手掌侧。

该肿瘤的治疗需要仔细地完整切除肿物，当从手部显露出肿物时，手术医生需注意神经发生移位。治疗存在的主要问题是可能复发，有报道指出复发率为 5%～50%，这类肿瘤有恶变可能，但是极为罕见。

神经肿瘤

神经鞘瘤 / 施万细胞瘤

神经鞘瘤是最常见的手部良性神经肿瘤，起源于施万细胞（图 15.18）。神经鞘瘤表现为一个生长缓慢、边界清楚、偏心的、基本无痛的肿块[36]，但是如果肿瘤累及运动或感觉神经，将会引起神经性功能障碍或是疼痛。神经鞘瘤可横向活动，不能纵向活动。肿瘤通常见于手和前臂掌侧，发生于 30～50 岁人群。

神经鞘瘤的治疗是在放大镜下从周围的神经束中剥除肿物并保持神经束的完整性，术后发生神经性功能障碍的风险为 4%，鲜有恶变的报道。

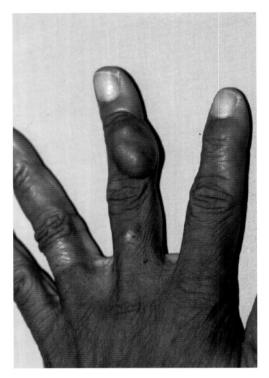

图 15.17 巨细胞瘤（色素绒毛结节性滑膜炎）。一种良性肿瘤，含有多核巨细胞和黄色瘤细胞，见于关节、关节囊韧带和腱鞘等产生滑液的部位

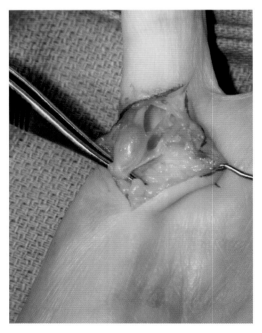

图 15.18 施万细胞瘤/神经鞘膜瘤。这类软组织肿瘤起源于施万细胞，通常见于手和前臂的掌侧面

神经纤维瘤

神经纤维瘤是起源于神经束的良性、生长缓慢的肿瘤（图 15.19）。

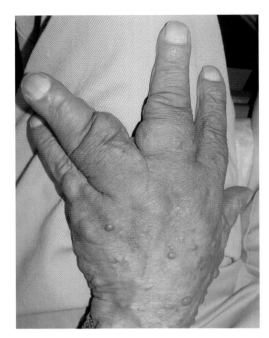

图 15.19 神经纤维瘤，一种在神经束内缓慢生长的良性肿瘤。当肿瘤多发时，应考虑鉴别 von Recklinghausen 病或神经纤维瘤病

肿瘤组织学上表现为施万细胞、纤维组织和轴突的弥漫增生。当遇到多发的神经纤维瘤时，应考虑诊断为神经纤维瘤病。

神经纤维瘤治疗为手术切除，但是当正常神经束被肿瘤包裹时，需要行节段性神经切除术加神经移植。

神经纤维瘤有恶变可能，肿瘤迅速增大提示恶变[2]。患有神经纤维瘤病的患者，有恶变成丛状神经纤维瘤的可能。假关节是一种罕见病，但经常伴发于神经纤维瘤病，可发生于上肢，在放射影像上表现为"被吮吸的糖果"。

脂肪纤维错构瘤

脂肪纤维错构瘤表现为纤维脂肪渗透进神经组织（图15.20）。肿瘤最常见于正中神经，当小孩表现为腕管综合征

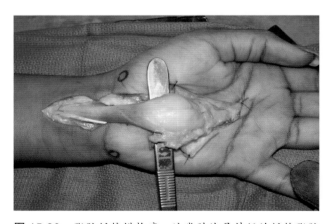

图 15.20 脂肪纤维错构瘤。这类肿块是神经的纤维脂肪浸润，最常见于正中神经。在出现腕管综合征的儿童中，应为鉴别诊断之一

时，鉴别诊断中应包含脂肪纤维错构瘤[37]。术中暴露肿瘤可见神经梭形肿胀，肿物不侵犯神经周围组织。

神经束间肿物切除不切实际，事实上，这种术式是脂肪纤维错构瘤治疗的禁忌，建议行单纯减压术。只有发生神经功能逐渐减退时，才应行肿物切除和神经移植术。

脂肪瘤

脂肪瘤是由脂肪组织构成的良性肿瘤（图 15.21）。脂肪瘤位于皮下或是肌间，如果肿瘤发生于腕管或是腕尺管，可导致神经压迫症状。脂肪瘤生长非常缓慢，通常有长期的病史。通过体格检查和病史可以得到诊断，如果要行影像学检查，X 线下软组织为透亮区，而 MRI 可显示脂肪组织信号。

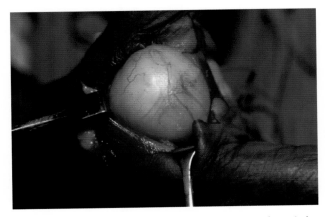

图 15.21　脂肪瘤。该病变是由脂肪组织组成的良性肿瘤。通常位于上肢的皮下或肌肉内

脂肪瘤的治疗为沿着肿物边缘切除活检。肿瘤的边界清晰，使得手术切除没有技术上的挑战。手术切除最主要的适应证为体积增大和占位效应（神经压迫）。

脂肪瘤可恶变为脂肪肉瘤，在手部此恶变鲜有报道。但是脂肪瘤和脂肪肉瘤很难鉴别。

纤维组织病变

良性病变

手部大多数纤维组织病变都是良性的。包括单纯瘢痕、增殖性瘢痕和瘢痕疙瘩。增殖性瘢痕局限在原始创缘内，而瘢痕疙瘩生长超过伤口边缘，两者都表现为细胞和血管增生。手部其他良性纤维组织肿瘤还有幼年性肌腱纤维瘤、硬纤维瘤、纤维组织细胞瘤和掌腱膜挛缩症。掌腱膜挛缩症为掌腱膜纤维化引起的手指挛缩，累及掌指关节、近指间关节和远指间关节。

肉瘤

恶性纤维组织细胞瘤是成人中最常见的软组织肉瘤[37,38]（图 15.22）。发生于 50～70 岁人群，临床表现为无痛进行性增大的肿块，最常见于前臂。恶性纤维组织细胞瘤的治疗

为广泛性切除或是截肢，新辅助治疗可减小肿瘤体积，避免截肢。肿瘤还需要完善转移性检查，最常见为肺转移。

滑膜肉瘤是较常见的手部和腕部肉瘤，这种恶性软组织肿瘤发生在肌腱和关节附近，可侵犯骨骼。上肢最常见的临床表现为手背部坚实、无痛的肿块[8]，常见于青壮年到中年患者。滑膜肉瘤极具侵袭性，治疗为广泛性切除或是根治性切除。由于其极高的转移概率（50%），必须评估淋巴结转移情况，建议辅助放疗或化疗。

上皮样肉瘤是上肢最常见的恶性软组织肿瘤（图 15.23）。最常发生于青少年和年轻人的手和前臂，表现为一个坚硬的、生长缓慢的肿块[8]。上皮样肉瘤可向近端沿腱鞘扩散，而影响手指和手掌。它可被误诊为疣或溃疡。治疗方法是广泛切除或根治性切除。由于其通常向区域淋巴结转移，故需评估淋巴结状态。

化疗和保肢手术已经成为治疗四肢肉瘤的标准方法，包括手部。局部皮瓣通常不足以修复肿瘤切除后的大面积缺损。这种缺损可能需要游离组织移植。游离皮瓣在肿瘤缺损重建中的应用使重建外科医生在保肢手术中实现了范式转换。复杂的游离皮瓣重建现在常规用于由于局部肿瘤进展而在以前不得不截肢的肢体的保肢治疗。这重新定义了四肢肉瘤的手术治疗。这种倾向于保肢的转变促使外科医生重新评估截肢的适应证，从而提高了患者的生活质量。此外，肉瘤的多学科治疗也取得了巨大的进展。新辅助化疗和放疗现在被用于减少肿瘤体积，以实现保留神经血管的肿瘤切除，进而保留肢体功能。

血管病变

血管瘤

血管瘤是一种良性的毛细血管畸形，临床可表现为表浅的皮肤病变、深部的海绵状病变或是两者的混合型（图 15.24）。血管瘤通常出生时没有，1 个月龄时出现。其特点为第 1 年增长迅速。50% 的患者在 5 岁时可自行恢复，70% 的患者在 7 岁时自行复原[39]。

由于血管瘤大多数可自行消退，常规治疗为观察。但是激光治疗、全身应用糖皮质激素、局部应用糖皮质激素和干扰素对病情也有帮助。当血管瘤成人患者出现症状时，需要采取手术沿边缘切除。即使做了手术，也有复发可能。

婴儿血管瘤可以合并 Kasabach-Merritt 综合征（图 15.25）。这种侵袭性血管内皮瘤可使血小板捕获，引起消耗性凝血障碍。大剂量糖皮质激素和长春新碱被用于治疗 K-M 综合征[40]。

Maffucci 综合征以多发的血管瘤和内生软骨瘤为特点[41]，该病患者的手指较短、偏斜。内生软骨瘤及血管瘤有恶变为软骨肉瘤和血管肉瘤的风险。

血管畸形

血管畸形与血管瘤不同，通常是出生时即患病，有畸形的血管通路。血管畸形按部位分为毛细血管、静脉、淋巴管和静脉-淋巴管混合畸形（图 15.26）。这些畸形病变被认为

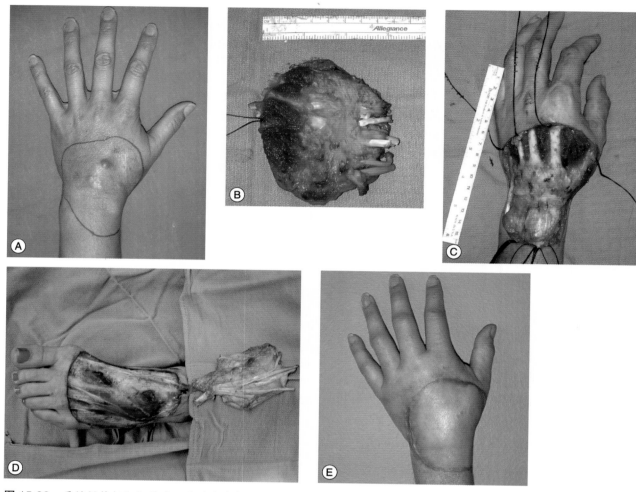

图 15.22　恶性纤维组织细胞瘤。这种肉瘤表现为无痛增大的肿块，常见于上肢。治疗方法是广泛切除并评估是否转移。（A）手背病变。（B）标本显示包括伸肌腱的复合切除。（C）局部广泛切除，近端和远端伸肌腱标记重建。（D）足背皮瓣切取，包括足背伸肌腱。（E）皮瓣术后

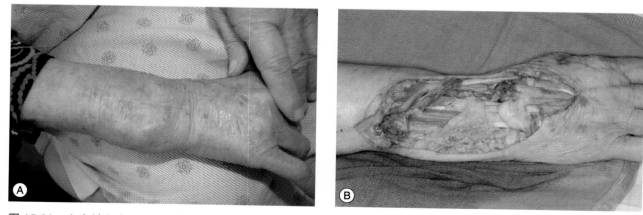

图 15.23　上皮样肉瘤。上肢最常见的软组织恶性肿瘤。（A）复发性上皮样肉瘤行局部广泛切除。（B）包括尺桡骨远端的复合切除

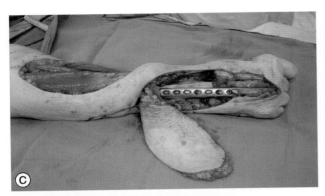

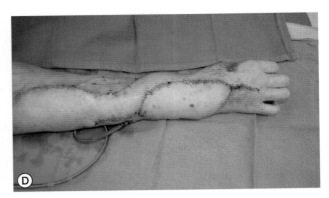

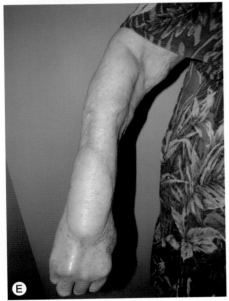

图 15.23（续）（C）同种异体骨移植内固定。前臂逆行桡动脉皮瓣覆盖软组织缺损。（D）术中皮瓣移位。（E）术后结果

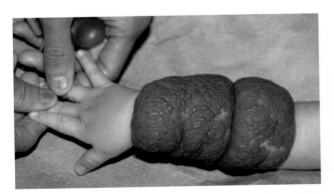

图 15.24　血管瘤表现为：表浅皮肤型；深部，表现为海绵状病变型；或者两者的混合型。出生时不发病，它们的特点是在第 1 年有一个快速的生长期。到 5 岁时期望消退率为 50%，7 岁时为 70%

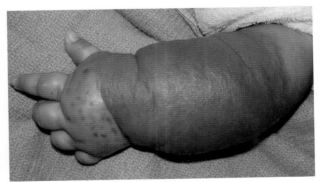

图 15.25　Kasabach-Merritt 综合征。这种侵袭性血管内皮瘤可导致继发于异常血小板捕获的消耗性凝血功能障碍

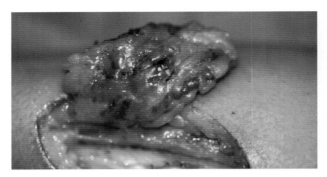

图 15.26 不同于血管瘤，血管畸形通常在出生时出现，表现为畸形的血管通路。治疗方法包括观察、激光治疗、硬化剂或手术切除

是低流量肿瘤，治疗上可以考虑观察、激光治疗、硬化治疗或是手术切除[42]。

"高流量"血管畸形由动脉或是动静脉混合成分组成。这类肿物是一个"定时炸弹"，有迅速膨胀的可能，治疗可以行术前栓塞加肿瘤切除术。

手部其他血管畸形有动脉瘤和假性动脉瘤（图 15.27）。动脉瘤可起源于桡动脉、尺动脉或是指动脉，病变累及血管壁全层 - 内膜、中间弹力纤维层和外膜。相反，假性动脉瘤为动脉壁破裂，由纤维组织包裹形成。

血管球瘤

血管球瘤是发生于神经肌动脉装置的良性肿瘤，该装置负责调控皮肤循环。血管球瘤常位于甲下（图 15.28）。临床上典型三联征为冷超敏性、间歇性剧痛和压痛点[6,43]。

临床怀疑血管球瘤的诊断，需要完善 X 线片和 MRI。X 线片能显示"扇形"溶骨性病变，MRI 常显示高信号病变区。切除活检可有效治疗。

化脓性肉芽肿

化脓性肉芽肿是一种迅速进展的血管病变（图 15.29）。手部化脓性肉芽肿常见于手指，开始时为孤立的红色小结

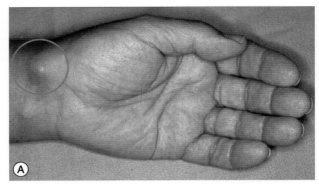

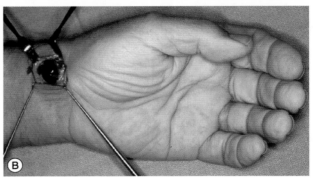

图 15.27 假性动脉瘤。这是一种由纤维组织包裹的动脉壁缺陷，与动脉瘤不同，动脉瘤累及所有三层血管壁（内膜、中膜和外膜）。（A）桡动脉假性动脉瘤。（B）显露桡动脉假性动脉瘤

节，逐渐进展为慢性炎症性血管病变。具体病因不明[42]，目前认为病变开始于继发于创伤的亚临床感染。治疗包括 1mm 切缘的切除术、刮除术和局部应用硝酸银，所有治疗方式都有复发风险。

肌肉病变

骨化性肌炎

骨化性肌炎表现为肌肉和其他软组织出现良性成骨

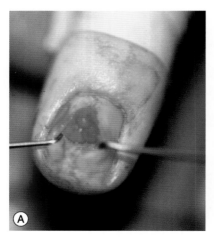
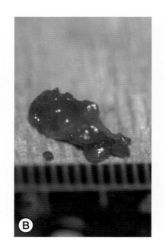
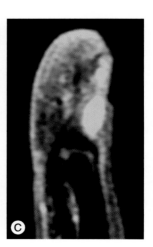

图 15.28 血管球瘤。甲下部位的一种良性肿瘤，发生在控制皮肤循环的神经肌动脉器官上。（A）原位血管球瘤。（B）血管球瘤切除。（C）手指远节血管球瘤的磁共振成像

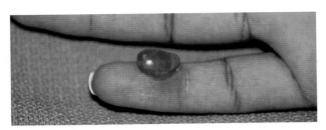

图 15.29　炎性肉芽肿。常见于手指的快速进展的良性血管病变。病因不明

（图 15.30）。病因可为创伤性，上肢最常累及三角肌和肱肌，随着时间的推移异位骨化的体积会逐渐减小。

平滑肌瘤

平滑肌瘤是一种良性平滑肌肿瘤（图 15.31）。手部少见，治疗为切除活检。当临床上怀疑病变为平滑肌瘤时，必须活检以鉴别平滑肌肉瘤[21]。

横纹肌肉瘤

横纹肌肉瘤是肌肉干细胞来源的恶性肿瘤，好发于 15 岁之前。手部横纹肌肉瘤表现为一个缓慢进展、深在、无痛的肿块，见于手掌鱼际区和掌骨间区。

横纹肌肉瘤的治疗为广泛性切除或是截肢，通常需要进行区域淋巴结清扫，建议辅助放疗与化疗[38]。

软骨和骨肿瘤

内生软骨瘤

内生软骨瘤是发生于手部骨最常见的原发肿瘤，其本质上为骨内的良性软骨病变。肿瘤一般发生于 30～40 岁人群，见于近节指骨或掌骨。临床表现通常为继发于病理性骨折的疼痛和肿胀，放射检查见病变区透亮，骨皮质变薄和"爆米花样"钙化可支持内生软骨瘤诊断[44,45]（图 15.32）。

肿瘤的治疗可先予以临床观察，但是单发肿瘤有恶变为软骨肉瘤可能（风险＜5%）[45]。愈合中的骨折与软骨肉瘤很像，因此影像学随访对这类病变很重要，如果出现病理性骨折，建议首先治疗骨折，随后行肿瘤刮除，用骨移植或是异体骨移植填补骨缺损。

Ollier 病是一种以多发内生软骨瘤为特点的非遗传性

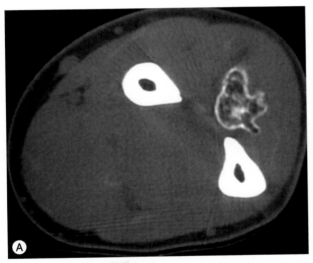

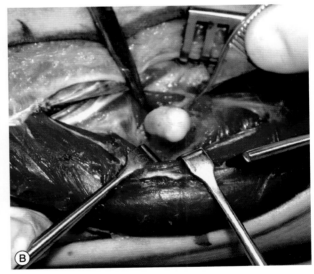

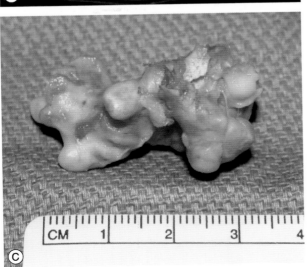

图 15.30　骨化性肌炎。上肢可见骨外骨化。（A）CT 显示上肢远端骨外病变。（B）病变位于原位。（C）切除后标本

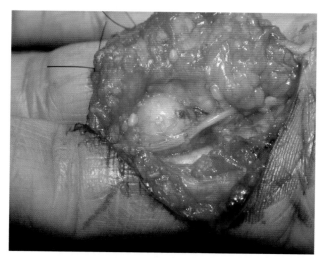

图 15.31   平滑肌瘤。图示良性平滑肌肿瘤,位于手掌侧,邻近神经血管束

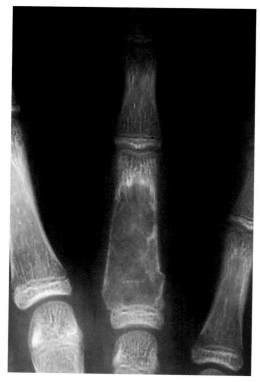

图 15.32   内生软骨瘤。位于近节指骨内的良性软骨病变

疾病[45]。这些肿瘤主要发生于单侧肢体,疼痛不常见,除非有骨折,有 35%～50% 的恶变风险,因此 Ollier 病患者需要密切随访。

骨样骨瘤

骨样骨瘤为良性成骨病变,通常发生于桡骨远端、腕骨和指骨(图 15.33)。骨样骨瘤在手部肿瘤中很少见(<1%),好发于 20 岁以前,患者可主诉持续性疼痛,只有非甾体抗炎药可缓解。X 线片示中心透亮区,周围硬化[46,47]。治疗可行刮除术或切除术,如果病变未完全去除,则有复发可能。

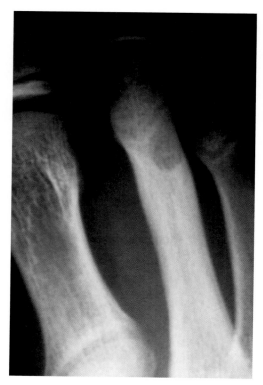

图 15.33   骨样骨瘤。发生于指骨的良性骨形成病变。X线片显示中央透亮区伴周缘硬化

骨软骨瘤

骨软骨瘤是最常见的良性骨肿瘤(图 15.34)。发生于青少年时期,在青春期逐渐增大。骨软骨瘤表现为被覆软骨帽的良性骨突起,在手部可表现为多个内生软骨瘤或是一个无症状硬节,可引起生长畸形(例如,尺骨短缩畸形或是桡侧移位)。骨软骨瘤还可由于成角生长引起机械性屈曲受限[44]。

骨软骨瘤的初始治疗仅是临床观察,如果产生疼痛或是畸形则需手术切除,通过截骨矫形并植骨纠正成角畸形。多发性骨软骨瘤有 10%～25% 的恶变风险。

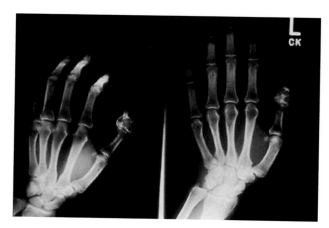

图 15.34   骨软骨瘤。最常见的良性骨肿瘤。图示病变位于拇指远节指骨,是一个带软骨帽的良性骨突

孤立单房性骨囊肿

　　孤立单房性骨囊肿在手部很少见,通常发生于前臂。囊肿只有在发生病理性骨折引起疼痛和肿胀时才易于被临床发现,X 线示受累干骺端透射线区,残留一层薄的骨皮质外壁(图 15.35)。治疗方式为手术刮除和植骨。

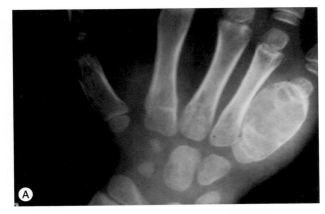

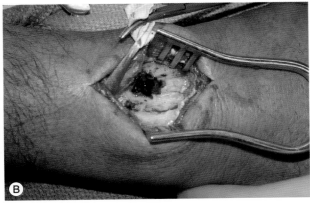

图 15.35 (A,B)单纯性骨囊肿:一种良性骨囊肿,通常出现在前臂。图示第五掌骨,干骺端透亮区,皮质变薄

动脉瘤样骨囊肿

　　动脉瘤样骨囊肿是发生于骨的良性血管肿瘤,在手部很少见,通常发生于前臂(图 15.36)。囊肿生长迅速,具有局部侵袭性。X 线示巨大透亮区和"爆炸样"皮质,治疗为肿物刮除,联合植骨或支撑物植入,对于远节指骨毁损性病变可截指。刮除术后囊肿复发率高(60%),复发后可进行序列切除[48]。

骨巨细胞瘤

　　骨巨细胞瘤是一个有别于肌腱巨细胞瘤的独立疾病(图 15.37)。临床表现为关节疼痛、肿胀,病理性骨折很常见,在受累人群中高达 10%[49]。肿瘤为多中心,有转移扩散潜能,最常见于肺转移(<2%)。骨巨细胞瘤有高达 10% 的概率发生在桡骨远端,其他更常见的部位为胫骨近端和股骨远端[49],由于肿瘤转移扩散可能,需要进一步行转移相关检查。

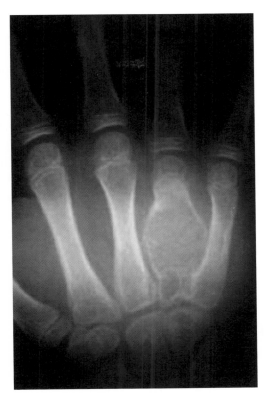

图 15.36 动脉瘤样骨囊肿。图示掌骨良性血管源性肿瘤。X 线片显示大的放射透亮区和"膨胀化"的骨皮质

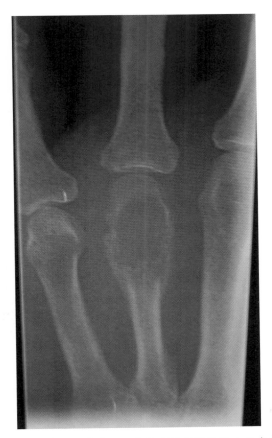

图 15.37 骨巨细胞瘤。一种具有转移扩散潜力的多中心肿瘤。治疗方法是广泛切除或截肢

手术治疗包括扩大刮除术、广泛性切除术或是截肢[50,51]。扩大刮除术后肿瘤复发率显著升高[52],行扩大刮除术时可用松质骨植骨或是骨水泥来填充空腔[52]。假如局部广泛切除使得骨骼不稳定,如桡骨远端,则需行自体或异体骨移植重建。

行桡骨远端重建可优化腕关节功能,特别是桡腕关节。手术重建可行关节成形术或是关节融合术,可使用不带血管的(胫骨、腓骨、髂嵴或尺骨远段)或带血管的(腓骨和尺骨远端部分)骨移植[53-56]。带血管的和不带血管的腓骨移植重建比关节融合能更好地改善患者功能[53,57],但是桡骨远端切除后中间插入移植骨,用长接骨板板固定行桡腕关节融合术,也可有好的功能获益[58]。

异体或自体骨移植的愈合相关并发症包括畸形愈合和不愈合。此外移植骨可骨折,导致进一步的手术干预[54]。桡骨远端重建潜在的腕关节半脱位或退行性关节炎可导致腕关节活动受限和疼痛。自体腓骨切取后的供区并发症可有踝关节不稳定、疼痛、足下垂和感觉异常[59]。

骨肉瘤

骨肉瘤是最常见的原发性恶性成骨肿瘤。临床表现为坚实、快速增大、疼痛的肿物,尽管很少发生于手部,仍可累及掌骨和近节指骨。

治疗始于切开活检,之后进一步行局部和全身分期。手部骨肉瘤可行广泛性切除、截指或序列截指。手部高级别肿瘤建议行新辅助化疗和术后辅助化疗[60-62]。

软骨肉瘤

软骨肉瘤是恶性软骨肿瘤,尽管在手部很少发生,但却是手部最常见的原发恶性肿瘤。肿瘤一般见于40岁以上人群,发生于掌骨和近节指骨,表现为坚硬、隐匿、疼痛性肿块。X线上表现为溶骨性病变,与内生软骨瘤不同,软骨肉瘤合并骨皮质和软组织破坏[44,63]。

手部软骨肉瘤需要切开活检明确诊断,然后行广泛切除或序列截指,局部和全身分期至关重要。

肌肉骨骼系统肉瘤分期与治疗

如前所述,肉瘤是起源自胚胎中胚层的结缔组织细胞恶变所致的恶性肿瘤[64]。这些细胞包括脂肪组织、骨、软骨、肌肉。一般表现为一侧肢体的无症状肿块,但是肉瘤可发生于身体的任何部位,像躯干、腹膜后或头颈部[64]。

Enneking等提出了肌肉骨骼系统肉瘤的分期体系[65],这种三期体系利用组织病理、放射学和临床特点,确定分级(G)、部位(T)和转移(M)。G0表示良性病变,G1表示低度恶性,G2表示高度恶性。低度或G1病变转移风险低(<25%),它们分化良好,有丝分裂象少,异形细胞少。G2表示高度恶性病变,特点为转移率增加[3]。T0表示良性的囊内和间室内病变,T1表示囊内病变,T2表示间室内病变。M0表示无区域或远处转移,M1表示有区域或远处转移。Ⅰ期代表无转移的低度恶性病变,Ⅱ期代表无转

移的高度恶性病变,Ⅲ期代表转移性病变,而无论肿瘤分级是什么(表15.1)。肿瘤的Enneking分期基于肿瘤的良恶性将肿瘤分期与建议的手术切除边界相关联,基于肿瘤的分期,选择合适的手术切缘以获得良好的局部控制。

表15.1　骨与软组织肿瘤Enneking分级系统

分期	分级	部位	转移
ⅠA	G1	T1	M0
ⅠB	G2	T2	M0
ⅡA	G1	T1	M0
ⅡB	G2	T2	M0
ⅢA	G1～G2	T1	M1
ⅢB	G1～G2	T2	M1

分级:G1,低级别;G2,高级别。
部位:T1,间室内;T2,间室外。
转移:M0,无局部或远处转移;M1,局部或远处转移。

手部肿瘤的手术切除切缘一般分为4类,病灶内切除是通过肿瘤平面的切除,遗留下肉眼可见的肿瘤;边缘切除为通过肿瘤的假包膜或"反应区"进行切除,遗留潜在的"卫星灶"或"跳跃灶";广泛性切除为切除肿物和部分正常组织,切除范围局限在相关间室内;最后,根治性切除为去除间室内外累及和未累及的组织。例如,手部软组织肉瘤需要行桡腕关节离断术。

上肢肉瘤的肿瘤学综合治疗相对截肢而言更注重保肢,主要取决于肿瘤分期[3]。肌肉骨骼系统肉瘤的治疗包括化疗、放疗和手术治疗,单独行放疗或是化疗或是联合放化疗都不能长期地局部控制肿瘤,手术切除是肿瘤治疗中至关重要的[64,66,67]。上肢肉瘤的治疗需要肿瘤内、外科医生和擅长重建手术的手外科医生进行多学科合作,并由手外科医生把控整体治疗。

转移

从其他部位转移至手部的肿瘤很少见,但是最常见的手部转移瘤来自原发性乳腺癌、肾癌、甲状腺癌、肺癌和结肠癌,最常见转移至远节指骨[7](图15.38)。肿瘤表现为疼痛、肿胀和红斑,放射学影像示破坏性溶骨性改变,需要行切开活检以明确诊断。

手部转移瘤的治疗首先要明确原发肿瘤,一旦明确原发肿瘤,需要行系统的全身检查,认为是否有其他转移灶。手部转移癌治疗包括对射线敏感的肿瘤行局部放射治疗,像乳腺癌、前列腺癌和甲状腺癌来源的转移瘤。可行截指或是序列截指以减少肿瘤负荷或是达到治愈的目的,但是手部转移癌是一个不祥的信号,这些患者的期望生存期<6个月[1,7]。

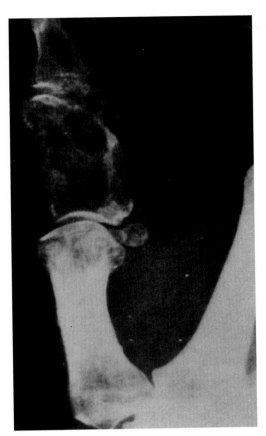

图 15.38　转移瘤。上肢转移灶最常见的来源是原发性乳腺癌、肾癌、甲状腺癌、肺癌或结肠癌。如图所示，远节指骨是最常见的部位

术后护理

单纯切除足够治疗大多数手部病变，足够的无菌敷料包扎是必要的，无论是否需要夹板。对于大的软组织切除联合重建修复的，需要掌侧或背侧夹板，术后前几天嘱患者抬高患肢，利于减轻水肿。如果行骨重建修复，术后 1 周需行 X 线片检查，明确有无移位。

上肢重建的成功与否用肢体功能、感觉、美观和可靠的创面覆盖加以量化评价。适当的术后夹板固定和积极的复健以获得最大的长期上肢功能，这是术后护理很重要的部分[68]。上肢功能重建医生作为团队负责人对于获得最优的临床结果至关重要。

结果、预后及并发症

手部肿瘤一般都可早期发现，尽管其可起源于任何细胞类型，但大多数为良性。恶性肿瘤不常见，但必须予以排除。仔细询问病史、查体和适当的辅助检查通常能使手外科医生得到一个准确的诊断，当肿瘤诊断不明确时，切除活检既可以明确诊断，又可完成治疗。处理手部肿瘤最重要

的是制定一个详细的手术方案，在完全去除肿瘤的同时，尽可能保留功能[69]。

未来展望

大多数手部和上肢的肿瘤是良性的。诊疗上存在一定的差异，不能通过病理生理学差异或其他客观证据解释，但也代表着有提高的机会。未来的研究将确定诊治方法和决策辅助在处理上肢疑似良性肿瘤方面的作用[69]。

参考文献

1. Plate AM, Steiner G, Posner MA. Malignant tumors of the hand and wrist. *J Am Acad Orthop Surg.* 2006;14:680–692. *Malignant tumors in the hand and wrist compose a wide variety of lesions involving skin, soft tissues, and bone. Squamous cell carcinomas are described as the most common, followed by basal cell carcinomas and malignant melanomas. Other soft-tissue malignancies are defined as less common and can present diagnostic problems. These lesions often remain clinically indolent for some time prior to diagnosis. Delay in diagnosis of these tumors can have morbid and fatal consequences. Bone malignancies involve both primary lesions, with chondrosarcomas being the most common, and metastatic lesions. Treatment of malignant tumors in the hand and wrist requires special considerations because of the critical function role in the upper extremity. It is critical for upper extremity surgeons to be familiar with the wide clinical array of these tumors, the appropriate evaluation necessary to arrive at a precise diagnosis, and the treatment plan that will achieve the most favorable outcomes, oftentimes requiring a multidisciplinary approach.*

2. Chakrabarti I, Watson JD, Dorrance H. Skin tumours of the hand. A 10-year review. *J Hand Surg [Br].* 1993;18:484–486. *This was a retrospective study performed over 10 years. The incidence, histological type, and clinical progression of skin tumors of the hand that were referred to a regional plastic surgery unit were evaluated. Eighty-five patients were studied with 98 malignant or premalignant lesions identified. The majority of skin lesions were squamous cell carcinoma. Recurrence after excision was seen in lesions greater than 1.5 cm in diameter. The overall incidence of squamous cell carcinoma of the hand was seen to be five cases per million per year. Other skin lesions and tumors were noted to be rare.*

3. Enneking WF, Spanier SS, Goodman MA. Current concepts review. The surgical staging of musculoskeletal sarcoma. *J Bone Joint Surg Am.* 1980;62:1027–1030.

4. Upton J, Kocher MS, Wolfort FG. Reconstruction following resection of malignancies of the upper extremity. *Surg Oncol Clin North Am.* 1996;5:847–892. *A multidisciplinary approach using diagnosis, staging, adjuvant therapy, surgical resection, and reconstruction is described as the standard of care for upper extremity neoplasms. The reconstructive surgeon's involvement with preoperative planning is crucial for optimal functional and aesthetic outcome. Varied techniques currently available for both salvage and restoration of function, including local soft-tissue flaps, regional pedicled and vascular island flaps, and free tissue transfers, bone autografts, and allografts, were described. This article reviews both new and well-established reconstructive options after resection of upper extremity malignancies in children and adults.*

5. Shankman S, Kolla S, Beltran J. MR imaging of tumors and tumor-like lesions of the upper extremity. *Magn Reson Imaging Clin North Am.* 2004;12:349–359.

6. Abou Jaoude JF, Roula Farah A, Sargi Z, et al. Glomus tumors: report on eleven cases and a review of the literature. *Chir Main.* 2000;19:243–252.

7. Kerin R. The hand in metastatic disease. *J Hand Surg Am.* 1987;12:77–83.

8. Murray PM. Soft tissue sarcoma of the upper extremity. *Hand Clin.* 2004;20:325–333, vii. *Soft-tissue sarcomas of the upper extremities are rare. It is critical for the physician to review the characteristics of these tumors and understand their biology. These lesions typically are misdiagnosed and treatment is often delayed. The most common soft-tissue sarcomas of the upper extremity are the epithelioid sarcoma, synovial cell sarcoma, and malignant fibrous histiocytoma. Limb salvage surgery is the standard of care for soft-tissue sarcomas in order to preserve upper extremity function. Following wide tumor resection, adjuvant therapies such as chemotherapy, external beam radiation therapy, and brachytherapy may lessen local recurrence rates, but their effect on overall survival remains unclear.*

9. McPhee M, McGrath BE, Zhang P, et al. Soft tissue sarcoma of the hand. *J Hand Surg Am*. 1999;24:1001–1007.

10. Capelastegui A, Astigarraga E, Fernandez-Canton G, et al. Masses and pseudomasses of the hand and wrist: MR findings in 134 cases. *Skeletal Radiol*. 1999;28:498–507.

11. Toomayan GA, Robertson F, Major NM, et al. Upper extremity compartmental anatomy: clinical relevance to radiologists. *Skeletal Radiol*. 2006;35:195–201.

12. Enneking WF, Spanier SS, Goodman MA. A system for the surgical staging of musculoskeletal sarcoma. 1980. *Clin Orthop Relat Res*. 2003;415:4–18. *A surgical staging system for musculoskeletal sarcomas is presented which stratifies bone and soft-tissue lesions of varied histological type and by the grade of biologic activity, anatomic setting, and the presence of metastasis. Three stages – I, low grade; II, high grade; and III, presence of metastases – were subdivided by whether the lesion is anatomically confined within surgical compartments or beyond such compartments. Operative margins are defined as intralesional, marginal, wide, and radical relating to the surgical margin of the lesions, its reactive zone, and anatomic compartment. The system defines prognostically significant progressive stages of risk with their surgical implications and probability of survival.*

13. Gould JW, Brodell RT. Giant cutaneous horn associated with verruca vulgaris. *Cutis*. 1999;64:111–112.

14. Lucas GL. Epidermoid inclusion cysts of the hand. *J South Orthop Assoc*. 1999;8:188–192.

15. Leman JA, Benton EC. Verrucas. Guidelines for management. *Am J Clin Dermatol*. 2000;1:143–149.

16. Gosain AK, Santoro TD, Larson DL, et al. Giant congenital nevi: a 20-year experience and an algorithm for their management. *Plast Reconstr Surg*. 2001;108:622–636.

17. Tucker MA, Halpern A, Holly EA, et al. Clinically recognized dysplastic nevi. A central risk factor for cutaneous melanoma. *JAMA*. 1997;277:1439–1444.

18. Carroll RE, Bowers WH. Keratoacanthoma: an unusual hand tumor. *Clin Orthop Relat Res*. 1976;118:173–179.

19. Ponti G, Losi L, Di Gregorio C, et al. Identification of Muir–Torre syndrome among patients with sebaceous tumors and keratoacanthomas: role of clinical features, microsatellite instability, and immunohistochemistry. *Cancer*. 2005;103:1018–1025.

20. Ponti G, Ponz de Leon M. Muir–Torre syndrome. *Lancet Oncol*. 2005;6:980–987.

21. Brien EW, Terek RM, Geer RJ, et al. Treatment of soft-tissue sarcomas of the hand. *J Bone Joint Surg Am*. 1995;77:564–571.

22. Coles M, Smith M, Rankin EA. An unusual case of dermatofibrosarcoma protuberans. *J Hand Surg Am*. 1989;14:135–138.

23. Mendenhall WM, Zlotecki RA, Scarborough MT. Dermatofibrosarcoma protuberans. *Cancer*. 2004;101:2503–2508.

24. Drake LA, Ceilley RI, Cornelison RL, et al. Guidelines of care for actinic keratoses. Committee on Guidelines of Care. *J Am Acad Dermatol*. 1995;32:95–98.

25. Wolf DJ, Zitelli JA. Surgical margins for basal cell carcinoma. *Arch Dermatol*. 1987;123:340–344.

26. Schiavon M, Mazzoleni F, Chiarelli A, et al. Squamous cell carcinoma of the hand: fifty-five case reports. *J Hand Surg Am*. 1988;13:401–404.

27. Brodland DG, Zitelli JA. Surgical margins for excision of primary cutaneous squamous cell carcinoma. *J Am Acad Dermatol*. 1992;27:241–248.

28. Dika E, Fanti PA, Patrizi A, et al. Mohs surgery for squamous cell carcinoma of the nail unit: 10 years of experience. *Dermatol Surg*. 2015;41:1015–1019.

29. Essner R, Belhocine T, Scott AM, et al. Novel imaging techniques in melanoma. *Surg Oncol Clin North Am*. 2006;15:253–283.

30. Ridgeway CA, Hieken TJ, Ronan SG, et al. Acral lentiginous melanoma. *Arch Surg*. 1995;130:88–92.

31. Goydos JS, Shoen SL. Acral lentiginous melanoma. *Cancer Treat Res*. 2016;167:321–329.

32. Joseph E, Brobeil A, Cruse CW, et al. Lymphatic mapping for melanomas of the upper extremity. *J Hand Surg Am*. 1999;24:675–681.

33. Thornburg LE. Ganglions of the hand and wrist. *J Am Acad Orthop Surg*. 1999;7:231–238.

34. Wittig JC, Simpson BM, Bickels J, et al. Giant cell tumor of the hand: superior results with curettage, cryosurgery, and cementation. *J Hand Surg Am*. 2001;26:546–555.

35. Walsh EF, Mechrefe A, Akelman E, et al. Giant cell tumor of tendon sheath. *Am J Orthop*. 2005;34:116–121.

36. Kang HJ, Shin SJ, Kang ES. Schwannomas of the upper extremity. *J Hand Surg [Br]*. 2000;25:604–607.

37. Al-Qattan MM. Lipofibromatous hamartoma of the median nerve and its associated conditions. *J Hand Surg [Br]*. 2001;26:368–372.

38. Gustafson P, Arner M. Soft tissue sarcoma of the upper extremity: descriptive data and outcome in a population-based series of 108 adult patients. *J Hand Surg Am*. 1999;24:668–674.

39. Achauer BM, Chang CJ, Vander Kam VM. Management of hemangioma of infancy: review of 245 patients. *Plast Reconstr Surg*. 1997;99:1301–1308.

40. Maguiness S, Guenther L. Kasabach–Merritt syndrome. *J Cutan Med Surg*. 2002;6:335–339.

41. Schwartz HS, Zimmerman NB, Simon MA, et al. The malignant potential of enchondromatosis. *J Bone Joint Surg Am*. 1987;69:269–274.

42. Fleming AN, Smith PJ. Vascular cell tumors of the hand in children. *Hand Clin*. 2000;16:609–624.

43. McDermott EM, Weiss AP. Glomus tumors. *J Hand Surg Am*. 2006;31:1397–1400.

44. O'Connor MI, Bancroft LW. Benign and malignant cartilage tumors of the hand. *Hand Clin*. 2004;20:317–323, vi.

45. Ablove RH, Moy OJ, Peimer CA, et al. Early versus delayed treatment of enchondroma. *Am J Orthop*. 2000;29:771–772.

46. Ilyas I, Younge DA. Medical management of osteoid osteoma. *Can J Surg*. 2002;45:435–437.

47. Marcuzzi A, Acciaro AL, Landi A. Osteoid osteoma of the hand and wrist. *J Hand Surg [Br]*. 2002;27:440–443.

48. Athanasian EA, McCormack RR. Recurrent aneurysmal bone cyst of the proximal phalanx treated with cryosurgery: a case report. *J Hand Surg Am*. 1999;24:405–412.

49. McDonald DJ, Sim FH, McLeod RA, et al. Giant-cell tumor of bone. *J Bone Joint Surg Am*. 1986;68:235–242.

50. Athanasian EA, Wold LE, Amadio PC. Giant cell tumors of the bones of the hand. *J Hand Surg Am*. 1997;22:91–98.

51. Cheng CY, Shih HN, Hsu KY, Hsu RW. Treatment of giant cell tumor of the distal radius. *Clin Orthop Relat Res*. 2001;383:221–228.

52. Sheth DS, Healey JH, Sobel M, et al. Giant cell tumor of the distal radius. *J Hand Surg Am*. 1995;20:432–440.

53. Lackman RD, McDonald DJ, Beckenbaugh RD, et al. Fibular reconstruction for giant cell tumor of the distal radius. *Clin Orthop Relat Res*. 1987;218:232–238.

54. Murray JA, Schlafly B. Giant-cell tumors in the distal end of the radius. Treatment by resection and fibular autograft interpositional arthrodesis. *J Bone Joint Surg Am*. 1986;68:687–694.

55. Campbell CJ, Akbarnia BA. Giant-cell tumor of the radius treated by massive resection and tibial bone graft. *J Bone Joint Surg Am*. 1975;57:982–986.

56. Seradge H. Distal ulnar translocation in the treatment of giant-cell tumors of the distal end of the radius. *J Bone Joint Surg Am*. 1982;64:67–73.

57. Pho RW, Patterson MH, Kour AK, et al. Free vascularised epiphyseal transplantation in upper extremity reconstruction. *J Hand Surg [Br]*. 1988;13:440–447.

58. Vander Griend RA, Funderburk CH. The treatment of giant-cell tumors of the distal part of the radius. *J Bone Joint Surg Am*. 1993;75:899–908.

59. Nassr A, Khan MH, Ali MH, et al. Donor-site complications of autogenous nonvascularized fibula strut graft harvest for anterior cervical corpectomy and fusion surgery: experience with 163 consecutive cases. *Spine J*. 2009;9:893–898.

60. Daecke W, Bielack S, Martini AK, et al. Osteosarcoma of the hand and forearm: experience of the Cooperative Osteosarcoma Study Group. *Ann Surg Oncol*. 2005;12:322–331.

61. Okada K, Wold LE, Beabout JW, et al. Osteosarcoma of the hand. A clinicopathologic study of 12 cases. *Cancer*. 1993;72:719–725.

62. Wittig JC, Bickels J, Kellar-Graney KL, et al. Osteosarcoma of the proximal humerus: long-term results with limb-sparing surgery. *Clin Orthop Relat Res*. 2002;397:156–176.

63. Bovee JV, van der Heul RO, Taminiau AH, et al. Chondrosarcoma of the phalanx: a locally aggressive lesion with minimal metastatic potential: a report of 35 cases and a review of the literature. *Cancer*. 1999;86:1724–1732.

64. Cormier JN, Pollock RE. Soft tissue sarcomas. *CA Cancer J Clin*. 2004;54:94–109.

65. Enneking WF, Spanier SS, Goodman MA. A system for the surgical staging of musculoskeletal sarcoma. *Clin Orthop Relat Res*. 1980;153:106–120.

66. Cormier JN, Huang X, Xing Y, et al. Cohort analysis of patients with localized, high-risk, extremity soft tissue sarcoma treated at two cancer centers: chemotherapy-associated outcomes. *J Clin Oncol.* 2004;22:4567–4574.

67. Thomas BP, Sasi K, Pallapati S, et al. Malignant tumors of the hand and wrist. *Indian J Plast Surg.* 2011;44:337–347.

68. Saint-Cyr M, Langstein HN. Reconstruction of the hand and upper extremity after tumor resection. *J Surg Oncol.* 2006;94:490–503.

69. Sluijmer HCE, Becker SJE, Ring DC. Benign upper extremity tumors: factors associated with operative treatment. *Hand (N Y).* 2013;8:274–281.

第16章

手部感染

Amy M. Moore and Ryan P. Calfee

概要

- 手部感染比较常见且病因多样，具有一个用于诊断的高敏指征和迅速治疗感染非常重要，以降低发病率及取得最大疗效。
- 对手部解剖和感染病生理学的全面认知是非常必要的，从而提供合适的治疗以并改善功能性结局。
- 手部感染的治疗包括早期诊断、经验性广谱抗生素——根据培养结果进行调整和手术干预。
- 应密切追踪患者，因为手部感染可迅速进展或扩散至更深的组织。对于初期干预后 24～48 小时内没有改善的感染应当重新评估治疗计划。
- 一个包括急诊科、放射科、感染科、手外科及康复科医生的多学科团队对于手部感染患者的全面护理非常重要。

简介

手部感染包括一系列不同的诊断，从涉及指端的甲沟炎到手和前臂的坏死性筋膜炎。感染的病因多种多样，然而，大多数是穿透性创伤和撕裂伤直接接种细菌所导致。如果不及时发现和治疗，会引起极高的感染发病率。

本章旨在回顾基于解剖位置（指端、手指、手、腕、骨和关节）的感染的基本原理、评估和患者处理。本章还要简要讨论类感染性疾病，如痛风和坏疽性脓皮病。一个包括感染科、放射科、急诊科、康复科和手外科在内的多学科团队对于手部感染的有效诊断和治疗非常必要。

历史回顾

手部感染的治疗可以追溯到希腊的黄金时代，并随着时间的推移，人们对治疗感染的理解和能力作出了很多贡献。希腊医生希波克拉底常被称为"真正的手外科之父"。他出生于公元前 460 年，其著作描述了伤口感染的治疗，以及骨折、关节和脱位的治疗[1]。他的治疗原则在希腊得到实践和推广，直到今天仍然适用。例如，在治疗感染时，敷料应保持宽松，引用希波克拉底的话说就是"这样就不会截住脓液，而是让它自由流动"[2]。

虽然文献中没有明确描述手外科，但医学和外科发展的一些重要步骤确实影响了人们目前对手部感染的理解和治疗。1846 年，第一例外科手术在麻省总医院使用硫醚吸入麻醉进行，"无痛"手术的发展可用于手术引流治疗手部感染。19 世纪中期，Louis Pasteur 利用高温去除不需要的微生物，这一方法后来被称为"巴氏灭菌法"，有助于了解感染的基础和治疗方法，这一概念后来在外科领域得到认可和应用[1]。

当手部解剖和感染之间的关系被建立时，手部感染的治疗发生了重大飞跃。1905 年，Allen Kanavel 发表了他关于手部筋膜和滑膜间隙的研究，其使用注射研究来定义手的筋膜间隙，并描述了它们的交通模式[3]。基于此发现，他确定了手术切口的适当位置并沿用至今。几年后，Kanavel 也将他们研究中感染的特征应用于体检。例如，他描述了屈肌腱鞘炎的典型症状，如今被称为 Kanavel 征，同时主张对已发生的感染进行彻底的手术清创和引流[4]。

最后，抗生素的引入彻底改变了所有感染的治疗方法。1929 年，Alexander Fleming 在培养皿上发现了一种能抑制葡萄球菌生长的污染物。多年以后，这种物质被提纯并生产为药物青霉素。青霉素在 20 世纪 40 年代开始广泛应用，其对临床结果的积极影响是显而易见的[5]。尽管青霉素的耐药性很早就被发现，替代药物也在不断出现，但其在目前手部感染治疗方案中的重要性从未动摇。

基础科学/疾病进程

皮肤和软组织感染占美国全部急诊科就诊量的 1.7%[6]。此外，手部感染仍然是手外科医生为数不多的急诊之一，占手术患者的 35%[7]。指端是最常见的感染部位，其次是手掌和手背的皮下组织、肌腱、关节和骨骼[8-10]。手部严重感染最常见的原因是一个被忽视的延误诊断和治疗的伤口[9]。

很多因素影响手部感染的发展和严重程度。人体能够在每克组织少于 10^5 个细菌的污染下抵御感染[11]。高浓度的细菌压倒吞噬细胞（多形核细胞和巨噬细胞）和急性期抗菌蛋白（溶菌酶、C 反应蛋白、干扰素和补体）从而发生感染[12]。影响感染严重程度的因素包括解剖位置、病菌的毒力、周围软组织的活性和血运、干预的时机和患者的健康状态。

免疫功能低下的患者更容易感染。营养不良、免疫抑制、免疫缺陷、酒精或静脉注射药物滥用、自身免疫性疾病、全身应用糖皮质激素以及糖尿病会损害免疫反应并增加感染风险[13-15]。这些患者同样会增加多重感染和机会性感染的风险。免疫力较弱的患者可能会削弱临床表现和体征，从而导致延误诊断并加重病情。因此，在评估免疫功能低下的"手痛"患者时，一个感染的高敏指征非常重要。

感染病原体

葡萄球菌和链球菌是引起手部感染最常见的微生物。金黄色葡萄球菌毒性特别强，能产生杀白细胞素，一种中性粒细胞毒素。据报道，80% 的手部感染是由金黄色葡萄球菌引起的[7, 16, 17]。虽然革兰氏阳性细菌最常见，但革兰氏阴性菌、真菌、分枝杆菌和病毒也是罪魁祸首，特别是在多重感染中。耐甲氧西林金黄色葡萄球菌（methicillinresistant S.aureus，MRSA）感染，包括医院获得性和社区获得性，在过去几十年中有所增加。在美国，社区获得性 MRSA 感染占据了手部感染的大多数[8, 18, 19]，其危险因素包括拥挤的生活条件，如日托所、流浪者、囚犯、共用衣服和装备的运动员以及军人。根据当地的 MRSA 流行情况，建议对推定感染者应用经验性抗生素覆盖[19]。

尽管金黄色葡萄球菌是手部感染的最常见病菌，但研究其病因学以及协同致病菌是很有帮助的。人咬伤，或"打架咬伤"，是臭名昭著的手部感染原因。虽然在伤口中通常能分离出来金黄色葡萄球菌和 α 溶血性链球菌，但也能发现侵蚀艾肯杆菌。淋球菌是一种革兰氏阴性双球菌，在没有明显感染病灶的年轻、性活跃患者上应考虑到。家畜咬伤通常为多重感染，但常伴有多杀性巴氏杆菌。在慢性、无痛感染中应考虑真菌和分枝杆菌。海洋分枝杆菌等非典型分枝杆菌多与钓鱼、鱼缸和游泳池相关损伤有关。申克孢子丝菌和集聚肠杆菌多与土壤或玫瑰刺等植物材料污染相关[12, 20]。

应根据感染严重程度及暴露史选择适当的抗生素覆盖范围。理想状态下，应该是在革兰氏染色和培养之后应用。对于严重感染，建议进行包括感染专家在内的多学科会诊，以合理治疗患者并优化结果。表 16.1 列出了目前常见微生物的抗生素建议。

表 16.1　常见微生物的抗生素建议

微生物	抗生素	附加信息
甲氧西林敏感型金黄色葡萄球菌	头孢氨苄，阿莫西林克拉维酸（口服）	
耐甲氧西林金黄色葡萄球菌	甲氧苄啶/磺胺甲噁唑（口服），利奈唑胺（口服或静脉）如磺胺过敏，克林霉素或多西环素 万古霉素（静脉），达托霉素（静脉） 奎奴普丁/达福普汀（静脉） 替加环素（静脉） 头孢洛林（静脉）	利奈唑胺：昂贵，避免心内膜炎或脑膜炎，每周监测全血细胞 达托霉素：每周监测肌酸磷酸激酶
耐万古霉素肠球菌	达托霉素，利奈唑胺（口服或静脉），替加环素（静脉），奎奴普丁/达福普汀（静脉）	
革兰氏阴性菌	哌拉西林/他唑巴坦 头孢曲松 厄他培南 喹诺酮/环丙沙星	
假单胞菌	哌拉西林/他唑巴坦 头孢吡肟 美罗培南	
厌氧菌	氨苄西林/舒巴坦，哌拉西林/他唑巴坦，厄他培南，美罗培南 甲硝唑 克林霉素 替加环素	

续表

微生物	抗生素	附加信息
创伤弧菌	头孢曲松和多西环素 亚胺培南和多西环素	
诺卡氏菌	甲氧苄啶/磺胺甲噁唑 如磺胺过敏：亚胺培南，头孢曲松，阿米卡星	免疫抑制患者疗程6个月
申克孢子丝菌	伊曲康唑 氟康唑和伏立康唑	
海洋分枝杆菌	克拉霉素/阿奇霉素 甲氧苄啶/磺胺甲噁唑，米诺环素 乙胺丁醇	
嗜水气单胞菌	环丙沙星 亚胺培南 甲氧苄啶/磺胺甲噁唑	
皮肤炭疽	环丙沙星 多西环素	治疗60天以处理剩余孢子
兔热病	庆大霉素和多西环素	

（Reproduced with permission from Osterman M, Draeger R, Stern P. Acute hand infections. *J Hand Surg*. 2014；39：1628-35.）

诊断/患者表现

临床提示

手部感染患者的全面治疗
- 早期甄别和干预以改善预后。
- 明确危险因素：免疫功能低下？糖尿病？应用糖皮质激素？
- 获取基本实验室检验结果，X线和血培养。
- 进行伤口培养，经验性应用抗生素。如当地MRSA发病率高要一并覆盖。
- 一旦局部有波动感和/或脓肿形成，应手术干预，包括切开、引流、冲洗和清创。
- 计划多次冲洗（每24～48小时一次），直到感染控制。
- 肢体制动以使组织休息并抬高。
- 在能忍受的前提下积极进行康复治疗以最大限度恢复功能。

疼痛、红斑、水肿、波动感和压痛是进展中手部感染的显著特征，全身症状通常很少见。早期发现和干预能明显改善预后。

在评估可能手部感染的患者时，重要的是全面询问病史以明确危险因素。优势手、职业、免疫史（如破伤风）、吸烟、药物滥用、酗酒以及既往手术史或创伤史等都是重要细节。既往个人或家族MRSA感染史提示另一种MRSA感染。体检时，重要的是对肢体淋巴管炎扩散的评估，提示感染晚期。还应进行从头到脚的全身性检查以明确其他感染源或合并感染。

常规实验室检查，如白细胞计数（white blood cell count, WBC）和红细胞沉降率（erythrocyte sedimentation rate, ESR），在手部感染中经常是正常的，如确实升高，通常与更严重的病例相关[21]。测量急性期反应物C反应蛋白（C-reactive protein, CRP）有助于监测治疗反应，特别是在骨髓炎患者中。CRP水平可以在各种应激或临床情况（如手术或创伤）下升高，因此，它是敏感的，但却是非特异性的。在需要长期静脉注射抗生素的情况下，如骨髓炎、化脓性腱鞘炎或坏死性筋膜炎，应进行血培养。在放置任何长期留置物前，这些都应该是阴性的。

影像学检查在手部感染的评估中是重要的。当出现手部感染时应拍平片以排除异物和皮下气肿的存在，同时评估骨关节内的情况，提供诊断信息，或作为基准对感染2～3周后发生骨髓炎的对比提供影像学依据[22]。超声（ultrasound, US）和磁共振成像（magnetic resonance imaging, MRI）也是诊断和治疗肌肉骨骼感染的有效工具。超声可以诊断早期化脓性腱鞘炎、定位异物和/或局灶积液。MRI有助于早期发现骨髓炎，并可用于评估蜂窝组织炎、脓肿形成和坏死性筋膜炎[22]。在具备硬件设备的条件下诊断骨髓炎，可进行^{99}mTc标记的白细胞放射性核素扫描和骨髓成像，从而避免CT或MRI上伪影或散射的干扰[23]。

早期或浅表感染，包括蜂窝组织炎可能对非手术治疗有效。早期应用抗生素、制动和抬高患肢，并且密切关注患者，因为在感染迅速进展或扩散到更深组织时需要手术治疗。另外，如果非手术治疗无效，应怀疑深部感染。一旦发现波动感或出现脓肿，应进行切开、引流、冲洗和清创等手术。理想情况下，培养应该在应用抗生素之前获取。分泌物进行革兰氏染色、需氧和厌氧培养加药敏。在高度怀疑或患者免疫功能低下时，需进行真菌染色、培养和分枝杆菌培养。

下一部分将根据解剖位置回顾特定上肢感染的基本原理、评估和处理方案。全面了解手部解剖，包括复杂的滑膜连接和间隙，对于合理治疗和改善预后至关重要。

指端

甲沟炎

甲沟炎是所有手部感染中最常见的,占30%。常由金黄色葡萄球菌引起,其次是链球菌和假单胞菌[24]。甲沟炎源于甲皱襞近端或侧方(甲板两侧皮肤皱襞),感染常从一侧或近端开始。如果不及时治疗,甲沟炎会在指甲周围扩散,被称为"绕圈"感染,也可在甲板和甲床之间深入扩散。急性细菌感染发生于甲板与皱襞之间的屏障破坏,如修指甲、拔倒刺或咬指甲。

早期甲沟炎表现为疼痛、红、肿(图16.1),随着感染进展,严重的化脓会向甲板周围或深部聚集,向指端掌侧扩散可能会导致脓性指头炎。在形成相关脓肿之前,进展中的甲沟炎可口服抗生素和温肥皂水浸泡治疗[25]。

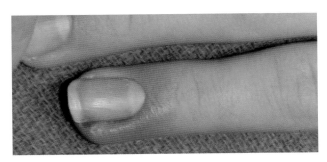

图 16.1　急性甲沟炎,甲周皮肤炎症延伸至甲皱襞

脓肿形成后需要引流。浅表皮下小脓肿可挑破并培养。然而在许多涉及手部专业护理的病例中需要正式的手术减压,这种减压需要指根阻滞及指根止血带下进行。作者建议首先将受累的近端或侧方甲皱襞从甲板上剥离,如果脓液聚集在甲板深方,那么至少要切除一部分指甲。如有需要,平行于侧方甲皱襞行皮肤切开。甲沟炎累及近端甲皱襞时可于脓肿最浅表的位置横行切开,或从皱襞角向近端切开(图16.2)。切开皮肤时,作者会留置一个薄塑料片或纱布条以引流脓液,于术后1~2天拆除引流及敷料,并继续每天两次肥皂水浸泡直至所有伤口愈合并干燥。

慢性甲沟炎是一种独特的疾病,常见于指端长时间暴露在潮湿环境中的患者。感染存在超过6周才被认为是慢性甲沟炎。白色念珠菌是主要病原体。此类患者甲板近端表现为增厚、硬化和红斑(图16.3)。甲板可能会变厚和变色,甲皱襞回缩。与急性甲沟炎相比,慢性甲沟炎疼痛轻微,可累及多个手指。

慢性甲沟炎的治疗通常采用外科手术,但也可尝试局部应用抗真菌乳膏(2%酮康唑或2%咪康唑)或口服抗真菌药物(伊曲康唑或氟康唑)。根据作者的经验,这可能需要几个月方可见效,药物由皮肤科医生开具。甲上皮开窗术是治疗慢性甲沟炎的手术方法(图16.4)。应用指根阻滞及止血带,于甲皱襞近端1mm处切除3~5mm宽的月牙形皮肤。尽管切除深度有不同的描述,作者建议切除整个真皮层,生发基质完整保留。去除变形的甲板可减少复发[26]。

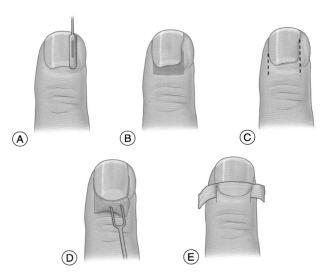

图 16.2　甲沟炎引流切口。(A)用 Freer 剥离器将甲板和皱襞剥离。(B)皮肤切口平行于侧方甲皱襞。(C)如近端扩散,于皱襞角向近端延长切口。(D)可行两个皮肤切口以充分引流。(E)用纱布填充切口部位以防止过早闭合和脓液再次聚集

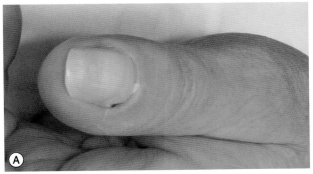

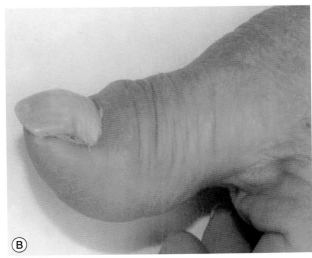

图 16.3　拇指慢性甲沟炎。(A)背侧图像显示甲板近端增厚、硬化和红斑,甲板也变厚变色。(B)侧位图像显示甲皱襞回缩

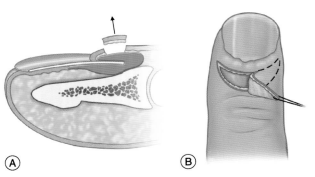

图 16.4 慢性甲沟炎甲上皮开窗术。(A,B)切除 3mm 宽的皮肤至生发基质,生发基质要保留完整

伤口旷置以待延迟愈合,每日更换一到两次松软纱布敷料,直至伤口愈合。根据作者的经验,开窗术是有效的,但改变患者职业或休闲活动方式,减少指端长时间接触液体,对防止复发是很重要的。

甲沟炎必须与疱疹性瘰疽鉴别。后者是由单纯疱疹病毒 1 型(60%)或 2 型(40%)引起的病毒感染,由宿主通过受感染的体液接种病毒引起。病毒侵入真皮层和皮下组织,2~14 天后开始出现症状,包括患指疼痛、灼烧感或刺痛感,随后在接下来的 7~10 天内出现红斑、水肿和 1~3mm 成组囊泡(图 16.5)。感染通常为自限性,3 周内消退。其特点是有原发感染,随后是病毒进入皮神经末梢并迁移至周围神经节的潜伏期。复发可由生理或心理压力、发热和日晒引起。去除囊泡行培养和 Tzanck 涂片可明确诊断,但深度清创有继发细菌感染或疱疹感染扩散的风险[17, 27]。

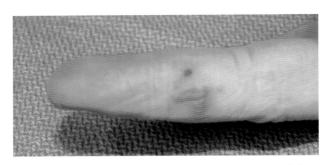

图 16.5 疱疹性瘰疽。临床表现包括延手指神经血管束出现的 1~3mm 成组囊泡

脓性指头炎(瘰疽)

脓性指头炎是指端皮下腔隙内的感染,金黄色葡萄球菌仍然是最常见的致病菌,且继发于社区获得性 MRSA 的病例越来越多[18]。

脓性指头炎由于局限在指腹垂直纤维间隔的基质内,所以表现象深层感染形成脓肿,通常为指端的穿透性创伤所致。患者表现为指端疼痛肿胀,对压痛非常敏感(图 16.6)。肿胀和疼痛局限于远指间关节横纹远端的指腹间隙。如不治疗,感染进展可导致指腹组织坏死或侵及末节指骨(骨髓炎)或屈肌腱鞘(化脓性腱鞘炎)[17]。

除了在脓肿形成之前出现的罕见指腹间隙感染,脓性指头炎需要手术减压。与甲沟炎类似,方法较多(图 16.7)。指腹纵行切口是一种对手指神经血管结构风险最小的方法。另外,也可应用侧正中切口(通常为拇指、小指桡侧,示指、中指、环指尺侧,以最大限度减少捏痛或瘢痕痛)。无论切口如何,都需要用肌腱剪或止血钳进行钝性分离,以破坏筋膜索条,确保完全减压。清除失活组织,冲洗伤口,伤口留置塑料片或纱布条引流,第二天拔除引流,用肥皂水浸泡换药。

手指

化脓性屈肌腱鞘炎

临床提示

化脓性屈肌腱鞘炎
- 查体 Kanavel 征包括:
  - 手指梭形肿胀
  - 手指强迫屈曲位
  - 腱鞘处压痛
  - 手指被动伸直出现牵拉痛
- 化脓性屈肌腱鞘炎需紧急手术干预。
- 在 A1 滑车近端打开腱鞘,通过侧正中切口或掌侧之字切口暴露腱鞘远端。
- 用 5 French 婴儿饲养管自近端向远端大量冲洗腱鞘。
- 进行多次冲洗(每 24~48 小时一次),直到感染控制。

屈肌腱鞘为双壁结构,分脏层和壁层。脏层紧贴肌腱形成腱鞘,外面的壁层连接滑车系统,两层之间形成一个封闭系统。此滑膜鞘自指深屈肌腱止点水平至 A1 滑车近端掌骨颈水平包裹屈肌腱(图 16.8)。拇指和小指的腱鞘分别与桡侧和尺侧滑囊相连,并延伸至腕管和 Parona 间隙[28]。在高达 80% 的人群中,桡、尺侧滑囊是相通的。屈肌腱的营养供应除了滑液的弥散外,还有来自腱纽的血管内流。

化脓性屈肌腱鞘炎发生于细菌侵入到滑膜鞘时,最常见的是穿透性创伤。鞘内细菌增殖导致压力增高、血供破坏以及肌腱滑动困难。如不及时治疗,会导致肌腱坏死和断裂[29]。由于上述的滑囊连通结构,感染可以迅速传播到整个手部并进入前臂。桡、尺侧滑囊相通的患者可发生马蹄脓肿。

1914 年,Allen Kanavel 描述了化脓性屈肌腱鞘炎的体征,主要包括:①腱鞘位置的压痛;②手指处于屈曲状态;③手指被动伸直时出现剧痛。后来又加入了第四个体征——手指梭形肿胀[1, 3, 4]。被动伸直疼痛是最敏感和可重复性的临床症状。然而,如果患者为早期感染或免疫功能低下情况下,则不是所有症状都会出现。腱鞘处触诊有助于化脓性屈肌腱鞘炎与痛风、疱疹性指瘰疽和化脓性关节炎的鉴别。

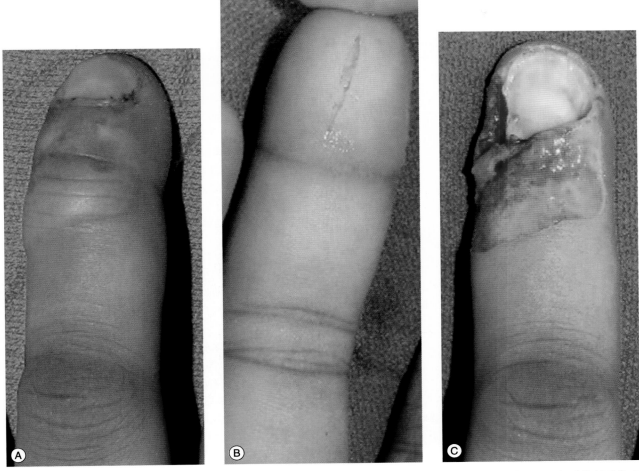

图 16.6　重度甲沟炎伴指头炎。(A)背侧图像显示化脓性甲沟炎及指头炎。(B)掌侧图像显示正中切口。(C)背侧图像显示手指清创后,甲板去除

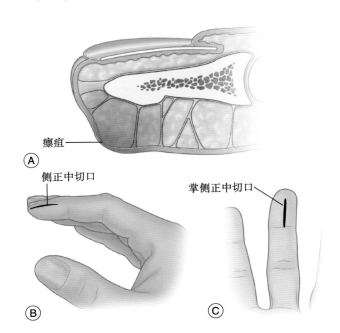

图 16.7　脓性指头炎引流切口。(A)指端矢状面显示间隔内炎症反应和积液。(B)侧正中切口可进入指腹间隔,需注意躲开神经血管束。(C)掌侧正中切口,可减少神经血管损伤风险。为避免瘢痕挛缩,切口不能超过指横纹

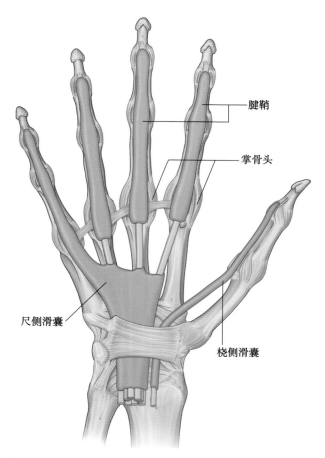

腱鞘

掌骨头

尺侧滑囊

桡侧滑囊

图 16.8   手指屈肌腱鞘、桡、尺侧滑囊解剖。滑膜鞘自指深屈肌腱止点水平至 A1 滑车近端掌骨颈水平

化脓性屈肌腱鞘炎的治疗包括手术和药物治疗。由于大多数患者在细菌接种 24~48 小时后出现症状,通常需要手术切开并冲洗鞘管,同时开始肠外抗生素治疗。由于大多数感染是直接接种引起,故应覆盖皮肤菌落,如金黄色葡萄球菌和链球菌,并根据培养结果调整抗生素。如早期选择非手术治疗,则需密切观察患者。

从广泛的腱鞘切开到有限暴露导管冲洗,很多手术方法已被描述(图 16.9)[4,30]。治疗的目的是在保护鞘管关键结构如滑车系统的同时充分冲洗及引流。作者建议在 A1 滑车近端做一切口,腱鞘远端采用侧正中或掌侧之字切口。在近端切口放置 14 号导管或 5 French 婴儿饲养管用于冲洗,要始终从近端向远端进行以避免感染向近端扩散。伤口保持开放,通常在最初的 24 小时内较为严重。如果有限暴露在 24~48 小时内无明显改善,则应进行更广泛的清创(图 16.10)。

手术引流后,需密切观察,可能需要多次前往手术室进行充分清创和冲洗。经感染科专家会诊确定后患者应持续使用肠外抗生素。积极主动的手部康复应尽快开始以改善手指的活动范围。化脓性屈肌腱鞘炎最常见的并发症是丧失主动活动能力。预后不良的相关危险因素包括症状迟发、年龄大于 43 岁、糖尿病、周围血管疾病、肾衰竭、皮下脓肿、指缺血和多重感染[15]。

手部

深部间隙感染

1905 年,Allen Kanavel 发表了关于手部筋膜和滑膜间隙的研究,利用注射研究定义了筋膜间隙并描述了它们的连通模式[1,3,4]。基于此研究,他确定了手术切口的位置,至今仍在使用。这些潜在的筋膜下或深部间隙包括筋膜下间隙、大鱼际间隙、掌中间隙、小鱼际间隙、指蹼间隙和 Parona 间隙(图 16.11)。了解与这些间隙相关的解剖学知识对于合理治疗与这些间隙相关的感染至关重要。

手部深部间隙感染由直接穿透性创伤、其他部位扩散和极少的血行播散引起。金黄色葡萄球菌和链球菌是最常见的病原体。除了切开、引流和清创外,抗生素是治疗深部间隙感染的主要方法[31]。针对这些间隙有多种不同的切口入路(图 16.9)。

筋膜下间隙是位于手背,在伸肌腱掌侧与掌骨、骨间肌背侧之间的空间。患者表现为手背明显水肿和红斑,主被动伸指感到困难和疼痛。皮下感染和筋膜下间隙感染很难区分,但二者都建议手术干预,尽量选择纵向切口以避免肌腱暴露及干燥。

大鱼际间隙掌侧位于拇内收肌筋膜,背侧或深方至示指屈肌腱,桡侧延伸至拇内收肌在拇指近节指骨的止点,第三掌骨处的掌中隔是其尺侧缘。患者表现为拇指强迫于外展位,有明显的触痛。感染严重时会扩散至虎口和手桡背侧,被称为"哑铃或裤子"感染[32]。切开和引流可从掌侧或背侧或联合入路,但避免与虎口平行以造成虎口挛缩。

掌中间隙位于中环小指屈肌腱与三、四掌骨及骨间肌之间,桡侧到第三掌骨处的掌中隔,尺侧到小鱼际肌。患者表现为手掌水肿,掌侧凹陷消失,中环指被动活动时疼痛。切口位置存在多种选择,但无论哪种,都要充分暴露间隙并保护手掌神经血管结构。

小鱼际间隙感染极为罕见。此间隙以起自掌腱膜的小鱼际间隔为桡侧缘,位于小鱼际肌和第五掌骨之间。此处感染表现为小鱼际处软组织肿胀。手术切口位于小鱼际肌上方并通过小鱼际筋膜。

第二、三、四指蹼间隙位于掌腱膜和手背筋膜之间。此处感染又被称为"领扣"脓肿,因为它向掌、背侧扩散,但在掌骨之间变窄。表现为受感染影响的手指处于外展位(图 16.12)。建议掌、背侧同时切开以充分引流,不建议直接切开指蹼以避免出现内收挛缩。

Parona 间隙位于屈肌腱和旋前方肌之间,与桡、尺侧滑囊相通,此处感染常为手部感染扩散而来。患者表现为明显的前臂水肿、压痛和屈指疼痛。严重感染者可出现急性腕管综合征表现[16]。手术切口建议为通过腕横纹的前臂尺侧纵行切口,包括腕横韧带的松解,注意保护正中神经和屈肌腱。

一般而言,切口的选择应能充分引流和清除失活组织,同时保护重要的神经血管结构。伤口通常保持开放状态并用由湿到干的敷料包扎。如重要结构暴露,可在不影响间

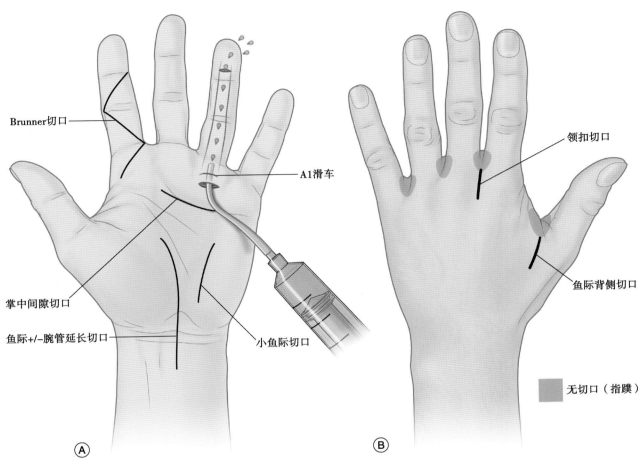

图 16.9 （A）掌侧与（B）背侧感染切口入路

Brunner切口

A1滑车

掌中间隙切口

鱼际+/-腕管延长切口

小鱼际切口

领扣切口

鱼际背侧切口

无切口（指蹼）

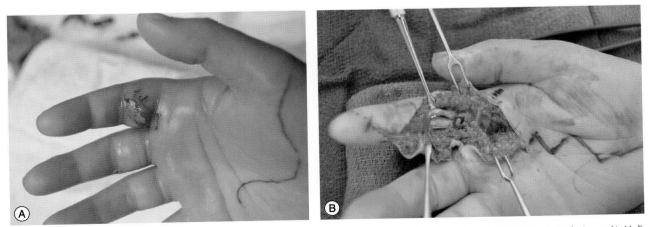

图 16.10 化脓性屈肌腱鞘炎。（A）犬咬伤引起的示指化脓性屈肌腱鞘炎。（B）患者需进行开放清创和多次冲洗，以控制感染和去除失活软组织

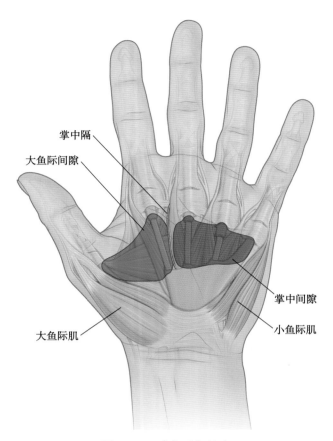

图 16.11　手部深部间隙

掌中隔
大鱼际间隙
大鱼际肌
掌中间隙
小鱼际肌

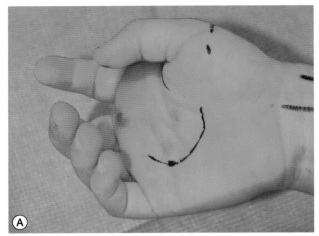

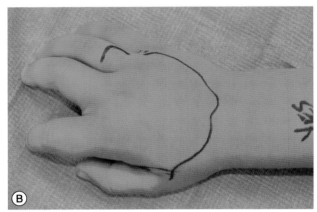

图 16.12　领扣脓肿。（A）掌侧图像显示第二指蹼感染。（B）背侧图像显示示指、中指外展。建议掌、背侧联合切口以充分引流

隙暴露情况下粗略缝合，也可在放置硅橡胶引流后松散缝合。手部制动、抬高并密切观察临床进展。如在接下来的24～48 小时内没有好转，应放宽二次手术要求。根据培养结果应用肠外抗生素并随时调整。患者应在康复师的帮助下尽早进行功能锻炼以避免术后肌腱粘连和关节僵硬的并发症。

腕/前臂

坏死性筋膜炎

> **临床提示**
>
> **坏死性筋膜炎**
> - 坏死性筋膜炎是一种外科急症。
> - 最常见危险因素包括：
>   - 药物滥用史
>   - 免疫抑制
>   - 糖尿病
> - A 族乙型溶血性链球菌是最常见的致病菌。
> - 特征性表现包括沿筋膜平面的"洗碗水"样脓液。在受累区域，皮下组织很容易与下面的筋膜分离。
> - 所有坏死组织和纤维样物应彻底清除。
> - 需多次冲洗和清创（每 24～48 小时一次）直到感染控制。

坏死性筋膜炎是一种罕见的感染，需要紧急手术处理。这种感染传播迅速，危及肢体及生命安全。尽管本身很严重，但它通常始于相当轻微的皮肤创伤。在对 317 个受累肢体的回顾中，具有统计意义的危险因素包括静脉药物滥用、吸烟和创伤，其中糖尿病是最为常见的医学共病[33]。免疫抑制、肝脏疾病和周围血管疾病也具有相关性。坏死性筋膜炎常常是多重感染，A 族乙型溶血性链球菌最为常见[34]。

坏死性筋膜炎的特征性表现包括肢体疼痛伴快速进展的红斑和大疱（图 16.13）。在两组病例中，最常出现的检查结果有发热（97%），红斑（95%～100%），水肿（82%），不成比例的疼痛（98%～100%）[34,35]。患者经常出现血流动力学不稳定，如白细胞计数升高、凝血障碍、休克等。当感染沿筋膜平面向上扩散时，临床情况可在数小时内迅速恶化。X 线、CT 或 MRI 可显示软组织内有气体，但其敏感性和特异性会发生变化。如未及时手术清创，不建议在坏死性筋膜炎病例中进行高级影像学检查。坏死性筋膜炎的正式诊断依赖于筋膜组织的显微镜检查[36]。

坏死性筋膜炎的治疗需要积极的、紧急的手术。感染扩散通常比预期的范围更广。术中典型表现为筋膜平面的"洗碗水"样脓液，受累区域的皮下组织与筋膜轻易分离。所有坏死组织和纤维样物要彻底清除。皮肤和肌肉与感染

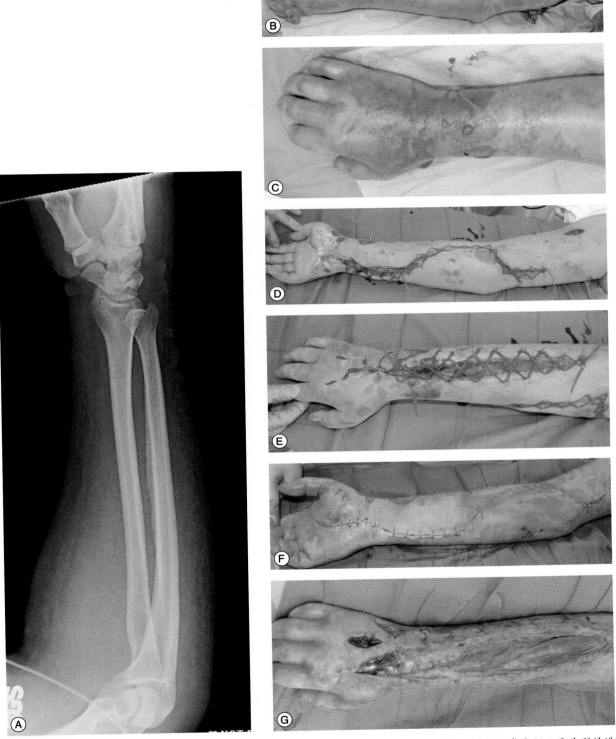

图 16.13　中性粒细胞减少白血病患者的坏死性筋膜炎。(A)前臂平片示皮下气肿。(B,C)上肢掌背侧可见典型的进行性红斑和大疱。(D~G)多次冲洗以控制感染

并不直接相关。虽然抗生素不是此感染的主要治疗方法，但应立即进行经验性治疗，尽全力稳定患者。经验性治疗包括头孢菌素治疗革兰氏阳性菌、庆大霉素治疗革兰氏阴性菌，以及青霉素治疗潜在的厌氧菌。根据当地的流行状况，也可适当覆盖 MRSA。在初次清创后，根据培养结果调整抗生素。

在最好的情况下，手术清创可保护患者生命和肢体。清创为有计划、分阶段进行，每位患者平均 3～4 次[33,34,37]。根据患者临床情况，每 24～48 小时重复一次清创。

关节

化脓性关节炎

化脓性关节炎需要及时诊断和治疗，以防止关节破坏。从手指到腕关节的任何关节都可能感染，其最常见的原因是穿透性损伤、血行播散或邻近组织扩散。近指间关节和掌指关节的"打架咬伤"是最常见的穿透损伤。在一组 159 例患手中，96% 的病例确认存在关节穿透且均在 24 小时后出现关节化脓（图 16.14）[38]。远指间关节在黏液囊肿破裂后有发生化脓性关节炎的风险（图 16.15）。金黄色葡萄球菌

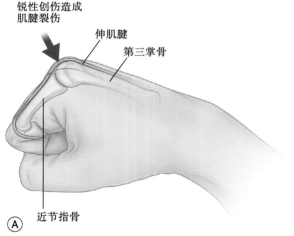

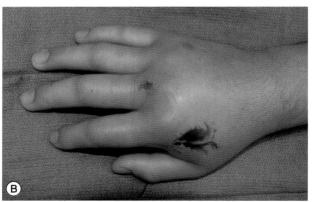

图 16.14　"打架咬伤"导致化脓性关节炎。（A）握拳受伤时，肌腱和关节通常被穿透。（B）"打架咬伤"所致化脓性关节炎典型表现。掌指关节处撕裂伤，周围有水肿和红斑

和链球菌是最常见的病原体，在单关节化脓性关节炎中，比较少见但值得注意的原因包括年轻人中的淋球菌和儿童中的流感嗜血杆菌。

化脓性关节炎的特征是肿胀和疼痛，以及因疼痛造成的关节主被动活动几乎完全丧失。任何关节周围的穿透性创伤伴随后疼痛加重和活动丧失均应考虑为化脓性关节炎。在手和腕的小关节上，波动感是很难察觉的。虽然 CRP 和 ESR 可能升高，但不具备特异性，很难区分化脓性关节炎和系统性炎性关节病。关节穿刺作为诊断和指导治疗的措施以及常规鉴别诊断如痛风和假性痛风是很有作用的。病史是非常重要的，包括任何炎症性晶体性关节病病史（尽管手部可能是第一表现），并注意近期是否发生过任何系统性疾病。

一旦确诊，化脓性关节炎需要引流炎性液体以保护关节表面。远指间关节、近指间关节和掌指关节的手术入路为标准背侧入路。对于远指间关节，背侧 H 形或 Y 形切口可提供良好的暴露，同时避免损伤甲床，关节囊可从肌腱任意一侧切除。近指间关节可在一侧侧束和中央束之间切开。掌指关节可通过伸肌腱帽（中央或邻近伸肌腱）或在每个矢状束深层之间开放入路，可以完整切除关节囊而不损伤伸肌装置。这些关节的手术方法都包含了开放伤口或引流窦道。对于化脓的腕关节，清创可通过关节镜或开放完成[39]。作者采用背侧平缓 S 形切口，打开第三伸肌间室并抬高，纵行切开或保留韧带下切除关节囊，清创桡腕、腕中和远尺桡关节，注意保护背侧桡尺韧带和三角纤维软骨复合体（triangular fibrocartilage complex，TFCC）。

关节囊切除后，冲洗关节，清除松散滑膜组织，不尝试关闭关节囊，皮肤伤口松散缝合留下放置引流空间。化脓严重时，作者的惯例是在 48 小时后进行二次清创。首次清创进行细菌培养并咨询感染科专家，通常建议几周内应用肠外抗生素。

如果患者有手术禁忌证，则进行连续穿刺灌洗。这种情况下，对受累关节进行抽吸，然后用生理盐水冲洗，然后再抽吸直到关节液清亮为止。

骨骼

骨髓炎

微生物侵入骨骼即为骨髓炎，占手部感染的 6%，其中 70% 为单一骨感染，最常见的是远节指骨[40]。骨感染能导致严重并发症甚至截肢，因而加强认知和合理的治疗是非常重要的。

骨髓炎病因很多，但最常见的是穿透性伤口、开放性骨折、临近感染扩散和远处感染的血行播散[12,16]。金黄色葡萄球菌和链球菌是常见致病菌。骨穿刺活检是分离致病菌、缩小抗生素使用范围最准确的方法。

在骨髓炎的发展过程中，相关事件的发生顺序是可重复的。上述病原体引起骨内血管微血栓和骨膜隆起，之后骨溶解，继续发展则形成死骨或骨脓肿。为了控制感染，其周围会形成一个硬化缘称为包膜。这种死骨性包膜表明成

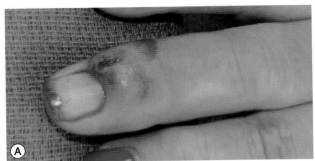

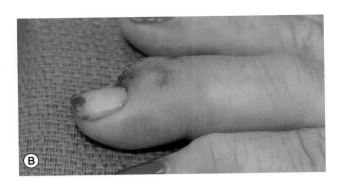

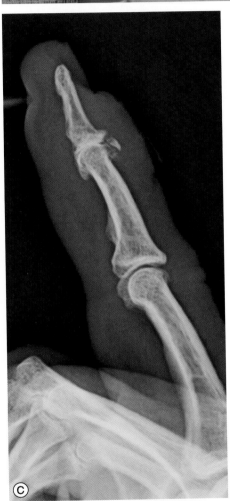

图 16.15　远指间关节化脓性关节炎。(A,B)背侧和侧方图像显示患者尝试引流黏液囊肿后感染。(C)X 线显示典型的狭窄的关节背侧骨赘

为慢性感染,阻止血流进入和抗生素渗透[12]。这种情况下需要开放清创。

　　骨髓炎患者表现为疼痛、红斑和水肿。通常患者之前接受过浅表感染的治疗,但未得到解决(图 16.16)。全身性症状比较少见,ESR 和 WBC 通常正常,但 CRP 水平可升高。发病早期影像学检查难有发现,因而要准确诊断骨髓炎需要一个高敏指征。感染 2～3 周后 X 线平片可见改变(图 16.17),包括骨溶解、骨量减少、骨硬化、骨膜反应和干骺端疏松[12,41]。死骨或包膜出现提示疾病晚期。放射性核素白细胞扫描或 MRI 可在平片发生改变之前发现早期病变。

　　骨髓炎的治疗包括早期发现、手术清除感染组织、骨固定(必要时)和根据穿刺活检及药敏进行抗生素治疗。肠外抗生素是首选方法,但是建议采用包括感染科会诊在内的多学科联合治疗。能够早期发现的无骨坏死的骨髓炎,有时可以不需要手术清创,仅密切随访即可[12]。可用于根除感染的外科技术包括皮质开窗术和刮骨术,严重病例中,可能需要骨切除和/或截肢。如存在死骨,需对失活组织完全清创以防止感染复发。

类感染性疾病

痛风

　　痛风是一种结晶性关节病,是急性感染的主要鉴别诊

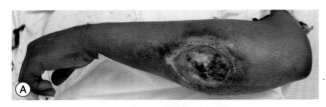

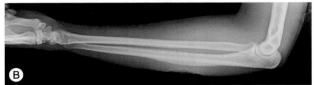

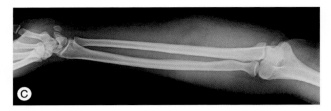

图16.16　（A）静脉药物滥用者的慢性溃疡伤口。（B,C）前臂X线显示符合骨髓炎的尺骨骨膜反应

疼痛,炎性反应明显位于关节中心而不是甲周,则首先考虑痛风。通过偏光显微镜下关节液中的负双折射晶体可明确诊断。由于痛风可继发细菌感染,故关节液也需进行革兰氏染色和培养。痛风可用非甾体抗炎药和口服糖皮质激素治疗,预计几天内即可取得疗效。在慢性不受控制的痛风中,会出现伴疼痛症状的痛风石,可通过手术切除。对于反复的痛风发作,患者应改变饮食、采用慢性抑制性药物和针对急性发作的特异性药物。

假性痛风

　　假性痛风也是一种结晶性关节病,与痛风类似,同样累及周围关节,表现为相同的急性起病,皮温升高、红斑、关节疼痛。焦磷酸钙结晶导致假性痛风发作,该结晶在偏光显微镜下是正双折射的。与痛风不同,改变饮食不能预防假性痛风。影像学上假性痛风的特征是软组织钙化,如TFCC。治疗上包括舒适位制动以及应用非甾体抗炎药或糖皮质激素。

化脓性肉芽肿

　　化脓性肉芽肿是一种良性病变,尽管其外观会让患者相当忧虑。这种特征性的形似肉芽组织的外生性团块极易破碎且出血(图16.18),周围无红斑,常伴随于穿透性损伤。

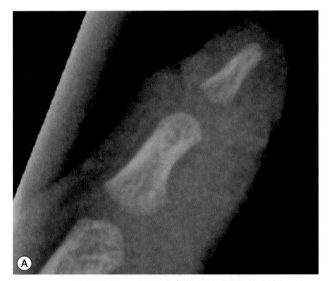

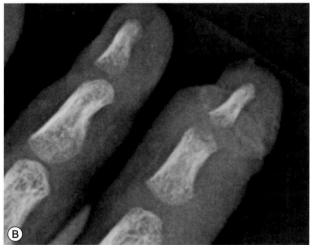

图16.17　（A）2岁儿童甲床损伤的初始X光片。（B）伤后2周X线片,患者手指疼痛加重、红斑和水肿,中节指骨皮质破坏,符合骨髓炎

断。痛风患者的尿酸代谢异常,当尿酸结晶从周围关节冷却溶液中析出时,就会产生痛风发作,受累关节出现急性红斑、疼痛和肿胀,与化脓性关节炎相似,活动时疼痛,即使轻微触碰也比较敏感。患者没有任何先前的感染或外伤,不会产生化脓性关节炎。老年患者远指间关节的自发红斑和

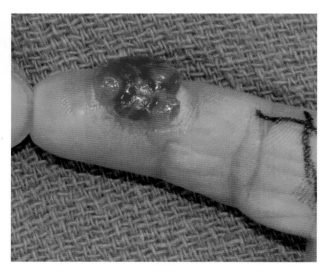

图16.18　手指表面创伤后的化脓性肉芽肿

局部应用硝酸银是初步治疗,如有需要可重复使用。如团块不消失,手术切除有望治愈。在止血带下,切除团块蒂部周围 1mm 皮肤,皮下组织一般外观正常,不会复发[42]。伤口可一期缝合或延期愈合。

坏疽性脓皮病

表现为溃疡性皮肤损伤呈离心性向外扩散,中心坏死,与全身性疾病相关,包括溃疡性结肠炎和 Crohn 病,还有糖尿病和类风湿性关节炎。确诊后采用糖皮质激素治疗和局部伤口护理。手术清创虽然是禁忌,但往往在确诊前就已施行。

患者选择

在评估手部疼痛、红斑和肿胀的患者时,需要详细的病史和查体以及一个高度的怀疑指征。手部感染的诊断不仅要根据解剖知识,还要根据医学知识以区分外科问题和风湿病问题。改善预后和降低发病率的关键问题是早期发现感染并给予合理的治疗。

术后护理

在手术治疗感染后,大多数伤口是开放引流并延期愈合的,因为重要结构并未暴露。当需要关闭伤口时,要覆盖重要结构,并留出充分引流的位置。对于大多数感染,作者建议从清创 1～2 天后开始进行每天两次肥皂水浸泡,在第一次浸泡时去除引流。继续使用由湿到干的敷料包扎直到伤口愈合。

对于计划分期清创的严重感染,作者建议应用由湿到干的敷料或负压敷料。负压敷料对引流水肿液非常有效,但需每日监测全血计数,因为血红蛋白值会随持续液体流失而下降。

结果、预后以及并发症

大部分手部感染很容易通过手术清创和抗生素治疗。预后不良或需要截肢控制感染的危险因素包括免疫功能低下的患者(如糖尿病、移植术后患者、服用药物控制的类风湿性关节炎患者)和吸烟或周围血管损害的患者。对于这些愈合能力受损的患者,在治疗之初就要告知由于无法愈合而进行截肢或其他补救手术的可能性。

大多数脓肿和局部感染治愈后无长期后遗症,但关节僵硬是化脓性腱鞘炎和关节炎常见的并发症。这通常与感染程度成正比,要在感染消退后进行积极的早期功能康复。然而,即使是最简单的"打架咬伤"感染,受伤的近指间关节丧失活动是很常见的。最近的一系列报道显示,平均伸直丧失 24°、屈曲丧失 30° 的功能[38]。

值得注意的是,化脓性腕关节炎是全身性虚弱和疾病的标志。在一个 36 名患者 40 例腕关节炎的大宗病例报道中,开放和关节镜治疗都是有效的。虽然要反复冲洗和清创,但关节镜治疗的患者手术更少,住院时间更短。然而,在 90 天围手术期的死亡率上,开放治疗患者为 18%,关节镜治疗患者为 21%。与老年人股骨颈骨折后死亡率升高相似,化脓性腕关节炎不是致死的原因,引起腕关节炎的系统性疾病才是关键因素。

在评价坏死性筋膜炎的最终结果时,挽救生命和保肢就是成功的。坏死性筋膜炎的截肢率大约是 20%～30%,其总死亡率也是 20%～30%[33,34,37]。系统性疾病会增加死亡率。Anaya 等人在 166 名患者中确定伴发心脏病、WBC>30 000 和 Cr>2mg/dl 都是死亡的危险因素[43]。

二期手术

在感染控制或根除后,可能需要后续治疗以改善功能。即便是简单的软组织感染也可能留下瘢痕挛缩或关节活动受限。对这些浅表瘢痕,作者采用标准的 Z 成形术改变瘢痕走向、恢复无张力活动,取得了良好的成功。在发生皮下脓肿、深部间隙感染或化脓性腱鞘炎后,可能需要进行屈、伸肌腱松解术。在进行肌腱松解时,软组织达到平衡状态是很重要的,反复短时肿胀已停止,组织已从创伤后的常见的硬化或"木质"状态转而软化。其次,患者能够有耐心地接受再次手术治疗。患者的关节被动活动范围要明显大于主动活动范围,才有望通过肌腱松解得到改善。每位患者参与功能锻炼的能力也要考虑,因为肌腱松解的成功很大程度上取决于术后的康复治疗。

关节融合术是关节内感染常见的后续治疗方法,能合理解决感染后关节的疼痛性僵硬。作者建议如有可能,尽量通过先前的切口进行关节固定,小心分离全厚皮瓣以进行暴露。对于指间关节,可将伸肌腱和皮肤作为同一层次来分离。在手和腕部,作者不常规考虑感染后行关节成形术。尽管在清创和延长抗生素疗程后是可行的,但关节成形术不会改善因感染所致僵硬关节的活动度。

最后,根据感染情况,截肢总是后续治疗和抢救所需要考虑的。顽固的骨髓炎或软组织感染(如真菌感染)可通过截肢得到很好的治疗,同样,截肢也是感染后手指持续过敏或继发疼痛和僵硬的最佳治疗选择。截指时作者倾向于通过关节截除,保留近端骨关节面,以保持该骨骼的密闭性。对于系列截指,作者建议避免截骨和相邻掌骨移位,因为这需要内固定以及移位处的愈合。

未来展望

自 1905 年 Allen Kanavel 首次描述以来,手部感染的诊断和治疗一直相对保持不变。清楚地了解手部解剖和病生理对早期诊断和有效治疗至关重要。过去几十年,MRSA 感染的发病率和流行率都有所上升。随着侵袭性微生物环境的变化,有效抗生素覆盖的发展对合理治疗感染极其必要。

参考文献

1. Kono M, Stern PJ. The history of hand infections. *Hand Clin.* 1998;14:511–518, vii.

2. Gahhos FN, Ariyan S. Hippocrates, the true father of hand surgery. *Surg Gynecol Obstet.* 1985;160:178–184.

3. Kanavel A. An anatomical and clinical study of acute phlegmons of the hand. *Surg Gynecol Obstet.* 1905;1:221–259. *In this seminal manuscript from 1905, Allen Kanavel reports his work on the fascial and synovial spaces of the hand. He used injection studies to define the fascial spaces of the hand and described their patterns of communication. Based on his findings, he identified the appropriate location of surgical incisions which are still utilized today.*

4. Kanavel A. *Infections of the Hand.* 2nd ed. Philadelphia: Lea & Febiger; 1914.

5. Flynn JE. Modern considerations of major hand infections. *N Engl J Med.* 1955;252:605–612.

6. Pallin DJ, Egan DJ, Pelletier AJ, et al. Increased US emergency department visits for skin and soft tissue infections, and changes in antibiotic choices, during the emergence of community-associated methicillin-resistant Staphylococcus aureus. *Ann Emerg Med.* 2008;51:291–298.

7. Tosti R, Ilyas AM. Empiric antibiotics for acute infections of the hand. *J Hand Surg Am.* 2010;35:125–128.

8. Fowler JR, Ilyas AM. Epidemiology of adult acute hand infections at an urban medical center. *J Hand Surg Am.* 2013;38:1189–1193.

9. Houshian S, Seyedipour S, Wedderkopp N. Epidemiology of bacterial hand infections. *Int J Infect Dis.* 2006;10:315–319.

10. Türker T, Capdarest-Arest N, Bertoch ST, et al. Hand infections: a retrospective analysis. *Peer J.* 2014;2:e513.

11. Robson MC, Heggers JP. Delayed wound closure based on bacterial counts. *J Surg Oncol.* 1970;2:379–383.

12. Barbieri RA, Freeland AE. Osteomyelitis of the hand. *Hand Clin.* 1998;14:589–603, ix. *In this manuscript, Barbieri and Freeland review the important details of osteomyelitis. From pathophysiology and diagnosis to the medical and surgical management, the authors nicely outline and provide a comprehensive description of the critical factors that underlie this significant and often morbid hand infection.*

13. Gunther SF, Gunther SB. Diabetic hand infections. *Hand Clin.* 1998;14:647–656.

14. Stern PJ, Staneck JL, McDonough JJ, et al. Established hand infections: a controlled, prospective study. *J Hand Surg Am.* 1983;8:553–559.

15. Pang HN, Teoh LC, Yam AK, et al. Factors affecting the prognosis of pyogenic flexor tenosynovitis. *J Bone Joint Surg Am.* 2007;89:1742–1748.

16. McDonald LS, Bavaro MF, Hofmeister EP, Kroonen LT. Hand infections. *J Hand Surg Am.* 2011;36:1403–1412.

17. Osterman M, Draeger R, Stern P. Acute hand infections. *J Hand Surg Am.* 2014;39:1628–1635, quiz 35.

18. Bach HG, Steffin B, Chhadia AM, et al. Community-associated methicillin-resistant Staphylococcus aureus hand infections in an urban setting. *J Hand Surg Am.* 2007;32:380–383.

19. Harrison B, Ben-Amotz O, Sammer DM. Methicillin-resistant *Staphylococcus aureus* infection in the hand. *Plast Reconstr Surg.* 2015;135:826–830. *In this manuscript, the authors review and summarize the most recent literature on methicillin-resistant S. aureus infections of the hand. They provide a detailed description of the epidemiology, microbiology, clinical presentation, and treatment algorithms of MRSA hand infections. They argue that given the increased prevalence of community-acquired MRSA over the past two decades, empiric coverage for MRSA should be provided for the initial treatment of hand infections if local prevalence rates exceed 10–15%.*

20. Abrams RA, Botte MJ. Hand infections: treatment recommendations for specific types. *J Am Acad Orthop Surg.* 1996;4:219–230.

21. Covey DC, Albright JA. Clinical significance of the erythrocyte sedimentation rate in orthopaedic surgery. *J Bone Joint Surg Am.* 1987;69:148–151.

22. Patel DB, Emmanuel NB, Stevanovic MV, et al. Hand infections: anatomy, types and spread of infection, imaging findings, and treatment options. *Radiographics.* 2014;34:1968–1986.

23. Palestro CJ, Love C, Tronco GG, et al. Combined labeled leukocyte and technetium 99m sulfur colloid bone marrow imaging for diagnosing musculoskeletal infection. *Radiographics.* 2006;26:859–870.

24. Rockwell PG. Acute and chronic paronychia. *Am Fam Physician.* 2001;63:1113–1116.

25. Brook I. Paronychia: a mixed infection. Microbiology and management. *J Hand Surg Am.* 1993;18:358–359.

26. Bednar MS, Lane LB. Eponychial marsupialization and nail removal for surgical treatment of chronic paronychia. *J Hand Surg Am.* 1991;16:314–317.

27. Hurst LC, Gluck R, Sampson SP, Dowd A. Herpetic whitlow with bacterial abscess. *J Hand Surg Am.* 1991;16:311–314.

28. Doyle JR. Anatomy of the flexor tendon sheath and pulley system: a current review. *J Hand Surg Am.* 1989;14:349–351.

29. Schnall SB, Vu-Rose T, Holtom PD, et al. Tissue pressures in pyogenic flexor tenosynovitis of the finger. Compartment syndrome and its management. *J Bone Joint Surg Br.* 1996;78:793–795.

30. Draeger RW, Bynum DK Jr. Flexor tendon sheath infections of the hand. *J Am Acad Orthop Surg.* 2012;20:373–382.

31. Burkhalter WE. Deep space infections. *Hand Clin.* 1989;5:553–559.

32. Jebson PJ. Deep subfascial space infections. *Hand Clin.* 1998;14:557–566, viii.

33. Angoules AG, Kontakis G, Drakoulakis E, et al. Necrotising fasciitis of upper and lower limb: a systematic review. *Injury.* 2007;38:S19–S26. *In this systematic review, the authors nicely describe the clinical presentation, predisposing factors, surgical management, and outcomes of necrotizing fasciitis affecting the extremities. A total of 451 patients were analyzed. They found that 22.3% of patients had an amputation or disarticulation of a limb to control infection. Mortality rate was as high as 21.9%.*

34. Wong CH, Chang HC, Pasupathy S, et al. Necrotizing fasciitis: clinical presentation, microbiology, and determinants of mortality. *J Bone Joint Surg Am.* 2003;85-A:1454–1460.

35. Childers BJ, Potyondy LD, Nachreiner R, et al. Necrotizing fasciitis: a fourteen-year retrospective study of 163 consecutive patients. *Am Surg.* 2002;68(2):109–116.

36. Chauhan A, Wigton MD, Palmer BA. Necrotizing fasciitis. *J Hand Surg Am.* 2014;39:1598–1601, quiz 602.

37. Elliott DC, Kufera JA, Myers RA. Necrotizing soft tissue infections. Risk factors for mortality and strategies for management. *Ann Surg.* 1996;224:672–683.

38. Shewring DJ, Trickett RW, Subramanian KN, et al. The management of clenched fist 'fight bite' injuries of the hand. *J Hand Surg Eur Vol.* 2015;40:819–824.

39. Sammer DM, Shin AY. Comparison of arthroscopic and open treatment of septic arthritis of the wrist. *J Bone Joint Surg Am.* 2009;91:1387–1393. *A septic wrist is a marker of systemic frailty and illness. In a large series of 36 patients with 40 septic wrists, the authors found that both open and arthroscopic treatment were effective. However,*

the arthroscopically treated patients had fewer operations and shorter hospital stays. The 90 day perioperative mortality rate was 18% in patients treated open, and 21% in the patients treated arthroscopically.

40. Waldvogel FA, Papageorgiou PS. Osteomyelitis: the past decade. *N Engl J Med.* 1980;303:360–370.

41. Gold RH, Hawkins RA, Katz RD. Bacterial osteomyelitis: findings on plain radiography, CT, MR, and scintigraphy. *AJR Am J Roentgenol.* 1991;157:365–370.

42. Witthaut J, Steffens K, Koob E. Reliable treatment of pyogenic granuloma of the hand. *J Hand Surg Am.* 1994;19:791–793.

43. Anaya DA, McMahon K, Nathens AB, et al. Predictors of mortality and limb loss in necrotizing soft tissue infections. *Arch Surg.* 2005;140:151–157, discussion 158.

第17章

掌筋膜挛缩症

Andrew J. Watt and Jerry I. Huang

概要

- 掌筋膜挛缩症（Dupuytren 病）是一种见于手掌和手指筋膜的以结节样增厚和继发挛缩为特征的良性纤维瘤样病变。
- 治疗的成功，需要具备对手掌和手指筋膜的正常结构及其发生的病理改变的充分认识。
- 手术的指征取决于挛缩的程度和对手部总体功能的影响。
- 掌筋膜切除术仍然是主要的术式。
- 新的治疗方法包括经皮（细针）筋膜切断术和胶原酶注射。
- 尽管有合适的治疗方法，但是其高复发率和疾病进展，仍是治疗的主要障碍。

简介

掌筋膜挛缩症是以手掌和手指筋膜结节样增厚，及继发挛缩为特征的一种进展性疾病。手部畸形多累及掌指（metacarpophalangeal, MCP）关节和近指间（proximal inter-phalangeal, PIP）关节，造成其功能障碍。这一病理过程对于手外科医生而言并不陌生，但是其治疗及预后仍具有一定的挑战性。

流行病学

掌筋膜挛缩症属于良性浅表性纤维瘤病的一种，与Peyronie 病（阴茎纤维瘤病）、Ledderhose 病（足底纤维瘤病）有密切关联。历史上，掌筋膜挛缩症先后被称为日耳曼人、高加索人、盎格鲁 - 撒克逊人及维京人病等[1-4]。尽管掌筋膜挛缩症多见于北欧人种，但是在其他人种内均存在。通

过对北欧人类迁移的历史研究发现，这一疾病起源于公元前 1200 年左右的凯尔特人和日耳曼人部落，并且随公元前 200 年的大迁移散布至整个欧洲[5]。几乎所有地区都可见到这一疾病，但是在北欧人种中，其发病率较高，约 2%～42%[6]。男性的发病率是女性的 6 倍；男性多于 50 岁开始发病，而女性多为 60 岁[7]。基因学研究显示该疾病为常染色体显性遗传，同时具备不同的外显率[6]。

本疾病的发生与多次创伤、酗酒、肝病、糖尿病、吸烟、慢性阻塞性肺疾病、艾滋病、恶性肿瘤（副肿瘤综合征）、癫痫等因素相关[8-10]。这些影响因素作用微弱，但是在具备致病基因的人群中，这增加了病变的倾向和基因的外显率。

手掌和手指筋膜

掌筋膜挛缩症其根本的病理改变为 1 型和 2 型胶原的异常沉积，以及成纤维细胞所致的筋膜收缩力的改变，进而造成正常的手掌和手指筋膜结节样增厚。因此，对局部解剖和病理解剖的精确认识，是对本病的进行评估和正确治疗的关键。

掌筋膜

手掌部筋膜为手掌软组织提供了柔韧且牢固的网状结构作为支撑，将皮肤与其下的肌肉骨骼组织连接起来。掌筋膜经典的解剖学描述由 Legueu、Juvara 和 Testut 提出，并经历了时间的检验[11, 12]。掌筋膜分为明显的两层：深层筋膜和浅层筋膜（或称掌筋膜）。深层筋膜覆盖骨间肌，而本病的病理进展主要累及浅层筋膜。

掌筋膜是一三角形筋膜结构，由纵行、横行和垂直纤维束组成，其近端与掌长肌腱相连续（图 17.1）。尽管结构连续，但是掌筋膜与掌长肌腱的组织学特点并不相同，即使在掌长肌腱缺如的患者身上也一定存在掌筋膜。

纵行纤维束跨过屈肌支持带浅层，形成腱前条带。这

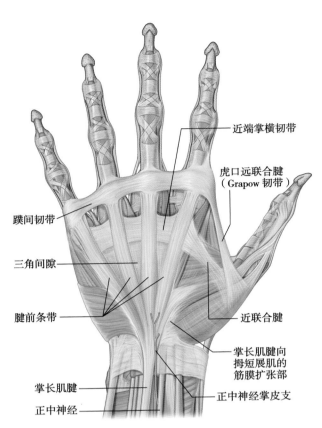

图 17.1　手掌部筋膜解剖。(*Redrawn from Tubiana R, Leclercq C, Hurst L, et al. (eds) Dupuytren's Disease. London: Martin Dunitz, 2000, p. 22.*)

些条带向远端延伸，于远端掌横纹处插入真皮层深部，构成血管后筋膜结构，并于曲肌腱鞘周围分叉，止于掌指关节的尺侧和桡侧[13]。

横行的纤维束分为两条，分别位于近端和远端。近端的横行纤维束位于远端掌横纹水平，并于纵行的腱前条带的深层走行，而掌筋膜挛缩症一般不累及此纤维束[14]。同时，这些纤维束呈放射状形成虎口间近联合腱。远端的横行纤维束，或可称为指蹼韧带，于腱前条带浅层走行，在本病中多受累及。指蹼韧带起源于示指桡侧缘，延伸至小指尺侧缘。在尺侧，指蹼韧带包裹小指外展肌和尺侧血管神经束；在桡侧，指蹼韧带与虎口远联合腱（Grapow 韧带）相连。

垂直纤维连接着浅层与深层筋膜。这些纤维在屈指肌的尺侧和桡侧共形成了八道垂直的隔膜。这些隔膜划分出纵行的间室，将屈肌腱与蚓状肌、神经血管束等结构隔开[11,15]。另外，垂直纤维将浅层筋膜与表皮相连，为手掌提供抗剪切力[13]。

手指筋膜

手掌与手指筋膜通过一复杂的指-掌连接结构相连续，这一结构由纵行中层及深层纤维束分叉形成，并参与形成血管后束。解剖学研究显示，手指筋膜要比手掌筋膜更为复杂，但是其基本的解剖结构还是清楚的。手指由椭圆形

筋膜覆盖，其中包括掌侧及背侧筋膜片，分别位于曲肌和伸肌结构表面。这些筋膜片于手指桡侧和尺侧结合，而手指掌侧和背侧则被一系列侧方结构分隔，包裹手指的神经血管束[16]。这些侧方结构包括 Cleland 韧带，Grayson 韧带和横行支持韧带。Cleland 韧带由一系列背侧纤维束组成，起源于指间关节远近端，向侧方散开并插入皮肤。这些纤维束不形成连续的筋膜片，并于血管神经束背侧多个层面走行。Grayson 韧带更为明显，起源于曲肌腱鞘掌侧面，于血管神经束前方向侧方散开并插入皮肤。横行支持带起源于近侧指间关节囊掌侧，向背侧走行，后插入伸肌腱结构侧方边缘[17]（图 17.2）。

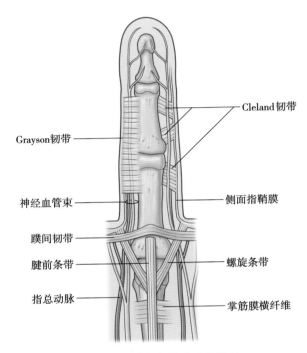

图 17.2　手指部筋膜正常解剖

虎口

浅层掌筋膜的桡侧纵行纤维束远端向拇指延伸，于掌指关节处插入真皮，部分纤维束插入拇内收肌与第一骨间背侧肌的骨间肌膜，而另一部分纤维则插入示指的曲肌腱鞘。

指蹼韧带在虎口与远端联合韧带相连续，近端的横行纤维束与远端的联合韧带相连续（图 17.3）。

历史回顾

Baron Guillaume Dupuytren 并不是第一位描述本病的研究者，但是他的描述是最为详细彻底的。1614 年，Felix Plater 在其作品 *Observationum in hominis affectibus* 中第一次描述了手掌挛缩。这一文章最初为拉丁文，后被翻译成各种文字。然而，Plater 的解剖学研究证实了手掌筋膜在进

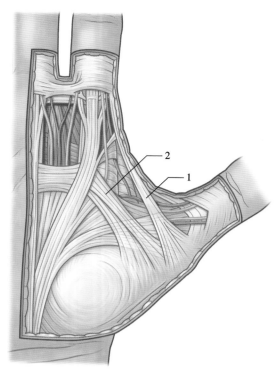

图 17.3　虎口正常筋膜解剖。1,远端联合韧带（Grapow 韧带）;2,近端联合韧带

行性挛缩中的角色[18]。

在伦敦圣托马斯医院的图书馆里,人们发现了 Henry Cline 有关本病病理解剖和临床特点的有关注释[19]。之后,Cline 的学生, Astley Cooper 在其论著 *A Treatise on Dislocations and Fractures of the Joints* 中讨论了这一问题,并推荐行筋膜切开术治疗本病[20]。

1831 年 12 月 5 日, Guillaume Dupuytren 在巴黎 Dieu 饭店举行的一次会议上第一次讲到本病,当时他并不知道以上提到的这些研究。他报道了一名贩酒商人出现环指和小指的挛缩,行筋膜切断术治疗后好转。他的这一篇文章在第二年发表于杂志 *Lecons orales de Clinique Chirurgicale faites à l'Hotel-Dieu de Paris* 上[21,22]。

基础科学与疾病进程

基础科学

尽管掌筋膜挛缩症这一疾病已被正式认识和治疗了两个多世纪,其病因和发病机理仍不是很明确。直到近 35 年,医生和研究者才开始揭露其疾病发展中的细胞学机制。

研究者对掌筋膜挛缩症最初的认识,基于组织病理学的研究。最初的研究显示,主要的病变不仅是掌筋膜的挛缩,还包括手掌脂肪组织的缺失,汗腺的减少和血管的增生[23]。病变组织的组织学特点为,致密的胶原包绕成纤维细胞形成结节。分子生物学研究显示其中主要为 Ⅲ 型胶原

蛋白,这一类型的胶原蛋白在正常的成熟掌筋膜中并不常见。此外,前列腺素和多种转化生长因子 -β（transforming growth factor-β, TGF-β）的浓度也会增高[24,25]。通过对比病变和正常的掌筋膜的 DNA 基因芯片分析,发现其主要的基因表达发生了改变,既有上调也有下调。其中包括以往发现的,调控该疾病的一些基因,例如纤连蛋白、细胞黏合素 C、TGF-β 及 Ⅲ、Ⅳ 和 Ⅵ 型胶原蛋白等;此外,还有某些新型基因,例如肌筋膜纤维肉瘤癌基因同系物 B（musculoaponeurotic fibrosarcoma oncogene homolog B, MafB）[26]。尽管这些基因表达模式之间复杂的相互作用还有待进一步研究,但是这为未来药物治疗和预防掌筋膜挛缩症提供潜在的可能性。

1959 年, Luck 描述了掌筋膜挛缩的发病机理,将其分为增生期,退化期和残留期。这一研究为临床医生对该疾病的认知及对其分子生物学研究提供了一个框架。增生期以掌筋膜内结节的形成为特征,同时伴有纤溶活性的增加。在这一期,纤维母细胞分化为成纤维细胞,并成为构成结节的主要成分。成纤维细胞最初生成纤维,但是它包含与平滑肌细胞同类型的肌动蛋白微丝结构。这些肌动微丝蛋白形成束支,沿细胞长轴延伸,并与细胞外基质中的纤连蛋白相连接,从而使细胞内的收缩力向细胞外传导。退化期的主要特征为结节增厚明显,及关节早期挛缩。在退化期内,Ⅲ 型胶原蛋白大量合成,同时,成纤维细胞沿手掌张力线重新分布。在残留期内,Ⅲ 型胶原蛋白持续沉积,并逐渐被 Ⅰ 型胶原蛋白所取代。而这一期内,成纤维细胞大量消亡,进而形成以 Ⅰ 型和 Ⅲ 型胶原蛋白为主的、少细胞的混合体[27-29]。

导致成纤维细胞发生增殖的原因还未知。以往有学者提出多个假设,包括外伤、局灶性缺血、大量生长因子和细胞因子的异常等。Murrell 等认为,掌筋膜的缺血导致自由基的生成,进而对周围组织造成损伤。这一损伤导致胶原蛋白的沉积和成纤维细胞的分化,进而导致进一步缺血和疾病的进展[30]。机械应力可上调成纤维细胞分化,而这也支持外伤病因说[31]。同时,成纤维细胞的增殖受一些生长因子和细胞因子的激活,包括 TGF-β2,同时被血小板衍生生长因子（platelet-derived growth factor, PDGF）、碱性成纤维细胞生长因子、白介素 -1α、白介素 -1β 等抑制[32]。肌动蛋白的表达在掌筋膜挛缩症的发展中也发挥着重要作用,TGF-β2 可使其表达上升, PDGF-BB 则可降低其表达[33]。在掌筋膜挛缩结节中,雄激素受体的表达提示这一疾病的发生发展或许与激素关系。在一项研究中,实验组由 5α- 双氢睾酮刺激成纤维细胞,其增殖率要比对照组高,这表明雄激素在疾病的发展过程中发挥一定的作用。同时,男性的发病率较高也支持这一理论。总体而言,没有任何一种理论观点和分子生物间的相互关系是互相排斥的。这一疾病是在致病基因的基础上,环境和细胞因子相互作用的典型结果。

疾病进程

这些分子和病理机制导致正常手掌和手指筋膜结构转

变为病变的纤维化条索,手掌和手指筋膜的每一结构均可受累。其中,病变的部位包括手掌部、掌指交接部、手指部、虎口、小鱼际部(表 17.1)。

表 17.1　掌筋膜挛缩症的筋膜解剖

病变结构	解剖来源	临床表现
掌侧条束		
腱前条束	腱前条带	MCP 关节屈曲挛缩
垂直条束	McGrouther 垂直纤维或 Legueu Juvara 隔膜	痛性扳机指
掌指条束		
螺旋条束	腱前条带,螺旋条带,Grayson 韧带	血管神经束向内侧和浅表移位(螺旋迂曲的神经)
指蹼条束	指蹼韧带,远端纤维	指蹼间挛缩
手指条束		
中央条束	腱前条束,伸指	PIP 关节屈曲挛缩
外侧条束	血管后条束	PIP 和 DIP 屈曲挛缩,阻碍治疗
小指展肌条束	小指展肌腱	PIP 关节屈曲挛缩
拇指和虎口条束		
近端联合条束	近端联合韧带	虎口内收挛缩
远端联合条束	远端联合韧带	虎口内收挛缩
拇指腱前条束	腱前条带	MCP 关节屈曲挛缩

在手掌部位,受累的腱前条带变为腱前条束,这些条束向远端走行,插入远侧掌横纹的深层真皮表面,从而引起掌部皮肤点状凹陷。这些条束同时与血管后方筋膜结构相连续,并参与形成螺旋条束[13];其余的纤维束参与形成手指中央条束。腱前束位于浅表,造成掌指关节的屈曲挛缩,并不累及深层的神经血管结构。因此,在靠近远侧掌横纹部切开掌部皮肤时,不会损伤神经血管束,是相对安全的。McGrouther 垂直纤维束与 Legueu 和 Juvara 隔膜等结构也会受累,可能会导致手指伸直后完全屈曲时疼痛(图 17.4)。

掌指交界区域有两类关键的条束。螺旋形条束的形成受腱前条带、螺旋条带、指侧方束和 Grayson 韧带影响。螺旋形条束缠绕在神经血管束周围,将指神经和血管向中央、浅表、近端牵拉,致使指神经血管束在手术切开时容易受到损伤(图 17.5)。螺旋形条束不仅造成血管神经束位置的改变,同时会导致近侧指间关节的挛缩[34]。正常的指蹼韧带于掌骨头水平处横向走行横穿手掌,也会发生病变,转变为指蹼条束,进而导致指蹼内收挛缩。

在手指部分,受累的腱前条带变为中央条束,这些条束在近端与手掌的腱前条束相连续,并止于近侧指间关节的尺侧和桡侧及中指的曲肌腱鞘。中央条束与螺旋形条索一样,会导致近侧指间关节的挛缩。此外,血管后的 Thomine 条带病变为血管后条束,导致近侧指间关节和远侧指间(distal interphalangeal, DIP)关节的挛缩。手指侧方束在疾病发展过程中病变为侧方条索,参与形成螺旋形条索,最终致远、近侧指间关节的挛缩[35]。

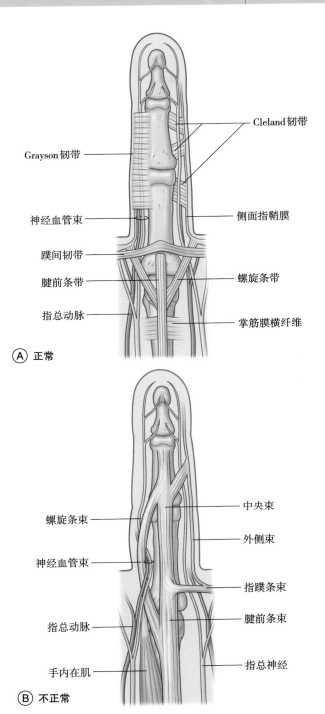

图 17.4　掌指交界部的正常及病理解剖

掌筋膜挛缩症也会累及虎口,远、近侧联合韧带,分别是掌筋膜和指蹼韧带近侧横行纤维束的延伸,可病变为远、近侧联合条束,这些条束进而导致虎口内收挛缩。拇指的腱前条带,与手指的纵行腱前筋膜结构类似,病变为腱前条束,并导致掌指关节的挛缩(图 17.6)。

手掌部及掌指交界部位的条索与示、中、环指的类似,而小指则具有一类独特的小指展肌(abductor digiti minimi, ADM)条束。这一条束是因小指展肌腱相关筋膜的受累所致,会导致小指外展挛缩。

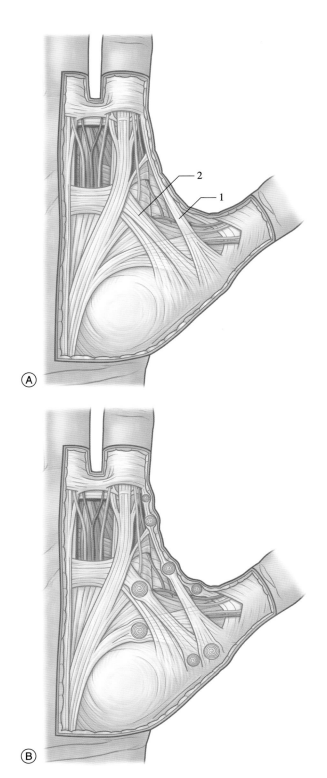

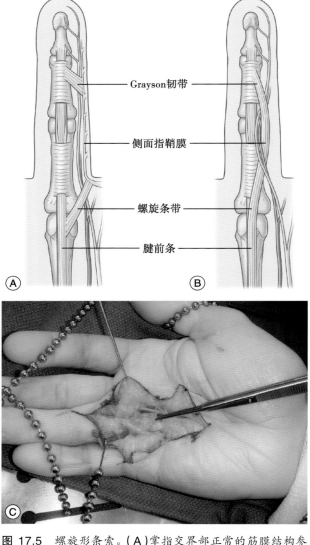

图 17.5　螺旋形条索。(A)掌指交界部正常的筋膜结构参与形成螺旋形条索。(B)螺旋形条索。(C)螺旋形条索:将尺侧的血管神经束向桡侧牵拉

图 17.6　第一指蹼的正常及病理解剖。(A)正常解剖。(B)病理解剖。1,远侧联合韧带(Grapow 韧带);2,近侧联合韧带

诊断/患者表现

临床表现

掌筋膜挛缩患者可于疾病进展中的任何一个阶段就诊,而其诊断则主要依靠病史和临床检查。这一疾病的特征性临床表现包括结节的形成,纤维条索的形成,及受累手掌或手指的挛缩。本病发病隐匿,但在数年的进程中逐渐出现进行性挛缩及手的功能障碍。疾病最早期表现为手掌点状的凹陷和远侧掌横纹的扭曲,这是因为掌筋膜纵行纤维束与真皮层之间的纤维束受累[13](图 17.7)。皮肤横纹的改变可表现为横纹的加深或加宽(Hugh Johnson 征)[36]。皮肤的改变是这一疾病最早期的典型表现,且于结节之前出现。结节是因为成纤维细胞增生所致,在手掌部可触及。结节大多位于手掌尺侧,远侧掌横纹水平与环指交界处,或者环指近侧指间关节处。结节也可出现在手掌或手指的其他任何部位,甚至于极少情况下会见于手腕部。结节一般是无痛的,但是某些患者会感到不适,尤其是在抓握物体时,会有手掌紧张的感觉。

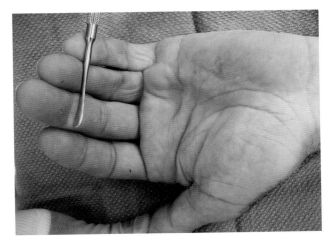

图 17.8　手掌及掌指交界部病变

现。条束一般不会延伸至中节指骨,如果出现这种情况,这些条束大多位于手指的桡侧或尺侧,横跨远侧指间关节。结节和条束只出现在手指而不累计手掌的情况可能出现,但是极少。

手掌结节内成肌纤维细胞的活性及胶原蛋白的沉积作用最终导致关节进行性挛缩,其中,掌指关节首先受累,然后是近侧指间关节。刚开始,关节的挛缩表现为掌指关节的过伸受限,而后接着出现关节伸直活动受限。掌指关节和近侧指间关节的挛缩,导致进行性手功能障碍。常见的主诉包括与他人握手困难,不能戴手套,不能把手放到口袋里,不能抓握大物体。远侧指间关节一般不会受累,然而也可能出现屈曲或伸直畸形,屈曲畸形可能是因为侧方和血管后束受累。同时,远侧指间关节过伸,是因为近侧指间关节屈曲挛缩,屈伸肌装置失衡,远侧指间关节代偿所致。

患者也可表现为 Garrod 结节,或者近指间关节背侧的指节垫(图 17.9)。Garrod 结节提示更有可能双手受累,但是与疾病的分期或严重程度无关,结节也不会引起功能障碍[37]。15% 的掌筋膜挛缩患者都有指节垫出现,且可能表现为孤立的症状[38,39]。指节垫常提示更可能继发纤维瘤样变,包括 Peyronie 病(阴茎纤维瘤样变)和 Ledderhose

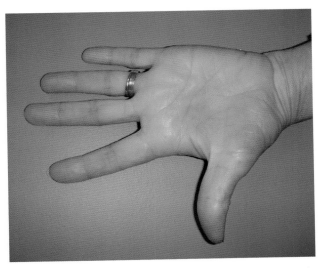

图 17.7　掌筋膜挛缩症早期表现:在远侧掌横纹与环指交界处有结节形成

疾病的进一步发展以纵行条束的发展为特征,多出现在手掌尺侧,并向远端延伸进手指。手掌近侧的皮肤并不受累,而远端的皮肤逐渐与其下的条束发生粘连(图 17.8)。环指最容易受累,接下来依次是小指,拇指,中指和示指。在掌指关节水平可能会触及一紧贴着条束的、柔软饱满的凸起,这可能提示神经血管束被病理性螺旋形条束牵拉移位(Short-Watson 征)[34]。

条束的远端走行各异。这些条束可止于远侧掌横纹处、掌指关节两侧的真皮层内,或向远端延续为手指中央条束,手指条束一般终止于近侧指间关节远侧的中央或两侧。位于近节指骨水平,手掌部大的结节常与上方皮肤的真皮层关系密切,这些都可以通过对条束的触诊和临床检查发

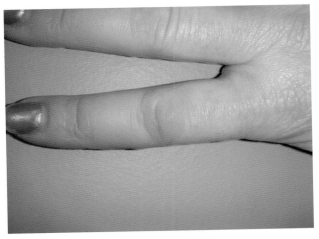

图 17.9　Garrod 结节

病(跖筋膜纤维瘤样变)。Peyronie 病累及阴茎海绵体的白膜,1%～3% 的掌筋膜挛缩患者可有此症状[40,41]。纤维化表现为多位于阴茎背侧,界限清晰的斑块。该病多无痛,但勃起时可能有不适感[42]。掌筋膜挛缩患者的 5%～20% 可有跖筋膜挛缩,表现为足底非承重区的结节性增厚(图17.10)[43]。该病常无症状,但也可能在步行时引起明显疼痛[44,45]。足趾的屈曲挛缩并不会出现。掌筋膜挛缩还可表现为累及垂直纤维的扳机指,也可能表现为孤立的掌侧质软良性结节,并常随时间逐渐消失。

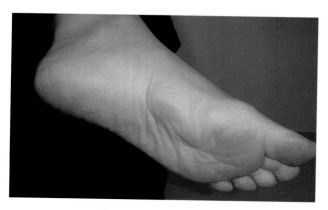

图 17.10　足底纤维瘤病

在其他报道中,掌筋膜挛缩症还可合并其他部位的病变,但是它们之间的关系并不是很明确。Matev 报道了合并耳甲受累的情况[46];Allen 报道了掌筋膜挛缩症患者中出现阔筋膜张肌结节;Hueston 报道了合并跟腱受累的病例[44,47]。

鉴别诊断

与掌筋膜挛缩症鉴别的疾病包括曲指症、外伤后瘢痕挛缩、烧伤后瘢痕挛缩、Volkmann 缺血性挛缩、关节僵硬、锁定性 locked 扳机指和痉挛性指挛缩。需要与手掌部结节相鉴别的疾病包括皮肤老茧、异物、硬性纤维瘤、结节性筋膜炎和纤维肉瘤。掌筋膜挛缩症的典型病史为无意间发现手部结节,并逐渐形成条束,最终造成关节的挛缩。具有关系家族史,或合并 Garrod 结节关节垫、Peyronie 病或 Ledderhose 病的患者,进一步支持掌筋膜挛缩症的诊断。最终确诊该疾病无需影像学检查或组织学检查。

患者选择

掌筋膜挛缩症主要的治疗目的在于纠正畸形,从而减少残疾,尽可能恢复手的功能。因此,是否需要干预主要取决于关节挛缩的程度,更重要的是对手功能的影响程度。目前,普遍认可的手术适应证包括:掌指关节屈曲挛缩超过 35° 及近侧指间关节出现屈曲挛缩,因为在出现上述情况后,手功能会受到影响。手术介入的时机取决于关节挛缩

程度,但更重要的是受累的关节。对于掌指关节而言,手术介入的时机无需过早,因为在掌指关节屈曲时,其侧副韧带是紧张的,这一体位对于关节的活动起保护作用。所以手术时机可适当延后而不会出现影响功能的结果。相反,近侧指间关节的挛缩需要迅速引起注意。近侧指间关节长时间的挛缩会造成侧副韧带的短缩,伴有关节软骨下骨质流失的沉积性关节改变,进而造成关节顽固性屈曲挛缩。因此,为了保留近侧指间关节的活动性,当其一出现挛缩后,即需要手术治疗。

其他的手术适应证还包括影响功能的虎口内收挛缩、小指外展挛缩、继发于 A1 滑车表面手掌结节的腱鞘炎,以及手掌屈曲挛缩致远侧掌横纹模糊紊乱。

尽管有担忧会妨碍全麻或者局麻,但几乎不存在手术禁忌。不太适合手术的患者包括长期 PIP 挛缩的患者和有关节潜在病变的患者。这类患者更适合行 PIP 关节置换、肌腱延长、关节融合,甚至更严重病例可截肢/截指。对于有复杂性区域疼痛综合征的患者,慎重考虑。这类患者术前应进行神经药物治疗,手术应在局麻下进行。相对禁忌证还包括循环或微循环损伤的患者(包括吸烟成瘾)、周围血管阻塞性疾病、糖尿病等。术前停用抗凝药物,降低术中掌侧血肿风险。抗血小板药物,如阿司匹林和氯吡格雷,应在术前 7～9 天停用;华法林术前停用 3～5 天,以使患者 INR 恢复正常。

治疗

掌筋膜挛缩症的治疗可分为物理治疗、注射治疗和手术治疗。尽管新兴治疗方法不断出现,包括使用胶原酶溶解病变组织,经皮针筋膜切开等,其前途也很广阔,但是手术治疗仍为主流。而所有治疗方法都具有高复发率和再进展的可能。

物理治疗

掌筋膜挛缩症的非手术治疗方法有许多,这一系列的治疗方法基于治疗师和患者自愿选择非手术治疗替代手掌筋膜切除术,同时他们也清楚这些物理疗法可能是无效的。伸直位夹板固定可阻止进一步挛缩,但是夹板得长时间佩戴,并且会影响手的使用,而间断性佩戴夹板不能有效阻止病情进展。有报道称超声波可软化手掌结节,但是对于条束或挛缩却没有疗效[48]。既往有人提倡使用体外放射疗法,但是这种疗法对这一良性病变而言风险太大,而且并不能证明其有效性[49-51]。其他治疗方法包括二基亚砜、维生素 E、甲基肼、别嘌醇、秋水仙素和干扰素-γ 等,但是都被证实没有明确的效果[52-56]。

注射治疗

注射治疗已被证实比局部治疗和物理治疗更具前景。

作者研究了糖皮质激素注射和使用降解酶类（包括胰蛋白酶和近期发现的梭菌类胶原酶）进行酶筋膜切开术。

既往已证实，糖皮质激素可阻止纤维组织和瘢痕的形成。早在 1952 年，糖皮质激素就被用于术后辅助治疗[57]。激素注射的疗效仍不确定，有报道称无疗效，而也有报道称掌部结节完全消失[52,58,59]。糖皮质激素注射疗法仍有一些并发症，包括真皮萎缩、皮肤褪色和曲肌腱断裂等。总之，糖皮质激素注射治疗在手掌结节的治疗或许有效，但是对于挛缩条索和关节挛缩却没有多少效果。

既往已有过报道，针对异常胶原沉积，通过酶促降解反应，继而使纤维断裂。早在 1907 年，即有尝试酶筋膜切开的报道。通过一个世纪的发展，注射酶的活性及特异性均得到了很大的改进[60]。1965 年，Bassot 报道一种技术，他将 α-糜蛋白酶，胰蛋白酶，透明质酸酶，硫黏多糖酶和利多卡因等混合注射，矫正了 34 例严重挛缩的病例[61]。1971 年，Hueston 报道了一种简化的方法，他将胰蛋白酶，透明质酸酶和利多卡因混合，也达到了不错的效果[62]。McCarthy 报道了使用酶筋膜切开方法治疗 14 例患者，75% 的患者在 2~3 年的随访中发现复发。因此他认为，酶筋膜切开与手术治疗的术后复发率差不多[63]。但因为使用非特异性降解酶，可造成神经血管的损伤及肌腱的断裂，这一技术不再受到关注。在 1996 年，胶原酶成为酶筋膜切开术的一种试剂，2010 年得到 FDA 的临床使用许可。

酶筋膜切开术所用的梭菌属胶原酶单次剂量为 0.58mg，需要稀释于 0.25ml（掌指关节部位）或 0.28ml（近侧指间关节部位）的无菌稀释液中。条束的位置需要通过触诊定位，注射时使用一支 25 号注射器针头，经 1 点穿刺，沿条束分 3 点注射。需注意应该在条索中心注射，因为侧方注射会造成神经血管束损伤，而深部注射会导致肌腱内注射（图 17.11）。注射 1 天后，患者应复诊以进行手动康复训练（图 17.12）。尽管目前推荐的是注射后第 1 天手动康复，但 Michelson 等的随机前瞻研究表明，第 1 天和第 4 天康复训练的安全性和有效性无统计学差异，提示可在注射后 1 周内医患双方都方便时，即可安排康复锻炼[64]。注射治疗后 4 个月内都需在夜间佩戴伸直位支具，如需再次行注射治疗需间隔 1 个月以上，而注射治疗后长期的复发率及其临床应用还有待进一步研究（框 17.1）。

手术治疗

掌筋膜挛缩症的手术治疗包括筋膜切开术和筋膜切除术。筋膜切开术为切断病变的条束，但不切除，可通过开放手术或经皮操作；而筋膜切除术为切除病变条束，并且依皮肤及手术分离的程度不同存在多种手术方式（表 17.2）。

经皮筋膜切开术（针刺筋膜切开术）

经皮筋膜切开术是掌筋膜挛缩的一种微创治疗方法，最早于 1957 年被 de Seze 和 Debeyre 所报道[65]。最初的方法为，于病变条索处直接注射糖皮质激素，随后用 15 号针手动分离该条索[66]。后来，这一技术由 Foucher 改进，并随

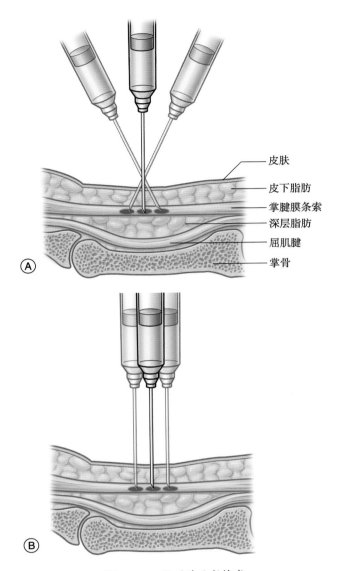

皮肤
皮下脂肪
掌腱膜条索
深层脂肪
屈肌腱
掌骨

Ⓐ

Ⓑ

图 17.11　胶原酶注射技术

框 17.1　临床应用：酶筋膜切开术

酶筋膜切开术是掌筋膜挛缩切开手术的一种替代方案。成功的治疗需要患者的准确筛选和熟悉注射技术。

1. 合适的患者选择应为由可触及的挛缩条束引起的，有症状的 PIP、MCP 关节挛缩患者。

2. 手术应谨慎小心，并根据挛缩程度调整方案。

3. 术者的辅助手牵拉患者手指，使得挛缩条束避开下方的屈肌腱。

4. 一针的剂量常分为三份，沿着条束分多处注射。

5. 术者的触觉反馈、手感非常重要。挛缩的条束通常紧致，难以轻易刺穿。

6. 康复训练多为限制性训练，而非全面康复训练。MCP 康复通常需要屈曲腕关节，而 PIP 康复通常需要屈曲 MCP 关节，以减少屈肌腱张力，从而实现对挛缩条束的单独拉伸。

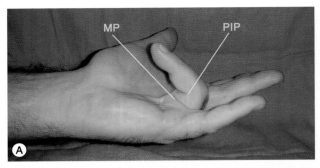

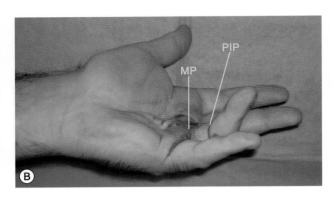

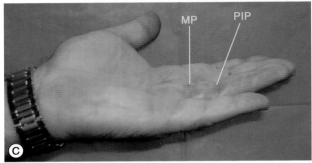

图 17.12　胶原酶注射治疗掌筋膜挛缩。(A)胶原酶注射前：掌指关节和近侧指间关节挛缩；(B)注射后操作：发现瘀斑伴水肿；(C)注射治疗后 1 个月：掌指关节和近侧指间关节挛缩得以矫正。MP，掌指关节；PIP，近侧指间关节

表 17.2　掌筋膜挛缩症的手术治疗方法

术式	描述
筋膜切开术	病变条束的切断，而不切除
局部筋膜切除术	仅切除病变条束
区域性筋膜切除术	切除所有病变筋膜，以及该区域部分正常组织
根治性筋膜切除术	切除所有手指及手掌部筋膜组织
手掌部开放式筋膜切除术（MaCash 术）	切除掌筋膜，而不关闭手部创面
皮肤筋膜切除术	切除所有病变筋膜及覆盖的皮肤，皮肤缺损部位需要全厚皮片移植

框 17.2　临床应用：经皮（细针）筋膜切开术

经皮筋膜切开术是在局部麻醉下，使用一斜刃的针分离掌筋膜，手术的成功依靠的是对病变组织解剖的深入了解、娴熟的技术及敏锐的手感。
1. 被动牵拉受累的手指可发现手指和手掌部挛缩的条索。
2. 只有可明确触及的条束才能经皮切开。
3. 使用针的斜面纵向逐渐削刮条束。
4. 在切断或分离某条束之前，在不同区域进行操作，以便维持条束的张力。
5. 应避免横向操作，以免损失神经血管束。

着医生对这一技术和病理解剖结构的熟悉，逐渐在临床工作中推广开来。使用局部麻醉和前臂止血带，后用 19 号针寻找和分离病变的条索（图 17.13）。不需要使用糖皮质激素来软化条束结构，从远端至近端逐步分离，以避免近端条束分离后遗漏远端的手指条束。应在两个或更多个水平分离条束，后行筋膜切开以松解掌部凹陷处皮肤[67]。

经皮筋膜切开术最适用于单发挛缩条束，MCP 屈曲功能受损不严重的患者。远端筋膜切开术，包括治疗 PIP 挛缩或螺旋条束，由熟悉局部解剖和穿刺技术的医生施行，成功率和有效率也不断上升。多发散在条束、结节，术后复发病灶，慢性 PIP 挛缩或是深部侧束的患者，不适合经皮筋膜切开术，并发症风险较高（框 17.2）。

开放式筋膜切断术

开放式筋膜切断术是在直视下切除病变条束，最初由 Dupuytren 提出[68]。于病变条索上方行纵行局部切口，可直接观察到单一的条索，后横向分离病变条索。切口可直接闭合，有些时候需要设计 Z 成形术，而有些时候需要行皮肤

移植[69-72]。开放式筋膜切断术效果明显，尤其对于单一的掌指关节屈曲挛缩。然而，43% 的患者会出现术后复发，需要行二次手术治疗[73]。

手掌部的筋膜切开术是简单且安全的一种术式，它主要适用于合并多种基础疾病、不适宜大手术的老年患者；而手指部的筋膜切断术则有一定的神经血管损伤的风险。

局部筋膜切除术

局部筋膜切除术是指切除一部分病变的筋膜，破坏病变组织的连续性，该术式介于手掌和手指部位大范围筋膜全切术和筋膜切断术之间。理论上，节段性筋膜切除术降低了一些手术并发症的风险，例如手掌血肿和神经血管损伤，而且通过破坏病变组织的连续性，降低了局部的复发率。

在行开放式筋膜切断术时，可于病变条索上方行纵行或 Z 形切口，可见单一的条索，后沿条索分离并切除 1～2cm 条索；残余的病变条索无需手术。局部筋膜切除术作用有限，且与筋膜切断术有部分重叠。

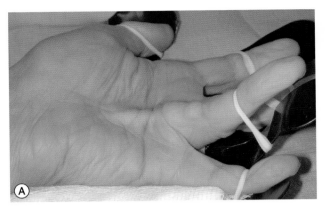
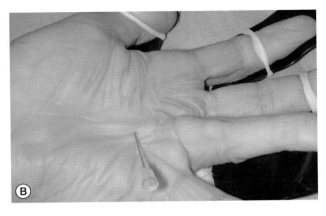
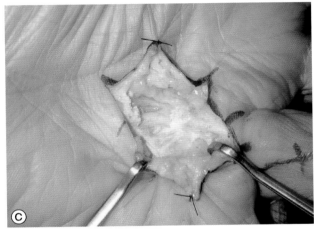

图 17.13 经皮筋膜切断术（针刺下）。（A）术前。60°的掌指关节屈曲畸形；（B）术后，掌指关节屈曲挛缩畸形通过经皮技术得以矫正，残留手指疾病；（C）切开行手指部位手术，发现条束已被完全切断，桡侧神经血管束近端完好。手掌被切开以便处理手指疾病

区域性（部分）筋膜切除术

在针刺下筋膜切断术和酶注射治疗出现之前，区域性筋膜切除术是治疗掌筋膜挛缩症的主要手术方法。区域性筋膜切除术主要是切除手掌及手指部所有肉眼可见的异常纤维组织。手术的成功要求对于手掌及手指部筋膜的正常和异常解剖结构足够熟悉。这一术式局限于手掌部的解剖，可破坏筋膜组织的连续性，从而减低局部的复发。术中会残留一些筋膜组织，因此疾病仍有继续进展的可能性。该手术在区域阻滞麻醉或全身麻醉下进行，同时需要注意上臂止血带应高一些，因为有时需要在上臂内侧取皮植皮。将患者手臂外展、掌心向上放置于手术桌上，可以使用手固定架辅助，以便操作；也可使用放大镜，以便分离手指神经血管束。

手指和手掌部位病变的切除有多种手术入路，可以单独，也可以联合（图 17.14）。皮肤切口应充分暴露手掌及手指部位的病变组织及血管神经束，同时保留带血运的皮瓣以免发生皮肤坏死，还要保证手指皮肤纵向有一定的延展性，避免发生皮肤瘢痕挛缩。尽管有些医生推荐横行切口，但是纵向切口可有效地暴露手指病变部位，同时可延伸至手掌部位，进一步暴露病变的筋膜组织。于曲掌横纹处行纵行 Z 形切口，或锯齿状 Brunner 型切口，均可以充分暴露病变组织。闭合切口时设计 V-Y 缝合方法对组织重新调整，可提供额外长度，这一方法对于手指挛缩明显、已存在皮肤缺损的患者而言，尤为有用。对于出现虎口挛缩的患

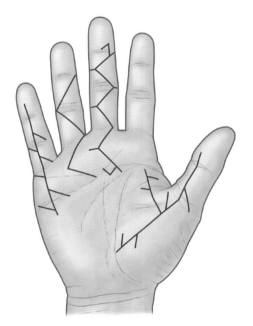

图 17.14 区域筋膜切除术手术切口。拇指 T 形切口＋横纹处 Z 形切口，中指 V-Y 推进切口，环指传统的 Brunner 切口，小指纵向切口＋横纹处 Z 形切口

者，可行 T 形切口联合 Z 形切口，防止发生瘢痕挛缩。手掌部横行切口可充分暴露病变组织，同时可避免发生屈曲挛缩。然而，这种手术切口需要行大面积组织分离，也不方便向远近端延长切口。如果某处皮肤与下方的病变筋膜有明

显的粘连,切口应通过该区域的中心,以免造成大面积皮肤血运丧失。

切开皮肤的同时,锐性分离皮瓣,并注意保留皮下组织。在手掌部位,使用手术刀锐性分离皮瓣与病变条索。远侧掌横纹以近,指神经血管束位于条束深层,所以是安全的。分离出条束后,沿着条索向远近端探查并分离指神经血管,切除所有病变组织,包括病变的 Legueu 和 Juvara 垂直纤维束。保留近端掌骨横韧带,因为掌筋膜挛缩症并不累及该结构。病变的筋膜组织有时会与深层的曲肌腱鞘及滑车粘连,但是它们之间还是存在天然界限的,可以将其分离,同时保留腱鞘。一旦切断掌筋膜和腱前束,屈曲挛缩的掌指关节就会伸直,同时也更便于行手指部位的手术。

近侧掌骨横韧带以远,病变组织与其上的真皮粘连逐渐加重,需要行锐性分离。分离时需要特别注意神经血管束,只有在探查和保护好神经血管束后,才可以切除病变组织。正常情况下,手掌部位的指动脉位于指神经浅层,而在手指范围,指动脉位于指神经深层。指神经比指动脉更早分叉,并于掌骨头水平跨过指动脉。

腱前束的终点各不一样,每一个终点都应该单独分离并切断。一旦切断腱前束,掌指关节就可完全伸直。natatory 指蹼间韧带走形于肌腱和神经血管束浅层,可切除它以矫正手指的内收挛缩畸形。

在掌指连接部位,有多种解剖结构汇聚。腱前束、螺旋条束、手指侧方结构、Grayson 韧带等结构联合形成螺旋条带,将神经血管束向中央、浅层、近端牵拉。分离时需特别小心,避免损伤异位的神经血管束。切除手指部位病变的组织,是整个手术中最为精细的部分。受纤维条索的影响,神经血管束的走行无法预测。有时指动脉同其伴行的指神经会被一束纤维束所分离开。所以可在远端未受累的组织内解剖指动脉及神经,并向近端探查,以免损伤神经血管束(框 17.3)。

框 17.3　螺旋束的切开

在开放式筋膜切除术中,安全分离神经血管束是最具技术含量的一项工作,因为神经血管束被螺旋条索向近端、中央、浅表牵拉。

确保手术成功的关键技术:

1. 于病变部位近端正常手掌组织中探查受累的神经血管束;

2. 于病变部位远端正常手指组织中探查受累的神经血管束;

3. 在手掌和手指病变部位中,从近端向远端分离;

4. 先切断近端条束,有助于解剖远端条束;

5. 避免过度牵拉神经血管束。

血管后条束非常隐蔽,如未能找到会导致残留近侧指间关节挛缩。远侧指间关节过伸并不多见,如出现,常常合并严重的近侧指间关节挛缩。常规行近侧指间关节挛缩松解后,远端的畸形也会得到矫正。如果残留远侧指间关节过伸畸形,则需要行伸肌腱侧束斜行切断术。这一手术通

常行中节指骨背侧切口,斜行切断侧束,使其可向远端滑动,以恢复远侧指间关节屈曲。

因为小指和虎口病理解剖结构的特殊性,筋膜切除术中需要特别注意。在掌筋膜挛缩症中,小指常严重受累;同时,小指尺侧指神经血管较细,术中很难分离。环绕小指展肌的筋膜及血管后方的筋膜通常均会受累,这一结构起源于小指展肌的肌筋膜,止于小指展肌肌腱浅表,经常会与小指展肌肌腱本身混淆。病变的条束通常位于神经血管束尺侧深层,但是,神经血管束会呈螺旋形环绕该条束向背侧走行。小指背侧尺侧感觉神经有时也会偏向掌侧,因而,在分离小指外展肌条索前应探查该神经。

尽管掌筋膜挛缩症很少累及手掌桡侧半,但是虎口挛缩和拇指掌指关节挛缩会明显影响手功能。虎口挛缩的矫正最好设计 T 形切口联合 Z 成形术,或连续 Z 成形术切口以防止瘢痕挛缩[74]。术中应注意探查并保护神经血管束,尺侧的神经血管束可在拇指基底部探查到,而桡侧的神经血管束却很难定位,因为其在拇指掌指关节处被交叉纤维束覆盖,应当在近端鱼际部探查;而远近端的联合条束应当切除。第一蹼长期挛缩时,其背侧结构会出现继发挛缩,需行手术松解。这是因为手指的姿势畸形所致,而不是因为掌筋膜挛缩。

当筋膜切开术无法完全恢复关节活动范围时,需要有其他术式替代。这些术式在使用时要注意,即使残留轻度 PIP 屈曲畸形,依然比僵在伸直位的功能更好。残留屈曲畸形,可能是由于屈肌腱鞘短缩,PIP 关节掌侧关节囊挛缩,或者 PIP 关节内病变。关节内病变,单纯靠软组织手术松解或锻炼无法修复,常需要关节融合或关节置换。腱鞘短缩,可以在 PIP 处腱鞘横向切断 1~2 刀,以松解关节;滑车系统应当保持完整。PIP 关节挛缩的处理更具挑战性。尽量避免行完整的关节囊切除术,而应选择有限的关节松解,即选择性节段性切断掌板近端的掌板侧方韧带/checkrein 韧带[75,76]。切断处应位于见指动脉腱纽分支的近端,以保护血运及腱纽[77](图 17.15)。待松解至可被动完全伸直,需要评估伸肌腱中央束的完整性和功能。如果中央束伸直功能受损,则 PIP 关节术后石膏固定于伸直位 3 周。若中央束结构功能尚好,则可尝试术后在麻醉下轻柔的被动功能训练[78]。此术式虽无法提供太明显的改善,但可以最小化手术创伤,降低 PIP 关节囊挛缩复发的风险。

根治性筋膜切除术

根治性筋膜切除术是指大范围地切除手掌和手指筋膜,包括正常的和病变的手掌及手指筋膜。某些术者提倡这一术式,因为在理论上这可以消除这一疾病进一步发展及复发的可能[79]。但是,这一理论却一直没有得到实践证实[80,81]。这一术式存在明显的术后并发症,包括血肿和皮肤坏死,目前基本上已被区域性筋膜切除术所取代。

皮肤筋膜切除术

皮肤筋膜切除术不仅切除手掌及手指病变的筋膜,而且切除其上覆盖的皮肤。这一术式有一定的组织病理学研

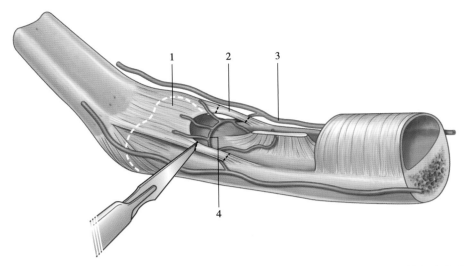

图 17.15 掌板侧方韧带松解术。1，掌板；2，掌板侧方韧带；3，侧方动脉；4，横行动脉弓
（*Redrawn after Tubiana R. The Hand. Philadelphia: WB Saunders, 1999, p. 463.*）

究依据，Meyerding 等发现，掌筋膜挛缩症患者中，其皮肤的皮下组织变薄，真皮中的汗腺数量是减少的[23]。同时，他们认为真皮是该疾病进一步发展和复发的一个源头。尽管这种关联从未得到过明确的验证，皮肤筋膜切除术主要应用于复发病例和大面积皮肤受累的病例。切除的皮肤可二期愈合（McCash 掌部开放术式），或者从上臂内侧或腹股沟取全厚皮植皮[82]。开放术式可以减少血肿的发生，但是却存在延迟愈合和皮肤瘢痕挛缩的问题。因而，这一术式仅推荐用于手掌小面积病变的治疗。皮肤移植为该术式提供另一种替代的方案，但是，没有皮肤可以替代光滑无毛的手掌皮肤。然而，有若干研究证实，行皮肤移植可阻止局部的复发[83-88]。在一项由 103 例病例构成的独立研究中，Logan 及其同事发现，行皮肤筋膜切除术后，仅有 9 例出现经组织学确认的复发[88]。皮肤筋膜切除术主要适用于复发的病例，以及早期出现严重皮肤累的病例。

术后护理

掌筋膜挛缩症的术后护理包括早期活动以维持关节活动度和伸直位夹板固定，以减少早期挛缩的风险。这两种相互矛盾的处理如何选择是由手术本身所决定的。

行酶注射治疗或经皮针刺筋膜切开术治疗的患者，术后需要用柔软且厚实的敷料包扎，以保证患者舒适，同时提供轻柔的压力。1~3 天后去除敷料，鼓励患者在可耐受的情况下，正常使用手指。基本无需特殊手功能锻炼，同时鼓励患者在挛缩松解后，夜间佩戴伸直位夹板 3~4 个月。

同经皮治疗相比，行筋膜切除术的患者术后一般都会有更多不适主诉及手指的僵硬。术后使用掌侧夹板，将掌指关节和近侧指间关节固定于最大程度的伸直位上，而未行手术治疗的手指则无需固定。指尖应当充分暴露，以便观察手指血运。如未行皮肤移植，术后 3~5 天，应取下夹板，行手指主动及被动活动锻炼。切口每日使用抗菌纱布换药，并于术后 14 天拆除缝线。游离移植皮肤使用抗菌纱布打包加压固定，于术后 5 天拆除。手功能锻炼可推迟到术后 7 天，使移植皮肤能充分血管再生。

对于掌指关节严重挛缩和近侧指间关节存在挛缩的患者，手功能锻炼是必需的。在术后疼痛或水肿状况允许的情况下，应尽早开始功能锻炼。锻炼的首要目的是手指可以完全屈曲，而后是手指逐步伸直。如果手术累及关节，例如行掌板松解术，则早期需要动力型夹板治疗；如果行中央腱固定手术，在行动力型夹板固定前，需完全制动 3 周。

结果、预后及并发症

经皮治疗掌筋膜挛缩，可减少伤口并发症，术后恢复较快。出现的并发症是因为这一操作是在非直视下进行的。使用最新的 III 期梭菌属胶原酶行酶注射筋膜切开术，其短期效果和术后并发症可以得到良好的控制。水肿（73%）、挫伤（51%）和注射点疼痛（32%）是最常见的并发症。同时，在操作时患者会有一些不适，尚未发现会出现全身副作用或 IV 型过敏反应。在一项 308 位患者的研究中，出现的严重的并发症包括两例肌腱断裂和一例复杂性局部疼痛综合征（complex regional pain syndrome, CRPS）。总共有 64% 的患者在注射后 35 天内畸形得以初步矫正，挛缩的手指可伸直到 0°~5°，手指活动度从 44° 提高到 81°；细分至受累关节，76% 的掌指关节挛缩和 40% 的近侧指间关节挛缩得以初步矫正[89]。

随着酶注射方法的广泛使用，越来越多的可靠性数据被公布。一项 644 个病例 5 年随访的研究中，注射术后 MCP 和 PIP 挛缩明显改善，伸直范围 0°~5°。5 年后，47% 的关节出现复发，即伸直 20° 以上；32% 伸直 30° 以上。39% MCP 复发，66% PIP 复发。16% 患者 5 年内需要再次手术，其中 47% 行筋膜切除术，30% 再次行酶注射术。目前为止,尽管93%患者体内都分离出了胶原酶的抗体,但对于抗体介导的抗胶原酶免疫反应并无相关报道[90]。

经皮细针筋膜切开术已得以广泛应用,并且已有其效果和预后的研究数据。在一项多中心研究中,3 736例患者接受经皮筋膜切开术治疗,93%的1期患者(掌指关节和近侧指间关节屈曲小于45°);78%的2期患者(掌指关节和近侧指间关节屈曲45°～90°);71%的3期患者(掌指关节和近侧指间关节屈曲90°～135°);57%的4期患者;其中有70%的畸形术后得以矫正。15%到19%的患者在术中会出现矫正失败[91,92]。有两项研究评估了经皮细针筋膜切开术所出现的并发症。第一个研究评估了138例患者,并发症包括皮肤裂伤(16%)、神经断裂(2%)和感染(2%)[91]。另一个多中心的研究评估了上述3 736例中799例患者,发现的并发症包括皮肤裂伤(2%)、曲肌腱断裂(0.8%)和神经断裂(0.8%)。有关长期预后和进展的研究数据较少,Foucher等在其研究中报道,随访细针筋膜切开术患者3.2年后,发现其复发率为58%,有24%的患者需要再次手术[67]。Van Rijssen等评估了115位患者的复发率,这些患者经过细针筋膜切开术或部分筋膜切除术。研究发现术后5年时,85%的细针筋膜切开术患者出现复发(被动伸直30°以上),而21%部分筋膜切除术患者出现复发[93]。

为了降低细针筋膜切开术如此高的复发率,包括自体脂肪注射或糖皮质激素注射等辅助方法逐渐涌现[94,95]。这些方法已显现出初步的前景,但目前仍处于对照实验的严格评估中。

掌筋膜挛缩的手术治疗并发症按照围手术期、术后早期和术后晚期进行分类。手术并发症常包括神经血管束损伤。有经验的术者报道血管和神经损伤概率分别低于0.4%和2.3%[96]。为了避免神经血管束损伤,术中应当对迂曲的神经血管束保持高度警惕,尤其是PIP关节屈曲挛缩的患者。术区位于远端掌横纹至PIP水平时,术者必须时刻注意显露和保护神经血管束。复发患者的二次手术,术者必须警惕某根手指由单侧血管供血的情况。手指缺血时,可尝试如下方法:①最小化缝合包扎造成的压迫;②局部浸润用药,包括罂粟碱、利多卡因,以减轻血管痉挛;③避免手指过伸,预防牵拉血管影响手指血运;④显微镜下分离修复(框17.4)。

术后早期的并发症包括感染、血肿、皮肤坏死及术后不良反应。术后伤口感染的概率一般为1%～4%,最高可达9.5%[97]。感染的原因可能是因为远侧掌横纹紊乱隐藏细菌生长,也可能是因为手掌皮瓣血运不佳。手掌切开术后另一个常见的并发症是血肿,如果不及时发现和纠正引流,会导致手掌皮肤坏死。有报道称,不同手术方式术后出现血肿的整体概率为2%,但是根治性筋膜切除术后出现此并发症的概率尤为高[97]。在最终包扎前,松开止血带,严格止血,同时术中减少组织的分离,可减少血肿的发生。有些医生提倡加压包扎,但是如果已经严格止血,则无需加压包扎。此外,还可通过开放式McCash术式减少血肿的发生[82,96]。术后不良反应有时也会发生,包括明显的疼痛、肿胀和关节的僵硬,尤其在术后第3或4周明显。术后不良反

应在女性患者中更为常见,并且随着手掌部同期手术的增多,例如腕管减压术,其发生率也在升高[97,98]。因此,手术治疗掌筋膜挛缩症时,不应一次行多个手术。这些症状也许是复杂性CRPS的先兆,可通过局部麻醉下手术来减少其发生。

术后长期的并发症包括CRPS、瘢痕挛缩复发及疾病进一步进展。CRPS的主要表现为疼痛,局部触摸痛,与手术创伤不成比例的痛觉过敏,同时伴随有血管舒张的不稳定。掌筋膜挛缩症筋膜切除术后CRPS的发生率为4.5%～40%,不同的麻醉方法发生率不同。局部麻醉术后出现并发症的概率最低,静脉区域阻滞配合使用可乐定也可以达到相似的结果。在所有报道中,全身麻醉后出现并发症的概率最高[99]。因此,掌筋膜挛缩症行手术治疗时应当认为锁骨下阻滞或腋入路阻滞麻醉。手指部纵行切口会导致术后瘢痕挛缩,这可以通过设计合理的切口避免,如在横纹处设计Z形切口或者Brunner切口。此外,有10%的患者术后会出现手指僵硬。掌筋膜挛缩症术后最常见的并发症则是疾病复发。疾病复发与疾病进展不同,是指在原病变区域术后,掌筋膜挛缩结节或条束再次出现。各种术式的复发概率各不一样,开放式式的复发率为32%～40%,而经皮针刺筋膜切断术的复发率高达58%[100,101]。总体而言,可以通过正确恰当的手指部手术分离,及大范围的手掌部手术分离,来减少术后的复发。然而,大范围的手掌部分离,会导致伤口局部的并发症增多。有意思的是,复发较早的病情多更严重,而晚期出现复发的时间长短不一,且一般都不会严重影响到手的功能[102]。复发后不一定非要手术治疗,Rodrigo及其同事发现,只有15%的复发病例需要再次手术[73]。

二期手术

掌筋膜挛缩症手术后的复发和进一步发展很常见,通常二期手术也是因为疾病的复发。

挛缩严重,手指功能丧失的情况下,可能需要截指。然而,除截指外,还有一些其他方法,对于治疗顽固的病例是不可或缺的。这些方法包括骨牵引,楔形截骨术,全手掌侧肌腱关节松解术和近侧指间关节成形术。

骨牵引

严重的 PIP 关节屈曲挛缩可使用背侧外置骨牵引进行治疗。1989 年,Messina 报道过持续性牵引技术,通过使用可调式外架实现该技术[103]。通过 2～4 周的牵引治疗,一般可实现完全伸直。该技术提供了良好术野,可在去除牵引装置的同时,行局部或皮肤筋膜切除术。

生物力学研究显示,骨牵引患者体内出现反应性的成纤维细胞酶活性升高,和胶原沉积增加[104]。如果不加处理,牵引的刺激反而会加重疾病进展,因此,骨牵引应配合二期的筋膜切除术一同使用。骨牵引作为术者治疗进展期掌筋膜挛缩手段的有效补充,为可能要截指的病例提供其他选项。

楔形截骨

楔形截骨可以治疗顽固的近侧指间关节挛缩合并手术松解所不能纠正的屈曲畸形的病例。这一手术包括从背侧入路,于近侧指骨楔形截骨,使近侧指间关节位置调整到使原有的活动度能提供有用的功能。尽管有不少医生推荐该术式,但是其在晚期掌筋膜挛缩症的治疗中应用仍不是很多[105]。

全手掌侧肌腱关节松解术

与楔形截骨术相似,全手掌侧肌腱关节松解术可使近侧指间关节原有的活动度调整至更好的功能活动度。经手指侧方切口,切开掌板,指浅屈肌腱和指深屈肌腱,只剩伸肌腱和内在肌支配手指的活动,手指可因为掌筋膜的挛缩而被动屈曲[106,107]。

近侧指间关节融合术

对于顽固的近侧指间关节严重挛缩的患者,可行关节融合术。潜在的关节退变,保留活动度后遗留的疼痛,以及手指于非功能位固定,都是行近侧指间关节融合术的手术指征。掌指关节融合术应尽量避免,因为长期挛缩时,掌指关节不会出现关节退变,同时,掌指关节融合后,手的功能也会受到很大影响。

截指术

尽管在过去,对严重的原发挛缩,复发的严重继发挛缩病例采用过截指术,但是目前掌筋膜挛缩的治疗中很少行截指术。认为行截指术的患者,现在可尝试行骨牵引术治疗。截指术有明确的手术指征,包括多个手指复发挛缩;手指挛缩严重,同时合并神经血管的病变。通常序列截去示指、中指和环指;小指挛缩需从掌指关节水平截指。无论拇指挛缩多严重,都严禁截指。同时应当保留背侧皮肤,用以覆盖手掌部皮肤缺损处。

未来展望

掌筋膜挛缩的治疗对于手外科医生而言仍是一个挑战。而且其手术后的复发率较高,且后续每一次手术的功能改善的余地都更小,而出现神经血管损伤的可能性更大。包括经皮细针筋膜切开术和酶筋膜切开术在内的新技术为患者和术者提供了新的治疗选项。随着这些技术在未来几年逐渐推广,其技术定位、各自的优缺点会逐渐明了。

尽管各式手术或非手术治疗手段不断发展,但没有一种技术可以完全治愈。究极的治疗手段仍未被发现,但研究者猜测,阻止疾病的进展,比单纯治疗症状更有前景。Bench 及其临床研究一直在关注着新的临床治疗方法及临床目的。通过药物治疗和手术介入来改变潜在疾病进程的机会,可以最大程度保留手的功能,同时也可预防疾病的发生。

参考文献

1. Early PF. Population studies in Dupuytren's contracture. *J Bone Joint Surg Br*. 1962;44:602–613.
2. Hueston JT. Dupuytren's contracture: the trend to conservatism. *Ann R Coll Surg Engl*. 1965;36:134–151.
3. Hueston JT. The management of ectopic lesions in Dupuytren's contracture. In: Hueston JT, Tubaina R, eds. *Dupuytren's Disease*. Edinburgh: Churchill Livingstone; 1974.
4. Hueston JT. Dupuytren's contracture and occupation. *J Hand Surg Am*. 1987;12:657–658.
5. McFarlane RM. On the origin and spread of Dupuytren's disease. *J Hand Surg Am*. 2002;27:385–390.
6. Ling RS. The genetic factor in Dupuytren's disease. *J Bone Joint Surg Br*. 1963;45:709–718.
7. Wilbrand S, Ekbom A, Gerdin B. The sex ratio and rate of reoperation for Dupuytren's contracture in men and women. *J Hand Surg Am*. 1999;24B:456–459.
8. Liss GM, Stock SR. Can Dupuytren's contracture be work related? Review of the evidence. *Am J Ind Med*. 1996;29:521–532.
9. Burge P, Hoy G, Regan P, et al. Smoking, alcohol, and the risk of Dupuytren's contracture. *J Bone Joint Surg Br*. 1997;79:206–210.
10. Leslie BM. Palmar fasciitis and polyarthritis associated with malignant neoplasm: a paraneoplastic syndrome. *Orthopedics*. 1992;15:1436–1439.
11. Legueu F, Juvara E. Des aponévroses de la paume de la main. *Bull Soc Anat Paris*. 1892;6:383.
12. Testut L. *Traité d'anatomie humaine*. Paris: Octave Doin; 1893.
13. McGrouther DA. The microanatomy of Dupuytren's contracture. *Hand*. 1982;13:215–236.
14. Tubiana R, Leclerq C, Hurst L, et al. *Dupuytren's Disease*. London: Martin Dunitz; 2000.
15. Bojsen-Moller F, Schmidt L. The palmar aponeurosis and the central spaces of the hand. *J Anat*. 1974;117:55–68.
16. Thomine JM. Conjonctif d'envelope des doigts et squelette fibreux des commissures interdigitales. *Ann Chir Plast*. 1965;3:194–203.
17. Weitbrecht J. Syndesmologia sive historia ligamentorum corporis humani (1742). In: *Syndesmology*. Philadelphia: WB Saunders; 1969 Kaplan EB, trans.
18. Belusa L, Buck-Gramko D, Partecke BD. Results of interphalangeal joint arthrolysis in patients with Dupuytren's disease. *Handchir Mikrochir Plast Chir*. 1997;27:158–163.

19. Cline H. Notes on pathology and surgery. Manuscript 28. St. Thomas Hospital Library, London, 1777. Dislocation from contraction of the tendon. In: Cooper A, ed. *A Treatise on Dislocations and Fractures of the Joints*. London: Longman; 1822.

20. Cooper A, ed. *A Treatise on Dislocations and Fractures of the Joints*. London: Longman; 1822.

21. Dupuytren G. *Leçons orales de clinique chirurgicale faites a l'Hôtel-Dieu de Paris*. Paris: Baillière; 1832.

22. Dupuytren G. Permanent retraction of the fingers produced by an affectation of the palmar fascia. *Lancet*. 1834;2:222–225.

23. Meyerding H, Black J, Broders A. The etiology and pathology of Dupuytren's contracture. *Surg Gynecol Obstet*. 1941;72:582–590.

24. Kloen P, Jennings CL, Gebhardt MC, et al. Transforming growth factor-beta: possible roles in Dupuytren's contracture. *J Hand Surg Am*. 1995;20:101–108.

25. Kloen P. New insights in the development of Dupuytren's contracture: a review. *Br J Plast Surg*. 1999;52:629–635.

26. Lee LC, Zhang AY, Chong AK, et al. Expression of a novel gene, MafB, in Dupuytren's disease. *J Hand Surg Am*. 2006;31:211–218.

27. Luck JV. Dupuytren's contracture. A new concept of the pathogenesis correlated with the surgical management. *J Bone Joint Surg Am*. 1959;40:635–664. *In this seminal manuscript, Luck provides a detailed description of the histopathologic anatomy and disease progression in Dupuytren's disease. Luck's proliferative, involutional, and residual phases provide a framework within which molecular advances may be analyzed and a foundation for clinicians' understanding of disease progression.*

28. Brickley-Parsons D, Glimcher MJ, Smith RJ, et al. Biochemical changes in the collagen of the palmar fascia in patients with Dupuytren's disease. *J Bone Joint Surg Am*. 1981;63:787–797.

29. Tomasek JJ, Schultz RJ, Episalla CW, et al. The cytoskeleton and extracellular matrix of the Dupuytren's disease myofibroblast: an immunofluorescence study of a non-muscle cell type. *J Hand Surg Am*. 1986;11:365–371.

30. Murrell GA, Francia MJ, Bromley L. Modulation of fibroblast proliferation by oxygen free radicals. *Biochem J*. 1990;265:659–665.

31. Halliday NL, Tomasek JJ. Mechanical properties of the extracellular matrix influence fibronectin fibril assembly *in vitro*. *Exp Cell Res*. 1995;217:109–117.

32. Badalamente MA, Sampson SP, Hurst LC, et al. The role of transforming growth factor beta in Dupuytren's disease. *J Hand Surg Am*. 1996;21:210–215.

33. Shaw RB, Chong AK, Zhang A, et al. Dupuytren's disease: history, diagnosis, and treatment. *Plast Reconstr Surg*. 2007;120:44e–54e.

34. Short WH, Watson HK. Prediction of the spiral nerve in Dupuytren's contracture. *J Hand Surg Am*. 1982;7:84–86.

35. McFarlane RM. Patterns of Diseased Fascia in the Fingers in Dupuytren's Contracture. *Plast Reconstr Surg*. 1974;54:31–44. *In this manuscript, McFarlane details the normal and pathologic disease correlates in the progression of Dupuytren's disease. A detailed description of the formation of the spiral cord has provided the foundation for all subsequent manuscripts. The detailed illustrations are useful and frequently reproduced.*

36. Johnson HA. The Hugh Johnson sign of early Dupuytren's contracture. *Plast Reconstr Surg*. 1980;65:697.

37. Caroli A, Zanasi S, Marcuzzi A, et al. Epidemiology and structural findings supporting the fibromatous origin of dorsal knuckle pads. *J Hand Surg [Br]*. 1991;16:258–262.

38. Mikkelson OA. Dupuytren's disease. Initial symptoms, age of onset and spontaneous course. *Hand*. 1977;9:11–15.

39. Mikkelson OA. Epidemiology of a norwegian population. In: McFarlan RM, McGrouther DA, Flint MH, eds. *Dupuytren's Disease*. Edinburgh: Churchill Livingstone; 1990.

40. Viljanto JA. Dupuytren's contracture: a review. *Semin Arthritis Rheum*. 1973;3:155–176.

41. McFarlane RM. Some new observations on the epidemiology of Dupuytren's disease. In: Hueston JT, Tubiana R, eds. *Dupuytren's Disease*. 2nd ed. Edinburgh: Churchill Livingstone; 1985.

42. Vorstman B, Grossman JA, Gilbert DA, et al. Maladie de la Peyronie. In: Tubaina R, Hueston JT, eds. *La Maladie de Dupuytren*. 3rd ed. Paris: l'Expansion Scientifique Francaise; 1986:221–225.

43. Aviles E, Arlen E, Miller T. Plantar fibromatosis. *Surgery*. 1971;69:117–120.

44. Allen RA, Woolner LB, Ghormley RK. Soft tissue tumors of the sole – with special reference to plantar fibromatosis. *J Bone Joint Surg Am*. 1955;37:14–26.

45. Lettin A. Dupuytren's diathesis. *J Bone Joint Surg Br*. 1964;46:220–225.

46. Matev I. Dupuytren's contracture with associated changes in the plantar aponeurosis and in the auricular conchae. *Ann Hand Surg*. 1990;9:379–380.

47. Hueston JT. Dupuytren's contracture. In: Converse JM, ed. *Reconstructive Plastic Surgery*. Vol. 6. 2nd ed. Philadelphia: WB Saunders; 1977:3403–3427.

48. Stiles PJ. Ultrasonic therapy in Duputren's contracture. *J Bone Joint Surg Br*. 1966;48:452–454.

49. Keilholz L, Seegenschmiedt M, Sauer R. Radiotherapy for prevention of disease progression in early stage Dupuytren's contracture: initial and long-term results. *Int J Radiat Oncol Biol Phys*. 1996;36:891–897.

50. Falter E, Herndl E, Muhlbauer W. Dupuytren's contracture. When operate? Conservative preliminary treatement? *Fortschr Med*. 1991;109:223–226.

51. Weinzierl G, Flugel M, Geldmacher J. Lack of effectiveness of alternative nonsurgical treatment procedures in Dupuytren's contracture. *Chirurg*. 1993;64:492–494.

52. Vuopala LU, Kaipainen WJ. DMSO in the treatment of Dupuytren's contracture: a therapeutic experiment. *Acta Rheum Scand*. 1971;17:61–62.

53. Kirk JE, Cheiffi M. Tocopherol administration to patients with Dupuytren's contracture: effect on plasma tocopherol levels and degree of contraction. *Proc Soc Exp Biol Med*. 1952;80:565–568.

54. Dahmen G, Kerckhoff F. Possibilities and limitations of the conservative treatment of Dupuytren's contracture. *Med Monatsschr*. 1966;20:297–300.

55. Dominguez-Malagon HR, Alferian-Ruiz A, Chavarria-Xi-cotencatl P, et al. Clinical and cellular effects of colchicine in fibromatosis. *Cancer*. 1992;69:2478–2483.

56. Pittet B, Rubbia-Brandt L, Desmouliere A, et al. Effect of gamma-interferon on the clinical and biologic evolution of hypertrophic scars and Dupuytren's disease: an open pilot study. *Plast Reconstr Surg*. 1994;93:1224–1235.

57. Baxter H, Schiller C, Johnson LH, et al. Cortisone therapy in Dupuytren's contracture. *Plast Reconstr Surg*. 1952;9:261–273.

58. Kaufhold N. Die ortliche Behandlung mit 6-methylprednisolon (Urbason). *Munch Med Wochenschr*. 1962;104:2252–2253.

59. Ketchum LD. *Dupuytren's contracture: triamcinolone injection*. Correspondence Newsletter No 131, American Society for Surgery of the Hand, 1996.

60. Langemark V. Zur thiosinaminbehandlung der dupuytrenschen fascienkontraktur. *Munchen Med Wochenschr*. 1907;54:1308.

61. Bassot J. Treatment of Dupuytren's disease by isolated pharmacodynamic "exeresis" or "exeresis" completed by a solely cutaneous plastic step. *Lille Chir*. 1965;20:38–44.

62. Hueston JT. Enzymic fasciotomy. *Hand*. 1971;3:38–40.

63. McCarthy DM. The long term results of enzymatic fasciotomy. *J Hand Surg [Br]*. 1992;17:356.

64. Mickelson DT, Noland SS, Watt AJ, et al. Prospectove randomized controlled trial comparing 1 versus 7 day manipulation following collagenase injection for Dupuytren contracture. *J Hand Surg Am*. 2014;39:1933–1941.

65. De Seze S, Debeyre N. Traitement de la maladie de Dupuytren par l'hydrocortisone locale associée aux manoeuvres de redressement (70 cas traités). *Rev Rhum*. 1957;24:540–550.

66. Lermusiaux JL, Debeyre N. Le traitement médical de la maladie de Dupuytren. In: de Seze S, Rickewaert A, Kahn MF, et al., eds. *L'actualité rhumatologique*. Paris: l'Expansion Scientifique Français. 1980.

67. Foucher G, Medina J, Navarro R. L'aponevrotomie percutanée a l'aiguille. Complications et résultats. *Chir Main*. 2001;20:206–211.

68. Dupuytren G. Contracture de petit doigt et de l'annulaire de la main gauche dissipé complètement par le simple débridement de l'aponévrose palmaire. *Gazette Hop*. 1831.

69. Watson JD. Fasciotomy and Z-plasty in the management of Dupuytren's contracture. *Br J Plast Surg*. 1984;37:27–30.

70. McGregor IA. Fasciotomy and graft in the management of Dupuytren's contracture. In: Hueston JT, Tubiana R, eds. *Dupuytren's Disease*. Edinburgh: Churchill Livingstone; 1985.

71. Thurston AJ. Conservative surgery for Dupuytren's contracture. *J Hand Surg [Br]*. 1987;12:329–334.

72. Gonzalez RI. Open fasciotomy and wolfe graft for Dupuytren's contracture. In: Hueston JT, ed. *Transactions of the Fifth International Congress of Plastic and Reconstructive Surgery*. Melbourne: Butterworth; 1971.

73. Rodrigo JJ, Niebauer JJ, Brown RL, et al. Treatment of Dupuytren's contracture: long-term results after fasciotomy and fascial excision. *J Bone Joint Surg Am*. 1976;58:380–387. *Rodrigo's manuscript provides*

the first and largest assessment of the clinical outcomes following fascial excision in Dupuytren's disease. This manuscript established the commonly quoted 32% recurrence rate and established that only a portion of recurrences (15%) require reoperation.

74. Tubiana R. Dupuytren's disease of the radial side of the hand. *Hand Clin.* 1999;15:149–159.

75. Curtis RM. Volar capsulectomy in the PIP joint in Dupuytren's contracture. In: Hueston JT, Tubiana R, eds. *Dupuytren's Disease.* Edinburgh: Churchill Livinstone; 1974.

76. Watson HK, Light TR, Johnson TR. Checkrein resection for flexion contracture of the middle joint. *J Hand Surg.* 1979;4:67–71.

77. Tubiana R. Overview on surgical treatment of Dupuytren's disease. In: Hueston JT, Tubiana R, eds. *Dupuytren's Disease.* London: Churchill Livingstone; 1985.

78. Breed CM, Smith PJ. A comparison of methods of treatment of PIP joint contractures in Dupuytren's disease. *J Hand Surg [Br].* 1996;21:246–251.

79. McIndoe A, Beare RL. The surgical management of Dupuytren's contracture. *Am J Surg.* 1958;95:197–203.

80. Hamlin E. Limited excision of Dupuytren's contracture. *Ann Surg.* 1952;135:94–97.

81. Dickie WR, Hughes NC. Dupuytren's contracture: a review of the late results of radical fasciectomy. *Br J Plast Surg.* 1967;20:311–314.

82. McCash CR. The open palm technique in Dupuytren's contracture. *Br J Plast Surg.* 1964;17:271–280.

83. Tonkin MA, Burke FD, Varian JP. The proximal interphalangeal joint in Dupuytren's disease. *J Hand Surg [Br].* 1985;10:358–364.

84. Ketchum LD, Hixson FP. Treatment of Dupuytren's contracture with dermofasciectomy and full thickness skin graft. *J Hand Surg Am.* 1987;12:659–663.

85. Makela EA, Jaroma H, Harju A. Dupuytren's contracture: the long-term results after day surgery. *J Hand Surg [Br].* 1991;16:272–274.

86. Searle AE, Logan AM. A mid-term review of the results of dermofasciectomy for Dupuytren's disease. *Ann Chir Main Memb Super.* 1992;11:375–380.

87. Kelly C, Varian J. Dermofasciectomy: a long-term review. *Ann Chir Main Memb Super.* 1992;11:381–382.

88. Logan AM, Armstrong JR, Huerren J. Dermofasciectomy in the management of Dupuytren's disease. Paper Presented at the 7th Congress of the International Federation of Societies for Surgery of the Hand, Vancouver, British Columbia, 1998.

89. Hurst LC, Badalamente MA, Hentz VR, et al. Injectable collagenase *Clostridium histolyticum* for Dupuytren's contracture. *N Engl J Med.* 2009;361:968–979. *This manuscript describes a multicenter, randomized, double-blind, placebo-controlled trial of clostridial collagenase injection in the treatment of Dupuytren's disease. A total of 64% of patients met the primary endpoint of correction to within 0–5(of full extension. When subdivided according to the joint treated, 76% of MCP contractures and 40% of PIP contractures met the primary endpoint, with less severe contractures more reliably exhibiting correction. This study provides the first large-scale assessment of the efficacy, safety, and reliability of clostridial collagenase injection therapy.*

90. Peimer CA, Blazar P, Coleman S, et al. Dupuytren's contracture recurrence following treatment with collagenase clostridium histolyticum (CORDLESS: collagenase option for reduction of Dupuytren long-term evaluation of safety study): 5 year data. *J Hand Surg Am.* 2015;40:1597–1605.

91. Badois FJ, Lermusiaux JL, Masse C, et al. Traitement non chirurgical de la maladie de Dupuytren par aponevrotomie a l'aiguille. *Rev Rhum.* 1993;60:808–813.

92. Lermusiaux JL, Lellouche H, Badois JF, et al. How should Dupuytren's contracture be managed in 1997? *Rev Rhum Engl Ed.* 1997;64:775–776.

93. van Rijssen AL, Werker PM. Percutaneous needle fasciotomy for recurrent Dupuytren's disease. *J Hand Surg Am.* 2012;37: 1820–1823.

94. Hovius SE, Kan HJ, Smit X, et al. Extensive percutaneous aponeurotomy and lipografting: A new treatment for Dupuytren's disease. *Plast Reconstr Surg.* 2011;128:221–228.

95. McMillan C, Binhammer P. Steroid injection and needle aponeurotomy for Dupuytren contracture: a randomized controlled study. *J Hand Surg Am.* 2012;37:1307–1312.

96. Bulstrode NW, Jemec C, Smith PJ. The complications of Dupuytren's contracture surgery. *J Hand Surg Am.* 2005;30: 1021–1025.

97. Zemel NP. Dupuytren's contracture in women. *Hand Clin.* 1991;7:707–711.

98. Nissenbaum M, Kleinert HE. Treatment considerations in carpal tunnel syndrome with coexisting Dupuytren's disease. *J Hand Surg Am.* 1980;5:544–547.

99. Reuben SS, Pristas R, Dixon D, et al. The incidence of complex regional pain syndrome after fasciectomy for Dupuytren's contracture: a prospective observational study of four anesthetic techniques. *Anesth Analg.* 2006;102:499–503.

100. Au-Yong IT, Wildin CJ, Dias JJ, et al. A Review of common practice in Dupuytren surgery. *Tech Hand Up Extrem Surg.* 2005;9:178–187.

101. Foucher G, Medina J, Navarro R. Percutaneous needle aponeurectomy: complications and results. *J Hand Surg [Br].* 2003;28:427–431. *Foucher provides a detailed description of the technique of needle aponeurotomy, including operative indications, patient selection, and technical considerations. A review of the complications and outcomes provides the reader with a detailed understanding of the evolving role of percutaneous aponeurotomy in the treatment of Dupuytren's disease.*

102. Norotte G, Apoil A, Travers V. A ten year follow-up of the results of surgery for Dupuytren's disease. a study of 58 cases. *Ann Chir Main.* 1988;7:277–281.

103. Messina A. La TEC (technical di estensione continua) nel morbo di dupuytren grave. Dall' amputazione alla ricostruzione. *Riv Chir Mano.* 1989;26:253–256.

104. Bailey AJ, Tarlton JF, Van der Stappen J. The continuous elongation technique for severe Dupuytren's disease: a biochemical mechanism. *J Hand Surg [Br].* 1994;19:522–527.

105. Eicher E, Moberg F. Moglichekeiten zur Vermeidung von Amputationen bei schwerer Dupuytrenscher Kontraktur. *Handchirurgie.* 1970;2:56–60.

106. Saffar PH. Total anterior teno-arthrolyisis. Report of 72 cases. *Ann Chir Main.* 1983;2:345–350.

107. Foucher G, Legaillard P. Anterior tenoarthrolysis in flexion contracture of the fingers. Apropos of 41 cases. *Rev Chir Orthop Reparatrice Appar Mot.* 1996;82:529–534.

第 **18** 章

职业相关手部疾病

Steven J. McCabe

概要

- 将职业相关上肢疾病与非职业相关伤病相鉴别需要经验、知识基础和技巧。
- 在评估病因时，需要详细的病史和查体，以及对疾病进程和文献的了解。
- 员工补偿制度给供职者和患者提供了可能不利于患者的治疗及康复的外在因素。
- 在职业相关上肢疾病的治疗中，应该包括有效的非手术治疗。
- 所期望的治疗结果是可以回归到有价值的工作和高品质的生活中。

简介

与工作活动相关的上肢疾病可以被认为是独立的整体的原因有很多。一些上肢疾病与工作活动密切相关，因此可以被准确地称为职业损伤。高压注射伤和振动伤与一些特定职业活动相关。除了这些与特定工作密切相关的疾病，有一些上肢疾病在特定工作人群中的发生要高于预期，例如发病率更高。尽管肌腱卡压在非工作人群中也常见，但它们的发生大多还是要归因于工作活动。医生常被要求去确定某上肢疾病与工作活动是否有因果关系。另外，工作场所相关疾病的治疗和处理需要考虑到一些非工作相关疾病不需关注的内容。在治疗职业相关损伤中，有些事项意义更加重大，例如对疾病归因于工作场所的文书和公证、对患者回归某种改良形式的工作或全职工作的指导。最终，对与工作相关的上肢疾病的治疗结果评估与那些非工作相关类似疾病在质量和数量上是不同的。回归此前的工作本身即是一项重要的治疗目标。医生将参与决定患者回归常规工作还是改良形式的工作，积极完成治疗，并对永久损伤进行分级。

提示与要点

- 一些上肢疾病与工作活动密切相关。
- 工作相关上肢疾病需要与非工作相关疾病不同的考量。
- 回归全职工作是一项重要的治疗目的。

病因

医生通常被要求去判断一项特定的工作是否可以引起患者的上肢疾病。为此，医生必须掌握受伤的病史，受伤以来所有相关事件发生的时间、体格检查、诊断信息，以及此患者既往上肢疾病的情况。

病史

初始事件

病史必须详尽。对事件发生的顺序、受伤史、患者行为特征、同事，以及受伤时的医疗人员的考量都很重要。通常详尽的病史可以揭示出之前并不明确的病情特点，例如是否为挤压伤。严重的损伤通常需要立刻的处理和治疗。如果患者可以在伤后积极完成当天余下的工作，且伤后几天才就诊，通常可以排除许多严重的损伤。同样地，回顾原始的医疗记录也是有帮助的。急诊医生或首诊医生的描述可以提供受伤的严重程度的信息。严重水肿、擦伤或损伤时的软组织水肿或骨折的影像学证据，均可记录原始损伤的特点。而损伤时体征的缺失对于那些迁延性的有症状的疾病也可能是重要的。在员工医疗补偿制度和社会影响介入之前的患者的初始行为和伤情记录，对于将来的处理是很有用的。对于一起创伤事件，即刻的动作和信息是受伤引起的结果,然而随后的行为则是受伤和其他社会因素共同影响的结果。

疾病进程

通过学习和经验积累,医生可以理解疾病的预期进程,并可以发现疾病的变化。病程与预期有较大程度不同时,有时可能判定目前评估的症状和体征可能与病史里描述的损伤不相符,并且通过回顾原始的医疗记录进行改正。换言之,对于损伤的自然病程的了解有助于医生对疾病的因果联系做出有力判断。

体格检查

对于工作相关损伤的评估需要细致地回顾病史和体格检查。医生必须用其所有的感官收集信息。开放性提问、积极倾听、事实确认都很重要。一定要学会并使用一些经典的方法,例如重复检查重要的体征,诱使患者分散注意力时进行检查,使用相关的特定的体格检查工具等。为了获得准确的印象和信息,医生应该投入足够的时间。

疾病进程及病因

随着人们对于疾病理解的改变,病因的观念也得到了更新。Hill 的理念表明,在检查时,应该参照指南尽量评估可能关系的病因,尽管没有一种关系性的单独或者联合的特征可以被证实为确切的病因。病因的观念需要对于检查所评估内容的深入理解,包括环境和其特点。仅仅从观察数据上很难判断相关情况是因果关系。因此,对于许多与工作相关的上肢疾病,它们的归因总是有些不确定。当评价一位单独的患者时,这种问题又进一步放大。

提示与要点

- 详尽的病史、体格检查以及围绕损伤本身以及紧随其后事件的病历的回顾可以提供重要的信息。
- 特异性的查体技巧有助于检验查体发现的真实性
- 必须结合上述的病史及查体发现,并依托对于疾病进程及文献的了解,来做出对疾病是否与工作相关的判断。

力与重复动作的作用

在 1991 年,Gerr 及其同伴报道"此时已有足够的证据表明,上肢的一些明确的软组织疾病在病因上是与工作因素相关的。这些疾病包括手和腕的肌腱炎、腕管综合征和手 - 臂振动综合征(hand-arm vibration syndrome,HAVS)。力、重复动作和振动已经被证明是这些疾病病因的危险因素。"[1]这些情况将在下文进行进一步讨论。

Szabo 明确反对使用"累积性创伤性疾病"或"重复劳损损伤"作为诊断标签,建议使用名词"工作相关性肌肉骨骼疾病"描述这一类非特异性的上肢疾病分支,它们通常以疼痛为特点,对于症状没有明确的诊断或者解剖基础,同时基于传统的疾病和损伤的观念,临床进程并不容易理解[2]。足够大力量的反复性的动作可以导致上肢的症状和疾病,这看起来是合理的,但是将其看作是疾病的诱因而不是疾病的诊断更为合适。具有明确临床诊断的上肢疾病,例如腕管综合征(carpal tunnel syndrome,CTS)或是 de Quervain 腱鞘炎应该按照其标准进行治疗。并不需要新的诊断分类,且容易混淆患者的治疗。没有明确诊断的上肢疾病应该按此进行处理。一个假诊断标签将不会帮助患者康复。

尽管病因的概念是哲学性质的,但在实践层面,最好的证据还是应该来源于随机实验的结果,且将可能的致病因素随机分配至其余指标均相同的两组。然而,随机暴露工作活动显然是不可能的。如此说来,理解这种不确定性并尝试理解这一影响且将这种不确定性的影响降至最低非常重要。

判断某种上肢疾病是否与工作相关的目的为何?为什么外科医生有责任对此事宜进行公断呢?理由如下:

1. 为了提供最好的治疗,医生应对患者的病情(包括上肢的病理情况、患者对其的感受以及对治疗及恢复有影响的外部因素)有准确的评估。

2. 这对于患者很重要。对于工作相关疾病的经济补偿可能是患者唯一的经济依靠来源。

3. 对于疾病产生的工作因素的准确、决定性的判断可能是避免工作者保险补偿系统带来的负面影响的最好举措。一个快速而准确的判断,不管认定疾病是否与工作相关,都有助于减少潜在的争端。这是符合患者的最优利益的。

4. 外科医生处在最好的位置上来收集以及权衡所有可获得的证据。

工作相关疾病的临床治疗

发生在工作场所的损伤可以宽泛地分成急性创伤性损伤和那些没有单一明确创伤事件的损伤。

当工人在工作场所遭遇了一次明确的外伤时,同时损伤具有可重复性且其发生的方式是可接受的,则归因于工作便不存在争议。医生的目标是为受伤工人提供最好的治疗和康复。

Millender 等将肌肉骨骼系统的更为慢性的职业性损伤分成 4 个分类,为讨论提供了有用的框架工作[3](表 18.1)。

表 18.1　肌肉骨骼系统慢性职业性损伤

分类一	诊断容易,存在良好的治疗方法,同时回归工作的预后较好
分类二	可以诊断,但在使患者回归原来工作方面,非手术治疗和手术治疗总是不成功
分类三	疾病结合了客观生理上的问题和其他非医学相关的问题
分类四	诊断不明

(Reproduced from Millender LH, Louis DS, Simmons BP(eds). *Occupational Disorders of the Upper Extremity*. New York: Churchill Livingstone; 1992.)

在分类一中，多数患者有很高的积极性，并且，当提供给患者有效的治疗时，上肢问题可以得到解决。患者可以回到工作中，也没有后续残留的问题。在作者的经验中，这一分类包括了多数受伤的工作者。

在分类二中，可能因为永久的伤残而出现一些难题。当患者存在永久伤残时，对患者而言，最简单的解决办法就是康复后返回受伤之前的常规工作中。如果不可能，则在同一单位参与调整后的工作也可。如果这点也无法实现，员工可能需要考虑更换一个雇主或者退休。这是一项艰难的决定，需要与经理人或者康复顾问协调。有些患者存在这种情况，他们经过手外科医生很好的非手术或手术治疗后，仍然看起来没有可能恢复至返回原来的工作。这些患者在治疗前很难区分，最终他们可能恢复至低于返回伤前工作阈值的水平。这些患者的治疗对于手外科医生是困难的，并且应该注意避免反复进行侵袭性的且注定达不到预期结果的治疗和手术。

在分类三中，患者可能存在超出其外伤程度的疼痛。他们虽得到良好的治疗，但改善不大，可能表现出愤怒和沮丧。患者可能存在确切的上肢病情，但病情很难改善到患者满意的程度。外科医生会立刻识别出这一组患者，因为其病史和查体的特征超出了其疾病的正常范畴。这种对症状和体征的夸大反映了患者的受挫感、一种想要让医生了解他们疾病的严重性的尝试，或是有意地放大症状和体征。不幸的是，医生很难处理这类患者。对疾病本身"直来直往"式的处理方式会造成患者方面的愤怒情绪，将其上肢问题视为患者的一个单独的独立问题进行治疗也是不会成功的。

在分类四中，上肢疾病的诊断是不明确的。大量这类患者诊断模糊，也可能已经接受过手术治疗。他们可能已经有了其他员工获得赔偿的经验，也见过其他手外科医生。例如，患者可能表现为某一症状，其本身存在就是有争议的，病理未证实，治疗方法难以确定，治疗结果也不确定。患者可能与其雇主存在冲突，也可能被终止聘用。当患者有这种上肢疾病时，患者与医生及医疗系统接触的方方面面都有可能发生冲突。手外科医生的角色就是获取详尽的病史，进行体格检查，推荐合适的诊断方法，为将来的治疗提供真诚的建议。实施"孤注一掷"般的手术将会是令人失望的灾难。

在治疗的每一步中，医生都必须知道所有促进或限制康复的内在和外在因素。员工补偿制度的组成可能产生不当的动机，医生一定要对此有了解并警惕。医生也许感到有压力，去做一些从道德的角度看来并不舒服的事情。例如，医生可能会受到一定压力，需要在术后很早将员工送回到工作岗位，从事例如"单手工作"的限制性工作。因为职业损伤或近期手术而造成一个肢体仍伴有疼痛的员工，可能会被要求到单位，从事接电话，甚至进行一些无意义或有失尊严的工作，或者仅仅是坐在屋里或躺在担架上。这种所谓的"出勤主义"是一种对社会规范的曲解，被用来规避员工补偿保护的负面影响。医生想要为患者做到最好，但感到这些决定已经超出了他们的影响范围。"单手工作"的

产生通过创造貌似正确的公正营造一种合理的氛围，使得医生同意其决定。另一种观点认为早期返回职场对受伤员工的康复很重要。

如果返岗过早，患者可能会感到受限于一个封闭的环境里。患者可能对补偿制度产生怀疑，失去了对他们医疗保健的控制感。对于恢复这种控制的尝试可能是自我毁灭性的，也易被误解。

理解这些因素将会帮助医生为患者提供最好的治疗。应该将目光聚焦在为其上肢疾病提供最好的治疗，同时感知、注意患者其他的一些关注点。

提示与要点

- 职业性疾病相关的临床问题是一个特殊的类别，会产生沮丧情绪和不确定性。
- 早期返工是一把双刃剑，需要进一步的研究评估。

肌腱病

外上髁炎和内上髁炎

Van Rijn 及其同事回顾了文献，评估了内、外上髁炎和工作相关因素的关系，例如外力、重复动作、姿势和心理问题[4]。他们报道操作大于 1kg 的工具；反复动作每日大于 2 小时；工作自主性低，社会支持程度低与外上髁炎相关。操作大于 5kg 的工具两次每日至少 2 小时，或者大于 28kg 的工具每日至少 10 次；每日大于 1 小时的高握力；重复动作每日大于 2 小时以及使用振动性工具工作，与内上髁炎相关。这些情况的临床处理最近由 Rineer 和 Ruch 进行了回顾[5]。

外上髁炎

外上髁炎，即网球肘，表现为定位准确的肘外侧疼痛，在做一些特定动作，例如抓握时会加重。通过病史及体格检查可做出诊断。体格检查显示外上髁的固定压痛点。抗阻力的伸腕活动，尤其是在伸肘位时，疼痛将加剧。

在法国，一项包括 3 710 名工人的断层研究发现，90 人（2.4%）患有外上髁炎。年龄、体重指数大于 25 以及社会支持程度低（对于男性）是显著危险因素。高强度体力消耗，合并肘关节屈曲/伸直（每日大于 2 小时）以及屈腕（每日大于 2 小时）是肘关节疼痛和上髁炎的显著危险因素[6]。

有趣的是，从 1994 到 2006 年，外上髁炎的门诊手术率由 7.29/100 000 患者升至 10.44/100 000 患者[7]。

然而，最近外上髁炎的非手术治疗受到了较多关注。疾病被更广泛认为会随时间自发缓解。所以治疗旨在缓解症状。

夹板固定、反向力支撑、非甾体抗炎药、理疗、糖皮质激素注射，或是单纯的非介入性的观察，都对大多数患者显示出满意的结果。此外，新的治疗方法还在进行持续的评估。手术治疗用于针对长期治疗无效的患者。近期研究的

非手术治疗无效的预测因子包括工人的赔偿要求、前期的注射、桡管综合征、此前的骨科手术以及症状持续超过12个月[8]。

可应用包括清创或桡侧腕短伸肌起始部肌腱切断等一系列手术技术，文献报道效果良好。

腕和手的肌腱病

由Tanaka等[9]于1988年收集的数据回顾分析，表明肌腱病的阶段患病率在前一年工作的人群中有0.46%，包括肌腱炎、滑膜炎、腱鞘炎、de Quervain病、髁上炎、腱鞘囊肿或扳机指。其中28%认为是工作相关的。作者发现工作中弯曲和扭转腕关节以及女性性别是与这些疾病相关的。

De Quervain 腱鞘炎

第一伸肌间室的腱鞘炎是工作相关的肌腱病的代表（图18.1）。有意思的是，这种情况总是在新妈妈和工人中常见。

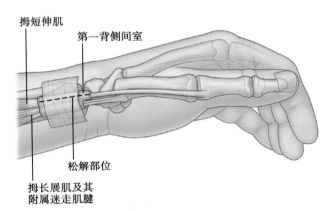

拇短伸肌
第一背侧间室
松解部位
拇长展肌及其附属迷走肌腱

图18.1 De Quervain腱鞘炎。第一背侧间室的肌腱以及背侧腱鞘的计划性松解

De Quervain腱鞘炎的典型症状局限在手腕桡侧。Finkelstein试验对于此病比较敏感，点压痛是一项特异性检查。通过病史和体格检查可以诊断。在第一间室表面偶尔有一小的腱鞘囊肿。

非手术治疗，包括口服非甾体抗炎药、激素注射、支具和理疗，通常被用于治疗de Quervain腱鞘炎。最近由Ilyas进行的对非手术治疗的综述指出，这种常见情况缺乏随机试验[10]。然而，一项注射曲安奈德和安慰剂的随机试验表明有效的药物治疗是可以获益的[11]。

对第一伸肌间室进行解剖，那些需要手术治疗的de Quervain腱鞘炎的患者比在尸体中更多存在拇短伸肌和拇长展肌间的间隔。这个解剖特点表明直接手术的重要性，在术中需要确认每根肌腱并加以松解（见图18.1）。

采用局麻进行手术。直接在第一伸肌间室表面做一纵行的Z字切口。仔细分离皮下组织，避免损伤桡神经的小分支和前臂内侧皮神经。定位第一伸肌间室，沿其中线切开背侧。完全松解后，区分每根肌腱，确保拇短伸肌已经松解。如果无法辨认，其可能位于切开的第一间室背侧缘

的另一个通道内。从第一伸肌间室内松解很容易。在伤口关闭前松止血带，佩戴拇指人字形短支具直至10～14天后拆线。

扳机指

扳机指是手部最常见的疾病之一。Moore发表了一篇参考了广泛文献的综述[12]。一个病例对照研究发现扳机指：与女性相关（OR 7.57, 95%CI 5.07～11.31）；与糖尿病相关（OR 3.72, CI 2.43～5.70）；与肥胖相关（OR 1.49, CI 1.02～2.19）；与职业主妇工作相关（OR 2.44, 95% CI 1.62～3.69）；与女裁缝相关（OR 4.8, CI 1.3～21.6）；与秘书工作相关（OR 2.74, CI 1.38～5.52）。尽管看起来比较难以实施，但从摘要来看，也并不清楚在这些计算中是否控制了性别[13]。在一项肉类加工厂的研究中发现，人-年发病率在使用工具的工人中为12.4%，而不用工具的工人中是2.6%。作者认为高员工流动率可能引起对工作场所发病率的低估[14]。

扳机指的诊断相对简单，主要依靠病史和体格检查。在门诊通常可以查到扳机症状。不活动性的扳机症状以及归因于工作的患者，无需采用有创性的干预治疗。这些患者可能在早上出现扳机症状，或者对症状高度敏感。作者推荐采用夜间佩戴支具作为初始治疗，并重新评估这些患者。这将会给医生提供与这些患者进一步接触的机会，同时可以判断他们是否存在影响治疗效果的外来因素。治疗表现为扳机症状和近端指间（proximal interphalangeal, PIP）关节屈曲挛缩的患者是一个挑战。医生一定要在治疗开始前指出这点，在治疗中结合支具及PIP关节的活动（图18.2）。

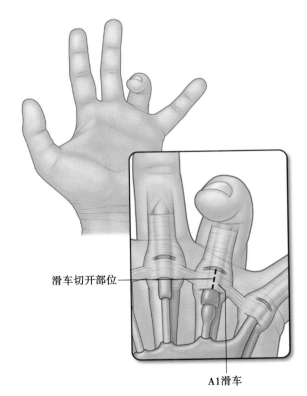

滑车切开部位
A1滑车

图18.2 扳机指。A1滑车的部位以及滑车桡侧的计划性切开

扳机指的治疗包括休息、支具、激素注射，以及开放或经皮手术。支具可以在任何关节使用，最初在夜间使用。如果手指在早晨醒来时是僵硬的，则这种方法就是特别有效的，可以防止此情况发生。激素注射是扳机指初期治疗的重要部分。一篇回顾性综述表明激素的使用是一项有效的治疗[15]。Kerrigan 和 Stanwix 采用决策分析，表明在术前注射一至两次激素可以减少治疗费用[16]。

为了在 A1 滑车处注射，作者将 0.25ml 的曲安奈德 10 和 0.25ml 的 1% 利多卡因混合。将患者手掌向上置于检查台上，手指指向作者的左侧。这样作者可以将自己的手放在患者腕上，针头轻微由近端向远端方向。将针头穿过皮肤，用作者的左手轻柔的被动屈伸手指定位肌腱位置。保持注射器轻微加压，将针头缓慢撤出直至注射时有阻力的下降。也可以在手指掌屈纹实施注射，针头以近端成角。

手术治疗采用局部麻醉。在直视下切开 A1 滑车，在手术室中明确手指活动不受限。在文献中有经皮松解扳机指的报道，可以在门诊实施，比传统手术花费要低。一项随机实验发现两个治疗组均有较高成功率，且不合并严重并发症[17]。与其他许多手术类似，方式的选择往往依赖医生的训练和经验，以及患者的意愿。术中一定要注意示指和拇指 A1 滑车处附近的指神经。

神经卡压

工作引起的神经卡压都有有据可查的病史，但同时也依然是研究热点的对象。随着研究设计的改进，腕管综合征（CTS）和使用键盘的关系变得不再那么确定。一项最近的文献综述表明使用键盘和 CTS 的关系在基于流行病学的研究方面存在明显的缺陷[18]。事实上，Atroshi 等最近发表了一项研究，认为使用键盘对于 CTS 有保护性的作用[19]。

额外的证据显示 CTS 与外力和重复动作的关系，以及其与电脑使用缺少相关性[20]。

随后一篇对当前研究的系统回顾及 meta 分析的综述中得出结论：需要高强度重复动作、费力的活动中，CTS 的发病率增加。振动的证据等级是中等。没有进一步的证据表明 CTS 与电脑或鼠标的使用有关[21]。

另一篇系统回顾及 meta 分析支持了电脑使用与 CTS 缺乏相关性的结论[22]，也有另一篇文献指出"过度的电脑使用，特别是鼠标的使用，可能是 CTS 的一个小小的职业性危险因素"[23]。

文献中可以清楚发现，疾病诊断方法的特异度和患病率是成负关系的。换言之，随着诊断方法的特异度提高，即引起类似症状的非腕管综合征的病因被排除，CTS 的患病率即降低了。当采用高特异度的方法诊断的 CTS 时，其发病率非常低，即便是在使用键盘的患者人群中，这表明其在键盘使用者中并不一定是主要工作关系疾病。

除了上述引用的研究外，一篇近期关于 CTS 和其流行病学关系性的综述提示，职业性的因素在 CTS 的病因中只扮演一个次要且富有争议的角色。尽管这篇综述对于 Hill 定义的基于关系性特点的评分卡存在一些反对意见，其仍是一篇全面的综述，被认为激起了对工作相关性 CTS 的潜在病因的讨论[24]。

即使 CTS 是由于行政原因被认为是工作相关的上肢疾病，而不是因为致病机制或是病理学原因，仍然发现与非工作相关的 CTS 相比，归因于工作的 CTS 会导致更差的治疗结果[25]。Manktelow 及其同事在回顾了一大批 CTS 患者后发现，切开松解腕管前后遗症是比较常见的[26]。

对于归因于工作的 CTS，作者推荐患者在手术之前采用一个疗程的非手术治疗。非手术治疗是有效的，佩戴支具并合用或不合用封闭治疗后有所好转，是判断患者在进一步治疗后能获得改善的诊断性试验。如果诊断正确，则在有效的非手术治疗后任何的改善都可以很好地预测患者至少有改善的可能[27]。如果经过非手术治疗后没有任何获益，则医生就应该尽可能再次明确诊断，并推荐彻底的非手术治疗疗程。关于神经卡压进一步的细节内容将在第 24 章阐述。

提示与要点

- 越来越多的证据表明键盘使用与腕管综合征缺乏联系。

血管性疾病

在一些职业中，要使用手掌将物体推到位。一些公认的活动有将木板"锤"到合适的位置，或者安放轮毂盖。走行在 Guyon 管内的尺动脉和尺神经在小鱼际区域很容易受伤。可能导致血栓、假性动脉瘤的形成，栓塞现象和神经症状。

病史通常高度提示尺动脉或神经的问题。手指的检查可能提示栓塞的症状，Allen 试验可能提示尺动脉闭塞。如果存在假性动脉瘤则有特异性的病史，同时在体格检查中将比较明显。

对于所谓小鱼际锤子综合征的治疗要基于症状。Allen 试验提示尺动脉闭塞但不伴有外周症状的患者未必需要手术干预。如果出现压迫症状以及 Guyon 管内尺神经压迫症状，或者缺血或栓塞的征象，则有进行影像学检查的指征。核磁检查有助于判断局部血管病理改变以及 Guyon 管内或深部的肿物。如出现神经或血管症状，一般有手术指征。

对小鱼际锤子综合征的外科治疗开始于对自腕横纹到 Guyon 管远端的尺动脉和神经的松解。应识别尺神经的运动支并追踪至掌深部。对于尺动脉病损，切除阻塞段的动脉并评估手部的血流。文献报道单独切除动脉会借由区域性交感神经作用增加手部的血流。可选择的治疗方案是应用小隐静脉或前臂静脉进行静脉的桥接。关于手部缺血综合征的进一步的细节内容将在第 22 章阐述。

手-臂振动综合征

振动与上肢疾病的关系已经引起广泛兴趣并成为许多文献的主题。对于上肢医生而言，振动引起的血管和神经损伤有其评分标准。

斯德哥尔摩的一间工作室提供的分类表被称为斯德哥尔摩工作室量表（表 18.2），其中分为神经症状和血管症状[28]。

表 18.2　斯德哥尔摩工作室评分

神经症状

0 SN		暴露于振动，但没有症状
1 SN		间断麻木，伴或不伴刺痛
2 SN		间断或持续性的麻木，感觉下降
3 SN		间断或持续性的麻木，触觉辨别和/或操作灵活度的下降

血管症状

0		没有发作
1	轻度	偶尔影响一个或多个手指指尖
2	中度	偶尔影响一个或多个手指远节和中节（少累及近节）
3	重度	总是影响多数手指的全部指节
4	极重度	同 3 级，同时指尖有营养性的皮肤改变

（Reproduced from McGeoch KL, Lawson IJ, Burke F, et al. Diagnostic criteria and staging of hand-arm vibration syndrome in the United Kingdom. *Ind Health*. 2005；43：527-534.）

尽管存在振动引起组织损伤的确实的实验室证据，但因振动引起的损伤的许多症状也可以由其他方式引起。例如振动损伤的血管症状也可以由吸烟引起，有时在一些人群中是非常普遍的。振动与血管疾病的关系不仅仅被吸烟所混淆，也包括一些其他原因导致的外周血管疾病。振动损伤的神经症状是典型的外周神经卡压，因此通常在 CTS 的诊断和振动损伤中混淆。振动损伤和神经卡压的关系还并不清楚。然而，对于有神经卡压症状的患者，限制其继续暴露于振动中是明智的。

患者管理

当一名在职的患者有血管类主诉或者有麻木刺痛的病史时，医生应该询问工作环境的振动情况，以及可以引起症状的其他潜在原因，例如心血管病史、吸烟病史、家族史。与之类似，与神经症状相关的详细的病史也是有帮助的。如果员工暴露在振动中，则建立一份覆盖其全部工作史的有关暴露时间和程度的病史非常重要。

体格检查将会基于血管和神经系统的发现评估上肢情况。这将包括测量每侧肢体的血压，心脏听诊，大血管杂音听诊，多个水平触诊脉搏，行 Allen 检查，检查指尖的颜色、营养性改变和温度。外周神经系统的检查包括评价感觉和运动的功能，评定神经卡压的位置。

额外的评估通常包括电诊断检查和非侵袭性的血管试验。不建议行血管造影，除非有需要手术治疗的结构性问题。

表现为血管或神经症状的患者应该建议避免暴露于振动下。此建议并非暗示振动是其症状的原因，但实验室证据提示振动可能会引起损伤。

患者的进一步治疗取决于准确的诊断和其他疾病的治疗，如 CTS。

回归工作

让受伤的员工能继续工作或使受伤的员工再次返回职场，是上肢职业性疾病治疗的一项重要的结果。当受伤迫使患者离开职场，即便是暂时的，医生都应该知道几个可能观点：①损伤或疾病可能引起更加严重的症状，使得无法工作。这提示着在治疗的更早阶段就应该进行有创治疗。②患者的工作活动可能是更多的体力活动，需要更激烈地使用上肢，有时将影响他们返回工作的潜能。③对于雇主而言财政风险变高，因为需要支付替换者的薪水和受伤工作时间的损失。④当受伤的员工无法工作时，一些情感因素可能起作用，导致员工返回工作变得更加困难。

在尝试让患者重返工作的过程中，首先要考虑的是患者是否有能力进行任何强度的工作。其次要考虑其工作能力的改变是暂时的还是永久的。对于暂时性的工作能力改变，经历工作相关损伤的受雇者一般可以选择进行一些限制性的劳作。如果损伤发生在单侧肢体，且患者的整体情况允许其安全地返工，则这种限制性的工作可以以单手工作的形式进行。当患者暂时不能参与任何强度的工作，外科医生应密切随访患者并与其工作场所就患者病情允许后的返工问题进行沟通。如果患者的外伤或疾病将永久限制其进行不受限的工作，外科医生就在协助患者返回有营收的工作中扮演了重要的角色。第一步是确定推荐的永久性工作限制以保证其在工作场所的安全。从实践的角度出发，这一般是在患者病情达到最大程度的改善之后进行。进一步的治疗已无望改善患者的现状。此时，患者可进行损伤的评定，以协助确定永久损伤的补偿方案。第二步是患者返回工作。考虑到其存在永久的损伤，首选是返回其上一个雇主的工作场所，继续其受伤前的工作。如果由于限制不能实现，返回其上一个雇主的工作场所进行调整过的工作通常的最简单的方案。如果由于安全考虑的限制不能实现上述方案，患者就可能需要找寻一份新的工作。显然，上述进程的每一步都对患者重返工作以及未来的就业能力有很大影响。

损伤评估

在评估永久性损伤时，医生为这些因为工作而获得永久性损伤的患者的经济补偿提供一个依据。此评估通常由手部治疗师进行。评估在没有进一步的诊断性检查或治疗计划的时候进行。其目的在于在所有能减轻损伤后果的步骤都完成后对其进行记录。通常，当医生认为患者已经达到了其最佳的医学恢复水平的同时,进行永久性损伤的评估和关于永久性工作限制的决定。如果情况简单明了且没有纠纷,此评估可以由医生在最后一次随访时完成。如果存在纠纷,或者返回工作的限制比较复杂时,则可以在手部治疗师的协助下完成。

在一些工作相关的上肢疾病中,尽管已经进行了最大化的治疗,但患者可能仍有迁延的症状,无法工作,此时关于患者已经得到了最大的医疗恢复的认定、存在永久限制的证明、损伤的评级等可以使患者继续自己的生活,并且终止其与医生的更多无益的互动。

评价永久性损伤指南的最新一版,即第 6 版,由美国医学会出版,在评估永久性损伤方面提出了根本性的改变,偏向 ICF 模式,即《功能、残障和健康的国际分类》(*The International Classification of Functioning, Disability and Health*)[29]。在第 1 章对其给出了概述。

"在这一版本中,范式有了转变,其采取了当代对残障模式的理解:它是简化的,基于功能的,并尽可能地保持了内部的统一性。"

"此视角……采用 5 个新的特定的公理来表达":

1. 借鉴 ICF 的专有名词和概念上的框架。
2. 尽可能地赋予诊断并依靠循证。
3. 简洁易用。
4. 基于功能。
5. 器官系统之间及器官系统内部的概念和方法学的统一。

永久性损伤的评价最初基于诊断。经过改良后,其考虑到更多的因素,例如损伤严重程度和功能限制程度。目前尚不清楚这些新的指南是否会代替第 5 版。

采用"指南"第 5 版或第 6 版,将带来评估的客观性,并且保护医生免受患者或者雇主和保险公司的影响。

总结

对受伤的工作者的治疗反映了所有上肢损伤和疾病患者的治疗。员工补偿的法律框架的参与,为受伤工作者的治疗增添了另一维度的考量。上肢外科医生一定要充分了解当地的条例,并且感知它们对于患者、职场和医生的影响力,同时尽可能为患者实施最好的治疗。

未来展望

手外科医生对越来越多的合理的临床研究方法的应用改变了人们对所谓职业相关上肢疾病的理解。一个显著的例子是对键盘使用和腕管综合征之间关系的阐明。合理的研究方法将持续增进医生对工作患者的理解及治疗。出勤主义的概念,由于与受伤及高龄工作者相关,是一个热点研究领域。外科医生必须谨慎,保证其行为符合患者的最佳利益,同时知悉患者、雇主及保险公司的利益常常是存在冲突的。

参考文献

1. Gerr F, Letz R, Landrigan PJ. Upper-extremity musculoskeletal disorders of occupational origin. *Annu Rev Public Health.* 1991;12:543–566.
2. Szabo RM, King KJ. Repetitive stress injury: diagnosis or self-fulfilling prophecy? *J Bone Joint Surg Am.* 2000;82:1314–1322. *This current concepts review is a sobering review of the lack of science surrounding the epidemic of repetitive motion injuries. Szabo logically in a step-by-step fashion updates the literature on the perspective of a hand surgeon regarding these diagnoses.*
3. Millender LH, Louis DS, Simmons BP, eds. Occupational disorders of the upper extremity: orthopaedic, psychosocial, and legal implications. In: *Occupational Disorders of the Upper Extremity.* New York: Churchill Livingstone; 1992:1–14.
4. Van Rijn RM, Huisstede BM, Koes BW, et al. Associations between work-related factors and specific disorders at the elbow: a systematic literature review. *Rheumatology.* 2009;48:528–536.
5. Rineer CA, Ruch DS. Elbow tendinopathy and tendon ruptures: epicondylitis, biceps and triceps rupture. *J Hand Surg Am.* 2009;34A:566–576.
6. Herquelot E, Bodin J, Roquelaure Y, et al. Work-related risk factors for lateral epicondylitis and other cause of elbow pain in the working population. *Am J Ind Med.* 2013;56:400–409.
7. Best MJ, Buller LT, Nigen D, et al. US national practice patterns in ambulatory operative management of lateral epicondylitis. *Am J Orthop.* 2015;44:E508.
8. Knutsen EJ, Calfee RP, Chen RE, et al. Factors associated with failure of nonoperative treatment in lateral epicondylitis. *Am J Sports Med.* 2015;43:2133–2137. *In this publication the authors point out the risk factors for failure of non-operative treatment for lateral epicondylitis.*
9. Tanaka S, Peterson M, Cameron L. Prevalence and risk factors of tendonitis and related disorders of the distal upper extremity among US workers: comparison to carpal tunnel syndrome. *Am J Ind Med.* 2001;39:328–335. *This study reviewed the results of a survey instrument in a large population and found that 0.46% of those people who had worked in the previous 12 months reported prolonged hand discomfort. 28% of these problems were thought by a medical person to be work-related. The authors estimate there were 520 000 patients with work-related musculoskeletal disorders of the distal upper extremity in 1988.*
10. Ilyas AM. Nonsurgical treatment for de Quervain's tenosynovitis. *J Hand Surg Am.* 2009;34A:928–929.
11. Peters-Veluthamaningal C, Winters JC, Groenier KH, et al. Randomized controlled trial of local corticosteroid injections for de Quervain's tenosynovitis in general practice. *BMC Musculoskelet Disord.* 2009;10:131.
12. Moore JS. Flexor tendon entrapment of the digits (trigger finger and trigger thumb). *J Occup Environ Med.* 2000;42:526–545.
13. De la Parra-Marquez ML, Tamez-Cavazos R, Zertuche-Cedillo L, et al. Risk factors associated with trigger finger. Case–control study]. *Cir Cir.* 2008;76:323–327.
14. Gorsche R, Wiley JP, Renger R, et al. Prevalence and incidence of stenosing flexor tenosynovitis (trigger finger) in a meat-packing plant. *J Occup Environ Med.* 1998;40:556–560.
15. Peters-Veluthamaningal C, van der Windt DAWM, Winters JC, et al. Corticosteroid injection for trigger finger in adults. *Cochrane Database Syst Rev.* 2009;(1):CD005617.
16. Kerrigan CL, Stanwix MG. Using evidence to minimize the cost of trigger finger care. *J Hand Surg Am.* 2009;34A:997–1005.
17. Bamroongshawgasame T. A comparison of open and percutaneous pulley release in trigger digits. *J Med Assoc Thai.* 2010;93:199–204.
18. Thomsen JF, Gerr F, Atroshi I. Carpal tunnel syndrome and the use of computer mouse and keyboard: a systematic review. *BMC Musculoskelet Disord.* 2008;9:134.
19. Atroshi I, Gummesson C, Ornstein E, et al. Carpal tunnel syndrome and keyboard use at work. A population-based study. *Arthritis Rheum.* 2007;56:3620–3625.
20. Fan ZJ, Harris-Adamson C, Gerr F, et al. Associations between workplace factors and carpal tunnel syndrome: a multi-site cross sectional study. *Am J Ind Med.* 2015;58:509–518.
21. Kozak A, Schedlbauer G, Wirth T, et al. Association between work-related biomechanical risk factors and the occurrence of carpal tunnel syndrome: an overview of systemic reviews and a meta-analysis of current research. *BMC Musculoskelet Disord.* 2015;16:231. *This study reviews the systematic reviews and meta-analysis on the relationship between work and CTS. The study confirms the role of biomechanical causality in CTS and essentially puts to bed the linkage*

between CTS and the keyboard.

22. Mediouni Z, de Roquemaurel A, Dumontier C, et al. Is carpal tunnel syndrome related to computer exposure at work? A review and meta-analysis. *J Occup Environ Med.* 2014;56:204–208.

23. Shiri R, Falah-Hassani K. Computer use and carpal tunnel syndrome: a meta-analysis. *J Neurol Sci.* 2015;15:15–19.

24. Lozano-Calderon S, Anthony S, Ring D. The quality and strength of evidence for etiology: the example of carpal tunnel syndrome. *J Hand Surg Am.* 2008;33A:525–538. *The authors perform an exhaustive evaluation of the literature on the relationship between activity and carpal tunnel syndrome. Although it may not be prudent to use the guidelines of Hill as criteria, the authors have an extensive reference list and thoughtfully analyze the literature.*

25. Harris I, Mulford J, Solomon M, et al. Association between compensation status and outcome after surgery: a mea-analysis. *JAMA.* 2005;293:1644–1652. *An eye-opening article that documents what surgeons have known for years. Patients whose medical problems are attributed to the workplace have an inferior outcome. This manuscript looks at carpal tunnel syndrome as one example. It cries out to researchers, policy-makers, and society to try to understand and change this negative influence.*

26. Manktelow RT, Binhammer P, Tomat LR, et al. Carpal tunnel syndrome: cross-sectional and outcome study in Ontario workers. *J Hand Surg Am.* 2004;29A:307–317. *This interesting study reports that ongoing symptoms after carpal tunnel release in the working population are common.*

27. Edgell SE, McCabe SJ, Breidenbach WC, et al. Predicting the outcome of carpal tunnel release. *J Hand Surg Am.* 2003;28A:255–261.

28. McGeoch KL, Lawson IJ, Burke F, et al. Diagnostic criteria and staging of hand-arm vibration syndrome in the United Kingdom. *Ind Health.* 2005;43:527–534.

29. Rondinelli RD, ed. *Guides to the Evaluation of Permanent Impairment.* 6th ed. Chicago, IL: American Medical Association; 2008.

第19章

手和腕部类风湿性疾病

Douglas M. Sammer and Kevin C. Chung

概要

- 类风湿性关节炎是一种累及手和腕关节的系统性自身免疫炎性疾病，同时也会影响软组织，导致腱鞘炎、腕管综合征等疾病。

- 类风湿性关节炎的诊断主要依靠临床表现，影像学和实验室检查可辅助诊断。新型生物药物虽可有效控制症状，但仍有一部分患者需通过手术缓解难治性疼痛和改善手功能。

- 类风湿性关节炎的手术治疗大体分为5类：滑膜切除手术、肌腱手术、软组织平衡手术、关节融合和关节成形。具体术式有：腕关节滑膜切除术、肌腱移位治疗肌腱断裂、软组织平衡术、尺骨远端和下尺桡关节（distal radio-ulnar joint，DRUJ）手术、腕关节融合或置换、小关节融合或成形、腱鞘炎及腕管综合征的治疗。

简介

类风湿性关节炎（rheumatoid arthritis，RA）是一种系统性自身免疫性疾病，成年人发病率为1%（种群发病率从0.33%到6.8%不等）[1]。类风湿性关节炎临床表现各异，但病理过程均为滑膜炎引起的关节和软组织破坏，从而导致畸形和功能障碍。过去20年，RA的药物治疗取得了许多进展。新型药物的药效明显提高，可大幅延缓甚至阻止病程的进一步发展[2]。尽管内科治疗RA已经取得很大进步，但手外科医生对治疗RA关系并发症仍有重要作用。对于部分患者，大剂量药物治疗仍不能有效解决难治性疼痛和关节功能障碍，因而往往需要通过外科手术治疗。

除类风湿性关节炎外，还有许多有风湿病样改变的疾病可累及手和腕关节，如系统性红斑狼疮（systemic lupus erythematosus，SLE）、硬皮病、痛风等，往往也都需要手术治疗。

基础科学/疾病进程

病因学

尽管RA的病因学依旧不甚明了，但人们已经知道RA受到遗传的影响。单卵双胞胎的RA并发率（15%~20%）远高于双卵双胞胎（5%），这一事实也证明了这一点[3-5]。其遗传方式可能为常染色体隐性遗传。此外，某些种族群体，如皮马印第安人表现出比其他人群更高的RA发病率。这进一步证明了RA受到遗传因素的影响[6]。

研究表明，许多基因在促成RA的易感性方面起着作用。这些基因包括Ⅱ类主要组织相容性复合体（major histocompatibility complex，MHC）基因和许多其他基因。其中，MHCⅡ基因可能占到RA遗传因素的40%[7]。特别是一个MHCⅡ基因，人白细胞抗原（human leukocyte antigen，HLA）DR4，这一基因不仅与发病风险有关，也和疾病的严重程度相关[4]。

除遗传性因素外，性别对RA的发生也有影响。女性比男性更容易罹患RA，比例为2:1到3:1。许多实验研究和临床研究都显示性激素，特别是雌激素，会影响RA的发展。然而雌激素在RA发展过程中扮演何种角色仍然未知[8]。

环境因素也可能导致RA，但其机制不明。吸烟是罹患RA的危险因素之一，尤其是对易感男性[9]。咖啡和硅胶也与RA发病关系[4]。此外，感染性疾病常常是基因易感人群发病的诱发因素。可能的诱发因素有支原体、肠道杆菌、EB病毒，及其他病毒或细菌性诱发因素[10-13]。总之，RA是一种自发性疾病，与遗传和环境因素关系。基因易感性和环境诱发因素非常复杂，目前还没有完全阐明。

发病机制

RA的靶组织是滑膜。T淋巴细胞接收抗原信息后被激活,释放多种可溶性介质,使巨噬细胞、B淋巴细胞、T淋巴细胞及滑膜细胞间相互作用,最终导致炎性滑膜增生或滑膜翳(图19.1、图19.2)。该过程一旦启动就变为全身系统性反应,可自我维持,不需要诱发因素持续存在。滑膜翳产

生的蛋白水解酶,如金属蛋白酶、丝氨酸蛋白酶、组织蛋白酶和蛋白聚糖酶,不断侵蚀软骨、骨和软组织。滑膜翳产生的细胞因子可激活邻近骨组织中的破骨细胞,从而侵蚀骨和破坏关节[14-16]。

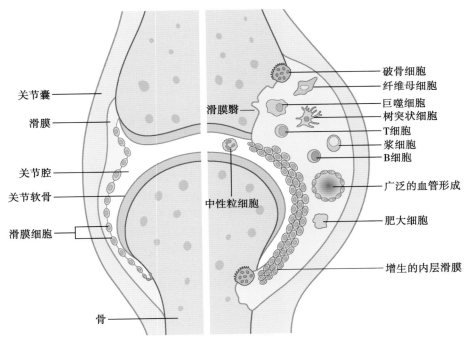

图19.1　具有侵蚀作用的滑膜翳由增生的滑膜组织和炎性细胞组成

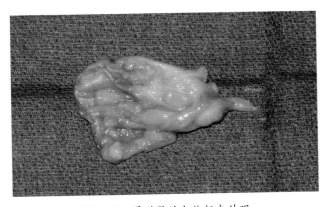

图19.2　滑膜翳的大体标本外观

药物治疗

治疗RA的药物包括非甾体抗炎药(non-steroidal anti-inflammatory drug,NSAID)、糖皮质激素和改善病情的抗风湿药物(disease-modifying anti-rheumatic drug,DMARD)。临床上一般是联合药物治疗,甲氨蝶呤作为基础用药可缓解症状和控制病程。NSAID几乎不能影响病程,很少单独使用。NSAID能很好地缓解关节疼痛等症状,但因有可能引起消化道和肾脏的副反应,应谨慎使用。糖皮质激素既能有效缓解症状,也能有效控制RA病程,可系统给药,也可局部用药,如关节内注射。然而,长期全身使用糖皮质激

素会引起很多副作用,因而推荐采用临床有效的最小剂量。糖皮质激素一般用于急性发作时控制症状,DMARD起效后逐渐减量。DMARD药物可分为两大类:即传统DMARD和生物DMARD。

传统DMARD包括甲氨蝶呤、来氟米特(Arava)、咪唑硫嘌呤(Imuran)、氯喹宁和金制剂[17]。甲氨蝶呤是最常用的DMARD,因其有效性高且副作用少,通常口服给药,每周一次;需要同时补充叶酸,以减少肝毒性和骨髓抑制等副作用。来氟米特(Arava)是嘧啶类拮抗剂,需要每日口服给药,副作用有肝毒性和骨髓抑制。氯喹宁是抗疟药,能有效治疗RA,每日给药,副作用少。柳氮磺吡啶也是一种常用的DMARD,每日给药,与其他传统DMARD一样,可导致白细胞减少。金制剂目前已经很少用于抗风湿治疗,其副作用较大,并需肌内注射给药。

生物DMARD指靶点位于肿瘤坏死因子α(TNF-α)和白细胞介素1(IL-1),或免疫系统的细胞成分的药物。依那西普(Enbrel)是一种抗TNF-α的药物,需要每周一次的皮下注射。英夫利昔单抗(Remicade)是一种TNF-α阻断剂,每1~2个月静脉注射一次。阿达木单抗(Humira)是一种TNF-α阻断剂,每两周皮下注射一次。这3种药物对治疗RA都非常有效,特别是与甲氨蝶呤联合使用时[18,19]。然而,这些新药物的长期毒性尚不明确,且3种药物都会导致感染的易感性增加[20]。阿那白滞素(Kineret)是一种生物DMARD,可阻断IL-1受体,需要每天进行皮下注射。与

抗 TNF-α 的生物制剂一样，它也与感染的易感性增加有关。利妥昔单抗（Rituximab，Rituxan）是一种静脉注射的单克隆抗体，靶点位于特定的 B 细胞，其持续时间为数月到一年。阿巴泰普（Orencia）是一种针对 T 细胞的抗体，需要每月静脉注射一次。

外科医生须警惕药物潜在毒性和副作用。术前要评估患者服用 DMARD 的情况，进行关系实验室检查，了解有无肝损害和骨髓抑制。此外，医生还要权衡手术获益与增加感染机会间的利弊。

目前，围手术期 DMARD 及其他药物治疗还有争议，其使用需与风湿科医生一起评估。围手术期停用 DMARD 或糖皮质激素可能使病情迅速恶化（类风湿急性发作），一旦发生，后果严重。事实上，类风湿急性发作到一定程度，会降低患者的术后康复训练能力[21-23]。总体而言，甲氨蝶呤应不间断使用，围手术期也可维持日常用量，因其并不会增加术后的感染机会[21,22]。单独使用糖皮质激素或联合使用甲氨蝶呤，同样不会增加切口感染的概率，围手术期均无需停药[23]。关于使用其他传统 DMARD 的经验有限，应积极与风湿科医生协商围手术期用法。

如何在围手术期合理地使用生物 DMARD 更不明确，特别是 TNF-α 抑制剂。这方面文献报道少，缺乏大样本研究[22]。因此，目前采用保守方案，一般术在前 2～4 周至术后 2～4 周停用 TNF-α 抑制剂[22]。其他生物药物用法无关系文献证据，也没有关系指导原则[24]。

提示与要点

抗风湿药物的围手术期管理

药品	建议
糖皮质激素	继续按术前正常剂量服用。
	若 >5～10mg/d，或最近停止长期使用糖皮质激素的，在术中提供应激剂量。
甲氨蝶呤	继续按术前正常剂量服用。
其他常规 DMARD	与风湿免疫科医生讨论，但一般继续使用。
生物 DMARD	与风湿免疫科医生讨论，但一般在术前和术后停用 2～4 周。

诊断/临床表现

RA 发病年龄多在 30～60 岁。年轻男性患 RA 的机会是女性的 1/3，但男性患者比例随年龄逐渐增加。在 60～70 岁患者中，男性与女性患者比例几乎相同。RA 发病易累及手、腕。早期，掌指（metacarpophalangeal，MCP）关节、近指间（proximal interphalangeal，PIP）关节和腕关节比其他关节更容易受累[2]。

目前 RA 的诊断标准如下：①晨僵 1 小时；②3 个以上关节软组织肿胀；③手关节（近指间、掌指、腕关节）软组织肿胀；④对称性软组织肿胀；⑤皮下结节（类风湿结节）；⑥类风湿因子（rheumatoid factor，RF）阳性；⑦手和腕关节有骨侵蚀或有明确的骨质疏松。其中第 1～4 条需要持续 6 周以上。如果满足以上 7 条中的 4 条，就可诊断为 RA。晨僵或休息后关节僵硬常累及手、腕、足等小关节，反复发作，呈对称分布，一般持续数小时，用手之后可逐渐改善。典型的影像学改变和类风湿结节敏感度不高，但特异性非常高。RF 不仅是 RA 的标志物，也与 RA 的严重程度关系[4]。尽管学界目前尚未将抗瓜氨酸蛋白抗体（anti-citrullinated protein antibody，ACPA）作为 RA 诊断标准之一，但其特异性高[4,25]。与 RF 类似，ACPA 阳性也与疾病的严重程度关系[26]。不少患者在出现临床症状之前就表现为 RF、ACPA 阳性。需指出的是，部分 RA 患者可出现血清学检查阳性结果，也有一些 RA 患者永远不会出现血清学阳性结果。

RA 通常会在数月内缓慢发展并累及全身多处关节，但非典型的表现并不罕见[27]。在某些情况下，症状可以在几天内迅速发生。当症状迅速发展时，可能被诊断为化脓性关节炎或其他疾病。此外，症状可能只涉及一个或两个关节，而混淆诊断。不太常见的是，一些患者会首先出现关节外的疾病（类风湿性结节、血管炎、心包炎、胸腔积液、外周血管炎、间质性疾病、周围神经病变、角膜结膜炎等）。回文序列样的风湿性关节炎是极为罕见的，在这种情况下，症状开始于一个单一的关节并扩散到其他关节，持续数天，然后以相反的顺序消失。大约一半的患者最终会发展成典型 RA[28]。此外，部分患者耐受性好，被称为健壮型关节炎。常见于运动员或重体力劳动者，尽管有严重的影像学改变，但他们几乎没有疼痛或残疾等临床表现。

RA 可累及全身任何关节，其中包括中耳的听小骨关节[4,29]。通常掌指、近指间和腕关节最早出现症状，可能原因是这些关节的滑膜面积相比关节面积而言占比较大[30]。而髋膝肩肘等大关节较晚受累，而这些关节的滑膜面积相比关节面积占比较少[31]。一般很少累及远指间关节，可能是因为该关节滑膜较少。肌腱周围的滑膜也可受累，导致腕管综合征、肌腱断裂、肌腱炎和腱鞘炎等。

RA 是一种系统性疾病，同时还可引起关节外损害，常见的有类风湿结节、血管炎、心包炎、胸腔积液、间质性肺炎、周围神经炎和干燥性角结膜炎。尽管类风湿结节仅见于少数 RA 患者，却是他们就诊的常见原因。类风湿结节的形成与关节内病变一样，属于自身免疫反应，常出现在关节伸侧受压部位，如鹰嘴；也可以出现在任何部位，如肺、心脏或中枢神经系统[32]。

提示与要点

类风湿性关节炎的诊断标准

诊断标准	细节
1. 晨僵	1 小时

2. 软组织肿胀	3个以上关节
3. 软组织肿胀	对称性
4. 软组织肿胀	掌指、近指间、腕关节
5. 皮下结节	类风湿结节
6. 血清阳性	类风湿因子（RF）
7. 典型影像学表现	手或腕关节周围侵蚀或骨质疏松

以上标准最少符合4条。其中1~4条为必需条件，且持续6周以上。

腕关节病变

腕关节及下尺桡关节出现软骨退行性变、骨质受侵蚀。骨质侵蚀最早出现在血管滋养孔处及关节边缘，原因在于这些部位没有软骨的保护，所以血管翳可直接侵蚀骨质[33]。最早有影像学表现的部位是舟骨腰部、尺骨茎突和下尺桡关节（图19.3）[34,35]。桡腕关节和腕中关节亦常受累，但桡腕关节的破坏程度比腕中关节更严重[36]。终末期时，桡骨远端掌侧边缘侵蚀严重，造成腕骨向近端、掌侧移位，月骨向掌侧成角，腕中关节代偿性背伸（图19.4、图19.5）[35,37]。

此外，腕关节和下尺桡关节的韧带结构也会受累。滑膜翳的增生会导致腕关节周围韧带松弛。舟骨腰部滑膜炎可导致桡舟头韧带作用减弱，从而引起腕骨向尺侧移位（图19.6、图19.7）[38]。舟月韧带破坏可致腕关节不稳，进而加重腕骨向尺侧移位。若滑膜翳侵入三角纤维软骨复合体（triangular fibrocartilage complex，TFCC）、背侧和掌侧桡尺韧带，可导致下尺桡关节不稳定，最终形成尺骨头向背侧脱位。滑膜翳也可破坏尺侧腕伸肌（extensor carpi

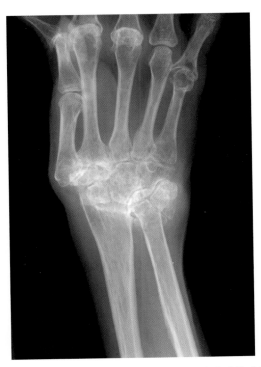

图19.4 右腕前后位X线片，显示严重的腕关节受累

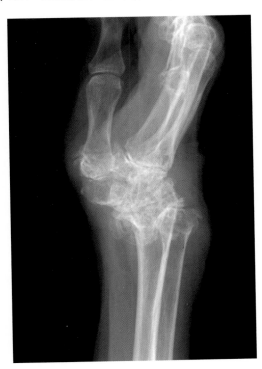

图19.5 右腕侧位X线片，显示桡骨掌侧破坏及腕关节掌侧半脱位

ulnaris，ECU）腱鞘，导致尺侧腕伸肌向掌侧半脱位[39,40]，进而使腕关节旋后、桡偏。尺骨头向后脱位、腕关节旋后和尺侧腕伸肌向掌侧半脱位被称为"尺骨头综合征"（图19.8、图19.9）。

根据骨质破坏和韧带情况，终末期腕关节RA可分为3种类型[41]：分别是：①僵硬型；②稳定型；③不稳定型（又分

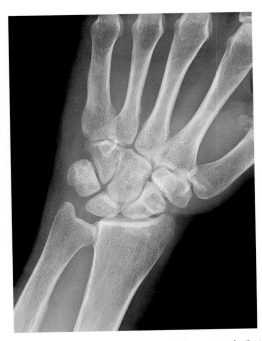

图19.3 左腕前后位X线片，显示早期DRUJ受累及侵袭性滑膜炎引起的腕骨侵蚀

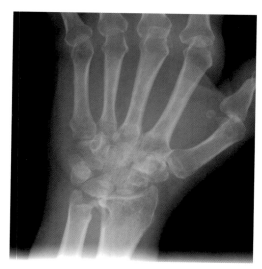

图 19.6   左腕前后位 X 线片，显示腕骨尺侧移位，月骨不在月骨窝内

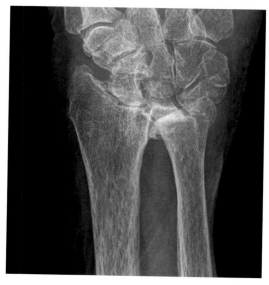

图 19.7   右腕前后位 X 线片，显示十分严重的尺骨脱位；与桡腕关节相比，腕中关节相对在位

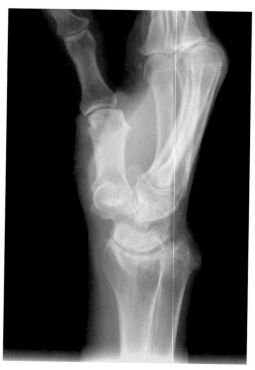

图 19.9   腕关节侧位片，尺骨头背侧脱位

为韧带性不稳定亚型和骨性不稳定亚型）。僵硬型可出现自发腕骨结合，结合的位置通常是可以接受的。关节稳定类型的临床表现与骨关节炎类似，韧带破坏比较少，在较长时间内腕关节可维持稳定。不稳定型则表现为逐渐加重的腕骨力线改变。韧带性不稳定亚型中，骨的破坏较少；骨性不稳定亚型中，严重的骨质破坏可导致关节不稳定或脱位。

在手腕的背侧，滑膜炎在伸肌腱区发展（图 19.10），可见凸起突出于伸肌网膜的远端和近端边缘，形成沙漏状外观。伸肌腱受侵袭，外加尺骨和下尺桡关节的尖锐骨质边缘的磨损，可导致肌腱断裂。常率先累计小拇指的伸肌腱通，最终影响到所有手指。这种从尺侧到桡侧的伸肌腱断

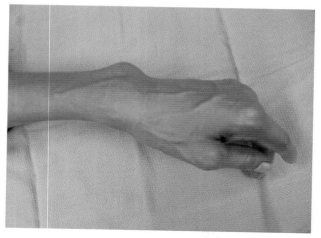

图 19.8   尺骨头背侧脱位，腕关节仰卧位

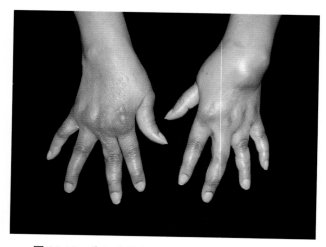

图 19.10   伸肌腱鞘炎从远端伸肌支持带下方突出

裂被称为 Vaughan-Jackson 综合征(图 19.11)[42]。肌腱断裂是突然发生的,而且可能没有疼痛感。在严重畸形的患者中难以识别,须与掌指外侧脱位、桡神经麻痹、掌指关节处伸肌腱半脱位相鉴别。在腕背侧,舟骨被侵蚀的尖锐突起可以导致拇长屈肌腱(flexor pollicis longus, FPL)自然断裂,称为 Mannerfelt 病变(图 19.12)[43]。腕管内的滑膜和腱鞘炎增生使腕管内空间狭小导致腕管综合征(图 19.13)。

手指和拇指病变

RA 主要累及手指掌指和近指间关节,但远指间关节较少受累。软骨退变后关节间隙变窄。滑膜翳累及关节边缘造成骨侵蚀。早期关节囊和侧副韧带松弛,随后滑膜翳侵蚀致关节不稳定和畸形。

掌指关节不稳定最典型的表现是向掌侧半脱位和尺侧偏斜,原因比较复杂[44,45]。掌指关节滑膜炎首先破坏桡背侧关节囊,造成手指尺偏(图 19.14)和掌侧半脱位(图 19.15)[46,47]。腕关节向桡侧偏斜导致伸肌腱向掌指关节尺侧移位,进一步加重掌指关节尺偏(图 19.16)[48]。此外,对指和捏产生手指尺偏的应力,可将掌指桡背侧关节囊和桡侧副韧带拉松,示中指最为明显[49]。最后,随着滑膜翳侵蚀加重,伸肌腱向尺滑脱、滑落到掌骨头之间,进一步加重掌指的尺偏应力,同时减弱了掌指关节伸直能力(图 19.17)[35,50]。

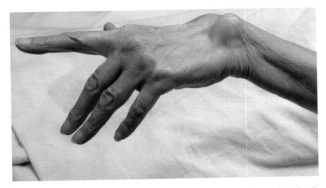

图 19.11　Vaughan-Jackson 综合征患者,显示与尺骨头相关的伸肌腱断裂

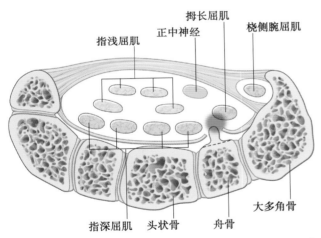

图 19.12　腕部桡侧的轴向横切面,显示了 Mannerfelt 病变。注意拇长展肌腱与受侵袭而边尖锐的舟骨掌侧相邻

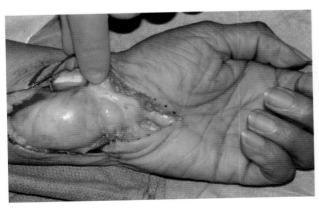

图 19.13　大的屈肌腱侵袭性滑膜炎

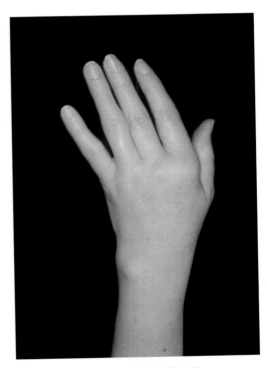

图 19.14　掌指关节尺偏

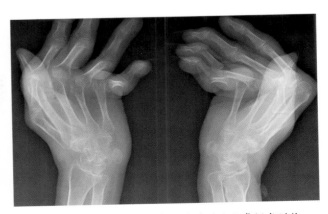

图 19.15　双手正位片,掌指关节屈曲及掌侧半脱位

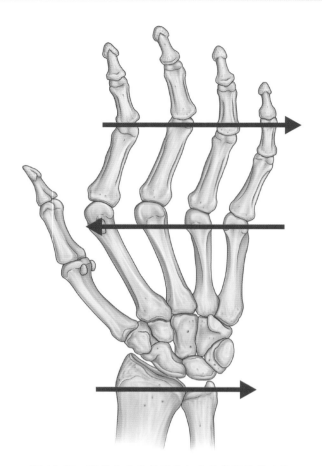

图 19.16　腕桡偏及尺侧脱位加重了掌指关节尺偏

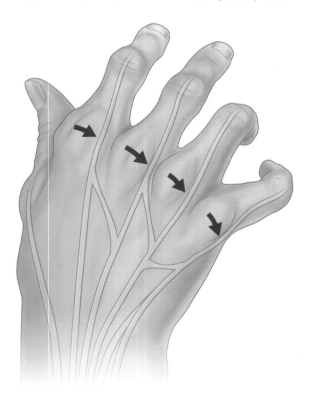

图 19.17　伸肌腱尺掌侧半脱位值至掌骨头间隙,使掌指关节伸直受限,进一步加重了尺偏

手指可出现鹅颈畸形(图 19.18)或钮孔畸形(图 19.19),两者可同时发生,但鹅颈畸形更为常见。鹅颈畸形的病理改变基础是掌指、近指间或远指间关节受累(图 19.20)。伸肌腱侧腱束止点受侵蚀断裂后,临床表现为槌状指,伸肌装置力量失衡,导致伸近指间关节力量增强。掌指关节的病变(屈曲畸形)也可以引起鹅颈畸形。屈曲掌指关节会增加伸肌装置拉力,长期处于这种体位,手内在肌会挛缩,因此伸掌指关节时可引起近指间关节过伸,侧腱束也会向背

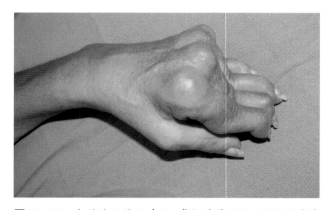

图 19.18　典型的天鹅颈畸形,掌指关节屈曲,近指间关节过伸,远指间关节屈曲

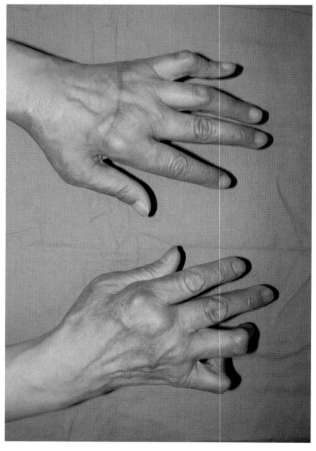

图 19.19　右环、小指及左小指纽扣花样畸形,左环指早期纽扣畸形

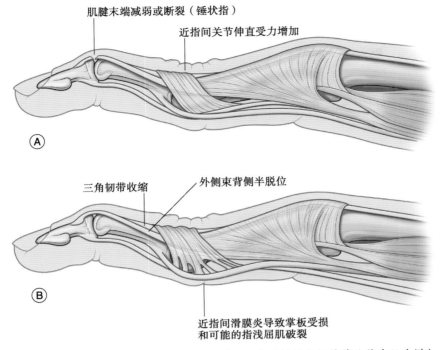

肌腱末端减弱或断裂（锤状指）

近指间关节伸直受力增加

Ⓐ

三角韧带收缩

外侧束背侧半脱位

Ⓑ

近指间滑膜炎导致掌板受损
和可能的指浅屈肌破裂

图 19.20 （A）天鹅颈畸形源于锤状指，随之而来的是近指间关节处伸直肌力增加。
（B）近指间关节天鹅颈畸形，掌板破裂、可能的指浅屈肌破裂，以及随之而来的外侧
束背侧半脱位

侧移位，产生鹅颈畸形。鹅颈畸形也由近指间关节病变引起，滑膜翳侵蚀掌板和关节囊导致近指间关节过伸。指浅屈肌腱断裂后，曲近指间关节力量下降，之后侧腱束向背侧滑脱，限制近指间关节屈曲，与此同时远指间关节因近指间关节过伸而屈曲，因为此时指深屈肌腱（flexor digitorum profundus, FDP）被拉紧。鹅颈畸形对手指功能影响最大的是曲近指间关节障碍，因而无法完成捏和握的功能。

钮孔畸形对手功能（如捏和握）影响程度通常比鹅颈畸形小。不同的是，钮孔畸形通常由近指间关节病变引起（图19.21），早期表现为中节指骨基底背侧伸肌腱中央腱止点松弛、侵蚀和断裂，背侧关节囊及周围韧带松弛，侧腱束向关节掌侧半脱位，转为曲近指间关节的作用。侧腱束向前半脱

位增加了伸远指间关节的力量，继发产生远指间关节过伸。

屈肌腱鞘内也可以发生滑膜炎，导致腱鞘炎和屈肌腱断裂。RA 患者的腱鞘炎与非风湿性腱鞘炎在病理机制上有所不同。前者继发于滑膜炎和屈肌腱上的小类风湿结节[51]。滑膜炎和类风湿结节的位置决定了类风湿性腱鞘炎的临床表现。类风湿结节位于 A1 滑车近侧，临床表现与典型的非风湿性腱鞘炎相似：肌腱嵌顿在屈曲位，伸直时出现弹响。类风湿结节位于 A2 滑车远侧，表现为：屈肌腱嵌顿在伸直位，屈曲时出现弹响。弥漫性腱周滑膜炎或多发性结节可引起手指肿胀，屈伸功能丧失[52,53]。

类风湿性拇指畸形可分为 5 类：Ⅰ型为钮孔畸形，最常见，表现为掌指关节屈曲、指间关节过伸，掌骨桡侧外展（图

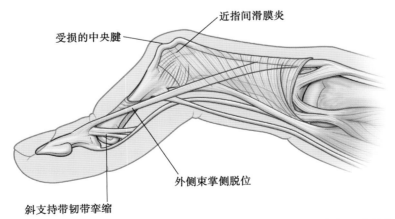

受损的中央腱

近指间滑膜炎

斜支持带韧带挛缩

外侧束掌侧脱位

图 19.21 纽扣花样畸形继发于近指间滑膜炎，引起中央腱受损及外侧束掌侧半脱位

19.22）。机制为掌指关节的滑膜翳侵蚀背侧关节囊和拇短伸肌腱（extensor pollicis brevis，EPB）止点，造成肌腱松弛或断裂，拇长伸肌腱（extensor pollicis longus，EPL）向尺掌滑脱。由于丧失了背侧关节囊和拇短伸肌的伸直作用，掌指发生屈曲，并向掌侧半脱位。指间关节过伸是继发性的，这在拇长屈肌断裂患者中表现更为明显。Ⅲ型为鹅颈畸形，是第二常见的类型，表现为掌指关节过伸，指间关节屈曲，掌骨内收挛缩。发生机制为：病变累及腕掌关节，掌侧 beak 韧带松弛，腕掌关节半脱位或脱位，与非风湿性腕掌关节炎一样，掌骨出现内收畸形。为了代偿掌骨内收，掌指关节继发性过伸。掌指掌板受滑膜翳侵蚀而松弛时，这种畸形更加明显。

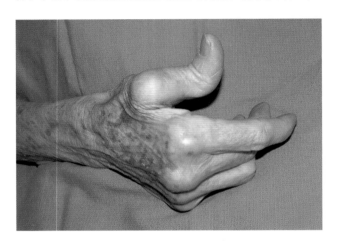

图 19.22　*拇指纽扣样畸形*

Ⅱ、Ⅳ、Ⅴ型较少见。Ⅱ型表现为掌指屈曲、指间关节过伸，与Ⅰ型所不同的是，腕掌关节出现脱位或半脱位。Ⅳ型为猎人拇指，尺侧副韧带受滑膜翳侵蚀破坏所致。Ⅴ型为掌指过伸、指间关节代偿性屈曲，与鹅颈畸形（Ⅲ型）相似，只是无掌骨内收挛缩。

患者选择

围手术期注意事项

很多因素可能会影响手术，因此要做好术前评估。气道准备可能有困难，例如颞下颌关节炎会影响气管插管，环杓关节炎或其他炎症可造成声门狭窄可进一步增插管难度[54]。另外，寰枢椎不稳定在 RA 患者中也比较常见。此类患者可能会在插管过程中因颈部屈曲造成颈髓损伤甚至死亡。因此所有类风湿患者术前均需行颈椎屈伸位平片检查。若证实寰枢椎不稳，建议在围颈的保护下行支气管镜插管术[55]。

RA 患者的心功能也可能受到影响，如继发性心包积液、缩窄性心包炎或心电传导阻滞。RA 患者的冠脉疾病危险也会增加。肺部可能出现类风湿结节、胸腔积液或肺间质性疾病。病程长的患者还有可能出现 Felty 综合征，表现为脾大、中性粒细胞减少和血小板减少。鉴于以上种种原因，拟手术的 RA 患者均需进行详尽的术前麻醉评估，具体

包括心电图、代谢生化指标、血细胞计数和分类、胸片和颈椎平片检查。

手术目标

RA 患者手术的目标是缓解疼痛，改善功能，防止病情恶化和改善外观。一般而言，疼痛的缓解可以通过关节置换或关节置换术来实现。正因如此，疼痛是类风湿患者手术的主要指征。功能改善是手术的次要指征，重要的是，畸形并不等同于功能丧失。许多有严重畸形的患者并无疼痛及功能丧失，这部分患者可能不会从手术中受益。延缓疾病发展是手术的第三指征，但由于 DMARD 的广泛应用，这类手术逐渐减少。在一些情况下，仍需要手术阻止疾病进展，例如在背侧伸肌腱断裂的情况下通过切除远端尺骨的 Darrach 手术和背侧腱鞘切除术防止或推迟其他伸肌腱断裂。外观被认为是最后的优先事项。然而，外观的诉求不应该被忽视，这些问题对 RA 患者而言是很重要的。

手术顺序

一般而言，手术应该先解决肢体近侧问题，特别是当这些问题影响远端肢体的时候。例如，腕关节应该在手指手术之前实施，因为腕关节畸形会加重手指的畸形。但在实际工作中，常常会因患者的要求而发生改变。例如，一个手指严重鹅颈畸形的患者，伴无痛性腕关节尺侧半脱位，他可能就不愿意先行腕关节手术，而要求现行手指矫形手术。另一个需要考虑的问题就是手术对生活的影响。许多 RA 患者需扶拐行走，甚至需要坐轮椅，手术后可能在一段时间内影响他的生活自理能力。这也要在术前与患者讨论，以便做好手术准备。

治疗/手术技术

腕关节手术

腕关节滑膜切除／腕背腱周滑膜切除术

少数患者会有痛性腕关节滑膜炎或腕背腱周滑膜炎，最大剂量的药物治疗 6 个月仍无明显缓解。腕关节滑膜

切除或 / 和腕背腱周滑膜切除术可能会有效缓解他们的疼痛[56,57]，但能否有效延缓疾病进程还不是很清楚。

可选腕背侧正中纵行切口，伸肌支持带水平掀起皮肤，注意保护皮下桡神经、尺神经感觉支。探查可见在松弛的伸肌支持带下严重的滑膜炎（图 19.23）。于第 1 伸肌腱鞘桡侧切开伸肌支持带，留一部分以便缝合。向尺侧掀起伸肌支持带，显露伸肌腱，不要切开第 6 伸肌腱鞘。逐一切除伸肌腱周组织和滑膜，因伸肌支持带常常非常薄弱，需注意保护。可能部分病例中术前伸肌腱就已自发断裂，被一堆瘢痕或滑膜包裹，术前应该向患者交代可能需做肌腱移位手术（图 19.24）。切除滑膜后，可同时切除骨间后神经以缓解疼痛。骨间后神经在第 4 伸肌腱鞘底层，切除 2cm 后电烧灼近神经断端。

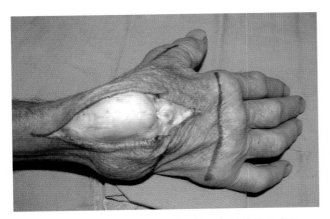

图 19.23　右腕伸肌腱腱鞘炎，伸肌支持带严重受损

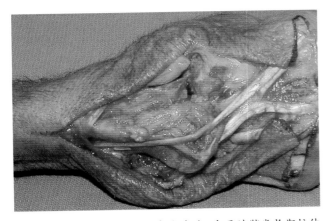

图 19.24　伸肌腱腱鞘炎被部分去除，由于腱鞘炎长期拉伸导致伸肌腱冗长

如伴有腕关节滑膜炎，需以保留韧带的方式切开关节囊。桡腕关节和腕中关节均可发现滑膜翳。屈曲并牵拉腕关节，咬骨钳清除桡腕关节和腕中关节所有滑膜。如有锐性骨突起，需咬除或刮匙刮除。如伴有下尺桡关节滑膜炎，需在第 5 伸肌腱鞘底层的下尺桡关节表面纵行切开关节囊，旋前位可更好地显露下尺桡关节。如需要进一步显露，可在 TFCC 近侧缘延长向尺侧切口。用咬骨钳咬除滑膜，将

锐性骨突处理平滑，防止肌腱断裂。术闭用 3-0 可吸收缝线关闭关节囊。

若缝合关节囊后仍有粗糙骨面外露，可将伸肌支持带横向劈开，形成两个蒂部位于尺侧的瓣，其中一个置于伸肌腱下方作为衬垫缝合，用于覆盖骨面。另一个在伸肌腱浅层缝合，将拇长伸肌置于皮下（图 19.25）。如果尺侧腕伸肌向掌侧半脱位，可用伸肌支持带维持其稳定，具体方法是：切除尺侧腕伸肌周围滑膜，将其回复到原来的位置（尺骨的背侧）后，将部分伸肌支持带从尺侧腕伸肌深层穿过，环绕肌腱后在第 5 伸肌腱鞘边缘自身缝合，这样就可以维持尺侧腕伸肌在腕关节背侧。

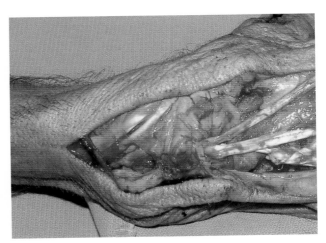

图 19.25　一个支持带（支持带的远端半部分）被放置在伸肌腱的深处，以保护它们免受粗糙的骨表面的影响。另一个（支持带的近端半部分）已缝合到伸肌肌腱的背侧，以防止弓弦样改变

> **临床提示**
>
> - 在一些病例中，伸肌支持带减弱，导致无法用于覆盖粗糙的表面。
> - 确保有可用的无细胞真皮基质（真皮移植）以覆盖表面

术后护理
腕关节制动 2～3 周，然后开始功能锻炼。如下尺桡关节进行了手术，需用前臂 U 形支具固定，以控制前臂旋转。如术前腕关节或下尺桡关节不稳定，固定时间更长。

结果、预后及并发症
腕关节或下尺桡关节滑膜切除术通常能很好地缓解疼痛，但滑膜炎很容易复发，尽管文献报道的复发率有所不同。腕关节滑膜切除术能否改变疾病的进程还不清楚，但腕背腱周滑膜切除术能有效预防或延缓伸肌腱断裂。

二期手术
如患者在腕关节滑膜切除术后出现滑膜炎复发并伴有疼痛，可行腕关节结合术。

提示与要点

- 术前进行至少 6 个月最大剂量药物治疗。如果无效，再考虑手术。
- 同时行骨间后神经切除术能更好地缓解疼痛。
- 术中需确定所有粗糙骨面都已处理，并获得良好的软组织覆盖。

尺骨远端切除术（Darrach 手术）

尺骨远端切除适用于治疗痛性下尺桡关节不稳、下尺桡关节破坏或尺骨头综合征合并伸肌腱断裂。临床上可行单纯尺骨远端切除术，也可同时行伸肌腱腱周滑膜切除术、伸肌腱修复术或转移术、腕关节结合术或置换术。

单独进行尺骨头切除应在尺骨头背侧行 3cm 左右的纵行切口（图 19.26）。若同时行伸肌腱滑膜切除术等手术，需提高皮瓣及组织瓣。在第一伸肌区外侧行纵向切口，在尺骨头的远端和 TFCC 的近端向尺侧延伸 90°。尽管 TFCC 常被破坏，术中应尽量保留。打开尺骨头处关节囊，用 15 号刀和 Freer 剥离尺骨头和颈部（图 19.27）。尺侧腕伸肌通常向外侧下移，在骨膜下剥离时同时脱离尺骨。使用 Hohmann 牵开器环形暴露尺骨的颈部和头部，应用矢状锯重建尺骨头。在桡骨乙状切口近端边缘的水平上行尺骨横向截骨，去除软组织附着物，并切除尺骨头（图 19.28）。而后用矢状锯对尺骨残端背侧边缘进行斜切，并将其磨平以防止肌腱磨损和断裂，并用滑膜剥离器清除剩余的滑膜。

稳定尺骨残端，重建尺骨和腕骨之间的正常关系。自尺骨掌尺侧骨膜下剥离旋前方肌，保留其与桡骨的连接。保留骨膜与旋前方肌的连接很重要，通过骨间隙输送，并在尺骨残端背侧覆盖，尺骨掌侧将被缩短。在保持尺骨残端缩小的同时，将旋前方肌和骨膜牢固地缝合到尺骨残端背侧，必要时可使用骨锚（图 19.29）。在这个位置上，旋前方肌作为缓冲器防止桡骨和尺骨之间的撞击。也有助于防止尺骨背侧脱位。

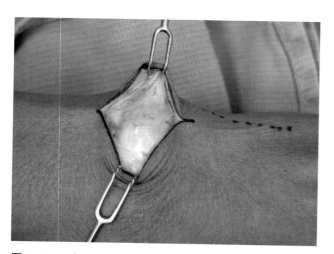

图 19.26　直接在尺骨头上切开的 V 形切口，拉开皮肤，暴露伸肌支持带

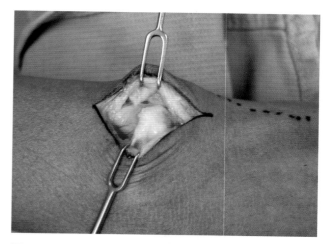

图 19.27　在背侧第五间室处的切口可直接暴露 DRUJ 和尺骨头

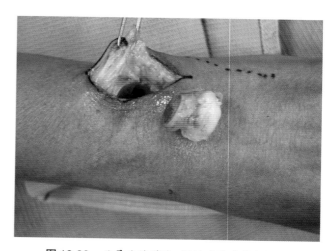

图 19.28　尺骨头被移除，远端残端向背侧倾斜

另一种方法是切断尺侧腕伸肌远端，不可吸收线缝合至下尺桡关节囊和骨膜，并与尺骨的外侧缝合。然后将尺侧腕伸肌穿过尺骨头处关节囊，缝合至桡骨尺背侧。有助于稳定尺骨残端，减少腕关节外旋（图 19.30）。图 19.31 展示了术前和术后的 X 片。

术后护理

U 形支具固定前臂旋后位 2～3 周后，进行腕关节屈伸和前臂旋转功能锻炼。如有肌腱转移，制动时间为 4 周。

结果、预后及并发症

尺骨远端切除术后伸肌腱可能会因截骨端背侧锐利边缘磨损而发生断裂。因此，需将截骨残端修整成斜坡并打磨光滑，并采用软组织稳定手术以减小尺骨残端向背侧半脱位的趋势。另一可能并发症是尺桡骨撞击痛，常见于应力状态下。同样，如上述稳定手术及衬垫好尺骨残端可最大限度减少该并发症。

二期手术

持续的痛性不稳或桡尺骨撞击可以采用上述尺侧腕伸肌腱条的方法进行软组织稳定手术。此外，尺骨头假体成型也是治疗 Darrach 手术后桡尺骨撞击的一种方法。

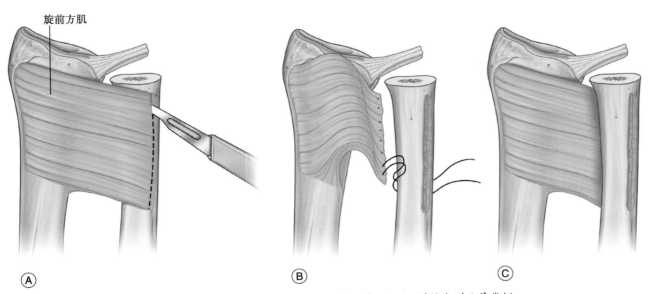

图 19.29　旋前方肌从尺骨掌侧游离，穿过骨间间隙，并缝合到尺骨背侧

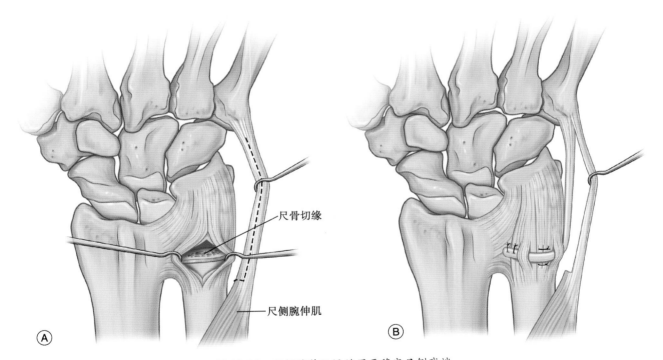

图 19.30　尺侧腕伸肌远端用于稳定尺侧残端

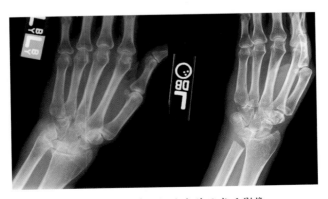

图 19.31　尺骨头切除术前及术后影像

提示与要点

- 横行截骨之后,将残端背侧做成斜坡、打磨光滑,防止肌腱磨损断裂。
- 如尺骨远端可能导致伸肌腱断裂,应该在肌腱移位的同时切除尺骨远端。
- 应稳定尺骨远端以减少尺骨向背侧半脱位、桡尺骨撞击和腕关节半脱位。

部分腕关节结合术(桡舟月结合)

部分 RA 患者桡腕关节炎非常严重,但腕中关节相对良好(图 19.32)。这些患者可因桡腕关节炎出现难治性疼痛,可行桡舟月关节结合术。术前应该告知患者,术后腕关节屈伸活动范围可能要降低 60% 左右,具体因人而异。也应该征求患者的同意,如术中发现腕中关节也有严重的关节炎,则需行全腕关节结合术。

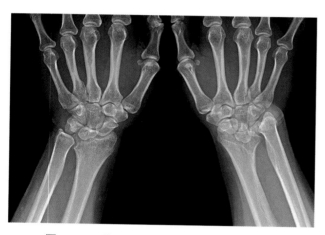

图 19.32　桡腕关节严重受累,中腕关节脱出

皮肤及伸肌支持带入路如前所述,必要时可行伸肌腱腱周滑膜切除、骨间后神经切除术。将关节囊 H 形切开,显露桡腕关节和腕中关节,切除桡腕关节和腕中关节滑膜。根据腕中关节的具体情况,决定行桡腕关节结合还是全腕关节结合术。如桡舟关节完好,可行单纯桡月关节结合术,但实际上大多数情况下整个桡腕关节都是有破坏的。屈曲并牵拉腕关节,咬骨钳清除桡骨远端和舟月骨近端关节软骨和软骨下骨,直到露出新鲜的松质骨。注意保留桡腕关节曲面弧度,保证他们之间有充分的骨接触。将月骨置于中立位,如存在舟月分离或腕骨向尺侧移位,应予以纠正。术中可用直径 1.5mm 的克氏针作为操纵杆协助复位,并临时固定,小型 C 臂透视确认腕骨排列良好。摆锯在舟骨远极横向截骨,并用咬骨钳一点点咬除舟骨远极,以改善腕中关节活动。

取自体松质骨植入到关节结合部位。供区一般为髂骨,或切除的舟骨远极或尺骨远端。不要从桡骨远端取骨,因为这样可能会降低桡舟月之间的固定。从桡骨远端背侧

向掌远侧钻入无头加压螺钉,固定舟骨和月骨。一般需 3～4 枚螺钉,2 枚螺钉固定桡舟关节,1～2 枚螺钉固定桡月关节(图 19.33)。通常需先拔除临时固定的克氏针再拧入螺钉,以获得良好的加压效果。此外,如需两枚螺钉固定,为了获得良好的加压效果,建议同时拧入这两枚螺钉。C 臂透视确定腕骨排列关系及螺钉位置,直至满意为止。检查腕中关节,确认没有螺钉穿透。必要时可辅助克氏针固定。有时 RA 患者骨的质量很差,难以螺钉加压固定,也可用克氏针内固定(图 19.34),其他固定方式还有骑缝钉或 T 型钢板。最后缝合关节囊和伸肌支持带,并将拇长伸肌浅置。

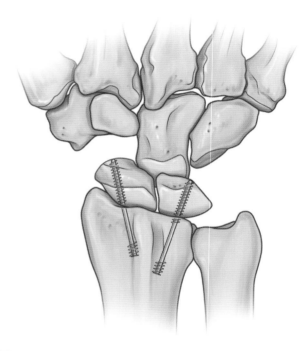

图 19.33　使用螺钉进行桡腕关节融合术,切除舟骨远端以保证腕关节中部运动,可选择性切除三角骨

术后护理

腕关节制动直至骨性愈合。然后开始主动和被动功能锻炼及力量训练。

全腕关节结合术

全腕关节结合术可有效治疗腕关节不稳定和疼痛,但术后腕关节活动完全丧失,严重影响功能,尤其是侧腕关节已经僵硬时。因此,该法只适用于经过最大剂量药物治疗、糖皮质激素注射、腕关节支具固定,难治性疼痛仍无缓解伴腕关节不稳和腕骨脱位者。

如患者骨质质量良好,可采用背侧腕关节结合钢板固定(图 19.35、图 19.36)。如骨质质量差,最好用斯氏针内固定[58,59],显露方式与桡舟月结合入路相同,必要时可同时行 Darrach 手术。显露桡腕关节和腕中关节,屈曲并牵引腕关节,用咬骨钳清理滑膜,显露关节面,咬除关节软骨和软骨下骨,直到良好的松质骨(图 19.37)。细斯氏针在桡骨上预先钻出针道,为最终的内固定做准备。需谨慎选择桡骨入

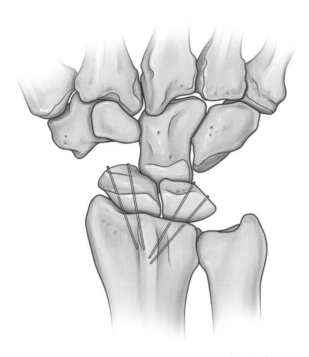

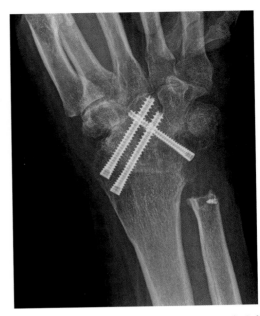

图 19.36　无头加压螺钉腕关节融合，仅用于骨量良好的患者

图 19.34　使用克氏针进行桡腕关节融合术

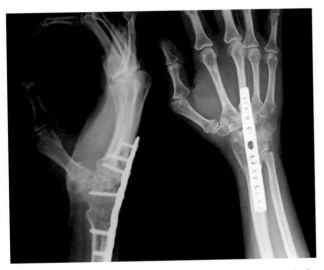

图 19.35　钢板螺钉桡腕关节融合，仅用于骨量良好的患者

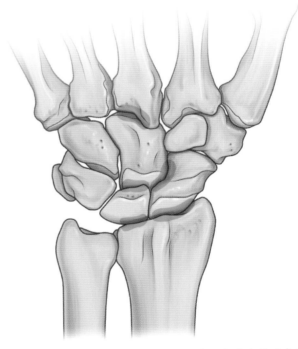

图 19.37　阴影区域表示完整的腕关节融合术中需准备的关节

针点，以便斯氏针能直接打入髓腔而没有弯曲成角。恰当的入针点一般位于桡骨关节面的背侧，靠近舟骨窝和月骨窝之间，透视确认斯氏针位置。取出细斯氏针，更换适合桡骨髓腔的最大号斯氏针，钻入髓腔及腕骨，从 2、3 掌骨掌指关节之间穿出皮肤。调整桡骨和腕骨的关系，再将斯氏针逆向打入桡骨的髓腔（图 19.38）。在皮肤外剪断斯氏针，向近端敲入 2~3cm，埋入皮肤。必要时可增克氏针的数量进行固定。在桡腕关节和腕中关节植入松质骨。3-0 可吸收缝线关闭关节囊，按前面所描述的方法缝合伸肌支持带和皮肤。腕关节制动直至骨性愈合。

　　也可用两根较细的斯氏针进行关节结合。技巧与上述方法类似，一条斯氏针穿过第二掌骨间间隙，另 1 条穿

过第三掌骨间隙。同时可另加一斜行克氏针增加固定强度。针尾剪断埋入皮内，骨性愈合之后再拔除（图 19.39、图 19.40）如将来需行掌指关节置换，则无需保留掌骨头关节面，此时可将 1 条斯氏针穿过第三掌骨髓腔，从掌骨头穿出，复位后再向近端打入桡骨髓腔。如果选择穿过第三掌骨髓腔的方法穿入斯氏针，应将其向近端敲入，为将来掌指关节置换保留足够的空间（图 19.41、图 19.42）。如患者骨

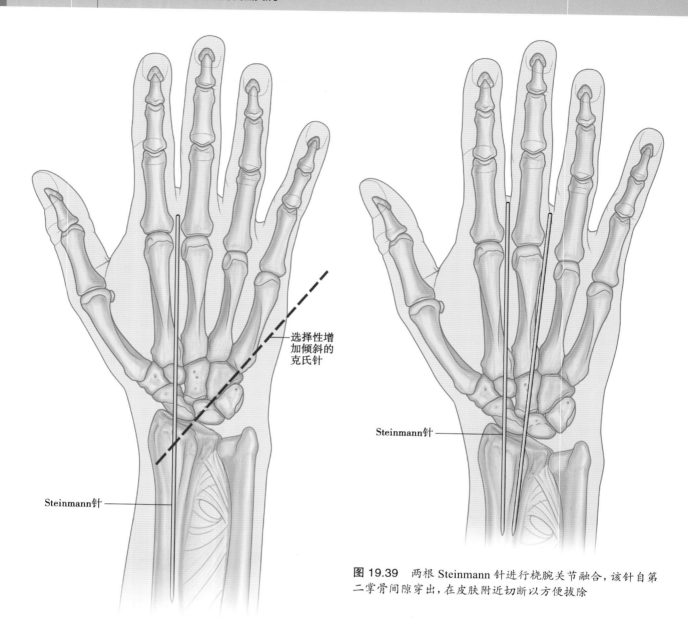

选择性增加倾斜的克氏针

Steinmann针

Steinmann针

图 19.39　两根 Steinmann 针进行桡腕关节融合,该针自第二掌骨间隙穿出,在皮肤附近切断以方便拔除

图 19.38　单根 Steinmann 针进行桡腕关节融合,该针自第二掌骨间隙穿出。可选择性增加倾斜的克氏针

质量很好,也可选择背侧的腕关节结合钢板。这种钢板可以跨腕关节加压,且固定效果良好。

术后护理

腕关节制动,直至骨性愈合。

结果、预后及并发症

如果将手术指针把握好,部分或全腕关节结合都可很好地缓解 RA 患者关节疼痛问题。尽管该术式比全腕关节置换术并发症少,但仍有可能出现一些小的并发症,如皮肤延迟愈合、内固定突起、肌腱激惹、神经麻痹及针道关系并发症等。其他较严重的并发症还有切口感染、内固定失效和骨不连。深层感染需将内固定取出,多次清创和静脉使用抗生素。骨不连者则可表现为有症状,也有时是无症状的。

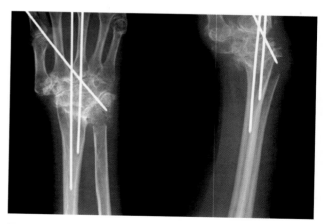

图 19.40　两根纵行 Steinmann 针及一根斜行针进行桡腕关节融合,增加了稳定性

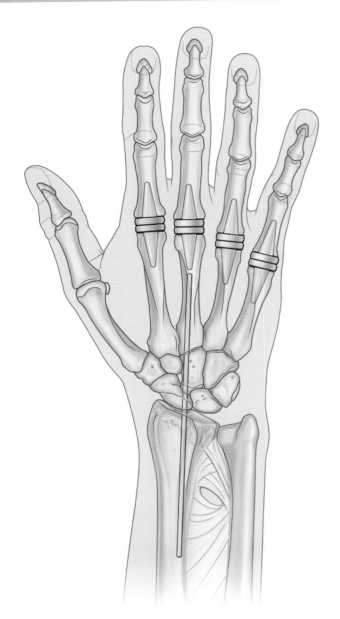

图 19.41　一根第三掌骨髓内 Steinmann 针进行桡腕关节融合，长度不应超过掌指关节

二期手术

对于突起皮肤的内固定物，除非患者强烈要求，一般应该在骨愈合后 1 年再取出。内固定取出后，应使用支具或石膏保护至少 6 周。

提示与要点

- 切除全部软骨和软骨下骨，显露良好的松质骨，这是骨性愈合的关键。
- 只有在患者骨质质量很好时，才适合加压螺钉或钢板固定，否则应该采用克氏针或斯氏针固定。
- 仅靠平片很难判断骨愈合情况，可行 CT 扫描协助判断。

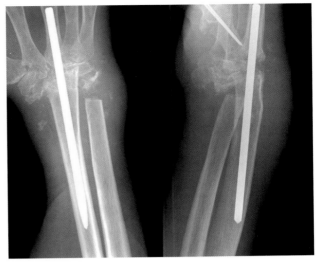

图 19.42　前后位及侧位腕关节影像，单根针腕关节融合术后。针应充满腕关节髓腔

全腕关节置换术

全腕关节置换术可有效缓解类风湿性腕关节炎患者的疼痛。然而腕关节置换术仍有很高的并发症发生率。为尽量减少松动、移位和脱位等并发症，手腕关节置换术只应在对手腕功能要求不高患者开展。此外，由于需置入固定物，应选择手腕骨量良好的患者。患者必须有正常的腕关节外展和背伸功能，才能从腕关节置换术中获益。术前应与患者充分交代感染、松动、移位和脱位等并发症，并强调术后康复和长期制动的重要性。世界上有许多不同的假体设计。最常用的假体包括钴铬金属部件，通常在柄部喷钛等离子体并在金属衔接处使用超高分子量聚乙烯。由于腕部假体在不断地进步，手术技术的细节也随之变化，应遵循假体制造商的具体建议。手术的一般步骤描述如下：

按前面叙述的手术入路切开关节囊（图 19.43）。切取远端蒂的关节囊瓣，桡骨上保留部分关节囊袖以便缝合（图 19.44）。切除桡腕关节和腕中关节滑膜，腕骨横行截骨，切除 2mm 头骨头、钩骨近极、舟骨近侧半、全部三角骨和月骨。屈曲腕关节，导向器和锯处理桡骨关节面（图 19.45）。

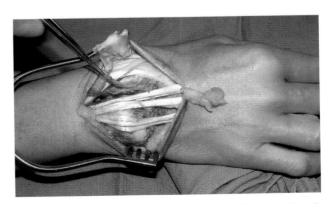

图 19.43　滑膜切除术中，桡侧伸肌支持带拉开，显露伸肌腱

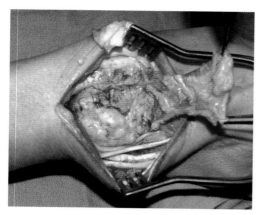

图 19.44 腕关节囊切开，为 U 形切口，向远端拉开以充分暴露

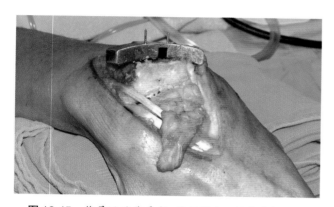

图 19.45 桡骨远端截骨术，导锯器由 2 根克氏针固定

沿桡骨长轴向髓腔钻入导针，入针点在桡骨背侧缘靠掌侧 2～3mm，接近窝间脊的部位。扩髓需与髓腔长轴一致，敲入桡骨试模。如果试模不合适，则继续扩髓、打磨。满意后取出试模，处理腕骨，不同的假体有不同的要求。腕骨处理完毕后，插入桡骨和腕骨试模，复位腕关节，检查关节对合及关节活动情况。取出试模，冲洗伤口并铺巾。先置入桡骨假体，然后置入腕骨假体，复位关节（图 19.46），透视检查假体位置和力线情况（图 19.47）。因生产商不同，部分假体需要拧入螺钉。检查腕关节固定和活动度并拍片。松开止血带止血，缝合伸肌支持带，并将拇长伸肌浅置。

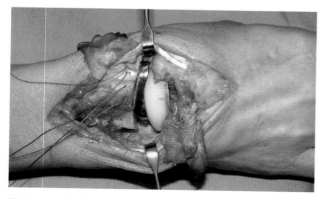

图 19.46 桡骨及腕关节组件已就位，关节紧缩，假体的最终位置

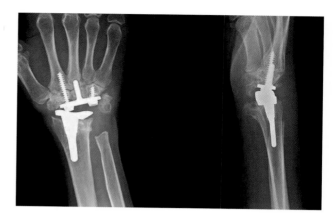

图 19.47 前后位及侧位腕关节影像，假体位置及排列良好

术后护理

腕关节背伸 35° 支具固定 2 周后，在康复师指导下进行被动关节活动，并采用可卸式支具继续保护 6～8 周。术后 4～6 周开始提 28 磅（约 12.7kg）物体的肌力练习，但还是要避免体育运动和其他重体力活动。此外，在牙科、泌尿科和胃肠手术前需要预防性使用抗生素。

结果、预后及并发症

全腕关节置换可以有效缓解腕关节疼痛。但若腕关节承受过大活动量时，可能出现不少较多并发症，如假体不稳定或脱位、移位、感染、骨折、力线不良和持续性疼痛。

二期手术

尽管可行腕关节假体返修手术，但若全腕关节置换术失败，最有效的治疗还是全腕关节结合。但由于全腕关节置术后瘢痕形成、骨量丢失，因而假体失效后的全腕关节结合比较麻烦，例如固定困难和延迟愈合等。

提示与要点

- 全腕关节置换术是一种"高风险高回报"的手术。但若术后过度使用，并发症发生率高。
- 患者必须清楚术后需终生限制性使用患肢。
- 患者术后行牙、泌尿系、胃肠手术及其他侵入性操作时，需要预防性使用抗生素。

手和手指的手术

掌指滑膜切除和软组织重建

因掌指关节滑膜炎和畸形容易复发，故掌指关节滑膜切除、软组织重建手术的疗效较短。只有当患者接受至少 6 个月的最大剂量药物治疗仍无明显效果，而 X 线片未见关节破坏，手功能虽严重影响，但预计畸形能够矫正时，才考虑行掌指关节滑膜切除、软组织重建术。若患者有严重的滑膜炎和畸形，但手功能良好，则不应该施行该手术。

于掌指关节背侧作弧形纵向切口，显露伸肌装置，纵向分离软组织，保护指背静脉和神经。伸肌腱常向尺侧半脱位，桡侧韧带薄弱或已被破坏。紧邻伸肌腱，将尺侧韧带纵向切开，15 号刀片将伸肌腱从关节囊深层分离出来。关节囊通常都很薄，将其切开显露掌指关节。咬骨钳或刮匙清除滑膜翳（若合并痛性近指间关节滑膜炎，且药物治疗无效，可同时行滑膜切除术，见图 19.48、图 19.49）。

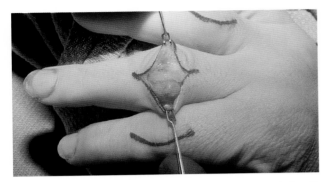

图 19.48　近指间关节背侧弧形切口，拉开皮肤，滑膜血管翳自中央腱突出

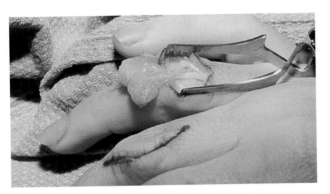

图 19.49　自近侧向远端切除滑膜血管翳

　　检查手的内在张力：屈伸掌指关节，可见近指间关节被动屈伸。若过伸掌指关节，近指间关节屈曲阻力增大，提示手内张力过大。此外，还需检查手指尺侧内在张力：对比掌指关节尺偏和桡偏时近指间关节的尺侧内在张力。若张力过大，应松解尺侧结构，或行相邻掌骨肌腱交叉转移术。

　　剪刀锐性分离侧腱束，于尺侧侧腱束远端切断，近端游离到肌肉-肌腱移行处。将尺侧侧腱束近断端转移，在手指中立位时通过 Pulvertaft 法缝合在邻指的桡侧侧腱束上（图19.50）。对小指而言，小刀行小指展肌肌腹-肌腱连接处松解术，将伸肌腱向桡侧复位到掌指关节背侧中央，并叠瓦状紧缩缝合桡侧侧腱束。被动活动掌指关节，若伸肌装置有再脱位趋势，或发现桡侧侧腱束固定不牢固，则应将伸肌腱缝合到近节指骨基底深层关节囊上。

术后护理

　　将掌指关节于伸直、中立位支具固定。疼痛和肿胀减轻时，开始佩戴动力性掌指关节支具 6~8 周，练习关节主动活动。夜间则佩戴静态支具，维持掌指关节于伸直位，佩戴时间可据具体情况而定。

结果、预后及并发症

　　长期随访发现滑膜炎和畸形的复发较常见。图 19.51 显示术前和行掌指关节滑膜切除和肌腱转移术后 1 年半情况。

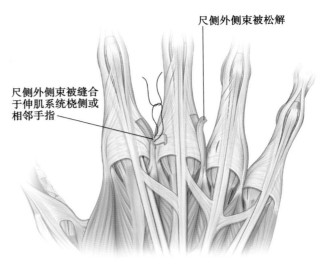

图 19.50　示、中、环指尺侧外侧束被转移至相邻指（中、环、小指）桡侧，小指外展肌被分开

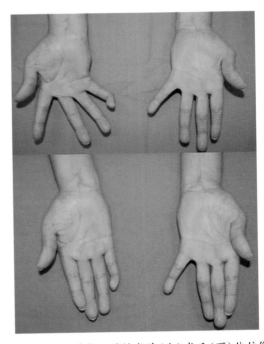

图 19.51　双手交叉移植术前（上）术后（下）体位像

二期手术

　　滑膜炎和畸形复发引起的关节疼痛和手功能障碍可行关节置换术。

掌指关节置换（硅胶假体）

　　掌指关节置换的手术指征为疼痛或旋后功能丧失（视频 19.2）。对有手部功能较好且没有疼痛的患者，无论畸形程度如何，都不应做关节成形术。一些情况下，PyroCarbon 假体或表面置换关节置换术（surface replacement arthroplasty，SRA）假体可用于类风湿患者（图 19.52、图 19.53）。然而，由于 RA 患者的软组织松弛且关节不稳定，硅胶关节更为常见（图 19.54）。硅胶关节可充当间隔，从而提供一定程度的

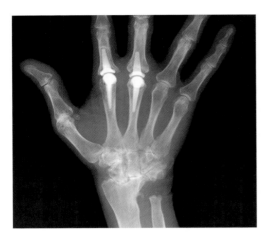

图 19.52　示、中指人工关节置换，PyroCarbon 假体仅用于软组织无功能障碍的患者

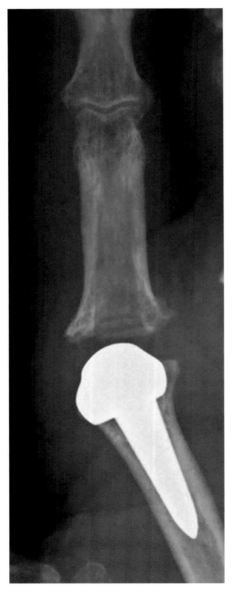

图 19.53　关节面假体进行掌指关节成形术，近端为钴铬合金，远端为超高分子量聚乙烯（UHMWPE）

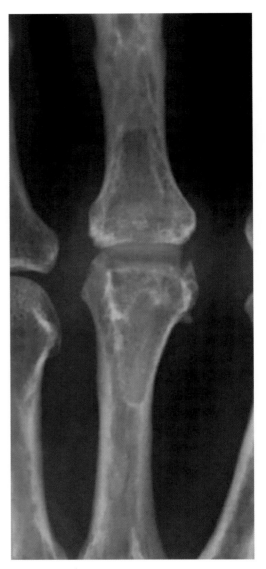

图 19.54　带硅胶假体的掌指关节成形术。假体不显影，但是掌骨和近节指骨之间被假体占据。X 线片上可以看到两骨间的假体间隙

稳定性。市面上有许多硅胶掌指关节。虽然在设计上有一些微小的差异，但手术技术是相似的。

提示与要点

● 在进行掌指关节置换术时，如果近端指骨的背侧基部遭到侵蚀而无法支持假体，应进行掌板成形术。该术式提供关节间的软组织，并帮助悬吊近端指骨以防脱位。

　　于掌指关节背侧做横向切口。如只有一个关节行置换术，可取关节背侧纵切口显露伸肌装置。先行示指关节置换，再向尺侧逐一完成。于关节囊浅层掀起伸肌装置，将肌腱向桡侧牵拉。如尺侧软组织牵拉，按照前文所述方法处理。纵向切开关节囊，切除滑膜。在掌骨头部松解尺侧副

韧带，并尽可能保留桡侧副韧带。极度屈曲掌指关节，尖锥打开掌骨、指骨髓腔，透视确认力线合适（图 19.55）。入针点在关节面的背侧 1/3 位置，这样尖锥才能进入髓腔中央（图 19.56）。在侧副韧带附丽点远侧横行截掉掌骨头，伸直近节指骨，于近节指骨基底横向截骨，只切除关节软骨和软骨下骨（图 19.57）。开始时，截骨尽量少，如有需要，可再多截除些骨质。在掌骨和近节指骨逐步扩髓，直到可容纳假体（图 19.58）。选择合适的试模，使其与髓腔直径相匹配，并能完全覆盖外露的骨面。扩髓时应尽量矫正手指畸形。例如，示指假体入点应靠近近节指骨基底的尺背侧，并向指骨桡掌侧扩髓。这样，置入假体可使手指略微旋后，从而防止旋前畸形发生。小指的扩髓方式则刚好相反，需防止旋后畸形。扩髓完毕，用骨锉磨平可能与假体接触的骨面，置入试模并复位关节（图 19.59）。关节的横托应与截骨端相适应，使关节屈伸应没有骨性撞击。被动活动掌指关节，伸直位时若假体受到明显挤压，应再截取部分骨质。取出试模，大量盐水冲洗切口，更换无粉手套，置入硅胶假体。3-0 Ethibond 缝线叠瓦状缝合桡侧副韧带。如果术中松解了桡侧副韧带，应将其修复，或在假体置入前在骨质上钻孔，以便重建韧带附丽点。关闭关节囊，叠瓦状缝合桡侧韧带，并将伸肌腱向关节背侧中央复位固定。肌腱转移稳定关节按照前文所述方法实施。

值得注意的是，一些患有严重掌指疾病的患者不适合做置入式关节置换术。例如，长期的外侧掌指半脱位或脱位可导致近端指骨底部的侵蚀和重塑，无法容纳假体的关节柄。应行掌板插入成形术。即通过单独的掌侧切口将掌板自掌骨上剥离，同时保持与近端指骨基底的连接。掌骨头与置入式关节置换术一样通过背侧切口进行切除。缩小关节，将掌板近端固定于掌骨背侧皮质。掌板可充当间隔物的作用，同时悬吊近端指骨的基底，以防止复发性掌骨脱位。

术后护理

腕关节背伸 28° 支具固定，保持掌指关节伸直位，并轻度桡偏。不需固定指间关节。待局部水肿和疼痛缓解之后，可在康复师指导下进行主动活动。康复训练间期，需佩戴伸直位掌指支具，也可用伸直位动力掌指支具进行练习。有时需根据术前畸形程度和术后情况调节支具。支具佩戴一般需 6 周。

近指间关节置换

近指间关节置换能有效缓解疼痛、改善手指力线，并保留关节活动度。但近指间关节置换比掌指关节置换更容易出现不稳定，畸形矫正效果也更不可靠。近指间关节置换对疼痛明显而软组织条件较好者，手术疗效更明显。须指出的是，由于示指在捏持动作过程中需承受较大的尺偏应力，因而不宜施行行近指间关节置换术。

该手术与上述掌指关节置换术相似。自伸肌水平游离皮瓣。从近端指骨的中部到中央腱止点纵向分割中央腱，保留中央腱止点。屈曲关节，并横向切开关节囊。副韧带应尽可能保留。如为充分暴露关节切除副韧带，则应修复

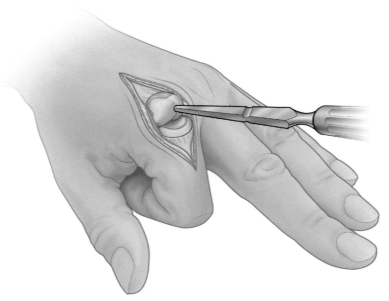

图 19.55　起始剥离器打开掌骨头和近节指骨基底的软骨下骨，以便进入髓管

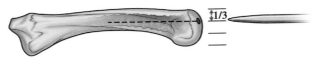

图 19.56　为了与髓管轴线保持一致，起始点应位于关节面中线和背侧 1/3 的交界处

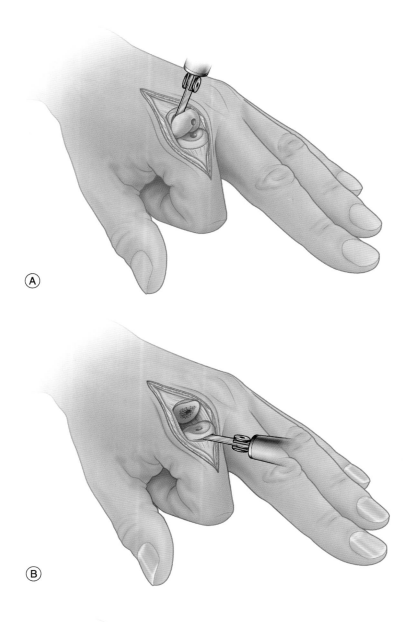

A

B

图 19.57　矢状锯用于掌骨头和近节指骨基底。截骨量应尽量小，必要时可逐步增加。应尽可能保留副韧带

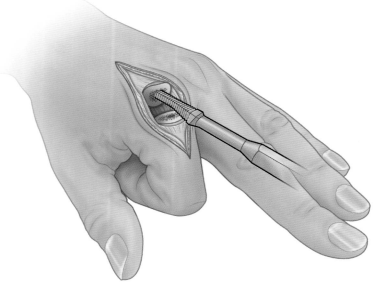

图 19.58　依次扩髓

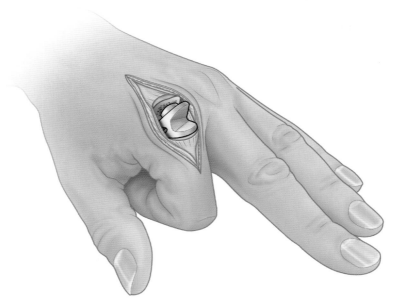

图 19.59　假体最终确认位置

副韧带。自近端指骨头，副韧带止点远端横向截骨。中节指骨基底不需截骨，但应切除骨质增生并磨平关节表面。开始时，截骨尽量少，如有需要，可再多截除些骨质。用剥离器锯打开髓腔，软镜确定其处于正确排列。使用骨凿依次对近、中节指骨扩髓。选择适当的假体尺寸，放入试模，紧缩关节，并检查是否有不稳定或撞击。如有需要，可以进一步切除骨质，并重新拉拢。移除试模，磨平骨的边缘。冲洗，更换手套，移入关节假体。如有需要，用 Kirschner 线将中央腱束和副韧带固定于骨质，这一步应在置入最终的假体前完成。用可吸收的缝合线接近分裂的中央滑膜，然后缝合皮肤。

术后处理

待水肿和疼痛缓解后开始功能锻炼。根据术前畸形程度和术后情况调整支具，佩戴时间一般为 6 周。

结果、预后及并发症

尽管文献报道的结果差别很大，但很多研究表明掌指硅胶假体可以有效缓解疼痛，矫正尺偏畸形，改善掌指关节活动和外观，其寿命可达数年。近指间关节置换一般都能缓解关节疼痛，但纠正畸形和改善关节活动方面效果稍差。潜在并发症包括畸形复发、伸直受限、屈曲度降低、假体断裂或脱位、硅胶性滑膜炎或感染。畸形复发一般由软组织改变、假体断裂或假体置入位置不良引起。

二期手术

如果假体置入失败，可行返修术，但只适用假体失效是由手术本身导致的。一般而言，肢体功能障碍加重是由肩肘腕关节病情进展所引起。此外，即使假体断裂，他仍能起到支撑作用，甚至不会出现关节功能的改变。因此，关节翻修术时，要注意纠正导致假体置入失败的因素，如软组织畸形和应力异常、锐利的骨缘或截骨不充分等。

掌指和近指间关节融合

尽管牺牲了关节活动度，但掌指或近指间关节融合能够有效治疗关节炎引起的难治性疼痛。关节融合术并发症比关节置换少很多，因而在某些情况下更易于推广。一般而言，示中指近指间关节更适合行关节融合，原因在于，在捏持动作中，这些关节需要承受较大的尺偏应力。

显露关节的方法与关节置换术相同。可切断侧副韧带以充分显露关节。屈曲关节，咬骨钳咬除关节软骨和软骨下骨，形成平坦的松质骨面。在所需要的角度固定时，需将两个松质骨面充分对合，确保没有尺偏或桡偏。于近节指骨背侧面顺行钻入 2 条平行克氏针，直径为 0.9 或 1.1mm，进针点距离结合端至少 1cm，直至钻入中节指骨的软骨下骨或骨皮质。选用直径 1.1mm 克氏针在中节指骨上横向钻孔，距结合端 1cm。选用 24 号钢丝穿过骨孔，绕向近节指骨，在结合部位交叉，盘绕克氏针行 8 字固定（图 19.60、图 19.61）。绕紧钢丝尾部直到结合骨端间加压。剪除多余的钢丝，向骨面折弯尾端。退出克氏针 2mm，折弯尾端并剪断，再敲入克氏针，以防克氏针尾部突出。修复伸肌装置，缝合皮肤（图 19.62）。

术后护理

立即开始轻度的手指主动活动，支具的作用仅为保持

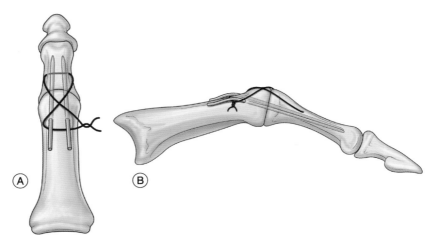

图 19.60   克氏针及不可吸收缝线用于维持近指间关节张力

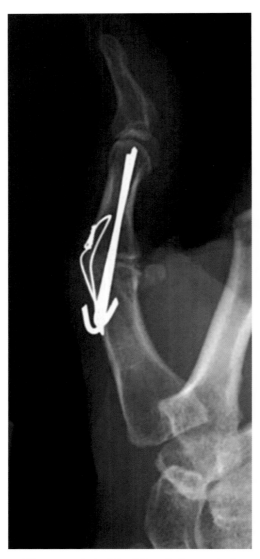

图 19.61   拇指掌指关节融合术后 X 线片

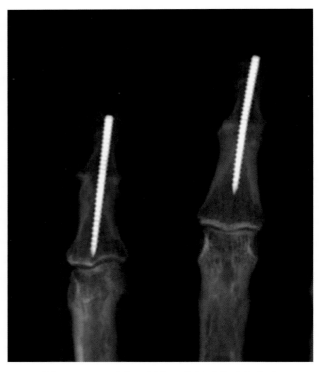

图 19.62   无头加压螺钉远指间关节融合术后

手部的舒适感。骨愈合后再开始体力活动。

结果、预后及并发症

掌指或近指间关节结合可有效缓解疼痛，但是以牺牲关节活动度为代价的。一般情况下，术前关节炎和疼痛严重的关节本身活动度就很差，因而关节结合术后手功能不但没有降低，反而会更好。尽管并发症发生率比关节置换要低，但也不少见，例如延迟愈合或不愈合、感染、皮瓣血供障碍，以及固定失效、突起和肌腱激惹等与内固定关系的其他并发症。

鹅颈畸形的矫正

鹅颈畸形可致手指无法屈曲，故其引起的功能障碍要比钮孔畸形更严重。据关节炎情况和关节受限的程度，可将鹅颈畸形分为 4 型。Ⅰ型，近指间关节可主动屈曲，没有内在肌挛缩，患手功能基本不受影响。Ⅱ型，内在肌出现挛缩。掌指关节出现尺偏和屈曲畸形，近指间关节可主动屈曲。但如果把掌指置于伸直位并纠正尺偏，尺侧侧腱束拉紧，曲近指间关节就变得很困难。Ⅲ型，内在肌挛缩更严重，无论掌指关节在什么位置上，近指间关节都无法主动屈曲。Ⅳ型，出现明显的关节炎改变。

Ⅰ型鹅颈畸形，佩戴银指环既可防止近指间关节过伸，又允许近指间关节屈曲。Ⅱ型，需要手术松解内在肌，并限制近指间关节伸直。采用近指间关节掌侧 Bruner 切口，显露屈肌腱鞘及尺侧侧腱束，如前文所述方法切断。在 A2 滑车中部做横行切口，靠近端切取指浅屈肌的一束（注意保护腱束止点），将其穿过 A2 滑车向远侧反折，最后通过屈肌腱鞘上的小窗在接近指浅屈肌止点的部位将其与自身缝合（图 19.63），从而控制近指间关节背伸不超过 28°～35°。如果掌指关节有半脱位或尺偏畸形，应该同时行掌指关节置换和软组织重建手术。必要时，远指间可行关节结合治疗。

Ⅲ型畸形，无论掌指位置如何，近指间关节均僵硬。肢体外展因外侧束固定而受限。背部皮肤挛缩使畸形更加复杂。首要目标为恢复近指间关节的被动活动。应用石膏或动态夹板恢复被动伸直，将Ⅲ型天鹅颈转为Ⅱ型天鹅颈，并进行治疗。非手术方法无效时，应通过手术恢复其被动活动。近指间关节处行纵向切口，向中节指骨背侧斜向延伸。剥离皮瓣。在中央腱的两侧分别行纵向切口，游离背侧移位的外侧腱（图 19.64）。被动屈曲关节，外侧腱应向掌侧滑动。如果关节不能屈曲，可能需要进行背侧关节囊切开术和侧副韧带切除术。将近指间关节固定于屈曲位。关闭近端皮肤，保留切口的斜向远端部并使其二期愈合（图19.65）。这样可以减轻背侧皮肤张力，防止皮肤坏死。

Ⅳ型鹅颈畸形，关节面破坏，应行关节结合术。环小指也可行近指间关节置换术，同时行指浅屈肌腱束悬吊术。

术后护理

手指肿胀消退后拔除克氏针，开始主、被动近指间关节活动，并佩戴背侧阻挡支具。伤口愈合、被动活动恢复以后，可以行指浅屈肌腱固定手术。如果掌指也有畸形，应该同时矫正。严重的远指间关节屈曲畸形可采用关节结合术治疗。

钮孔畸形的矫正

钮孔畸形相比鹅颈畸形，所造成的功能损失要小，但手术治疗钮孔畸形又有可能将钮孔畸形转化为鹅颈畸形。因此，只有严重影响手功能的中、重度钮孔畸形才需手术治疗。

Ⅰ期钮孔畸形最轻，近指间关节轻度欠伸，但可被动伸直，且掌指关节正常，几乎不影响功能。但如果远指间关节严重过伸，可采用伸肌腱切断术治疗[60]。于中节指骨背侧做纵形切口，显露伸肌装置。在中节指骨中段水平斜行切断伸肌装置，使远指间关节能够屈曲，注意不要损伤支持韧带（斜束）。若术后出现槌状指畸形，可用支具治疗，或进行远指间关节结合。术后即可活动，佩戴动力性近指间伸直支具 6 周。

Ⅱ期钮孔畸形近指间关节挛缩更严重，可达 30°～40°。掌指关节过伸，远指间关节过伸也更严重。如果近指间关节无法被动活动，术前应该先采用石膏治疗。石膏无法恢复被动活动，才考虑手术治疗。如果关节活动良好，钮孔畸形是有可能纠正的。在近指间关节背侧作纵行切口，向中节指骨延长切口。按照前文所述，切断伸肌侧腱束，使远指间关节可屈曲。近指间关节的手术目的是紧缩中央束，纠正侧腱束的掌侧滑脱。在中央束止点近侧 3mm 处横行切断，远侧保留一部分肌腱以便缝合。15 号刀片锐性分离中央束与滑脱的侧腱束。在手指的两侧，纵向切断侧腱束掌侧的横支持韧带，将侧腱束向背侧移位，伸直近指间关节。将中央束向远端牵拉，切除多余的中央束，一般为 5mm 长，将中央束与其止点的残端用不可吸收缝线缝合。将两侧腱束与中央腱水平褥式缝合（图 19.66）。肌腱重建术后，近指间应能够被动屈曲。

重度钮孔畸形中，近指间关节严重屈曲畸形，无法被动伸直，多数情况下伴近指间关节炎和关节面破坏。可考虑行近指间关节置换，同时行软组织重建手术。但这种情况下，行可能近指间关节结合术或许会更好。

术后护理

完全伸直近指间关节固定 4 周后，白天佩戴伸直位动力性支具活动手指，夜间佩戴掌侧伸直位静态支具 6 周。

结果、预后及并发症

鹅颈畸形和钮孔畸形矫正手术的结果很难预测，很大程度上取决于畸形的原始情况。最常见的并发症是关节僵硬、畸形复发和疼痛。需强调的是，钮孔畸形对功能的影响比鹅颈畸形小，注意不要过度矫正，避免将钮孔畸形转化成鹅颈畸形。

> **提示与要点**
> - 鹅颈畸形相比钮孔畸形对手部功能的影响更明显。
> - 不要过度矫正，避免将钮孔畸形转化为鹅颈畸形。

拇指畸形的矫正

纽扣样畸形（Ⅰ型拇指畸形）是最常见的拇指畸形，有

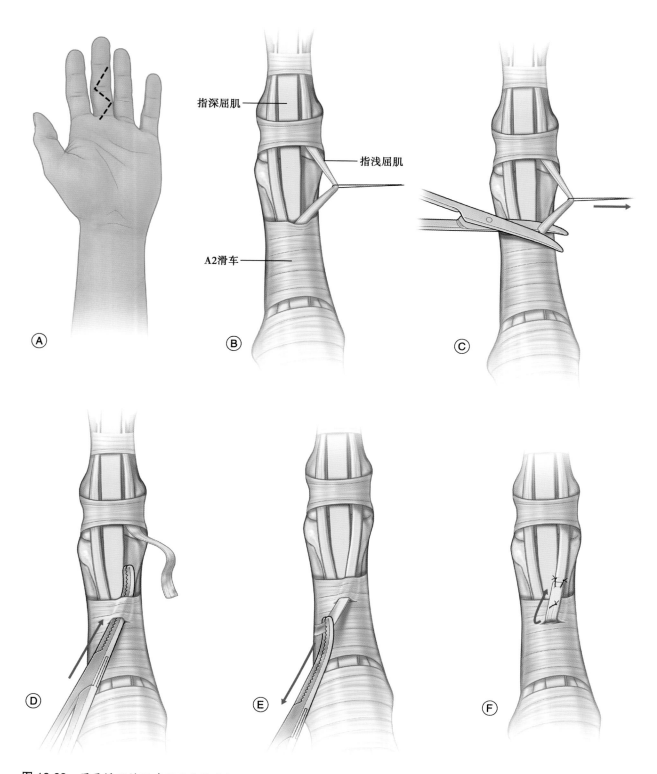

图 19.63　用于矫正鹅颈畸形的悬吊结构。Bruner 切口（A）暴露指浅屈肌和指深屈肌。指浅屈肌的一个腱被游离（B）并自近端切断（C）。将指浅屈肌穿过 A2 滑车（D，E）上的切口，而后与自身缝合（F）上，共同阻止近指间关节过度伸展

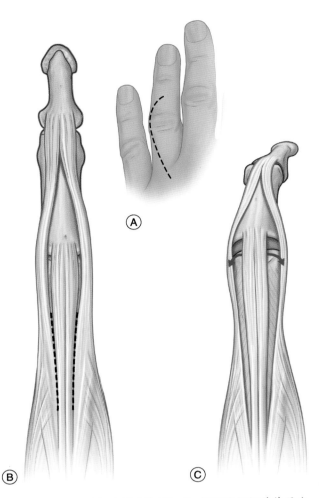

图 19.64　中央腱与外侧腱指间切开,保证近指间关节屈曲不受限

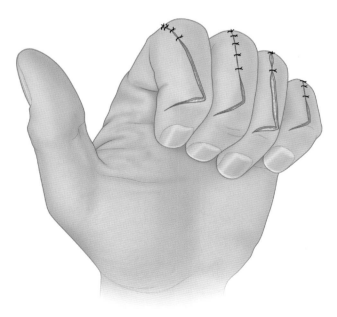

图 19.65　天鹅颈畸形背侧皮肤张力过高时,远端切口可不缝合,等待二期愈合

掌指外展、指间关节过伸和腕掌关节内收(图 19.67)。早期,关节畸形可通过夹板固定治疗。如夹板治疗无法改善功能,可行伸肌腱重建。自掌指关节背侧入路,暴露伸肌装置。在拇短伸肌和拇长伸肌之间切开,切除受损的拇短伸肌和掌侧脱位的拇长伸肌腱鞘。横向切开关节囊,保留关节囊与近端指骨的基底大部分连接,行掌指关节滑膜切除术。

在掌指和指间关节之间切断拇长伸肌并向近端固定,使指间关节屈曲。在掌指关节囊的远端行小横切口。完全伸直掌指,将近端拇长伸肌肌腱穿过关节囊的切口并转向近端,在张力下与自身缝合。将拇短伸肌缝合至近端指骨的基部和邻近的拇长伸肌肌腱上。应用克氏针将掌指关节于伸直位固定 6 周。术后,使用支具将指间关节固定于伸直位,并立即开始指间关节的锻炼。6 周后拆除掌指关节固定和指间关节支具,并开始功能康复。

在更严重的纽扣畸形中,掌指和指间关节将出现关节炎或关节僵硬。治疗取决于关节情况。若指间关节固定于伸直位,但关节面完整,可同时行关节松解和拇长伸肌松解。若指间关节出现关节炎,则应进行关节置换。如果指间关节活动可被改善,应对固定或关节炎的掌指行关节置管。如果需进行指间关节融合,掌指关节应采用硅胶关节置换术和伸肌腱重建术。

鹅颈畸形(Ⅲ型拇指畸形)是拇指第二常见的畸形。腕掌关节向桡背侧半脱位,掌骨发生内收挛缩,继而发生掌指关节过伸和指间关节屈曲畸形(图 19.68)。早期可行韧带重建和肌腱团填塞(ligament reconstruction and tendon interposition, LRTI)手术。严重时也可采用 LRTI 手术,但同时需行拇内收肌松解和虎口开大手术。切除大多角骨,虎口做四瓣 Z 成形术。如松解皮肤不能充分解除虎口挛缩,还需行松解拇收肌和第 1 骨间背侧肌。必要时可将拇收肌从第 3 掌骨附丽处松解下来,然后行 LRTI 手术。严重的掌指过伸畸形宜行关节结合术。

Ⅱ 型和 Ⅴ 型的拇指畸形需要根据各个关节畸形情况个性化处理。Ⅳ 型畸形即狩猎者拇指,宜行掌指关节结合术。

术后护理

术后拇人字支具固定 4～6 周。逐步开始主动活动,再逐渐开始力量训练。

结果、预后及并发症

与其他手指畸形一样,治疗结果与术前手指畸形及关节炎的程度有关。

肌腱手术和腕管综合征

腕管综合征

RA 患者常出现腕管综合征,这是由腕管内屈肌腱周滑膜增生引起的。轻度或间歇性的腕管综合征可采用抗风湿药物、支具和糖皮质激素注射治疗。但对于严重的、持续进展的腕管综合征,需要手术治疗。一般情况下,单纯的腕管松解手术是不够的,常需行更大范围的腕管松解和屈肌腱周滑膜切除手术。

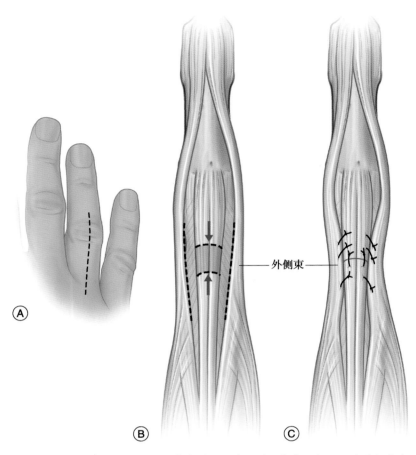

外侧束

图 19.66   纽扣畸形矫正。切除多余滑脱的中央腱,将掌侧半脱位的外侧束向后方缝合至中央腱处。应警惕造成天鹅颈畸形

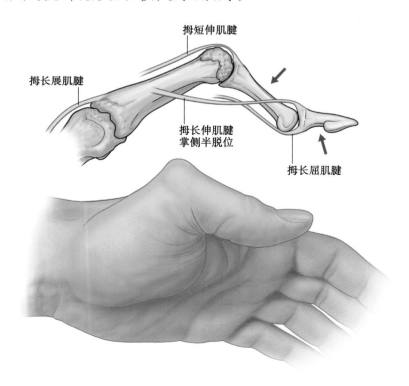

拇短伸肌腱

拇长展肌腱

拇长伸肌腱掌侧半脱位

拇长屈肌腱

图 19.67   拇指纽扣畸形,掌指关节处滑膜炎导致拇短伸肌腱止点处断裂或磨损。拇长伸肌腱掌侧半脱位

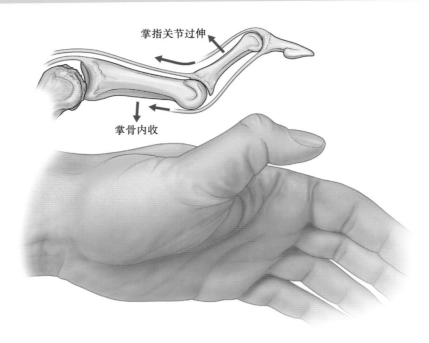

掌指关节过伸

掌骨内收

图 19.68 拇指天鹅颈畸形。CMC 关节滑膜炎及半脱位导致掌骨内收和掌指关节过伸

做标准的腕管松解切口,检查有无滑膜炎。如有滑膜炎,需以 Z 字形式向远、近端延长切口,远端到远掌横纹,近端向前臂延长至少 5cm,注意保护正中神经掌皮支。在腕横纹远端掀起皮肤,保护掌浅弓和正中神经分支。剪刀锐性分离,在掌长肌腱尺侧纵向切开前臂筋膜,显露所有增生的滑膜(图 19.69)。前臂近端滑膜炎较轻的部位显露正中神经,橡皮筋盘绕标记。从指浅屈肌开始,然后是拇长屈肌和指深屈肌,逐步切除屈肌腱周的滑膜(图 19.70)。注意,每条屈肌腱都要探查,并切除增生的滑膜(图 19.71)。逐一牵拉屈肌腱,检查屈肌腱滑动情况及手指屈曲情况。探查、松解正中神经,小心剪除神经周围增生的滑膜,保护好正中神经返支和掌皮支。最后,检查腕管基底。如有锐利的骨破坏边缘或骨赘,应咬除修平,尽可能用周围软组织或关节囊覆盖,从而形成平滑的表面。水平褥式缝合皮肤。

术后护理

短臂支具固定腕关节 2 周。术后即开始手指活动。一般术后 5 周可获得良好的活动范围。

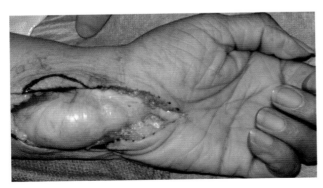

图 19.69 RA 患者接受腕管松解术时,多需要延长切口行广泛的屈肌腱腱鞘切除术

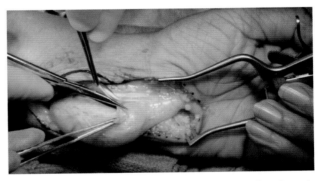

图 19.70 腱鞘切除术一次切除一根肌腱,注意保护正中神经

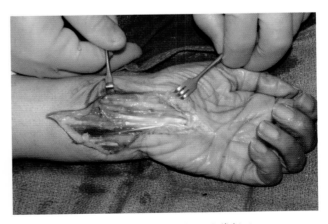

图 19.71 腱鞘切除术后腕管解压

结果、预后及并发症

腕管松解和屈肌腱周滑膜切除能有效地缓解腕管综合征症状,特别对一些相对早期或间歇性发作的腕管综合征患者。如患肢持续麻木,又伴两点辨别觉改变及鱼际肌萎

缩，术后症状缓解就比较慢，甚至不能完全缓解。RA 患者腕管松解术后并发症较常见，是由腕管内滑膜炎和粘连引起的。

二期手术

腕管综合征的症状复发是可以通过抗风湿药物来控制的。但如果是因为滑膜炎复发引起的腕管综合征，则需再次手术松解腕管、切除滑膜。再次手术通常非常困难，需小心避免损伤正中神经。需在上次手术切口近端数厘米处做切口，从正常组织中分离显露正中神经，然后向远侧分离，术中要特别注意保护正中神经。

> **提示与要点**
>
> - 腕管综合征可能是 RA 患者最早出现的临床症状。
> - RA 患者常需要更大的切口行屈肌腱周滑膜切除术。
> - 一般不宜采用小切口松解腕管，这不利于广泛切除病变的滑膜。

屈肌腱断裂

屈肌腱断裂表现为手指屈曲功能突然丧失。但由于 RA 患者常合并屈肌腱周滑膜炎或关节破坏，因而屈肌腱断裂不容易被发现。如果手指的主被动活动范围不一致，提示有可能存在肌腱断裂，但也可能由屈肌腱周滑膜炎或类风湿性腱鞘炎引起。

拇长屈肌断裂非常常见，这由拇长屈肌在舟骨掌侧锐利的骨性边缘磨损造成，称为 Mannerfelt 损伤。按前文所述选择切口，咬骨钳咬除骨赘，关闭关节囊，保证恢复光滑表面（图 19.72）。分别从腕部和手掌找到肌腱近、远断端，切除肌腱变性部分后，用掌长肌腱或一束 FCR 肌腱进行桥接移植，在健康部位采用 Pulvertaft 缝合法编织缝合，3-0 Ethibond 缝线水平褥式缝合伤口。如无法肌腱移植，就需行肌腱移位手术。在中指近节指骨水平做 Bruner 切口，于指浅屈肌止点近端 1.5cm 切断，从掌部切口抽出。在拇指指间关节掌侧做 Bruner 切口，切开拇长屈肌止点附近的屈肌腱鞘，将拇长屈肌向远端抽出并剪断，保留止点近侧 1cm 左右的肌腱残端。将拇长屈肌残端沿中线纵向劈开，保持止点连续性。用小儿鼻饲管将指浅屈肌腱穿过拇指腱鞘，3-0 Ethibond 将其置于拇长屈肌腱束间，并用缝合锚固定在骨质上。将拇长屈肌腱束包绕指浅屈肌掌侧，水平褥式缝合。检查肌腱张力，在腕关节屈曲时，指间关节应能伸直；腕关节背伸时，拇指可完全屈曲。

单纯指浅屈肌断裂不会引起严重的功能丧失，若断裂位于腕管或手掌内，可使用 Pulvertaft 缝线与相邻的指浅屈肌行端侧吻合，需切除腱鞘并处理尖锐的骨质边缘。如果指浅屈肌断裂发生在手指内，应进行腱鞘切除术和指浅屈肌切除术。

单纯指深屈肌断裂也不会引起严重的功能丧失。若断裂位于腕管或手掌内，可与相邻的指深屈肌行端侧吻合，松解屈肌腱并处理尖锐的骨质边缘。如果指深屈肌断裂发生

在手指内，且指浅屈肌功能良好，行指深屈肌切除术。若远指间关节抓捏时过伸，行远指间关节固定术。

指浅屈肌和指深屈肌同时断裂都会导致明显的功能丧失。若断裂在手掌或腕管内，则应将指深屈肌与邻近肌腱进行端对端缝合。另外，也可以像上述拇长屈肌那样以指浅屈肌作为供体行肌腱移植。如果两条肌腱都在外侧肌腱鞘内断裂，可分期重建。然而，RA 患者分阶段重建术预后多不佳，应提前告知。对于有指间关节炎的患者，对远指间及近指间进行功能为关节融合为最佳选择，应保留掌指活动。

术后护理

如进行肌腱转位，应将手指固定于一起，以消除张力。转位部位固定 3～4 周，之后在康复师指导下练习活动。应注意的是，目前对肌腱转位术后早期活动已得到重视，这可能会产生更好的预后或更早的恢复。

结果、预后及并发症

对于单纯指浅屈肌或指深屈肌断裂，如果肌腱断裂前手功能良好并及时手术，则术后可能获得良好的手功能。但如果肌腱断裂前手指功能就受限，则即使手术方式合适，术后手功能也会不理想。若指浅屈肌和指深屈肌同时断裂，无论肌腱断裂前手功能如何及选择何种手术方式，手术效果很差。

腱鞘炎

腱鞘炎可由类风湿结节或滑膜肥大引起，很小的类风湿结节或滑膜炎就可以明显影响肌腱滑动和手指功能，从而引起手指弹响。尽管术前大多可初步确定肌腱卡压的位置，但病变也可能位于多个平面。术前应尽量确认其起源，但也应做好术中进行较大范围的肌腱探查术的准备。

手术可在镇静和局麻下进行，这样患者可在术中主动活动手指，有助于判断松解是否彻底。在手指掌侧做 Bruner 切口。在最可能病变受累部位切开，必要时可延长切口，掀开皮肤，显露屈肌腱鞘，保护神经血管束。在交叉滑车水平开窗切开屈肌腱鞘，或在邻近病变的部位切开 A1 或 A3 滑车。在开窗部位，将屈肌腱用 Ragnell 探钩逐一牵出鞘管检查。切除屈肌腱滑膜，注意保留腱纽（图 19.73、图 19.74）。如果发现类风湿结节，需予以切除。如果病变广泛，需在交叉滑车、A1、A3 滑车做更多的开窗，以便充分显露肌腱。偶尔需要切断指浅屈肌，以便指深屈肌更好地滑动。避免切开全部的 A1 滑车，以减少屈肌腱向尺侧滑脱的趋势。术中嘱患者主动屈曲手指，如果主动活动范围仍小于被动活动范围，或仍有弹响，需要进一步探查松解。

术后护理

包扎不宜过多、过紧，术后立刻开始手指的主被动活动。

结果、预后及并发症

术中要解除所有可能引发弹响的病变，确定关闭切口前手指主动活动良好。预后取决于是否有效解除了所有肌腱卡压的病变。

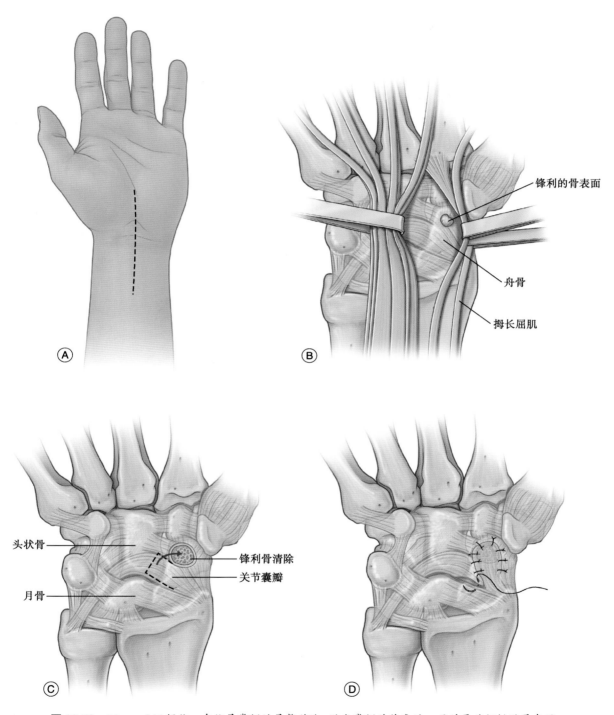

锋利的骨表面

舟骨

拇长屈肌

Ⓐ

Ⓑ

头状骨

月骨

锋利骨清除

关节囊瓣

Ⓒ

Ⓓ

图 19.72　Mannerfeld 损伤。舟状骨掌侧的骨赘移除，游离掌侧关节囊的一层并覆盖粗糙的骨表面

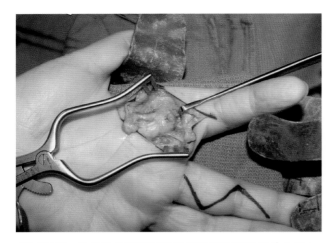

图 19.73 进行性滑膜炎可通过屈肌腱腱鞘的撕裂处突出

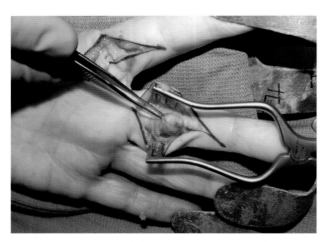

图 19.74 经 A2 滑车远端小切口切除大块滑膜炎

伸肌腱断裂

由于腱周滑膜侵蚀及腕关节尺侧锐利骨突磨损的双重作用,伸肌腱断裂常发生在腕部(视频 19.1)。腕尺侧骨突起常位于尺骨头或下尺桡关节,其所致的拇长伸肌断裂很常见。除治疗肌腱断裂以外,更重要的是寻找肌腱断裂的原因,从而避免再次断裂发生。

取腕背侧切口,按前文所述方法切开伸肌支持带。切除腕背侧腱周滑膜,探查断裂的肌腱,修剪变性肌腱断端直至显露正常腱组织。多数情况下,肌腱断裂与骨锐利边缘有关。小心磨平所有骨面,一般需要同时做 Darrach 手术。将部分伸肌支持带置于伸肌腱下面,覆盖暴露的骨面。很少情况下,肌腱断端能直接缝合,但绝大多数情况下无法直接缝合。

肌腱重建的方法与肌腱断裂数量有关。如果只有一条伸指肌腱断裂,可将其远断端编织缝合在邻指肌腱上(图 19.75、图 19.76),或将示指固有伸肌腱(extensor indicis proprius,EIP)转移修复(图 19.77)。示指固有伸肌转移时,在示指掌指背侧做纵行切口,远端到近节指骨中段,显露伸肌装置,沿示指固有伸肌和指总伸肌间隙纵向分离。小心剥离示指固有伸肌上的矢状束,以备修复。靠远端切断示

指固有伸肌,从腕背侧切口抽出。将示指固有伸肌远断端与指总伸肌缝合,修复矢状束,缝合皮肤。将示指固有伸肌与小指指总伸肌和小指固有伸肌编织缝合,检查肌腱张力,使手指恢复休息位弯曲弧度。被动屈伸腕关节,检查腱固

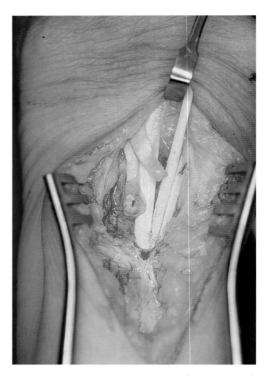

图 19.75 小指伸肌(EDC 和 EDQ)已在腕水平断裂,断端位于伸肌支持带远端

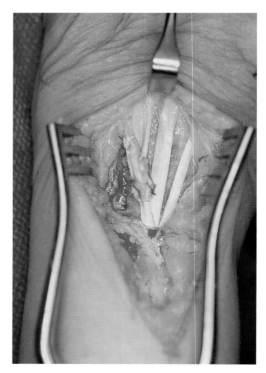

图 19.76 小指伸肌(EDC 和 EDQ)端侧吻合转位至环指 EDC 上

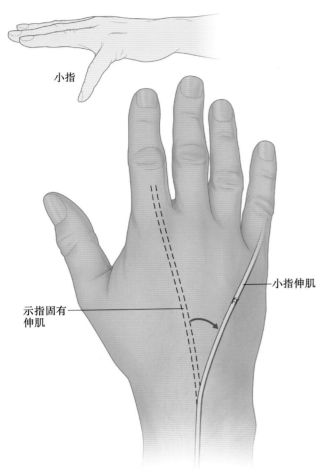

图 19.77　小指伸肌（EDC 和 EDQ）断裂，示指固有伸肌转位代替小指伸肌

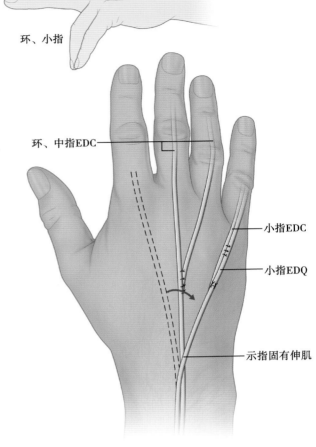

图 19.78　环、小指伸肌断裂，环指 EDC 端侧吻合至中指 EDC，示指固有伸肌转位端端吻合至小指伸肌

定效果。曲腕时，掌指关节很容易伸直或轻度过伸。腕背伸时，掌指关节应能被动屈曲。随着时间推移，肌腱会逐渐松弛，因此肌腱转移时，肌腱张力可适当大一些。

如果环、小指的伸肌腱均发生断裂，可将环指指总伸肌与中指指总伸肌端侧编织缝合。由于距离太远，小指伸肌腱无法与中指指总伸肌编织缝合（图 19.78），可以将示指固有伸肌移位到小指指总伸肌和小指固有伸肌，编织缝合。同样，需要检查肌腱张力，以维持手指良好的弯弧梯度。

如果 3 个或 4 个手指伸肌腱同时断裂，可行指浅屈肌转移手术。3 个手指伸肌腱同时断裂，可将中指指总伸肌与示指指总伸肌编织缝合，将环指指浅屈肌或示指固有伸肌转移，重建环小指的伸直功能（图 19.79）。4 个手指伸肌腱断裂时，可转两条指浅屈肌重建伸指功能。中指指浅屈肌重建示中指伸直功能，环指指浅屈肌重建环小指伸直功能（图 19.80）。切取指浅屈肌时，采用手指掌侧近节指骨水平的 Bruner 切口。掀起皮肤，显露屈肌腱鞘，在鞘管上做小切口，在指浅屈肌止点近端 1.5cm 切断。于近侧腕横纹掌长肌尺侧做纵行切口，将切断的指浅屈肌从近侧切口抽出，从桡侧穿过皮下组织，转移到腕关节背侧，予以缝合修复，并检查肌腱张力。

拇长伸肌断裂不一定都有临床症状，也不一定都需要重建。手内在肌常能保存指间关节伸直位，掌指关节伸直也不一定会受影响。如果掌指关节不能伸直，就要做示指固有伸肌到拇长伸肌的肌腱移位。按前文所述方法切取示指固有伸肌，从腕部切口抽出，转移到拇指，在掌骨水平与拇长伸肌编织缝合，检查肌腱张力。曲腕时，拇指掌指应完全伸直，伸腕时，掌指应能完全被动屈曲。

术后护理

伸肌腱移位术后，腕关节和掌指伸直位支具固定 4 周。之后在康复师指导下练习活动。术后 6 周开始轻柔的被动屈曲，8 周开始力量训练。术后 12 周开始完全使用，不再使用支具。拇指术后在拇人字支具下维持掌指和指间关节伸直 4 周，然后开始练习活动。

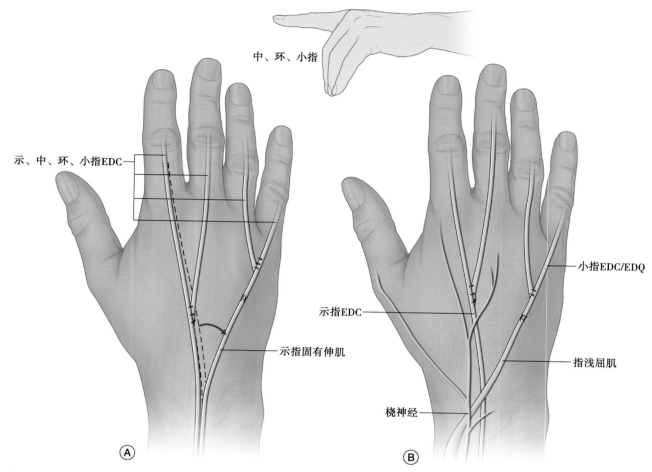

图 19.79　中、环、小指伸肌断裂，中指 EDC 端侧吻合至示指 EDC，示指固有伸肌（A）或指浅屈肌（B）可转位代替小指伸肌和环指伸肌

结果、预后及并发症

在保留 MCP 关节的患者中，可以通过肌腱转位恢复 MCP 伸展功能。对于有外侧脱位和 MCP 关节炎的患者，在肌腱转位前，应行关节置换术和软组织重建术恢复关节对位和被动活动能力。改善 MCP 畸形前重建伸展功能将导致预后不良。改善病因可有效减少复发性断裂，如伸肌腱鞘炎和尺骨头骨面粗糙。

提示与要点
● 一旦发生伸肌腱断裂，之后将很快出现其他肌腱断裂。
● 尽管不是急症，也需尽早处理潜在病因。
● 肌腱转移时，应仔细寻找和处理肌腱断裂原因。
● 如尺骨远端或下尺桡关节的病变是肌腱断裂的原因，应积极行尺骨远端切除手术。

累及手和腕的其他类风湿性疾病

血清阴性脊柱关节病

血清阴性脊柱关节病包括 Reiter 综合征、牛皮癣性关节炎、强直性脊柱炎和伴有关节炎的肠道炎性疾病。最常见的累及手部的血清阴性脊柱关节病是牛皮癣性关节炎。患者通常表现为炎性关节病和牛皮癣，但类风湿因子（RF）阴性（表 19.1）。牛皮癣的发病率为 2%，通常在 28~35 岁发病[61]。牛皮癣患者中，牛皮癣性关节炎的发病率并不清楚，大约 5%~40%。

影像学表现多样，可表现为骨破坏和吸收、骨质溶解、骨膜炎、关节强直（多为近指间关节）或邻关节骨形成。远指间关节可以表现为"笔在杯中"（pencil-in-cup）畸形，这是由远节指骨基底有新的成骨，而中节指骨头骨溶解形成的。

关节受累可以是对称性的，也可以是非对称性的，可以是少关节受累，也可以是多关节受累。最常累及手和足的小关节，远指间关节受累是牛皮癣性关节炎的一个突出特征。尽管腱周滑膜炎和肌腱断裂很少见，但肌腱止点也可发生炎症。其他的少见表现如手指炎，表现为整个手指水肿和炎性反应。指甲可能异常，指甲凹陷是最典型的表现，也可能出现甲脱离、指甲萎缩、白甲病和角化过度。最常见的手指畸形是近指间关节屈曲挛缩，伴掌指代偿性的过伸，但这不是真正的钮孔畸形。此类患者可出现继发于槌状指的鹅颈畸形；拇指可出现钮孔畸形及腕掌关节炎；也可出现腕关节炎和下尺桡关节炎。很少情况下，骨质溶解非常

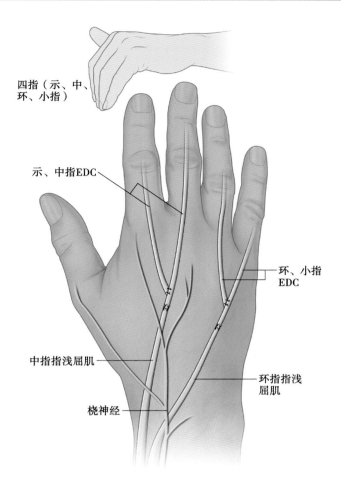

四指（示、中、环、小指）

示、中指EDC

环、小指
EDC

中指指浅屈肌

环指指浅
屈肌

桡神经

图 19.80　四指伸肌腱全部断裂，中指指浅屈肌转位至示、中指伸肌腱，环指指浅屈肌转位至环、小指伸肌腱

表 19.1　手部其他风湿疾病特征

	血清学	放射	检查
银屑病关节炎	阴性	侵蚀 吸收 骨溶解作用 骨膜炎 强直（近指间关节） 近关节骨形成 杯中铅笔（远指间）	银屑病 指甲异常 指炎 近指间关节屈曲挛缩 天鹅颈畸形
系统性红斑狼疮	ANA 抗 DNA 抗磷脂抗体 白血病 溶血性贫血 血小板减少症	关节不受侵袭 继发性 OA	与 RA 相似的畸形 蝴蝶斑 盘状皮疹 浆膜炎 其他
硬皮病	ANA 抗着丝粒抗体 抗拓扑异构酶 I 抗 RNA 聚合酶	Tuft 吸收 继发性 OA	皮肤毛细血管扩张 雷诺综合征 皮肤硬化缺血性溃疡 皮肤挛缩引起的关节挛缩
痛风	高尿酸血症 负双折射晶体（滑膜）	关节边缘硬化 悬垂边缘 痛风石侵蚀（晚期） 关节破坏（后期）	关节红肿 拇指 MTP 受累 痛风石
假性痛风	阴性	TFCC 软骨钙化 舟月间隙加宽 进行性舟月关节炎	表现可能类似于骨关节炎 可能表现为慢性炎症性关节炎（单关节、寡关节或多关节） 可能表现为急性假性痛风发作（关节红肿）

严重或损毁关节,可出现手指塌陷,称为"观剧镜手"(opera glass hand)。

鹅颈畸形的治疗与 RA 患者的鹅颈畸形治疗类似。严重的近指间关节屈曲挛缩可行关节结合术。掌指关节伸直挛缩合并关节破坏可行硅胶假体置换术。损毁性关节炎可行关节结合术,但通常需植骨。根据关节受累的范围,腕关节病变可行腕骨间结合或全腕关节结合术。下尺桡关节炎时可行 Darrach 术。

系统性红斑狼疮

系统性红斑狼疮(SLE)是一种系统性的自身免疫性疾病(见表 19.1),其组织损伤由自身抗体和免疫复合物引起。在美国,发病率为 1/10 000,女性发病率远高于男性(9:1)。非洲裔美国人和拉美裔美国人比白种人更易出现,且病程更为严重。SLE 易感性与多种基因有关。许多潜在的环境诱因已被证实,包括 Epstein-Barr 病毒(Epstein-Barr virus,EBV)感染、多种药物、饮食因素、细菌感染等。

系统性红斑狼疮的诊断以临床为主,辅以实验室检查。关节外的表现包括蝴蝶斑、盘状皮疹、光敏感性、心血管疾病、口腔溃疡、血清炎、蛋白尿、癫痫、精神症状、粒细胞减少、溶血性贫血、血小板减少等。抗核抗(antinuclear antibody,ANA)的血清阳性对 SLE 诊断具有高敏感性(95%)。然而,其特异性很低,ANA 可能在多种风湿性疾病中呈阳性。其他支持性的实验室检查结果包括抗 DNA、抗Sm 核抗原和抗磷脂抗体。

指间关节、掌指关节和腕关节常受累,可作为疾病初期症状出现。患者感到肿胀、疼痛、渗出和晨僵。SLE 关节炎不会发生关节侵蚀,出现畸形的可能性不大。如果出现手指畸形,其表现与类风湿性关节炎畸形类似。可出现掌指关节掌侧半脱位和尺偏,手指鹅颈畸形或钮孔畸形,但不会出现关节破坏。此外,还可出现腱周滑膜炎和肌腱断裂。腕管内的滑膜炎可引发腕管综合征。患者可能出现沿屈肌腱走行的皮下结节,组织学上与类风湿结节相似。

多数情况下,SLE 患者的手指和腕关节畸形都可通过非手术治疗矫正,如使用支具。通过训练手内在肌,可减少掌指关节屈曲挛缩和尺偏畸形。由于软组织条件差,单独的软组织手术难以奏效,最常见的手术是关节结合术和关节置换术,可与软组织手术同时进行。根据腕关节畸形和不稳定情况,可行腕关节部分结合或全腕关节结合术。尺骨背侧半脱位时,容易引起肌腱磨损断裂,常需做 Darrach手术。由于该疾病常受累多器官,患者必须接受全面的医学检查和术前准备。

硬皮病

硬皮病,或称系统性硬化症(见表 19.1),是一种结缔组织和小血管疾病,可影响多种组织。比类风湿性关节炎和 SLE 要罕见,美国的发病率大约不到 300/1 000 000。同其他类风湿性疾病一样,硬皮病女性发病率比男性高,发病时间多为 35~40 岁。该病是一种自发性疾病,但也有基因易感因素,可能也需要一些环境诱发因素。系统性硬化症可表现为局部皮肤病变型(常累及手指和手)、弥漫皮肤病变型或 CREST 综合征[钙质沉着(calcinosis)、雷诺现象(Raynaud's phenomenon)、食管病变(esophageal involvement)、指端硬化(sclerodactyly)和毛细血管扩张(telangiectasias)]。系统性硬化症可累及肺脏,导致间质性疾病和肺纤维化。也可以累及心脏、血管、肾脏、消化道和其他器官系统。诊断主要依靠临床诊断,抗体的检测可以提供诊断上的支持。甲皱襞毛细血管显微镜检查有一定作用。ANA、抗着丝点抗体、抗拓扑异构酶 I 抗体、抗 RNA 聚合酶抗体都与系统性硬化症有关系。

几乎所有患者均会出现雷诺现象,包括局部皮肤病变型、弥漫皮肤病变型和 CREST 综合征。与系统性硬化症关系的血管疾病可引起严重贫血,与雷诺现象无关。血管闭塞容易发生在中等管径的血管,特别是尺动脉。指端、屈曲关节的伸侧表面和发生钙质沉着的部位可能出现缺血性溃疡。指骨粗隆可能被吸收,与缺血有关,称为指尖骨溶解。手掌可出现皮肤毛细血管扩张。

手指畸形与皮肤挛缩、纤维化、关节韧带和关节囊的挛缩有关,不会出现关节炎和关节破坏。如果关节出现改变或关节炎,大多是继发于长期畸形和异常活动的骨性关节炎。手部最常见的畸形是近指间关节屈曲挛缩,严重时可出现背侧皮肤溃疡和关节外露。掌指关节可能继发性过伸,也可发展为固定的畸形。此外,虎口挛缩也不少见。关节表面的软组织缺损应采取保守治疗,小范围清创并外用磺胺嘧啶银换药治疗,但最终可能需清除死骨或截指。有时在钙质沉着部位可出现皮肤破溃,可行生理盐水冲洗及病灶刮除。如果近指间关节屈曲挛缩严重而皮肤条件尚好,可行关节结合术。需小心处理皮肤,谨慎掀起皮瓣,切除较多骨质,以降低表面皮肤的张力。推荐加压螺钉或克氏针固定,尽量减少皮下内置物。术后疏松包扎,不要加压。嘱患者注意影响伤口愈合的问题,以免手指坏死而截指。如果掌指伸直挛缩,可行切除骨质的关节成形术。在掌骨头水平的掌侧做纵切口,于屈肌腱鞘两侧显露血管神经束,切开 A1 滑车,牵开屈肌腱,15 号刀片切开掌板和关节囊,骨膜下剥离显露掌骨头和掌骨颈,摆锯切除掌骨头及多余骨质,直到能将掌指屈曲。伤口愈合后,立即开始功能锻炼。由于皮肤质地较硬,Z 成形术难以成功,虎口挛缩的治疗比较困难。在虎口做长的纵行切口,显露拇收肌和第一骨间背侧肌,切断紧张的筋膜束,直到能将拇指外展。如果拇指腕掌关节炎或腕掌关节半脱位是内收畸形的原因,可另作切口将大多角骨切除。皮肤缺损部时,可行全厚皮片移植,取皮应选择皮肤病变最轻的部位。

术后护理

拇指外展位固定 6 周,然后开始功能锻炼,间断地进行支具制动。

结晶性关节病(痛风)

痛风表现为反复发作的急性关节炎,最终发展为慢性关节炎(见表 19.1)。发病率大约 1%,男性更常见[62,63]。危险因素包括肥胖、酗酒、高血压、肾病和某些药物,例如氢氯噻嗪和环孢菌素。痛风急性发作的诱发因素有生理压力、发热、手术、脱水和饮酒。此外，富含嘌呤的食物也是痛风急性发作的诱因，例如燕麦、蘑菇、扁豆和菠菜[64]。

痛风最初表现为无症状的高尿酸血症，逐渐发展为间断的痛风急性发作，最典型部位是第 1 跖趾关节。受累的关节肿胀、潮红、剧烈疼痛。最初影像学表现可能为阴性。急性发作可持续数小时到数天。随着痛风的进展，可累及多个关节，手和腕关节也经常受累，最终发展为慢性关节炎和痛风石，以及反复的急性发作。系统性症状包括发热、寒战、出汗。慢性痛风的影像学表现包括伴有硬化缘的骨侵蚀，骨边缘增生（图 19.81）。确诊需依靠关节穿刺，偏振光显微镜下在关节液中找到双折光阴性的晶体。痛风的治疗主要是药物治疗。急性发作时多采用秋水仙碱、吲哚美辛或激素治疗。关节内激素注射非常有效，可以迅速缓解症状，特别是当老年患者无法使用秋水仙碱时，关节内注射激素更有用。预防痛风急性发作可每日使用低剂量的秋水仙碱或吲哚美辛。此外，黄嘌呤氧化酶抑制剂（别嘌醇）或促尿酸排泄药物（丙磺舒）可降低血清尿酸水平。对于慢性痛风性关节炎者，因疼痛或畸形而影响行走时，可行关节结合术。剧痛或者影响功能的痛风石可通过手术切除。

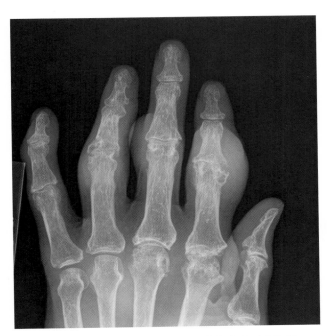

图 19.81　手前后位显示近指间关节痛风石及溶解

假性痛风

假性痛风是另一种常见的结晶性关节病（见表 19.1），其发病率随年龄增长而增加。假性痛风也被称为焦磷酸钙二水合物沉积病（calcium pyrophosphate dihydrate deposition disease, CPPD），其特点是焦磷酸钙晶体在透明和软骨内沉积。常见的影像学发现包括 TFCC 的软骨钙化（图 19.82），以及舟月骨进行性塌陷（scapholunate advanced collapse, SLAC）模式的关节炎。在偏振光显微镜下，焦磷酸钙晶体

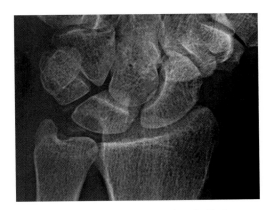

图 19.82　左腕前后位显示与假性痛风相符的 TFCC 及月三角韧带软骨钙化

呈正双折射和斜方体形状。临床表现通常是慢性单关节炎、少关节炎或多关节炎，但也可发生急性假性痛风发作。软骨钙化作为常见的影像学表现，与临床症状无关。好发于膝关节，腕关节次之。假性痛风发作时长较痛风长，可达 3 个月。目前多种药物处于研究阶段，当下常用药物为非甾体抗炎药、皮质激素和秋水仙碱。

总结

类风湿性疾病有很多种，其中很多会累及手和腕。尽管药物治疗取得了很大的进步，但仍有许多患者因顽固性疼痛和功能障碍而需手术治疗。多数情况下，关节结合或关节置换手术可有效缓解关节疼痛。功能重建手术效果不十分有效，但也可作为一个重要的治疗目标。风湿性疾病会影响全身多个系统的功能，因此术前一定要对患者进行全面的医学检查和麻醉评估。

未来展望

急性痛风发作和化脓性关节炎临床鉴别不易。关节穿刺鉴别能力受穿刺液量及抗生素治疗的影响。近期研究表明，双能量计算机成像（dual-energy computed tomography, DECT，也被称为"痛风地图 CT 扫描"），可用于区分痛风关节和感染关节。除检测关节内的单钠尿酸盐结晶外，DECT 还可用于量化晶体沉积的解剖范围和严重程度。使用 DECT 检测痛风性关节炎的敏感性和特异性分别约为 75% 和 93%。尽管 DECT 在诊断痛风方面的作用需要进一步研究，但这项技术已经显示了巨大的前景。

参考文献

1. Gabriel SE. The epidemiology of rheumatoid arthritis. *Rheum Dis Clin North Am.* 2001;27:269–281.
2. Ghattas L, Mascella F, Pomponio G. Hand surgery in rheumatoid arthritis: state of the art and suggestions for research. *Rheumatology (Oxford).* 2005;44(7):834–845.
3. Evans TI, Han J, Singh R, et al. The genotypic distribution of

shared-epitope DRB1 alleles suggests a recessive mode of inheritance of the rheumatoid arthritis disease-susceptibility gene. *Arthritis Rheum*. 1995;38:1754–1761.

4. O'Dell JR. Rheumatoid arthritis. In: Goldman L, Ausiello D, eds. *Cecil Medicine*. 23rd ed. Philadelphia: Saunders; 2008.

5. Seldin MF, Amos CI, Ward R, et al. The genetics revolution and the assault on rheumatoid arthritis. *Arthritis Rheum*. 1999;42:1071–1079.

6. Enzer I, Dunn G, Jacobsson L, et al. An epidemiologic study of trends in prevalence of rheumatoid factor seropositivity in Pima Indians: evidence of a decline due to both secular and birth-cohort influences. *Arthritis Rheum*. 2002;46(7):1729–1734.

7. Firestein GS. Etiology and pathogenesis of rheumatoid arthritis. In: Firestein GS, Budd RC, Harris ED, et al., eds. *Kelley's Textbook of Rheumatology*. Philadelphia: WB Saunders; 2008.

8. Lang TJ. Estrogen as an immunomodulator. *Clin Immunol*. 2004;113:224–230.

9. Linn-Rasker SP, van der Helm-van Mil AH, van Gaalen FA, et al. Smoking is a risk factor for anti-CCP antibodies only in rheumatoid arthritis patients who carry HLA-DRB1 shared epitope alleles. *Ann Rheum Dis*. 2006;65:366–371.

10. Albani S, Ravelli A, Massa M, et al. Immune responses to the Escherichia coli dnaJ heat shock protein in juvenile rheumatoid arthritis and their correlation with disease activity. *J Pediatr*. 1994;124:561–565.

11. Blaschke S, Schwarz G, Moneke D, et al. Epstein-Barr virus infection in peripheral blood mononuclear cells, synovial fluid cells, and synovial membranes of patients with rheumatoid arthritis. *J Rheumatol*. 2000;27:866–873.

12. Cole BC, Griffiths MM. Triggering and exacerbation of autoimmune arthritis by the Mycoplasma arthritidis superantigen MAM. *Arthritis Rheum*. 1993;36:994–1002.

13. Hoffman RW, O'Sullivan FX, Schafermeyer KR, et al. Mycoplasma infection and rheumatoid arthritis: analysis of their relationship using immunoblotting and an ultrasensitive polymerase chain reaction detection method. *Arthritis Rheum*. 1997;40:1219–1228.

14. Firestein GS, Paine MM, Littman BH. Gene expression (collagenase, tissue inhibitor of metalloproteinases, complement, and HLA-DR) in rheumatoid arthritis and osteoarthritis synovium. Quantitative analysis and effect of intraarticular corticosteroids. *Arthritis Rheum*. 1991;34:1094–1105.

15. Hou WS, Li W, Keyszer G, et al. Comparison of cathepsins K and S expression within the rheumatoid and osteoarthritic synovium. *Arthritis Rheum*. 2002;46:663–674.

16. Lark MW, Bayne EK, Flanagan J, et al. Aggrecan degradation in human cartilage. Evidence for both matrix metalloproteinase and aggrecanase activity in normal, osteoarthritic, and rheumatoid joints. *J Clin Invest*. 1997;100:93–106.

17. Goekoop-Ruiterman YP, de Vries-Bouwstra JK, Allaart CF, et al. Comparison of treatment strategies in early rheumatoid arthritis: a randomized trial. *Ann Intern Med*. 2007;146:406–415.

18. Bathon JM, Martin RW, Fleischmann RM, et al. A comparison of etanercept and methotrexate in patients with early rheumatoid arthritis. *N Engl J Med*. 2000;343:1586–1593.

19. Lipsky PE, van der Heijde DM, St Clair EW, et al. Infliximab and methotrexate in the treatment of rheumatoid arthritis. Anti-Tumor Necrosis Factor Trial in Rheumatoid Arthritis with Concomitant Therapy Study Group. *N Engl J Med*. 2000;343:1594–1602.

20. Bongartz T, Sutton AJ, Sweeting MJ, et al. Anti-TNF antibody therapy in rheumatoid arthritis and the risk of serious infections and malignancies: systematic review and meta-analysis of rare harmful effects in randomized controlled trials. *JAMA*. 2006;295:2275–2285.

21. Grennan DM, Gray J, Loudon J, et al. Methotrexate and early postoperative complications in patients with rheumatoid arthritis undergoing elective orthopaedic surgery. *Ann Rheum Dis*. 2001;60:214–217.

22. Jain A, Maini R, Nanchahal J. Disease modifying treatment and elective surgery in rheumatoid arthritis: the need for more data. *Ann Rheum Dis*. 2004;63:602–603.

23. Jain A, Witbreuk M, Ball C, et al. Influence of steroids and methotrexate on wound complications after elective rheumatoid hand and wrist surgery. *J Hand Surg Am*. 2002;27:449–455.

24. Bongartz T. Elective orthopedic surgery and perioperative DMARD management: many questions, fewer answers, and some opinions. *J Rheumatol*. 2007;34:653–655. *An excellent review of the current state of the evidence regarding perioperative DMARD management. An evidence-based, practical and conservative approach is recommended by the authors.*

25. Union A, Meheus L, Humbel RL, et al. Identification of citrullinated rheumatoid arthritis-specific epitopes in natural filaggrin relevant for antifilaggrin autoantibody detection by line immunoassay. *Arthritis Rheum*. 2002;46:1185–1195.

26. Nielen MM, van Schaardenburg D, Reesink HW, et al. Specific autoantibodies precede the symptoms of rheumatoid arthritis: a study of serial measurements in blood donors. *Arthritis Rheum*. 2004;50:380–386.

27. Fleming A, Crown JM, Corbett M. Early rheumatoid disease. I. Onset. *Ann Rheum Dis*. 1976;35:357–360.

28. Guerne PA, Weisman MH. Palindromic rheumatism: part of or apart from the spectrum of rheumatoid arthritis. *Am J Med*. 1992;93:451–460.

29. Moffat DA, Ramsden RT, Rosenberg JN, et al. Otoadmittance measurements in patients with rheumatoid arthritis. *J Laryngol Otol*. 1977;91:917–927.

30. Fleming A, Benn RT, Corbett M, et al. Early rheumatoid disease. II. Patterns of joint involvement. *Ann Rheum Dis*. 1976;35:361–364.

31. Mens JM. Correlation of joint involvement in rheumatoid arthritis and in ankylosing spondylitis with the synovial: cartilaginous surface ratio of various joints. *Arthritis Rheum*. 1987;30:359–360.

32. Jackson CG, Chess RL, Ward JR. A case of rheumatoid nodule formation within the central nervous system and review of the literature. *J Rheumatol*. 1984;11:237–240.

33. Mannerfelt L. Surgical treatment of the rheumatoid wrist and aspects of the natural course when untreated. *Clin Rheum Dis*. 1984;10:549–570.

34. Brook A, Corbett M. Radiographic changes in early rheumatoid disease. *Ann Rheum Dis*. 1977;36:71–73.

35. Ruby LK, Cassidy D. Evaluation and treatment of the rheumatoid wrist. In: Watson HK, Weinzweig J, eds. *The Wrist*. Philadelphia: Lippincott Williams & Wilkins; 2001:645–657.

36. Hindley CJ, Stanley JK. The rheumatoid wrist: patterns of disease progression. A review of 50 wrists. *J Hand Surg [Br]*. 1991;16:275–279.

37. Muramatsu K, Ihara K, Tanaka H, et al. Carpal instability in rheumatoid wrists. *Rheumatol Int*. 2004;24:34–36.

38. Pirela-Cruz MA, Firoozbakhsh K, Moneim MS. Ulnar translation of the carpus in rheumatoid arthritis: an analysis of five determination methods. *J Hand Surg Am*. 1993;18:299–306.

39. Linscheid RL, Dobyns JH. Rheumatoid arthritis of the wrist. *Orthop Clin North Am*. 1971;2:649–665.

40. Spinner M, Kaplan EB. Extensor carpi ulnaris. Its relationship to the stability of the distal radio-ulnar joint. *Clin Orthop Relat Res*. 1970;68:124–129.

41. Flury MP, Herren DB, Simmen BR. Rheumatoid arthritis of the wrist. Classification related to the natural course. *Clin Orthop Relat Res*. 1999;366:72–77. *The authors present a classification system for the rheumatoid wrist that is now commonly used and frequently referenced. This classification system uses radiologic indicators to divide wrists into those that are stable (types I and II) and those that are unstable (type III).*

42. Vaughan-Jackson OJ. Attrition ruptures of the tendons in the rheumatoid hand. *J Bone Joint Surg*. 1958;40A:1431. *The brief paper by Vaughan-Jackson is a classic original description of extensor tendon attrition ruptures.*

43. Mannerfelt L, Norman O. Attrition ruptures of flexor tendons in rheumatoid arthritis caused by bony spurs in the carpal tunnel. A clinical and radiological study. *J Bone Joint Surg Br*. 1969;51:270–277.

44. Flatt AE. Some pathomechanics of ulnar drift. *Plast Reconstr Surg*. 1966;37:295–303.

45. McMaster M. The natural history of the rheumatoid metacarpo-phalangeal joint. *J Bone Joint Surg Br*. 1972;54:687–697.

46. Littler JW. The finger extensor mechanism. *Surg Clin North Am*. 1967;47:415–432.

47. Watson HK, Weinzweig J. Principles of rheumatoid arthritis. In: Watson HK, Weinzweig J, eds. *The Wrist*. Philadelphia: Lippincott Williams & Wilkins; 2001:639–644.

48. Shapiro JS. The wrist in rheumatoid arthritis. *Hand Clin*. 1996;12:477–498.

49. Flatt AE. *The Care of the Rheumatoid Hand*. St. Louis: Mosby; 1974 *An excellent historical overview of surgical treatments for the rheumatoid hand, as well as descriptions of the mechanics of the disease process.*

50. Shapiro JS, Heijna W, Nasatir S, et al. The relationship of wrist motion to ulnar phalangeal drift in the rheumatoid patient. *Hand*. 1971;3:68–75.

51. Nalebuff EA. Surgical treatment of tendon rupture in the rheumatoid hand. *Surg Clin North Am*. 1969;49:811–822. *A detailed description of the surgical management of tendon ruptures by a hand surgeon with extensive experience in treating patients with rheumatoid arthritis.*

52. Howard LD Jr. Surgical treatment of rheumatic tenosynovitis. *Am J Surg*. 1955;89:1163–1168.

53. Stellbrink G. Trigger finger syndrome in rheumatoid arthritis not caused by flexor tendon nodules. *Hand*. 1971;3:76–79.

54. Vetter TR. Acute airway obstruction due to arytenoiditis in a child with juvenile rheumatoid arthritis. *Anesth Analg*. 1994;79:1198–1200.

55. Urban MK. Anaesthesia for orthopedic surgery. In: Miller RD, Eriksson LI, Fleisher LA, et al., eds. *Miller's Anesthesia*. Philadelphia: Churchill Livingstone; 2009.

56. Allieu Y, Lussiez B, Asencio G. Long-term results of surgical synovectomies of the rheumatoid wrist. Apropos of 60 cases. *Rev Chir Orthop Reparatrice Appar Mot*. 1989;75:172–178.

57. Ishikawa H, Hanyu T, Tajima T. Rheumatoid wrists treated with synovectomy of the extensor tendons and the wrist joint combined with a Darrach procedure. *J Hand Surg Am*. 1992;17:1109–1117.

58. Clayton ML. Surgical treatment at the wrist in rheumatoid arthritis: a review of thirty-seven patients. *J Bone Joint Surg Am*. 1965;47: 741–750.

59. Mannerfelt L, Malmsten M. Arthrodesis of the wrist in rheumatoid arthritis. A technique without external fixation. *Scand J Plast Reconstr Surg*. 1971;5:124–130.

60. Dolphin JA. Extensor tenotomy for chronic boutonniere deformity of the finger; report of two cases. *J Bone Joint Surg Am*. 1965;47:161–164.

61. Krueger G, Ellis CN. Psoriasis – recent advances in understanding its pathogenesis and treatment. *J Am Acad Dermatol*. 2005;53:S94–S100.

62. Pritchard MH. Gout and pseudogout: crystal-induced arthropathies. *Clin Endocrinol Metab*. 1981;10:141–161.

63. Macmullan P, McCarthy G. Treatment and management of pseudogout: insights for the clinician. *Ther Adv Musculoskelet Dis*. 2012;4:121–131.

64. Hu HJ, Liao MY, Xu LY. Clinical utility of dual-energy CT for gout diagnosis. *Clin Imaging*. 2015;39:880–885.

第20章

手和腕部骨性关节炎

Paige M. Fox, Brian T. Carlsen, and Steven L. Moran

概要

- 骨性关节炎的特点是关节软骨的丧失。
- 骨性关节炎的发展是一个动态过程,代表了关节软骨的破坏和修复之间的不平衡。它可以由外伤引起,如关节内骨折或韧带损伤,导致关节软骨的破坏,引起受力异常。也可以是特发性的。
- 骨性关节炎可以影响到整个关节,包括关节软骨、软骨下层和骨盆。软骨、软骨下骨、韧带、关节囊、滑膜和关节周围肌肉。
- 骨性关节炎患者可因疼痛、功能丧失或两者都有而寻求治疗。然而,患者的症状和影像学检查结果之间往往不相关。
- 骨性关节炎在女性中更为常见。在手部,手指的远端指间关节(distal interphalangeal, DIP)和拇指的腕掌关节(carpometacarpal, CMC)最常受到影响,其次是手指的近端指间关节(proximal interphalangeal, PIP)和掌指关节(metacarpophalangeal, MP)。
- 桡腕关节炎最常见的原因是外伤,并随着时间的推移有规律地发展。如舟骨晚期塌陷(scapholunate advanced collapse, SLAC)和舟骨未愈合(scaphoid nonunion advanced collapse, SNAC)腕关节炎。
- 关节炎的治疗是以减轻疼痛和改善功能为目标的。
- 治疗策略包括手术和非手术治疗。非手术治疗包括生活方式的改变、冷热疗法、夹板、口服或外用非甾体抗炎药物(non-steroidal anti-inflammatory drug, NSAID),以及替代疗法[饮食调节、超声、经皮神经电刺激(transcutaneous electrical nerve stimulation, TENS)和针灸]。
- 骨性关节炎的手术治疗包括改变负荷的手术、关节清创和/或滑膜切除术、关节融合术和关节置换术。
- 合适的手术类型取决于多种因素。包括患者年龄、对关节活动的要求、日常或工作对运动的需求、患者意愿,以及术后恢复功能和减轻疼痛的可能性。

历史回顾

骨性关节炎存在于各种物种,包括哺乳动物、两栖动物、各种鸟类及恐龙。这种疾病和人类一样古老,280万年前的史前人类即存在骨性关节炎[1,2]。骨性关节炎可以被认为与老化为同义词。

简介/流行病学

- 骨性关节炎(osteoarthritis, OA)异质性大,其病因、分布、遗传性、临床表现和预后差异较大。
- 其特点为机械和生物因素导致的关节周围组织退化和修复失衡。
- 尽管所有关节组织包括软骨下骨都会受累,但关节软骨损伤是其主要标志。
- OA是世界上最常见的风湿性疾病。各种族、性别及年龄段均见发病。
- OA是引起成年人残障的主要原因。10%的60岁以上人口因骨性关节炎而致残[3]。
- 据Framingham OA研究[4],手部骨性关节炎发病率女性为44.2%,男性为37.7%。DIP、PIP和拇指基底关节炎在女性中更为普遍,而掌指关节炎和腕关节炎在男性中更为普遍。
- 据估计,2005年有21%的人口或4 640万美国人受到骨性关节炎的影响[5]。
- 骨性关节炎的症状包括关节疼痛,肿胀,压痛,僵硬,骨擦感。与风湿病和银屑病关节炎等炎症性关节病不同,OA通常被认为是非炎症性改变。
- 骨性关节炎没有治愈的方法,也缺乏延缓疾病进展的有效方法。

■ 本章将回顾骨性关节炎的临床表现、评价方法，以及手部及腕部各关节 OA 的治疗方法，包括非手术治疗及手术治疗，特殊治疗的适应证和禁忌证。

基础科学/疾病进程

OA 以关节软骨丢失为特征。可以是原发性疾病，也可以是继发性疾病。原发 OA（特发性 OA）没有前期创伤史。发病原因多种多样，与遗传、关节形态、潜在的内分泌异常有关。继发性 OA 是关节直接创伤的结果，可能发生于骨折、脱位或感染等创伤后。

为明确骨性关节炎的病理生理，须了解滑膜关节的正常解剖和生物化学。正常的关节软骨含大量的细胞外基质、蛋白多糖、胶原（主要为Ⅱ型）和水。软骨细胞仅占细胞外基质容积的 1%，但对于维持结构和组成至关重要。细胞外基质主要由胶原蛋白、蛋白多糖、蛋白质和糖蛋白组成。软骨蛋白多糖主要有两类：大型聚集分子（蛋白聚糖）和小型非聚集分子。蛋白聚糖分子包括中央的蛋白质核心，约 100 个糖胺聚糖（glycosaminoglycan，GAG）侧支和带负电荷的二糖。蛋白聚糖分子通过连接中央的透明质酸分子形成蛋白多糖聚合物。形成带有 10^5 个负电荷的基团。这些基团填补软骨骨架的空隙，在骨架内产生高渗透压，形成抵抗压力的坚强结构。非聚集性的蛋白多糖和其他基质蛋白提供多种功能，包括骨架固定，调节纤维生成和基质代谢[6]。这类分子包括二聚糖、核心蛋白聚糖、纤调蛋白聚糖、软骨蛋白、软骨寡聚基质蛋白和纤连蛋白。间质液能够使软骨摩擦系数随关节压力而改变[7]。

显微镜下，关节软骨依据软骨基质的组成分布分为 4 层[8]。第 1 层为最浅层，称为浅层或切向层。软骨细胞为扁平状，沿关节面平行排列。胶原聚集，蛋白多糖少。稀疏的胶原纤维沿关节面平行排列。这种结构能够抵抗剪力，被比喻为"坚韧的皮肤"，保护下方的中层和深层[9]。在第 2 层，即中间层，软骨细胞是孤立或者成簇存在，并被斜行胶原纤维包绕。这一层为最厚的，富含蛋白多糖。蛋白多糖为络合的巨大分子，由蛋白质核心附着黏多糖链（硫酸软骨素和硫酸角质素）组成。黏多糖的负电荷诱导水合作用并产生软骨的膨胀压力[10]。第 3 层为辐射层，包含大的柱状软骨细胞，垂直排列于放射状的胶原纤维中间。第 4 层为最深层或称钙化层。毗邻软骨下骨，抵抗软骨和骨之间的应力[9]。在第 3 层和第 4 层间为潮线（tidemark）（图 20.1）。随着年龄增长，关节软骨变薄，且随着钙化层软骨的被骨替代，潮线上升[11]。这一解剖结构使得软骨成为一个光滑的表面，其摩擦系数小于任何一种假体置换表面。这种卓越的结构能够经受高达 18MPa 的力每年数百万次的冲击[12]。

在健康的稳态中，软骨细胞通过大分子的合成和降解对机械应力和生化环境作出响应。降解细胞外基质的酶为：基质金属蛋白酶（matrix metalloproteinase，MMP）和含Ⅰ型血小板结合蛋白基序的解聚蛋白样金属蛋白酶（disintegrin

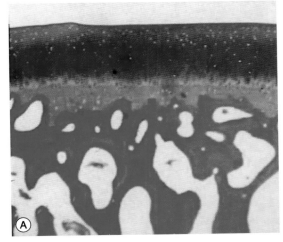

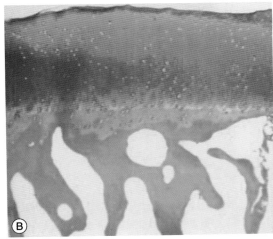

图 20.1　（A）正常软骨组织切片（B）异常软骨组织切片。（A）图中正常关节软骨与骨之间通过一层钙化的软骨相连。嗜碱细胞线，蓝线，在组织学中将关节软骨和钙化软骨分开。钙化的软骨接受髓血管营养；关节软骨主要靠关节液的营养渗透。（B）在骨性关节炎（OA）的关节中，浅层软骨磨损断裂，关节软骨厚度下降

and metalloproteinase with thrombospondin-like motifs，ADAMTS）。MMP 降解胶原[13]，ADAMTS 降解蛋白聚糖。软骨中的主要基质金属蛋白酶为 MMP-13，降解Ⅱ型胶原；主要的 ADAMTS 为 ADAMTS-4 和 ADAMTS-5[14,15]。针对基质降解和合成的调节规律的研究较少，但已明确细胞因子在合成代谢和分解代谢通路中起重要作用[8,16,17]。细胞因子之间的相互作用错综复杂。合成代谢活跃似乎是对基质结构需求的应答，可能在对机械应力的应答时产生。在合成通路中发生作用的细胞因子包括 β 转化生长因子（transforming growth factor-beta，TGF-β）和胰岛素依赖的生长因子Ⅰ[8]。基质的分解代谢中涉及的细胞因子包括白细胞介素 -1、基质降解因子、蛋白聚糖酶和血纤维蛋白溶酶，用于对其他分子的刺激或抑制进行应答，包括 TGF-β、肿瘤坏死因子、金属蛋白酶的组织抑制剂，组织血纤维蛋白溶酶原激动剂，纤溶酶原激动剂抑制剂和其他分子。

病理生理学

骨性关节炎累及滑膜关节周围的所有组织,包括关节软骨、关节囊、韧带、软骨下骨、干骺端骨以及作用于关节的肌肉。关键的病理变化为关节软骨的丢失。其他改变包括软骨下骨硬化、囊性变和边缘骨赘的形成等[8,18,19]。

OA 最早的显微镜下的发现是浅层软骨纤维化、磨损,以及浅层、移行区域的蛋白聚糖浅染,软骨下骨的血管长入潮线(图 20.1B)[8]。疾病的进展导致关节面的裂缝,浅层软骨断裂,软骨厚度下降。酶的激活导致更进一步的软骨破坏,关节软骨的完全丧失,致密坚硬的软骨下骨暴露[8]。

与软骨改变相关的是软骨下骨的改变,特别是密度的增加。在 X 线片上表现为一条硬化线。这些改变在关节边缘更显著,新骨形成旺盛以致形成骨质增生。骨质增生确切的病理生理基础尚不清楚,可能与基质释放合成代谢细胞因子,刺激异常的骨和软骨生长有关[20,21]。

病变同样累及关节周围组织。软骨碎片嵌入滑膜,引起滑膜炎症发生[22]。关节因机械因素和疼痛而活动度减少,关节囊和韧带因为肌腱收缩和持续的水肿而僵硬。最终,关节废用导致肌肉萎缩[8]。

诊断

OA 最常见的症状为疼痛、肿胀和关节僵硬。疼痛是该病的主要特征,也是治疗的重点。通过体检确认关节是否有肿胀,压痛和活动受限。在创伤后关节炎中,可能存在韧带损伤造成的关节不稳定。症状可随着时间推移消失,常不与影像上的严重程度相关。

OA 可表现为无疼痛。对 40 岁工人 OA 的经典研究中,Kellgren 和 Lawrence 发现,只有 24% 的工人有放射学 OA 表现,而 8% 的工人有膝关节疼痛但放射学正常。

影像学检查是最有效的诊断工具。在原发和继发 OA 中,关节软骨丢失会造成关节间隙狭窄和模糊,软骨下骨重塑表现为软骨下骨密度增高或硬化,可见骨赘和游离体(图 20.2)。

1957 年,Kellgren 和 Lawrence 描述了 OA 的影像学分期系统[23]。影像表现包括:①外围的骨赘;②关节周围的骨增生(通常发现于 DIP 和 PIP 关节);③关节间隙狭窄,软骨下骨硬化;④位于软骨下骨的小的囊性变区;⑤骨末端的形变。并将关节炎分为 5 期:

1. 正常关节
2. 可疑的关节炎
3. 极小可能(但确认存在)
4. 中度
5. 重度

这一分类方法被广泛应用于各关节的骨性关节炎分期;但这一方法在各期之间缺乏明确的界限。在最近的一项分析中,Schiphof 及其同事注意到在多个队列中这一分类方法的可重复性差,建议建立一个更可靠的分类方法[24]。

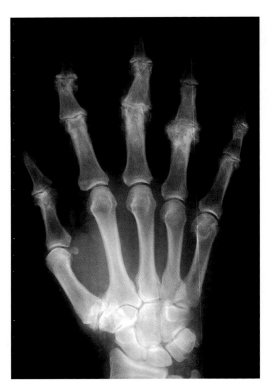

图 20.2 一位 69 岁男性手部后前位 X 线片,显示进展期 OA 的典型变化。在 DIP、PIP 和拇指 TMC 关节可见骨赘形成。手指可见关节间隙狭窄,软骨下骨硬化

手指 OA 的治疗

手和手指的关节炎是原发 OA 最常见部位之一。发病隐匿,可出现疼痛,功能受限,继而出现畸形。流行病学研究显示,OA 最常累及的是 DIP 关节,拇指 CMC 关节,PIP 关节[25]。这些研究基于 Kellgren 和 Lawrence 描述的 OA 放射学定义,包括骨赘形成,关节间隙狭窄,软骨下骨硬化和囊性变[23]。

远端指间(DIP)关节炎

诊断

DIP 关节 OA 较为常见,女性多于男性。患者表现关节肿大和多发质硬结节,累及多个手指 DIP 关节的结节。这些结节,称为 Heberden 结节,为 OA 的特征性体征,是骨赘形成、软组织增厚的结果。这需与黏液囊肿鉴别。黏液囊肿为背侧的滑膜囊肿,通常局限于单一手指,伴随末节指骨偏斜及活动受限(图 20.3)。

影像学上,关节间隙狭窄和骨赘形成常见。然而 DIP 关节的影像学表现和患者的症状常不一致。往往患者只担心外观变形。部分 DIP 关节严重变形的患者可无疼痛或功能受限的症状,仅存在 Heberden 结节并非手术指征。

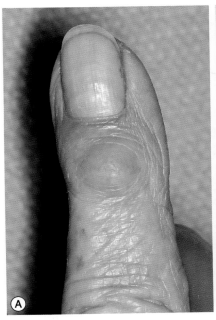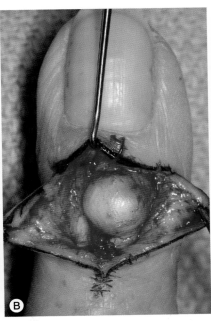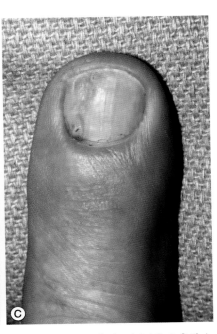

图 20.3　67 岁女性 DIP OA 的黏液囊肿的典型外观。(A) 关节表面可触及一个肿物。(B) 术中可见囊肿。(C) 黏液囊肿也可位于甲沟内,由甲基质受压引起

手术指征

DIP 关节 OA 的治疗取决于疼痛和功能受限的严重程度。支具固定可使关节休息并免受微小的损伤。保守治疗包括支具、口服或局部抗炎药物、改变生活方式共同进行。保守对于急性疼痛和肿胀多有效。注射激素可用于缓解疼痛,但注入小关节比较困难,且多次重复注射并非合适的长期治疗方法。存在顽固性疼痛,畸形,严重关节对位不良,影响精准活动或全手功能时,需要进行手术治疗。

严重 DIP 关节炎的手术基本仅见关节融合术,DIP 关节固定是可接受的。虽然关节置换在技术上可以实现,但由于长期疗效上可能出现关节不稳定,并不常用[26-30]。

DIP 关节融合的生物力学效应

DIP 关节的正常活动范围为 0°~60°,然而只有 15% 的手指屈曲发生于 DIP 关节,在手指的整个屈曲弧上只贡献 3%[31]。因此,在所有手指关节融合中,DIP 关节融合对手的活动伤害最小,接受度高。一项支具固定模仿 DIP 关节融合的研究发现患者握力减少 20%,与指深屈肌(flexor digitorum profundus, FDP)腱在结合的手指上滑程度受限和力矩改变相关[32]。但临床中并未得到证实。

DIP 关节融合

手术指征

单一最常见的手术指征为 DIP 关节经保守治疗无效的顽固性疼痛。其他指征包括槌状指畸形,屈肌腱撕脱和末节指骨脱位。

手术技术

目前有许多固定方法[33],包括骨间钢丝[34]、经皮穿针、张力带钢丝[35, 36]、可吸收钢针[37]、钢板[38]、斜行螺钉[39] 和轴向加压螺钉固定[33, 40]。无论选择何种固定方式,均需对关节进行预处理,成功固定的要点如下:①松质骨完全贴合;②远节指骨骨量足够以置入固定物;③尽可能融合于屈曲 5°~10° 位;④稳定的固定装置。

大量术式使用跨关节的横切口。向近端和远端斜行或轴向延伸,以关节为中心完全掀开皮瓣成 H 形暴露。或者采用侧方正中或背侧 Y 形切口。要特别注意避免损伤伸肌腱远端的甲基质。锐性横行切开伸肌腱和关节囊,切开侧副韧带,屈曲关节以最大程度暴露关节面。

暴露远节指骨基底和中节指骨髁,用咬骨钳咬去背侧和侧方骨赘。去除关节面至显露松质骨。也可用小型摆锯进行截骨以达到松质骨面的对位。如果应用摆锯或磨头截骨,需要充分降温避免热坏死以降低术后骨不愈合的风险[41]。

骨间钢丝固定

骨间钢丝固定是指用 1 或 2 根钢丝经过骨隧道穿过远节、中节指骨,将指骨固定。骨间钢丝固定可以完成加压,提供更好的稳定性。Zavitsanos 等描述了一种可完全埋入皮下的克氏针以降低感染风险[34]。

克氏针固定

关节面准备后,2 个 0.045 克氏针分别轴向或平行固定。至少 2 枚克氏针以放置旋转。钢丝通常与指端皮下被切断,保证患者日常生活所需的手部活动。术后夹板固定 DIP 关节,影像见融合可去除支具,钢丝可于手指神经阻滞下拔除。

张力带钢丝固定

关节面处理好后，2 根 0.045 英寸（约 1.14mm）克氏针平行穿过关节处。针尾埋入远节指骨掌侧皮质，针尖留于中节指骨背侧皮质上。于远节指骨近端克氏针背侧横行构建骨隧道。将 28 号牙科钢丝穿过隧道，8 字形绕过克氏针针尖固定。扭转钢丝尾部，克氏针折弯，使固定物不刺激皮肤。张力带有显著固定，可允许早期活动。如有固定物激惹症状，骨结合后可取出固定物。

临床提示

- 拉开副韧带，以便清楚地观察到整个关节。
- 可用线锯或磨头来准备关节面
- 克氏针可以从关节处逆行放置到中节指骨，以确保位置合适，保留足够的长度放入远节指骨。
- 在确认平行克氏针长度后，稍微退出骨质，弯曲，然后

在轻轻放回原位前切断。能够提供更好的骨结合，并降低刺激的可能性。

轴向加压螺钉

1 根轴向加压螺钉（图 20.4）能可靠地完成 DIP 关节融合。可应用传统的螺钉，但会在指尖留有突出的钉尾。无头加压螺钉为首选。应用螺钉前需准备好关节面，允许通过远节指骨置入轴向克氏针。骨面于结合位置接触后将克氏针倒退进入中节指骨。透视检查克氏针及关节融合位置，空心钻准备钉道。最佳螺钉型号通过透视测量，空心钻完全钻透；置入自攻螺钉完成结合（见图 20.4）。

螺钉需足够长以达到中节指骨狭窄处。偶尔中节指骨髓腔对螺钉而言即使峡部也太宽阔（例如拇指），稳定固定的可能变小。另外，要特别注意远节指骨前后径大小以保证能够容纳螺钉，否则会发生背侧骨折和甲床畸形[42]。

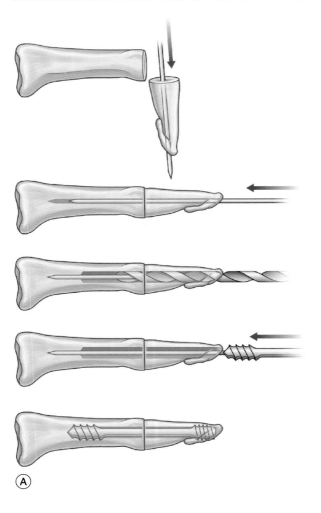
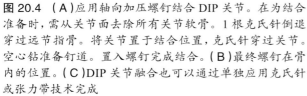
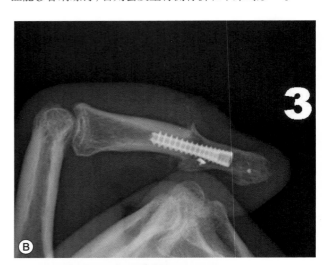
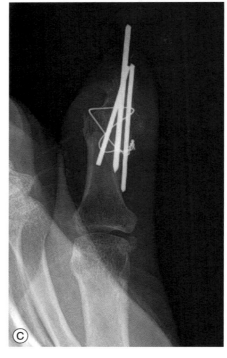

图 20.4 （A）应用轴向加压螺钉结合 DIP 关节。在为结合准备时，需从关节面去除所有关节软骨。1 根克氏针倒退穿过远节指骨。将关节置于结合位置，克氏针穿过关节。空心钻准备钉道。置入螺钉完成结合。（B）最终螺钉在骨内的位置。（C）DIP 关节融合也可以通过单独应用克氏针或张力带技术完成

此种技术较其他 DIP 关节融合方法主要优点在于固定物位于骨内,固定牢固。应用加压螺钉后手指固定时间相较于其他方法明显减少。患者通常只需佩戴支具 1～3 周,允许患者更早投入工作[43]。缺点在于将关节融合于最佳位置难度大,由于螺钉的圆锥形状通常关节融合于伸直位。其他报道的并发症包括指尖皮肤坏死,需二期截指[44],这一现象通常由未意识到的固定物突出引起。

DIP 结合并发症

感染

传统的小关节融合技术包括骨间钢丝固定,交叉克氏针或这些技术的联合应用。在一些研究中应用这些技术的深部感染和骨髓炎发生率达到 28%[45]。选择这些技术需在最后阶段将克氏针埋入皮下,采用埋入皮下的技术后感染率和骨不愈合率均出现下降[46]。

骨不愈合

报道的 DIP 关节融合骨不愈合率达 0～28%。一些研究认为使用螺钉[44,45,47-49]和传统方式具有同样低的骨不愈合率[46],而固定技术和骨不愈合率之间没有明确的关系[45]。试验表明,DIP 关节融合术后不愈合率并不高。

克氏针或骨间钢丝较螺钉产生的加压效果差,加压能够促进关节的融合。在一项对比固定技术的生物力学尸体研究中,应用埋头轴向加压螺钉(Herbert 钉)比联合应用克氏针和张力带技术产生更好的固定强度[42]。除这项生物力学研究的结果之外,临床回顾性研究中应用加压螺钉,骨间钢丝,交叉克氏针技术的骨不愈合率类似;由此推测骨不愈合率与皮质骨质量和手术中骨床的情况关系更密切[45]。

DIP 关节置换

DIP 关节置换是手术指征较为狭窄的非常用手术。该类手术最明显的优点是保留了关节的活动度,这可能在一些病例中获益显著,例如职业音乐家[35]。目前该方法仅有少量文献报道,且全部应用硅胶假体[27-29]。最大样本的研究报道了 38 例 DIP 关节置换,10 年内有 10% 移除率。DIP 关节平均活动度为 33°,背伸较正常平均减少 12°[28]。

黏液囊肿

DIP 关节炎常见背侧滑膜囊肿,为关节边缘骨赘刺激造成(见图 20.3)。囊肿缓慢扩张破坏甲基质,造成指甲畸形。表面皮肤变薄,反复产生炎症反应。感染的处理复杂,尤其是在与关节相交通时,有化脓性关节炎发生的风险。反复发生的有症状的囊肿需手术切除。

针吸黏液囊肿并在关节周围注射糖皮质激素可在门诊进行,损伤小[50-52]。但通常情况下因囊肿过小无法有效穿刺,需应用 25 号针头反复抽吸,并触诊判断液体是否抽吸干净。而后在关节处注射利多卡因和糖皮质激素,加压包扎数天。这一技术可解决 60% 的囊肿[50],应注意消毒以避免感染。

一旦囊肿复发,可行手术切除。标记囊肿边缘,切除囊肿和表面皮肤,清除囊肿底部的滑膜和边缘骨质增生。术中应注意保护伸肌腱止点。少数情况下可应用局部皮瓣覆盖[50,53-55]。

Fritz 等报道 86 例黏液囊肿手术切除结果。术前有 29% 患者指甲畸形[56]。17% 的患者术后 IP 关节或 DIP 关节背伸缺失 5°～28°。1 例患者出现浅表感染,2 例患者 DIP 关节积脓,最终需要 DIP 关节融合。7% 术前没有指甲畸形的患者术后出现指甲畸形;然而 60% 术前指甲畸形的患者在术后指甲畸形得到改善。3% 患者出现黏液囊肿复发,其他并发症包括持续肿胀、疼痛、麻木、僵硬、DIP 关节桡偏或尺偏畸形。

近端指间(PIP)关节炎

在手部,PIP 关节是 OA 累及的第三常见的关节,女性更常见[25]。PIP 关节被描述为“手指的功能轨迹”,因其与 85% 的手指屈曲和 20% 的活动弧相关[57]。尽管如此,PIP 关节完整的活动范围并非必须,45°～90° 的屈曲范围即能完成大部分活动。

像在 DIP 关节炎患者中一样,PIP 关节的 OA 同样产生关节肿大和疼痛。患者抱怨不能戴上和摘下戒指。Bouchard 结节是 PIP 关节 OA 的特征性体征,表现为关节上的骨性突起,类似于 DIP 关节的 Heberden 结节。PIP 关节的活动范围趋于保留直到疾病晚期。影像学改变包括关节间隙狭窄,软骨下骨硬化和骨赘形成(见图 20.2)。

治疗

偶尔有症状或症状轻微的患者可口服或局部应用非甾体抗炎药。急性发作期可采用支具固定关节于伸指位以减轻疼痛。关节内糖皮质激素注射也可以用于减轻疼痛,但重复注射不适用于治疗有长期严重症状的患者。当非手术治疗不能控制症状时,行关节融合或关节置换。带血管的关节移植术技术上可行,但由于供区亦存在并发症,且其疗效较关节置换为差,故临床上并不常用[58-61]。

PIP 关节融合或置换的手术方案的选择取决于患者对于关节功能的需要,包括关节活动度的保留和关节稳定性的需求。尺侧 3 个手指对于产生握力很重要。最大握力要求 PIP 几乎完全屈曲以避免战车效应。示指有相对独立的指深屈肌(FDP),在抓握时不会产生明显的战车效应。相对的,示指产生对抗性内收捏力,需要 PIP 关节的横向稳定,如果掌指关节活动度保留则几乎不需要 PIP 关节活动。因此,关节融合术还是关节置换术适用于不同的手指。例如,示指 PIP 关节融合能够提供固定,耐受良好;而对于环、小指 PIP 关节置换术更适合,因为这些手指 PIP 关节的活动对抓握功能和力量而言非常重要。如果结合尺侧 3 个手指 PIP 关节,必须注意将关节置于足够的屈曲位以保留握力。如果将小指 PIP 关节融合于屈曲小于 45°,中、环指屈曲小于 60°,握力会出现明显下降[62]。

PIP 关节融合

结合 PIP 关节可以采用与 DIP 关节融合相同的技术。PIP 关节融合的最佳位置在不同的手指中是不同的,推荐示指屈曲 40° 位,中指 45° 位,环指 50° 位,小指 55° 位[63]（图 20.5）;可根据患者的职业和业余活动的需求而调整。术前可用支具将手指固定于各种不同的结合位置使患者更充分了解并作出决定。

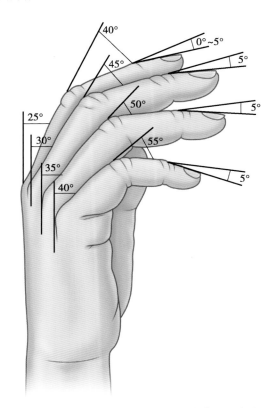

图 20.5　图示推荐的 DIP、PIP、MCP 关节融合角度。DIP 关节通常结合于屈曲 0°～15° 位。PIP 关节融合角度从示指到小指逐渐增加,符合手的自然趋势。PIP 关节推荐的结合角度为示指屈曲 40° 位,中指 45° 位,环指 50° 位,小指 55° 位。MCP 关节融合推荐角度为从示指屈曲 25° 位增加到小指屈曲 40°

技术

以关节为中心的纵向切口自背侧暴露 PIP,纵向分离并拉开伸肌腱和关节囊。中央术自中节指骨基底的骨膜下抬起,分离副韧带的近端并屈曲关节暴露关节面。以角磨机处理指骨,也可用咬骨钳或毛刺在相对的骨面上制造凹凸结构。处理关节时指头长度必然会被缩短,掌板可能引起不愈合,一旦发生应切除掌板。固定可由以下方式之一完成。

克氏针固定

关节准备好后,2 枚 0.045 英寸（约 1.14mm）或更粗的克氏针在冠状面交叉斜行穿过关节。或者 1 枚轴向,1 枚斜行穿过关节。与 DIP 关节融合相似,将克氏针埋于皮下,一

旦影像学检查确认骨结合后取出。在这期间使用支具保护关节。

张力带

张力带联合应用克氏针和骨间钢丝,可以形成中等强度稳定和加压。关节处理好后,于中节指骨截骨处以远 5mm 出钻取横行骨隧道,0.6mm 钢丝穿过隧道。2 枚 1mm 克氏针平行穿过关节,使尖端突出近节指骨背侧皮质。钢丝环绕克氏针形成 8 字形,收紧,形成加压。钢丝尾端和克氏针需剪短并处理平整,以防止伸肌腱摩擦（图 20.6）。关闭切口,应用支具,直到影像学显示骨愈合。

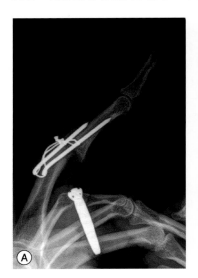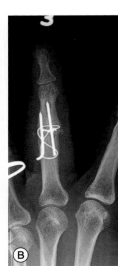

图 20.6　使用张力带技术 PIP 融合后的（A）侧位和（B）正位

加压螺钉

PIP 关节融合可以应用顺行置入的无头加压螺钉（图 20.7A）。克氏针从近节指骨背侧皮质进入,在矢状面上斜行走行。进针角度与关节需要结合的角度一致,克氏针顺行穿过关节进入中节指骨。进针点至少在关节近端 6、7mm 处以防背侧皮质骨折。克氏针作为螺钉和空心钻的导针（像上面 DIP 关节融合中所描述的）。透视确认位置,选择合适型号的螺钉,顺行置入,手工辅助骨面加压。螺钉长度需达到中节指骨峡部。关闭切口,支具保护。7 天后更换热塑形支具,佩戴 3 周。这种方法的主要优点在于充分稳定,允许早期活动,减少手僵硬可能。

钢板

对于严重的骨质破坏或融合失败的患者,PIP 关节融合可由小钢板（1.7～2.7mm）完成。新的钢板能够加压或锁住钉子位置,显著改善了严重骨质疏松骨块的固定效果。标准 AO 技术被用于钢板固定,需预先掰弯钢板以达到合适的角度（图 20.7B）。

PIP 关节置换

关节置换能够保留一定的活动度。关节置换技术由软组织间隔,硅胶间隔物和各种限制、非限制假体组成。软组

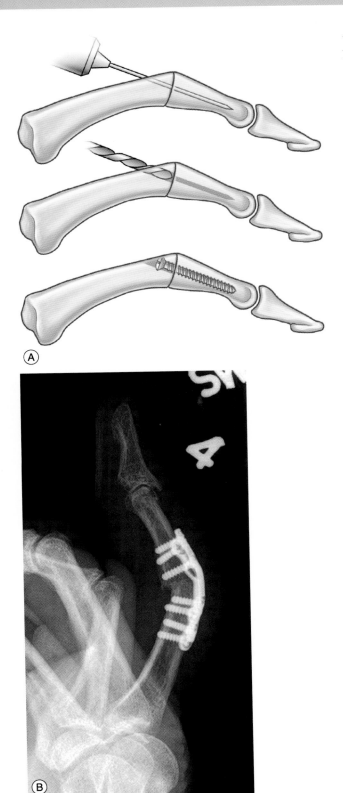

图 20.7　PIP 关节融合示例。（A）无头加压螺钉和（B）背侧钢板

织关节成形术在历史上曾被运用，但目前已被移植物、硅胶等替代。软组织关节成形术包括近节指骨头切除[64]、掌板间隔[65]和软骨周围移植物关节成形术[66-68]。

目前，有 2 种常用的假体，硅胶间隔假体包括 Swanson

假体（Wright Medical Technologies，Arlington，TN）和 NeuFlex 假体（DePuy，Warsaw，IN）；表面置换或全关节置换假体，例如 SR-PIP 假体（Small Bone Innovations，Morrisville，PA）和 the PyroCarbon PIP 假体（Integra，Plainsboro，NJ）。PIP 关节置换的成功很大程度上依赖于周围软组织包括侧副韧带，肌腱和掌板的情况。保护好这些结构，关节置换有更高的成功率。

硅胶间隔物关节置换

硅胶间隔物假体由屈曲单元、柄、铰链硅胶间隔物组成，可用于所有手指 PIP 关节的置换。此类假体由 Swanson 和 Niebauer 于 20 世纪 60 年代最初设计。假体由一个单一硅胶单元，与近端、远端固定的柄和中间的间隔区域组成，背侧置入。假体并非作为真正的关节发挥功能，而是作为由包围假体的纤维囊稳定的间隔物。假体在手指活动中在髓腔内滑动或做"活塞样运动"，最初认为可分散应力，提高假体生存期。更新的假体设计保留了同样的理念，但在近端、远端柄之间加入了 30° 预屈曲铰链以帮助手指屈曲。

技术

PIP 关节手术暴露有 3 种入路：背侧、侧方和掌侧。作者更喜欢背侧纵行切口，提供更好的暴露，置入假体更容易。PIP 关节上方 2～3cm 直行或弧形切口，从近节指骨中部到伸肌腱中央束止点分开伸肌腱。从中节指骨上剥离分开的中央束。这样产生桡侧和尺侧肌腱束，各包含一半中央束和侧腱束，允许中节指骨屈曲时侧方松弛，暴露 PIP 关节。关节屈曲 90°，去除骨赘。另一种 PIP 关节的暴露方法是应用 Chamay 技术，将伸肌组织以远端为基底从近端向远端掀开（图 20.8），手术完成后重新缝合[69]。

小型摆锯在近节指骨头远端部分接近侧副韧带止点处横行截骨。常规不需切除中节指骨基底。应用特殊设计的尖锥和髓针在远、近端开髓腔，以允许放入最大号假体。放入试模，活动关节评估固定和适应性后置入假体。关闭软组织，手和腕部固定于手内肌阳性位。1 周内，更换为动力性支具，开始在指导下进行康复锻炼。

非限制性假体的表面关节置换

最早的 PIP 关节置换术 1959 年由 Brannon 和 Klein 报道[70]。自此以后许多假体被设计生产，同时也有许多假体由于置入失败，不稳定和高并发症率而被淘汰[71-74]。目前，在美国有两种由金属或热解碳制造的假体可供临床使用。

Linscheid 和 Dobyns 于 1979 年引入了第一种非限制性 PIP 关节假体，这种设计仍然可用，即 SR-PIP 假体[75]。近端组件为钴铬合金制造带有光滑的关节面，远端组件为超高分子聚乙烯（ultra-high molecular weight polyethylene，UHMWPe）关节面固定于钛合金柄上。关节面为舌形位于沟槽内，类似 PIP 关节的解剖形状。因此这一假体系统被制造商称为"半限制性"。这种设计增加了关节的侧方固定。钛合金柄有特定的结构，并被设计成"压配"的。然而，非加固型假体表现出更高的下沉率和松弛率[76]。

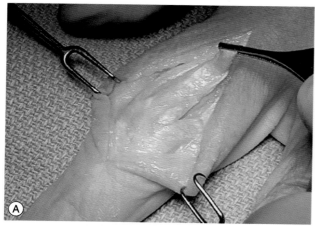

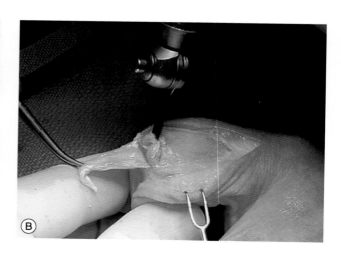

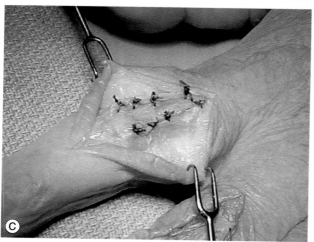

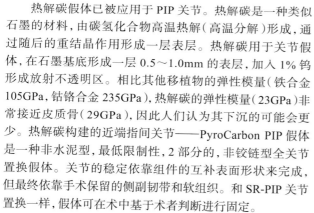

图20.8　PIP关节背侧入路，伸肌组织纵行分离或Chamay入路。（A）Chamay入路使用远端基底的矩形伸肌腱瓣。（B）伸肌腱瓣向远端掀起，保留中央腱束在中节指骨的止点。（C）手术结束时修复伸肌组织

热解碳假体已被应用于PIP关节。热解碳是一种类似石墨的材料，由碳氢化合物高温热解（高温分解）形成，通过随后的重结晶作用形成一层表层。热解碳用于关节假体，在石墨基底形成一层0.5~1.0mm的表层，加入1%钨形成放射不透明区。相比其他移植物的弹性模量（铁合金105GPa，钴铬合金235GPa），热解碳的弹性模量（23GPa）非常接近皮质骨（29GPa），因此人们认为其下沉的可能更少。热解碳构建的近端指间关节——PyroCarbon PIP假体是一种非水泥型，最低限制性，2部分的，非铰链型全关节置换假体。关节的稳定依靠组件的互补表面形状来完成，但最终依靠手术保留的侧副韧带和软组织。和SR-PIP关节置换一样，假体可在术中基于术者判断进行固定。

PIP热解碳假体系统和SR-PIP假体系统都被美国食品药品监督管理局（Food and Drug Administration，FDA）批准作为可运用于人的内置入物器械（Humanitarian Use Device，HUD）。当患者存在以下状况时，此类器械被授权用于PIP关节置换：

软组织和骨重建后在高负荷情况下可提供足够的固定和固定强度；PIP假体失败需要返修，或者疼痛，活动受限，或者继发于关节软骨损伤的关节脱位/半脱位。

因为这些器械被用于HUD目的，故需要机构审查委员会（Institutional Review Board，IRB）批准。一旦批准，IRB不需要复核批准每一例个案。

临床提示

PIP硅酮关节置换术

- 中央背侧入路提供了方便而明确的PIP关节视野。
- 作者倾向于通过伸肌腱进行中央切口并由中央滑向Chamay切口。
- 只有中指骨的软骨表面需要切除。无需切断中节指骨。
- 如果在置入过程中中央束止点被破坏，应使用不可吸收的缝合线将其修复至中节指骨远端皮质的骨孔中。
- 最小或无接触的技术有助于减少感染风险，无菌平镊是理想的放置工具。

患者选择

一项临床试验的结果推荐所有PIP关节OA的患者在手术治疗前尝试非手术治疗。非限制性表面置换假体的稳定依赖于侧副韧带的保留。侧副韧带不稳定的患者或侧副韧带损伤的患者不适合进行关节置换，而更适合关节融合。骨量不足、髓腔狭窄、软组织损害、活动性或慢性感染都是关节置换的禁忌证，需寻求其他手术方式。需告知患者关

节置换术后平均关节活动范围仅为40°～60°，并可能随时间延长，活动范围减小。术前，需获取每一PIP关节的前后位和侧位X线片，以获得假体型号。示指PIP关节因其在捏物时提供重要的侧方力量，医生需与患者讨论关节置换术后并发症增加的可能。

无约束或半约束的PIP关节置换术

关节表面置换可经背侧、外侧或掌侧入路完成。作者倾向于采用背侧入路，能提供更好的术野有助于放置假体（图20.9）。PIP关节背侧行2～3cm直或弧形切口，穿过伸肌腱，直到恰好达到中节指骨中央束止点远端。中央腱束的两半自中节指骨上移开，形成桡侧和尺侧腱束，每条腱束都包含侧束和一半的中央腱束。屈指时侧方移动能够暴露PIP关节。将关节屈曲至90°，必要时切除骨质增生。

1根0.035英寸（约0.89mm）克氏针穿入近节指骨头背侧1/3，透视确定髓腔的中央位置。使用开髓锥扩大髓腔。近节指骨头侧副韧带止点远端0.5～1mm处应用截骨导板垂直截骨去除关节软骨。扩大髓腔，至髓腔可容纳下最大型号的扩髓器。透视侧位测量髓腔对假体的型号限制。扩髓后，在近节指骨上用斜行导板截骨，与假体型号保持一致。放入近端试模，透视检查型号和对线。

过曲关节暴露中节指骨关节面。中节指骨的准备与近节指骨类似，目的是可放入最大型号假体。由于中节指骨皮质骨量增多，可用磨头截骨。完美的远端假体型号需与近端假体型号相同，但必要时假体可错位匹配大或小一号假体。放入远端试模，检查压配。为获得好的结果，假体的掌、背侧颈领须与截骨面相匹配。

最终假体置入前，用克氏针在中节指骨背侧骨缘钻洞，以非可吸收缝线将中央腱束止点放回骨面。置入远端假体，压紧，置入近端假体，用不可吸收线重建中央腱束止点。如果术中侧副韧带受损，重建侧副韧带，防止尺侧或桡侧的松弛或过伸。纵行闭合切开的伸肌腱，不可吸收线关闭切口。使用中立位背侧遮挡支具。

PIP关节置换术后治疗

术前需和患者讨论术后的治疗，需进行严格规范的手部治疗随访10周，因患者依从性差会导致较差的临床预后[77]（图20.10）。需避免PIP关节过伸，因此作者不追求关节的完全伸直，而选择接受5°～10°的屈曲畸形，因过伸会导致关节脱位。

术后最初2周支具或石膏固定于完全伸直位，允许PIP关节微小的活动。鼓励抬高手部以减少肿胀。10～14天去除石膏夹板，拆线，开始PIP关节屈曲35°的短弧形活动。每周逐渐增加屈曲角度，到6周时完成屈曲70°～90°的目的。6周后如果伸直功能达到预期则不再使用支具，鼓励无限制的屈曲活动。在康复期间需避免孤立的抓捏偏离和旋转。可使用邻指绷带帮助增加僵硬关节的活动度。

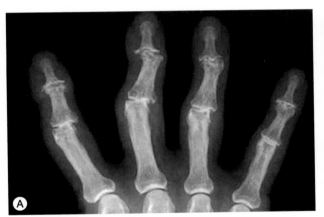

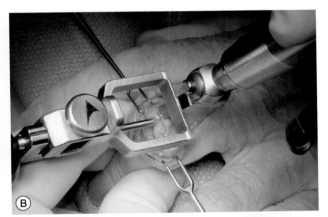

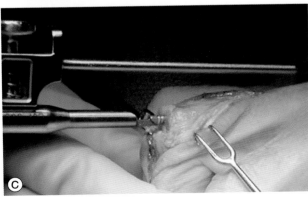

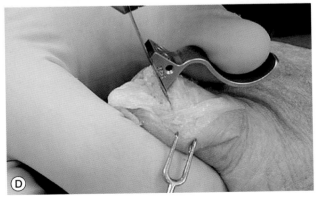

图20.9　（A）示指至环指进展期PIP关节OA的73岁女性患者的后前位X线片，选择了示、中指PIP关节热解碳的假体置换。手术通过背侧入路完成。（B）近节指骨在截骨模板下截骨去除关节面。（C）开髓器扩大近节指骨髓腔以容纳假体。（D）近节指骨背侧截骨以安放假体

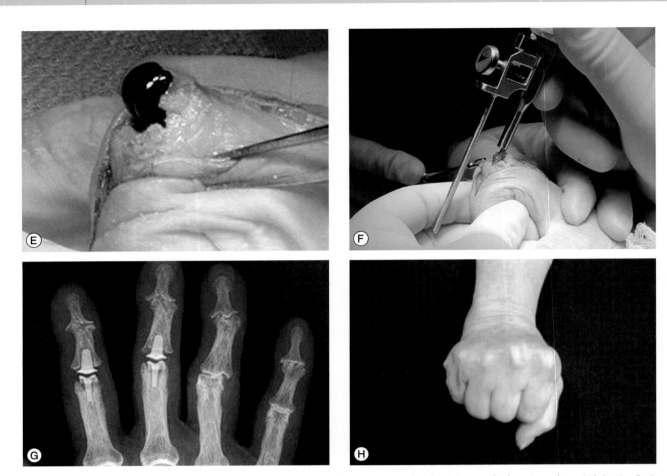

图 20.9(续)　(E)对近端进行试戴以评估位置。(F)中节指骨进行类似操作。(G)术后 1 年前后位 X 线及功能评估,由于患肢 PIP 没有疼痛且有一定活动度,因此没有进行手术(H)

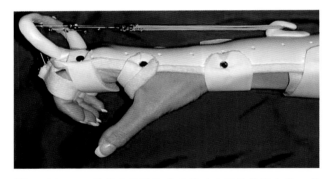

图 20.10　PIP 关节表面置换后康复时应用的常见支具。术后最初几周,PIP 关节允许保护下的屈曲和被动伸直

PIP 关节置换的结果与并发症

　　成功的关节置换书较关节融合优势明显。多种置入物设计的预测结果类似[78]。PIP 关节置换的主要并发症包括置入失败、不稳定和活动障碍。Pellegrini 和 Burton 比较了 43 名患者的硅胶和金属关节置换术,并指出硅胶关节置换术组的捏力更好,特别是在示指,硅胶组几乎不需要返修,而 7 名金属假体患者复查时为提高稳定性需要返修。关节置换术依然是首选治疗方案,硅胶假体已被广泛应用[79]。

　　硅胶假体用于手指 PIP 关节置换已经被应用了 40 余年,已有大样本量的文献报道。其疼痛缓解良好,功能改善显著,患者满意度高。但少有运动范围改善的报道。硅胶假体置换后的假体关系骨折发生率 5%～44%,长期随访中出现旋转对线不良和侧方偏斜[80-82]。硅胶假体置换首例大样本量文献报道 1972 年来源于 Swanson[83]。他回顾了 148 例病例,并没有发现严重并发症。其后扩展为 424 例。临床研究中,98% 患者疼痛完全缓解,PIP 活动度平均提高 10°[84]。并发症包括 1.2% 患者出现骨吸收,5% 出现假体关系骨折。最近,Takigawa 等回顾了 70 例患者,平均随访 6.5 年,疼痛缓解率 70%,背伸从 32° 提高到 18°,但 PIP 关节总的活动度无变化[85]。并发症包括 15% 假体关系骨折,9 例需要返修。患者自评优良 25 例,中 27 例,差 18 例。

　　Lin 等回顾了 69 例经掌侧入路硅胶假体置换经验[81]。背伸缺失从 17° 减小到 8°,但总的关节活动度无提高。69 例患者中 67 例疼痛完全缓解,12 例出现并发症,包括 5 例假体关系骨折,3 例假体旋转不良。最近,Namdari 和 Weiss 报道了 16 例预屈曲型 NeuFlex 硅胶假体随访 4 年的结果[86]。平均关节活动度范围 61°,背伸 0°。84% 疼痛缓解为优良,患者满意度达 90%。Pettersson 等对比了这种新型假体与传统硅胶假体,新型假体有更好的患者满意度,但临床预后相似[87]。硅胶假体依然盛行,经常作为金属或热解碳等新型表面假体的参照来进行对比。

Linscheid 等报道了金属表面假体置换的结果，66 例水泥型钴铬-超高交联聚乙烯（CoCr-UHMWPE）表面假体，平均随访 4.5 年[71]。平均活动度从 35° 提高到 47°，整体疼痛缓解率达到 85%。同时也报道了较高的并发症发生率，包括 5 例鹅颈畸形，5 例关节不稳定，4 例关节冠状面存在偏斜，12 例关节需要再手术。

Jennings 和 Livingstone 回顾了 43 例金属表面假体置换，平均随访 37 个月，发现术后关节活动度无明显变化，约 25% 的患者需要返修率[88]。假体返修主要因为组件松动。他们发现非水泥型假体松动率（39%）显著高于水泥型假体（4%）[76]。Johnstone 等报道了相似结果。Johnstone 和其同事注意到新型非水泥型假体有更高的下沉和松动率[76]。Luther 等报道了 24 例 SR™ PIP 假体平均随访 27 个月的结果。14 例需要再次手术（58%），其中 4 例需要移除置入物。尽管如此，70% 的患者满意最终关节功能的结果[89]。

最近的几项研究主题与热解碳假体有关[90-94]。Bravo 等发表了迄今为止最大和最全面的研究[91]，总共有 50 个 PIP PyroCarbon 关节置换术，共有 35 名患者接受了手术。最短的随访时间为 27 个月。手术时的平均年龄为 53 岁。更换的关节包括示指[15]、中指[18]、环指[10]和小指[7]。术前平均活动范围为 40°，平均捏力和握力分别为 3kg 和 19kg，术前平均视觉模拟量表（0～10 分），疼痛评分为 6 分。术后，平均活动范围提高到 47°，平均捏力和握力分别为 4kg 和 24kg。尽管这些改善不大，但术后的平均疼痛评分为 1 分，患者总体满意度高（80%）。有 14 个关节需要额外的手术，而返修率为 8%。没有发生置入物感染。值得注意的是，尽管没有明显的松动，但有 20 个关节出现了影像学上的沉降证据。

Tuttle 等报道了 8 位患者 18 例关节置换的回顾性研究[93]。平均主动关节活动度无变化，没有侧方不稳的病例。仅 8 例疼痛完全缓解。并发症包括 2 例脱位、5 例挛缩（活动度小于 35°）和 8 例关节响动。Wijk 等报道了 53 例热解碳假体 2 年的随访结果[94]。术后患者关节活动度和握力无变化，疼痛缓解，能够返回工作，患者满意度高。7 位患者需要返修手术，包括 2 例需要关节融合。

Chung 等评价了 14 位患者 21 例关节置换手术的临床疗效。12 个月平均关节活动度 38°，捏力和握力提高。通过问卷调查患者自评结果显示，在疼痛、满意度、外观方面显著提高[58]。

Herren 等施行了 17 例热解碳假体置换，平均随访 28.5 个月[95]。所有患者疼痛显著缓解，术前 VAS 评分为 7.6，术后为 1.3。1 例因假体移位需要返修。Nunley 等为 5 位年轻的创伤后关节炎患者施行了热解碳假体置换[92]。随访 1 年，发现疼痛和活动度没有统计学上的显著改善，握力显著增加。

Watts 等回顾了 97 例热解碳 PIP 关节置换术后的结果和并发症，至少随访 2 年[96]。有 13% 的关节在术后平均 15 个月需要返修。在术前术后运动范围没有明显的差异。整体关节存活率为 85%。

Branam 等报道了唯一的对比热解碳假体和硅胶假体的研究[90]。这一回顾性研究对比了 19 例热解碳假体和 23 例硅胶假体的结果。虽然最终活动度和疼痛缓解没有统计学上的差别，但硅胶假体置换患者冠状面畸形更显著。尽管两种假体都有助于疼痛缓解和活动度保留，但一种假体显示了其对另一种假体的优越性。

最近，半关节置换术用于治疗 PIP 关节炎的想法已经成为现实。Pettersson 等回顾了他们对 38 名患者的 42 个手指进行 PIP 关节半关节置换术的经验[97]。虽然手臂、肩部与手部残疾（Disabilities of the Arm, Shoulder and Hand, DASH）评分和视觉模拟疼痛量表有明显改善，但在握力、捏力或运动范围方面没有明显变化。仅 4 个关节因为失败而需要返修，平均随访 4.6 年，总体而言预后较好。

掌指关节 OA

解剖和生物力学

掌指（metacarpophalangeal, MCP）关节是多轴向髁状关节，允许屈曲、背伸、外展、内收和有限的旋转。旋转并非主动控制下的活动，而是关节内在力学允许下的被动活动。MCP 关节在手指总的屈曲弧中占 77%[98]。掌骨头被描述为具有独特的"凸轮"形状。这种描述并不符合其力学情况。凸轮是一种带有旋转的偏心轮的机械结构，将旋转运动转换为直线运动或反过来。然而，掌骨头是圆形的，不能发挥类似的效力。圆形的掌骨头向掌侧倾斜，使侧副韧带在屈曲和伸直时有不同的张力。其头部扩大、掌侧面宽，使关节屈曲时侧副韧带张力增加，限制侧方运动。另一方面，MCP 关节伸直时，侧副韧带松弛，关节能最大程度外展和旋转。

MCP 关节囊由背侧结缔组织组成，由伸肌腱和侧副韧带加固[99,100]，掌板提供掌侧支撑，手内在肌提供少量支持。尺侧和桡侧副韧带为扇形，厚而宽阔，起于掌骨头背侧面，止于近节指骨掌侧面。附属侧副韧带位于侧副韧带掌骨头处起点的掌侧，与侧副韧带交叉止于远端。侧副韧带是 MCP 关节各方向移位的主要稳定结构。附属侧副韧带主要稳定外展-内收和旋转，掌板阻止关节完全伸直时背侧脱位。当关节处于牵引下，处于极端旋后或旋前位时，背侧关节囊提供有限的固定[99,100]。

在手部，OA 累及 MCP 较少，通常继发于创伤或顿时。如关节内骨折，败血症性关节炎，重体力劳动中的慢性重复性创伤。偶见代谢性疾病，如血红蛋白沉着症[101-103]。MCP OA 通常影响示指和中指[101,102]。保守治疗，包括夹板、理疗、非甾体抗炎药物，和其他治疗。抗炎药物和糖皮质激素注射是 MCP OA 的一线治疗。手术治疗适用于非手术治疗无效的僵硬和/或疼痛的情况。

切除和关节表面成形术

关节成形术包括切除病变的掌骨侧软骨和骨，将软组织置于关节间隙阻挡骨的直接摩擦。历史上这一手术用于治疗 MCP 关节 OA，但现在作为关节置换手术失败的补救手术。Tupper[104]描述了以掌板作为阻挡物的关节成形术。掌板从掌骨头止点处分离，切除掌骨头。将掌板通过预置于掌骨上的缝线缝合于截骨面的背侧缘。关闭关节囊前，将侧副韧带水平褥式缝合于掌骨远端侧方[105, 106]。其他关节成形术包括 Vainio[107]、Riordan 和 Fowler[108]等描述的以肌腱、骨间肌等为间隔物的方法，但并不仅用于治疗 OA。

软骨膜也可作为关节间置物。获取骨膜后，裁剪成关节面的形状和大小，通过水平褥式缝合固定。目前只有有限的以软骨膜为间置物关节成形术的结果报道[67, 109]。Seradge[67]的报道中，40 岁以上患者的结果较差，均为化脓性关节炎重建的病例。其将此种情况列为手术禁忌证。如果应用软骨膜，应将其深层面面向关节，因其为软骨形成面。同样的如果应用韧带或掌板，应将滑膜面面向关节[109]。

关节置换

MCP 关节置换最常用于类风湿性关节炎患者的治疗。类风湿性关节炎患者对手部功能有更低的要求，因此关节置换更适合这一类患者（图 20.11）。与类风湿性关节炎相比，MCP 关节 OA 患者，侧副韧带完整，较少需要平衡软组织，是关节置换的良好指征。MCP 关节置换禁忌证与 PIP 关节相似。示指 MCP 关节即使在手工劳动者中也可考虑关节置换。MCP 关节假体主要为 4 种：铰链式假体，硅胶假体，表面置换假体和热解碳假体。

铰链式假体

金属铰链式假体目前已很少被应用。1953 年，Brannon 和 Klein 假体首先被应用于 MCP 关节[70]。这种简单的单轴金属假体会造成骨吸收、手指短缩和关节活动度减少。20 世纪 70 和 80 年代，铰链式假体发展为多轴设计，由金属、聚合物、陶瓷等材料制造。双组件球窝设计的 Griffith-Nicolle 假体[110]和陶瓷假体[111, 112]已足够坚强可防止骨折，然而术后关节活动度受限明显而影响了手部功能[110]。

硅胶限制性假体

Swanson 假体是第一款 MCP 关节硅胶假体，于 20 世纪 60 年代开始应用[113]。这款假体已广泛应用，虽然主要用于类风湿性关节炎（rheumatoid arthritis，RA）患者。硅胶交联为橡胶样结构。假体为可动性间隔物，并非真正的关节。假体依靠纤维囊包裹固定位置而不是骨性固定[113]。假体直到关节屈曲 45° 才发生中央铰链部分的屈曲。屈曲早期，在干和铰链界面发生形变[114]。该类假体发生干部骨折的比率较高。Beckenbaugh 报道应用最初的 Swanson MCP 关节假体 2.5 年时骨折率为 26%。此后硅胶假体得到了改良，增强了断裂扩展力和疲劳-断裂抵抗力，发展了新型"高性能"假体[115]。Kirschenbaum 等[116]报道改良型 Swanson 假体 8.5 年骨折率 10%。有报道其 2～5 年随访，骨折率 5%～7%[117, 118]。有趣的是，许多骨折不需要治疗，患者本身并未注意到骨折。该类假体其他的并发症有假体畸形和滑膜炎等[116, 119, 120]。

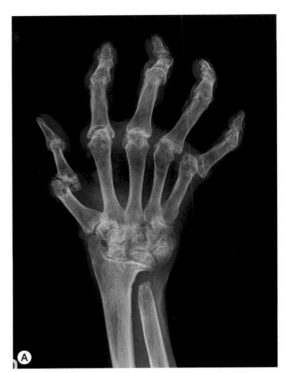

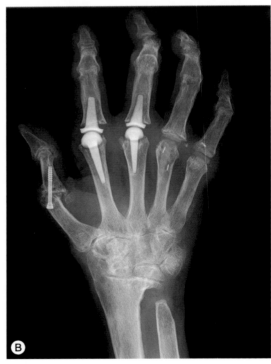

图 20.11　（A）一名患有类风湿性关节炎的 62 岁患者的前后位 X 线片。患者主诉所有手指 MP 关节疼痛。她曾接受 Darrach 手术以控制桡骨远端关节炎。X 线片显示其拇、示、中、环、小 MP 关节晚期关节炎及尺骨偏斜。虽然有放射性腕关节炎，但患者手腕没有疼痛，手腕也没有影像学不稳定的迹象或前后位 X 线片上的径向偏差。（B）手术后 6 个月前后位 X 线片，患者使用压缩螺钉改善关节炎，拇、示、中指热解碳假体关节置换 MP 关节。由于关节处软组织较差，环、小指硅胶假体置入。与 PyroCarbon 假体不同，硅胶假体因其受限制的活动范围，稳定性不依赖于侧副韧带

多数文献报道了在 RA 患者中使用 Swanson 假体的临床经验。然而，Rettig 等[121] 报告了他们在 OA 情况下使用硅胶 MCP 关节置换术的经验。虽然 RA 的经验可以为 OA 患者的管理提供一些启示，但硅胶关节置换术在这一人群中的结果可能与 OA 患者不同。他们报告了 100% 的患者报告的总体改善，平均 MCP 外展度为 59°。这项小型研究包括 12 名患者和 14 个 MCP 关节。与有关 MCP RA 情况下 Swanson 假体失败的文献相比，与有关 MCP RA 的 Swanson 假体失败的文献相比，这项研究尽管规模不大，但显示 OA 患者没有 Swanson 假体骨折的情况。

Swanson 假体在 RA 患者治疗中的不足引发了新型硅胶假体的发展，如 MCP 软性骨骼假体（Small Bone Innovations, Morisville, PA）和 NeuFlex 假体（DePuy, Warsaw, IN）。关于 NeuFlex 假体的研究结果良好，其带有阻挡式铰链设计的解剖中立位假体，预置于 30°，接近 MCP 关节放松位。这种设计使手指处于休息位，假体无应力，与 Swanson 假体设计相反。在实际应用中，NeuFlex 假体比 Swanson 假体有更长的使用寿命[122]。Weiss 等[123] 对比了 NeuFlex、Swanson 和 Sutter 假体（此前由 Avanta 公司生产）置换后 MCP 关节的力学，发现 NeuFlex 假体的与完整的 MCP 关节最接近。只有一篇 NeuFlex 假体治疗 MCP 关节 OA 的文献报道[86]。在 4 年的随访中，平均屈曲弧为 65°，伸直 –3°，没有骨折，患者满意率高[86]。尽管 Swanson MCP 关节假体有一定的局限性，但目前仍将其作为其他假体对比的"金标准"。不仅因为其能有效缓解疼痛，提高活动度，而且其相对经济，容易置入及移除[124-126]（图 20.12）。

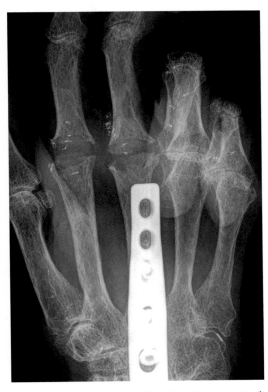

图 20.12 手指硅胶掌指关节置换术示例：一名 63 岁的女性患有创伤后关节炎

表面置换假体

硅胶假体不适用于工作或生活对 MCP 关节功能要求较高的患者。而表面置换假体较适合，除非患者 MCP 关节周围软组织损伤不能提供固定[127-130]。表面置换假体的目的是重建关节正常的解剖关系。假体在设计上进行了改良：一种覆盖着涤纶的硅胶假体[127]；一种非接合的 2 部分的热解碳假体[128]；一种 4 部分的聚乙烯-钛假体[129]；一种 3 部分的钛硅胶铰链假体[130]。表面置换假体的研究都是小样本的，主要是 RA 患者，短期术后随访。除 Hagert 假体报道有 28% 的骨折率外，表面置换假体有高患者满意率、可缓解疼痛、提高外观美观性、平均关节活动度 47°～60°、低的骨折率等优点[127-135]。主要缺点为假体不稳定和脱位[128]。

Kung 等基于尸体 MCP 关节正常形态评估的结果设计了一款固定表面置换假体[131]。假体为非限制性，由 2 部分组成，包括半球形钴铬合金掌骨侧组件和超高分子聚乙烯指骨侧组件。假体头部有掌侧侧方轮廓，增强屈曲时侧方固定。同时，相对于解剖关节其旋转弧变大，降低了掌侧半脱位的风险。每侧组件的干部为压配的或由骨水泥固定于髓腔内。当测试假体处于不同角度，轴向负重和不同活动方向时，这款半限制性假体比自身 MCP 关节有更好的内在固定[131]。

热解碳假体

热解碳由碳氢化合物气体高温分解形成，与皮质骨有相似的弹性模量[132]。使其成为理想的假体-骨界面应力传导材料，减少了潜在的假体磨损和下沉风险[132]。假体由骨组织生长后固定而不需要骨水泥固定[133]。热解碳假体需要少量的骨切除，保留侧副韧带，这样允许压缩力更好的分布。然而这种非限制性假体更易脱位或半脱位，尤其是软组织不能提供满意的固定时。因此这种假体在治疗 RA 患者时固定不足。Cook 等报道了早期热解碳假体 16 年生存率 70%。在其报道中，多数 RA 患者有优良结果[134]。Nunez 和 Citron[135] 的短期研究明确关注 OA 患者，平均随访 2.2 年，获得 10° 关节活动度的增益，疼痛明显缓解，没有假体失败案例。2007 年，Parker 及其同事报告了相似的关节活动度增益[134,136]。系统的文献回顾表明，热解碳假体在术后活动度上较 Swanson 假体没有明显优势，而并发症相似[58]。总体上，热解碳假体减轻疼痛，减少背伸畸形，增加患手的握力和捏力[134,136]。

热解碳假体 MCP 关节置换手术技术

术前拍摄前后位和侧位 X 线片作为假体大小的模板，记住 X 线片常规放大 3%。MCP 关节通过纵行切口暴露，如果是 RA 的患者需要多个关节置换可行横切口。伸肌腱从中间切开向桡侧或尺侧分开（图 20.13），关节置换后需重建矢状束，使伸肌腱中央化。

关节暴露后，尖锥确定掌骨髓腔位置。对线导板置于髓腔内，截骨导板连于对线模板上。截骨导板下掌骨头向背侧 27.5° 截骨，取下导板，徒手完成其余截骨。截骨平面位于侧副韧带掌骨起点远端 1.0～2.0mm。掌骨侧截骨完

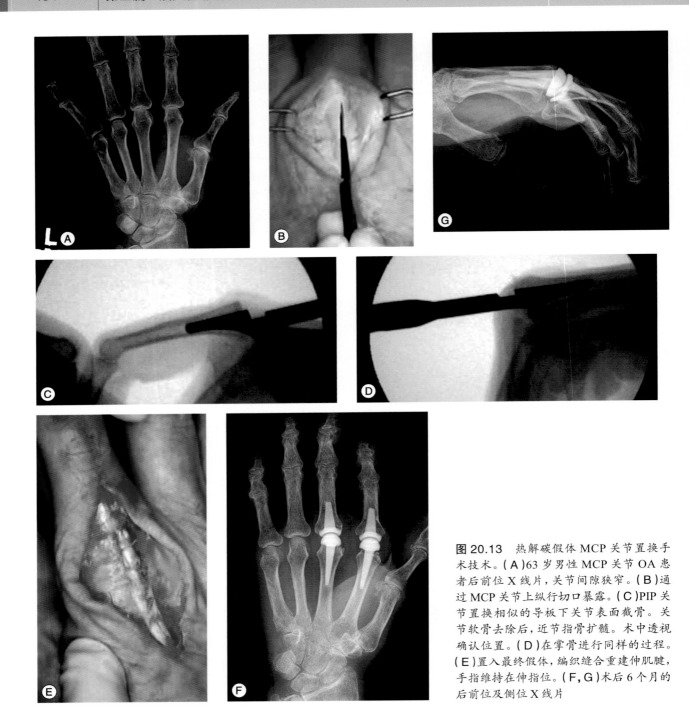

图20.13　热解碳假体 MCP 关节置换手术技术。(A)63 岁男性 MCP 关节 OA 患者后前位 X 线片,关节间隙狭窄。(B)通过 MCP 关节上纵行切口暴露。(C)PIP 关节置换相似的导板下关节表面截骨。关节软骨去除后,近节指骨扩髓。术中透视确认位置。(D)在掌骨进行同样的过程。(E)置入最终假体,编织缝合重建伸肌腱,手指维持在伸指位。(F,G)术后6个月的后前位及侧位 X 线片

成后,近节指骨侧行相似的过程,截骨平面位于近节指骨背侧缘远端 0.5～1.0mm,从垂直面向远侧倾斜 5°。强烈建议最初截骨时保守些(局限于关节面),以免损伤侧副韧带。如果关节间隙过于狭窄不能容纳假体,可随后额外移除些掌骨和近节指骨。

截骨完成后,近节指骨扩髓以容纳最大号的假体。随后掌骨扩髓,以匹配近节指骨侧假体。置入试模,透视检查。活动度需允许 10°～15° 的过伸和完全屈曲。如果存在髓腔相对于假体过宽,采用自体骨或同种异体骨打压植骨。置入试模,外观和活动度满意后,取出试模,装入与髓腔压配的假体。与 PIP 关节热解碳假体不同,MCP 关节假体不能错号匹配,因其可引起假体边缘磨损。注意确保组件正确的旋转轴,核实组件的背侧面与近节指骨背侧面平行。为防止假体掌侧脱位或半脱位,修复关节囊,伸肌腱中央化。

术后,掌托制动于腕关节背伸 10°～15°,轻微尺偏;MCP 关节完全伸直位,PIP 关节轻度屈曲(5°～10°)。5～10 天开始 MCP 关节 35° 内屈曲锻炼。每周增加 28° 至能完全屈曲。未练习到最小的伸直位时,休息时和夜间佩戴支具固定6周(图20.14)。

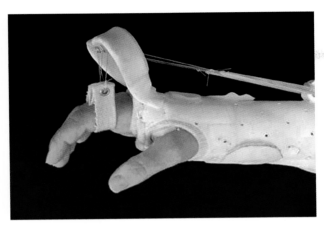

图 20.14　MCP 关节表面置换术后康复锻炼用支具设计

MCP 关节融合术

关节置换手术的发展使 MCP 关节融合成为治疗 MCP 关节 OA 的最终手段。MCP 关节融合术后患者功能差,特别是手指的其他关节因为 OA 活动受限时。当因为软组织张力不合适或掌骨、近节指骨明显骨缺损而不适宜行关节置换术时可考虑关节融合。通常,MCP 关节示指融合于屈曲 25°,向尺侧每递进一个手指增加 5° 屈曲(图 20.15)。在关节融合的准备中,需有良好的松质骨对松质骨骨接触,经"球窝状"或平面状来实现。目前已有许多 MCP 关节融合技术,已报道的有髓内鹰嘴骨[137]和假体钉[138]。交叉克氏针固定的结合成功率为 97%～99%[139,140]。骨间钢丝的不

愈合率为 9%[141],AO 螺钉的不愈合率为 8%[142]。迷你钢板的结合成功率为 96%[143](图 20.16)。张力带是另一种结合率可接受的固定方法[144,145]。张力带可将曲肌腱的牵引力转换为通过结合部位向背侧的加压力,可以稳定结合部位。

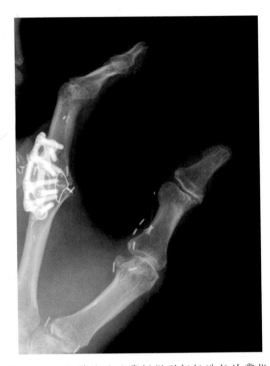

图 20.16　示指斜位显示背侧微型钢板进行的掌指关节融合

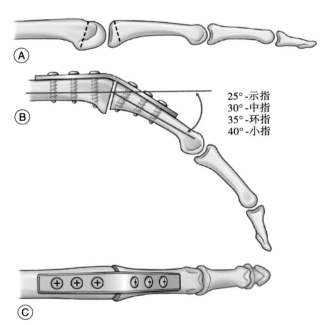

25° - 示指
30° - 中指
35° - 环指
40° - 小指

图 20.15　MCP 关节融合可以通过各种技术实现。近节指骨基底和 MCP 头部的斜角切口能够使表面接触最大化,并产生适当的角度。MCP 融合角随着从示指到小手指的移动而增加。MCP 建议融合角度为:示指 25°,中指 30°,环指 35°,小指 40°

临床提示

MCP PyroCarbon 关节成形术
- 将伸肌腱从中间纵向分开,可以在整个手术过程中很好地暴露关节,而无需复位肌腱。
- 确保在掌骨头上形成的用于放置切割导向器的孔位于掌骨髓管中部的中心,轨迹适当。
- 在近端和远端切割过程中保护副韧带。这些结构对于避免关节不稳定至关重要。
- 使用透视来确定放置时的正确轨迹。
- 打压植骨对在假体和骨骼之间形成紧密的连接很有价值。

带血管蒂的关节移植/肋软骨置换术

虽然不常见,但 MCP 关节可以用另一个关节的带血管关节或脚趾关节转移来替代。与置入式关节置换术相比,带血管的脚趾转移对改善术后运动弧度的效果较差[58]。因此,在 MCP 关节的 OA 病例中,血管化的关节转移只适用于置入式关节置换术有禁忌证或已经失败的患者、置入式关节置换术失败率高的年轻体力劳动者和/或在骨量不足

患者[146]。在儿童中也推荐使用血管化关节转移术,因为它是唯一能保留骺线生长板并允许一些纵向生长的手术[58]。在 MCP 关节重建中,使用第二跖趾关节可以看到更好的功能效果[147]。在获取皮瓣后,第 2 趾应被截断,以迅速恢复正常步态。对手部皮肤缺损,可应用足背皮瓣。

拇指的 OA

拇指负有全手 50% 的功能,为最重要的手指[31]。拇指的关节炎可以发生在指间(interphalangeal, IP)关节、MP 关节或大多角骨掌骨(trapeziometacarpal, TMC)关节。指间关节炎治疗与其他手指 DIP 关节炎治疗相似。医生需要决定结合的角度和固定的方法(克氏针、骨间钢丝或无头加压螺钉)。关节清理和固定的方法与其他手指 DIP 关节基本相同。类似地,拇指 IP 关节炎也可形成黏液囊肿。治疗和 DIP 关节炎相同。

拇指 MCP 关节炎

拇指 MCP 关节 OA 相对临床上不常见,通常为外伤的结果,尤其是桡侧或尺侧侧副韧带损伤[148]。关节置换对拇指 MCP 关节 RA 是适合的治疗方法,而近 50 年来患者拇指 MCP 关节 OA 的标准治疗为 MCP 关节融合[149]。因拇指主要活动度位于 CMC 关节,MCP 关节融合可良好耐受。同拇指 IP 关节相似,MCP 关节融合可通过多种方法完成,如张力带、交叉克氏针或钢板固定。主要需要决定的是结合的位置。结合位置需为功能位,需促进手指对指,不能阻碍与环指、小指指尖对指。通常结合于轻度屈曲 15° 位[149]。然而,如果融合于更大的屈曲(28°~40°)位,会减少 CMC 关节对指时的活动,减少了通过关节的负载,能够延缓甚至避免 CMC 关节的 OA 进展[149]。

TM 关节炎

病因与流行病学

拇指 TM 关节 OA 非常常见,男性龄期调整后的发病率 7%,女性为 15%[150]。在一项回顾性研究中,桡骨远端骨折的患者,40 岁以后 TM 关节炎发病率稳步上升,91% 的 80 岁以上患者存在关节炎性改变(85% 的男性,94% 的女性)。许多患者无症状,一些患者出现使人活动受限的疼痛,拇指无力、关节不稳定,严重的手功能受限。治疗方法包括 NSAID 药物、支具固定和糖皮质激素注射[151-154]。当保守治疗失败,可考虑手术治疗。

拇指基底部 OA 影响手的功能,发病率不明确,因此临床中可能有未诊断病例[150]。拇指基底部关节炎通常累及 CMC 关节,但也可累及舟骨 - 大多角骨 - 小多角骨(scaphotrapeziotrapezoid, STT)关节。CMC/STT 关节同时受累时症状严重程度为单独 CMC 关节炎的两倍[155]。男性患者症状较女性重[156]。

流行病学研究表明,拇指基底部关节炎在绝经后女性中最常见。男性影像学上拇指 CMC 关节 OA 发病率为 7%,女性为 15%[150],而绝经后女性发病率为男性的 4 倍[155]。而只考虑有症状的患者时其情况不同;70 岁以上人群中,5% 男性,7% 女性有拇指基底部 OA 症状[156]。有影像学拇指基底部关节炎证据的绝经后女性中,主要为单发的 CMC 关节炎;6% 为单发的 STT 关节炎,23% 为 CMC/STT 关节同时受累[155]。关节炎中患者的性别差异可能与关节的解剖不同关系。女性 CMC 关节有更大的关节面曲率,更大的应力下有更小的关节面接触[157]。女性患者中激素同样影响拇指基底部 OA 的发展。Spector 等[158]发现子宫切除后的女性罹患关节炎风险增加。有趣的是,在其他手部关节中没有这种关系,使其正确性存疑[159]。

拇指 CMC 关节 OA 的其他危险因素已被广泛研究。肥胖是拇指 CMC 关节 OA 的重要因素[150,160,161]。肥胖患者关节负重增加导致 OA,而第一 CMC 关节并非负重关节。肥胖使 CMC 关节易发可能并非通过机械力学性因素,而是血脂升高的生物性因素[162]。与负重关节不同[163,164],拇指 CMC 关节 OA 与糖尿病和高血压没有关联[159]。此外,一些报道表明拇指 CMC 关节 OA 与负重关节 OA 有关系[165-167],而其他报道未显示类似结果[150]。拇指 CMC 关节 OA 与重体力劳动无明确关联[159],而与需要重复使用拇指的工作(尤其缺乏足够休息)和拇指暴露于异常大外力下的工作关系。

家族史是拇指 CMC 关节 OA 的另一危险因素。在一项有关双胞胎的研究中,Spector[168]提供了遗传因素与女性 TM 关节 OA 之间明确的证据。Jonsson 及其同事[169]进一步指出遗传因素会增加疾病的严重性。

解剖与生物力学

TM 关节为大多角骨和拇指掌骨基底之间的关节。大多角骨和第一掌骨基底有相互匹配的凹凸的关节面,形成双鞍状关节[170]。大多角骨关节面在尺 - 桡方向成凹面,在掌背方向成凸面。与之相反,第一掌骨基底在尺 - 桡方向成凸面,在掌背方向成凹面。掌骨基底的曲率半径较大多角骨大 34%,使关节存在内在的不匹配和不固定[171]。当发生关节炎时,大多角骨关节面变平,从鞍状变为半圆柱状[172]。舟骨 - 大多角骨(scaphotrapezial, ST)关节,大多角骨 - 小多角骨关节和小多角骨 - 第二掌骨关节被视作拇指基底关节的一部分,在 OA 晚期会被累及。

由于内在的骨性不匹配及大的悬臂力,CMC 关节严重依赖静态的韧带维持稳定。目前已确认的韧带有 16 条[171,173];有 5 条内在韧带为 TMC 关节的主要稳定结构;即桡侧副韧带,后斜韧带,第一掌骨间韧带,尺侧副韧带和前斜韧带。桡侧副韧带防止关节侧方半脱位。后斜韧带提供屈曲,对掌和旋前时的固定。第一骨间韧带(intermetacarpal ligament, IML)在外展、抗阻力和旋后时紧张;第一掌和第二掌骨紧密相连。IML 有尺侧副韧带加入,防止第一掌骨向大多角骨侧方半脱位,控制旋转应力。最重要的是前斜韧带,分为深层(deep anterior oblique ligament, dAOL)和浅层(superficial anterior oblique ligament, sAOL)。韧带起于大多角骨掌侧结节,止于拇指掌侧面。在伸直、外展和旋前时紧张;控制旋前应力和防止向桡侧发生位移。dAOL 为TMC 关节提供支点,当大鱼际肌协同收缩产生外展和屈曲时,引导掌骨旋前。外展时限制掌骨向尺侧位移,与 sAOL协同限制掌骨掌侧半脱位[170,171,173](图 20.17)。

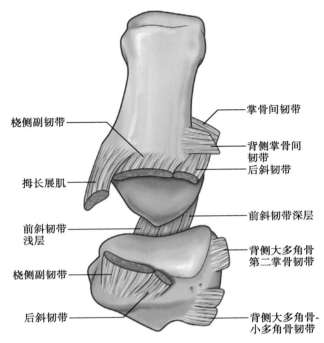

图 20.17　TM 关节从背侧向掌侧观察示意图。以去除部分桡侧副韧带(DRL)和后斜韧带(POL)以显示掌侧韧带。拇指的最重要韧带为 DRL、POL、尺侧副韧带(未描绘)、第一掌骨间韧带(IML)、前斜韧带的深层(dAOL)和浅层(sAOL)

图中标注:
桡侧副韧带
拇长展肌
前斜韧带浅层
桡侧副韧带
后斜韧带
掌骨间韧带
背侧掌骨间韧带
后斜韧带
前斜韧带深层
背侧大多角骨第二掌骨韧带
背侧大多角骨-小多角骨韧带

TM 关节表面可进行双轴活动,即 CMC 屈伸和掌侧外展内收[170]。关节囊的活动允许掌骨在大多角骨上旋转。屈曲、掌侧外展和旋转能够形成拮抗[170]。Cooney 等通过放射学证实了 TM 关节的平均活动度(定义为第一掌骨的运动)为 53° 的屈曲 - 伸展,42° 的收缩 - 内收,以及 17° 的轴向旋转(旋前 - 旋后)[174]。

诊断与分期

TM 关节 OA 的诊断通常依靠病史和查体。影像学用于分期。当患者拇指基底部疼痛时,可能的鉴别诊断包括:桡侧腕屈肌(flexor carpi radialis, FCR)肌腱炎、de Quervain腱鞘炎、炎症性痛风疹、类风湿性关节炎、痛风、假性痛风、狩猎者拇指、桡侧感觉性神经炎和桡腕/STT 关节炎。

拇指基底部关节炎通常发生于 50～70 岁女性,主诉拇指疼痛并进行性加重,影响日常生活。患者经常主诉对掌或捏握的动作时拇指基底部疼痛,如开瓶盖或拿重物时。主诉关节僵硬或休息时疼痛提示处于关节炎晚期。查体上,患者通常有如下体征[175,176]:

1. 肩征:拇指基底呈现矩形或突出[继发于韧带松弛和

掌骨基底拇长展肌(abductor pollicis longus, APL)牵拉的桡背侧半脱位]。

2. CMC 关节的压痛点。

3. 研磨试验:于大多角骨上旋转轴向挤压掌骨时疼痛,CMC 关节炎的特殊体征。

4. 牵引试验:轴向牵引、旋转拇指时疼痛,发生于关节炎早期,源于关节囊炎症。

5. 内收畸形:关节炎晚期,掌骨处于内收位,继发虎口挛缩。

6. 过伸畸形:内收畸形或严重关节僵硬的结果,拇指MCP 关节代偿性过伸。

7. 拇指无力:捏力几乎全部下降,手功能下降。

8. 腕管综合征:高达 43% 的 TM 关节 OA 患者在神经传导检查中存在正中神经压迫[177]。女性患者、工伤患者和糖尿病患者发病率更高。因此,在准备手术治疗关节炎的患者中要注意诊断有无合并的腕管综合征,如果存在,可同时手术治疗[177]。

TM 关节前后位、侧位和斜位 X 线片可用于确诊和分期。TM 关节应力位(患者双侧拇指用力推挤对侧拇指指尖桡侧面下 35° 的后前位片)能帮助评估其关节半脱位和关节间隙狭窄的程度[178]。应力位同样可以清晰显示 ST关节和示指 TM 关节。Robert 位(手过度旋前下的前后位片)可提供大多角骨全部 4 个关节的清晰图像[175]。只有28% 的女性有单发的 TM 关节炎影像学表现,大多角骨全部 4 个关节炎的女性患者只有 55% 表现出拇指关节炎症状,因此制订治疗计划前必须拍摄 X 线片以证实查体发现[155]。

CMC 关节炎有两种常用分期系统。Eaton 分期(表20.1)[178]最常用,仅依据影像学表现分期。临床症状不影响Eaton 分期。相比之下,Burton 分期(表 20.2)依据临床症状和影像学表现分期[179,180]。

TM 关节 OA 的 Eaton 分期随疾病进展而进展。Ⅰ期,关节正常或轻度增宽,伴渗出或韧带松弛。Ⅱ期,关节软骨丢失,间隙轻度狭窄。可见游离体和骨赘,但小于 2mm,几乎无骨硬化。Ⅲ期,关节间隙明显狭窄或消失,软骨下骨硬

表 20.1　Eaton 分期

分期	影像学特点
Ⅰ期	TM 关节正常或轻度增宽,TM 关节半脱位达 1/3 关节面 关节轮廓正常
Ⅱ期	TM 关节间隙减小,TM 关节半脱位达 1/3 关节面 骨赘或游离体<2mm
Ⅲ期	TM 关节间隙减小,TM 关节半脱位多于 1/3 关节面 骨赘或游离体≥2mm 软骨下骨囊性变或硬化
Ⅳ期	ST 关节或大多角骨 - 小多角骨关节、示指 TM 关节受累

(Data from Eaton RG, Littler JW. Ligament reconstruction for the painful thumb carpometacarpal joint. *J Bone Joint Surg Am*. 1973;55:1655-1666.)

表 20.2　Burton 分期

分期	表现
Ⅰ期	疼痛
	研磨实验阳性
	韧带松弛
	CMC 关节桡背侧半脱位
Ⅱ期	不稳定
	慢性半脱位
	影像学上退行性改变
Ⅲ期	ST 关节或大多角骨 - 小多角骨关节、示指 TM 关节受累
Ⅳ期	Ⅱ期或Ⅲ期合并 MCP 关节退行性改变

（Reproduced from Braun RM, Feldman CW. Total joint replacement at the base of the thumb. *Semin Arthroplasty*. 1991; 2: 120-129; and Brunelli G, Monini L, Brunelli F. Stabilisation of the trapezio-metacarpal joint. *J Hand Surg Br*. 1989; 14: 209-212.）

化或囊性变，背侧半脱位，骨赘和游离体大于 2mm。STT 关节正常。Ⅳ期，除Ⅲ期的变化外可见包括 STT 关节在内的大多角骨的全部关节面受累[178]（图 20.18）。

保守治疗

早期单独支具固定即有效。晚期通常需要重建手术以缓解疼痛，恢复拇指活动度及力量。无论处于哪一分期，所有患者手术治疗前都需试行保守治疗。包括改变活动习惯，支具固定，应用 NSAID 药物和注射糖皮质激素。

指导患者避免过度活动拇指导致病情恶化，提高疼痛和整体功能的管理[181]。建议患者避免扭曲、上举、握持和拿捏等动作。通过多个手部关节分散应力来保护关节，通过辅助设备保护关节结构的完整性，提高短期和长期的关节功能[182,183]。指导患者在家进行手部锻炼，以增强大鱼际肌、拇长展肌和拇长伸肌（extensor pollicis longus, EPL）。这些锻炼可对抗拇内收肌的屈曲 - 内收力，防止虎口挛缩，提高握力和手部功能[182,184,185]。关节保护性教育计划对关节炎患者的疼痛，疾病状态和功能有益[183]。然而这些加强练习只能推荐给早期没有明显疼痛的 OA 患者。

支具固定，使关节得到休息，并处于关节面接触最大的位置，增加关节固定，减少机械应力[186,187]。可减少急性炎症反应和疼痛，使关节功能得到恢复。长的对掌位支具将拇指固定于外展位，MP 关节屈曲 35°，旋前，腕关节背伸

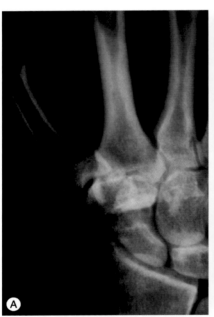
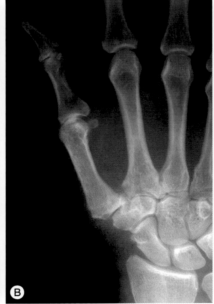
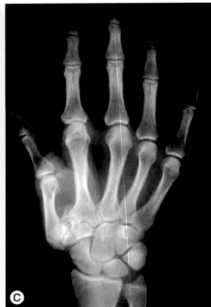
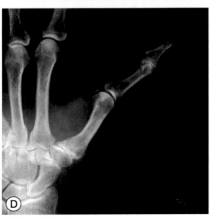

图 20.18　TMC 关节 OA Eaton Ⅰ～Ⅳ期 X 线片。（A）Ⅰ期，因滑膜炎，TMC 关节间隙轻度增宽。（B）Ⅱ期，关节间隙狭窄，小的骨赘形成。（C）Ⅲ期，明显的关节破坏，骨赘形成，但 STT 关节未受累。（D）Ⅳ期，关节间隙狭窄，TMC 和 STT 关节受累

15°。这样可向背侧改变关节应力中心，使其远离对 OA 敏感的 CMC 关节掌侧缘[187]。而短的对掌位支具不固定腕关节。改良的短支具只固定 CMC 关节，同样有效[186]。虽然长、短支具同样有效，患者趋向于选择更灵便的短支具[188]。支具可用预制的合成橡胶材料的或定制的热性塑料材料来构建[189,190]。一些医生会选择个体化的、定制的热性塑料材料的支具[190]，而合成橡胶材料的支具提供更多的疼痛缓解，更容易为患者所接受[189]。一般建议患者当感觉拇指基底部疼痛时佩戴支具，无论白天还是夜晚[189]。3～4 周后，患者可减少对支具的需要。最近，欧洲一项随机临床试验表明，拇指 CMC 关节 OA 患者在疼痛明显缓解和功能恢复前，可能需要佩戴更长时间（几个月）的支具[191]。

拇指基底部 OA 的药物治疗包括 NSAID 药物和关节内的糖皮质激素注射。应用全身的和局部的 NSAID 药物可帮助减轻滑膜炎，但不能中止或逆转疾病进程。目前可用的 NSAID 药物在有效性方面没有差别[192]。关节内糖皮质激素注射可用于治疗难治性的滑膜炎（改善活动方式、支具固定和 NSAID 药物治疗无效）。支具固定 3 周后，主观症状改善的成功率为 40%[193]。关节内糖皮质激素注射可为早期拇指基底部 OA 患者提供短期的疼痛缓解[194]，而长期有效性不确定[195]。糖皮质激素注射每年不能超过 2～3 次，应谨慎应用于早期患者，因其存在潜在的加快关节退变的风险。2004 年，在一项小型随机对照临床试验中，和对照组相比Ⅳ期患者未从糖皮质激素注射中获益[152]。随着透明质酸促进关节止血[196]和减轻膝关节 OA 患者的疼痛证据的增多[197]，已有研究指向拇指 CMC 关节内注射透明质酸。虽然研究表明透明质酸可缓解拇指基底部疼痛，但没有证据表明其有效性高于糖皮质激素[198]。有趣的是，最近一项前瞻性随机双盲临床[199]实验表明，透明质酸和糖皮质激素在疼痛、力量、关节活动度和功能损害方面对患者没有帮助。但是实验未除外疾病进展期患者，随访仅限于 26 周。

CMC 关节注射技术简单，而该方法对于疾病进展期，有较大骨赘，解剖关系改变的患者较困难。拇指 CMC 内注射的解剖学标志为第一掌骨近端[190]。拇指与小指相对时，可触摸到第一掌骨近端。牵引，以增宽关节间隙。用 25 号针注射。注射点位于第一掌骨基底突出处近侧，拇短伸肌腱和拇长展肌腱掌侧边。向远端进针直到穿破关节囊[190]。如果关节解剖关系改变可在透视辅助下操作。需避开鼻烟窝以避免损伤桡动脉和桡神经浅支。通常糖皮质激素注射有效。倍他米松为水溶性，不会沉积于关节内[190]。一般临床上采用等量的倍他米松和不含肾上腺素的 1% 利多卡因混合为 1.5ml 进行注射[190]。

Ⅰ 期骨性关节炎的手术治疗

TM 关节炎的手术治疗指征为保守治疗无效的持续疼痛，关节不稳定和功能下降。手术的选择取决于疾病的严重程度，主要依据 CMC 关节软骨是否受损，Ⅰ期还是Ⅱ～Ⅳ期。喙状韧带磨损导致的关节活动过度和滑膜炎，发生于软骨退变之前[200]。喙状韧带邻近的掌侧关节软骨在疾病早期遭受压力[201]。喙状韧带的磨损导致接触区的背侧移位，关节软骨退变[201]。疾病早期手术的目的是稳定关节，防止进一步的半脱位，降低掌侧软骨负荷，防止进一步的退变[202]。适合 CMC 关节早期的手术包括关节镜、掌骨外展-背伸位截骨和掌侧韧带重建。

拇指 CMC 关节的关节镜治疗

关节镜检查不仅对基底拇指的病例有诊断作用，也可以作为早期的主要疗法或晚期的辅助治疗[203,204]。拇指 CMC 关节镜检查被认为是一种创伤较小的治疗方法。滑膜切除术、清创术和关节囊切除术均可以在关节镜下进行。滑膜切除术和清创术适用于保守治疗失败的早期 OA[203,204]。有明显软骨缺失的晚期疾病不建议进行关节镜干预。Menon[205]描述了关节镜下关节置换术（使用肌腱、筋膜或 Gore-Tex 补丁）具有良好的结果。然而，Badia 不建议对年轻、活动强度大的Ⅲ期患者行关节镜手术（他们可能会从大多角骨切除术中受益更多，无论是否进行韧带重建）[203,204]。

拇指 CMC 关节镜通常在局麻止血带下操作。单根指套 5～8 磅（约 2.27～3.63kg）纵向牵引拇指。关节内注射 5ml 生理盐水扩张关节腔。通常需要建立桡侧（1-R）和尺侧（1-U）通道。桡侧通道位于 APL 肌腱桡侧，尺侧通道位于 EPL 肌腱尺侧。桡侧通道评价 DRL，后斜韧带和尺侧副韧带最佳。尺侧通道可以更好地评价喙状韧带。

手术需要短筒，1.9mm 30° 镜，带吸引器的全半径范围刨削刀[203,204]。射频探头用于滑膜切除，软骨成形（局部软骨磨损的病例）和关节囊紧缩（韧带松弛的患者）。Ⅲ期患者行关节镜下大多角骨切除需要圆头锉以去除关节软骨和软骨下骨以及表面的渗血。这样增加了关节间隙，允许血肿形成，易于肌腱移植放置和黏附。APL 掌侧半或掌长肌腱用于移植，通过通道置入关节间隙。根据关节病理形态和手术方式，采用拇指人字形支具保护 1～5 周。

背侧楔形背伸位截骨

CMC 关节的掌侧间室是拇指处于屈曲外展功能位时的压力所在部位[201]。关节炎早期降低这一间室压力的方法是施行拇指掌骨背侧闭合楔形截骨，以使掌骨在大多角骨关节面上背伸外展。Pellegrini 及其同事[206]最先评价 35° 背侧楔形截骨的生物力学有效性。他们的数据表明手术可以成功地将有可能导致半脱位的力量分散于掌骨基底。这一手术不仅将关节负荷向背侧转移，而且绷紧了桡侧副韧带，使关节松弛性减小[207]。在一项尸体模型背伸位截骨研究中，Shrivastava 等证实手术减少了各个方向的松弛性（掌背侧方向 40%，桡尺侧方向 23%，牵引时 15%，旋前旋后方向 15%）[207]。由于其改变关节内力的分布，多方向关节不稳定和不能复位的半脱位是手术禁忌。

背侧楔形背伸位截骨手术技术由 Tomaino 描述[208,209]。局部麻醉，驱血上止血带后，从拇指掌骨基底向远端 3cm 切口切开。识别并保护桡神经背侧感觉支，前臂外侧皮神经和拇长伸肌腱。25 号针辨别 CMC 关节。如果 X 线片或查体有疑问，横行切开关节囊显露关节腔[208,209]。关节以远

1cm,骨膜下,环形剥离。应用微弧形锯,于此位置向掌侧皮质部分横行截骨。于第一个截骨面远端5mm使用新锯条行35°截骨。两个截骨面于掌侧皮质相交形成背侧为基底的35°楔形截骨。掌骨远端背伸,接触基底。以克氏针[208]或两枚11×8U形钉固定[209]。也可用钢板或张力带固定。关闭切口,拇指人字形支具固定10天。之后用拇指人字形石膏固定4周(IP关节可自由活动)。术后6周,替换为矫形塑料支具,患者开始TM活动练习。截骨平均7周愈合。除非愈合延迟,术后8周开始握持和捏拿锻炼[208,209]。

背伸位截骨后疼痛缓解和手功能提高与负载传递和关节固定提高关系。80%患者有良好的长期疼痛缓解[202]。2.1年随访时,握力和捏力分别平均增加8.5kg和3.0kg[208]。6.8年随访时,82%的患者有正常的握力和捏力[202]。手术同时矫正了可能存在的内收挛缩。患者的长期随访满意率91%~93%[202,208]。

掌侧韧带重建

由于掌侧韧带松弛增加CMC关节不固定,促进了退变性疾病进展,早期拇指基底部OA可通过手术重建掌侧韧带治疗。Eaton和Littler描述了一种重建掌侧韧带的手术技术,将FCR肌腱的桡侧一半穿过第一掌骨基底隧道缝合固定于APL肌腱上。手术最初用于治疗晚期疾病[178];但后来的报道证实该手术治疗早期疾病同样有效[210,211]。这一手术可作为只有早期软骨软化的首选治疗方法[211]。当STT关节受累时不适合应用此术式。有报道称此手术在15年的随访中减缓了94%的女性患者的疾病影像学进展[211],与研究中绝经后女性影像学Ⅲ~Ⅳ期的总减轻率17%相比较高[155]。仅有29%的患者长期疼痛缓解,有持续性疼痛的患者往往转化为仅有轻度疼痛,通常对手术效果满意。手术在男性患者和有工伤索赔要求的患者中效果较差[211]。

Eaton-Littler手术技术

拇指CMC关节掌侧韧带重建手术通常通过改良Wagner切口暴露,沿第一掌骨长轴在掌侧和背侧皮肤交界处纵行切开(图20.19)。识别并保护桡神经背侧感觉支和前臂外侧皮神经。第一掌骨骨膜外沿大鱼际桡侧缘掀起鱼际肌,显露大多角骨,掌骨基底和CMC关节。EPL和EPB之间暴露掌骨基底背侧皮质。用手钻或空心钻沿背侧向掌侧方向于掌骨基底制备骨隧道(隧道走行垂直于拇指指甲,关节背侧面以远1cm,平行关节面,瞄向喙状韧带止点以远)。28号不锈钢钢丝或Huston肌腱过线器,从掌侧向背侧穿过隧道,以引导肌腱通过隧道[212]。

纵行切开FCR腱鞘后,纵行分开FCR肌腱[212]。通过从腕关节水平至腱腹交界水平多个横切口获取肌腱。肌腱从近端切下,通过筋膜下隧道传递至远端切口。肌腱远端分离至大多角骨水平以远。将半侧FCR肌腱由掌侧向背侧穿过掌骨基底隧道。穿过后将肌腱用3-0编织合成缝线缝合固定于背侧骨膜。然后将其固定于APL肌腱下。剩余部分直接向掌侧环绕FCR肌腱,并缝合于FCR肌腱,最后重新回到背侧。虽然并非绝对需要,CMC关节也可用克氏针固定。最后重新缝合鱼际肌,关闭切口。

术后拇指人字形石膏固定4周。随后对掌位支具固定,功能锻炼。腕关节,拇指CMC、MP和IP关节主动及主动辅助的活动度练习[213]。掌侧外展在桡侧外展之前开始。去除石膏的最初2周,鼓励示、中指的对掌和屈曲。石膏去除4周后开始力量练习。从最小的对抗开始,逐渐增加,至术后3个月进行无限制的主动活动[212]。

Ⅱ~Ⅳ期的治疗

在Ⅱ~Ⅳ期中,关节软骨已经丢失。疼痛缓解无法通过关节挽救获得。晚期手术包括4类:①单纯大多角骨切除;②大多角骨切除联合软组织关节成形术;③关节固定术;④TM关节置换术(假体关节成形术)。手术目的为减少疼痛,保留力量和活动。

单纯大多角骨切除

单纯大多角骨切除时最早用于CMC的手术。由Gwevis于1947年在英国皇家医学会提出[213]。他的工作成果于次年发表于*Postgraduate Medical Journal*期刊[214]。该术式已被证明在拇指疼痛改善中有效[215-217]。手术能够改善手部功能,尽管握力和捏力可能丧失。术后并发症包括拇指向近端迁移、掌骨撞击产生疼痛[218-221]和拇指不稳定[216,222,223]。通常需要稳定或悬吊以改善拇指稳定性和防止掌骨下沉[221]。大多角骨的切除不直接与丧失抓握力量有关[218,219]。此外,前瞻性研究发现单纯大多角骨切除术与软组织重建术后功能无异[224,225]。治疗STT关节炎时,完整切除大多角骨十分重要。

单纯大多角骨切除手术技术

使用拇指背侧入路[220,226]。Blunt切口位于第一背侧间室,向背尺侧走行至桡动脉。分开桡动脉和桡神经浅支显露其下的CMC关节。于第一背侧间室尺侧,触摸确认关节间隙,从掌骨基底以远5mm向近端延伸至舟骨-大多角骨关节纵行切开关节囊。在严重的半脱位病例中可纵向牵引拇指以利于观察。通过观察鞍状关节和掌骨基底识别大多角骨。透视下确认。用咬骨钳、刀、骨膜起和骨凿等从关节囊内将大多角骨取出。注意FCR肌腱位于切口下方,防止因疏忽而导致的损伤。冲洗,关闭关节囊和切口前取出所有小的骨片[218,224]。

术后,拇指固定6周,之后指导患者活动度练习,4天后可去除支具,10天后开始主动活动。不能用拇指指尖触及第五掌骨头的患者需进一步进行康复治疗[226]。

单纯大多角骨切除的一种变化是大多角骨切除,牵引关节成形,需要血肿关节成形,出血填充大多角骨去除后的间隙,最终形成瘢痕[220,226]。标准的手术方法为大多角骨切除后用克氏针将拇指临时固定于牵引,掌侧外展,对掌位4周。1枚1.6mm(0.062英寸)克氏针经皮穿过拇指和第二掌骨基底。固定是为促进血肿和瘢痕形成,减少拇指下沉。使用横行克氏针固定而非纵向固定,是因为纵向固定会导致第一掌骨沿克氏针向近端滑移[220,226]。然而,Gray和Meals于2007年[217]报道称此种固定并不能阻止拇指下沉。

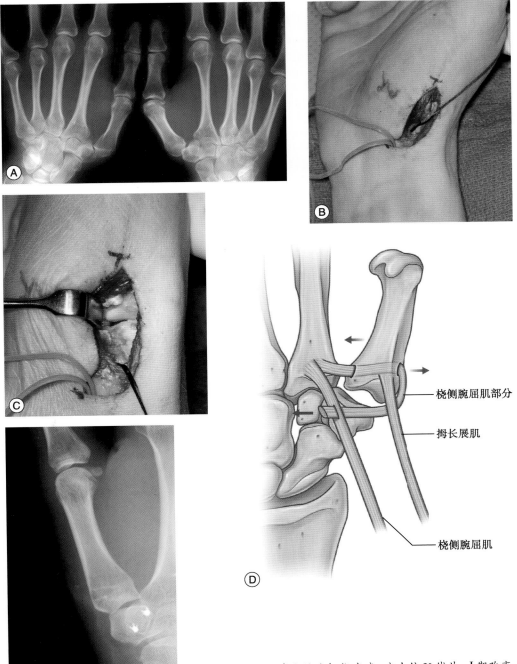

图 20.19　28 岁女性右拇指疼痛，应力位 X 线片，I 期改变。（A）显示右侧 TMC 关节不稳定。（B）患者选择 Eaton-Little 手术稳定 TMC 关节。手术使用改良 Wagner 切口，沿第一掌骨长轴在掌侧和背侧皮肤交界处纵行切开。（C）血管环在桡动脉周围。通过此切口 TMC 关节容易暴露。（D）将 FCR 的一半通过平行于掌骨基底的骨隧道。（E）拇指前后位 X 线片显示 TMC 关节恢复对合

桡侧腕屈肌部分

拇长展肌

桡侧腕屈肌

然而,手术能够缓解 82% 的疼痛,握力和捏力平均提高 11%和 21%。结果与更复杂的肌腱填充手术相同。尽管该方法有效,但是除非是对功能要求较低,没有掌骨半脱位的老年患者[227],否则一些医生不推荐血肿关节成形术作为首选治疗,并建议在工作要求较高握力和捏力的年轻患者中避免使用该方法[216, 228]。然而,最近的对比研究和 Cochrane 的回顾推荐应用单纯大多角骨切除治疗 CMC 关节炎,因为不同的术式结果相似,而单纯大多角骨切除的并发症和花费少[224, 225, 229]。

大多角骨切除联合韧带重建和 / 或肌腱填充

临床上有多种肌腱填充关节成形术可使用(视频 20.1)。这些术式包括完全或部分大多角骨切除,以及肌腱填充。不同的术式区别在于:①用于填充大多角骨切除后的空隙和防止拇指下沉的肌腱的选择;②大多角骨切除后稳定拇指的方法的选择。试图重建掌骨间韧带将第一掌骨固定于第二掌骨的方法称为悬吊关节成形术。

Froimson 的筋膜成形术是最早的不包含韧带重建的间隔物关节成形术。大多角骨切除后,获取一半 FCR 肌腱,制作成球形填入空隙。Froimson[230] 报道,在平均 88 个月的随访中,疼痛缓解率为 90%,但捏力减小 35%。影像学上,第一掌骨基底和舟骨间间隙减少 50%,但临床上拇指短缩极少。

Burton 和 Pelligrini[228] 描述了应用 FCR 肌腱桡侧半通过第一掌骨基底重建韧带,剩余长度置于大多角骨切除后的空隙。该术式被称为韧带重建与肌腱填充术(ligament reconstruction and tendon interposition procedure, LRTI),是最常用的大多角骨切除软组织重建手术(图 20.20)。在平均2 年的随访中,握力和捏力相比术前增加 19%[228]。9 年随访时,拇指功能进一步提高(握力增加 93%,指尖捏力 65%,钥匙捏力 34%),表明这一术式不仅长期有效且能提高拇指功能[231]。大多角骨间隙丢失的比率为术后 2 年平均 11%[228],9 年 13%[231]。

LRTI 的另一衍生术式为 Brunelli 术式[181]。1989 年,Brunelli 利用 APL 肌腱条重建韧带。肌腱从近端分开,从止点分离,穿过第一掌骨和第二掌骨基底的隧道,缝合于第二和第三腕掌韧带。用掌长肌腱填充空隙。像应用 FCR 重建韧带一样,这种韧带重建提倡应用于早期(Ⅰ期)病例,不切除大多角骨[180]。

其他大多角骨切除改良术式包括肌腱悬吊或称悬吊关节成形。悬吊成形术为抵抗关节炎的拇指在捏拿动作产生的负荷下发生矢状面的下沉[221]。Weilby 描述了悬吊关节成形术,手术不使用骨隧道,而是将 FCR 肌腱条编织于 APL周围,使 FCR 保持于 8 字形[232](图 20.21)。手术能够缓解92% 患者的疼痛[233]。影响 12% 患者拇指的活动能力,提高握力和捏力,恢复通常需要 3～6 个月。

Weilby 悬吊关节成形术的暴露通过改良 Wagner 切口完成。分离并保护桡动脉和桡神经浅支。FCR 肌腱桡侧束于腱腹交界处切取至掌骨基底以远。切开 CMC 关节囊,切除大多角骨。如果牵引示指和中指,舟骨 - 小多角骨关节有

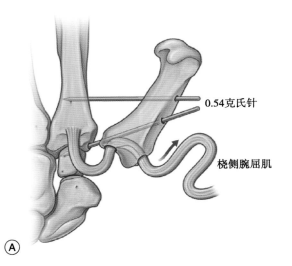

0.54 克氏针

桡侧腕屈肌

(A)

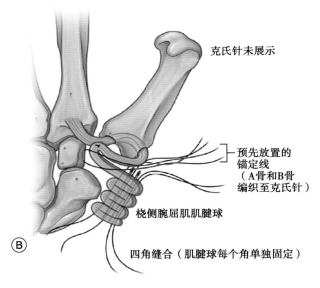

克氏针未展示

预先放置的锚定线
(A骨和B骨编织至克氏针)

桡侧腕屈肌肌腱球

四角缝合(肌腱球每个角单独固定)

(B)

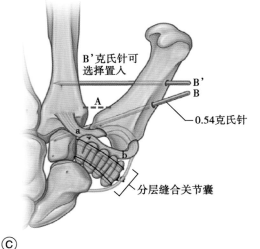

B'克氏针可选择置入

B'
B

0.54克氏针

分层缝合关节囊

(C)

图 20.20　Burton 和 Pelligrini 术式,切除大多角骨,获取部分 FCR 肌腱。(A)肌腱穿过掌骨基底的骨隧道。肌腱由掌侧向背侧方向穿过隧道。(B)剩余肌腱末端缝合于自身以稳定第一掌骨基底。(C)剩余肌腱置于大多角骨切除后的空隙作为间隔物

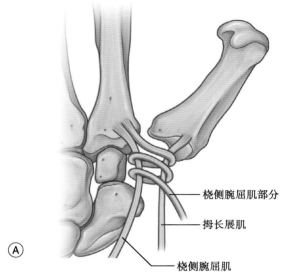

桡侧腕屈肌部分

拇长展肌

桡侧腕屈肌

Ⓐ

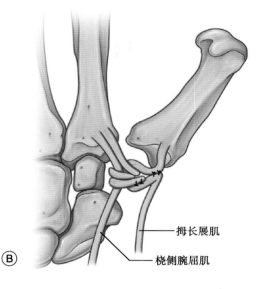

拇长展肌

桡侧腕屈肌

Ⓑ

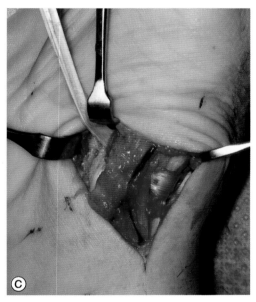

Ⓒ

图20.21　Weilby悬吊关节成形术用部分FCR在掌骨基底形成吊索，防止拇指向近端移位。FCR肌腱条在APL和剩余的FCR肌腱间缠绕（A,B）。（C）术中图像，FCR肌腱条围绕APL肌腱缠绕

关节炎改变，切除大多角骨近极[221]。拇指维持于牵引位，桡侧外展使第一掌骨基底与第二掌骨基底位于一条线上。将FCR肌腱条穿过APL肌腱上的孔道，固定于其穿过APL处。剩余的FCR肌腱条围绕APL和FCR缠绕成8字形，在掌骨基底形成吊索。肌腱结构以缝线固定，改变关节囊和皮肤切口[232]。手术也可以用APL肌腱条穿过FCR上的孔道[234]（见图20.21）。

　　术后10天，将拇指人字形支具更换为石膏再固定3周。术后4周时开始活动度锻炼并以支具固定。术后8周开始力量练习及对掌运动练习。术后10周时去除支具[221]。

　　尽管手术方法不同，大多角骨切除、韧带重建和LRTI与单纯大多角骨切除结果无明显差别。在2004年的一项前瞻随机临床试验中[235]，大多角骨切除及韧带重建手术患者和大多角骨切除、韧带重建及肌腱填充手术患者，随访8.2个月，在握力、捏力和拇指短缩方面没有差别。2014年的一项随机对照试验在79名患者中对比了Burton和Pellegrini

的LRTI技术，以及Weilby技术。术后3个月时，LRTI组中疼痛更少，患者相关的腕手评估（Patient-Related Wrist and Hand Evaluation，PRWHE）评分更高。但12个月时两组间没有差异[236]。

　　2009年的一项Cochrane回顾[229]包括9项研究，477位患者使用多种术式治疗拇指基底部OA。回顾总结出"没有充足证据表明，任何一种术式在疼痛、功能、患者满意度、活动度等方面比其他术式有优势"。然而，有系统综述总结LRTI和单纯大多角骨切除相比较，有12%的不利效果（包括瘢痕压痛、肌腱粘连或断裂、感觉改变或Ⅰ型复杂性区域疼痛综合征）。这项回顾中包含小样本的研究，研究中的偏倚增加了这些结果的不确定性。

假体关节置换

　　Swanson[237]和Niebauer[238]于20世纪60年代末分别引入了适用于TM关节OA治疗的硅胶假体。该手术方法在

理论上有大多角骨切除后防止第一掌骨向近端移位的优势。早期的报道显示在短期内有良好的结果[237,239]；而长期随访有高发生率的桡背侧半脱位[240]。即使在改良手术技巧和假体设计后半脱位仍然是个问题[237,239,240]。假体磨损，硅胶滑膜炎和骨侵蚀的报道在20世纪80年代末开始出现[241]。伴随假体磨损，调查者发现在4年随访时假体高度丢失率为50%（尤其是在假体的尺侧缘）[242]。硅胶滑膜炎导致16%的返修率[242]。鉴于各类并发症，硅胶假体CMC关节置换术已不再是大多数医生的选择。然而，最近，Bezwada及其同事[243]发现骨溶解，假体磨损和半脱位与临床和主观结果并不直接关系。在其研究中，报道了患者满意率为84%，无论患者有或没有影像学上的滑膜炎的证据。

该方面的对比性研究很少，但在2005年，Taylor等[215]回顾性对比了硅胶假体关节置换，大多角骨切除关节成形（重建或不重建韧带）和关节融合治疗TM关节OA的患者的结果。Taylor发现在5年随访期内关节假体关节置换和大多角骨切除关节成形患者的临床预后没有明显差别。而关节融合组有较高的再手术率[216]。随访时间可能不够长，故未发现硅胶假体关节置换的临床预后恶化[244]。研究显示硅胶假体关节置换对关节功能受限，顽固的拇指基底部OA，尤其是要求低的患者是一种可靠的选择。新型的一件式硅胶假体显示了其生物力学性优于LRTI，可能扩展目前CMC关节OA硅胶假体关节置换的手术指征[245]。

其他TM关节假体类型包括主要为球窝状设计的金属假体[246]。限制性TM关节假体更易于松弛，而非限制性假体更易脱位[246]。De la Caffiniere假体（球窝状、水泥型、半限制性假体）可能是应用最广，研究最多的假体[247]。假体的钴铬合金的头插入掌骨干，聚乙烯组件置于大多角骨。结果显示，术前以疼痛或不稳定为主诉的患者的临床预后优于以僵硬为主诉的患者[247]。假体16年的生存率为72%～89%，有较高的大多角骨侧组件的松弛率，工作年龄的男性有更高的返修需求[248,249]。作为硅胶假体的替代，这款假体适合用于60岁以上，以非关节僵硬为主诉的女性患者[246,250]。

其他TM关节假体有高失败率，因为松弛，骨溶解和下沉已退出历史舞台[251-253]。最近的假体设计聚焦于掌骨表面，希望半关节置换成形。热解碳掌骨侧半关节置换已用于Ⅱ期和Ⅲ期骨性关节炎。如果大多角骨侧关节窝太浅，假体半脱位将成为主要的并发症[254]（图20.22）。

TM 关节融合

上述重建手术的成功，使关节融合通常用于50岁以下的希望保留握力的高要求年轻患者，或者作为重建手术失败的挽救手术。虽然以前的报道显示轻度的大多角骨周围全部关节的关节炎并不是TM关节融合的绝对禁忌[255]，但多数医生在有STT关节炎时不选择TM关节融合[256-258]。最佳结合位置为桡侧和掌侧外展35°，旋前15°，背伸10°[259]。这一位置复制了拇指完全握拳时拇指远节指骨位于示指中节指骨上的位置。CMC关节融合的方法包括开槽植骨、钢丝环扎、张力带、U形钉、克氏针和螺钉固定[259]。螺钉和钢板

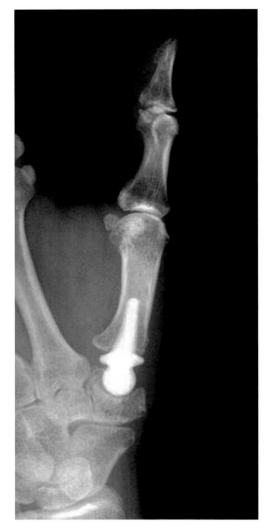

图20.22　拇指TMC关节热解碳假体置换示例

固定有较高并发症率，需要取出内固定物[260]。

关节融合手术技术

CMC关节融合（图20.23）手术暴露与大多角骨切除相似。屈曲内收第一掌骨干，于切口内显露掌骨基底[259]。去除关节软骨，部分大多角骨和掌骨至松质骨。修整表面使两者之间接触面积增加到最大。如果使用克氏针固定，需要3枚0.045英寸（约1.14mm）的克氏针，1枚平行长轴固定，另2枚与长轴成15°交叉固定。克氏针长度不要到大多角骨近极，除非大多角骨骨质疏松严重需要获得稳定固定。通常术后6～8周去除克氏针。术后拇指人字形支具固定直到影像学上骨结合[259]。

成功的关节融合会减小拇指的对掌活动度，手不能放平[259]。正常的MP关节和ST关节能够很好地代偿，使拇指能完成结合后功能性的活动。结合后，MP关节和ST关节的活动度能分别增加75%和25%[256]。

CMC关节融合的常见并发症包括骨不愈合，大多角骨周围的关节炎进展和需要取出的有症状的内固定物[259]。桡神经感觉神经炎也可能发生。许多骨不愈合是没有症状的。症状性的骨不愈合可行重新结合，单纯大多角骨切除或LRTI[259]。

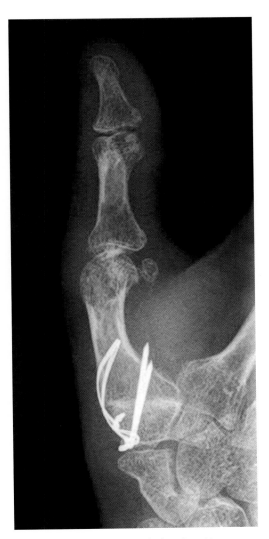

图 20.23　TMC 关节融合示例

文献报道中,影像学上不愈合率为 6%～12.5%[255,258,261-264],而一项研究报道不愈合率高达 50%[265]。不愈合率和骨移植的应用没有关系[266]。Rizzo 及其同事报道了 126 位患者 TM 关节融合的结果。平均随访 11.2 年,影像学上 STT 关节炎发生率 31%,MP 关节炎 12.7%[266]。然而,MP 关节炎患者全部没有症状,只有 6% 的 STT 关节炎患者有症状[266]。

尽管该方法存在缺点和并发症,TM 关节融合的患者满意率高,术后能够恢复握力和捏力。虽然有一些报道满意率只有 60%～78%[261,264],但大量报道满意率超过 90%[257,265,267]。虽然关节融合推荐用于年轻患者,但其用于 50 岁以上患者实际也有优良结果[268]。

腕部 OA

病因

腕部 OA 可能为原发性(特发性)或继发性。原发性 OA 的原因包括月骨或舟骨的缺血性坏死(Kienbock 病或

Preiser 病),可导致晚期全腕关节的退行性改变[269,270];先天畸形,如马德隆畸形,能够改变尺腕,桡腕和桡尺远侧关节的负荷模式,从而导致腕关节 OA 的发生。特发性的腕部 OA 最常累及的可能是 STT 关节。流行病学研究显示在总的人口中 STT 关节炎发生率非常高。North 和 Eaton 的影像学和解剖学研究证实 STT 关节炎发生率 34%[271]。另一项尸体研究报道 STT 关节炎发生率 83%[272]。

腕部继发性 OA 通常与创伤关系,舟月韧带损伤,桡骨远端骨折和舟骨骨折是最常见的原因。舟月骨间韧带损伤导致进行性的腕关节不稳定,发展为舟月进行性塌陷性关节炎(scapholunate advanced collapse,SLAC)[273,274]。1984 年,Watson 和 Ballet 回顾了 121 例患者的腕部影像学,因为舟月进行性塌陷而致的退行性关节炎,称其为 SLAC[273]。这种模式占全部腕部退行性改变的 55%,是最常见的腕关节炎的模式。他们发现这种关节炎最初累及桡骨茎突和舟腕(1 期),之后进展累及到舟骨近侧和桡骨舟骨窝(2 期),最后累及中腕关节头月关节(3 期)[273]。其他研究者补充了 4 期,即累及全腕关节,包括桡腕关节和中腕关节,累及或不累及桡尺远侧关节[275-277](图 20.24)。

SLAC 腕重要的一点为舟月分离[274-279]。然而,Lane 等最近发表的文章显示少数病例(5%～6% 的 SLAC 腕)月骨窝也有关节炎[280]。因此,在考虑重建前评价月骨窝是重要的。

腕部或前臂的骨折也可导致腕部的 OA。原因可能为关节内的骨折造成的直接的关节面的损伤。另外,关节外桡骨远端骨折畸形愈合会导致关节异常磨损[281,282]。关节外桡骨远端骨折畸形愈合致桡骨短缩、尺偏丢失、掌倾丢失、远骨折片旋后,或远骨折片桡侧或尺侧移位。每种畸形都会导致局部或全腕关节异常符合模式,腕部适应畸形愈合的时候多不稳定,异常的负荷和磨损的最终结果就是 OA。在一篇典型的关节内桡骨远端骨折报道中[283],Knirk 和 Jupiter 报道称,在晚期随访中,如果有骨折复位后任何程度的关节面的塌陷,关节炎发生率 91%,如果有大于 2mm 的关节面的塌陷,关节炎发生率 100%(8/8)[284]。关节面解剖复位后晚期随访时关节炎发生率只有 11%。此研究中关节炎的发生对临床结果产生不利影响。

腕部 OA 最后的主要原因为未治疗的或畸形愈合的舟骨骨折后遗症。据估计有 5% 至 10% 的舟骨骨折未愈合[285]。舟骨骨折不愈合导致与舟月韧带损伤相似的腕关节不稳定[286]。与 SLAC 腕相似,舟骨骨折不愈合导致可预测模式的腕关节炎,称为舟骨骨折不愈合进行性塌陷性关节炎(scaphoid nonunion advanced collapse,SNAC)[279,285,287]。Ruby 等描述的 SNAC 分为 3 期:I 期累及桡骨茎突和舟骨关节[279,287,288];II 期进展为桡舟关节和头舟关节的退变;III 期进展累及头月关节[279,288](图 20.25)。

患者评估

可疑腕关节炎患者的评估以仔细地询问病史和查体开始。病史重要的方面包括原始损伤的机制,疼痛的程度和

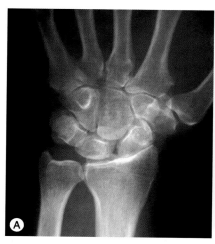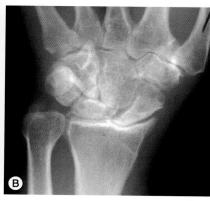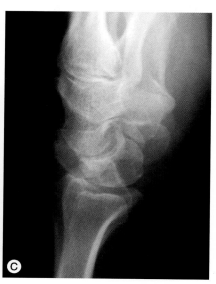

图 20.24 SLAC 腕示例。(A)SLAC Ⅱ期改变示例。桡骨茎突和桡骨舟骨窝受累,但中腕关节未见关节炎性改变。(B)SLAC Ⅲ期腕关节后前位 X 线片。舟骨窝关节炎以外,头月关节间隙狭窄,中腕关节炎。(C)同一患者的腕关节侧位 X 线片,显示明显的中腕关节不稳定,伴有近排腕骨背伸不稳定(DISI)畸形

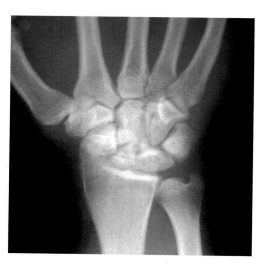

图 20.25 一位 Ⅱ期 SNAC 患者的后前位 X 线片

部位,加重和减轻的因素。记录患者使用过什么方法治疗,例如支具,糖皮质激素注射或者 NSAID 药物。判定疼痛对患者生活和工作的影响程度,这将决定是保守治疗还是使用腕关节的挽救性手术治疗。因手术需要大量的投入,患者的停工时间成本和潜在的活动受限,因此,在重建手术前多次随访甚至随访数年是明智的。同时,疼痛以非手术方法治疗,例如支具固定,NSAID 药物(口服或局部应用),定期的糖皮质激素注射。

拍摄标准的腕关节正侧位 X 线片是必需的。同时需要获得 OA 的病因,是原发还是继发。需要注意受累的关节和未受累的关节,这将决定手术方式的选择,例如,SLAC 腕中头月关节是否受累。头月关节受累则不能使用近排腕骨切除,因其将使头骨性关节炎性改变的关节面与月骨窝关节关系联。在这种情况下,腕中关节融合,例如舟骨切

除,四角融合更适合。进一步的计算机断层扫描(computed tomography,CT)、磁共振成像(magnetic resonance imaging,MRI)和骨扫描等检查并非常规,但可更好地评估腕中关节炎的早期征象。另一能帮助诊断的方法是选择性地在可疑的关节腔内注射利多卡因。这一方法在帮助诊断的同时进行治疗。Bell 等的研究关注慢性腕部疼痛患者腕中关节注射利多卡因(用或不用糖皮质激素)的诊断性应用[289]。他们注意到慢性腕部疼痛的患者注射后握力提高,然而正常志愿者握力下降。另外,握力提高大于 6kg 或 28% 的患者,关节镜下腕关节内病理改变的敏感性为 73%,特异性 70%。

手术治疗

手术通过关节清理(桡骨茎突切除)、去神经支配(神经切断)、关节成形以及部分或全部腕关节融合直接解除关节的疼痛。根据患者的症状、期望、关节炎类型和功能慎重选择手术方式。生物力学数据有助于预测近排腕骨切除、腕中关节融合和桡腕关节融合等术后的关节活动度[290,291]。依据生物力学研究,腕中关节融合可保留正常侧关节活动度的 50%~67%,桡腕关节融合只保留 33%~40%。如果桡舟月结合后切除舟骨远极,可额外增加 15%~28% 的关节活动度。近排腕骨切除能保留对侧关节活动度的 50%~75%[276]。

腕关节背侧入路技术

行腕关节手术入路须考虑到初始手术治疗失败后将来可能需要再次手术。全腕关节融合为腕关节炎最终的补救手术。由于全腕关节融合通过背侧沿第三掌骨的纵行切口完成,建议将这一入路作为部分腕关节融合等手术的入路。切开皮肤后,向尺侧和桡侧掀起全厚皮瓣。于第三伸肌间

室打开伸肌支持带，分离拇长伸肌腱。支持带向桡侧和尺侧分开。牵开第二和第四间室肌腱，显露腕背侧关节囊[292,293]（图20.26）。以桡侧为基底，以背侧桡三角韧带和背侧腕骨间韧带走行为边切开关节囊。这一入路充分暴露了腕中关节和舟骨。

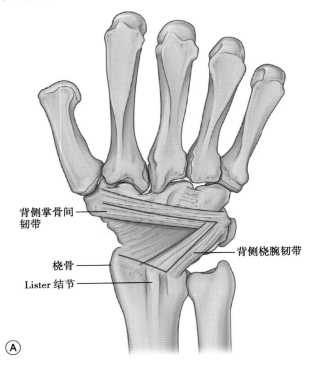

背侧掌骨间韧带

桡骨

Lister 结节

背侧桡腕韧带

Ⓐ

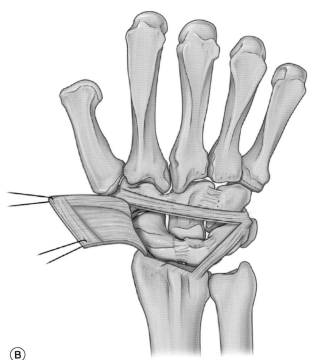

Ⓑ

图 20.26　腕骨的背侧暴露通过韧带走行方向的关节囊切开术完成。（A）沿 Lister 结节向角骨方向再折向舟骨远 1/3 方向成三角形瓣切开关节囊。（B）关节囊切开沿背侧桡舟头韧带和背侧腕骨间韧带纤维走行方向

桡骨茎突切除术

　　早期 SLAC 腕患者关节炎局限于桡骨茎突，桡骨茎突切除可作为保守的治疗手术，可单独实施或与其他手术联合。桡骨茎突切除术通常通过鼻烟窝骨膜下切除。切除桡骨茎突时保留桡舟头韧带的掌侧止点是重要的。如果桡骨茎突切除多于 6～10mm，桡舟头韧带的起点明显受损可能导致腕骨向尺侧移位[294-296]。切除的桡骨茎突可作为同时实施的结合手术的植骨供体来源。

神经切断术

　　全腕关节去神经支配可缓解疼痛，而没有活动度的丢失，且有最短的恢复期[297-299]。骨间前神经（anterior interosseous nerve, AIN）和骨间后神经（posterior interosseous nerve, PIN）的部分去神经支配可通过前臂背侧切口完成[300]。这一手术可提供桡腕关节炎的患者平均术后 31 个月的疼痛部分缓解[301]。在一项由 Weinstein 和 Berger 完成的 28 位患者的研究中，只有 3 位患者在 AIN/PIN 切断后需要行其他手术缓解疼痛。大多数患者仍有一些腕部疼痛，但主要的疼痛（90%）明显缓解。神经切断术前，患者需行选择性的长效麻醉剂的 AIN/PIN 神经阻滞，以确定足够缓解疼痛。可使患者预期去神经支配手术后疼痛缓解的水平[301]。

近排腕骨切除术

　　近排腕骨切除术（proximal row carpectomy, PRC）是头骨近侧关节面和桡骨月骨窝未受关节炎累及时的一种手术选择（图 20.27）。换言之，腕中关节和桡月关节没有关节炎。PRC 需要去除整个近排腕骨（舟骨、月骨和三角骨），使腕关节成为单纯的铰链关节而发挥功能。头骨与桡骨月骨窝关系节。桡骨月骨窝的曲率大于头骨关节面，新的关

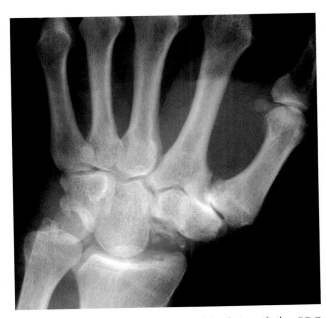

图 20.27　近排腕骨切除后的腕关节后前位 X 线片。PRC 去除舟骨，月骨和三角骨。桡骨的月骨窝和头骨关节面需没有关节炎改变，以使手术结果最佳

节必然不匹配。这种不匹配将导致头状骨和桡骨的关节面磨损。

与腕骨间结合相比，PRC 有一些优点，后者不需要长期固定使结合处骨愈合。Krakauer 等比较了 PRC 和腕骨间结合[302]。发现腕骨切除有更好的活动度，平均 71°，而局限性腕骨间结合为 54°。两种手术都保留了适当的力量，减少了疼痛。

目前只有有限的 PRC 术后长期随访结果。Jebson 及其同事报道了 28 位患者，11 位因为 OA 施行 PRC。2 位患者因为持续疼痛需要腕关节融合。剩余 18 位患者术后平均随访 13 年。与对侧相比，平均腕关节活动度 63%，平均握力 83%。16 位患者重返先前的工作。33% 患者出现头骨变平，22% 患者有中到重度桡头关节炎。然而这些发现与患者满意度，腕关节疼痛和功能无关[303]。在其最少随访 10 年的近排腕骨切除术长期结果报道中，DiDonna 及其同事报道了类似的发现。在术后平均 7 年随访时有 4 例（18%）需要结合术。平均屈伸活动度 72°，平均握力为对侧的 91%。18 例没有失败，所有患者对手术满意或非常满意，DASH 评分 9 分。随访中 17 例中 14 例出现桡头关节面的退行性改变。和 Jebson 的发现一样，没有症状[304]。

四角融合术

舟骨切除与四角融合是治疗腕中关节和桡侧腕关节炎的另一种方法（图 20.28）。手术需要切除舟骨，结合腕中关节（月骨、头骨、三角骨和钩骨）。手术不需要保留头月关节面，因此适合晚期的 SLAC/SNAC；但需要保留桡月关节面[280]。1984 年，Watson 报道了其 SLAC 接受四角融合手术的结果[273]。虽然手术最初计划使用硅胶舟骨假体，然而之后发现舟骨切除后不置入假体效果同样好，并且避免了长期的硅胶滑膜炎风险。与 PRC 相比，四角融合的潜在

优点为保留了桡月关节面。月骨和头骨的保留保持了腕高，对通过腕部的肌肉的张力的维持和握力的保持是有争议的[273, 274]。

一些研究已经检验了四角融合后的功能结果[302, 305-309]。Ashmead 等报道了样本量最大的 100 例患者的结果。在其报道中，最终腕关节平均屈伸活动度为对侧的 53%，握力为 80%。仅有 3% 患者发生不愈合。51% 患者疼痛完全缓解，15% 患者日常活动或休息时仍有疼痛[305]。最近，Neubrech 等报告了超过 500 个四角形融合术后 10 年以上的随访。有 40 例（6.7%）融合术后需要进行全腕关节置换，11% 的患者需要重新返修。56 名患者初次手术后平均随访 14 年，平均屈伸活动度 62.5°，平均握力为健侧的 84.9%[309]。

手术成功的关键点在于 4 块腕骨表面适当去除皮质骨，修正月骨位置使月骨和头骨重新建立共线关系。修正月骨位置失败会导致腕背伸受限，假体接触和疼痛[305, 306]。是否植骨和骨结合率，与内固定物的选择没有明确的关系；钢针、U 形钉和环状钢板等内固定物的并发症已经得到记录和重视[302, 307, 310]。在 Vance 等的研究中，环形钢板固定病例的不愈合和撞击的发生率为 48%，而传统固定物（克氏针、U 形钉或加压螺钉）为 6%。钢板固定也有较高的患者不满意率[310]。

手术变种包括单纯的头月结合。这种局限性关节融合在早期尝试有高的骨不愈合率，可能因为没有骨结合需要的骨接触区[311-313]。该方法被 Calandruccio 及其同事所改良，其在头月结合的同时切除舟骨和月骨[314]。这一手术比四角融合能提供更多的关节活动度，但还需要观察其长期临床预后。

全腕关节融合与全腕关节置换

在已经累及腕中关节和月骨窝的晚期关节炎中，全腕关节融合和腕关节置换可能是唯一的腕关节补救性手术。因为潜在的关节活动度保留，关节置换是一种吸引人的选择；但正常的腕关节功能通过腕关节的多个关节面的复杂的同时活动完成[315]。而假体不可能复制这一复杂的活动和力量。因此，在力量和活动度上要有妥协。由此，腕关节置换仅用于腕关节要求低的患者和已经进行了对侧腕关节融合的患者[316]。与腕关节 OA 相反，RA 患者更适合腕关节置换。腕关节置换的选择依赖于患者的年龄，活动水平和对侧腕关节的状态。

全腕关节融合为各种腕关节炎的最终补救性手术。结合范围包括桡腕关节，腕中关节和第三腕掌关节。全腕关节融合是一种为全腕关节炎且没有替代手术的患者缓解疼痛，维持力量的方法。手术通常应用背侧的腕关节融合钢板固定，但也有应用钢针固定的方法。因为 DRUJ 在腕关节融合中并未固定，前臂仍然可以旋转。腕关节融合的理想位置为轻度的背伸和轻度的尺偏。这一位置可产生最大的握力（图 20.29）。

腕关节融合通常通过背侧入路完成，以第四伸肌间室为中心切开。推荐去除桡腕关节，腕中关节和第三腕掌关节的关节表面，以活动稳固的腕骨间结合。另一方法为，切

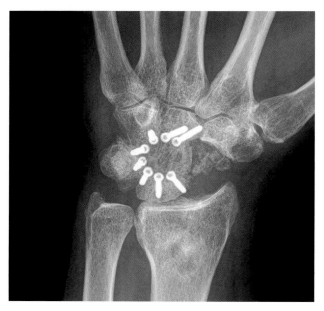

图 20.28　舟骨切除，四角融合示例，后前位 X 线片。如果有腕中关节和舟骨窝关节炎证据，四角融合手术指征明确

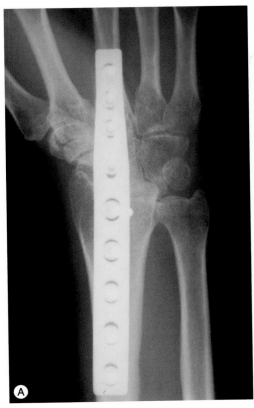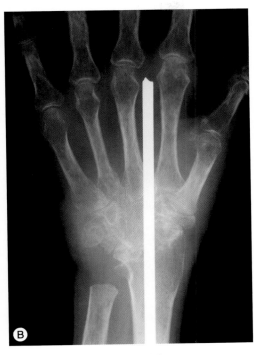

图20.29 全腕关节融合。(A)背侧钢板固定。(B)髓内钢针固定

除近排腕骨,将头骨结合于桡骨月骨窝。这一方法对严重的腕关节挛缩患者是有益的,减少了腕高但改善了腕关节位置;但显著减少了结合区域的骨接触面积。如果骨端接触良好不必要植骨,但困难的病例需要行骨移植,可从髂骨嵴,桡骨茎突或切除的腕骨获取。钢板固定中,螺钉的理想位置为第三掌骨干和桡骨干。可在头骨内置入螺钉增强固定。钢针固定,没有钢板固定要求严格,通常用长的Steinmann或Rush钉,通过示、中指或中、环指的掌骨间隙置入。术后石膏固定6~8周,或直到X线片上骨性结合。

未来展望

未来可能的研究方向是软骨替代或再生。由于缺乏血供,关节软骨的再生和修复能力是有限的。血液或骨髓通常会进入受伤部位并为愈合提供血供,但难以达到软骨损伤位置。微裂缝和钻孔技术是基于改善改善受伤软骨区域的血液流动,以增加愈合,从而实现软骨的再生。

组织工程包括使用支架、细胞和刺激因子(单独或结合使用),是治疗软骨的一个潜在途径[317]。临床试验显示,软骨修复的早期效果很好。以胶原蛋白为基础的、以透明质酸为基础的和以纤维蛋白为基础的基质都已被研究[318-320]。然而,每一种材料都有其局限性和缺点。例如,细胞的迁移受到限制,而基于胶原蛋白的凝胶需要放置在骨膜覆盖下以避免移位。最近,人们的兴趣已经转移到了三维组织工程结构[321]。在这种新兴技术中,细胞可以被一层一层地铺设成预制形状,以取代损坏的区域。这种细胞分层组织更接近天然软骨结构。尽管在组织工程方面取得了显著的进展,这项技术目前在临床上的应用却仍然有限,但仍为骨性关节炎治疗的未来提供了希望。

参考文献

1. Swanson AB, de Groot Swanson G. Osteoarthritis in the hand. *Clin Rheum Dis.* 1985;11(1):393–420.
2. Alarcon-Segovia D. Letter: Pre-Columbian representation of Herberden's Nodes. *Arthritis Rheum.* 1976;19:125–126.
3. WHO. *The global economic and healthcare burden of musculoskeletal disease.* In: World Health Organization, Bone and Joint Decade 2000–2010: <http://www.boneandjointdecade.org>; 2001. Geneva: World Health Organization.
4. Haugen IK, Englund M, Aliabadi P, et al. Prevalence, incidence and progression of hand osteoarthritis in the general population: the Framingham Osteoarthritis Study. *Ann Rheum Dis.* 2011;70:1581–1586.
5. Helmick CG, Felson DT, Lawrence RC, et al. Estimates of the prevalence of arthritis and other rheumatic conditions in the United States. Part I. *Arthritis Rheum.* 2008;58:15–25.
6. Aigner T, McKenna L. Molecular pathology and pathobiology of osteoarthritic cartilage. *Cell Mol Life Sci.* 2002;59:5–18.
7. Ateshian GA. The role of interstitial fluid pressurization in articular cartilage lubrication. *J Biomech.* 2009;42:1163–1176.
8. Buckwalter JA, Mankin HJ, Grodzinsky AJ. Articular cartilage and osteoarthritis. *Instr Course Lect.* 2005;54:465–480.
9. Pollard TCB, Gwilym SE, Carr AJ. The assessment of early osteoarthritis. *J Bone Joint Surg Br.* 2008;90:411–421.
10. Urban JP, Maroudas A, Bayliss MT, et al. Swelling pressures of proteoglycans at the concentrations found in cartilaginous tissues. *Biorheology.* 1979;16:447–464.
11. Wigley C. Functional Anatomy of the Musculoskeletal System. Standring S, ed. *Grays Anatomy The Anatomical Basis of Clinical*

Practice. 40th ed. London: Elsevier; 2008.

12. Hodge WA, Fijan RS, Carlson KL, et al. Contact pressures in the human hip joint measured in vivo. *Proc Natl Acad Sci USA*. 1986;83:2879–2883.

13. Mitchell PG, Magna HA, Reeves LM, et al. Cloning, expression, and type II collagenolytic activity of matrix metalloproteinase-13 from human osteoarthritic cartilage. *J Clin Invest*. 1996;97:761–768.

14. Arner EC, Pratta MA, Trzaskos JM, et al. Generation and characterization of aggrecanase. A soluble, cartilage-derived aggrecan-degrading activity. *J Biol Chem*. 1999;274:6594–6601.

15. Abbaszade I, Liu RQ, Yang F, et al. Cloning and characterization of ADAMTS11, an aggrecanase from the ADAMTS family. *J Biol Chem*. 1999;274:23443–23450.

16. Trippel SB. Growth factor actions on articular cartilage. *J Rheumatol Suppl*. 1995;43:129–132.

17. Lotz M, Blanco FJ, von Kempis J, et al. Cytokine regulation of chondrocyte functions. *J Rheumatol Suppl*. 1995;43:104–108.

18. Buckwalter JA, Saltzman C, Brown T. The impact of osteoarthritis: implications for research. *Clin Orthop Relat Res*. 2004;(427 suppl):S6–S15.

19. Felson DT. Risk factors for osteoarthritis: understanding joint vulnerability. *Clin Orthop Relat Res*. 2004;(427 suppl):S16–S21.

20. van Beuningen HM, van der Kraan PM, Arntz OJ, et al. Transforming growth factor-beta 1 stimulates articular chondrocyte proteoglycan synthesis and induces osteophyte formation in the murine knee joint. *Lab Invest*. 1994;71:279–290.

21. Middleton J, Arnott N, Walsh S, et al. Osteoblasts and osteoclasts in adult human osteophyte tissue express the mRNAs for insulin-like growth factors I and II and the type 1 IGF receptor. *Bone*. 1995;16:287–293.

22. Myers SL, Flusser D, Brandt KD, et al. Prevalence of cartilage shards in synovium and their association with synovitis in patients with early and endstage osteoarthritis. *J Rheumatol*. 1992;19:1247–1251.

23. Kellgren JH, Lawrence JS. Radiological assessment of osteo-arthrosis. *Ann Rheum Dis*. 1957;16:494–502.

24. Schiphof D, Boers M, Bierma-Zeinstra SM. Differences in descriptions of Kellgren and Lawrence grades of knee osteoarthritis. *Ann Rheum Dis*. 2008;67:1034–1036.

25. Wilder FV, Barrett JP, Farina EJ. Joint-specific prevalence of osteoarthritis of the hand. *Osteoarthritis Cartilage*. 2006;14:953–957.

26. Drake ML, Segalman KA. Complications of small joint arthroplasty. *Hand Clin*. 2010;26:205–212.

27. Snow JW, Boyes JG Jr, Greider JL Jr. Implant arthroplasty of the distal interphalangeal joint of the finger for osteoarthritis. *Plast Reconstr Surg*. 1977;60:558–560.

28. Wilgis EF. Distal interphalangeal joint silicone interpositional arthroplasty of the hand. *Clin Orthop Relat Res*. 1997;38–41.

29. Brown LG. Distal interphalangeal joint flexible implant arthroplasty. *J Hand Surg Am*. 1989;14:653–656.

30. Schwartz DA, Peimer CA. Distal interphalangeal joint implant arthroplasty in a musician. *J Hand Ther*. 1998;11:49–52.

31. Moran SL, Berger RA. Biomechanics and hand trauma: what you need. *Hand Clin*. 2003;19:17–31.

32. Morgan WJ, Schulz LA, Chang JL. The impact of simulated distal interphalangeal joint fusion on grip strength. *Orthopedics*. 2000;23:239–241.

33. Leibovic SJ. Internal fixation for small joint arthrodeses in the hand. The interphalangeal joints. *Hand Clin*. 1997;13:601–613.

34. Zavitsanos G, Watkins F, Britton E, et al. Distal interphalangeal joint arthrodesis using intramedullary and interosseous fixation. *Hand Surg*. 1999;4:51–55.

35. Stahl S, Rozen N. Tension-band arthrodesis of the small joints of the hand. *Orthopedics*. 2001;24:981–983.

36. Uhl RL, Schneider LH. Tension band arthrodesis of finger joints: a retrospective review of 76 consecutive cases. *J Hand Surg Am*. 1992;17:518–522.

37. Arata J, Ishikawa K, Soeda H, et al. Arthrodesis of the distal interphalangeal joint using a bioabsorbable rod as an intramedullary nail. *Scand J Plast Reconstr Surg Hand Surg*. 2003;37:228–231.

38. Mantovani G, Fukushima WY, Cho AB, et al. Alternative to the distal interphalangeal joint arthrodesis: lateral approach and plate fixation. *J Hand Surg Am*. 2008;33:31–34.

39. Teoh LC, Yeo SJ, Singh I. Interphalangeal joint arthrodesis with oblique placement of an AO lag screw. *J Hand Surg [Br]*. 1994;19:208–211.

40. Tomaino MM. Distal interphalangeal joint arthrodesis with screw fixation: why and how. *Hand Clin*. 2006;22:207–210.

41. Eriksson RA, Albrektsson T, Magnusson B. Assessment of bone viability after heat trauma. A histological, histochemical and vital microscopic study in the rabbit. *Scand J Plast Reconstr Surg*. 1984;18:261–268.

42. Wyrsch B, Dawson J, Aufranc S, et al. Distal interphalangeal joint arthrodesis comparing tension-band wire and Herbert screw: a biomechanical and dimensional analysis. *J Hand Surg Am*. 1996;21:438–443.

43. Engel J, Tsur H, Farin I. A comparison between K-wire and compression screw fixation after arthodesis of the distal interphalangeal joint. *Plast Reconstr Surg*. 1977;60:611–614.

44. Lamas Gomez C, Proubasta I, Escriba I, et al. Distal interphalangeal joint arthrodesis: treatment with Herbert screw. *J South Orthop Assoc*. 2003;12:154–159.

45. Stern PJ, Fulton DB. Distal interphalangeal joint arthrodesis: an analysis of complications. *J Hand Surg Am*. 1992;17:1139–1145.

46. Ijsselstein C, van Egmond DB, Hovius SE, et al. Results of small-joint arthrodesis: comparison of Kirschner wire fixation with tension band wire technique. *J Hand Surg Am*. 1992;17:952–956.

47. Brutus JP, Palmer AK, Mosher JF, et al. Use of a headless compressive screw for distal interphalangeal joint arthrodesis in digits: clinical outcome and review of complications. *J Hand Surg Am*. 2006;31:85–89.

48. El-Hadidi S, Al-Kdah H. Distal interphalangeal joint arthrodesis with Herbert screw. *Hand Surg*. 2003;8:21–24.

49. Faithfull DK, Herbert TJ. Small joint fusions of the hand using the Herbert Bone Screw. *J Hand Surg [Br]*. 1984;9:167–168.

50. Rizzo M, Beckenbaugh RD. Treatment of mucous cysts of the fingers: review of 134 cases with minimum 2-year follow-up evaluation. *J Hand Surg Am*. 2003;28:519–524.

51. Fisher RH. Conservative treatment of mucous cysts. *Clin Orthop Relat Res*. 1974;88.

52. Dodge LD, Brown RL, Niebauer JJ, et al. The treatment of mucous cysts: long-term follow-up in sixty-two cases. *J Hand Surg Am*. 1984;9:901–904.

53. Imran D, Koukkou C, Bainbridge LC. The rhomboid flap: a simple technique to cover the skin defect produced by excision of a mucous cyst of a digit. *J Bone Joint Surg Br*. 2003;85:860–862.

54. Young KA, Campbell AC. The bilobed flap in treatment of mucous cysts of the distal interphalangeal joint. *J Hand Surg [Br]*. 1999;24:238–240.

55. Kawakatsu M, Ishikawa K. Dorsal digital perforator flap for reconstruction of distal dorsal finger defects. *J Plast Reconstr Aesthet Surg*. 2010;63:e46–e50.

56. Fritz GR, Stern PJ, Dickey M. Complications following mucous cyst excision. *J Hand Surg [Br]*. 1997;22:222–225.

57. Bowers WH. *The Interphalangeal Joints*. Edinburgh: Churchill Livingstone; 1987.

58. Squitieri L, Chung KC. A systematic review of outcomes and complications of vascularized toe joint transfer, silicone arthroplasty, and PyroCarbon arthroplasty for posttraumatic joint reconstruction of the finger. *Plast Reconstr Surg*. 2008;121:1697–1707.

59. Chen SH, Wei FC, Chen HC, et al. Vascularized toe joint transfer to the hand. *Plast Reconstr Surg*. 1996;98:1275–1284.

60. Hierner R, Berger AK. Long-term results after vascularised joint transfer for finger joint reconstruction. *J Plast Reconstr Aesthet Surg*. 2008;61:1338–1346.

61. Tsubokawa N, Yoshizu T, Maki Y. Long-term results of free vascularized second toe joint transfers to finger proximal interphalangeal joints. *J Hand Surg Am*. 2003;28:443–447.

62. Lista FR, Neu BR, Murray JF, et al. *Profundus tendon blockage (the quadriga syndrome) in the hand with a stiff finger*. In: 43rd Annual Meeting of the American Society for Surgery of the Hand. Baltimore, MD; 1988.

63. Tubiana R. Arthrodesis of the fingers. In: Tubiana R, ed. *The Hand*. Philadelphia, PA: WB Saunders; 1985:698–702.

64. Carroll RE, Taber TH. Digital arthroplasty of the proximal interphalangeal joint. *J Bone Joint Surg Am*. 1954;36:912–920.

65. Eaton RG, Malerich MM. Volar plate arthroplasty of the proximal interphalangeal joint: a review of ten years' experience. *J Hand Surg Am*. 1980;5:260–268.

66. Engkvist O, Johansson SH. Perichondrial arthroplasty. A clinical study in twenty-six patients. *Scand J Plast Reconstr Surg*. 1980;14:71–87.

67. Seradge H, Kutz JA, Kleinert HE, et al. Perichondrial resurfacing arthroplasty in the hand. *J Hand Surg Am.* 1984;9:880–886.

68. Wu G, Johnson DE. Perichondrial arthroplasty in the hand: a case report. *J Hand Surg Am.* 1983;8:446–453.

69. Rizzo M, Beckenbaugh RD. Proximal interphalangeal joint arthroplasty. *J Am Acad Orthop Surg.* 2007;15:189–197.

70. Brannon EW, Klein G. Experiences with a finger-joint prosthesis. *J Bone Joint Surg Am.* 1959;41:87–102.

71. Linscheid RL, Murray PM, Vidal MA, et al. Development of a surface replacement arthroplasty for proximal interphalangeal joints. *J Hand Surg Am.* 1997;22:286–298.

72. Condamine JL, Benoit JY, Comtet JJ, et al. Proposed digital arthroplasty critical study of the preliminary results. *Ann Chir Main.* 1988;7:282–297.

73. Minamikawa Y, Imaeda T, Amadio PC, et al. Lateral stability of proximal interphalangeal joint replacement. *J Hand Surg Am.* 1994;19:1050–1054.

74. Uchiyama S, Cooney WP 3rd, Linscheid RL, et al. Kinematics of the proximal interphalangeal joint of the finger after surface replacement. *J Hand Surg Am.* 2000;25:305–312.

75. Linscheid RL, Dobyns JH. Total joint arthroplasty: the hand. *Mayo Clin Proc.* 1979;54:227–240.

76. Johnstone BR, Fitzgerald M, Smith KR, et al. Cemented versus uncemented surface replacement arthroplasty of the proximal interphalangeal joint with a mean 5-year follow-up. *J Hand Surg Am.* 2008;33:726–732.

77. Feldscher SB. Postoperative management for PIP joint pyrocarbon arthroplasty. *J Hand Ther.* 2010;23:315–322.

78. Sweets TM, Stern PJ. Proximal interphalangeal joint prosthetic arthroplasty. *J Hand Surg Am.* 2010;35:1190–1193.

79. Pellegrini VD Jr, Burton RI. Osteoarthritis of the proximal interphalangeal joint of the hand: arthroplasty or fusion? *J Hand Surg Am.* 1990;15:194–209.

80. Hagert CG, Eiken O, Ohlsson NM, et al. Metacarpophalangeal joint implants. I. Roentgenographic study on the silastic finger joint implants, Swanson design. *Scand J Plast Reconstr Surg.* 1975;9:147–157.

81. Lin HH, Wyrick JD, Stern PJ. Proximal interphalangeal joint silicone replacement arthroplasty: clinical results using an anterior approach. *J Hand Surg Am.* 1995;20:123–132.

82. Iselin F, Conti E. Long-term results of proximal interphalangeal joint resection arthroplasties with a silicone implant. *J Hand Surg Am.* 1995;20:S95–S97.

83. Swanson AB. Flexible implant arthroplasty for arthritic finger joints: rationale, technique, and results of treatment. *J Bone Joint Surg Am.* 1972;54:435–455.

84. Swanson AB, Maupin BK, Gajjar NV, et al. Flexible implant arthroplasty in the proximal interphalangeal joint of the hand. *J Hand Surg Am.* 1985;10:796–805.

85. Takigawa S, Meletiou S, Sauerbier M, et al. Long-term assessment of Swanson implant arthroplasty in the proximal interphalangeal joint of the hand. *J Hand Surg Am.* 2004;29:785–795.

86. Namdari S, Weiss AP. Anatomically neutral silicone small joint arthroplasty for osteoarthritis. *J Hand Surg Am.* 2009;34:292–300.

87. Pettersson K, Wagnsjo P, Hulin E. NeuFlex compared with Sutter prostheses: a blind, prospective, randomised comparison of Silastic metacarpophalangeal joint prostheses. *Scand J Plast Reconstr Surg Hand Surg.* 2006;40:284–290.

88. Jennings CD, Livingstone DP. Surface replacement arthroplasty of the proximal interphalangeal joint using the PIP-SRA implant: results, complications, and revisions. *J Hand Surg Am.* 2008;33:1565, e1–11.

89. Luther C, Germann G, Sauerbier M. Proximal interphalangeal joint replacement with surface replacement arthroplasty (SR-PIP): functional results and complications. *Hand (N Y).* 2010;5:233–240.

90. Branam BR, Tuttle HG, Stern PJ, et al. Resurfacing arthroplasty versus silicone arthroplasty for proximal interphalangeal joint osteoarthritis. *J Hand Surg Am.* 2007;32:775–788.

91. Bravo CJ, Rizzo M, Hormel KB, et al. Pyrolytic carbon proximal interphalangeal joint arthroplasty: results with minimum two-year follow-up evaluation. *J Hand Surg Am.* 2007;32:1–11.

92. Nunley RM, Boyer MI, Goldfarb CA. Pyrolytic carbon arthroplasty for posttraumatic arthritis of the proximal interphalangeal joint. *J Hand Surg Am.* 2006;31:1468–1474.

93. Tuttle HG, Stern PJ. Pyrolytic carbon proximal interphalangeal joint resurfacing arthroplasty. *J Hand Surg Am.* 2006;31:930–939.

94. Wijk U, Wollmark M, Kopylov P, et al. Outcomes of proximal interphalangeal joint pyrocarbon implants. *J Hand Surg Am.* 2010;35:38–43.

95. Herren DB, Schindele S, Goldhahn J, et al. Problematic bone fixation with pyrocarbon implants in proximal interphalangeal joint replacement: short-term results. *J Hand Surg [Br].* 2006;31:643–651.

96. Watts AC, Hearnden AJ, Trail IA, et al. Pyrocarbon proximal interphalangeal joint arthroplasty: minimum two-year follow-up. *J Hand Surg Am.* 2012;37:882–888.

97. Pettersson K, Amilon A, Rizzo M. Pyrolytic carbon hemiarthroplasty in the management of proximal interphalangeal joint arthritis. *J Hand Surg Am.* 2015;40:462–468.

98. Ellis PR, Tsai TM. Management of the traumatized joint of the finger. *Clin Plast Surg.* 1989;16:457–473.

99. Minami A, An KN, Cooney WP 3rd, et al. Ligament stability of the metacarpophalangeal joint: a biomechanical study. *J Hand Surg Am.* 1985;10:255–260.

100. Schultz RJ, Storace A, Krishnamurthy S. Metacarpophalangeal joint motion and the role of the collateral ligaments. *Int Orthop.* 1987;11:149–155.

101. Feldon P, Belsky MR. Degenerative diseases of the metacarpophalangeal joints. *Hand Clin.* 1987;3:429–447.

102. Fam AG, Kolin A. Unusual metacarpophalangeal osteoarthritis in a jackhammer operator. *Arthritis Rheum.* 1986;29:1284–1288.

103. Ross JM, Kowalchuk RM, Shaulinsky J, et al. Association of heterozygous hemochromatosis C282Y gene mutation with hand osteoarthritis. *J Rheumatol.* 2003;30:121–125.

104. Tupper JW. The metacarpophalangeal volar plate arthroplasty. *J Hand Surg Am.* 1989;14:371–375.

105. Flatt A. *Care of the Arthritic Hand.* 4th ed. Philadelphia, PA: Mosby; 1983.

106. Bolis GU, Oni JA, Davis TR. Palmar plate interposition (Tupper) arthroplasty for post-traumatic metacarpophalangeal osteoarthritis. *J Hand Surg [Br].* 1997;22:94–95.

107. Vainio K. Vainio arthroplasty of the metacarpophalangeal joints in rheumatoid arthritis. *J Hand Surg Am.* 1989;14:367–368.

108. Riordan DC, Fowler SB. Arthroplasty of the metacarpophalangeal joints: review of resection-type arthroplasty. *J Hand Surg Am.* 1989;14:368–371.

109. Netscher D, Eladoumikdachi F, Gao YH. Resurfacing arthroplasty for metacarpophalangeal joint osteoarthritis: a good option using either perichondrium or extensor retinaculum. *Plast Reconstr Surg.* 2000;106:1430–1433.

110. Varma SK, Milward TM. The Nicolle finger joint prosthesis: a reappraisal. *J Hand Surg [Br].* 1991;16:187–190.

111. Doi K, Kuwata N, Kawai S. Alumina ceramic finger implants: a preliminary biomaterial and clinical evaluation. *J Hand Surg Am.* 1984;9:740–749.

112. Minami M, Yamazaki J, Kato S, et al. Alumina ceramic prosthesis arthroplasty of the metacarpophalangeal joint in the rheumatoid hand. A 2–4 year follow-up study. *J Arthroplasty.* 1988;3:157–166.

113. Swanson A. Silicone rubber implants for replacement of arthritis or destroyed joints in the hand. *Surg Clin North Am.* 1968;48:1113–1127.

114. Gillespie TE, Flatt AE, Youm Y, et al. Biomechanical evaluation of metacarpophalangeal joint prosthesis designs. *J Hand Surg Am.* 1979;4:508–521.

115. Moller K, Sollerman C, Geijer M, et al. Avanta versus Swanson silicone implants in the MCP joint – a prospective, randomized comparison of 30 patients followed for 2 years. *J Hand Surg [Br].* 2005;30:8–13.

116. Kirschembaum D, Schneider LH, Adams DC, et al. Arthroplasty of the metacarpophalangeal joints with use of silicone-rubber implants in patients who have rheumatoid arthritis. Long-term results. *J Bone Joint Surg.* 1993;75:3–12.

117. Jensen CM, Boeckstyns ME, Kristiansen B. Silastic arthroplasty in rheumatoid MCP-joints. *Acta Orthop Scand.* 1986;57:138–140.

118. Hansraj KK, Ashworth CR, Ebramzadeh E, et al. Swanson metacarpophalangeal joint arthroplasty in patients with rheumatoid arthritis. *Clin Orthop Relat Res.* 1997;11–15.

119. Carter PR, Benton LJ, Dysert PA. Silicone rubber carpal implants: a study of the incidence of late osseous complications. *J Hand Surg Am.* 1986;11:639–644.

120. Peimer CA, Medige J, Eckert BS, et al. Reactive synovitis after silicone arthroplasty. *J Hand Surg Am.* 1986;11:624–638.

121. Rettig LA, Luca L, Murphy MS. Silicone implant arthroplasty in patients with idiopathic osteoarthritis of the metacarpophalangeal joint. *J Hand Surg Am.* 2005;30:667–672.

122. Joyce TI, Unsworth A. NeuFlex metacarpophalangeal prostheses tested in vitro. *Proc Inst Mech Eng H.* 2005;219:105–110.

123. Weiss AP, Moore DC, Infantolino C, et al. Metacarpophalangeal joint mechanics after 3 different silicone arthroplasties. *J Hand Surg Am.* 2004;293:796–803.

124. Bieber EJ, Weiland AJ, Volenec-Dowling S. Silicone-rubber implant arthroplasty of the metacarpophalangeal joints for rheumatoid arthritis. *J Bone Joint Surg Am.* 1986;68:206–209.

125. Fleming SG, Hay EL. Metacarpophalangeal joint arthroplasty eleven year follow-up study. *J Hand Surg [Br].* 1984;9:300–302.

126. Wilson YG, Sykes PJ, Niranjan NS. Long-term follow-up of Swanson's Silastic arthroplasty of the metacarpophalangeal joints in rheumatoid arthritis. *J Hand Surg [Br].* 1993;18:81–91.

127. Kessler I. A new silicone implant for replacement of destroyed metacarpal heads. *Hand.* 1974;6:308–310.

128. Beckenbaugh R. Preliminary experience with noncemented nonconstrained total joint arthroplasty for the metacarpophalangeal joints. *Orthopedics.* 1983;6:962–965.

129. Hagert CG, Branemark PI, Albrektsson T, et al. Metacarpophalangeal joint replacement with osseo-integrated endoprostheses. *Scand J Plast Reconstr Surg.* 1986;20:207–218.

130. Lundborg G, Brånemark PI, Carlsson I. Metacarpophalangeal joint arthroplasty based on the osseointegration concept. *J Hand Surg [Br].* 1993;18:693–703.

131. Kung PL, Chou P, Linscheid RL, et al. Intrinsic stability of an unconstrained metacarpophalangeal joint implant. *Clin Biomech (Bristol, Avon).* 2003;18:119–125.

132. Cook SD, Klawitter JJ, Weinstein AM. The influence of implant elastic modulus on the stress distribution around LTI carbon and aluminum oxide dental implants. *J Biomed Mater Res.* 1981;15:879–887.

133. Sibly TF, Unsworth A. Fixation of a surface replacement endoprosthesis of the metacarpophalangeal joint. *Proc Inst Mech Eng H.* 1991;205:227–232.

134. Cook SD, Beckenbaugh RD, Redondo J, et al. Long-term follow-up of pyrolytic carbon metacarpophalangeal implants. *J Bone Joint Surg Am.* 1999;81:635–648.

135. Nunez VA, Citron ND. Short-term results of Ascension pyrolytic carbon metacarpophalangeal joint replacement arthroplasty for osteoarthritis. *Chir Main.* 2005;24:161–164.

136. Parker WL, Rizzo M, Moran SL, et al. Preliminary results of nonconstrained pyrolytic carbon arthroplasty for metacarpophalangeal joint arthritis. *J Hand Surg Am.* 2007;32:1496–1505.

137. Moberg E, Henrikson B. Technique for digital arthrodesis. A study of 150 cases. *Acta Chir Scand.* 1960;118:331–338.

138. Nicolle F. Intramedullary peg arthrodesis. In: Tubiana R, ed. *The Hand.* Philadelphia, PA: WB Saunders; 1985:707–709.

139. Carroll RE, Hill NA. Small joint arthrodesis in hand reconstruction. *J Bone Joint Surg Am.* 1969;51:1219–1221.

140. McGlynn JT, Smith RA, Bogumill GP. Arthrodesis of small joint of the hand: a rapid and effective technique. *J Hand Surg Am.* 1988;13:595–599.

141. Lister G. Intraosseous wiring of the digital skeleton. *J Hand Surg Am.* 1978;3:427–435.

142. Buck-Gramcko D. Compression arthrodesis of joints in the hand. In: Tubiana R, ed. *The Hand.* Philadelphia, PA: WB saunders; 1985:703–705.

143. Wright CS, McMurtry RY. AO arthrodesis in the hand. *J Hand Surg Am.* 1983;8:932–935.

144. Stern PJ, Gates NT, Jones TB. Tension band arthrodesis of small joints in the hand. *J Hand Surg Am.* 1993;18:194–197.

145. Khuri S. Tension band arthrodesis in the hand. *J Hand Surg Am.* 1986;11:41–45.

146. Buncke HJ, Valauri FA. Vascularized toe-joint transplantation. In: Buncke HJ, ed. *Microsurgery: Transplantation-Replantation.* Philadelphia, PA: Lea & Febiger; 1991:102–110.

147. Tsai TM, Wang WZ. Vascularized joint transfers. Indications and results. *Hand Clin.* 1992;8:525–536.

148. Ring D, Herndon JH. Implant arthroplasty of the metacarpophalangeal joint of the thumb. *Hand Clin.* 2001;17:271–273, x.

149. Day CS, Ramirez MA. Thumb metacarpophalangeal arthritis: arthroplasty or fusion? *Hand Clin.* 2006;22:211–220.

150. Haara MM, Heliovaara M, Kroger H, et al. Osteoarthritis in the carpometacarpal joint of the thumb. Prevalence and associations with disability and mortality. *J Bone Joint Surg Am.* 2004;86:1452–1457.

151. Berggren M, Joost-Davidsson A, Lindstrand J, et al. Reduction in the need for operation after conservative treatment of osteoarthritis of the first carpometacarpal joint: a seven year prospective study. *Scand J Plast Reconstr Surg Hand Surg.* 2001;35:415–417.

152. Meenagh GK, Patton J, Kynes C, et al. A randomised controlled trial of intra-articular corticosteroid injection of the carpometacarpal joint of the thumb in osteoarthritis. *Ann Rheum Dis.* 2004;63:1260–1263.

153. Mureau MA, Rademaker RP, Verhaar JA, et al. Tendon interposition arthroplasty versus arthrodesis for the treatment of trapeziometacarpal arthritis: a retrospective comparative follow-up study. *J Hand Surg Am.* 2001;26:869–876.

154. Swigart CR, Eaton RG, Glickel SZ, et al. Splinting in the treatment of arthritis of the first carpometacarpal joint. *J Hand Surg Am.* 1999;24:86–91.

155. Armstrong AL, Hunter JB, Davis TR. The prevalence of degenerative arthritis of the base of the thumb in post-menopausal women. *J Hand Surg [Br].* 1994;19:340–341.

156. Zhang Y, Niu J, Kelly-Hayes M, et al. Prevalence of symptomatic hand osteoarthritis and its impact on functional status among the elderly: The Framingham Study. *Am J Epidemiol.* 2002;156:1021–1027.

157. Marzke MW, Marzke RF. Evolution of the human hand: approaches to acquiring, analysing and interpreting the anatomical evidence. *J Anat.* 2000;197:121–140.

158. Spector TD, Hart DJ, Brown P, et al. Frequency of osteoarthritis in hysterectomized women. *J Rheumatol.* 1991;18:1877–1883.

159. Kessler S, Stove J, Puhl W, et al. First carpometacarpal and interphalangeal osteoarthritis of the hand in patients with advanced hip or knee OA. Are there differences in the aetiology? *Clin Rheumatol.* 2003;22:409–413.

160. Hart DJ, Spector TD. The relationship of obesity, fat distribution and osteoarthritis in women in the general population: the Chingford Study. *J Rheumatol.* 1993;20:331–335.

161. Cicuttini FM, Baker JR, Spector TD. The association of obesity with osteoarthritis of the hand and knee in women: a twin study. *J Rheumatol.* 1996;23:1221–1226.

162. Lippiello L, Walsh T, Fienhold M. The association of lipid abnormalities with tissue pathology in human osteoarthritic articular cartilage. *Metabolism.* 1991;40:571–576.

163. Waine H, Nevinny D, Rosenthal J, et al. Association of osteoarthritis and diabetes mellitus. *Tufts Folia Med.* 1961;7:13–19.

164. Lawrence J. Hypertension in relation to musculoskeletal disorders. *Ann Rheum Dis.* 1975;74:451–456.

165. Sowers M, Lachance L, Hochberg M, et al. Radiographically defined osteoarthritis of the hand and knee in young and middle-aged African American and Caucasian women. *Osteoarthritis Cartilage.* 2000;8:69–77.

166. Hochberg MC, Lane NE, Pressman AR, et al. The association of radiographic changes of osteoarthritis of the hand and hip in elderly women. *J Rheumatol.* 1995;22:2291–2294.

167. Hirsch R, Lethbridge-Cejku M, Scott WW Jr, et al. Association of hand and knee osteoarthritis: evidence for a polyarticular disease subset. *Ann Rheum Dis.* 1996;55:25–29.

168. Spector TD, Cicuttini F, Baker J, et al. Genetic influences on osteoarthritis in women: a twin study. *BMJ.* 1996;312:940–943.

169. Jonsson H, Manolescu I, Stefansson SE, et al. The inheritance of hand osteoarthritis in Iceland. *Arthritis Rheum.* 2003;48:391–395.

170. Katarincic JA. Thumb kinematics and their relevance to function. *Hand Clin.* 2001;17:169–174.

171. Bettinger PC, Berger RA. Functional ligamentous anatomy of the trapezium and trapeziometacarpal joint (gross and arthroscopic). *Hand Clin.* 2001;17:151–168, vii.

172. North ER, Rutledge WM. The trapezium-thumb metacarpal joint: the relationship of joint shape and degenerative joint disease. *Hand.* 1983;15:201–206.

173. Bettinger PC, Linscheid RL, Berger RA, et al. An anatomic study of the stabilizing ligaments of the trapezium and trapeziometacarpal joint. *J Hand Surg Am.* 1999;24:786–798. *This article provides a comprehensive and well-illustrated description of the ligaments stabilizing the trapezium and TMC joint. An anatomic study of 37 cadaver hands was performed identifying 16 ligaments with attachments at this important joint. Insertions, fiber orientations, and positions producing ligament tension are described for each ligament. A discussion of the biomechanical role and clinical relevance of the most important ligaments is presented.*

174. Cooney WP 3rd, Lucca MJ, Chao EY, et al. The kinesiology of the thumb trapeziometacarpal joint. *J Bone Joint Surg Am.* 1981;63:1371–1381.

175. Glickel SZ. Clinical assessment of the thumb trapeziometacarpal

joint. *Hand Clin.* 2001;17:185–195.

176. Tsai P, Beredjiklian PK. Physical diagnosis and radiographic examination of the thumb. *Hand Clin.* 2008;24:231–237, v.

177. Florack TM, Miller RJ, Pellegrini VD, et al. The prevalence of carpal tunnel syndrome in patients with basal joint arthritis of the thumb. *J Hand Surg Am.* 1992;17:624–630.

178. Eaton RG, Littler JW. Ligament reconstruction for the painful thumb carpometacarpal joint. *J Bone Joint Surg Am.* 1973;55:1655–1666.

179. Braun RM, Feldman CW. Total joint replacement at the base of the thumb. *Semin Arthroplasty.* 1991;2:120–129.

180. Brunelli G, Monini L, Brunelli F. Stabilisation of the trapezio-metacarpal joint. *J Hand Surg [Br].* 1989;14:209–212.

181. Neumann DA, Bielefeld T. The carpometacarpal joint of the thumb: stability, deformity, and therapeutic intervention. *J Orthop Sports Phys Ther.* 2003;33:386–399.

182. Stamm TA, Machold KP, Smolen JS, et al. Joint protection and home hand exercises improve hand function in patients with hand osteoarthritis: a randomized controlled trial. *Arthritis Rheum.* 2002;47:44–49.

183. Hammond A, Freeman K. One-year outcomes of a randomized controlled trial of an educational-behavioural joint protection programme for people with rheumatoid arthritis. *Rheumatology (Oxford).* 2001;40:1044–1051.

184. Poole JU, Pellegrini VD Jr. Arthritis of the thumb basal joint complex. *J Hand Ther.* 2000;13:91–107.

185. Pellegrini VJ. Pathomechanics of the thumb trapeziometacarpal joint. *Hand Clin.* 2001;17:175–184, vii-viii.

186. Colditz J. The biomechanics of a thumb carpometacarpal immobilization splint: design and fitting. *J Hand Ther.* 2000;13:228–235.

187. Moulton MJ, Parentis MA, Kelly MJ, et al. Influence of metacarpophalangeal joint position on basal joint-loading in the thumb. *J Bone Joint Surg Am.* 2001;83:709–716.

188. Weiss S, LaStayo P, Mills A, et al. Prospective analysis of splinting the first carpometacarpal joint: an objective, subjective, and radiographic assessment. *J Hand Ther.* 2000;13:218–226.

189. Weiss S, Lastayo P, Mills A, et al. Splinting the degenerative basal joint: custom-made or prefabricated neoprene? *J Hand Ther.* 2004;17:401–406.

190. Yao J, Park MJ. Early treatment of degenerative arthritis of the thumb carpometacarpal joint. *Hand Clin.* 2008;24:251–261. v–vi.

191. Rannou F, Dimet J, Boutron I, et al. Splint for base-of-thumb osteoarthritis: a randomized trial. *Ann Intern Med.* 2009;150:661–669.

192. Brooks PM, Day RO. Nonsteroidal antiinflammatory drugs – differences and similarities. *N Engl J Med.* 1991;324:1716–1725.

193. Day CS, Gelberman R, Patel AA, et al. Basal joint osteoarthritis of the thumb: a prospective trial of steroid injection and splinting. *J Hand Surg Am.* 2004;29:247–251.

194. Dieppe P. Are intra-articular steroid injections useful for the treatment of the osteoarthritis joint? *Br J Rheumatol.* 1991;30:199.

195. Joshi R. Intraarticular corticosteroid injection for first carpometacarpal osteoarthritis. *J Rheumatol.* 2005;32:1305–1306.

196. Laurent TC, Fraser JR. Hyaluronan. *FASEB J.* 1992;6:2397–2404.

197. Peyron J. Intraarticular hyaluronan injections in the treatment of osteoarthritis: state-of-the-art review. *J Rheumatol Suppl.* 1993;39:10–15.

198. Fuchs S, Monikes R, Wohlmeiner A, et al. Intra-articular hyaluronic acid compared with corticoid injections for the treatment of rhizarthrosis. *Osteoarthritis Cartilage.* 2006;14:82–88.

199. Heyworth BE, Lee JH, Kim PD, et al. Hylan versus corticosteroid versus placebo for treatment of basal joint arthritis: a prospective, randomized, double-blinded clinical trial. *J Hand Surg Am.* 2008;33:40–48.

200. Doerschuk SH, Hicks DG, Chinchilli VM, et al. Histopathology of the palmar beak ligament in trapeziometacarpal osteoarthritis. *J Hand Surg Am.* 1999;24:496–504.

201. Pellegrini VD Jr, Olcott CW, Hollenberg G. Contact patterns in the trapeziometacarpal joint: the role of the palmar beak ligament. *J Hand Surg Am.* 1993;18:238–244.

202. Hobby JL, Lyall HA, Meggitt BF. First metacarpal osteotomy for trapeziometacarpal osteoarthritis. *J Bone Joint Surg Br.* 1998;80:508–512.

203. Badia A. Trapeziometacarpal arthroscopy: a classification and treatment algorithm. *Hand Clin.* 2006;22:153–163.

204. Badia A. Arthroscopy of the trapeziometacarpal and metacarpophalangeal joints. *J Hand Surg Am.* 2007;32:707–724.

205. Menon J. Arthroscopic management of trapeziometacarpal joint arthritis of the thumb. *Arthroscopy.* 1996;12:581–587.

206. Pellegrini VD Jr, Parentis M, Judkins A, et al. Extension metacarpal osteotomy in the treatment of trapeziometacarpal osteoarthritis: a biomechanical study. *J Hand Surg Am.* 1996;21:16–23.

207. Shrivastava N, Koff MF, Abbot AE, et al. Simulated extension osteotomy of the thumb metacarpal reduces carpometacarpal joint laxity in lateral pinch. *J Hand Surg Am.* 2003;28:733–738.

208. Tomaino M. Treatment of Eaton stage I trapeziometacarpal disease with thumb metacarpal extension osteotomy. *J Hand Surg Am.* 2000;25:1100–1106.

209. Tomaino M. Thumb by metacarpal extension osteotomy: rationale and efficacy for Eaton stage I disease. *Hand Clin.* 2006;22:137–141.

210. Eaton RG, Lane LB, Littler JW, et al. Ligament reconstruction for the painful thumb carpometacarpal joint: a long-term assessment. *J Hand Surg Am.* 1984;9:692–699.

211. Freedman DM, Eaton RG, Glickel SZ. Long-term results of volar ligament reconstruction for symptomatic basal joint laxity. *J Hand Surg Am.* 2000;25:297–304. *This is a 15-year follow-up study of 24 pre-arthritic hypermobile TMC joints that underwent volar ligament reconstruction for symptomatic ligament laxity, after failed conservative therapy. At final follow-up, 17 patients (71%) complained of intermittent or daily pain, seven patients (29%) had no pain, and only two joints (8%) progressed to stage III radiographic arthritis. The authors present a thorough review of clinical, radiographic and intraoperative characteristics in relation to long-term clinical and radiographic outcomes of the procedure. They conclude that volar ligament reconstruction is indicated for the painful hypermobile TMC joint and limits the progression of degenerative arthritis.*

212. Glickel SZ, Gupta S. Ligament reconstruction. *Hand Clin.* 2006;22:143–151.

213. Gervis W. Osteo-arthritis of the trapezio-metacarpal joint treated by excision of the trapezium. *Proc R Soc Med.* 1947;40:492.

214. Gervis WH. Excision of the trapezium for osteo-arthritis of the trapezio-metacarpal joint. *Postgrad Med J.* 1948;24:262–264.

215. Taylor EJ, Desari K, D'Arcy JC, et al. A comparison of fusion, trapeziectomy and silastic replacement for the treatment of osteoarthritis of the trapeziometacarpal joint. *J Hand Surg [Br].* 2005;30:45–49.

216. Kvarnes L, Reikerås O. Osteoarthritis of the carpometacarpal joint of the thumb. An analysis of operative procedures. *J Hand Surg [Br].* 1985;10:117–120.

217. Gray KV, Meals RA. Hematoma and distraction arthroplasty for thumb basal joint osteoarthritis: minimum 6.5-year follow-up evaluation. *J Hand Surg Am.* 2007;32:23–29.

218. De Smet L, Sioen W, Spaepen D, et al. Treatment of basal joint arthritis of the thumb: trapeziectomy with or without tendon interposition/ligament reconstruction. *Hand Surg.* 2004;9:5–9.

219. Lins RE, Gelberman RH, McKeown L, et al. Basal joint arthritis: trapeziectomy with ligament reconstruction and tendon interposition arthroplasty. *J Hand Surg Am.* 1996;21:202–209.

220. Fitzgerald BT, Hofmeister EP. Treatment of advanced carpometacarpal joint disease: trapeziectomy and hematoma arthroplasty. *Hand Clin.* 2008;24:271–276, vi.

221. Tomaino MM. Suspensionplasty for basal joint arthritis: why and how. *Hand Clin.* 2006;22:171–175.

222. Iyer KM. The results of excision of the trapezium. *Hand.* 1981;13:246–250.

223. Burton R. Basal joint arthritis. Fusion, implant, or soft tissue reconstruction? *Orthop Clin North Am.* 1986;17:493–503. *This is a review article summarizing the relevant anatomy and clinical features of basal thumb arthritis. The author highlights some of the advantages and disadvantages of several surgical options, and discusses fundamental considerations for successful operative management.*

224. Davis TR, Brady O, Dias JJ. Excision of the trapezium for osteoarthritis of the trapeziometacarpal joint: a study of the benefit of ligament reconstruction or tendon interposition. *J Hand Surg Am.* 2004;29:1069–1077.

225. Davis TR, Pace A. Trapeziectomy for trapeziometacarpal joint osteoarthritis: is ligament reconstruction and temporary stabilisation of the pseudarthrosis with a Kirschner wire important? *J Hand Surg Eur Vol.* 2009;34:312–321. *This is a randomized prospective study comparing two surgical treatment options for basal thumb arthritis. A total of 61 thumbs underwent trapeziectomy, LRTI, K-wire immobilization and 6 weeks of splinting and 67 thumbs underwent trapeziectomy alone and 3 weeks of immobilization with a soft bandage. Outcome measures included pain, DASH scores, and thumb and grip strengths, which were all assessed at 3 and 12 months. Detailed results are presented and no significant difference between the procedures was detected in any of the outcomes measures.*

226. Mahoney JD, Meals RA. Trapeziectomy. *Hand Clin*. 2006;22: 165–169.

227. Barron OA, Glickel SZ, Eaton RG. Basal joint arthritis of the thumb. *J Am Acad Orthop Surg*. 2000;8:314–323. *This review article is presented by leaders in the study of basal thumb arthritis. The basic science, diagnosis and classification of the condition are reviewed in detail. A treatment algorithm is presented and their techniques for volar ligament reconstruction, and LRTI are reviewed and illustrated.*

228. Burton RI, Pellegrini VD Jr. Surgical management of basal joint arthritis of the thumb. Part II. Ligament reconstruction with tendon interposition arthroplasty. *J Hand Surg Am*. 1986;11:324–332.

229. Wajon A, Carr E, Edmunds I, et al. Surgery for thumb (trapeziometacarpal joint) osteoarthritis. *Cochrane Database Syst Rev*. 2009;(4):CD004631.

230. Froimson A. Tendon interposition arthroplasty of carpometacarpal joint of the thumb. *Hand Clin*. 1987;3:489–505.

231. Tomaino MM, Pellegrini VD Jr, Burton RI. Arthroplasty of the basal joint of the thumb. Long-term follow-up after ligament reconstruction with tendon interposition. *J Bone Joint Surg Am*. 1995;77:346–355.

232. Weilby A. Tendon interposition arthroplasty of the first carpo-metacarpal joint. *J Hand Surg [Br]*. 1988;13:421–425.

233. Vadstrup LS, Schou L, Boeckstyns ME. Basal joint osteoarthritis of the thumb treated with Weilby arthroplasty: a prospective study on the early postoperative course of 106 consecutive cases. *J Hand Surg Eur Vol*. 2009;34:503–505.

234. Sigfusson R, Lundborg G. Abductor pollicis longus tendon arthroplasty for treatment of arthrosis in the first carpometacarpal joint. *Scand J Plast Reconstr Surg Hand Surg*. 1991;25:73–77.

235. Kriegs-Au G, Petje G, Fojtl E, et al. Ligament reconstruction with or without tendon interposition to treat primary thumb carpometacarpal osteoarthritis. A prospective randomized study. *J Bone Joint Surg Am*. 2004;86:209–218.

236. Vermeulen GM, Spekreijse KR, Slijper H, et al. Comparison of arthroplasties with or without bone tunnel creation for thumb basal joint arthritis: a randomized controlled trial. *J Hand Surg Am*. 2014;39:1692–1698.

237. Swanson A. Disabling arthritis at the base of the thumb: treatment by resection of the trapezium and flexible (silicone) implant arthroplasty. *J Bone Joint Surg Am*. 1972;54:456–471.

238. Niebauer JJ, Shaw JL, Doren WW. Silicone-dacron hinge prosthesis. Design, evaluation, and application. *Ann Rheum Dis*. 1969;28:56–58.

239. Haffajee D. Endoprosthetic replacement of the trapezium for arthrosis in the carpometacarpal joint of the thumb. *J Hand Surg Am*. 1977;2:141–148.

240. Swanson AB, deGoot Swanson G, Watermeier JJ. Trapezium implant arthroplasty. Long-term evaluation of 150 cases. *J Hand Surg Am*. 1981;6:125–141.

241. Peimer C. Long-term complications of trapeziometacarpal silicone arthroplasty. *Clin Orthop Relat Res*. 1987;220:86–98.

242. Pellegrini VD Jr, Burton RI. Surgical management of basal joint arthritis of the thumb. Part I. Long-term results of silicone implant arthroplasty. *J Hand Surg Am*. 1986;11:309–324.

243. Bezwada HP, Sauer ST, Hankins ST, et al. Long-term results of trapeziometacarpal silicone arthroplasty. *J Hand Surg Am*. 2002;27:409–417.

244. Sollerman C, Herrlin K, Abrahamsson SO, et al. Silastic replacement of the trapezium for arthrosis – a twelve year follow-up study. *J Hand Surg [Br]*. 1988;13:426–429.

245. Luria S, Waitayawinyu T, Nemechek N, et al. Biomechanic analysis of trapeziectomy, ligament reconstruction with tendon interposition, and tie-in trapezium implant arthroplasty for thumb carpometacarpal arthritis: a cadaver study. *J Hand Surg Am*. 2007;32:697–706.

246. Earp BE. Treatment of advanced CMC joint disease: trapeziectomy and implant arthroplasty (silastic-metal-synthetic allograft). *Hand Clin*. 2008;24:277–283, vi.

247. de la Caffiniere JY, Aucontorier P. Trapezio-metacarpal arthroplasty by total prosthesis. *Hand*. 1979;11:41–46.

248. Chakrabarti AJ, Robinson AH, Gallagher P. De la Caffinière thumb carpometacarpal replacements. 93 cases at 6 to 16 years follow-up. *J Hand Surg [Br]*. 1997;22:695–698.

249. van Cappelle HG, Elzenga P, van Horn JR. Long-term results and loosening analysis of de la Caffinière replacements of the trapeziometacarpal joint. *J Hand Surg Am*. 1999;24:476–482.

250. Badia A, Sambandam SN. Total joint arthroplasty in the treatment of advanced stages of thumb carpometacarpal joint osteoarthritis. *J Hand Surg Am*. 2006;31:1605–1614.

251. Ruffin RA, Rayan GM. Treatment of trapeziometacarpal arthritis with silastic and metallic implant arthroplasty. *Hand Clin*. 2001;17:245–253, ix.

252. Cooney WP, Linscheid RL, Askew LJ. Total arthroplasty of the thumb trapeziometacarpal joint. *Clin Orthop Relat Res*. 1987;220:35–45.

253. Athwal GS, Chenkin J, King GJ, et al. Early failures with a spheric interposition arthroplasty of the thumb basal joint. *J Hand Surg Am*. 2004;29:1080–1084.

254. Martinez de Aragon JS, Moran SL, Rizzo M, et al. Early outcomes of pyrolytic carbon hemiarthroplasty for the treatment of trapezial-metacarpal arthritis. *J Hand Surg Am*. 2009;34:205–212.

255. Stark HH, Moore JF, Ashworth CR, et al. Fusion of the first metacarpotrapezial joint for degenerative arthritis. *J Bone Joint Surg Am*. 1977;59:22–26.

256. Carroll RE, Hill NA. Arthrodesis of the carpo-metacarpal joint of the thumb. *J Bone Joint Surg Br*. 1973;55:292–294.

257. Cavallazzi RM, Spreafico G. Trapezio-metacarpal arthrodesis today: why? *J Hand Surg [Br]*. 1986;11:250–254.

258. Bamberger HB, Stern PJ, Kiefhaber TR, et al. Trapeziometacarpal joint arthrodesis: a functional evaluation. *J Hand Surg Am*. 1992;17:605–611.

259. Kenniston JA, Bozentka DJ. Treatment of advanced carpometacarpal joint disease: arthrodesis. *Hand Clin*. 2008;24:285–294, vi–vii.

260. Forseth MJ, Stern PJ. Complications of trapeziometacarpal arthrodesis using plate and screw fixation. *J Hand Surg Am*. 2003;28:342–345.

261. Chamay A, Piaget-Morerod F. Arthrodesis of the trapeziometacarpal joint. *J Hand Surg [Br]*. 1994;19:489–497.

262. Carroll R. Arthrodesis of the carpometacarpal joint of the thumb. A review of patients with a long postoperative period. *Clin Orthop Relat Res*. 1987;220:106–110.

263. Eaton RG, Littler JW. A study of the basal joint of the thumb. Treatment of its disabilities by fusion. *J Bone Joint Surg Am*. 1969;51:661–668.

264. Alberts KA, Engkvist O. Arthrodesis of the first carpometacarpal joint. 33 cases of arthrosis. *Acta Orthop Scand*. 1989;60:258–260.

265. Clough DA, Crouch CC, Bennett JB. Failure of trapeziometacarpal arthrodesis with use of the Herbert screw and limited immobilization. *J Hand Surg Am*. 1990;15:706–711.

266. Rizzo M, Moran SL, Shin AY. Long-term outcomes of trapeziometacarpal arthrodesis in the management of trapeziometacarpal arthritis. *J Hand Surg Am*. 2009;34:20–26. *The authors performed a 33-year retrospective study of trapeziometacarpal (TMC) arthrodeses performed at Mayo Clinic. Amongst 241 procedures reviewed, they included 126 thumbs with adequate pre- and postoperative clinical and radiographic data at an average 11-year follow-up. They report improvement of preoperative pain scores, oppositional and appositional pinch strength, and grip strength (p <0.01). There was no significant change of any thumb motion arc. Nonunion rate was 13% and was unrelated to the use of bone grafting. Radiographic progression of STT arthritis was seen in 39 thumbs, only eight of which were symptomatic. This study presents detailed long-term outcomes of TMC arthrodesis, providing level IV evidence for the management of TMC arthritis.*

267. Hartigan BJ, Stern PJ, Kiefhaber TR. Thumb carpometacarpal osteoarthritis: arthrodesis compared with ligament reconstruction and tendon interposition. *J Bone Joint Surg Am*. 2001;83:1470–1478.

268. Fulton DB, Stern PJ. Trapeziometacarpal arthrodesis in primary osteoarthritis: a minimum two-year follow-up study. *J Hand Surg Am*. 2001;26:109–114.

269. Herbert TJ, Lanzetta M. Idiopathic avascular necrosis of the scaphoid. *J Hand Surg [Br]*. 1994;19:174–182.

270. Lichtman DM, Mack GR, MacDonald RI, et al. Kienbock's disease: the role of silicone replacement arthroplasty. *J Bone Joint Surg Am*. 1977;59:899–908.

271. North ER, Eaton RG. Degenerative joint disease of the trapezium: a comparative radiographic and anatomic study. *J Hand Surg Am*. 1983;8:160–166.

272. Bhatia A, Pisoh T, Touam C, et al. Incidence and distribution of scaphotrapezotrapezoidal arthritis in 73 fresh cadaveric wrists. *Ann Chir Main Memb Super*. 1996;15:220–225.

273. Watson HK, Ballet FL. The SLAC wrist: scapholunate advanced collapse pattern of degenerative arthritis. *J Hand Surg Am*. 1984;9:358–365.

274. Watson HK, Ryu J. Evolution of arthritis of the wrist. *Clin Orthop*

Relat Res. 1986;57–67.

275. Garcia-Elias M, Geissler W. *Carpal Instability.* 5th ed. Philadelphia, PA: Elsevier/Churchill Livingstone; 2005.

276. Weiss KE, Rodner CM. Osteoarthritis of the wrist. *J Hand Surg Am.* 2007;32:725–746.

277. Imbriglia J. *Proximal Row Carpectomy.* Philadelphia, PA: Lippincott; 2004:1331–1337.

278. Watson HK, Ryu J, Akelman E. Limited triscaphoid intercarpal arthrodesis for rotatory subluxation of the scaphoid. *J Bone Joint Surg Am.* 1986;68:345–349.

279. Enna M, Hoepfner P, Weiss AP. Scaphoid excision with four-corner fusion. *Hand Clin.* 2005;21:531–538.

280. Lane LB, Daher RJ, Leo AJ. Scapholunate dissociation with radiolunate arthritis without radioscaphoid arthritis. *J Hand Surg Am.* 2010;35:1075–1081.

281. Fernandez DL. Reconstructive procedures for malunion and traumatic arthritis. *Orthop Clin North Am.* 1993;24:341–363.

282. Fernandez DL. Malunion of the distal radius: current approach to management. *Instr Course Lect.* 1993;42:99–113.

283. Linscheid RL, Dobyns JH, Beabout JW, et al. Traumatic instability of the wrist. Diagnosis, classification, and pathomechanics. *J Bone Joint Surg Am.* 1972;54:1612–1632. *This is a seminal article from 1972 that presents the foundation for study of carpal instability. The authors describe wrist instability that develops as a result of scapholunate and other carpal ligament injuries in addition to instability from fracture dislocations, scaphoid fractures, and fractures of the distal radius and ulna. They provide the earliest comprehensive dialogue of the diagnosis of carpal instability. The article includes clinical and radiographic data, a detailed discussion of the biomechanics of carpal instability, and proposal of the now accepted classification of dorsal and palmar intercalated segment instability. The radiographic parameters and nomenclature presented in this article remain in use today. The article has been recognized as a "classic orthopedic reference" and a summary was republished in the* Journal of Bone and Joint Surgery *in 2002.*

284. Knirk JL, Jupiter JB. Intra-articular fractures of the distal end of the radius in young adults. *J Bone Joint Surg Am.* 1986;68:647–659.

285. Mack GR, Bosse MJ, Gelberman RH, et al. The natural history of scaphoid non-union. *J Bone Joint Surg Am.* 1984;66:504–509.

286. Fisk GR. Carpal instability and the fractured scaphoid. *Ann R Coll Surg Engl.* 1970;46:63–76.

287. Ruby LK, Stinson J, Belsky MR. The natural history of scaphoid non-union. A review of fifty-five cases. *J Bone Joint Surg Am.* 1985;67:428–432.

288. Cooney W. *Nonunions of the Carpus.* Philadelphia, PA: Lippincott Williams & Wilkins; 2004.

289. Bell SJ, Hofmeister EP, Moran SL, et al. The diagnostic utility of midcarpal anesthetic injection in the evaluation of chronic wrist pain. *Hand (N Y).* 2007;2:39–45, discussion 46–37.

290. Douglas DP, Peimer CA, Koniuch MP. Motion of the wrist after simulated limited intercarpal arthrodeses. An experimental study. *J Bone Joint Surg Am.* 1987;69:1413–1418.

291. Palmer AK, Werner FW, Murphy D, et al. Functional wrist motion: a biomechanical study. *J Hand Surg Am.* 1985;10:39–46.

292. Berger RA, Bishop AT, Bettinger PC. New dorsal capsulotomy for the surgical exposure of the wrist. *Ann Plast Surg.* 1995;35:54–59.

293. Berger RA, Bishop AT. A fiber-splitting capsulotomy technique for dorsal exposure of the wrist. *Tech Hand Up Extrem Surg.* 1997;1:2–10.

294. Nakamura R, Imaeda T, Tsuge S, et al. Scaphoid non-union with D.I.S.I. deformity. A survey of clinical cases with special reference to ligamentous injury. *J Hand Surg [Br].* 1991;16:156–161.

295. Nakamura T, Cooney WP 3rd, Lui WH, et al. Radial styloidectomy: a biomechanical study on stability of the wrist joint. *J Hand Surg Am.* 2001;26:85–93.

296. Siegel DB, Gelberman RH. Radial styloidectomy: an anatomical study with special reference to radiocarpal intracapsular ligamentous morphology. *J Hand Surg Am.* 1991;16:40–44.

297. Ekerot L, Holmberg J, Eiken O. Denervation of the wrist. *Scand J Plast Reconstr Surg.* 1983;17:155–157.

298. Ishida O, Tsai TM, Atasoy E. Long-term results of denervation of the wrist joint for chronic wrist pain. *J Hand Surg [Br].* 1993;18:76–80.

299. Wilhelm A. [Articular denervation and its anatomical foundation. A new therapeutic principle in hand surgery. On the treatment of the later stages of lunatomalacia and navicular pseudarthrosis]. *Hefte Unfallheilkd.* 1966;86:1–109.

300. Berger RA. Partial denervation of the wrist: a new approach. *Tech Hand Up Extrem Surg.* 1998;2:25–35.

301. Weinstein LP, Berger RA. Analgesic benefit, functional outcome, and patient satisfaction after partial wrist denervation. *J Hand Surg Am.* 2002;27:833–839.

302. Krakauer JD, Bishop AT, Cooney WP. Surgical treatment of scapholunate advanced collapse. *J Hand Surg Am.* 1994;19:751–759.

303. Jebson PJ, Hayes EP, Engber WD. Proximal row carpectomy: a minimum 10-year follow-up study. *J Hand Surg Am.* 2003;28:561–569.

304. DiDonna ML, Kiefhaber TR, Stern PJ. Proximal row carpectomy: study with a minimum of ten years of follow-up. *J Bone Joint Surg Am.* 2004;86:2359–2365. *The authors retrospectively evaluate the long-term results of 22 proximal row carpectomy procedures performed for the treatment of scapholunate advanced collapse, scaphoid nonunion with advanced collapse or Kienbock's disease. Outcomes were assessed by means of follow-up radiographs, objective measurement of motion and grip strength, and the DASH questionnaire. Their surgical technique is reviewed and results at a minimum 10-year follow-up (average 14 years) are presented. There were four failures (18%) at an average of 7 years, all of which occurred in patients younger than 35 years. The authors report a wrist motion arc of 72° and grip strength of 91% of that of the contralateral side in the 18 (82%) successes. They conclude that proximal row carpectomy is a viable motion-preserving procedure for advanced carpal arthritis that provides satisfactory long-term results in most patients, and advise against it in patients younger than 35 years.*

305. Ashmead D, Watson HK, Damon C, et al. Scapholunate advanced collapse wrist salvage. *J Hand Surg Am.* 1994;19:741–750. *The authors present a substantial series of 100 scaphoid excisions and four-corner fusions with an average 4-year follow-up. Long-term subjective, clinical, and radiographic data is presented. At the time of follow-up, 91% of cases had significant improvement in pain levels, and no patient described their pain as worse. Flexion/extension averaged 72° and grip strength was 80% that of the contralateral side. Nonunion occurred in only three cases and only two instances of radiolunate destruction were noted, both in conjunction with ulnar translation of the carpus. Outcomes with and without the use of silicone scaphoid spacers were found to be similar.*

306. Tomaino MM, Miller RJ, Cole I, et al. Scapholunate advanced collapse wrist: proximal row carpectomy or limited wrist arthrodesis with scaphoid excision? *J Hand Surg Am.* 1994;19:134–142.

307. Wyrick JD, Stern PJ, Kiefhaber TR. Motion-preserving procedures in the treatment of scapholunate advanced collapse wrist: proximal row carpectomy versus four-corner arthrodesis. *J Hand Surg Am.* 1995;20:965–970. *This is a retrospective cohort study comparing proximal row carpectomy (PRC) with four-corner fusion for scapholunate advanced collapse. Two cohorts of 19 patients each (from separate institutions performing exclusively either PRC or four-corner arthrodesis) were compared. The cohorts were well matched and the authors found significant improvement in function and pain with both procedures. Postoperative motion and functional outcomes were similar in both procedures. The authors discuss the surgical techniques, outcomes, and controversies related to the two procedures.*

308. Cohen MS, Kozin SH. Degenerative arthritis of the wrist: proximal row carpectomy versus scaphoid excision and four-corner arthrodesis. *J Hand Surg Am.* 2001;26:94–104.

309. Neubrech F, Muhldorfer-Fodor M, Pillukat T, et al. Long-term results after midcarpal arthrodesis. *J Wrist Surg.* 2012;1:123–128.

310. Vance MC, Hernandez JD, Didonna ML, et al. Complications and outcome of four-corner arthrodesis: circular plate fixation versus traditional techniques. *J Hand Surg Am.* 2005;30:1122–1127.

311. Viegas SF, Patterson RM, Peterson PD, et al. Ulnar-sided perilunate instability: an anatomic and biomechanic study. *J Hand Surg Am.* 1990;15:268–278.

312. Kirschenbaum D, Schneider LH, Kirkpatrick WH, et al. Scaphoid excision and capitolunate arthrodesis for radioscaphoid arthritis. *J Hand Surg Am.* 1993;18:780–785.

313. Kadji O, Duteille F, Dautel G, et al. [Four bone versus capitolunate limited carpal fusion. Report of 40 cases]. *Chir Main.* 2002;21:5–12.

314. Calandruccio JH, Gelberman RH, Duncan SF, et al. Capitolunate arthrodesis with scaphoid and triquetrum excision. *J Hand Surg Am.* 2000;25:824–832.

315. Adams BD. Complications of wrist arthroplasty. *Hand Clin.* 2010;26:213–220.

316. Murphy DM, Khoury JG, Imbriglia JE, et al. Comparison of arthroplasty and arthrodesis for the rheumatoid wrist. *J Hand Surg Am.* 2003;28:570–576.

317. Bhardwaj N, Devi D, Mandal BB. Tissue-engineered cartilage: the crossroads of biomaterials, cells and stimulating factors. *Macromol Biosci.* 2015;15:153–182.

318. Bartlett W, Skinner JA, Gooding CR, et al. Autologous chondrocyte implantation versus matrix-induced autologous chondrocyte implantation for osteochondral defects of the knee: a prospective, randomised study. *J Bone Joint Surg Br*. 2005;87:640–645.

319. Fulco I, Miot S, Haug MD, et al. Engineered autologous cartilage tissue for nasal reconstruction after tumour resection: an observational first-in-human trial. *Lancet*. 2014;384:337–346.

320. Ossendorf C, Kaps C, Kreuz PC, et al. Treatment of posttraumatic and focal osteoarthritic cartilage defects of the knee with autologous polymer-based three-dimensional chondrocyte grafts: 2-year clinical results. *Arthritis Res Ther*. 2007;9:R41.

321. Murphy SV, Atala A. 3D bioprinting of tissues and organs. *Nat Biotechnol*. 2014;32:773–785.

第21章

手部僵硬及痉挛

David T. Netscher, Kenneth W. Donohue, and Dang T. Pham

概要

- 关节屈曲和背伸挛缩可继发于关节掌侧或背侧结构的挛缩，如关节囊或关节囊周围的结构以及骨性畸形。
- 疾病早期可以通过保守治疗达到较好疗效，包括支具、肢体抬高、压力手套、湿热疗法或超声治疗。
- 手术适用于保守治疗无效的屈曲挛缩。
- 缰绳韧带(checkrein)松解是近指间(proximal interphalangeal, PIP)关节屈曲挛缩手术的关键。
- 术后支具固定可以维持手术的矫正效果。
- 近指间关节屈曲挛缩的补救手术包括经关节截指或关节融合辅助骨短缩。
- 治疗脑瘫性痉挛手的非手术方法包括支具固定、职业治疗、肌内注射肉毒毒素或鞘内注射巴氯芬。
- 在痉挛手的某些特定情况下，可以适用手术治疗。

简介

　　手部小关节的屈曲或背伸挛缩会引起手僵硬。屈伸受限可为主被动活动同时受限，或者仅为主动活动受限。应该在对需要处理的结构进行临床评估后，决定合适的治疗。本章将首先概述挛缩的评估和治疗的通用原则，以及对痉挛的特定治疗。

手部僵硬

诊断/患者表现

屈曲挛缩(图 21.1)

> **提示与要点**
>
> **临床评估**
> - 主动被动活动度的不同
> - 活动迟滞或是关节挛缩
> - 解剖结构——皮肤、筋膜、关节旁结构，骨
> - 跨双关节的"跷跷板"效应
> - 内在肌或是外在肌挛缩

　　可由一种或多种掌侧结构紧缩引起[1,2]：
- 皮肤：掌侧皮肤裂伤或烧伤导致的瘢痕挛缩。
- 掌侧筋膜：典型例子有 Dupuytren 挛缩(掌腱膜挛缩)。
- 屈肌腱腱鞘：可发生短缩或挛缩。
- 屈肌腱：这是由于肌腱短缩或粘连。关节短时绞锁于某一位置并通过手法痛性松解，可能由扳机指造成，其发生在腱鞘内或关节内，尤其是掌指(metacarpophalangeal, MP)关节(关节内肿瘤、游离体、骨赘、关节面畸形)。

　　　关节囊及关节囊周围结构
　　　侧副韧带
　　近指间关节的侧副韧带在关节处于任何位置时都是紧张的，而掌指关节的侧副韧带则仅在关节屈曲时紧张[3]。因此，侧副韧带短缩不会导致上述关节屈曲挛缩。但是，当手指屈曲时，侧副韧带与近节指骨的侧面粘连是导致近指间关节屈曲挛缩的原因之一。

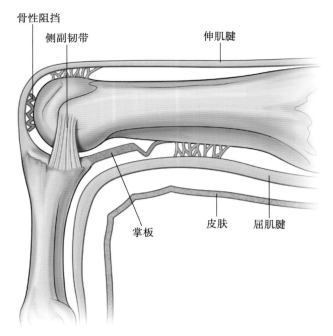

图 21.1   屈曲挛缩可由掌侧结构紧缩引起，包括皮肤、屈肌腱鞘、肌腱、掌板、副侧副韧带。另外，骨性阻挡可能阻碍关节活动，然而背侧肌腱粘连可能限制关节背伸

掌板

当其他原因导致关节初始屈曲挛缩时，掌板会在早期即发生挛缩，尤其是在指间关节。

副侧副韧带、横行支持带及内在肌腱

副韧带挛缩，或与横行支持带纤维粘连、蚓状肌管内的内在肌肌腱粘连等会导致掌指关节的屈曲挛缩。

背侧粘连

一般而言，屈曲挛缩时存在关节屈侧结构紧张。但是，关节背伸不能有时是由于关节不匹配或背侧关节囊/伸肌腱与近节指骨头关节囊粘连造成的。在这种情况下，关节不仅存在屈曲挛缩，同时也合并屈曲受限。

骨

骨性阻挡或骨赘也可以导致屈曲挛缩。

背伸挛缩

屈曲受限（背伸挛缩）（图 21.2）可以由一种或多种背侧结构造成[1,2]。但是，也可由掌侧结构"嵌顿"导致屈曲阻挡，如骨性阻挡或掌板粘连。

皮肤

通常由瘢痕挛缩导致。

长伸肌

肌腱短缩或粘连限制关节屈曲。伸指肌腱粘连会导致主动伸指受限或消失，或主动伸指的范围小于被动伸指。

内在肌

内在肌挛缩可继发于缺血性改变，或因非缺血性因素导致肌肉纤维化（类风湿性关节炎，脑瘫）。手的"内在肌阳

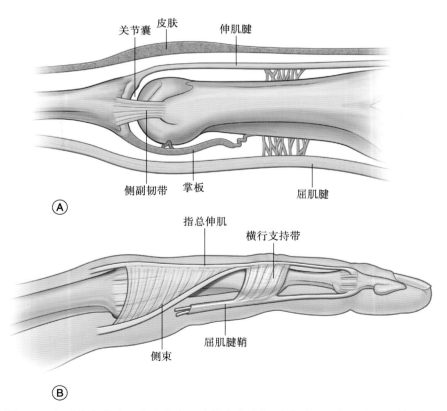

图 21.2   （A）背伸挛缩可由关节背侧结构过紧造成，包括皮肤、伸肌腱、侧副韧带、关节囊以及骨性阻挡；掌侧结构也阻碍关节屈曲。（B）此外，蚓状肌或横行支持带的粘连会导致关节屈伸均受限

性"体位为掌指关节屈曲同时指间关节伸直[3]。"鞍状畸形"为蚓状肌和骨间肌粘连[4]。内在肌主动收缩时会伴有掌骨间韧带的撞击痛以及屈曲受限(掌骨间横行韧带为鞍,而两肌肉则为骑在鞍上的腿)。

关节囊及关节囊周围结构

背侧关节囊

背侧关节囊可形成瘢痕导致背伸挛缩。

侧副韧带

粘连至近端骨的头部会导致屈曲受限。相比好发于指间关节的屈曲挛缩(尤其是近指间关节),侧副韧带短缩引起的伸直位僵硬更容易发生在掌指关节。掌指关节的侧副韧带在屈曲时紧张,伸直时松弛[5]。掌指关节的屈曲受限可单纯继发于将关节错误地固定在伸直位,因为侧副韧带在关节屈曲70°~90°之间是最为紧张的(掌骨头的凸轮弧效果)。

掌板

若掌板与关节近侧骨头部掌侧表面粘连会导致屈曲受限。掌板粘连和侧副韧带紧缩都是导致掌指关节背伸挛缩的原因[1]。两者可做区分。若侧副韧带挛缩,手指在伸直位的外展-内收运动度(正常约45°)会明显受限。当掌板是唯一原因时,关节被动屈曲会在关节背侧产生开口。近节指

骨基底的掌侧缘抵住粘连的掌板上,未受累的(松弛)侧副韧带使屈曲力作用于背侧缘,使其远离掌骨头,从而在关节背侧可触及一微小隐窝。应在术中侧副韧带松解后检查这一体征,以评估被动屈曲是否仍存在障碍。

近指间关节被动屈曲时疼痛可能预示掌板损伤(掌板试验)[6]。疼痛是由滑膜引起的,其常见原因为掌板撕脱伤,伴或不伴中节指骨基底小撕脱骨折。损伤后6~9个月,若掌板试验仍呈阳性,则提示需要行掌板修复术。

横行支持带

横行支持带可与近指间关节侧方的关节囊韧带粘连。

屈肌腱粘连

屈指肌腱在腱鞘内粘连,其可能增粗至影响指间关节的完全屈曲。

骨

这可能是真性阻挡或由关节不匹配所致。软骨骨折无法通过平片进行判断,因此诊断较为困难(图21.3)。持续反复的关节肿胀消退伴屈曲受限,往往来自软骨骨折,且更容易发生在掌指关节。详细询问病史,或许可以使其回忆起导致近节指骨基底撞击掌骨头的受伤情况。手术探查可发现软骨骨折以及关节内游离骨块。此外,CT也可以协助诊断。

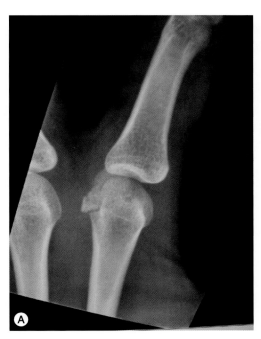
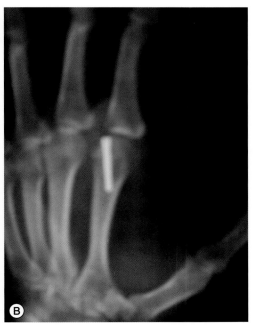

图21.3 (A)该患者在戳伤手指后,表现为掌指关节屈曲受限以及肿胀,为累及掌骨头的骨软骨骨折。骨折累及关节面的1/3,但仍与单侧副韧带相连。(B)骨折固定重建优秀的关节功能

跷跷板效应

当挛缩组织跨越两个关节时,就会出现这种情况。这一征象的出现有助于判断是哪种结构的挛缩导致关节僵硬[7]。被累及的两个关节若其中一个屈曲,则另一个关节可以伸直,反之亦然。例如,当掌侧皮肤的纵行瘢痕跨越远近指间关节时就会出现此征象。只有当近指间关节屈曲时,

远指间(distal interphalangeal, DIP)关节才可伸直。同样的情况也可见于外在的屈指肌腱或伸指肌腱粘连(图21.4)。例如,若屈指肌腱粘连发生在近节指骨表面,则会导致掌指关节屈曲对近指间关节屈曲挛缩没有影响。但当粘连发生于掌指关节近侧时,该关节的屈曲会导致近指间关节明显存在的挛缩得以矫正。此外,当存在屈指肌腱粘连时,若受累关节被动屈曲的范围大于主动屈曲,则说明伸指肌腱正

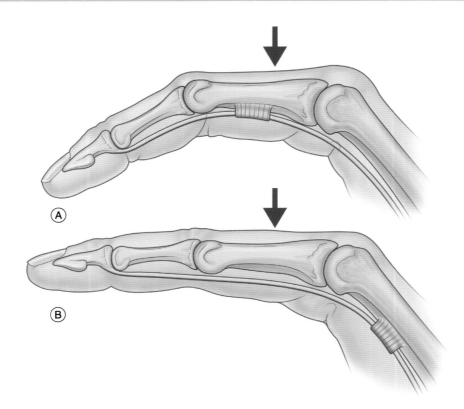

图 21.4   调整挛缩关节近端的关节位置,可以提示原发受累关节的问题。(A)若患者的近指间关节挛缩是由于肌腱粘连在近节指骨表面,则屈曲掌指关节对近指间关节挛缩不产生影响。(B)若肌腱粘连的位置在掌指关节近端,则屈曲掌指关节会减轻近指间关节的挛缩

常。同样的,在前臂屈肌腱 Volkmann 挛缩时,腕关节伸直位时被动伸指更加困难,而在腕关节屈曲位时被动伸指相对容易。

若外在伸指肌腱在掌骨表面粘连,伸指肌腱向关节远端滑行受限,会同时影响掌指关节和指间关节的屈曲。这是外在肌紧张试验(图 21.5A)[8,9]。当一根肌腱作用于 2 个关节,且作为一个关节的伸肌和相邻关节的屈肌时,Bunnell 试验则可检测内在肌紧张造成的跷跷板效应[10]。若内在肌腱系统短缩,掌指关节被动或主动伸直会导致内在肌系统张力增高,从而限制近指间关节的屈曲。通过被动伸掌指关节同时被动屈指间关节来进行检测(图 21.5B)。若指间关节屈曲的程度在掌指关节屈曲时比在掌指关节伸直时大,则说明存在内在肌紧张。在鹅颈畸形中,近指间关节不仅存在伸直挛缩,同时存在因为掌板松弛导致的关节过伸。侧束在近指间关节水平向背侧移位。同时由于中央腱固定附着于近指间关节,导致伸肌系统远端的张力松弛。由于指深屈肌腱失去了伸肌系统的对抗,远指间关节呈屈曲位[9](图 21.6A)。

由于侧束和斜行支持带的作用,远指间关节会出现类似的由掌侧 - 背侧的跷跷板效应,这导致该关节的背伸挛缩。这种情况表现为纽孔畸形。当止于中节指骨基底的中央束断裂或牵拉变薄时,近指间关节屈曲,侧束移动至该关节运动轴线的掌侧[11]。并短缩粘连在此位置上。跨过近指间关节的伸肌腱作用于远指间关节背侧,使其过伸

(图 21.6B)。斜行支持带对近指间关节是屈曲作用,而对远指间关节为伸直作用[11]。若其短缩后,只有近指间关节保持屈曲时,远指间关节才可以屈曲。被动伸直近指间关节会导致远指间关节伸直,并使被动屈曲更为困难,此即 Boutonniere 试验(图 21.5C)。

掌板及侧副韧带的改变

屈曲挛缩会伴随掌板及侧副韧带的改变。屈曲挛缩和伸直挛缩均可出现在近指间关节。然而在掌指关节,更多的是伸直挛缩,由于其掌板和侧副韧带的解剖特点,屈曲挛缩较为罕见。掌指关节的掌板在解剖上与指间关节是不同的。

屈曲位是掌指关节的保护位置。掌骨头掌侧扇形平面和凸轮效应使侧副韧带在关节屈曲时达到最大张力(图 21.7)。掌指关节的掌板有一组交叉纤维束,关节伸直时纤维束伸展紧张,而屈曲时则可以松弛[6]。因此,掌指关节的掌板在伸直时要比屈曲时长得多(图 21.8A)。

不同的是,指间关节的侧副韧带不随关节的屈伸而改变张力。其掌板相对而言是不松弛的。相对的,掌板会随着关节的屈伸而向近端及远端滑动(图 21.8B)。掌板与近节指骨是不相连的,因为这样会阻碍关节完全伸直。装配线(assembly lines)指的是指骨掌侧面的两条骨棘,上面还附着着屈肌腱鞘、Cleland 韧带、Grayson 韧带、斜行支持带、横行支持带、掌骨间横韧带以及更近端的掌指关节掌板。一

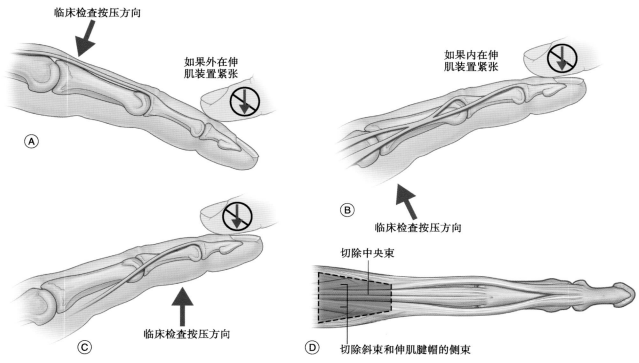

图21.5 （A）检测外在肌紧张度。当掌指关节屈曲时，被动屈曲近指间关节变得更为困难。（B）检测内在肌紧张度。当掌指关节伸直时，被动屈曲近指间关节变得更为困难。（C）Boutonniere试验。斜行支持带短缩后，当近指间关节伸直时，被动屈曲远指间关节困难。（D）外在肌紧张时切除伸指肌腱中央束；内在肌紧张时切除翼状肌腱。两者都会导致近指间关节过伸

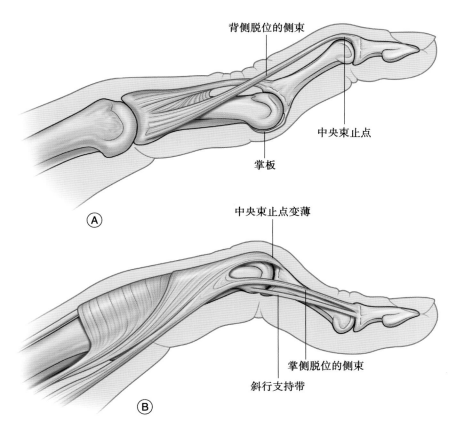

图21.6 （A）鹅颈畸形，可见近指间关节过伸。侧束向背侧移位，导致远端伸肌张力降低，失去对抗的指深屈肌腱使远指间关节屈曲。（B）钮孔畸形。由于中央束力量减弱，侧束向掌侧移位，使近指间关节屈曲。伸指力越过近指间关节使远指间关节过伸。斜行支持带短缩

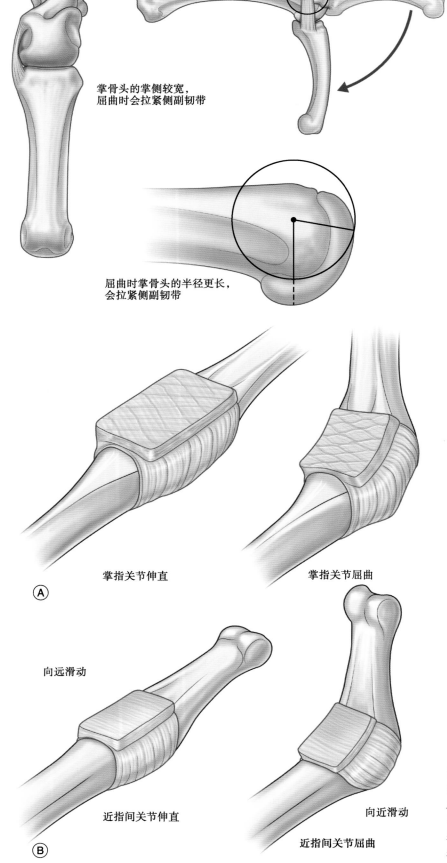

掌骨头的掌侧较宽，
屈曲时会拉紧侧副韧带

屈曲时掌骨头的半径更长，
会拉紧侧副韧带

图21.7　掌指关节侧副韧带的凸轮样改变。由于掌骨头掌侧扇形平面和凸轮效应，使侧副韧带在关节屈曲时达到最大张力

掌指关节伸直　　　　掌指关节屈曲

Ⓐ

向远滑动

近指间关节伸直　　　　向近滑动

近指间关节屈曲

Ⓑ

图21.8　（A）交叉纤维束组成了掌指关节的掌板，这种结构在关节伸直时伸展紧张。（B）近指间关节的掌板相对而言是不会松弛的。与掌指关节不同，近指间关节的掌板随着关节的屈伸向近端或远端滑动

般而言,近指间关节的掌板与装配线间是没有韧带结构的,否则关节将无法伸直。受伤后,掌板的近端外侧与装配线间形成2根束带(缰绳韧带)[6,12,13]。它们是病理结构(图21.9)。在连接到掌板的基底处较厚,向近侧变薄变长,汇聚连接到装配线。腱纽系统的交通动脉位于缰绳韧带的深部。当指间关节挛缩时,主要是缰绳韧带阻碍关节伸直。在手术时需要游离缰绳韧带以及副侧副韧带,以使指间关节可以伸直。事实上,侧副韧带从来不需要切断。

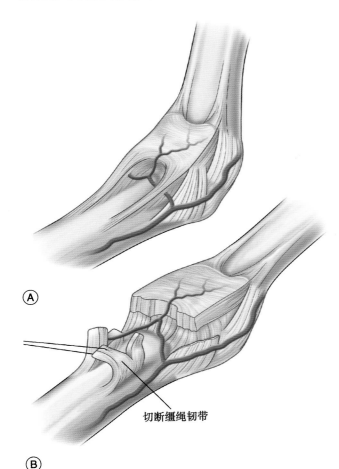

Ⓐ

切断缰绳韧带

Ⓑ

图 21.9 (A)缰绳韧带连接于掌板基底,并汇聚于集合线。(B)对近指间关节进行松解时需要切除缰绳韧带,需注意的是不要损伤两侧指动脉的横行交通支

临床提示

创伤后挛缩

● 手背肿胀
● 因掌指关节内液体聚集而导致手位于"阴性体位"
● 肌腱张力互相影响
  ● 屈腕时,掌指关节屈曲
  ● 屈掌指关节时,近指间关节屈曲
● 逐渐发生掌指关节固定伸直位,以及指间关节固定屈曲位
● 掌指关节侧副韧带以及指间关节掌板紧张挛缩

基础科学/疾病进程

外伤、感染、过度制动及不适当的支具都会导致关节僵硬。手部损伤的首先反应是水肿形成。除非能阻止水肿聚集,否则关节会处于韧带最松弛的体位[1,14,15]。韧带挛缩和纤维化则会使关节僵化在这些不恰当的位置上(图21.10):

■ 腕:屈曲
■ 拇指:内收
■ 掌指关节:伸直
■ 近指间关节:屈曲

这是手受伤后的体位,或称为"阴性体位"。腕关节和掌指关节的位置是僵硬发展的关键。当允许腕关节屈曲时,外在伸指肌腱张力增加,从而使掌指关节伸直。当掌指关节接近完全伸直后,韧带最为松弛,且关节囊空间最大,滑液也最多。当掌指关节完全屈曲时,关节囊内滑液容量最小且韧带最紧张。损伤后,水肿液产生的水压驱使掌指关节处于背伸位。在此位置下,屈指肌腱张力增高,伸指肌腱张力降低。因此,手指的近指间关节和远指间关节屈曲。这两个关节并不会因为水压而改变位置,因为其屈伸时,侧副韧带的张力和滑液容量的变化很小,所以指间关节的位置改变是继发于掌指关节的。轻度的屈腕见于被忽视的手肿胀,因为屈肌的总力量大于伸肌[16]。手背烧伤后的爪形手挛缩也是由于背侧瘢痕挛缩导致掌指关节固定于伸直位,后继发近指间关节屈曲。因此,手部损伤后若有发展为手部僵硬的风险,则必须将手固定于内在肌阳性的体位,即掌指关节屈曲,指间关节伸直的体位。

患者选择

在损伤后的早期,即伤口愈合的水肿期至胶原期,此时液体可被清除并且胶原可以重塑,采取一定的措施更加有效。一旦瘢痕纤维化趋于成熟,非手术治疗就很难起到作用了。可以采取的措施包括支具。其他方式如消肿(抬高患肢、压力手套)、湿热疗法以及超声治疗可以强化支具效果[17]。支具固定包括在所需矫正的方向施加非弹性力。早期固定会在5~12分钟内排出组织水肿。这是支具的快速起效期。只有当组织肿胀缓解后,支具的外力才能使胶原塑形。在固定一段时间后,原本通过锻炼被清除的组织水肿,再分布造成畸形很快复发,但患者不应气馁。只有固定足够长的时间,支具才能在胶原上发挥预期效果[18]。经过数周时间,患者会发现达到预期结果所需的时间和外力减少,当解除固定后,手指回到原始挛缩位置所需时间变长,且程度变轻。最后,主动肌肉收缩可使关节活动度达到完全正常范围,患者可能只会晨僵,并且最终也会消失。

对于近指间关节屈曲挛缩的患者,可给予夜间静态固定(图21.11)。应用 Joint-Jack(Joint Jack Company, Glastonbury, CT)时,可以在睡前1小时开始每2~3分钟将螺钉拧紧至可承受的最大程度。睡觉时再松开半圈以保持舒适。Joint-Jack 应用于小指时可能会遇到困难,因为其近端基底可能滑向手掌尺侧。在这种情况下,配合粘扣的

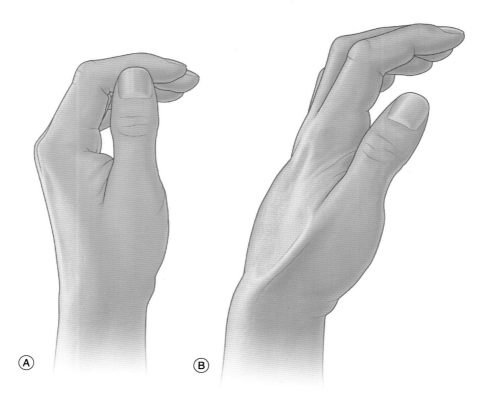

图 21.10 （A）正常手的放松姿势；（B）水肿聚集于伤手背侧特定区域，使腕关节屈曲，掌指关节过伸，指间关节屈曲，拇指内收

定制的热塑形支具可更好地束紧近指间关节。采用高强泡沫置于支具内支撑远节指骨。若近指间关节屈曲挛缩大于 60°，则这种支具并不合适，因为其会给远指间关节施加过度的背伸力。因此必须调整支具避免远指间关节的过伸压力。远端掌侧的压力应该置于远指间关节掌板上，而不是指尖。Wire-Foam 伸指支具（DeRoyal LMB Hand Rehab Products，San Luis Obispo，CA）相对轻便，更适用于患者在白天活动时使用。对于一般治疗效果不好或近指间关节屈曲大于 60° 的患者，利用系列管型石膏固定，每隔 3 天进行更换或许能够取得较好疗效。

近指间关节的伸直挛缩很少表现为单纯的关节挛缩，通常会合并除关节囊外的其他结构，如伸指系统的粘连等。可以将关节束带置于中节指骨并使手指处于最大被动屈曲位（图 21.12）。随着时间推移，逐渐拉紧束带以增加屈曲角度。采用 Snug Coban 缠绕手掌手指，也可以达到相同的目的。

数种屈曲支具可对伸直挛缩的掌指关节提供静态屈力。Knuckle-Jack 支具（Joint-Jack Company，East Hartford，CT）就是其中之一，可以提供持续、进展性的屈曲力[7]。

治疗 / 手术技术

大于 70° 的近指间关节屈曲挛缩很难通过单纯的非手术方式进行治疗。此外，若保守治疗遇到瓶颈，仍残留影响功能的畸形时，也需要手术。关节内的影像学改变或骨性阻挡也是手术指征之一。因此，一旦关节肿胀缓解，且关节活动度在被动活动时突然停滞，不再逐渐提高，临床评估则

认为通过支具的获益已经最大化。

近指间关节屈曲挛缩

首先应评估是否存在皮肤短缺。长时间的关节挛缩，即使没有软组织瘢痕，也可能导致纵向短缩。可在掌侧中央纵行多个 Z 字切口。若皮肤软组织挛缩较为严重，可以通过同指背外侧皮瓣移位（Joshi 皮瓣）[19]（图 21.13）、邻指皮瓣或同指的岛状皮瓣进行修复[20]。若不存在皮肤软组织挛缩，则手术时应采取传统的 Z 字切口[21]。

缰绳韧带短缩是主要畸形[12,13]。若最初存在屈指肌腱损伤，则可能需要行肌腱松解术或二期肌腱修复。将 A2 滑车远端的腱鞘和缰绳韧带从它们在掌板近端上的止点切断（图 21.9），随后轻柔地被动伸指松解其他粘连，直至关节完全伸直。

一旦切断缰绳韧带，在完全伸直近指间关节时可能会呈现一种"弹跳感"。这可能是继发于侧副韧带的凸轮效应，只要切断两侧副韧带最背侧的纤维，这种感觉就会消失[6]。

斜行支持带过紧也是导致近指间关节屈曲挛缩的重要原因之一，尤其是在钮孔畸形中远指间关节存在过伸的情况下。这时则需要切断斜行支持带。

近指间关节伸直挛缩

背侧中央纵行弧线切口可以形成充裕的组织瓣，能够覆盖伸指肌腱，而无需近端或远端闭合整个切口。因此软组织闭合不会影响关节松解后获得的关节屈曲度。背外侧皮肤切口也足够暴露伸肌腱帽。

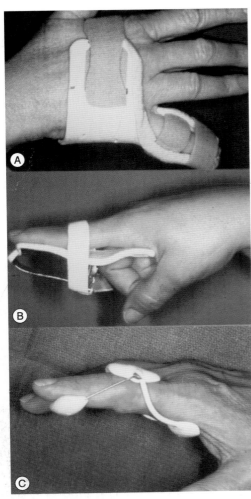

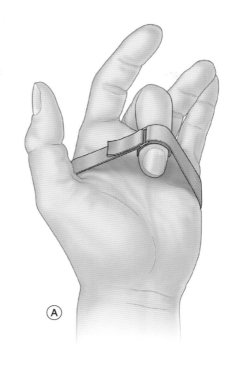

图 21.11 （A）以手掌为底座的定制化支具，用于夜间维持近指间关节伸直；（B）Joint-Jack 支具。（C）Wire-Foam 近指间关节伸直支具

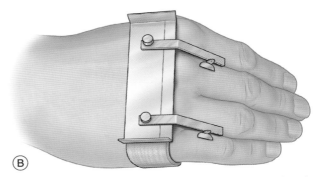

图 21.12 屈曲带可以逐渐拉紧，从而治疗近指间关节的伸直挛缩

游离横行支持带同时剥离侧束，保留中央腱束的止点[2,6]。随后切开背侧关节囊并被动屈曲关节。松解伸肌腱与近节指骨背侧的粘连处。若背侧关节囊切开后出现弹跳现象，则可切断两侧副韧带最背侧的纤维，直至没有弹跳残留。当出现严重的关节内纤维化，则两侧的侧副韧带都应游离，并采用小剥离子游离掌板止点（保留掌板远端止点的前提）。

对于存在内在肌或外在肌紧张的患者而言，选择性部分切断伸肌腱可以起到效果（图 21.5）。若患者外在肌紧张，则切断中央腱；若内在肌紧张，则仅切断侧束和腱帽的斜束[22]。需保持矢状束的完整，因为矢状束是通过伸指机制将力量传至掌指关节的关键结构。

手指一旦出现伸直僵硬，屈肌腱往往与周围结构发生粘连。术者需通过掌侧或前臂的切口来检查屈肌腱的功能[2,6]。给予屈肌腱以牵引力，手指应完全屈曲，否则应对屈肌腱进行松解。对于肌腱松解术的麻醉，混合应用利多卡因和肾上腺素进行局部浸润麻醉是较好的选择。这种称为"完全清醒"的局麻，可以避免长时间使用止血带缺血或

局部阻滞导致的麻痹现象，也可保持患者在术中的配合。只有当患者在手术台上可主动活动至正常功能，才说明肌腱或关节松解手术达到了终点[23]。

掌指关节伸直挛缩

采用背侧纵行皮肤切口。将矢状束腱帽纤维牵向远端，横行切开背侧关节囊[2,6,24]。关节被动屈曲时，可以注意到紧张的侧副韧带不能越过掌骨头的掌侧髁。在这种情况下，需要切断侧副韧带在掌骨头的止点。与松解近指间关节伸直挛缩一样，可能也需要在掌板背侧插入钝性剥离子对掌板粘连进行松解。若出现弹跳现象，处理方式参照近指间关节松解。

术后护理

肢体抬高可减轻术后水肿。术后第一周利用支具固定以维持关节位置。随后，即可开始主动活动。日常支具以

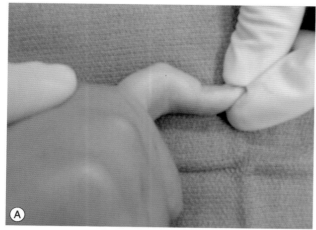

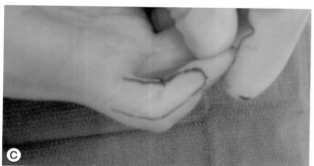

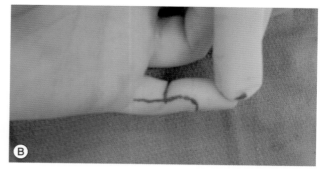

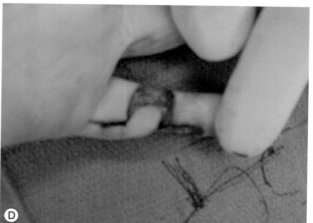

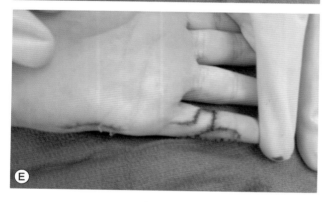

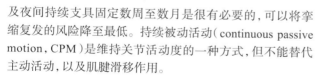

图 21.13 （A）因纵行软组织翼状改变（关节挛缩症）引起近指间关节屈曲挛缩。（B，C）计划近指间关节横行松解合并 Joshi 转位。（D）软组织松解以及皮瓣转位。（E）移入皮瓣，手指尺侧供区缺损由小鱼际区的全厚皮片覆盖

及夜间持续支具固定数周至数月是很有必要的，可以将挛缩复发的风险降至最低。持续被动活动（continuous passive motion，CPM）是维持关节活动度的一种方式，但不能替代主动活动，以及肌腱滑移作用。

结果、预后及并发症

96% 的近指间关节屈曲挛缩患者术后可以得到完全伸直[12,13]。尽管充分松解和良好的术后处理，但复发的概率仍然较高。在 Dupuytren 挛缩导致的近指间关节屈曲挛缩的患者中，数据表明术前平均屈曲 78° 的严重患者在术后可达到平均 36°[25]。对于严重的近指间关节屈曲挛缩，很难获得正常的伸直，但畸形的程度可以得到改善。

手术松解过程中可能会出现神经血管的损伤。即使没有锐性割伤，由于手指长期处于屈曲状态，术后过度牵拉神经血管束会导致手指缺血。皮瓣可能因为过薄或缺血导致

术后坏死。坏死的皮瓣使得肌腱和腱鞘暴露，不得不进行二期软组织重建。皮瓣边缘的坏死也会导致伤口二期愈合，并引起瘢痕，导致挛缩复发。

在治疗近指间关节屈曲挛缩过程中，过度松解掌板、副韧带、侧副韧带或给予过度的被动伸直，可能会导致关节半脱位。这会造成严重的术后问题，必须将手指固定于屈曲位，直至损伤的韧带瘢痕愈合。

当屈曲位的关节完全伸直后，由于关节压力转向伸直位时对应的关节面，近节指骨远端关节软骨可能会因为这种压力而坏死[26]。为了维持关节位置而置入的临时固定的克氏针，可能会提高由于过分牵拉神经血管束导致的缺血以及软骨坏死的风险。

若不当使用 Joint-Jack 支具使远指间关节过伸，会对指尖施加过度压力从而造成医源性功能障碍。此外，屈曲挛缩松解的潜在并发症还包括指尖感觉异常、屈曲或伸直僵硬以及反射性交感神经营养不良等。

二期手术

影响功能的近指间关节复发挛缩,可能需要经关节水平截指或短缩截骨后融合关节在功能位。对于身体状况不允许做其他手术的患者,以及没有足够动力成功完成术后康复锻炼的患者,这两种术式在第一次手术时就可以考虑。另外,长期吸烟者或近指间关节严重屈曲挛缩(大于 70°)的患者可能也更适合这两种术式。

脑瘫中的痉挛手

诊断/患者表现

脑瘫患者的治疗需要精确评估临床问题,包括非手术治疗及手术治疗。整体上肢功能按 9 级 House 活动量表分级[27](表 21.1)。手术治疗被证实可提高肢体 2.6 个功能级别。

表 21.1　脑瘫的 House 功能分级

级别	指标	活动等级
0	不能使用	不能使用
1	被动辅助功能差	只能用于稳定重量
2	被动辅助功能一般	可以拿住放在手里的东西
3	被动辅助功能较好	可以拿住放在手里的东西,使之稳定后用另一只手使用
4	主动辅助功能差	可以主动握持物品,但难以保持稳定
5	主动辅助功能一般	可以主动握持物品,并很好地保持稳定
6	主动辅助功能较好	可以主动握持物品,并和另一只手一起进行操作
7	部分主动使用	可以很好地进行双手活动,并偶尔主动应用患手
8	完全主动使用	可以完全不在另一只手的帮助下独立应用患手

(Reproduced with permission from House JH, Gwathmey FW, Fidler MO. A dynamic approach to the thumb-in-palm deformity in cerebral palsy. *J Bone Joint Surg Am*. 1981;63:216-225.)

患者选择

患者的年龄很重要,孩子需至少到 6 或 7 岁,以配合术前评估及术后治疗。脑瘫的类型也很重要,可能是痉挛型、共济失调型或手足徐动型。后者是肌腱转位的禁忌证。徐动型的手术治疗通常为利用关节融合来稳定关节,如拇指的掌指关节。一般而言,痉挛型中的偏瘫型脑瘫患者可以最大程度地从手术中获益[28]。手部感觉较差的话,重建手术后的功能也极为有限。有些人认为手术适于智商在 70 以上的患者,而也有人认为智商并不是一个重要的因素[29,30]。

非手术治疗

非手术治疗包括支具固定、职业治疗以及药物治疗。支具可以防止关节挛缩,这需要患者具有较高的依从性以及具备良好的看护条件。这也是术后康复的必要条件。目前适用的药物很多,其中一些具有严重的副作用。最常用的包括肌内注射肉毒毒素 A 以及鞘内注射巴氯芬。肉毒毒素注射后可放松肌肉,从而对支具及牵拉治疗的反应可能会更好。

手术技术

上肢典型的痉挛姿势包括肩关节内旋、肘关节屈曲、前臂旋前、腕关节屈曲尺偏、拇指内收及握拳(图 21.14)。对痉挛类型的术前全面评估十分必要,同时还对需要松解的挛缩关节进行评估。评估关节被动活动度时,需要缓慢进行以对抗肌肉的痉挛。关节挛缩情况要通过特定肌肉情况进行评估。因此,若没有关节挛缩,屈曲腕关节时手指关节可被动伸直。

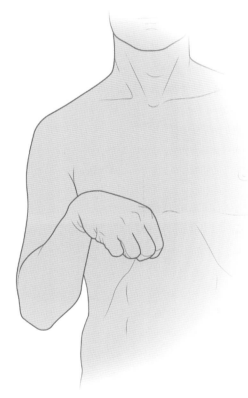

图 21.14　典型的偏瘫型痉挛姿势包括肩关节内旋、肘关节屈曲、前臂旋前、腕关节屈曲尺偏、拇指内收以及握拳

痉挛的肌肉需要被松解或通过延长进行弱化来纠正关节周围的肌肉失衡。在腕关节,对桡侧腕长伸肌(extensor carpi radialis longus, ECRL)、桡侧腕短伸肌(extensor carpi radialis brevis, ECRB)及尺侧腕伸肌(extensor carpi ulnaris, ECU)的随意控制通常较差,并且存在桡侧腕屈肌(flexor carpi radialis，FCR）、尺侧腕屈肌（flexor carpi ulnaris，FCU）的痉挛性牵拉。随后评估哪些肌肉较弱或控制力较差。这些力量较弱的肌肉需要通过肌腱转位进行强化。最后，评估哪些肌肉可以用来转移。尽管运用痉挛性肌肉进行转移可以弱化其痉挛作用同时增强关节力量较弱的一侧，但是能够良好地主动控制的肌肉仍然作为转移时的首选。而严重的关节挛缩或不稳定则需要进行关节融合。

不同畸形类型的手术选择

肩关节

很少需要进行肩关节手术。偶尔需要通过三角肌-胸肌间隙入路进行胸大肌的Z字延长术合并肩胛下肌的Z字延长术（或在保持肩胛下肌完整的情况下从肩胛骨侧单纯肌肉切断或剥离）。若内收挛缩过紧，可能需要通过皮瓣进行软组织缺损的修复（虽然这更常见于创伤后或卒中脑损伤后所致的肩关节内收挛缩畸形）。肱骨外旋截骨术时可将背阔肌及大圆肌转移至肱骨后外侧大结节，但这种情况很少见。

肘关节

轻度的屈曲挛缩可以单纯通过纠正前臂旋前和腕关节屈曲畸形的手术得到改善，因为这些肌肉跨过肘关节［屈肌-旋前肌止点滑移术或屈肌筋膜松解（flexor aponeurotic release，FAR）］。较严重的屈曲挛缩（大于40°或50°）则需要通过二头肌、肱肌及肱桡肌的手术进行纠正。松解后肘关节前方的软组织缺损可能比较严重，需要Z成形术甚至皮瓣进行修复（图21.15）。若需要松解肱桡肌，则可以在远端进行切断并将其翻转至肘前覆盖伤口并在其表面植皮。

松解肱二头肌筋膜并对肱二头肌腱行Z字延长术。若仍存在较明显的挛缩，则依次进行肱肌（在纤维隔内肌肉切开可达到肌肉弱化的目的）和肱桡肌的松解术（近端或远端）[28,31]。不太严重的挛缩可以采用节段性肱二头肌延长（在肌腱上做一系列横行阶梯性切口）。这可以保留比Z字延长更好的肱二头肌力量。术后给予四周的肘关节伸直支具，随后逐渐进行活动度锻炼，并间歇佩戴伸直支具。

前臂旋前

畸形分为如下4度[28,32]：

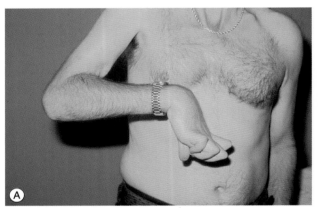

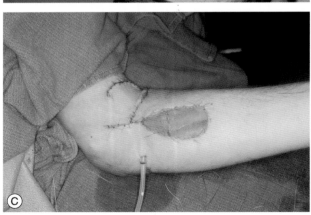

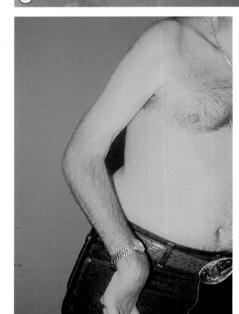

图21.15　（A）肘关节屈曲挛缩松解术后常导致肘前软组织缺损；（B，C）带筋膜的转移皮瓣覆盖肘前重要结构，利用断层皮片覆盖前臂近端的修复供区的缺损；（D）最终实现肘关节的伸直

Ⅰ度：主动旋后可超过中立位；

Ⅱ度：主动旋后不能过中立位；

Ⅲ度：无主动旋后，但可以被动旋后，同时有旋前圆肌的主动活动；

Ⅳ度：无主动旋后，被动旋后过紧。

当单独治疗前臂旋前畸形时，推荐：Ⅰ度不进行手术治疗；Ⅱ度进行旋前方肌松解，伴或不伴 FAR；Ⅲ度行旋前圆肌松解；Ⅳ度行旋前方肌松解和 FAR。FAR 包括在屈肌和旋前圆肌肌腹切除 2cm 宽的筋膜并且松解所有肌间隔。这可以在不切断肌腱的情况下牵拉肌纤维，从而松解肌肉静力性痉挛。旋前圆肌的止点重建包括在其远端止点连骨膜一起切下，通过骨间膜开窗至桡骨的桡背侧，并利用骨锚将其缝合。或者在旋前圆肌远端止点行 Z 字肌腱切开，将远端两头缠绕于桡骨桡侧后缝合。

然而，前臂旋前畸形通常不可能不合并手腕和手指的屈曲畸形。针对后者进行的屈肌 - 旋前肌滑移术可显著改善前臂旋前畸形，同时 FCU 移位可重建主动伸腕功能[33]。

临床提示

屈肌 - 旋前肌止点滑移术

- 每个肌肉可以向远端滑移不同的距离，每个滑移均可以使用一个"新"的位置作为附着
- 在松解前，首先标记并游离正中神经和尺神经
- 骨间前动脉和神经"安全地"向掌侧反折
- 可能需要松解骨间后动脉的起点，游离 FDS 中的中指和环指的深层纤维
- 佩戴腕和手指的支具 5～6 周，使肌肉的新起点附着有力
- 持续佩戴夜间位置支具
- 需要几个月的时间恢复屈肌力量

腕关节屈曲

通常也会合并屈指肌腱的紧张。其紧张程度可以通过测量 Volkmann 角进行量化（图 21.16）。腕关节屈曲后

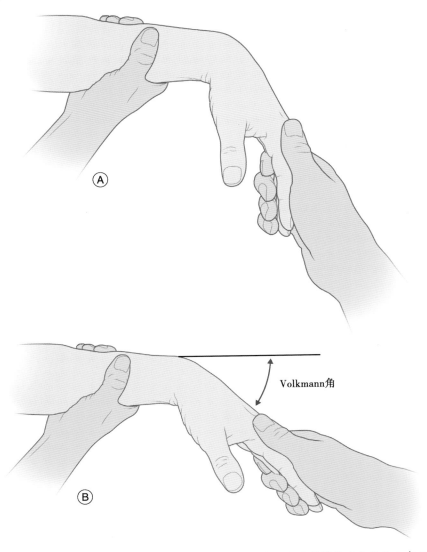

图 21.16　Volkmann 检测，评估手指屈肌腱紧张程度。当腕关节伸直角度小于中立位时（Volkmann 角），建议手术干预

伸直手指，在保持指关节伸直的情况下被动伸腕至最大程度。若屈指肌腱不紧张，腕关节可以完全伸直。反之，当存在屈指肌腱挛缩时，腕关节不能伸至中立位。在手指和腕关节背伸的过程中，可以评估单个手指的痉挛情况。若近指间关节不能伸直，则可能存在指浅屈肌（flexor digitorum superficialis，FDS）的痉挛［指深屈肌（flexor digitorum profundus，FDP）的痉挛也可能存在］。若近指间关节可以完全伸直，而远指间关节不能伸直，则指深屈肌存在痉挛。

手指及腕关节主动伸直的 Zancolli 分型可以起到指导作用[34]（表 21.2）。对于可以主动伸腕、手指无明显的屈曲紧张但存在腕关节屈曲痉挛的患者，可以进行 FAR，同时行节段性尺侧腕屈肌延长、桡侧腕屈肌 Z 字延长和掌长肌松解。反之，若患者存在手指屈曲畸形，而腕关节屈曲痉挛较轻，则行受累手指的节段性屈肌腱延长。若手指只能在腕关节中度屈曲时伸直，则行屈腕肌松解和并辅助节段性屈指肌延长。但是，屈曲-旋前肌止点滑移术可以同时解决屈指、屈腕和前臂旋前畸形（图 21.17 和视频 21.1）。

表 21.2　手指及腕关节主动伸直的 Zancolli 分型

等级	指标	描述
1	轻度屈曲痉挛	在腕关节中立位或屈曲小于 20° 的情况下可以完全伸直手指
2	中度屈曲痉挛	只有在腕关节屈曲大于 20° 的情况下手指才能完全主动伸直
2A		手指屈曲时，可以部分或完全主动伸腕
2B		由于伸腕肌的松弛麻痹，即使在手指屈曲的情况下也不能主动伸腕
3	重度屈曲痉挛	腕关节最大程度屈曲的情况下，手指也不能伸直

（Reproduced with permission from Zancolli EA, Zancolli ER Jr. Surgical management of the hemiplegia spastic hand in cerebral palsy. *Surg Clin North Am.* 1981；61：395-406.）

只有急性屈曲痉挛缓解后，才能准确评估是否可以主动伸腕。这可以通过将尺侧腕伸肌转至桡侧腕短伸肌或肱桡肌移位进行治疗。另外，作者还发现在行屈肌-旋前肌滑移术后数月可以行尺侧屈伸肌移位（可以获得足够的强度）。这可以通过消除习惯性屈腕抓持方式而大大提高抓持能力。手指、腕关节和肘在术后固定四周，随后腕关节继续固定 6 周，以及夜间手指位置支具固定。

对腕关节屈曲挛缩严重的患者（患手常无功能），可行近排腕骨切除（proximal row carpectomy，PRC），并利用切除的腕骨进行移植，进行腕关节融合。近排腕骨切除术伴随的短缩，可以减少短缩屈指肌腱的需要。

纠正腕关节及手指畸形后可以揭示内在肌的紧张。通过鱼际弧形切口（避开正中神经运动支）同时行鱼际肌松解，但作者更推荐二期进行手指鹅颈畸形的修复。

拇指

House 描述的畸形分型可以提供指导作用，Tonkin 等[35]对该分型亦有所改进（表 21.3）。若为单纯的内收畸形，不合并掌指关节和指间关节的畸形，则行拇收肌的松解和虎

表 21.3　拇指畸形的改良 House 分型

类型	致畸力	拇指位置
1. 内在肌	拇内收肌 第一骨间背侧肌 拇短屈肌	掌骨内收 掌指关节屈曲 指间关节伸直
2. 外在肌	拇长屈肌	掌指关节屈曲 指间关节屈曲 轻度掌骨内收
3. 复合型	拇内收肌 第一骨间背侧肌 拇短屈肌 拇长屈肌	掌骨内收 掌指关节屈曲 指间关节屈曲 （掌内拇畸形）

（Reproduced with permission from Tonkin MA, Hagrick NC, Eckersley JR, et al. Surgery for cerebral palsy part Ⅲ：classification and operative procedures for thumb deformity. *J Hand Surg Br.* 2001；26：465-470.）

口的 Z 成形术。背侧筋膜松解甚至第一骨间背侧肌的松解有时也是必要的。若同时存在掌指关节屈曲畸形（指间关节无严重畸形），则需要在同一切口同时行拇短屈肌松解术[36]。若同时合并掌指关节和指间关节屈曲畸形，则再通过另外的切口行拇长屈肌（flexor pollicis longus，FPL）延长术，可行节段性延长或 Z 字延长（适用于严重的指间关节屈曲挛缩）。

若患者没有足够的拮抗力量，则需要在上述松解术外再行肌腱转位术。这时需要评估拇指的外在伸指功能。若存在功能良好的拇长伸肌（extensor pollicis longus，EPL）和较弱的拇外展力，则改变拇长伸肌的力线。在指间关节近端切断拇长伸肌腱，这时减弱了伸指力，随后将其近端经第一背侧伸肌间室缝至伸指机制的桡侧[30]，或缝至近节指骨，从而改变拇长伸肌的力量方向。若存在掌指关节过伸，则重新缝合至掌骨远端的桡侧[37]。若拇长伸肌的功能丧失，则将肱桡肌转位至拇长展肌处进行加强。

若存在掌指关节过伸不稳定，则需行掌侧肌腱紧缩术、关节囊紧缩术或掌指关节融合术。

手指鹅颈畸形

若为继发于内在肌挛缩的轻度畸形，则可通过佩戴戒指形支具或内在肌滑移术（图 21.18）。若合并拇指内收挛缩，且临时的尺神经阻滞能够显著减轻拇指内收畸形，则行 Guyon 管内的尺神经运动支切断术。若存在严重的近指间关节不稳定，则可以通过屈指浅肌腱远侧束固定于近节指骨获得较好效果（图 21.19）[38]。

鹅颈畸形可能来自内在肌痉挛或是外在伸肌的过度牵拉。两者均会引起近指间关节掌板的过度拉伸，导致其过伸。为了选择合适的手术治疗方案，准确诊断非常重要[39]。

这两种鹅颈畸形的不同，可以通过主动伸指时掌指关节的位置进行区别。内在肌痉挛的患者，掌指关节屈曲同时指间关节过伸。Bunnell 检查可以进一步确认内在肌的痉挛。鹅颈畸形合并完全的掌指关节背伸的患者，则来自主动伸指时伸指肌腱的过度牵拉。前者的手术治疗，通过掌侧的横行切口，进行蚓状肌、掌侧和背侧骨间肌的节段性延

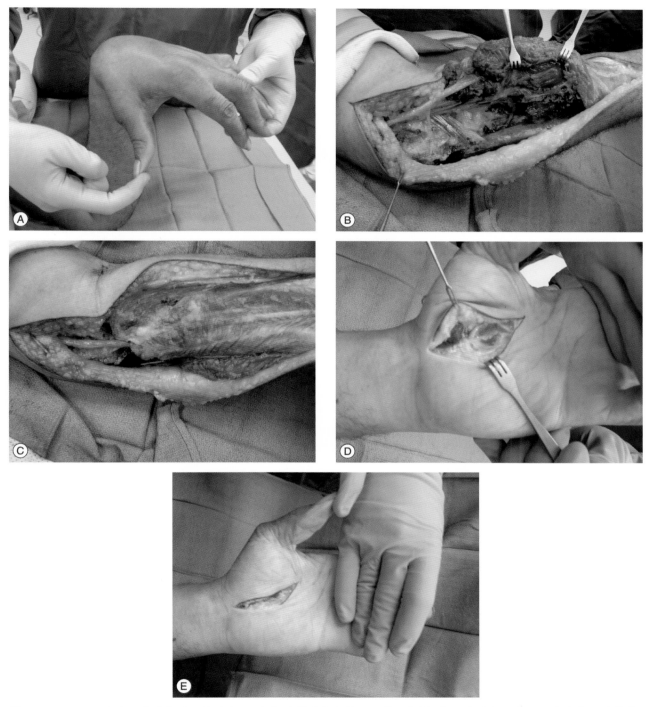

图 21.17 屈肌 - 旋前肌滑移术累及范围广泛，包括前臂的全部神经血管，需要松解肌肉的起止点从而使其向远端滑移。（A）腕及指的挛缩。（B）肌肉起点松解。（C）肌肉前移。（D）鱼际肌松解。（E）完成被动纠正

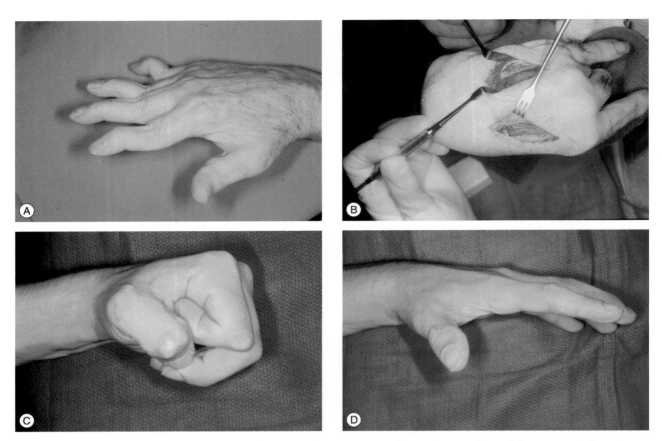

图 21.18　（A）近端松解后残留的鹅颈畸形以及内在肌挛缩。（B）骨间肌滑移术。（C，D）最终可以屈伸手指

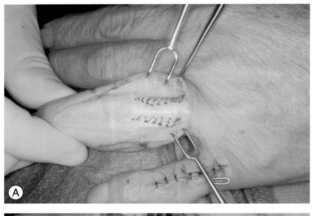

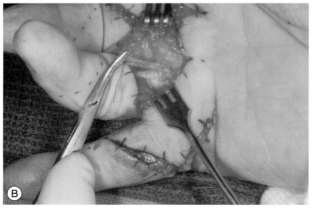

图 21.19　残留的近指间关节过伸的鹅颈畸形的治疗可以通过：（A）近端内在肌松解和（B）肌腱紧缩术，以远端为底的屈指浅肌腱腱束绕至屈肌腱鞘起点背侧或固定于近节指骨

长[40]，尽可能避免第一背侧骨间肌，以防术后捏力下降。另一方面，对于指总伸肌的过度牵拉，可以通过在近指间关节近端 1cm 处进行中央束切断来治疗。

近指间关节掌侧肌腱紧缩术，可以用于掌板松弛的辅助术式，或者作为鹅颈畸形的单独治疗术式。通过屈指浅肌腱的一束[41]或者侧束[42]的移位来实现。

卒中或创伤性脑损伤后的手痉挛

患者选择

评估与治疗的原则与脑瘫非常相似。治疗屈指畸形的方案可分为为获得功能的手术或为保持卫生的手术[43]。在关节出现固定挛缩畸形前进行手术可以取得更好的效果。手术不能被视为治疗的最后一步。"非功能性"手术可切实提高躯体整体功能。例如，痉挛松解手术后尽管上肢没有获得主动功能，但可以方便穿脱衣物，或可将手放在助行器上从而方便行走。

指甲可能刺入手掌，而手掌皮肤可能发生浸渍。紧握的拳头常合并腕关节的屈曲。评估手指的主动屈曲。如近指间关节屈曲时，远指间关节可以伸直，则说明屈指浅肌腱而不是屈指深肌腱存在痉挛。

手术技术

若存在皮肤浸渍且无主动屈曲，则需要行屈指肌腱延长术及屈指浅肌腱代屈指深（superficialis-to-profundus，STP）。最好的情况下，通过 STP 可以获得主动抓持功能，最坏的情况下，也能够使被动伸指更容易，而不会因为只做肌腱切断术，造成严重的关节不稳定。同时可能还需要行鱼际肌松解、屈腕肌的 Z 字延长术。

若存在外在屈指肌的主动控制，且屈曲挛缩不是很严重，则可以通过肌内腱性纤维节段性锐性切断，行指浅屈肌、指深屈肌甚至拇长屈肌的延长术。可以在术后应用掌侧短臂支具，但主动的锻炼必须马上开始。对屈肘、前臂旋前及腕指屈曲畸形的广泛纠正，可行屈肌-旋前肌滑移术。

结论

上肢的挛缩不仅源自于关节病变，还可因关节周围组织的异常以及肌腱粘连和肌肉失衡等造成。合理的治疗建立在正确的诊断之上。有一些导致挛缩畸形的特定病因，但更常见的需要手外科医生治疗的情况是创伤所致。术后精心细致的康复治疗以及支具固定对于最大化功能预后是至关重要的。

未来展望

考虑到关节的挛缩和僵硬，广泛清醒下局麻技术开辟了手术治疗的另一领域。通过这种技术，术者可以在手术室中评估功能情况。患者可以立刻在无痛的情况下看到结果。此项技术也为术后手部康复架起桥梁。

生化和物理性瘢痕治疗也是研究方向。矫正手术可能再次激发伤口愈合的各个时期，包括炎症、水肿、胶原沉积和瘢痕重塑。在关节和肌腱松解术后，新瘢痕形成带来的术后问题仍是一项挑战。

在挛缩治疗领域，下肢的步态分析是至关重要的。对于上肢，通过动态分析实验室，作者目前可以获得一些有效数据。这不仅可以帮助术前分析挛缩情况，也可以帮助术后功能评估。

参考文献

1. Lister G. *The Hand: Diagnosis and Indications*. 3rd ed. New York, NY: Churchill Livingstone; 1993:191–198.
2. Curtis RM. Stiff finger joints. In: Grabb WC, Smith JW, eds. *Plastic Surgery*. 3rd ed. Boston, MA: Little Brown; 1979:598–603.
3. Smith RJ. Nonischemic contractures of the intrinsic muscles of the hand. *J Bone Joint Surg Am.* 1971;53:1313–1331. *This is a classic article that very lucidly describes the pathologic anatomy and treatment of the disorders of the intrinsic hand muscles.*
4. Chicarilli ZN, Watson HK, Linberg GR, et al. Saddle deformity. Post-traumatic interosseous-lumbrical adhesions: review of 87 cases. *J Hand Surg Am.* 1986;11:210–218.
5. Flatt AE. The anatomy and kinesiology. In: Flatt AE, ed. *The Care of the Arthritic Hand*. 5th ed. St. Louis, MO: Quality Medical; 1995:5.
6. Watson WK, Weinzeig J. Stiff joints. In: Green D, Hotchkiss R, Pederson C, eds. *Green's Operative Hand Surgery*. 4th ed. New York, NY: Churchill Livingstone; 1999:552.
7. Laseter GF. Management of the stiff hand: a practical approach. *Orthop Clin North Am.* 1983;14:749–765.
8. Littler JW. Principles of reconstructive surgery of the hand. In: Converse JM, ed. *Reconstructive Plastic Surgery*. Philadelphia, PA: WB Saunders; 1964:1612–1632.
9. Littler JW. The finger extensor mechanism. *Surg Clin North Am.* 1967;47:415–432.
10. Eaton RG. The extensor mechanism of the fingers. *Bull Hosp Joint Dis.* 1969;30:39–47. *Another classic article that has stood the test of time and is recognized for its practical approach to the extensor mechanism and contributions to finger contractures.*
11. Little JW, Eaton RG. Redistribution of forces in correction of boutonniere deformity. *J Bone Joint Surg Am.* 1967;49:1267–1274.
12. Watson HK, Light TR, Johnson TR. Check-rein resection for flexion contracture of the middle joint. *J Hand Surg Am.* 1979;4:67–71. *This article describes in detail the role of the volar plate in PIP flexion contractures and the importance of identifying the pathologically disordered checkrein ligaments.*
13. Watson HK, Paul H. Pathologic anatomy. *Hand Clin.* 1991;7:661–668.
14. Brand TW. *Drag in Clinical Mechanics of the Hand*. St. Louis, MO: CV Mosby; 1985:61–87.
15. Bunnell S, Doherty EW, Curtis RM. Ischemic contracture local in the hand. *Plast Reconstr Surg.* 1948;3:424.
16. Flowers KR, Pheasant D. The use of torque angle curves in the assessment of digital joint stiffness. *J Hand Ther.* 1988;1:69–74.
17. Bissell JH. Clinical perspectives: therapeutic modalities in hand

surgery. *J Hand Surg Am.* 1999;24:435–448.

18. Buckwalter JA. Effects of early motion on healing of musculoskeletal tissues. *Hand Clin.* 1996;12:13–24.

19. Joshi BB. Dorsolateral flap from same finger to relieve flexion contracture. *Plast Reconstr Surg.* 1972;49:186–189.

20. Netscher D, Schneider A. Homodigital and heterodigital island pedicle flaps. In: Rayan GM, Chung KC, eds. *Flap Reconstruction of the Upper Extremity: A Master Skills Publication.* Rosemont, IL: American Society for Surgery of the Hand; 2009:143–152.

21. Curtis M. Capsulectomy of the interphalangeal joints of the fingers. *J Bone Joint Surg Am.* 1954;36:1219–1232.

22. Burton RI, Melchior JA. Extensor tendons – late reconstruction. In: Green D, Hotchkiss R, Pederson C, eds. *Green's Operative Hand Surgery.* 4th ed. New York, NY: Churchill Livingstone; 1999:1955.

23. Lalonde DH. Wide awake flexor tendon repair. *Plast Reconstr Surg.* 2009;123:623–625.

24. Buch VI. Clinical and functional assessment of the hand after metacarpal phalangeal capsulotomy. *Plast Reconstr Surg.* 1974;53:452–457.

25. Weinzweig N, Culver JE, Fleegler EJ. Severe contractures of the proximal interphalangeal joint in Dupuytren's disease combined fasciectomy with capsuloligamentous release versus fasciectomy alone. *Plast Reconstr Surg.* 1996;97:560–566.

26. Field PL, Hueston JT. Articular cartilage loss in long-standing immobilization of interphalangeal joints. *Br J Plast Surg.* 1970;23:186–191.

27. House JH, Gwathmey FW, Fidler MO. A dynamic approach to the thumb-in-palm deformity in cerebral palsy. *J Bone Joint Surg Am.* 1981;63:216–225.

28. Lomita C, Ezaki M, Oishi S. Upper extremity surgery in children with cerebral palsy: review article. *J Am Acad Orthop Surg.* 2010;18:160–168. *This is a very concise article that is packed with practical information. It is a systematic review that includes spasticity of the elbow, forearm, wrist, thumb, and fingers in sequence.*

29. Zancolli VA, Goldner LJ, Swanson AB. Surgery of the spastic hand in cerebral palsy: report of the Committee on Spastic Hand Evaluation. *J Hand Surg Am.* 1983;8:766–772.

30. Manske PR. Redirection of extensor pollicis longus in the treatment of spastic thumb-in-palm deformity. *J Hand Surg Am.* 1985;10:553–560.

31. Tonkin MA. The upper limb in cerebral palsy. In: Gupta A, Kay SPJ, Scheker LR, eds. *The Growing Hand.* London: Mosby; 2000:447–459.

32. Gschwind CR. Surgical management of forearm pronation. *Hand Clin.* 2003;19:639–655.

33. Green WT, Banks HH. Flexor carpi ulnaris transplant and its use in cerebral palsy. *J Bone Joint Surg Am.* 1962;44:1343–1352.

34. Zancolli EA, Zancolli ER Jr. Surgical management of the hemiplegia spastic hand in cerebral palsy. *Surg Clin North Am.* 1981;61:395–406.

35. Tonkin MA, Hagrick NC, Eckersley JR, et al. Surgery for cerebral palsy part III: classification and operative procedures for thumb deformity. *J Hand Surg [Br].* 2001;26:465–470. *Another practical guide that classifies thumb deformity into "intrinsic" and "extrinsic" contractures or a combination of the two. This analysis of the deformity then translates into a useful surgical treatment algorithm.*

36. Van Heest A, House J. Management of the spastic hand. In: Mathes SJ, Hentz VR, eds. *Plastic Surgery.* 2nd ed. Philadelphia, PA: Saunders/Elsevier; 2006:543–553.

37. Van Heest AE. Surgical technique for thumb-in-palm deformity in cerebral palsy. *J Hand Surg Am.* 2011;36:1526–1531.

38. Swanson AB. Surgery of the hand in cerebral palsy and the swan-neck deformity. *J Bone Joint Surg Am.* 1960;42:951–964.

39. Carlson MG, Gallagher K, Spirtos M. Surgical treatment of swan-neck deformity in hemiplegic cerebral palsy. *J Hand Surg Am.* 2007;32:1418–1422.

40. Matsuo T, Matsuo A, Hajime T, et al. Release of flexors and intrinsic muscles for finger spasticity in cerebral palsy. *Clin Orthop Relat Res.* 2001;384:162–168.

41. Swanson AB. Treatment of the swan-neck deformity in the cerebral palsied hand. *Clin Orthop.* 1966;48:167–171.

42. Tonkin MA, Hughes J, Smith KL. Lateral band translocation for swan-neck deformity. *J Hand Surg Am.* 1992;17:260–267.

43. Hisey MS, Keenan MAE. Orthopedic management of upper extremity dysfunction following stroke or brain injury. In: Green DP, Hotchkiss RN, Pederson WC, eds. *Green's Operative Hand Surgery.* 4th ed. Philadelphia, PA: Churchill Livingstone; 1999:287–324.

第 22 章

手部缺血性疾病

Hee Chang Ahn and Neil F. Jones

概要

- 上肢的缺血由多种病因导致,可分为急性缺血与慢性缺血。
- 对动脉解剖的准确认识与其术前诊断、患者选择及手术操作密切相关。
- 寒冷不耐受、雷诺现象及频繁缺血性疼痛的病史十分重要,应评估是否存在颜色改变、溃疡及感染的状况。
- 无创的血管检查包括测量指端温度、多普勒超声、节段性动脉压以及毛细血管镜检查。
- 许多保守治疗的药物可用来中和动脉血管壁肌层的交感神经作用。
- 手术干预旨在通过机械扩张梗阻管腔或以显微外科技术重建阻塞管腔,从而阻断肌层的交感神经支配。

简介

当血管系统因创伤、收缩、梗阻或痉挛导致无法有效供血时,便会发生手缺血。如果未经适当处理,这种严重的血管事件将最终导致组织坏死或截肢。与下肢相比,上肢缺血的症状和体征多变,常会导致漏诊。上肢缺血由许多病因导致[3],可分为急性缺血和慢性缺血(框 22.1)。任何会减少血流的微血管损伤都会引起手的急性缺血性疾病。全身性、先天性及基因的问题也会导致慢性缺血性疾病。雷诺现象是一种众所周知的血管痉挛性疾病,5%~10% 的普通人群受累及[4,5]。原发性雷诺病无任何基础病,但继发雷诺综合征与其他血管痉挛性疾病相关。

Fuchs 根据动脉 3 层(结构)将动脉性疾病进行了分类:内膜、中膜、外膜。一些最常见的病理过程(动脉粥样硬化、内膜增生)起自内膜层。内皮破坏造成了血栓闭塞和栓塞[6]。中膜由平滑肌细胞、成纤维细胞与弹力组织组成。

框 22.1 手急慢性缺血的病因

- 动脉粥样硬化:近端(更常见)或远端
- Buerger 病
- 颈肋压迫
- 结缔组织病
  - 硬皮病
  - 混合性结缔组织病
  - 系统性红斑狼疮
  - 类风湿性关节炎
  - Wegener 肉芽肿
- 栓塞
  - 心房纤颤
  - 心肌梗死
  - 锁骨下动脉狭窄后扩张(锁骨下动脉盗血综合征)
- 医源性
  - 肱动脉:心导管检查
  - 桡动脉:动脉穿刺置管
  - 血液透析通路:分流或瘘
- 动脉内药物注射
- 骨髓增生和免疫紊乱
  - 真性红细胞增多症
  - 白血病
  - 骨髓瘤
  - 冷球蛋白血症
- 肾血管疾病
- 放射性照射后
- 败血症
- 创伤
  - 肩关节脱位
  - 肱骨髁上骨折
  - 肘关节后脱位

- 小鱼际锤击综合征
- 中毒
  - 重金属
  - 氯乙烯
  - 其他
- 振动工具病（振动病）

（Reproduced with permission from Jones NF, Emerson ET. Interposition vein graft configurations for microsurgical revascularization of the ischemic hand. *Tech Hand Up Extrem Surg*. 1999；3：121-130.）

动脉粥样硬化也对组织完整性的丧失产生影响。中膜慢性扩张，有弥漫性（扩张）或局部性（动脉瘤）两种形式。外膜与弥漫性病变（动脉炎、Buerger 病）相关。Jones 将手缺血分为急性与慢性两个亚型。尽管上肢缺血有多种原因（框22.1）[3]，但依据一种基于缺血病因病理生理学机制的分类系统指导治疗显得最为合理。Jones 描述了手缺血的 5 种主要病理生理机制：栓塞、血栓形成、（血管）闭塞性疾病、血管痉挛、低血流状态[7]。

无论病因如何，手缺血可出现颜色与温度改变、手指苍白、寒冷不耐受、麻木、手指溃疡及坏疽。即便采取合理治疗，如戒烟、防寒、生物反馈技术以及药物治疗等，通常缺血仍会进展至截指（肢）的结局[8-13]。本章提供了对准确诊断与合理治疗这类疾病的见解，以避免组织丧失的灾难性后果。

历史回顾

Maurice Raynaud 于 1862 年描述了雷诺现象，将这种以他名字命名的疾病归咎于交感神经系统的过度兴奋。但回顾其病例显示，大多数患者可能患有小血管闭塞性疾病。他推测"肢体局部缺氧"是支配血管神经的脊髓中枢兴奋性增高的结果[1]。

Lewis 首先提出了雷诺病是由外周的"手指动脉痉挛"而非中枢性机制引起的假设。他认为"对寒冷的异常反应是一种由血管壁局部的独特条件所导致的直接反应，而非由血管舒缩运动神经传导的反射。"然而在当时，人们对其病理生理的机制仍然知之甚少[2]。

雷诺现象

雷诺病是一种罕见疾病，却是上肢缺血的重要原因。雷诺病常与雷诺综合征混淆。雷诺现象在上肢缺血患者中很常见，通常由序贯进展的颜色变化构成（苍白、青紫，随后红润），患肢的症状继发于血管痉挛。肢端苍白随后出现发绀表现，伴随反应性充血、烧灼痛和感觉减退。约 2/3 的患者有此种典型表现。1932 年 Allen 与 Brown 建议将雷诺综合征/雷诺现象与雷诺病相区别，因为雷诺病未发现基础器质性病变[14]。他们列出下列诊断雷诺病的必需标准：

1. 双侧症状
2. 无坏疽
3. 无基础器质性疾病证据
4. 症状存在至少 2 年

Merritt[15]、Blunt 及 Porter[16]主张这些标准令人混乱并可能已经过时，因为认为到在诊断为基础结缔组织病之前，雷诺现象平均存在 11.5 年[17]。此外，在一项雷诺病患者的敏感实验室试验中，发现多于一半的患者有基础全身性疾病证据[18]。

对于雷诺现象中血管痉挛与闭塞性疾病之间的关系仍有争议。一些研究者认为闭塞性疾病可能通过体液和/或交感神经介质引发血管痉挛。当切除创伤性尺动脉栓塞（小鱼际锤击综合征）患者闭塞的动脉段后，常能看到手指血管痉挛改善，这一事实证实了上述观点[19]。结缔组织患者血管痉挛症状可能也与潜在血管壁异常有关。内膜增生、血栓形成、纤维化、栓塞、外膜增厚、动脉瘤形成以及钙化在雷诺现象患者中均有发现[20,21]。究竟这些改变导致了血管痉挛症状，或仅促进了其他部位更易出现血管痉挛，这仍是一个问题。因此，远端动脉闭塞的旁路手术可能不仅是通过增加手部血流来提供氧气输送，还清除了导致血管痉挛的潜在因素。

基础科学

解剖

胚胎学

胚胎期第 4 周出现侧方膨胀的肢芽，前臂血管系统在 4～8 周内经过几个阶段发育（见第 25 章）。正中动脉、尺动脉、桡动脉依次发起自肘关节处的肱动脉，但因尺、桡动脉提供手大多数的血供，正中动脉逐渐退化。

前臂、手与手指的动脉系统

掌浅弓、掌深弓以及指总动脉的血管变异形式很多。因此，对动脉解剖的准确认识与术前诊断、患者选择和手术操作密切相关。

掌浅弓

掌浅弓可分为"完全性"或"不完全性"。这种分类提供了对掌浅弓解剖最简单的认识[22]。Gellman 等定义，如果构成浅弓的血管间有吻合则是完全性的，当构成浅弓的血管间无交通或吻合，则为不完全性[23]。Coleman 及 Anson 将不完全的掌浅弓描述为"构成动脉间无吻合，或尺动脉不能到达拇指和示指[22]"。Koman 等[24]报道 78.5% 的肢体为完全性掌浅弓。Gellman 等报道，45 例样本中 38 例（84.4%）为完全性浅弓。与这些研究不同，Fazan[25]报道仅有 43% 的右手和 52% 的左手是完全性掌浅弓。

掌浅弓的多种变异已被分为亚型。根据 Gellman 的研究，完全性掌浅弓被分为 5 个亚型：

- A 型：桡尺弓是由桡动脉掌浅支与尺动脉终支吻合组成。
- B 型：掌浅弓由尺动脉终支形成，甚至分出指总血管至拇指与示指网状间隙。
- C 型：正中动脉与尺神经构成掌浅弓，与桡动脉无关。
- D 型：该型以 3 个血管（桡、尺、正中）共同形成浅弓为特征。
- E 型：掌深弓的一个分支与尺动脉优势发育的浅弓相交通。

自掌浅弓发出的主要分支是示中、中环、环小指网状间隙的 3 条指总动脉[22,26]以及小指尺侧指固有动脉[23,27,28]。当拇主要动脉和到示指桡侧的血管（示指桡侧指动脉）起自掌浅弓时，应称之为第一指总动脉[27,29]。

掌深弓

掌深弓比掌浅弓变异较少。桡动脉由背侧经第一背侧骨间肌的两个头穿至掌侧形成掌深弓。掌深弓随后沿掌骨基底弯曲延伸，可能与尺动脉 1～2 个分支相吻合[23,30]。最近一项研究显示，所有个体至少存在一个掌深支。掌深弓贯穿手掌，位于屈肌腱深层，在腕掌关节水平与来自尺动脉的掌深支相连[22,31]。掌深弓分出多达 5 支掌骨掌侧动脉（或掌心动脉），向远端可达掌骨头水平；在掌骨头水平，其分支加入掌骨背侧动脉，并经掌侧动脉分支与指总动脉吻合。Nystrom 等描述了与 4 条前臂动脉（尺、正中、桡、骨间动脉）相连的 3 条掌侧及 3 条背侧动脉弓。来源于腕背动脉弓的掌骨背侧动脉向远端穿过各自的网状间隙，并在此处汇入来自掌侧循环的穿支血管[32]。

腕背动脉网由许多细小血管组成（0.3～0.5mm），其最稳定的供应血管是桡侧腕背支。它在桡动脉距桡骨茎突以远 10～15mm 处分出[23]。

当浅弓发育良好时，掌深弓相对发育不良，反之亦然。同样，在掌侧指总动脉与掌骨掌侧动脉的发育关系上也发现类似的互逆关系[22,30,33,34]。

指动脉

拇指与示指尺侧指动脉较桡侧指动脉粗大，在环小指，桡侧指动脉较粗大。桡侧与尺侧指动脉的粗细仅在两侧边缘的手指才具有统计学差异。拇指动脉解剖较独特。拇指的血供主要来自拇主要动脉、掌浅弓终支及第一骨间背侧动脉。拇指血供有许多种从桡动脉和尺动脉的来源，包括掌尺侧、掌桡侧、背尺侧、背桡侧动脉。第一掌骨掌侧动脉在约 2% 的患者中缺如[22,31]。由于具有许多侧枝血管，使得拇指对缺血较为耐受。

根据 Hagan-Poiseuille 法则，血液黏度、血管直径、血管长度及血压梯度影响指动脉血流，较粗大的指动脉血流量更大。Strauch 与 de Moura 描述了指动脉在掌指关节以远存在大量交通。当节段性动脉梗阻发生时，这些交通支在手缺血过程中起到重要作用[34]。

微动脉系统

微血管是直径＜100μm 的血管。其作用是在细胞水平输送氧与营养。他们由营养毛细血管与体温调节血管组成[33]。在手指，80%～90% 的血流流经体温调节床，10%～20% 在毛细血管内输送营养[35]。在病理情况下，细胞的低灌注会导致缺血症状以及体温调节和营养血流分布的不平衡，这导致了细胞损伤或死亡。

血流的生理学

血流动力学

Koman 等[24]描述了直径＞100μm 的大血管结构。其功能是传输营养到微血管床，给动静脉体温调节血流提供充足血流量以及排空营养和体温调节床。

细胞调控机制

血流不仅遵循流体动力原则，也受动脉扩张、侧枝血管和外周循环阻力的影响。在正常肢体，手的血流取决于交感神经张力、代谢需求、环境因素、局部因素以及循环的体液介质。α 肾上腺素调控是血管收缩的主要原因，但血管舒张由血管内皮来源的松弛因子所引发。主动的血管收缩可能由中枢调控经外周神经、循环因子过程引发，或由代谢性或肌源性的局部自主调节介导。代谢性自主调节受局部代谢需求影响，并由缺氧及腺苷和钾的蓄积来介导[36]。肌源性自主调节由透壁压和牵张调控钙通道介导[37]。微循环也受到血管内的内皮因子影响。血管内皮在调控血管张力、血液流动性、脂质代谢以及最终血管生成中起到重要作用。血管内皮被认为是主动调节血管舒张和收缩物质的组织。血管内皮细胞通过释放血管内皮源性松弛因子，对由于管腔大小不同造成的血管内压差异做出反应[38]。血管内皮源性松弛因子引发主动舒张，而内皮素是有效的血管收缩因子。两种化合物均由内皮细胞释放以调控血流。内皮细胞也可释放血栓素 A_2、前列环素、血栓调节素分子以及硫酸肝素。

病理生理学

如前所述，Fuchs 根据血管 3 层结构对动脉疾病进行分类：内膜、中膜、外膜。一些病理过程（动脉粥样硬化，内膜增生）源自内膜层。内膜破坏诱发血栓形成闭塞与栓塞[4]。中膜由平滑肌细胞、成纤维细胞与弹力组织构成。动脉粥样硬化导致组织完整性丧失，同时中膜会以弥漫性（管腔扩张）或局限性（动脉瘤）形式发生慢性扩张。外膜则涉及弥漫性疾病（动脉炎、Buerger 病）。

根据引发缺血病因病理生理机制的分类系统，似乎最适合作为决定治疗的理论依据。导致终末器官（如手部）缺血的病理改变有：栓子、血液低流速状态的"凝滞"、血栓形成、外部压迫、内膜增生进展至闭塞（动脉硬化）及血管痉挛[5]。

栓子

由于心房纤颤或心肌梗死产生的大栓子卡在肱动脉分叉处时，最好由血管外科医生行取栓术。然而，源自大动脉粥样硬化斑块溃疡的较小栓子或"微血栓"可能卡在桡尺动脉远端和指动脉，导致手指溃疡或坏疽。

创伤

缺血的创伤性原因可能是职业性、医源性或继发损伤。小鱼际锤击综合征（Hypothenar hammer syndrome，HHS）是一种少见的继发性雷诺现象的原因，于 1934 年首先由 Van Rosen 所描述。主要发生于使用手小鱼际捶打的患者[39]。

由于 Guyon 管（腕尺管）的解剖结构，尺动脉尤其易于受到机械损伤。钩骨钩在 Guyon 管压迫尺动脉掌浅支,会导致进行性外膜周围瘢痕发生、损伤中膜以及形成尺动脉内膜下血肿。学界推测这些可能是竞技运动员(排球、空手道、手球和棒球)反复创伤后血栓形成的病理生理机制[40-42]。

"振动性白指"或振动诱发性雷诺现象与频繁使用电钻、手提钻及链锯工人的反复创伤有关。高频振动被认为会影响交感缩血管神经和受体的反应,不仅会导致机械诱发性疼痛,还会导致热诱发性疼痛[43,44]。

频繁的桡动脉穿刺置管可导致桡动脉血栓形成,但由于桡、尺动脉的交通,常无临床症状。然而,如果患者是不完全性掌浅弓,可能会发生远端缺血[23]。经肱动脉心导管术可能会导致血栓形成和远端栓塞,发生率约 0.6%[45]。

肾衰竭患者动静脉分流术也可导致手缺血。动静脉分流会使大量血液不再流经手部,导致"窃血"现象,进而产生严重运动和感觉丧失[46,47]。

全身性疾病

全身性疾病会造成远端手缺血和/或雷诺症状,包括结缔组织病、血管炎、恶性肿瘤、败血症、动脉硬化、Buerger 病、红细胞增多症、冷球蛋白血症以及化学中毒[15]。

诊断/患者表现

评估

为评估血管功能,应当明确患者的血管解剖以及应力下和非应力下的功能。因此需要结合许多检查。最重要的是,完整的病史和体格检查对明确诊断十分必要。需要无创和有创的血管检查来准确评估患者状态,并仔细反复评价患者的症状和检查结果,以明确是否需要手术干预。

病史与体格检查

寒冷不耐受、雷诺现象(图 22.1)、频繁的缺血性疼痛及吸烟史一样重要。涉及反复损伤或振动性创伤的职业史、全身性疾病如糖尿病、心脏病、心律失常、吸毒、血液病、周围神经异常亦然。单侧雷诺症状特别要怀疑并常提示为患肢的闭塞性疾病。

Macabe 等和 Troum 等开发了一项问卷,可以用来评估寒冷易激的严重程度,并量化血管痉挛症状的程度、持续时间、频率和对功能的影响[48,49]。

应常规性全面检查上肢既往创伤、陈旧瘢痕或手术切口、皮肤颜色、温度、是否有手指溃疡以及评估 3 个外周神经运动与感觉功能。观察指甲的血流将有助于诊断由结缔组织病导致的缺血[25,50]。

触诊会探及异常包块或震颤。应触诊肱动脉、桡动脉与尺动脉搏动。Allen 试验能快速评估桡、尺动脉流向手部的通畅性。偶尔也可进行远端 Allen 试验,方法为用力将血液挤出手指或依次加压指动脉[51,52]。

评估颜色改变、溃疡和感染状况。未愈合的溃疡和/或

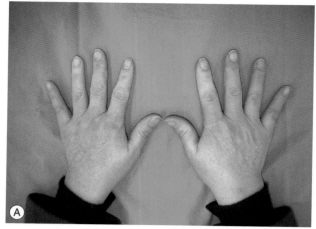

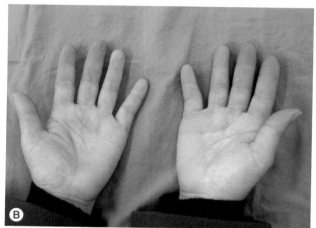

图 22.1　三相颜色改变。(A)手指变白。(B)手指变紫

由单侧雷诺症状导致濒临坏疽的体征是预示血栓形成或栓塞的证据[25,53]。

诊断性检查

无创的血管检查包括测量指端温度、多普勒超声、测量节段性动脉压与毛细血管镜。

毛细血管镜

甲襞毛细血管可以直接用专业动态视频光度毛细血管镜检查,能测量毛细血管直径、红细胞流速和总流量。在 10%～12% 的个体中,由于血管方向紊乱、毛细血管袢长度变异、皮肤角化过度或色素沉着难以进行检查。动态毛细血管视频显微镜可直接评估营养灌注与动静脉分流,同时提供全身性疾病对微循环影响的客观证据,以及医疗干预对微循环改善的客观证据[25]。

超声

笔式多普勒探头可以用来在腕关节评估桡、尺动脉远端的通畅性,以及桡动脉背支穿过指蹼、掌浅弓、指总动脉、任一手指桡尺两侧指固有动脉时的通畅性。Jones 发现笔式多普勒探头是最简单、信息量最大的技术,能清楚地确认动

脉结构的通畅性。多普勒超声证实桡、尺动脉任一血管远端出现血管闭塞的征象,是后续进行有创动脉造影的主要标准之一[1,5]。

肘部肱动脉、腕部桡尺动脉远端的节段性动脉压可采用笔式多普勒探头测定。可以计算出桡肱指数(radial-brachial index,RBI)与指肱指数(digital-brachial index,DBI),若比值<0.7,表明到达手部的动脉流出量减少[54]。

双功能超声

双功能超声是无创的、可重复的,并可用于随访研究。其最重要的优点是呈现实时的血流信息(图22.2)[55,56]。

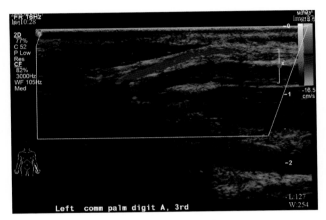

图22.2　双功能超声

独立冷应激试验

冷应激试验是一种对手指生理性应激反应的评估方法。在采用冷水沉浸或4℃冷室降温的前、中、后进行手指温度测量或手指体积描记法(记录脉搏体积)[57]。如果事先局部注射麻醉药对手指温度或脉搏体积记录的降低程度部分改善,则提示缺血机制可能是血管痉挛。

红外热像仪

红外热像仪(infrared thermography,IRT)可用来测量由于浅层皮肤血流减少导致的手缺血患者的皮温降低[44]。红外热像仪的优点是无创、操作简单、价格低廉(图22.3)。但是,它会被周围温度所影响,并且皮温本身不能显示血管状态,也不能看到狭窄部位。

血管造影

血管造影的常规潜在缺点包括出血、对造影剂的过敏反应以及X线暴露。有创血管造影最主要的问题是由造影剂诱发的血管痉挛(图22.4)[23,56,58]。可以通过在臂丛阻滞下进行或4mg酚妥拉明动脉注射预防血管收缩来避免上述风险[59]。

血管造影明确桡、尺动脉远端,甚至指总动脉和指固有动脉血栓形成或闭塞的位置与范围[23,58,60]。Jones[5]建议以下作为上肢缺血血管造影检查的标准:①单侧雷诺现象;

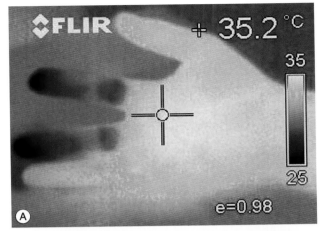

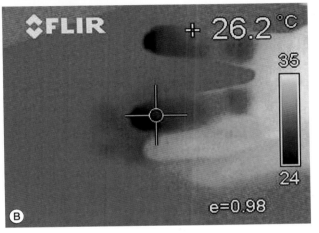

图22.3　红外热像仪。(A)正常手掌温度。(B)缺血手指

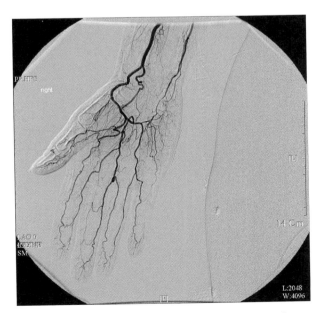

图22.4　肱动脉血管造影显示尺动脉的局部闭塞

②采取良好医疗措施但仍然进展的手指溃疡或坏疽;③复发的手指溃疡;④多普勒超声证实主要流入的动脉出现闭塞征象;⑤发生急性缺血症状。

MR 与 CT 血管造影

最近, 高分辨对比增强磁共振(magnetic resonance, MR)血管造影与计算机断层扫描(computed tomography, CT)血管造影仍旧在与常规血管造影相竞比[60]。即使增强 MR 血管造影与 CT 血管造影是无创的, 但检查指动脉时, 仍不能达到与常规血管造影相同的分辨率。目前, 如果医生要求准确观察指动脉, 仍推荐进行常规血管造影(图 22.5)。

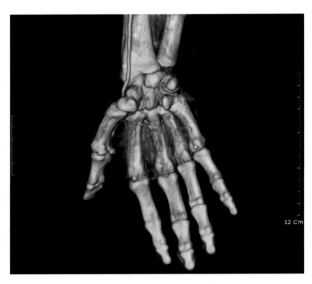

12 Cm

图 22.5　CT 血管造影

提示与要点

诊断方法

1. 雷诺现象史通常具有诊断价值。患者常留存其手指的颜色变化的数码照片。
2. 热成像扫描工具在测量手的各部位温度时非常简便。
3. 即使血管造影是有创的, 但它对识别手部动脉的异常情况, 如梗阻、狭窄、扩张、迂曲、动脉瘤、血流速度异常等, 仍是最有价值的检查手段。
4. 职业史对振动性白指的诊断至关重要。

患者选择

急性缺血

急性动脉损伤

急性肱动脉、桡动脉及尺动脉的裂伤会导致手部急性缺血。闭合性血管损伤常由合并骨折的高能量创伤造成[62]。高能量创伤会导致出血、血栓形成、不完全血管损伤(会进展为动脉瘤)、骨筋膜隔室综合征、进展性血栓形成和远端栓塞[63]。上肢特定的损伤会导致手缺血, 包括肩关节脱位、肘关节后脱位以及肱骨髁上骨折。诊断具有明显出血和远端缺血表现的

患者通常并不困难。若非主干血管损伤漏诊的话会导致假性动脉瘤或动静脉瘘形成[64]。Thal 描述了手术探查的适应证[65]。

关键的体征包括搏动性血肿、震颤、血管杂音、外周脉搏减弱或合并神经功能障碍, 但远端脉搏的存在对于评估血管完整性并不可靠(框 22.2)。急性手缺血患者的即刻诊断十分关键, 进行多普勒超声检查和血管造影是最快的方法。

框 22.2　动脉损伤的体征

确定体征

- 远端循环障碍
  - 缺血
  - 脉搏减弱或消失
- 血管杂音
- 不断扩展或搏动性的血肿
- 动脉出血

疑似体征

- 小至中等程度的血肿
- 相邻的神经损伤
- 不能被其他损伤解释的休克
- 主要动脉走行部位处的贯通伤

（ Reproduced with permission from Thal ER, Synder WH, Perry MO. Vascular injuries of the extremities. In: Rutherford RB (ed.). *Vascular surgery*, 4th edn. Philadelphia, PA: WB Saunders; 1995: 713-735. ）

动脉栓子

心脏是动脉栓子最常见的来源。急性发生的手指苍白、疼痛、发凉、感觉异常以及无脉搏应高度怀疑栓塞。前臂肌肉近端栓塞后的缺血会产生肌肉瘫痪, 但远端栓塞不会出现瘫痪。节段性动脉压很有帮助, 全上肢血管造影能确认是否还有更近端动脉的栓子来源, 也有助于将栓塞与急性动脉血栓形成相鉴别[66]。

医源性损伤

- 桡动脉穿刺置管
- 经肱动脉穿刺置管
- 切取桡动脉用于冠状动脉旁路移植
- 切取桡动脉为蒂的前臂皮瓣
- 药物注射损伤
- 肾衰竭患者用于透析的动静脉瘘

穿刺置管损伤

由于动脉血压监测的应用日渐频繁, 桡动脉穿刺置管损伤也随之增加。对桡动脉的反复损伤会导致急性血栓形成并发远端栓塞、假性动脉瘤以及动静脉瘘。由于在桡动脉穿刺置管损伤中伴有内皮损伤, 直接切除受累节段并以动脉或静脉移植重建要优于用小 Fogarty 导管取栓。

动脉注射损伤

主动或因疏忽误将药物注射到动脉的损伤会造成化学

性动脉内膜炎、酸性结晶导致的动脉梗死、活化凝血级联瀑布反应以及将造成严重血管收缩和广泛栓塞的继发性血管痉挛。诊断方式与其他血管损伤相同[67]。

获得性动静脉瘘

动静脉瘘可由创伤或感染造成，但更常见于血液透析患者手术造瘘，以便提供血管通路[68]。桡动脉与头静脉端端吻合可能导致"窃血"现象相关的缺血和神经并发症[69]。侧侧吻合（桡头动静脉瘘）也会由于近端分流，减少到达拇指的远端血流[70]。透析通路相关的"窃血"综合征在 2%～4% 的动静脉造瘘患者中发生[71]。诊断一般很明显。对于创伤性或感染后瘘，双功能超声成像、锝显像或 MR 血管造影均可诊断。除非选择栓塞治疗，通常无需动脉造影。

慢性缺血

动脉血栓形成

尺动脉是上肢最常见的血栓形成部位。Guyon 管的解剖特点使尺动脉易受到钩骨钩损伤[54]。

反复创伤会损伤内膜，导致小鱼际锤击综合征。尺侧两个手指的缺血痛或感觉异常、颜色改变和压痛是常出现的体征。Allen 试验会提示经尺动脉流入血流减少。手指体积描记法（脉搏体积记录）能量化灌注缺乏的程度。双功能超声或 MR 血管造影可显示尺动脉的闭塞。动脉造影能显示由于节段性狭窄的改变而产生的小鱼际锤击综合征特征性的"螺丝刀"征[72]。

桡动脉血栓形成的发生频率要远低于尺动脉。缺血痛和寒冷不耐受局限于拇指和示指。诊断方法与尺动脉血栓形成相似。

振动诱发性"白指综合征"是指动脉血栓形成的表现，最常发生于示指。手指 Allen 试验对诊断有帮助，但超声和血管造影有诊断意义[44]。

动脉瘤

上肢动脉瘤可分为两类。真性动脉瘤具有动脉壁的三层结构，而假性动脉瘤缺少内皮细胞。真性动脉瘤最常发生于反复创伤的区域，或与动脉粥样硬化相关。假性动脉瘤通常是由贯通伤导致。

无痛的、可触及的包块应高度怀疑动脉瘤，但缺血的症状和体征却很少见。神经压迫导致疼痛或感觉异常罕见。通过双功能多普勒超声，较易确诊动脉瘤。动脉造影能明确受累部分的范围，并且可以在术前评估侧枝血流[72]。

动脉炎

Buerger 病

Buerger 病或血栓闭塞性脉管炎是一类上肢和下肢小到中等大小血管的炎症性疾病[74]。诊断依据 5 条标准：①吸烟史；②50 岁前发病；③膝关节以下动脉病变；④上肢受累或游走性静脉炎；⑤缺少除吸烟以外的动脉硬化危险因素。通过介入或静脉旁路移植手术是无效的，因为这个过程发生于较远端的血管。

结缔组织病

- 系统性硬化（硬皮病）
- 混合性结缔组织病
- 系统性红斑狼疮
- Wegner 肉芽肿

结缔组织病的缺血症状应首先采用无创方法检查，比如节段性动脉血压测量、脉搏体积记录以及冷应激试验。如果计划手术则有必要行动脉造影。

血管痉挛性疾病

1. 原发性雷诺病
2. 继发性雷诺综合征

如前所述，与痉挛性疾病或雷诺综合征相关的医学文献比较混乱，且有时具有误导性。Koman[24] 描述了雷诺病和雷诺现象的标准（框 22.3、表 22.1）。

框 22.3　雷诺病的定义标准

- 特征性三相手指颜色改变
- 双手受累
- 无血管闭塞性疾病
- 无坏疽或血运改变（指端缺血不计入范围）
- 无确定的全身性疾病（如胶原血管病）
- 症状至少存在 2 年
- 女性为主

（Data from Dabich L, Bookstein JJ, Zweifler A, et al. Digital arteries in patients with scleroderma. Arteriographic and plethysmographic study. *Arch Intern Med*. 1972；130：708-714.）

表 22.1　雷诺病与雷诺综合征的区别

特点	雷诺病	雷诺综合征
病史		
三相颜色改变	是	是
年龄 >40 岁	否	是
进展迅速	否	是
有基础疾病	否	是
女性易患	常见	偶尔
查体		
萎缩性改变（溃疡、坏疽）	少见	常见
异常 Allen 试验	否	常见
非对称性体征	少见	常见
实验室检查		
血生化	正常	经常异常

续表

特点	雷诺病	雷诺综合征
微血管造影	正常	经常异常
血管造影	正常	经常异常

（Reproduced with permission from Koman LA, Ruch DS, Smith BP, et al. Vascular disorders. In: Green DP, Hotchkiss RN, Pederson WC（eds）. *Green's Operative Hand Surgery*. New York, NY: Churchill Livingstone; 1999: 2254-2302.）

　　血管痉挛性疾病同样被分为缺少确定病因的原发性疾病和基础疾病相关的继发性疾病。基于这一定义，雷诺病是原发性的，而其他疾病均为继发性[25]。原发性雷诺病的血管没有病变，因此预后良好。因为动脉结构是正常的，动脉重建不必要，但偶尔对于经过治疗病情反复的患者，可以选择颈丛交感神经切除术或手指交感神经切除术。

　　与原发性雷诺病相比较，继发性雷诺综合征预后较差，这主要与基础疾病的严重程度关系[15]。继发雷诺综合征缺血的手术治疗包括手指交感神经切除术和动脉重建。

治疗

　　详细的病史、体格检查和鉴别诊断是手部缺血治疗的第一步。动脉造影评估从主动脉弓到指动脉的整个上肢动脉系统是必要的。治疗的目的旨在恢复缺血肢体的血运，预防血栓栓塞的并发症，以及保留手的功能，避免因骨筋膜隔室综合征导致的继发性肌肉缺血和坏死。

　　治疗根据缺血原因而定[25]。方法可以从改变环境到手术干预。保守治疗中许多药物可用来中和体液因子对动脉壁肌层的作用，而手术干预则直接阻断肌层的交感支配、机械扩张梗阻管腔或显微手术重建闭塞管腔。

非手术治疗

改变环境

　　戒烟、防寒并且限制使症状恶化的活动是治疗基石。吸烟增强缩血管张力并改变了血液的凝固性，而两者均对缺血性疾病患者有害。由于尼古丁贴片不损害营养性血流故可应用[25]。让患者意识到冷与情绪同手的反射性血管痉挛有关十分重要[57]。大多数患者能有意识地避开这些环境因素，但也应当宣教保护方法。

内科治疗

药剂

　　药物治疗旨在减轻痉挛和闭塞动脉的交感神经高反应性。局部应用硝酸甘油是手指溃疡疼痛的简单一线治疗。近期，钙通道阻滞剂是血管痉挛性症状的最佳治疗选择[75]。通过阻止钙离子流入血管平滑肌，进而改善交感神经引起的血管收缩。通常用硝苯地平 10～35mg 每天 3 次口服或

长效缓释胶囊（35～60mg/d）每天 1 或 2 次[11]。

　　三环类抗抑郁药和选择性 5-羟色胺再摄取抑制剂也被证明在治疗缺血导致的慢性疼痛中是有效的。然而，患者通常难以耐受直接影响交感神经张力的药物（α-肾上腺素拮抗剂）的副作用[76,77]。局部麻醉阻滞和血管内舒张剂，如利血平和胍乙啶，已被用于全身或局部注射，但还未获得远期受益证据[78]。

　　对于治疗梗阻性雷诺综合征，提倡应用改变前列腺素代谢的血管扩张药（前列腺素 E₁、前列环素及其类似物）和流变剂（阿司匹林、己酮可可碱、吡拉西坦）[15]。已经有一些动脉应用前列腺素 E1 的成功报道，它是一种有效的血管扩张剂和血小板凝聚抑制剂[74]。

　　最近，Van Beek 等描述了一种肉毒杆菌素（A 型肉毒毒素）在治疗血管痉挛性疾病的新用法[74]。将 A 型肉毒毒素注射入手部，会对难治性手指溃疡和严重血管痉挛性疾病患者的静息痛产生疗效[79]。

溶栓治疗

　　溶栓药物可能对于小血管栓子有作用，尤其是在急性梗死发生后短时间内应用。它们通过溶解那些能掩盖潜在血管异常病变（如动脉瘤）的栓子，使医生得以对异常血管进行手术规划，故溶栓药物可作为血管修复的辅助剂在术前应用[80]。联合应用 PGE1 和局部应用重组组织型纤溶酶原激活剂（rt-PA）的溶栓治疗成功抢救手缺血已被报道[81]。尽管一些学者[82]质疑纤溶剂用于治疗小血管（0.82～1.5mm）已形成血栓的作用，但已有研究表明，如果在症状发生 36 小时内局部连续输注低剂量链激酶，对于治疗手部血栓形成具有临床疗效[83]。术中即应开始静脉应用肝素抗凝以防止血栓蔓延，也促进血栓性动脉闭塞的早期溶栓[84-86]。相比于静脉应用肝素，低分子量肝素的作用目前尚未被强调，因此 McClinto 做出如下建议来增加溶栓成功的可能性：尽可能早地开始输注，警惕全身性抗凝作用，如果在开始 2 小时大剂量治疗后没有溶栓则行手术探查。糖皮质激素和伊洛前列腺素（一种具有有效血管扩张和抗血小板凝集特性的前列环素类似物）的应用有零散报道[84,86]。诸如西地那非等磷酸二酯酶抑制剂的应用尚不明确。

生物反馈

　　引导患者开发中枢神经系统来控制外周自主功能的生物反馈训练时需要应用一些使患者能有意地进行躯体自主过程调节的技巧。这需要有意识地增加手指血流或温度[87]。

　　生物反馈对改善雷诺病、无神经和血管器质性病变的血管痉挛及有充足侧支循环的雷诺综合征患者的症状最有效。但是这对继发性血管痉挛性疾病无效。

　　热生物反馈在原发性血管痉挛性疾病中能有效增加手指血流、升高手指温度，治疗 2～3 年后减少冷诱发性症状[15,25,88]。

手术治疗

　　对那些内科难治性患者应考虑手术干预。手术术式的

选择包括采用(或不用)静脉移植的显微血管重建或旁路分流闭塞的血管,和/或改善交感神经张力[49,89-91]。交感神经张力可用下列方法降低:①近端颈胸段交感神经切除术;②Leriche 交感神经切除术(切除并结扎栓塞或闭塞的动脉节段);③外周动脉旁交感神经切除术;④球囊血管成形术加动脉旁交感神经切除术的新术式。

取栓术

栓子可以通过肱动脉切开从远端和近端置入导管取出。通常 2 号或 3 号法式尺寸(Fr)Fogarty 导管能穿过所有手部血管。如果血流恢复后远端脉搏没有恢复,则必须行血管造影。

在高流量动静脉畸形中发生栓塞导致血流减少时,初始治疗应保留瘘管并缓解血管窃血,为此先尝试用束带收窄瘘管从而减少经流瘘管的血流。即使有精确的术中监测,该方法也会因为瘘管血栓高形成率而失败[92]。Berman 等[93,94]报道在 90% 以上的患者通过远端血运重建结合间断结扎术获得成功。

交感神经切除术

药物治疗欠佳的静息痛,或手指濒临缺血坏死,或缺血性溃疡不愈合,是手指交感神经切除术的适应证。

大多数上肢交感神经发自脊髓第二或第三胸椎神经的前根[95],并广泛分布在臂丛内走行至前臂和手[90,96]。颈交感神经切除在治疗继发性血管痉挛已有很长历史,但目前已经不被支持,因其复发率高并对结缔组织病的治疗本质上没有获益[15,95]。Pick[96]首先在交感神经系统解剖中注意到,一些交感神经绕过交感干并首先与近端躯体神经一并走行,随后到手指动脉周围外膜。上肢血管痉挛性疾病颈交感神经切除术的失败原因可能是一些绕过颈胸段交感干的分支在颈交感神经切除术过程中没有被阻断[90,91]。

交感神经分支沿着肢体间隔从外周神经分出到相邻动脉,并沿血管周围组织走行,其中包括较粗大、易识别的 Henle 神经。这一神经伴随尺动脉沿着其起点从前臂到手部,分成数个大节段支配尺动脉[97]。Pick[96]确定了特殊的支配从腕部到手指动脉结构的交感神经分支,为目前手和指交感神经切除术入路提供了基础[98]。这一解剖学概念为两种外周交感神经切除术提供了基础。

Leriche 交感神经切除术(动脉切除术)

Leriche 主张切除或结扎血栓栓塞或病变的动脉节段,以改善侧支循环并终止血管舒缩障碍。如果有充分的侧枝血流,不经重建仅切除血栓栓塞动脉节段,便能阻断远端血管的交感神经支配,减轻血管痉挛。一些医生在术中通过测量指动脉血压来确认是否存在充足的侧支循环(例如在切除一段尺动脉后)[54,88,99]。Zook 等[100]将 Leriche 交感神经切除术的概念应用于手指,当指动脉分流术不可行时,切除指动脉闭塞段。

动脉周围交感神经切除术

Flatt[90]首先将交感神经切除术的概念引入并应用到肢体更远端的手指水平。通过剥离动脉外膜以阻断血管中膜平滑肌交感神经支配的手术操作已应用于缓解创伤后或显微手术中的急性血管痉挛。然而,由于血管平滑肌收缩也受体液因素影响,如机体缺血状态下儿茶酚胺的缩血管作用,导致外膜剥离术可能失效。

通过直接移除传入动脉的交感神经支配,有望阻断交感神经的替代通路或受体的上调。Flatt 通过剥离指总动脉 3~4mm 节段的外膜以阻隔指神经与指动脉间交感神经纤维的联系;8 例患者的症状得到不同程度的缓解。Wilgis[10,91]对该技术剥离的范围延长至包括指总动脉和指固有动脉共 2cm 长的节段,并在术前行麻醉阻滞以预测哪类患者适宜这一手术。Flatt 和 Wilgis 都发现原发性血管痉挛疾病的患者症状得到了缓解,而合并结缔组织病的患者未获得持续良好的结果。

Jones[101]对合并结缔组织病的患者实施了更加根治性的手指交感神经切除术,通过扩展的手指交感神经切除术,既阻断了交感神经纤维又将包围和压迫动脉的纤维组织一并切除。将腕水平的桡动脉和尺动脉同时显露并剥离近 3cm 范围的外膜。将尺动脉的切口以倒 J 形方式延长入手掌,以便显露整个尺动脉及掌浅弓,从而进行外膜和交感神经纤维的剥离。指总动脉及指固有动脉的剥离范围近端自其发出处,远端至手指基底、近指间关节以近,手术应在显微镜下进行。若拇指和示指受累,则桡动脉背侧支[102]应从鼻烟窝剥离至掌深弓的起始处。前文提到过尺动脉闭塞在结缔组织病患者中的高发病率。这类患者如果远端动脉有足够的流出道,则能够对近端尺动脉到掌浅弓或指总动脉行显微移植物旁路手术[15,101,103]。Koman 等[104]证实交感神经切除术能增加营养血流的供给,由此改善溃疡和坏疽的愈合。

作者建议应视疾病严重程度采取 2 种截然不同的交感神经切除术:在局限性手指交感神经切除术中,尺桡动脉及指总动脉的外膜需要剥离(视频 22.1);在扩展的、根治性的手指交感神经切除术中,尺桡动脉、指总动脉及指固有动脉的外膜都需要剥离(图 22.6、图 22.7)[105]。外周交感神经切除术的长期随访结果也已于近期发表[106]。

由于肌源性的痉挛,治疗可能不仅仅针对自主神经系统。机械扩张的原则来自 Bard 的观察性研究[107],他注意到在血管强直收缩状态下行机械性扩张时可出现反射性扩张。除非病变性质确定、排除了内膜损伤(伴或不伴血栓形成)且药物治疗无效,否则不应机械扩张治疗血管收缩。可先尝试在闭合血管夹的压力下注射肝素化生理盐水这一闭合性方法,无效则需要行动脉切开并以小直径的 Fogarty 导管扩张血管。

临床提示

外周动脉交感神经切除术
1. 采用沿皮纹的掌侧切口以减少术后隆起性瘢痕和挛缩。
2. 采用沿掌横纹的 2 步法切口足以显露指总动脉。
3. 采用沿掌纹的纵切口以显露整个掌浅弓。

4. 剥离周围动脉外膜时可同时切除伴行静脉,但会出现术后手部肿胀。

5. 对原发性雷诺病,需常规对腕水平的尺桡动脉及第2~4指总动脉行交感神经切除术;但对"振动性白指"及系统性硬化,则还需对指固有动脉行交感神经切除术。

动脉重建

对于小的部分动脉损伤,在横向上闭合可以预防管腔狭窄。即使在横向闭合后有明显的动脉狭窄(多达60%),也不会影响血流[108]。可以用静脉补片来关闭更为广泛的部分性损伤[65,88]。如果血管断端充分游离,锐性的动脉横断损伤通常可以端端修复。更广泛、断端残破的动脉损伤通

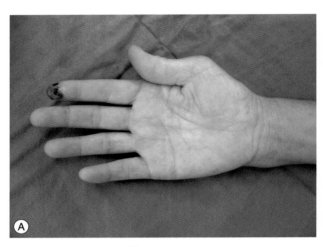

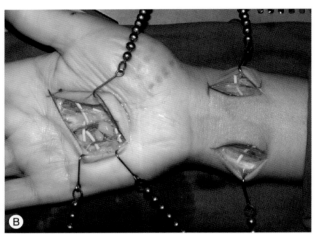

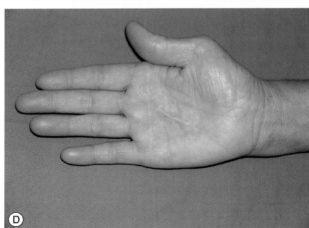

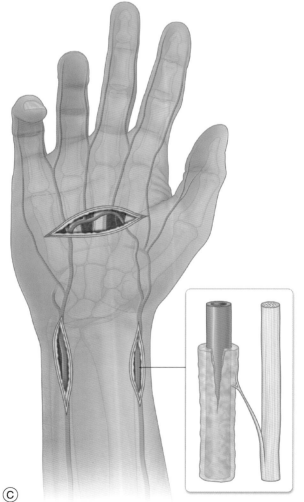

图 22.6　局限性手指交感神经切除术:(A)术前。(B)术中。(C)示意图。(D)术后

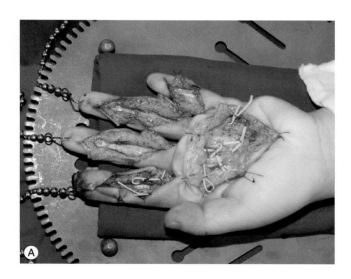

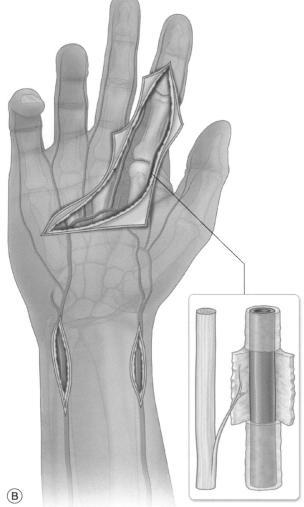

图 22.7　根治性手指交感神经切除术：（A）对手掌、手指的指总动脉及指固有动脉行根治性的交感神经切除术。（B）根治性手指交感神经切除术示意图

常需要在远近血管断端之间行倒转的静脉移植。通常采用头静脉、贵要静脉、远端大隐静脉和远端小隐静脉。一般取长于预计长度 10%～30% 的静脉，倒转后移植或切除瓣膜。对于腋动脉和肱动脉损伤，首选大隐静脉[64, 65]。当上肢的软组织创伤、没有足够剩余组织时，局部前臂静脉可以用于肱动脉远端、桡动脉、尺动脉修复。如果前臂创伤不能使用局部静脉移植，则可以采用腿或足背静脉[64]。

有症状的血栓形成或闭塞的动脉，可以用单纯结扎、切除后端端吻合或切除后移植重建。手术适应证包括：①缺乏可替代的流入动脉；②两个或更多水平的闭塞削弱潜在侧枝血流；③血栓形成延续越过指总动脉起点；④掌深弓和掌浅弓发育为不完全型。动脉重建的主要适应证是灌注不足且指肱指数（DBI）＜0.7；如果存在合理的风险收益比，则应行动脉重建术[25]。

手术方法包括：

1. 原位和非倒转的静脉移植
2. 倒转的静脉移植桥接
3. 动脉移植桥接（视频 22.2）
4. 静脉血流动脉化

5. 游离大网膜移植

动脉重建的目的是增加手指血流并恢复营养性血流。患有基础胶原血管病的患者成功行动脉重建，能增加手指血流和营养性血流总量，减轻症状并促进溃疡愈合[109]。无论何种病因，闭塞的水平和范围、侧支循环是否充足以及任何使交感过度兴奋的因素均会明显影响因动脉血栓形成和闭塞而行重建手术的疗效。

Jones 主张，如果通过严格的临床和血管造影标准，证实在桡动脉和 / 或尺动脉远端以及掌浅弓明确有节段性血栓形成和闭塞，并且指总动脉有足够的远端"流出道"，则对内科治疗无效的症状性手缺血患者应考虑行显微外科血管重建术[5]。Jones 描述了 4 种基本的静脉移植类型并已用于手的血管重建，这种分类有助于术前规划[1]。

对于尺动脉在 Guyon 管部位的短节段性闭塞或血栓形成，从前臂远端的尺动脉到掌浅弓以近的尺动脉远端之间，采用静脉或动脉移植物行端端吻合重建为 I 型。

在远端桡动脉的闭塞要远少于尺动脉闭塞。从前臂桡动脉远端到掌深弓，或到虎口处的拇主要动脉之间，采用静脉或动脉移植物行端端吻合重建为 II 型。

如果累及掌浅弓但不累及指总动脉，可能有必要行掌浅弓重建，需采用静脉或动脉移植物在前臂远端与尺动脉端端吻合，并将指总动脉端侧吻合至桥接的静脉移植物上。这一型为Ⅲ型，通常应用于表现继发性雷诺病的全身性疾病。这种情况下，腹壁下动脉移植可能比静脉移植更有效。腹壁下动脉有众多分支，可以与指总动脉端端吻合重建新的掌弓。端端吻合比采用静脉移植物的端侧吻合更易于实

施，与静脉移植物端侧吻合可能会导致血流湍流。

采用自体腹壁下动脉移植还有其他技术上的优势。尺动脉流入端与腹壁下动脉近端的管径十分匹配[110]。腹壁下动脉在发出分支时逐渐变细，并且这些远端分支与指总动脉吻合时管径基本匹配（图22.8）。

在Ⅳ型中，采用两条静脉桥接或两条腹壁下动脉移植，以从尺动脉远端重建掌浅弓或指总动脉，以及从桡动脉远

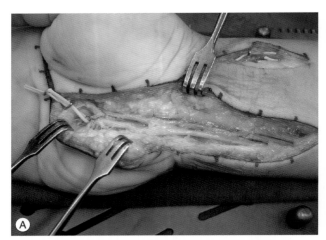

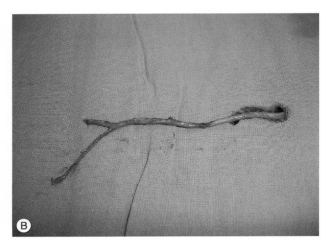

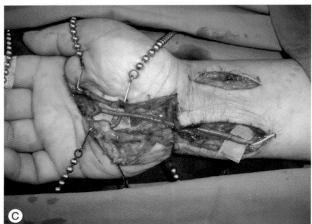

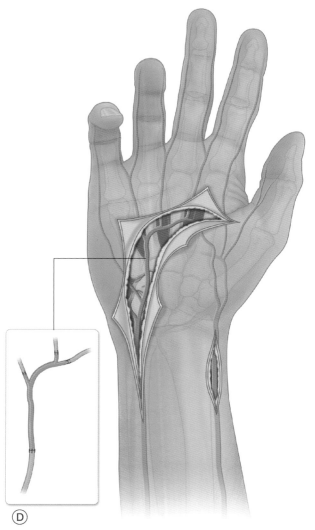

图22.8   用腹壁下动脉（DIEA）行动脉移植。（A）闭塞的尺动脉。（B）DIEA移植。（C）在尺动脉和掌弓间吻合DIEA移植物。（D）尺动脉到掌浅弓重建的示意图

端重建掌深弓和拇主要动脉[111]。

在闭塞性/血管痉挛性/血管闭塞性疾病的 Wake Forest 分类中（表 22.2），Koman 等建议动脉重建适用于顽固性症状和侧支循环不充分的患者（ⅡB 组和ⅢB 组），ⅡA 组和ⅢA 组应当个体化对待[24]。

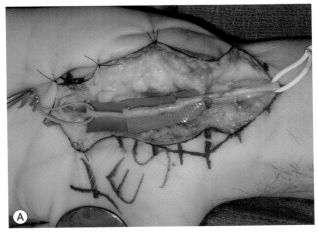

临床提示

血管移植桥接

1. 腕掌侧静脉用来桥接指固有动脉时非常实用。
2. 腹壁下动脉（deep inferior epigastric artery, DIEA）移植适用于掌浅弓和尺动脉阻塞，DIEA 与近端尺动脉和远端掌弓的管径很匹配，而 DIEA 的侧支又与指总动脉的管径较匹配。
3. 头静脉移植适用于桡动脉闭塞，可在同一切口内切取，桡动脉移植物应置于拇长展、拇短伸及拇长伸肌腱浅层以免受肌腱压迫。
4. 手缺血时由于动脉闭塞，吻合远端指动脉时具有挑战性。继发性雷诺综合征患者的动脉内膜显著增厚。
5. 血管移植物应与健康的受区血管吻合，良好的出血和内膜外观正常是判断血管的标准。
6. 手与腕关节需以短臂支具制动至少 1 周。

表 22.2　闭塞性/血管痉挛性/血管闭塞性疾病的 Wake Forest 分类

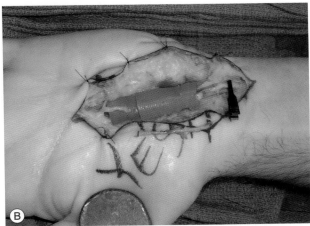

分组	病因	备注
Ⅰ	雷诺病	特发性
Ⅱ	雷诺综合征	胶原血管病
A	侧支循环充足	
B	侧支循环不足	
Ⅲ	继发性血管痉挛性/闭塞性疾病	血管损伤
A	侧支循环充足	闭塞/栓塞
B	侧支循环不足	
Ⅳ	继发性血管痉挛	非血管损伤
		神经/骨/软组织损伤

（Reproduced with permission from Koman LA, Ruch DS, Smith BP, et al. Vascular disorders. In: Green DP, Hotchkiss RN, Pederson WC, eds. *Green's operative hand surgery*. New York: Churchill Livingstone; 1999: 2254-2302.）

动脉瘤

治疗选择包括：①切除和结扎[112]；②切除损伤管壁并"补片"移植；③切除后端端吻合；④切除后桥接移植，这些取决于侧枝血流和血管舒缩张力[113]。

强烈建议早期切除尺/桡动脉的真性/假性动脉瘤以预防远端栓塞。术中在动脉瘤切除后测量指肱动脉指数若＜0.7 则表明需要行动脉重建术[54]。术后护理和手术预后同尺动脉血栓形成重建术后患者类似（图 22.9）。

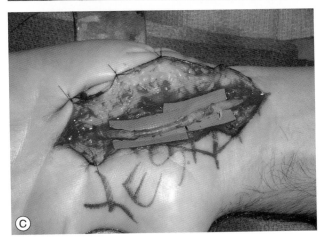

图 22.9　动脉瘤切除并以静脉移植桥接治疗尺动脉动脉瘤。（A）动脉瘤。（B）切除。（C）静脉移植桥接

细菌性动脉瘤继发于使血管壁薄弱的血源性或局部细菌感染，实际上现在均是由于静脉吸毒造成[73]。当感染部位在动脉上方、导致软组织肿胀时，应当评估是否有假性动脉瘤可能性，以避免错误的切口和引流术。如果临床体检不能得出结论，双功能超声扫描则有诊断意义。如果供养血管对于肢体存活不重要，则首选动脉切除或结扎术，否则需在感染区域周围行动脉切除和静脉旁路术以恢复动脉的流入。

狭窄病变球囊血管成形术

Ahn 将球囊血管成形术用于治疗那些经血管造影诊断尺、桡动脉动脉狭窄的继发性雷诺综合征患者[114]。在剥离受累桡动脉、尺动脉、掌弓、指总动脉外膜后，以经皮腔内冠状动脉血管成形术（percutaneous transluminal coronary angioplasty，PTCA）球囊导管扩张血管。球囊从尺动脉的一个分支插入，从主干穿过 Guyon 管前进，进入掌弓和指总动脉。对球囊充气到 6 个大气压维持 40 秒，以此顺序对各个狭窄段进行扩张。

球囊导管扩张是一个有用的辅助手段，并可以加强手指交感神经切除术的效果。该方法也可用于长达 15cm 的不完全性动脉闭塞，成功则不必再需行静脉移植桥接术（图22.10）。

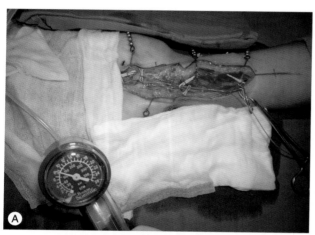

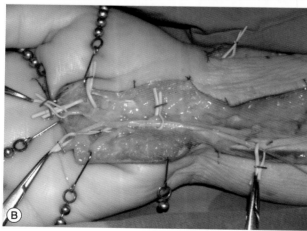

图 22.10　球囊血管成形术。（A）狭窄尺动脉的球囊扩张。（B）掌弓的球囊扩张

其他术式选择

当肢体严重缺血却无法行标准的动脉旁路术时，外科医生们已研究了其他的挽救性手术方案。有两种术式以挽救濒临坏死的手指：上肢静脉反转和手背带血管蒂大网膜移植。

King 等[115]报道了基于原位静脉旁路术将上肢静脉系统动脉化的方法。原位静脉旁路术是一种标准的血管外科术式，需要完全暴露选定静脉并结扎其全部分支。用一把小瓣膜刀向远端将每个静脉瓣中、呈二尖瓣式的各瓣膜分离，直到掌骨头水平。随后将静脉吻合至近端动脉（通常端端吻合至肱动脉），将动脉血经静脉分流至手部。术后患者要肝素化。Pederson 采用逆向静脉血流来改善严重手缺血的血管分布。他将桡动脉或尺动脉远端部分吻合至合适的手部静脉，从而创造了一个反转的血流状况以试图改善毛细血管灌注。他报道了其个人超过 20 例的经验，术后疼痛和溃疡均有明显改善[116,117]。

预制受区静脉需在掌骨颈水平去除瓣膜。头静脉很适合这一术式，因为其远端与手背静脉系统有很多交通，从而允许作单个的近端吻合，之后结扎动脉分支并行近端的端侧吻合。术后可能会发生肢体血栓形成和肿胀。

通过第二种方法可以间接供给手部新的血液供应。获取游离大网膜瓣置于前臂和手的背侧皮下，在肘关节水平将胃网膜上动脉和静脉吻合至肱动脉和头静脉[116,117]。

治疗流程

所有慢性手缺血患者均应用局部硝酸甘油、钙通道阻滞剂、血管扩张剂，有时可能用肉毒毒素等药物治疗[75]。缺血性痛患者通常为难治性，常需要手术干预。已经明确的坏疽、骨髓炎、化脓性关节炎常需要截指。截指能有效缓解患者的疼痛，对此他们会非常感激。

动脉造影、MR 血管造影和双功能超声能确定任何狭窄和完全性闭塞的准确位置和范围，协助术前规划。为血运重建手术行动脉造影的适应证如下：

- 单侧雷诺现象
- 采取良好内科治疗仍进展的手指溃疡或坏疽
- 复发的手指溃疡
- 多普勒超声证实主干动脉存在闭塞

一些学者提出了慢性手缺血患者手术干预的具体指征[5,101]。手术干预包括手指交感神经切除术、球囊血管成形术以及采用静脉或动脉移植桥接的显微外科血管重建术。在一些患者中，可以联合应用这些方法。

在药物治疗雷诺现象无效的患者中，如果血管造影未显示桡动脉和尺动脉流入道主干闭塞的证据，并且 3 条指总动脉可以清楚地看到，应考虑行手指交感神经切除术[101,106]。

如果血管造影显示桡动脉或尺动脉的狭窄或闭塞小于3cm，可以考虑行球囊血管成形术，通过扩张血管管腔增加手指血流。球囊血管成形术可与根治性交感神经切除术联合应用。

如果动脉造影显示桡动脉和/或尺动脉的主要流入道节段性闭塞，但存在满意的指总动脉"流出道"，可以考虑通过显微外科血管重建的方式恢复尺动脉到掌浅弓的血供，而很少会从桡动脉到掌深弓行显微外科血管重建。

　　尽管获取比较复杂，腹壁下动脉移植可以提供移植动脉分支与指总动脉的端端吻合的条件，而桥接的静脉移植物则需要端侧吻合。然而，尺动脉或桡动脉病变累及的范围越广，桥接血管的移植物越有可能需要采用静脉而非动脉[114]。

　　如果慢性缺血的症状局限于单个手指，并且血管造影显示指固有动脉单个节段性闭塞，偶尔可考虑切除指固有动脉节段并通过静脉或动脉移植桥接重建（图 22.11）[118]。指总动脉和指固有动脉狭窄时，球囊血管成形术很难实施，可能会导致血管破裂[114]。

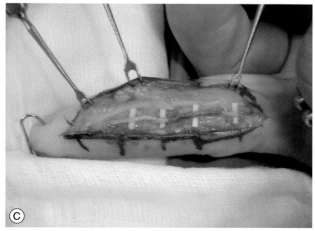

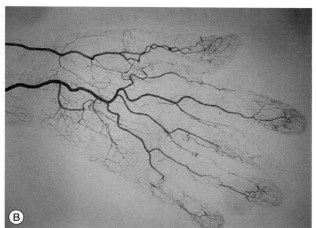

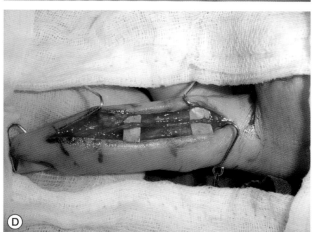

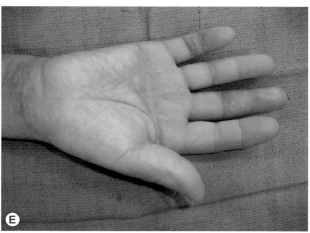

图 22.11　静脉倒置后移植以重建指固有动脉。（A）术前。（B）血管造影显示中指固有动脉闭塞。（C）尺侧指动脉闭塞。（D）切除并以静脉移植桥接。（E）术后

4. 女性患者指尖坏疽性离断的缺损应保守治疗，以保留手指长度和外形。小面积的溃疡在血供改善后会自发性愈合。
5. 适宜的手术治疗通常能改善血流，从而缓解缺血性疼痛。

术后护理

在显微外科血管重建操作完成后，在显微血管夹松开之前，术中就立刻应用一次大剂量肝素（1 000～2 400IU，静脉推注），术后肝素持续应用 7 天，或右旋糖苷 40 以 25ml/h 静脉应用 5 天。如果有广泛内膜损伤或血运危象，宜完全肝素化并换为香豆素类药物。

用较厚敷料包扎并以背侧石膏固定手和前臂，手需固定在功能位。留置引流管一根 12～36 小时。6 小时内每小时评估指端循环，随后在 24 小时内每 4 小时一次。主要动脉重建的监测与再植术相同。颜色变化和毛细血管充盈时间、温度监测（1 小时内降低＞2℃）、笔式多普勒监测或脉搏血氧饱和度监测均可采用。如果需要镇静，可以用氯丙嗪（25mg 口服，每天 3 次）。患者严格戒烟、避免摄入咖啡因。患者出院后，阿司匹林 81mg 口服每天 1 次，持续应用 3 个月。

术后 10～14 天拆线。用轻支具保护手 2～6 周，避免手术部位的任何创伤。一些残留的冷敏感、酸痛、柱型手掌痛、尺神经高敏是预料之中的。6～12 周之后根据工作性质可以返工，如果患者无症状则不必限制运动或工作。

结果、预后及并发症

手术治疗手缺血疾患的并发症包括切口愈合不良、裂开、感染、手指僵硬，尤其是显微外科血管重建术后，吻合口的血栓形成。

手指交感神经切除术后，患者通常诉疼痛和冷耐受的症状改善，雷诺现象的频率和严重度降低，并且手指溃疡愈合[101]。

显微外科血管重建术增加手指动脉灌注，减轻缺血痛症状，促进溃疡愈合，并能预防那些侧支循环不足的手指进展为坏疽性病变[101]。Koman 等证实这是由于营养性血流占总血流的比例增加，而手指内微血管灌注总量没有增加[104]。静脉移植桥接治疗小鱼际锤击综合征的通畅率可达 80%～90%，但在远期随访中可能发生移植血管的血栓形成和症状复发。在 106 例行尺动脉静脉移植桥接重建的病例中，87 例（82%）保持通畅[40, 99, 119-122]。

慢性手缺血患者的预后取决于其病因、严重性、对治疗的反应以及基础疾病的进展程度[101, 123]。糖尿病和肾血管疾病患者的预后似乎更差。Hartzell 等报道了 27 个患者的远期随访结果，提示尽管手指交感神经切除术能够治愈手

指溃疡，并减少自身免疫性患者血管痉挛性疾病出现溃疡病变的数目，但对动脉粥样硬化继发血管痉挛患者的效果要更差。这也解释了为何有基础糖尿病患者的预后更差。对于硬皮病继发慢性手缺血的患者，手指交感神经切除术和显微外科血管重建术后症状可改善，但是因为基础疾病的进展，术后 2 年易复发手指溃疡[21]。因此，这些方法应视为姑息性的而非根治性的。由于手指交感神经切除术和显微外科血管重建术通常不能重复进行，手指溃疡复发最终需要截指。Jones[101]建议将手认为是"终末器官"，如同心、脑、肾，因此手缺血反映出了其他器官类似的病理变化。

二期手术

因为初次手术的术后瘢痕，交感神经切除术和显微外科血管重建术后的二期手术很少。通常不建议在同一位置行返修手术。如果缺血程度继续进展，手指截指甚至序列截指术将会是最后的选择。

未来展望

影响尺桡动脉对手部供血的闭塞性或血栓性疾病，仍是以切除闭塞或血栓形成的血管节段并以静脉或动脉移植桥接作为主要治疗手段。娴熟的手外科医生也倾向用这一切除指动脉病变再移植桥接的术式治疗手指缺血。然而，球囊血管成形术的发展方兴未艾，有望减少传统静脉或动脉移植桥接的术式。

即使有应用肉毒毒素和脂肪移植治疗血管痉挛性手缺血的个案报道，未来仍需要更严谨的随机对照研究加以验证。最终，新药研发将改进雷诺现象的治疗，但手指交感神经切除术仍适用于雷诺症状发作频率及程度逐渐加重的患者。对合并结缔组织基础病的患者，手指交感神经切除术仅为姑息性治疗，预后更取决于基础疾病的进展程度。

参考文献

1. Raynaud M. *Local Asphyxia and Symmetrical Gangrene of Extremities*. Paris: Rignoux; 1862.
2. Lewis T. Experiments relating to the peripheral mechanism involved in spasmodic arrest of the circulation in the fingers, a variety of Raynaud's disease. *Heart*. 1929;15:7–101.
3. Jones NF, Emerson ET. Interposition vein graft configurations for microsurgical revascularization of the ischemic hand. *Tech Hand Up Extrem Surg*. 1999;3:121–130. *Despite the various causes of upper extremity ischemia, the presenting symptoms are usually predictable. These symptoms constitute acute ischemia, digital ulcers, and gangrene, Raynaud's phenomena, or claudication with exercise. For segmental arterial occlusive diseases in selected patients, microsurgical revascularization with bypass vein grafts may be effective. This study reviews such cases that are bypassable with vein grafts, and proposes a classification system for distal upper extremity bypass vein grafts.*
4. Kallenberg CG. Early detection of connective tissue disease in patients with Raynaud's phenomenon. *Rheum Dis Clin North Am*. 1990;16:11–30.
5. Marcus S, Weiner SR, Suzuki SM, et al. Raynaud's syndrome. Using a range of therapies to help patients. *Postgrad Med*. 1991;89:171–182.
6. Fuchs JC. The pathology of upper-extremity arterial disease. *Hand*

Clin. 1993;9:1–4.

7. Jones NF. Acute and chronic ischemia of the hand: pathophysiology, treatment, and prognosis. *J Hand Surg Am.* 1991;16:1074–1083. *Fifty patients with acute and chronic ischemia of the hand were investigated using various methods over 4 years. For many causes of the ischemia, medical management with emergent intra-arterial streptokinase, heparin, or dextran was used, along with nifedipine and pentoxifylline in chronic cases. Surgical treatment such as stellate ganglion blocks, microsurgical revascularization, and digital sympathectomy were used. Eighteen patients underwent amputation due to end-stage gangrene, and long-term follow-up revealed 20% incidence of recurrent digital ulcerations.*

8. Landry GJ, Edwards JM, Porter JM. Current management of Raynaud's syndrome. *Adv Surg.* 1996;30:333–347.

9. Miller LM, Morgan RF. Vasospastic disorders. Etiology, recognition, and treatment. *Hand Clin.* 1993;9:171–187.

10. Seibold JR, Allegar NE. The treatment of Raynaud's phenomenon. *Clin Dermatol.* 1994;12:317–321.

11. Ward WA, Van Moore A. Management of finger ulcers in scleroderma. *J Hand Surg Am.* 1995;20:868–872.

12. Wilgis EF. Evaluation and treatment of chronic digital ischemia. *Ann Surg.* 1981;193:693–698. *Forty-two patients were evaluated and treated for chronic digital ischemia. Manifestations of pain, severe cold intolerance and occasional tip ulceration were seen despite conservative treatment of vasodilators, tobacco abstinence, and beta-blockers. Direct microvascular reconstruction, thermal biofeedback, and digital sympathectomy were performed with improvement in 70% of patients.*

13. Belch J. Raynaud's phenomenon. *Cardiovasc Res.* 1997;33:25–30.

14. Allen EV, Brown GE. Raynaud's phenomenon: a practical approach. *Am Fam Phys.* 1932;47:823–829.

15. Merritt WH. Comprehensive management of Raynaud's syndrome. *Clin Plast Surg.* 1997;24:133–159.

16. Blunt RJ, Porter JM. Raynaud syndrome. *Semin Arthritis Rheum.* 1981;10:282–308.

17. Priollet P, Vayssairat M, Housset E. How to classify Raynaud's phenomenon. Long-term follow-up study of 73 cases. *Am J Med.* 1987;83:494–498.

18. Porter JM, Rivers SP, Anderson CJ, et al. Evaluation and management of patients with Raynaud's syndrome. *Am J Surg.* 1981;142:183–189.

19. Given KS, Puckett CL, Kleinert HE. Ulnar artery thrombosis. *Plast Reconstr Surg.* 1978;61:405–411.

20. Dabich L, Bookstein JJ, Zweifler A, et al. Digital arteries in patients with scleroderma. Arteriographic and plethysmographic study. *Arch Intern Med.* 1972;130:708–714.

21. Jones NF, Imbriglia JE, Steen VD, et al. Surgery for scleroderma of the hand. *J Hand Surg Am.* 1987;12:391–400. *Out of 813 consecutive patients with scleroderma, 31 underwent one or more surgical procedures. Raynaud's phenomenon and digital tip ulcerations were controlled with vasodilators and meticulous local wound care. Frank gangrene was usually managed conservatively until autoamputation, but 23 digital amputations had to be performed. Digital sympathectomy and micro-revascularization were performed in selected patients. Arthrodesis was performed in patients with severe digital contractures.*

22. Coleman SS, Anson BJ. Arterial patterns in the hand based upon a study of 650 specimens. *Surg Gynecol Obstet.* 1961;113:409–424.

23. Gellman H, Botte MJ, Shankwiler J, et al. Arterial patterns of the deep and superficial palmar arches. *Clin Orthop Relat Res.* 2001;383:41–46.

24. Koman LA, Ruch DS, Smith BP, et al. Vascular disorders. In: Green DP, Hotchkiss RN, Pederson WC, eds. *Green's Operative Hand Surgery.* New York, NY: Churchill Livingstone; 1999:2254–2302.

25. Fazan VP, Borges CT, Da Silva JH, et al. Superficial palmar arch: an arterial diameter study. *J Anat.* 2004;204:307–311. *Symptomatic vascular disorders of the upper extremity interfere with health-related quality of life, diminish function, and have a negative impact on patients and society. Although less prevalent than ischemic lesions of the lower extremity, heart, or brain, upper extremity vascular morbidity is a significant social burden. Aberrant microvascular flow secondary to acute or chronic trauma, congenital deformity, systemic processes, or genetic influences affect over 10% of the general population and 20–30% of premenopausal women. Pain, cold intolerance, numbness, ulceration, or gangrene can result from these vascular insufficiencies or incompetencies. Abnormal perfusion may occur secondary to congenital or acquired events that affect vascular structures, vascular function, or both. Vascular insufficiency occurs due to blood flow compromise with decreased cellular perfusion and resultant cell*

damage, cellular injury, and pain. Various approaches to diagnosis and management of vascular disorders based on physiologic factors are covered.

26. Ger R, Abrahams P, Olson TR. *Essentials of Clinical Anatomy.* 2nd ed. New York, NY: Parthenon; 1996.

27. Clemete CD. *Anatomy. A Regional Atlas of the Human Body.* 4th ed. Baltimore, MD: Williams & Wilkins; 1997.

28. Agur AMR. *Grant's Atlas of Anatomy.* 9th ed. Baltimore, MD: Williams & Wilkins; 1991.

29. Al-Turk M, Metcalf WK. A study of the superficial palmar arteries using the Doppler ultrasonic flowmeter. *J Anat.* 1984;138:27–32.

30. Karlsson S, Niechajev IA. Arterial anatomy of the upper extremity. *Acta Radiol Diagn (Stockh).* 1982;23:115–121.

31. Ikeda A, Ugawa A, Kazihara Y, et al. Arterial patterns in the hand based on a three-dimensional analysis of 220 cadaver hands. *J Hand Surg Am.* 1988;13:501–509.

32. Nystrom NA, Fedele G, Zoldos J. Intrinsic vascular anatomy of the hand. *Atlas Hand Clin.* 1998;3:1–32.

33. Edwards EA. Organization of the small arteries of the hand and digits. *Am J Surg.* 1960;99:837–846.

34. Strauch B, de Moura W. Arterial system of the fingers. *J Hand Surg Am.* 1990;15(1):148–154.

35. Clemete CD. *Functional Anatomy of the Circulation to the Lower Extremities. The Circulation to the Skin.* Chicago, IL: Year Book Medical; 1971:64–95.

36. Rich NM, Baugh JH, Hughes CW. Acute arterial injuries in Vietnam: 1,000 cases. *J Trauma.* 1970;10:359–369.

37. Faber JE, Meininger GA. Selective interaction of alpha-adrenoceptors with myogenic regulation of microvascular smooth muscle. *Am J Physiol.* 1990;259:H1126–H1133.

38. Cooke JP. Endothelium-derived factors and peripheral vascular disease. *Cardiovasc Clin.* 1992;22:3–17.

39. Marie I, Herve F, Primard E, et al. Long-term follow-up of hypothenar hammer syndrome: a series of 47 patients. *Medicine (Baltimore).* 2007;86:334–343.

40. Koman LA, Urbaniak JR. Ulnar artery insufficiency: a guide to treatment. *J Hand Surg Am.* 1981;6:16–24.

41. Pineda CJ, Weisman MH, Bookstein JJ, et al. Hypothenar hammer syndrome. Form of reversible Raynaud's phenomenon. *Am J Med.* 1985;79:561–570.

42. Sharma R, Ladd W, Chaisson G, et al. Images in cardiovascular medicine: hypothenar hammer syndrome. *Circulation.* 2002;105:1615–1616.

43. Ekenvall L, Lindblad LE, Carlsson A, et al. Afferent and efferent nerve injury in vibration white fingers. *J Auton Nerv Syst.* 1988;24:261–266.

44. Ziegler S, Zoch C, Gschwandtner M, et al. Thermoregulation and rheological properties of blood in primary Raynaud's phenomenon and the vibration-induced white-finger syndrome. *Int Arch Occup Environ Health.* 2005;78:218–222.

45. Babu SC, Piccorelli GO, Shah PM, et al. Incidence and results of arterial complications among 16,350 patients undergoing cardiac catheterization. *J Vasc Surg.* 1989;10:113–116.

46. Schanzer H, Schwartz M, Harrington E, et al. Treatment of ischemia due to "steal" by arteriovenous fistula with distal artery ligation and revascularization. *J Vasc Surg.* 1988;7:770–773.

47. Odland MD, Kelly PH, Ney AL, et al. Management of dialysis-associated steal syndrome complicating upper extremity arteriovenous fistulas: use of intraoperative digital photoplethysmography. *Surgery.* 1991;110:664–669; discussion 9–70.

48. McCabe SJ, Mizgala C, Glickman L. The measurement of cold sensitivity of the hand. *J Hand Surg Am.* 1991;16:1037–1040.

49. Troum SJ, Smith TL, Koman LA, et al. Management of vasospastic disorders of the hand. *Clin Plast Surg.* 1997;24:121–132.

50. Sumner DS. Evaluation of acute and chronic ischemia of the upper extremity. In: Rutherford RB, ed. *Vascular Surgery.* 4th ed. Philadelphia, PA: WB Saunders; 1995:918–935.

51. Allen EV. Thromboangiitis obliterans: methods of diagnosis of chronic occlusive arterial lesions distal to the wrist with illustrative cases. *Am J Med Sci.* 1929;178:237–244.

52. Ruch DS, Aldridge M, Holden M, et al. Arterial reconstruction for radial artery occlusion. *J Hand Surg Am.* 2000;25:282–290.

53. Bouhoutsos J, Morris T, Martin P. Unilateral Raynaud's phenomenon in the hand and its significance. *Surgery.* 1977;82:547–551.

54. Zimmerman NB. Occlusive vascular disorders of the upper extremity. *Hand Clin.* 1993;9:139–150.

55. Schmidt WA, Wernicke D, Kiefer E, et al. Colour duplex sonography of finger arteries in vasculitis and in systemic sclerosis. *Ann Rheum Dis*. 2006;65:265–267.

56. Balas P, Katsogiannis A, Katsiotis P, et al. Comparative study of evaluation of digital arterial circulation by Doppler ultrasonic tracing and hand arteriography. *J Cardiovasc Surg (Torino)*. 1980;21:455–462.

57. Koman LA, Nunley JA, Goldner JL, et al. Isolated cold stress testing in the assessment of symptoms in the upper extremity: preliminary communication. *J Hand Surg Am*. 1984;9:305–313.

58. Arneklo-Nobin B, Albrechtsson U, Eklof B, et al. Indications for angiography and its optimal performance in patients with Raynaud's phenomenon. *Cardiovasc Intervent Radiol*. 1985;8:174–179.

59. Vaughan RS, Lawrie BW, Sykes PJ. Use of intravenous regional sympathetic block in upper limb angiography. *Ann R Coll Surg Engl*. 1985;67:309–312.

60. Kim YH, Ng SW, Seo HS, et al. Classification of Raynaud's disease based on angiographic features. *J Plast Reconstr Aesthet Surg*. 2011;64:1503–1511. *We analyzed the angiographic features of the arterial supply of the hand at three levels: (1) radial or ulnar, (2) palmar arch and common digital, and (3) digital vessels. Subsequent surgical interventions were tailored according to disease types, and these included combinations of: digital sympathectomy, balloon angioplasty, and end-to-end interposition venous or arterial grafting. We classified Raynaud's disease into six types: type I and II involve the radial or ulnar arteries. Type I (27.3%) showed complete occlusion, while type II (26.2%) involved partial occlusion. Type IIIa (27.1%) showed tortuous, narrowed or stenosed common digital and digital vessels. Type IIIb (1.4%) is a subset which involved the digital vessel of the index finger related to exposure to prolonged vibration. Type IV and V showed global involvement from the main to digital vessels. Type IV (13.7%) showed diffused tortuosity, narrowing, and stenosis. Type V (4.3%) is the most severe, with paucity of vessels and very scant flow. Nearly half (47%) of the patients had associated systemic disease. This new classification provides objective and valuable information for decision-making regarding choice of surgical procedures for the treatment of patients with Raynaud's disease that had failed conservative therapy.*

61. Winterer JT, Ghanem N, Roth M, et al. Diagnosis of the hypothenar hammer syndrome by high-resolution contrast-enhanced MR angiography. *Eur Radiol*. 2002;12:2457–2462.

62. Fitridge RA, Raptis S, Miller JH, et al. Upper extremity arterial injuries: experience at the Royal Adelaide Hospital, 1969 to 1991. *J Vasc Surg*. 1994;20:941–946.

63. Raskin KB. Acute vascular injuries of the upper extremity. *Hand Clin*. 1993;9:115–130.

64. Hess AV. Treatment of vascular injuries from penetrating and nonpenetrating trauma. *Hand Clin*. 1999;15:249–259, viii.

65. Thal ER, Snyder WH, Perry MO. Vascular injuries of the extremities. In: Rutherford RB, ed. *Vascular Surgery*. 4th ed. Philadelphia, PA: WB Saunders; 1995:713–735.

66. Maiman MH, Bookstein JJ, Bernstein EF. Digital ischemia: angiographic differentiation of embolism from primary arterial disease. *AJR Am J Roentgenol*. 1981;137:1183–1187.

67. Silverman SH, Turner WW Jr. Intraarterial drug abuse: new treatment options. *J Vasc Surg*. 1991;14:111–116.

68. Rich NM, Hobson RW 2nd, Collins GJ Jr. Traumatic arteriovenous fistulas and false aneurysms: a review of 558 lesions. *Surgery*. 1975;78:817–828.

69. Redfern AB, Zimmerman NB. Neurologic and ischemic complications of upper extremity vascular access for dialysis. *J Hand Surg Am*. 1995;20:199–204.

70. Bussell JA, Abbott JA, Lim RC. A radial steal syndrome with arteriovenous fistula for hemodialysis. Studies in seven patients. *Ann Intern Med*. 1971;75:387–394.

71. Shemesh D, Mabjeesh NJ, Abramowitz HB. Management of dialysis access-associated steal syndrome: use of intraoperative duplex ultrasound scanning for optimal flow reduction. *J Vasc Surg*. 1999;30:193–195.

72. Hammond DC, Matloub HS, Yousif NJ, et al. The corkscrew sign in hypothenar hammer syndrome. *J Hand Surg [Br]*. 1993;18:767–769.

73. McClinton MA. Tumors and aneurysms of the upper extremity. *Hand Clin*. 1993;9:151–169.

74. Shionoya S. Buerger's disease (thromboangiitis obliterans). In: Rutherford RB, ed. *Vascular Surgery*. 4th ed. Philadelphia, PA: WB Saunders; 1995:235–245.

75. Van Beek AL, Lim PK, Gear AJ, et al. Management of vasospastic disorders with botulinum toxin A. *Plast Reconstr Surg*. 2007;119:217–226.

76. Cardelli MB, Kleinsmith DM. Raynaud's phenomenon and disease. *Med Clin North Am*. 1989;73:1127–1141.

77. Czop C, Smith TL, Rauck R, et al. The pharmacologic approach to the painful hand. *Hand Clin*. 1996;12:633–642.

78. Arquilla B, Gupta R, Gernshiemer J, et al. Acute arterial spasm in an extremity caused by inadvertent intra-arterial injection successfully treated in the emergency department. *J Emerg Med*. 2000;19:139–143.

79. Neumeister MW. Botulinum toxin type A in the treatment of Raynaud's phenomenon. *J Hand Surg Am*. 2010;35:2085–2092. *Raynaud's patients were injected with 50 to 100 units of onabotulinumtoxin A to improve perfusion of the digits. An institutional review board-approved retrospective review was undertaken to analyze outcomes. Laser Doppler scans were performed before and after injection to quantitatively measure perfusion. A total of 14 men and 19 women with Raynaud's phenomenon were injected with onabotulinumtoxin. Botulinum toxin appears to improve perfusion of the hand after direct injection around the neurovascular bundles. Further investigations are warranted to identify the exact mode of action in relieving vasospasm and alleviating pain.*

80. Quinones-Baldrich WJ. Principles of thrombolytic therapy. In: Rutherford RB, ed. *Vascular Surgery*. 4th ed. Philadelphia, PA: WB Saunders; 1995:334–352.

81. Hering J, Angelkort B. Acute ischemia of the hand after intra-arterial injection of flunitrazepam. Local combined fibrinolysis therapy in three cases. *Dtsch Med Wochenschr*. 2006;131:1377–1380.

82. Cooney WP 3rd, Wilson MR, Wood MB. Intravascular fibrinolysis of small-vessel thrombosis. *J Hand Surg Am*. 1983;8:131–138.

83. Jelalian C, Mehrhof A, Cohen IK, et al. Streptokinase in the treatment of acute arterial occlusion of the hand. *J Hand Surg Am*. 1985;10:534–538.

84. Gouny P, Gaitz JP, Vayssairat M. Acute hand ischemia secondary to intraarterial buprenorphine injection: treatment with iloprost and dextran-40 – a case report. *Angiology*. 1999;50:605–606.

85. Comerota AJ, White JV, Grosh JD. Intraoperative intra-arterial thrombolytic therapy for salvage of limbs in patients with distal arterial thrombosis. *Surg Gynecol Obstet*. 1989;169:283–289.

86. Andreev A, Kavrakov T, Petkov D, et al. Severe acute hand ischemia following an accidental intraarterial drug injection, successfully treated with thrombolysis and intraarterial Iloprost infusion. Case report. *Angiology*. 1995;46:963–967.

87. Freedman RR. Physiological mechanisms of temperature biofeedback. *Biofeedback Self Regul*. 1991;16:95–115.

88. Wilgis EF. *Vascular Injuries and Diseases of the Upper Limb*. Boston, MA: Little, Brown; 1983.

89. el-Gammal TA, Blair WF. Digital periarterial sympathectomy for ischaemic digital pain and ulcers. *J Hand Surg [Br]*. 1991;16:382–385.

90. Flatt AE. Digital artery sympathectomy. *J Hand Surg Am*. 1980;5:550–556.

91. Wilgis EF. Digital sympathectomy for vascular insufficiency. *Hand Clin*. 1985;1:361–367.

92. Katz S, Kohl RD. The treatment of hand ischemia by arterial ligation and upper extremity bypass after angioaccess surgery. *J Am Coll Surg*. 1996;183:239–242.

93. Berman SS, Gentile AT, Glickman MH, et al. Distal revascularization-interval ligation for limb salvage and maintenance of dialysis access in ischemic steal syndrome. *J Vasc Surg*. 1997;26:393–402; discussion 4.

94. Wixon CL, Mills JL Sr, Berman SS. Distal revascularization-interval ligation for maintenance of dialysis access and restoration of distal perfusion in ischemic steal syndrome. *Semin Vasc Surg*. 2000;13:77–82.

95. Harris JP, Satchell PM, May J. Upper extremity sympathectomy. In: Rutherford RB, ed. *Vascular Surgery*. 4th ed. Philadelphia, PA: WB Saunders; 1995:1008–1016.

96. Pick J. *The Autonomic Nervous System*. Philadelphia, PA: JB Lippincott; 1970.

97. McCabe SJ, Kleinert JM. The nerve of Henle. *J Hand Surg Am*. 1990;15:784–788.

98. Morgan RF, Reisman NR, Wilgis EF. Anatomic localization of sympathetic nerves in the hand. *J Hand Surg Am*. 1983;8:283–288.

99. Zimmerman NB, Zimmerman SI, McClinton MA, et al. Long-term

recovery following surgical treatment for ulnar artery occlusion. *J Hand Surg Am.* 1994;19:17–21.

100. Zook EG, Kleinert HE, Van Beek AL. Treatment of the ischemic finger secondary to digital artery occlusion. *Plast Reconstr Surg.* 1978;62:229–234.

101. Jones NF. Ischemia of the hand in systemic disease. The potential role of microsurgical revascularization and digital sympathectomy. *Clin Plast Surg.* 1989;16:547–556.

102. Yee AM, Hotchkiss RN, Paget SA. Adventitial stripping: a digit saving procedure in refractory Raynaud's phenomenon. *J Rheumatol.* 1998;25:269–276.

103. Jones NF, Raynor SC, Medsger TA. Microsurgical revascularisation of the hand in scleroderma. *Br J Plast Surg.* 1987;40:264–269.

104. Koman LA, Smith BP, Pollock FE Jr, et al. The microcirculatory effects of peripheral sympathectomy. *J Hand Surg Am.* 1995;20:709–717.

105. Rhee SW, Ahn HC, Choi MSS, et al. Digital sympathectomy for treatment of Raynaud's syndrome. *Korean Soc Plast Reconstr Surg.* 2005;032:479–484.

106. Murata K, Omokawa S, Kobata Y, et al. Long-term follow-up of peripheral sympathectomy for chronic digital ischemia. *J Hand Surg Eur Vol.* 2012;37:788–793. *This study investigates long-term clinical results (>10 years) of periarterial sympathectomy in chronic ischemic digits compared with intermediate-term results (3 years). Periarterial sympathectomy via the palm and volar wrist was carried out on 11 hands of seven patients with digital ischemia but no gangrene or severe ulceration. The periarterial sympathectomy via the palm and wrist could prevent long-term aggravation of symptoms of chronic digital ischemia when combined with adequate postoperative drug therapy.*

107. Bard PH. *Macleod's Physiology in Modern Medicine.* St. Louis, MO: CV Mosby; 1941.

108. Pichora DR, Masear VR. Efficacy of direct repair to partial arterial lacerations. *J Hand Surg Am.* 1994;19(4):552–558.

109. Savvidou C, Tsai TM. Long-term results of arterial sympathectomy and artery reconstruction with vein bypass technique as a salvage procedure for severe digital ischemia. *Ann Plast Surg.* 2013;70:168–171. *The aim of this study is to present a combined treatment of arterial sympathectomy and artery reconstruction with vein bypass technique in patients with severe digital ischemia. In all, 22 patients representing 53 digits received treatment during a 15-year period. Skin color and trophic changes including ulcers, necrosis, and amputation; pain level according to the visual analog scale; and functional assessment based on the disabilities of the arm, shoulder, and hand questionnaire were recorded. Based on the results of this study, vascular reconstruction combined with sympathectomy may be indicated on an individualized basis for patients with digital ischemia. This procedure can lead to healing of skin trophic changes, diminution of pain, avoidance of amputation, and long-term improvement in life quality.*

110. Smith HE, Dirks M, Patterson RB. Hypothenar hammer syndrome: distal ulnar artery reconstruction with autologous inferior epigastric artery. *J Vasc Surg.* 2004;40:1238–1242.

111. Masden DL, Seruya M, Higgins JP. A systematic review of the outcomes of distal upper extremity bypass surgery with arterial and venous conduits. *J Hand Surg Am.* 2012;37:2362–2367. *The aim of the authors was to conduct a systematic review of literature evaluating efficacy of venous and arterial grafts for distal upper extremity bypass surgery. Manual review produced 42 studies based on inclusion criteria of reported distal upper extremity bypass surgery, complete information on graft type used, examined patency of reconstruction, and described method for determining patency. In 145 patients, 152 grafts were performed for upper extremity revascularization, including 120 grafts for revascularization of distal ulnar artery circulation, 31 for distal radial artery circulation, and one for both distal ulnar and radial artery occlusions. Overall patency rate was 87% at an average follow-up of 34 months. This review showed a high patency rate and clinical efficacy of distal upper extremity bypass surgery with a mean follow-up of almost 3 years. There may be a benefit of using arterial versus venous conduits, although further examination is needed given the small number of arterial reconstructions reported.*

112. Louis DS, Simon MA. Traumatic false aneurysms of the upper extremity. A diagnostic problem. *J Bone Joint Surg Am.* 1974;56:176–179.

113. Green DP. True and false traumatic aneurysms in the hand. *J Bone Joint Surg Am.* 1973;55:120–128.

114. Ahn HC, Choi MSS, Lee HM, et al. Balloon catheterization and digital artery sympathectomy for Raynaud's disease. In: American Society of Plastic Surgery, ed. *Plastic Surgery*. San Francisco, CA: ASPS; 2006:6–11.

115. King TA, Marks J, Berrettoni BA, et al. Arteriovenous reversal for limb salvage in unreconstructable upper extremity arterial occlusive disease. *J Vasc Surg.* 1993;17:924–932; discussion 32–33.

116. Pederson WC. Management of severe ischemia of the upper extremity. *Clin Plast Surg.* 1997;24:107–120.

117. Pederson WC. Revascularization of the chronically ischemic hand. *Hand Clin.* 1999;15:629–642.

118. Tomaino MM. Digital arterial occlusion in scleroderma: is there a role for digital arterial reconstruction? *J Hand Surg [Br]*. 2000;25:611–613.

119. De Monaco D, Fritsche E, Rigoni G, et al. Hypothenar hammer syndrome. Retrospective study of nine cases. *J Hand Surg [Br]*. 1999;24:731–734.

120. Ferris BL, Taylor LM Jr, Oyama K, et al. Hypothenar hammer syndrome: proposed etiology. *J Vasc Surg.* 2000;31:104–113.

121. Koman LA, Urbaniak JR. Ulnar artery thrombosis. *Hand Clin.* 1985;1:311–325.

122. Mehlhoff TL, Wood MB. Ulnar artery thrombosis and the role of interposition vein grafting: patency with microsurgical technique. *J Hand Surg Am.* 1991;16:274–278.

123. Hartzell TL, Makhni EC, Sampson C. Long-term results of periarterial sympathectomy. *J Hand Surg Am.* 2009;34:1454–1460.

第23章

上肢神经性疼痛

Catherine Curtin

概要

- 疼痛在护理上肢疾病患者的过程中是一个常见的问题，程度包括轻度肌肉骨骼疼痛到复杂区域疼痛综合征。
- 神经性疼痛通常是术后持续性疼痛的原因。
- 国际疼痛研究协会（International Association for the Study of Pain, IASP）将神经性疼痛定义为躯体感觉神经系统损伤或疾病引起的疼痛。

简介

疼痛在护理上肢疾病患者的过程中是一个常见的问题，程度包括轻度肌肉骨骼疼痛到复杂区域疼痛综合征[1]。有一种"健康痛"可以在组织愈合时保护受伤的肢体。其次是手术或创伤后的持续疼痛，这种疼痛在组织愈合后很长时间内持续存在。这种持续性疼痛是一种病理过程，最常见的是神经性疼痛。创伤后和手术后神经性疼痛将是本章的重点[2]。

国际疼痛研究协会（IASP）将神经性疼痛定义为"躯体感觉神经系统损伤或疾病引起的疼痛"[3]。神经性疼痛在临床中很常见，如神经压迫和神经损伤。也许最令人沮丧的就是技术完美的手术之后发生神经性疼痛。每个外科医生都希望获得更好的结果，神经性疼痛的早期识别和治疗将改善这些具有挑战性的病例的预后。

疼痛和手术总是交织在一起的。从麻醉出现之前，外科医生就努力提高手术速度以减轻患者的痛苦。Mitchell在一本书中描述了神经性疼痛，解释了他在内战期间治疗神经损伤的经历[4]。在整篇论文中，他注意到与这些神经损伤相关的剧烈疼痛，并使用术语"灼性神经痛"来解释这种"烧灼痛"。外科医生一直在努力改善神经疼痛的治疗方法。我们改进了技术、药物，并增加了其他治疗方法。自

Mitchell时代以来，学界对神经性疼痛及其机制的了解已经大大扩展，但时至今日，神经性疼痛仍然是一个具有挑战性的问题。本章将为读者提供神经性疼痛常见症状的诊断和治疗信息。

术语

在深入本主题之前，首先要了解疼痛领域使用的术语的一些基本定义。以下是常见疼痛词汇的IASP定义。

1. 触诱发痛：通常不会引起疼痛的刺激所导致的疼痛。示例："风吹到我的手臂上时很痛。"

2. 触物感痛：一种令人不快的异常感觉。示例："当我的衬衫碰到我的手臂时，我的手臂感觉好像被砂纸搓得生疼。"

3. 痛觉过敏：通常会引起疼痛的刺激将引起痛感增加。示例："即使是一个小撞击，也感觉像一把大锤砸在我身上。"

另一个需要澄清的术语是复杂区域疼痛综合征（complex regional pain syndrome, CRPS）。CRPS代表具有神经性疼痛以及影响受伤区域皮肤和组织的其他症状的患者的严重类型。CRPS这一术语经常使用不当，导致CRPS诊断过程中常存在困惑。这种困惑可能是由以下两个因素导致。首先，CRPS的术语随着对病理生理学的理解而改变。Mitchell在描述患有神经损伤、烧灼痛、皮肤光滑、头发和指甲变化的患者时，首先将其命名为"灼性神经痛"。1946年，这一过程被更名为反射性交感神经营养不良[5]。但由于似乎并非所有的病例都是由交感神经介导的，1995年，一组疼痛研究人员再次将其分类改为复杂区域性疼痛综合征[6]。CRPS分为两组：1型（无已知神经损伤）和2型（有已知神经损伤）。CRPS的这一细分是否有用仍存在争议，因为一些人认为所有CRPS都是由某种类型的神经损伤介导的，无论这种神经损伤是否可以被识别。

CRPS 的第二个问题是没有用以确诊的检查；CRPS 是一种基于病史和体格检查的诊断。所有 CRPS 患者的疼痛与创伤必定不成比例。患者还必须有一系列其他发汗症状才能确定 CRPS 的诊断。什么样的症状可以诊断为 CRPS 在疼痛学领域一直存在争议，进一步加剧了困惑[8]。表 23.1[9]列出了根据布达佩斯疼痛研究人员共识会议诊断 CRPS 所需的体征列表。图 23.1 显示了具有典型 CRPS 体征的两只手。关于 CPRS 有一点很明确：这种综合征对患者的生活质量有很大的负面影响[10]。

表 23.1　复杂区域疼痛综合征（CRPS）的诊断标准

必须报告以下 3 类中的至少一种症状	在评估时，必须在以下两个类别中至少表现一个体征*：
1．感觉：痛觉过敏和/或触诱发痛	1．感觉：有痛觉过敏（针刺）和/或触诱发痛（轻度触摸和/或深部躯体压力和/或关节运动）的证据
2．血管舒缩：双手温度不对称和/或肤色变化和/或皮肤不对称	2．血管舒缩：有双手温度不对称和/或皮肤疼痛的证据
3．出汗/水肿：水肿和/或出汗变化和/或发汗不对称	3．出汗/水肿：有水肿和/或出汗变化和/或发汗不对称的证据
4．运动/营养：运动范围减少和/或运动功能障碍（虚弱、震颤、肌张力障碍）和/或营养变化（头发、指甲、皮肤）	4．运动/营养：有运动范围减少和/或运动功能障碍（虚弱、震颤、肌张力障碍）和/或营养变化（头发、指甲、皮肤）的证据

* 只有在诊断时观察到症状时，才会对其进行计数。

（Reproduced with permission from Harden RN, Oaklander AL, Burton AW, et al. Complex regional pain syndrome: practical diagnostic and treatment guidelines. *Pain Med.* 2013；14：180-229.）

流行病学

以下几个解剖学因素可导致四肢易发生神经性疼痛。在因手足外伤而接受手术的患者中，高达 79% 的患者会出现肢体损伤后的慢性疼痛[11,12]。首先，上肢受到丰富的神经支配，更多的神经创伤后受伤的风险较高。第二，上肢的神经在多个关节之间进行长距离的运动，运动弧较宽，所以神经需要滑动。因此，创伤和瘢痕会束缚神经，导致神经反复受到牵引。最后，在神经行进的过程中有几个紧密的区域，因此受伤的肿胀的神经有二次卡压的风险。所有这些上肢的解剖特征意味着损伤易导致神经疼痛[13]。

手术创伤可能是慢性疼痛的诱因。文献指出，20%～50% 的外科患者会出现持续性疼痛[14]。腕管持续疼痛的发生率为 20%。扳机指松解和桡骨远端骨折术后最常见的并发症是疼痛[15,16]。学界通常认为手术后慢性疼痛的机制是手术时神经受到损伤所导致的持续性疼痛[2]。每一个手术切口都会切断皮肤神经，对于一部分患者而言，这种损伤会导致慢性疼痛。问题在于：为什么许多患者在手术后会出现切口周围麻木，但有一部分患者会出现神经性疼痛？本章后续部分将讨论与术后持续疼痛相关的风险因素。

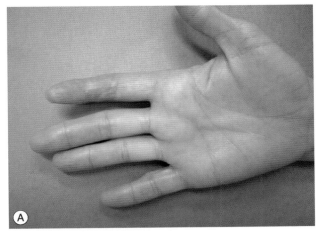

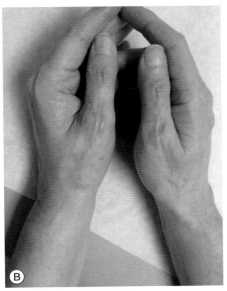

图 23.1　（A）复杂区域疼痛综合征（CRPS）患者的手：注意皮肤的光泽和水肿。（B）CRPS 的手：注意细微的颜色变化

虽然术后神经性疼痛并不罕见，但幸运的是术后 CRPS 的发生率很低。术后 CRPS 是一种毁灭性的并发症，可阻止功能恢复，并经常导致长期残疾。少数上肢手术发生 CRPS 的风险较高。桡骨远端骨折术后的 CRPS 发生在 1%～30% 的患者中[17-19]。17～19 岁的患者在手掌筋膜切除术后也发生了 CRPS，据报道其发生率高达 17%[20]。创伤看似最小的患者偶尔也会出现 CRPS。

早期识别和治疗 CRPS 患者至关重要，因为坊间证据表明，早期干预可以改善预后。

风险因素

学界目前已在评估神经性疼痛发展的相关风险因素方面投入大量精力，目的是在术前确定哪些患者有风险。显然疼痛是一个复杂的多因素过程，但一些患者症状特点与术后疼痛进展反复相关。2017 年,尚没有明确的术后疼痛风险评估。下文列出了一些数据表明与术后疼痛相关的因素。

性别

现有的证据清楚表明:女性和男性有不同的疼痛体验。女性患慢性疼痛和 CRPS 的风险更大[21]。一项全面的流行病学研究发现两个性别 CRPS 的发病率为 4∶1[22]。Jellea 前瞻性地观察了石膏支具治疗的桡骨远端骨折的患者,发现 32% 的患者发生 CRPS,女性患上 CRPS 的几率是男性的 5.77 倍[17]。Sennwald 发现,有 40% 的女性在行掌腱膜挛缩症的松解术后,出现了 CRPS[20]。总体而言,数据表明女性患病理性疼痛的风险更高,外科医生应该意识到这种较高的风险[23,24]。

术前疼痛较重

多项研究发现,术前疼痛评分更高的患者更容易发生严重的急性术后疼痛,并使这些患者面临慢性疼痛的风险[21,25,26]。

心理因素

许多研究试图将预先存在的心理状况与神经性疼痛的发展联系起来,这些研究往往具有明显的局限性,结果好坏参半。总体理论是,心理压力增加的患者循环中儿茶酚胺的浓度更高,这使他们对疼痛更敏感。与创伤/手术后疼痛发展相关的两个常见心理因素是抑郁和疼痛灾难化。

抑郁

抑郁长期以来被认为与疼痛有关,研究表明抑郁与术后疼痛之间存在相关性[27,28]。然而对于大多数文献而言,很难评估这种关系的方向性——是抑郁导致疼痛还是疼痛导致抑郁?这个问题的相关文献莫衷一是,但汇总现有数据发现,有足够的证据支持抑郁症慢性术后疼痛的危险因素[29]。临床上有一些简短的抑郁症评估表。例如患者健康问卷(Patient Health Questionnaire, PHQ-9)只有九个问题[30]。

疼痛灾难化

越来越多的证据表明,疼痛灾难化(pain catastrophizing, PC)可能是与术后持续疼痛相关的最重要的心理因素之一。PC 是一种认知方式,患者在这种认知方式的影响下,"在实际或感知到的疼痛刺激过程中,会有一系列夸大和反复思考的负面认知和情绪"[31]。这些患者常有无助感,并说"这是世界上最糟糕的疼痛"。"疼痛灾难量表"有 13 个问题,用于掌握 PC 的特征[32]。学界目前已发现 PC 与桡骨远端骨折后较差的预后相关[33]。Meta 分析显示,PC 是膝关节置换术后持续疼痛的最强预测因子之一[34]。PC 可以通过认知 - 行为疗法来治疗,而且学界对这种心理特征越来越感兴趣,将其作为术前"预适应"的潜在对象。

制动

制动通常用以保护正在愈合的组织。然而制动并不是一种良性干预,越来越多的证据表明制动会导致神经性疼痛[35]。直觉上认为,一些制动将阻止神经在发炎的组织床上滑动,并不理想。在一项对健康志愿者进行为期一个月的研究中发现,受试者出现了一些与 CRPS 相关的变化[36]。另一项研究还发现,术后制动的患者炎症因子以及营养因子将增加,与 CRPS 相似[37]。

诊断

由于患者对神经性疼痛的感知通常不在表皮,因此定位疼痛发生点对于检查者来说是一个挑战。当患者诉"整个手臂都疼"时,很难针对性地进行干预。下文将介绍诊断神经性疼痛和定位疼痛发生位置的策略。

病史

病史中有以下几个线索可提示神经性疼痛的存在。首先是疼痛性质,神经性疼痛通常被描述为烧灼痛或剧烈痛。然而,神经性疼痛也可以被描述为钝痛或酸痛[38-40]。因此,疼痛性质可协助诊断,但不应根据疼痛性质排除神经性疼痛。疼痛严重程度也可以提供线索。没有明确原因的剧烈疼痛可能导致躯体感觉神经系统受到刺激。如果疼痛与损伤不成比例,则怀疑神经性疼痛的存在。疼痛持续时间超过组织愈合时间则指向病理性疼痛过程,通常是神经性疼痛[2]。

体格检查

体格检查有助于区分神经性疼痛和肌肉骨骼疼痛,还可以帮助导致疼痛的神经刺激区域的定位。首先,检查应该从视诊开始。如果患者在检查开始前感到不舒服、恐惧和痛苦,这可能表明疼痛已成为一种病理过程(图 23.2)。接下来,检查者应评估与 CRPS 相关的体征,如水肿、皮肤光泽和温度变化(见表 23.1)。在不符合 CPRS 诊断标准的神经性疼痛患者中也可以发现这些相同的体检结果。这些营养体征的存在可确定神经性疼痛的存在。

视诊结束后,检查者应开始轻柔地触诊。触诱发痛或轻到重度的疼痛提示神经性疼痛。如果轻微触摸皮肤导致患者疼痛或不适,则疼痛不是由深处的肌肉骨骼问题引起的。

术后,患者可能会因"瘢痕神经瘤"而持续疼痛。这些患者的瘢痕部位有轻压痛或深压痛。瘢痕通常会在压痛最重的区域被牵拉或凹陷(图 23.3)。

然后检查者应进行标准的全身上肢检查以寻找疼痛潜在的其他原因。有几种特定的试验将有助于识别有症状的神经卡压区域。

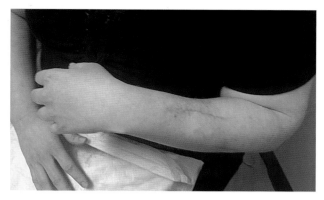

图 23.2　患有复杂区域疼痛综合征（CRPS）的女性：注意她手臂的姿势

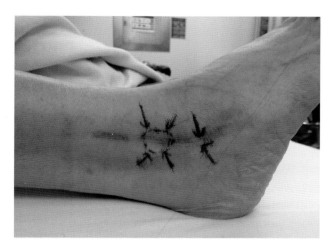

图 23.3　瘢痕神经瘤患者：注意受牵拉的区域是压痛最大的部位

临床诊断学

体格检查中的特殊试验

动诊　如果患者能够忍受，系统的动诊可以提供有用的诊断信息。神经卡压会导致肌力的细微变化。Hagert 提出了对评估神经卡压很有价值的策略[41]：该检查同时评估双侧肌肉力量，通过同时测试双侧肌肉群，检查者可以发现两侧之间的细微差异，体现了神经病变的区域。

冷热觉　神经损伤或卡压患者对温度的感知通常会发生变化，这些变化可以定位受损的神经。临床上，一种快速而经济的评估冷热觉的方法是将一块冰放在检查手套的手指中，并测试患者在不同神经支配区域的冷感觉。

Tinel 试验　Tinel 试验长期以来被用于评估神经是否受损。它简单快捷，有助于定位神经卡压区域。然而，该测试的敏感性／特异性较低，检查者之间的差异较大[42,43]。因此，Tinel 试验阳性可辅助诊断，但应作为系统性体格检查的一小部分。

搔刮塌陷试验　这是一项较新的检查，是对体格检查的有益补充[44,45]。患者坐在椅子上，双臂放在身体两侧，肘部与身体呈 90° 弯曲。当检查者向前臂内侧推动时，要求患者抵抗（做肩部外旋的动作）。检查者在疑似神经卡压的区域轻轻抓挠皮肤。然后，检查者立即重复做肩部外旋。如果患者的外旋较弱，即"塌陷"，提示搔刮塌陷测试阳性。该测试尤其适用于不太常见的近端神经阻滞，如桡管综合征、旋前肌综合征和胸廓出口综合征。划痕塌陷试验是帮助定位神经病理区域的又一工具。

诊断性试验

神经诊断性试验　神经诊断性试验是评估周围神经病理的关键。这些试验可以评估神经病变，确定神经压迫位置，并排除更近端的脊柱病变。创伤会导致肿胀，从而引起神经压迫如腕管综合征。神经压迫的治疗是治疗疼痛的关键环节。然而，了解这些试验的局限性很重要，如有些患者出现症状性神经卡压，但神经诊断检查正常[46]，对于近端神经卡压尤其如此，如桡管综合征或胸廓出口综合征。牢记阴性结果并不排除卡压。该试验同样提供有价值的诊疗信息。

超声　超声在评估神经病理方面的使用越来越多[47,48]。超声无痛、可动态观察，并且不会使患者暴露于辐射中。超声波可以识别肿胀和神经结构的变化。随着神经变小，超声波的效用降低。目前超声在诊断上肢神经损伤／神经卡压中的作用仍待发展。

磁共振成像（magnetic resonance imaging, MRI）　MRI 技术不断改进，神经成像更加详细。然而，和超声相同，随着神经体积减小，检查的效用会降低。MRI 神经电图是一种专门为神经成像而设计的技术，它还可以提供有关周围组织的信息（神经节的存在等）[49]。MRI 神经图评估 T2 加权图像，寻找并识别神经损伤或压迫区域的增强信号[50,51]。MRI 神经图目前可用于观察较大的神经损伤，如胸廓出口和肘管（图 23.4）。

正电子发射断层扫描（positron emission tomography, PET）/MRI 等混合成像技术是新创新。在这项技术中，对患者的受累区域进行 PET 扫描和 MRI，MRI 的解剖图像和 PET 的生物标记图像重叠，提供了病理过程的更多细节[52]（图 23.5）。

诊断性阻滞　使用局部麻醉剂进行的诊断性阻滞是识别疼痛产生区域的最重要工具。如果患者在阻滞后疼痛明显缓解，则疼痛发生点位于阻滞神经的远端。诊断性阻滞也可在阻断一条神经后暴露第二个疼痛部位。这些神经阻滞可由外科医生与疼痛医学专家合作完成。下文描述了确保诊断性阻滞提供最有用信息所需的几个步骤。

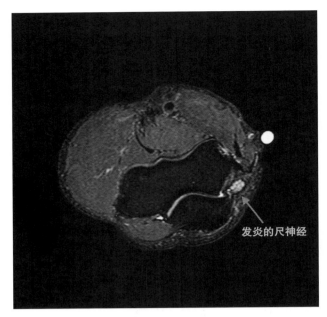

发炎的尺神经

图 23.4 尺神经的磁共振成像

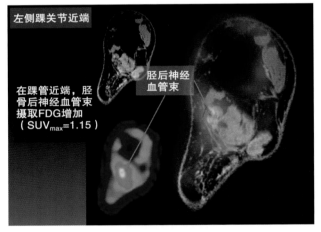

左侧踝关节近端

在踝管近端，胫骨后神经血管束摄取FDG增加（$SUV_{max}=1.15$）

胫后神经血管束

图 23.5 正电子发射断层扫描（PET）磁共振成像（MRI）显示了 MRI 解剖结构上明亮 PET 信号的融合。（*Courtesy of Sandip Biswal.*）

临床提示

诊断性阻滞

操作人员教育 如果另一位术者正在进行阻滞操作，这一点至关重要。操作者需要了解哪些结果对外科医生有用。

1. 一次只能阻断一条神经。麻醉整个手臂的"区域阻滞"或臂丛阻滞不能提供足够的信息以说明哪种神经产生疼痛信号。如果涉及多条神经，则以小时或天为间隔的连续阻滞将允许评估每条神经产生的疼痛程度。

2. 需明确记录阻滞位置。外科医生需要知道神经阻滞的位置。例如，手腕和肘部上方的尺神经阻滞所检测的潜在疼痛发生点不同。

患者教育 患者需要了解阻滞的主要目的是诊断疼痛发生部位，而不是治疗。这意味着注射后不会出现长时间的疼痛缓解。如果患者不知道关键时间是阻滞后的第一个小时，患者可能会报告"阻滞不起作用"，因为麻醉剂消退后疼痛复发。在阻滞期间，患者本人还必须评估麻木的分布，提供阻滞质量的控制，确保感兴趣的神经被阻断，其相应的感觉分布出现麻木。

诊断性阻滞要点

- 让患者记录阻滞后第一小时内疼痛缓解的百分比。
- 让患者在阻滞后的第一小时内尝试通常会疼痛的活动，并记录疼痛缓解的百分比。

围手术期治疗

关于在手术期间使用药物以防止向慢性疼痛过程过渡这一问题，学界已经有了广泛的研究。

术前

术前给予加巴喷丁类药物（加巴喷丁和普瑞巴林）可减轻术后急性和慢性疼痛。许多研究评估了术前加巴喷丁类药物给药对术后疼痛的影响，发现这些药物可使阿片类药物的消耗量和术后急性疼痛评分降低 50%[53-56]。研究表明，术前较高剂量更有效（加巴喷丁 900mg，普瑞巴林 300mg）[57]。

术中

1. 通过使用局部或区域麻醉技术预先进行神经阻滞可以减少术后慢性疼痛患者的数量[58-61]。在切开之前阻断神经可以防止疼痛信号对脊髓的冲击，理论上可以减少伤害性反应的出现。

2. 氯胺酮是一种非竞争性 N- 甲基 -D- 天冬氨酸（N-methyl-D-aspartate，NMDA）谷氨酸受体拮抗剂，被长期用作全身麻醉剂。几项研究和一项系统综述发现，氯胺酮是治疗手术疼痛尤其是疼痛明显的手术的有效辅助药物[62]。此外，慢性阿片类药物使用者是一个对于疼痛治疗具有挑战性的患者群体，有证据表明氯胺酮可以减轻其术后疼痛[63-64]。

术后

如果担心患者存在术后疼痛风险，应实施多模式疼痛管理。多模式治疗的理论是使用具有不同作用机制的几种不同药物。

创伤后治疗

尽管采取了最好的预防措施，但仍有患者出现或出现神经性疼痛，临床重点转向治疗。这需要多学科方法，包括治疗、疼痛专家和心理支持。外科医生不能兼顾所有方面，但应该能够指导患者获得适当的资源。

心理治疗

患者通常伴随着心理疾病，包括焦虑、抑郁、创伤后应激障碍或疼痛灾难化。心理层面的护理应包括在这些患者的治疗计划中。因此一些用于治疗心理问题的药物（三环类抗抑郁药和选择性5-羟色胺和去甲肾上腺素再摄取抑制剂）也可以治疗神经性疼痛。因此与患者的心理咨询师沟通可以潜在地优化药物，并实行更协调的治疗计划。

此外，一些心理干预可以协助治疗慢性疼痛患者，包括基于正念的减压、认知行为疗法、冥想、疼痛教育和放松疗法。这些方法通常需要单独或在课堂上进行多次治疗。

药物治疗

药物是大多数疼痛治疗的标准部分，有几种药物对神经性疼痛有效。这些抗神经性疼痛药物的给药不同于阿片类药物，需要医生和患者更多的耐心。与阿片类药物相比，抗神经病药物需要更多的时间来产生镇痛效果。此外，抗神经病药物通常需要以很低且可能无效的剂量开始，因为较高的有效剂量可能会产生难以忍受的副作用（镇静、头晕），但缓慢的滴定可以显著地减少这些副作用。这种耐心的需要必须在一开始就解释清楚，否则患者会放弃可能缓解疼痛的药物。

加巴喷丁类药物（加巴喷丁和普瑞巴林）在治疗神经性疼痛方面非常有用。这些药物似乎可以调节脊髓背角突触前疼痛神经元上存在的电压门控钙通道[65]。在其他神经性疼痛状况的研究中（如糖尿病神经病变和疱疹后神经痛），加巴喷丁需要治疗的人数从4到6.5不等[66]。这些药物的主要问题是认知方面的副作用；然而，这些副作用可以通过缓慢滴定来改善。

三环类抗抑郁药（去甲替林、地西普胺）在很多试验中被发现可以有效治疗神经性疼痛[67]。研究者认为，三环类抗抑郁药是通过抑制去甲肾上腺素和血清素摄取，以及NMDA受体拮抗和钠通道抑制的中枢机制起作用的。它们有效剂量较加巴喷丁类药物少。然而，由于这些药物的潜在严重不良影响（包括心脏问题），特别是在较高剂量下需要仔细监测这些药物。外科医生可能不愿意监测这些药物的滴定，可以考虑从低剂量开始，并转给疼痛医生进行滴定。此外，如果患者患有抑郁症，可以与其心理咨询师讨论患者是否可以改用三环类抗抑郁药。

5羟色胺-去甲肾上腺素再摄取抑制剂如度洛西汀已被发现对神经性疼痛有效，并没有抗胆碱能或心脏副作用[67]。

物理治疗

长期以来，物理治疗一直是神经性疼痛治疗的中心支柱。标准疗法对神经性疼痛患者有用，尤其是在急性损伤期间。这些治疗侧重于减轻水肿、促进神经滑动和改善运动范围。此外，还有针对促进神经性疼痛的病理途径的额外干预措施。神经性疼痛会导致躯体感觉系统的各个级别发生变化，神经性疼痛特定的物理治疗不仅试图调节外周疼痛发生器，还试图调节大脑和脊髓的中枢部分。治疗方法侧重于左/右识别、分级运动图像练习和镜子治疗[68-70]。神经物理治疗需要一种独特的方法，注意不要过度刺激、干预时间过短和重复干预。

疼痛的手术治疗

外科医生通常会犹豫要不要对疼痛进行手术，而既往建议都是避免手术，因为手术可能会"加重"疼痛。然而，随着时间的推移，如果受伤或受压的神经导致疼痛，手术干预可能是康复计划的关键部分。

神经性疼痛手术的关键是积极采用前文讨论的所有治疗方案。这些患者应在考虑手术前进行围手术期、术中和术后治疗。对于伴有焦虑或抑郁的患者，应提供心理支持。必须提供治疗以帮助患者完成术后康复。采用深思熟虑的多模式策略，疼痛恶化的风险可以显著降低，从而使手术的风险-收益比对患者有利[71-73]。

神经瘤

疼痛性神经瘤可以通过手术矫正得到改善。如有可能，神经瘤的最佳治疗方法是切除神经瘤，然后用神经移植重建[74]。另一种治疗疼痛性神经瘤的方法是将受伤神经端侧吻合到健康神经，这对指神经瘤特别有用。这两种技术都恢复了受损轴突与末端器官重新连接的路径。

然而，单纯的感觉神经瘤通常位于远端，不建议重建神经。对于这些病例，神经瘤的手术矫正更多的是重建损伤，然后尝试改变损伤后的过程，以产生非疼痛性神经瘤，治疗目标是将新的受损神经残端置于新的低刺激环境中。微环境会影响神经瘤的发育，术者可以优化神经瘤的放置[75]。

神经瘤切除术的文献有限且观点不一致。一项对34名患者的前瞻性研究发现，手术治疗的上肢神经瘤导致平均视觉模拟量表评分从6.8降至4.9（$P<0.01$）[72]。

神经卡压

神经松解是外科常用的技术。腕管综合征和肘管综合征是目前已知的神经性疼痛的病因，很容易被识别。处理上肢神经性疼痛时，应考虑并治疗其他神经压迫部位。若保守治疗失败，桡管综合征、旋前肌综合征、四边孔综合征和胸廓出口综合征都可以通过手术解决[76]。

神经刺激

对于其他治疗失败的患者，神经刺激可以缓解疼痛。

通常人们认为神经刺激通过"门理论"阻断疼痛信号而起作用。门理论认为，用非输入信号刺激神经可以关闭"门"，防止其他疼痛信号被处理[77]。该领域的大部分信息与脊髓刺激器有关，可减少50%的疼痛[78]。神经刺激是一个新兴领域，正在被新技术所改变，但目前受到导线故障、导线迁移和放置大型电源的位置等方面的限制。随着技术进步使电源小型化并消除了导线，神经刺激器在神经性疼痛患者中的应用将会增加。

未来展望

考虑到患者、社会和医疗系统的巨大成本，改善神经性疼痛是新兴的研究领域，包括免疫系统在神经性疼痛中的作用。新的证据表明，一些疼痛可能通过自身免疫机制介导[79-80]。这一联系可能通过免疫调节剂开辟新的治疗途径。

在医疗系统层面，疼痛已变得越来越重要。医学研究所最近发布了一份报告《缓解美国疼痛：转变预防、护理、教育和研究的蓝图》[81]。该报告强调了疼痛的影响，并提出了具体的时间表和目标，这将努力继续推动学界改善疼痛护理。

参考文献

1. Li Z, Smith BP, Tuohy C, et al. Complex regional pain syndrome after hand surgery. *Hand Clin.* 2010;26:281–289.

2. Shipton E. Post-surgical neuropathic pain. *ANZ J Surg.* 2008;78:548–555.

3. IASP website. http://www.iasppain.org/Education/Content.aspx?ItemNumber=1698#Centralneropathicpain.

4. Mitchell SW, Morehouse GR, Keen W. *Gunshot Wounds and Other Injuries of Nerves.* Philadelphia, PA: J.B. Lippincott; 1864:100–106.

5. Evans J. Reflex sympathetic dystrophy. *Surg Clin North Am.* 1946;26:780–790.

6. Stanton-Hicks M, Jänig W, Hassenbusch S, et al. Reflex sympathetic dystrophy: changing concepts and taxonomy. *Pain.* 1995;63:127–133.

7. Oaklander AL, Rissmiller JG, Gelman LB, et al. Evidence of focal small-fiber axonal degeneration in complex regional pain syndrome-I (reflex sympathetic dystrophy). *Pain.* 2006;120:235–243.

8. Harden RN, Bruehl S, Stanton-Hicks M, et al. Proposed new diagnostic criteria for complex regional pain syndrome. *Pain Med.* 2007;6:326–331.

9. Harden RN, Oaklander AL, Burton AW, et al. Complex regional pain syndrome: practical diagnostic and treatment guidelines. *Pain Med.* 2013;14:180–229. *This is a systematic review by experts in the field. It provides information on the diagnosis of CRPS. The article then reviews the evidence for potential treatment modalities including physical, pharmacological, and psychological interventions.*

10. Galer BS, Henderson J, Perander J, et al. Course of symptoms and quality of life measurement in complex regional pain syndrome: a pilot survey. *J Pain Symptom Manage.* 2000;20:286–292.

11. Ferreira RC, Sakata MA, Costa MT, et al. Long-term results of salvage surgery in severely injured feet. *Foot Ankle Int.* 2010;31:113–123.

12. Richards T, Garvert DW, McDade E, et al. Chronic psychological and functional sequelae after emergent hand surgery. *J Hand Surg Am.* 2011;36:1663–1668.

13. Bruxelle J, Travers V, Thiebaut JB. Occurrence and treatment of pain after brachial plexus injury. *Clin Orthop Relat Res.* 1988;237:87–95.

14. Kehlet H, Jensen TS, Woolf CJ. Persistent postsurgical pain: risk factors and prevention. *Lancet.* 2006;367:1618–1625.

15. Belze O, Remerand F, Laulan J, et al. Chronic pain after carpal tunnel surgery: epidemiology and associated factors. *Ann Fr Anesth Reanim.* 2012;31:e269–e274.

16. Boya H, Ozcan O, Oztekin HH. Long-term complications of open carpal tunnel release. *Muscle Nerve.* 2008;38:1443–1446.

17. Jellad A, Salah S, Ben Salah Frih Z. Complex regional pain syndrome type I: incidence and risk factors in patients with fracture of the distal radius. *Arch Phys Med Rehabil.* 2014;95:487–492.

18. Dijkstra PU, Groothoff JW, ten Duis HJ, et al. Incidence of complex regional pain syndrome type I after fractures of the distal radius. *Eur J Pain.* 2003;7:457–462.

19. Roh YH, Lee BK, Noh JH, et al. Factors associated with complex regional pain syndrome type I in patients with surgically treated distal radius fracture. *Arch Orthop Trauma Surg.* 2014;134:1775–1781.

20. Sennwald GR. Fasciectomy for treatment of Dupuytren's disease and early complications. *J Hand Surg Am.* 1990;15:755–761.

21. Kalkman CJ, Visser K, Moen J, et al. Preoperative prediction of severe postoperative pain. *Pain.* 2003;105:415–423.

22. Sandroni P, Benrud-Larson LM, McClelland RL, et al. Complex regional pain syndrome type I: incidence and prevalence in Olmsted county, a population-based study. *Pain.* 2003;103:199–207.

23. Fillingim RB, King CD, Ribeiro-Dasilva MC, et al. Sex, gender, and pain: a review of recent clinical and experimental findings. *J Pain.* 2009;10:447–485.

24. Ruau D, Liu LY, Clark JD, et al. Sex differences in reported pain across 11,000 patients captured in electronic medical records. *J Pain.* 2012;13:228–234.

25. Katz J, Jackson M, Kavanagh BP, et al. Acute pain after thoracic surgery predicts long-term post-thoracotomy pain. *Clin J Pain.* 1996;12:50–55.

26. Mehta SP, MacDermid JC, Richardson J, et al. Baseline pain intensity is a predictor of chronic pain in individuals with distal radius fracture. *J Orthop Sports Phys Ther.* 2015;45:119–127.

27. Brander VA, Stulberg SD, Adams AD, et al. Predicting total knee replacement pain: a prospective, observational study. *Clin Orthop Relat Res.* 2003;416:27–36.

28. Vranceanu AM, Jupiter JB, Mudgal CS, et al. Predictors of pain intensity and disability after minor hand surgery. *J Hand Surg Am.* 2010;35:956–960.

29. Hinrichs-Rocker A, Schulz K, Järvinen I, et al. Psychosocial predictors and correlates for chronic post-surgical pain (CPSP) – a systematic review. *Eur J Pain.* 2009;13:719–730.

30. Kroenke K, Spitzer RL, Williams JB. The PHQ-9: validity of a brief depression severity measure. *J Gen Intern Med.* 2001;16:606–613.

31. Leung L. Pain catastrophizing: an updated review. *Indian J Psychol Med.* 2012;34:204–217.

32. Sullivan MJL, Bishop SR, Pivik J. The Pain Catastrophizing Scale: development and validation. *Psychol Assess.* 1995;7:524–532.

33. Teunis T, Bot AG, Thornton ER, et al. Catastrophic thinking is associated with finger stiffness after distal radius fracture surgery. *J Orthop Trauma.* 2015;29:e414–e420.

34. Lewis GN, Rice DA, McNair PJ, et al. Predictors of persistent pain after total knee arthroplasty: a systematic review and meta-analysis. *Br J Anaesth.* 2015;114:551–561.

35. Allen G, Galer BS, Schwartz L. Epidemiology of complex regional pain syndrome: a retrospective chart review of 134 patients. *Pain.* 1999;80:539–544.

36. Terkelsen AJ, Bach FW, Jensen TS. Experimental forearm immobilization in humans induces cold and mechanical hyperalgesia. *Anesthesiology.* 2008;109:297–307. *This study took 27 healthy controls and placed them in a forearm cast for 4 weeks. After cast removal the subjects had transient symptoms similar to CRPS including changes in skin temperature, mechanosensitivity, and thermosensitivity.*

37. Pepper A, Li W, Kingery WS, et al. Changes resembling complex regional pain syndrome following surgery and immobilization. *J Pain.* 2013;14:516–524.

38. Cepeda MS, Wilcox M, Levitan B. Pain qualities and satisfaction with therapy: a survey of subjects with neuropathic pain. *Pain Med.* 2013;14:1745–1756.

39. Celik EC, Erhan B, Lakse E. The clinical characteristics of neuropathic pain in patients with spinal cord injury. *Spinal Cord.* 2012;50:585–589.

40. Mackey S, Carroll I, Emir B, et al. Sensory pain qualities in neuropathic pain. *J Pain.* 2012;13:58–63.

41. Hagert CG, Hagert E, Slutsky DJ. Manual muscle testing: a clinical examination technique for diagnosing focal neuropathies in the upper extremity. In: *Upper Extremity Nerve Repair: Tips and Techniques. A Master Skills Publication.* Rosemont, IL: American Society for Surgery of the Hand; 2008:451–466. *This text provides a detailed description of the manual muscle testing to assess for nerve injury. There is detailed information on the physical exam and anatomy. It reviews the diagnosis of less common nerve entrapments such as pronator and radial tunnel syndrome.*

42. Heller L, Ring H, Costeff H, et al. Evaluation of Tinel's and Phalen's

signs in diagnosis of the carpal tunnel syndrome. *Eur Neurol.* 1986;25:40–42.

43. Lifchez SD, Means KR, Dunn RE, et al. Intra- and inter-examiner variability in performing Tinel's test. *J Hand Surg Am.* 2010;35:212–216.

44. Cheng CJ, Mackinnon-Patterson B, Beck JL, et al. Scratch collapse test for evaluation of carpal and cubital tunnel syndrome. *J Hand Surg Am.* 2008;33:1518–1524.

45. Blok RD, Becker SJ, Ring DC. Diagnosis of carpal tunnel syndrome: interobserver reliability of the blinded scratch-collapse test. *J Hand Microsurg.* 2014;6:5–7.

46. Witt JC, Hentz JG, Stevens JC. Carpal tunnel syndrome with normal nerve conduction studies. *Muscle Nerve.* 2004;29:515–522.

47. Buchberger W, Schön G, Strasser K, et al. High-resolution ultrasonography of the carpal tunnel. *J Ultrasound Med.* 1991;10:531–537.

48. Abrishamchi F, Zaki B, Basiri K, et al. A comparison of the ultrasonographic median nerve cross-sectional area at the wrist and the wrist-to-forearm ratio in carpal tunnel syndrome. *J Res Med Sci.* 2014;19:1113–1117.

49. Kollmer J, Bendszus M, Pham M. MR neurography: diagnostic imaging in the PNS. *Clin Neuroradiol.* 2015;25(suppl 2):283–289.

50. Bendszus M, Wessig C, Solymosi L, et al. MRI of peripheral nerve degeneration and regeneration: correlation with electrophysiology and histology. *Exp Neurol.* 2004;188:171–177.

51. Cudlip SA, Howe FA, Griffiths JR, et al. Magnetic resonance neurography of peripheral nerve following experimental crush injury, and correlation with functional deficit. *J Neurosurg.* 2002;96:755–759.

52. Tung KW, Behera D, Biswal S. Neuropathic pain mechanisms and imaging. *Semin Musculoskelet Radiol.* 2015;19:103–111.

53. Dauri M, Faria S, Gatti A, et al. Gabapentin and pregabalin for the acute post-operative pain management. A systematic-narrative review of the recent clinical evidences. *Curr Drug Targets.* 2009;10:716–733.

54. Tiippana EM, Hamunen K, Kontinen VK, et al. Do surgical patients benefit from perioperative gabapentin/pregabalin? A systematic review of efficacy and safety. *Anesth Analg.* 2007;104:1545–1556. *This systematic review of 22 studies found that perioperative gabapentin provided postoperative pain relief, reduced opioid use, and limited opioid side effects. They also found that the most common adverse effects of gabapentin were dizziness and sedation.*

55. Mathiesen O, Moiniche S, Dahl JB. Gabapentin and postoperative pain: a qualitative and quantitative systematic review, with focus on procedure. *BMC Anesthesiol.* 2007;7:6.

56. Gilron I. Gabapentin and pregabalin for chronic neuropathic and early postsurgical pain: current evidence and future directions. *Curr Opin Anaesthesiol.* 2007;20:456–472.

57. Carroll I, Hah J, Mackey S, et al. Perioperative interventions to reduce chronic postsurgical pain. *J Reconstr Microsurg.* 2013;29:213–222. *This manuscript reviews in detail pre-surgical interventions to reduce pain. It provides a clear algorithm with drug dosages for the patient at risk for chronic pain.*

58. Kairaluoma PM, Bachmann MS, Rosenberg PH, et al. Preincisional paravertebral block reduces the prevalence of chronic pain after breast surgery. *Anesth Analg.* 2006;103:703–708.

59. Kairaluoma PM, Bachmann MS, Korpinen AK, et al. Single-injection paravertebral block before general anesthesia enhances analgesia after breast cancer surgery with and without associated lymph node biopsy. *Anesth Analg.* 2004;99:1837–1843.

60. Perttunen K, Tasmuth T, Kalso E. Chronic pain after thoracic surgery: a follow-up study. *Acta Anaesthesiol Scand.* 1999;43:563–567.

61. Obata H, Saito S, Fujita N, et al. Epidural block with mepivacaine before surgery reduces long-term post-thoracotomy pain. *Can J Anaesth.* 1999;46:1127–1132.

62. Laskowski K, Stirling A, McKay WP, et al. A systematic review of intravenous ketamine for postoperative analgesia. *Can J Anaesth.* 2011;58:911–923.

63. Loftus RW, Yeager MP, Clark JA, et al. Intraoperative ketamine reduces perioperative opiate consumption in opiate-dependent patients with chronic back pain undergoing back surgery. *Anesthesiology.* 2010;113:639–646.

64. Urban MK, Ya Deau JT, Wukovits B, et al. Ketamine as an adjunct to postoperative pain management in opioid tolerant patients after spinal fusions: a prospective randomized trial. *HSS J.* 2008;4:62–65.

65. Maneuf YP, Luo ZD, Lee K. Alpha2delta and the mechanism of action of gabapentin in the treatment of pain. *Semin Cell Dev Biol.* 2006;17:565–570.

66. Finnerup NB, Sindrup SH, Jensen TS. The evidence for pharmacological treatment of neuropathic pain. *Pain.* 2010;150:573–581.

67. Dharmshaktu P, Tayal V, Kalra BS. Efficacy of antidepressants as analgesics: a review. *J Clin Pharmacol.* 2012;52:6–17.

68. Moseley LG, Butler DS, Beames TB, et al. *The Graded Motor Imagery Book.* Adelaide, Australia: NOI Publications; 2012.

69. Bowering KJ, O'Connell NE, Tabor A, et al. The effects of graded motor imagery and its components on chronic pain: a systematic review and meta-analysis. *J Pain.* 2013;14:3–13.

70. Priganc VW, Stralka SW. Graded motor imagery. *J Hand Ther.* 2011;24:164–168.

71. Dellon L, Andonian E, Rosson GD. Lower extremity complex regional pain syndrome: long-term outcome after surgical treatment of peripheral pain generators. *J Foot Ankle Surg.* 2010;49:33–36.

72. Stokvis A, van der Avoort DJ, van Neck JW, et al. Surgical management of neuroma pain: a prospective follow-up study. *Pain.* 2010;151:862–869.

73. Dellon AL, Mackinnon SE. Treatment of the painful neuroma by neuroma resection and muscle implantation. *Plast Reconstr Surg.* 1986;77:427–438.

74. Guse DM, Moran SL. Outcomes of the surgical treatment of peripheral neuromas of the hand and forearm: a 25-year comparative outcome study. *Ann Plast Surg.* 2013;71:654–658.

75. Mackinnon SE, Dellon AL, Hudson AR, et al. Alteration of neuroma formation by manipulation of its microenvironment. *Plast Reconstr Surg.* 1985;76:345–353.

76. Hagert E, Hagert CG. Upper extremity nerve entrapments: the axillary and radial nerves – clinical diagnosis and surgical treatment. *Plast Reconstr Surg.* 2014;134:71–78.

77. Melzack R, Wall PD. Pain mechanisms: a new theory. *Science.* 1965;150:971–979.

78. Deer TR, Skaribas IM, Haider N, et al. Effectiveness of cervical spinal cord stimulation for the management of chronic pain. *Neuromodulation.* 2014;17:265–271.

79. Goebel A, Blaes F. Complex regional pain syndrome, prototype of a novel kind of autoimmune disease. *Autoimmun Rev.* 2013;12:682–686.

80. Kohr D, Singh P, Tschernatsch M, et al. Autoimmunity against the beta2 adrenergic receptor and muscarinic-2 receptor in complex regional pain syndrome. *Pain.* 2011;152:2690–2700.

81. Institute of Medicine (US) Committee on Advancing Pain Research, Care, and Education. *Relieving Pain in America: A Blueprint for Transforming Prevention, Care, Education, and Research.* Washington, DC: National Academies Press (US); 2011.

第24章

神经卡压综合征

Elisabet Hagert and Donald Lalonde

概要

- 上肢慢性神经卡压综合征很常见,随着糖尿病、肥胖和高龄等危险因素在人群中越来越普遍,其发病率会越来越高。

- 大多数情况下,其诊断主要基于完整的病史以及合理的体格检查。

- 对于不典型的临床表现,必须进行详细的临床三项检查,包括肌力测试、搔刮塌陷试验和特异性疼痛点,以排除上肢近端神经卡压的可能性。

- 在晚期出现肌肉萎缩、肌肉纤维化和严重感觉障碍的情况下,应该考虑到其他类似神经卡压综合征的神经疾病,如单神经炎、Parsonage-Turner 综合征和运动神经元病;这些疾病进行手术减压不仅没有效果,反而可能会因手术治疗导致病情恶化。

- 当诊断不明确时,电生理检查和磁共振或超声影像学检查可能会提供帮助。

- 本章旨在向读者全面回顾上肢神经卡压综合征的病理生理学、临床诊断和外科治疗。

慢性神经压迫的病理生理学改变

在腕管综合征(carpal tunnel syndrome, CTS)中,慢性神经压迫(chronic nerve compression, CNC)的初始病理生理改变临床上表现为感觉异常和静态皮肤感觉阈值升高,后者可由 Semmes-Winstein 单丝检查法测定。随着压迫的增加,局灶性脱髓鞘会发展为更弥漫性的脱髓鞘[1]。在此阶段,患者会经历肌肉无力,还会表现出快反应纤维对振动觉的压力阈值增加;以毫米计量的两点辨别觉保持不变。表浅的神经束倾向于在更早期发生脱髓鞘改变,这可以解释在同一根神经不同支配区出现的不同症状。例如,在腕管综合征早期,患者很可能首先出现中指和环指麻木,这是因

为中环指的神经束位于正中神经的最浅层。只有在慢性压迫的晚期才会出现沃勒变性和轴突损伤[2,3],此时患者表现为慢性麻木和大鱼际萎缩。

更近端的正中神经卡压,如 Lacertus 综合征[4],在临床表现上会有所不同,因为在肱二头肌腱膜水平,神经中最表浅的神经束是支配桡侧腕屈肌、拇长屈肌和示指指深屈肌的运动神经纤维[5]。因此,早期 Lacertus 综合征患者主诉为抓握无力,直到后期当更深层的感觉神经受到影响时,才会出现感觉症状。这就是为什么 Lacertus 综合征主要是通过适当的查体,观察到受累肌肉的无力,方可进行诊断。

双卡压综合征

双卡压综合征(double-crush syndrome, DCS)是慢性神经卡压的一个非常重要的概念。由 Upton 和 McComas 首先提出,双卡压概念认为一根周围神经在一个部位受到卡压后,会增加该神经在其他部位对压迫的敏感性[6]。这种现象似乎是由于神经营养因子轴浆流顺流中断,或在双卡压时逆流中断造成[7]。在慢性神经压迫的动物模型实验中,DCS已被证实[8-11]。临床上,同一神经多处受压的病例已有大量报道,包括神经根型颈椎病合并正中神经受压、腕管综合征合并旋前圆肌综合征、肘管综合征合并尺神经在 Guyon 管内受压[12-15]。双卡压的概念提示两个部位同时发生压迫时,单独一个部位的压迫不足以产生症状,而合起来才会产生症状。DCS 的潜在原因可能包括轴突传输受损、离子通道调节改变、神经炎症反应和连续性神经瘤形成[16]。

DCS 的存在需要外科医生或治疗师有更高的责任感,这要求他们进行全面的体格检查,必须将肌力检查和搔刮塌陷试验相结合,以确定神经受压的水平[17,18]。在 DCS 的外科治疗中,对两个部位之中的一处进行减压可能足以解决患者的症状。通常最先松解远端的神经卡压,这是因为越靠远端,卡压越重,手术风险越小。如果远端的减压不能缓解症

状,则应考虑对更近端的部位,如椎间隙或臂丛进行减压。

上肢神经卡压的临床检查

上肢神经卡压的诊断难点在于患者症状的多样性。即使明确的腕管综合征,约 2/3 的患者也会出现正中神经支配区域以外的手部症状[19]。在某些情况下,尽管只有单侧神经受累,但仍存在双侧疼痛[20]。

影响临床表现的另一个方面是由于慢性神经压迫的原因,神经血流和轴突运输虽然出现障碍,但通常没有轴突损伤,这就导致不能使用电生理检查方法进行可靠的诊断,电生理检查应该被当作是全面临床检查的一种补充手段[18]。慢性压迫的神经损伤程度常归类为 Sunderland I 度或 Seddon 分型中的神经麻痹[21]。运动功能丧失有可能不会明显表现为肌肉萎缩。然而,肌肉无力可以通过临床 3 项,包括:①徒手肌力检查以确定神经卡压的水平;②搔刮塌陷试验的价值以确认和排序神经卡压;③在神经卡压部位的疼痛和压痛[17]表现出来。

徒手肌力检查(视频 24.1)

本部分主要阐述查体中肌力检查的重要性。Seddon 在 20 世纪 50 年代制定了肌力分级的标准,他将其分为 6 个等级:M0 到 M5[22]。M0 至 M3 代表临床上明显的肌力减弱,可见于轴突断裂或神经完全断裂。M5 代表正常肌力。M4

级肌力的诊断是难点,其被定义为"抗重力和阻力"。医生通常会在慢性神经压迫时发现 M4 级肌力减退,其神经改变不伴有轴突损伤。由于这种类型的肌肉无力只能借助"阻力"来体现,所以只有通过临床肌力检查才能发现。基于此,在临床上来说,M4 可被称为"隐匿性瘫痪",这一点是学界必须积极探寻的。

在上肢的 60 块肌肉中,大约有 45 块可以徒手测试肌力。一种简化的徒手肌力检查方法得到了提倡[17,23],其涉及 4 个部位和 12 块肌肉。在随机和 II 级盲法研究中,对拮抗肌进行徒手肌力检查以确定上肢局灶性神经病变程度的有效性(敏感性和特异性)分别达到 88% 和 93%[24,25]。其原理很简单:在神经卡压水平的远端,临床上会出现明显的肌肉无力。

肌力检查的 4 个位置如下:①肩关节相关——检查胸肌和三角肌后部;②肘关节相关——检查肱二头肌、肱三头肌和冈下肌;③腕关节相关——检查尺侧腕伸肌(extensor carpi ulnaris, ECU)、桡侧腕短伸肌(extensor carpi radialis brevis, ECRB)和桡侧腕屈肌(flexor carpi radialis, FCR);④手部——外在肌群包括拇长屈肌(flexor pollicis longus, FPL)和小指指深屈肌(flexor digitorum profundus V, FDP V),内在肌群包括拇短展肌(abductor pollicis brevis, APB)和小指展肌(abductor digiti minimi, ADM)。

当然,每项检查所代表的意义才是最重要的,这将在本章所述的每处神经卡压的部分进行描述。表 24.1 中还描述了每一块肌肉所对应的神经受累水平以及其在上肢的部位(图 24.1)。徒手肌力检查法的原则是从近端到远端对上肢进行连续检查,从胸肌开始,到手内在肌结束。

表 24.1　肌肉检查相关解读:肌肉无力、受累神经和卡压水平

肌肉无力	受累神经	卡压水平
胸肌	C6~T1 根	C6~T1 神经根;可能无此类患者
三角肌后部	腋神经	四边孔
肱二头肌	肌皮神经	上臂近端
三角肌+肱二头肌	C5~C6 根	C5~C6 神经根
胸肌+三角肌+肱二头肌(+肱三头肌)	锁骨下臂丛	锁骨下
肱三头肌	桡神经	三角间隙
三角肌+肱三头肌	腋神经+桡神经	四边孔+桡神经三角间隙
肱三头肌+桡侧腕屈肌	C7 根	C7 神经根
冈上肌+冈下肌	肩胛上神经	肩胛上切迹
冈下肌+菱形肌	C5 根	C5 根
菱形肌	肩胛背神经	中斜角肌或菱形肌近侧缘
桡侧腕短伸肌+示指固有伸肌+拇长伸肌	桡神经	外侧肌间隔,前臂远端
尺侧腕伸肌	桡神经	桡管综合征-Frohse 腱弓
指总伸肌	桡神经	旋后肌远侧缘
桡侧腕屈肌+拇长屈肌+示指指深屈肌	正中神经	Lacertus 综合征
中指和环指指浅屈肌	正中神经	指浅屈肌腱弓
拇长屈肌+示指指深屈肌	正中神经	骨间前神经综合征
拇短展肌	正中神经	腕管
小指指深屈肌+小指展肌	尺神经	肘管
小指展肌	尺神经	Guyon 管 1 区
第一骨间背侧肌	尺神经	Guyon 管 3 区

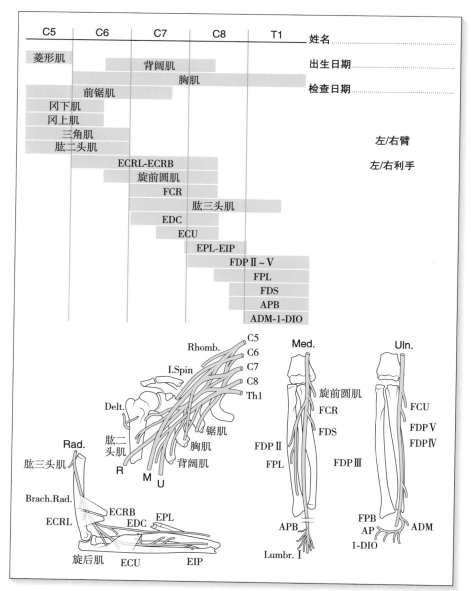

图 24.1　这张病历表通常用于神经卡压。将临床检查中发现的肌肉无力与相应的皮节和所处上肢的位置对应后进行绘制，通过此表可以更容易地将神经卡压水平可视化。Rad.，桡神经；Med.，正中神经；Uln.，尺神经；Brach. Rad，肱桡肌；Lumbar. I，第一蚓状肌；DIO，第一骨间背侧肌；ADM，小指展肌；AP，拇展肌；APB，拇短屈肌；ECRB，桡侧腕短伸肌；ECRL，桡侧腕长伸肌；ECU，尺侧腕伸肌；EDC，指总伸肌；EIP，示指固有伸肌；EPL，拇长伸肌；FCR，桡侧腕屈肌；FDP，指深屈肌；FDS，指浅屈肌；FPB，拇短屈肌；FPL，拇长屈肌；M，正中神经；R，桡神经；U，尺神经。（*Reprinted with kind permission from Prof. Carl-Göran Hagert，MD，PhD.*）

搔刮塌陷试验（视频 24.2）

　　Cheng、Beck 和 Mackinnon 于 2008 年首次描述了搔刮塌陷试验（scratch collapse test，SCT）[26]，此后在多个出版物中使用该试验对上肢和下肢的神经卡压水平进行临床验证[4, 17, 27-29]。对于腕管综合征和肘管综合征，SCT 的诊断准确率分别为 82% 和 89%，这使得该试验比常用的 Tinel 试验和屈曲神经压迫试验更为敏感[26]。

　　SCT 的概念是，局部神经卡压患者在其神经卡压水平

会有皮肤痛觉超敏区，当搔刮这一区域的皮肤时，短暂的脊髓反射会导致自主肌肉收缩的暂时丧失。临床中，让患者保持端坐，肘关节屈曲 90°，肩关节内收并且略微外旋，检查者在双侧前臂上施加向内的压力，要求患者做出对抗。之后对可疑神经卡压的区域进行轻轻的搔刮，并再次在前臂上施加压力。如果局部神经受到了压迫，那么患者将感到受累手臂的肌肉力量明显减弱（视频 24.2）[26, 27]。

　　在怀疑神经有多处卡压时，局部追加使用氯乙烷可用于神经压迫的分级。通过在神经主要卡压部位处应用氯乙

烷，可以揭示潜在的和亚临床的卡压部位，以进一步帮助检查人员了解患者的症状[18]。因此，SCT 有助于神经卡压的临床诊断，徒手肌力检查用于描述神经卡压水平，SCT 用于进一步验证。

临床三项的最后一项是神经受压处出现疼痛和／或神经受压部位的 Tinel 征阳性，可以借此准确地判断卡压部位。

电生理检查

尽管电生理检查（electrodiagnostic studies，EDS）被广泛用于评估可疑有上肢神经卡压的患者，但除腕管和肘管综合征外，其他神经卡压的敏感性和特异性仅为30%～65%[30,31]。EDS 的缺陷包括技术和操作中存在失误可能性、无法区分混合型神经损伤、肌电图研究中仅评估部分肌肉功能的局限性以及无法检测早期神经压迫综合征[32]。这些缺点的存在导致一些作者反对使用 EDS[33]，而是更加注重临床检查技巧[18]。

当不典型表现或合并症使得临床表现有疑惑时，可以将症状标准和激发试验与 EDS 相结合来进行诊断。在疑似糖尿病或酒精性多发性神经病患者、进行性肌肉萎缩患者和／或怀疑有周围神经病变的周围肌肉纤颤患者中，电生理检查非常适用于对神经损伤进行分级。电生理检查最常用于诊断神经卡压综合征的是神经传导检查（nerve conduction studies，NCS）和肌电图（electromyography，EMG）。在这两项中，前者优势更大。NCS 是通过沿神经走行在皮肤上放置两个电极来进行的（图 24.2）。第一电极用于刺激周围神经，第二电极位于距刺激点一定距离处，用于记录产生的动作电位特征。电极通常只检测到更粗大、传导速度更快的纤维。

肌电图检查评估肌肉功能的完整性。由于肌肉功能的完整性依赖于神经支配，这项检查可以帮助判断是否发生轴突损伤。

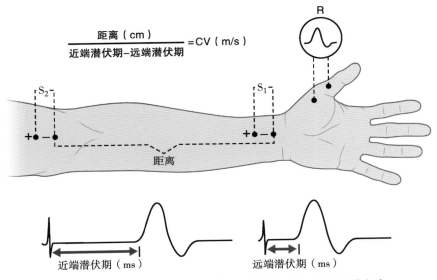

图 24.2　大鱼际隆起处记录前臂正中神经传导速度（CV）的方法

正中神经卡压

腕管综合征

腕管综合征是上肢最常见的神经卡压综合征，在美国其发病率估计为（1～3）/1 000 人 - 年，患病率为 50/1 000 人 - 年[34]。在美国，对于上肢功能障碍患者，腕管综合征的松解手术使用率最高，每年 10 000 例中有 40 例进行手术松解[35]。由于薪资和生产力的损失以及治疗费用所造成的经济负担是巨大的[36]。尽管 CTS 很普遍，但关于这种疾病的准确诊断和最佳治疗仍然存在争议。

腕管解剖

腕管的解剖边界定义为，背侧为腕骨，掌侧为腕横韧带，腕横韧带从尺侧的钩骨和三角骨跨越至桡侧的舟状骨和大多角骨上。正中神经是腕管内最表浅的结构，其可以在前臂水平或腕管内形成分支，这两种情况都伴有一支恒定的正中动脉。正中神经发出到大鱼际肌的返支，通常位于腕横韧带以远的韧带外部分（46%～90%）（图 24.3）。少数情况下，运动支从腕横韧带下方发出（韧带下，31%）或穿过腕横韧带（经韧带，23%）[37]。掌皮支通常从远侧腕横纹的近端约 5～6cm 处自正中神经的桡侧发出。关于正中神经返支和掌皮支发出方式的其他变异情况已有文献描述[38]。

病因学

绝大多数的腕管综合征病例其潜在的病因尚不明确。女性发病比男性更常见[39]。压迫最严重的部位往往位于远端腕横纹以远 1cm 处，此处腕横韧带最厚[40]。少数情况下，

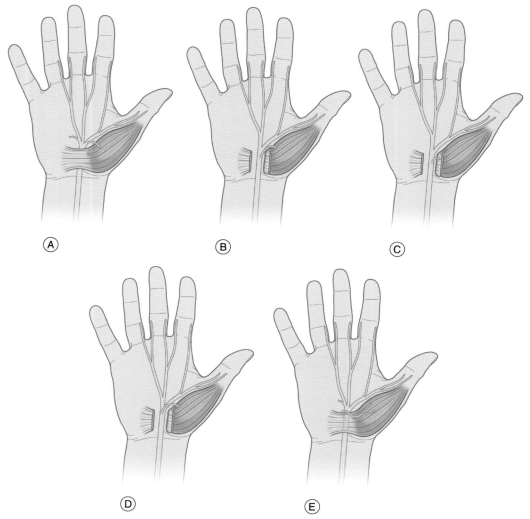

图 24.3　腕管正中神经解剖变异（A）运动支最常见的模式是自韧带外发出。（B）运动支自韧带下发出。（C）返支经韧带穿出。（D）运动支很少发自正中神经尺侧缘。（E）运动支也可走行于腕横韧带表面

结构性原因，如正中动脉、腱鞘囊肿、血管瘤或蚓状肌起点太靠近端，都会增加腕管内压力。

　　系统性疾病，如肾衰竭，甲状腺疾病，类风湿性关节炎和糖尿病，都可能使患者易患腕管综合征。腕管综合征在妊娠末 3 个月的孕妇的发病率可高达 45%，但是通常在产后得到缓解[41]。在儿科，黏多糖病是腕管综合征的常见病因[42]。迄今为止，唯一有强力证据表明与腕管综合征相关的职业是手持震动工具的操作者[43]。对于其他重复性工作（例如打字等）会导致腕管综合征的观点尚缺乏科学依据[44]。

病史

　　详细的病史和体格检查对于腕管综合征的诊断极为重要。腕管综合征患者常诉拇指和桡侧手指夜间痛，麻木和刺痛。感觉异常往往由腕关节持续屈曲或背伸活动所引发。甩动或握紧手指往往可以减轻症状。双侧都有症状者很普遍。有时候，感觉异常可以沿着正中神经向近端放射至前臂，甚至累及尺侧手指。

临床检查

　　根据上述临床 3 项检查方法（肌肉检查、SCT、Tinel征），利用徒手肌力检查法对 CTS 患者进行检查，应侧重于正中神经支配的如下肌肉：FCR、FPL、FDP Ⅱ和 APB。对于 CTS 患者，APB 肌力相对于健侧会减弱，大鱼际肌萎缩对于 CTS 有很高的预测价值，但并不是可以经常观察到[45]。对于每一位可疑 CTS 的患者，FCR、FPL、FDP Ⅱ的肌力检查很重要，可以用来排除 DCS 和近端正中神经受损。据估计，在 CTS 中，SCT 作为临床激发试验的准确率为 82%，此试验是通过搔抓腕横纹以远的腕管部位诱发的。Tinel 征是通过轻轻叩击腕管处的正中神经而引出的，如果患者描述在正中神经支配区出现触电感，则体征为阳性。该体征的特异性和敏感性均很低，其部分原因可能是检查者自身或检查者之间的个体差异所引起[46]。

　　其他有助于评估 CTS 的激发试验包括 Phalen 试验和Durkan 试验。Phalen 试验的检查方法是令患者将肘部放置于桌面上，保持曲腕 60 秒。如果患者出现正中神经支

配区感觉异常,则认为该试验阳性。Durkan 正中神经压迫试验是在腕管处直接压迫正中神经 30 秒,如果患者出现至少 1 个桡侧手指的麻木或刺痛,则试验阳性[47]。其他并不常用的激发试验包括反 Phalen 试验、止血带试验和轻摇试验[48,49]。由于多种原因,如试验设计不完善、结果测量变异和数据量较小,没有任何一个单一的试验能明确诊断出腕管综合征。上述试验方法中,采用校准的压力装置施行的 Durkan 压迫试验表现出最高的敏感性(89%)和特异性(96%)[47],Tinel 征和 Phalen 试验的敏感性和特异性较前者更低[50-52]。感觉阈值测试,如 Semmes-Weinstein 单丝测试法,在检测早期腕管综合征时往往比神经支配密度测量更加敏感[53]。

通过总结患者的症状和查体结果,学界目前已经尝试制定腕管综合征的正式的临床诊断标准。Graham 等根据专家小组推荐的有效统计分析,列出了诊断 CTS 的六个临床标准(CTS-6)。这 6 个标准包括:①夜间麻木;②麻木和刺痛位于正中神经分布区;③大鱼际肌肉力量减弱或萎缩;④ Tinel 征;⑤ Phalen 试验;⑥两点辨别觉的减弱[54]。同样,美国骨科医师学会(American Academy of Orthopaedic Surgeons,AAOS)小组回顾现有文献,并制定了诊断腕管综合征的标准;但是尚缺乏高水平的临床证据来支持大多数标准[55]。CTS-6 法的缺陷是没有涵盖肌肉检查,而这一项恰恰在临床诊断 CTS 时,对于排除近端正中神经损伤非常重要。

其他诊断方法

腕管综合征依然是一个临床诊断,电生理检查和影像学检查是有效的补充。电生理检查是常规检查,但是它们的有效性没有得到充分证实。EMG 和 NCS 对于预测症状的轻重和功能受损程度并没有起到明显作用[56]。具有腕管综合征临床症状的患者,NCS 检查结果无论是阴性还是阳性,术后均表现出临床症状的明显改善[57]。远端运动和感觉潜伏期分别超过 4.5ms 和 3.5ms 的病例,通常认为是阳性[58]。

超声检查价格低廉、可重复性好、对所有人适用,而且在活体人群中确实可以客观地显示神经受压情况。近期的一项 1 级研究对比了超声和电生理检查,在准确诊断 CTS 方面,超声具有同等的敏感性(89%)和更高的特异性(90%对 80%)[59]。由于超声可以由外科医生在办公室环境中进行操作,并且不依赖于放射学评估,因此在 CTS 的诊断中具有成本效益和安全性。

临床提示

如果神经传导检查结果阳性,则患者很可能患有腕管综合征且手术治疗有效,尤其是那些检查结果明显异常的患者。即使神经传导检查结果为阴性,手术可能依然有效,尤其是患者具有典型的在夜间或长期曲腕时出现手指麻木的病史。

患者选择

非手术治疗

对于 CTS,两种非手术疗法都有效果(表 24.2)[55]。支具是应用最广泛的非手术治疗方法。通过两项设计良好的研究表明,支具固定和无治疗措施相比,能更有效地缓解症状至少 3 个月[60,61]。持续支具固定和夜间支具固定效果没有显著差异[62]。

表 24.2　美国骨科医师学会治疗腕管综合征的临床实践指南:建议

1. 非手术方法主要针对早期腕管综合征。当出现正中神经失神经支配证据时,则应选择手术治疗。
2. 当初次非手术方法治疗 2~7 周无效时,则建议采用第二种非手术治疗方法或手术治疗。
3. 没有证据表明有特殊的治疗方法来治疗合并糖尿病、颈椎病、甲状腺功能减退症、多发神经病变、怀孕、类风湿性关节炎的腕管综合征,或与工作场所有关的腕管综合征。
4a. 推荐在手术治疗前先采用局部糖皮质激素注射或支具固定治疗。
4b. 口服糖皮质激素和超声波也是可选择的治疗方法。
4c. 腕管松解术被推荐用于治疗腕管综合征是基于 I 级证据。
4d. 没有证据支持热疗法可用于治疗腕管综合征。
4e. 不推荐其他非手术治疗方法治疗腕管综合征。
5. 不管采用何种手术技术,建议将屈肌支持带完全切开。
6. 在腕管松解手术时,不建议行保留皮神经、神经外膜松解、屈肌支持带延长、神经内松解、腱鞘切除和保留尺侧滑囊等操作。
7. 可以由手术医生决定术前是否使用抗生素。
8. 常规腕管松解术后不推荐进行腕关节制动。对于术后康复训练也没有特殊建议。
9. 建议医生在进行研究时,采用一种或多种患者反馈工具来评估腕管松解术后效果。

临床提示

绝大多数腕管综合征患者经历夜间手指麻木,或驾车和打电话持续屈腕时出现手指麻木症状。支具治疗症状能缓解的患者,手术效果同样可能很好。

糖皮质激素注射得到了广泛应用[63]。与安慰剂相比较,糖皮质激素注射在治疗 1 个月后能更好地改善临床症状[64,65]。此外,与全身使用糖皮质激素相比较,局部注射能更佳地改善症状长达 3 个月[66]。两次局部糖皮质激素注射与单次注射比较,并不能显著增加临床效果[67]。在治疗后 6 个月随访时,糖皮质激素注射与支具联合使用比单独支具固定效果更好[68]。

治疗 / 手术技术

当保守治疗无效时,或出现 APB 无力和 / 或感觉异常进行性加重,则应选择手术治疗。可以采用切开或内镜下进行腕横韧带松解术。切开腕管松解术(open carpal tunnel release,OCTR)仍是目前最常用的减压方法。

采用完全清醒状态下几乎无痛的局部麻醉方法，绝不要将针头推进到局麻药未浸润的部位。触摸局部麻醉剂的皮丘，使其一直位于缓慢进入的针尖前方。谨记：缓慢进针（视频 24.3）。

完全清醒状态下的 OCTR 术

完全清醒状态手术方法（局部浸润麻醉，无镇静剂和止血带）已被证明是安全、价格优廉的，并且是作者首选的方法[69,70]。肿胀区域以 20ml 的 1% 利多卡因和 1：100 000 肾上腺素的混合液局部浸润（图 24.4 和视频 24.11）。沿着屈曲环指轴线方向与大鱼际纹平行作一长 3cm 的切口，止于远侧腕横纹。纵行切开掌筋膜和腕横韧带，显露正中神经。如果出现掌短肌，作者会在其深层切开腕横韧带以尽可能保留之（图 24.5）。韧带和前臂筋膜松解，远端要完全切开脂肪垫下方的腕横韧带远端部分，近端直至腕横纹下方并进入前臂 1cm。作者推荐闭合伤口时采用埋于皮内的 5-0 可吸收单股缝线，这样可以避免拆线（如视频 24.4 所示，且包含术中提供给患者的详细建议）。由于术后支具固定已经被证明不能缓解疼痛和改善手术效果，因此术后仅以少量的敷料包扎即可[71]。术后第二天，患者可以去除敷料及淋浴。重新包扎敷料，作为保护垫维持 1 周。建议患者术后前两天休息并抬高患肢。在大多数情况下，这段时间内布洛芬和对乙酰氨基酚可提供足够的镇痛效果。术后第二天，任何残留的疼痛通常都是过度活动的结果；关于何时恢复完全正常活动，建议以疼痛程度为参考。大量患者在术后 8 周时可回到正常工作岗位。需要告知患者手术区域轻微不适感和握力降低可能持续存在数月。

内镜下腕管松解术（endoscopic carpal tunnel release，ECTR）

发展 ECTR 技术的目的是为了避免 OCTR 的并发症，即瘢痕压痛和掌部疼痛。流行的术式包括双入口的 Chow 技术和单入口的 Agee 技术[72,73]。

采用 Chow 技术，于腕横韧带深面作近端和远端切口。内镜和刀片组件从近端切口插入，于腕横韧带深层穿过腕管，从远端切口穿出。腕横韧带远端部分使用探针刀切开松解。使用三角刀在腕横韧带的中段部分另外做一切口，用逆行刀将其与最初松解部位连通。重新调整内镜位置，采用上述相似的方式使用探针刀切开腕横韧带近端部分。将逆行刀插入腕横韧带的中段部分，向近端牵拉完成彻底松解。

在 Agee 内镜下松解手术中，在掌长肌腱尺侧、桡侧腕屈肌腱和尺侧腕屈肌腱之间、腕横纹近端作一较小的横形皮肤切口。掀起远端为蒂的前臂筋膜瓣，显露腕横韧带的近侧缘。背伸腕关节，将内镜刀片组件沿着环指的轴线插入腕管。在内镜观察下由远至近切开腕横韧带。

OCTR 和 ECTR 的对比

OCTR 和 ECTR 均被广泛应用，它们的支持者持续争论两者相对的优点。更赞成内镜下腕管松解术的一个普遍

理由是术后疼痛的减少和能更快回到工作岗位。尽管这些现象在一些研究中得到证实[74-76]，但是其他研究显示术后 1 年时两种方法在患者的症状、功能和满意度方面没有差别[77,78]。OCTR 的支持者们相应地提出，ECTR 术后神经血管损伤的发生率更高，并将其作为避免行 ECTR 的理由[79]。更近的研究已经不再支持 ECTR 具有更高的神经血管损伤的风险[74,75,77,78,80]。成本是 OCTR 和 ECTR 之间争论的另一个因素。一项比较两种方法的成本效益分析的结论是，如果主要并发症的发生率比 OCTR 低 1%，则 ECTR 更具有成本效益[81]。如果将 ECTR 的设备成本排除在外，以往的前瞻性研究结果并未显示两种技术存在巨大的成本差异[74,75,77]。

结果和并发症

晚期出现的大鱼际萎缩和完全麻痹不太可能因手术得到改善，而与腕管综合征相关的疼痛通常能得到缓解，不管其持续时间有多长。尽管普遍认为腕管松解术在高龄和糖尿患者群中效果更佳，但这并未被最近的许多研究所证实[82-84]。总之，腕管松解术的效果非常好，超过 94% 的患者表示出满意、症状缓解和功能改善[83,85]。

需要告知患者，尽管腕管松解术能减轻大多数患者多数时间的麻木，但是不能缓解所有患者任何时间的麻木。如果持续麻木存在的时间过长，腕管松解术后感觉也不太可能恢复至正常。手术有助于减轻与麻木相关的肩部、上臂、肘部或前臂疼痛。

腕管松解术的并发症包括但并不限于正中神经运动支、掌皮支和主干损伤；瘢痕增生；掌侧疼痛；掌浅弓损伤；腕横韧带松解不完全；肌腱粘连；感染；伤口血肿；僵硬和复发。OCTR 最常见的并发症是掌侧疼痛（25%），其次是正中神经掌皮支损伤[86]。腕横韧带松解不彻底是 ECTR 最常见的并发症[74]。术后腕管综合征的复发率高达 20%[87]。超声是评估腕管正中神经的一种简单且可靠的工具，正中神经横截面积增加、血管增多和回声减少是持续性神经受压迫的迹象[88]。

所有腕管松解失败和 / 或复发的患者都应该检查 FCR、FPL、FDP Ⅱ的力量，以排除近端正中神经在肘部卡压，Lacertus 综合征可能是腕管手术后恢复不完全的原因（视频 24.5）。

正中神经在肘部和前臂的卡压

背景

正中神经在前臂和肘部受压被认为是一种罕见的疾

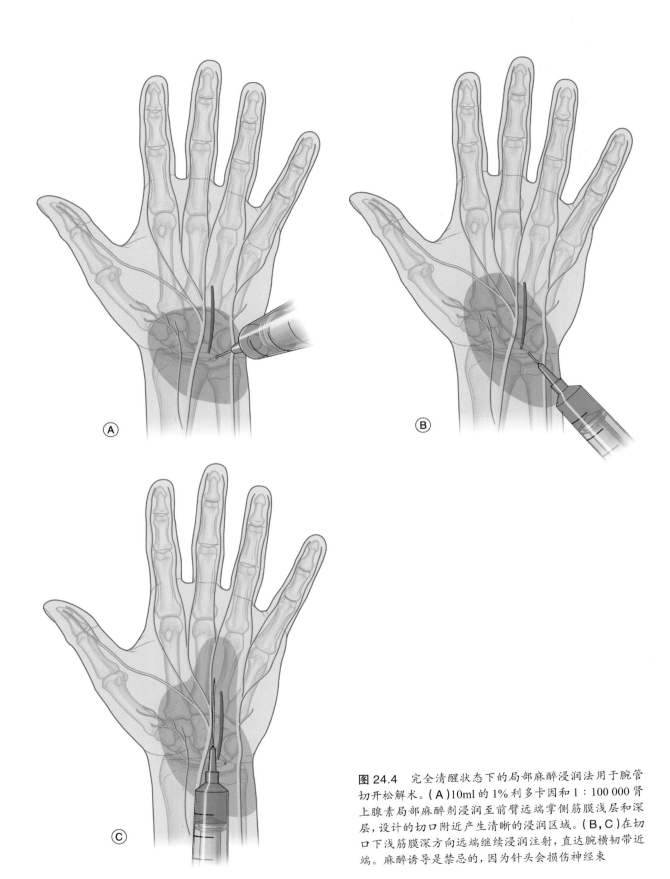

图 24.4　完全清醒状态下的局部麻醉浸润法用于腕管切开松解术。(A)10ml 的 1% 利多卡因和 1∶100 000 肾上腺素局部麻醉剂浸润至前臂远端掌侧筋膜浅层和深层，设计的切口附近产生清晰的浸润区域。(B,C)在切口下浅筋膜深方向远端继续浸润注射，直达腕横韧带近端。麻醉诱导是禁忌的，因为针头会损伤神经束

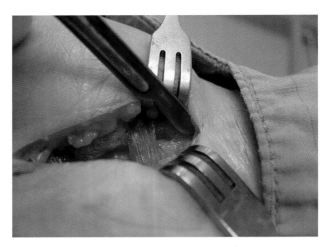

图 24.5　腕管切开松解时要保留重要的掌短肌或大鱼际肌。作者的经验是,在不影响减压的情况下,保留掌短肌或大鱼际肌可以改善术后疼痛和握力。在肌肉深面,可以直视下切开腕横韧带

病,远不如 CTS 常见。然而,近期的一些出版物正在逐渐意识到近端正中神经卡压的存在是手臂疼痛、手部无力和正中神经支配区域感觉异常的原因[4,89]。传统上,正中神经卡压的存在被称为"旋前圆肌综合征",是由 Seyffarth 在 1951 年首次描述了正中神经在旋前圆肌处受压[90]。随后,旋前圆肌综合征成为一个统称,代表从上臂到前臂远端可能存在的正中神经卡压[91]。随着对上肢疼痛和功能障碍患者的更细致的查体,已经可以对卡压水平进行描述。因此,正中神经近端卡压可分为三种不同的类型:Lacertus 综合征[4]、指浅屈肌腱综合征[89]和骨间前神经(anterior interosseous,AIN)综合征[92]。

Lacertus 综合征

1978 年,Laha 首次描述了在肘窝水平的肱二头肌腱膜压迫正中神经[93]。后来,人们认为它与手臂处于旋前位置的重复性和繁重的工作有关[94],并且在计算机工作者中比体力劳动者略常见[23]。在已发表的关于 Lacertus 综合征的最大前瞻性研究中,女性和男性受到的影响是一样的,优势/非优势手也是如此[95]。

解剖

与腕管类似,正中神经在肱二头肌腱膜的水平上穿过一条隧道,其底部是肱骨内侧滑车,外侧壁和内侧壁分别是肱肌和旋前圆肌,顶部是肱二头肌腱膜(图 24.6)。因此,肱二头肌腱膜的作用类似于腕横韧带,是一条强韧的纤维束,可在肘部水平压迫正中神经[96]。按照 Sunderland 的说法[5],在此水平,正中神经的内部结构如下:旋前圆肌和 FCR 的肌支位于前方,FPL 和 FDP Ⅱ 的肌支位于中间,而感觉束位于更深的位置。因此,对于 Lacertus 综合征,运动症状将出现在感觉症状之前。

病史

Lacertus 综合征患者最常见的主诉是捏力和指尖握力下降,丧失良好的运动技能,以及笨拙感(物体掉落)。它很

少出现手部正中神经支配区域的一过性感觉异常,也没有像 CTS 那样的夜间麻木症状[23]。前臂掌侧疼痛在 Lacertus 综合征的晚期很常见,通常是位于肘窝和前臂近端掌侧。由于肘部内侧区域疼痛,它有时可能被误认为是肱骨内上髁炎。

临床检查

临床三项检查(肌力检查、SCT 和局部压痛)可用以明确 Lacertus 综合征:①对肱二头肌腱膜以远的正中神经支配的肌肉进行徒手肌力检查,会发现明显的肌力减弱,尤其是 FPL、FDP Ⅱ 和 FCR;②肱二头肌腱膜水平的正中神经 SCT 阳性;③肱二头肌腱膜近侧缘处的正中神经压痛(视频24.5)。

非手术治疗

患者出现症状的早期,在肱二头肌腱膜的边缘局部注射曲安奈德可能会成功地减轻甚至消除症状。局部皮质醇的作用很可能是减轻神经周围肿胀,以及降低神经炎症反应[97]。

完全清醒状态下的松解手术

手术按照完全清醒麻醉技术(视频 24.5)进行,患者清醒,无需止血带:术前 20~30 分钟,用 1% 利多卡因(10mg/ml)加肾上腺素(5μg/ml)30~40ml 加碳酸氢钠(50mg/ml)2~3ml 麻醉。使用 27 英寸(约 68.58cm)的标准针头,从肘部内侧纹开始向远侧、中央区倾斜 4cm 范围缓慢浸润麻醉,覆盖肱二头肌腱膜整个区域。在肘窝横纹桡侧作一 2~3cm 横切口,自肱二头肌腱内侧 1cm 至肱骨内上髁外侧 2cm。在皮下要仔细解剖旋前圆肌(pronator teres,PT)筋膜,仔细辨认和保护前臂内侧皮神经(medial antebrachial cutaneous nerve,MACN)分支。切开 PT 筋膜后,在其外侧显露肱二头肌腱膜并切开。将 PT 向内侧牵拉,很容易看到正中神经。然后,任何与肱肌的局部粘连都要进行松解。在缝合切口之前要再次在术中测试 FPL 和 FDP Ⅱ 的肌力,因为通常在适当的神经松解后,肌肉力量会即刻得到恢复(视频24.5)。

在肱二头肌腱膜松解的切口内,让患者主动屈曲手指,术者利用小指可以在术中检查指浅屈肌腱膜束带并明确此处是否有进一步的卡压,如果卡压明确,可以通过一个单独的切口进行松解。

电凝止血后,4-0 单丝可吸收缝线皮内缝合切口,小块敷料包扎,并鼓励立即活动。非体力劳动患者术后 1~2 天内可重返工作岗位。

在肱二头肌腱膜水平进行正中神经松解的患者与保守治疗的患者进行 10 年的回顾性随访对比,结果显示:所有手术患者没有症状复发,保守治疗后只有 30% 的患者症状得到缓解[98]。因此,在此水平进行松解手术被认为安全、微创、有效。

指浅屈肌腱综合征-骨间前神经(AIN)综合征

在传统的旋前圆肌综合征松解术中,指浅屈肌(flexor digitorum superficialis,FDS)腱弓一直被认为是重要的压破点之一,需要进行松解。在肘窝和肱骨内上髁远侧 6cm 处,

FDS 腱弓是位于旋前圆肌和指浅屈肌之间的纤维样结构（图 24.6），其始终位于骨间前神经自正中神经主干发出点的近端。最初，AIN 综合征被描述为发生在 FDS 腱弓或 PT 之下，但是在这些水平上的正中神经压迫不仅涉及 AIN，还涉及正中神经主干，所以应被称为指浅屈肌腱膜综合征。单纯 AIN 卡压发生在 FDS 腱弓远端，是在 AIN 自正中神经主干发出以后（见图 24.6）。AIN 单独卡压是近端正中神经卡压中最罕见的。

病史

与 Lacertus 综合征一样，FDS 腱弓部正中神经卡压的患者会诉有前臂掌侧疼痛和握捏无力。两者在表现上的一个明显区别是，指浅屈肌腱膜综合征还与手部正中神经支

配区的感觉异常有关。

相反，AIN 表现为单纯的运动无力，没有感觉障碍。运动无力之前可能有前臂疼痛史。如果在运动无力之前，患者有病毒感染后短暂的肩部疼痛史，那么医生应该考虑到 Parsonage-Turner 综合征（臂丛神经炎或神经性肌萎缩）的可能性[99, 100]。

临床检查

对指浅屈肌腱膜综合征患者进行检查会发现 FPL 和 FDP Ⅱ肌力减弱，与 Lacertus 综合征相反，FDS Ⅳ肌力明显减弱，而 FCR 肌力不会变弱。FDS 腱弓水平处 SCT 阳性，压迫正中神经会导致手部麻木。在此水平，Tinel 征通常也是阳性。如前所述，在完全清醒麻醉状态下进行肱二头肌

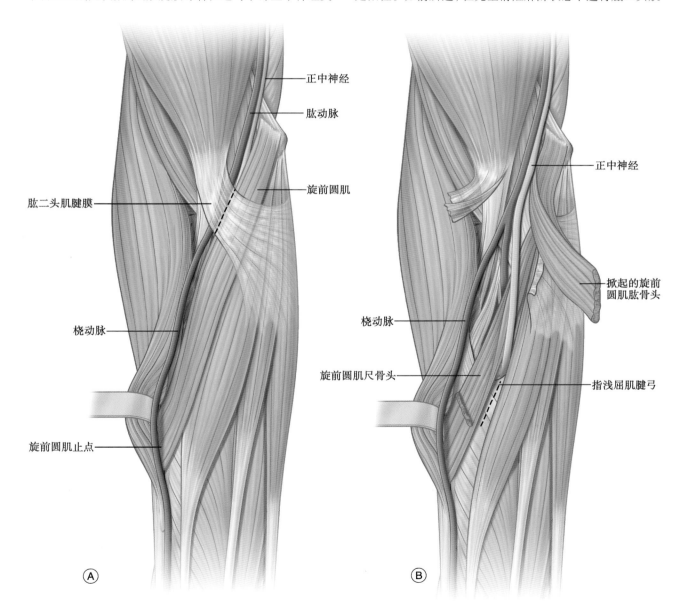

图 24.6 正中神经近端卡压的解剖学研究。（A）纤维束综合征是在肱二头肌腱膜的水平形成卡压，导致桡侧腕屈肌、拇长屈肌和示指指深屈肌无力。术中肱二头肌腱膜应完全切断。（B）指浅屈肌腱弓是指浅屈肌腱膜综合征的卡压部位，伴有环指指浅屈肌无力，常有手部感觉异常。在进行指浅屈肌腱膜综合征手术时，此弓应该完全切开

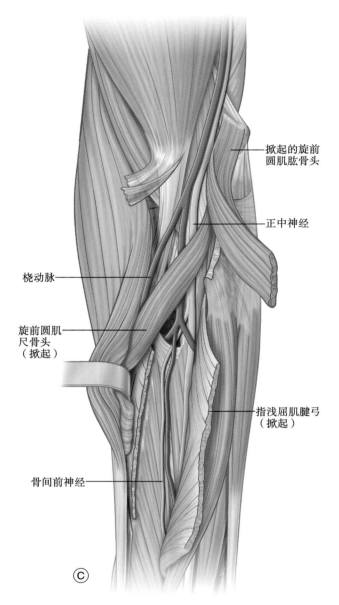

掀起的旋前
圆肌肱骨头

正中神经

桡动脉

旋前圆肌
尺骨头
（掀起）

指浅屈肌腱弓
（掀起）

骨间前神经

Ⓒ

图 24.6（续）（Ｃ）骨间前神经（AIN）综合征是一种罕见的运动神经压迫，导致拇长屈肌、示指指深屈肌和旋前方肌无力，但不伴有感觉异常。在松解指浅屈肌腱弓后，要继续向远端追踪骨间前神经，以确保彻底松解

腱膜松解术时，可以在术中通过触诊观察正中神经在指浅屈肌腱膜束带处是否受到压迫，即肱二头肌腱膜松解后，在同一切口内，术者将小指伸入指浅屈肌腱膜束带深方，同时嘱患者顺序屈曲中、环指，通过这种主动地活动，如果确定有此处的卡压，可以通过一个单独的切口进行松解。

由于 AIN 支配 FPL、FDP Ⅱ Ⅲ 和旋前方肌，所以对于完全性 AIN 麻痹的患者，这三块肌肉的运动功能会丧失，除非存在 Martin-Gruber 吻合或尺神经有支配中指指深屈肌的分支[101]。对于不完全性 AIN 麻痹，最典型的表现是 FPL 单独受累。大约在前臂中段，AIN 分支处呈 SCT 阳性。压迫 AIN 可能会引起疼痛，但绝不会引起感觉症状（Tinel 征阴性）。

非手术治疗

指浅屈肌腱膜综合征和 AIN 综合征的保守治疗与 Lacertus 综合征完全相同，包括糖皮质激素注射、理疗和活动习惯的调整。如果是因为 Parsonage-Turner 而导致的 AIN 麻痹，那么保守治疗还应同时考虑到肩带损伤的可能，如关节囊粘连等，这样才能确保整个上肢功能的良好恢复[102]。

手术松解

在 FDS 腱弓水平的正中神经手术松解通常使用 Zancolli 微创入路，并遵循完全清醒状态的麻醉原则。1% 利多卡因 - 肾上腺素 30～40ml，用 2～3ml 碳酸氢钠缓冲，从肘窝远端约 2cm，向前臂远端和中央约 5cm 处，在 FDS 腱弓部位缓慢浸润麻醉。在 FDS 腱弓水平作一长约 3cm 横行皮肤切口，仔细牵拉并保护前臂内侧皮神经（MACN），钝性剥离至 PT 筋膜的外侧缘并切开，将肌肉牵向内侧。在 PT 和 FDS 之间，可以发现腱弓，然后定位腱弓缘近侧的正中神经，向远亦应追踪神经约 3cm，以确保松解彻底。

在 AIN 综合征中，FDS 腱弓松解后，需要采用更远端的入路来安全地识别并松解从正中神经主干上发出的 AIN。切口闭合和术后处理与 Lacertus 综合征相同。

尺神经卡压

Guyon 管处尺神经卡压

背景

尺神经在 Guyon 管内受压也可称为"尺管综合征"[103]。腕部尺神经受压的最常见原因是占位性病变的局部压迫，最常见的是腱鞘囊肿[104]。腱鞘囊肿生长的部位通常只需根据患者的症状和临床检查即可确定[105]。排在占位性病变之后的原因，是手部掌尺侧受到反复、过度的外力压迫，小鱼际锤击综合征就是这种病例[106]，正是由于反复的创伤导致 Guyon 管内尺神经受压。另一种较常见的和运动相关的卡压原因是"手把麻痹"，即长距离自行车骑手由于手部压力过大，导致尺神经在 Guyon 管内受压[107]。其他不太常见的原因包括类风湿性关节炎和腕骨（尤其是钩骨钩）骨折[108, 109]。

解剖

Guyon 管的桡侧为钩骨，掌侧为腕掌侧韧带，背侧为腕横韧带和豆钩韧带，尺侧为豌豆骨、尺侧腕屈肌（flexor carpi ulnaris，FCU）腱和 ADM 近端肌腹；再向远端，神经分支走行至小鱼际肌的深面（图 24.7）。根据尺神经在 Guyon 管内卡压的位置不同，症状可分为 3 种：运动和感觉联合障碍（Ⅰ区），单纯运动障碍（Ⅱ区）或单纯感觉障碍（Ⅲ区）。

Ⅰ区是从腕掌侧韧带的近端边缘向远端延伸至尺神经分叉处，其内包含直达小指、环指尺侧的感觉纤维以及支配小鱼际和骨间肌的运动纤维。

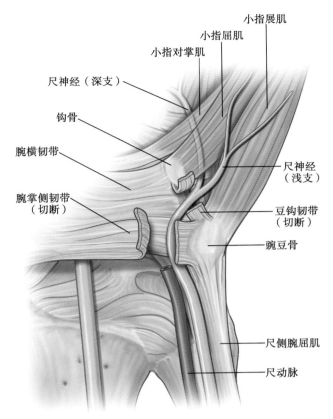

小指展肌
小指屈肌
小指对掌肌
尺神经（深支）
钩骨
腕横韧带
腕掌侧韧带（切断）
尺神经（浅支）
豆钩韧带（切断）
豌豆骨
尺侧腕屈肌
尺动脉

图 24.7　Guyon 管，清晰地显示了尺神经、尺动脉与钩骨钩、豌豆骨、小指对掌肌、小指展肌、小指屈肌、尺侧腕屈肌之间的关系

Ⅱ区有尺神经运动支走行其中。从尺神经分叉处开始向桡侧和远端延伸，直至由小指屈肌和小指展肌形成的纤维弓，在小鱼际纤维弓下方走行后不久，运动支绕过钩骨钩至其桡侧，走行于豆钩韧带深方，在此处可能被卡压。运动支支配骨间肌，第Ⅳ、Ⅴ蚓状肌，拇收肌和拇短屈肌深头。

Ⅲ区位于Ⅱ区的尺侧，其掌侧边界为掌短肌，背侧为小鱼际肌。浅支走行在Ⅲ区内，主要是感觉支，仅仅有少数运动纤维支配掌短肌。掌短肌功能障碍很少被患者注意到，因此根据实际情况，浅支被认为是单纯感觉神经。

病史

Guyon 管处尺神经卡压患者通常有环、小指感觉异常，腕尺侧疼痛，握力减退或环小指爪形手。腕部外伤、长距离骑行或职业暴露于手部反复振动的病史并不少见。尺神经腕部卡压的患者也经常合并腕管综合征；腕管松解术常常也能消除尺神经症状，因为其已被证明能够间接为 Guyon 管减压[110]。

临床检查

徒手肌力检查需要评估小指指深屈肌用以排除尺神经在近端（肘部）受损。更重要的是，肌肉检查可以帮助确定神经在 Guyon 管内卡压的区域。如果 ADM 肌力减弱常常与Ⅰ区卡压有关，如果 ADM 肌力正常，第一骨间背侧肌肌力减退，则提示为Ⅱ区卡压。

体格检查应该包括细致的感觉评估。手部尺背侧感觉障碍提示卡压点位于尺神经背侧支分出点的近端。SCT 也可用于确定 Guyon 管内卡压的区域：在Ⅰ区的腕横纹水平、Ⅱ区的钩骨钩水平和Ⅲ的豌豆骨以远尺掌侧区域，均为阳性。Tinel 征在Ⅰ区和Ⅲ区呈阳性，在Ⅱ区呈阴性。

除上述检查外，Allen 试验可用来评估潜在的尺动脉栓塞（小鱼际锤击综合征）。触诊腕尺侧可能会发现腱鞘囊肿、肿瘤、动脉瘤或钩骨钩骨折。

超声是一种有用的工具，在 Guyon 管卡压中，它可以直接发现潜在的腱鞘囊肿以及评估尺动脉的血流[111]。计算机断层扫描和磁共振成像（magnetic resonance imaging, MRI）主要用于有可疑的腕骨骨折患者，或者在不具备超声的条件下使用。电生理检查可能成为确定卡压水平的辅助手段[112]，但体格检查才是明确诊断的基础。

手术松解

尽管保守治疗方法，如非甾体消炎药（non-steroidal antiinflammatory drug, NSAID）和支具固定，是常用的方法，但如果出现解剖原因造成了神经卡压，则应行手术干预。在钩骨钩和豌豆骨间标记一个 6~7cm 的切口，向前臂尺侧延伸。在近端，将尺侧腕屈肌腱牵向尺侧，显露尺动脉和尺神经，然后沿着神经血管向远端分离。切开腕掌侧韧带和掌短肌，仔细检查是否存在腱鞘囊肿或肿瘤。切开小鱼际肌的纤维缘和发自钩骨钩的所有筋膜条索，松解尺神经运动支。然后在纤维性的小鱼际腱弓浅层探查尺神经感觉支，在此处其常常被动脉瘤、尺动脉血栓或 Guyon 管内的腱鞘囊肿挤压。

手术次日，患者即可去除伤口敷料进行淋浴。然后再用敷料包扎充当防护垫，保护 1 周。当患者日常生活时不再有疼痛感，即可返回工作岗位，这通常需要 8 周[113]。

肘管综合征

尺神经在肘管处卡压很常见，仅次于腕管综合征的发生率。肘管综合征的诊断主要依靠临床，因为即使有明显的临床症状和查体异常，电生理诊断结果也常常为阴性。

> **临床提示**
>
> 需要告知患者肘管综合征手术效果可能不如腕管综合征那么好，术后麻木感（或肌力）可能不会得到明显改善。但是通过肘管松解手术，至少能防止神经的进一步受损和疾病进展。

解剖

尺神经走行于上臂内侧肌间隔后方，肱三头肌内侧头的前方，Struthers 弓是上臂深方的筋膜束，其汇入内侧肌间隔，约在内上髁近端 8cm 处覆盖尺神经，对于肘部尺神经压迫, 这个部位虽说不常卡压但也有潜在的风险。前臂内侧皮神经在尺神经的后方, 紧靠内上髁, 损伤该神经可导致神经瘤和明显的术后疼痛。尺神经在内上髁后方, 尺骨鹰嘴内侧进入肘管。肘管顶部包含一层由 FCU 延伸到 Osborne 弓状韧带的致密筋膜组织, 底部为尺侧副韧带。离开肘管后, 尺神经穿过 FCU 的肱骨头和尺骨头之间进入前臂, 到达屈曲旋前腱膜的深方。肘管综合征最易受压处位于紧贴内上髁远端的 Osborne 韧带[27]。

病史

完整的病史应包括初始症状, 例如出现握捏无力、麻木、症状时轻时重, 还需要了解合并症(如糖尿病、周围神经病变)以及肘部创伤病史。然而, 病史上最重要的一个特征可能是症状的长期性。肘关节屈曲导致的间歇性症状可能是由于短暂的神经缺血引起的, 这种情况的治疗往往效果满意。如果是持续性的麻木或肌肉无力, 那么手术的预后难以预测。

临床检查

徒手肌力检查对于排除更近端神经受累很重要, 应该始终对肩部和肘部力量进行仔细的检查。对于肘管综合征, 肌肉检查的重点应放在小指指深屈肌(FDP Ⅴ)和小指展肌(ADM)上, 以确定是肘部还是腕部水平的卡压, 如果是肘管综合征的话, 那么两者的肌力都会减弱。

除肌肉检查外, SCT 还可用于判断肘管内尺神经卡压的部位。最常见的卡压部位和可能的神经松解重点区域位于 Osborne 韧带[27]。Tinel 征对于神经卡压点的定位也有一定帮助。

另一种激发试验是屈肘压迫试验。Tinel 征的敏感性是 70%, 而屈肘压迫试验的敏感性是 98%[114]。在屈肘位将手指按压于肘管上方, 如果 60 秒后诱发出症状, 则认为试验阳性。

X 线片可用来评估肘关节炎或创伤后畸形。电生理检查有助于确诊或排除周围神经病变或其他部位卡压。尺神经运动传导速度在肘部低于 50m/s 通常被认为是阳性。但是, 必须要对电生理检查结果进行仔细的解读, 因为在肘管综合征的情况下, 它们的假阴性率超过 10%[33]。对于有临床症状但电生理检查结果为阴性的患者仍应考虑进行松解手术, 因为这类患者术后症状也可以得到缓解, 效果令人满意[115]。

非手术治疗

症状轻微或间歇性发作的患者通常可以通过局部糖皮质激素注射、活动习惯调整、支具固定和物理疗法(神经松动术)成功地治疗[116]。使用夜间支具防止肘关节屈曲超过 45°, 尤其有效。如果非手术治疗 2~4 个月后症状仍未改善, 或在保守治疗期间症状加重, 则应考虑手术治疗[113]。

手术松解

目前有经验的手术医生们会采用许多的手术方式来治疗此病, 由此可见, 治疗肘管综合征的最佳手术方案仍存在争议。这些手术方法包括原位和内镜下减压术、肌下移位术、肌内移位术、皮下移位术和/或内上髁切除术。由于神经卡压最常见的部位就在紧邻内上髁远端的 Osborne 韧带处, 因此作者首选的方法是在完全清醒状态麻醉下进行简单的原位减压术。

原位减压术——作者首选的技术

作者推荐做此手术时采取完全清醒状态的麻醉方法(局部浸润, 不用镇静剂和止血带)。如果计划仅仅松解内上髁远端和 Osborne 韧带, 那么使用如下方法: 1% 利多卡因和 1∶1~200 000 肾上腺素 10~40ml, 用 2~4ml 碳酸氢钠缓冲, 从尺神经沟向内上髁远端约 5cm 处浸润注射。等待 20~30 分钟后, 在尺神经沟的远端做一个长约 3cm 的皮肤切口[117]。钝性分离 FCU 筋膜并鉴别 Osborne 韧带束, 在其近端, 随着 Osborne 韧带束和其他束带被逐渐松解, 可以探查到尺神经并向远端追踪(视频 24.12)。

单纯减压

对怀疑有更近端尺神经受累的患者中, 作者倾向于使用单纯减压术(视频 24.6 和视频 24.7)。使用 0.5%~1% 的利多卡因和 1∶200 000 的肾上腺素混合液从内上髁近端 8~10cm 处开始浸润, 以确保前臂内侧皮神经区域完全麻醉。在切开的时候, 需要注意避免伤及此神经分支。从近端开始, 依次松解 Struthers 弓、Osborne 韧带和尺侧腕屈肌筋膜。不分离尺神经, 将其留在原位。通过屈伸活动肘关节来检查是否有残留的卡压部位或神经半脱位。如果后者存在, 作者倾向于进行内上髁切除术(见下文), 以确保尺神经可以顺畅地滑过肘部内侧缘。

内镜下减压术

内镜下减压术是在内上髁沟水平的尺神经表面做一 15~35mm 的小切口[118-120], 使用隧道钳在皮下组织深方与覆盖神经的筋膜之间制造空间。然后将内镜插入此空间, 在直视下用钝性剪刀松解神经表面的卡压。

肌下和皮下神经前置术

当肘关节屈曲时, 由于肘管容积下降, 尺神经处于张力和压迫之下。移位的目的是将神经移位至肘关节屈曲轴线的前方, 以此来降低神经的张力。此术式的批评者认为将尺神经从软组织床上分离时, 会损害神经的部分血供[121]。

在肌下前置术中, 先找到尺神经近端, 松解 Struthers 弓后, 再沿着尺神经向远端探查。为了避免在近端形成新的卡压点, 需要切除部分肌间隔。然后切开神经表面覆盖的软组织, 一直到屈曲旋前腱膜水平, 再将神经从软组织床游离开, 并移位到肱骨内上髁前方。要保留支配尺侧腕屈肌和指深屈肌的运动支。将屈曲旋前肌肉团块切开, 直至肱骨内上髁以远 1~2cm。必须要辨清并保护正中神经。最后采用阶梯状延长技术将屈曲旋前肌肉团块在移位后的神经表面缝合, 以避免造成新的卡压点。

在皮下前置术中, 不需要掀起屈曲旋前肌肉团块。只需通过将疏松的神经外膜缝合到前臂筋膜上, 从而使尺神经维持在其前移后的位置。

内上髁切除术

内上髁切除术主要用于单纯减压术后神经有滑脱倾向的患者。麻醉原则和神经松解方法与单纯减压术相同。在骨膜下显露肱骨内上髁，保持屈曲-旋前肌群起点与骨膜相连，内上髁的前内侧边缘用骨刀刻痕标记。在保留尺侧副韧带附着点的同时，沿肱骨矢状面和冠状面之间的平面行内上髁切除。最后将屈曲-旋前肌群起点重建，覆盖于内上髁切除部位[113]（图 24.8）。

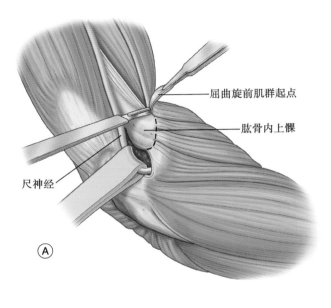

屈曲旋前肌群起点

肱骨内上髁

尺神经

Ⓐ

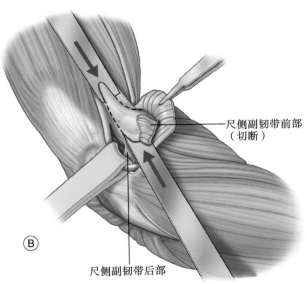

尺侧副韧带前部（切断）

尺侧副韧带后部

Ⓑ

图 24.8　肱骨内上髁切除术。（A）保护尺神经，屈曲旋前肌群起点自肱骨内上髁抬起。（B）截骨的适当平面应在矢状面和冠状面之间

结果和并发症

关于肘管综合征最佳手术方案的争论仍在继续，许多对照研究结果表明，现有的任何术式疗效之间没有统计学差异。单纯减压已被证明是治疗肘管综合征的有效方法，其效果与神经前置术相当[122-124]。Goldfarb 等最近证实，原位减压术的成功率为 93%[125]。一项回顾性的研究比较了单纯内上髁切除术和内上髁切除联合皮下前置术，显示结果没有统计学差异[126]。

肘管综合征术后症状复发或不缓解的发生率比腕管综合征更高。翻修手术的预后因素包括既往肘部骨折史，应在手术前进行评估[127]。MACN 的后支有潜在的损伤风险，并可能形成痛性神经瘤和感觉过敏[128]。单纯减压后尺神经半脱位可导致持续性疼痛。内镜下减压术后血肿形成比开放性手术更常见[119, 120]。内上髁切除术后持续性肘关节疼痛的发生率可能高达 45%[129]。

桡神经卡压

桡神经起源于臂丛的后束，它穿过肩部和上臂的后部，自臂部远端的外侧肌间隔（lateral intermuscular septum, LIS）转向前方，并在肱桡肌（brachioradialis, BR）下方继续深入走行，在此处它分为骨间后神经（posterior interosseous nerve, PIN）和桡神经的感觉支（sensory branch of the radial nerve, SBRN）。在其行程中，可能会在上臂的 2 个部位、前臂的 3 个部位和手腕的 1 个部位受到压迫。本节将描述 4 种常见的桡神经卡压：两种发生在上臂即三间隙综合征和外侧肌间综合征；一种角发生在前臂即桡管综合征（PIN 卡压），以及 Wartenberg 综合征（SBRN 卡压）[17]。

Wartenberg 综合征-桡神经感觉支（SBRN）卡压

解剖

SBRN 进入前臂后走行于肱桡肌（BR）深方。在桡骨茎突近端约 9cm 处经 BR 和桡侧腕长伸肌（extensor carpi radialis longus, ECRL）之间的弓形结构浅出至皮下（图 24.9），在此处神经容易受压。SBRN 支配桡侧 3 个手指至近指间关节水平的背侧皮肤感觉。

病史和临床检查

Wartenberg 综合征的患者主诉手背桡侧疼痛或感觉迟钝。如果存在肌力减退，则提示卡压点位于更近端。此处先前可能有外伤史（如手铐伤或前臂骨折）。将 Wartenberg 综合征与桡骨茎突狭窄性腱鞘炎鉴别是很重要的一点，两者都会表现出腕关节桡侧疼痛[130]，而且对两者进行 Finkelstein 试验也都会诱发出疼痛，这就更加容易造成混淆[131]，鉴别的关键点在于，Wartenberg 综合征患者在 BR-ECRL 弓形结构处的 Tinel 征呈阳性，而且第一伸肌间室处也不会有触痛[132]，在 BR-ECRL 弓形结构水平的 SCT 也经常是阳性的。

非手术治疗

Wartenberg 综合征的症状常常会自发缓解。的确，对

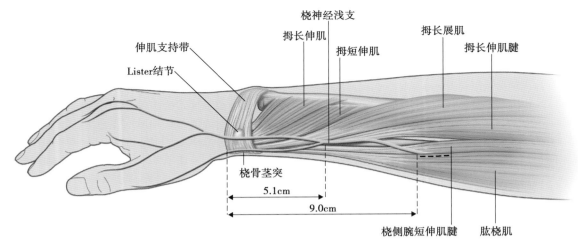

图 24.9　桡神经浅支的解剖。Wartenberg 综合征患者的桡侧腕长伸肌与肱桡肌之间的筋膜被松解

许多病例来说只要简单地去除诱发因素（如过紧的表带或手镯）就能缓解症状。休息、支具固定和非甾体抗炎药也有效。支持使用糖皮质激素的证据有限，应谨慎考虑，因为在这个水平注射糖皮质激素可能会导致皮下和皮肤萎缩[133]。

手术松解

　　保守治疗无效的患者，应该考虑行减压手术，使用 10～20ml 利多卡因肾上腺素混合液进行完全清醒状态下的麻醉是具有明显优势的，因为患者可以在术中配合，以确保 SBRN 松解后能得到合适的滑动范围。在桡骨茎突近端 5cm 处向近侧作 4～5cm 长纵行切口，要保证切口位于 Tinel 征阳性区稍掌侧，这样可以避免损伤前臂外侧神经，也能防止切口瘢痕影响桡神经浅支。分离 BR 和 ECRL 之间的筋膜，仔细地将桡神经浅支从组织床上分离出来。有时，必须切除 BR 肌腱桡侧的一束，以允许神经充分通过。除了神经滑移，术后护理还可能涉及脱敏计划。据报道，手术减压后的总体成功率为 74%[130]。

桡管综合征 - 前臂近端骨间后神经（PIN）卡压

　　桡神经在前臂近端的卡压，位于旋后肌近侧缘的 Frohse 腱弓处，既往有几种命名：桡管综合征（radial tunnel syndrome，RTS）、骨间后神经（PIN）综合征和旋后肌综合征。无论名称如何，本质上都是指 PIN 受到卡压。

解剖

　　PIN 自前臂近端的桡神经发出。传统上，它被认为是"纯粹的运动神经"，但这并不完全正确。虽然 PIN 确实支配肘关节以远的前臂伸肌群以及拇长展肌，但 PIN 的末梢也同时包含重要的腕背关节感觉支，是腕部本体感觉和痛觉的来源。

　　PIN 不支配 ECRL、ECRB、BR 或肘肌，这些肌肉的肌支发自于桡神经主干，一旦过了桡神经分叉，PIN 立即进入

桡神经管，此为一个 5cm 的间隙，起自肱桡关节水平，穿行于旋后肌的深浅层之间。

　　在桡管内，有 5 处潜在的卡压点：①肱肌和肱桡肌之间到肱桡关节的纤维索带；②桡血管返支，或所谓的 Henry 束带；③桡侧腕短伸肌的近侧缘；④旋后肌近侧缘，或所谓的 Frohse 弓；⑤旋后肌的远侧缘。到目前为止，Frohse 弓是最常见的 PIN 受压部位，在旋后肌主动收缩时，可能会对神经产生高压（高达 200mmHg）。旋后肌远侧缘压迫 PIN 是非常罕见的，这应该被认为是另一种单独的神经卡压，因为它呈现出与 RTS 完全不同的症状。

病史

　　RTS 经常合并或被误诊为肱骨外上髁炎[140]，在一系列进行手术松解的 RTS 患者中，有 95% 的比例曾按照肱骨外上髁炎治疗且导致了失败[23]。这两种疾病在同一患者身上出现的情况并不少见，根据作者的经验，对于保守治疗无效的肱骨外上髁炎患者，应始终警惕是否为 RTS 的可能。

　　RTS 最常见的主诉是前臂近端背侧疼痛，疼痛主要发生在劳累后和夜间。在肱骨外上髁炎中，压痛局限于 ECRB 起点，而在桡管综合征中，压痛点位于其远方 3～4cm 处的可移动肌群[141]。在一项对手术治疗的 RTS 患者的回顾中，发现这种综合征在男性、体力劳动者中更常见，并且主要影响优势手[23]。

临床检查

　　在 Frohse 弓水平上，桡神经内最浅层的纤维束是支配 ECU 的分支[5]，因此，ECU 的力量检查被认为是可靠的临床测试（视频 24.8）[142,143]。患者坐位，肩抬高 90°，肘部伸直，腕关节尺偏，检查者将一只手放在患者桡骨远端的桡侧，另一只手放在手的尺侧，然后当检查人员使手腕桡偏时嘱患者进行抵抗[23]。在检查患侧之前，一定要对比健侧的力量，这有助于检查和诊断。肱骨外上髁远端约 3 指宽，Frohse 弓水平处的 SCT 阳性，在此水平也能发现压迫点的疼痛。

非手术治疗

早期在 Frohse 弓水平进行局部糖皮质激素注射可能会起到作用。一项研究表明，对桡管综合征患者进行局部注射后进行 6 周的随访，发现有效率为 72%，在这些有效的患者中，大多数人的疼痛缓解持续了 2 年以上[144]。保守治疗方案如避免不良动作、手部治疗（拉伸活动、神经滑动、支具固定）、工作场所的适应和非甾体抗炎药的使用已被证明是有帮助的[145]。

手术松解

对于 RTS 患者，如果在 2~3 个月保守治疗后运动功能没有明显改善，则建议进行手术治疗，如果是存在夜间痛和残留痛的情况下甚至需要更早手术干预。作者首选的技术是后方入路，因为这可以更容易显露旋后肌近缘，也可以同时松解紧张的 ECRB 边缘，并且与掌侧入路相比，瘢痕更美观（图 24.10）。

手术通常在全身麻醉下使用止血带完成。然而，完全清醒状态的麻醉方法也是可行的。如果是进行完全清醒状态麻醉，则需要使用 20~30ml 利多卡因 - 肾上腺素混合液，在前臂近端背侧进行浸润，紧贴肱骨外上髁远侧缘开始向更远端 5cm 范围注射，作者还在肱桡肌的掌侧注射 10ml 利多卡因 - 肾上腺素混合液，覆盖桡神经的掌侧区域，以防止在向旋后肌掌侧方向松解 PIN 时产生疼痛。

在肱骨外上髁远端做一个斜行切口。切开前臂伸肌筋膜后，在 ECRB 和 ECRL 之间进行钝性分离，将肌肉牵开，确认 SBRN，向近端追踪直至其分支处，在此处识别 PIN，顺 PIN 向远端分离，直到它进入 Frohse 弓的部位，此神经在旋后肌近端边缘的下面深入走行。切开旋后肌近端筋膜 2~3cm 即可完成松解。术后鼓励立即活动，但术后 2 周内负重不能超过 1kg，术后 4 周一般允许完全负重。

手术效果

Hashizume 等证实，在出现症状后接受手术减压的 17 名患者中，有 16 人完全康复[146]。Hagert 等报告说，在 45 例行松解手术的患者中，有 40 例（88%）患者 ECU 的力量得到了完全恢复，疼痛得到缓解[23]。有趣的是，Simon Perez 等在他们最近的出版物中报告了相同的结果，42 例患者中有 37 例患者的结果为良好到极佳（88%）[147]。

Huisstede 等对他们的观察性研究进行系统性回顾后指出：手术减压的成功率从 67% 到 92% 不等[148]。成功率出现这种差异部分原因可能是由于某些患者同时合并有肱骨外上髁炎；其他一些研究表明，当合并肱骨外上髁炎时，患者的预后不佳[140, 149]。

外侧肌间综合征—上臂远端桡神经卡压

解剖

在上臂远端，桡神经从背侧转至掌侧间室，穿过外侧肌间隔（LIS），此间隔是一束紧绷的筋膜结构，近端起自三角肌止点，远端止于肱骨外上髁，覆盖了肱骨外侧面。桡神经在肱骨外上髁近端约 10cm 处穿入 LIS[150]，至掌侧是在肱肌和肱桡肌之间穿出（图 24.11）。

病史和临床检查

患者主诉是上臂远端外侧疼痛[151]。运动疲劳后通常会加重疼痛，例如重复进行伸肘屈肘活动。这种类型的桡神经卡压最常见于体力劳动者和运动员[151, 152]。

在进行肌肉检查时，肌肉无力主要涉及伸腕以及拇、示指伸指（视频 24.9）。仔细检查肱三头肌肌力非常重要，因为如果肱三头肌也出现了无力，将意味着桡神经在更近端受累。在距肱骨外上髁近端约 10cm 处，神经穿过肌间隔的位置，SCT 呈阳性。观察 SCT 阳性的水平和压迫神经时产生最明显压痛点的位置，可以在进行手术计划时为外科医生指导手术松解的部位。

非手术治疗

对于急性发作的上臂外侧疼痛和无力，通过局部注射

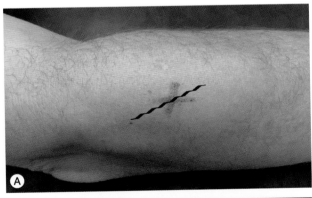

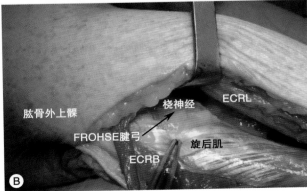

图 24.10　桡管的后方入路。平面位于桡侧腕长、短伸肌之间。旋后肌的近侧缘被松解，松解时要位于神经旁，以免形成直接的瘢痕。ECRB，桡侧腕短伸肌；ECRL，桡侧腕长伸肌

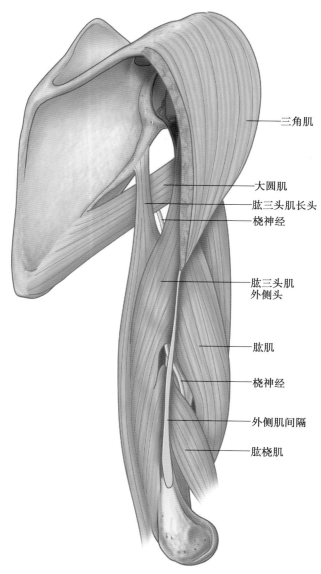

图 24.11 上臂的桡神经解剖。在近端,桡神经进入三角间隙,大圆肌位于头侧,肱三头肌长头位于内侧,肱三头肌外侧头位于外侧。远端,桡神经穿过外侧肌间隔,在肱肌和肱桡肌之间行出

图中标注(自上而下):三角肌、大圆肌、肱三头肌长头、桡神经、肱三头肌外侧头、肱肌、桡神经、外侧肌间隔、肱桡肌

糖皮质激素、使用非甾体抗炎药、活动调整和休息,症状有望得到缓解。在大多数患者中,症状是逐渐出现的。在进行松解手术前,一定要先尝试保守治疗。

手术松解

手术通常在全身麻醉下进行。可以选择是否使用止血带,其通常是有助于手术的。皮肤切口起自肱骨外上髁近端约 5cm 处,向近端方向延伸,长约 10cm。钝性分离肱三头肌,切开筋膜,向后方牵开肌肉,在切口远端的筋膜浅层辨认前臂后皮神经,沿着皮神经向近端追踪,因为它会通向桡神经。在找到汇合点后,可沿着桡神经主干,将位于 LIS 处压迫神经的束带组织进行松解[17]。允许患者术后在非负重情况下即刻进行活动,这样可以使神经在肌间隔处滑动。

在术后 4～6 周要限制体力劳动。

三角间隙综合征——上臂近端的桡神经卡压

解剖

在上臂近端,紧靠肩带远侧,桡神经穿过三角间隙,该三角间隙内侧为肱三头肌长头,外侧头居外侧,头侧为大圆肌(图 24.11)。这个水平的桡神经卡压相对少见,但是已经有人在从事体力活动的成年人中描述过此病[153],有时又称其为三角间隙综合征(triangular interval syndrome,TIS)[154]。

病史和临床检查

桡神经在此水平卡压的临床症状主要表现为位于腋窝略远处的上臂背外侧出现酸痛和隐痛。患者可能会描述,无论是工作或是竞技运动,在过度使用肱三头肌后会出现疼痛的加重。夜间痛很常见。从上臂到前臂的桡神经皮肤分布区也可能会出现间歇性感觉异常。

与前文提到的外侧肌间综合征类似,徒手肌力除了检查伸腕、伸指无力,还检查肱三头肌力弱。检查肱三头肌时,患者坐位,臂内收,肘关节屈曲 90°。检查者在后面托住患者前臂下方,然后让患者用力将手臂伸直到 90° 以上。如果症状已经持续了一段时间,则电生理检查有助于发现肱三头肌的 EMG 变化,这表明桡神经在近端被卡压。

非手术治疗

与其他桡神经卡压一样,保守治疗的原则包括在三角间隙处局部注射糖皮质激素、活动调整和物理治疗。在大多数情况下,保守治疗能成功地缓解疼痛。

手术松解

如果患者保守治疗 3 个月后无效,且疼痛持续存在,则需要手术治疗。

患者全麻,半俯卧位,自三角肌远侧缘行背外侧皮肤切口,向远端延伸 5～6cm。如果患者伴有腋神经卡压,用于腋神经松解的皮肤切口需要向远端延长。三角肌后缘被认为是最表浅的头侧肌肉,将其抬高后,可以识别出深方的大圆肌(teres major, TMa)。桡神经在进入三角间隙之前,位于 TMa 的远侧缘。一束肌间隔连接于肱三头肌外侧头和长头之间,该处成为此水平神经受压的主要原因。在仔细保护桡神经的同时,对筋膜缘进行松解。切口闭合与术后处理与外侧肌间综合征相同。

临床提示

对于有高位桡神经损伤临床表现的患者(肱三头肌和伸腕、指伸无力,桡神经支配区感觉异常),应常规进行肩外展肌力检查,腋神经卡压伴随高位桡神经卡压的情况是可能存在的,应注意对两者同时治疗。

上肢其他神经压迫

腋神经卡压

解剖和病因学

四边孔（quadrilateral space，QS）上界为小圆肌（teres minor，TMi），外侧界为肱骨颈，内侧界是肱三头肌长头，下界是 TMa 的上缘（图 24.12）。腋神经和旋肱后动脉（posterior circumflex humeral artery，PCHA）穿过这个间隙。在 QS 内，神经分为前支（支配三角肌中、前部）和后支。后支向三角肌后部和 TMi 发出运动支，是最常受压的部位。

据报道，卡压的原因包括腱鞘囊肿、肌肉肥大、肩胛骨骨折和盂唇囊肿，然而，纤维束带仍是最常见的压迫原因[155-159]。QS 处的腋神经卡压最常见于活跃的青壮年人群，如过顶投掷运动员[160, 161]。腋神经压迫最近也被认为可能是引起脊髓损伤患者肩痛的原因，在这些患者中，用手转动轮椅似乎容易导致四边孔处的增生肥厚和瘢痕形成[162]。

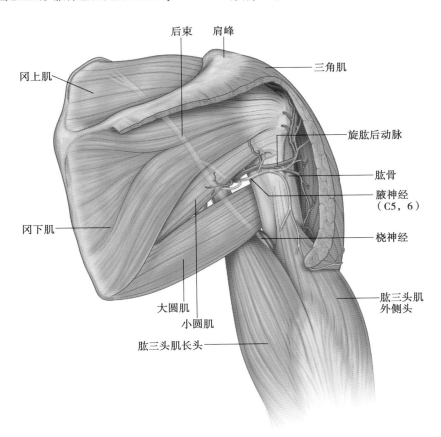

图 24.12　四边孔解剖边界和内容物

病史

QS 综合征的患者表现为肩后方弥漫性疼痛并逐渐加重，通常是夜间疼痛，由于肩部的影响无法入睡。也可能主诉有三角肌表面感觉异常、肩部力量和耐力下降[17, 163]。

临床检查

徒手肌力检查可以发现，与健侧相比，三角肌后部的肌力减弱（视频 24.10）。患者坐位，双臂抬起至 90°，轻微外展，当检查人员将前臂向内推时，要求患者做出对抗。排除胸肌无力也很重要，因为如果胸肌和三角肌后部均出现无力，则是臂丛神经受累的征象。此外，应进一步检查冈下肌的力量，三角肌后部和冈下肌均无力提示 C5/C6 神经根病

变，或者是腋神经和肩胛上神经联合受压，而不仅仅是单独的腋神经卡压（图 24.13）。

当进行 SCT 检查时，在 QS 后方搔刮表面皮肤可能会诱发阳性反应。压痛点通常位于 QS 后方。在严重情况下，可能还会出现三角肌萎缩。

其他诊断方法

EMG 已被证明是不敏感的，但对 QS 综合征有特异性[164]。最初，血管造影术被当作首选的检查方法，因为 PCHA 闭塞被认为是病因[163]，然而，纤维束和瘢痕才是最常见的卡压原因，血管造影通常是阴性的。MRI 检查中发现 TMi 萎缩和脂肪浸润也可证实诊断[165, 166]。最近，使用超声探寻 TMi 中的脂肪浸润并对 PCHA 进行多普勒检查已被

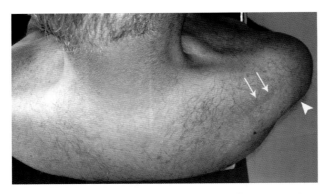

图 24.13　临床图片。因 C5-C6 神经根病导致右侧冈上肌（双箭头）和三角肌后部（箭头）萎缩的患者

认为是一种可靠且经济实惠的方法[167]。

非手术治疗

在 QS 综合征初发的早期病例中，首次尝试糖皮质激素注射、活动调整、使用非甾体抗炎药和力量加强练习通常在缓解疼痛和恢复功能方面是有效的。然而，对于明显的三角肌萎缩或有明确解剖结构压迫的患者，建议采用手术治疗。

手术松解

最近的一篇关于 QS 综合征的综述建议根据压迫的原因将其分为神经源性综合征和血管源性综合征[168]。当血管因素作为病因时，建议采用动脉结扎伴或不伴溶栓。

由于神经源性最常见的原因是腋神经被纤维束卡压，所以在 QS 部位进行神经松解是作者的选择（视频 24.10）[17]。

全身麻醉，患者侧卧或 3/4 俯卧位，沿着三角肌后部下缘做一个 10cm 长的皮肤切口。钝性剥离至三角肌后缘，将其抬高，深方可见到 TMi。找到并松解支配 TMi 的腋神经分支，然后沿着该分支向腋窝方向追踪，这将有助于识别穿出 QS 处的腋神经。松解神经周围的纤维束，要小心保护紧邻神经的 PCHA。术后允许患者在无负重的情况下立即开始活动，术后 4~8 周时允许完全负重。

肌皮神经压迫

解剖和病因学

肌皮神经起于臂丛神经的外侧束。发出后不久，它就支配喙肱肌。然后，肌皮神经穿过一束紧绷的肌肉筋膜，支配肱二头肌和肱肌。肌皮神经穿越喙肱肌和肱二头肌短头之间的筋膜处是神经卡压的潜在部位[169,170]。肌皮神经的终末支为前臂外侧皮神经，紧靠肘部近端穿过肱二头肌远端筋膜缘，为前臂掌桡侧提供感觉。

单独的肌皮神经卡压在临床中相对少见。据报道，这是肩关节镜检查和近端肱二头肌肌腱固定术的并发症[171,172]，以及举重或过度使用肱二头肌后的并发症[173,174]。

病史和临床检查

患者通常以手臂无力为主诉，有时会有上臂疼痛和前臂外侧感觉异常。

临床中，对双侧肱二头肌肌力进行检查可以发现患侧力弱。在肌皮神经穿过喙肱肌和肱二头肌之间的部位，距肩关节远端约 8~10cm，SCT 可能为阳性。这个压迫点的疼痛可能会引起前臂痛性感觉异常。EMG 检查有助于确定肱二头肌萎缩（图 24.14）。如果肱二头肌肌力正常，但前臂掌桡侧感觉异常，应怀疑前臂外侧皮神经单独卡压的可能[175]。如果发现肱二头肌无力，同时伴有胸肌和三角肌后部无力，则可能存在更近端的臂丛神经卡压。

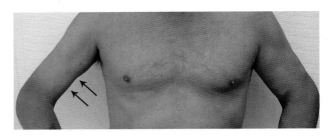

图 24.14　临床图片。因肌皮神经卡压导致右侧肱二头肌（箭头）萎缩的患者。（*Reprinted with kind permission from Prof. Carl-Göran Hagert, MD, PhD.*）

非手术治疗

保守治疗的选择取决于肱二头肌受累的程度。在卡压的早期阶段，使用非甾体抗炎药和活动调整通常就足够了。

手术松解

如果临床查体和/或 EMG 检查显示有明显的肱二头肌萎缩，则需要手术松解肌皮神经。

患者仰卧，肩外展，从喙突远端约 2cm 处切开皮肤，在上臂处向远端延伸，长约 10cm。将胸小肌远侧缘抬高，显露喙肱肌。在此水平，可以辨认肌皮神经的发出点和臂丛外侧束。沿肌皮神经穿过喙肱肌的走行，可以松解喙肱肌和肱二头肌之间紧绷的纤维束。皮肤缝合和术后处理包括早期活动度练习，但是在最初的 4~8 周内要避免肘关节在负重状态下屈曲。

肩胛上神经压迫

解剖和病因学

尽管肩胛上神经受压被认为是一种罕见的疾病且主要依靠排除法进行诊断[176]，但近年来这种神经卡压作为精英运动员肩部疼痛的原因受到了极大的关注。随着关节镜下治疗肩胛上神经卡压技术的出现，这种罕见的神经卡压综合征已成为过去三年中学术发表最多的神经疾病之一。

肩胛上神经自臂丛上干发出后，穿过颈后三角到达肩胛上切迹（图 24.15）。肩胛上切迹位于喙突内侧，上方与肩

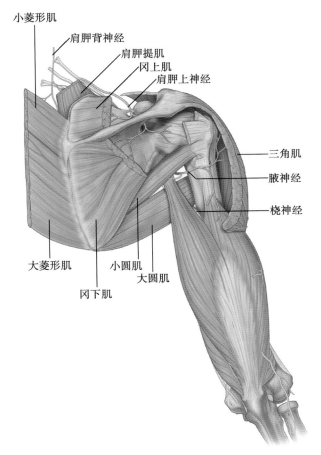

小菱形肌
肩胛背神经
肩胛提肌
冈上肌
肩胛上神经
三角肌
腋神经
桡神经
大菱形肌
小圆肌
大圆肌
冈下肌

图 24.15　肩胛背神经和肩胛上神经的解剖。肩胛背神经在中斜角肌的深方，在更远端，位于菱形肌近侧缘的深方，在肩胛骨内上角的内侧，这两块肌肉都可以压迫肩胛背神经。肩胛上神经从肩胛横韧带下方穿过肩胛上切迹。类似地，冈盂切迹被冈盂韧带覆盖，两条韧带均可压迫肩胛上神经

胛横韧带交界。最近对肩胛横韧带的解剖学研究表明，它是神经受压的主要原因[177]。支配冈上肌后，神经行至肩胛冈外侧基底部的冈盂切迹处，与冈盂韧带毗邻，此处是肩胛上神经受压的第二个常见部位[178,179]。

病史和临床检查

对于年轻运动员（尤其是过顶投掷运动员）以及进行重复过顶活动的劳动者，应怀疑有肩胛上神经受压性疾病。肩胛上神经压迫最常见的原因是创伤、感染、腱鞘囊肿挤压，也可能与肩袖损伤有关[180]。患者通常表现为肩部后外侧隐痛和功能障碍。由于治疗错误地指向颈椎、肩袖或肩关节，可能会导致诊断延误数月。

临床检查应该包括冈下肌肌力测试，通过肩关节外旋明显无力可以得到证实。冈上肌的力量也可能会减弱，检查时肩关节外展 60°，嘱患者对抗检查者施加的内收力。然而，冈上肌的力量很难评估，因为三角肌的功能往往会掩盖冈上肌无力。在晚期病例中，冈下肌和冈上肌萎缩可能很明显。肩胛上切迹部位的 SCT 可能呈阳性，而手臂内收和内旋可能会使冈盂韧带紧张，从而加重疼痛[181]。

其他诊断方法

MRI 检查是肩胛上神经卡压的主要影像学检查方法，因为它可以显示冈下肌萎缩和脂肪浸润，也可以发现合并的肩袖损伤[182]。超声也可用于检查可能存在的腱鞘囊肿，也能发现肩胛上神经低回声改变[183]。EMG 检查的假阴性率和假阳性率偏高[184]，且未发现其与治疗结果有相关性[180]。

非手术治疗

大多数肩胛上神经疾病患者都有过度疲劳的潜在病因，通过活动调整、非甾体抗炎药和力量加强练习，有高达 80% 的患者能缓解疼痛、恢复功能[185]。如果腱鞘囊肿是神经卡压的原因，进行超声引导下囊肿抽吸术可能会改善症状。然而，对于有明显肌肉萎缩或明确有解剖结构压迫的患者，非手术治疗难以奏效，反而可能导致进一步的功能障碍[186]。

手术松解

传统上，肩胛上切迹是通过沿肩胛冈的斜方肌劈裂入路来减压的[187]。尽管关节镜手术需要学习曲线[188]，但由于其具备小切口和肩胛上神经可视化的优势，使得关节镜下的神经松解术成为治疗的更佳选择。Iannotti 和 Ramsey 描述了关节镜下在冈盂切迹处对肩峰上神经进行减压[189]。Bhatia 及其同事最近展示了一种关节镜入路，可以同时对肩胛上切迹和冈盂切迹两个部位进行松解[190]。几项长期研究结果显示，关节镜下松解在缓解疼痛、恢复活动和肌电正常化方面都取得了良好的效果[180]。

肩胛背神经压迫

解剖和病因学

肩胛背神经紧靠臂丛上干的近端起自 C5 神经根，此神经穿过中斜角肌，这里是一潜在的压迫点，然后向后方行至肩胛提肌深面并支配该肌肉（见图 24.15），离开肩胛提肌后，神经在大菱形肌近侧缘下方通过，正好位于肩胛骨内上角的内侧，在这一点神经最常被卡住[191]。

虽然肩胛背神经受压很罕见，但也应该意识到，它是引起肩胛间区单侧疼痛和不适的原因之一。有作者认为，肩胛背神经卡压的存在被严重低估[191,192]。最常见的原因与颈椎牵拉伤、反复过顶发力或直接压迫有关[192-194]。最近，肩胛背神经卡压被认为是脊髓损伤患者肩胛间区疼痛的一个原因[162]。

病史和临床检查

临床主要表现为沿肩胛骨内侧缘逐渐出现的隐痛，有时向颈后放射[195]。由于肩胛背神经主要是运动神经，所以感觉异常并不常见。

最常见的临床表现是肩胛骨轻微侧偏，表现为轻度的翼状肩胛[193,196]。当手臂从抬高的位置下落时，翼状肩胛可能会变得更加明显[197]。紧邻肩胛骨内上角的内侧部位，

即神经在菱形肌近侧缘下方走行的区域,SCT 可能呈阳性。在此压迫水平的疼痛感通常很明显。测试冈下肌的力量是非常重要的,因为翼状肩胛合并有冈下肌无力可能是 C5 神经根病的征兆。电生理检查可能会有帮助,但其准确性只限制在 50% 左右[192]。

非手术治疗

与肩胛上神经卡压一样,肩胛背神经受累的患者经常有过顶性疲劳病史,通过活动调整、力量加强练习和局部注射糖皮质激素可以使症状得到改善。

手术松解

在计划进行肩胛背神经松解之前,重要的是要明确主要压迫点是位于中斜角肌还是位于菱形肌的近侧缘。对于前者,建议完全切开中斜角肌,症状可以得到很好的改善。按照作者的经验,后者更为常见,下文将对其进行描述。

完全清醒状态下的麻醉方式适用于肩胛角内侧缘水平的手术松解。患者侧卧,患侧肩胛骨在上,自肩胛提肌的头侧缘至肩胛骨内上角的尾侧 3～5cm,使用 40ml 利多卡因 - 肾上腺素混合液浸润注射,在肩胛骨的内上方作一条直切口,辨认肩胛提肌,将其远侧缘提起,显露大菱形肌的头侧缘,在此处,肩胛背神经绕过肩胛骨的内上角,距肩胛骨内侧缘约 1.5cm[198],位于菱形肌致密筋膜缘的深方,将其进行松解后,要求患者主动活动肩胛骨以确保适当的神经滑动范围。

未来展望

由于电生理检查在诊断腕管或肘管综合征以外的卡压时往往不准确,因此结合详细的临床检查(徒手肌力检查、SCT 和激发试验)才是进行恰当的诊断与治疗的基础。本章内容主要关于神经压迫,其重点是让读者意识到面对上肢疼痛和 / 或功能障碍的患者时,临床检查技能的重要性。未来的一个挑战在于构建临床研究,报告各种诊断算法,及后续保守和 / 或手术治疗的效果。

随着更高分辨率 MRI(8 特斯拉)和精细超声技术的出现,通过精细的去神经化、观察神经回声的改变和发现可能存在的外部压迫因素,可以更准确地显示肌肉脂肪浸润,因此这两种检查方法对于神经卡压综合征的诊断可能会越来越重要。

神经卡压综合征领域为好奇的研究人员和临床医生提供了大量的机会来调查、探索和发现。正如 1906 年的诺贝尔奖获得者圣地亚哥·拉蒙·卡哈尔所写"即使承认那些接受过批判性检验的天才没有任何错误,我们也应该考虑到,他在某一特定领域所发现的一切与剩下的有待发现的东西相比几乎一无是处"。

参考文献

1. Mackinnon SE, Dellon AL, Hudson AR, et al. Chronic human nerve compression – a histological assessment. *Neuropathol Appl Neurobiol.* 1986;12:547–565.

2. Gupta R, Steward O. Chronic nerve compression induces concurrent apoptosis and proliferation of Schwann cells. *J Comp Neurol.* 2003;461:174–186.

3. Gupta R, Rummler LS, Palispis W, et al. Local down-regulation of myelin-associated glycoprotein permits axonal sprouting with chronic nerve compression injury. *Exp Neurol.* 2006;200:418–429.

4. Hagert E. Clinical diagnosis and wide-awake surgical treatment of proximal median nerve entrapment at the elbow: a prospective study. *Hand (N Y).* 2013;8:41–46.

5. Sunderland S. The intraneural topography of the radial, median and ulnar nerves. *Brain.* 1945;68:243–299. *The original work highlighting the nerve anatomy and internal topography, which is essential in understanding patterns of muscle weakness in patients with nerve entrapments.*

6. Upton AR, McComas AJ. The double crush in nerve entrapment syndromes. *Lancet.* 1973;2:359–362.

7. Mackinnon SE. Double and multiple "crush" syndromes. Double and multiple entrapment neuropathies. *Hand Clin.* 1992;8:369–390.

8. Dellon AL, Mackinnon SE. Chronic nerve compression model for the double crush hypothesis. *Ann Plast Surg.* 1991;26:259–264.

9. McLean WG. Pressure-induced inhibition of fast axonal transport of proteins in the rabbit vagus nerve in galactose neuropathy: prevention by an aldose reductase inhibitor. *Diabetologia.* 1988;31:443–448.

10. Nemoto K, Matsumoto N, Tazaki K, et al. An experimental study on the "double crush" hypothesis. *J Hand Surg Am.* 1987;12:552–559.

11. Suzuki Y, Shirai Y. Motor nerve conduction analysis of double crush syndrome in a rabbit model. *J Orthop Sci.* 2003;8:69–74.

12. Carroll RE, Hurst LC. The relationship of thoracic outlet syndrome and carpal tunnel syndrome. *Clin Orthop Relat Res.* 1982;149–153.

13. Hurst LC, Weissberg D, Carroll RE. The relationship of the double crush to carpal tunnel syndrome (an analysis of 1,000 cases of carpal tunnel syndrome). *J Hand Surg [Br].* 1985;10:202–204.

14. Osterman AL. The double crush syndrome. *Orthop Clin North Am.* 1988;19:147–155.

15. Galarza M, Gazzeri R, Gazzeri G, et al. Cubital tunnel surgery in patients with cervical radiculopathy: double crush syndrome? *Neurosurg Rev.* 2009;32:471–478.

16. Schmid AB, Coppieters MW. The double crush syndrome revisited – a Delphi study to reveal current expert views on mechanisms underlying dual nerve disorders. *Man Ther.* 2011;16:557–562.

17. Hagert E, Hagert CG. Upper extremity nerve entrapments: the axillary and radial nerves – clinical diagnosis and surgical treatment. *Plast Reconstr Surg.* 2014;134:71–80.

18. Tang DT, Barbour JR, Davidge KM, et al. Nerve entrapment: update. *Plast Reconstr Surg.* 2015;135:199e–215e. *The most recent review of nerve entrapment pathophysiology in relation to clinical concepts.*

19. Caliandro P, La Torre G, Aprile I, et al. Distribution of paresthesias in carpal tunnel syndrome reflects the degree of nerve damage at wrist. *Clin Neurophysiol.* 2006;117:228–231.

20. Fernandez-de-las-Penas C, de la Llave-Rincon AI, Fernandez-Carnero J, et al. Bilateral widespread mechanical pain sensitivity in carpal tunnel syndrome: evidence of central processing in unilateral neuropathy. *Brain.* 2009;132:1472–1479.

21. Tapadia M, Mozaffar T, Gupta R. Compressive neuropathies of the upper extremity: update on pathophysiology, classification, and electrodiagnostic findings. *J Hand Surg Am.* 2010;35:668–677.

22. Seddon HJ. *Peripheral Nerve Injuries.* The Nerve Injuries Committee of the Medical Research Council. London: Her Majesty's Stationary Office; 1954:1–451.

23. Hagert CG, Hagert E. Manual muscle testing – a clinical examination technique for diagnosing focal neuropathies in the upper extremity. In: Slutsky DJ, ed. *Upper Extremity Nerve Repair – Tips and Techniques: A Master Skills Publication.* Rosemont, IL: The American Society for Surgery of the Hand; 2008:451–466. *This book chapter summarizes the use of the manual muscle testing technique to diagnose upper extremity nerve entrapments.*

24. Jepsen JR, Laursen LH, Kreiner S, et al. Neurological examination of the upper limb: a study of construct validity. *Open Neurol J.* 2009;3:54–63.

25. Jepsen JR, Laursen LH, Hagert CG, et al. Diagnostic accuracy of the neurological upper limb examination II: relation to symptoms of patterns of findings. *BMC Neurol.* 2006;6:10.

26. Cheng CJ, Mackinnon-Patterson B, Beck JL, et al. Scratch collapse test for evaluation of carpal and cubital tunnel syndrome. *J Hand Surg Am.* 2008;33:1518–1524.

27. Brown JM, Mokhtee D, Evangelista MS, et al. Scratch collapse test

localizes Osborne's band as the point of maximal nerve compression in cubital tunnel syndrome. *Hand (N Y)*. 2010;5:141–147.

28. Gillenwater J, Cheng J, Mackinnon SE. Evaluation of the scratch collapse test in peroneal nerve compression. *Plast Reconstr Surg*. 2011;128:933–939.

29. Turan I, Hagert E, Jakobsson J. The scratch collapse test supported the diagnosis and showed successful treatment of tarsal tunnel syndrome. *J Med Cases*. 2013;4:746–747.

30. Bridgeman C, Naidu S, Kothari MJ. Clinical and electrophysiological presentation of pronator syndrome. *Electromyogr Clin Neurophysiol*. 2007;47:89–92.

31. Werner CO, Rosen I, Thorngren KG. Clinical and neurophysiologic characteristics of the pronator syndrome. *Clin Orthop Relat Res*. 1985;231–236.

32. Freedman M, Helber G, Pothast J, et al. Electrodiagnostic evaluation of compressive nerve injuries of the upper extremities. *Orthop Clin North Am*. 2012;43:409–416.

33. Greenwald D, Blum LC 3rd, Adams D, et al. Effective surgical treatment of cubital tunnel syndrome based on provocative clinical testing without electrodiagnostics. *Plast Reconstr Surg*. 2006;117:87e–91e.

34. Bickel KD. Carpal tunnel syndrome. *J Hand Surg Am*. 2010;35:147–152.

35. Jain NB, Higgins LD, Losina E, et al. Epidemiology of musculoskeletal upper extremity ambulatory surgery in the United States. *BMC Musculoskelet Disord*. 2014;15:4.

36. Foley M, Silverstein B, Polissar N. The economic burden of carpal tunnel syndrome: long-term earnings of CTS claimants in Washington State. *Am J Ind Med*. 2007;50:155–172.

37. Dahlin LB, Aulicino PL, Bergfield TL. Anatomical variations of the median nerve at the wrist. *Orthop Rev*. 1992;21:955–959.

38. Lindley SG, Kleinert JM. Prevalence of anatomic variations encountered in elective carpal tunnel release. *J Hand Surg Am*. 2003;28:849–855.

39. Mondelli M, Aprile I, Ballerini M, et al. Sex differences in carpal tunnel syndrome: comparison of surgical and non-surgical populations. *Eur J Neurol*. 2005;12:976–983.

40. Ikeda K, Osamura N, Tomita K. Segmental carpal canal pressure in patients with carpal tunnel syndrome. *J Hand Surg Am*. 2006;31:925–929.

41. Ekman-Ordeberg G, Salgeback S, Ordeberg G. Carpal tunnel syndrome in pregnancy. A prospective study. *Acta Obstet Gynecol Scand*. 1987;66:233–235.

42. Wraith JE, Alani SM. Carpal tunnel syndrome in the mucopolysaccharidoses and related disorders. *Arch Dis Child*. 1990;65:962–963.

43. Palmer KT, Harris EC, Coggon D. Carpal tunnel syndrome and its relation to occupation: a systematic literature review. *Occup Med (Lond)*. 2007;57:57–66.

44. Nathan PA, Istvan JA, Meadows KD. A longitudinal study of predictors of research-defined carpal tunnel syndrome in industrial workers: findings at 17 years. *J Hand Surg [Br]*. 2005;30:593–598.

45. Gomes I, Becker J, Ehlers JA, et al. Prediction of the neurophysiological diagnosis of carpal tunnel syndrome from the demographic and clinical data. *Clin Neurophysiol*. 2006;117:964–971.

46. Lifchez SD, Means KR Jr, Dunn RE, et al. Intra- and inter-examiner variability in performing Tinel's test. *J Hand Surg Am*. 2010;35:212–216.

47. Durkan JA. A new diagnostic test for carpal tunnel syndrome. *J Bone Joint Surg Am*. 1991;73:535–538.

48. Cranford CS, Ho JY, Kalainov DM, et al. Carpal tunnel syndrome. *J Am Acad Orthop Surg*. 2007;15:537–548.

49. Hansen PA, Micklesen P, Robinson LR. Clinical utility of the flick maneuver in diagnosing carpal tunnel syndrome. *Am J Phys Med Rehabil*. 2004;83:363–367.

50. Beekman R, Schreuder AH, Rozeman CA, et al. The diagnostic value of provocative clinical tests in ulnar neuropathy at the elbow is marginal. *J Neurol Neurosurg Psychiatry*. 2009;80:1369–1374.

51. D'Arcy CA, McGee S. The rational clinical examination. Does this patient have carpal tunnel syndrome? *JAMA*. 2000;283:3110–3117.

52. El Miedany Y, Ashour S, Youssef S, et al. Clinical diagnosis of carpal tunnel syndrome: old tests – new concepts. *Joint Bone Spine*. 2008;75:451–457.

53. Gelberman RH, Szabo RM, Williamson RV, et al. Sensibility testing in peripheral-nerve compression syndromes. An experimental study in humans. *J Bone Joint Surg Am*. 1983;65:632–638.

54. Graham B, Regehr G, Naglie G, et al. Development and validation of diagnostic criteria for carpal tunnel syndrome. *J Hand Surg Am*. 2006;31:919–924.

55. Keith MW, Masear V, Chung KC, et al. American Academy of Orthopaedic Surgeons Clinical Practice Guideline on diagnosis of carpal tunnel syndrome. *J Bone Joint Surg Am*. 2010;91:2478–2479.

56. Chan L, Turner JA, Comstock BA, et al. The relationship between electrodiagnostic findings and patient symptoms and function in carpal tunnel syndrome. *Arch Phys Med Rehabil*. 2007;88:19–24.

57. Concannon MJ, Gainor B, Petroski GF, et al. The predictive value of electrodiagnostic studies in carpal tunnel syndrome. *Plast Reconstr Surg*. 1997;100:1452–1458.

58. Palumbo CF, Szabo RM. Examination of patients for carpal tunnel syndrome sensibility, provocative, and motor testing. *Hand Clin*. 2002;18:269–277, vi.

59. Fowler JR, Munsch M, Tosti R, et al. Comparison of ultrasound and electrodiagnostic testing for diagnosis of carpal tunnel syndrome: study using a validated clinical tool as the reference standard. *J Bone Joint Surg Am*. 2014;96:e148.

60. Manente G, Torrieri F, Di Blasio F, et al. An innovative hand brace for carpal tunnel syndrome: a randomized controlled trial. *Muscle Nerve*. 2001;24:1020–1025.

61. Premoselli S, Sioli P, Grossi A, et al. Neutral wrist splinting in carpal tunnel syndrome: a 3- and 6-months clinical and neurophysiologic follow-up evaluation of night-only splint therapy. *Eura Medicophys*. 2006;42:121–126.

62. Walker WC, Metzler M, Cifu DX, et al. Neutral wrist splinting in carpal tunnel syndrome: a comparison of night-only versus full-time wear instructions. *Arch Phys Med Rehabil*. 2000;81:424–429.

63. Marshall S, Tardif G, Ashworth N. Local corticosteroid injection for carpal tunnel syndrome. *Cochrane Database Syst Rev*. 2007;(2):CD001554.

64. Armstrong T, Devor W, Borschel L, et al. Intracarpal steroid injection is safe and effective for short-term management of carpal tunnel syndrome. *Muscle Nerve*. 2004;29:82–88.

65. Dammers JW, Roos Y, Veering MM, et al. Injection with methylprednisolone in patients with the carpal tunnel syndrome: a randomised double blind trial testing three different doses. *J Neurol*. 2006;253:574–577.

66. Wong SM, Hui AC, Tang A, et al. Local vs systemic corticosteroids in the treatment of carpal tunnel syndrome. *Neurology*. 2001;56:1565–1567.

67. Wong SM, Hui AC, Lo SK, et al. Single vs. two steroid injections for carpal tunnel syndrome: a randomised clinical trial. *Int J Clin Pract*. 2005;59:1417–1421.

68. Ucan H, Yagci I, Yilmaz L, et al. Comparison of splinting, splinting plus local steroid injection and open carpal tunnel release outcomes in idiopathic carpal tunnel syndrome. *Rheumatol Int*. 2006;27:45–51.

69. Lalonde D, Bell M, Benoit P, et al. A multicenter prospective study of 3,110 consecutive cases of elective epinephrine use in the fingers and hand: the Dalhousie Project clinical phase. *J Hand Surg Am*. 2005;30:1061–1067.

70. Leblanc MR, Lalonde J, Lalonde DH. A detailed cost and efficiency analysis of performing carpal tunnel surgery in the main operating room versus the ambulatory setting in Canada. *Hand (N Y)*. 2007;2:173–178. *The authors examine the benefits of the wide-awake approach to carpal tunnel release compared to carpal tunnel surgery performed in the main operating suite under general anesthesia in terms of cost and overall efficiency. The wide-awake approach to carpal tunnel release allows the hand surgeon to improve productivity without compromising patient safety or outcomes.*

71. Finsen V, Andersen K, Russwurm H. No advantage from splinting the wrist after open carpal tunnel release. A randomized study of 82 wrists. *Acta Orthop Scand*. 1999;70:288–292.

72. Chow JC. Endoscopic carpal tunnel release. Two-portal technique. *Hand Clin*. 1994;10:637–646.

73. Agee JM, McCarroll HR Jr, Tortosa RD, et al. Endoscopic release of the carpal tunnel: a randomized prospective multicenter study. *J Hand Surg Am*. 1992;17:987–995.

74. Trumble TE, Diao E, Abrams RA, et al. Single-portal endoscopic carpal tunnel release compared with open release: a prospective, randomized trial. *J Bone Joint Surg Am*. 2002;84:1107–1115.

75. Abrams R. Endoscopic versus open carpal tunnel release. *J Hand Surg Am*. 2009;34:535–539.

76. Larsen MB, Sorensen AI, Crone KL, et al. Carpal tunnel release: a randomized comparison of three surgical methods. *J Hand Surg Eur Vol*. 2013;38:646–650.

77. Ferdinand RD, MacLean JG. Endoscopic versus open carpal tunnel release in bilateral carpal tunnel syndrome. A prospective, randomised, blinded assessment. *J Bone Joint Surg Br.* 2002;84:375–379.

78. Macdermid JC, Richards RS, Roth JH, et al. Endoscopic versus open carpal tunnel release: a randomized trial. *J Hand Surg Am.* 2003;28:475–480.

79. Palmer AK, Toivonen DA. Complications of endoscopic and open carpal tunnel release. *J Hand Surg Am.* 1999; 24:561–565.

80. Schmelzer RE, Della Rocca GJ, Caplin DA. Endoscopic carpal tunnel release: a review of 753 cases in 486 patients. *Plast Reconstr Surg.* 2006;117:177–185.

81. Chung KC, Walters MR, Greenfield ML, et al. Endoscopic versus open carpal tunnel release: a cost-effectiveness analysis. *Plast Reconstr Surg.* 1998;102:1089–1099.

82. Leit ME, Weiser RW, Tomaino MM. Patient-reported outcome after carpal tunnel release for advanced disease: a prospective and longitudinal assessment in patients older than age 70. *J Hand Surg Am.* 2004;29:379–383.

83. Weber RA, DeSalvo DJ, Rude MJ. Five-year follow-up of carpal tunnel release in patients over age 65. *J Hand Surg Am.* 2010;35:207–211.

84. Thomsen NO, Cederlund R, Rosen I, et al. Clinical outcomes of surgical release among diabetic patients with carpal tunnel syndrome: prospective follow-up with matched controls. *J Hand Surg Am.* 2009;34:1177–1187.

85. Amadio PC. Interventions for recurrent/persistent carpal tunnel syndrome after carpal tunnel release. *J Hand Surg Am.* 2009;34:1320–1322.

86. Ludlow KS, Merla JL, Cox JA, et al. Pillar pain as a postoperative complication of carpal tunnel release: a review of the literature. *J Hand Ther.* 1997;10:277–282.

87. Tung TH, Mackinnon SE. Secondary carpal tunnel surgery. *Plast Reconstr Surg.* 2001;107:1830–1843. quiz 1844,1933.

88. Kerasnoudis A, Tsivgoulis G. Nerve ultrasound in peripheral neuropathies: a review. *J Neuroimaging.* 2015;25:528–538.

89. Zancolli ER 3rd, Zancolli EP 4th, Perrotto CJ. New mini-invasive decompression for pronator teres syndrome. *J Hand Surg Am.* 2012;37:1706–1710.

90. Seyffarth H. Primary myoses in the M. pronator teres as cause of lesion of the N. medianus (the pronator syndrome). *Acta Psychiatr Neurol Scand Suppl.* 1951;74:251–254.

91. Hartz CR, Linscheid RL, Gramse RR, et al. The pronator teres syndrome: compressive neuropathy of the median nerve. *J Bone Joint Surg Am.* 1981;63:885–890.

92. Kiloh LG, Nevin S. Isolated neuritis of the anterior interosseous nerve. *Br Med J.* 1952;1:850–851.

93. Laha RK, Lunsford D, Dujovny M. Lacertus fibrousus compression of the median nerve. Case report. *J Neurosurg.* 1978;48:838–841.

94. Stal M, Hagert CG, Moritz U. Upper extremity nerve involvement in Swedish female machine milkers. *Am J Ind Med.* 1998;33:551–559.

95. Hagert E. Clinical diagnosis and wide-awake surgical treatment of proximal median nerve entrapment at the elbow: a prospective study. *Hand (N Y).* 2013;8:41–46.

96. Pratt N. Anatomy of nerve entrapment sites in the upper quarter. *J Hand Ther.* 2005;18:216–229.

97. Shibayama M, Kuniyoshi K, Suzuki T, et al. The effects of locally injected triamcinolone on entrapment neuropathy in a rat chronic constriction injury model. *J Hand Surg Am.* 2014;39:1714–1721.

98. Stal M, Hagert CG, Englund JE. Pronator syndrome: a retrospective study of median nerve entrapment at the elbow in female machine milkers. *J Agric Saf Health.* 2004;10:247–256.

99. Pan YW, Wang S, Tian G, et al. Typical brachial neuritis (Parsonage-Turner syndrome) with hourglass-like constrictions in the affected nerves. *J Hand Surg Am.* 2011;36:1197–1203.

100. Parsonage MJ, Turner JW. Neuralgic amyotrophy; the shoulder-girdle syndrome. *Lancet.* 1948;1:973–978.

101. Rodriguez-Niedenfuhr M, Vazquez T, Parkin I, et al. Martin-Gruber anastomosis revisited. *Clin Anat.* 2002;15:129–134.

102. Smith CC, Bevelaqua AC. Challenging pain syndromes: Parsonage-Turner syndrome. *Phys Med Rehabil Clin N Am.* 2014;25:265–277.

103. Chen SH, Tsai TM. Ulnar tunnel syndrome. *J Hand Surg Am.* 2014;39:571–579.

104. Kuschner SH, Gelberman RH, Jennings C. Ulnar nerve compression at the wrist. *J Hand Surg Am.* 1988;13:577–580.

105. Brooks DM. Nerve compression syndromes. *J Bone Joint Surg Br.*

106. Costigan DG, Riley JM Jr, Coy FE Jr. Thrombofibrosis of the ulnar artery in the palm. *J Bone Joint Surg Am.* 1959;41:702–704.

107. Patterson JM, Jaggars MM, Boyer MI. Ulnar and median nerve palsy in long-distance cyclists. A prospective study. *Am J Sports Med.* 2003;31:585–589.

108. Taylor AR. Ulnar nerve compression at the wrist in rheumatoid arthritis. Report of a case. *J Bone Joint Surg Br.* 1974;56:142–143.

109. Baird DB, Friedenberg ZB. Delayed ulnar-nerve palsy following a fracture of the hamate. *J Bone Joint Surg Am.* 1968;50:570–572.

110. Ginanneschi F, Filippou G, Reale F, et al. Ultrasonographic and functional changes of the ulnar nerve at Guyon's canal after carpal tunnel release. *Clin Neurophysiol.* 2010;121:208–213.

111. Harvie P, Patel N, Ostlere SJ. Prevalence and epidemiological variation of anomalous muscles at Guyon's canal. *J Hand Surg [Br].* 2004;29:26–29.

112. Cavallo M, Poppi M, Martinelli P, et al. Distal ulnar neuropathy from carpal ganglia: a clinical and electrophysiological study. *Neurosurgery.* 1988;22:902–905.

113. Mackinnon S. Compression neuropathies. In: Green DP, ed. *Green's Operative Hand Surgery.* New York, NY: Churchill Livingstone; 2005:999–1045.

114. Novak CB, Lee GW, Mackinnon SE, et al. Provocative testing for cubital tunnel syndrome. *J Hand Surg Am.* 1994;19:817–820.

115. Roberts GL, Maclean AD, Logan AJ. Ulna nerve decompression at the elbow in patients with normal nerve conduction tests. *Hand Surg.* 2015;20:260–265.

116. Svernlov B, Larsson M, Rehn K, et al. Conservative treatment of the cubital tunnel syndrome. *J Hand Surg Eur Vol.* 2009;34:201–207.

117. Lan ZD, Tatsui CE, Jalali A, et al. Outcomes of a novel minimalist approach for the treatment of cubital tunnel syndrome. *J Clin Neurosci.* 2015;22:964–968.

118. Tsai TM, Bonczar M, Tsuruta T, et al. A new operative technique: cubital tunnel decompression with endoscopic assistance. *Hand Clin.* 1995;11:71–80.

119. Hoffmann R, Siemionow M. The endoscopic management of cubital tunnel syndrome. *J Hand Surg [Br].* 2006;31:23–29.

120. Ahcan U, Zorman P. Endoscopic decompression of the ulnar nerve at the elbow. *J Hand Surg Am.* 2007;32:1171–1176.

121. Ogata K, Manske PR, Lesker PA. The effect of surgical dissection on regional blood flow to the ulnar nerve in the cubital tunnel. *Clin Orthop Relat Res.* 1985;195–198.

122. Nabhan A, Ahlhelm F, Kelm J, et al. Simple decompression or subcutaneous anterior transposition of the ulnar nerve for cubital tunnel syndrome. *J Hand Surg [Br].* 2005;30:521–524.

123. Keiner D, Gaab MR, Schroeder HW, et al. Comparison of the long-term results of anterior transposition of the ulnar nerve or simple decompression in the treatment of cubital tunnel syndrome – a prospective study. *Acta Neurochir (Wien).* 2009;151:311–315, discussion 316.

124. Jariwala A, Bansal N, Nicol GM, et al. Outcome analysis of cubital tunnel decompression. *Scott Med J.* 2015;60:136–140.

125. Goldfarb CA, Sutter MM, Martens EJ, et al. Incidence of re-operation and subjective outcome following in situ decompression of the ulnar nerve at the cubital tunnel. *J Hand Surg Eur Vol.* 2009;34:379–383.

126. Baek GH, Kwon BC, Chung MS. Comparative study between minimal medial epicondylectomy and anterior subcutaneous transposition of the ulnar nerve for cubital tunnel syndrome. *J Shoulder Elbow Surg.* 2006;15:609–613.

127. Krogue JD, Aleem AW, Osei DA, et al. Predictors of surgical revision after in situ decompression of the ulnar nerve. *J Shoulder Elbow Surg.* 2015;24:634–639.

128. Lowe JB 3rd, Maggi SP, Mackinnon SE. The position of crossing branches of the medial antebrachial cutaneous nerve during cubital tunnel surgery in humans. *Plast Reconstr Surg.* 2004;114:692–696.

129. Efstathopoulos DG, Themistocleous GS, Papagelopoulos PJ, et al. Outcome of partial medial epicondylectomy for cubital tunnel syndrome. *Clin Orthop Relat Res.* 2006;444:134–139.

130. Lanzetta M, Foucher G. Entrapment of the superficial branch of the radial nerve (Wartenberg's syndrome). A report of 52 cases. *Int Orthop.* 1993;17:342–345.

131. Dellon AL, Mackinnon SE. Radial sensory nerve entrapment. *Arch Neurol.* 1986;43:833–835.

132. Lanzetta M, Foucher G. Association of Wartenberg's syndrome and De Quervain's disease: a series of 26 cases. *Plast Reconstr Surg.* 1995;96:408–412.

1963;45:445–446.

133. Dellon AL, Mackinnon SE. Radial sensory nerve entrapment in the forearm. *J Hand Surg Am.* 1986;11:199–205.

134. Konjengbam M, Elangbam J. Radial nerve in the radial tunnel: anatomic sites of entrapment neuropathy. *Clin Anat.* 2004;17:21–25.

135. Hagert E, Garcia-Elias M, Forsgren S, et al. Immunohistochemical analysis of wrist ligament innervation in relation to their structural composition. *J Hand Surg Am.* 2007;32:30–36.

136. Hagert E, Persson JK, Werner M, et al. Evidence of wrist proprioceptive reflexes elicited after stimulation of the scapholunate interosseous ligament. *J Hand Surg Am.* 2009;34:642–651.

137. Dellon AL. Partial dorsal wrist denervation: resection of the distal posterior interosseous nerve. *J Hand Surg Am.* 1985;10:527–533.

138. Urch EY, Model Z, Wolfe SW, et al. Anatomical study of the surgical approaches to the radial tunnel. *J Hand Surg Am.* 2015;40:1416–1420.

139. Werner CO, Haeffner F, Rosen I. Direct recording of local pressure in the radial tunnel during passive stretch and active contraction of the supinator muscle. *Arch Orthop Trauma Surg.* 1980;96:299–301.

140. Lee JT, Azari K, Jones NF. Long term results of radial tunnel release – the effect of co-existing tennis elbow, multiple compression syndromes and workers' compensation. *J Plast Reconstr Aesthet Surg.* 2008;61:1095–1099.

141. Roles NC, Maudsley RH. Radial tunnel syndrome: resistant tennis elbow as a nerve entrapment. *J Bone Joint Surg Br.* 1972;54:499–508.

142. Hagert CG. The ECU test to reliably diagnose radial nerve entrapment in the proximal forearm. In: *Annual Conference of the Swedish Society for Surgery of the Hand.* Stockholm, Sweden: 1981.

143. Lundborg G. *Peripheral Nerve Injury and Repair.* New York, NY: Churchill Livingstone; 1998:238.

144. Sarhadi NS, Korday SN, Bainbridge LC. Radial tunnel syndrome: diagnosis and management. *J Hand Surg [Br].* 1998;23:617–619.

145. Eaton CJ, Lister GD. Radial nerve compression. *Hand Clin.* 1992;8:345–357.

146. Hashizume H, Nishida K, Nanba Y, et al. Non-traumatic paralysis of the posterior interosseous nerve. *J Bone Joint Surg Br.* 1996;78:771–776.

147. Simon Perez C, Garcia Medrano B, Rodriguez Mateos JI, et al. Radial tunnel syndrome: results of surgical decompression by a postero-lateral approach. *Int Orthop.* 2014;38:2129–2135.

148. Huisstede B, Miedema HS, van Opstal T, et al. Interventions for treating the radial tunnel syndrome: a systematic review of observational studies. *J Hand Surg Am.* 2008;33:72–78.

149. Jalovaara P, Lindholm RV. Decompression of the posterior interosseous nerve for tennis elbow. *Arch Orthop Trauma Surg.* 1989;108:243–245.

150. Artico M, Telera S, Tiengo C, et al. Surgical anatomy of the radial nerve at the elbow. *Surg Radiol Anat.* 2009;31:101–106.

151. Adolfsson LE, Nettelblad H. Radial nerve entrapment in the upper arm as a cause of lateral arm pain: a report of four cases. *Scand J Plast Reconstr Surg Hand Surg.* 2001;35:217–220.

152. Streib E. Upper arm radial nerve palsy after muscular effort: report of three cases. *Neurology.* 1992;42:1632–1634.

153. Ng AB, Borhan J, Ashton HR, et al. Radial nerve palsy in an elite bodybuilder. *Br J Sports Med.* 2003;37:185–186.

154. Sebastian D. Triangular interval syndrome: a differential diagnosis for upper extremity radicular pain. *Physiother Theory Pract.* 2010;26:113–119.

155. Robinson LR. Role of neurophysiologic evaluation in diagnosis. *J Am Acad Orthop Surg.* 2000;8:190–199.

156. Ishima T, Usui M, Satoh E, et al. Quadrilateral space syndrome caused by a ganglion. *J Shoulder Elbow Surg.* 1998;7:80–82.

157. Francel TJ, Dellon AL, Campbell JN. Quadrilateral space syndrome: diagnosis and operative decompression technique. *Plast Reconstr Surg.* 1991;87:911–916.

158. Amin MF, Berst M, el Khoury GY. An unusual cause of the quadrilateral space impingement syndrome by a bone spike. *Skeletal Radiol.* 2006;35:956–958.

159. McClelland D, Paxinos A. The anatomy of the quadrilateral space with reference to quadrilateral space syndrome. *J Shoulder Elbow Surg.* 2008;17:162–164.

160. McAdams TR, Dillingham MF. Surgical decompression of the quadrilateral space in overhead athletes. *Am J Sports Med.* 2008;36:528–532.

161. Monteleone G, Gismant M, Stevanato G, et al. Silent deltoid atrophy in beach volleyball players: a report of two cases and literature review. *Int J Sports Phys Ther.* 2015;10:347–353.

162. Curtin C, Hagert CG, Hultling C, et al. *Nerve entrapment as a cause of shoulder pain in the spinal cord injured patient.* Paper presented at Tetra Hand 2013, Hong Kong.

163. Cahill BR, Palmer RE. Quadrilateral space syndrome. *J Hand Surg Am.* 1983;8:65–69.

164. Bredella MA, Tirman PF, Fritz RC, et al. Denervation syndromes of the shoulder girdle: MR imaging with electrophysiologic correlation. *Skeletal Radiol.* 1999;28:567–572.

165. Linker CS, Helms CA, Fritz RC. Quadrilateral space syndrome: findings at MR imaging. *Radiology.* 1993;188:675–676.

166. Cothran RL Jr, Helms C. Quadrilateral space syndrome: incidence of imaging findings in a population referred for MRI of the shoulder. *AJR Am J Roentgenol.* 2005;184:989–992.

167. Chen H, Narvaez VR. Ultrasound-guided quadrilateral space block for the diagnosis of quadrilateral syndrome. *Case Rep Orthop.* 2015;2015:378627.

168. Brown SA, Doolittle DA, Bohanon CJ, et al. Quadrilateral space syndrome: the Mayo Clinic experience with a new classification system and case series. *Mayo Clin Proc.* 2015;90:382–394.

169. Guerri-Guttenberg RA, Ingolotti M. Classifying musculocutaneous nerve variations. *Clin Anat.* 2009;22:671–683.

170. Kim SM, Goodrich JA. Isolated proximal musculocutaneous nerve palsy: case report. *Arch Phys Med Rehabil.* 1984;65:735–736.

171. Yung H, Lagemann GM, Lin A, et al. Lateral antebrachial cutaneous nerve entrapment after shoulder arthroscopy: a case report. *PM R.* 2015;7:889–894.

172. Ma H, Van Heest A, Glisson C, et al. Musculocutaneous nerve entrapment: an unusual complication after biceps tenodesis. *Am J Sports Med.* 2009;37:2467–2469.

173. Swain R. Musculocutaneous nerve entrapment: a case report. *Clin J Sport Med.* 1995;5:196–198.

174. Mastaglia FL. Musculocutaneous neuropathy after strenuous physical activity. *Med J Aust.* 1986;145:153–154.

175. Davidson JJ, Bassett FH 3rd, Nunley JA 2nd. Musculocutaneous nerve entrapment revisited. *J Shoulder Elbow Surg.* 1998;7:250–255.

176. Freehill MT, Shi LL, Tompson JD, et al. Suprascapular neuropathy: diagnosis and management. *Phys Sports Med.* 2012;40:72–83.

177. Podgorski M, Topol M, Sibinski M, et al. New parameters describing morphological variations in the suprascapular notch region as potential predictors of suprascapular nerve entrapment. *BMC Musculoskelet Disord.* 2014;15:396.

178. Rengachary SS, Burr D, Lucas S, et al. Suprascapular entrapment neuropathy: a clinical, anatomical, and comparative study. Part 3: comparative study. *Neurosurgery.* 1979;5:452–455.

179. Mall NA, Hammond JE, Lenart BA, et al. Suprascapular nerve entrapment isolated to the spinoglenoid notch: surgical technique and results of open decompression. *J Shoulder Elbow Surg.* 2013;22:e1–e8.

180. Hill LJ, Jelsing EJ, Terry MJ, et al. Evaluation, treatment, and outcomes of suprascapular neuropathy: a 5-year review. *PM R.* 2014;6:774–780.

181. Plancher KD, Luke TA, Peterson RK, et al. Posterior shoulder pain: a dynamic study of the spinoglenoid ligament and treatment with arthroscopic release of the scapular tunnel. *Arthroscopy.* 2007;23:991–998.

182. Leclere LE, Shi LL, Lin A, et al. Complete Fatty infiltration of intact rotator cuffs caused by suprascapular neuropathy. *Arthroscopy.* 2014;30:639–644.

183. Peck E, Strakowski JA. Ultrasound evaluation of focal neuropathies in athletes: a clinically focused review. *Br J Sports Med.* 2015;49:166–175.

184. Ringel SP, Treihaft M, Carry M, et al. Suprascapular neuropathy in pitchers. *Am J Sports Med.* 1990;18:80–86.

185. Martin SD, Warren RF, Martin TL, et al. Suprascapular neuropathy. Results of non-operative treatment. *J Bone Joint Surg Am.* 1997;79:1159–1165.

186. Antoniou J, Tae SK, Williams GR, et al. Suprascapular neuropathy. Variability in the diagnosis, treatment, and outcome. *Clin Orthop Relat Res.* 2001;131–138.

187. Post M. Diagnosis and treatment of suprascapular nerve entrapment. *Clin Orthop Relat Res.* 1999;92–100.

188. Yamakado K. Quantification of the learning curve for arthroscopic suprascapular nerve decompression: an evaluation of 300 cases. *Arthroscopy.* 2015;31:191–196.

189. Iannotti JP, Ramsey ML. Arthroscopic decompression of a ganglion cyst causing suprascapular nerve compression. *Arthroscopy.* 1996;12:739–745.

190. Bhatia S, Chalmers PN, Yanke AB, et al. Arthroscopic

suprascapular nerve decompression: transarticular and subacromial approach. *Arthrosc Tech.* 2012;1:e187–e192.

191. Tubbs RS, Tyler-Kabara EC, Aikens AC, et al. Surgical anatomy of the dorsal scapular nerve. *J Neurosurg.* 2005;102:910–911.

192. Sultan HE, Younis El-Tantawi GA. Role of dorsal scapular nerve entrapment in unilateral interscapular pain. *Arch Phys Med Rehabil.* 2013;94:1118–1125.

193. Argyriou AA, Karanasios P, Makridou A, et al. Description of an unusual case with dorsal scapular neuropathy causing rhomboids palsy and scapular winging. *J Back Musculoskelet Rehabil.* 2015;28:883–885.

194. Debeer P, Van Den Eede E, Moens P. Scapular winging: an unusual complication of bracing in idiopathic scoliosis. *Clin Orthop Relat Res.* 2007;461:258–261.

195. Chen D, Gu Y, Lao J, et al. Dorsal scapular nerve compression. Atypical thoracic outlet syndrome. *Chin Med J.* 1995;108:582–585.

196. Akgun K, Aktas I, Terzi Y. Winged scapula caused by a dorsal scapular nerve lesion: a case report. *Arch Phys Med Rehabil.* 2008;89:2017–2020.

197. Gentchos EJ. Isolated peripheral nerve lesions of the brachial plexus affecting the shoulder joint. *University of Pennsylvania Orthop J.* 1999;40–44.

198. Tubbs RS, Goodrich D, Watanabe K, et al. Anatomic landmarks for selected nerves of the head, neck, and upper and lower limbs. In: Tubbs RS, ed. *Nerves and Nerve Injuries.* New York, NY: Elsevier; 2015:575–588. *This chapter provides a comprehensive and illustrative review of peripheral nerve anatomy in relation to surface landmarks, a practical guide to surgeons treating nerve entrapment syndromes.*

第四篇　先天性疾病

第25章

先天性手部畸形 I：胚胎学、分类与原则

Michael Tonkin and Kerby Oberg

概要

- 专业术语的一致性对于达到最佳交流效果很有必要。
- 肢体的发育和形成是由肢芽中特定的信号中心通过分子信号激活和相互作用来控制的。
- 肢体的畸形发育来源于：
  - 自发的基因突变
  - 异常基因的遗传
  - 肢芽轻微或者严重的损伤
- 畸形可以是单独存在的，也可以是综合征性的。
- 国际手外科学会联合会（International Federation of Societies for Surgery of the Hand，IFSSH）建议将 Swanson 分类（之前由 IFSSH 批准）替换为 Oberg、Manske、Tonkin（OMT）分类，该分类将畸形与变形和发育异常分开。根据肢体主要受累的发育轴以及损伤累及整个上肢还仅是手板，该分类将畸形进一步细分。这种分类符合学界对肢体发育分子基础日益深入的理解。
- 对于每个不同的孩子和家庭要有个性化的评估和治疗方法，然而这些都基于对肢体发育过程、肢体畸形对心理及生理的影响和对手术原则的详尽理解。

简介

肢体发育

上肢肢芽出现于胚胎发育第四周，表现为胚胎侧方的突起。体壁侧板中胚层细胞形成肢体骨骼，体壁中胚层移行形成肢体肌肉组织，并参与血管形成。在接下来的 4 周，肢芽生长分化成为一个不对称的器官。这种不对称器官是人类特有的特征之一。肢芽的生长和分化都受信号中心的控制。信号中心是位于肢体中的特殊区域，它协调控制正常的发育过程。

信号中心的建立和随后发挥作用都受基因的调控。基因和它编码的形态发生素（蛋白质）控制肢体生长分化过程，并在信号中心和发育细胞之间发挥信使作用。

随着人们对肢体发育过程认识越来越精确，对畸形形成原因的理解也越来越清晰。

基因突变可以扰乱一系列调控肢体发育蛋白的分子功能，这些蛋白包括分泌性蛋白（即配体），配体的受体以及转录因子。突变可以是遗传来的，也可以是自发形成的。环境因素，包括致畸物（例如反应停于 20 世纪 60 年代造成肢体畸形的流行性发生）、辐射、营养缺失以及感染都可能影响发育的分子通路，或造成更大的损害导致组织出血和 / 或坏死。例如，顶端外胚层嵴（apical ectodermal ridge，AER）是引导肢体向外生长发育的重要信号中心，直接的损伤造成 AER 移除会导致肢体横向截断。

分类

对于先天性手畸形，需要可重复的、一致的通用语言即术语，以便于讨论复杂的临床表现、治疗适应证以及比较治疗结果。

1976 年，IFSSH 提出 Swanson 分类作为描述先天性手畸形的标准系统[1]。该分类系统来源于 20 世纪 60 年代的肢体胚胎学理念，很大程度上基于形态学表现。Knight 和 Kay[2] 提出一个延伸的版本，试图包含所有的先天畸形。遗憾的是，该分类系统已经不适用于分子水平病因学理论。

2014 年，IFSSH 先天性疾病科学委员会建议用 Oberg、Manske、Tonkin（OMT）分类取代 Swanson 分类[3]。该系统使用畸形学术语，将先天性上肢异常分为畸形（malformations）、变形（deformations）和发育不良（dysplasias）。大多数先天性上肢异常属于畸形，根据主要累及的形成和分化轴，以及最终结果是主要影响手板还是整个上肢，可将畸形进行细

分。某些先天性上肢异常的病因很可能会干扰医生定位其在分子路径中的特定位置和/或肢芽中的解剖学位点以及畸变发生的时间。然而，OMT 系统似乎是一种更合乎逻辑的分类方法。

评估与治疗原则

　　显而易见的是，学界所使用的术语应该是一种通用的语言，可以被遗传学家、解剖学家、病理学家以及外科医生所理解。正因为如此，作者们在分子学水平上将肢芽胚胎学术语、畸形学术语以及分类术语联系起来。在知识不断更新的这一领域，这种一致性将有助于减少争议。进一步讲，这种方法有助于向患儿父母解释肢体是如何形成的，以及某种特别的畸形是如何发生的。这一过程对评估畸形起到关键的作用，并且有助于形成合理的治疗计划。

肢体发育（胚胎学）

上肢形成概述

　　受精后 26 天（4 周）左右（Carnegie 阶段 12），上肢肢芽表现为腹外侧的椭圆形凸起，位于体壁 9～12 体节之间（C5～C8）（图 25.1）[4]。新出现的肢芽由体壁侧板中胚层覆盖外胚层组成。随后的肢芽发育分化由 3 条坐标轴——近-远轴、背-腹轴（背-掌侧轴）和前-后轴（或桡-尺轴）（图 25.2）来描述，各个轴线均由特定的信号中心控制。

　　覆盖肢芽末端边缘、背侧掌侧分界线处的外胚层增厚形成一个独特的嵴状结构，即顶端外胚层嵴（AER）[5]。增厚的 AER 对于近端向远端发育至关重要，同时增加了肢芽末端边缘的力学硬度，使得肢芽末端沿背掌侧轴线变平。将鸡胚胎肢芽 AER 移除会使得近端远端发育停滞，造成肢体截断[6]。在 AER 深层，远端未分化的中胚层被称为进展区（progress zone，PZ）。PZ 中的细胞最终将分化成为特定细胞类型并被指引到肢体中特定的位置。

　　背侧外胚层是控制肢体形成背侧掌侧特征的关键信号中心。切除和翻转背侧外胚层可造成肢体腹侧表面形成背侧结构[7]。另一个中胚层细胞富集区是位于远端尺侧（后方）边缘，被称为极化活性区（zone of polarizing activity，ZPA）。尽管形态学上无特殊表现，但这些细胞控制桡-尺侧发育分化，并与其他信号中心一起调整肢体不对称性发育。动物模型中移除 ZPA 将造成尺骨、尺侧手指缺失[8]。相反地，将这些细胞移植到鸡胚胎肢芽前方（桡侧）将造成桡侧形成镜像尺侧手指[9]。

　　在随后的 1 周，肢芽沿近-远轴扩增和延长（表 25.1）。发育 33 天（Carnegie 阶段 14），差速发育以及细胞程序性死亡使得肢芽远端形成船桨状的手板。沿近-远端轴中胚层聚集形成 3 部分骨骼：近端部分 stylopod（肱骨）、中间部分 zeugopod（桡骨尺骨）和最远端部分 autopod（手）。关节于51 天（Carnegie 阶段 20）完全呈现出来，肘关节和腕关节呈

现屈曲状态。当发育至 56 天（8 周结束，Carnegie 阶段 23），肢体的大致形态特征即完成了（图 25.1）。

表 25.1　手形成时间表

受精后时间	手发育
27 天	上肢肢芽发育
28～30 天	上肢肢芽进一步发育
34～36 天	上肢肢芽延长
34～38 天	手掌形成
38～40 天	手指早期分离
44～46 天	手指分离
9～10 周	开始指甲形成

　　（Reproduced from Gupta A, Kay SPJ, Scheker LR (eds). The Growing Hand: Diagnosis and Management of the Upper Extremity in Children. London: CV Mosby; 2000: 25.）

肢体发育的分子调控及其模式

　　胚胎发育早期，Hox 转录因子沿颅尾轴形成一个节段性的躯体结构图[10]。发育 4 周时，预定的上肢位置确立，激发 Tbx5 的表达，启动了肢体的形成并确定前肢特征[11]。Tbx5 上调肢体中胚层中的 Fgf10 和远端外胚层中的 Wnt3[12,13]。中胚层中的 Fgf10 与外胚层 Wnt3、TP63、Dlx5/6 和自由基边缘（radical fringe，R-fng）结合，诱导背侧边界处的远端外胚层增厚形成 AER[14-17]。AER 的形成启动了 AER 相关 Fgf 蛋白（包括 Fgf2/4/8/9/17）表达[18,19]。这些蛋白的表达反过来作用于 AER 下方的中胚层，维持 PZ 中 Wnt3 和 Fgf10 表达。外胚层中胚层 Fgf/Wnt 蛋白的这种循环通路促进肢体自近端至远端逐步发育[20,21]（图 25.3）。Wnt3 和 Fgf10 缺乏肢体将无法发育，导致无肢症[22,23]。添加 Fgfs 至移除 AER 的鸡肢芽远端，可以恢复肢体近端向远端发育[19]。PZ 中的中胚层细胞保持未分化或者接受状态，以便信号中心指引这些细胞的分化方向。

　　位于肢体后方（尺侧）中胚层的 ZPA 分泌一种强有力的形态发生素，叫音猬因子（sonic hedgehog，Shh），调节桡-尺轴肢体形成[24]（见图 25.3）。Shh 诱导肢芽后方（尺侧）增殖，使得肢芽增宽[25,26]。此外，Shh 促进上肢尺侧化，决定尺侧 4 个手指的特征。在自然发生的鸡突变型中，Shh 表达缺失使得上肢无尺骨及趾发育[27]。于肢芽后方（尺侧）添加外源性 Shh 可完全恢复正常肢体形态。此外将 Shh 添加于肢芽前缘将造成桡侧出现尺侧肢体镜像重复[24]。

　　AER 和 ZPA 同样被正反馈环紧密联系在一起，在进行性生长过程中，该通路维持 AER 附近肢芽远端后侧（尺侧）缘的 Shh 表达[28-30]。移除 AER 将导致 Shh 表达下降。切除 ZPA 将导致 Fgf 信号缺失[29]。背侧外胚层 Wnt7a 的分泌诱导其下方的中胚层产生同源转录因子 Lmx1b，促进肢体呈现掌背侧不对称性的背侧发育[31,32]（见图 25.3）。Wnt7a 同样有助于维持 ZPA[33]中的 Shh 分泌。将背侧外胚层移除将导致 Shh 表达降低，干扰肢体后侧（尺侧）发育[34]。因此，Shh 在肢体发育中发挥关键性作用，连接掌背侧、近远端、

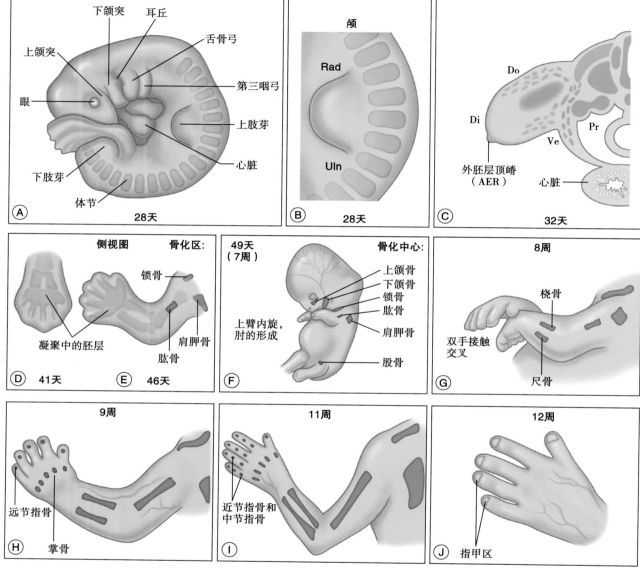

图 25.1 上肢和手发育。（A）人类胚胎 Carnegie 阶段 13（大约发育 28 天），显示早期肢体芽；（B）手臂芽的特写背视图。前部或桡侧（Rad）是颅部，后部或尺侧（Uln）面是尾部；（C）上肢芽横断面，发育 32 天（Carnegie 阶段 14），显示肢芽背侧 - 腹侧（Ve）变平，肢芽远端 AER 增厚（由前向后沿背侧腹侧分界线）；Pr，近端；Di，远端；（D）发育 41 天手掌（Carnegie 阶段 17）。扇形的外缘符合手指间质聚集；（E）发育 46 天的上肢（Carnegie 阶段 19）。手指明显分离，上肢近端骨骼发育良好，肱骨和肩胛带骨化开始。（F）发育 49 天的胚胎，（Carnegie 阶段 20），显示上肢、下肢、面部骨化中心。应注意到上肢发育明显优于下肢发育；（G）8 周的上肢（Carnegie 阶段 22）。手指完全分离，前臂出现骨化中心，例如桡骨尺骨；（H）9 周的上肢（Carnegie 阶段 23）。掌骨和远端指骨骨化开始；（I）11 周的上肢，除远节指骨和掌骨外，近节指骨和中节指骨明显骨化；（J）12 周的手，显示指甲区的发育（16 周时可看到指甲）。（*Portions redrawn from England MA. A Colour Atlas of Life Before Birth. London*：*Year Book Medical Publications*；*1983.*）

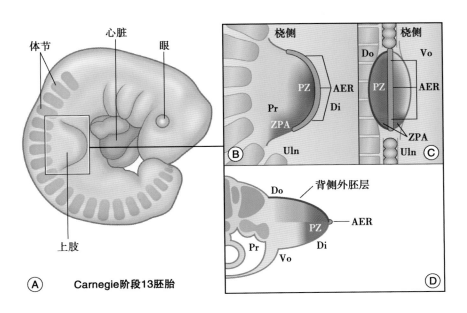

图 25.2　肢芽坐标轴和信号中心：（A）Carnegie 阶段 13 的胚胎上肢（加框区域）3 个坐标轴——各个坐标轴及其信号中心：AER 调节近端-远端肢体发育和分化；背侧外胚层控制背侧-掌侧非对称性发育；ZPA 控制桡侧-尺侧非对称性发育。这些信号中心控制 PZ 中的中胚层细胞分化方向。3 个不同的方向显示轴线和控制中心；（B）背侧观；（C）外侧观；（D）轴向横截面观。Di，远端；Pr，近端；Uln，尺侧；Do，背侧；Vo——掌侧。（*Modified from Oberg KC, Greer LF, Naruse T. Embryology of the upper limb: the molecular orchestration of morphogenesis.* Handchir Mikrochir Plast Chir. *2004; 36: 98-107.*）

近端远端不对称性

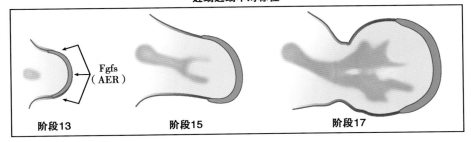

桡侧尺侧不对称性

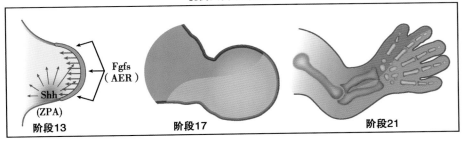

图 25.3　信号中心对形态学发育影响。上图：AER 作用——相关的 Fgf（橙色）作用于骨骼发育（肱骨，蓝色；桡骨尺骨，绿色；手，红色）。中图：ZPA 分泌 Shh 作用：对前臂和手指（显示为紫色）的影响。下图左：来自背侧外胚层的 Wnt7a（深绿色）和来自中胚层的 Lmx1b（浅绿色）对手指肌腱和韧带形成的作用。Do，背侧；Vo，腹侧；Pr，近端；Di，远端；Rad，桡侧 PZ，进展区。下图右：描绘信号中心之间的联系——Shh-Fgf 循环通路（白色双向箭头）。Wnt7a 对 Shh 表达的影响（白色单向箭头）

背侧掌侧不对称性

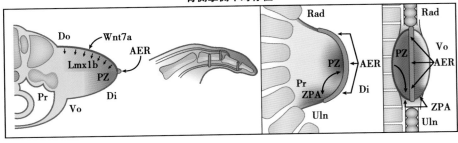

桡尺侧发育轴[34]。

　　发育至5周结束时,手板开始出现。目前的数据表明,手指的数目是由手板内在的Turing型模式生成器建立的,这是通过相互激活剂(Bmps)和抑制剂(Wnt)的相互作用来定义交替的手指和手指间隙模式[35,36](图25.4)。Hox转录因子(特别是Hoxd9-13和Hoxa9-13)和Shh/Gli3之间相互作用,形成手指的数目和特征[37-40](图25.5)。Shh还诱导形成尺侧向桡侧(后方向前方)的浓度梯度,连同Bmps一起,在手指形成和分化过程中发挥两方面作用。首先,Bmps通过分离指间信号中心,抑制里面AER的Fgf表达,诱导指间的程序化细胞死亡或凋亡[41-43]。另外,Bmps通过指骨形成区域在完善手指形态中发挥作用。指骨形成区域覆盖远端手指间叶原基,调节Sox9的表达和软骨形成[44]。将载有Bmp的微球置于或移植第三指间表达Bmp的组织至第二指间,第二指将发育为第三指[41]。指骨形成区域还维持AER中手指相关的Fgf表达,以利于手指的连续生长[44]。随着

指骨形成区域的退化和里面Fgf的缺失,远节指骨于每个手指的远端形成。这个过程存在一个独特的骨化机制,包括膜内成骨和间叶原基形成[45,46]。指骨末端也由中胚层中Msx1和外胚层中Sp8的持续表达来区分[47]。

特定组织的发育与分化

　　伴随着肢芽的形成和外部形态学的逐步改变,内部也在上述信号中心的调控下进行着不同组织的分化。这些组织的分化是同时发生的,但为了更清晰地表达,作者将分别讨论,并且讨论发育中组织畸形形成的时间。

肢体血管系统

　　随着肢芽的生长,需要营养成分和氧气来维持细胞快速增殖和信号中心的分泌活动。肢体中最初的血管系统形成开始于中胚层向成血管细胞转化。成血管细胞表达

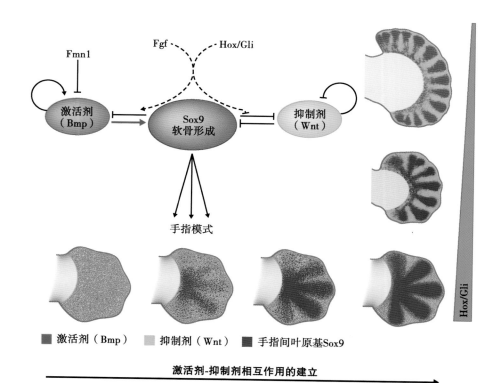

图25.4 手指数目的确定。手指形成的内在类似图灵模式机制,已根据计算模型和实验证据提出[35,36]。左上角是图灵提出的扩散驱动不稳定性模型的示意图。在肢体中,有证据表明Bmp(红色)是激活剂,而Wnt(黄色)是扩散驱动不稳定性的抑制剂。这两个因子都在调节软骨形成的前体Sox9(蓝色)的表达。Fgfs和Hox/Gli通路调节激活剂和抑制剂的相对作用。来自AER的Fgfs确定手指长度,并与远端Hox/Gli通路协同限制手指数目(右侧的绿色条/梯度)。此外,Fmn1限制Bmp表达,Fmn1中的突变会导致Bmp水平升高,并破坏正常的前臂(桡尺骨联合)和手(少指)的模式形成[143,144]。插图底部有一系列手板(注意手板的发育在此图中保持静态以帮助说明模型的特征)显示从起伏的激活剂-抑制剂相互作用(噪声)到稳定的五手指模式。在右边,手指进行性缺失抑制HOX/GLI转录因子(绿色条),导致自主模式化机制模式化的手指数量增加。(*Modified from Oberg KC, Ros MA, Goldfarb CA. New Insights on upper limb development: digitizing the hand. IFSSH Ezine. 2014; 4(2): 16-22.*)

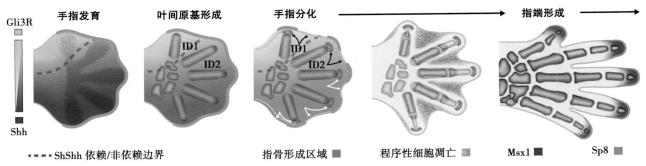

图 25.5　手掌发育。在通过内在的图灵模式确定手指数目后，Shh 通路（具有 Gli3 抑制剂计数器梯度定义了决定手指形态的依赖/非依赖域（边界由虚线表示）。指间中胚层（ID1-ID5）通过覆盖每个原基远端指尖的指骨形成区（PFR；品红色），调节其上的顶端外胚层脊（AER；橙色）及相邻前聚集指的手指形态的退化。PFR 与 AER 一同决定指骨的大小、长度和关节位置。指间组织随后经历 Bmp 介导的程序性细胞凋亡（斑点区域）。随着覆盖手指的 AER 退化，末节指骨或指甲开始形成，并由中胚层 Msx1（蓝色）和外胚层 Sp8（绿色）的表达区分。（*Image adapted from Oberg KC, Feestra JM, Manske PR, et al. Developmental biology and classification of congenital anomalies of the hand and upper extremity. J Hand Surg［Am］. 2010; 35: 2066-2076.*）

碱性螺旋 - 环状 - 螺旋转录因子 Tal-1 和血管内皮生长因子（vascular endothelial growth factor, VEGF）受体 FIK1[48]。最初的血管网状管道的从头形成来自肢体中胚层的成血管细胞[49,50]。邻近体节中的成血管细胞同样移行至肢芽中，通过持续的血管化参与新肢体血管形成[51]。随着成血管细胞聚集，分化为内皮细胞和最初的血管管腔，新血管标记物出现了。FIK1 持续存在，使得血管可进一步被 VEGF 重塑，Tal-1 减少，VE-钙黏蛋白（一种细胞间黏着分子）上调。

随着肢体发育，最初的血管网络经历了显著的重塑过程。到阶段 13 时，血管管道近端合并形成一条中央动脉

（锁骨下），该动脉通过第七节间动脉连接于背主动脉[52]，并形成两条外周静脉回流至后侧主静脉系统[50]。除了血管发生，血管新生，也就是说自原有成型的血管上以芽生方式形成新的血管，同样参与了肢体血管系统的构建。

血管模式的构建受控于相互协调的信号中心，并由特定的 VEGF 家族成员及 VEGFR3 受体调控[52-54]。最终的血管模式由近端向远端发育形成（图 25.6）——腋动脉形成于阶段 17，肱动脉和主要的前肢血管分支形成于阶段 19。前肢正中动脉形成，远端是毛细血管丛[55]。尺侧分化先于桡侧分化。当桡侧动脉以及大量桡侧原始毛细血管丛出现时，

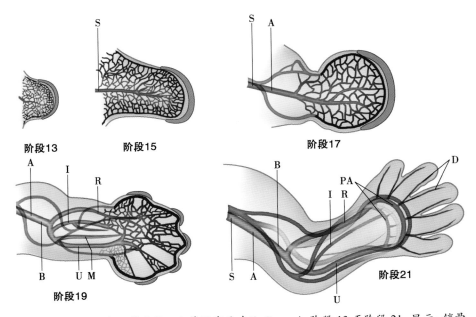

图 25.6　上肢发育血管生成。血管逐步改建从 Carnegie 阶段 13 至阶段 21，显示：锁骨下动脉（S）；腋动脉（A）；肱动脉（B）；正中动脉（M）；桡动脉（R）；尺动脉（U）；骨间动脉（I）；掌弓（PA）和指动脉（D）（红色）。注意在阶段 19，桡侧远端仍存在血管丛。在这个过程中静脉同样经过改建，由远端静脉窦和前（桡）、后（尺）边缘静脉，发展为肢体静脉（蓝色表示）。

远端桡侧分化变得明显。而此时尺侧已经形成了掌弓，并与尺侧毛细血管丛相交通[56]。正中动脉和骨间动脉变细，最终正中动脉退化，仅向正中神经提供血供[55]。

血管网络必须包括动脉、毛细血管和静脉。血管管径由血流、血压、剪切应力和管周血管平滑肌量决定[49]。肢体动脉血管平滑肌的形成较血管形成滞后约两天。这些肌肉细胞是由内皮细胞衍生而来还是由血管周围的中胚层发育而来尚不明确。而且，动脉和静脉平滑肌差异性发育的机制也尚不明确。通过表达 EphrinB2（一种膜附着型配体），动脉由静脉分化形成。静脉则表达 Eph-B4 受体。毛细血管 Ephrin B2 和 Eph-B4 受体均为阴性。

到阶段 21，主要的血管结构构建已完成。大多数血管畸形出现于阶段 17 至阶段 21，也就是 41~52 天之间，或者说发育第七周和第八周早期。淋巴管发育过程与血管相似。尽管对其过程的了解不及对血管发育过程般详尽，它同样经历了成血管细胞自体节中胚层向肢体的移行[51]。淋巴管中决定性的分子水平差异为 PROX-1 和 LYVF-1 的共表达[57]。

骨骼发生发育

在肢体信号中心的影响下，一组高流动性转录因子 Sox9 在肢体中胚层中的目标细胞中上调[58]。Sox9 将这些细胞转化为软骨细胞前体并诱导聚集，这是肢体骨骼发生的第一步[59,60]。软骨发生遵循由近端向远端的过程（图 25.7）。Sox5 和 Sox6 的表达促使软骨细胞前体进一步向软骨细胞分化，以形成软骨叶间原基[61]。

在形成中的骨骼叶间原基中的特定位置，滑膜关节形成了。Hoxa 转录因子（Hoxa9-13）的表达沿着近端向远端轴线分布，与骨骼节段相关[61]。此外，一些分子参与了关节形成过程，包括 Wnt14 和 Gdf5。关节形成的最初形态学表现为致密的细胞凝聚集，被称为"间带"（interzone），表达 Wnt14[62]。另外，Gdf5 在"间带"的近端部分被诱导，覆盖

近侧叶间原基的远端部分[63,64]。"间带"的中心部分开始扩张，累积透明质酸，细胞数量减少，这个过程被称为空穴现象[65,66]。"间带"中的两个区域的细胞开始分化成为相对的关节软骨面。成形信号以及局部运动使得关节发育形成特定的形态[64]（图 25.8）。围绕关节的中胚层聚集形成关节囊[67]。

软骨内骨化将软骨叶间原基转化为肢体骨骼。这个过程受到精确的调控，涉及 Runx2、Twist1、Fgfs、Ihh 和 Vegfs[60]。软骨细胞被诱导增殖，肥大然后死亡，剩下细胞外软骨基质。随后基质内出现血管、破骨细胞和分化中的成骨细胞。成骨细胞的分化同样受 Runx2 和 Osterix（Osx，一种骨骼特异性转录因子）的控制[68]。骨化开始于胚胎发育早期初级骨化中心的骨干叶间原基内。近端骨骺出现血管，随后远端骨骺也出现血管并形成次级骨化中心。每个掌骨和指骨有两个骨化中心，即一个骨干内的初级骨化中心和一个出生后发育的次级骨化中心。

骨骼畸形多与 Sox9 受干扰和近端向远端叶间原基形成受阻有关，也就是说，肱桡骨融合在发育时早于多指或并指出现。

肌生成

上肢肌肉发育是由节段特异的肌腱原基、肌细胞迁移和运动神经元迁移相互协同作用而成[69,70]。肌发生有三个阶段[71]。胚胎的肌发生建立了初级肌小管和基本肌肉布局。随后，在围绕初级肌纤维的第二级肌纤维中出现第二波肌发生，此次肌发生形成出生时可见的块状肌肉。最终，围绕肌纤维的基膜中的卫星细胞将会在出生后的肌肉生长和再生中发挥作用[72]。

在肢芽形成早期，肢体中胚层聚集形成近端肌腱原基（proximal tendon primordium，PTP），建立起肌肉细胞迁移的目标和初级支架[69]。肢体肌肉细胞前体来源于相关体节（生皮肌节）的背外侧，表达 Pax3 转录因子。肢体和躯体

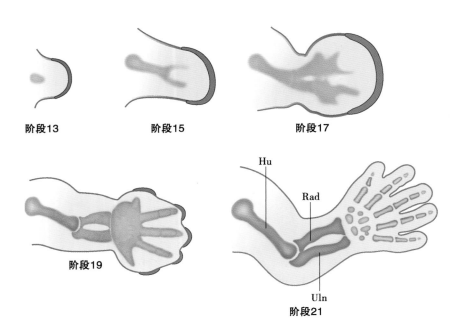

阶段13　　阶段15　　阶段17

Hu　Rad

阶段19　　Uln　阶段21

图 25.7　上肢发育骨骼发生。Carnegie 阶段 17，肱骨部分旋转（Hu，蓝色）。肩部和肘部关节开始形成。桡骨（Rad，绿色）；尺骨（Uln，绿色）；手，洋红色

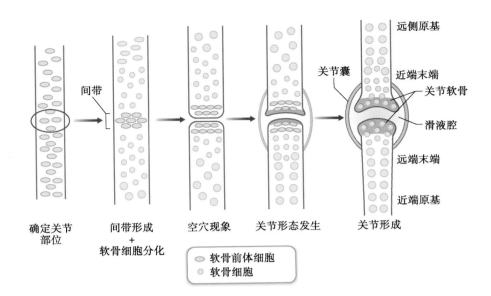

远侧原基
关节囊
近端末端
关节软骨
滑液腔
远端末端
近端原基

确定关节
部位
间带形成
+
软骨细胞分化
空穴现象
关节形态发生
关节形成
间带

软骨前体细胞
软骨细胞

图 25.8　关节形成。(*Modified from Pacifici M, Koyama E, Iwamoto M. Mechanisms of synovial joint and articular cartilage formation: recent advances, but many lingering mysteries. Birth Defects Res C Embryo Today. 2005; 75: 237-248.*)

体壁的肌肉前体表达一种表面受体 c-Met，其由分散因子调节。分散因子最初由中胚层外侧板发出，随后由包括 PZ 在内的其他部位产生。分散因子充当一种化学引诱剂来促使肌细胞前体迁移。一群肌细胞前体进一步分化为肢体特异前体，两者以 Lbx1 的表达为分界线[73]（图 25.9）。

在胚胎肌发生中，肢体特异肌细胞移行至肢芽近端，最初形成背侧和掌侧团块（见图 25.9）。继续的移行不是随意的，肌细胞前体被肌腱始基引向肌肉原基，例如掌侧团块在 PTP 的指引下移行至肱二头肌和肱肌（图 25.10，Carnegie 阶段 15）。随着继续增殖和分化，肌细胞上调 MyoD 和肌细胞生成素，显示出其已分化为肌细胞。随后这些肌细胞将联合来形成纤维，开始生成肌球蛋白丝。对于后期生长和肌肉再生非常重要的卫星细胞，产生并定位在发育中的肌纤维基膜下[72]。同时，肌腱始基分散的腱性附着于肌肉，进一

步决定肌肉的特定形状。例如，背侧肌腱表达 Lmx1b，指导形成独特的伸肌附着模式[74]。很可能的是，每个上肢肌肉的形态都由其特定的形态因子组合来决定的[75]。

同上肢发育的其他方面一样，肌肉发育也存在近端向远端的渐进性分化。因此，随着上肢肌肉成形，迁移的肌细胞进入前臂，与 PTP 联合，在预定的手腕处形成新的中胚层聚集，即中间肌腱始基。在前臂，浅层的肌肉较深层的肌肉先分化。到 Carnegie 阶段 17 时，远端肌腱始基形成，与迁移的肌细胞联合，形成手部肌肉（见图 25.10）。手内在肌来源于五个胚胎肌层，以一种复杂又有序的方式分化融合[76,77]。胚胎期肌发生后，第二波的肌细胞前体迁移至肢体，围绕初始肌纤维进行联合，形成二级肌纤维，增加了胎儿的肌肉量。在这个二次或者说胎儿肌发生阶段，运动终板开始形成，开始了神经肌肉交通，进一步将肌肉分化为慢或者快纤

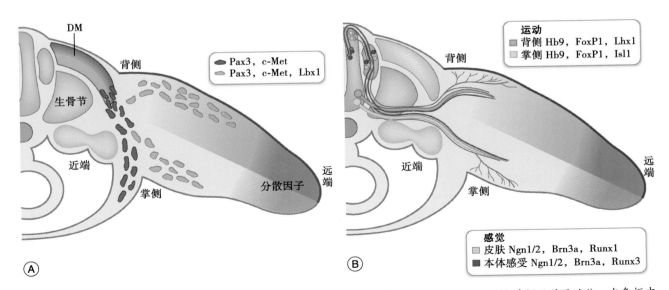

DM
背侧
生骨节
近端
掌侧
分散因子
远端

Pax3，c-Met
Pax3，c-Met，Lbx1

运动
背侧 Hb9，FoxP1，Lhx1
掌侧 Hb9，FoxP1，Isl1

背侧
近端
掌侧
远端

感觉
皮肤 Ngn1/2，Brn3a，Runx1
本体感受 Ngn1/2，Brn3a，Runx3

Ⓐ　　　　Ⓑ

图 25.9　上肢早期神经肌肉发育。(A)背掌侧观未来肌细胞自生皮肌节 (dermomyotome，DM) 外侧迁移至肢体—灰色框中为分子标记物；(B)运动和感觉发育支进入发育中的肢体

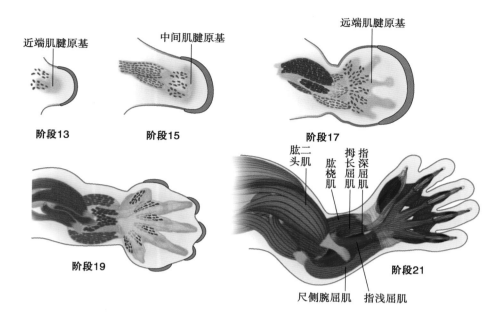

近端肌腱原基　中间肌腱原基　远端肌腱原基

阶段13　阶段15　阶段17

肱二头肌　肱桡肌　拇长屈肌　指深屈肌

阶段19

阶段21

尺侧腕屈肌　指浅屈肌

图 25.10　上肢肌肉发育。Carnegie 阶段 13 至阶段 21 之间渐进性肌细胞迁移和肌肉形成，显示掌侧面。注意阶段 21 胚胎上肢屈曲休息位上臂旋转，使得肘部由背侧转至尾侧，前臂于肘关节内旋。掌长肌、桡侧腕屈肌未显示

维类型[78,79]。

神经支配

神经生长发育至肢芽内较肌肉迁移滞后（图 25.11），包括运动和感觉神经元[80]。在脊髓发育过程中，通过暴露于 Shh，运动神经元较早分化，最初来源于脊索，随后来自发育中的神经管底板[81,82]。运动神经元开始表达一系列转录因子（例如 Hb9/Mnx1，Lhx3/4），促使运动神经元移行至脊索的不同柱中，并引导轴突到达特定的肌肉群[70]。在肢体的区域内（Hox6 于前肢，Hox10 于后肢），Hox 附属因子 FoxP1 被表达，帮助解码肢体 Hox 编码使得轴突准确到达目标[83]。随着运动神经元轴突进入肢体，这些表达 Lim1（Lhx1）的轴突将会进入到表达 Lmx1b 的背侧间隔，以到达背侧伸肌群。剩下的轴突表达 Isl1 将进入掌侧间隔，到达屈肌群。

感觉支伴随运动神经元轴突进入肢体。感觉神经元细胞体位于来自神经嵴细胞的背根神经节内（dorsal root ganglion，DRG）。DRG 内感觉神经元的分化以 Ngn1/2 和 Brn3a 的上调为特征。进一步讲，皮神经元表达转录因子 Runx1，而本体感受神经元表达 Runx2。

神经根，包括来自 C4 至 T1 的运动支和感觉支，彼此联合合并形成网状或丛状结构，最终形成上肢 3 个神经干，上干、中干和下干（见图 25.11，Carnegie 阶段 15）。随着神经进入肢体，被分隔为掌侧（前）和背侧（后）股形成后束、外侧束、内侧束，这些名字与它们在成人的解剖学位置相关。后侧束形成腋神经和桡神经。外侧束形成肌皮神经，参与正中神经。内侧束形成尺神经，并与外侧束的神经纤维共同组成正中神经。

最初的神经发育轨道与神经肌肉交通无关，而是依赖于一系列转录因子的组成性表达，从而指引发育支抵达目标[80]。然而在二次或者说胎儿肌发生过程中，模式因子、运动终板形成，需要神经肌肉交通来分化不同肌纤维类型，并使得神经和肌肉得以存活[70,73,78]。

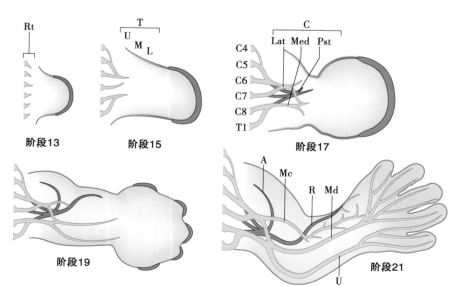

Rt

T　U　M　L

C　Lat　Med　Pst

C4　C5　C6　C7　C8　T1

阶段13　阶段15　阶段17

A　Mc　R　Md

阶段19

阶段21

U

图 25.11　上肢神经发育。上肢渐进性神经支配和臂丛形成。Rt，神经根；T，神经干；U，上干；M，中干；L，下干；C，束；Lat，外侧束；Med，内侧束；Pst，后侧束；A，腋神经；Mc，肌皮神经；R，桡神经；Md，正中神经；U，尺神经

肢体畸形及分类

背景

手和上肢的先天性畸形需要可重复的和统一的术语，即一种通用的语言以便于讨论复杂的临床表现，治疗适应证以及比较治疗结果。畸形学术语为理解先天肢体畸形的病因创造了一个基础[84]。畸形（malformation）是指组织的形成异常，来源于异常细胞形成。变形（deformation）与畸形不同，来源于已正常形成的细胞受损。是正常组织的变形。发育不良（dysplasia）是细胞在构成组织时，缺少正常的组织构建。畸形形态学者描述了第四个术语，即毁形（disruption）。由于这个过程涉及已经形成的组织的改变，为便于分类，将这些"毁形"病症与"变形"归为一类较为合理。尽管一些畸形的发病机制尚不清楚，但将疾病分为畸形、变形和发育不良的理念，为上肢先天畸形分类提供了扎实的基础架构。

理想的情况下，手先天畸形分类应该基于病因学。通过这样的分类，可以表明肢芽发生异常的分子通路和/或者解剖位置，以及发生异常的时间点。

第一个分类大概可以追溯到1832年的Isidore St. Hilaire[85]。该分类使用了名词，例如"海豹肢"、"部分肢体缺失"和"肢体缺失"。Frantz和O'Rahilly将分类建立在骨骼的表现上[86]。他们使用了末端及中间缺损的概念，随后增加了横向和纵向缺失的子分类，并纳入了肢体轴前和轴后的位置概念[86]。Kelikian在他的经典文章"先天性手和上肢畸形"中，总结了许多作者的贡献，但同时承认"对于先天手畸形，学界尚未达到足够的认知来建立一个全面的分类系统"[87]。

目前使用的上肢畸形外科分类以Swanson等1968年的提案为基础[88]。并于1976年由Swanson及其同事改进[1]。1983年[89]被IFSSH接受，并于2000年被Knight和Kay[2]，以及2006年被Upton[90]进一步扩充来包含所有的畸形。最近，越来越多的先天肢体畸形领域的外科医生、病理学专家和遗传学者质疑这个分类系统的充分性，并建议不同的分类方法[91-94]。

Swanson/IFSSH分类的问题

IFSSH分类来源于20世纪60和70年代对正常胚胎学发育的理解。该系统基于临床和放射学评估，来描述特定解剖结构的异常。此分类方法将畸形分为"肢体形成障碍"和"肢体分化障碍"两类，确实有提示出致病损伤发生的时间。然而，形成和分化同时出现，可能无法确定一种特定畸形是属于哪一类。另外，将"重复畸形""生长不足"和"生长过度"分为不同的组，使用这些描述性术语作为分类组成，有其固有的局限性，因为这些畸形可以同时被认为是形成障碍和/或分化障碍。

随着学界对疾病病因学和分子水平致病机制的理解日益增长，一个基于外观表现的分类系统无法整合这些变化。矛盾逐渐彰显，并很难去解决。以中央分裂畸形和短指粘连畸形为例来说明。Swanson分类将手中央分裂畸形归入"肢体形成障碍"组，作为"中央纵列缺失"。然而，很多人不会将这一病症视为像桡侧、尺侧纵行缺失一样的纵行缺损，原因如下：此类肢体畸形常常仅限于手和足；这一术语错误地提示发育肢体中存在中央轴；Miura[95]、Ogino[96]以及其他人用精巧的实验性工作和临床观察指出了分裂畸形和并指多指存在一定的联系（图25.12）。因此，日本手外科协会

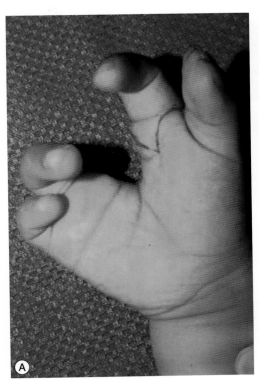
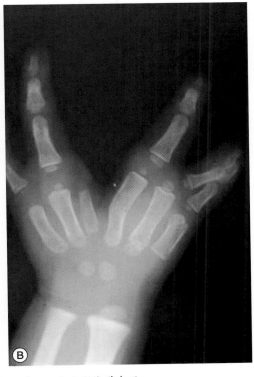

图25.12 （A，B）分裂并指多指畸形临床和影像学表现

（Japanese Society for Surgery of the Hand, JSSH）在 IFSSH 分类中引入了新的一组"序列诱导异常"[97]。尽管新概念的使用有吸引力、立足点好，然而这种对 IFSSH 分类的改进造成了明显的矛盾。

在 JSSH 的新分类中，中央多指变成"序列诱导异常"。然而桡侧和尺侧多指仍属于"重复畸形"。形态学上，多指的重复畸形，无论是中央型、桡侧型或尺侧型，看上去都很类似（图 25.13）。以上所有都可以考虑为"序列诱导异常"。

并指可以是简单型，也可以是指骨融合的复杂型，分类中将其从"分化障碍"组移出至"诱导异常"（图 25.14）。然而在 JSSH 提出的系统中，短并指畸形，有并指的成分，却成了"横向肢体形成障碍"。短指，可能包括短并指畸形为其亚类，却仍然在第 5 组中，即"生长不足"。腕骨融合和指关节粘连属于"分化障碍"，尽管它们在短并指畸形中很常见。所有这些都考虑为"序列诱导异常"。事实上，前臂桡侧纵列缺失可以考虑为前臂桡侧结构诱导异常。一种病症，是形成障碍、分化障碍还是诱导异常，可能是过时、无益的概

念，只是用词上的区别。

在寻找并指、中央型多指和分裂手应该归为一类的证据的过程中，回顾一下这些病症的基因学基础很有帮助。并多指畸形（并指Ⅱ型）是由位于染色体 2q31-32 的 *HoxD13* 基因引起的[98]。分裂畸形与这种基因异常无明显关系。中央纵列缺失（分裂手或分裂手/足畸形）也属于常染色体显性遗传。它的基因位点明确，与并多指畸形突变基因不同。Ⅰ型并指，即 3、4 指并指，通常伴有足 2、3 趾并趾，也与一个目前尚未明确的异常基因有关，位于另外的位点[99]。由此，显而易见的是一种表现型可能源于一些位于不同染色体位点的基因，涉及一条或多条复杂的手发育通路，而不是源于一个不变的基因异常。对于单一的基因突变，也可能存在不同的表型。在分裂手形成中可能涉及复杂的相互作用，包括形成多余手指和手指并指[100]。然而，没有必然的致畸过程强制性地将多指、并指与分裂手联系起来[101]。

前面提到的将短并指畸形与短指畸形区分开来同样造成了明显的矛盾。JSSH 将短并指畸形视为与"横向形成障

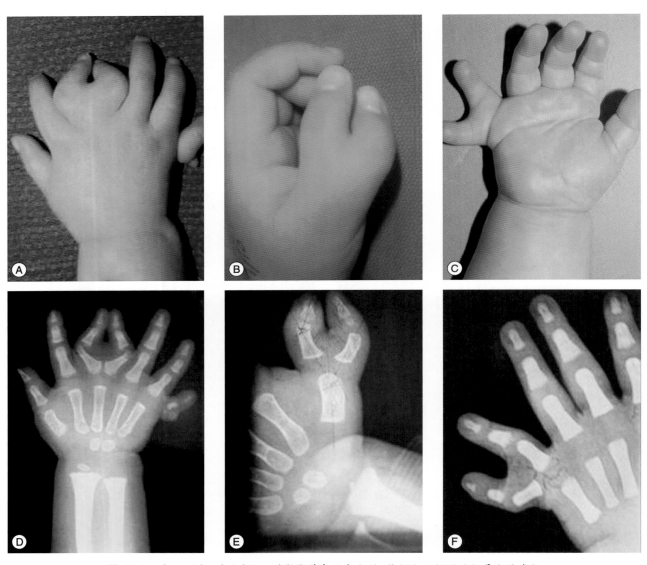

图 25.13 （A～C）临床和（D～F）影像学表现中央型、桡侧和尺侧近端指骨水平多指

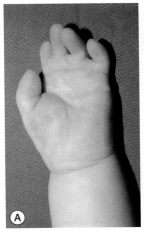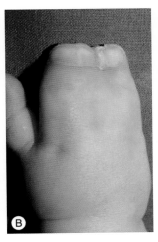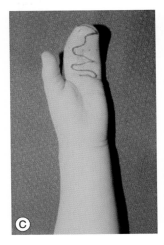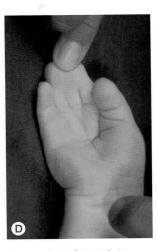

图 25.14　并致畸形联合（A）短指粘连畸形，短指类型；（B）手套手；（C）尺侧纵行缺失；（D）Greig 多指并指综合征

碍"同义，因此建议将其从第 5 组"生长不足"移至 Swanson 分类第 1 组[97,102]。横向缺陷是末端外胚层元件缺失，而短并指畸形中首先缺失的是中节指骨，即使是在严重的病例中，末端元件如指甲和末节指骨残端都是存在的（图 25.15）。日本学者认为结合两者有所必要，为此将"末端发育不全型"的亚型添加至第五类短并指畸形中，使得所有的横向缺失作为短并指畸形的一种形式包括在内。其他学者认为这样是自相矛盾的，他们认为短并指畸形是个不同的疾病，属于节间发育障碍，不包括末端横向缺失[103]。无论如何，"生长不足"这个术语仅代表了一种外在表现，无法体现上述的概念。

　　"肢体重复畸形""生长过度"和"环状束带综合征"这些术语同样存在类似的局限性。很明显，现行的分类方法将不断出现新的问题，需要新的分类方法来代替。

OMT 分类

　　Oberg、Manske 和 Tonkin 开发了一个分类系统，该系统结合了更新的先天性肢体畸形病因学、分子遗传学和发育生物学知识[93,94]，该系统已在本书第 3 版中介绍过[104]。该系统经历过 3 次重要的客观评估，并进行了一些修改[105-107]。主要的修改涉及那些先前单独分类的情形，它们不能归入 3 个特定轴（非特异轴）之一。这些被纳入两个主要的畸形亚组——上肢和单独的手部。表 25.2 中包含其他更小的修改和附加内容。OMT 分类的有效性已被审稿人确认过，并具有良好的观察者间和观察者内部可靠性。

　　所有的畸形将分为之前所述的 3 组：1 组，畸形；2 组，变形；3 组，发育不良（见表 25.2）。

　　Swanson 分类中属于 1、2、3 和 5 组的病症为第 1 组"畸形"。新的分类方法没有试图区分形成异常和分化异常。"畸形"组根据损伤单独涉及手板还是整个上肢，以及它最初涉及本章前文描述的 3 条发育和模式轴线进行进一步分类。这种方法体现了对损伤机制的理解和肢体发育过程中发生损伤的位置[93,94]。以短并指畸形为例，如同别的横向

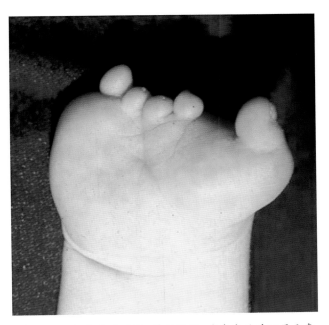

图 25.15　短指粘连畸形，单指类型，存在末端外胚层元素

形成障碍一样，它是近 - 远端轴上的组织形成和分化异常（图 25.16）。桡侧纵列缺失首先涉及桡 - 尺侧轴（图 25.17），甲 - 髌综合征中缺少手和上肢结构的背部化，涉及背 - 掌侧轴。在所有这些畸形中，整个上肢可能都受累，例如拇指发育不良伴桡骨发育不全。涉及整个上肢的肢体重复畸形，如尺侧重复畸形，是桡 - 尺侧轴上的异常发育畸形。所有这些根据涉及的轴线归入 1A 组，除非为非特异轴。

　　不同的是，损伤可能局限于手板而并未影响到近端肢体，但它仍然会涉及某个发育轴线。这种方法将 Swanson 第 3 组"肢体重复畸形"桡侧多指和尺侧多指整合为一类，可以直观地表明损伤发生的解剖位置和轴线（图 25.18）。三指节拇指最好归入这一组。小指背腹轴错位是涉及手部背 - 掌侧轴的一个例子（图 25.19）。所有这些病症归入 1B 组。有些畸形最初涉及手板发育，但未锁定单一的发育轴，

表25.2　手和上肢畸形改良分类法(更新至2015年1月28日)

Ⅰ. 畸形	ⅰ. 桡侧纵裂缺陷-拇指发育不良(拇指——无前臂/上臂受累)
A. 发育轴形成分化障碍——整个上肢	ⅱ. 尺侧纵裂缺陷(无前臂/上臂受累)
1. 近端远端发育轴	ⅲ. 桡侧多指
ⅰ. 短肢伴短指	ⅳ. 三指节拇
ⅱ. 短指并指	ⅴ. 尺侧化(镜影手——无前臂/上臂受累)
a)Poland综合征	ⅵ. 尺侧多指
b)累及整个上肢但排除Poland综合征	3. 背侧掌侧轴
ⅲ. 横向缺陷	ⅰ. 背侧化(手掌指甲)
a)缺肢	ⅱ. 腹侧(掌侧)化(包括指甲发育不良/发育不全)
b)锁骨/肩胛骨	4. 手发育分化障碍——无特定发育轴
c)肱骨(肘上)	ⅰ. 软组织
d)前臂(肘下)	a)并指
e)腕关节(腕骨缺如/近排腕骨水平/远排腕骨水平)(累及前臂或上臂畸形)	b)屈曲指畸形
f)掌骨(累及前臂或上臂)	c)扣拇畸形
g)指骨(近节/中节/远节)(累及前臂或上臂)	d)末端关节挛缩
ⅳ. 节间缺陷	ⅱ. 骨骼缺陷
a)近端(肱骨——肢根型)	a)指内弯畸形
b)远端(前臂——肢中型)	b)Kirner畸形
c)全部(短肢畸形)	c)骨性融合/指关节粘连(腕骨/掌骨/指骨)
ⅴ. 全上肢重复/三重重复	ⅲ. 复杂型
2. 桡侧尺侧(前方后方)发育轴	a)复杂并指
ⅰ. 桡侧纵列缺陷-拇指发育不良(可合并肢体近端畸形)	b)多指并指——中央型
ⅱ. 尺侧纵列缺缺陷	c)分裂手
ⅲ. 尺骨化	d)Apert手
ⅳ. 桡骨尺骨骨性融合	e)未经特殊说明的畸形
ⅴ. 先天性桡骨头脱位	**Ⅱ. 变形**
ⅵ. 肱骨桡骨骨性融合——肘关节强直	**A. 束带所致系列畸形**
ⅶ. 马德隆畸形	**B. 扳机指**
3. 背侧掌侧发育轴	**C. 未经特殊说明的畸形**
ⅰ. 腹侧化	**Ⅲ. 发育不良**
a)Furhmann/Al-Awadi/Raas-Rothschild综合征	**A. 肢体肥大**
b)指甲髌骨综合征	1. 整个肢体
ⅱ. 伸/屈肌肉缺如/发育不良	ⅰ. 偏身肥大
4. 非特定轴	ⅱ. 异常的屈/伸/内在肌肉
ⅰ. 肩关节	2. 部分肢体
a)未下降(先天性肩部抬高畸形,Sprengel畸形)	ⅰ. 巨指
b)异常肩关节肌肉	ⅱ. 手部异常内在肌肉
c)未经特殊说明的畸形	**B. 肿瘤性疾病**
ⅱ. 关节挛缩	1. 血管
B. 发育轴形成分化障碍——手部	ⅰ. 血管瘤
1. 远近轴	ⅱ. 血管畸形
ⅰ. 短指(无前臂/上臂畸形)	ⅲ. 其他
ⅱ. 短指并指(无前臂/上臂畸形)	2. 神经
ⅲ. 横向缺陷(无前臂/上臂畸形)	ⅰ. 神经纤维瘤病
a)腕关节(腕骨缺如/近排腕骨水平/远排腕骨水平)	ⅱ. 其他
b)掌骨	3. 结缔组织
c)指骨(近节/中节/远节)	ⅰ. 青少年腱膜纤维瘤
2. 桡侧尺侧(前方后方)轴	ⅱ. 婴儿指纤维瘤
	ⅲ. 其他

4. 骨骼

  ⅰ. 骨软骨瘤病

  ⅱ. 内生软骨瘤病

  ⅲ. 纤维性结构不良

  ⅳ. 骨骺异常

  ⅴ. 其他

Ⅳ. 综合征 *

A. 特异的综合征

1. 面骨发育不全 1 型（Nager 型）

2. Apert 综合征

3. Al-Awadi/Raas-Rothschild/Schinzel 短肢畸形综合征（尺骨和腓骨缺失伴严重肢体缺如）

4. Baller-Gerold 综合征

5. Bardet-Biedl Carpenter 综合征

6. Beales 综合征

7. Catel-Manzke 综合征

8. 束带综合征（羊膜带系列畸形）

9. Cornelia de Lange 综合征（1～5 型）

10. Crouzon 综合征

11. Down 综合征

12. 缺趾 / 指 - 外胚层发育不良 - 裂综合征

13. Fanconi 各类血细胞减少综合征

14. Fuhrmann 综合征

15. Goltz 综合征

16. Gorlin 综合征

17. Greig 端部多发性并指综合征

18. Hajdu-Cheney 综合征

19. 半侧颜面短小综合征（Goldenhar 综合征）

20. Holt-Oram 综合征

21. 泪囊 - 耳廓 - 牙齿 - 指 / 趾综合征（Levy-Hollister 综合征）

22. Larsen 综合征

23. Leri-Weill 软骨骨生成障碍

24. Moebius 系列畸形

25. 多发性骨融合

26. 指 / 趾甲 - 髌骨综合征

27. Noonan 综合征

28. 眼齿指 / 趾发育不良

29. 口面指 / 趾综合征

30. 耳腭指综合征

31. Pallister-Hall 综合征

32. Pfeiffer 综合征

33. Pierre Robin 综合征

34. Poland 综合征

35. Proteus 综合征

36. Roberts 综合征

37. Rothmund-Thomson 综合征

38. Rubinstein-Taybi 综合征

39. Saethre-Chotzen 综合征

40. 血小板减少 - 桡骨缺失综合征

41. Townes-Brock 综合征

42. 毛发 - 鼻 - 指 / 趾综合征（1～3 型）

43. 尺骨 - 乳腺综合征

44. VACTERL 联合征

B. 其他

* 特异综合征是那些被认为相关性最强的一些疾病；然而，很多其他合并肢体异常的综合征归为 "B. 其他"。

VACTERLS：脊柱畸形（vetebral defects），肛门闭锁（anal atresia），心脏缺陷（cardiac defects），食管 - 气管瘘（tracheo-esophageal fistula），肾脏异常（renal anomalies）和肢体异常（limb anomalies）。

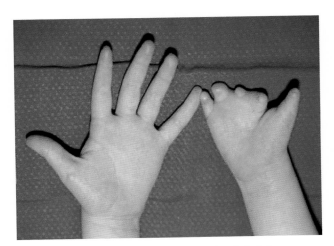

图 25.16　短指粘连畸形，短臂、手和手指

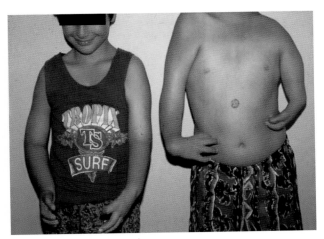

图 25.17　桡侧纵行缺失，在 Holt-Oram 综合征兄弟中，影响双侧上臂、前臂、手和手指

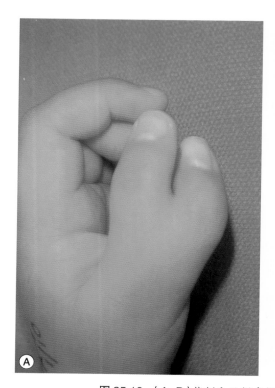
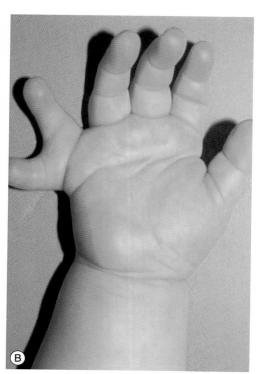

图25.18 （A，B）桡侧和尺侧多指，涉及手部桡侧尺侧轴发育异常

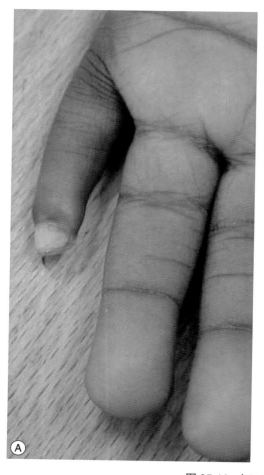
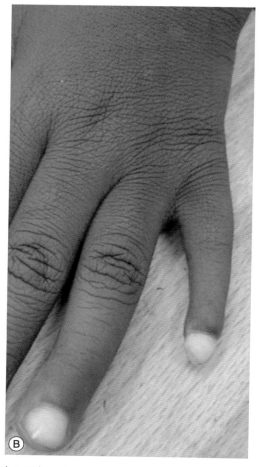

图25.19 （A，B）小指背侧化

例如分裂手畸形、单纯并指和中央型并多指畸形。这种分类方法体现出分裂手畸形并非纵向缺失，而是手板的原发性受损（见图 25.12；图 25.20）。

表 25.2 中 2 组将先天环状束带综合征归为"变形"，以区别于 1 组中的畸形。损伤影响到已经发育完成的结构（图 25.21）。

第 3 组为发育不良，包括了很多用其他方法很难归类的病症。既往的方法通过其外在表现来归类，例如源于肿瘤形成的肢体肥大和巨指畸形，和其他肿瘤类疾病（图 25.22）。这些疾病之前可能被归类为"分化障碍"（肿瘤类疾

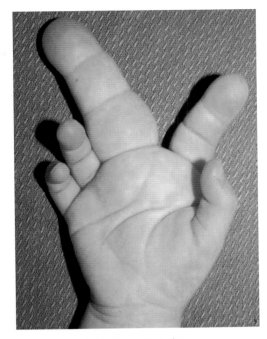

图 25.22　巨指畸形

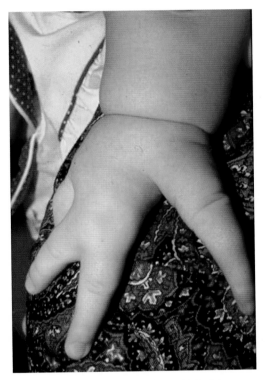

图 25.20　复杂分裂手，只影响手部

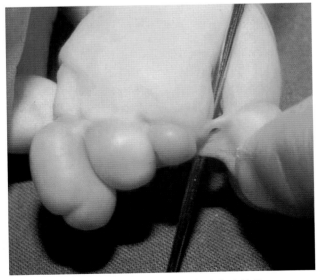

图 25.21　先天束带综合征合并有裂并指

病），或者单纯地用描述性术语，例如，巨指畸形和肢体肥大被称为"过度生长"。有异议认为这些病症事实上是"畸形"或者"变形"。未来不断增长的知识可能将这些病症转归入 1 组或者 2 组。而这种分类方法非常便于进行这类调整。

这种分类方法有如下优点：能够将各组放在一个逻辑框架之下；使用通用的术语；显示发育中或发育后肢芽受损的解剖位置。被外科医生熟悉的 IFSSH 分类中使用的描述性术语也归入新分类框架中。每个常用的描述性诊断，如桡侧纵列缺失，保留了它的外科学亚分类，如桡骨发育不良的 0～4 组，拇指发育不良的 Blauth 分组 1～5。这些外科学亚分类将在后续章节中针对特定的畸形来讨论。

尽管学界已经识别出一些分子通路是某些特定畸形的病因，但还不足以形成基于分子学水平的分类方法，能将所有畸形的致病原因和效果关联起来。另外，不同信号中心以及他们控制的分子通路之间存在着复杂的相互作用。因此，对任一信号中心或通路的干扰将会对其余信号中心和分子通路的上游和下游产生影响。然而许多现在的矛盾和瑕疵，但不是全部，都在这个分类方法中得到了解决，而且这个分类方法也允许基于不断出现的新知识进行调整。重要的是能使用一种分类方法可以记录儿童中出现的所有畸形。一个患儿出现多项诊断是不矛盾的。例如，如果多指畸形、分裂手和并指畸形同时发生，那么这将被简单地归类为"裂手复合畸形"。然而，如果肢体出现明显不相关的畸形，例如并指畸形和指内弯畸形，这些畸形会单独记录。

新分类方法进一步补充列出了常见的综合征。当某畸形是某综合征的临床表现时，这可以与特定畸形相互参照。例如，Holt-Oram 综合征和肢体异常——桡骨纵列缺陷（累及整个上肢或单独的手板）都被收录其中。

2014 年，IFSSH 先天性疾病科学委员会推荐采用 OMT

分类系统[3]。该委员会承认没有完美的分类系统,某些情况的分类仍然存在争议,对于这些情况,使用"最佳匹配"原则。委员会建议,由于 OMT 系统能够灵活应对新的发展和其他情况,每 3 年会进行一次审查,并在审查后进行适当的修改。

患儿及家庭评估

能够治疗不幸的先天手畸形患儿是很大的荣誉。孩子的适应能力极强,以至于有人质疑对很多畸形表现进行外科手术干预是否明智。另外,最初手对于患儿来说是正常的存在。患儿是随着周围"正常"环境的影响而改变了认识。然而,很多观察表明患儿反射出的是周围人的态度。如果父母、亲友、朋友、医生和治疗师认为问题很严重,患儿也更可能会认为它是问题。

对于外科医生,观察患儿生长过程以及发育学习中的手功能的机会能提供无法低估的满足感。治疗方法的选择必须精确,应包括父母和患儿的意见,以使得治疗既恰当又能很好地完成。只有很少数的外科领域允许大量使用外科学原则来治疗畸形和功能缺失。目标是达到最佳手功能——有力地抓握、能完成精细动作的灵活的手指和拇指——同时达到最佳的外观。

家庭医生、儿科医生、治疗师和心理医生共同参与,对于患儿和家庭整体治疗是很有必要的。遗传学家可以帮助鉴定遗传因素,提供建议以降低后续子女的患病风险。通常需要专科治疗,因为治疗常常不局限于骨骼肌肉系统。特别是心脏、血液、神经系统、胃肠道系统以及泌尿系统必须检查排除畸形。有很多综合征被描述过,提醒外科医生和治疗医生应警戒可能出现的并发状况。最后,支持团队有很大的帮助。通常,父母和患儿与有相似痛苦的人讨论,可以获得很大的安慰和鼓励。

就诊

一个安静、隐私性好和温暖的环境有利于获得最佳的评估。父母通常年轻,医护人员对他们和患儿的关注可能会对其造成很大压力。在最初的介绍中,患儿和父母不应该面对太多的陌生面孔,外科医生和另外一人足矣。在外科先天手畸形门诊应该可以立即接触到有经验的治疗师和理疗师。在发达国家社区,在手外科医生看诊之前,所有其他系统的评估应该已经或者正在完成。然而,至关重要的是,外科医生应该对正常和非正常的肢体发育过程有足够的认识和理解,并对特定手上畸形和其他系统异常的联系有足够的敏感性。家属应该从医生那里得到畸形发生原因和机制的信息;在后续子女中再次发生的概率,以及在患儿的子女中再次发生的概率;描述患儿未来可能面对的功能障碍;改善功能和外观可能的治疗方法和时间选择。照片和术前术后范例有助于解释预期的治疗效果,同时可以再次证明手术不会对外观造成损毁。

病史

患者自诉之后,初步的视诊可提示医生可能的诊断和伴随症状。详尽的病史包括怀孕史、持续时间、意外事件、孩子在子宫内的位置、分娩方法和出生体重可以提供有价值信息。患儿父母的兄弟姐妹、父母、亲戚中存在肢体异常阳性家族史可能提示遗传性疾病。医生必须提问是否有其他系统的异常,以及是否完成儿科医生评估。在评估中可能会需要进一步的专科系统检查。

体格检查

观察患儿玩耍可以获得很多信息。如果医生在评估中过早或过于唐突地直接进行体格检查,这些信息将无法获得。

对发育阶段里程碑的理解,对识别延迟的或异常的功能发育是必不可少的[108](表25.3)。出生时上肢的活动大多是反射性的。有基本的手指屈曲握拳。拇指紧扣于掌中,但受惊吓时出现反射性伸展[109,110]。

表25.3　手功能发育表

手功能	何时做到(月)
尺侧手掌抓握小物体	4
部分性拇指对掌抓握	5
两手间交替持物	6
完全性拇指对掌抓物	7
在地面撞击物体	7
手握杯子饮水(需要辅助)	9～10
钳夹抓握	12
用蜡笔乱写	13～15
扔球	18
用4～6块积木搭建塔	24

(Reproduced from: Gupta A, Kay SPJ, Scheker LR(eds). *The Growing Hand: Diagnosis and Management of the Upper Extremity in Children.* London: CV Mosby; 2000: 51.)

Erhardt 和 Lindley 很好地总结了抓握能力的发育过程[111]。图25.23描绘了这些模式。他们阐明了从使用尺侧力量的基本抓握到使用拇指进行桡侧精确动作的过程。图25.24说明在生命最初5个月内上肢的负重能力变化。

优势手通常在第1年无法辨别,而在5岁时会非常明确[112-114]。

大体检查包括面部检查,尤其关注眼、耳、口及下颌,脊柱和下肢检查,胸壁和腹部的视、触诊,四肢检查。

医生先温和地检查母亲的手后放回,通常可以减轻患儿的不信任感,而后对患儿做相同的检查。有经验的检查者可以注意到任何的异常和尺寸差异,关节的主动被动活动度减少程度,通常伴有皮肤皱褶缺失或发育不良,以及关节不稳定。一些变化是细微的。发现患儿足趾第二趾蹼并趾可能会提示手第三指蹼的轻微粘连。可能也会出现在父

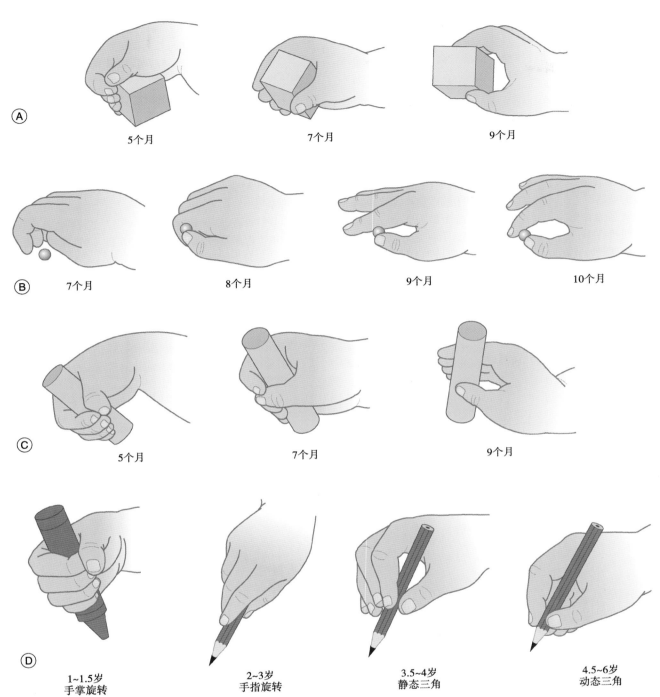

图 25.23　（A~D）发育过程，由初级抓握、使用尺侧力量抓握到使用拇指的桡侧精确功能。（*Redrawn after Erhardt RP. Developmental Hand Dysfunction：Theory，Assessment，and Treatment，2nd edn. San Antonio：Therapy Skill Builders；1994.*）

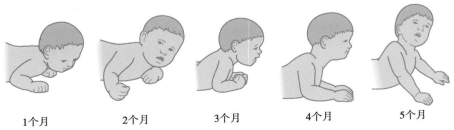

图 25.24　5 个月内上肢承重能力的变化。（*Redrawn after Erhardt RP. Developmental Hand Dysfunction：Theory，Assessment，and Treatment，2nd edn. San Antonio：Therapy Skill Builders；1994.*）

母的手上。一侧拇指明显的发育不全可能伴随着另一侧的轻微异常。

所有的发现都应该准确记录。画图、周长测量和临床照片可以提供客观数据，以便于在随后的评估中进行对比。

辅助检查

辅助检查主要是放射学检查。需要行针对患儿表现畸形的 X 线平片检查，并按需要扩大检查范围。当然，不成熟的骨骼不会反映出完整的信息。例如，复拇畸形 Wassell 分类依靠骨骼的相对成熟度来区分 1 型和 2 型。在最初 X 线检查中，末节指骨底部的骨性连接可能不明显，要一直到软骨性连接骨化之后。在大多数病例中，手术前应再次行 X 线检查，因为骨骼表现可能会有变化。门诊中随时参考手 X 线检查范例和图表很有帮助，来明确该阶段骨化中心表现、生长板闭合状况[115, 116]（图 25.25）。Greulich 和 Pyle[117] 的方法，以及 Tanner 等[118] 的方法最常用于检查骨骼成熟度。前者将患儿的放射线片与相同年龄的图谱对比[117]。要小心分辨真实年龄和成熟度。Tanner 和 Whitehouse 的

方法更加复杂，基于 19 块骨骼的发育比率[118]。两种方法都存在种族间的差异。欧洲儿童较非洲和北美儿童发育滞后[119]。营养不良会造成成熟减缓。2 岁前，女孩比男孩成熟得更快。

X 线透视检查、X 线断层摄影、关节造影对于儿童手的评估都存在局限性，比起先天畸形更适用于外伤评估。CT 和 MRI 很大程度上取代了上述检查，但是对于儿童需要镇静或全身麻醉。超声学检查的诸多优点使其成为理想的影像学检查方法，如无放射性、无痛和价格低廉。然而，它也有对检查者要求高，组织间辨别困难等问题。它对骨化前软骨轮廓的评估有帮助。

血管学检查，如血管造影、MRA 或者多普勒血流检查，可考虑用于带血管的组织移植前，如足趾移植，尤其适用于有解剖结构畸形的区域。血管造影、MRA 尽管不常使用，对于特定的血管重建和血管瘤评估仍有必要性。

对于肢体畸形患儿所有系统的细致评估超过了本章的范畴。然而伴发其他异常的几率是很高的。例如，血小板减少性桡骨缺失、Fanconi 贫血、Holt-Oram 综合征和 VACTERLS 综合征可能伴有桡侧纵列缺陷。心脏超声检查、肾脏超声检查和血液学检查应作为常规检查。

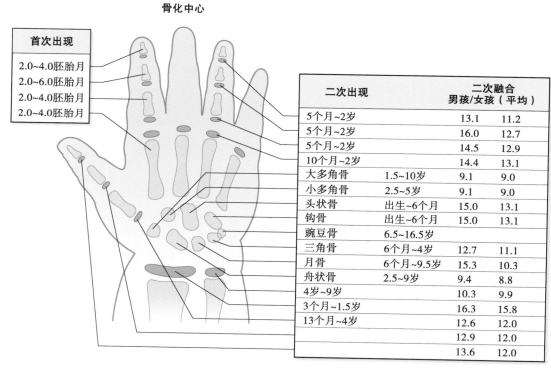

骨化中心

首次出现
2.0~4.0胚胎月
2.0~6.0胚胎月
2.0~4.0胚胎月
2.0~4.0胚胎月

二次出现		二次融合 男孩/女孩（平均）	
5个月~2岁		13.1	11.2
5个月~2岁		16.0	12.7
5个月~2岁		14.5	12.9
10个月~2岁		14.4	13.1
大多角骨	1.5~10岁	9.1	9.0
小多角骨	2.5~5岁	9.1	9.0
头状骨	出生~6个月	15.0	13.1
钩骨	出生~6个月	15.0	13.1
豌豆骨	6.5~16.5岁		
三角骨	6个月~4岁	12.7	11.1
月骨	6个月~9.5岁	15.3	10.3
舟状骨	2.5~9岁	9.4	8.8
4岁~9岁		10.3	9.9
3个月~1.5岁		16.3	15.8
13个月~4岁		12.6	12.0
		12.9	12.0
		13.6	12.0

图 25.25 骨化中心和生长板闭合时间表。（*Reproduced from Upton J. Classification of upper limb congenital differences and general principles management. In: Mathes SJ（ed.）Plastic Surgery, 2nd edn, vol. 8. Philadelphia: Elsevier; 2006: 27.*）

诊断

在体格检查和辅助检查完成后，往往可以得到一个明

确的分类诊断。通过同行的辅助，外科医生可以判断这是孤立的畸形还是综合征；是否存在基因异常，是来自基因自发突变还是遗传；是否存在异常组织形成，或是正常组织缺失，还是缺乏形成正常组织构建能力。

手术治疗原则

适应证

当考虑手术治疗时，必须先回答以下问题："重建手术可以以最小的风险改善功能和 / 或外观吗？"如果不能完全满足这个问题，则不适合行重建手术。

功能

稳固的肩关节、上臂、肘部和前臂使得手可以在合适的位置发挥功能。不稳定、畸形和桡侧纵列缺失导致的短缩等会严重损伤手的功能。手自身功能包括灵活的拇指对掌功能、尺侧手指抓握功能和桡侧手指精确捏持功能。合适的手指长度、稳定性、活动性对发挥手功能很有必要。简单的评估对决定是否行手术治疗很有指导作用：手指的数量和尺寸是否合适、畸形是否需要矫正、稳定性是否是个问题、增加活动度是否有益。

一些手术决定是相对容易的。大多数父母和孩子都会要求去除多余的手指，尤其在多指影响功能时（图 25.26）。偶尔，社会或信仰习俗会影响手术选择。父母也许不愿接受去除第 3 型发育不良的拇指而行示指拇化的手术选择，因为他们害怕这个决定将使得 5 个手指变为 4 个。当遇到是行重建或还是行部分切除的两难选择时，作为一个原则，如果这部分参与了患儿的活动，即便是参与度不足，或许建议重建更为明智。患儿和医生还可以从本领域经验丰富的医生那里获益，因为他们的建议会有特别的帮助。

手术常常无法完全恢复正常功能，即使是在 Wassel I 型复拇这样简单直接的重建手术中，术后仍会存在关节不稳定、指间关节活动度降低这样的问题。对于复杂的多指，很难达到恢复完整的功能和正常大小，示指拇化也不会创造一个正常的拇指。扳机指的松解应该可以恢复正常功能，保持正常外观。小指斜指症（指内弯畸形）术前可能无功能障碍表现。手术干预应慎重。屈曲指的手术治疗可能可以改善伸展功能，但是以减弱屈曲功能为代价的。

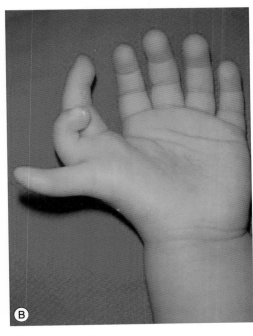

图 25.26 拇指三指重复畸形，畸形外观显著

外观

畸形的外观通常伴有明显的皮肤红斑。手在表达和沟通中很重要。局部的畸形通常比局部缺失更明显，修复手术可以明显改善外观（图 25.27）。然而对于很多严重的畸形，很难修复出完全正常的外观。对于这类病例，改善外观的手术治疗必须更加实际。手术是改善了外观、保持原样还是较术前更差，对于旁观者而言一目了然。短并指畸形采用足趾移植治疗很有争议，一些人坚持认为改善了外观，另一些人则坚持认为无改善，且外观不应该影响手术决定。这样的争论可能并不恰当。尽管行手术重建，仍然不同于正常手，医生不应该将自己对于外观的看法强加给患者。

术后随访问卷中，患者和家长称外观改善的说法是有缺陷的，因为其中混杂了很多心理因素，包括对生育"非正常"患儿的自责和决定做手术治疗的责任感。

基于自身的训练、经验和文献知识对患者提供建议是医生的责任。然而，如果建议不被采纳，医生和患者 / 家长的关系不应因此变为对抗。一段时间后的再次评估通常会得出彼此都认可的解决方案。

时机

治疗时机的问题令人为难。在幼年很小的解剖结构上进行手术的技术困难可能会影响到手术效果。此时应遵循

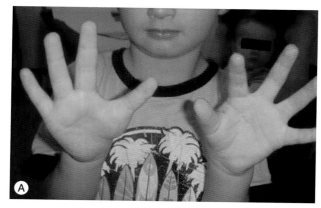

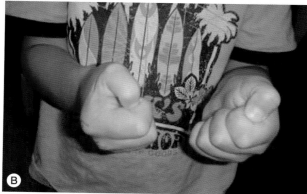

图 25.27 （A，B）拇指化后外观和功能令人满意

表 25.4 常见手术治疗时机

畸形	手术	时机
并指		
简单型	松解	12 个月
不对等手指存在骨连接	松解	6 个月
涉及拇指	松解	6 个月
Apert 有隙并指	按序双侧同时松解	从 6 个月开始
先天束带综合征		
有手指存活风险	松解	立即
有隙并指	松解	6 个月
浮动指	切除	3 个月
拇指多指	重建	12 个月
轴后或中央多指	重建	12 个月
拇指缺失或无功能拇指	拇指化	12~18 个月
拇指发育不良	重建	12~18 个月
中央纵列缺如	重建	12~18 个月
短指粘连畸形	足趾趾骨移植	12~24 个月
	带血供足趾移植	2~3 岁
桡侧纵列缺如	牵引	3~6 个月
	稳固	6~12 个月
Clinodactyly 指屈曲畸形	Physeolysis	4~6 个月
	截骨术	晚
Camptodactyly 指屈曲畸形		
关节改变	关节和软组织松解	12~18 个月
软组织	松解转移	2 年后
扳响拇指	松解	12 个月后

（Reproduced from Tonkin MA. An introduction to congenital hand anomalies. Handchirurgie. 2004；36；75-84.）

原则来平衡，即让患儿尽早得到最终治疗效果，手术重建后达到最佳功能。让患儿尽早适应新的手。然而大脑皮质的可塑性在大一点的年龄也有很强的适应性，如果医生对适应证有疑虑或者父母要求推迟，可能等待是更好的选择。如果达不到功能改善，或者手术适应证是不确定的外观改善，或者应该等患儿年龄再大些自己再做决定。

父母可能会想推迟手术，因为期望会有新的技术出现，即使不能治愈也会改善结果。医生的责任是鼓励希望，但是不鼓励不切实际的期望。在最佳的时间无法做出适当的决定，在以后的时间里做这些决定通常也不会容易。网页中有很多的信息，一些是有益的，一些无益的，还有一些只是广告而已。

表 25.4 详尽列出各类手术时机选择，威胁生命的症状应先行治疗，可能会推迟手外科手术[120]。许多畸形在 2 岁内治疗。原则上，随着发育会进一步进展的畸形应该更早手术。举个例子，如合并远端指骨融合的第四指蹼并指（图25.28）。第一指蹼松解应尽早实施，如 Apert 手。在学龄前完成大部分治疗是有益的，特别是对于能明显改善外观的手术，以减少别的儿童的嘲笑。然而，一些手术，如对 Apert 手微小改善手术，或者桡侧纵列缺失后前臂延长手术，应该在大一点年龄再实施（图 25.29）。

最后，所有人的期望都必须基于现实。即使在手术成功得到满意的效果之后，肢体畸形的患儿和家庭仍可能面临畸形复发，发育不足、发育失控或出现关节不稳定或无法活动度等情况。在手术时，医生应该意识到那些随着时间推移会改变最初手术效果的因素。原则上，这些因素需要在初次手术中得到矫正。

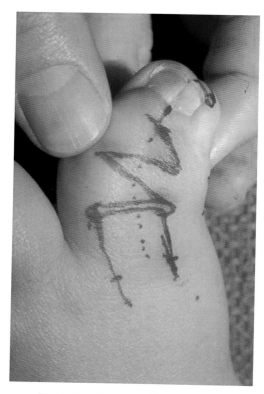

图 25.28 第 4、5 指并指后环指畸形

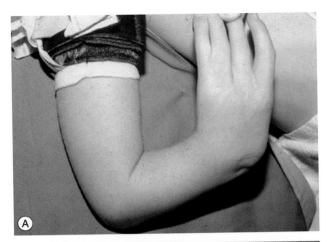

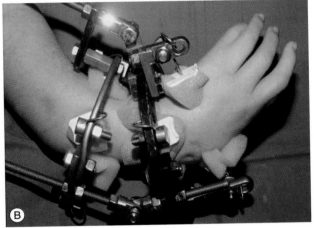

图 25.29 （A，B）8 岁时桡侧纵行缺失畸形和长度矫正

先天性拇指扳机指

先天性拇指扳机指不能明确划分为特定某一类先天性手部异常，是儿科临床工作中经常遇到的手部疾病。

病因

儿童拇指扳机指是指包绕拇长伸肌腱的纤维-骨性通道的狭窄性腱鞘炎，肌腱在 A1 滑车中滑动受阻。关于该疾患是否为先天性疾病，目前尚有争议。鉴别其是否为先天性疾病，主要看患者是否生来就有此手部异常。虽然很多学者描述该疾病为患儿与生俱来的，但是其研究多为询问家长的回顾性分析。双胞胎同时患病、多为双侧患病，以及该疾病与 13 号染色体三倍体的关联，都支持该手部异常为先天性疾病[121-125]。然而，另有一些学者对 9 000 例新生儿进行流行病学调查，未发现拇指扳机指这一手部异常[126-128]。Kikuchi 和 Ogino 对 1 116 名出生 14 天内的新生儿进行流行病学调查，也未发现该手部疾病[129]。一项对 601 位儿童在其 12 个月大时的问卷调查发现，仅有 2 例出现拇指扳机指，其发生率为 3.3 例每 1 000 活产婴儿。另有 3 例在 12 个月以后出现拇指扳机指，其中一例为双侧拇指受累。尽管只

有 53% 的患者对 12 个月的调查问卷做出了答复，且无法确定 12 个月以后的疾病发生率，这项调查研究显示，该拇指异常并非先天性疾病，而是后天所得。然而，如果按照 Ger 等的描述，每 2 000 名活产儿中就有 1 名患者发病这一发病率是准确的，那么支持拇指扳机指并非出生时就存在这一结论所需的样本量将比既往研究多得多[130]。

创伤曾被认为是该疾病的病因，但是通常找不到相关病史。而且，对一个 2 岁的孩子，很难确定何为创伤。

Notta 描述了一个影响屈肌腱滑动的结节，从而妨碍了手指的活动[131]。可在手指绞索屈曲畸形患儿的 A1 滑车近端触及 Notta 结节。若畸形可以矫正，通过患儿的主动活动或检查者的被动伸展拇指时，可触及该结节在 A1 滑车下弹性穿过，可感觉到结节发出咔嗒声。有人认为该结节为原发的，使肌腱在 A1 滑车边缘的阻挡下无法通过。但多数学者认为该结节是继发的，是肌腱在狭窄的腱鞘内摩擦增厚所致。行手术松解后，该结节会自发消失，这一事实支持后一种理论。

另有两个现象比较有趣。一个是有的扳机拇指表现为手指绞索于伸直位。这类患者的肌腱是从远端滑向近端受阻，Notta 结节位于 A1 滑车的远端。文献回顾分析未见伸直型扳机指的发病率，事实上，很多患者可能本来是手指绞索于屈曲位，"自发矫正"后又绞索于伸直位。

另外一个现象是很多拇指扳机指患者的掌指关节处于过伸位。儿童的韧带是相对松弛的，目前没有研究对拇指扳机指患者和正常儿童的掌指关节过伸的发生率和角度进行比较。但是，理论上讲，掌指关节过伸时，附着于其掌侧的 A1 滑车直径缩小，可能会影响肌腱在其中正常滑动。

目前研究表明，拇指扳机指多为出生后发生。目前，除了屈肌腱和滑车不匹配，也未发现真正的原发病理机制。

治疗

单纯观察拇指扳机指的自愈率和结合手法治疗、夹板固定的保守治疗后的治愈率有所不同。Ger 等对 6 个月之前诊断出拇指扳机指的 53 例患者进行随访，经过 40 个月的非手术治疗，没有一例患者症状消失[130]。Steenwerkx 等对 57 个拇指进行 6 个月的保守治疗，也报道了相似的发现[132]。另有研究报道了较高的自愈率[132-138]，主动伸直时出现弹响的患者的自愈率可高达 96%，手指固定于屈曲状态的患者的自愈率相对低些[133]。Dinham 和 Meggitt 发现 6 个月之前出现拇指扳机指患者的自愈率为 30%，6～30 个月发病患者的自愈率为 12%[124]。他们据此制定了相关治疗指导意见：出生后早期发病的患者可随访观察 12 个月，6～30 个月发病的患者可随访观察 6 个月；需在 4 岁之前行手术治疗，以避免残留屈指畸形。尽管之前偶有报道年龄大些的儿童出现指间关节桡偏或旋转畸形[139]，但若患者在 3 岁之前甚至再晚些进行手术矫正，不会残留畸形[140]。

最近，Baek 等随访研究 71 例拇指扳机指患者，发现其自愈率为 63%[141]。在至少 2 年的时间内，每 6 个月随访一次，不对患者进行任何治疗。他们发现那些即使没有完全

恢复正常的患者,其屈曲畸形也有好转。目前文献普遍认为,对于亚洲血统的孩子,无论是否使用夹板或被动锻炼等治疗,都应该进行更长时间的随访观察。

通过上文可以看出,儿童拇指扳机指的手术必要性和手术时机存在很大争议。大多数学者建议对持续性疼痛患者行手术治疗。而间断性疼痛和无痛患者,无论是否行相关保守治疗,都可行长时间随访观察,不用担心会残留关节畸形。关于对患者行长时间的夹板治疗(5年以上)还是选择手术治疗,目前存在争议。作者认为,若患者出现超过3个月的持续性屈曲或过伸挛缩,或者患者父母明确患儿屈曲12个月不能矫正,则需行手术治疗予以松解。但是,必须向患者及家属交代,即使在这种情况下,仍有可能自愈。

手术技术(视频25.1)

手术在日间病房全麻下进行,需用止血带减少术区血供。在拇指基底部(即掌指关节处)行横切口。由于切口不易延长,所以应正确选择切口位置,以便能获得看到A1滑车的最佳视野。若能轻松触及Notta结节,以该结节为中心切开,可显露充分。通常,对于多数患者,切口位于拇指两个基底褶皱之间。与其他手指相比,此处血管神经束的位置稍靠前些。需看到并用钳子末端探清A1滑车的近远两端。在切开A1滑车前,术者和助手都不应尝试矫正屈曲畸形。一旦松解A1滑车后,很容易进行彻底的畸形矫正。需在滑车的中部或偏向桡侧予以切开,这样可以避免切断起源于尺侧、与A1滑车远端相邻的斜行滑车纤维。有时,在A1滑车远端会有部分横行纤维,也需予以切开松解。

若术中注意仔细操作,并发症可降至零。用6/0可吸收线缝合,避免后期拆线。术后7~10天可洗澡按摩。虽然Michifuri等[142]报道了此类手术的并发症为15%,包括指神经损伤等,但本文作者所行手术未出现相关并发症。虽然在伤口愈合期会有炎症反应,但是一旦缝线吸收或去除后,炎症反应即消失。

参考文献

1. Swanson AB. A classification for congenital limb malformations. *J Hand Surg.* 1976;1:8–22. *This is a widely cited classification scheme for congenital anomalies of the limb. The rationale for its design and use is presented.*

2. Knight SL, Kay SPJ. Classification of congenital anomalies. In: Gupta A, Kay SPJ, Scheker LR, eds. *The Growing Hand.* London: Harcourt; 2000:125–135.

3. Ezaki M, Baek GH, Horii E, Hovius S. IFSSH Scientific Committee on Congenital Conditions. *J Hand Surg Eur Vol.* 2014;39:676–678.

4. Tickle C. Embryology. In: Gupta A, Kay SPJ, Scheker LR, eds. *The Growing Hand: Diagnosis and Management of the Upper Extremity in Children.* London: CV Mosby; 2000:25–32.

5. Fallon JF, Kelley RO. Ultrastructural analysis of the apical ectodermal ridge during vertebrate limb morphogenesis. II. Gap junctions as distinctive ridge structures common to birds and mammals. *J Embryol Exp Morphol.* 1977;41:223–232.

6. Summerbell D, Lewis JH. Time, place and positional value in the chick limb-bud. *J Embryol Exp Morphol.* 1975;33:621–643.

7. MacCabe JA, Errick J, Saunders JW Jr. Ectodermal control of the dorsoventral axis in the leg bud of the chick embryo. *Dev Biol.* 1974;39:69–82.

8. Hinchliffe JR, Gumpel-Pinot M. Control of maintenance and anteroposterior skeletal differentiation of the anterior mesenchyme of the chick wing bud by its posterior margin (the ZPA). *J Embryol Exp Morphol.* 1981;62:63–82.

9. Summerbell D. The control of growth and the development of pattern across the anteroposterior axis of the chick limb bud. *J Embryol Exp Morphol.* 1981;63:161–180.

10. Burke AC, Nelson CE, Morgan BA, et al. Hox genes and the evolution of vertebrate axial morphology. *Development.* 1995;121:333–346. *Hox genes are known to play a role in anterior–posterior segmental identity. This study describes in situ hybridization and immunolocalization data in chick and mouse embryos demonstrating correlation between Hox expression and morphological boundaries.*

11. Minguillon C, Nishimoto S, Wood S, et al. Hox genes regulate the onset of Tbx5 expression in the forelimb. *Development.* 2012;139:3180–3188.

12. Agarwal P, Wylie JN, Galceran J, et al. Tbx5 is essential for forelimb bud initiation following patterning of the limb field in the mouse embryo. *Development.* 2003;130:623–633.

13. Ng JK, Kawakami Y, Buscher D, et al. The limb identity gene Tbx5 promotes limb initiation by interacting with Wnt2b and Fgf10. *Development.* 2002;129:5161–5170.

14. Restelli M, Lopardo T, Lo Iacono N, et al. DLX5, FGF8 and the Pin1 isomerase control ΔNp63alpha protein stability during limb development: a regulatory loop at the basis of the SHFM and EEC congenital malformations. *Hum Mol Genet.* 2014;23:3830–3842.

15. Laufer E, Dahn R, Orozco OE, et al. Expression of radical fringe in limb-bud ectoderm regulates apical ectodermal ridge formation. *Nature.* 1997;386:366–373.

16. Zakany J, Zacchetti G, Duboule D. Interactions between HOXD and Gli3 genes control the limb apical ectodermal ridge via Fgf10. *Dev Biol.* 2007;306:883–893.

17. Rodriguez-Esteban C, Schwabe JWR, De La Pena J, et al. Radical fringe positions the apical ectodermal ridge at the dorsoventral boundary of the vertebrate limb. *Nature.* 1997;386:360–365.

18. Lewandoski M, Sun X, Martin GR. Fgf8 signalling from the AER is essential for normal limb development. *Nat Genet.* 2000;26:460–463.

19. Martin GR. The roles of FGFs in the early development of vertebrate limbs. *Genes Dev.* 1998;12:1571–1586.

20. Barrow JR, Thomas KR, Boussadia-Zahui O, et al. Ectodermal Wnt3/beta-catenin signaling is required for the establishment and maintenance of the apical ectodermal ridge. *Genes Dev.* 2003;17:394–409.

21. Kawakami Y, Capdevila J, Buscher D, et al. WNT signals control FGF-dependent limb initiation and AER induction in the chick embryo. *Cell.* 2001;104:891–900.

22. Niemann S, Zhao C, Pascu F, et al. Homozygous WNT3 mutation causes tetra-amelia in a large consanguineous family. *Am J Hum Genet.* 2004;74:558–563.

23. Sekine K, Ohuchi H, Fujiwara M, et al. Fgf10 is essential for limb and lung formation. *Nat Genet.* 1999;21:138–141.

24. Riddle RD, Johnson RL, Laufer E, et al. Sonic hedgehog mediates the polarizing activity of the ZPA. *Cell.* 1993;75:1401–1416.

25. Towers M, Mahood R, Yin Y, et al. Integration of growth and specification in chick wing digit-patterning. *Nature.* 2008;452:882–886. *This manuscript discusses a series of experiments investigating the role of Sonic hedgehog expression gradients in influencing digit development in a chick wing model. The molecular mechanisms explored provide perspective in understanding human congenital limb anomalies.*

26. Zhu J, Nakamura E, Nguyen MT, et al. Uncoupling Sonic hedgehog control of pattern and expansion of the developing limb bud. *Dev Cell.* 2008;14:624–632.

27. Ros MA, Dahn RD, Fernandez-Teran M, et al. The chick oligozeugodactyly (ozd) mutant lacks sonic hedgehog function in the limb. *Development.* 2003;130:527–537.

28. Niswander L, Jeffrey S, Martin GR, et al. A positive feedback loop coordinates growth and patterning in the vertebrate limb. *Nature.* 1994;371:609–612.

29. Laufer E, Nelson CE, Johnson RL, et al. Sonic hedgehog and Fgf-4 act through a signaling cascade and feedback loop to integrate growth and patterning of the developing limb bud. *Cell.* 1994;79:993–1003. *Sonic hedgehog and Fgf-4 were experimentally regulated to clarify the role these molecules play in early limb development. A positive-feedback loop between the posterior mesoderm and the apical ectodermal ridge is described to mediate their expression.*

30. Sun X, Lewandoski M, Meyers EN, et al. Conditional inactivation of Fgf4 reveals complexity of signalling during limb bud development. *Nat Genet.* 2000;25:83–86.

31. Riddle RD, Ensini M, Nelson C, et al. Induction of the LIM homeobox gene Lmx1 by WNT7a establishes dorsoventral pattern in the vertebrate limb. *Cell.* 1995;83:631–640.

32. Vogel A, Rodriguez C, Warnken W, et al. Dorsal cell fate specified by chick Lmx1 during vertebrate limb development. *Nature.*

1995;378:716–720.

33. Woods CG, Stricker S, Seemann P, et al. Mutations in WNT7A cause a range of limb malformations, including Fuhrmann syndrome and Al-Awadi/Raas-Rothschild/Schinzel phocomelia syndrome. *Am J Hum Genet.* 2006;79:402–408.

34. Yang Y, Niswander L. Interaction between the signaling molecules WNT7a and SHH during vertebrate limb development: dorsal signals regulate anteroposterior patterning. *Cell.* 1995;80:939–947.

35. Raspopovic J, Marcon L, Russo L, et al. Modeling digits. Digit patterning is controlled by a Bmp–Sox9–Wnt Turing network modulated by morphogen gradients. *Science.* 2014;345:566–570.

36. Sheth R, Marcon L, Bastida MF, et al. Hox genes regulate digit patterning by controlling the wavelength of a Turing-type mechanism. *Science.* 2012;338:1476–1480.

37. Dlugaszewska B, Silahtaroglu A, Menzel C, et al. Breakpoints around the HOXD cluster result in various limb malformations. *J Med Genet.* 2006;43:111–118.

38. Fromental-Ramain C, Warot X, Lakkaraju S, et al. Specific and redundant functions of the paralogous Hoxa-9 and Hoxd-9 genes in forelimb and axial skeleton patterning. *Development.* 1996;122:461–472.

39. Knezevic V, De SR, Schughart K, et al. Hoxd-12 differentially affects preaxial and postaxial chondrogenic branches in the limb and regulates Sonic hedgehog in a positive feedback loop. *Development.* 1997;124:4523–4536.

40. Zakany J, Kmita M, Duboule D. A dual role for Hox genes in limb anterior–posterior asymmetry. *Science.* 2004;304:1669–1672.

41. Dahn RD, Fallon JF. Interdigital regulation of digit identity and homeotic transformation by modulated BMP signaling. *Science.* 2000;289:438–441.

42. Weatherbee SD, Behringer RR, Rasweiler JJ, et al. Interdigital webbing retention in bat wings illustrates genetic changes underlying amniote limb diversification. *Proc Natl Acad Sci USA.* 2006;103:15103–15107.

43. Yoon BS, Pogue R, Ovchinnikov DA, et al. BMPs regulate multiple aspects of growth-plate chondrogenesis through opposing actions on FGF pathways. *Development.* 2006;133:4667–4678.

44. Suzuki T, Hasso SM, Fallon JF. Unique SMAD1/5/8 activity at the phalanx-forming region determines digit identity. *Proc Natl Acad Sci USA.* 2008;105:4185–4190.

45. Casanova JC, Sanz-Ezquerro JJ. Digit morphogenesis: is the tip different? *Dev Growth Differ.* 2007;49:479–491.

46. Gruneberg H, Lee AJ. The anatomy and development of brachypodism in the mouse. *J Embryol Exp Morphol.* 1973;30:119–141.

47. Casanova JC, Badia-Careaga C, Uribe V, et al. Bambi and Sp8 expression mark digit tips and their absence shows that chick wing digits 2 and 3 are truncated. *PLoS ONE.* 2012;7:e52781.

48. Drake CJ, Fleming PA. Vasculogenesis in the day 6.5 to 9.5 mouse embryo. *Blood.* 2000;95:1671–1679.

49. Vargesson N. Vascularization of the developing chick limb bud: role of the TGFbeta signalling pathway. *J Anat.* 2003;202:93–103.

50. Caplan AI. The vasculature and limb development. *Cell Differ.* 1985;16:1–11.

51. He L, Papoutsi M, Huang R, et al. Three different fates of cells migrating from somites into the limb bud. *Anat Embryol (Berl).* 2003;207:29–34.

52. Tamura K, Amano T, Satoh T, et al. Expression of rigf, a member of avian VEGF family, correlates with vascular patterning in the developing chick limb bud. *Mech Dev.* 2003;120:199–209.

53. Swift MR, Weinstein BM. Arterial-venous specification during development. *Circ Res.* 2009;104:576–588.

54. Trelles RD, Leon JR, Kawakami Y, et al. Expression of the chick vascular endothelial growth factor D gene during limb development. *Mech Dev.* 2002;116:239–242.

55. Mrazkova O. Ontogenesis of arterial trunks in the human forearm. *Folia Morphol (Praha).* 1973;21:193.

56. Rodriguez-Niedenfuhr M, Papoutsi M, Christ B, et al. Prox1 is a marker of ectodermal placodes, endodermal compartments, lymphatic endothelium and lymphangioblasts. *Anat Embryol (Berl).* 2001;204:399–406.

57. Karunamuni G, Yang K, Doughman YQ, et al. Expression of lymphatic markers during avian and mouse cardiogenesis. *Anat Rec (Hoboken).* 2010;293:259–270.

58. Kawakami Y, Rodriguez-Leon J, Belmonte JC. The role of TGFbetas and Sox9 during limb chondrogenesis. *Curr Opin Cell Biol.* 2006;18:723–729.

59. Akiyama H, Chaboissier MC, Martin JF, et al. The transcription factor Sox9 has essential roles in successive steps of the chondrocyte differentiation pathway and is required for expression of Sox5 and Sox6. *Genes Dev.* 2002;2813–2828.

60. Karsenty G. Transcriptional control of skeletogenesis. *Annu Rev Genomics Hum Genet.* 2008;9:183–196.

61. Yokouchi Y, Sasaki H, Kuroiwa A. Homeobox gene expression correlated with the bifurcation process of limb cartilage development. *Nature.* 1991;353:443–445.

62. Hartmann C, Tabin CJ. Wnt-14 plays a pivotal role in inducing synovial joint formation in the developing appendicular skeleton. *Cell.* 2001;104:341–351.

63. Storm EE, Kingsley DM. GDF5 coordinates bone and joint formation during digit development. *Dev Biol.* 1999;209:11–27.

64. Pacifici M, Koyama E, Iwamoto M. Mechanisms of synovial joint and articular cartilage formation: recent advances, but many lingering mysteries. *Birth Defects Res C Embryo Today.* 2005;75:237–248.

65. Craig FM, Bayliss MT, Bentley G, et al. A role for hyaluronan in joint development. *J Anat.* 1990;171:17–23.

66. Dalgleish AE. *Development of the Limbs of the Mouse.* Stanford, CA: Stanford University; 1964:1–269.

67. Mitrovic D. Development of the diarthrodial joints in the rat embryo. *Am J Anat.* 1978;151:475–485.

68. Nakashima K, Zhou X, Kunkel G, et al. The novel zinc finger-containing transcription factor Osterix is required for osteoblast differentiation and bone formation. *Cell.* 2002;108:17–29.

69. Kardon G. Muscle and tendon morphogenesis in the avian hind limb. *Development.* 1998;125:4019–4032. *A temporal series of chick embryos was stained and examined to establish morphogenetic developmental patterns. Experiments highlighting the role of interaction between different tissue types (e.g., muscle and bone) in development are presented.*

70. Sharma K, Izpisua Belmonte JC. Development of the limb neuromuscular system. *Curr Opin Cell Biol.* 2001;13:204–210.

71. Messina G, Cossu G. The origin of embryonic and fetal myoblasts: a role of Pax3 and Pax7. *Genes Dev.* 2009;23:902–905.

72. Otto A, Collins-Hooper H, Patel K. The origin, molecular regulation and therapeutic potential of myogenic stem cell populations. *J Anat.* 2009;215:477–497.

73. Brohmann H, Jagla K, Birchmeier C. The role of Lbx1 in migration of muscle precursor cells. *Development.* 2000;127:437–445.

74. Dreyer SD, Naruse T, Morello R, et al. Lmx1b expression during joint and tendon formation: localization and evaluation of potential downstream targets. *Gene Expr Patterns.* 2004;4:397–405.

75. Francis-West PH, Antoni L, Anakwe K. Regulation of myogenic differentiation in the developing limb bud. *J Anat.* 2003;202:69–81.

76. Cihak R. Ontogenesis of the skeleton and intrinsic muscles of the human hand and foot. *Ergebn Anat Entwicklungsgesch.* 1972;46:1.

77. Cihak R. Differentiation and rejoining of muscular layers in the embryonic human hand. *Birth Defects.* 1977;13:97.

78. Hughes SM, Salinas PC. Control of muscle fibre and motoneuron diversification. *Curr Opin Neurobiol.* 1999;9:54–64.

79. Ontell M, Kozeka K. The organogenesis of murine striated muscle: a cytoarchitectural study. *Am J Anat.* 1984;171:133–148.

80. Dasen JS. Transcriptional networks in the early development of sensory–motor circuits. *Curr Top Dev Biol.* 2009;87:119–148.

81. Litingtung Y, Chiang C. Control of Shh activity and signaling in the neural tube. *Dev Dyn.* 2000;219:143–154.

82. Oh S, Huang X, Liu J, et al. Shh and Gli3 activities are required for timely generation of motor neuron progenitors. *Dev Biol.* 2009;331:261–269.

83. Dasen JS, De CA, Wang B, et al. Hox repertoires for motor neuron diversity and connectivity gated by a single accessory factor, FoxP1. *Cell.* 2008;134:304–316.

84. Jones KL. Morphogenesis and dysmorphogenesis. In: Jones KL, ed. *Smith's Recognizable Patterns of Human Malformations.* 6th ed. Philadelphia, PA: Elsevier Saunders; 2006:783–795.

85. St. Hilaire I. *Histoire Générale et Particulière des Anomalies de l'Organisation chez l'Homme et les Animaux.* Paris: JB Baillière; 1832:670–702.

86. Frantz C, O'Rahilly R. Congenital skeletal limb deficiencies. *J Bone Joint Surg Am.* 1961;43:1202–1224.

87. Kelikian H. *Congenital Deformities of the Hand and Forearm.* Philadelphia, PA: WB Saunders; 1974:51–88.

88. Swanson A, Barsky A, Entin M. Classification of limb malformations on the basis of embryological failures. *Surg Clin North Am*. 1968;48:1169–1179.

89. Swanson A, Swanson GD, Tada K. A classification for congenital limb malformation. *J Hand Surg Am*. 1983;8:693–702.

90. Upton J. The hand and upper limb: congenital anomalies. In: Mathes SJ, ed. *Plastic Surgery*. Vol. 8. 2nd ed. Philadelphia, PA: Saunders Elsevier; 2006:32–35.

91. Luijsterburg AJ, Sonneveld GJ, Vermeij-Keers C, et al. Recording congenital differences of the upper limb. *J Hand Surg*. 2003;28B: 205–214.

92. Tonkin MA. Description of congenital hand anomalies: A personal view. *J Hand Surg*. 2006;31B(5):489–497.

93. Manske PR, Oberg KC. Classification and developmental biology of congenital anomalies of the hand and upper extremity. *J Bone Joint Surg Am*. 2009;91(suppl 4):3–18.

94. Oberg KC, Feestra JM, Manske PR, et al. Developmental biology and classification of congenital anomalies of the hand and upper extremity. *J Hand Surg Am*. 2010;35:2066–2076.

95. Miura T. Syndactyly and split hand. *Hand*. 1976;8:125–130.

96. Ogino T. Teratogenic relationship between polydactyly, syndactyly and cleft hand. *J Hand Surg*. 1990;15B:201–209.

97. Congenital Hand Committee of the JSSH. Modified IFSSH Classification. *J Jpn Soc Surg Hand*. 2000;17:353–365.

98. Muragaki Y, Mundlos A, Upton J, et al. Altered growth and branching patterns in synpolydactyly caused by mutations in HOXD13. *Science*. 1996;272:548–551.

99. Percin EF, Percin S, Egilmez H, et al. Mesoaxial complete syndactyly and synostosis with hypoplastic thumbs: an unusual combination or homozygous expression of syndactyly type I? *J Med Genet*. 1998;35:868–874.

100. Naruse T, Takahara M, Takagi M, et al. Busulfan-induced central polydactyly, syndactyly and cleft hand or foot: a common mechanism of disruption leads to divergent phenotypes. *Dev Growth Differ*. 2007;49:533–541.

101. de Graaf E, van Baren MJ, Heutink P. Clinical genetics of the upper limb. In: Hovius SER, Foucher G, Raimondi PL, eds. *The Pediatric Upper Limb*. London: Martin Dunitz; 2002:9–19.

102. Miura T, Nakamura R, Horii E. The position of symbrachydactyly in the classification of congenital hand anomalies. *J Hand Surg*. 1994;19B:350–354.

103. Buck-Gramko D. Cleft hands: classification and treatment. *Hand Clin*. 1985;1:467–473.

104. Tonkin MA, Oberg K. Congenital hand I: principles, embryology and classification. In: Neligan PC, ed. *Plastic Surgery*. 3rd ed. London: Elsevier Saunders; 2013:526–547.

105. Tonkin MA, Tolerton SK, Quick TJ, et al. Classification of congenital anomalies of the hand and upper limb: development and assessment of a new system. *J Hand Surg Am*. 2013;38:1845–1853.

106. Ekblom AG, Laurell T, Arner M. Epidemiology of congenital upper limb anomalies in Stockholm, Sweden, 1997 to 2007: application of the Oberg, Manske, and Tonkin classification. *J Hand Surg Am*. 2014;39:237–248.

107. Goldfarb CA, Wall LB, Bohn DC, Moen P, Van Heest AE. Epidemiology of congenital upper limb anomalies in a Midwest United States population: an assessment using the Oberg, Manske, and Tonkin classification. *J Hand Surg Am*. 2015;40:127–132.

108. Iyer VG. Development and maturation of the nervous system. In: Gupta A, Kay SPJ, Scheker LR, eds. *The growing hand: diagnosis and management of the upper extremity in children*. London: CV Mosby; 2000:47–51.

109. Erhardt R. *Developmental Hand Dysfunction: Theory, Assessment, and Treatment*. 2nd ed. San Antonio: Therapy Skill Builders; 1994.

110. Axelrod JA. The gradual unfolding: from infancy to adult. In: Gupta A, Kay SPJ, Scheker LR, eds. *The Growing Hand*. London: Harcourt; 2000:65–70.

111. Erhardt RP, Lindley SG. Functional development of the hand. In: Gupta A, Kay SPJ, Scheker LR, eds. *The Growing Hand*. London: Harcourt; 2000:71–81.

112. Crinella FM, Beck FW, Robinson JW. Unilateral dominance is not related to neuropsychological integrity. *Child Dev*. 1971;42:2033–2054.

113. Steffen H. Cerebral dominance: the development of handedness and speech. *Acta Paedopyschiatr*. 1975;41:223–235.

114. Van Camp SS, Bixby MB. Eye and hand dominance in kindergarten and first grade children. *Merrill Palmer Q*. 1977;23:129–139.

115. Upton J. Classification of upper limb congenital differences and general principles management. In: Mathes SJ, ed. *Plastic Surgery*. Vol. 8. 2nd ed. Philadelphia, PA: Elsevier; 2006:25–50.

116. Roberts A, Ashton B. Biology of postnatal limb growth. In: Gupta A, Kay SPJ, Scheker LR, eds. *The Growing Hand: Diagnosis and Management of the Upper Extremity in Children*. London: CV Mosby; 2000:53–56.

117. Greulich W, Pyle S. *Radiologic Atlas of Skeletal Development of the Hand and Wrist*. 2nd ed. Stanford, CA: Stanford University Press; 1959.

118. Tanner J, Whitehouse RH, Marshall WA, et al. *Assessment of Skeletal Maturity and Prediction of Adult Height*. London: Academic Press; 1975.

119. Hall C, Shaw DG. Normal radiologic variants and skeletal maturation. In: Gupta A, Kay SPJ, Scheker LR, eds. *The Growing Hand*. London: Harcourt; 2000:57–64.

120. Tonkin MA. An introduction to congenital hand anomalies. *Handchirurgie*. 2004;36:75–84.

121. Fahey JJ, Bollinger JA. Trigger-finger in adults and children. *J Bone Joint Surg Br*. 1954;36:1200–1218.

122. Neu BR, Murray JF. Congenital bilateral trigger digits in twins. *J Hand Surg*. 1983;8:350–352.

123. Vyas BK, Sarwahi V. Bilateral congenital trigger thumb: role of heredity. *Indian J Pediatr*. 1999;66:949–951.

124. Dinham JM, Meggitt BF. Trigger thumbs in children: a review of natural history and indications for treatment in 105 patients. *J Bone Joint Surg Br*. 1974;56:153–155.

125. Flatt AE. *The Care of Congenital Hand Anomalies*. St. Louis, MO: CV Mosby; 1977:50–51, 58–60.

126. Rodgers WB, Waters PM. Incidence of trigger digits in newborns. *J Hand Surg Am*. 1994;19:364–368.

127. Slakey JB, Hennrikus WL. Acquired thumb flexion contracture in children: congenital trigger thumb. *J Bone Joint Surg Br*. 1996;78: 481–483.

128. Moon WN, Suh SW, Kim IC. Trigger digits in children. *J Hand Surg [Br]*. 2001;26:11–12.

129. Kikuchi N, Ogino T. Incidence and development of trigger thumb in children. *J Hand Surg Am*. 2006;31:541–543.

130. Ger E, Kupcha P, Ger D. The management of trigger thumb in children. *J Hand Surg Am*. 1991;16:944–947.

131. Notta A. Recherches sur une affection particulière des gaines tendineuses de la main, caractérisée par le development d'une nodosité sur le trajet des tendons fléchisseurs des doigts et par l'empechement de leurs mouvements. *Arch Gen Med*. 1850;24: 142–161.

132. Steenwerckx A, De Smet L, Fabry G. Congenital trigger digit. *J Hand Surg Am*. 1996;21:909–911.

133. Ishikura T, Murakami T, Kumagai S, et al. Conservative treatment of trigger thumbs in children (in Japanese). *J Japan Soc Surg Hand*. 1984;1:349–452.

134. Negoro H, Shioda M, Hatanaka I, et al. Conservative treatment of trigger thumbs [in Japanese]. *Seikeigeka*. 1981;32:1732–1734.

135. Tsushima S, Ohmizo M. Splinting of trigger thumb [in Japanese]. *Sagyoryoho (Occupational therapy)*. 1989;8:610–616.

136. Nemoto K, Nemoto T, Terada N, et al. Splint therapy for trigger thumb and finger in children. *J Hand Surg [Br]*. 1996;21:416–418.

137. Dunsmuir RA, Sherlock DA. The outcome of treatment of trigger thumb in children. *J Bone Joint Surg Br*. 2000;82:736–738.

138. Mulpruek P, Prichasuk S. Spontaneous recovery of trigger thumbs in children. *J Hand Surg [Br]*. 1998;23:255–257.

139. Herdem M, Bayram H, Togrul E, et al. Clinical analysis of the trigger thumb of childhood. *Turk J Pediatr*. 2003;45:237–239.

140. Skov O, Bach A, Hammer A. Trigger thumbs in children: a follow-up study of 37 children below 15 years of age. *J Hand Surg [Br]*. 1990;15:466–467.

141. Baek GH, Kim JH, Chung MS, et al. The natural history of pediatric trigger thumb. *J Bone Joint Surg Am*. 2008;90:980–985.

142. Michifuri Y, Murakami T, Kumagai S, et al. Natural history of the trigger fingers in children [in Japanese]. *Seikeigeka (Orthop Surg)*. 1978;29:1648–1650.

143. Dimitrov BI, Voet T, De SL, et al. Genomic rearrangements of the GREM1-FMN1 locus cause oligosyndactyly, radio-ulnar synostosis, hearing loss, renal defects syndrome and Cenani–Lenz-like non-syndromic oligosyndactyly. *J Med Genet*. 2010;47:569–574.

144. Zhou F, Leder P, Zuniga A, et al. Formin1 disruption confers oligodactylism and alters Bmp signaling. *Hum Mol Genet*. 2009;18:2472–2482.

第26章

先天性手部畸形Ⅱ：纵向、中央与横向发育不良

Scott Oishi and Lesley Butler

概要

- 对患者进行整体临床评估至关重要，因为可能存在多个相关畸形。
- 未治疗的患者功能有可能非常好，因此任何手术都需要根据具体情况进行评估，只有在有提高功能可能性的前提下才应该进行手术。
- 如果存在并指畸形，但指尖是分离，则应将重建手术延迟至儿童2～3岁，以尽量减少麻醉的影响，况且手指越大，越容易进行手术。

简介

上肢发育在胎儿发育过程中发生得很早，中胚层向内生长到外胚层，发出肢芽发育开始的信号[1-3]。这在受精后约28天开始，约56天完成。发育受到一个复杂的反馈机制的调控，该机制决定了3个轴的生长、定向和分化：纵向轴、桡尺轴和腹背轴。关键区域包括外胚层顶嵴（apical ectodermal ridge，AER）、极化活性区（zone of polarizing activity，ZPA）和背侧外胚层，分别受成纤维细胞生长因子（fibroblast growth factors，FGF）、音猬因子（sonic hedgehog）和无翼型（Wingless-type, Wnt）途径[3]的调节（图26.1），这些途径并不是单独起作用，而是依赖于彼此的反馈机制来促进上肢的生长和分化。在发育的关键时期发生的异常可导致纵向、中央与横向缺陷的异常。在一系列有说服力的实验中，Ogino及其团队通过在上肢早期发育的不同时间点服用白消安，能够诱导大鼠的尺侧和桡侧纵向缺陷。更大剂量的白消安会导致尺骨或桡骨纵向缺失的发生率和严重程度更高[4-5]。横向缺失在动物模型中没有重现；据推测，在早期发育阶段锁骨下动脉破裂可

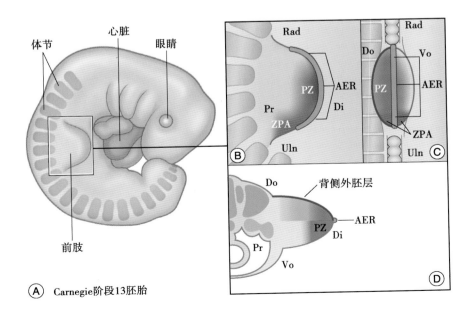

图26.1　肢芽坐标轴和信号中心[3]。AER，外胚层顶嵴；Di，远端；Do，背侧；Pr，近端；Rad，桡侧；Uln，尺侧；Vo，掌侧；ZPA，极化活动区。（*Redrawn after Oberg KC, Feenstra JM, Manske PR, et al. Developmental biology and classification of congenital anomalies of the hand and upper extremity. J Hand Surg Am. 2010; 35: 2066-2076.*）

体节　心脏　眼睛

前肢

Ⓐ　Carnegie阶段13胚胎

Rad　Do　Vo

PZ　AER　Di

Pr

ZPA

Uln　Ⓑ

Rad

Do　Vo

PZ　AER

ZPA

Uln　Ⓒ

Do　背侧外胚层

PZ　AER

Di

Pr

Vo　Ⓓ

能导致与横向缺陷相关的临床结果[6]。

纵向、中央和横向发育不良的患者在成长过程中可能会面临重大的社会问题，对他们而言，重要的是要有支持小组、儿童生活专家和儿童心理学家，不仅是他们，他们的父母也需要这种支持。在第一次就诊时，父母的咨询也很重要，因为他们中的许多人都有明显的内疚感和困惑感。在得克萨斯州苏格兰礼仪儿童医院，作者在多年前开始了一个手部训练营，这是这些患者治疗的一个组成部分，它可以让患有相同或不同先天性手部畸形的儿童进行互动和交谈。

桡侧纵向发育不良

基础科学/疾病进程

桡侧纵向发育不良（radial longitudinal deficiency，RLD）是最常见的上肢纵向发育不良，据报道，其发病率为 1:（5 000～100 000）[7-9]，双侧占 38% 至 58%[9]。1976 年，国际手外科学会联合会（International Federation of the Societies for Surgery of the Hand，IFSH）采用了 Swanson 提出的先天性手部畸形分类系统，但许多畸形已被发现不适合该系统[10]。最近引入了一种扩展的分类系统——OMT（Oberg-Manske-Tonkin）分类，以更准确地对先天性手部畸形进行分类[11]（见表 25.2）。在该系统中，拇指发育不全和前臂受累的 RLD 为 I.A.2.ⅰ，没有前臂受累的大拇指发育不全为 I.B.2.ⅰ。尽管许多病例是作为偶发突变发生的，但有些病例与遗传疾病有关。例如，Holt-Oram 综合征是一种常染色体显性疾病，已被定位在 TBX-5 基因位置的 12 号染色体突变[12]。在受影响的个体中表现为 RLD 和心脏异常。尽管最常见的心脏异常是间隔缺损，但传导异常也可能是唯一的心脏发现。显然，这是是否接受手术治疗一个重要考虑因素，必须传达给麻醉师。TAR（无桡骨血小板减少症）综合征是以常染色体隐性遗传方式遗传的，在新生儿时可表现为严重的血小板减少症。然而，这通常会在出生后的第一年改善/解决，总体预后良好。这些患者通常有双侧拇指受累，尽管拇指发育不全。另一种常染色体隐性疾病是范科尼贫血和 RLD。这种贫血通常不会出现在新生儿的常规血液计数中，只能通过 DEB（二环氧丁烷）染色体断裂测试来识别。VACTERL（椎体异常、肛门闭锁、心脏异常、气管食管瘘、食管闭锁、肾发育不全和肢体异常）更多的是代表一种关联而不是遗传性疾病。在进行 VACTERL 诊断之前，至少需要有 3 项临床发现。沙利度胺是一种以前用于孕妇治疗恶心和晨吐的药物，但不幸的是，如在胎儿生长的第 38 至 45 天服用时，新生儿 RLD 和其他骨骼缺陷的发生率很高[13]。此外，母体使用丙戊酸、苯巴比妥、氨蝶呤以及胎儿乙醇综合征，也与 RLD 相关[14-16]。

诊断/患者表现

Bayne 和 Klug（1987）最初将桡骨缺损分为 4 种类型[17]；然而，后来 James 等[18]将其扩展为包括 0/N 型，Goldfarb 等（2005）也将其扩展至包括更近端的变体（phocomelic），V 型[19]（表 26.1）。0 型桡骨长度正常（短<2mm），0/N 修饰符反映腕骨是正常（N）还是异常（0）；I 型桡骨至少短 2mm（在桡骨远端和尺骨之间测量）；Ⅱ型桡骨被称为"微型桡骨"，具有近端和远端椎间盘；Ⅲ型桡骨仅具有桡骨的残余部分，且没有远侧骨骺；Ⅳ型桡骨完全缺失，V 型反映了上肢更近侧的受累。

Blauth（1967）将发育不良的拇指分为 I～V 型[20]。Manske（1995）引入了ⅢA 型和ⅢB 型，这对患者和家人的治疗有影响。在Ⅱ型拇指中，鱼际肌肉组织发育不良，伴有第一掌骨内收挛缩和不同数量的掌指骨（metacarpal-phalangeal，MP）关节松弛。随着发育不全进展到Ⅲ型，注意到外在肌的缺失。根据腕掌关节（carpometacarpal，CMC）是否稳定，Ⅲ型进一步细分为 A 型或 B 型[21]。这对所进行的重建类型有重要影响。Ⅳ型是漂浮指，而 V 型拇指完全缺失[22]（图 26.2）。

患者选择

由于上肢的外观，手外科医生可能会早期介入。必须进行彻底的病史检查和全面的体检。这应包括对下肢、臀部、背部、头部和颈部区域以及上肢的评估。此外，确保患者进行了完整的血液计数（complete blood count，CBC）、超声心动图和肾脏超声检查非常重要。如果在检查中发现明显的骶骨凹陷（+/- 毛茸茸的斑块），则有必要进行脊柱超声检查以排除脊髓拴系。有些人主张在初次评估时进行 DEB 测试，因为范科尼贫血的婴儿 CBC 正常，在 3～4 岁或更大的时候才可能出现再生障碍性贫血的症状；儿童血液科医生在早期对这些患者进行了更成功的治疗，这使得 DEB 测试在作者的机构中变得更加常规。

表26.1　桡侧发育不良改良分型

类型	拇指	腕骨	远端桡骨	近端桡骨
N	发育不良或缺失	正常	正常	正常
0	发育不良或缺失	缺失、发育不全或联合	正常	正常、桡尺关节融合或先天性桡骨头脱位
I	发育不良或缺失	缺失、发育不全或联合	短于尺骨>2mm	正常、上桡尺关节融合或先天性桡骨头尺骨脱位
Ⅱ	发育不良或缺失	缺失、发育不全或联合	发育不良	发育不良
Ⅲ	发育不良或缺失	缺失、发育不全或联合	生理缺失	不同程度发育不全
Ⅳ	发育不良或缺失	缺失、发育不全或联合	缺失	缺失

（Adapted from James M, McCarroll R, Manske PR. The spectrum of radial longitudinal deficiency: a modified classification. *J Hand Surg Am.* 1999; 24: 1145-55.）

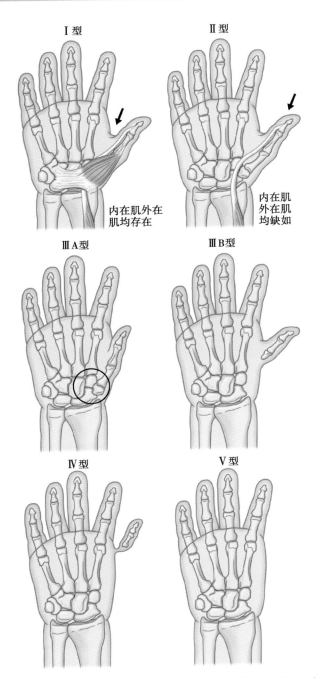

图 26.2 拇指发育不良，Ⅰ~Ⅴ型：Ⅰ型，发育不良；Ⅱ型，内在肌缺如；ⅢA 型，内在肌外在肌均缺如，稳定的第一腕掌关节；ⅢB 型，+不稳定的第一腕掌关节；Ⅳ型，漂浮拇；Ⅴ型，拇指完全缺失[22]。（*With permission from Herring JA, Tachdjian MO. Texas Scottish Rite Hospital for Children. Tachdjian's Pediatric Orthopaedics, 4th edn. Philadelphia, PA: Saunders/Elsevier; 2008.*）

临床提示

RLD——手术评估

- 仔细评估整个患者。
- 脊柱侧凸筛查。
- 全血细胞计数，肾超声，超声心动图。
- +/-DEB 测试。

上肢评估通常显示手腕水平的一些桡侧偏斜，伴有一定程度的拇指发育不良。需要注意的是，桡骨发育不全的严重程度不一定与拇指发育不全程度相关（图 26.3A，B）。换言之，Ⅳ型桡骨患者可能具有Ⅰ型拇指发育不完全，反之亦然。体检应注意肩部、肘部、手腕和手指的运动，注意桡骨的静止位置和被动矫正的程度。初次评估时注意拇指发育不全的程度以及手指的性质（柔软或僵硬）也很重要。如果患者是新生儿，X 线照片可能没有多大用处，通常可以等到 6~12 个月大的时间间隔看到。

治疗师的作用至关重要，第一次见到新生儿时，可以开始手腕伸展治疗。当患儿手的尺寸足够大时，制作夹板来帮助拉伸手腕。在随后的访问中，观察和记录手指的使用模式至关重要。换言之，当孩子抓住物体时，是在拇指和示指之间（如果有拇指），示指和中指之间，还是无名指和小指之间？这在考虑手术干预时变得很重要，不仅是拇指，还要考虑手腕的情况。如果孩子主要抓握无名指和小指之间，任何中央化手腕的尝试（稍后讨论）实际上可能会恶化功能，因为这可能会阻止孩子把手放在嘴上。此外，在这些患者中，未经治疗的患者尺骨的平均增长率为正常的 64%，其中患者的尺骨长度仅为正常长度的 48%~58%，这可能会进一步限制手接触口腔[23]。此外，在最近的一篇文章中，Ekblom（2014）报道了 RLD 患者的握力、捏力、前臂长度、对于日常活动和参与，肘部和手指的运动比手腕的桡偏角度更重要[24]。

手术治疗与术后护理

当孩子年满 1 岁时，可以评估其是否适合手术干预。如前所述，一些患者实际上受益于手腕的桡侧偏斜，如果手腕处于笔直、僵硬的位置，则功能反而会受到严重损害。其他重要的考虑因素包括患者的总体健康状况。

腕关节的一种常见手术是进行牵引，无论其后是中央化还是桡化[25-33]。一般而言，这包括通过手术将腕关节放置在尺骨远端。Sayre 于 1893 年描述了中央化手术后，其他外科医生多年来对其进行了多次改进，由于软组织挛缩的严重性，许多外科医生注意到，如果不进行牵引，很难进行中央化[28]。进行这种手术的年龄以及牵引的速度因外科医生而异[28,30,31,33]。在传统的中央化手术中，在腕关节上制作一个切口，使第三掌骨与尺骨对齐。在 Buck Gramcko 所描述的桡化手术中，第二掌骨与尺骨对齐[32]。然后将背侧肌腱转移到，试图重新平衡手腕上的力。这些手术的最大问题在于，随着时间的推移，手腕畸形往往会复发[34]，还有可能导致尺骨骺损伤，最终导致前臂变短[23]。此外，只有一项已发表的研究显示了该手术的益处[35]，大多数报告结果研究没有显著改善[24,36]。此外，如前所述，在一些患者中，存在肘部僵硬和/或尺侧抓握，腕关节桡侧偏有助于将手伸到嘴上的有利位置。

对于严重病例（Ⅲ型和Ⅳ型），中央化的另一种方法是软组织松解和双皮瓣手术[37]（图 26.4），通过使用双叶皮瓣进行皮肤闭合来松解软组织。作者最初的手术为背侧入路，但基于几个因素，作者现在已经过渡到掌侧入路：改善瘢

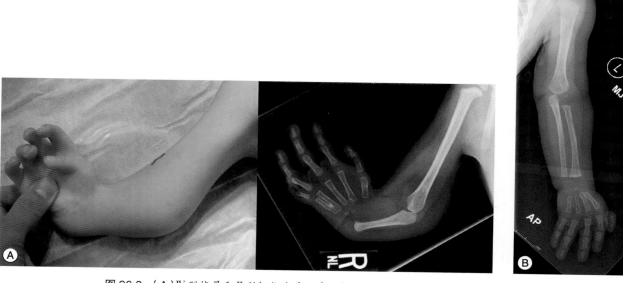

图26.3 （A）Ⅳ型桡骨和Ⅱ型拇指发育不良。（B）0/N型桡骨和Ⅳ型拇指发育不良

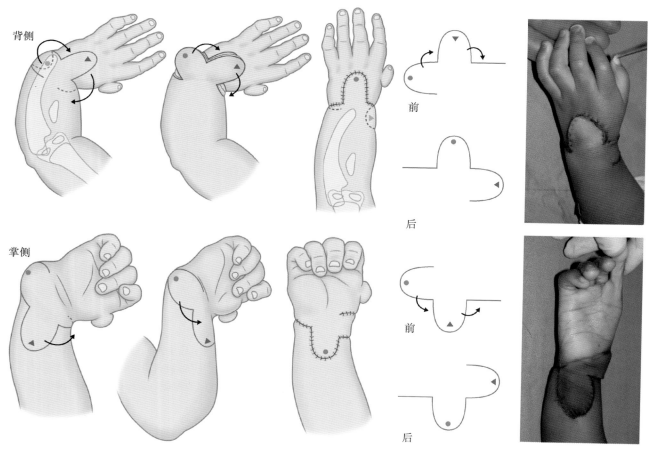

图26.4 背侧和腹侧双叶皮瓣转位示意图及临床照片。（*Reproduced with permission from Vuillermin C，Wall L，Mills J，et al. Soft tissue release and bilobed flap for severe radial longitudinal deficiency. J Hand Surg Am. 2015；40：894-9.*）

痕以及更好的显露，以识别和紧张的桡侧结构。在止血带的控制下，切开皮瓣并将其从筋膜上分离。在这个解剖平面操作，除了保留较宽的皮瓣基部外，改善了皮瓣尖端的血运。在解剖过程中，应识别并保存尺神经的背侧支以及桡神经的感觉支。此时，沿桡骨手腕的所有紧绷筋膜带都被松解。重要的是不要在尺骨远端周围进行广泛的解剖，因为这可能会影响血运并导致生长停滞。如果发现仅有桡侧腕屈肌，则可将其松解并转移至尺侧。正中神经和手指屈肌可能位于非常异常的位置，必须仔细识别和保存。手术后通常可以使手腕在桡/尺轴和伸/屈轴上处于中立位置。重要的是放置一根克氏针，使手腕在最大矫正角度保持稳定，并防止皮瓣愈合期间的活动。克氏针避免与损伤到尺骨骨骺。在 4 周时，移除克氏针，使用定制的静态手腕矫形支具，并开始运动范围和拉伸训练。矫形器持续全时使用 6 周，然后过渡到夜间使用。

　　桡偏畸形的复发是预期的结果，但一般可以改善腕关节的功能位并保留一定的活动度。此外，尺骨骺损伤的可能性不大，尺骨可以充分发育，约是正常的 2/3 长度。TAR 综合征患者可出现明显的肘关节屈曲挛缩，并可通过松解所谓的肱腕肌（之前已描述过）来有效治疗[38]。随后，如果

患者和家属希望手腕位置更直，可提供 Vilkki 手术作为替代（图 26.5A 和 B）[39]。这可能是一个非常困难的手术，因畸形不仅是桡偏畸形，也是掌屈畸形。将血管化的第二跖趾关节转移到前臂远端（图 26.6A 和 B）。将牵引装置再放置 6 周，然后取出。这可以让手腕更直，同时保持手活动度。然而，作者发现，大多数患者/家长对单独的软组织松解感到满意，不想进行脚趾关节转移。

拇指的手术治疗选择

　　Ⅰ型发育不良拇指具有所有结构，因此通常不需要重建。如果存在明显的不稳定性，Ⅱ型拇指发育不良通常可以从对掌功能重建 +/-MP 关节韧带重建中获益。作者更倾向于指浅屈肌（flexor digitorum superficialis，FDS）转移；Huber 手术（小指展肌移位）也被用于重建对立（图 26.7A～C）。此外，患者还可受益于虎口的四瓣 Z 成形术。同时可显露尺骨近节指骨的基部以及掌骨颈。接下来，沿着拇指的桡骨侧切开，露出桡侧掌骨颈。通过掌骨颈部/头部区域制作骨隧道，使环指 FDS 肌腱穿过。接下来，在无名指的 A1 滑车上制作切口，分离 FDS 肌腱并在远端横向切断。将 FDS

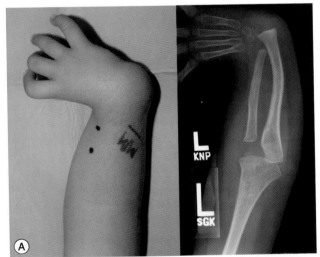

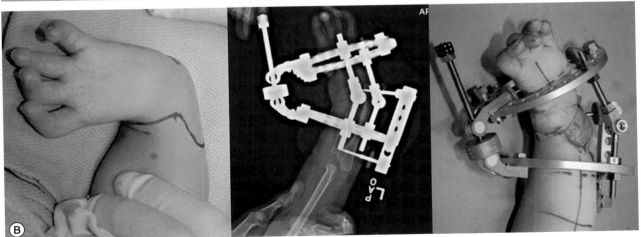

图 26.5　（A）一名患有 RLD 的 5 岁半男性。（B）初次手术，双瓣/软组织松解和外固定撑开器放置

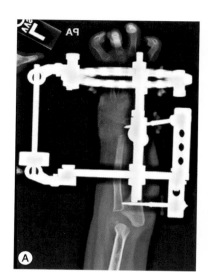

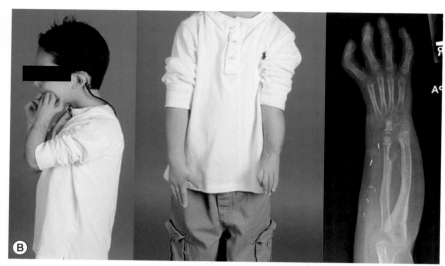

图26.6 （A）分离后6周。（B）移植物植入后（注意移植足趾的骨骺）

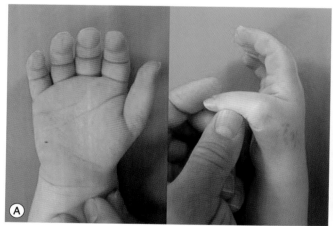

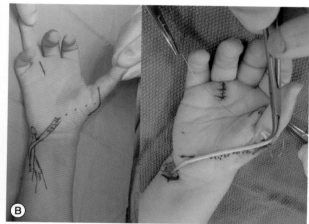

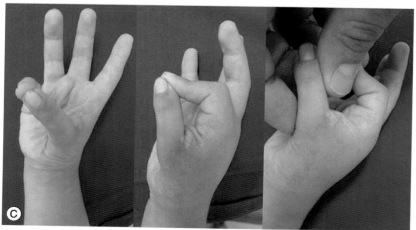

图26.7 （A）ⅢA型拇指发育不良的术前照片。（B）对掌功能重建设计的术中照片。（C）术后对掌情况和掌指骨关节稳定性

肌腱向近侧分离，并围绕所需滑车重新引导至已经形成的桡侧切口。如果只重建 MP（掌骨 - 指骨）尺侧副韧带（ulnar collateral ligament, UCL），则整个肌腱通过骨隧道并穿过关节到达近节指骨的尺侧。可以使用缝合锚或骨隧道，但注意必须远离近节指骨。如果桡侧副韧带（radial collateral ligament, RCL）也需要重建，那么肌腱可以被分为两部分：一半穿过骨隧道，而另一半穿过 MP 关节的桡侧以重建 RCL。Z 形皮瓣旋转并缝合到位。在患者石膏固定 4 周的

情况下，在 MP 关节固定克氏针。4 周后，换为支具固定，并在 4 周内逐渐放支具，进行运动范围（range-of-motion, ROM）训练。

一般而言，ⅢA 型拇指可从上述重建术中受益。由于 CMC 关节的严重不稳定性，ⅢB 型拇指需要示指拇化。如果临床需要，Ⅳ型和 Ⅴ型拇指发育不全可采用示指拇化治疗。在进行手术之前，观察孩子的抓握能力很重要。如果他 / 她优先作用示指和中指，则适合进行手术（图 26.8A～D）。然

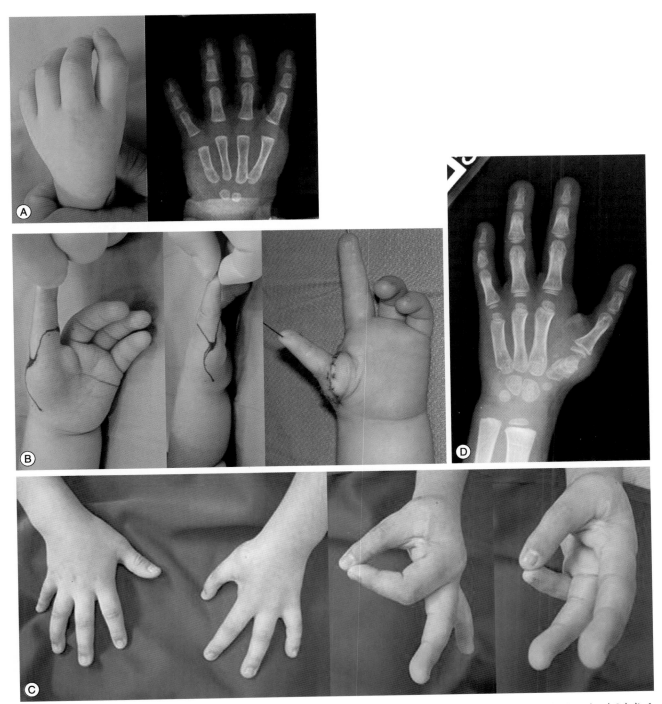

图 26.8 （A）拇化术前照片和 X 线照片（注意示指的旋前位置）。（B）切口设计的术中照片以及最终闭合的照片。（C）术后功能。（D）术后 X 线片显示拇指基底的稳定性和示指的骨骺

而，如果示指僵硬，并且捏在无名指和小指之间，则拇化不太可能改善功能。在一些国家，出于文化考虑，足趾移植比拇化手术应用更多[40]。第 27 章详细介绍了拇指重建。

结果、预后及并发症

总之，RLD 患者的早期治疗包括手腕的拉伸和支具治疗。由于可能存在多种合并畸形，因此有必要对患者进行彻底评估。当孩子接近 12 至 18 个月的年龄范围时，可以考虑对手腕进行手术。在大约 2 岁时，如果需要，可以进行示指拇化。在儿童 4～6 岁大之可以进行肌腱转移/MP 稳定手术。遗传咨询对父母而言很重要，因为存在许多相关的综合征和各种遗传模式。

尺侧纵向发育不良

基础科学/疾病进程

尺侧纵向发育不良（ulnar longitudinal deficiency, ULD）的发生率远低于桡侧纵向发育不良，约为 1/4，通常为单侧。在 Swanson 分类中，这代表 IB，在 OMT 分类中，它是 I.A.2. ii（上肢包括手）或 2. ii（仅手）[11]。与 RLD 不同，大多数 ULD 病例是偶发性的，很少有相关的心脏和造血异常。此外，ULD 患者可能会出现肌肉骨骼异常，如腓骨和胫骨缺乏、股骨近端局灶性缺陷、脊柱侧弯、马蹄内翻和髌骨缺失，这在 RLD 患者中并不常见。有趣的是，同时桡侧手畸形并不罕见，并会影响手的尺侧和桡侧结构的发育和生长。

诊断/患者表现

Bayne（1982）根据尺骨的长度和大小将前臂/肘部分为 4 种类型。I 型是发育不良尺骨有近端和远端尺骨骨骺[41]。表现为很轻的畸形或尺骨短缩。II 型缺失尺骨远端或中部 1/3，可能存在纤维性原基和相应的桡骨弯曲。肘关节是稳定的。III 型是尺骨完全缺失，肘关节不稳定。IV 型为尺骨缺失伴桡肱关节骨性关节炎。腕关节可能存在继发于纤维原基的进行性尺侧偏斜[41]。和 RLD 相同，也增加了 0 型，以代表仅显示髓板异常的患者[42]。此外，与 RLD 中一样，增加了 V 型，以表示更近侧的受累（phocomelic）[19]（图 26.9）。Cole 和 Manske（1997）根据拇指和虎口的外观对

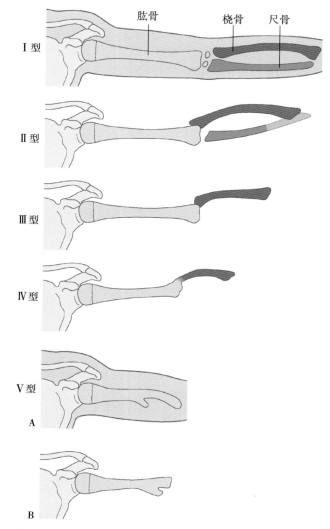

图 26.9 Bayne 尺骨纵向发育不良分类示意图。（*Reproduced with permission from original publication*: Herring JA, Tachdjian MO. Texas Scottish Rite Hospital for Children. *Tachdjian's Pediatric Orthopaedics*, *4th edn. Philadelphia*, *PA*: *Saunders/Elsevier*; *2008.*）

手进行了分类，因为这对手的功能至关重要[43]（图 26.10）。在 A 型中，拇指和虎口是正常的。在 B 型中，拇指有轻微缺陷，虎口狭窄。外在肌腱是完整的，拇指可以外展。在 C 型患者中，有更严重的虎口狭窄，拇指受累程度不同，包括可能的示指并指和拇指向手掌平面的旋转不良。对掌功能丧失，外在肌功能障碍。D 型代表拇指缺失。与 RLD 一样尺骨的严重程度与手部受累之间没有相关性。

患者选择

与任何上肢异常的儿童一样，进行全面彻底检查很重要。如前所述，ULD 中可能存在下肢异常，必须记录在案，并在出现时进行适当的转诊。手可以处于多种位置，包括在 IV 型 ULD 的某些情况下面朝后，但通常存在明显短的肢体。肘部可能稳定或不稳定，取决于尺骨受累程度，前臂旋

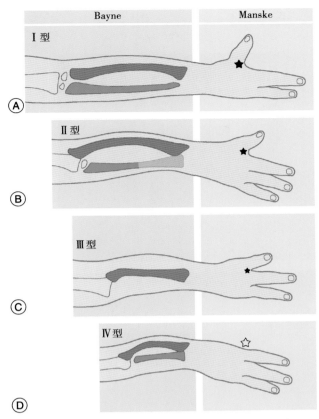

图 26.10　尺骨发育不良的 Bayne 和 Manske 分类。* 表示拇指 - 示指指蹼。（*Reproduced with permission from original publication：Herring JA，Tachdjian MO. Texas Scottish Rite Hospital for Children. Tachdjian's Pediatric Orthopaedics, 4th edn. Philadelphia, PA：Saunders/Elsevier；2008.*）

前/旋后受限或缺失。手腕可能有一些向尺侧偏斜，但通常是稳定的。通常的临床情况是手部手指/拇指出现不同程度的缺失。这可能包括潜在的骨异常，如掌骨关节粘连或手/手指的异常骨解剖，这可能代表进一步的变形力。手指中也可能存在不同程度的并指。这些孩子的智力通常正常，甚至高于正常水平，手功能也很好。有时，自适应设备对日常生活、活动非常有帮助，治疗师必须参与这些患者的护理。应注意的是，由于这些儿童通常具有极强的功能性，因此任何预期的手术都必须有一个特定的目标，即在手术前增加使用/功能。

临床提示

ULD——手术评估

- 评估儿童股骨近端局灶性缺损、腓骨和胫骨缺损、脊柱侧弯、马蹄内翻和髌骨缺失。
- 心脏和造血系统异常罕见。
- 手部缺损可能包括尺骨、桡骨或两者皆有。
- 仔细评估手的功能以及由于可能存在不同的解剖结构，因此可能不需要进行手指分离手术。

手术治疗与术后护理

虽然大多数 ULD 儿童能够将手够到口，但一些 Ⅳ 型儿童（桡肱关节骨性关节炎）的肘部融合在手向后的位置。这些儿童可以从屈曲截骨术受益，将手放在能够到达口腔的位置。坦率地说，这通常不是旋转截骨术，因为临床上很明显，根据拇指的位置大多数时候畸形是过度伸展，而不是旋转。截骨通常在肱骨髁上区域进行。在手术前，对肱动脉进行多普勒检测和标记是很重要的。此外，移除 1～2cm 的骨通常允许截骨避免神经血管束张力过大。这种截骨术通常可以用克氏针 +/- 内固定。然后将其外固定不动，直到 X 线愈合的证据（图 26.11A 和 B）。正如预期的那样，这通常会改善这些儿童的功能，因为这使他们能够把手伸到嘴前。

在一些患者中，松解尺骨原基可能是有益的，因为它充当了一个栓系，随着孩子的成长（通常是 Ⅱ 型或 Ⅳ 型），可能会导致畸形、桡骨弓和尺骨手腕偏斜的增加。有趣的是，这种结构的组织学显示，近端是透明软骨，远端是纤维软骨。由于并非所有 ULD 患者都能从中受益，因此系列 X 线片和临床检查将确定合适的患者和手术时机。值得注意的是，当患者仍有显著的生长潜力时，应进行此操作，因为随着时间的推移，栓系的释放将允许矫正大部分角畸形。为此，在前臂/手腕的尺侧边缘切开，仔细识别尺侧神经血管束（如果存在），因为尺侧腕屈肌通常不存在。必须彻底解剖并释放附着在腕骨上的远侧部分，有时还包括桡骨。执行此操作后，"栓系"效应应得到缓解，被动运动应得到显著改善。如果桡骨出现严重弯曲或没有太多生长，那么可以在相同的环境下进行截骨术。然后石膏固定，直到伤口愈合（如果进行了截骨术，则骨愈合）（图 26.12A～C）。拉伸和支具固定与一系列随访照片一起进行。

ULD 患者的大多数外科手术通常集中在手上。根据手部畸形的类型，手术可能涉及虎口重建、并指关节重建和/或拇指重建（图 26.13A 和 B）。在考虑任何手术重建之前，必须进行彻底的临床和放射学检查。由于可能存在不寻常的解剖结构，有时不需要和/或可行的并指重建（图 26.14A 和 B）。此外，在进行并指重建时，需要仔细解释神经血管和腱结构，因为有时分离手术在技术上不可行。在严重的情况下，通过标准的蹼空间加深技术或皮瓣重建完成虎口重建。当拇指位于手掌平面时，会出现一种困难的情况。由于这些患者的对掌功能非常重要，通过掌骨进行旋转截骨术可能会有所帮助。然而，骨膜中的显著记忆和其他变形力可能存在，并可能导致畸形复发。为了解决这些问题，应该松解骨膜，如果有内收肌和鱼际的话，还应该松解并作止点重建。有时，为了增强拇指的功能，还需要反向转移。

结果、预后及并发症

ULD 较 RLD 不常见，在几个重要方面与 RLD 有所区别。与 RLD 相反，ULD 患者通常没有相关的心脏、肾脏、胃肠或造血异常。但可能有相关的肌肉骨骼异常，因此，有必

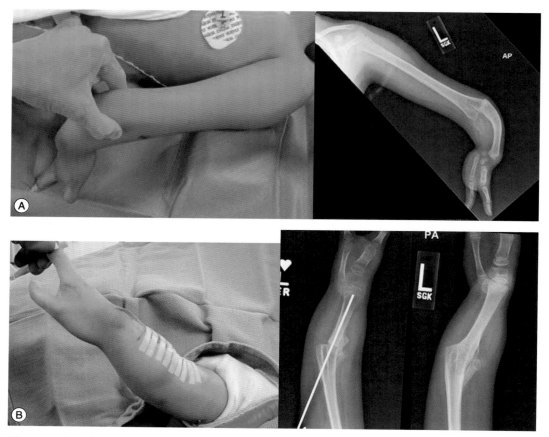

图 26.11 （A）手朝后的 ULD 的术前照片和 X 线照片。（B）术后即刻照片、术后即刻 X 线照片和最终随访 X 线照片

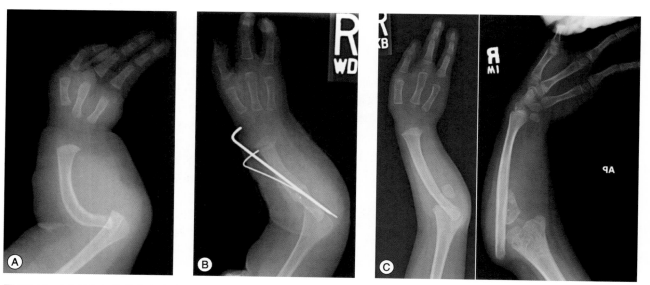

图 26.12 （A）10 个月龄患者患有 ULD，尺骨系带导致严重畸形。（B）照片描述了同一患者 1 岁时的尺骨切除和截骨术。（C）3 岁（左）和 9 岁（右）的随访显示，保持纵向生长，无复发畸形

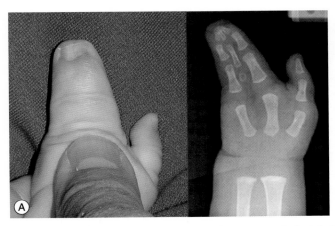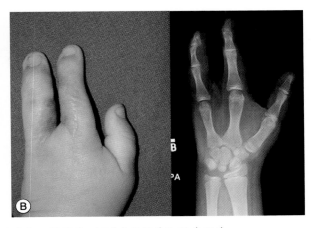

图 26.13 （A）患有并指畸形的 ULD 患者的术前照片和 X 线照片。（B）术后照片和 X 线照片

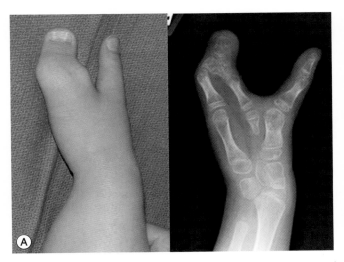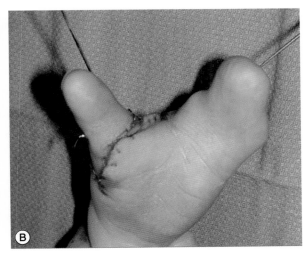

图 26.14 （A）不适合并指分离的 ULD 患者的术前照片和 X 线照片，仅适合于拇指旋转截骨术。（B）拇指旋转截骨术术后即刻照片，无并指松解

要进行彻底的下肢检查。手术治疗通常以手部存在的问题为中心，包括虎口狭窄、并指和/或拇指（如果存在）位置异常。

中央裂发育不良

基础科学/疾病过程

中央裂发育不良的病因被认为是 AER 的缺陷，在鸡胚中通过去除中央部分 AER 可复制此种畸形[44]。值得注意的是，复杂多指畸形和中央裂缺陷发育不良由同一致畸剂引起的两种表型，因此两种畸形是存在相关性的。Ogino（1990）在实验中证明了以上观点，他给大鼠服用了白消安导致了两种表型（图 26.15）。他的论文中对这一顺序进行了逻辑解释，但不在本章的讨论范围内[45]。

常染色体显性遗传模式存在于许多患者中，并局限于第 3、7 和 10 号染色体。然而，从头突变也很常见。一个有趣的遗传性中央裂发育不良是 EEC（指外胚层发育不良，唇

腭裂），已定位于 7q11.2-q21.3。在该综合征中，所有四肢均可出现畸形，如唇腭裂、稀疏而脆弱的毛发、外耳异常、听力丧失、眼科异常和泌尿生殖系统问题，尽管表型表达高度可变，手裂/脚裂综合征也具有常染色体显性遗传模式，外显率可变。

诊断/患者表现

在最初的 IFSH 分类中是 I.B.3。在 OMT 分类中，分裂手是 3.11。Manske（1995）发表了一个分类，该分类对指导这些患者的治疗很有用[46]。他的分类基于虎口是否狭窄：类型 1，正常虎口；2A 型，虎口轻度狭窄；2B 型，虎口严重狭窄；3 型，拇示指并指；第 4 型，虎口合并裂隙，示指被抑制；5 型，拇指和虎口缺失，尺侧指残留[46]。

患者选择

由于表型变异，必须对整个患者进行检查。传统上，手

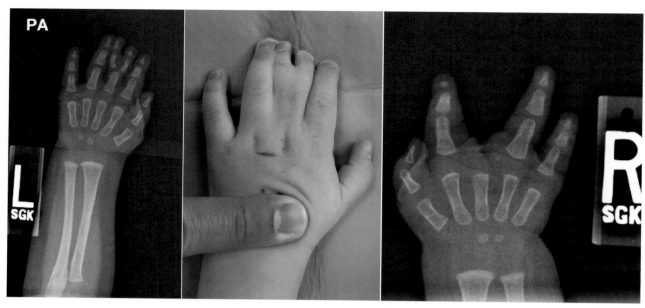

图 26.15   同一患者的裂手和中央多指手

和脚的裂口畸形被描述为 V 形；但在单指型中，可能只存在尺指。与腭裂相邻的手指之间的并趾是常见的，可变掌骨和指骨解剖也是如此。由于可能的 EEC 综合征，外胚层衍生结构的评估也很重要。X 线照片提供了有关潜在骨异常以及可能存在异常骨结构的重要信息。

与其他患有先天性手部差异的患者一样，治疗师是团队的重要成员，他们在必要时提供教学和辅助设备。

手术治疗与术后护理

Adrian Flatt 评论说，这些患者是"功能性的胜利和社交性的灾难"，这意味着这些患者功能性很强，任何手术注意事项都应该包括这一点，尤其是在决定手术时[47]。当然，

Manske 的分类提供了基于虎口的重要性的通用治疗原则。创建一个足够的虎口当然会增加对患者的捏握，并对患者大有裨益。根据基础解剖结构，根据临床检查和影像学表现，拇指和示指可能更好地放在一起。

有时，手裂中可能存在横形骨，如果不加以处理，这是儿童成长过程中的一个显著变形力（图 26.16）。横骨底部切除应确保移除横骨的潜在物理结构，以降低复发风险。此外，在移除横骨后，可能需要修复 / 重建诸如副韧带之类的底层结构。

如果拇指 - 示指松解与腭裂闭合（类型 2B 和 3）一起进行，许多技术已被描述过。常用的皮肤切口设计包括 Snow-Littler 手术[48]、Miura-Komada 手术[49]和最近的 Upton 手术[50]。作者更倾向于 Upton 手术的改进版本，因为设计要简单得

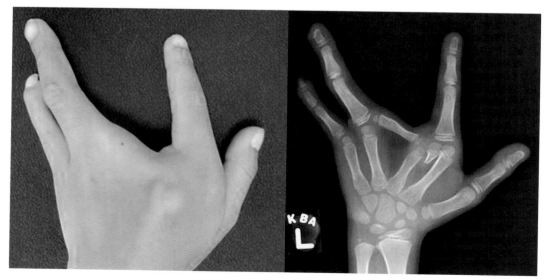

图 26.16   带横行骨的分裂手畸形

多，伤口问题的风险也比 Snow-Littler 和 Miura-Komada 手术中的要小得多（图 26.17A～C），必须采用细致的技术来保护皮瓣的血管，因为部分或中度皮瓣坏死可能是一种常见的并发症。无论使用哪种切口，都必须对神经血管结构进行彻底探查，以确保解剖结构允许移位和闭合裂缝，而不会对手指造成风险。此外，评估内收肌的止点重建是必要的。筋膜和其他异常肌肉也可能需要被松解，以便加大虎口。可能的话，将示指掌骨移位至第三掌骨。仔细识别并保存了第三掌骨内收肌的起点，在调整合适的长度后，将示指掌骨移到该点的远端。可通过克氏针固定。如果不存在第三掌骨，在示指掌骨底部进行截骨术有助于将手指重新定位在无名指和小指的平面内。在这两种情况下，使用骨隧道和局部组织（如 A1 滑车、游离肌腱移植或它们的组合）重建掌骨间韧带。

对于拇指指蹼正常的中央裂畸形，可使用局部皮瓣进行闭合，在功能和美观方面达到良好效果。通常需要进行掌骨移位，以及使用局部组织或移植物重建掌骨间韧带。

在某些情况下，如果功能良好则不应进行分离，因为任何分离和换位尝试实际上都可能使手指不稳定。

在四肢受累的情况下，如果骨科医生正在计划 Symes 截肢术，则应考虑使用脚趾作为潜在的手部转移（如果需要），以改善整体功能，特别是如果存在 5 型腭裂（拇指缺失）。

结果、预后及并发症

总之，必须对每个患者进行单独评估，并根据具体情况做出手术干预的决定。手术应保留给那些能够以最低的潜在发病率实现功能和外观改善的患者。如果没有正确选择患者，可能会出现不良结果和严重瘢痕。

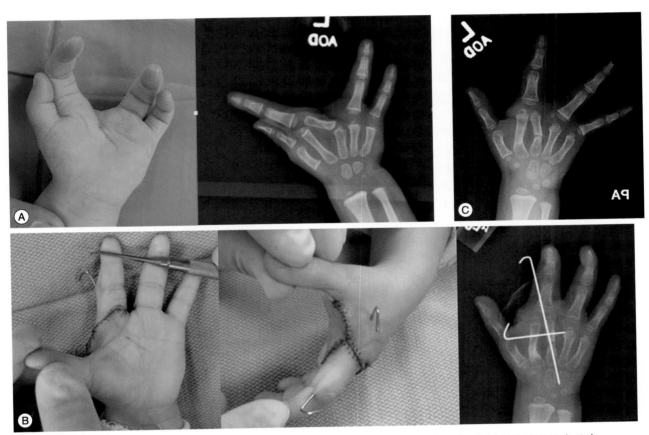

图 26.17　（A）分裂手的术前照片和 X 线照片。（B）术中照片和随访 X 线照片。（C）最终随访 X 线照片

横向发育不良

基础科学/疾病进程

如前所述，这种情况被认为是由 Bavinck 和 Weaver 所描述的锁骨下血管轴断裂引起的[6]。他们假设，闭塞会在胚胎发育约第 6 周时在特定部位出现。根据损伤出现的时间和部位，可能会出现不同的表型。此外，Poland（不同程度的胸肌缺失）、Moebius 综合征、Klippel-Feil，甚至 Sprengel 畸形也可能有相关发现[6]。

目前尚无一种动物模型能够重建这种畸形。这通常是单方面出现的偶发事件。与先天性皮肤发育不全相关的四肢横向发育不良是一个例外（Adams-Oliver），可能具有常染色体显性或隐性遗传模式。

作者的研究机构报告了一个有趣的横向缺陷,作者认为其病因与并指畸形不同[51]。相反,存在肉质球状软组织袖,多在手的尺侧比较严重(图 26.18)。由于缺乏外胚层元素和受累模式,作者认为这代表了与更常见的对称性短指(锁骨下动脉供应中断序列)不同的病因。

诊断/患者表现

这是 Swanson 在分类中所描述的诊断中不明确的一种,而在 OMT 系统中,对于整个肢体,这是 I.A.1. ii(A,b),对于不涉及前臂/手臂的,是 I.b.1. ii[11]。诊断表型表现出很大的多样性,包括短指型、单指型、非典型型和腓骨型。与具有 V 形畸形的中央裂畸形患者相反,这些患者表现出 U 形畸形以及残指(外胚层残余)。有趣的是,Poland 综合征的短指变体通常比长指变体更常见。

患者选择

这些患者的检查应从头颈部开始,以评估是否存在 Moebius 综合征。接下来,需要仔细检查颈部和躯干,以确定 Klippel-Feil、Sprengel 和/或 Poland 综合征的临床证据。在 Poland 综合征儿童中,研究结果可能仅仅是胸大肌胸骨头缺失,或者是胸小肌和背阔肌累及胸壁的整个肌肉。在婴儿中,很难确定 Poland 综合征的非常轻微的病例,因此有必要在以后重新评估。根据上肢的表现可分为 4 种类型(图 26.19A~D)。无指型短并指者截肢水平可以是手、腕关节或前臂,残端手指位于远端。Ogino(1989)报道了短并指发育过程中的放射学表现顺序。在所有类型中最常见的发现是中央列发育不全,随后是进行性短指,导致中节指骨缺失,然后更近端包括近节指骨、掌骨[52]。很多时候,中节指骨发育不全可能严重到影响近端指间关节和远端指间关节的关节运动。即使在严重的并指(腓骨)畸形中,也存在由指甲和下趾骨组成的残指,多来自外胚层组织。

令人惊讶的是,即使是最严重的类型,这些患者通常也有很少的功能受限。大多数患者无法从假体中获益,因为其多为被动、无感觉的装置,可能上会损害这些儿童的手部功能。三维打印假体的出现已经有报告,有望成为肌电设备非常昂贵,其可能成为廉价的替代品[53]。定制的假体可以满足患儿的基本生活需求,例如跳绳、骑车、体育运动(图 26.20)。

手术治疗与术后护理

由于各种原因经常容易受伤,患者的父母有时会希望切除多余的手指。但根据作者的经验,大多数父母更倾向于让孩子在长大后自己决定切除。长大后他们再想要为此做任何手术是罕见的。

短指型并指畸形患者通常可从加深指蹼的手术中受益。手术时机取决于并指的严重性和指蹼空间的大小。总体而言,由于新的报告显示低龄患者全身麻醉可能造成伤害,作者在患者 2 岁后才会尝试进行手术[54]。如果出现严重的手指栓系或严重的虎口空间变窄,在这种情况下,手术将在更早的年龄进行。如果中指严重发育不良,与父母讨论即使在分开后,手指也可能无法完全活动,这样他们就有

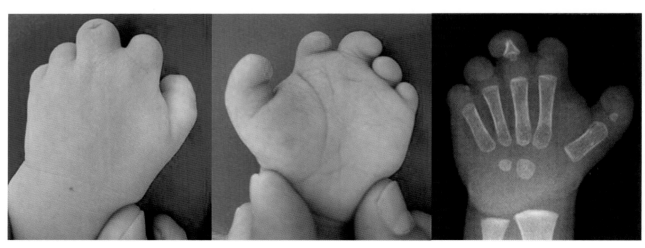

图 26.18   手指发育不良畸形(缺少外胚层元素)

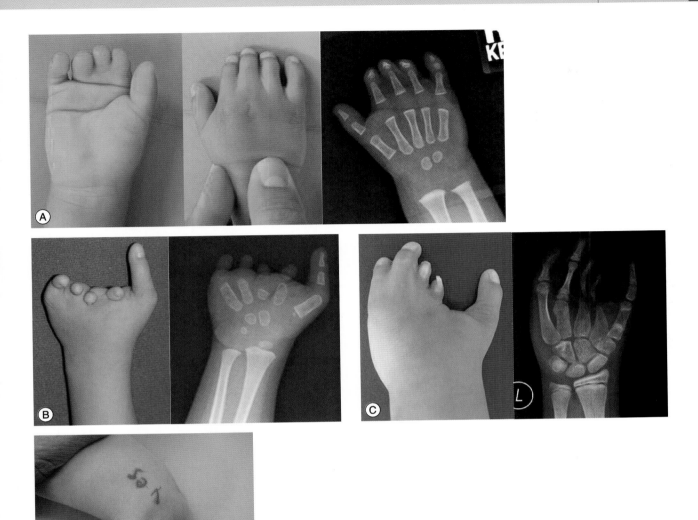

图 26.19　（A）短指并指。（B）单指短并指。（C）非典型短并指。（D）无指型短并指

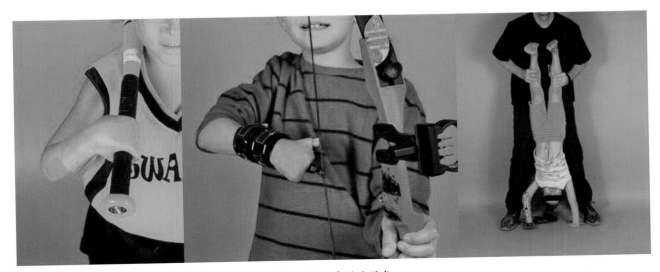

图 26.20　自适应设备

了现实的期望。

一些人主张以某些形式的短并拽进行非血管化趾骨移植，以延长手指的长度[55]。这必须在非常小的时候进行，以获得最佳结果。尽管取得了一些令人鼓舞的结果，但长期研究表明，植骨总有一些吸收，而且供区的发病率也很高[56]（图26.21）。基于自身的经验和其他人的经验，作者并不提倡这一术式。

游离足趾移植对单指形式的短并指畸形患者极为有益，它增加了一个尺侧手指，可以提供更大的抓握能力（图26.22）。在手术过程中，通常使用标准的微血管技术切取和移植第二个足趾到手尺侧，保证其位置能够与拇指对指。移植的手指通常缺少屈指功能，因其受体屈肌腱常向腕管/腕远端区域聚集。这些患者通常功能良好，少见受限，但患者及父母通常不愿意接受这一术式。

Poland综合征的患者给医生带来了一个非常棘手的问题。有些患者不喜欢腋窝前皱褶不丰满，因为他们觉得这会引起不必要的注意，而且由于胸部不对称，穿衣服同样会受到限制。对于这类儿童，作者会评估他们是否存在同侧背阔肌，如果存在，则讨论是否有可能通过旋转背阔肌来解决这个问题。对于年幼的患儿，这种手术的切口非常小，

因此并发症率也很低。根据作者的经验，这样做的效果非常好，患者/家长也很满意。对于有兴趣的患者/家长，作者会在他们8～10岁时进行手术。女孩的乳房重建非常困难，因为她们不仅需要乳房重建，而且乳头通常有严重的发

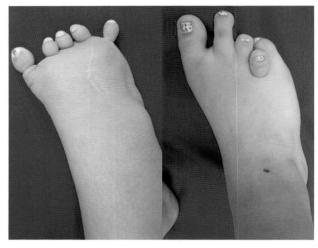

图 26.21　接受非血管化足趾移植的患者（左），骨移植吸收不良，供区部位不良（右）

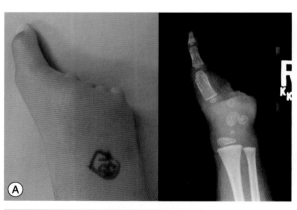

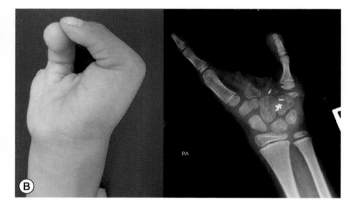

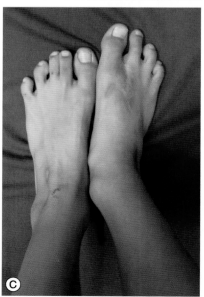

图 26.22　（A）单指并趾的术前照片和X线照片。（B）术后照片显示良好功能以及足趾移植后的术后X线照片。（C）足趾移植后的供区

育不良和位置异常。在青少年早期，可以将扩张器进行连续扩张，直至成年，使用永久性假体进行替换，同时进行复位/重建。

结果、预后及并发症

表型变异在横向缺陷患者中很常见。治疗取决于是否存在畸形（如果有的话），包括从并指关节重建到游离带血管的足趾移植。这些患者通常功能很好，长期预后良好。

未来展望

目前，尽管许多 RLD 患者具有可以识别的遗传变异，但很难相信任何遗传编辑都会改变表型表现，因为上肢发育发生在妊娠早期。在不久的将来，可能会有替代性的手术来提供手腕的稳定性和位置，并保持长期运动。也许这将包括 Innocenti[57] 用于桡骨远端肿瘤切除后重建的类似手术。血管化的腓骨头这提供了良好的手腕稳定性、保持运动和生长潜力的潜在好处，这可能与尺骨相似。此外，二头肌肌腱的一部分可以与腓骨头一起用于手腕韧带重建。目前，腓神经损伤的潜在并发症限制了其使用。然而，随着解剖技术和解剖学研究的改进，这种风险在未来可能会降低。然而，更重要的是要记住，未经治疗的患者通常是非常有功能的，因此任何手术干预在本质上都对外观的改变，且不能抑制或恶化功能。

如前所述，在过去，假肢/手臂对先天性上肢缺失患者的功能用处很小，因为它们是无知觉的和无功能的。最近，创伤性截肢后功能性肌电假肢的开发取得了重大进展，这可能对未来特定的先天性缺如患者有一定价值[58,59]。然而，这些假肢往往成本很高，最近有报道称三维打印是一种更便宜的替代品[53]。

尽管血管化复合同种异体移植（vascularized composite allografting，VCA）已被广泛接受，但其显著的发病率使其不太可能成为这些患者的常规治疗。如果细胞扩增可以完善到使其成为可行的选择，那么用于手指/四肢的生成/再生的组织工程可能是一种可能的选择；然而，这可能是多年后的事了[60]。

纵向、中央和横向发育不良是手外科医生经常治疗的问题。治疗这些疾病的手外科医生必须了解应对每种疾病，进行适当检查，以及作出适当转诊和遗传咨询。这些患者通常要从婴儿期到成年期接受治疗，经历了身体和心理发展的许多阶段，必须加以解决。事实上，一些社会问题远远超过了手外科手术的决策。这些患者通常功能很好，因此在进行手术前需要仔细考虑。最后，必须有一个多学科小组来适当评估和治疗这些儿童，因为他们的需求肯定不是一成不变的或完全相同的。

参考文献

1. Dy C, Swarup I, Daluiski A. Embryology, diagnosis, and evaluation of congenital hand anomalies. *Curr Rev Musculoskelet Med.* 2014;7:60–67.
2. Daluiski A, Yi SE, Lyons KM. The molecular control of upper extremity development: implications for congenital hand anomalies. *J Hand Surg Am.* 2001;26:8–22. *Upper limb embryology is a very complex process which requires a precise series of events to occur. Knowledge of the normal sequence of events is imperative to understanding the etiology of congenital upper limb differences and thus be able to confer proper information to parents.*
3. Zaleske DJ. Development of the upper limb. *Hand Clin.* 1985;1:383–390.
4. Ogino T, Kato H. Clinical and experimental studies on ulnar ray deficiency. *Handchirur Mikrochir Plast Chir.* 1988;20:330–337.
5. Kato H, Ogino T, Minami A, Ohshio I. Experimental study on radial ray deficiency. *J Hand Surg [Br].* 1990;15:470–476. *This is an important reference as it provides an animal model for radial longitudinal deficiency. In this study the authors were able to reproduce radial longitudinal deficiency by the administration of a teratogen at a specific time during fetal development.*
6. Bavinck JN, Weaver DD. Subclavian artery supply disruption sequence: hypothesis of a vascular etiology for Poland, Klippel-Feil, and Möbius anomalies. *Am J Med Genet.* 1986;23:903–918. *Symbrachydactyly is a very common congenital hand anomaly. At present, no animal model exists for this condition, but in this reference the authors describe the accepted etiology for symbrachydactyly as well as its associated conditions.*
7. Lourie GM, Lins RE. Radial longitudinal deficiency. A review and update. *Hand Clin.* 1998;14:85–99.
8. Koskimies E, Lindfors N, Gissler M, et al. Congenital upper limb deficiencies and associated malformations in Finland: a population-based study. *J Hand Surg.* 2011;36:1058–1065.
9. Urban MA, Osterman AL. Management of radial dysplasia. *Hand Clin.* 1990;6:589–605.
10. Swanson AB. A classification for congenital limb malformations. *J Hand Surg Am.* 1976;1:8–22.
11. Tonkin MA, Tolerton SK, Quick TJ, et al. Classification of congenital anomalies of the hand and upper limb: development and assessment of a new system. *J Hand Surg Am.* 2013;38:1845–1853.
12. Bonnet D, Terrett J, Pequignot-Viegas E, et al. Gene localization in 12q12 in Holt-Oram atrio-digital syndrome. *Arch Mal Coeur Vaiss.* 1995;88:661–666.
13. Lamb DW. Radial club hand. A continuing study of sixty-eight patients with one hundred and seventeen club hands. *J Bone Joint Surg Am.* 1977;59:1–13.
14. Verloes A, Frikiche A, Gremillet C, et al. Proximal phocomelia and radial ray aplasia in fetal valproic syndrome. *Eur J Pediatr.* 1990;149:266–267.
15. Lindhout D, Stewart PA, Reuss A, et al. Prenatal ultrasound in antiepileptic drug exposure (abstract). *Teratology.* 1988;37:473–474.
16. Pauli RM, Feldman PF. Major limb malformations following intrauterine exposure to ethanol: two additional cases and literature review. *Teratology.* 1986;33:273–280.
17. Bayne LG, Klug MS. Long-term review of the surgical treatment of radial deficiencies. *J Hand Surg Am.* 1987;12:169–179.
18. James M, McCarroll R, Manske PR. The spectrum of radial longitudinal deficiency: a modified classification. *J Hand Surg Am.* 1999;24:1145–1155.
19. Goldfarb CA, Manske PR, Busa R, et al. Upper-extremity phocomelia reexamined: a longitudinal dysplasia. *J Bone Joint Surg Am.* 2005;87:2639–2648.
20. Blauth W. The hypoplastic thumb. *Arch Orth Unfallchir.* 1967;62:225–246.
21. Manske PR, McCarroll HR Jr, James M. Type III-a hypoplastic thumb. *J Hand Surg Am.* 1995;20:246–253.
22. Kozin SH. Upper-extremity congenital anomalies. *J Bone Joint Surg Am.* 2003;85-A:1564–1576.
23. Sestero A, Van Heest A, Agel J. Ulnar growth patterns in radial longitudinal deficiency. *J Hand Surg Am.* 2006;31:960–967.
24. Ekblom AG, Dahlin L, Rosenberg HE, et al. Hand function in adults with radial longitudinal deficiency. *J Bone Joint Surg Am.* 2014;96:1178–1184.
25. Sayre RH. A contribution to the study of club-hand. *Trans Am Orthop Assoc.* 1893;6:208–216.

26. Manske PR, McCarroll HR Jr, Swanson K. Centralization of the radial club hand: an ulnar surgical approach. *J Hand Surg Am.* 1981;6:423–433.

27. Watson HK, Beebe RD, Cruz NI. A centralization procedure for radial clubhand. *J Hand Surg Am.* 1984;9:541–547.

28. Kessler I. Centralization of the radial club hand by gradual distraction. *J Hand Surg [Br].* 1989;14:37–42.

29. Tonkin MA, Nanchahal J. An approach to the management of radial longitudinal deficiency. *Ann Acad Med Singapore.* 1995;24(suppl 4):101–107.

30. Smith AA, Greene TL. Preliminary soft tissue distraction in congenital forearm deficiency. *J Hand Surg Am.* 1995;20:420–424.

31. Nanchahal J, Tonkin MA. Pre-operative distraction lengthening for radial longitudinal deficiency. *J Hand Surg [Br].* 1996;21:103–107.

32. Buck-Gramcko D. Radialization as a new treatment for radial club hand. *J Hand Surg Am.* 1985;10:964–968.

33. Goldfarb CA, Murtha Y, Gordon JE, et al. Soft-tissue distraction with a ring external fixator for radial longitudinal deficiency. *J Hand Surg Am.* 2006;31:952–959.

34. Damore E, Kozin SH, Thoder JJ, et al. The recurrence of deformity after surgical centralization for radial clubhand. *J Hand Surg Am.* 2000;25:745–751.

35. Kotwal PP, Varshney MK, Soral A. Comparison of surgical treatment and nonoperative management for radial longitudinal deficiency. *J Hand Surg Eur Vol.* 2012;37:161–169.

36. Holtslag I, van Wijk I, Hartog H, et al. Long-term functional outcome of patients with longitudinal radial deficiency: cross-sectional evaluation of function, activity, and participation. *Disabil Rehabil.* 2013;35:1401–1407.

37. Vuillermin C, Wall L, Mills J, et al. Soft tissue release and bilobed flap for severe radial longitudinal deficiency. *J Hand Surg Am.* 2015;40:894–899.

38. Oishi SN, Carter P, Bidwell T, et al. Thrombocytopenia absent radius syndrome: presence of brachiocarpalis muscle and its importance. *J Hand Surg Am.* 2009;34:1696–1699.

39. Vilkki SK. Vascularized metatarsophalangeal joint transfer for radial hypoplasia. *Semin Plast Surg.* 2008;22:195–212.

40. Tan JS, Tu YK. Comparative study of outcomes between pollicization and microsurgical second toe-metatarsal bone transfer for congenital radial deficiency with hypoplastic thumb. *J Recon Microsurg.* 2013;29:587–592.

41. Bayne LG. Ulnar club hand (ulnar deficiencies). In: Green DP, ed. *Operative Hand Surgery.* New York: Churchill Livingstone; 1982:245–257.

42. Havenhill TG, Manske PR, Patel A, et al. Type 0 ulnar longitudinal deficiency. *J Hand Surg Am.* 2005;30:1288–1293.

43. Cole RJ, Manske PR. Classification of ulnar deficiency according to the thumb and first web. *J Hand Surg Am.* 1997;22:479–488.

44. Kosher RA, Savage MP, Chan SC. In vitro studies on the morphogenesis and differentiation of the mesoderm adjacent to the apical ectodermal ridge of the embryonic chick limb-bud. *J Embryol Exp Morphol.* 1979;50:7–97.

45. Ogino T. Teratogenic relationship between polydactyly, syndactyly, and cleft hand. *J Hand Surg [Br].* 1990;15:201–209. *This is a landmark reference as the author showed that in an animal model he could create either polysyndactyly or cleft hand using the same teratogen given at the same time during fetal development. Further, an excellent explanation is given that explains how this can occur.*

46. Manske PR, Halikis MN. Surgical classification of central deficiency according to the thumb web. *J Hand Surg Am.* 1995;20:687–697. *Classification of central deficiency with its surgical implications.*

47. Flatt AE. *The Care of Congenital Hand* Anomalies. 2nd ed. St. Louis, MO: Quality Medical Publishing; 1994.

48. Snow J, Littler J. *Surgical treatment of cleft hand.* In: Transactions of the Society of Plastic and Reconstructive Surgery: 4th Congress in Rome. Amsterdam: Exerpta Medica Foundation; 1967:888–893.

49. Miura T, Komada T. Simple method for reconstruction of the cleft hand with an adducted thumb. *Plast Reconstr Surg.* 1979;64:65–67.

50. Upton J, Taghinia A. Correction of the typical cleft hand. *J Hand Surg Am.* 2010;35:480–485.

51. Knight JB, Pritsch T, Ezaki M, Oishi SN. Unilateral congenital terminal finger absences: a condition that differs from symbrachydactyly. *J Hand Surg Am.* 2012;37(1):124–129.

52. Ogino T, Minami A, Kato H. Clinical features and roentgenograms of symbrachydactyly. *J Hand Surg [Br].* 1989;14:303–306.

53. Gretsch KE, Lather HD, Peddada KV, et al. Development of novel 3D-printed robotic prosthetic for transradial amputees. *Prosthet Orthot Int.* 2016;40:400–403.

54. Aker J, Block RI, Biddle C. Anesthesia and the developing brain. *AANA J.* 2015;83:139–147.

55. Cavallo AV, Smith PJ, Morley S, et al. Non-vascularised free toe phalanx transfers in congenital hand deformities – the Great Ormond Street experience. *J Hand Surg [Br].* 2003;28:520–527.

56. Tonkin MA, Deva AK, Filan SL. Long term follow-up of composite non-vascularized toe phalanx transfers for aphalangia. *J Hand Surg [Br].* 2005;30:452–458.

57. Innocenti M, Delcroix L, Manfrini M, et al. Vascularized proximal fibular epiphyseal transfer for distal radial reconstruction. *J Bone Joint Surg Am.* 2004;86-A:1504–1511.

58. Datta D, Ibbotson V. Powered prosthetic hands in very young children. *Prosthet Orthot Int.* 1998;22:150–154.

59. Cheesborough JE, Smith LH, Kuiken TA, et al. Targeted muscle reinnervation and advanced prosthetic arms. *Semin Plast Surg.* 2015;29:62–72.

60. Weinand C, Gupta R, Weinberg E, et al. Toward regenerating a human thumb in situ. *Tissue Eng Part A.* 2009;15:2605–2615.

第 27 章

先天性手部畸形Ⅲ：拇指发育不良

Amir Taghinia and Joseph Upton Ⅲ

概要

- 拇指列是手最重要的部位，其大小、位置、活动度、独立性及与其他几指的关系对于手部的功能至关重要。
- 如果拇指列的任何一个部位（骨骼或软组织）缺陷或缺失，都考虑是拇指发育不良。
- 1 岁之前的拇指生长和功能遵循可预测的模式。
- 尽管新的治疗方式为重建提供了更多的选择，但标准的治疗如虎口加深、肌腱转移和副韧带重建仍然可靠。
- 示指拇化仍然是严重发育不良伴无功能腕掌关节、漂浮拇指和拇指缺如的治疗选择。
- 与拇指发育不良伴随的疾病包括 VACTERL、Fanconi 贫血等血液系统异常、Holt-Oram 心手综合征及血小板减少桡骨缺如（thrombocytopenia absent radius，TAR）综合征。

历史回顾

拇指重建的历史反映了手外科作为一个亚专业的发展。因此，这些疾病的诊断、分类和治疗方面的进展在过去 6 年相对较新。由于许多患有拇指畸形的儿童有更为严重的合并疾病，因此麻醉方面的进步随之发生，以使手术更安全、更可预测。

在诊断和分类方面，Flatt 强调功能潜力，将拇指分为"充分"或"不足"两类[1,2]；Bayne 依据缺陷的局部定位[3]，三代德国学者参照骨骼发育不全的程度进行分类[4-6]。Blauth 提出的分类系统体现了发育不全的渐进程度，从所有正常结构都存在的轻微大小差异，到拇指的完全缺如。目前，该系统已经被其他人修正[7,8]，将Ⅲ型（严重发育不全）进一步细分为两组——腕掌（carpometacarpal，CMC）关节完整（ⅢA）和 CMC 关节缺如（ⅢB）——这在疾病治疗方面非常重要。最近，Tonkin 对分级系统进行了全面总结，阐明了拇指发育不全分级的定义，并提出了改良 Blauth 分类[9]。

拇指发育不良的治疗进展反映了诊断和分类的进展。Gosset[10]和 Hilgenfeldt[11]在欧洲独立的研究工作中开发了针对创伤后拇指缺失的手指移位治疗术式。在第二次世界大战后的几十年里，Bunnell 描述了类似的手指移位[12]。Littler[13]改进了他们的技术，并将其应用于先天畸形。在欧洲发生沙利度胺危机后，Buck-Gramcko[14]积累了大量临床经验，并制订了当今的拇化手术标准。

简介

拇指发育不良包含广泛的功能和外观异常。在分类和治疗缺陷拇指前，一个仔细的外科医生必须评估：①尺寸；②位置；③与其他手指的关系；④骨组织成分；⑤关节的完整性和稳定性；⑥内在的和外在的肌肉肌腱单位；⑦虎口的深度和宽度；⑧合并的手及其他部位畸形；⑨对儿童的功能性后果。对于任何一个或所有的与"正常"的拇指相关的结构出现问题，都应考虑拇指发育不良。过去，所有的定义都仅限于 X 线表现；然而，现在人们了解到软组织的缺损也会影响到全面的诊断。

在出生后前 3 个月，拇指内收、屈曲在掌心，可以握住奶嘴。9 个月大时，虽然，拇指列从手掌分离独立出来并具有活动性。在 1 岁时，它已成为手的一个重要部分[15]。正常的手需要更大的力量和灵活性，以适应孩子各种捏和抓握功能的迅速发展，届时孩子可以四处活动，孩子的拇指可以创造性和独立的运用来掌控环境。

以前需要用平片完整的评估骨骼部分。拇指掌指骨正常的初级骨化中心出现在胎龄为第 2~4 个月时，但拇指骨骼的异常（如三角形或梯形骨）可能要到 1 岁或 2 岁时才可以在影像学下看到。拇指骨骺内的次级骨化中心通常出现在 13 个月至 4 岁时[16]。拇指发育不良的初级和次级骨化中心的延迟出现与诊断过程高度相关，因为它们的外观往往与发育不良的程度成比例的延迟。

基础科学/疾病进程

发病率

　　拇指发育不良的发病率难以确定，因为有大量的先天发育不良畸形，而拇指发育不良仅是其中的一部分。所有已报道的综述都是关于患者人群的遗传基因组成以及任何命名和采样的差异的研究。Entin[17,18]报告了在加拿大患者中拇指发育不良的发病率为 16%，而根据 Flatt 在艾奥瓦州诊所发表的文献报道，拇指异常发病率为 11.2% 和拇指发育不良或不发育的发病率为 3.6%[2]。在作者的整个注册表中可看到 37% 的发病率，其中包括许多额外的类型[19]。大多数接受手术治疗的儿童的桡骨发育不良——桡侧部分或完全缺失。作者也看到在综合征患者中较高的发病率，如那些 Apert 综合征，通常在大型儿童医院进行多发畸形的治疗。其他患者人群包括束带综合征（constriction ring syndrome，CRS）、裂手和短指并指畸形，这些患者都可能有一定程度的拇指发育不全。

病因

　　由于桡侧或轴前纵列缺陷发生在很多情况下，有各种各样的病因，这些畸形的原因覆盖广泛，包括整个基因谱、环境、致畸和其他因素（表 27.1）[20]。因此，强烈建议与遗传专家沟通，而且标准的遗传教科书或在线人类孟德尔遗传（Online Mendelian Inheritance in Man，OMIM）数据库网站是每一个小儿手外科医生的必备资源。

相关疾病

　　许多与拇指和桡侧发育不良及不发育相关的潜在并发症可以涉及身体的各个部位。最显著的是与心血管，胃肠道和泌尿生殖系统相关。相关的血液学问题，特别是 Fanconi 贫血，可以早期发现，但通常在童年后发展成明显的临床症状。最常见的这些相关问题如下文所示。

VACTERL

　　这些孩子可能有一个广泛的异常，包括：脊柱畸形（Vertebral malformations）；肛门闭锁或发育不良（Anal atresia or hypoplasias）；心血管异常（Cardiovascular anomalies）；各种气管、食管瘘（all degrees of Tracheoesophageal fistuli）；食管闭锁（Esophageal atresia）；肾畸形（Renal malformations），肢体畸形（Limb abnormalities）——在上肢涉及各种程度的桡骨发育不良。患者无须满足上述每一个条目即可被视为 VACTERL。

Fanconi 贫血及其他血液异常[21]

　　Fanconi 贫血（Fanconi anemia，FA）的儿童可发展成各种程度的血细胞减少，危及生命[22,23]。多数缓慢发展。虽然许多其他器官系统可能存在异常，但拇指缺陷和在较小程度上整个桡侧列的缺陷是最常见的，超过一半的病例在出生时就能发现这些畸形。尽管在过去，FA 患儿很少在出生早期得到诊断，这种情况现在可以用二氧环丁烷（diepoxybutane，DEB）测试随时进行诊断[22,24]。最近，Webb 等[25]研究了在三级儿科中心利用 DEB 检测，Fanconi 贫血在先天性拇指畸形患儿的发病率，发现在接受检测的 81 名拇指畸形患者中，有 6 例呈阳性（7%）。作者指出，患有拇指发育不良和其他相关疾病（如咖啡斑和身材矮小）的患者患 FA 的风险似乎增加。应用羟甲雄酮和泼尼松治疗 FA 患儿约有 70% 的有效，无效患儿可以行骨髓移植[22]。40 年来，作者治疗过 4 名 Fanconi 贫血患儿，但最终都夭折了，如果及早诊断，这些患儿可能会从挽救生命的骨髓移植中获益。

临床提示

Fanconi 贫血

　　Fanconi 贫血发病率低，与之相平衡的是，若在当前医疗环境中的指导检测中漏诊，该病的后果也是危及生命的。在美国，DEB 测试的费用在 1 000～1 200 美元。作者所在机构的血液学家注意到，所有 Fanconi 贫血患者在血常规检测中均有较高的平均红细胞体积（mean corpuscular volume，MCV）。因此，可以考虑仅对具有高 MCV 和其他临床检查结果（如上所述）的拇指发育不良患者进行 DEB 检测。仍需要更多数据来证明这一考虑。

Holt-Oram 综合征

　　费城的 Holt 和伦敦的 Oram 两位儿科医生分别描述了先天性心脏病和上肢桡侧纵向缺损之间的关联，随后各种程度的先天性心血管畸形和桡侧发育不良都以他们的名字命名。有趣的是，一个存在严重解剖缺陷的系统和与之相关的其他系统之间并无相关性。对上肢常见的是僵硬的发育不良拇指通过并指与僵硬的示指相连、桡侧缺陷和尺桡骨性连接。通常，盂肱关节发育不良直到青春期出现肩关节的外展减小时才会得到诊断。

血小板减少桡骨缺如综合征

　　这组独特的患儿在出生时可能血液学参数正常，但他们一般会血小板计数偏低，在 1 岁前可能会迅速下降。尽管有各种程度的桡骨缺陷，他们很容易区别于其他类型的由于拇指存在造成的桡骨发育异常。拇指发育不良和外侧屈伸变化明显。鱼际内在肌通常存在并在 2 岁时可以提供一些外展功能。血小板计数低，通常在 4～5 岁达到正常水平，中央化的临床效果是最好的。

表 27.1 拇指/桡侧发育不良/不发育的相关疾病

	频发	偶发
拇指[a]/径向[b]发育不良/再生障碍性贫血	Aase 综合征[a,b]	猫眼综合征[b]
	Baller-Gerold 综合征[a,b]	de Lange 综合征[a,b]
	面耳脊椎畸形[a]	胎儿氨基蝶呤效应[a]
	Fanconi 综合征[a,b]	胎儿；丙戊酸效应[a]
	Holt-Oram 综合征[a,b]	进行性骨纤维发育不良[a]
	Hevy-Hollister 综合征[a,b]	MURGS 联合征[a]
	Nager 综合征[a]	Nager 综合征[b]
	血小板减少桡侧缺如综合征[a,b]	Seckel 综合征[b]
	Roberts-SC 短肢畸形综合征[a,b]	13-三体综合征[b]
	Rothmund-Thomson 综合征[a]	18-三体综合征[b]
	Towners 综合征[a]	
	VACTERL 综合征[a,b]	
	13q 综合征[a]	
	EEC 综合征	
第一[c]、全部掌骨[d]发育不良	CHILD 综合征[d]	De Lange 综合征[c]
	Coffin-Siris 综合征[d]	Larsen 综合征[d]
	Cohen 综合征[d]	Robinow 综合征[d]
	扭曲性骨发育不全[c]	Triploidy 综合征[c]
	Dyggve-Melchior-Clausen 综合征[c]	
	Grebe 综合征[d]	
	耳颚指综合征第二型[d]	
	部分 10q 三体综合征[c]	
	Poland 畸形[d]	
	Ruvalcaba 综合征[d]	
	短肋骨多趾指畸形综合征 Majewski 型[d]	
	短肋骨多趾指畸形综合征非 Majewski 型[d]	
	毛发鼻趾指综合征[d]	
	9p 三体综合征[d]	
	5p 综合征[d]	
	18q 综合征[d]	
宽拇指	Apert 综合征	Robinow 综合征
	木偶综合征	13-三体综合征
	Pfeiffer 综合征	
	Rubinstein-Tabyi 综合征	
	Saethre-Chotzen 综合征	

[a,b,c,d] 是指与上述综合征相关的发育不良/不发育。例如，Aase 综合征有拇指和桡侧发育不良但 Nager 综合征只有拇指发育不良。

（Data from Jones KL. *Smith's Recognizable Patterns of Human Malformations*, 5th edn. Philadelphia, PA：WB Saunders；1997；and Rayan G, Upton J. *Congenital Hand Anomalies and Associated Syndromes*. Berlin：Springer-Verlag；2014.）

诊断与患者表现

分类

发育不良的拇指可由于不同程度的差异，按照多种方式进行分类，但它们之间几乎没有共同点。然而，一个被普遍接受的分类系统已经出台用于指导治疗。拇指发育不良和发育不全可分为 5 种类型，如图 27.1 所示。这些异常通常与桡侧（轴前）发育不良有关，并且大多数先天性手外科医生都认为许多有正常的桡骨的拇指发育不良也是本疾病谱的一部分。通常认为，软组织异常会伴随骨骼畸形。由

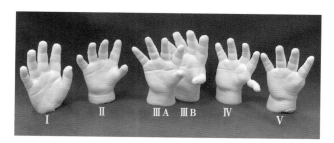

图 27.1 拇指发育不良。显示了 6 名儿童出现的典型 5 种拇指发育不良模型。Ⅲ型被亚分为两类：ⅢA，腕掌（CMC）关节完整；ⅢB，CMC 关节缺如。Ⅳ型通常被称为漂浮拇指

于软组织和骨骼缺陷的关系已经很明确，这精细系统能很好地帮助进行临床决策。

Blauth[5]提出的分类系统仍然是最常用的。Manske[8]提出了改良分类系统，将Ⅲ型拇指发育不良进一步为两种情况——CMC 关节稳定和 CMC 关节不稳定。这种细分对治疗有重要意义，因为 CMC 关节不稳定的最佳重建手术是示指拇化。

拇指发育不良与许多其他先天性异常有关，特别是中央列和横向缺陷。由于拇指的解剖结构在当前系统下并不总是易于分类，学界涵盖 5 个额外的类别[19]，包括束带综合征、中央列缺陷、桡侧重复、五指手和短骨骼列。在这种情况下，拇指列通常有的特征性缺陷，可被分为德国Ⅱ和Ⅲ型发育不良分类[5,26]，其与临床决策相关的解剖异常将会出现。

临床表现（发育不良的类型）

过去，常规 X 线平片是用于诊断拇指发育不良的唯一工具。然而，这种评估方式并没有显露有关个人手的正常和异常软组织结构的任何细节。因此，医生如今用更完整的手内肌分析，虎口大小，内在外在肌肉、肌腱、关节的稳定性和功能，以上这些直接影响到治疗。很难对新生儿的发育不良拇指进行充分分类。作者发现最好等到患儿 1 岁左右进行评估，此时身体特征和手功能使用是分类的主要决定因素。

临床提示

评估 MP 关节松弛度

通常很难区分拇指发育不良婴儿的掌指关节是正常的还是松弛的。尽管通常情况下，拇指发育不良患儿的鱼际肌肉组织缺失和虎口狭窄很明显，但许多正常婴儿的 MP 关节也非常有弹性且松弛。作者发现最好等到孩子大一点才能对 MP 关节进行全面评估。对年龄较大的儿童进行功能性观察，与体格检查一样都是有价值的手段。若大婴儿或幼儿可以一只手用拇指抓住大物体（如手电筒），很有可能具有稳定的 MP 关节。若需要利用拇指掌骨头来稳定物体，则提示掌指关节松弛过度可能，需要手术重建。

Ⅰ型：轻度发育不良

在这最轻微的发育不良型中，拇指细长，稍短于正常的第一列（图 27.2）。指骨和掌骨可以略小于通常，但大多角骨和舟骨都存在且桡骨远端和茎突不受影响。指间（interphalangeal, IP）关节、掌指（metacarpophalangeal, MP）关节和腕掌（CMC）关节是稳定的，表现出正常的被动和主动运动。虽然拇短展肌（abductor pollicis brevis, AbPB）的薄弱，拇对掌肌（opponens pollicis, OP）和拇短屈肌（flexor pollicis brevis, FPB）外侧头肌肉可能存在轻微的发育不良和无力，但所有的内在肌肉都存在[26]。关节、韧带和关节囊、肌腱、神经、血管结构都是正常的，并有可能存在虎口轻度狭窄。

Ⅱ型：中度发育不良

掌、指骨均存在，但小和大多角骨、小多角骨、舟状骨及月骨在较小程度上可能发育不良。虎口狭窄、拇指内收、掌指关节尺侧副韧带松弛，正中神经支配的大鱼际肌发育差或偶尔缺如[27]（图 27.3）。通常，拇短屈肌（FPB）和拇对掌肌（OP）神经受正中神经支配，但 FPB 不同，报道为 40% 由正中神经支配，48% 由尺神经支配，12% 由正中神经和尺神经共同支配[28]。尺神经支配的内在肌肉，尤其是拇收肌（adductor pollicis, AddP），将掌骨内收并缩窄虎口，术中探查会发现肌肉群间存在挛缩的纤维索条。Ⅱ型拇指包含两侧神经血管束，正中神经的运动返支也经常会存在。

在手掌桡侧的许多不同肌肉和肌腱异常，已确定与Ⅱ型和ⅢA 拇指有关。事实上，由于这种大范围的软组织异常，对一个给定的拇指临床设计可能有很大的不同。很明显，纤细的拇指上缺乏指间（IP）或掌指（MP）关节屈曲或伸展皱褶，是临床上屈肌和/或伸肌异常的最好证据。在这种前提下，多种拇长屈肌（flexor pollicis longus, FPL）的变异可能被发现。拇长 FPL 的肌腱与肌腹可能存在异常[29]，可能近段重复[30-34]，并可能止于更桡侧的远端止[31]。在一些患者中，可以观察到该肌起源于示指深屈肌腱[31]，腕横韧带或鱼际内侧筋膜，插入屈肌腱鞘[30]和/或伸肌结构[35]。在其他病例中，这个肌肉可能完全缺失[36-40]。一些这类异常还可能出现异常桡侧腕伸肌或拇短展肌，替代畸形或异位的末段拇指屈肌腱[41]。偶尔，小异常的拇指蚓状肌可能从其在拇指骨上的起点延跨过虎口伸至示指，并与示指屈肌系统相连[42]。作者曾经在 Freeman-Sheldon 综合征和拇指掌骨畸形的儿童里见到过这种奇特（返祖）的延伸过虎口的屈肌肌肉。

另外，外侧伸肌可能会从侧方跨越 MP 关节，异常嵌入[43,44]或与外侧屈肌形成异常连接[33,35,42,45]。这些异常插入的屈肌和伸肌，加上其偏离的走行，共同使得肌腱的作用主要是向桡侧偏离而不主要是屈曲和伸直。此外，MP 关节处松弛的尺侧副韧带进一步加重了拇指的外展畸形。Tupper[45]将此命名为"拇外翻"，并注意到当这些肌肉收缩时，拇指不是 IP 关节屈曲或伸直，而是外展并向桡侧偏离。这种结构存在许多解剖变异，但在功能方面的结果是相同

的（图 27.4）。Graham 等在近期的一篇文章中[33]总结了大量的肌肉和肌腱的异常，它们多数起自前臂。虽然Ⅱ型拇指往往存在肌腱的腱内连接，但外展姿势和肌肉及肌腱的广泛异常主要见于ⅢA 型拇指（见图 27.4）。当到达手腕和前臂水平时，许多这些畸形肌腱存在着起点异常和肌腹异常变长等异常，这一直延至腕关节达到手掌。

Ⅲ型：严重发育不良

该型骨骼缩短而狭窄的程度更明显，尤其在掌骨水平（图 27.5、图 27.6）。由于腕骨发育不良 / 发育不全，手和手腕桡侧偏斜。大多角骨通常非常小，而舟状骨常常缺如。桡骨远端是较小且茎突缺如，使桡骨外观圆钝[46]。因此类畸形存在非常多的变异，Manske 及其同事把其划分为ⅢA 型：掌骨长度正常并且有完整的 CMC 关节；和ⅢB 型：第一掌骨变细且无 CMC 关节[8]。Buck-gramcko 又添加了一个新

的变异类型，称ⅢC 型，此类型仅存在掌骨的一些结构[47]；该变异类型没有肌腱和肌肉，而指蹼比Ⅳ型的皮桥更宽。在变异类型 B 和 C 中，纤维带将发育不良的掌骨连接于近端的软骨结构上，这一软骨小瘤替代了大多角骨与掌骨基底的功能。通常，会有一个很小的拇展肌肌腱附着在这些残余组织上。

正中神经支配的手内在肌存在严重发育不全或完全缺如；然而，如果它们存在，则可屈伸 MP 关节。尺神经支配的拇收肌（AddP）可使拇指内收。MP 关节在尺侧和桡侧都有很大活动度，并且在解剖结构上侧副韧带和掌板均发育不全或缺如。虎口狭窄且细小的拇指因长期的拇外翻畸形机制，使得 MP 关节处于外展位。而起源于拇指第一掌骨的骨间背侧肌受累程度较示指起源的骨间背侧肌更为严重。在前臂，桡骨头发育不良及关节半脱位通常是常见的，偶尔出现脱位。

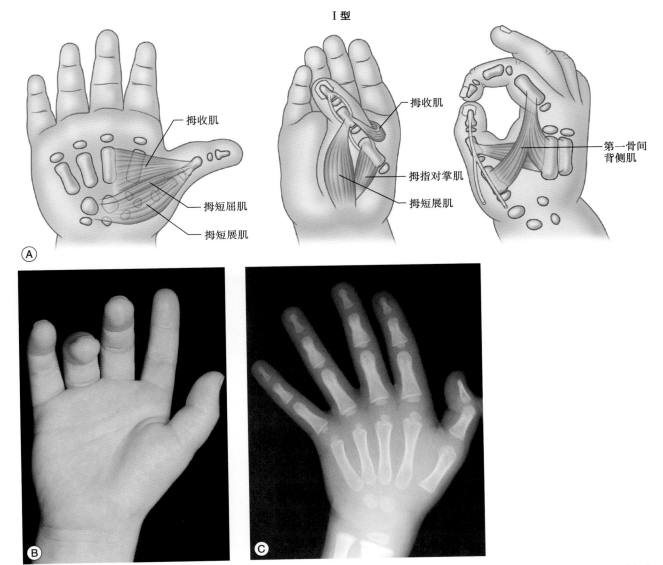

图 27.2　Ⅰ型轻度拇指发育不良。（A）骨骼列分节良好，可能稍短。所有的内在肌肉和外在肌腱是完整的。虎口小到中度狭窄。（B）临床表现和（C）不需要任何的手术矫正患儿的 X 线平片。虽然他的大鱼际肌肉弱，但没有明显的功能问题

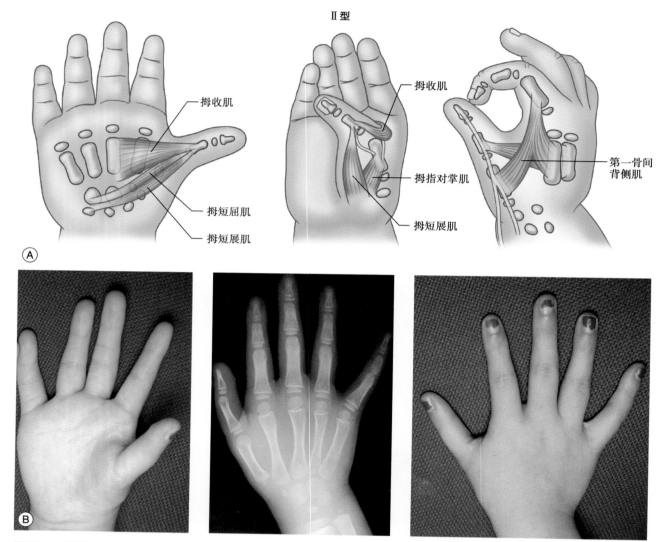

图 27.3 Ⅱ型拇指发育不良——中度。(A)轻到中度的骨骼列缩短。所有的骨头都存在,MP 关节韧带可能会松弛。尺神经支配的手内在肌、AddP 和第一 DI(起于第二掌骨)是强壮的,而正中神经支配的内在肌非常弱。解剖异常很常见。内收纤维结构挛缩和 MP 关节不稳伴虎口狭窄。(B)一个Ⅱ型右手拇指发育不良的患儿临床表现和 X 线平片。大鱼际肌发育不良,虎口紧,拇指比正常细小得多。捏的动作弱,患者的拇指和各手指之间不能配合持重物。此外,MP 在关节尺侧副韧带弱

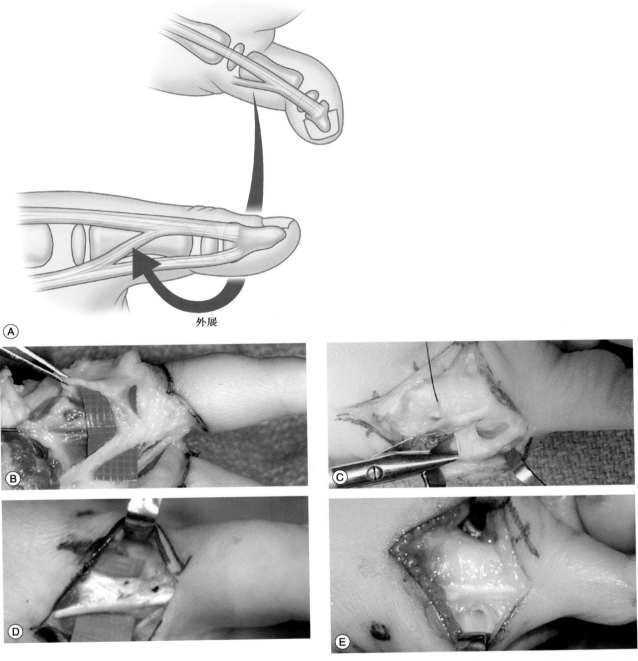

图 27.4　拇外翻。（A）在严重的Ⅱ型和许多Ⅲ型拇指，很少出现，如有，则 IP 关节屈曲，并有可能在 MP 关节出现拇指桡侧偏斜。这是由于外在屈肌和伸肌肌腱内连接的综合作用，产生外展力造成的"拇外翻畸形"。（B～E）在Ⅱ型和Ⅲ型拇指发育不良（和近端多拇指），肌腱内连接范围非常广泛，可以在宽、松、网状带（上）到一个完整的屈肌和伸肌联合成一个肌腱。无论从屈侧或伸侧偏移，所有这些拇指运动的结果是合成 MP 关节的外展

ⅢA型

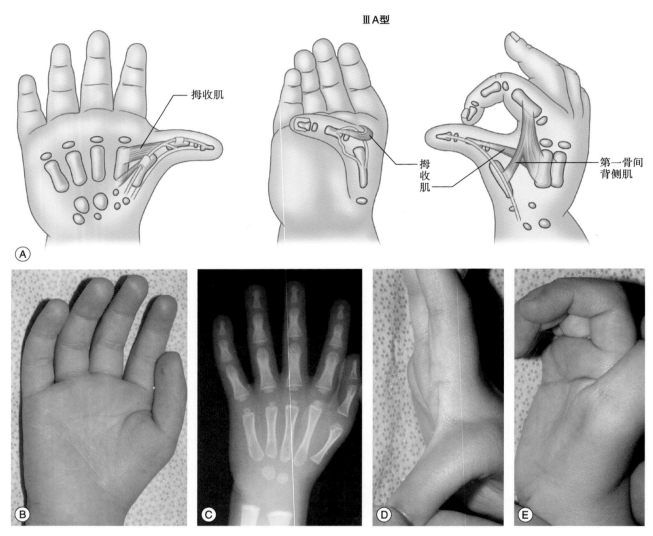

拇收肌

拇收肌

第一骨间背侧肌

图 27.5　ⅢA 型拇指发育不良——重型。(A)这些拇指表现出更严重的骨骼发育不良,包括腕骨。支配拇内在肌的正中神经严重发育不良或缺如,尺神经支配的肌肉存在,但弱。外在肌腱异常,"拇外翻"畸形常见,虎口小,以及 MP 关节不稳定(尺侧比桡侧更多见)。在ⅢA 拇指,CMC 关节和拇指掌骨是完整的。(B~E)X 线和临床表现显示出短而细的掌骨,完整的 CMC 关节,严重发育不良的大鱼际和松弛的 MP 关节。缺乏 IP 关节皱褶表示 FPL 缺陷或缺如

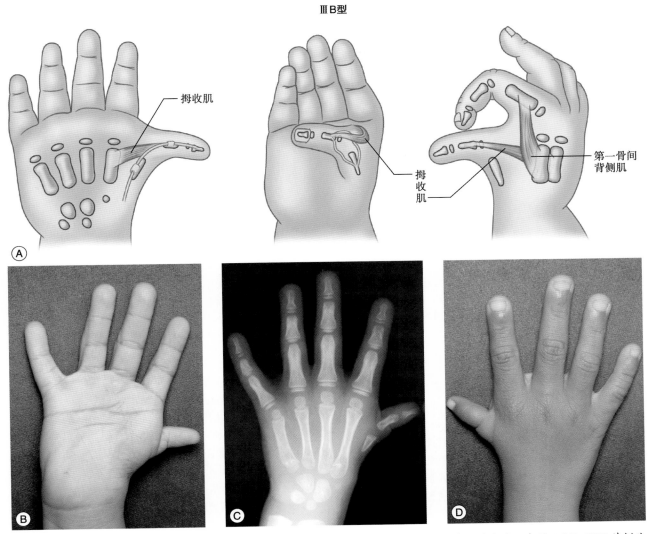

图 27.6 ⅢB 型拇指发育不良——重型。(A) 正中神经支配的大鱼际肌完全不存在。有严重发育不良的 AddP、FPB 外侧头和第一 DI 的尺侧起点。近端掌骨 CMC 关节缺失。MP 关节在桡侧和尺侧很松弛，或不存在。屈肌和伸肌肌腱严重发育不良或缺如。(B,D) 的临床表现和 (C)X 线显示 4 岁的患儿具有良好的但无功能的松弛拇指。没有骨骼的稳定性或外在的屈曲或伸直。可能存在非常细小的屈肌或伸肌腱，能产生一些运动

解剖异常总是存在的。在变异类型Ⅱ组内描述的手内在肌和手外在肌存在更多的发育不良。通常，手外在屈肌和伸肌肌力较弱，但在某些情况下，它们可能会缺如[35,40,43]。屈肌支持带严重发育不良，表现为重要滑车的菲薄或缺如。在一些患者中，正中神经的运动纤维不存在，且可能仅有一侧神经血管束[31]。起自桡侧止于示指的骨间背侧肌严重发育不良，使得虎口严重挛缩。如想恢复 IP 关节屈曲和/或伸功能，必须认识并矫正这种常见的拇外翻畸形。

Ⅳ型：漂浮拇指

漂浮拇指（法语 "*pouce flottant*"；德语 "*pendeldaumen*"）的位置远离手掌，通常在桡骨中轴线的边缘（图 27.7）。浮动拇指与手掌只有一个软组织蒂相连，这种结构被 Littler 描述为"自然神经血管蒂"，因其内含 1 条动脉，2 条静脉，以及 1 或 2 条神经[48,49]。其中可能存在异常血管或神经环，内有神经血管结构[15]，可能影响的示指拇化的疗效。这种畸形没有掌骨，两节小指骨被软组织套包裹，内部生有指甲。需要注意的是，出现小指甲意味着末端指骨的存在。内在肌并不止于这些骨骼。第一背侧骨间肌（示指外展肌）可以通过示指外展运动发现。在腕关节，大多角骨较舟状骨更易缺如。桡骨茎突可能会缺如，但大多数患儿的桡骨远端是正常的。

临床提示

美学增容

Ⅳ型漂浮拇指或切除的ⅢB型拇指可用于增加鱼际区域的体积。该技术很简单，可以改善这些有缺陷的手的外观。在剥离皮肤、指甲和骨骼成分后，获得基于其原始血液供应的带血管脂肪筋膜瓣。在手术最后将其移位至鱼际区域来获得额外的增容效果[49]。

Ⅳ型

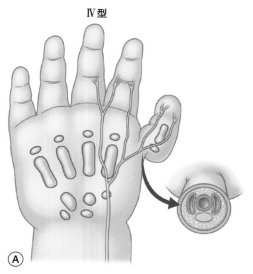
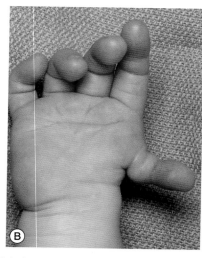
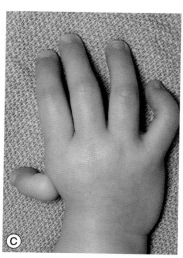

图 27.7　Ⅳ型拇指发育不全——漂浮拇指。(A)发育不全的拇指仅通过软组织桥与手连接,其中包含神经血管结构,少有发育不全的肌腱和筋膜。没有骨骼连接。(B,C)附着的拇指较小,并有较小的指骨和指甲。没有主动屈曲或伸直。腕部和手部的桡侧偏斜是由于大多角骨、舟状骨和月骨发育不全所致

Ⅴ型:拇指不发育

拇指在这个类别中是完全缺失的(图 27.8)。在作者近一半的患者[50]以及 Flatt[51] 报道的病例的一半中,存在相关的桡骨缺陷。当桡骨正常时,示指也是正常的,且 MP 关节有较强的外展能力,原因是存在有力的骨间背侧肌(如示指展肌)。许多这些桡骨正常的儿童会表现出"自动拇指化"的趋势[50]。示指的指腹变宽并旋前,处于外展位置从而造成掌骨间隙变窄和掌骨间韧带松弛。这种姿势充其量是正常捏持的差替代。在桡骨缺如的情况下,示指比较僵硬、更短,并且常与中指简单并指连接。桡骨骨发育不良的程度和示指发育不良有直接关系;示指列基本不正常,且与桡侧缺陷有显著的关联。在这些手畸形中,手指僵硬的程度从桡侧到尺侧逐渐降低,小指往往是情况最好的。

Ⅵ型:中央缺陷:裂手和短指并指拇指

裂手(典型)

裂手的特点是中央列发育不良或不发育,形成 V 形或漏斗状裂(图 27.9)。各种程度的拇指蹼并指都能看到,导致中度到严重的虎口狭窄。此外,可能存在各种发育不良,并延伸至中间两列的发育不全,都有可能存在[7,8]。环指与第五指所在的尺侧两指位置常存在形简单并指。裂手畸形的拇指通常稍小,但包含所有骨关节结构。严格来说,将其归为 Blauth Ⅱ型拇指发育不良是恰当的[26]。手腕和前臂的骨骼是正常的,和正中神经支配的大鱼际存在。在这种发育不良的拇指主要的不足之处是,尺神经支配的内在肌肉严重发育不良或缺如。特别是,尺神经支配的拇内收肌通常是严重发育不全或缺如,第一骨间背中度发育不良和挛缩。第三掌骨的存在与否或,往往是提示拇内收肌的状态的良好指标。最后,拇指的外在屈肌和伸肌肌腱单元往往是不受影响的。

在另一种典型手裂的变异中,可以观察到各种程度的拇指多指。更远端的Ⅰ型和Ⅱ型多指[52]常常与示指指骨缺失相关,而有完整的第二掌骨。这类变异中经常看见巨大手指,以及掌骨远端水平横行管状骨伴示指(和中指)指骨完全缺失[53]。对于合并更近端Ⅲ、Ⅳ和Ⅴ型多指的情况,中央(第三)列往往是严重发育不良或缺如[54,55]。三指节列也可能会出现在掌骨水平近端重复的情况。

拇指短指并指畸形

学界将这些非典型的裂手畸形称为短指并指畸形(图 27.10)。这种形式的缺陷总是单侧发病的,伴不同程度的手的中央三列发育不良。手掌远端边缘可见包含指甲复合体的小瘤,可认为是示指、中指和环指,但通常中央三指完全缺如,且伴有不同程度的中央三掌骨发育不良。

存在各种变异,没有两只手是一样的。在这种情况下,拇指总是相对较小伴有指骨成分严重发育不良或缺如。有时在掌指关节水平,掌骨和远节指骨之间会存在一个连枷拇指。有完整的第三掌骨,则往往存在有功能的拇内收肌。大多数这些拇指的内收力量很弱。通常,正中神经支配的大鱼际肌是完整的,尺寸范围从小到正常不等。拇指腕掌关节分节良好且活动度良好,拇指 IP 关节可能会出现被动和主动运动减少,原因是外部屈肌和伸肌较弱。术中探查时可发现,FPL 肌腱经常在前臂远端发育不全或肌腹缺如。在严重发育不良的拇指,有明显的 MP 和 CMC 运动受限,没有 IP 关节屈曲皱褶,只有一个发育不全的 FPL 肌腱。外部屈肌和伸肌异常与描述的Ⅱ型和ⅢA型拇指发育不良类似。第五列通常是最好的,具有完整内部和外部肌肉肌腱单元。这个手指通常桡侧偏斜和有一个完全不稳定的 MP关节,整个手都发育不良。桡骨和尺骨都存在,长度与对侧肢体相等,但相比较小。

Ⅶ型：束带综合征

束带综合征（羊膜束带征，Streeter 发育不良，裂隙并指，尖端并指）是一个可以影响一个或所有的四肢的情况，极少情况下可以见于面部。根据 Patterson 定义[56]，肢体受累可导致下列异常：①简单的收缩环，它可以是部分或一圈的；②远端畸形缩窄环，伴或不伴淋巴水肿；③尖端并指（远端融合，有裂隙的并指）；④截肢（图 27.11）。

拇指发育不良在这种情况下，可看到有拇指长度不足，这可能会在任何水平形成的横向缺陷。偶尔，第一列的骨骼和软组织成分可能发育不良。束带综合征的特点是，解剖到了截指水平或先天性截指水平的近端是正常的。围绕着拇指的表浅或深部缩窄环，伴随手指一段的发育不良或淋巴水肿，有残余的发育不良的指甲和细长的、截短的指骨。尖端并指（acrosyndactyly，希腊语 "acros" 意为"顶端"）通常累及手中央的三列也可以累及拇指和第五指。在这种情况下拇指截肢是导致拇指部分缺失的主要原因，可以沿其长度发生在任何位置。最可行的是分析了在 3 个层次之一截指：①末端到 IP 关节；②近节指骨；③掌骨（图 27.11）。IP 关节的运动通常受到严重影响 - 甚至合并截指或 IP 关节远端的深缩窄环。

Ⅷ型：五指手

在这种类型的发育不良中，拇指的宽度和长度都较小，有一个手指的各类特征。作为桡侧边界手指，它位于尺侧四

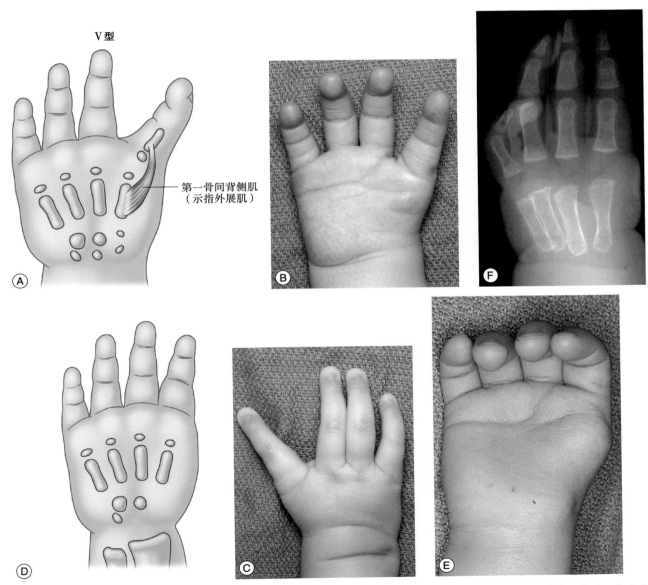

图 27.8　Ⅴ型拇指发育不良 - 不发育。（A～C）完全缺如，无拇指结构存在。在大约一半的患者中，桡骨是正常的。大多角骨、小多角骨和舟骨往往发育不良并有一个强壮的第一个 DI（示指外展肌），使示指外展并在掌骨间韧带允许的范围内尽可能外展旋前。（D～F）无法外展的示指往往存在指间关节僵硬，通常与不同程度的桡侧发育不良或发育不全相关。手指的僵硬程度从桡侧至尺侧逐渐降低。因此，环指和小指总是这些手指中功能最好的

Ⅵ A型典型裂手拇指

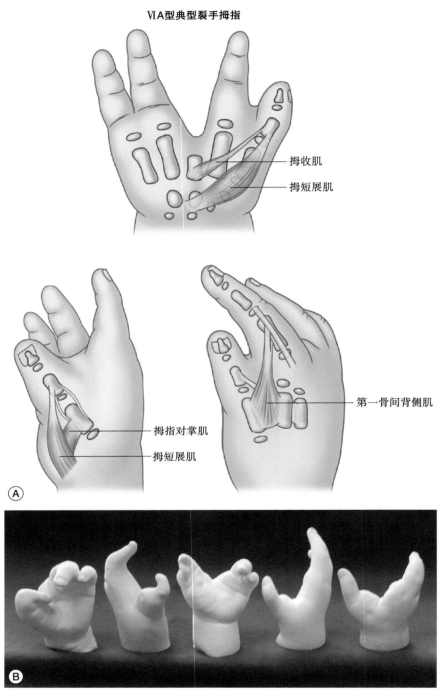

拇收肌

拇短展肌

拇指对掌肌

拇短展肌

第一骨间背侧肌

图 27.9　典型裂手的拇指。（A）典型裂手中，正中神经支配的三层内在肌肉。一般而言，示指列与拇指以简单并指连接。不同程度的中指列缺如可能存在。第一骨间背侧肌存在，但紧张。拇收肌的发育不良程度与第三掌骨的发育程度相匹配。此处显示非常细小的拇收肌。（B）一系列的模具样本显示了中央裂尺寸和深度的变异性。拇指相对正常小，较长伴屈曲挛缩的拇指是三指节拇指

ⅥB型拇指短指并指

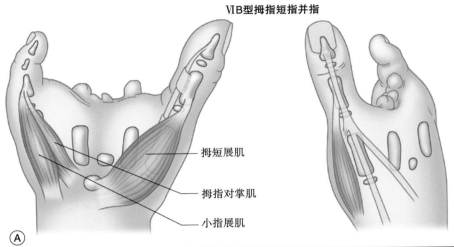

拇短展肌

拇指对掌肌

小指展肌

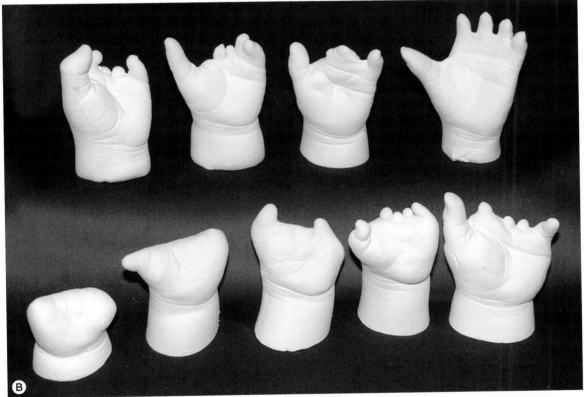

图 27.10　拇指短指并指（非典型裂手）。（A）较宽大的拇指和第五列指在手上发育最完整。大鱼际和小鱼际存在但通常较小。中央指被发育不良的小瘤替代。手部中央三列的掌骨存在不同程度的发育不良。外在屈伸肌腱存在但异常。（B）这些手畸形的变异度非常大

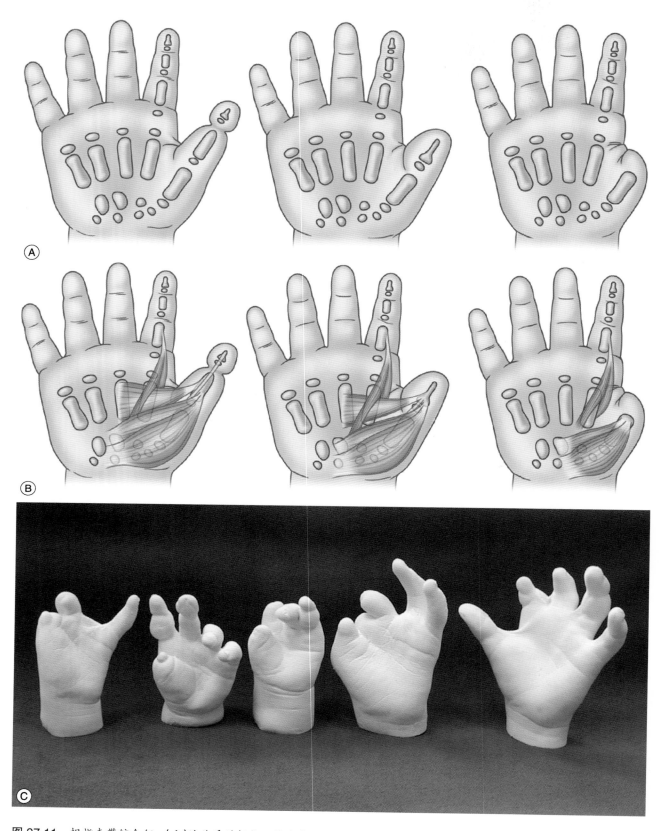

图 27.11 拇指束带综合征。(A)这些手的拇指可能会出现浅或深的窄缩环,或在骨骼列任何水平的发生截指。缺损水平的指骨具有特征性的狭窄,远端残端逐渐变细。(B)在截肢水平,内在肌肉都存在。近端解剖结构是正常的。(C)在这一系列模具中,左手拇指从缺如开始,显示长度不断增加。没有两只手是完全相同的。手指窄缩环的深度和位置有很大的变化

手指一样的平面，并且是非可对掌的。它通常与相邻的示指长度一样。手指细，可能以不完全单纯并指的形式与示指连接。虎口严重缺如或不存在经常出现，和某些类型的掌横韧带也存在。骨骼的解剖结构与示指相似：生长中心位于掌骨远端和三指骨近端。舟骨通常缺如或发育不全。大鱼际肌（拇短展肌、FPB、OP 肌肉）缺如，拇收肌（AddP）也是。相反，通常存在手内肌——蚓状肌、掌侧骨间肌和骨间背侧肌（图 27.12）。外在屈肌和伸肌那些正常的手指类似。由于桡侧手指与手部的其他手指都位于同一平面，通常通过第一、二指之间的侧向剪切力来实施对物体的操纵，如果存在虎口并指畸形，则利用第二和第三指之间的侧向剪切力。若未经治疗，没有虎口并指的患者往往会自行产生横向腕韧带的减弱和"自发-拇指化"到外展和稍微旋前的姿势。

学界已经看到这种情况的另一种变体，表现为发育不良的大鱼际肌肉与具有近端骨骺的第一掌骨。拇指是三指节骨的，还包含起自指深屈肌（flexor digitorum profundus，FDP）肌腱的蚓状肌。

Ⅸ型：桡侧多指

不管从何水平分出，每个拇指都存在不同程度的发育

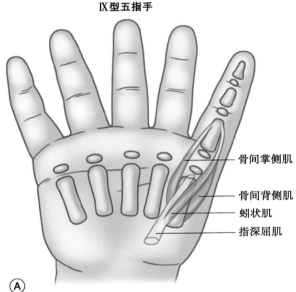

Ⅸ型五指手

——骨间掌侧肌

——骨间背侧肌
——蚓状肌
——指深屈肌

Ⓐ

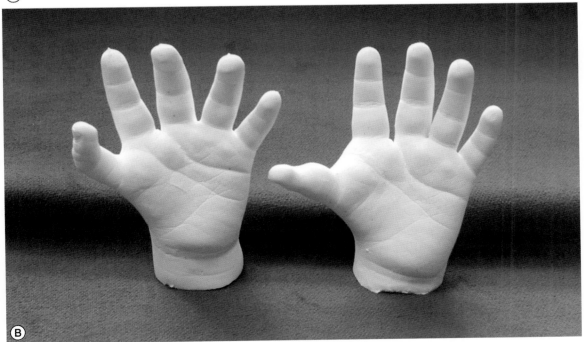

Ⓑ

图 27.12　五指手。（A）在五指手中，正常正中神经支配的大鱼际内在肌缺如。该指列的第一骨间背侧肌、骨间掌侧肌和蚓状肌存在，其在解剖学上是手指，而不是拇指。（B）左侧的临床表现（术前）显示患者尝试像拇指一样，屈曲和主动旋前该指列

不良，桡侧拇指通常是受影响最严重的。很少有 Wassel Ⅱ型、Ⅲ型和Ⅳ型桡侧拇指多指的桡尺指尺侧一样和对称。随着分裂水平向近端发展，畸形和手术矫正的复杂性增加。伴随的尺侧三指节畸形使重建手术更为复杂化。每个拇指的特定异常可见于甲板，骨关节柱，以及内在的和外在的肌肉肌腱单元。每个复指的甲板总是比未受影响的拇指更窄，并且整个骨骼线在多指 MP 关节近端发育不良。

肌肉腱膜异常与外部伸肌几乎普遍非常常见。事实上，关于拇外翻文献报道中的将近一半的患者涉及重复拇指[42,45]。各部分彼此之间的相向偏斜表明外部肌腱在末节指骨的止点异常，外在屈肌和伸肌之间的连接并不少见。这些肌腱相互连接将限制功能和导致手指成角。在累及远节指骨的多指畸形，虎口通常不受影响，但随着分裂水平越来越近，虎口逐渐狭窄和紧张。

X型：综合征性拇指列骨骼短缩

拇指骨关节柱缺陷可能导致短小和发育不良（图 27.13）。骨性异常的变化可以发生在孤立的骨（掌骨过短，指骨过短），所有的骨组合，或作为一个全身综合征的一部分，如尖头并指综合征（如 Apert、Pfeiffer、Carpenter 等）综合征或 Rubinstein-Tabyi 综合征。异常骨两侧的关节功能通常在是受损的。在有单一骨异常的患者，掌骨过短或指骨过短，拇指的剩余部分往往不受影响，而在全身性综合征的患者，拇指其他成分异常很常见。在尖头并指（acrocephalosyndactyly, ACS）综合征中，三角形骨是常见的。他们通常累及桡侧的近端指骨纵向骨骺软骨支架。这

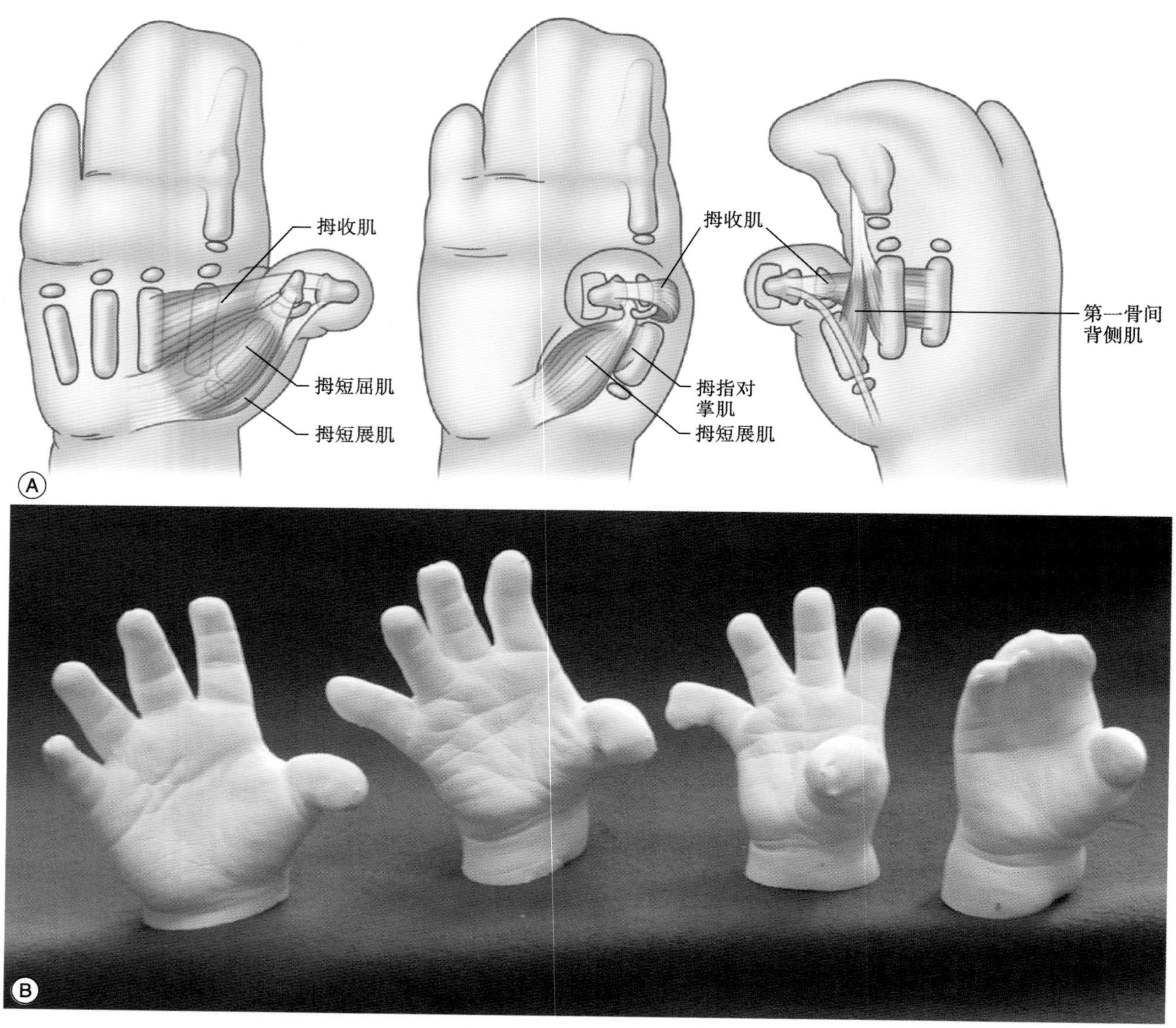

X型骨骼列短小

图中标注：拇收肌、拇短屈肌、拇短展肌、拇指对掌肌、拇短展肌、第一骨间背侧肌

图 27.13 X 型骨骼列短小。（A）短拇指伴或不伴桡侧偏斜指畸形可见于许多综合征。原发性骨异常通常见于近节指骨关节水平。正中神经和尺神经支配的内在肌都存在并且很肥大。外在和内在的屈肌和伸肌直到指骨水平都是正常的。（B）四种不同综合征患儿的左手拇指看起来都很相似：（从左到右）Rubinstein-Taybi；Pfeiffer；Greig 头畸形 - 多（并）指/趾；Apert 尖头并指畸形

种异常生长板会阻碍桡侧的纵向生长，会导致桡侧偏斜拇指（"搭便车拇指"），随着时间的推移变得更严重。掌骨通常短且末梢指骨短而宽。此外，很多人觉得异常的近节指骨和宽的远节指骨是多指畸形的一种变体。肌肉肌腱异常与较差的关节功能有关，但不像 IIIA 型拇指那么常见。虎口缺陷常见，可表现为轻度内收挛缩，到累及第一、二列指的复杂并指。

代谢性骨病、骨骼发育不良，良性骨肿瘤和许多综合征的所有疾病谱可能包含拇指发育不良。一般而言，这些年轻人很少需要手术矫正。是否需要手术改善，是通过在孩子玩耍过程中非常严格的观察结果来决定的[20]。

患者选择

一般注意事项

拇指发育不良的患儿可能出现许多与捏（精确，指腹，钥匙）和抓握（精确，幅度，力度）相关的独特问题，尽管其对功能缺陷的适应能力很好[57]。理想拇指功能重建前提包括[19,58]：

1. 有完整掌骨的可活动、稳定的腕掌关节；
2. 一个无瘢痕充分的深度和宽度的虎口，有全厚皮肤；
3. 在 3 个关节（CMC 关节，MP 关节，IP 关节）中，至少有两个有活动度；
4. MP 关节的稳定性，特别是尺侧副韧带；
5. 实现强大的 MP 或 IP 关节屈伸的充分动力；
6. 能够置于拇指外展（如对掌）位置以进行捏和抓握操作。

在对拇指进行任何详细评估时，应考虑所有这 6 个问题。

时机

研究人员和临床医生努力研究胎儿外科的可能性，很多医生想知道他们是否应该等待，而不是尽快进行先天的重建手术（图 27.14）。对拇指发育不良或缺如进行早期重建，努力让婴儿大脑皮质更快适应这种替代，肯定是有吸引力的。这种理想设想需要考虑到先天性手部畸形本身并不是危及生命的情况（但可能与生命相关），外科医生可以利用时间来让受影响的部分进一步生长，以观察其发育，并评估其功能上的需求。在非常小的手进行拇指重建不容易实现，这需要一个稳定且足够长的骨柱、有活动度的关节、生长潜力、无瘢痕的虎口和可滑动的肌肉肌腱单元——尽管医生有精细的显微外科器械和技术。

然而，早期外科手术的支持者对此仍有争论。争论的焦点在解剖、认知、心理等因素上。在解剖学上，肌腱索条和关节挛缩的解除将使拇指继续增长，重建拇指在生理上的适应使其继续发育并逐渐获得功能。在认知水平上，早期手术可以在拇指大脑皮质支配区域功能发育完全之前让

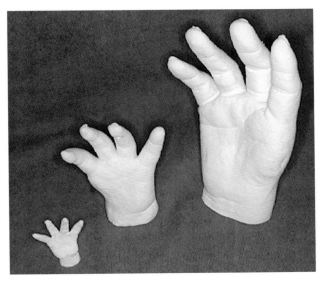

图 27.14　时机。根据 V 型发育不良患者在不同年龄段（左至右）情况制成的石膏模具：妊娠 32 周、12 个月和 8 岁的年龄，表现出巨大的增长差异。尽管他们尺寸有差异，但这些手的解剖结构与正常相比，示指的主动和被动运动范围非常相似。任何针对年龄较小患儿的手术都是非常大的挑战

孩子获得重建后拇指，而拇指皮质化大约发生在 18 月龄。在心理上，矫形手术将减轻家长和孩子的焦虑。

这些所谓的优点应该包括对风险的衡量：①生长相关的并发症；②功能需求评估；③患者的合作情况。另一个风险是儿童早期和婴儿期全身麻醉对认知的长期影响，目前这仍是小儿外科的前沿问题。虽然目前还不知道答案，但多中心试验正在进行中。

对于年龄稍大的患者，拇指发育成熟一些，使得截骨手术、生长方式改变、骨骼固定、关节重建、潜在血液供应平衡等问题也相应减少[59]。对于年龄稍长的患者，医生更能准确地根据其兴趣、功能、需求、生活方式等作出评估。最后，年长的孩子可能是更容易配合治疗。

拇指发育不良或缺失的手术矫正方案必须个性化定制。这些儿童可能有其他先天性异常，因此需要规划和制订上肢缺陷的早期评估和相应的管理计划。

在没有其他器官系统并发症时，作者尝试在孩子 10~18 个月期间进行示指拇化手术。对于桡侧纵向缺陷的患者，需要在 5~8 个月期间将腕和手进行中央化矫正，然后进行示指拇化手术。但对于 IIIB 型畸形，矫正的时机是个问题。虽然示指拇化术是一种可供选择的术式，但一些父母或家庭并不接受它。作者同意其他手外科医生的观点，对于需行多期手术且难度较大的拇指重建手术，可以适当拖延至 4~5 岁进行，此时患者手部体积较大且患者可以更加配合术后相关治疗[33,60]。

对于只需要重建而不需要示指拇化的病例，作者认为对松弛掌指关节的韧带重建应该推迟，直到患儿足够大，以便可以安全地制作骨隧道。这个时间通常恰好在 2 到 3 岁之间。

治疗

治疗部分为两个部分:第一部分介绍不同拇指畸形的治疗选择,第二部分详细列出每个特定临床问题的手术技术解决方案。

拇指发育不良治疗注意事项(Ⅰ~Ⅴ型)

Ⅰ型:轻度发育不良

这些孩子通常没有功能受损(图 27.2)。事实上,许多 Ⅰ 型拇指发育不良患者,连同他们的父母,并未发现有任何异常。此类患者通常对侧上肢存在更严重的桡侧发育不良,而相对强壮的同侧肢体在夹持、捏、对掌及抓握功能上,仅有轻微或完全没有困难。由于功能基本正常,所以一般不需要手术矫正。有时,此类拇指发育不良的孩子需要进行虎口松解手术(参考 Ⅱ 型畸形处理措施)。但虎口松解术并不仅仅是简单切开皮肤,手术需要注意处理指蹼间隙紧张的筋膜索条、异常肌腱、肌肉的解剖及关节强直[61]。在所有可用的方法中,四瓣皮瓣和 Z 成形术能提供最好的手轮廓和外观(图 27.15)。示指背侧皮瓣[36,62]和旋转皮瓣[61]对此类畸形十分有效,但需要皮肤移植术来重建手背部的皮肤。当然、任何方法都需要仔细选择个体化实施方案。

Ⅱ型:中度发育不良

Ⅱ型拇指畸形的 5 个具体问题必须单独解决:①狭窄的虎口;②不稳定的 MP 关节;③外展(对掌)功能不全造成捏持和抓握功能不佳;④IP 关节缺少屈曲功能;⑤拇指外展畸形(拇外翻)(图 27.3、图 27.4)。在这种类型的发育不良中,并非所有这些特定问题都并存。通常,为矫正拇指所要做的是松解拇指蹼间隙和稳定 MP 关节,根据需要进行肌腱移位重建拇外展或对掌功能。当医生遇到拇外翻畸形时,她/他随后应该明确的拇长屈肌肌肉的异常情况,本章下文更详细地描述了治疗方案。

ⅢA型:严重发育不良

多数外科医生认为,该型畸形应该进行重建手术(图27.5)。Ⅱ型中列出的 5 个问题相同,选择和首选的解决方案如下。大多数作者选择一次完成所有必要的手术,包括开大虎口、稳定 MP 关节以及同时进行某种形式的肌腱移位重建拇外展或对掌功能。主要变量是屈肌机制的状态,这可能需要分期手术。根据过去 35 年的经验,如果在掌指关节水平存在至少一个发育较好的滑车,作者倾向用肌腱移位来替代发育非常异常的屈肌。缺陷更严重的ⅢB 和ⅢC型的治疗是手外科手术中的持续争议之一。

ⅢB、ⅢC型:严重发育不良

对于欧洲、北美及南美的大多数手外科医生而言,示指拇化术是最佳选择,因为一个成功的示指拇化术比其他可选择的拇指重建术有更好可预测的效果(图 27.6)。

然而,在一些亚洲国家,文化及父母的信仰导致更多的选择,比如应用带血管蒂[63-66]或不带血管蒂[67]的关节移植分期重建手术,这在亚洲国家非常流行。骨成形拇指重建术具有悠久的历史[5,68-70]。骨关节柱通过间置的骨移植物连接于示指和发育不良的拇指掌骨之间(图 27.16)。需要多阶段手术来首先稳定 MP 和 IP 关节和重建滑车。然后,进行肌腱移位来重建拇指对掌功能和屈拇伸拇功能。这个术式的主要缺点包括缺乏 CMC 灵活性,生长潜力欠缺,活动度差和需要多期手术。无感觉的腹部带蒂皮瓣已被用来为虎口开大提供足够的组织。

另一个选择是移植第二[67,71-74]或第三[75]跖趾关节于过伸位置中,重建一个新的 CMC 关节和掌骨近端。这种复合关节必须切取大段足背血管蒂,来提供静脉回流并对大鱼际缺乏组织区域进行增容。然后施行肌腱移位以提供 MP 或 IP 关节的运动。

这类关于拇指的治疗仍存在争议。相对分期重建手术,有经验的手外科医生无一例外更倾向于施行一期示指拇化手术。任何重建都需要:①稳定拇指掌骨,松解虎口;②MP 关节的稳定和对掌功能;③分期的外在肌腱移位——环指 FDS 移位重建拇指 FPL 的屈曲功能,EIP 移位重建拇指 EPL 的伸直功能。可能还需要额外组织移位重建内收功能。出生时拇指的大小使得重建对许多父母而言很有吸引力,他们往往不愿意并强烈坚持考虑切除拇指行示指拇化以外的任何选择。观察孩子玩耍时的细节通常会引导医生和家属选择最佳的治疗方案。例如,一个拇指发育不良的孩子不使用拇指,而在拇指重建术后他仍会这么做。大多数犹豫不决的父母通常会在看到其他患者接受示指拇化后而下定决心。

Ⅳ型:漂浮拇指

示指拇化术是治疗的首选(图 27.7)除非因文化差异或父母的意见,可考虑其他上述的分期重建方式。

Ⅴ型:拇指不发育

示指拇化术术是治疗的选择(图 27.8),而不是骨重建和带蒂组织游离移植。下一部分将对该技术进行详细说明。

临床指征与手术治疗(Ⅰ~Ⅴ型)

第一指蹼缺陷

对于先天性手畸形而言,矫正和增宽第一指蹼是最有效的治疗措施,全厚皮瓣形成的无瘢痕指蹼是保证拇指活动度和生长发育的关键。可选择的术式包括:①局部转移皮瓣[76-78];②采用或不采用皮肤移植的局部旋转或滑动皮瓣[2,36,62,79];③局部带血管的岛状皮瓣[80];④游离筋膜皮肤组织移植[81,82];⑤远处带蒂皮瓣[26,68,83];⑥皮肤扩张器的使用[19,84,85]。

对于所有的 Ⅱ 型拇指,局部皮瓣都是必需的。每种技

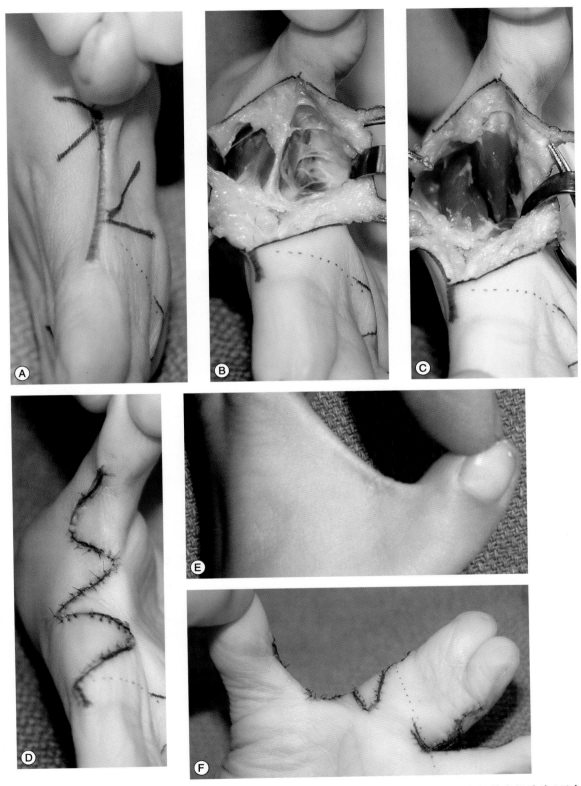

图 27.15　虎口松解。(A)皮肤设计——四瓣 Z 成形术，其中包括两个垂直于拇指和示指间紧张指蹼的 90°切口。然后在每个平分为 45°角。(B)4 个独立的瓣掀起后，可见皮肤和肌肉筋膜间的致密间隔索条，以及各组手内肌之间较大的筋膜索条。(C)切开和切除这些挛缩带可能需要延长切口至 CMC 关节水平。(D)将活动度更大的背侧皮瓣适度嵌入活动度较小的掌侧皮瓣，并对皮瓣的修剪和调整。在示指桡侧皮肤过多可以直接切除。(E)术前手背外观。(F)术后掌侧形态。这种技术在现有各种技术中可以使虎口松解达到最佳形态

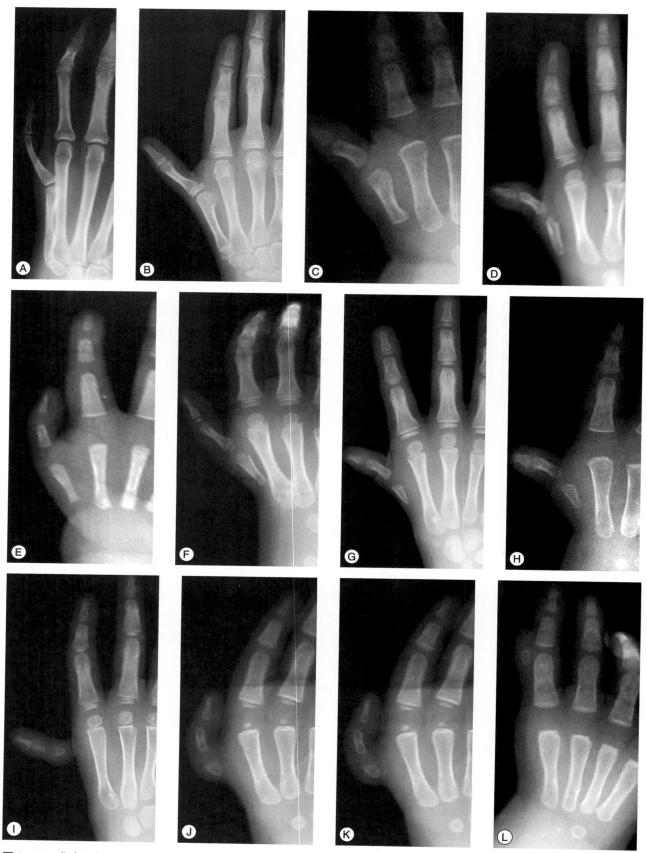

图 27.16　掌骨发育不良系谱。(A~D)仅根据骨骼异常,拇指发育不良的特定分类之间没有特别差异。这些拇指显示出不同程度的发育不良,腕掌关节可能完整,可归类为ⅢA 型。(E~H)这些病例中掌骨较小,可归类为ⅢB 型。(I~L)这些拇指没有骨骼连接,可被归类为"漂浮拇指",Ⅳ型。当拇指和示指之间存在并指时,可能会合并相关的先天性心脏缺陷(Holt-Oram 综合征)

术的原理基本相同，即通过 Z 成形切口，转位垂直于此的皮瓣组织来延长挛缩臂。一般而言，四瓣 Z 成形术[77]是首选，因为它提供了可预测的外观和挛缩松解（图 27.15）。五瓣（"跳伞人"）技术[78]同样有效，但其内较小的皮瓣容易出现尖端坏死。另外，一个简单的 Z 成形术不能产生正常的外观，并常常在指蹼的基底部造成中心凹陷[86]。外科医生应该学习和改进一两种技术，而不是在每个病例上试验新的技术。局部皮瓣结合皮肤移植常常在手背和示指整形中应用[36,62]，但由于手背移植区术后外观不佳以及在示指桡侧获取皮瓣会产生相应的挛缩，该方法不作为首选。如果需要重复手术，如 Apert 手的治疗，因每次转皮瓣都会使指蹼变宽，所以多次行手背皮肤推进或滑行皮瓣是有效的[84,87]。在治疗中最常出现的错误是，当需要更多组织在填充指间隙缺陷时，试图采用周围的组织来填塞。

对于Ⅱ型和ⅢA 型中更加狭窄的第一指蹼狭窄，应考虑其他更多的手术方式。桡动脉远端或背侧骨间动脉皮瓣可以提供足够多的组织来开大第一指蹼和一期闭合创面[80,84]。其中首选供区血管是桡动脉。术前 Allen 试验必须提示掌弓动脉完整。如果有任何疑问，作者会选择影像学检查。作者一般不会采用基于尺动脉远端的皮瓣，因为这是手的主要供血动脉，若应用该动脉，则需进行静脉逆行移植重建手部血运。基于旋髂浅动脉的游离腹股沟皮瓣是有效覆盖供区的方法。其主要缺点是异常的血管解剖和需要专业儿科显微手术。远处带蒂皮瓣一般不予考虑，除了非常特殊的情况。

四瓣 Z 成形术松解第一指蹼技术

设计挛缩臂的 Z 成形术的切口，首先应将拇示指尽量外展，标记第一指蹼的顶缘（图 27.15）。该臂的长度决定四个皮瓣的长度。在切口的两端绘制相同长度的两条线，并呈直角 90°，最靠桡侧的线位于指蹼背侧（平行拇指掌骨），最靠尺侧的线位于指蹼掌面，靠近鱼际屈褶。然后这两个直角被平分，产生四瓣（2 掌，2 背），每一个皮瓣尖角为 45°。活动度较小的掌侧皮瓣先切开，其需要较小的调整，可以去适应活动度较大的背侧皮瓣。在广泛剥离时要保护手背的血管和神经，检查指蹼时 4 个皮瓣可能会收缩。需要保护示指桡侧的神经血管束。经常见到拇指尺侧指动脉的分支状沿 AddP 边缘向远端走行。如果手术设计得当，皮瓣在拇指和示指外展时在位。

仅切开皮肤往往不足以充分松解第一指蹼。鱼际肌紧缩的筋膜和骨间挛缩带应该松解前切断（图 27.15 B，C）。如有需要，可以探查至 CMC 关节水平，但拇指动脉的分支应该注意保留。第一骨间背侧肌在第一掌骨上的起点也应探查，如需要可部分切断。在第三掌骨松解 AddP 可能会导致捏持力不足。虽然在Ⅱ型拇指畸形中第一背侧骨间肌和 AddP 一般不需要松解，但他们在ⅢA 型拇指畸形中常常处于高张力挛缩状态。当需要行肌切开术松解第一指蹼时，需要用 0.35mm C 针固定拇指和示指掌骨至少 3 周。如果桡侧动脉（桡动脉示指支）是最紧张的结构，且有正常血管行于第二指蹼时，前者可以结扎。

在一些Ⅱ型拇指畸形中，异常的肌肉会起到内收作用，因其跨过拇指屈肌表面并止于示指伸肌的表面[42]。这些肌肉需要切断。加强 MP 关节稳定性或肌腱转移的操作需要在缝合皮瓣之前完成，可使用 6-0 可吸收线进行缝合。

掌指关节不稳定

在松解中度或重度虎口挛缩时常常在 MP 关节水平暴露松弛的尺侧副韧带。在Ⅱ型和ⅢA 型拇指畸形中，可通过以下处理来稳定这个松弛的关节：①缩紧现有的韧带及关节囊[33]；②游离肌腱移植重建[50]；③关节固定术或软骨固定术[8]；④用肌腱移位加强掌外展（对掌）功能的肌腱末端进行韧带重建[57,79]。对于生长期的患儿，所有操作均不能损伤生长板。一些报道提出在治疗Ⅱ型及ⅢA 型时，在单侧或双侧修复松弛的 MP 关节侧副韧带，但在作者的治疗方案中并不是常规选择。紧缩松弛的尺侧副韧带和关节囊可通过折叠，或切断松弛结构用"以折叠覆盖"的方式修复。伸肌系统及其松散的筋膜组织通常向桡侧移位，这些肌肉需要仔细辨认并从背侧关节囊剥开。游离掌长肌腱移植在年龄较小的患者可以通过骨膜下隧道固定，在大龄患儿可以通过骨隧道固定，效果预期更好。移植物必须有部分置于掌侧以满足掌侧韧带重建的需要。对于大多数ⅢA 型拇指畸形，关节桡侧及尺侧需要同时重建。当利用 FDS 进行拇外展（对掌）功能重建时，一束可以通过骨隧道穿至掌骨颈重建尺侧副韧带，另一束则用于关节桡侧韧带重建（图 27.17C）。如有需要，多余的肌腱可用于滑车重建。

在ⅢA 型拇指畸形伴有连枷关节或缺乏外在动力的病例中，MP 关节稳定性比其运动功能更为重要。这里可以考虑对低龄患儿实施软骨固定术，而对青少年患者实施关节固定术。在低龄患儿中，在不损伤生长板的前提下可以切除掌骨头，并与近节指骨骨骺融合[8,43]。处于外展位的拇指，其关节不对称，只能依靠融合术来保证关节的稳定。这些增加稳定性的术式需要利用小针将关节固定在轻度屈曲位（20°）。除非牢固固定，否则这些拇指轻微活动就很容易变成过剩姿势。

肌腱移位稳定技术

肌腱移位前，需获取掌长肌腱或其他常用肌腱（同时需重建拇对掌功能可利用环指 FDS），并充分显露 MP 关节。延长四瓣 Z 成形术最桡侧臂能使关节两侧获得良好的显露（见图 27.17）。在充分检查外在伸肌和屈肌有无肌腱间纤维索条连接（拇外翻）后，再检查关节囊和侧副韧带，是否呈叠瓦状。制造一个近端指骨骨骺远端的骨膜下垂直隧道，同时在掌骨头近端开孔作为固定移植物的固定点。然后肌腱通过从掌骨的固定点，在伸肌鞘的下方，通过骨膜下隧道从背侧到达掌中部。然后，通过内收肌腱膜和腱鞘达到掌骨。此时，重点是移植物上部需模仿侧副韧带核心束（上），而下部须像侧副韧带一样提供稳定性。如果下部直接固定或固定在关节旋转轴的背侧，将会出现 MP 关节伸直挛缩。移植物使用不可吸收线固定与桡尺侧中立位和 MP 关节 10°～15° 屈曲位置。不需要针固定。

当使用环指 FDS 移位重建掌侧外展（对掌）功能时，两条分叉的肌腱足够用于重建桡侧和尺侧的韧带。大多数ⅢA

型和部分Ⅱ型的拇指畸形需要进行关节双侧的稳定性重建。

掌侧外展（对掌）不足或缺失

　　虎口挛缩的程度是一个很好的衡量拇指发育程度的临床指标，鱼际肌的检查和拇指在游戏中运动的评估可以决定是否需要行肌腱移植重建拇对掌功能手术。此类患儿常常应用指侧捏动作，因为拇指不能充分外展使他们无法进行指腹-指腹捏持或抓握，当拿较大物体时他们只能双

手抓取。当 CMC 关节不灵活、虎口狭窄、MP 关节不稳定时，代偿缺失或发育不良鱼际肌的手术往往无效。一般而言，小指展肌（abductor digiti quinti minimi，ADQM）[88-93] 和中指或环指浅屈肌（flexor digitorum superficialis，FDS）移位[27,51,94,95]（图 27.17、图 27.18）可以充分重建拇指掌侧外展（对掌）功能。作者更常将小指展肌移位应用于接受了示指拇化的桡侧发育不良患者，因为保留尺侧屈指力量对于这些患者十分重要。

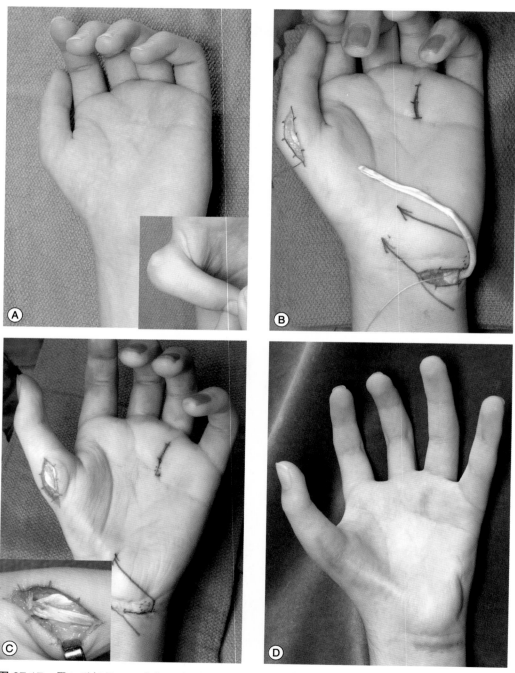

图 27.17　ⅢA 型拇指 MP 关节不稳。（A）ⅢA 拇指特征：正中神经支配的大鱼际肌完全缺失及不稳定的 MP 关节发育不良（插图）。（B）环指指浅屈肌腱绕过尺侧腕屈肌，通过 Guyon 管走向拇指。（C）肌腱可靠缝合，两个游离端被用来重建缺失的侧副韧带。插图显示新的桡侧副韧带上（核心束）、下（掌侧副结构）部分。（D）术后 3 个月，移位肌腱力量强，MP 关节尺、桡侧均很稳定

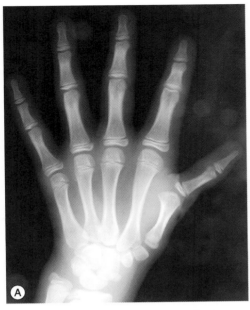
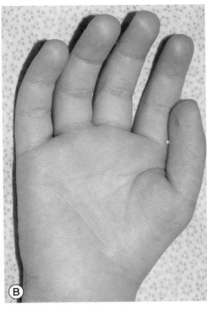
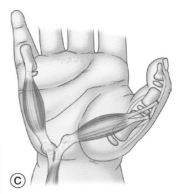
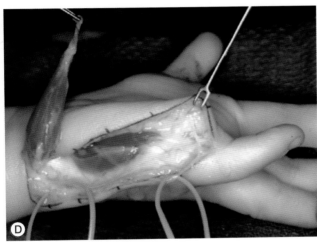
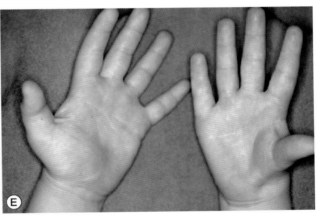

图 27.18　小指展肌（ADQM）移位重建拇对掌功能。（A）此ⅢA 拇指 X 线平片显示虎口狭窄和内收的第一掌骨。（B）临床照片显示的正中神经支配的大鱼际肌明显发育不良。尺、桡侧副韧带稳定。（C,D）的小指展肌被分离，其起自豌豆骨，并通过掌腱膜表面的皮下隧道到达拇指的桡侧。如果其两束腱性结构可以分离，则可以分别在拇指重建止点。如果存在一束肌腱，优选止于桡侧副韧带区。当分离近端肌肉时，必须保留神经血管束。（E）A 图中的患者 16 年后随访，因肌肉移位获得掌侧外展功能

小指展肌移位技术

当沿起自豌豆骨止于近节指骨中线部的切口切开时，小指展肌将会被显露（图 27.18）。皮肤岛可以和肌肉一同获取[58]，肌肉可以在其远端的指伸肌腱和骨骼附着点剥离。肌皮瓣的优点是可以改善手掌的软组织缺陷，并最大限度地减少隧道内因肌肉缺血引起的紧绷感（图 27.19）。皮瓣颜色匹配非常好，在长期随访中，这个皮瓣的边缘几乎无法辨认出来。

如果小指展肌从小指屈肌上分离困难，两条肌肉应作为整体掀起[89]。如果有起自尺动脉的小指滋养动脉，该动脉必须被结扎[96]。从豌豆骨分离并保留其尺侧腕屈肌腱的连接能使获得额外的肌瓣长度。在额外移位过程，应仔细探查肌肉的中线连接蒂。接下来将肌肉穿过皮肤与掌腱膜间的宽大的隧道至掌骨，止于 MP 关节桡侧副韧带或内收肌腱膜。当包含皮岛时，在手掌上做一个额外切口用于嵌入。不应在尺侧副韧带存在任何松弛的情况下将肌肉止于近节指骨或伸肌装置。

临床提示

肌皮 Huber 移位

作者一直更常规地使用肌皮 Huber 移位。这种皮瓣的优点是它增强了鱼际区域的容积，同时在它穿过手掌中的狭窄通道时最大限度地减少了肌肉的缺血。掀起该皮瓣时，最好用缝合线将皮肤和肌肉固定，以避免剪切对小穿支造成损伤。皮瓣置入后，送止血带时皮瓣通常看起来很苍白。然而，如果皮瓣以肌肉为中心切取，作者没有观察到坏死的病例。

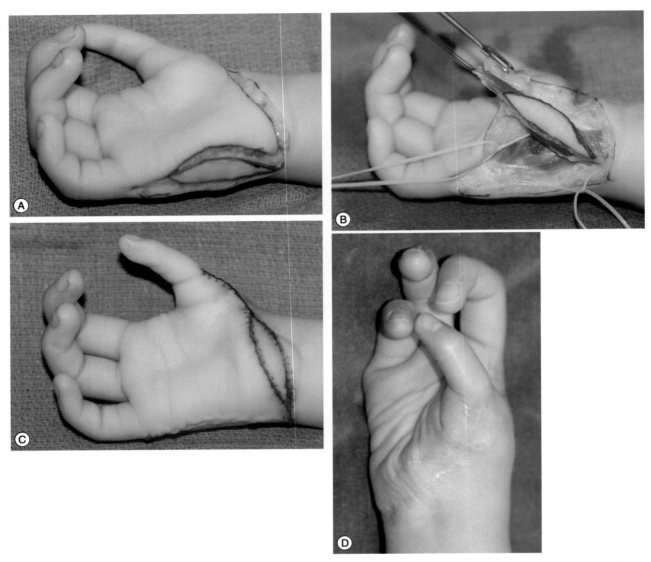

图 27.19　指外展肌肌皮瓣用于重建对掌功能。这个患者做了示指拇化手术，但是对掌功能很弱。（A）切口已经完成，显示皮瓣获取的标记和位置。（B）皮瓣充分活动，指神经至小指及尺神经背侧感觉支已显露并保护。（C）皮瓣转移并插入。（D）长期随访显示对掌功能增强

指浅屈肌（FDS）移位技术

在环指基底行纵形切口获得环指的 FDS 肌腱（图 27.17）。松解 A1 滑车，手指弯曲，将 FDS 两束牵拉出切口并尽量在远端切断。肌腱通过在尺侧腕屈肌（flexor carpi ulnaris，FCU）背侧切口送入皮下隧道到拇指桡侧（止点位置选择与 ADQM 相同）。移位的支点要么通过 Guyon 管，要么环绕 FCU。不建议将 FCU 的一束制作一肌腱环作为肌腱移位穿过的支点。拇指放于掌外展 45° 处，并用一根横向的 C 针穿过拇指和示指掌骨规定。FDS 肌腱的一束穿过掌骨颈处横行的骨孔并固定。环指 FDS 的两束随后用于尺、桡侧副韧带重建（图 27.17）。同时，现有韧带和关节囊要收紧。

指间（IP）关节运动功能缺失

处理类型 II 和 IIIA 拇指畸形的难点在于 IP 关节的功能

重建。背侧关节囊切开术和肌腱中央化可稍微改善畸形。对于拇外翻畸形，近端滑动良好的屈肌和伸肌需要行滑车的重建以实现肌腱中央化。对于动力缺乏的病例，需要行二期肌腱移位或直接放弃。环指 FDS 和 EIP 非常适合分别重建 IP 关节屈曲功能及伸直功能。用于伸肌功能重建的二期肌腱移位包括肱桡肌（brachioradialis，BR）或桡侧腕长伸肌伸联合肌腱移植桥接至 EPL[50]。

拇外翻畸形

拇指外展时出现 IP 关节活动受限提示该畸形的存在[42,97]（图 27.4）。在切开桡侧皮肤或在松解虎口拉伸皮瓣时常常会暴露伸肌和屈肌肌腱。在探查和牵拉外在肌腱时可评估远端 IP 关节的动度及近端肌腹的滑动。沿 MP 关节桡侧和近节指骨分开并切断肌腱间连接索条。拇指桡侧的切口应延长，直到所有相互连接的索条被切断，获得屈肌腱

和伸肌腱的独立性。此处的重建取决于解剖结构的异常程度。拇长屈肌和拇短屈肌（FPB 和 FPL）的缺如将严重损害捏握功能。在拇指外展肌缺如时，拇长屈肌通常具有较好的形态和功能，同时滑车系统可以通过用一束肌腱来加强 - 通常取 FDS 移位的肌腱末端。伸肌支持带的一片也能用于重建滑车[98]。在拇外翻畸形中，拇长屈肌近端通常滑动较差，并可移位至拇指基底替代拇长屈肌的作用。将这些异常肌腱移位到正常位置重建 IP 关节活动度通常是无效的。

在松解外部肌腱和切断异常肌肉后，需要作出一个困难的决定，即如何重建肌肉止点和重建一个有功能的滑车。

指间关节屈曲可以通过移位无瘢痕的 FDS 肌腱（环指或中指），并同时进行 ADQM（Huber）移位重建拇指掌侧外展（对掌）功能。

示指拇化术

尽管示指拇化术大大提高了这些畸形手的功能，但仍要记住示指仅仅是置于一个更具作用的位置来模仿拇指（视频 27.1）。新的 CMC 关节是示指的 MCP 关节，并不具备正常拇指腕掌关节的活动度（图 27.20 和图 27.21）。由于鱼际肌的缺如，拇指捏持和抓握动作的力量和稳定性仍不能接近正常。

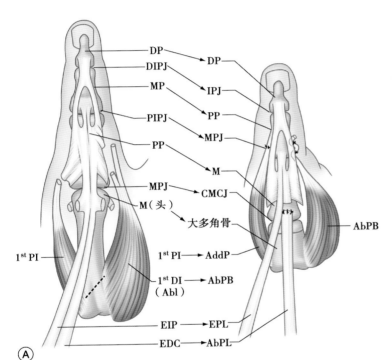

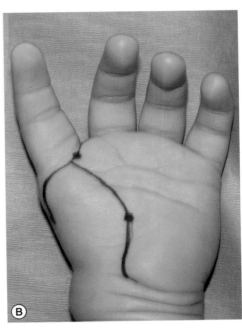

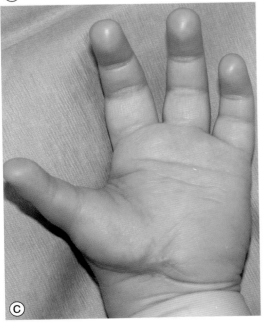

图 27.20　示指拇化术。（A）从左示指到新的左拇指（右），外侧和内侧肌肉的再平衡。DP，远节指骨；MP，中节指骨；PP，近节指骨；M，掌骨；DIPJ，远指间关节；PIPJ，近指间关节；MPJ，掌指关节，CMCJ，腕掌关节；EDC，伸指肌腱；EIP，示指固有伸肌腱；EPL，拇长伸肌；1st PI，第一骨间掌侧肌（尺侧骨间肌）；1st DI，第一背侧骨间肌（桡骨间肌，示指外展肌）；AbPB，拇短展肌；AddP，拇收肌；FPB，拇短屈肌；AbPL，外展拇长肌腱。（B）术前标记；对比（C）示指拇化 6个月后的临床表现。在示指掌侧的中部点在术后变为手掌屈曲皱褶的中间部分

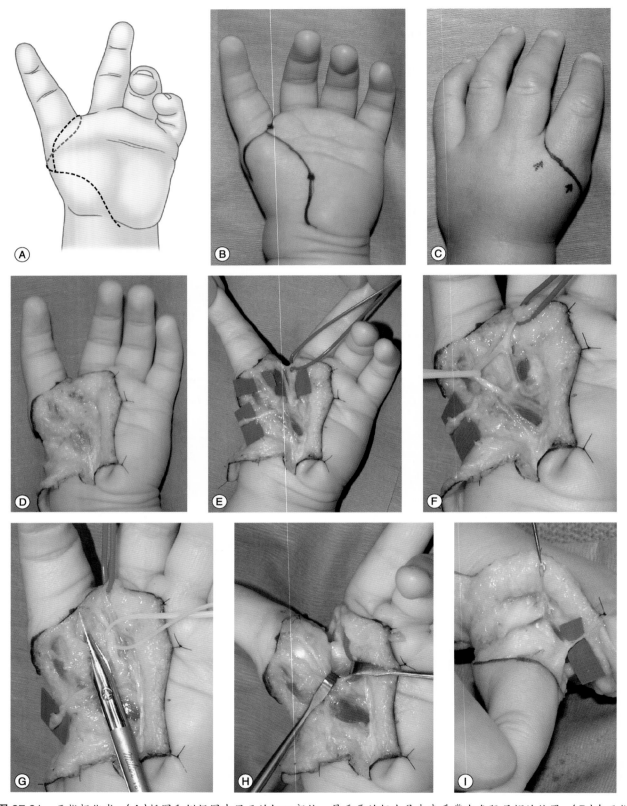

图 27.21　示指拇化术。(A)插图和侧视图中显示的切口部位。最重要的标志是未来手掌内鱼际屈褶的位置。(B)在示指掌侧基底将是该屈褶的中间部分。(C)背侧标记,可见用箭头标注手背引流静脉。(D)掌侧皮瓣从掌腱膜上掀起。(E)分离出至示中指指蹼的固有神经血管束。结扎通向中指桡侧(红圈)的分支。注意通向"漂浮拇指"的感觉神经断端形成的神经瘤,于新生儿病房被结扎。(F)通向指蹼的固有血管周围的神经环必须理顺还纳到掌弓水平。(G)充分松解第一(A1)环形滑车。(H)在切断掌横韧带前将其暴露,然后分离内在肌肉,这会增加该列手指的活动度。(I)手背脂肪/结缔组织两层之间的手背静脉系统很容易通过剪刀剥离暴露

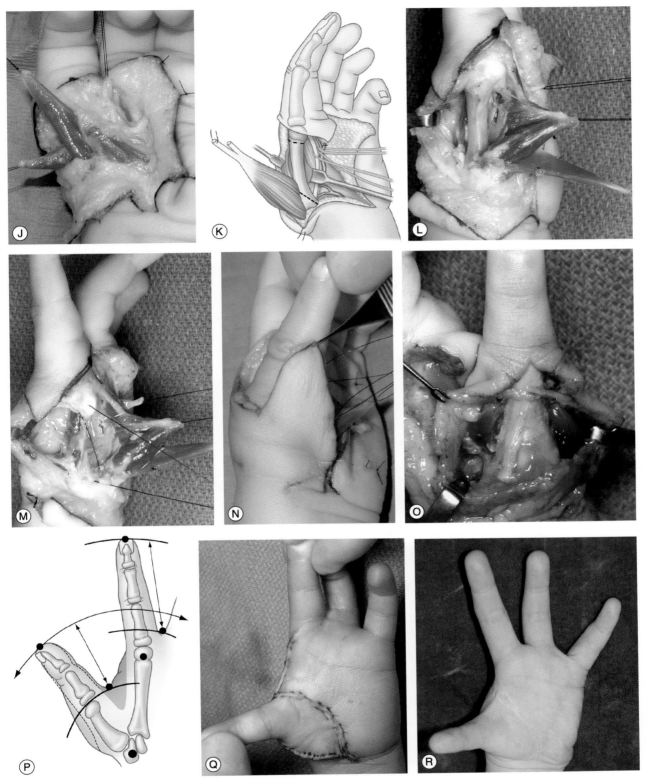

图27.21（续）（J）第一背侧骨间肌（示指外展肌）已经从其附着的骨骼和伸肌剥离。通常可以找到两束不同的肌肉。（K）图和（L）的临床照片显示，肌肉从其在掌骨附着的骨膜掀起。远端截骨经过骨骺，近端截骨保留掌骨基底背侧皮质。（M）掌侧头成为新拇指的大多角骨，并以过伸位置于掌骨基底前方。骨间肌肉用C针缝合固定，但这会对年幼孩子带来一些问题。（N）拇指在其新的位置，在回切的切口切开前，可利用的皮肤会覆盖手背表面。这个方法可最大限度利用可利用的组织。（O）外在肌腱已被短缩和重新缝合，和内在肌肉则附着远端骨骼或是通过侧束止于伸肌。（P）正常虎口形态是新拇指掌指关节和中指掌指关节之间的一条平滑曲线，中指也是如此。阴影区表示由额外的皮瓣旋转创建该虎口。（Q）缝合后，会看到宽大的虎口尽可能施行外展动作。（R）5年后同一只手复查

原则

该手术的操作原则，也是在手外科中最巧妙的部分包括：①将示指转位成为带血管蒂的皮岛；②指列的旋转和短缩；③肌肉和肌腱的重新平衡；④设计切口重建正常的虎口。最近的报告描述了进一步改善外观和功能的技术改进[58]。手术本身可以分为几个步骤。

切口设计

过去 30 年，许多不同的切口已被使用[5,14,58,99-104]（图 27.20A）。尽管 Buck-Gramcko[14,105]切口是最常用的，但作者仍倾向于改良 Littler 切口技术，可以灵活的构建较大的虎口[50,58,106]。在示指列基底沿着 MP 屈褶设计一网球拍皮瓣，向下延伸至手的桡侧缘。新的鱼际屈褶在手掌会重新形成，而切口远端部分与示指基底部切口相连。设计切口时，要假设拇指缺如或存在拇指残余，恰当的时候需要把额外的组织考虑到皮瓣设计上。如果是ⅢB、ⅢC 或Ⅳ型拇畸形，骨骼成分需要从软组织中去除，内在肌肉也需要移位到新的拇指。对于某些特定的手缺陷，无关手指的软组织可分离出带血管蒂的组织，作为带血管蒂的筋膜瓣覆盖于鱼际区来增容[49]（图 27.22）。

解剖和暴露

从皮下脂肪层分离背侧皮瓣，其深面的手背静脉、神经和淋巴管保留于伸肌浅面脂肪层中。通常大静脉分布于指背两侧。分离神经血管束，掌侧皮瓣在掌腱膜浅层分离，并显露掌浅弓。显露并单独分离至示-中指指蹼的固有指神经血管束和至漂浮拇指的神经血管束。在作者的病例中，仅有 10% 出现围绕神经的动脉环，然而围绕动脉的神经环却常常见到，此时需要轻柔将神经拨向掌浅弓来解环。推荐使用显微器械。前文提及的动脉畸形情况[107]非常少见，所以血管造影并非必要。示指桡侧血管神经束常常发育不良但少有缺失的情况。如果拇指存在，固有血管神经束通常分出两束分别供应拇指和示指。神经血管束结果显著回缩，骨间掌侧肌，第一背侧骨间肌和拇收肌在骨骼和伸肌装置的止点被剥离（如果拇指存在）后，肌肉缩回至它们在骨膜上的起点。示指外在屈肌及蚓状肌均保持原有状态。接着，需要松解 A1 滑车。在背侧，将外在伸指肌腱和示指固有伸肌腱游离并在 MP 关节水平将其分开。侧束需要轻柔地在近节指骨上的伸肌总腱分离，后者将成为新拇指的掌骨。

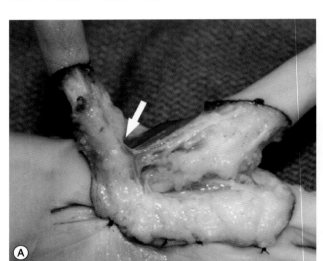
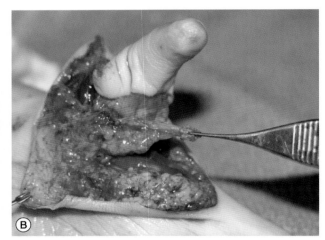
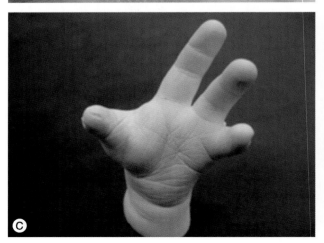
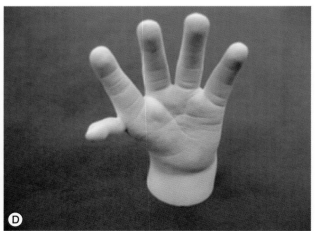

图 27.22 脂肪筋膜瓣用于示指拇化中的大鱼际增容。（A）该患者为ⅢB 型病例，接受拇指的切除和后续的示指拇化。箭头指向Ⅲ型拇指的蒂。（B）发育不良的拇指的骨骼和皮肤结构已被剥离，形成脂肪筋膜瓣。钳子将皮瓣固定在新鱼际隆起的新位置。（C）术前模具。（D）皮瓣移位和示指拇化的术后模具

骨骼缩短

从背侧和掌侧联合入路自骨膜下剥离掌骨，并完成截骨部位的标记（图 27.23）。整个剥离过程中，内在肌的起点需要精心保护，截骨线从示指掌骨前方延伸至 CMC 关节水平。靠近截骨部位进行标记并斜行切断掌骨，仅保留背侧一小部分骨皮质作为掌骨头附着的位置。远端掌骨截骨部位通过骨骺，目的是阻止掌骨的生长，从而形成新的拇指大多角骨。必须在该区域周围仔细解剖，以避免损伤供应近节指骨

的血管[59]。示指此时是"下陷和旋转的"[108]，并利用一个或多个骨间缝线向前固定于示指掌骨的基底部[58,98,109]。在这个位置，MP 关节必须处于过伸位，角度为 60°～80°[110,111]，这个位置只允许新的关节额外伸展几度。可吸收缝线优于 C 线，用 C 线会给年幼患儿带来一些问题。理想的助手和牵引有助于实现这种困难的固定。手术施行到此时，至少需要放松止血带 30 分钟。

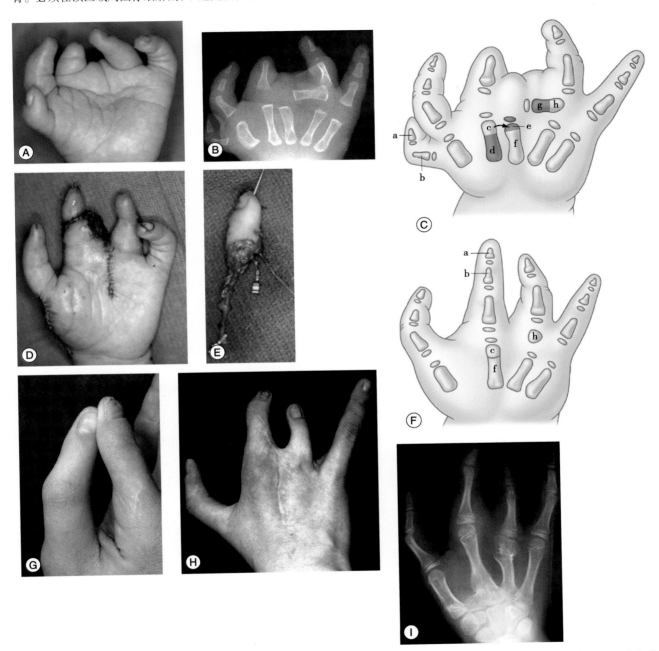

图 27.23　裂手（典型）拇指。异常裂手患儿（A）左手和（B）X 线片显示了三指节拇指，掌骨水平的重复、没有远端两节指骨的短示指列，中指和环指列中在掌指关节水平连接着横形骨。示意图显示了拟行的重建手术。（C～F）在一期手术中，示指列（c）被移位到第三掌骨（f）顶部。仅保留横形骨（h）的尺侧部分，因为它与环指近节指骨形成关节。在二期手术时，如图所示，多拇指桡侧指（a，b）被移植到示指顶部，以形成更长、更完整的手指。神经和肌腱也连接了。（G～I）患者在长的（未接触）三指节拇指和示指之间产生了很具功能性的捏持动作。在骨骼成熟时，观察她的手和 X 线片。患者已成为一位非常自信的年轻女士，事实上，她还赢得了新英格兰地区的钢琴比赛

肌腱和内在肌肉的平衡

背侧皮瓣首先覆盖于复位的示指上,须承受45°掌外展运动,同时做背侧反向切开(图27.20O)。这个切口是有意延迟进行的,因为最优化利用所有皮瓣是很重要的,这样可以重建出一个较宽的虎口。切开后,能更大范围地显露新拇指。伸指肌腱(extensor digitorum communis, EDC)将其向前并缝合于示指近节指骨的尺侧基底部(新拇指的掌骨),可同时提供伸直和旋前。独立的 EIP 也前移,将新拇指置于 MP 和 IP 关节屈曲不超过10°位置,切取部分肌腱与伸肌环侧侧缝合在一起。最近,作者利用简单重叠缝合完成了此步骤[13]。在罕见的情况下,示指仅有一条伸肌,这时应作为 EPL 使用[105]。

内在肌的平衡是拇指休息姿势的关键。小的第一骨间掌侧肌,将成为新的 AddP,附着于 MP 关节尺侧副韧带和伸肌装置翼上[13,112]。优先选择更大的第一 DI(或示指展肌)成为新的拇短展肌,将其附着于桡侧副韧带或新的近节指骨桡侧基底。当两个独立的肌肉分开时,一个附着于骨骼,另一个附着于伸肌装置桡侧翼上(侧束)。不对附着于示指 FDP 的蚓状肌做任何处理。当发育不全的拇指存在时,额外的肌肉可被发现和利用,可用做增加大鱼际部分的体积。在第一 DI(示指展肌)缺如[46,108,113]的病例,EDC 可以移位到新的拇指掌骨的掌面(原示指近节指骨)。

新的拇指的最终位置是处于伸直位(非过伸位),这将在3~5个月后外部屈肌收紧后达到平衡。可以一期行新的外在肌腱短缩,但这一般适用于示指僵硬的病例[114]。

皮肤闭合与虎口重建

在骨骼旋转和所有可用肌肉肌腱部分的剥离和重新附着之后,开始了这个手术最具挑战性的部分:无张力闭合创面(图27.20P、Q)。每只手都有不同的组织量来建立一个正常的外观和宽大的虎口。首先,新的拇指鱼际屈褶线需要在拇指适当掌侧外展和选前体位缝合。在这个位置,手的背侧皮瓣在新拇指上推进,示指手背桡侧皮瓣向中指 MP 关节推荐,可创造一个正常的虎口[115]。这可能需要皮瓣额外的活动度和修整。作者的规则是尽量避免直线闭合。最后,在拇指桡侧皮瓣被修剪和闭合。这皮肤缝合提供新拇指位置以相当的稳定性。虽然已经提出了许多不同的切口设计[116,117],比较独特的是改良 Littler 和 Buck-Gramcko 方法[13,105]。两者的主要差别新鱼际屈褶的位置,这是最重要的一点,因为示指的反向切口需要延迟至示指有足够的皮肤覆盖后才能施行。

其他类型拇指发育不良的治疗(Ⅵ~Ⅹ型)

Ⅵ型:中央型缺陷—裂手畸形和短指并指拇指

裂手

在治疗裂手畸形的患者时,以下原则需要掌握:

1. 分开虎口并指和松解挛缩;
2. 尽量保留拇指的活动度;
3. 完成示指尺侧转位;
4. 如果存在拇指收肌,则需要保留;
5. 旋转全厚皮瓣至虎口;
6. 分开尺侧并指;
7. 重建示指和环指间的掌骨间韧带;
8. 处理拇指多指畸形。

一些报道[30,54,76,118-122]已描述了成功实施并达到上述条件所采取的手术和改良手术。皮瓣被用在修复掌侧和背侧的皮肤上。然而,这两种设计受到同一个解剖问题的困扰:来自裂手的皮瓣属于随机皮瓣,背侧皮瓣的存活能力也受到质疑。近期,Tajima 描述了一种背侧滑行皮瓣覆盖虎口的新方法[95]。毋庸置疑,这种设计降低了皮瓣血供不足的风险。

作者首选类似示指拇化的方法矫正拇指畸形。在示指同一水平周围做切口。然后将手指作为带血管岛状瓣移位到中指的位置。在 MP 关节水平,掌骨多是脱位的,CMC 关节水平也存在移位。背侧及腹侧的皮瓣掀起后直接缝合于手裂尺侧切口得到的皮瓣。简单或复杂的 Z 成形术可以在虎口任何一侧处进行,以得到更好的外部形态(见图27.22)。

当这些拇指是三指畸形,有两个首选方案。一个稳定的、力线良好的、活动度好但是长度较长的拇指通常不需要矫正,但拇指功能却很好。然而,长度过长、屈曲或偏斜的拇指应该治疗。缩短拇指可能需要切掉额外的指骨或截骨;而前一种方法总是导致僵直。改善屈曲或偏斜三指节畸形的力线也具有挑战性的,因为异常的额外指骨可能非常小。切除这个额外指骨可能导致僵直,闭合楔形截骨术在技术上是困难的。如果额外的指骨较小,最好的选择是进行闭合楔形截骨并将其与远端或近端指骨融合。

有一些裂手足综合征是常染色体显性遗传。在这些患者中,拇指的横向形成失败可能出现在掌指和指骨水平。如没有指骨段,切取足跟趾(如果存在)的带血管蒂足趾游离移植再造拇指是首选。牵引延长术是另一个选择[50,123,124]。再造后的拇指运动功能差,但感觉功能很好,功能恢复尚可接受因为畸形总是双侧的。二次手术矫正内在的关节松弛或偏斜是常见的。

拇指短指并指畸形

在这些孩子玩耍时的观测其运动来评估拇指再造的需要。短指并指儿童在手畸形中往往功能较好,实际上拇指和小指可以做对掌运动(但不接触)。他们都有正常手所具有的基本组件:一个可活动的桡侧列,手裂、一个额外手列或位于手另一侧的手指,这些组件可以提供捏持和抓握功能。即便是没有指骨结构,这些孩子也能仅利用掌骨运动进行有效捏持或抓握。因此,这些孩子大多不需要手术干预,手术反而是多余的。发育不良的拇指如果 MP 关节活动度好,关节稳定,鱼际内在肌肉存在,建议不要进行特殊干预。

切除无功能肉赘有利于改善裂手的外观,并加深虎口和有助于抓握。如果不在生命早期切除这些无功能手指,一些患者和/或其家人会在心理上依赖它们,并抵制任何切除建议。这些畸形患者拇指通常较短,并无法配合活动度较好的尺侧缘指进行对掌运动。牵拉延长可以改善功能和外观。由于拇指不能正常旋前，这些患者也可能缺乏指腹夹捏动作。在掌骨水平旋转截骨术可通过将手指置于一个更有利位置而解决这个问题。严重发育不良的拇指，近节指骨缺失或发育过小，合并连枷 MP 关节，最好在近节指骨水平应用不带血管蒂的游离足趾移植治疗（图 27.24）。虽然运动无法恢复，但拇指变得更加稳定和具有功能。这些移植术更适合在 1 岁之前进行。在 2 和 4 岁之间适合选择去除发育小的末节指骨并行带血管蒂的第二足趾游离移植术。

短指并指的尺侧指会有一个不稳定的 MP 关节和向桡侧偏斜，原因是其近节指骨不对称。屈肌腱通常是强壮的，但伸肌并不平衡。利用软骨固定、骨移植、不带血管蒂的足趾移植来稳定 MP 关节，都已在获得同程度的成功实施。当关节成功被稳定，这些第五列指功能会非常好，可满足勾取和平衡动作。随着年龄增长和生长发育，大部分第五列指可以行牵拉技术进行延长。

Ⅶ型：束带综合征

以下的治疗原则适用于相关拇指畸形：

1. 血管损害和进展性淋巴水肿等紧急情况需立即治疗；

2. 早期手术将拇指线从一个复杂的并指畸形中解放出来；

3. 松解虎口的内收挛缩，在行任何拇指延长手术前需要让虎口获得全厚皮肤的覆盖。

在释放第一列后，需要准确地和仔细地对患者对功能的需求及可用的组织量进行评估。在那些在指骨水平或超过指间水平的指骨截肢患者，非手术干预可能是最佳的方案。但他们经常都要矫正近端窄缩环。虽然指甲及指腹可能会出现萎缩，但拇指仍具有功能。不稳定的 IP 关节可以应用肌腱移位或周围组织加固两侧的侧副韧带来矫正。拇指的长度可用以下方法延长：

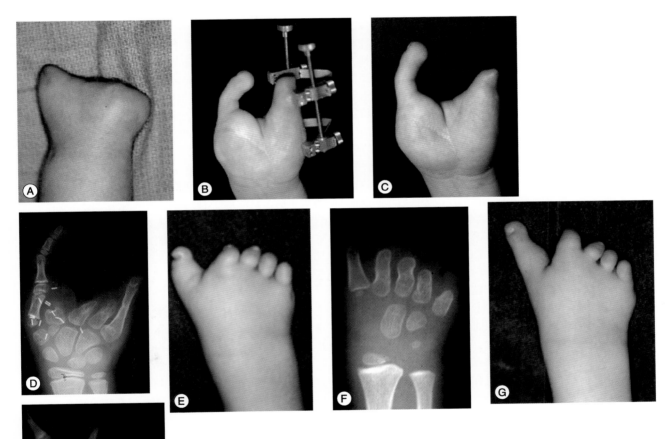

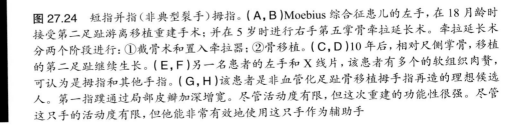

图 27.24　短指并指（非典型裂手）拇指。(A , B)Moebius 综合征患儿的左手，在 18 月龄时接受第二足趾游离移植重建手术；并在 5 岁时进行右手第五掌骨牵拉延长术。牵拉延长术分两个阶段进行：①截骨术和置入牵拉器；②骨移植。(C , D)10 年后，相对尺侧掌骨，移植的第二足趾继续生长。(E , F)另一名患者的左手和 X 线片，该患者有多个的软组织肉赘，可认为是拇指和其他手指。(G , H)该患者是非血管化足趾骨移植拇手指再造的理想候选人。第一指蹼通过局部皮瓣加深增宽。尽管活动度有限，但这次重建的功能性很强。尽管这只手的活动度有限，但他能非常有效地使用这只手作为辅助手

1. 在掌骨水平牵拉延长；

2. 不带血管蒂的游离足趾移植；

3. 带血管蒂的复合组织足趾-拇指移植—束带综合征是儿童足趾-拇指移植最常见的适应证。

当骨量条件允许时，牵拉延长术最好是在掌骨水平进行。掌骨可以容易地而缓慢地被延长——延长可达100%，其需两个步骤完成，包括置入牵引装置，以及在截骨后置入并固定间置的骨移植物（图27.25）。这一过程的主要阻力源于 AddP。在这种情况下，牵拉延长常限制在原始长度的50%。这种情况下，延长有缺陷、末端和细的指骨效果并不确定，延长后的手指常常很细并僵硬。远端骨不连，骨外露或用于内固定的硬件外露是其常见并发症。所以，首选带血管蒂的第二足趾复合组织移植来完成指骨水平的延长。

带血管蒂的第二足趾移植[125,126]是非常有效的方法，为空虚但富余软组织鞘的区域提供长度和生长潜能——偶尔会在截肢水平的远端看到这种情况。对于90%两岁以下的患者，骨膜外切取和移植第三和第四足趾的近节指骨能实现指骨的存活和生长（图27.26）[125]。作者自己的治疗经验却没有那么成功，因为只有70%的低龄患儿骨移植保持正常的增长潜力。存活和生长在2岁以上患者也会出现，但预期比率低。如有需要，整个第二足趾脚趾可供行带血管蒂复合组织移植。如果需要进一步延长，可二期行移植趾骨的牵拉延长。

对于近节指骨水平或掌骨水平的先天性截肢患者，带血管蒂的第二足趾复合组织移植一直是作者的选择方法。足踇趾可以作为整体或修饰组件来移植（图27.27），但该选择常用于未矫正的儿童晚期拇指畸形。因为截肢水平或牵缩带水平近端有正常的解剖结构，存在完整的 CMC 关节，术后可获得一个功能和外观较好的"手趾"。大鱼际内在肌肉功能存在也会加强术后的好结果（见图27.27）。有几个孩子 CMC 关节完整，作者首先延长了发育不良的掌骨，这为第二足趾移植提供良好基础。牵拉延长过程的关键是要缓慢进行，最小化软组织剥离，并避免损伤生长板。任何足趾移植的主要问题是足趾的被利用能力，因脚趾与手指一样，可能在 CRS 有发育不良或不发育。

各种类型的顶端整形术已在文献中描述，大部分是转移和远端推进来自临近手指的复合软组织和相骨段。相对于局部移位，作者更喜欢游离移植，因前者往往需要更广泛的剥离和产生虎口的继发挛缩。然而，局部手列移位如示指拇化术是非常有效的，特别是应用示指移位来加强拇指时。谨慎的外科医生会避免损伤正中神经和尺神经支配的大鱼际肌，包括拇收肌，及其在第三掌骨的起点。

Ⅷ型：五指手畸形

这些患者的最佳处理是对桡侧手指拇指化[127]。采用的技术类似于拇指缺如（Ⅴ型）示指拇化技术。平衡内在的肌肉组织是手术成功的关键。在五指手畸形，桡侧指的骨间背侧肌常呈单羽状，偶尔需要行 ADQM 或环指 FDS 移位重建对掌功能。最重要的步骤是重建一个无瘢痕的皮瓣组织

覆盖的宽大虎口。

当在童年或青春期，有两个选项可供选择：①用前臂皮瓣加 PIP 关节融合术重建虎口或②第一掌骨短缩旋转截骨和示指拇化及内在肌平衡术（图27.28）。这种情况不应与三指节畸形混淆，因后者的拇指比其他手指稍短。

虽然根据定义，额外的指骨是存在的，但外在肌和内在肌的解剖类似拇指而非其他手指。额外的指骨通常成角，且常与桡侧多指畸形相关。

Ⅸ型：桡侧多指畸形

桡侧多指畸形的治疗根据多指位置的不同而不同，本书其他部分有更详细的讨论。在一般情况下，外科医生应该利用拇指最好的部分尽可能构建出完善拇指。远端多指畸形（Ⅰ型和Ⅱ型）通常保留尺侧的多指，额外的软组织由桡侧拇指提供。由此产生的指甲比正常的小一些。尽可能避免应用 Bilhaut 术式，指甲嵴或 IP 关节活动度减少和指甲轮廓扁平是可预测的。Baek 改良过的 Bilhaut-Cloquet 术式能改善术后外观[128,129]。在近端指骨水平的多指（Ⅲ型和Ⅳ型）通常采用切除桡侧多指并利用其组织闭合创面。肌腱的异常需要通过彻底分离肌腱间连接和止点中央化来解决。将鱼际内在肌推进并附着于伸肌装置是必需的，保留侧副韧带和重新缝合是提供稳定 MP 关节的关键。在这些患者中掌骨头常常宽大，需要修剪桡侧多余的掌骨关节面。还可能需要闭合楔形截骨术来调整新拇指的力线。对多余皮肤的适当修剪以便完全闭合创面，这需要在高位中线位置进行。掌骨干水平多指畸形（Ⅴ型）通常需要单纯切掉桡侧副指，并且以 Z 成形术矫正正虎口狭窄。CMC 关节水平的多指畸形（Ⅵ型）和三指节畸形都需要根据其优势成分进行处理。通常将尺侧拇指移位到保留桡侧指基底。骨关节力线矫正，肌腱重新分布，和虎口松解常可一期完成。

Ⅹ型：综合型拇指列骨短小

因长度缺陷轻微，许多短拇指畸形的患者并不需要处理。对于那些长度明显不足的患者，可采用掌骨水平的牵拉延长术和二期植骨术填充骨缺损治疗。

合并全身综合征的患者需要多学科合作制订最佳治疗方案，对于手的处理也可以与其他治疗协调一致进行。手部畸形复杂的孩子，比如患有 Apert 综合征的孩子，需要特别的注意，以保证拇指和手的治疗达到最佳效果。

第一指蹼并指需要3～6月龄治疗以便患儿的抓握功能发育无障碍。治疗选择已在前面的章节叙述了。颅缝早闭患儿的大多数虎口缺陷可以通过四瓣 Z 成形术获得充分开大。对于 Apert 综合征中更复杂的Ⅱ型和Ⅲ型手畸形，这些病例有第一指蹼的完全并指，对第一指蹼应用组织扩张器效果满意，可以对虎口产生持续长时间的松解[84]。在这类复杂的畸形中，长度缺陷和成角可以通过截骨和髂骨移植治疗（图27.29）。最近，作者发现牵拉延长是注意力是更好的选择。作者倾向于是在4～6岁时矫正这些拇指的偏斜，在青春期早期牵拉延长。治疗效果显著。

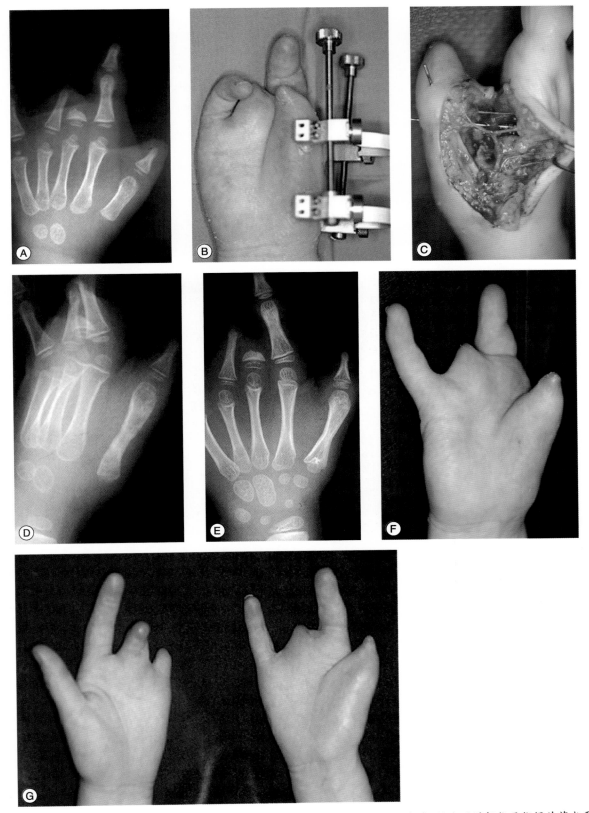

图 27.25　采用牵张延长术治疗束带综合征（CRS）拇指。（A）一名年轻女孩的 X 线片，该女孩的拇指于指间关节水平先天性截指，第一指蹼狭窄。注意近节指骨的锥形外观。（B）牵拉装置在位，在掌骨骨干中段水平截骨远近端牵张。螺丝顺时针旋转一圈等于延长 1.0mm。（C）新骨（骨痂）向间隙的中间部分产生。牵拉产生的软组织损伤令人印象深刻！所有血管、神经和肌腱都完好。（D）这个拇指的掌骨现在和示指掌骨一样长。（E）5 年后，两个掌骨都在生长，但示指现在更长。（F）第一指蹼加深，以增加拇指的活动度及张开程度。（G）虽然比正常的短，但该拇指在她的惯用手上发挥着良好的功能

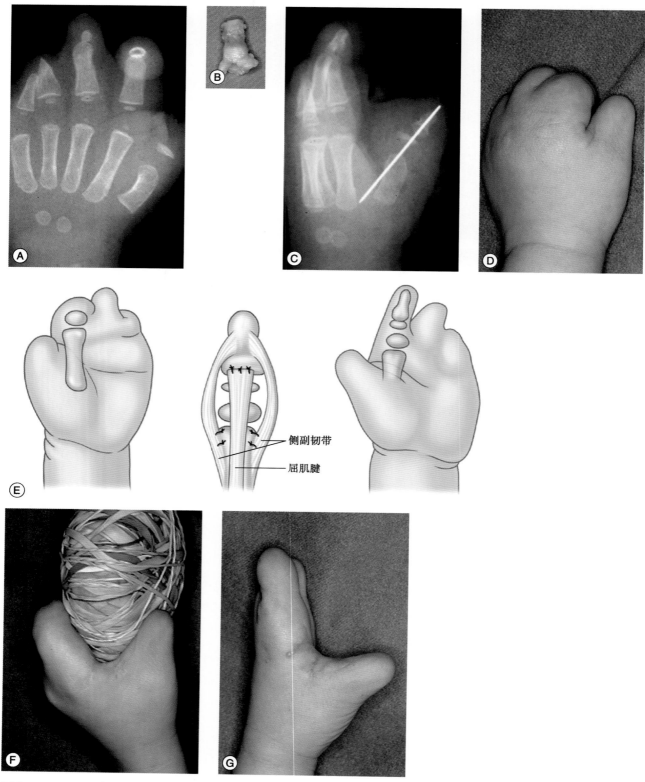

侧副韧带

屈肌腱

图 27.26　用足趾骨移植治疗束带综合征（CRS）拇指。(A～D)这名患有 CRS 肢端并指畸形患者在新生儿保育室中松解了并联所有指尖纤维连接。拇指在近节指骨干骺端截指,示指于中节指骨水平截指。非血管化第三和第四足趾移植至示指和拇指的顶部。(B,E)骨膜完整,侧副韧带和掌板附着于截指残桩的骨骼部分。该患儿的关节活动度获得保留。(F,G)四瓣 Z 成形术加深了第一指蹼并提高了她的抓握能力。她现在 20 岁,移植的趾骨正常生长。没有进行进一步的重建

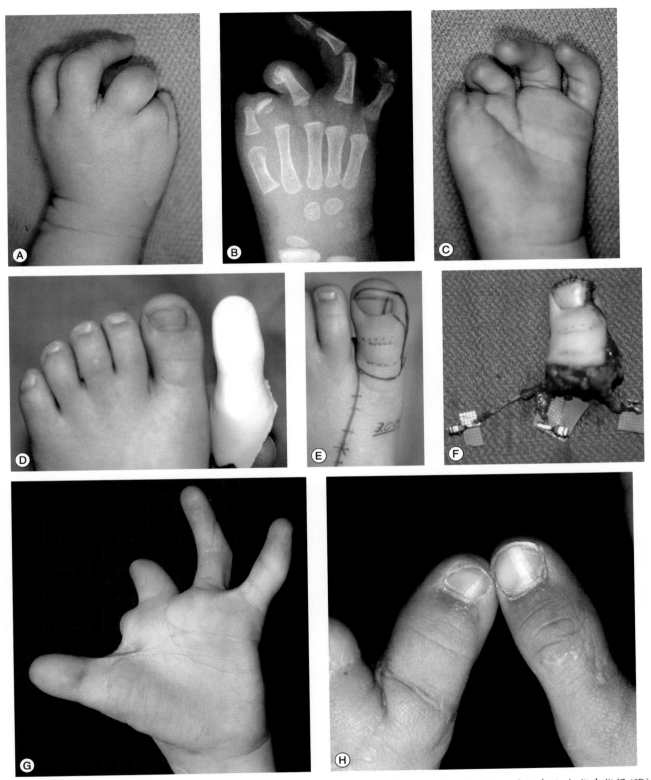

图 27.27 采用微血管足趾移植治疗拇指束带综合征（CRS）。（A～C）这个男孩出生时患有指端并指畸形，拇指在指间（IP）关节水平截指，无第一指蹼，示指和中指在指骨水平先天性截指。出生时存在的窄缩带在新生儿保育室被松解。第一次手术时，对进行前臂桡侧远端筋膜皮瓣移位开大第一指蹼，并进行环指屈曲挛缩的松解。（D～F）通过改良足蹰趾移植来增加拇指长度。手术时使用另一侧正常拇指的甲基丙烯酸甲酯模具来测量和在足蹰趾上描画轮廓。切口标记显示在同侧足蹰趾上，可见游离组织移位至受区左拇指上。（G，H）4 年后的拇指。感觉正常，IP 关节的运动角为 30°，掌指关节的活动度为 50°。轮廓外观良好。尚未进行任何修整手术

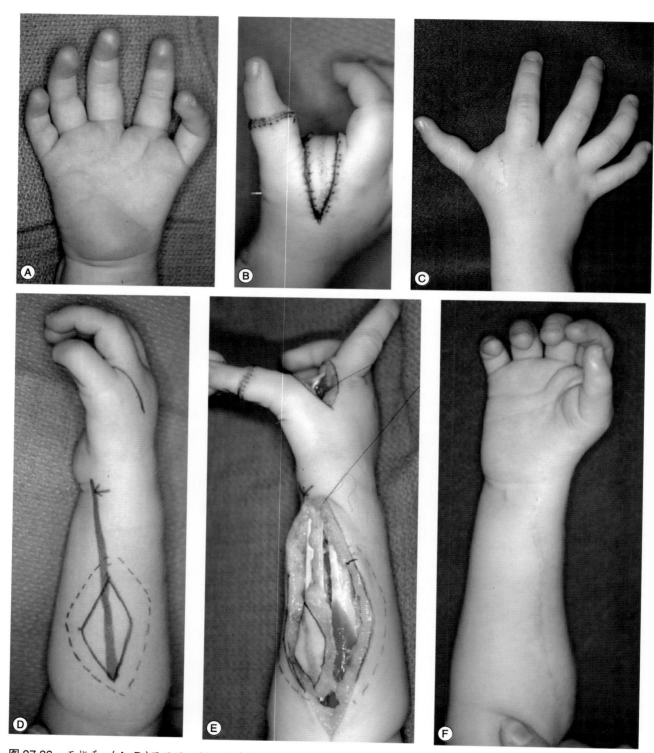

图 27.28   五指手。（ A，D ）显示了双侧五指手患儿的右手。她主动旋转最桡侧手指至假拇指位置，以便更有效地发挥作用。（ B，E ）在一次手术中，行拇指缩短，近指间关节融合，并通过前臂桡侧筋膜皮瓣创建了第一指蹼空间。如下图可见手术前、手术中和手术后 5 年的情况。浅屈肌腱移位改善掌侧外展（对掌）。（ C，F ）第一指蹼没有挛缩或缩小，有全厚皮瓣组织覆盖

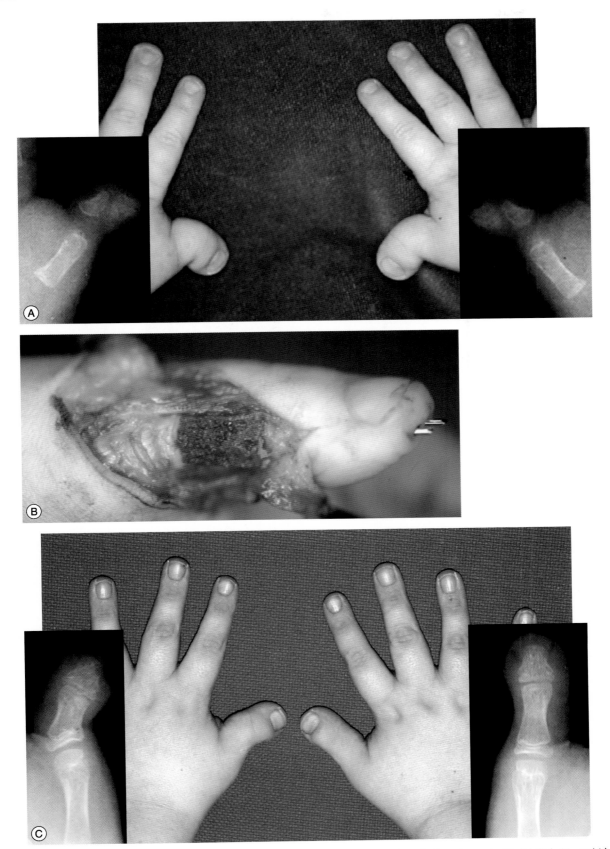

图 27.29　X 型骨骼列短小。（A）一名小男孩的术前拇指外观和 X 线片，该患儿患有 Rubenstein-Taybi 综合征，双侧拇指桡侧偏斜（"搭便车拇指"）。（B）通过大的 Z 成形术和复合组织移植来延长桡侧软组织，骨骼通过开放性楔形截骨和皮质松质骨移植延长，用两根 C 针固定。（C）7 年后相同的拇指。右侧生长正常，而由于最桡侧骺板早闭，左侧拇指桡侧偏畸形复发

术后护理

几乎所有上述手术都需要一个加垫良好的长臂石膏帮助下固定至少 3～4 周。作者更倾向于在轻度全身麻醉下移除石膏，以尽量减少孩子的创伤经历，并同时检查和清洁伤口。

在管形石膏去除后，接下来 6～8 周需要使用 Coban 包扎以减少肿胀。拇指热塑夹板在晚上及室外提供额外保护。示指拇化术后，孩子与父母用特定的游戏活动，在此期间，中指和环指被伙伴用胶带粘住，以鼓励使用新拇指捏和抓握。不出意外，作者看到良好的功能结果与参与度高和细心的父母之间存在正相关关系。除了职业治疗师的每月评价，没有额外的治疗是必要的。一些孩子很早开始使用重建或新拇指；而有些犹豫。对于示指拇化拇指，屈肌功能的恢复可能需要几个月的时间。到术后 6 个月时，所有儿童基本会积极地将拇指融入日常生活活动中。

结果、预后及并发症

Ⅰ型

实现指腹和指甲捏持、抓握或准确捏持的治疗效果并不困难，这些都需要拇指的掌侧外展。然而，所记录的肌力可能达不到正常水平。运动取决于关节状态，指腹捏和夹头捏的力量与现存大鱼际肌肉直接相关。

Ⅱ型

虽然这些都是不正常的拇指，进行早期手术治疗后功能恢复是比较好的。虽然 MP 关节运动度在韧带稳定性重建或软骨固定术后减少，CMC 和 IP 关节的良好活动性可提供优良的功能。试图通过软骨固定提高关节稳定性经常导致骨不连。在这些拇指在 IP 关节水平屈曲无力和捏力弱，并不是因为 AddP 无力，而是由于畸形的拇长屈肌力量太弱。拇指和其相对的三指抓握时的精度和力度较正常弱得多。组织缺失的量和程度与观察到的解剖变异成比例，包括拇外翻畸形、屈肌肌肉缺陷，以及需要施行的手术量。在同侧前臂存在桡骨部分或完全缺如时，拇指通常僵硬且活动度较差。

ⅢA 型

ⅢA 型重建的拇指较短、细，比Ⅱ型拇指活动性更差，且使用功能因人而异。唯一可以确定的是，这些拇指是不正常的。许多研究结果说明疗效与相关的解剖异常的程度和手术量有关[33, 115]。伴随 MP 关节稳定而来的是运动的减少；虎口松解后，第一列的活动度和抓握能力有了明显的提高；肌腱移位重建拇对掌功能后，如果肌肉和肌腱仍有功

能，则可保持拇指外展。软骨固定术在年幼的患儿中经常失败，需要年龄更大时作为关节融合术再次施行。事实上，没有拇指屈褶而获得良好功能性屈曲的机会非常小。伴有拇指展肌畸形和有松弛或连枷 MP 关节，MP 和 IP 关节重建后运动将大大减少。Lister 的系列报告中，对多发的肌肉与肌腱异常中患者实施一期或二期重建，术后平均 IP 关节活动度为 21°[130]。儿童接受屈肌重建后也存在需要 MP 或 IP 关节的稳定手术。松解异常屈肌腱，肌腱或肌肉间连接来改善 IP 关节活动度的结果是非常令人沮丧的，特别是对于过了青春期的患儿。

ⅢB 型、ⅢC 型和Ⅳ型

示指拇化术的临床结果没有争议，将以Ⅴ型拇指的示指拇化术为例讨论疗效。如果示指拇化术不进行，预期需要行分期重建术，包括骨间置移植物植入，伴或不伴肌腱移植稳定术式。虎口张开程度仍然不足。拇指僵硬并伴随很差的 MP 或 IP 关节活动度，MP 水平副韧带重建随着时间也会变得松弛。结果表明[67, 73, 131-133]，这些重建的拇指短小、细长、相对不具活动度。掌骨不再发育，这些孩子经常对"他们不用"的拇指表示不满。然而，长期的后续随访可以看出，其中一些患者及其家人非常喜欢他们的小而僵硬的拇指，并对此充满热情[132]。

一些医生认为，为了拥有捏持功能及外观，值得尝试显微外科手术[72, 73, 95, 134]。然而，潜在的不发育和活动度差是最大障碍。显微外科手术具有显著优势来稳定掌骨基底以及恢复虎口的宽度。一小宗病例队列研究[67, 71-73, 75, 95, 135]证明，稳定性要求可能达到但运动功能却会严重损失。这类拇指短小且伴有指甲不发育及瘢痕虎口，相对于施行良好的示指拇化，在美学角度更难以接受（图 27.30）。幼儿的任何游离组织移植的技术难度和风险都可能会非常大。

当选择了对漂浮拇指（Ⅳ型）进行分期重建手术，重建后的拇指细小，僵硬且虎口狭窄。如果做骨移植，拇指在掌骨水平不生长（图 27.31），但进行了带血管蒂的关节游离移植，则会有生长潜力，并有一定的 CMC 关节稳定性。由于文化偏好，大多数这些移植手术发生在亚洲国家。

ⅢB 型、ⅢC 型、Ⅳ型和Ⅴ型：示指拇化

作者有超过 300 例示指拇化的治疗案例，经验与 Buck-Gramcko 经验相似，他做这种治疗的病例数是作者的两倍多[105, 111]。理解新拇指将永远无法变得正常是很关键的。术后获得充分的功能和美学结果完全取决于示指的手术前的状况。

具有正常皮肤、骨骼、关节、肌腱和肌肉的患儿经过正确施行的示指拇化会获得好的结果。由于桡骨缺如而导致桡侧拐棒手的年轻人，其手指僵硬、活动差，示指拇化术后则会获得较差的功能结果（见下文）。在这种畸形手中，把新拇指放在准确的位置，与其他手指实现更大对掌十分重要。需避免 CMC 过度伸展，这种姿势会将拇指置于一个非

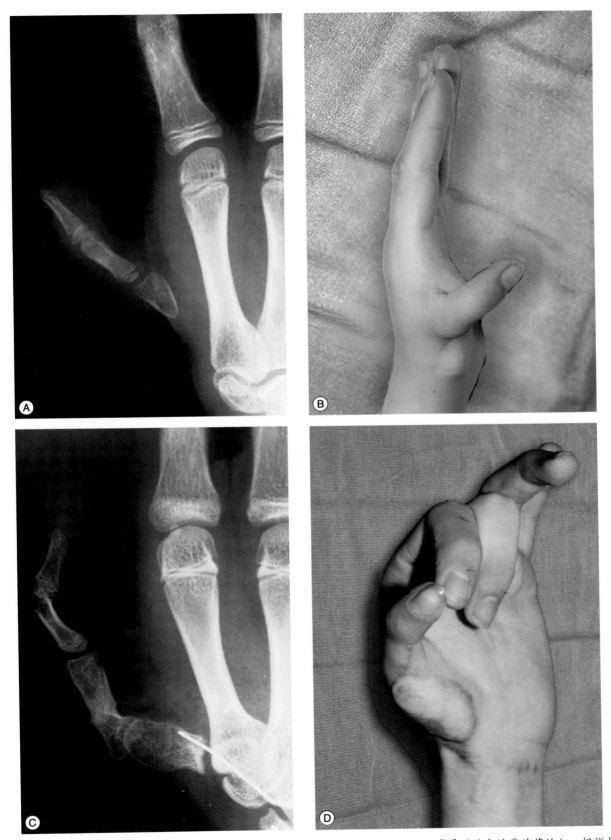

图 27.30　ⅢB 型拇指的微血管重建。(A, B) X 线片和临床图片显示为 ⅢB 型拇指，掌骨近端和腕掌关节缺如。拇指与手没有骨骼连接。(C, D) 进行游离带软组织覆盖的第二足趾跖趾关节移植以提供骨骼连接和稳定性。图中所示为骨骼成熟时的情况。需要肌腱移位来为拇指提供外在的屈曲和伸直活动度，皮瓣用于重建鱼际区域。(*Case provided by G. Foucher, MD*)

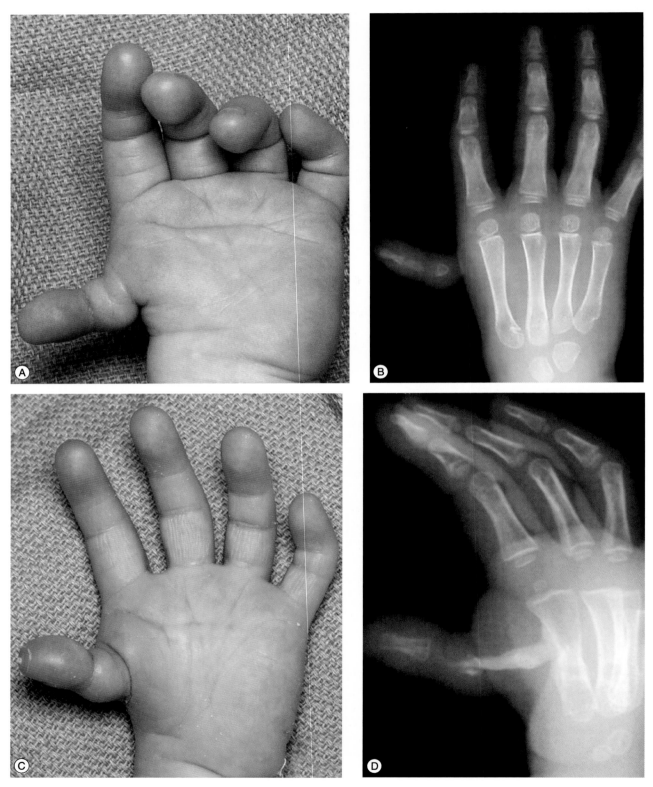

图 27.31　ⅢB 型拇指分期重建。(A,B)父母坚持保留 Ⅳ 型的拇指,术前 X 线片和临床外观。(C,D)使用髂骨皮质松质骨移植物来桥接稳定拇指,拇指固定于无法活动度的姿势,并且不随患儿的生长而生长。14 岁时,该患儿来到作者的诊所,询问她什么时候可以获得"正常"的拇指

常不利的姿势。虽然对这些过程的评估很困难，但结果报告不少[7,46,60,101,114,136-149]。大多数证实了术前状况决定术后结果。

对长期结果研究最彻底的是 Manske 等的报告[60]，单一一组患者，总活动度平均在正常水平的 50%，握力 21%，侧捏 22%，日常活动中使用新拇指是正常值的 84%。有趣的是，这些结果并未因手术时患者的年龄变化而显著改变。此外，研究已经证明，这些新拇指的功能和力量会随着孩子的成长而提高[145]。作者强烈支持这一观点。

由于需要主观解释，示指拇化的外观很难量化评估。有些人试图通过测量手指到 PIP 关节的长度来，新拇指休息状态下的姿势，和相对于其他手指旋转量化外观评估[137,143]。同时，有人强调创造一个外观良好的虎口，避免拇指看起来像在手侧面的一个手指[58,60,106]。作者已经观察到，父母几乎一致地对示指拇化的术后效果感到满意，年幼患者在长成青少年后才会对外形表达许多意见，到那时，很多患者会让医生知道他们是否喜欢他们的拇指。尽管问好了！

实施示指拇化年龄的影响一直存在争议。如前所述，许多医生认为，在理想情况下，这个操作应该是出生后 1 年内完成，以提高早期皮层对新"拇指"的意识。发育科学家已经证明，孩子在 1 岁时就知道拇指位于桡侧[150]。有些人认为，由于没有拇指，示指在桡侧替代之，示指拇化代表了桡骨柱的重新定位。根据 Manske 的数据[60]，从功能角度考虑不支持早期示指拇化。作者认为，手的大小和手术医生的经验、知识和信心是更为重要，因为对一名患者，医生只有一次机会实施好的示指拇化。

当考虑并发症时，主要学习曲线涉及切口、肌肉平衡和创建正常的虎口。有充分的证据表明，有经验的术者并发症发生率很低[151]。神经血管束损伤会造成血运损害，特别对于没有桡动脉的桡侧纵列发育不良者。如有需要，显微血管修复和静脉移植可以避免这一潜在问题。皮瓣坏死和由此引起的挛缩和畸形与手术过程中相关技术相关。有静脉损伤的报道[151]，可能是由于过度解剖背侧静脉、扭结、过紧包扎或解剖异常所致。在分离过程中对内在肌肉的神经损伤可能会无法识别，可以在后面的移位中进行功能重建。为了避免这个问题，这些肌肉需保留骨膜附着，不解剖到近端掌弓水平。新拇指的内收挛缩是骨骼列位置放置不良和固定所致，或由于牵拉过紧的第一骨间掌侧肌肉。新大多角骨无菌性坏死（原掌骨头）在作者的病例中没有这个问题，但是有被报告过[59]。由于骨膜留在内在肌，骨膜组织骨化常见。有症状的骨刺可以单纯切除。

其他类型的拇指发育不全（Ⅵ～Ⅹ型）

Ⅵ型：中央缺陷——裂手和拇指短指并指畸形

裂手

由于大多数这类拇指归类为 Blauth Ⅰ型或Ⅱ型，结果是相似的。功能上主要考虑虎口重建的充分性及第一 DI

和 AddP 的完整性，他们对于各类捏的动作都十分重要。在示指转位时，第一 DI 的力量在其从拇指切除或剥离后会缺失。应尽一切努力保护 AddP 及其骨膜止点。当示指转位到中指位置，这些骨膜重新与示指掌骨相连。握力更多地依靠尺侧 3 个手指而不是拇指。

短指并指畸形

这个拇指普遍小于正常对侧手的拇指。如果稳定性好，它将为手其他部位提供可活动的桡侧列。指间（IP）关节运动度小或缺如。当出生时 IP 关节屈曲皱褶缺失，试图松解关节和外在肌腱重建获得活动度是很难的。由于在前臂运动神经异常，屈指肌腱移植结果也令人失望。如果尝试，应该应用腕屈肌或伸肌。由于这些拇指的临床范围非常广泛，因此本书很难做出任何概括。

Ⅶ型：束带综合征

在指间关节水平的先天性截指的拇指功能是良好的，假设在拇指和其他手指之间有一个宽的、无瘢痕的虎口。用非吻合血管的趾骨移植优势在于能加长拇指，并在 MP 关节水平几乎没有活动度。带有血管蒂足趾移植的延长拇指的优势在于能获得正常长度和感觉，缺点是活动度较正常少[82]。由于前臂解剖运动神经正常，这种移植的功能效果是优越的。

Ⅷ型：五指手

结果类似于那些无桡侧发育不良的示指拇化病例。在掌骨水平进行旋转截骨术后应用前臂皮瓣可以获得类似的结果。这些拇指都能获得掌侧外展的良好位置，但缺乏有力的内收，有力的捏和抓。拇指是细长的，没有正常或接近正常的捏的力量和拇示指的抓握力量。

Ⅸ型：桡侧多趾

参见第 28 章。

Ⅹ型：综合征性拇指骨骼列短缩

特定拇指畸形有相应的结果。对患有 Apert 综合征的人而言，拇指更长，运动出现在 MP 和 CMC 关节处，而独立功能的程度更多地取决于虎口质量。

使用牵拉技术延长的拇指在指骨水平处更长、更薄，而远离牵拉的关节更僵硬。缓慢地牵拉，约 0.5mm/d，对内在肌肉的损伤可以达到最小化。有正常的 CMC 关节和完整的大鱼际肌肉，这些拇指功能较好。

二期手术

在作者的经验中，额外的手术不常见。最常见的术式是肌腱移位重建对掌功能，用于有部分或完全桡骨缺失和大鱼际肌正中神经支配不足的患者。在所有这些患者中，本术式作为最初优于示指拇化术的"游戏计划"的一部分进行了讨论。在作者的病例系列中，8 名患者需要通过截骨矫正 CMC 过伸，7 例（系列早期患者）需要手术停止掌骨的持续生长。11 名儿童因存在产生症状的骨膜残留骨刺，成年后返回接受手术去除骨刺。伸肌腱松解术或缩短在 10 只手是必要的。如果作者的患者人群移动性较差并且对加强长期随访，预计返修率会更高。

其他外科医生做的示指拇化的患者也有需要修整的情况。最常见的问题是：①骨骼列位置差；②最初的皮肤损伤处产生的过多瘢痕；③伸肌腱粘连；④掌侧外展（对掌）缺乏。10 例患者成人后回来复诊：5 例需要行腕管松解术，5 例需要去除诱发疼痛，发育不良的腕骨。症状是与工作中的重复活动和/或妊娠相关，所有患者为 20～35 岁之间。

示指缺陷

有缺陷的示指需要特别关照，因为在很多临床病例中，不正常的示指（如僵硬）也可用于示指指化。这些病例包括：

1. Holt-Oram 综合征患儿的示指列并指；

2. 一个示指与中指的完全简单并指（如典型的裂手，示中指并指畸形伴随拇指缺如或发育不良）；

3. 一个僵硬的示指伴桡骨完全或部分缺如；

4. 一个僵硬的示指列伴近侧指间关节屈曲挛缩，伴随或不伴桡骨完全或部分缺如；

5. 镜影手（双尺骨）；

6. 五指手。

在所有这些情况下，通过体格检查，示指列的临床缺陷是显而易见的，主要问题是是否可以通过手术改善临床功能和手的外形。没有屈褶意味着在子宫内时即缺乏运动，并且关节、肌肉和/或腱性结构存在缺陷。术中探查可发现纤维索条存在于指骨之间，在 X 线片上不会显示这种连接。屈曲挛缩（屈曲指）可能出现在示指或所有手指中，从桡侧到尺侧严重程度逐渐降低。这些临床情况不常出现，但比预期更频繁地发生。目前在作者的经验中，这些临床情况之一至少占 15%[106]。

在文献报道中没有关于治疗的指南建议，手术治疗的建议更依赖于特定的外科医生实践经验而不是实际推理。大多数建议都是极其保守[7, 51, 101, 106, 111, 130, 138, 139, 143, 152-156]。重建的选择包括：①非手术治疗；②示指列的旋转截骨术[157]；③正规的示指拇化；④第五指拇化。

通过对示指拇化治疗的大宗病例系列分析，很容易决定做什么和怎样做[158]。从逻辑上说，结果的质量主要取决于示指列的术前情况。

对于综合征相关的患者，其中包括主要的中枢神经功能缺陷，推荐非手术治疗。仅仅因为一些审美的原因，一些人会考虑对僵硬的示指进行单独拇指化。通常，一个活动度好的示指被转移到另一只手拇指的位置。将较硬的拇指置于内收位更重要。适当的长度，和创建一个延伸到拇指位置的示指 PIP 关节的正常虎口，对于形成良好的外观都十分重要。

示指拇化示指的位置对于与中指捏合以及与第小指配合抓握非常关键（见图 27.32）。通常，新拇指的外在运动会减少，特别是伸展时，因为起源于前臂桡侧的肌肉异常或缺失。拇指位于第五指良好对掌位置是十分重要的，该姿势比正常外展稍少。如果置于过度掌侧外展和伸直位置，该固定姿势会被物体钩住或卡在口袋中。

另一种选择，很少针对这些患者，是旋转截骨术替代正规的示指拇化[157]。作者首选实施此术式的情况包括：有僵硬、屈曲挛缩示指的年龄较大儿童、青少年和成年人，既往治疗遗留瘢痕的情况，以及镜影手、五指手和与桡侧拐棒手相关的非常僵硬示指列。治疗原则是相同的，但不需要像正规的示指拇化术那样短缩示指的程度。重新附着任何存在的内在肌肉，并酌情缩短外在屈肌和伸肌腱。新的拇指的位置必须非常仔细地选择以实现最佳的捏持动作。许多患桡侧纵列缺陷的患者出生时就有涉及所有近指间关节的先天性指屈曲，最桡侧的示指和中指更严重。在这些挛缩的手指，如果需要的话，作者还用 Z 成形术或全厚皮片移植，进行充分的松解。然后作者考虑旋转短缩截骨术而不是经典的示指拇化术。

先天性手异常的畸形可能组合几乎是无限的，并在许多实例中，在一些针对该列的先行治疗完成后，对示指进行拇指化。有很多例子，如拳击手套手的示指并指，或典型裂手畸形，这种情况示指和中指以简单并指的方式并连[159, 160]。在正式转位示指前，要松解并指。

未来展望

过去几年，先天性拇指畸形的护理并没有发生太大的变化。知识和技术的进步缓慢但稳定。对这些畸形的遗传基础的研究在持续取得进展。随着人们不断完善对先天性手部畸形的遗传和生化理解，一个新的、更全面的分类系统已经出现并获得广泛接受。同时，虽然原则保持不变，但手术治疗的技术不断进步[49, 58, 79, 93]，对患者的护理不断改善。最后，尽管存在许多障碍，但研究人员仍在继续改进该领域结果的量化和测量[148, 161, 162]，并有望实现测量结果的全球标准化。

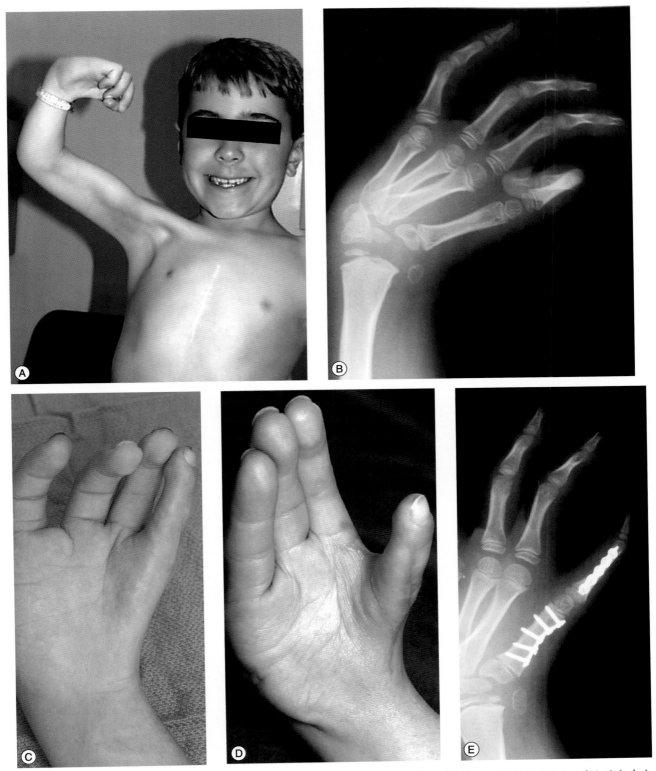

图 27.32　示指发育不良。（A）7 岁男孩，双侧桡骨缺如，已行胸大肌移位重建屈肘功能。初步牵张延长后，手和腕部中央化于尺骨远端。（B）可以看到尺骨远端的特征性增宽。从尺侧到桡侧，手指 PIP 关节固定屈曲挛缩逐渐增多，以致示指屈曲至 100°，基本无功能。他的另一只手成功进行了示指拇化术，患者要求改善这只手。（C）首先，短缩近节指骨和中节指骨，并在 PIP 关节水平进行关节固定术。（D）接下来，旋转短缩截骨术将新拇指置于充分外展位，以便配合中指进行指腹捏和抓握小物体。这个位置是为了防止拇指被裤子口袋和其他物体卡住。（E）使用内固定钢板和螺钉固定。仅掌指关节存在运动度。手术后几周内，他开始使用这个以前被忽略的手指

参考文献

1. Flatt A. *The Care of Congenital Hand Anomalies.* St. Louis, MO: CV Mosby; 1977:55–79.

3. Bayne LG, Klug MS. Long-term review of the surgical treatment of radial deficiencies. *J Hand Surg Am.* 1987;12:169–179.

2. Flatt A. *The Care of Congenital Hand Anomalies.* 2nd ed. St Louis, MO: Quality Medical Publishing; 1994:292–314.

4. Buck-Gramcko U, Buck-Gramcko D. Free toe transplantation in congenital hand defects. *Handchir Mikrochir Plast Chir.* 1995;27: 181–188.

5. Blauth W. [The hypoplastic thumb]. *Arch Orthop Unfallchir.* 1967;62:225–246. *This article presents early classification of thumb hypoplasia that has become the "gold standard" of diagnosis. Despite minor modifications, today's well-accepted classification system still bears Blauth's name.*

6. Müller W. *Die angeborenen Fehlbildungen der menschlichen Hand.* Leipzig, Germany: Thieme; 1937.

7. Manske PR, McCarroll HR Jr. Reconstruction of the congenitally deficient thumb. *Hand Clin.* 1992;8:177–196. *This article clearly defines the anatomical and functional differences between type IIIA and IIIB thumbs. The authors conclude that CMC joint stability and extrinsic tendon abnormalities allow differentiation between these two types of thumb hypoplasia. They recommend reconstruction for IIIA thumbs and ablation with pollicization for IIIB thumbs.*

8. Manske PR, McCarroll HR Jr, James M. Type III-A hypoplastic thumb. *J Hand Surg Am.* 1995;20:246–253.

9. Tonkin MA. On the classification of congenital thumb hypoplasia. *J Hand Surg Eur Vol.* 2014;39:948–955.

10. Gosset J. La pollicisation de l'index (Technique chirurgicale). *J Chir (Paris).* 1949;65:403–413.

11. Hilgenfeldt O. *Operativer Daumenersatz und beseitigung von Greifstorungen bei Fingerverlusten.* Stuttgart: Ferdinand Enke Verlag; 1950.

12. Bunnell S. Digit transfer by neurovascular pedicle. *J Bone Joint Surg Am.* 1952;34:772–774.

13. Littler J. The neurovascular pedicle method of digital transposition for reconstruction of the thumb. *Plast Reconstr Surg.* 1953;12:303–319. *This is a classic article on the technique of digital transposition by a master hand surgeon. He refined the techniques for traumatic thumb loss developed by Bunnell and others after the Second World War and applied them to congenital cases.*

14. Buck-Gramcko D. Pollicization of the index finger. Method and results in aplasia and hypoplasia of the thumb. *J Bone Joint Surg Am.* 1971;53:1605–1617. *Buck-Gramcko obtained a large experience with pollicization after the thalidomide crisis in Europe. This seminal paper describes the classic technique that he developed, which remains the present-day standard for pollicization.*

15. Edgerton M, Snyder G, Webb W. Surgical treatment of congenital thumb deformities (including impact of correction). *J Bone Joint Surg Am.* 1965;47:1453–1474.

16. Caffey J. *Pediatric X-Ray Diagnosis: A Textbook for Students and Practitioners of Pediatrics, Surgery and Radiology.* 7th ed. Chicago, IL: Year Book Medical Publishers; 1978.

17. Entin M. Reconstruction of congenital anomalies of the upper extremities. *J Bone Joint Surg Am.* 1959;41:681–701.

18. Entin M. Congenital anomalies of the upper extremity. *Surg Clin North Am.* 1960;40:497.

19. Coombs C, Upton J. The hypoplastic and absent thumb. In: Bentz M, ed. *Pediatric Plastic Surgery.* Stamford, CT: Appleton and Lange; 1997:907–957.

20. Rayan GM, Upton J. *Congenital Hand Anomalies and Associated Syndromes.* 2014th ed. Springer; 2014:500.

21. Fanconi G. Familiare infantile perniziosaartige anamie. *Jahr Kind.* 1927;117:257.

22. Auerbach AD, Rogatko A, Schroeder-Kurth TM. International Fanconi anemia registry: relation of clinical symptoms to diepoxybutane sensitivity. *Blood.* 1989;73:391.

23. Alter BP. Fanconi's anemia current concepts. *Am J Pediatr Hematol Oncol.* 1992;14:170–176.

24. Giampietro PF, Adler-Brecher B, Verlander PC, et al. The need for a more accurate and timely diagnosis in Fanconi Anemia: a report of the International Fanconi Anemia Registry. *Pediatrics.* 1993;91:1116–1120.

25. Webb ML, Rosen H, Taghinia A, et al. Incidence of Fanconi anemia in children with congenital thumb anomalies referred for diepoxybutane testing. *J Hand Surg Am.* 2011;36:1052–1057.

26. Blauth W, Schneider-Sickert F. *Congenital Deformities of the Hand: An Atlas of Their Surgical Treatment.* Berlin: Springer-Verlag; 1981:10–72.

27. Su C, Hoopes JE, Daniel R. Congenital absence of the thenar muscles innervated by the median nerve: report of a case. *J Bone Joint Surg Am.* 1972;54:1087–1090.

28. O'Rahilly R. Morphological patterns in limb deficiencies and duplications. *Am J Anat.* 1951;89:135–194.

29. Lane W. Abnormal muscle of the hand. *J Anat Physiol.* 1887;21:674.

30. Miura T, Komada T. Single method for reconstruction of the cleft hand with an adducted thumb. *Plast Reconstr Surg.* 1979;64:65–67.

31. Blair W, Buckwalter JA. Congenital malposition of the flexor pollicis longus – an anatomy note. *J Hand Surg Am.* 1983;8:93–94.

32. Blair W, Omer GE. Anomalous insertion of the flexor pollicis. *J Hand Surg Am.* 1981;6:241–244.

33. Graham T, Cleveland OH, Louis DS. A comprehensive approach to surgical management of the Type IIIA hypoplastic thumb. *J Hand Surg Am.* 1998;23:3–13.

34. Dellon A, Rayan G. Congenital absence of the thenar muscles: report of two cases. *J Bone Joint Surg Am.* 1981;63:1014–1015.

35. Fitch RD, Urbaniak JR, Ruderman RJ. Conjoined flexor and extensor pollicis longus tendons in the hypoplastic thumb. *J Hand Surg Am.* 1984;9:417–419.

36. Strauch B. Dorsal thumb flap for release of adduction contracture of the first web space. *Bull Hosp Joint Dis.* 1975;36:34–39.

37. Miura T. An appropriate treatment for postoperative Z-formed deformity of the duplicated thumb. *J Hand Surg Am.* 1977;2: 380–386.

38. Koster G. Isolated aplasia of the flexor pollicis longus: a case report. *J Hand Surg Am.* 1984;9:870–871.

39. Tsuchida Y, Kasai S, Kojima T. Congenital absence of the flexor pollicis longus and brevis: a case report. *Hand.* 1976;8:294–297.

40. Arminio J. Congenital anomaly of the thumb: absent flexor pollicis longus tendon. *J Hand Surg Am.* 1979;4:487–488.

41. Chase R. Discussion of pollex abductus due to congenital malposition of the flexor pollicis longus. *J Bone Joint Surg Am.* 1969;51:1290.

42. Lister G. Pollex abductus in hypoplasia and duplication of the thumb. *J Hand Surg Am.* 1991;16:626–633.

43. Neviaser R. Congenital hypoplasia of the thumb with absence of the extrinsic extensors, abductor pollicis longus and thenar muscles. *J Hand Surg Am.* 1979;4:301.

44. Kobayashi A, Ohmiya K, Iwakuma T, et al. Unusual congenital anomalies of the thumb extensors: report of two cases. *Hand.* 1976;8:17–21.

45. Tupper J. Pollex abductus due to congenital malposition of the flexor pollicis longus. *J Bone Joint Surg Am.* 1969;51:1285–1290.

46. Kleinman WB. Management of thumb hypoplasia. *Hand Clin.* 1990;6:617–641.

47. Buck-Gramcko D. Congenital malformations. In: Nigst H, Buck-Gramcko D, Millesi H, Lister G, eds. *Hand Surgery.* Stuttgart: Thieme; 1988:12.1–12.114.

48. Littler J *Reconstruction of the thumb, The Monks Lecture.* 1977.

49. Upton J, Sharma S, Taghinia AH. Vascularized adipofascial island flap for thenar augmentation in pollicization. *Plast Reconstr Surg.* 2008;122:1089–1094.

50. Upton J. Treatment of congenital forearm and hand anomalies. In: May J, Littler JWL, eds. *Plastic Surgery.* Philadelphia, PA: WB Saunders; 1990:5352–5356.

51. Flatt A. The absent thumb. In: *The Care of Congenital Hand Anomalies.* 2nd ed. St. Louis, MO: Quality Medical Publishing; 1994.

52. Wassel H. The results of surgery for polydactyly of the thumb. *Clin Orthop.* 1969;64:175–193.

53. Wood V. Super digit. *Hand Clin.* 1990;6:673–684.

54. Barsky A. Cleft hand: classification, incidence and treatment. Review of the literature and report of nineteen cases. *J Bone Joint Surg Am.* 1964;46(A):1707–1720.

55. Ogino T. Cleft hand. *Hand Clin.* 1990;6:661.

56. Patterson T. Congenital ring constrictions. *Brit J Plast Surg.* 1961;14:1–31.

57. Lister G. Absent tendons excluding thumb deficiencies. In: Buck-Gramcko D, ed. *Congenital Malformations of the Hand and Forearm.* London: Churchill Livingstone; 1998:327–330.

58. Taghinia AH, Littler JW, Upton J. Refinements in pollicization: a 30-year experience. *Plast Reconstr Surg.* 2012;130:423e–433e.

59. Lochner HV, Oishi S, Ezaki M, et al. The fate of the index

metacarpophalangeal joint following pollicization. *J Hand Surg Am.* 2012;37(8):1672–1676.

60. Manske PR, Rotman MB, Dailey LA. Long-term functional results after pollicization for the congenitally deficient thumb. *J Hand Surg Am.* 1992;17:1064–1072. *This is a well-documented study on the long-term outcomes of pollicization. The results show that the pollicized digit is quite functional, albeit never achieving as much strength or mobility as a normal thumb. Outcomes fell into two categories depending on the preoperative state of the index finger. They found no difference in outcome between patients who underwent pollicization very early in life and others who underwent pollicization in early childhood.*

61. Caroli A, Zanasi S. First web-space reconstruction by Caroli's technique in congenital hand deformities with severe thumb ray adduction. *Br J Plast Surg.* 1989;42:653–659.

62. Friedman R, Wood VE. The dorsal transposition flap for congenital contractures of the first web space: a 20 year experience. *J Hand Surg Am.* 1997;22:664–670.

63. Foucher G, Greant P, Merle M, Michon J. [Congenital abnormalities of the thumb. Contribution of microsurgical technics]. *Chirurgie.* 1988;114:60–66.

64. Foucher G, Navarro R, Medina J, Allieu Y. [Pollicization, remains of the past or current operation]. *Bull Acad Natl Med.* 2000;184:1241–1253.

65. Cooney WP 3rd, Wood MB. Microvascular reconstruction of congenital anomalies and post-traumatic lesions in children. *Hand Clin.* 1992;8:131–146.

66. Reichert B, Berger A. [Microsurgical tissue transplantation for correction of hand abnormalities]. *Handchir Mikrochir Plast Chir.* 1994;26:200–205, discussion 206.

67. Nishijima N, Matsumoto T, Yamamuro T. Two-stage reconstruction for the hypoplastic thumb. *J Hand Surg Am.* 1995;20:415–419.

68. Barsky A. *Congenital Anomalies of the Hand and Their Surgical Treatment.* Springfield, IL: Charles C. Thomas; 1958:114–121.

69. Barsky A. Congenital anomalies of the thumb. *Clin Orthop.* 1959;15:96–110.

70. Matthews D. Congenital absence of functioning thumb. *Plast Reconstr Surg.* 1960;26:487–493.

71. Yamauchi YFA, Yanagihara Y, Yoshizaki K. Reconstruction of floating thumb – especially on the use of vascularized metatarsophalangeal joint grafting. *Seikeigeka Mook.* 1979;30:1645–1648.

72. Ono H, Tamai S, Yajim H, et al. Vascularized toe joint transfer for floating thumb. *J Jpn Soc Surg Hand.* 1979;8:510–514.

73. Foucher G, Medina J, Navarro R. Microsurgical reconstruction of the hypoplastic thumb, type IIIB. *J Reconstr Microsurg.* 2001;17:9–15.

74. Fujimaki A, Yamauchi Y. Application of microsurgery in congenital anomaly of the hand. *Seikeigeka Mook.* 1984;35:142–150.

75. Kanaya F, Tokeshi M, Annri H, et al. Transposition of the third metatarsus for the reconstruction of Blauth Type III hypoplastic thumb. *J Jpn Soc Surg Hand.* 1996;12:776–780.

76. Sandzen SJ. Classification and functional management of congenital central defect of the hand. *Hand Clin.* 1985;1:483–498.

77. Woolf R, Broadbent T. The four-flap Z-plasty. *Plast Reconstr Surg.* 1972;49:48–51.

78. Hirshowitz B, Karev A, Rousso M. Combined double Z-plasty and Y-V advancement for thumb web contracture. *Hand.* 1975;7:291.

79. Christen T, Dautel G. Type II and IIIA thumb hypoplasia reconstruction. *J Hand Surg Am.* 2013;38:2009–2015.

80. Upton J, Havlik RJ, Coombes CJ. Use of forearm flaps for the severely contracted first web space in children with congenital malformations. *J Hand Surg Am.* 1996;21:470–477.

81. Kay SP, Wiberg M. Toe to hand transfer in children, Part I: Technical aspects. *J Hand Surg [Br].* 1996;21:723–734.

82. Kay SE, Wiberg M, Bellew M, Webb F. Toe to hand transfer in children. Part 2: Functional and psychological aspects. *J Hand Surg [Br].* 1996;21:735–745.

83. Bunnell S. *Surgery of the Hand.* 3rd ed. Philadelphia, PA: Lippincott; 1956:81–91.

84. Coombs C, Mutimer KL. Tissue expansion for the treatment of complete syndactyly of the first web. *J Hand Surg Am.* 1994;19:968–972.

85. Upton J. Management of disorders of separation – syndactyly. In: Mathes SJ, ed. *Plastic Surgery, Vol 8: The Hand and Upper Limb, Part 2,.* 2nd ed. Philadelphia, PA: Saunders; 2006:139.

86. Furnas D, Fischer G. The Z-plasty: biomechanics and mathematics. *Brit J Plast Surg.* 1971;24:144–160.

87. Fereshetian S, Upton J. The anatomy and management in the Apert thumb. In: Upton J, Zuker R, eds. *Clin Plast Surg.*

Philadelphia, PA: WB Saunders; 1991:365–380.

88. Littler J, Cooley S. Opposition of the thumb and its restoration by abductor digiti quinti transfer. *J Bone Joint Surg Am.* 1963;45:1389–1396.

89. Manske P, McCarroll H. Abductor digiti minimi opponensplasty in congenital radial dysplasia. *J Hand Surg Am.* 1978;3:552–559.

90. Ogino T, Minami A, Fukuda K. Abductor digiti minimi opponensplasty in hypoplastic thumb. *J Hand Surg [Br].* 1986;11:372–377.

91. Huber E. Hilssoperation bei medianuslahung. *Dtsch Z Chir.* 1921;162:271–275.

92. Chao VT, Low CK. Reconstruction of a supinated hypoplastic thumb with combined Huber transfer and derotation osteotomy: a case report. *Ann Acad Med Singapore.* 1999;28:875–876.

93. Upton J, Taghinia AH. Abductor digiti minimi myocutaneous flap for opponensplasty in congenital hypoplastic thumbs. *Plast Reconstr Surg.* 2008;122:1807–1811.

94. Lister G. The choice of procedure following thumb amputation. *Clin Orthop.* 1985;May:45–51.

95. Tajima T, ed. *Reconstruction of the Floating Thumb.* London: Churchill Livingstone; 1998:369–373.

96. Oberlin C, Gilbert A. Transfer of the abductor digiti minimi (quinti) in radial deformities of the hand in children. *Ann Chir Main.* 1984;3:215–220.

97. Lister G. *Pollex abductus.* Presented in Sympsium on Congenital Deformities of the Upper Limb. May 1988.

98. Lister G. Intraosseous wiring of the digital skeleton. *J Hand Surg Am.* 1978;3:427–435.

99. Harrison SH. Pollicisation in children. *Hand.* 1971;3:204–210.

100. Malek R, Grossman JA. The skin incision in pollicization. *J Hand Surg Am.* 1985;10:305–306.

101. Egloff DV, Verdan C. Pollicization of the index finger for reconstruction of the congenitally hypoplastic or absent thumb. *J Hand Surg Am.* 1983;8:839–848.

102. White W. Fundamental priorities in pollicisation. *J Bone Joint Surg Br.* 1970;52:438–443.

103. Zancolli E. Transplantation of the index finger in the absence of the thumb. *J Bone Joint Surg Am.* 1960;42:658–660.

104. Carroll R. Pollicization. In: Green D, ed. *Operative Hand Surgery.* 2nd ed. New York, NY: Churchill Livingstone; 1988:2263–2280.

105. Buck-Gramcko D. Pollicization in congenital malformations of the hand and forearm. In: *Congenital Malformations of the Hand and Forearm.* London: Churchill Livingstone; 1998:379–402.

106. Upton J. Pollicization for the aplastic thumb. In: Marsh J, ed. *Current Therapy in Plastic and Reconstructive Surgery: Trunk and Extremities.* Toronto: BC Decker; 1989:232–236.

107. Huffstadt AJ, Broker FH. Arterial patterns in the hand and pollicisation. *Handchirurgie.* 1978;10:31–35.

108. Littler J. Digital transposition. *Curr Pract Orthop Surg.* 1966;3:157–172.

109. Dobyns J, et al. Congenital hand deformities. In: Green DP, ed. *Operative Hand Surgery.* London: Churchill Livingstone; 1982:277–281.

110. Buck-Gramcko D. [Pollicization of the index finger by aplasia and hypoplasia of the thumb. Indications, methods, results]. *Handchirurgie.* 1971;3:45–59.

111. Buck-Gramcko D. Complications and bad results in pollicization of the index finger (in congenital cases). *Ann Chir Main Memb Super.* 1991;10:506–512.

112. Riordan D. Technique of pollicization. In: Crenshaw AH, ed. *Campbell's Operative Orthopedics.* 5th ed. St. Louis, MO: CV Mosby; 1971:278–280.

113. Hentz VR, Littler JW. Abduction–pronation and recession of second (index) metacarpal in thumb agenesis. *J Hand Surg Am.* 1977;2:113–117.

114. Bartlett GR, Coombs CJ, Johnstone BR. Primary shortening of the pollicized long flexor tendon in congenital pollicization. *J Hand Surg Am.* 2001;26:595–598.

115. Manske PR, McCaroll HR Jr. Index finger pollicization for a congenitally absent or nonfunctioning thumb. *J Hand Surg Am.* 1985;10:606–613.

116. Blauth W. [Principles of pollicization with special emphasis on new incision methods]. *Handchirurgie.* 1970;2:117–121.

117. Buck-Gramcko D. [Pollicization of the index in case of aplasia and hypoplasia of the thumb. Methods and results]. *Rev Chir Orthop Reparatrice Appar Mot.* 1971;57:35–48.

118. Snow J, Littler J. Surgical treatment of the cleft hand. In: *Transactions of the 4th International Congress on Plastic Reconstructive*

Surgery, Rome 1967. Amsterdam: Excerpta Medica Foundation; 1969:888–893.

119. Ueba Y. Plastic surgery for the cleft hand. *J Hand Surg Am.* 1981;6:557–560.

120. Tada K, Kursaki E, Yonenobu K, Tsuyuguchi Y, Kawai H. Central polydactyly – a review of 12 cases and their surgical treatment. *J Hand Surg Am.* 1982;7:460–465.

121. Buck-Gramcko D. Cleft hands: classification and treatment. *Hand Clin.* 1985;1:467–473.

122. Nutt J, Flatt A. Congenital central hand deficit. *Hand Surg.* 1981;6:48–60.

123. Matev I. [Congenital absence of the thumb]. *Z Orthop Ihre Grenzgeb.* 1966;102:166–169.

124. Kessler I, Baruch A, Hecht O. Experience with distraction lengthening of digital rays in congenital anomalies. *J Hand Surg Am.* 1977;2:394–401.

125. Goldberg N, Watson H. Composite toe (phalanx with epiphysis) transplants in the reconstruction of the aphalangic hand. *J Hand Surg Am.* 1982;7:454–459.

126. Carroll R. Insertion of toe phalangeal grafts in hypoplastic digits. In: Flatt A, ed. *The Care Congenital Hand Anomalies.* St. Louis, MO: CV Mosby; 1977:143–144.

127. Kessler I. Five-fingered hand. One-stage pollicization of the radial finger. *Isr J Med Sci.* 1970;6:280–283.

128. Baek GH, Gong HS, Chung MS, et al. Modified Bilhaut-Cloquet procedure for Wassel type-II and III polydactyly of the thumb. Surgical technique. *J Bone Joint Surg Am.* 2008;90(Suppl2 Pt1):74–86.

129. Baek GH, Gong HS, Chung MS, et al. Modified Bilhaut-Cloquet procedure for Wassel type-II and III polydactyly of the thumb. *J Bone Joint Surg Am.* 2007;89:534–541.

130. Lister G. Reconstruction of the hypoplastic thumb. *Clin Orthop.* 1985;52–65.

131. Horii E, Nakamura R, Innoye G, et al. Functional assessment for thumb hypoplasia by questionnaire. *J Jpn Surg Hand.* 1996;12:772–775.

132. Tan JSW, Tu Y-K. Comparative study of outcomes between pollicization and microsurgical second toe-metatarsal bone transfer for congenital radial deficiency with hypoplastic thumb. *J Reconstr Microsurg.* 2013;29:587–592.

133. Shibata M, Yoshizu T, Seki T, et al. Reconstruction of a congenital hypoplastic thumb with use of a free vascularized metatarsophalangeal joint. *J Bone Joint Surg Am.* 1998;80:1469–1476.

134. Tsai TM, Lim BH. Free vascularized transfer of the metatarsophalangeal and proximal interphalangeal joints of the second toe for reconstruction of the metacarpophalangeal joints of the thumb and index finger using a single vascular pedicle. *Plast Reconstr Surg.* 1996;98:1080–1086.

135. Shabata M, Yoshizu T, Seki T, et al. Reconstruction of hypoplastic thumb using toe transfer. In: Yastamaki M, ed. *Current Trends in Hand Surgery.* Amsterdam: Elsevier; 1995:467–471.

136. Gilbert A. [Current treatment of malformations of the hand]. *Chirurgie.* 1990;116:180–183.

137. Percival NJ, Sykes PJ, Chandraprakasam T. A method of assessment of pollicisation. *J Hand Surg [Br].* 1991;16:141–143.

138. Roper B, Turnbull TJ. Functional assessment after pollicisation. *J Hand Surg [Br].* 1986;11:399–403.

139. Sekiguchi J, Ohmori K, Kobayashi S, et al. Functional results after pollicization in congenital cases. *J Jpn Soc Surg Hand.* 1994;10:890–894.

140. Harrison SH. Pollicization for congenital deformities of the hand.

141. Kozin SH, Weiss AA, Webber JB, et al. Index finger pollicization for congenital aplasia or hypoplasia of the thumb. *J Hand Surg Am.* 1992;17:880–884.

142. Langlais F, Malek R. [Pollicizations in congenital malformations of the thumb. Indications, technical problems, results, apropos of 30 cases]. *Ann Chir.* 1973;27:1217–1223.

143. Sykes PJ, Chandraprakasam T, Percival NJ. Pollicization of the index finger in congenital anomalies. *J Hand Surg [Br].* 1991;16:144–147.

144. Staines KG, Majzoub R, Thornby J, et al. Functional outcome for children with thumb aplasia undergoing pollicization. *Plast Reconstr Surg.* 2005;116:1314–1323, discussion 1324–5.

145. Aliu O, Netscher DT, Staines KG, et al. A 5-year interval evaluation of function after pollicization for congenital thumb aplasia using multiple outcome measures. *Plast Reconstr Surg.* 2008;122:198–205.

146. Netscher DT, Aliu O, Sandvall BK, et al. Functional outcomes of children with index pollicizations for thumb deficiency. *J Hand Surg Am.* 2013;38:250–257.

147. Clark DI, Chell J, Davis TR. Pollicisation of the index finger. A 27-year follow-up study. *J Bone Joint Surg Br.* 1998;80:631–635.

148. Zlotolow DA, Tosti R, Ashworth S, et al. Developing a pollicization outcomes measure. *J Hand Surg Am.* 2014;39:1784–1791.

149. Tonkin MA, Boyce DE, Fleming PP, et al. The results of pollicization for congenital thumb hypoplasia. *J Hand Surg Eur Vol.* 2015;40:620–624.

150. Erhardt R. Sequential levels in the development of prehension. *Am J Occup Ther.* 1974;592–596.

151. Goldfarb CA, Monroe E, Steffen J, et al. Incidence and treatment of complications, suboptimal outcomes, and functional deficiencies after pollicization. *J Hand Surg Am.* 2009;34:1291–1297.

152. Harrison H. Upper limb anomalies: pollicization for congenital deformities of the hand. *Proc Roy Soc Med.* 1973;66:634–638.

153. Michon J, Merle M, Bouchon Y, et al. Functional comparison between pollicization and toe-to-hand transfer for thumb reconstruction. *J Reconstr Microsurg.* 1984;1:103–112.

154. Ward JW, Pensler JM, Parry SW. Pollicization for thumb reconstruction in severe pediatric hand burns. *Plast Reconstr Surg.* 1985;76:927–932.

155. Dijkstra R, Bos KE. Functional results of thumb reconstruction. *Hand.* 1982;14:120–128.

156. Harrison SH. Pollicisation in cases of radial club hand. *Br J Plast Surg.* 1970;23:192–200.

157. Hentz VR. The surgical management of congenital hand anomalies. In: Littler J, ed. *Reconstructive Plastic Surgery.* Philadelphia, PA: WB Saunders; 1977:3306–3349.

158. De Kraker M, Selles RW, van Vooren J, et al. Outcome after pollicization: comparison of patients with mild and severe longitudinal radial deficiency. *Plast Reconstr Surg.* 2013;131:544e–551e.

159. Eaton C, Lister GD. Syndactyly. *Hand Clin.* 1990;6:555–575.

160. Netscher DT, Eladoumikdachi F. Two case reports of pollicization of a previously syndactylized index finger for congenitally absent thumb. *Ann Plast Surg.* 2003;51:607–610, discussion 611–6.

161. Ekblom AG, Dahlin LB, Rosberg H-E, et al. Hand function in children with radial longitudinal deficiency. *BMC Musculoskelet Disord.* 2013;14:116.

162. Ekblom AG, Dahlin LB, Rosberg H-E, et al. Hand function in adults with radial longitudinal deficiency. *J Bone Joint Surg Am.* 2014;96:1178–1184.

Proc R Soc Med. 1973;66:634–637.

第28章

先天性手部畸形Ⅳ：并指畸形、骨结合、多指畸形、先天性指屈曲与先天性偏斜指

Steven E. R. Hovius and Christianne A. van Nieuwenhoven

概要

- 并指畸形是上肢最常见的先天性畸形之一，可分为不完全并指（只有软组织并连且未延伸至指尖）、完全并指（软组织并连且延伸至尖端）、复合性并指（伴有远节指骨骨融合）或复杂性并指（除远节指骨以外，其他节段指骨融合）。

- 手术时机取决于所累及的手指和是否仅为皮肤并指。如果为单纯的中环指并指，可不急于手术，而单纯的拇示指并指应尽早分指。当指端存在骨融合时，如果融合的手指长度不同，为防止不对称生长，也应尽早分指。

- 重建指蹼和甲襞，以及对分指后的皮瓣不能覆盖的创面植皮，是分指手术3个关键要素。

- Poland综合征的特点是单侧胸大肌胸肋部缺如，合并同侧手短指并指。中间三指受影响最大。可以表现为手较小、简单的并指、短指并指，甚至是该侧上肢短小发育不良。

- Apert综合征（尖头并指综合征）的特征是手脚复杂的肢端并指畸形和颅缝早闭。Apert综合征患者双手的共同特征是：拇指短指偏斜，示指、中指、环指复杂并指，短并指畸形、环小指单纯并指。手部畸形可以分为3种不同类型：扁平的铲状手（Ⅰ型）、收缩的杯状"手套"型手（Ⅱ型）和"玫瑰花蕾"型手（Ⅲ型）。

- Apert综合征的矫形手术顺序是分离拇、示指或加深虎口，分离第四和第五指，然后分离其他手指，矫正拇指偏斜。如果存在第四和五掌骨融合可以后续分开。

- 指关节粘连是纵向的手指或足趾关节的骨融合，主要累及近指间关节。

- 在掌骨融合中，骨骺的弧度、受累掌骨间长度差异以及掌骨的形状均影响治疗方法的选择。手术治疗掌骨融合的目的在于改善功能和外观。患儿成长过程中因掌骨成角、掌骨间长度差异和掌骨旋转均会不断变化，因此需要一直随访。

- 先天性尺骨桡骨融合较创伤后尺桡骨融合少见。在尺桡骨融合病例中，近端1/3融合常见，双侧受累占60%。它常见于累及颅面及手部的疾病。大于60°固定旋前畸形或影响日常生活均推荐手术干预。

- 手的多指根据赘生指的部位可分为桡侧多指、中央型多指（第二、三、四指）和尺侧多指，可单独发生，也可以见于综合征。尺侧多指较桡侧多指更易发生于综合征类疾病。桡侧多指最常用的分型是Wassel分型（也称为Lowa分型）。尺侧多指可再分为2种或3种亚型。

- 手术时机尚存在争议。许多作者在出生后的第一年进行手术，这取决于病情的严重程度。漂浮的小手指通常可早期切除。在第一次手术中，尽可能多地对软组织和骨进行矫正。矫正力线和平衡肌力是至关重要的。后期生长会使矫正不足的部分变得更加严重。

- 桡侧近端多指矫治不当导致S形和Z形畸形等并发症，主要是由于不平衡所致。远端多指畸形可导致指甲畸形和拇指远端变宽。

- 三节指骨拇指可能因多一指骨而偏长，也可能因虎口异常、肌肉和肌腱异常而不可对掌，类似五指手。三节指骨拇指可与多指、并指、裂手和桡侧发育不良（如Holt-Oram综合征）有关。可孤立出现或作为常染色体显性遗传。

- 对于不太复杂的可对掌的三节拇畸形，主要的手术策略是集中在"拇指"的远端两个关节，包括矫正偏斜，缩短长度和稳定关节。对于复杂的不可对掌的三节拇畸形，治疗不仅集中在中节指骨和远节指骨上，而且还要重视掌指关节和腕掌关节的平衡上，同时缩短掌骨长度重建外展。如果合并多指和并指，也需要进行处理。

- 先天性指屈曲（camptodactyly）是指近指间（proximal interphalangeal，PIP）关节向掌侧挛缩（"campto"意为"弯曲"；"dactylos"意为"手指"）。该畸形多为散发，无明显家族史。最易受累的是小指，其次是环指。所有的手指都可以发生。它可以在1岁以前出现并逐渐发展，或在

青春期出现。该病多提倡保守治疗,同时也有多种手术治疗方案,包括完全松解、肌腱转移、皮肤移植、截骨矫形、关节成形术和关节融合术。每种技术都有各自优点。

■ 先天性偏斜指是手指在桡尺侧方向上的偏斜,这种偏斜由骨形状异常引起。小指的中节指骨和拇指的近节指骨最常受累。治疗方法包括闭合楔形截骨、反向楔形截骨或开放楔形截骨,根据情况可选择植骨或关节松解。

历史回顾

在 1801 年之前,分指手术都是通过直线形切口分离,手指创面待后期自行愈合。1808 年,Rudtorffer 在手指之间从背部到腹部引导金属丝形成上皮窦道,然后再将手指自此向远端分指。1810 年,Zeller 使用背部三角形皮瓣重建分离后的缺损,重建指蹼。随着瘢痕和皮瓣坏死的出现,Dieffenbach 于 1845 年使用了矩形皮瓣重建指蹼。此外,Valpeau 在 1847 年报道了使用缝线分离手指的情况,Norton 在 1881 年报道了采用掌、背侧三角形皮瓣重建指蹼的情况。因此,早在 19 世纪后半叶,至今仍在使用的几种重建指蹼的皮瓣方法就已被报道。关于手指远端分离,Faniel 在 1911 年描述了一个 Z 形切口,以覆盖分指后的创面。1940 年,Cronin 介绍了 Z 字入路[4]。

并指畸形

简介

正常指蹼的远端掌侧位于近节指骨的中间位置[1]。如果指蹼位于更远端,则为并指畸形。并指畸形是最常见的先天性手部畸形之一,发病率为 1/2 000。家族性并指畸形占并指畸形的 15%~40%[2,3]。白种人比非洲裔更常见。约 50% 的患者双侧受累。男性发病率高于女性,其比例 46%~84% 不同。并指畸形在不同部位的发病率为:3~4 指并指 50%;4~5 指并指 30%;2~3 指并指 15%;1~2 指并指 5%。并指可以单独出现,也可与上肢或下肢的其他畸形合并出现,作为综合征(如 Poland 综合征或 Apert 综合征)的一种表现。并指畸形可与多指畸形和/或裂手畸形(如并多指畸形、Greig 综合征、眼牙指综合征和裂手)一同出现。

并指畸形可分为不完全并指(只有软组织连接,未延伸至指尖)、完全并指(只有软组织连接,并连至尖端)、复合性并指(远节指骨融合)或复杂并指(除远节指骨以外,其他节段指骨融合)(图 28.1)[2]。对于虎口的并指,通常分为简单并指、复合性并指或复杂并指。

基础科学/疾病进程

在肢体发育阶段,手指在第 41~43 天变得明显,在第 53 天完全分开[5-7]。细胞凋亡是手指分离所必需的。这一过程由骨形态发生蛋白 4(bone morphogenic protein 4, BMP-4)介导[8]。目前认为将这些异常与发育中的手板的分化异常有关[9]。

诊断/患者表现

并指临床表现多样,手指形态可以正常或异常;并连手指的数量各不相同,并连程度也不相同(图 28.2)。

皮肤并指仅以软组织相连,相连的皮肤的松紧程度将影响手术。在不完全并指中,软组织通常在近指间关节(proximal interphalangeal joint, PIPJ)及以近的区域连接。完全性并指,并连的指甲要完全分离,一侧指腹完整,另一指腹相对有缺损。如果受累手指的骨骼结构正常,则关节和肌腱基本正常。否则,就像短并指畸形一样,肌腱和关节都存在畸形,神经血管束分叉也会更偏远端。当手指长度不等时,特别是当指端融合时,较长的手指在生长过程中易出现屈曲和旋转畸形。

复合性并指,远端指骨融合,可表现为手指远端锥形改变、内旋转、甲板畸形。当多个手指远端融合时,手指形态可出现由扁平到杯状改变,指甲、骨骼及关节均存在畸形。

复杂并指的特征是并连手指间骨结构异常,有骨融合、骨发育不良,骨缺失,关节异常,甚至存在指交叉骨[5,10]。

患者选择

手术时机取决于所累及的手指和是否是皮肤并指。

早期手术的指征包括:手指不等长;和/或远端骨融合;复合或复杂的尖端并指,尤其是存在拇指并指时。尽早手术是为了防止生长不对称,尽早恢复抓握功能[11]。对于单纯的 3/4 指并指,早期不急于手术。

简单的并指可在患儿 6 个月后进行。大多数外科医生会选择在 1~2 岁之间进行手术,以减小麻醉风险[12]。

针对一些复杂性并指畸形,分指后单一手指的结构不足,通常都不能满足手指进行正常的屈伸活动,因此尽管父母或孩子多次要求分指手术,在进行手术前,必须仔细评估每根手指的发育程度。分指手术时机的把握是件困难的事情,尤其是短并指畸形的治疗。

治疗/手术技术

并指畸形的矫正不仅需要彻底分离并连的手指,同时需要尽可能减少手术次数,减少手术并发症[12]。分指手术包括彻底分离皮肤及皮下组织,保留神经血管束的完整性,分离并连韧带和骨结构[6]。背侧皮下脂肪可以适当去除,但需注意防止损伤神经血管束。由于神经血管束可能同时存在发育异常,为减少并发症,多个指的完全性并指不要一次分离。例如,在多指短并指畸形中,主要指血管可能仅存在于手指的一侧。分指时有时需要在分叉处结扎一侧血管,但神经通常可向近端做进一步的分离。儿童患者的指骨和软骨组织可用手术刀或者骨刀进行分离[11]。当切除隐藏的多指时需要格外小心,尤其是环小指分指时,远节或中节通常存在多指畸形。

并指畸形分离的关键点[11,13,14]：

- 再造指蹼
- 修复指侧方软组织缺损
- 分离指尖

再造指蹼

指蹼成形可以通过背侧皮瓣、掌侧皮瓣，或者两者结合。这些技术自 19 世纪下半叶开始应用，并沿用至今。该技术主要利用手背皮瓣推进，各种皮瓣设计存在些许不同[14-19]。作者倾向于使用背侧"苜蓿叶"形皮瓣，该皮瓣双侧翼部可以覆盖近节指骨侧方软组织缺损，同时皮瓣尖端插入至掌侧，防止指蹼和掌侧形成线性瘢痕。使用背侧推

进皮瓣可以直接缝合皮瓣供区，避免植皮（图 28.3）[18-20]。背侧推进皮瓣可以减少指蹼区域的瘢痕，也利于手指的美观。手背区域的植皮随时间可出现色素沉着，影响美观。因此作者建议设计背侧皮瓣时，一定保证手背部可以直接缝合，如果需要植皮，尽可能将植皮区置于手指侧方。

矫正虎口畸形，应根据畸形松解后，缺损的宽度和深度，采用不同的局部 Z 形皮瓣（如四瓣法、双皮瓣法、双方向双皮瓣法或五瓣法）来修复，或采用示指背侧或拇指背侧皮瓣局部转位来开大虎口。带蒂皮瓣和游离皮瓣也可用来修复较大的缺损[21]。松解第一背侧骨间肌和拇内收肌的挛缩的肌筋膜对于彻底松解粘连，加深虎口十分必要，有时甚至需要将拇内收肌的止点移向近端。

Upton 发表了关于指蹼再造各类皮瓣的全面的文献综

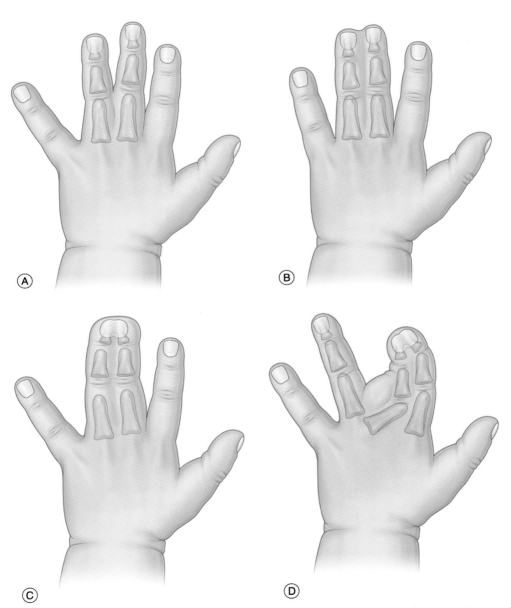

图 28.1 （A）不完全性并指。（B）完全性并指。（C）复合性并指。（D）复杂性并指。（*Redrawn after Upton J. Management of disorders of separation - syndactyly. In: Mathes SJ (ed.). Plastic Surgery, Vol. 8, 2nd revised edn. Philadelphia, PA: Saunders Elsevier; 2006: 140.*）

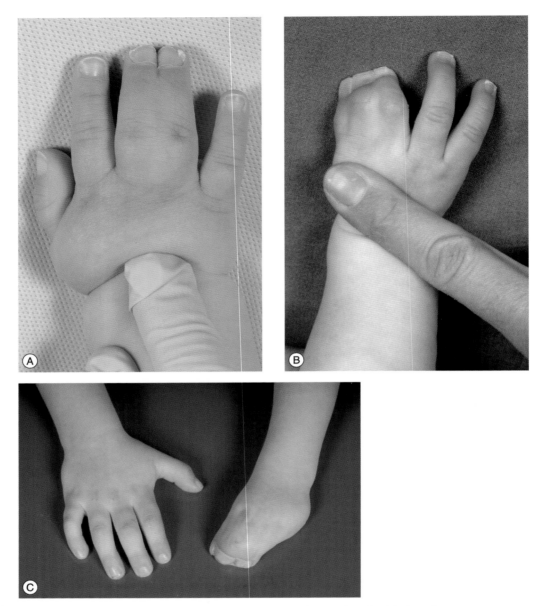

图28.2 （A）基本完全性并指;（B）桡侧复合性并指;（C）复杂性并指

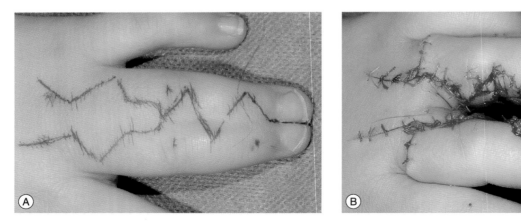

图28.3 背侧三叶草皮瓣分离完全性并指。（A）近端背侧三角形一期缝合;（B）指间的皮瓣交叉对合后缝合,甲襞重建;

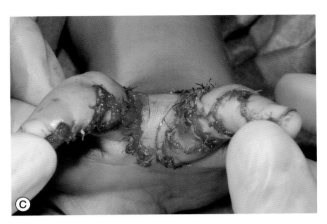

图 28.3（续）（C）显示指蹼皮瓣

述[5]。对于非完全性并指，可以采用多种形式的 Z 字形皮瓣来修复（图 28.4）[22]。

修复指侧方软组织缺损

并指畸形的皮肤缺损量通常被估计过少。在简单并指畸形矫正时，皮肤缺损量至少是分离手指皮肤总量的 36%。Cronin 普及了应用 Z 字形切口分离指间的方法[23]。三角形皮瓣用以覆盖近指间关节处的皮肤缺损。根据皮肤缺损量，该皮瓣可全部或部分覆盖指间创面。应用这一方法，可以减少植皮面积，并使其位于手指的非重要区。全厚皮片移植应用最为广泛（图 28.5）。皮片可取自腹股沟外侧，以减少植皮后毛发生长，或者取自上臂内侧和肘窝。也可以取自足底非负重区域偏厚的中厚皮片。Withey 等应用多个三角形皮瓣，在手指近端内侧仅用中厚皮片，其余遗留创面自行愈合，术后瘢痕不明显，效果较好[24]。

分离指尖

在完全性并指病例中，如果指甲是分离的，则指腹分离后可行推进皮瓣至指端。如果指甲部分结合，有一个深的凹痕，那么也可分离指腹后直接缝合。如果指甲完全结合，无明显甲缘边界，那么必须利用皮瓣修复甲缘。Buck-Gramcko 应用邻指指腹皮瓣修复甲缘缺损[25]。这一皮瓣的缺点是有时指端较为细小。也可选择应用鱼际的皮瓣修复，

但其缺点是要求手指必须能弯曲至手掌，否认不能进行，且该术式需要二期断蒂[26]。

手术要点

并指分指
- 指蹼皮瓣建议选择无瘢痕的皮瓣，如背侧的背侧苜蓿叶皮瓣。
- 手背及手指背侧创面应能够一期缝合。
- 采用皮瓣重建甲襞。
- 全厚皮片移植，受皮区尽量选择在手指侧方。
- 手术不能急躁，要仔细缝合，利于取得良好手术结果。

术后护理

凡士林纱布覆盖伤口，植皮区，然后加以湿性敷料，棉性纱布及弹力绷带固定。肘部、前臂和手部采用长管状黏性绑带固定，防止敷料松脱。文献中作者的共识是，分离术后两周内应该严密观察伤口[14,25]。

过去 5 年，作者采用一个 6 周随诊方案，目的是减少患者术后并发症，为患儿家长提供方便，同时减少医生工作量。6 周内通常需要一些辅助制动措施。从手术前开始需要给患者家长一个固定联系方式，用于门诊随诊。6 周后是

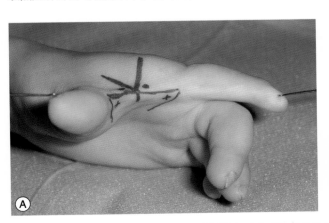

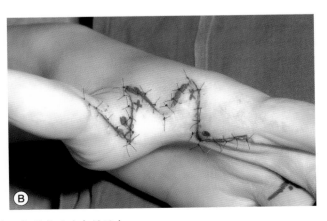

图 28.4 （A，B）虎口通过 Z 成形术五叶皮瓣开大

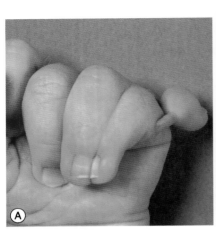
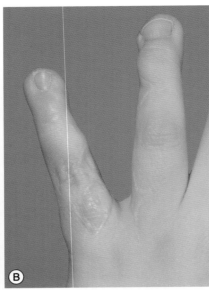
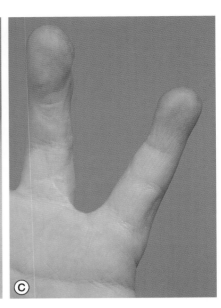

图 28.5　分离环、小指的复合性并指。（A）显示尺侧多指;（B,C）10 年随访结果

否需要继续制动取决于合并畸形的手术治疗情况。

结果、预后及并发症

手术效果的好坏取决于是否出现指蹼爬行、瘢痕挛缩、皮片吸收、指骨旋转、指骨偏斜和功能丧失。

早期并发症包括皮肤坏死、皮瓣坏死、感染等,以及手指再次完全粘连。

根据长时间随访结果,现有技术术后指蹼爬行的发生率为 0%～12%,再手术率约为 8%[20, 27-30]。

对于皮片移植而言,全厚皮片移植的效果优于中厚皮片移植。皮片移植的并发症包括移植皮片成活不良、皮片收缩、指蹼爬行、植皮处毛发生长、色素沉着及增生性瘢痕[19, 25, 31-35]。

中厚皮片移植的皮肤收缩率为 40%,而全厚皮片的收缩率仅为 22%[33]。长时间随访数据表明,指骨屈曲挛缩发生率为 13%,而指骨旋转和偏斜的发生率为 12%[36]。腹股沟区全厚皮片移植的毛发生长率为 71%[35]。对于多个三角瓣间遗留小的创面进行开放换药,效果由于强行缝合和植皮,可以减少瘢痕增生。但该技术在指蹼爬行方面与传统方法并无差异[24]。植皮供区选择依据植皮量而定。如有植皮量小,作者选择腕横纹和肘窝处皮肤,该处皮肤与手部皮肤更为近似。且瘢痕留在皮肤皱褶处,随时间推移瘢痕不明显。作者并不使用腹股沟皮肤,在需要大量皮肤的情况下选择使用腹部褶皱处的皮肤(例如,Apert 综合征或多指分指时)。瘢痕可被内衣遮挡,此处皮肤较腹股沟皮肤毛发及色素沉着少。此外,如果需要多次植皮手术,该部位几乎可无限取皮。

应用背侧瓣推进皮瓣,有些可直接缝合创面,避免植皮带来的并发症,效果较好[18-20]。

复合和复杂性并指矫正术后,指骨旋转、偏斜,以及分指后的手指功能不良均可发生。指关节不稳也可能发生,

但常被低估。该类患者手术需要有序规划,治疗难度极大。

患者在完成生长发育前,应持续进行随诊,以发现继发的畸形,如指蹼爬行和瘢痕挛缩、骨性偏斜等。并指畸形的矫正经常需要再次手术,尤其是复杂病例的虎口矫正(图 28.6)。

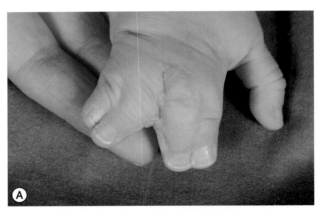
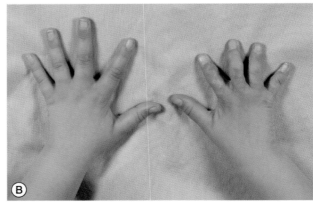

图 28.6　并指分指后瘢痕粘连。初次手术分离中、环指,而未进行示、中指和环、小指的分指。(A)初次手术情况。(B)再次分指后长期随访结果

二期手术

后续治疗包括瘢痕挛缩松解和加深指蹼（使用或不使用皮瓣）。在复杂性并指的矫正中，还需进行韧带重建、截骨、软骨或者关节固定。

Poland 综合征

简介

Poland 综合征发病率约为 1 :（7 000～100 000）。男性患者发病较多，尤其是在散发病例中，约有 60%～75% 的病例右侧发病。但在女性患者中，左右侧发病率基本相同。家族性病例中，男女比，左右侧比无差异。

历史

1841 年，Poland[37] 将发现的尸体异常在解剖学课堂上为学生演示。他报道的病例中患者腹外斜肌发育不良，胸大肌的胸肋部缺如，以及胸小肌和前锯肌部分缺如。同时，病例的同侧手较短小，除中指外，其他手指的中节指骨均缺如，近节指骨之间有蹼状并指。Lallemand 在 1826 年描述了不合并手畸形的胸肌缺失，而 Froriep 在 1839 年第一个指出胸肌缺失与同侧并指畸形合并出现[38]。

基础科学/疾病进程

Poland 综合征发病机制假说较多。尽管有家族性病例的存在，但尚未发现其遗传模式。最为接受的发病机制为胚胎发育第 6 周，上肢胚芽的血供受阻。这一血流供应的受阻会导致同侧锁骨下动脉或其某一分支的支配区域的发育不良，因而也导致了该综合征症状的多样化[39, 40]。

诊断/患者表现

Poland 综合征患者表现为一系列多种多样的同侧躯干、上肢和手畸形。典型表现为单侧胸大肌胸骨部分缺失，上肢发育不良和累及所有指蹼的简单并指畸形（图 28.7）。胸廓畸形的典型表现为单侧肩胛带的发育不良或完全缺失，伴发肋骨发育不良或缺失、乳头发育不良或缺失、脊柱侧弯，偶尔也会出现右位心畸形[41, 42]。同时，Poland 可伴发多个其他器官，如心血管，内脏或者下肢的畸形[43, 44]。

患者选择

由于 Poland 综合征临床表现多种多样，其治疗应当注重个性化，同时需兼顾功能与外观。

治疗/手术技术

由于存在多种并指或者短并指畸形，因此可能需要多次

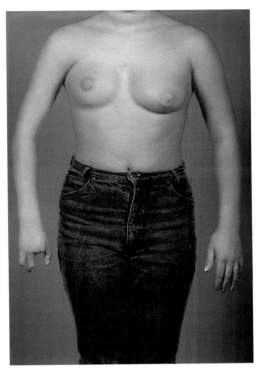

图 28.7　右手短并指合并胸大肌发育不良，乳腺较对侧小

手术。乳房再造、肌肉再造或胸壁再造将在其他章节叙述。

术后护理

见第 27 章短并指相关处理。

效果、预后及并发症

手术效果取决于畸形程度和修复方式。

在短并指畸形中，短小的手指分离后，功能可能不如术前，因而效果并不理想。通常，并指畸形和短并指畸形矫正的预后和并发症类似。不带血管的和游离的足趾移植的预后和并发症见第 14 和 27 章。

二期手术

最常见的后续治疗是再次加深指蹼。如果紧缩的韧带再次松弛，需在骨垢闭合、生长发育完成后，对不稳定的关节进行关节固定术。

Apert 综合征

简介

尖头并指综合征的特征是颅缝早闭合并双手示指、中指、环指远端并指、僵直指（先天性近指间关节僵硬），及双

手拇指桡偏。小指发育相对好,多为环小指的简单并指。双足也多有畸形。

Apert 综合征的发病率为每百万新生儿 7.6～22.3 例,西班牙裔发病率最低,亚裔发病率最高。男、女发病率无异[45]。在作者的研究病例中,男女比例为 1.5∶1。

Apert 综合征的颅面特征包括各种颅骨畸形,这些畸形源于颅骨的冠状缝过早闭合,以及面中部发育不全。畸形可导致颅内压增高和阻塞性睡眠呼吸暂停。颅面手术包括早期颅顶扩张,如有需要,可以在长大后进行面部矫形。其他的异常包括油性皮肤、多汗症、视力和听力下降、斜视。儿童经常表现出语言能力和运动功能受损。

在下肢,随着时间的推移,髋部逐渐僵硬。膝盖表现为轻度到中度的膝外翻。足可表现为简单或复杂性并趾。偶有患者存在第一跖骨胫侧多趾。足部畸形导致穿鞋困难、步态异常,突出的第二和第三跖骨头上的茧可导致疼痛。与手相比,足的尖端较少出现。然而,在 Apert 综合征中,足部畸形引起的问题更受重视。近年来,已引入一些治疗方法改善足部的情况,如在较轻的病例中进行分趾,对突出的跖骨或畸形的根骨进行截骨以解决足部畸形。

历史

法国巴黎的医生 Apert 在 1906 年描述了 9 个病例,但 Wheaton 可能是第一个报道该畸形的人(1894 年)[46,47]。

基础科学/疾病进程

Apert 综合征是由编码成纤维细胞生长因子受体 2(fibroblast growth factor receptor 2,FGFR2)的基因突变引起。该基因位于 10q26。目前已确认到两种突变,并与 FGFR2 中两个氨基酸位点 P253R 和 S252W 的突变有关。严重的 Apert 手部畸形主要与 P253R 突变有关,在作者的病例研究中,几乎所有的Ⅲ型 Apert 都存在该突变。多数病例散发,常染色体显性遗传也有报道[48,49]。

诊断/患者表现

在 Apert 综合征儿童中,其功能水平更多地取决于其智力水平,而不是肢体畸形的严重程度。大多数 Apert 综合征患儿在 5 岁后均可自理。上肢方面,肩部的运动不正常,并随着年龄的增长活动度逐渐减少。在老年 Apert 患者中,经常会出现明显的三角肌萎缩,可出现肱骨头向前半脱位[50]。肘部畸形在这些患者之间的差异较肩部更大。肘部功能可能略有下降,但随时间推移,功能下降并不明显[50]。

为便于临床决策,Upton 将 Apert 综合征分为Ⅰ型、Ⅱ型和Ⅲ型(表 28.1)。Ⅰ型的拇指发育较小且桡偏,虎口较浅,示、中、环指表现为完全性或复杂性并指,小指表现为单纯并指或不完全并指,远侧指间(distal interphalangeal,DIP)关节可活动。掌指关节(metacarpophalangeal joint,MPJ)有

表 28.1　Apert 综合征中的手部共同特征

	拇指	示、中、环指	小指
Ⅰ型	短指屈曲指	僵直指	单纯(不完全性)环指蹼并指或者手指分离
	虎口不完全性并指	复合性并指	第四、五掌关节融合可能
Ⅱ型	短指屈曲指畸形	僵直指	完全性并指
	单纯(不完全性)并指	复合型并指	远节指骨重复可能 第四、五掌关节融合可能
Ⅲ型	短指畸形	僵直指	完全性并指
	复合性并指	复合性并指	远节指骨重复可能
	甲沟感染	甲沟感染	第四、五掌关节融合可能
	皮肤浸渍	皮肤浸渍	

足够的活动范围。Ⅱ型手的拇指桡偏,并与示指完全或不完全并指。示、中、环指远端融合,手掌聚拢呈弧线形。环小指多为单纯完全性并指。

在Ⅲ型手("玫瑰花蕾"型手)中,拇、示、中、环指远端通过软骨或骨性融合。拇指和示指很难辨认。环小指多为单纯完全性并指。指甲可以完全汇合或有脊状突起,表明下面为相应的手指远端。第四、五掌骨近端可出现融合,以可见腕关节融合[51]。尽管 Upton 的报告显示Ⅲ型是最不常见,但在作者的 66 例患者中,Ⅲ型手、Ⅱ型手、Ⅰ型手的比例为 4∶3∶3。

有报道尺侧多指高达 7%[52]。在作者的病例中,有一例示指远节指骨多指畸形,两例小指多指畸形(5%)。在Ⅲ型手中,指甲经常引起甲沟炎。

手掌侧屈曲横纹通常不存在,掌指关节通过手背侧的球窝状凹陷来分辨。在 MPJ 的远端,神经血管结构分支结构差异较大,或者缺如。在手部远端,肌腱可以有不同的形状和走行。多数病例,手指滑车发育不良,或缺失。拇指的内收、外展和屈曲功能通常存在。第一背侧骨间肌呈肥厚的扇形,在较严重的类型中延伸到拇指的骨骺畸形的近节指骨上。拇短展肌(abductor pollicis brevis muscle,APB)止与拇指远节指骨桡侧,导致桡偏[53]。如果存在蚓状肌,可屈曲 MPJ。小鱼际肌通常正常。

拇指近节指骨多呈三角形。指间关节(interphalangeal joint,IPJ)和腕掌关节(carpometacarpal joint,CMCJ)活动度

不大，而 MPJ 活动度尚可。随着骨骼的成熟，IPJ 后期会可融合。远节指骨和甲基质宽大[54,55]。

在示、中、环指的近指间关节僵硬是一个特征性表现。在 MPJ 处手指边缘（示指和小指）的骺生长板可能异常，可导致分指后手指出现侧方偏斜。

患者选择

许多已发表的文章中提到关于 Apert 综合征的治疗时机问题[51,54,56-58]。多数作者都希望在一次手术中尽可能多的进行分指以减少手术次数。不同作者的实现方式各不相同（表 28.2）。

治疗/手术技术

手术的目标是在尽可能少的手术次数中分离拇指和其他手指，矫正拇指偏斜、使小指能够活动。作者首选的方法如表 28.3、图 28.8 和图 28.9 所示。

并指分指

大部分背侧皮瓣可用来重建指蹼，对于远端并指，可以应用 Z 形皮瓣或直接切开。甲襞可以用邻近手指的指腹重建。

剩余缺损可以通过植皮覆盖。Chang 只使用局部皮瓣和皮肤移植，而 Zuker 等和 Kay 均使用腹股沟皮瓣覆盖中央

指和虎口[21,56,58]。后续通常需要进一步矫形，以加深指蹼。

Habenicht 使用小型外固定器横向牵引骨性和复杂并指的中间手指，分离远节融合指骨。用牵引出冗余皮肤来代替自体取皮覆盖创面。其他方法，如硅橡胶片和组织扩张器等已被弃用[59]。

拇指和虎口

将拇指分指对于这类患者至关重要。对于较浅的虎口（Ⅰ型手），可以采用四瓣或五瓣 Z 成形术。在完全或接近完全的并指畸形（Ⅱ型手）中，使用一个大的背侧皮瓣来重建虎口[60]。松解内收肌周围紧缩的筋膜组织用以开大虎口。

最理想的情况是分离所有手指，保留拇指和其他四指。然而，在Ⅲ型手中，可能需要牺牲示指，以获得一个较大的背侧皮瓣用以重建虎口[61,62]（图 28.9）。

由于骨骼不断成熟，拇指的偏斜常在二期矫正。IPJ 水平桡侧的皮肤牵缩可通过 Z 字成形术得到松解。APB 止点须从远节指骨处松解，三角形骨的处理方法见"先天性指侧弯"一节（见下文）。有一种思路是在第一次手术时松解APB 以矫正拇指偏斜，其原理是抑制 APB 对拇指的牵拉。

Dao 等认为 APB 在拇指桡侧远端的异常止点是导致拇指偏斜的原因，因此他在矫正拇指偏斜时仅松解 APB 的远端肌肉和肌腱，而不截骨[53]。Ⅲ型手的拇指较短，且远节指骨体积较小，因此可以开放楔形截骨，克氏针纵向固定。由于在 Apert 综合征中掌骨更易愈合，这种固定已足够稳定。

表 28.2　在 Apert 综合征中常用的手术方法

Zuker 等[56]	Upon[51]	Fearon[57]	Guero[54]	Chang 等[58]
第一阶段				
双侧 3 个月	双侧 1～6 个月	双手，双脚 9～12 个月	双侧 9～10 个月	双侧 6～15 个月
虎口使用四瓣法或者手背部使用手背部皮瓣第二、四指蹼成形	虎口使用手背皮瓣切除示指，松解第四指蹼间隙甲襞切开	加深一个手的虎口和第三指蹼松解另一侧手的第二、四指蹼对足部进行类似的松解	用 Buck-Gramcko 皮瓣松解虎口松解拇短伸肌对于三指手，松解第四指蹼对于四指手，松解第三指蹼	松解手指交界的部位
第二阶段				
单侧 3 岁以前	第一阶段后的 6 个月内单侧 3 岁前	第一阶段后的 3 个月	单侧 两个阶段间隔 6 个月	单侧，2 岁以前 两个阶段间隔 3 个月
如有需要，在第三指蹼上使用Groin 皮瓣	中环指分指加深虎口	在双手和双脚上松解剩余的指蹼	对于四指手，松解第四指蹼对于三指手，松解第二指蹼去除第四列	松解中指大片区域切除多余骨，留下 3 个手指开放楔形截骨，矫正拇指偏斜
目标				
四指和大拇指	两阶段松解所有手指脚趾的并指		三指/四指及大拇指	三指/四指及大拇指
其他				
	4～6 岁	9～12 岁		
	掌骨骨融合矫正大拇指偏斜矫正再次加深虎口	在 PIP 背部截骨解剖复位矫正桡侧偏斜指解决足部畸形问题（如有）		

表28.3　Apert 综合征：作者推荐的治疗方法

阶段	年龄	手术步骤	类型
第一	3个月	双手	所有类型
		拇指分离使用手背部皮瓣伴有直线切口到达指端	Ⅱ型和Ⅲ型
		第一指蹼加深使用双向对偶Z改形	Ⅰ型
		如果需要示指截指	仅严重的Ⅲ型
		使用三叶型皮瓣分离第四指蹼远端直线切开	所有类型
		第二、三、四指远端使用改良的Buck-Gramcko皮瓣分离	仅Ⅲ型
		使用三叶形皮瓣分离第二指蹼远端直线切开	Ⅰ型、Ⅱ型
		松解拇短伸肌，Z成形术松解拇指桡侧皮肤	Ⅰ型、Ⅱ型和Ⅲ型
		拇指开放截骨或反楔形截骨	Ⅰ型、Ⅱ型和Ⅲ型
第二	12个月	一只手	所有类型
		使用三叶形皮瓣分离第二指蹼直切口至远端	Ⅰ型、Ⅱ型，如示指需要截除，则Ⅲ型
		使用三叶形皮瓣分离第二指蹼直切口至远端	如无需截指，则Ⅲ型
		再次加深虎口	如有需要，则所有类型
		第四、五掌关节骨融合（切除的骨可以用于楔形切除的拇指）	如有
第三	<24个月	与第二阶段相同，对侧手术	

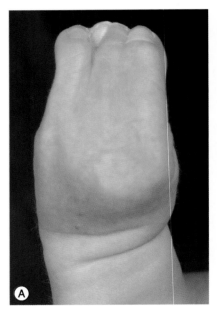
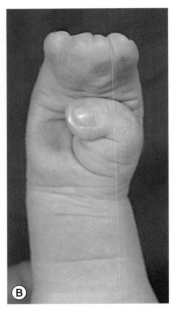
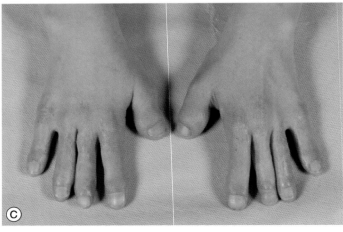

图28.8　（A）Apert 综合征手部情况，背侧观；（B）右手掌侧观；（C）患者18岁时术后情况

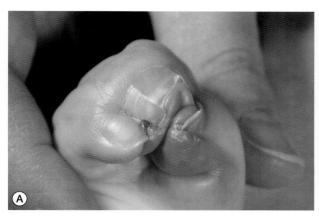
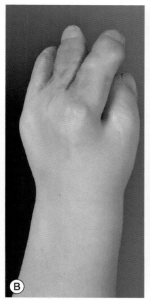
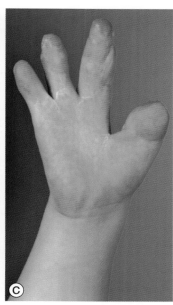

图 28.9　（A）Apert Ⅲ型左手，长期随访；（B）左手背侧；（C）右手掌侧由于虎口狭小，将第二列截指，示指指腹有萎缩，骨性结构有严重的旋转和偏斜畸形

额外手术

如果存在第四、五掌骨近端融合，应尽早进行分离以改善这只手第五指列的功能。示指和小指的生长板异常可在分指后引起指偏斜畸形，可能需要再次楔形截骨以矫正偏斜。即使没有异常的生长板，手指也有侧方偏斜的倾向。延长手指的长度，特别是拇指，可改善手指外观，也适用于Ⅲ型较短的拇指。

术后护理

术后应仔细包扎，并用小石膏固定。石膏内应用自粘绷带牢固固定以防止肘关节伸直。6 周后至门诊复查，如果伤口愈合则可以进行活动和功能锻炼。尽管在 Apert 综合征中存在皮肤异常，使用这种绷带固定并未发现其他问题。

效果、预后及并发症

由于小指是发育最好的手指，如果将拇指和小指进行分指，手的功能会得到最大的改善。这样，拇指可以向尺侧近端有力地内收。此外，也有利于和小指进行对捏。除小指以外，其他手指只能在 MP 关节水平活动。延长拇指和分离其余并指并不能显著改善功能，但可以改善外观。

并发症

多汗症和油性皮肤使植皮容易被浸渍、脱落，甚至感染。Barot 和 Caplan 的报道中有 22% 的植皮出现问题[63]。Guero 在冬天为这些孩子做手术，以减少出汗浸湿绷带和石膏[54]。指蹼挛缩进行二次松解也很常见。针对挛缩的翻修

比例在不同作者之间从 3% 到 18% 不等[54,57,58,63]。在作者的研究病例中，挛缩再次松解的比例为 13%。矫正指蹼挛缩很大程度上取决于外科医生对挛缩的看法，患者很少抱怨指蹼挛缩。如果计划进行并指分指，作者倾向于加深虎口。其他提到的干预措施是由于虎口的开放受限或关节僵直而行截指手术[54]。

二期手术

二期手术包括：

- 初次手术的皮瓣或植皮区域随着患者手的生长出现挛缩，则需要进行指蹼开大。
- 楔形截骨术用以矫正骺板部分闭合导致分指后的手指偏斜。
- Ⅲ型手的拇指非常短，有时需要延长拇指。

骨性融合

简介

骨融合（synostosis）来源于希腊文；"syn"意为"一起"，"osteon"意为"骨"，定义为两块或多块骨头结合到一起。上肢骨连接的异常会出现在任何层面。骨融合也可发生于多个层面。例如，Apert 综合征、僵直指和掌骨融合、腕骨融合通常同时发生。骨融合影响到功能和美观时，需要手术治疗。

僵直指最早由 Cushing 报道，该病为显性遗传[64]，其特点是手指或脚趾关节的纵向骨融合。PIP 关节出现骨融合

更为常见,也可见腕骨和跗骨融合。镫骨融合固定可引起传导性耳聋。Flatt 和 Wood[65]把僵直指分为 3 类:手指长度正常的真性僵直指;短并指合并僵直指;或合并其他畸形的综合征类僵直指(如 Apert 或 Poland 综合征)。真性僵直指发病率在 0.03%~4%[60]。由于发病原因复杂,各种类型的僵直指的确切发病率仍未知。

先天性的掌骨结合罕见,解剖差异也很大,第四、五掌骨融合相对常见。患者通常合并颅面和手畸形。其占先天性手畸形的发病率 0.02%[66]~0.07%[67]。Buck-Gramcko 和 Wood 根据融合的长度分为 3 型:Ⅰ型,基底部融合;Ⅱ型,一半融合;Ⅲ型,超过一半融合;Ⅲa 型为掌指关节各自独立,Ⅲb 型共用掌指关节[67]。Foucher 提出了对治疗实用的分类方法[68]。这个分类结合了骨融合形态、骨骺的生长方向、融合远端的手指畸形情况、指蹼和掌骨发育情况。

腕骨融合罕见,而且经常被忽视。腕骨融合的类型都曾有提及,最常见的是三角骨和月骨,钩状骨和头状骨的融合[69、70]。根据报道白种人发病率在 0.07%~0.1%[71、72],尼日利亚裔发病率为 8%。虽然从理论上讲腕骨融合会影响手腕的活动,但没有报道过丧失功能的病例。

桡尺近侧关节融合是一种罕见的上肢畸形,定义为桡骨和尺骨近端融合,使桡骨丧失围绕尺骨的正常旋转运动。桡尺近侧关节融合可为单侧或双侧(60%)发病,常染色体显性遗传,或与其他先天畸形合并出现。在 1/3 的病例中与综合征类疾病或异常有关[5、73、74]。

历史

僵直指(symphalangism)最早由 Cushing[64]在 1916 年提出,报告了一个具有显性遗传性手部 PIP 关节僵直的家系。1 年后,Drinkwater 将该异常称为"Talbot 手指",因为英国的 Talbot 家族在 14 代人中都出现了这样的手指异常。如今,僵直指一词既可以用于孤立的手指畸形,也可以用于综合征类疾病的异常表现。

Kelikian[75]首先提出掌骨融合,该畸形曾经有其他名称,比如第五列手指异常、先天性掌骨异常、第五掌骨缺如、双侧尺侧拇指,以及先天性融合。

Sandifort 1793 年首先提出桡尺骨融合,直到 1932 年 Fahlstrom[76]才报告了 185 例该畸形。

基础科学/疾病进程

肢体发育过程或者 NOG 基因(Noggin gene)突变与骨融合有关。分化过程中细胞凋亡的中断是骨融合最常见的原因。NOG 基因与遗传性僵直指(SYM 或 SYM1)有关,该基因位于 17 号染色体(17q21-q22)[77]。HOXA11 基因突变与桡尺骨融合有关。

诊断/患者表现

在遗传性僵直指中,主要受累关节为近指间关节,远指间关节代偿性活动,掌指关节活动度通常正常。在短并指患者中远指间关节活动度通常也受限。体检时可见受累手指纤细,皮肤萎缩,指节屈曲横纹消失。自尺侧到桡侧,可有一个或多个手指受累。很少累及拇指。在儿童的手部 X 线检查时可见假关节,两骨之间有软骨条。随后 X 线显示由于完全的关节结合,关节间隙减小。

在掌骨骨性结合中,最常见的结合是第四、五掌骨融合(图 28.10A)。在该畸形中,通常可见小指短小外展。这然而,畸形的程度是依赖于关节间隙的平面和所涉及的掌骨头骨骺的发育。X 片对骨及软组织异常有所提示。

尺桡关节融合患者(图 28.10B)由于日常不能双手持物,往往在 3 岁前可被发现。在严重的病例中,通常肩关节过度外展,腕关节活动度增大以代偿前臂过度旋前。

患者选择/治疗/手术技术

僵直指通常保守治疗。由于屈、伸肌肌腱的异常,早期

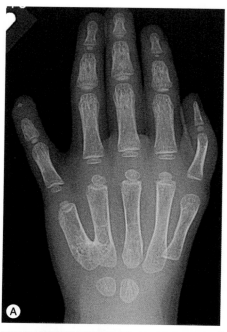

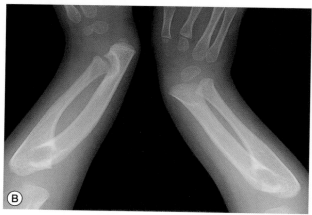

图 28.10 (A)第四、五掌骨融合的 X 线片;(B)双侧腕关节和尺桡骨融合的 X 线片

手术干预不一定成功。对于分化良好的关节，松解副韧带背侧关节囊可改善功能，但效果不可预估。骨骼成熟后进行关节融合有助于改善抓握功能。针对短并指患者，牵引示指长度，有助于改善拇、示指捏持功能，尽管可以改善手指外观，但是治疗后，手指会变细且僵硬。

掌骨融合的治疗主要考虑功能和外观，取决于融合类型。外展的小指在插兜时会卡在口袋外。治疗目的是调整手指力线、恢复各掌指关节形成的弧线、保留关节面和关节活动度、矫正成角及旋转畸形。功能差的手指应置于不影响抓握的位置[5]。根据骨结合的类型[5,68]，有一些术式可以选择，如单纯截骨[68,78]，植骨或骨延长[5,68,79]，从融合处纵向劈开并植骨[5]。

腕骨融合只有当纤维软骨融合引发疼痛时需要治疗，主要行腕骨融合术。

尺桡骨融合的患者通常可由肩关节和腕关节代偿，因此仅有少数患者需要手术治疗。如果存在 60° 及以上固定的旋前畸形的患者，不论是双侧还是单侧的患者，可考虑手术治疗。

为了恢复运动可在融合部位纵向截骨、使用带血管的筋膜脂肪瓣填塞、并调整桡骨头力线[80]。有几种截骨方式。单纯将融合处截骨分离会很快再次融合。为防止再次融合，使用肘肌填塞或使用带蒂或游离的带血管的筋膜脂肪瓣填塞[80,81]。也有文献报道在融合远端进行旋转截骨[82]，或在桡骨近端或尺骨远端截骨[83,84]。

术后护理

僵直指的患者术后需要被动活动训练。对于截骨的手术，术后需要注意固定部的位固定情况。如果做了掌指关节的松解，伴或不伴肌腱移植，术后护理应因情况而定。

结果、预后及并发症

大多数情况下，掌骨融合不需要治疗。如果术前掌关节活动受限或手指力线异常，可考虑手术。晚期的问题可能是小指外展复发，或打开的融合部位再次融合，即使在融合处置入间置物。

对于桡尺骨融合患者，术后功能改善，但临近关节可出现不适，80% 的患者术后结果满意[80]。如前所述，即使置入间置物，随着前臂旋前增多也可再次融合。纵向截骨术中神经和血管损害及 Volkmann 缺血性肌挛缩也有报道[85]。因此术中需要仔细评估旋转角度并充分去除融合部分骨质以减少并发症[5]。

二期手术

针对掌骨融合、尺桡骨融合再次手术的原因主要包括矫正不充分，再融合和活动度丢失。因为孩子受生长发育影响，后续需要持续随访直至骨发育完全，尤其是掌骨融合患者，掌指关节活动受限也应进一步处理。

多指畸形

简介

多指畸形（polydactyly，"poly" 意为 "更多"；"dactylos" 意为 "手指"）是指至少一个肢端有 5 个以上的手指。它和并指、先天性屈曲指畸形一起是先天性上肢畸形中最常见的畸形类型。父母很容易发现这种畸形。如果不治疗，会影响儿童的美观。此外，严重的畸形会导致功能障碍。根据多指发生的部位，可分为桡侧多指，中央多指和尺侧多指[86]。

多指畸形的发生率取决于所研究的人群。与地区、人种、是否涵盖所有多指类型，还是仅包括桡侧或尺侧多指有关，不同报道的发病率有所区别。根据报道，所有类型的多指的发病率报道 2% 到 30% 不等，中国人发病率 40% 以上。在活产婴儿中，非洲人多指的患病率是 10.7/1 000，中国人为 2.5/1 000，白种人为 1.6/1 000。非洲裔尺侧多指发病率是其他人群的 10 倍，男性发病率是其他地区的 2 倍，而桡侧多指多见于亚洲人。所有报道中，中央型多指极为罕见。

在作者的机构，每年 200 例先天性手畸形的新患者中，多指畸形占 15%，其中 50% 为桡侧多指，中央多指占 9%，33% 为尺侧多指（有些是复合型）。在作者的患者中，42% 多为双侧多指畸形。

桡侧多指大多独立存在，尺侧多指则常见于综合征，且双侧多见，可合并并指和足多趾畸形。如果父母的多指为肉赘样或漂浮状，孩子遗传于父母也表现为相同类型的多指。若父母多指发育较为完整，则孩子的多指可表现为其他不同类型[87]。

合并多指的综合征已有多种被报道。已经有 97 种遗传性综合征中合并多指畸形[88]。有些综合征中，手、足均可出现异常。手的多指也可能尺桡侧同时存在，也可是中央型伴尺侧多指。Greig 综合征中多指可能与其他多种症状同时存在。合并多指的常见综合征可见表 28.4。

另一个独立多指类型为是镜影手或者双尺骨。前臂为双尺骨，而桡骨缺如。由于桡尺侧镜像，因此多称为镜影手，此种类型极为罕见[75]。经典的镜影手畸形有 7~8 个手指，无拇指，常单侧独立出现。其病因未知，遗传模式未知。遗传学家认为其由自发突变引起。

历史

最初在研究岩石艺术和岩画时发现了手和足的多指/趾畸形，有些可以追溯到公元 1000 年。文学作品中第一次提到多指畸形是在《旧约》（Old Testament）中，在迦特的一场战斗中，一个巨人双手、双足各有 6 个手指和脚趾。"多指畸形" 一词最早由 Kerckring 在 1670 年提出。从那时起，关于多指畸形的报道层出不穷。

表 28.4　与多指有关的常见综合征

综合征	手的不同点	共同特征
桡侧多指		
Holt-Oram	拇指畸形、双拇指畸形、上肢的不同畸形单侧或双侧	心脏畸形
Fanconi 贫血	各种桡侧手部畸形，桡侧发育不良	全血细胞减少，心脏、肺、肾和消化异常，耳聋，眼/眼睑问题，身材矮小
Townes-Brocks	多指畸形	肛门闭塞，耳廓异常，肾脏异常，听力损失，心脏缺陷，生殖器畸形
尺侧多指		
Bardet-Biedl	绝大多数患者尺侧多指，可合并并指	视力低下，嗅觉减退或丧失，心血管疾病，泌尿生殖系统疾病，智力和发育迟缓，肥胖
Smith-Lemli-Opitz	多指畸形，第二、三趾并趾	小头畸形，智力发育迟滞，心脏、肾脏、胃肠道和生殖器畸形
13-三体综合征	多指畸形，手掌异常，手指屈曲挛缩	小头畸形，智力和运动系统障碍，眼睛缺陷，脑膜脊髓膨出，摇椅足，皮肤发育不全，腭裂，泌尿生殖系统缺陷，心脏缺陷
复合性多指畸形		
Greig 综合征	各种不同的多指合并或不合并并指，拇指宽大	眼距增宽，巨头畸形，足多趾（内侧和/或外侧）

基础科学/疾病进程

遗传学

　　单独桡侧多指畸形，遗传倾向较小，临床表现多样。很多桡侧多指和三节指骨拇指的遗传家系中，染色体 7q36 异常表达已被证实。SHH 调节蛋白位于该区域。调控元件在这条染色体上。孤立的尺侧多指，显性遗传类型中，其遗传外显率减少且表达多样。这种遗传异质性也提示可能和多种基因突变有关。

诊断/患者表现

桡侧多指

　　桡侧（轴前性）多指最常见的分型为 Wassel 分型。

　　Wassel 分型（图 28.11）[89] 基于影像学分型，易于记忆。Wassel 按多指分叉部位分型：Ⅰ型在远节指骨分叉，Ⅱ型在指间关节分叉，Ⅲ型在近节指骨分叉，Ⅳ型在掌指关节分叉，Ⅴ型在掌骨分叉，Ⅵ型在腕掌关节分叉。合并三节指骨拇指为Ⅶ型，多指可在掌指关节或者腕掌关节分叉。

　　大多数病例报道中，最常见的 3 种类型为：WasselⅣ型（约 50%）；Ⅱ型（约 20%）；Ⅶ型（约 12%）。不同报道中百分比不同[90-92]。另有 31% 的多指无法根据 Wassel 分型进行分类，作者改良了分类系统[92]。保持了 Wassel 分类的本质，但根据偏斜和三节指骨拇指（见下文）进行了命名。

　　首诊时需要进行病史采集和体检，包括双上肢检查。如果示指到小指正常，有正常的横纹，和正常的小鱼际区，则主要检查手的桡侧。作者的经验是需要做系统检查，通常不仅仅是多拇畸形的问题。

　　检查从由近及远，从大鱼际肌开始检查。大鱼际肌从正常到严重发育不良差异很大。相对于 Wassel Ⅴ型、Ⅵ型和Ⅶ型，Wassel Ⅰ型和Ⅱ型的大鱼际肌基本正常。关节活动过度可能与其他关节有关，检查背侧和掌侧横纹是否存在非常重要。如果有横纹，提示关节活动度良好。

　　腕掌关节活动度可以正常、僵硬或松弛。如果腕掌关节异常，多指多位于近端。如果多指位于腕掌关节，主拇指的掌指关节基本接近正常。关节活动多与两个拇指并连程度有关。

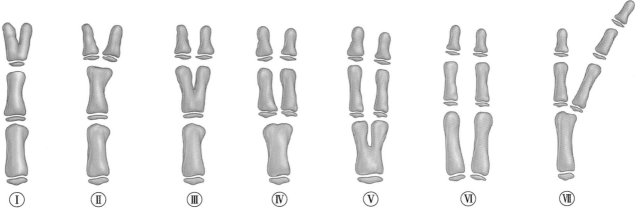

图 28.11　Wassel Ⅰ～Ⅶ型

根据多指分叉位置不同，掌指关节活动可能僵直、正常、松弛或发育不良。累及掌指关节的多指，通常桡侧拇指发育不良和僵硬，而尺侧拇指发育较好，指间关节活动良好。指间关节也可以正常、僵直或松弛。如果多指出现在指间关节，两个手指均可活动受限，活动度小于正常指间关节。在非对称的多指中，发育好的拇指活动度更佳。

常规检查包括内在肌和外在肌的运动。新生儿经常很难区分这些运动，但是可以检查手指屈伸和拇指外展。在大多数情况下，拇指的拇长屈肌肌腱呈 Y 形，因此，两个拇指会同时屈曲。伸肌装置通常发育不良，在发育不良的拇指中也可能缺如。在发育非对称的拇指中，因屈拇长肌腱呈 Y 形，常可引起手指远端偏斜。远端的多指畸形虎口通常正常，而近端的多指，虎口通常较对侧狭小。

尺侧多指

尺侧（轴后性）多指畸形的分类包括两型或三型的分类。根据 Temtamy 和 McKusick 的两型分类中，A 型包括小指掌指关节水平的多指，或者更为近端的腕掌关节水平的多指。小指可发育不良或发育良好。B 型包括从一个小包样肉赘到一个带蒂的无功能性的小手指。在三型分类中，Ⅰ 型为小包样肉赘或漂浮小指，Ⅱ 型包括掌指关节水平的多指，Ⅲ 型是指整个尺侧的多指[90, 93, 94]。

最常见的尺侧多指是指包含神经血管束的皮肤蒂。通常蒂附着在近节指骨的尺侧缘，有指甲和远节指骨，但手指无功能。有时候远端近端指骨都有。发育更好的多指多位于掌指关节水平。这些病例中，第五掌骨增宽。掌指关节处的额外的小手指屈伸功能取决于发育程度。正常的第五指的掌指关节的运动会受到影响。和拇指多指一样，小指的屈、伸肌肌腱通常呈 Y 形并不对称。多指常表现为尺侧外展，近指间关节桡偏，小鱼际肌附着于多指的掌指关节水平的尺掌侧。

如果多指位于掌骨基底或腕掌关节，通常手指的关节发育良好。尺侧多指体检多取决于多指的发育情况，与桡侧多指查体原则相同。

中央型多指

中央型多指包括示、中、环指多指。发育完整的多指罕见。最容易影响的依次是环指、中指、示指。环指的多指常常被并指所掩盖，这种情况中指更为常见。该畸形并不局限于一个手指，所以差异很大。骨骼和骺板，屈、伸肌肌腱和血管神经束的结构都可以存在异常。

尺侧重复（镜影手）较为特殊，由于缺乏拇指，手功能明显受限，通常出现 7～8 个手指而没有拇指。也有可能合并并指。腕部增宽常呈屈曲状。前臂短，肘部增宽，肘部伸直、前臂旋转和肩部活动均受限。

患者选择

多指通常采用手术治疗。功能损害程度不一。在握手、将手放在口袋或狭窄的空间以及戴手套等场合，多指畸形可能会造成麻烦。然而，大多数父母带着孩子去门诊就诊主要出于美观和社会原因。对于伴有严重伴发疾病的综合征患者，手术可以推迟甚至避免。

治疗/手术技术

手术时机因人而异。大多数医生建议在 1 岁以后做手术，主要因为解剖结构较为清晰，且减小麻醉风险，有些漂浮拇指在出生后也可在局麻下手术切除。

病理胚胎学和病理解剖学的知识基础对于获得良好的手术效果至关重要。尽可能识别异常解剖，避免无用的手术操作。

Wassel Ⅱ 型和Ⅳ型是最常见的类型，手术方式见下文。

提示与要点

桡侧多指

桡侧多指的治疗原则：

- "把两个拇指变成一个，不要简单地切掉一个。"
- 决定应该保留哪个拇指。
- 不要只切除发育不全的拇指，而是应当保留肌腱、韧带和皮肤，以调整、平衡和重建保留的拇指。
- 第一次手术时，要对软组织和骨骼进行尽可能多的矫正。
- 除了多余的手指，要时刻注意并寻找不太明显的解剖异常。
- 通过横向和纵向截骨术使关节面尽可能保持轴向一致。
- 进行韧带重建或松解。
- 平衡肌腱力量，调整肌腱止点。
- 尽可能精确地修整皮瓣。
- 术后敷料应仔细包扎固定，避免患儿自行拆除。

指间关节的桡侧多指（Wassel Ⅱ型）

Wassel Ⅱ 型通常有一个宽大的近节指骨和两个不同融合程度的指骨（图 28.12）。不对称多指可直接切除较小的拇指。背侧可采用 Z 字切口便于显露。作者更倾向于侧方切口，因为瘢痕不明显。首先，切除较小拇指的指甲和甲床，然后切除背侧部分皮肤。在远节指骨侧方，侧副韧带、骨膜或近侧的关节软骨均应部分切开，显露 IP 关节。保护屈肌腱并进行松解，在切除多指时可将融合处的软骨切开。保留多余的皮肤、韧带和屈、伸肌肌腱。切除多指后，近节指骨的关节面应进行纵向的楔形截骨，注意不要切除侧副韧带。如果远节指骨偏斜，可在保留关节面的情况下进行楔形截骨，然后复位使之与近节指骨的纵轴垂直。再次检查屈、伸肌肌腱，多指的屈肌腱可以切除，而多指伸肌肌腱可用于加强保留拇指的伸肌肌腱，且最好将该肌腱进行移植缝合，不要用于加强侧副韧带的缝合，这样可能会影响拇指 IP 关节的伸直。然后重建侧副韧带，与远节指骨缝合。然后仔细修整皮瓣，将皮肤在侧方进行对合，尽可能使指腹饱满但不要过于臃肿。

如果两个均为发育不良的拇指，将两者外侧部分保留，切除内侧部分，即采用 Bilhaut-Cloquet 术式[95]，相比

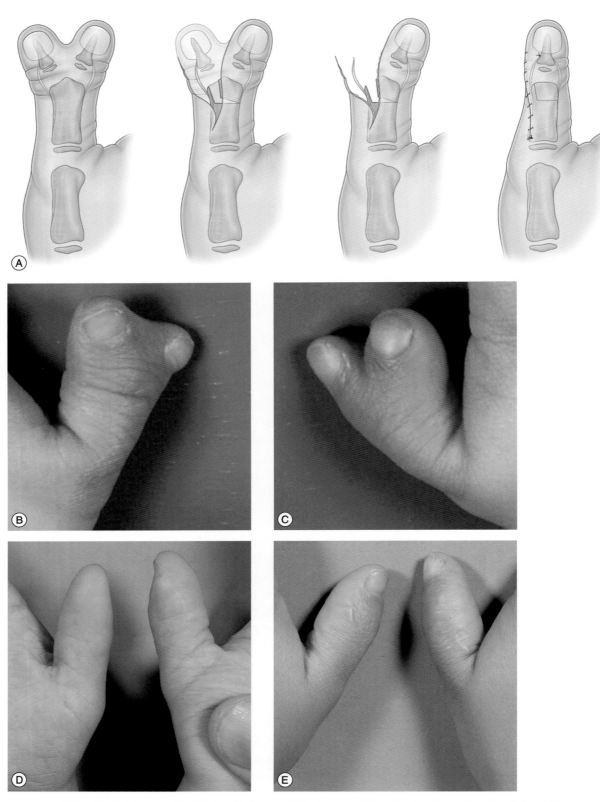

图 28.12 （A）Wassel Ⅱ型手术技术；（B，C）术前为 Wassel Ⅱ型；（D，E）术后 2 年（同一患者双侧）

Bilhaut-Cloquet 术式，作者认为一个好的小指甲比一个宽大的指甲更好，因为大的指甲更容易引起注意。因此手术是去除一个甲床和甲板，用桡侧皮瓣来扩大保留指的指腹。一些病例也可采用改良 Bilhaut 术式，将甲床从骨面抬起，深方用桡侧切除指的指骨扩容。

掌指关节水平的桡侧多指（Wassel IV 型）

Wassel IV 型多指桡侧指通常发育不良。手术要点与 IP 关节有相似之处（图 28.13）。当分离屈、伸肌肌腱后，切除桡侧多指，保留桡侧副韧带和部分软骨用于重建。宽大的掌骨头和 Wassel II 型 IPJ 中的近节指骨处理原则相同，切除增

大的部分。显露保留拇指的屈、伸肌肌腱后复位近节指骨。屈肌腱用于平衡尺侧指肌力，不用重建滑车。如果 IP 关节偏斜，近节指骨行横向的楔形截骨复位。在钻石形的多指治疗中，IP 关节矫形也非常必要。在两个等大的拇指中，保留尺侧指的尺侧副韧带更为重要。桡侧副韧带重要用于重建掌指关节，保证桡侧稳定。拇短展肌止点要重建，仔细对合桡侧皮肤。Wassel II 型和 IV 型基本不需要矫正虎口。

尺侧多指

切除多出小指的蒂部，注意血管神经束防止疼痛性神经瘤（图 28.14）。新生儿局麻下即可做手术。注意基底不要

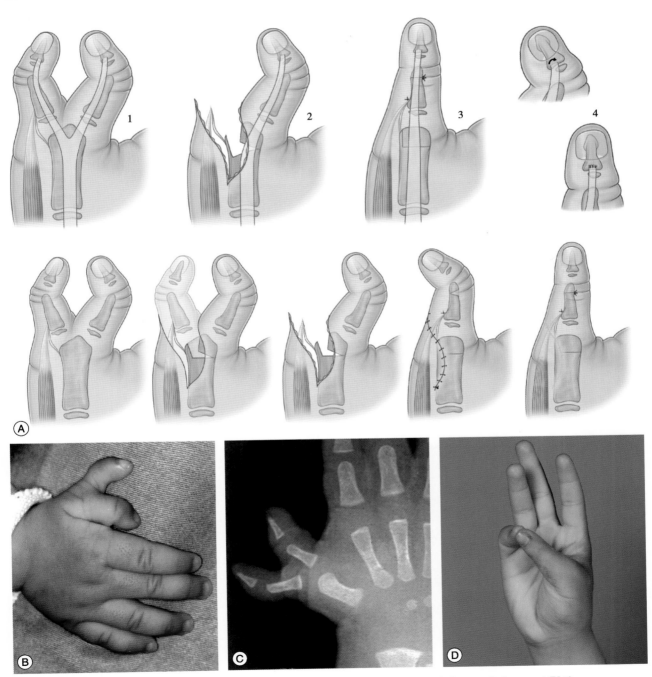

图 28.13　（A）Wassel IV 型手术技术；（B，C）术前为 Wassel IV 型；（D）随访 15 年为 Wassel IV 型

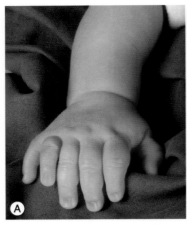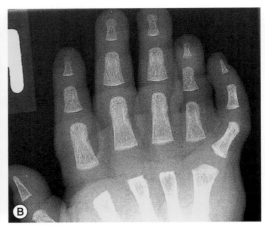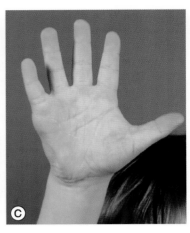

图 28.14　（A,B）掌指关节尺侧多指,术前 X 线检查;(C)4 年随访

有残留。有残留时日后可能需要再次手术。已经介绍过如何通过血管夹完成,与小指皮肤齐平,仅留下一个瘢痕。如果小指发育较为完好,手术原则同桡侧多指。

中央型多指

中央多指畸形的基本问题是在一些病例中,骨骼结构奇异,并指中隐藏着指骨重复和异常的骨骼畸形。尽管表现形式多样,应遵循基本规则(恢复骨和关节面的力线),如果可能,还应通过可用的肌腱进行平衡。然而,受累手指往往发育不良,关节僵硬。当有足够的骨支撑的情况下,再考虑下一步的分指手术(图 28.15)。

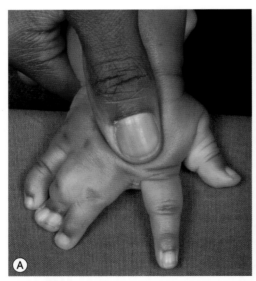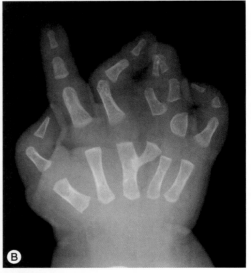

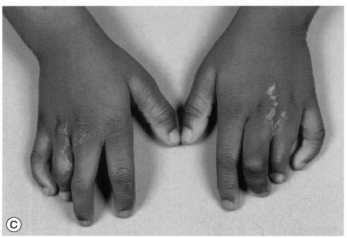

图 28.15　双侧中央多指伴并指:(A,B)术前右手及 X 线片;(C)双手随访 6 年

镜像手

镜像手的重建包括肘关节矫正、前臂截骨以改善旋后功能，同时矫正腕关节屈曲挛缩。主要包括侧方切除 2～3 个手指，重建拇指（通常是最长指）及虎口[90]。

术后护理

多指重建需固定 6 周，手指可在绷带内活动。6 周后，根据重建等级和复杂度来决定下一步治疗，包括使用可拆卸的支具固定，配合功能锻炼等。单纯尺侧多指绷带包扎 2 天即可。伤口护理同常规的伤口护理一致。

结果、预后及并发症

针对先天性手畸形进行矫形重建时，最终结果只有在生长完成后才能明确的评估。因此，建议在孩子成长过程中多次随访。在作者的门诊机构，检查内容如表 28.5 所示。特别注意指甲畸形，关节的运动和稳定性、活动范围、外观、宽度和皮瓣对合情况。年龄较大的孩子和其父母很少在意关节活动度不足，尽管关节可能会僵硬。术后拇指疼痛少

表 28.5　多指畸形：第一列检查顺序

特征	注意事项
考虑因素	
外观	正常／发育不良
力线	直／偏离
位置	弯曲／伸展
皮肤	
皱褶	关节正常／缺失
指尖	正常／不对称的指腹
并指	完全／不完全
虎口	正常／狭窄
指甲	
指甲	正常／不对称／宽大／细小
关节	
腕掌，掌指，指间	稳定／过度活动／不稳定
	正常／活动度减小／僵硬
骨骼	
掌骨，远节指骨，中节指骨，近节指骨	正常／宽大／纤细
肌肉／肌腱	
鱼际	正常／发育不良
伸直	存在／缺失／损害
屈曲	存在／缺失／损害
内收	存在／缺失／损害
掌侧外展	存在／缺失／损害
桡侧外展	存在／缺失／损害

见，然而，患者更在意外表的美观，尽管对功能而言可能无关紧要。青少年经常去门诊就诊，主要是希望得手指外观获得改善。

结果可分为不可避免的结果和可避免的结果。在 Wassel Ⅱ型不可避免的结果中，根据畸形最初的形态，拇指远端的外表可以从近乎正常到发育不良。指腹瘘、指甲较小、指间关节发育不良是难以避免的。经过重建后甲床，指甲永远不会完全正常。

在 Wassel Ⅱ型中，力线不正，及其导致指甲畸形、甲襞瘢痕和指甲切除不足等都是可以避免的结果。如果副切带重建时，软骨去除不充分，可能会形成新的骨骼。在指间关节，力线不正可导致偏斜、关节不稳定或僵硬。术中远节指骨切除过多也会影响其生长发育。

在 Wassel Ⅳ型不可避免的结果中，重建的拇指总是比正常对侧拇指发育差[1]。指腹通常不饱满，指甲较小，关节活动度从接近正常到僵硬不等，尤其是指间关节[96,97]。Goldfarb 的研究只比较了指甲宽度的差异，未考虑运动的差异。但是即使拇指看起来较小，只要形状外观良好，患者就会感到满意[97,98]。

Wassel Ⅳ型可避免的结果也与力线不正有关。指间关节和掌指关节成角会降低美观效果[96,97]。在初次手术时，通过对准关节面和正确平衡拇指肌力可尽可能避免偏斜。MP 关节切除过多会影响保留指的近节指骨发育。早期手术力线不正会导致晚期 S 形或 Z 形畸形（图 28.16）。在初次手术时，不恰当的韧带重建可导致 IP 或 MCP 关节残留的关节不稳定继续进展。

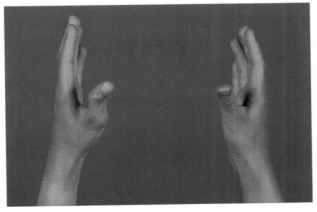

图 28.16　单侧 Wassel Ⅳ型患者，早期仅切除桡侧多指而未作进一步矫正后出现 Z 形畸形

在尺侧多指中，结扎或切除多指不充分，可能残留小的疼痛性结节。如果多指起源于 MCP 关节，MCP 关节可能无法完全屈曲，因为关节没有正常发育。

二期手术

随着生长发育，在没有明显并发症的情况下，可能也会需要进行二期干预。可能涉及的二期手术（可单独也可合

并选择)可包括:
- 韧带重建
- 肌腱松解术
- 肌腱再平衡
- 对掌功能重建(用于更近端的 Wassel 分型)
- 指甲畸形矫正
- 截骨和矫正关节面力线
- 成人患者的神经松解和神经瘤治疗
- IP 或 MCP 关节融合术
- 瘢痕治疗

三节指骨拇指畸形

简介

根据 Lapidus 估计[99],该病的发病率在活产婴儿中为 1/25 000。在所有的节指骨拇指(triphalangeal thumb,TPT)患者中,2/3 的患者有拇指畸形的家族史,他们大多有双侧拇指畸形或对掌功能障碍[3]。TPT 可为常染色体显性遗传[100],散在病例多为单侧,对掌功能不良。在作者的病例中,包括许多遗传病例,鱼际肌缺乏程度差异很大,其与拇指对掌功能相关[101]。在荷兰,TPT 的发病率可能比大多数报告中所述的要高,这是由于很多家族具有常染色体显性遗传特征有关。

历史

Columbi 在 1559 年[75]首次报告了拇指三节指骨拇指畸形,后来 Dubois 在 1826 年也发现了这一异常[102]。许多作者提出了从保守治疗到手术治疗的不同方法。

基础科学/疾病进程

结合家系谱系分析,TPT 的遗传模式为常染色体显性遗传。1994 年,人们在染色体 7q36 上发现了该基因位点[103]。

诊断/患者表现

TPT 患者临床表型多样。解剖上的差异不局限于多指,因此双上肢都应进行全面检查。

在 TPT 中,都能发现多出的中节指骨。它的形状可以从一个非常小的楔形骨块导致 IP 关节偏斜,到一个完全发育指骨导致长拇指畸形。其他特征包括大鱼际肌肉可以是接近正常或发育不良,虎口接近正常或有挛缩狭窄,多指可部分或完全发育。拇指可以与其他手指在同一平面上,具有其他手指状的外观,因此在某些情况下被称为"五指手"。

在 TPT 中,两个指间关节都是可活动的。在小楔形中节指骨中,临床查体不能区分出近指间或远指间关节的活动。当中节指骨呈梯形或矩形时,通常两个关节都可以活动。

MP 关节可以稳定也可以非常不稳定,此关节过伸常见。CMC 关节可以从发育不良到畸形,导致不同程度的关节不稳定。CMC 关节也可以缺如。大多角骨和舟骨也可能发育不良、畸形或缺如。

在遗传病例中,病变往往累及双侧。这些患者常见有多余的指列,并可有三列指骨。其中尺侧拇指往往发育较好。

在 TPT 中,其他畸形也会发生,如并指、尺侧多指、分裂手、桡侧纵列发育不良、下肢畸形,也可作为一个或多个其他系统异常综合征的一种表现[104-106]。

上述情况使得 TPT 难以分类。Wood[107, 108]对拇指多指根据中节指骨的形状进行了分类,分为 3 种类型:三角型、梯形和矩形。Buck-Gramcko 根据治疗方案将其分为六种类型,包括关节活动、虎口、内在和外在肌肉异常。如果 TPT 合并多指畸形,可以进一步分类。Wassel 将所有可能的组合归入 Wassel Ⅶ型。本课题组在 Wassel 分型的基础上,根据关节情况对 TPT 进行分类(图 28.17),包括 TPT 合并两列或三列的重复畸形。

患者选择

在 TPT 中,由于对掌功能下降可致握力下降,关节不稳定,或由于手指过长而产生的代偿动作。如果合并并指或者还多了一个拇指,手功能会进一步受限。但是孩子很容易适应这种功能缺陷,手功能易于代偿。因此患有 TPT 的年轻患者和年龄较大的儿童的父母通常希望矫正外观异常,很少要求矫正功能缺陷。对于较小的缺陷,如小的三角形指骨,手术时机并不总是明确的。

作者的病例中包含大量显性遗传的三节指骨拇指,伴或不伴多指畸形。患儿父母通常都是担心孩子入学后被同学嘲笑,因此要求入学前做手术。

由于拇指功能在大脑皮质的重塑,并没有在非常早期进行手术的指征,只有在极少数情况下,患儿会使用示指和中指握剪刀,建议在 2 岁前对这些患者进行手术,以使大脑皮质早期适应矫正后的拇指。

治疗/手术技术

Bunnel[109,110]建议不要对 TPT 进行手术,Bestson[111]、Milch[112]和其他一些学者[113, 114]建议去除异常的指骨以缩短长度和矫正偏斜。在去除多余的指骨后,手指的偏斜畸形可能依然存在[115, 116]。Buck-Gramcko[117]指出,在幼儿中,同一次手术中切除三角形额外指骨后进行韧带重建可获得满意的疗效。

对于梯形或矩形的多余指骨的患者,有几种不同的截骨术已被报道,如切除远端关节和部分远端指骨,然后进行关节融合术[116]以切除 PIP 关节[2]。Buck-Gramcko[117]增加了第一掌骨截骨术,增加重建内在肌止点并加深虎口,如有必要,还需进行拇对掌功能重建。

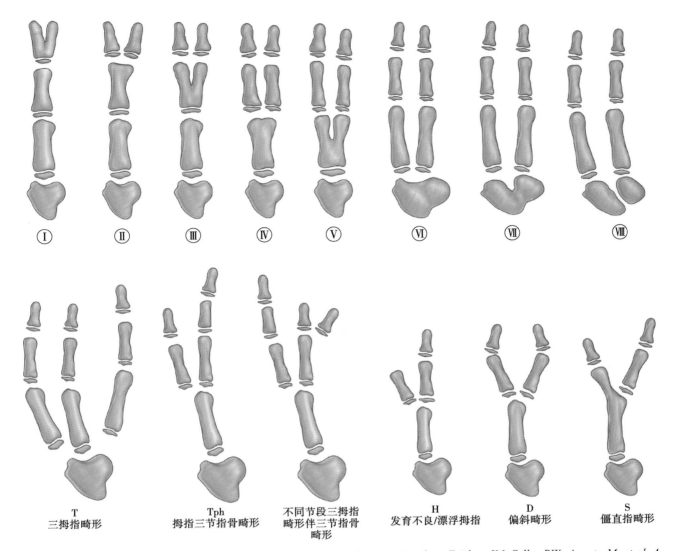

　　Ⅰ　　　Ⅱ　　　Ⅲ　　　Ⅳ　　　Ⅴ　　　Ⅵ　　　Ⅶ　　　Ⅷ

T
三拇指畸形

Tph
拇指三节指骨畸形

不同节段三拇指
畸形伴三节指骨
畸形

H
发育不良/漂浮拇指

D
偏斜畸形

S
僵直指畸形

图 28.17　桡侧多指和三节指骨拇畸形的分型。（*Reproduced with permission from Zuidam JM, Selles RW, Ananta M, et al. A classification system of radial polydactyly: inclusion of triphalangeal thumb and triplication. J Hand Surg Am. 2008; 33: 373-377.*）

　　对于"五指"手，建议进行"拇指化"手术[118]。如果虎口只需要较小程度的加深，可以使用四瓣的 Z 成形术[119]。Foucher[120]提到了一种 W 形转位皮瓣，使用示指桡侧近端指节的皮肤和皮下组织加深虎口。手背的大的旋转皮瓣用于无对掌功能的 TPT 时，可以在加深虎口的同时加以延长[117,121]。在虎口缺损较大的情况下，拇指为桡侧外展位（如"五指手"畸形患者），Upton[122]倾向于使用前臂远端为蒂的桡侧皮瓣。

　　如果存在大鱼际肌缺损，可以进行肌腱转位重建外展。最常使用的肌腱转位的方位为小指外展肌（Hube 技术[123]）移位，环指屈指浅肌腱[114]移位和尺侧腕屈肌[124]肌腱移位。

　　当 TPT 合并多指时，Wassel[89]和 Wood[115]建议切除 TPT 指，即使另外的两节指骨拇指发育不全 Wood 将原始的双指骨拇指移位到 TPT 掌骨底部，使拇指变短，这种移位可与掌骨截骨术联合进行。而 Upton[125]切除了双指骨拇指，保留了三节指骨拇指，并矫正了 TPT。没有明确的证据表明哪种技术最佳，因为大多数发表的文章中病例数都很少。

　　不同类型的 TPT 手术时机不同，而且在不同的作者之间也不同。Buck-Gramcko[117]在 6 岁之前切除了短的中节指骨，因为如果孩子年龄更大，关节将难以重塑。而 Wood[108]选择在患儿 6 个月至 2 岁之间进行手术。

作者首选的手术方法[126]

三角形的中节指骨

　　在小于 6 岁的儿童中，在透视下进行多余的指骨切除术（图 28.18、图 28.19）。随后松解新的 IP 关节处桡侧副韧带，紧缩尺侧副韧带。桡侧通过 Z 成形术松解皮肤，尺侧通过切除皮肤进行修整。当孩子年龄较大时，建议在 DIP 关节处进行矫形截骨术和关节融合术。后一种方法也可用于梯形的中节指骨。

矩形的中节指骨和"五指手"

　　通过背侧 Y 形切口对中节指骨进行复位截骨，然后对远端指间关节进行关节融合术。通过这种方法可以将手指缩短 1~1.5cm，然后皮肤闭合成 V 形。由于此处短缩有限，该手术方法需要结合掌骨短缩、旋转和掌侧外展截骨矫形，以矫正拇指的位置和长度（额外缩短 1～1.5cm）。同时，伸肌肌腱和内在肌均需短缩。近年来，在 MCP 关节处增加了掌板收紧以防止掌指关节过伸。该手术过程类似于拇指化术，原始的 CMC1 关节虽然不是最优的，但比重建的 CMC 关节更好、更稳定，因此该术式并未应用于五指手的矫形中。

虎口狭小

可以通过四到五瓣的 Z 成形术完成。当需要更多皮肤时，可以使用示指背侧皮瓣转位，如上文所述。在合并多指的情况下，可以使用切除的桡侧拇指的多余皮瓣，将其转移到尺侧拇指，将尺侧拇指的皮瓣用来加深虎口（图 28.20）。

术后处理

术后护理参见前文"桡侧多指"部分。

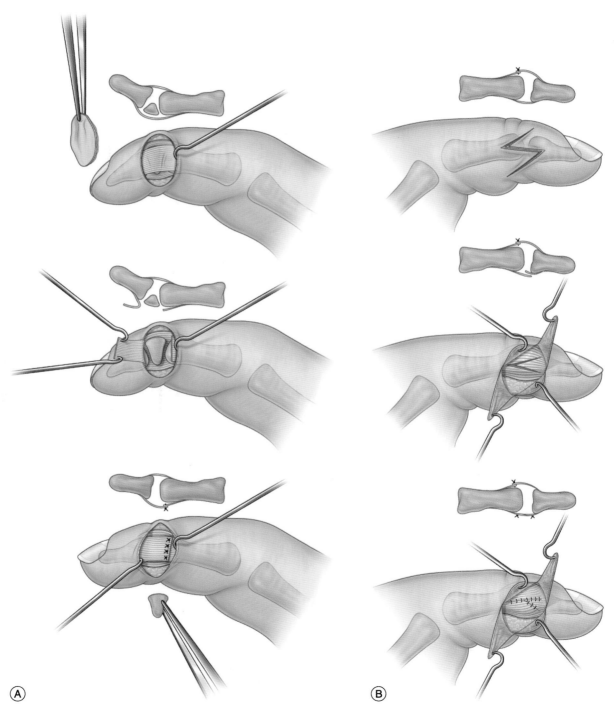

ⒶＢ

图 28.18 （A，B）幼儿中节指骨切除术（注意两侧皮肤及韧带矫正）

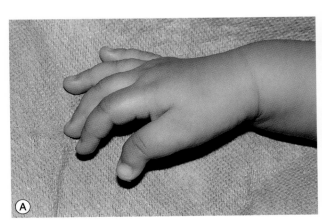
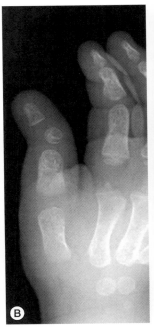
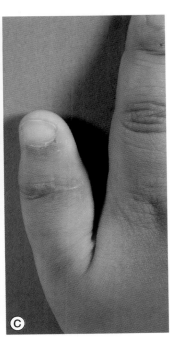

图28.19　（A,B）三角形中节指骨,术前;（C）拇指中节指骨切除及韧带重建术后,注意长度的缩短

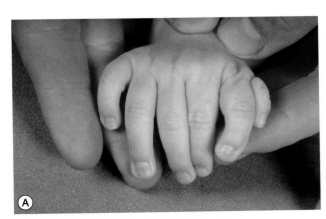
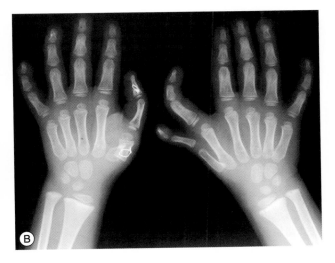
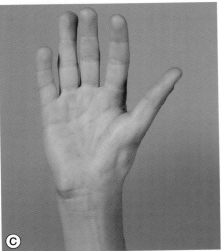

图28.20　（A）右手双拇指三节拇畸形,术前;（B）右手术后X线:远指间关节复位-关节融合术、第一掌骨旋转复位和外展截骨、内在肌缩容、切除桡侧多指;（C）右手矫正后的长期随访

结果、预后及并发症

作者对手术患者(40 例,68 只手)和未手术患者(15 例,29 只手)进行了长期随访。患者对他们的功能和外观进行评分。手术组外观改善明显;功能有所改善但不显著。手术组的拇指力量更好,但没有进行对掌功能重建。

TPT 患者的治疗并不容易,由于对可能发生的畸形缺乏了解,常常被轻视;因此,许多问题都没有得到矫正。皮肤问题,感染,畸形愈合或不愈合比较罕见的。根据作者治疗 TPT 患者的经验,其中一个问题是拇指不可预测的生长,特别是最初缩短后的第一掌骨。这导致拇指比预期的要长(测量方法:拇指指尖远于示指 PIP 关节)[127]。因此,需要告知患儿父母和年龄较大的孩子。此外,远指间关节融合术可导致指甲畸形。V-Y 皮瓣可以避免这种情况,但要注意甲床。

二期手术

二期手术主要为拇对掌功能重建,以提高拇对掌的力量,该手术与初次手术的并发症没有直接关系。多数患者认为这个手术不是必要的。拇指的长度可待生长停止后通过关节融合或短缩截骨来缩短。当掌指关节过伸时可进行掌板紧缩术。

先天性屈曲指

简介

先天性屈曲指(camptodactyly)是 PIP 关节在前后方向的挛缩畸形(“campto”意为“弯曲”;“dactylos”意为“手指”),由于外在肌腱发育不平衡和内在肌腱止点异常引起。屈曲指可以散发,没有家族史。有家族史的病例以常染色体显性模式遗传。在约 30% 的病例中屈曲指有家族遗传病史。屈曲指还可能出现在许多综合征中,如 Holt-Oram 综合征和 Poland 综合征。患病率从 1%～24% 不等[128]。畸形通常随着骨骼成熟而停止进展。

历史

屈曲指由 Tamplin 在 1846 年[129]首次提出。他的学生 Adams 认为掌侧皮肤不足是继发的影响[130]。“Camptodactyly”一词由 Landouzy 在 1906 年最先使用[131]。根据不同作者的描述,屈曲指可能只是孤立的 PIP 关节屈曲挛缩,也可能包括那些 PIP 关节不能主动伸直但关节柔软的类型中[132]。所有包绕 PIP 关节的结构都与屈曲指的发病有关,已发现的有屈肌和伸肌的不平衡[133,134],异常的蚓状肌插入到指浅屈肌是公认的致病机制[135-137]。大多数作者还描述骨关节的畸形以及因挛缩造成的皮肤不足。

基础科学/疾病进程

由于屈伸的不平衡,近指间关节发生屈曲畸形,这可导致关节软骨变形进而引起关节僵硬与手掌侧皮肤的缺乏。随着年龄的增加,伸肌装置变得更加薄弱,会进一步加重伸肌迟滞。其他发病机制也有报道,如循环障碍,皮肤生长不足,皮下筋膜束带、蚓状肌异常,指浅、深屈肌短缩,副韧带和掌板的挛缩等。

诊断/患者表现

最主要的是手指功能受限,外观也是主要考虑的方面。在一些较严重的病例中,功能缺损可能是相当巨大的,尤其是当多个手指受到影响时。其中小指受累最多(>70%),其次是环指(<20%)。其他手指受累的发生率则小于 10%。

先天性屈曲指的患者可分为三组:

1. 新生儿男性或女性患者,多为环指或小指受累,偶尔可累及全部手指。

2. 青春期,多为女性患者突然发现或逐渐进展的先天性屈曲指,主要累及小指。

3. 严重的先天性屈曲指合并其他畸形[138,139]。然而,该组患者是否应诊断为先天性屈曲指存在争议[132]。

Foucher 等[140]公认的 4 种情况:(Ⅰa)病情早期且伴有僵硬;(Ⅰb)病情早期且可矫正的先天性屈曲指;(Ⅱa)病情晚期且伴有僵硬;(Ⅱb)病情晚期且可以矫正的畸形。通过如下测试以评估先天性屈曲指严重程度[140]:

1. 当腕部处于中立位时,PIP 关节是否可以伸直?

2. 当同时尽可能地伸直 MP 和 PIP 关节时,手指皮肤是否变白?

3. 当腕关节和 MCP 关节背伸时,PIP 关节是否掌屈(屈指浅肌腱固定试验)?

4. 当 MCP 和手腕处于屈曲位时,PIP 关节能否被动伸直(中央束或 Smith 试验)?

5. 当 MCP 关节轻微弯曲时,PIP 关节能否主动伸直(Bouvier 检查)?

6. 小指的指浅屈肌(flexor digitorum superficialis, FDS)是否可以独立于环指的肌腱发挥作用?

患者选择

最适合手术的患者是近指间关节柔软但不能自行伸直。此外,应根据预期的手治疗依从性选择患者。

年龄大且近指间关节僵硬的患者并不适合进行手术,难以恢复 PIP 关节活动度。

治疗/手术技术

支具适用于所有近指间关节僵硬的先天性屈曲指患者(图 28.21)。支具作用在 PIP 关节的压力需逐渐增加使之逐渐适应伸直的状态。使用前臂支具,掌指关节屈曲时,

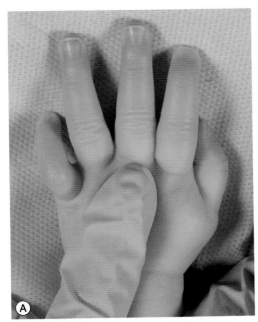

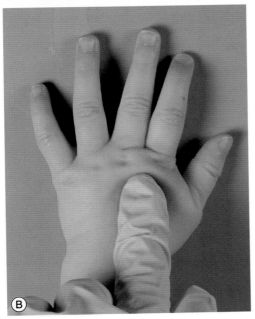

图 28.21　（A）显示环小指屈曲畸形；（B）长期夜间支具治疗后

<30° 的伸直迟滞可不必手术。

在进一步手术治疗前，支具治疗的持续时间从 3 个月到 1 年不等。一些学者认为伸直迟滞 60° 是手术指征[132]。

如果支具治疗后关节被动活动有改善，而主动伸直没有改善，或者关节活动度没有改善，均可以进行手术。对于年龄大的患者，手术应慎重考虑，特别是当关节运动没有改善时。对于依从性差的患者或父母，不建议进行手术。

由于病因不明，建议采取多种手术，包括皮肤成形术、关节松解术、肌腱切断术、肌腱移植、截骨术、关节融合术。作者首选的技术是基于 Foucher[132,140] 的手术流程和技术。

在可矫正的 PIP 关节中，主要进行皮肤和纤维组织的松解，同时探查蚓状肌、骨间肌、FDS 和指深屈肌（flexor digitorum profundus，FDP）。通常，蚓状肌与 FDS 同时存在异常（图 28.22）。如果 FDS 是可用的，并且牵拉侧束使 PIPJ 伸展，则将 FDS 肌腱转移到侧束。

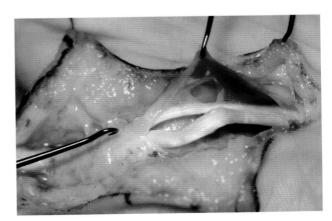

图 28.22　蚓状肌在 A1 滑车处汇入指浅屈肌

对于不可矫正近指间关节，如支具固定后有所改善，可通过 Malek 皮瓣松解皮肤（利用同指掌侧近端皮瓣）。之后横行切开 PIP 关节近侧鞘管，松解缰绳韧带和副韧带，必要时松解掌板，使手指被动伸直。如果术中探查内在肌和外在肌有异常应进一步松解。可将 FDS 肌腱进行移位，重建同指或邻指的伸指功能。移位的肌腱可与侧束（侧束足够有效的情况下）或中央束（侧束不足时）固定[132,140]。

术后护理

术后护理包括支具治疗，其持续时间取决于所使用的手术方式。对于松解关节的患者，PIP 关节可用克氏针固定2 周。术后依从性对于治疗极为重要。

结果、预后及并发症

在年幼的孩子中，采用长期的夜间支具治疗僵硬 PIP 关节有着良好的效果，长期支具固定后改善率达到 80%～92%[141,142]。在白种人中尽管治疗方法相同，但改善率低。关节僵硬的幼童通过支具治疗后反应良好，经过 19 个月的治疗，伸直平均改善 40°[139,140]。不同的手术方法改善率从 14% 到 35% 不等[132,143]。由于手术治疗效果有限，有时甚至术后挛缩加重，有些学者更倾向于仅依靠支具治疗。

Foucher 创建了一个针对晚期不能手术的患者的治疗流程。所有患者均需要支具治疗。如果支具治疗后伸直不满意时，手术的改善率从 68% 到 88%，这取决于关节是否可以被动矫正[140]。并发症包括手术治疗后 PIP 关节伸直不良，骨关节炎，挛缩复发，以及关节僵硬和疼痛。

二期手术

二期手术包括再次松解关节囊的挛缩、截骨矫形术，或者正常的 PIP 关节融合术。

先天性偏斜指

简介

先天性指/趾偏斜是指手部桡尺方向上的偏斜和足部内外侧的偏斜。手指偏斜角度为>8° 到>15°[144, 145]。先天性偏斜指是一种症状，而不是一种疾病。它可以是独立存在，也可合并于其他先天畸形，如唐氏综合征或 Apert 综合征。Burke 描述了与先天性偏斜指有关的 25 种综合征[146]。根据偏斜角度的不同，其发生率从 1%～19.5% 不等[147]。根据纳入标准，不同的组可分为：家族性先天性偏斜指通常无明显差异（中节指骨短指症）；先天性偏斜指合并其他畸形；生长板的不对称生长和拇指三节指骨拇指。

中节指骨短指在先天性偏斜指中最为常见。由于指骨形状异常，关节面并不垂直于指骨纵轴。指骨看起来像没有边缘的三角形骨，骨骺呈 C 形。异常的中节指骨与远节指骨的比例是 1∶1，而正常手指是 1.3∶1[148]。

第二，畸形生长板围绕三角形指骨（delta 指骨）一侧呈 C 形，导致受累关节偏斜。delta 指骨其他名称为三角形指骨和纵向括弧骨骺[149-151]。报告建议，三角形指骨应与经典的先天性偏斜指明确区分[152]。由于目前尚不清楚，作者将保留先天性偏斜指的名称不论是否伴有 C 形骨骺。因生长板损伤而引起的手指偏斜或并指分指术后出现的指偏斜都是继发因素。

历史

早期的报道为手指掌背向的弯曲[153]。但偏斜指是指桡尺侧方向的偏斜。Smith[146] 在 1896 年报告了一例先天愚型病例合并该症状。由于偏斜指是一种症状描述，所以很难定义这个群体，在过去的一个世纪里已经有了各种各样的描述。

基础科学/疾病进程

先天性偏斜指被认为是在指骨水平的先天畸形，呈常染色体显性遗传伴外显不全[154]。中节指骨在胚胎发育中较晚骨化，最晚的是小指。因此中节指骨短指多发生在小指[155]。近节指骨由于生长板异常也可导致先天性偏斜指和短指，往往发生在特定手指，确切的病因仍不清楚。

诊断/患者表现

先天性偏斜指最常见的形式为小指中节指骨向桡侧偏斜且大于 10°，阳性家族史常见。畸形的小指与环指通常不存在交叉，往往是美观问题而不是功能问题。通过在掌指关节水平外展小指也可以避免交叉畸形。偏斜畸形不仅会发生在 PIP 关节，DIP 关节也可发生。

拇指偏斜发生率高（图 28.23）。拇指偏斜可单独发生也可是综合征的表现之一。偏斜的角度可达 70°。在 Apert 综合征中，拇指可严重偏斜。其他手指发生症状相对较少，在大多数病例中，受影响最小的是中指。可以是多个手指出现偏斜。一半以上患者可出现三角形骨。由于相当多的患者表现有骨骺闭合后的先天性指偏斜，因此三角形骨在 X 线中难以评价。双手拍 X 线，且拍两个体位的片子是诊断的先决条件。

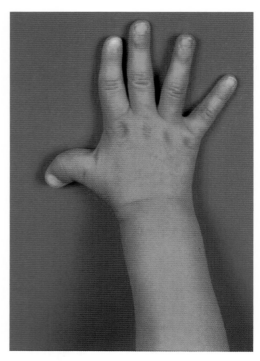

图 28.23　拇指先天性偏斜指

患者选择

小指的先天性偏斜指在不存在交叉畸形时不建议手术，因为手术会损害正常的关节活动。对于功能受损的患者可以进行手术治疗。在纵向括弧骨骺严重偏斜的情况下，手术年龄取决于手术的技术条件。在年龄较小的时候，将外侧骨骺的切除并填入脂肪，优于楔形截骨术。对于综合征性偏斜指的治疗，取决于综合征的异常情况。

治疗/手术技术

治疗先天性偏斜指可以分为以下步骤：
- 开放的楔形截骨术伴或不伴植骨
- 闭合楔形截骨术
- 反转楔形截骨术

- 松解凹侧软组织
- 紧缩凸侧软组织
- 自然松解

　　虽然有人建议闭合楔形截骨术可用于中、重度的偏斜（＞30°）[156]，但作者不赞成使用这种技术，因为受累手指将进一步缩短[157]，作者更倾向于使用开放楔形截骨，可保留手指长度。然而，针对严重的偏斜病例，仅截骨矫正是不够的，还需松解挛缩的软组织（副韧带和皮肤）。拇指桡偏时需要松解鱼际肌止点，否认偏斜仍会复发。紧缩凸侧的副韧带也是非常有用的。

　　在不太严重的偏斜患者中，反转楔形截骨术效果很好，但对手术技术要求更高（图28.24）。反转楔形截骨术的优点在于，不需要其他骨的供区。在开放楔形截骨技术和反转楔形截骨技术中，植骨块都需要经皮克氏针固定，骨块也可用缝线固定。

　　1987年，Vichers描述了一种新技术，通过外侧切口切除的中节指骨的峡部区域的骨骺和骨干的连续区域。该区

域的骨头可用磨钻或刮匙进一步去除。剩余的空腔中填充脂肪。这种技术被称为自然松解（physiolysis），6岁以下儿童，偏斜不严重的梯形指骨治疗效果较好[158,159]。

术后护理

　　在自然松解术后，畸形的手指可以固定在相邻的手指约2周时间。在闭合楔形截骨术中，制动3周时间足够。在反转和开放楔形截骨，根据不同的软组织松解的情况，需固定约4~6周。

结果、预后及并发症

　　反转楔形截骨术一般情况下愈合良好。掌背向的轻度成交在生长过程中大多可消失。在开放楔形截骨术中，可能因为皮肤和韧带松解不充分，可使皮肤再次挛缩和成角复发。在自然松解术的病例中，5岁以上的患儿治疗效果不如年幼的儿童。此外，该手术仅对于不太严重的先天性偏斜指有较好的疗效。

　　并发症包括畸形愈合或旋转不良。儿童中不愈合较为少见，即使X线上未见明显成骨，纤维连接也可以防止骨块移动，并且不会有任何的临床意义。此外，伸肌肌腱粘连可导致槌状指畸形。在某些病例中可能会出现关节僵硬。疼痛较少出现。

二期手术

　　二期手术主要是解决偏斜的复发，有可能是因为松解不彻底或者切除不足。可以再次行截骨和软组织松解术。

未来展望

OMT分型

　　Oberg-Manske-Tonkin（OMT）分型用于先天性手及上肢畸形，该分型于2010年[160]首次提出，并由国际手外科学会联合会（International Federation of Societies for Surgery of the Hand，IFSSH）先天性疾病科学委员会批准[161]，以取代Swanson分型[162]。自2010年以来，OMT分型一直在进行评估及后续修改，最后一次修订是在2015年[163]。目前，OMT分型仍然是一种灵活和可调整的分型，以适应新的发展和一些附加条件。

　　OMT分型是基于现今对肢体胚胎学和形态学的研究，针对上肢畸形的分型。OMT分型将先天性上肢畸形分为3组：胚胎发育中畸形、胎儿形成后畸形、发育不良（图28.25）。胚胎发育中畸形1型中包含最多的诊断（在几项分析中占总数的74%~90%），并根据整个肢体或单独手的受累进一步分型。这两种再根据肢体发育的3个轴（即近端-远端，桡骨-尺侧，背侧-腹侧）和一个未明确命名的轴

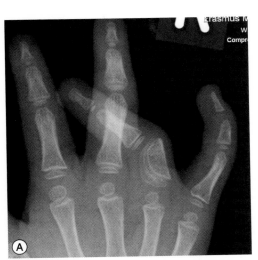

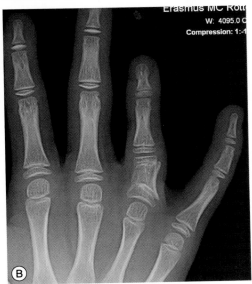

图28.24　（A）环指反向楔形截骨术前。（B）将楔形截骨块置于近节指骨桡侧，术后情况

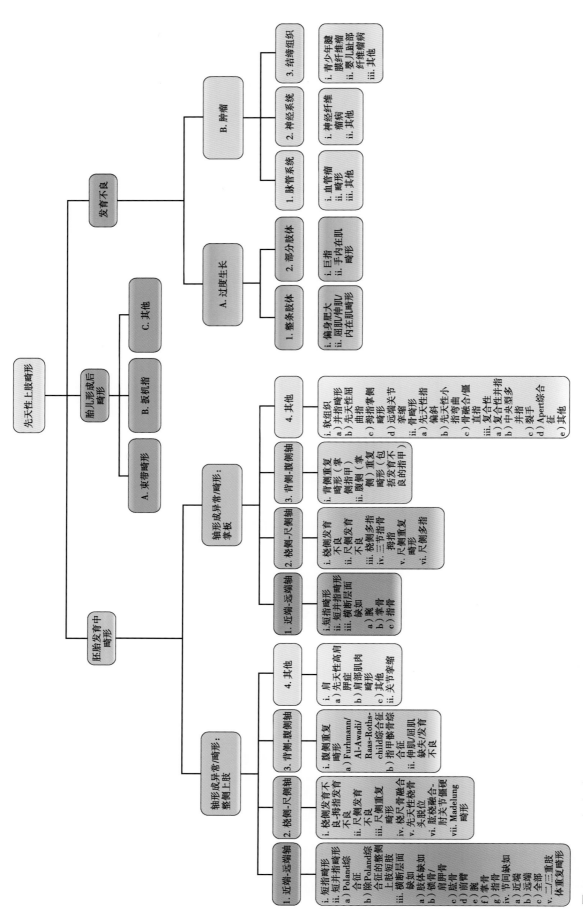

图 28.25 OMT 分型。（*Reproduced with permission from Oberg KC, Feenstra JM, Manske PR, Tonkin MA. Developmental biology and classification of congenital anomalies of the hand and upper extremity. J Hand Surg Am. 2010; 35: 2066-76; and Ezaki M, Baek GH, Horii E, et al. IFSSH Scientific Committee on Congenital Conditions. J Hand Surg Eur Vol. 2014; 39: 676-8.*）

再进行细分。胎儿形成后畸形分为 3 组：束带畸形、扳机指、其他。发育不良 1 型再分为过度生长和肿瘤，并进一步细分（见图 28.25）。此外，如果一种综合征存在先天性上肢畸形，将根据可能或伴随一种综合征的综合征列表进行交叉引用。

截至目前，学界尚未完全理解细胞信号和分子水平上的发病机制，但随着研究越来越深入，将其纳入这种分型是可能的，可以对先天性手和上肢的畸形进行更全面的分类。关于这种不断变化的知识，IFSSH 先天性疾病科学委员会已被建议每 3 年审查和改进 OMT 分型。

OMT 分型可以作为对研究对象分型的基础，因此，在呈现结果数据时使用最新的 OMT 分型非常重要。此外，由于患者报告的评估结果（Patient Reported Outcome Measurement，PROM）在反应医疗保健提供者的护理质量和结果方面以及在保险公司评估医疗保健方面都处于优先级别，先天性手和上肢畸形的测量结果应标准化，并应用于各个治疗团队之中。目前，正在制定专门针对先天性手和上肢差异的预后结局总结，并将在全球范围内由从事先天性手畸形医疗团队进行评估，并将其纳入日常诊疗实践中作为最终目标。

术后管理

考虑到患者的需求及医院、术后护理的可行性，以降低患者及其家长的护理压力为目的，作者在临床工作中引入了不同的术后伤口包扎方法。考虑到伤口愈合的各个阶段，作者决定在术后用绷带对患者进行固定 6 周。在此期间，常规伤口和植皮的伤口可以完全愈合。此外，将患儿手指置于最佳体位，应在术中全麻下进行。针对关于儿童的全身麻醉的争论，作者的目标是尽量减少手术次数和手术时间。考虑到上述因素，作者决定在术后 6 周拆除绷带，并根据常规计划开始功能锻炼。父母收到的警报信号与常规绷带制动一样。过去 5 年的初步数据显示，在新的管理方式下，感染病例大大减少，抗生素使用也减少了。该方案的另一个优点是患者换药的次数减少了：以前是术后 2 周至 6 周每天更换，现在减少至 6 周后仅更换一次。这减轻了患者和父母之间的压力，有助于维护两者之间的关系。鉴于这一结果，作者将此方案作为标准方法，以符合作者在伤口愈合、麻醉、心理学和门诊管理方面的构想。

参考文献

1. Dobyns JH, Doyle JR, Von Gillern TL, et al. Congenital anomalies of the upper extremity. *Hand Clin.* 1989;5:321–342.
2. Flatt A, ed. *The Care of Congenital Hand Anomalies.* 1st ed. St. Louis, MO: Quality Medical; 1977:109–117.
3. Temtamy SA, McKusick VA. The genetics of hand malformations. *Birth Defects Orig Artic Ser.* 1978;14:i–xviii, 1–619.
4. van der Biezen JJ, Bloem JJ. Dividing the fingers in congenital syndactyly release: a review of more than 200 years of surgical treatment. *Ann Plast Surg.* 1994;33:225–230.
5. Upton J. Failure of differentiation and overgrowth. In: Mathes SJ, ed. *Plastic Surgery.* 2nd ed. Philadelphia, PA: Saunders Elsevier; 2006:265–322.
6. Sadler TW. *Langman's Medical Embryology.* 8th ed. Philadelphia, PA: Lippincott Williams and Wilkins; 2000.
7. Streeter GL. Developmental horizons in human embryos IV. A review of the histogenesis of cartilage and bone. *Contrib Embryol.* 1949;33.
8. Bakrania P, Ugur Iseri SA, Wyatt AW, et al. Sonic hedgehog mutations are an uncommon cause of developmental eye anomalies. *Am J Med Genet A.* 2010;152A:1310–1313.
9. Ogino T. Teratogenic relationship between polydactyly, syndactyly and cleft hand. *J Hand Surg [Br].* 1990;15:201–209.
10. Havlik RJ. Failure of differentiation of the human hand. In: Bentz ML, Bauer BS, Zuker RM, eds. *Principles and Practice of Pediatric Plastic Surgery.* St Louis, MO: Quality Medical; 2008:1191–1231.
11. Buck-Gramcko D. Progress in the treatment of congenital malformations of the hand. *World J Surg.* 1990;14:715–724.
12. Dao KD, Shin AY, Billings A, et al. Surgical treatment of congenital syndactyly of the hand. *J Am Acad Orthop Surg.* 2004;12:39–48.
13. Tonkin MA. Failure of differentiation part I: Syndactyly. *Hand Clin.* 2009;25:171–193. *This is a review of the classification, incidence, indication, and review of surgical techniques and complications in syndactyly in different hand anomalies associated with syndactyly.*
14. Smith PJ, Harrison SH. The "seagull" flap for syndactyly. *Br J Plast Surg.* 1982;35:390–393.
15. Bauer TB, Tondra JM, Trusler HM. Technical modification in the repair of syndactylism. *Plast Reconstr Surg.* 1956;17:385–392.
16. Niranjan NS, Azad SM, Fleming AN, et al. Long-term results of primary syndactyly correction by the trilobed flap technique. *Br J Plast Surg.* 2005;58:14–21.
17. Colville J. Syndactyly correction. *Br J Plast Surg.* 1989;42:12–16.
18. Hsu VM, Smartt JM Jr, Chang B. The modified V-Y dorsal metacarpal flap for repair of syndactyly without skin graft. *Plast Reconstr Surg.* 2010;125:225–232.
19. Sherif MM. V-Y dorsal metacarpal flap: a new technique for the correction of syndactyly without skin graft. *Plast Reconstr Surg.* 1998;101:1861–1866.
20. Ekerot L. Syndactyly correction without skin-grafting. *J Hand Surg [Br].* 1996;21:330–337.
21. Kay S, Coady M. The role of microsurgery and free tissue transfer in the reconstruction of the paediatric upper extremity. *Ann Acad Med Singapore.* 1995;24(4 suppl):113–123.
22. Foucher G, Medina J, Navarro R, et al. [Value of a new first web space reconstruction in congenital hand deformities. A study of 54 patients]. *Chir Main.* 2000;19:152–160.
23. Cronin TD. Syndactylism: results of zig-zag incision to prevent postoperative contracture. *Plast Reconstr Surg (1946).* 1956;18:460–468.
24. Withey SJ, Kangesu T, Carver N, et al. The open finger technique for the release of syndactyly. *J Hand Surg [Br].* 2001;26:4–7.
25. Buck-Gramcko D. *Congenital Malformations in Hand Surgery.* Stuttgart: Thieme Verlag; 1988.
26. van der Biezen JJ, Bloem JJ. The double opposing palmar flaps in complex syndactyly. *J Hand Surg Am.* 1992;17:1059–1064.
27. Jose RM, Timoney N, Vidyadharan R, et al. Syndactyly correction: an aesthetic reconstruction. *J Hand Surg Eur Vol.* 2010;35:446–450.
28. Frick L, Fraisse B, Wavreille G, et al. Results of surgical treatment in simple syndactyly using a commissural dorsal flap. About 54 procedures. *Chir Main.* 2008;27:76–82.
29. D'Arcangelo M, Gilbert A, Pirrello R. Correction of syndactyly using a dorsal omega flap and two lateral and volar flaps. A long-term review. *J Hand Surg [Br].* 1996;21:320–324.
30. Lumenta DB, Kitzinger HB, Beck H, et al. Long-term outcomes of web creep, scar quality, and function after simple syndactyly surgical treatment. *J Hand Surg Am.* 2010;35:1323–1329.
31. Eaton CJ, Lister GD. Syndactyly. *Hand Clin.* 1990;6:555–575.
32. Toledo LC, Ger E. Evaluation of the operative treatment of syndactyly. *J Hand Surg Am.* 1979;4:556–564.
33. Brown PM. Syndactyly – a review and long term results. *Hand.* 1977;9:16–27.
34. Deunk J, Nicolai JP, Hamburg SM. Long-term results of syndactyly correction: full-thickness versus split-thickness skin grafts. *J Hand Surg Br.* 2003;28:125–130.
35. Percival NJ, Sykes PJ. Syndactyly: a review of the factors which influence surgical treatment. *J Hand Surg Br.* 1989;14:196–200.
36. Johne B. *Operative Behandlung der Syndactylie: Zeitpunkt – Technik – Ergebnisse.* Hamburg University; 1979.
37. Poland A. Deficiency of the pectoral muscle. *Guy's Hosp Bull.* 1841;6:191–194.

38. Ravitch MM. Poland syndrome – a study of an eponym. *Plast Reconstr Surg*. 1977;59:508–512.

39. Bouvet JP, Leveque D, Bernetieres F, et al. Vascular origin of Poland syndrome? A comparative rheographic study of the vascularization of the arms in eight patients. *Eur J Pediatr*. 1978;128:17–26.

40. Goldberg MJ, Mazzei RJ. Poland syndrome: a concept of pathogenesis based on limb bud embryology. *Birth Defects Orig Artic Ser*. 1977;13:103–115.

41. Eroglu A, Yildiz D, Tunc H. Dextrocardia is a component of left-sided Poland syndrome. *J Thorac Cardiovasc Surg*. 2005;130: 1471–1472.

42. Moir CR, Johnson CH. Poland syndrome. *Semin Pediatr Surg*. 2008;17:161–166.

43. Ireland DC, Takayama N, Flatt AE. Poland syndrome. *J Bone Joint Surg Am*. 1976;58:52–58.

44. Al-Qattan MM. Classification of hand anomalies in Poland syndrome. *Br J Plast Surg*. 2001;54:132–136.

45. Tolarova MM, Harris JA, Ordway DE, et al. Birth prevalence, mutation rate, sex ratio, parents' age, and ethnicity in Apert syndrome. *Am J Med Genet*. 1997;72:394–398.

46. Mantilla-Capacho JM, Arnaud L, Diaz-Rodriguez M, et al. Apert syndrome with preaxial polydactyly showing the typical mutation Ser252Trp in the FGFR2 gene. *Genet Couns*. 2005;16:403–406.

47. Apert ME. De l'acrocephalosyndactylie. *Bull Mem Soc Med Hop Paris*. 1906;23:1310–1313.

48. Lajeunie E, Cameron R, El Ghouzzi V, et al. Clinical variability in patients with Apert's syndrome. *J Neurosurg*. 1999;90:443–447.

49. Wilkie AO, Slaney SF, Oldridge M, et al. Apert syndrome results from localized mutations of FGFR2 and is allelic with Crouzon syndrome. *Nat Genet*. 1995;9:165–172.

50. Kasser J, Upton J. The shoulder, elbow, and forearm in Apert syndrome. *Clin Plast Surg*. 1991;18:381–389.

51. Upton J. Apert syndrome. Classification and pathologic anatomy of limb anomalies. *Clin Plast Surg*. 1991;18:321–355.
An excellent overview of Apert syndrome concerning limb anomalies.

52. Cohen MM Jr, Kreiborg S. Hands and feet in the Apert syndrome. *Am J Med Genet*. 1995;57:82–96.

53. Dao KD, Shin AY, Kelley S, et al. Thumb radial angulation correction without phalangeal osteotomy in Apert's syndrome. *J Hand Surg Am*. 2002;27:125–132.

54. Guero SJ. Algorithm for treatment of Apert hand. *Tech Hand Up Extrem Surg*. 2005;9:126–133.

55. Fereshetian S, Upton J. The anatomy and management of the thumb in Apert syndrome. *Clin Plast Surg*. 1991;18:365–380.

56. Zuker RM, Cleland HJ, Haswell T. Syndactyly correction of the hand in Apert syndrome. *Clin Plast Surg*. 1991;18:357–364.

57. Fearon JA. Treatment of the hands and feet in Apert syndrome: an evolution in management. *Plast Reconstr Surg*. 2003;112: 1–19.

58. Chang J, Danton TK, Ladd AL, et al. Reconstruction of the hand in Apert syndrome: a simplified approach. *Plast Reconstr Surg*. 2002;109:465–471.

59. Ashmead D, Smith PJ. Tissue expansion for Apert's syndactyly. *J Hand Surg Br*. 1995;20:327–330.

60. Buck-Gramcko D. Angeborene fehlbildungen der hand. In: Nigst H, Buck-Gramcko D, Millesi H, eds. *Handchirurgie*. Stuttgart: Thieme; 1988:12.1–12.115.

61. Dobyns JH. The hand and Apert's syndrome (discussion). *J Bone Joint Surg*. 1970;52A:894–895.

62. Van Heest AE, House JH, Reckling WC. Two-stage reconstruction of Apert acrosyndactyly. *J Hand Surg Am*. 1997;22:315–322.

63. Barot LR, Caplan HS. Early surgical intervention in Apert's syndactyly. *Plast Reconstr Surg*. 1986;77:282–287.

64. Cushing H. Hereditary anchylosis of proximal phalangeal joints (symphalangism). *Genetics*. 1919;1:90–96.

65. Flatt AE, Wood VE. Rigid digits or symphalangism. *Handchir Mikrochir Plast Chir*. 1975;7:197–214.

66. Buckwalter JA, Flatt AE, Shurr DG, et al. The absent fifth metacarpal. *J Hand Surg Am*. 1981;6:364–367.

67. Buck-Gramcko D, Wood VE. The treatment of metacarpal synostosis. *J Hand Surg Am*. 1993;18:565–581.

68. Foucher G, Navarro R, Medina J, et al. Metacarpal synostosis: a simple classification and a new treatment technique. *Plast Reconstr Surg*. 2001;108:1225–1234.

69. Delaney TJ, Eswar S. Carpal coalitions. *J Hand Surg Am*. 1992;17:28–31.

70. Mortier JP, Kuhlmann JN, Baux S. [Scapholunate synostoses within the framework of congenital carpal synostoses]. *Ann Chir Main*. 1986;5:323–327.

71. Carlson DH. Coalition of the carpal bones. *Skeletal Radiol*. 1981;7:125–127.

72. Hughes PC, Tanner JM. The development of carpal bone fusion as seen in serial radiographs. *Br J Radiol*. 1966;39:943–949.

73. Yammine K, Salon A, Pouliquen JC. Congenital radioulnar synostosis. Study of a series of 37 children and adolescents. *Chir Main*. 1998;17:300–308.

74. Elliott AM, Kibria L, Reed MH. The developmental spectrum of proximal radioulnar synostosis. *Skeletal Radiol*. 2010;39: 49–54.

75. Kelikian H. *Congenital Deformities of the Hand and Forearm*. Philadelphia, PA: WB Saunders; 1974.

76. Fahlstrom S. Radio-ulnar synostosis. *J Bone Joint Surg*. 1932;14: 395–403.

77. Polymeropoulus MH, Poush J, Rubenstein JR, et al. Localization of the gene (SYM1) for proximal symphalangism to human chromosome 17q21-q22. *Genomics*. 1995;27:225–229.

78. Yamamoto N, Endo T, Nakayama Y. Congenital synostosis of the fourth and fifth metacarpals treated by free bone grafting from the fusion site. *Plast Reconstr Surg*. 2000;105:1747–1750.

79. Horii E, Miura T, Nakamura R, et al. Surgical treatment of congenital metacarpal synostosis of the ring and little fingers. *J Hand Surg [Br]*. 1998;23:691–694.

80. Funakoshi T, Kato H, Minami A, et al. The use of pedicled posterior interosseous fat graft for mobilization of congenital radioulnar synostosis: a case report. *J Shoulder Elbow Surg*. 2004;13:230–234.

81. Kanaya F, Ibaraki K. Mobilization of a congenital proximal radioulnar synostosis with use of a free vascularized fascio-fat graft. *J Bone Joint Surg Am*. 1998;80:1186–1192.

82. Castello JR, Garro L, Campo M. Congenital radioulnar synostosis. Surgical correction by derotational osteotomy. *Ann Chir Main Memb Super*. 1996;15:11–17.

83. Hung NN. Derotational osteotomy of the proximal radius and the distal ulna for congenital radioulnar synostosis. *J Child Orthop*. 2008;2:481–489.

84. Murase T, Tada K, Yoshida T, et al. Derotational osteotomy at the shafts of the radius and ulna for congenital radioulnar synostosis. *J Hand Surg Am*. 2003;28:133–137.

85. Simmons BP, Southmayd WW, Riseborough EJ. Congenital radioulnar synostosis. *J Hand Surg Am*. 1983;8:829–838.

86. Swanson AB, Swanson GD, Tada K. A classification for congenital limb malformation. *J Hand Surg Am*. 1983;8:693–702.

87. Barsky AJ. *Congenital Anomalies of the Hand and their Surgical Treatment*. Springfield, IL: Charles C Thomas; 1958:48–64.

88. Biesecker LG. Polydactyly: how many disorders and how many genes? *Am J Med Genet*. 2002;112:279–283.

89. Wassel HD. The results of surgery for polydactyly of the thumb. *Clin Orthop Relat Res*. 1969;64:175–193.

90. Upton J. Disorders of duplication. In: Mathes SJ, ed. *Plastic Surgery*. 2nd ed. Philadelphia, PA: Saunders Elsevier; 2006: 215–228.

91. Al-Qattan MM. The distribution of the types of thumb polydactyly in a Middle Eastern population: a study of 228 hands. *J Hand Surg Eur Vol*. 2010;35:182–187.

92. Zuidam JM, Selles RW, Ananta M, et al. A classification system of radial polydactyly: inclusion of triphalangeal thumb and triplication. *J Hand Surg Am*. 2008;33:373–377.

93. Stelling F. The upper extremity. In: Ferguson AB, ed. *Orthopedic Surgery in Infancy and Childhood*. Baltimore: Williams and Wilkins; 1963:282–402.

94. Turek S. *Orthopaedic Principles and their Application*. Philadelphia, PA: JP Lippincott; 1967.

95. Bilhaut M. Guerison d'une pouce bifide par un nouveau procede operatoire. *Cong Fran de Chir*. 1889;4:576–580.

96. Ogino T, Ishii S, Takahata S, et al. Long-term results of surgical treatment of thumb polydactyly. *J Hand Surg Am*. 1996;21:478–486.
Some 113 hands with reconstruction of radial polydactyly and an average follow-up of 4 years were evaluated. According to Tada's evaluation, 97 hands were classified as good, 12 hands as fair, and four hands as poor. The type of deformity, type of procedure, and skill of the surgeon influenced the outcome. Wassel type III, V, and VI and triphalangeal thumb polydactyly have a higher incidence of unsatisfactory results.

97. Goldfarb CA, Patterson JM, Maender A, et al. Thumb size and appearance following reconstruction of radial polydactyly. *J Hand Surg Am*. 2008;33:1348–1353.

98. Tada K, Kurisaki E, Yonenobu K, et al. Central polydactyly – a review of 12 cases and their surgical treatment. *J Hand Surg Am.* 1982;7:460–465.

99. Lapidus PW, Guidotti FP, Coletti CJ. Triphalangeal thumb. Report of six cases. *Surg Gynecol Obstet.* 1943;77:178–186.

100. Zguricas J, Snijders PJ, Hovius SE, et al. Phenotypic analysis of triphalangeal thumb and associated hand malformations. *J Med Genet.* 1994;31:462–467.

101. Zguricas J, de Raeymaecker DM, Snijders PJ, et al. Psychomotor development in children with triphalangeal thumbs. A preliminary study. *J Hand Surg Br.* 1998;23:526–529.

102. Dubois P. Sexdigitaire (pouce à de trois phalanges). *Arch Gén Méd.* 1826;4:148.

103. Heutink P, Zguricas J, van Oosterhout L, et al. The gene for triphalangeal thumb maps to the subtelomeric region of chromosome 7q. *Nat Genet.* 1994;6:287–292.

104. Haas SL. Three phalangeal thumbs. *AJR Am J Roentgenol.* 1939;42:677–682.

105. Phillips RS. Congenital split foot (lobster claw) and triphalangeal thumb. *J Bone Joint Surg.* 1971;53:247–257.

106. Miura T, Nakamura R, Horii E, et al. Three cases of syndactyly, polydactyly, and hypoplastic triphalangeal thumb (Haas's malformation). *J Hand Surg Am.* 1990;15:445–449.

107. Wood VE. Treatment of the triphalangeal thumb. *Clin Orthop Relat Res.* 1976;120:188–200.

108. Wood VE. *The Triphalangeal Thumb.* Edinburgh: Churchill Livingstone; 1998.

109. Bunnell S. *Surgery of the Hand.* 3rd ed. London: JB Lippincott; 1944.

110. Smith H, Campbell WD, Speed JS. *Campbell's Operative Orthopedics.* 2nd ed. Philadelphia, PA: WB Saunders; 1949.

111. Beatson GT. Congenital deformity of both thumbs. *Scott Med Surg J.* 1897;1:1083–1088.

112. Milch H. Triphalangeal thumb. *J Bone Joint Surg Am.* 1951;33:692–697.

113. Cotta H, Jager M. [Familial triphalangism of the thumb and its surgical treatment]. *Arch Orthop Unfallchir.* 1965;58:282–290.

114. Miura T. Triphalangeal thumb. *Plast Reconstr Surg.* 1976;58:587–594.

115. Wood VE. Polydactyly and the triphalangeal thumb. *J Hand Surg Am.* 1978;3:436–444.

116. Peimer CA. Combined reduction osteotomy for triphalangeal thumb. *J Hand Surg Am.* 1985;10:376–381.

117. Buck-Gramcko D. The triphalangeal thumb. In: Buck-Gramcko D, ed. *Congenital Malformations of the Hand and Forearm.* Edinburgh: Churchill Livingstone; 1998:403–424.

118. Buck-Gramcko D. Pollicization of the index finger. Method and results in aplasia and hypoplasia of the thumb. *J Bone Joint Surg Am.* 1971;53:1605–1617.

119. Woolf RM, Broadbent TR. The four-flap Z-plasty. *Plast Reconstr Surg.* 1972;49:48–51.

120. Foucher G, Medina J, Navarro R, et al. Correction of first web space deficiency in congenital deformities of the hand with the pseudokite flap. *Plast Reconstr Surg.* 2001;107:1458–1463.

121. Tajima T, Watanabe Y, Uchiyama J. [Treatment and study of the hypoplastic thumb]. *Keisei Geka.* 1967;10:227–234.

122. Upton J, Havlik RJ, Coombs CJ. Use of forearm flaps for the severely contracted first web space in children with congenital malformations. *J Hand Surg Am.* 1996;21:470–477.

123. Huber E. Relief operation in the case of paralysis of the median nerve. 1921. *J Hand Surg [Br].* 2004;29:35–37.

124. Scharizer E. Dreigliedrige daumen. *Fortschr Rontgenstr.* 1929;40:693–694.

125. Upton J, Schoen S. Triphalangeal thumb. In: Gupta A, Kay SP, Scheker LR, eds. *The Growing Hand.* 1st ed. London: Mosby; 2000:255–268.

126. Hovius SE, Zuidam JM, de Wit T. Treatment of the triphalangeal thumb. *Tech Hand Up Extrem Surg.* 2004;8:247–256. *In the triphalangeal thumb, the extra phalanx can have different shapes, from wedge to rectangular. Furthermore, the involved joints, ligaments, muscles, and tendons of the first ray, from distal interphalangeal joint to radiocarpal joint can be hypoplastic, malformed, or absent with varying degrees of stiffness or instability. Also, the first web can be insufficient and radial polydactyly as well as other hand deformities can be present. In this series depending on the malformation, operations varied from removal of the delta phalanx with ligament reconstruction to multiple osteotomies and rebalancing as well as pollicization.*

127. Zuidam JM, Dees EE, Lequin MH, et al. The effect of the epiphyseal growth plate on the length of the first metacarpal in triphalangeal thumb. *J Hand Surg Am.* 2006;31:1183–1188.

128. De Haas WHD. Camptodactylie. *Ned Tijdschr Geneeskd.* 1957;101:2121–2124.

129. Tamplin R. *Lecture on the Nature and Treatment of Deficiencies.* London: Longman, Brown, Green; 1846:256–267.

130. Adams W. On congenital contraction of the fingers and its association with "hammer toe"; its pathology and treatment. *Lancet.* 1891;138:111–114.

131. Oldfield MC. Campylodactyl: flexor contracture of the fingers in young girls. *Br J Plast Surg.* 1956;8:312–317.

132. Smith PJ, Grobbelaar AO. Camptodactyly: a unifying theory and approach to surgical treatment. *J Hand Surg Am.* 1998;23:14–19.

133. Millesi H. Camptodactyly. In: Littler J, Cramer L, Smith J, eds. *Symposium on Reconstructive Hand Surgery.* St. Louis, MO: Mosby; 1974:175–177.

134. Smith RJ, Kaplan EB. Camptodactyly and similar atraumatic flexion deformities of the proximal interphalangeal joints of the fingers. A study of thirty-one cases. *J Bone Joint Surg Am.* 1968;50:1187–1203.

135. Courtemanche AD. Campylodactyly: etiology and management. *Plast Reconstr Surg.* 1969;44:451–454.

136. McFarlane RM, Classen DA, Porte AM, et al. The anatomy and treatment of camptodactyly of the small finger. *J Hand Surg Am.* 1992;17:35–44.

137. McFarlane RM, Curry GI, Evans HB. Anomalies of the intrinsic muscles in camptodactyly. *J Hand Surg Am.* 1983;8:531–544.

138. Gupta A, Burke FD. Correction of camptodactyly. Preliminary results of extensor indicis transfer. *J Hand Surg [Br].* 1990;15:168–170.

139. Benson LS, Waters PM, Kamil NI, et al. Camptodactyly: Classification and results of nonoperative treatment. *J Pediatr Orthop.* 1984;14:814.

140. Foucher G, Lorea P, Khouri RK, et al. Camptodactyly as a spectrum of congenital deficiencies: a treatment algorithm based on clinical examination. *Plast Reconstr Surg.* 2006;117:1897–1905. *Camptodactyly is classified into four groups. Camptodactyly can be correctible or non-correctible and can be moderate or severe. Careful assessment with clinical tests can distinguish the possible treatment, varying from splinting, the lasso procedure with or without lumbrical repositioning, and tendon transfer of the FDS of the fourth or fifth finger.*

141. Hori M, Nakamura R, Inoue G, et al. Nonoperative treatment of camptodactyly. *J Hand Surg Am.* 1987;12:1061–1065.

142. Miura T, Nakamura R, Tamura Y. Long-standing extended dynamic splintage and release of an abnormal restraining structure in camptodactyly. *J Hand Surg [Br].* 1992;17:665–672.

143. Engber WD, Flatt AE. Camptodactyly: an analysis of sixty-six patients and twenty-four operations. *J Hand Surg Am.* 1977;2:216–224.

144. Smith DW. Recognizable patterns of human malformation: genetic, embryologic, and clinical aspects. *Major Probl Clin Pediatr.* 1970;7:1–368.

145. de Marinis FM, de Marinis R. Frequency of clinodactyly in children between the age of 5 and 12. *Acta Genet Med Gemellol (Roma).* 1955;4:192–204.

146. Burke F, Flatt A. Clinodactyly. A review of a series of cases. *Hand.* 1979;11:269–280.

147. Flatt A. *The Care of Congenital Hand Anomalies.* 1st ed. St. Louis, MO: Quality Medical; 1977:154–163.

148. Schmid F, Moll H. *Atlas der Normalen und Pathologischen Handskeletentwicklung.* Berlin: Springer Verlag; 1960.

149. Jaeger M, Refior HJ. The congenital triangular deformity of the tubular bones of hand and foot. *Clin Orthop Relat Res.* 1971;81:139–150.

150. Wood VE, Flatt AE. Congenital triangular bones in the hand. *J Hand Surg Am.* 1977;2:179–193.

151. Theander G, Carstam N. [Longitudinally bracketed diaphysis]. *Ann Radiol (Paris).* 1974;17:355–360.

152. Jones GB. Delta phalanx. *J Bone Joint Surg Br.* 1964;46:226–228.

153. Tamplin RW. *Lectures on the Nature and Treatment of Deformities Delivered at the Royal Orthopaedic Hospital.* London: Longman, Brown, Green; 1896:256.

154. Hersch AH, de Marinis FM, Stecher RM. On the inheritance and development of clinodactyly. *Am J Hum Genet.* 1953;5:257–268.

155. Fürst J. Ein Fall von Verkürzten un Zweigliedrigen Fingern Begleitet von Brustmuskeldefecten un anderen Missbildungen. *Zeitschr Morphol Antropol.* 1900;2:56–76.

156. Ali M, Jackson T, Rayan GM. Closing wedge osteotomy of abnormal middle phalanx for clinodactyly. *J Hand Surg Am.*

2009;34:914–918.

157. Al-Qattan MM. Congenital sporadic clinodactyly of the index finger. *Ann Plast Surg*. 2007;59:682–687.

158. Vickers D. Clinodactyly of the little finger: a simple operative technique for reversal of the growth abnormality. *J Hand Surg [Br]*. 1987;12:335–342.

159. Caouette-Laberge L, Laberge C, Egerszegi EP, et al. Physiolysis for correction of clinodactyly in children. *J Hand Surg Am*. 2002;27:659–665.

160. Oberg KC, Feenstra JM, Manske PR, Tonkin MA. Developmental biology and classification of congenital anomalies of the hand and upper extremity. *J Hand Surg Am*. 2010;35:2066–2076.

161. IFSSH Scientific Committee on Congenital Conditions. *J Hand Surg Eur Vol*. 2014;39:676–678.

162. Swanson AB, Barsky AJ, Entin MA. Classification of limb malformations on the basis of embryological failures. *Surg Clin North Am*. 1968;48:1169–1179.

163. Tonkin MA, Oberg KC. The OMT classification of congenital anomalies of the hand and upper limb. *Hand Surg*. 2015;20:336–342.

第29章

先天性手部畸形Ⅴ：过度生长、发育不良与广泛骨骼畸形

Julie Colantoni Woodside, Shelley Noland, and Terry Light

概要

- OMT(Oberg-Manske-Tonkin)分型是基于现今对肢体胚胎学和形态学的研究，针对上肢畸形的分型。OMT 分型将先天性上肢畸形分为胚胎发育中畸形、胎儿形成后畸形、发育异常。
- 上肢发育不良影响部分或全部肢体，涵盖骨及软组织发育低下或未发育的一系列表现，往往和某种综合征有关。
- 过度生长包括综合征类疾患或局部肢体增大，如巨指畸形。上肢巨指畸形的表现和自然史差异很大，往往需要多次进行缩容术或截指术以平衡其生长、外观及功能。
- 手的广泛骨骼畸形包括多发性遗传性骨软骨瘤、Maffucci 综合征、Ollier 病。治疗手及前臂的广泛骨骼畸形需要在骨骼快速发育期进行准确的诊断和严格的监测。手术治疗的目的是改善关节的活动度。

分型

1974 年由国际手外科学会联合会(International Federation of Societies for Surgery of the Hand，IFSSH)接受的 Swanson 分型是上肢先天性畸形最广泛使用的分型[1]。由 Oberg、Manske 和 Tonkin(OMT)[2]提出的新的分型体系是基于对现代对发育生物学的更深入的理解。OMT 分型基于形态学，以肢体发育的三个轴为基础，根据它们对手和 / 或整个肢体的影响进行分型。IFSSH 在 2014 年采用了这一分型，并进行了一些修改[3](最新更新见第 25 章和表 25.2)。

OMT 分型将畸形分为胚胎发育中畸形、胎儿形成后畸形、发育异常。胚胎发育中畸形根据发育轴(近端 - 远端、前后侧和背腹侧)进一步分型，以及病变累及范围：影响整个肢体或只累及手。胎儿形成后畸形包括对已形成的上肢部分的任何破坏。发育异常是指细胞大小、形状、排列的异常，包括与细胞异型或肿瘤形成相关的情况[2]。该分型系统的观察者内信度为 85%～99%，其中完全一致 64%，一致性较好 19%，一致性中等 3%，一致性较低 13%，一致性很低 1%。发育不良和短指畸形表现出较差的一致性，关节挛缩、Madelung 畸形、短并指畸形一致性较低[4]。

过度生长

简介

先天性肢体增大和过度生长是一种罕见的疾病，发病率约 1/10 万[5]。过度生长类疾病的自然病程和形态学表现差异很大，如巨指畸形。上肢过度生长可能与一些综合征有关，包括 Beckwith-Wiedemann 综合征、海神综合征和 CLOVES 综合征[6]。近年来，随着对病变组织的基因检测技术发展，学界对这些疾病的诊断和了解有所提高。*PIK3CA* 基因突变与纤维脂肪组织过度生长有关。在 *PIK3CA* 基因突变的组织中可以发现皮下、肌肉、神经和骨骼组织的分段式和进行性生长[7]。

Keppler-Noreuil 等[7]研究了 35 例过度生长患者，发现 25 例存在先为脂肪组织过度生长、偏身性过度生长、多发性脂肪瘤或巨指畸形，33 人存在 1 或 2 种基因突变，所有患者存在进行性、非对称性过度生长。6 例有上肢畸形，通常是肢体远端最先出现过度生长，随着疾病进展而逐渐累及近端肢体。60%(21/35)为单侧发病，42% 合并肾脏异常，所有患者均存在脂肪调节异常。在手部畸形的患者中，所有患者均接受过手术治疗，无合并卵巢/睾丸异常，1 例合并肾脏肿大(该患者有全身性、双侧表现)，1 例合并先天性心脏病，4 例合并血管畸形[7]。除 3 例患者身高低于第 5 百分位，其余患者体重和身高均正常[7]。

神经纤维瘤病也可表现为过度生长，由于存在神经纤

维瘤、神经鞘瘤和其他神经鞘肿瘤，导致皮肤和皮下组织进而增大[8]。

海神综合征除了手足过度生长外，还存在各种软组织和骨骼异常。这些患者的手掌和脚底存在脑沟回样、角化过度的皮肤。该病患者可能发展出软骨样肿块、关节僵硬（屈曲挛缩）、成角和手部旋转畸形。这是一种进行性过度生长，所有组织均较正常增大，但无脂肪浸润[8]。

偏身性肥大患者表现为出生后一条肢体或一侧身体的过度生长。手部通常存在屈腕、手指尺偏、拇指屈曲内收畸形。肌肉-肌腱群失去正常活动度，随着肢体生长可见进行性挛缩[8]。

Klippel-Trénaunay 综合征与包含毛细血管、静脉和/或淋巴成分的慢血流血管病变有关，由于骨骼、脂肪和血管的生长，患者手或四肢肿大[8]。

CLOVES 综合征表现为毛细血管畸形、脂肪瘤性过度生长、血管畸形、表皮痣、骨骼畸形、中枢神经系统异常。

其他综合征包括 Maffucci 综合征、Ollier 综合征，表现为基于血管畸形及内生软骨瘤的过度生长[8]。

为了描述这些与同一基因突变相关的、临床表现有重叠的过度生长疾病，Keppler-Noreuil 等报道了几位临床医生的合作，概述了疾病的具体特征，以进行管理和预后[6]。所有 PIK3CA 相关性过度生长疾病（PIK3CA-related overgrowth spectrum，PROS）病例均为散发性，受累组织呈镶嵌分布。这种情况可能在出生时就很明显，也可能在儿童早期就被发现。患儿或表现为单一的症状，或表现为一系列特征，多数为进展性。作者强调，尽管这些是不同的临床疾病，但在 PROS 中仍有很多重叠[6]。

巨指畸形

巨指畸形是手指骨和脂肪组织的过度生长，病变通常沿着局部神经分布。肌肉的过度生长可能也与巨指畸形有关[9,10]。巨指畸形 90% 为单侧发病，无恶性转移[10]。Rios 等[10]对 6 例巨指标本进行了基因测序和组织学检测，确认了存在 PI3K 基因突变。病变的生长速度、位置和验证程度应根据患者的具体情况进行评估[11]。Upton 将巨指畸形分为 4 型（表 29.1）[12]。

表 29.1　巨指畸形的分型

分型	描述
I	巨指畸形伴神经的脂肪纤维瘤病，稳定性或进展性
II	巨指畸形伴神经纤维瘤病
III	巨指畸形伴骨增生
IV	巨指畸形伴偏身肥大

（Reproduced with permission from Upton J. Mathes SJ, Hentz VR（eds）. Failure of Differentiation and Overgrowth. In: *Plastic Surgery*, 2nd edn. Philadelphia, PA: Saunders; 2005. ）

该病临床表现因患者而异，通常存在手部脂肪过度生长。由于相邻手指相邻指侧的非对称性过度生长，受累指往往存在偏斜，互相偏离（图 29.1）。手掌和前臂的过度生长很明显，而且脂肪沉积可以一直延伸到腋窝和胸壁[8]。增生的脂肪组织常常沿着手部的正中神经分布（神经区域分布性巨指畸形）[9]，病变的脂肪往往需要多次缩容术的矫正，同时还需进行指骨骺阻滞、截骨、关节融合和/或截指术。通常伴有沿着手的掌侧的神经增生[9]，相反，血管往往不受影响或较小[10]。

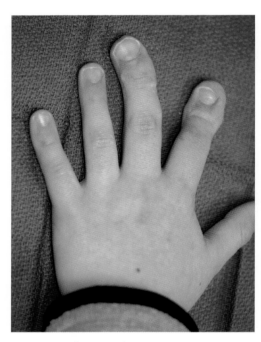

图 29.1　该巨指畸形患儿表现为中指明显增大、示指轻度增大，中指背向示指偏斜。（ *Courtesy of OrthoCarolina Hand Fellowship Teaching File.* ）

巨指畸形可以是稳定性的，也可以是进展性的。稳定性表现为出生时的增大，随着患儿的成长而成比例增长。进展性也称作脂肪瘤性营养异常性巨大发育，表现为骨和脂肪的过度生长。过度生长也可表现为肢体远端稳定性生长，但近端进展性生长，这种生长形式可发生于缩容术或部分截指后[9]。两种类型的手术时机不同：在稳定性巨指畸形中，缩容术和骺阻滞术可较晚进行，结果更可预测；进展型巨指畸形则需要尽早手术及多次手术，而病变不受限制进展的则需对大部分进行截肢（图 29.2、图 29.3A～E）[8]。

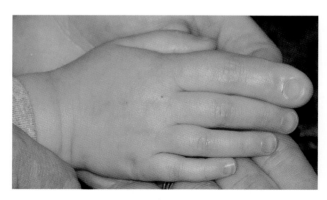

图 29.2　14 月龄男性患儿，表现为先天性、进展性巨指畸形

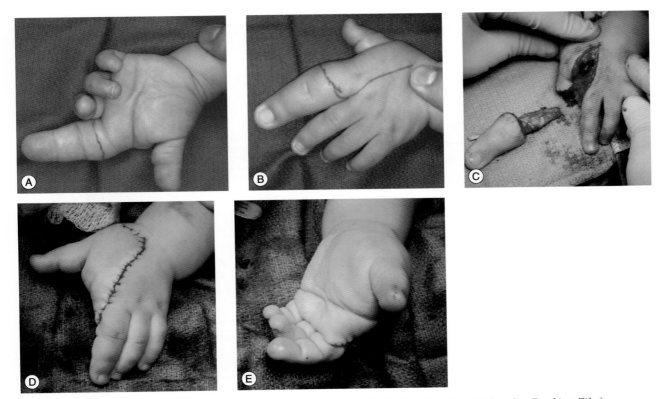

图29.3 （A～E）该患者接受了示指列截指。（*Courtesy of OrthoCarolina Hand Fellowship Teaching File.*）

骨成分可以显示长度、宽度和周长的增加，累及的骨骺可变现为不对称和加速生长。早熟性骨关节炎常见于第三个10年[8]。脂肪瘤性营养异常性巨大发育的典型X线表现为骨和软组织过度生长，指骨呈八字形、宽而细长，继发退行性关节病[9,13,14]。

受累区域磁共振成像可显示神经鞘、骨髓、骨膜、肌肉和皮下组织内脂肪沉积，脂肪组织肿块和间充质组织成比例增大[13,15]。脂肪团块在T1相呈高信号，在T2相信号较低。

虽然报告各不相同，但神经纤维脂肪瘤性错构瘤和营养不良性巨大发育性脂肪瘤之间似乎有一定的关系[16,17]。组织学分析显示异常脂肪组织浸润神经束、神经内纤维和神经周围纤维[16,18]。巨指的神经束膜增厚，髓鞘轴突数量减少[10]。常可见肿胀、破裂的施万细胞、间质脂肪和密集的神经内结缔组织[10]。由于手掌神经肿大，压迫性神经病变很常见。如果这种压迫性神经病未被发现，患者可能会出现感觉功能异常[8]。

治疗

过度生长的治疗方式因患者而异，应同时兼顾功能和外观。手术计划应考虑到患者的年龄、临床症状、严重程度、进展、畸形、功能、活动度，以及患者和其家属的期望。与患者及家属的讨论应包括关节炎、关节僵硬、复发，及多次手术的可能性。系列X线片显示了畸形的严重程度和进展，而磁共振成像（magnetic resonance imaging，MRI）显示了可能存在的其他异常。手术时机需要根据患者的情况而定。当手指或手达到父母一方的大小时，应考虑行骺阻滞

术。其他手术包括缩容、截骨、神经成形等。在非常严重的病例中，或者在重建可能不能提供理想效果的情况下，应早期考虑截肢[8]。

手术切口的选择很重要，因为掌侧瘢痕可导致肥大和挛缩。中轴切口更可取，因为它们可用于翻修手术。腕管远端的掌侧切口应该呈锯齿状。为了防止血管损伤，一次只能在手指的一侧进行操作。根据需要，可以通过静脉移植重建动脉段以保持血流畅通。尤其需要注意保护患指的感觉功能，特别是拇指尺侧和示指桡侧的精细感觉[8]。

通过软组织和骨缩容术可以挽救手指，生长抑制将阻止手指的纵向生长，可以通过使用钻、骨刀等破坏骨骺来实现。临时半骺阻滞术具有可逆性，在某些情况下可以逐渐矫正成角畸形。软组织缩容应彻底，并保留指动脉，每指至少保留两条指背静脉。精确的手术技术对于修复屈肌腱的静脉支以及进行神经成形术和缩容术非常重要。剩余的皮肤受剩余的指神经支配[8]（图29.4～图29.10）。

过去，学界曾提出过很多关于巨指畸形的手术治疗策略。Barsky通过切除中节指骨远端部分、远端指间（distal interphalangeal，DIP）关节和远端指骨骨骺以缩短手指长度，同时需要牺牲相对僵硬的DIP关节的活动度[19]。作者还提出了骺板钉钉或缝合，但结果不完全令人满意。Tsuge提出了将所有3个指骨的骨骺切除并行指端成形术[20]。Hoshi通过融合切除DIP关节、单侧纵向软组织楔形切除缩短手指。Millesi提出一种斜形短缩截骨术，切除拇指的远节指骨、短缩近节指骨[21]。Ogino提出了近节指骨截骨术、DIP关节和指端融合截骨术和单侧软组织切除术[22]。Bertelli对远节、中

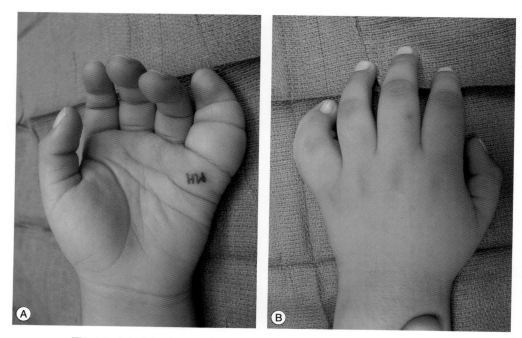

图 29.4 （A，B）一位巨指畸形男性患儿，小指尺侧过度生长并向桡侧偏斜

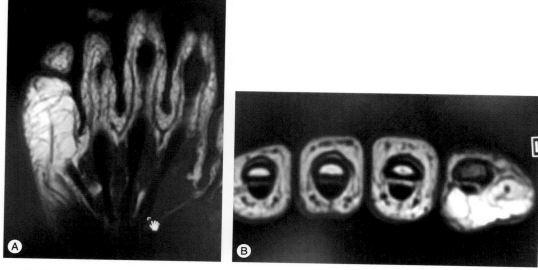

图 29.5 （A，B）图 29.4 同一患者：冠状位和轴位 MRI 显示，手指掌侧和尺侧脂肪信号异常增高

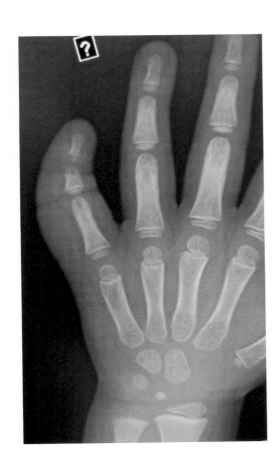

图 29.6　图 29.4 同一患者：手的前后位 X 线显示小指向桡侧偏斜

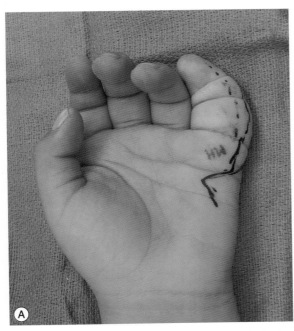

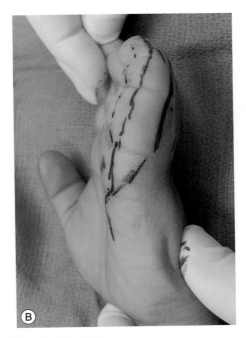

图 29.7　图 29.4 同一患者：(A,B) 缩容术的手术设计

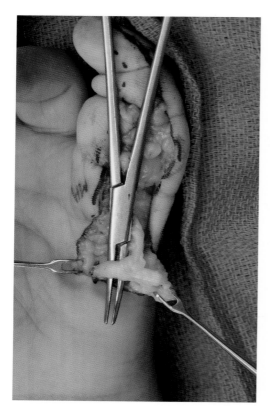

图 29.8　图 29.4 同一患者：止血钳上为增大的指神经，营养过度生长的组织

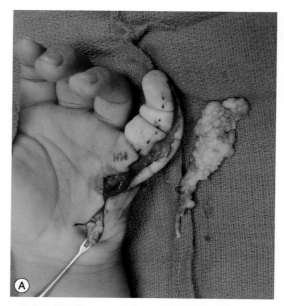

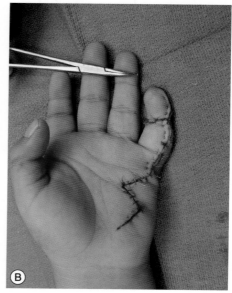

图 29.10　图 29.4 同一患者：(A)缝合前的手指及切除的组织。(B)经过缩容术及缝合后的手指

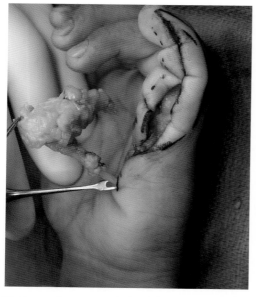

图 29.9　图 29.4 同一患者：切除进入组织的神经

节和近端节指骨进行纵向截骨，并切除单侧软组织[23]。

结果

Cerrato 等[11]评估了 21 例有一个或多个手指受累的巨指畸形患者。右手受累占 67%，进展性过度生长的比例为67%，沿神经支配区域定向分布的比例为 57%（其余为脂肪

瘤形式）。12 例沿神经支配区域分布的患者中，有 10 例受累区域位于正中神经分布区域。所有神经导向和脂肪瘤患者术中均见到神经增大。最常见受累的手指是中指（67%），其次是示指（47%）。进展性过度生长的患者接受的手术次数更多：平均每位患者 4.1 次，而非进展性则为 1.8 次。几乎所有患者（19/21）都进行了软组织缩容术，其他手术包括楔形截骨术（11 例）、部分截除 / 截骨术（9 例）、骺阻滞术（7例）和截指术（6 例）。其他相关手术包括正中神经、尺神经和桡神经的神经成形术和并指分指术。楔形截骨术用于成角大于 30°或矫正偏斜。作者建议当病变手指达到其父母手的长度时进行骺阻滞术。

Hardwick 等[24]回顾了 32 例巨指畸形患者，其中 20 例上肢受累。该组研究中男性患者略多于女性（男性：女性

=1：0.66）。研究发现中指最常受累，平均2.5指存在病变，且常为相邻手指。20例中，6例为进展性；16例接受了手术，稳定性的患者平均接受2.5次手术，次数较少。

概述

过度生长可能与综合征类疾病有关，也可以单独存在，如巨指畸形。患者的临床表现各不相同，需要有针对性的治疗方案。进展性的过度生长需要更积极的治疗干预，比稳定性的需要更多次手术。

临床提示

过度生长

- 巨指畸形可能与某种过度生长综合征有关。
- 可能为稳定性或进展性——每位患者都需要个体化的治疗方案。
- 进展性需要更积极的治疗干预，比稳定性的需要更多次手术。

发育不良

简介

先天性上肢异常的发病率约为 5.25/10 000 活产，其中，发育不良性异常的发生率约为 1.19/10 000 活产[25]。在 OMT 分型中，发育不良被归类为胚胎发育中畸形、整个肢体或沿掌板近-远轴分布亚型。

短指畸形

短指畸形（brachydactyly）在希腊语中意为"短手指"，是一种孤立于手板的情况，表现为指列过短。一些类型为常染色体显性遗传[26]。短指畸形可单独发生，但更常见的是合并其他手部畸形[27]。示指和小指是最常见的受累手指，而中节指骨是最常见的受累指骨。掌骨短缩指近累及掌骨的短指[5]。

Bell[28] 定义了短指畸形的亚组类型（表 29.2）。短指畸形也与遗传性多发性外生骨疣有关[29]。

表 29.2　短肢畸形的分组

类型	描述
A	中节指骨短缩
B	中节或远节指骨短缩或缺如，拇指或第1足趾畸形
C	示、中指的中节及近节指骨畸形，掌骨短缩
D	拇指或第一足趾的远节指骨短而宽
E	一个或多个掌骨短缩

治疗

短指畸形的治疗取决于短缩的严重程度。通常情况下，手指功能不受影响，手术干预主要针对于改善外观[27]。在掌骨短缩畸形中，当患者握拳时，通常会出现一个指节不明显。这种异常通常不会影响患者的功能，除非拇指或示指受累[30]。掌骨骨骺通常过早闭合，由此形成掌指关节屈曲受限（图 29.11A，B）。为了弥补长度的损失，可以考虑牵引延长受影响的骨。在严重短缩或多个手指受累的情况下，手的功能会受到影响，此类病例的治疗方法包括指蹼加深、截骨和骨移植、足趾趾骨移植、牵引延长以及显微足趾移植[31]。

虽然短指、短指并指和横向缺陷主要影响手板，但其他缺陷也可能影响整个上肢[3]。

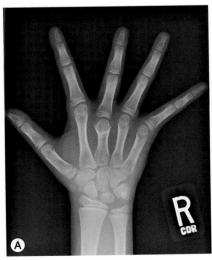
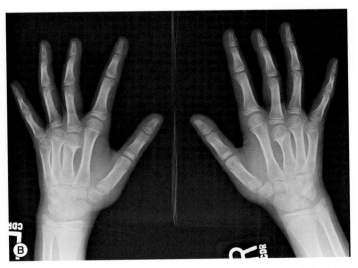

图 29.11 （A，B）前后位 X 线及双侧 X 线对比，骨发育不成熟的中指短指畸形患者，掌骨头生长板过早闭合（*Courtesy of OrthoCarolina Hand Fellowship Teaching File.*）

短指并指畸形

短指并指畸形是一种罕见的上肢异常，每 10 000 活产婴儿中约有 0.6 例出现。常见于男性（73%），通常为单侧（左侧 67%，右侧 27%）。1%~7% 的患者双侧发病。只有 7% 的人有相关的异常或阳性家族史[32]。

外科医生对不同临床表现的短指并指的分型是不一致的。之前的 IFSSH 分类系统将短指并指分在 I 类、II 类和 V 类；或者分别是形成、分化和发育的失败[33]。OMT 将这种情况归类为整个肢体和/或手板轴向形成/分化失败的畸形[2,4]。Blauth 和 Gekler 将短指并指细分为四种类型（表 29.3）[34]。

短指并指畸形分为 4 种类型：①短指型；②缺指畸形、非典型性裂手；③仅有拇指；④先天性手指截肢。短指并指畸形表现为一只手或整个肢体较对侧正常肢体短小。手指短、发育低下、常合并不完全性并指[35]。由于中胚层主要受影响，指甲和远节指骨（外胚层来源）通常被保留[36]。中指和中节指骨通常受影响更严重[36]。患者可表现为仅有小的团块样指，并有指甲。由于收缩带导致的指列截肢可通过身体其他部位的狭窄带和远端手指和指甲是否缺如来区分。手近端解剖结构在短指并指畸形中常发育不良，而受束带综合征影响的手近端解剖结构通常正常[35,36]。

Poland 合并症（Poland association，PA）是指短指并指畸形合并同侧胸大肌的胸肋部发育不良或缺如。该病没有已知的遗传基因。与不伴有 PA 的短指并指相比，PA 更常见于右侧[37]。有学者认为，其原因是锁骨下动脉在生长发育过程中中断，导致肢体发育不全[38]。Catena 等[37]的研究发现，57.7% 的 PA 患者有相关的上肢异常，包括无功能或形态学异常的发育不良的手（8%），5 个手指均有功能的短指并指畸形（20.6%），手指仅有部分功能的短指并指畸形（14.9%），有缺失或无功能手指的短指并指畸形（4.6%）。

表 29.3　短指并指畸形的分型

短指并指分型	描述
短手指（短中节指骨）	拇指相对正常，其余 4 指短且结构不完全；中节指骨可缺如，合并不完全并指
缺指畸形（不典型裂手）	手的中间部分几乎没有形态，两侧的手指相对正常
仅有拇指	仅拇指存在，其余手指缺如或几乎没有形态
先天性手指截肢	类似掌关节水平横向截肢，可能残留肿块样组织，有或无指甲

（Reproduced with permission from Julie C. Woodside, MD, * Terry R. Light, MD* Symbrachydactyly — Diagnosis, Function, and Treatment. *J Hand Surg Am.* Vol. 41, January 2016）.

治疗

治疗方案要根据不同患肢的具体情况而定，治疗应以提高患儿的功能为目标。手指缺如的手可以装上假肢，作为辅助手使用。仅有拇指的情况下，通常拇指功能良好，掌骨正常或发育不良。可以做到用拇指和手掌完成需要双手协作的动作，用一个手指完成抓捏、按压、钩取等动作。如果手只有两个手指，通常是拇指和一个尺侧指，可以完成捏物，但握力通常较弱[35,39]。这些孩子在捏圆柱形物体或用拇指夹住较大物体时有困难。如果孩子有 3 个有功能的手指，则可以拿取圆柱形的物体，尽管仍然缺乏力量[5]。如果有 4 或 5 个手指，尽管手指的指间关节可能不稳定，握力会增强，这些孩子可能具备单手抓持东西的能力[2]。

针对这类手的治疗方式包括切除无功能残指、并指分指、指蹼加深、稳定关节、植骨和第二足趾移植[35]。由于很多手工技能是在 3 岁后开始发展的[40,41]，早期重建有助于抓捏能力的发展[42]。

发育不良的残指，可能会存在难以护理的指甲，可能偶尔阻碍相邻手指的抓握功能。如果家属愿意，可以切除这些小指，如果它们有外在肌腱，可以用于足趾移植或游离趾

骨移植[35]。

发育不良的手指的指间关节通常不稳定，对于骨骼发育不成熟的儿童，这些关节可能受益于指间关节融合术。将指骨骺的关节软骨剥除，并与远端指骨的次级骨化中心融合[43]。牵引延长手指可与其他手术同时进行。远端指蹼或并指应进行指蹼加深或并指分指，依据情况决定是否行全层植皮[35]。

如果软组织情况允许，不带血管的趾骨移植可以增加手指的骨稳定性。取第三或第四趾的近端趾骨连同其近端副韧带和足底跖板。将软组织缝合到掌骨头，以加强稳定性。保留远端关节面可防止移植的骨被吸收[31]。Goldberg 和 Watson[44]发现，如果患者在 6~18 个月龄间接受手术，其对侧指骨的透光性为 91%，生长率为 83%~100%。随着患者手术年龄的增加，开放性骺板的百分比下降（18 个月至 5 岁为 67%；如果年龄大于 5 岁，则为 50%），但增长百分比保持不变。随着时间的推移，患者出现供体残足部位的发病率。人们关注的是脚的外观和与异常足趾位置相关的穿鞋问题。供体足趾可能短且不稳定，相邻的脚趾有时会出现畸形[45]。在供区取髂骨指骨可减轻供体趾的畸形[46]。

短的指骨或掌骨的牵引延长可通过或不通过中间植骨来完成，该手术方式延长了手指的骨骼和软组织长度，不需要神经血管重建[47]。Kessler 等[47]在 1977 年报道了其在 11 名 5~11 岁的儿童中应用截骨术和牵引延长治疗一个或多个掌骨，延长长度达到 2.5~4cm。每位患者都接受了第二次植骨手术，以促进早期愈合。Arslan[30]回顾了 6 例接受牵引成骨而无植骨治疗短指畸形的患者，适应证为夹捏能力和美观弱化。除 1 例患者行干骺端截骨外，其余患者均采用近端干骺端截骨和外固定架。静置 6 天后，以 0.25mm/d 的速度延长至所需长度，然后将固定架留在原位直至稳定（平均 12.25 周）。拇指（n=2）和示指（n=2）延长患者的夹捏能力得到改善，但为改善外观接受手术的环指（n=2）掌骨短缩畸形患者，对针道部位的瘢痕感到并不满意。

拇指和虎口异常也很常见。旋后的拇指与手掌位于同一平面，导致抓捏能力受限[48]。掌骨旋转截骨术可以使拇指的夹捏功能得到改善。虎口开大、深筋膜和内收肌松解可以同时完成。可以使用背侧旋转皮瓣、背侧和掌侧三角形皮瓣或 Z 成形术以开大虎口[49]。Langer 等[48]在 14 例患者中同时行虎口开大和第一掌骨外展旋转截骨，掌骨掌侧外展平均为 73°，内旋为 60°~90°。在一些患者中，在拇指重建的同时进行了 Huber 转移术、掌骨延长术、指间关节融合术、中指掌骨延长术和并指分指术。患者平均每只手接受 4 次手术。由于复发性畸形，14 例患者中有 3 例进行了翻修截骨术，而 14 例患者中有 8 例再次行虎口开大。所有患者最终都能进行对捏，并主观认为功能和外观得到改善。5 名患者无法将拇指与任何手指相对。

在手上增加有感觉的手指可以增加孩子的抓握、捏握和功能。对于腕掌关节远端无拇指，尺侧指外无手指，以及手指完全缺如的儿童，足趾移植往往对其帮助较大[42]。手指完全缺如的情况下，至少需要 1 个有活动度的手指和 1 个固定或有活动度的手指以达到基本功能，存活率一般大于

95%[50]。该手术最初由 Cobbett[51]和 Buncke[52]描述为第二足趾移植至手。当建议移植两个足趾时，可以分一个或两次完成，取双足的第二足趾。手术通常在 2~5 岁时进行，以确保血管达到足够的大小[50]。短并指畸形手所面临的挑战不同于创伤性截肢或患束带综合征的儿童，因为短并指畸形的手通常合并肌腱、神经和动脉发育不良或缺如[53,54]。通常情况下，使用伸肌总腱和屈肌总腱为转移指提供动力。正中神经缺如时，需要应用其他神经如桡神经的背侧感觉支来实现掌侧神经再植[55]。

Jones 等[50]报道了显微再植的成功率大于 97%，在 82 指中有 8.5% 需要显微吻合、探查血管。Vilkki[39]报道了 17 例患者，其中 14 例通过足趾移植，实现了主动捏物的功能。虽然大多数二次手术都是因为手指活动受限，但肌腱松解术的改善效果并不理想。移植的指最初的功能仅为提供一个位置[53,56]。Van Holder 等[57]报道了 14 例患者进行了 28 次第二足趾移植，患者的平均伸展缺陷为 20°，总主动屈曲为 80°。相比之下，在 58 例患者的 65 次第二足趾移植中，Foucher 等[58]报道了平均背伸滞后 25°，但总主动运动仅为 38°。

Kaplan 和 Jones[42]使用儿童结果数据收集量表（Pediatric Outcomes Data Collection Instrument, PODCI）报道了显微手术足趾移植的长期随访结果。在术后平均随访 7.6 年的 12 例患者中，有 2 例进行了二次手术：一例是肌腱松解合并关节融合术，一例是腓肠神经移植合并旋转截骨。患儿父母报告的上肢功能、运动和身体功能、整体功能的得分较低，幸福水平与一般人群相似，而患者报告的上肢功能、灵活性的得分低于正常水平，但幸福水平高于正常人群。

Kay 等[56]报道了 17 例短并指畸形患者接受足趾移植后的心理结果。父母和患者对外观、功能、他人反应、幸福感和供区均有较高的满意度。作者还发现，供体足的整体长度几乎不受影响，且生长正常（图 29.12~图 29.16）。

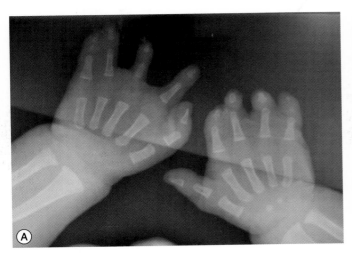
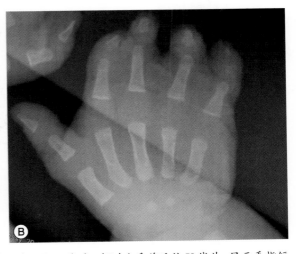

图 29.12　（A）一位 9 个月龄双侧短指并指畸形的男性患儿，其双手的前后位 X 线片。（B）右手前后位 X 线片，显示手指短小，中节指骨缺如，仅存近节和远节指骨

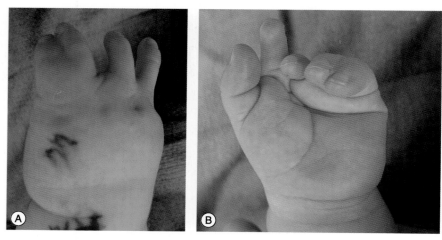

图29.13 （A，B）图29.12同一患者的左手背侧和掌侧，手指短缩，环小指并指

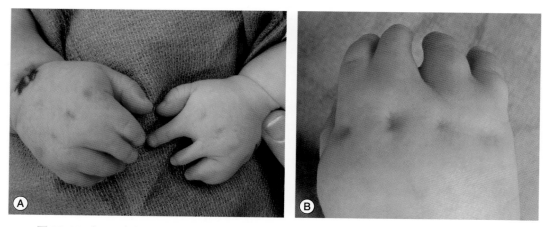

图29.14 （A，B）图29.12和图29.13同一患者的双手背侧和右手背侧，掌指关节远端的指蹼

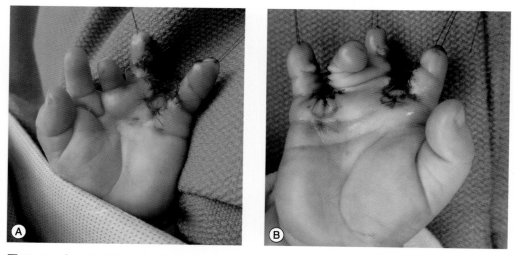

图29.15 （A，B）图29.12～图29.14同一位患者：双手掌侧术后图像。左手环小指行分指植皮术，右手示中指和环小指行指蹼加深术

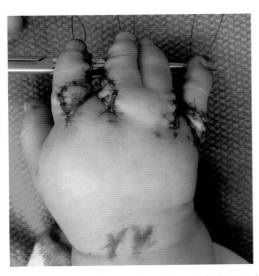

图 29.16 图 29.12～图 29.15 同一患者：右手背侧指蹼加深术后

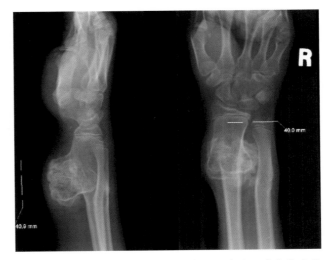

图 29.17 一位 16 岁男性家族性多发性遗传性骨软骨瘤患者，X 线显示桡骨掌侧巨大骨软骨瘤

临床提示

短指并指畸形
- 短指并指畸形患者的手功能可根据有功能的手指数量进行评估。
- 上述可以用来制定治疗策略，以提高它们的功能。
- 可以保守治疗，手术治疗方式包括残指切除、指蹼加深、足趾移植。

骨骼畸形

简介

广泛骨骼畸形包括多发性遗传性骨软骨瘤、Maffucci 综合征和 Ollier 病。

多发性遗传性骨软骨瘤

多发性遗传性骨软骨瘤病（multiple hereditary osteochondromatosis，MHO）是一种骨骼发育不良，影响通过软骨内骨化形成的骨骼。它以常染色体显性模式遗传，也被称为多发性遗传性外生骨疣和多发性外生骨疣[59]。骨软骨瘤是常见的良性骨肿瘤，通常形成于长管状骨干骺端。上肢骨软骨瘤常见于肱骨近端、桡骨远端、尺骨、掌骨和指骨[60-62]。该病在骨骼发育不成熟的儿童中容易被观察到，在 10 岁前生长较快，通常在骨骼成熟时生长减缓并停止生长[62]。它们是软骨覆盖的外生骨瘤，可以是孤立的，也可以与 MHO 中的骨骼发育不良相关（图 29.17、图 29.18）。

MHO 通常为完全外显，常与 EXT1（8 号染色体）或 EXT2（11 号染色体）的缺陷有关。这些基因在调节软骨细胞成熟和分化中起作用，而软骨细胞成熟和分化反过来又

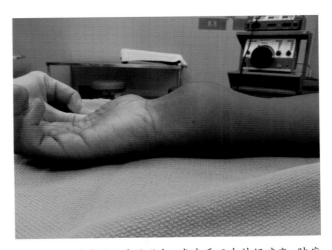

图 29.18 肿瘤的临床体位相，患者手正中神经病变，肿瘤上方 Tinel 征阳性

影响软骨内成骨[63]。研究显示，30%～60% 的人有前臂受累[59,61,64]，30%～79% 的人有手部受累[62,63,65-67]。

手部骨软骨瘤通常无症状，但可导致骨缩短和成角畸形。如果远节指骨软骨瘤位于甲板下，病变可能会导致指甲畸形。对于多发病变的患者，对于较大的病变或畸形可能需要进行手术干预[63]。Woodside 等[62]回顾了一组患者共 83 只患手，其平均首次就诊年龄为 11 岁，发现小指最常受累，拇指最不常易受累。多数病灶为无蒂的、小于受累骨的 50%。患者平均每只手上有 13.1 个肿瘤，每只手上有 5 块骨头受累。平均每只手上有两块骨头有成角和隆起。小指和示指的掌骨是最常受累，尺侧掌骨的缩短和成角最多。在随访（平均 4.6 年）中，肿瘤数量增加了 2.7 个病灶。一只手有 8 个肿瘤自发消退，而另一只手有 16 个肿瘤自发消退。7～10 岁的患者出现肿瘤最多。随着随访的进行，2～6 岁的儿童病变增长速度最快，这可能反映了骨骼在该阶段快速生长。当患者骨骼发育成熟后，肿瘤相对稳定，变化不

大。Cates 等[29]和 Wood 等[68]还发现小指和环指掌指关节受累增多，其中以无蒂性病变最常见。

前臂 MHO 可导致桡骨弯曲、尺骨缩短伴尺桡关节脱位、腕尺偏、桡骨头脱位[59, 61, 69, 70]。Solomon 认为尺骨相对缩短导致桡骨在肱桡关节处弯曲或脱位[67]。Burgess 和 Cates[60]对 35 例患者的 65 例前臂（平均随访 11 年）进行了回顾性研究，使用确定的 X 线测量值，标准值参考 Gindhart（表 29.4）[71]。结果并未显示桡骨的关节畸形与尺骨畸形存在负相关，这并不支持尺侧应力导致桡骨远端畸形的理论。桡骨和尺骨生长缺陷之间有很强的相关性，尺骨生长缺陷的发生速度更快。Wood[72]和 Cates[60]观察到孤立的桡骨远端骨软骨瘤不影响前臂长度。尺骨缩短超过 8% 与桡骨头脱位显著相关。作者还发现腕关节滑脱率与任何其他测量值或疾病的严重程度无关[60]。

Gottschalk 等[59]回顾了 48 例患者，共 76 例前臂受累，初始平均年龄为 12 岁，随访 7 年以确定 MHO 患者前臂畸形的自然病史。该研究根据骨软骨瘤的发生位置进行分类：①仅尺骨远端；②桡骨和尺骨远端；③仅桡骨远端；④桡骨或尺骨骨干；⑤桡骨或尺骨近端。根据 Burgess 的描述，作者在 X 线片上测量了桡骨关节角、尺骨差异率、桡骨曲度、桡骨长度和尺骨长度[60]。作者未发现上述前臂分类与测量值之前存在显著的统计学差异。桡骨 z 评分（radial z-scores, R-z）和尺骨 z 评分（ulnar z-scores, U-z）越小，说明短缩越严重，与桡骨头脱位的 1 型前臂相关性最大。4 型的 R-z 评分和 U-z 评分最大，说明桡骨和尺骨短缩最轻。桡骨头脱位的 13 例中有 12 例为 1 型。当 1 型前臂存在肱桡关节异常时，桡骨缩短（−2.2cm vs −3.8cm）、尺侧缩短（−3.2cm vs −5.2cm）和尺侧差异百分比（7% vs 10%）有显著差异。作者得出结论，该结果支持桡骨头脱位的尺骨应力理论[73]。在骨的纵轴上看，尺骨远端骨软骨瘤患者的桡骨外观正常，随着尺骨缩短加重，桡骨逐渐变形，最终可导致桡骨头脱位。这表明远端尺桡关节周围存在应力作用，阻碍桡骨的径向生长，当尺骨短缩逐渐加剧时，可以看到桡骨缩短和畸形（弯曲、关节面倾斜和桡骨头脱位）[59]。

表 29.4　前臂多发性遗传性骨软骨瘤病的测量

测量值	定义
尺骨差异（ulnar variance, UV）	尺骨相对于桡骨的缩短
尺骨差异率（percent ulnar variance, PUV）	尺骨差异/前臂长度
桡骨关节角（radial articular angle, RAA）	桡骨远端关节面与前臂轴线的夹角
桡骨曲度（radial bow, RB）	桡骨骨干偏离前臂轴线的最大距离除以轴线的长度
腕关节滑脱率（percent carpal slip, PCS）	月骨未被桡骨支撑的百分比
桡骨长度（radial length, RL）	近端骨骺中心至远端骨骺中心
桡骨短缩（radial shortening, RS）	对照组的平均径向长度*减去患者的径向长度
桡骨 z 评分（radial z-score, R-z）	桡骨缩短校正为对照组桡骨长度的标准差*[患者长度（mm）−正常长度]/标准差 = 桡骨长度相较于对照组的偏差*
尺骨短缩（ulnar shortening, US）	轴线长度减去桡骨长度
尺骨 z 评分（ulnar z-score, R-z）	尺骨短缩/标准差

*　参考 Gindhart PS. Growth standards for the tibia and radius in children aged one month through eighteen years. *Am J Phys Anthropol*. 1973; 39; 41-8.
X 线片的测量方法参考 Burgess RC, Cates H. Deformities of the forearm in patients who have multiple cartilaginous exostosis. *J Bone Joint Surg Am*. 1993; 75: 13-8.

治疗

治疗方法从观察、保守治疗到积极的手术治疗仍有争议。Peterson[69]建议对有较高桡骨头脱位风险的前臂采取干预措施。手术治疗包括：当骨软骨瘤影响生长或功能或导致疼痛时行切除术，行尺骨截骨延长术以防止桡骨进一步畸形，三角纤维软骨复合体松解，桡骨半骺融合术，桡骨截骨术[59, 69, 72, 74]。需要对这些患者进行积极的 X 线片监测。

Ollier 病与 Maffucci 综合征

Ollier 病是一种罕见的（约 1/100 000）先天性非遗传性疾病，影响软骨骨化。受累患者在骨干骺端形成内生软骨瘤[75]。内生软骨瘤是骨内的软骨性肿瘤，通常是良性的，可以单发也可以多发。一个区域内多发内生软骨瘤则称为

Ollier 病[75]。当多区域多发内生软骨瘤，合并软组织及脏器的血管瘤畸形时，则称为 Maffucci 综合征[76]。掌骨和指骨是手最常见的受累部位[75, 77]。

患者表现为手指或手部明显可触及的骨性肿块，通常为肢体的单侧非对称性分布。掌骨或指骨的病变使骨皮质膨隆，导致病变容易触及。病变的骨通常是短而畸形的，X 线片可显示点状钙化和干骺端增宽。最初内生软骨瘤与生长板软骨相邻；随着生长，内生软骨瘤逐渐背向骨骺生长[75]。Tomlinso 等[77]回顾了 11 名患儿的 22 只患手，平均年龄为 17 岁，发现平均每只手有 8.1 块骨存在病变，最常见的是左手中指、环指和小指的近节指骨，右手中指的近节指骨、中节指骨和环指的中节指骨。示指和拇指最不常受累（图 29.19A～C）。

内生软骨瘤有可能发生恶变，表现为侵袭皮层，肿瘤向软组织延伸，肿瘤表面不规则，而内生软骨瘤表现为均匀

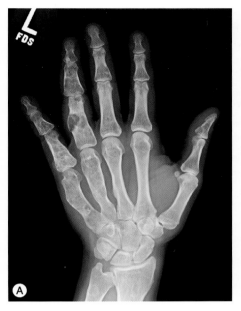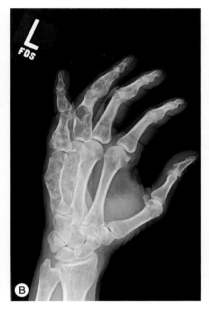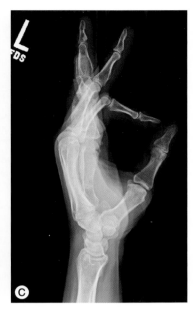

图 29.19 （A～C）一位骨骼已发育成熟的 Ollier 病患者的手正位、斜位、侧位 X 线片，患者的环指和小指有多发内生软骨瘤

的钙化[75]。软骨肉瘤界限不清，分界差。Maffucci 综合征的恶变风险较高，可达 17%～50%。一项研究表明，在长期随访中，恶变的概率高达 100%。Ollier 病发生恶变的风险（25%～30%）比 Maffucci 综合征小[76,78,79]。

大多数多发性内生软骨瘤患者手的功能不受影响，有些患者根据肿瘤大小，可能会出现缩短及外观问题[80]。Kim 等[80]回顾了 3 名患者，他们因美观要求对 30 块骨进行了 6 次手术。所有内生软骨瘤均表现为皮质变薄隆起。切开并掀起扩张的骨皮质，刮除病变，并切除部分皮质以缩小体积，部分病灶内进行植骨。作者注意到，所有患手均在不影响活动度的情况下得到外观的改善。X 线检查显示，74% 的患者的隆起范围至少减少了 30%，37% 的人减少了 40% 以上。

Sassoon 等[81]回顾了 80 例接受了手术治疗的单发或多发手部内生软骨瘤患者，发现环指和小指最常受累，拇指最不常受累。大多数病灶为单中心性皮质扩张，并集中于骨内。该组病例中，术后所有伤口均愈合，61% 形成新骨，86% 完全恢复活动度，21% 复发，1 例发生恶变。恶变发生于一名 55 岁女性患者，患有 Maffucci 综合征，最终经小指的掌指关节截肢。

临床提示

骨软骨瘤病

- MHO 表现为骨的多发骨软骨瘤，可累及手和上肢。
- 骨软骨瘤可导致骨缩短、成角和关节活动障碍。
- 多发性骨软骨瘤的治疗包括保守治疗或手术切除。
- Ollier 病为多发性内生软骨瘤病，而 Maffucci 综合征同时存在多发性内生软骨瘤和血管瘤。Maffucci 综合征恶变率较高。

未来展望

PIK3CA 相关性过度生长疾病的研究以及基因检测和靶向治疗的进展将极大加强学界对这种疾病的理解，有助于提供不同的治疗方案。目前针对短指并指患儿的肢体功能的研究使临床医生对该病有了进一步的了解，有利于选择有助于恢复功能的更好的治疗方式。随访这些罕见疾病并进行数据共享，可以使研究者们对更大群体的先天性手部畸形患者进行合作研究，并且随着新的分类系统的提出，未来的研究将更加效率化。

参考文献

1. Swanson AB. A classification for congenital limb malformations. *J Hand Surg Am.* 1976;1:8–22.
2. Oberg KC, Feenstra JM, Manske PR, Tonkin MA. Developmental biology and classification of congenital anomalies of the hand and upper extremity. *J Hand Surg Am.* 2010;35:2066–2076.
3. Ezaki M, Baek GH, Horii E, et al. IFSSH Scientific Committee on Congenital Conditions. Classification of congenital hand and upper limb anomalies. *J Hand Surg Eur Vol.* 2014;39:676–678.
4. Tonkin MA, Tolerton SK, Quick TJ, et al. Classification of congenital anomalies of the hand and upper limb: development and assessment of a new system. *J Hand Surg Am.* 2013;38:1845–1853. *The new OMT classification is changing how the congenital upper limb anomaly community discusses and performs research. This classification takes into account what research has developed on limb embryology and used the morphologic characteristics to allow for a very straightforward usable system.*
5. Flatt AE. *The Care of Congenital Hand Anomalies.* 2nd ed. St. Louis, MO: Quality Medical Publishing; 1994.
6. Keppler-Noreuil KM, Rios JJ, Parker VE, et al. PIK3CA-related overgrowth spectrum (PROS): diagnostic and testing eligibility criteria, differential diagnosis, and evaluation. *Am J Med Genet A.* 2015;167:287–295. *This article and discovery of the PIK3CA gene related to overgrowth syndromes advances testing and will possibly allow for genetic-based therapies for treatment. Recognition of genetic causes for syndromes and diseases helps to advance our understanding and guide research to develop testing and treatments.*
7. Keppler-Noreuil KM, Sapp JC, Lindhurst MJ, et al. Clinical delineation and natural history of the PIK3CA-related overgrowth

spectrum. *Am J Med Genet A.* 2014;164:1713–1733.

8. Carty MJ, Taghinia A, Upton J. Overgrowth conditions: a diagnostic and therapeutic conundrum. *Hand Clin.* 2009;25:229–245.

9. Ho CA, Herring JA, Ezaki M. Long-term follow-up of progressive macrodystrophia lipomatosa. A report of two cases. *J Bone Joint Surg Am.* 2007;89:1097–1102.

10. Rios JJ, Paria N, Burns DK, et al. Somatic gain-of-function mutations in PIK3CA in patients with macrodactyly. *Hum Mol Genet.* 2013;22:444–451.

11. Cerrato F, Eberlin KR, Waters P, et al. Presentation and treatment of macrodactyly in children. *J Hand Surg Am.* 2013;38:2112–2123. *This is a comprehensive article that addresses presentation, disease characteristics, treatment, and outcome of macrodactyly in children. It also addresses lipomatous versus nerve-territory macrodactyly.*

12. Upton J, Mathes S, Hentz V, eds. Failure of Differentiation and Overgrowth. In: *Plastic Surgery*, 2nd ed. Philadelphia, PA: Saunders; 2005.

13. Soler R, Rodríguez E, Bargiela A, et al. MR findings of macrodystrophia lipomatosa. *Clin Imaging.* 1997;21:135–137.

14. Sone M, Ehara S, Tamakawa Y, et al. Macrodystrophia lipomatosa: CT and MR findings. *Radiat Med.* 2000;18:129–132.

15. Gupta SK, Sharma OP, Sharma SV, et al. Macrodystrophia lipomatosa: radiographic observations. *Br J Radiol.* 1992;65:769–773.

16. Silverman TA, Enzinger FM. Fibrolipomatous hamartoma of nerve. A clinicopathologic analysis of 26 cases. *Am J Surg Pathol.* 1985;9:7–14.

17. Tsuge K, Ikuta Y. Macrodactyly and fibro-fatty proliferation of the median nerve. *Hiroshima J Med Sci.* 1973;22:83–101.

18. Brodwater BK, Major NM, Goldner RD, Layfield LJ. Macrodystrophia lipomatosa with associated fibrolipomatous hamartoma of the median nerve. *Pediatr Surg Int.* 2000;16:216–218.

19. Barsky AJ. Macrodactyly. *J Bone Joint Surg Am.* 1967;49:1255–1266.

20. Tsuge K. Treatment of macrodactyly. *Plast Reconstr Surg.* 1967;39:590–599.

21. Millesi H. *Camptodactyly.* St. Louis, MO: Mosby; 1974.

22. Ogino T. *Macrodactyly.* London: Churchill Livingstone; 1998.

23. Bertelli JA, Pigozzi L, Pereima M. Hemidigital resection with collateral ligament transplantation in the treatment of macrodactyly: a case report. *J Hand Surg Am.* 2001;26:623–627.

24. Hardwicke J, Khan MA, Richards H, et al. Macrodactyly – options and outcomes. *J Hand Surg Eur Vol.* 2013;38:297–303.

25. Koskimies E, Lindfors N, Gissler M, et al. Congenital upper limb deficiencies and associated malformations in Finland: a population-based study. *J Hand Surg Am.* 2011;36:1058–1065.

26. Burgess RC. Brachydactyly type C. *J Hand Surg Am.* 2001;26:31–39.

27. Temtamy SA, Aglan MS. Brachydactyly. *Orphanet J Rare Dis.* 2008;3:15.

28. Bell J. *The Treasury of Human Inheritance: On Hereditary Digital Anomalies.* London: Cambridge University Press; 1951.

29. Cates HE, Burgess RC. Incidence of brachydactyly and hand exostosis in hereditary multiple exostosis. *J Hand Surg Am.* 1991;16:127–132.

30. Arslan H. Metacarpal lengthening by distraction osteogenesis in childhood brachydactyly. *Acta Orthop Belg.* 2001;67:242–247.

31. Nguyen ML, Jones NF. Undergrowth: brachydactyly. *Hand Clin.* 2009;25:247–255.

32. Ekblom AG, Laurell T, Arner M. Epidemiology of congenital upper limb anomalies in Stockholm, Sweden, 1997 to 2007: application of the Oberg, Manske, and Tonkin classification. *J Hand Surg Am.* 2014;39:237–248.

33. Swanson AB, Swanson GD, Tada K. A classification for congenital limb malformation. *J Hand Surg Am.* 1983;8:693–702.

34. Blauth W, Gekeler J. [Morphology and classification of symbrachydactylia]. *Handchirurgie.* 1971;3:123–128.

35. Woodside JC, Light TR. Symbrachydactyly – diagnosis, function, treatment. *J Hand Surg Am.* 2016;41:135–143. *This is a comprehensive review of symbrachydactyly discussing diagnosis, the function of patients with the syndrome, and treatment options. It is a comprehensive review of current research and ideas of approach to the patient.*

36. Knight JB, Pritsch T, Ezaki M, et al. Unilateral congenital terminal finger absences: a condition that differs from symbrachydactyly. *J Hand Surg Am.* 2012;37:124–129.

37. Catena N, Divizia MT, Calevo MG, et al. Hand and upper limb anomalies in Poland syndrome: a new proposal of classification. *J Pediatr Orthop.* 2012;32:727–731.

38. Bavinck JN, Weaver DD. Subclavian artery supply disruption sequence: hypothesis of a vascular etiology for Poland, Klippel-Feil,

and Möbius anomalies. *Am J Med Genet.* 1986;23:903–918.

39. Vilkki SK. Advances in microsurgical reconstruction of the congenitally adactylous hand. *Clin Orthop Relat Res.* 1995;45–58.

40. Case-Smith J. Clinical interpretation of "development of in-hand manipulation and relationship with activities". *Am J Occup Ther.* 1995;49:772–774.

41. Gordon A, Forssberg H. Development of neural mechanisms underlying grasping in children. In: Connolly K, Forssberg H, eds. *Neurophysiology and Neuropsychology of Motor Development.* London: MacKeith Press; 1997:214–231.

42. Kaplan JD, Jones NF. Outcome measures of microsurgical toe transfers for reconstruction of congenital and traumatic hand anomalies. *J Pediatr Orthop.* 2014;34:362–368.

43. Buck-Gramcko D. Symbrachydactyly: a clinical entity. *Tech Hand Up Extrem Surg.* 1999;3:242–258.

44. Goldberg NH, Watson HK. Composite toe (phalanx and epiphysis) transfers in the reconstruction of the aphalangic hand. *J Hand Surg Am.* 1982;7:454–459.

45. Garagnani L, Gibson M, Smith PJ, et al. Long-term donor site morbidity after free nonvascularized toe phalangeal transfer. *J Hand Surg Am.* 2012;37:764–774.

46. Bourke G, Kay SP. Free phalangeal transfer: donor-site outcome. *Br J Plast Surg.* 2002;55:307–311.

47. Kessler I, Baruch A, Hecht O. Experience with distraction lengthening of digital rays in congenital anomalies. *J Hand Surg Am.* 1977;2:394–401.

48. Langer JS, Manske PR, Steffen JA, et al. Thumb in the plane of the hand: characterization and results of surgical treatment. *J Hand Surg Am.* 2009;34:1795–1801.

49. Li WJ, Zhao JH, Tian W, et al. Congenital symbrachydactyly: outcomes of surgical treatment in 120 webs. *Chin Med J.* 2013;126:2871–2875.

50. Jones NF, Hansen SL, Bates SJ. Toe-to-hand transfers for congenital anomalies of the hand. *Hand Clin.* 2007;23:129–136. *This is an excellent resource for indications, timing for surgery, and the surgical technique of toe-to-hand transfers in the pediatric population. It contains high-quality images and outcomes for patients postoperatively.*

51. Cobbett JR. Free digital transfer. Report of a case of transfer of a great toe to replace an amputated thumb. *J Bone Joint Surg Br.* 1969;51:677–679.

52. Buncke HJ, Buncke CM, Schulz WP. Immediate Nicoladoni procedure in the rhesus monkey, or hallux-to-hand transplantation, utilising microminiature vascular anastomoses. *Br J Plast Surg.* 1966;19:332–337.

53. Gilbert A. Toe transfers for congenital hand defects. *J Hand Surg Am.* 1982;7:118–124.

54. Eaton CJ, Lister GD. Toe transfer for congenital hand defects. *Microsurgery.* 1991;12:186–195.

55. Richardson PW, Johnstone BR, Coombs CJ. Toe-to-hand transfer in symbrachydactyly. *Hand Surg.* 2004;9:11–18.

56. Kay SP, Wiberg M, Bellew M, et al. Toe to hand transfer in children. Part 2: Functional and psychological aspects. *J Hand Surg [Br].* 1996;21:735–745.

57. Van Holder C, Giele H, Gilbert A. Double second toe transfer in congenital hand anomalies. *J Hand Surg [Br].* 1999;24:471–475.

58. Foucher G, Medina J, Navarro R, et al. Toe transfer in congenital hand malformations. *J Reconstr Microsurg.* 2001;17:1–7.

59. Gottschalk HP, Kanauchi Y, Bednar MS, et al. Effect of osteochondroma location on forearm deformity in patients with multiple hereditary osteochondromatosis. *J Hand Surg Am.* 2012;37:2286–2293.

60. Burgess RC, Cates H. Deformities of the forearm in patients who have multiple cartilaginous exostosis. *J Bone Joint Surg Am.* 1993;75:13–18.

61. Solomon L. Bone growth in diaphysial aclasis. *J Bone Joint Surg Br.* 1961;43:700–716.

62. Woodside J, Ganey T, Gaston RG. Multiple osteochondroma of the hand: initial and long-term follow-up study. *Hand.* 2015;10:616–620.

63. Stieber JR, Dormans JP. Manifestations of hereditary multiple exostoses. *J Am Acad Orthop Surg.* 2005;13:110–120.

64. Stanton RP, Hansen MO. Function of the upper extremities in hereditary multiple exostoses. *J Bone Joint Surg Am.* 1996;78:568–573.

65. Black B, Dooley J, Pyper A, et al. Multiple hereditary exostoses. An epidemiologic study of an isolated community in Manitoba. *Clin Orthop Relat Res.* 1993;212–217.

66. Schmale GA, Conrad EU, Raskind WH. The natural history of hereditary multiple exostoses. *J Bone Joint Surg Am.* 1994;76:986–992.

67. Solomon L. Hereditary Multiple Exostosis. *J Bone Joint Surg Br.* 1963;45:292–304.

68. Wood VE, Molitor C, Mudge MK. Hand involvement in multiple hereditary exostosis. *Hand Clin.* 1990;6:685–692.

69. Peterson HA. Deformities and problems of the forearm in children with multiple hereditary osteochondromata. *J Pediatr Orthop.* 1994;14:92–100.

70. Fogel GR, McElfresh EC, Peterson HA, et al. Management of deformities of the forearm in multiple hereditary osteochondromas. *J Bone Joint Surg Am.* 1984;66:670–680.

71. Gindhart PS. Growth standards for the tibia and radius in children aged one month through eighteen years. *Am J Phys Anthropol.* 1973;39:41–48.

72. Wood VE, Sauser D, Mudge D. The treatment of hereditary multiple exostosis of the upper extremity. *J Hand Surg Am.* 1985;10:505–513.

73. Masada K, Tsuyuguchi Y, Kawai H, et al. Operations for forearm deformity caused by multiple osteochondromas. *J Bone Joint Surg Br.* 1989;71:24–29.

74. Pritchett JW. Lengthening the ulna in patients with hereditary multiple exostoses. *J Bone Joint Surg Br.* 1986;68:561–565.

75. Silve C, Jüppner H. Ollier disease. *Orphanet J Rare Dis.* 2006;1:37.

76. Casal D, Mavioso C, Mendes MM, et al. Hand involvement in Ollier disease and Maffucci syndrome: a case series. *Acta Reumatol Port.* 2010;35:375–378.

77. Tomlinson PJ, Turner J, Monsell FP. The distribution of enchondromata in the hands of patients with Ollier's disease. *J Hand Surg Eur Vol.* 2010;35:154–155.

78. Schwartz HS, Zimmerman NB, Simon MA, et al. The malignant potential of enchondromatosis. *J Bone Joint Surg Am.* 1987;69:269–274.

79. Sun TC, Swee RG, Shives TC, et al. Chondrosarcoma in Maffucci's syndrome. *J Bone Joint Surg Am.* 1985;67:1214–1219.

80. Kim E, Miyake J, Kataoka T, et al. Corticoplasty for improved appearance of hands with Ollier disease. *J Hand Surg Am.* 2012;37:2294–2299.

81. Sassoon AA, Fitz-Gibbon PD, Harmsen WS, et al. Enchondromas of the hand: factors affecting recurrence, healing, motion, and malignant transformation. *J Hand Surg Am.* 2012;37:1229–1234.

第30章

小儿上肢创伤与重建中的生长相关问题

Marco Innocenti and Carla Baldrighi

概要

- 活力性骺板的存在使骨骼生长成为可能。
- 骺板的生理性调节受多种因素影响，也会被一些先天性因素干扰（软骨发育异常）、直接破坏和血供阻断等。
- 无论其病因如何，当骨骼不成熟的个体的骺板受损时，必须解决3个主要问题：恢复纵向生长，恢复关节的一致性和功能，以及替换骨质缺损。
- 当骺板被破坏时，治疗选择包括复杂的骺阻断术、骺切除术和骺牵引术。
- 在对骨骺完整的干涉治疗中，自体骺移植可以达到保留关节功能和生长潜力的双重目的。从骨骺损伤到预期生长结束的时间越长，手术治疗的指征就越强。

简介

- 骺板是一个暂时性存在的解剖结构，允许长骨轴向生长。一旦骨骼接近成熟，骺板的功能会逐渐减弱甚至停止。
- 创伤、感染、辐射、热损伤、肿瘤和先天异常，可以影响骺板进而妨碍生长过程。
- 任何对骨骼未成熟个体骺板的破坏，都会导致畸形和/或长度差异的生长异常。
- 外科治疗的目的应该是恢复生理性生长，阻止成角畸形，矫正已经存在的骨骼和关节偏移。

基础科学/疾病进程

骺板的解剖与生理学

骺板（也称生长板、骨骺板、骨骺生长板、骨骺软骨）是一个起源于中胚层的具有高度特异性和系统性的软骨结构。它发源于骨芽，继发于初级骨化中心（干骺端），负责骨的轴向和圆周生长[1]。骺板必须区别于骨骺，或叫次级骨化中心（图30.1）。

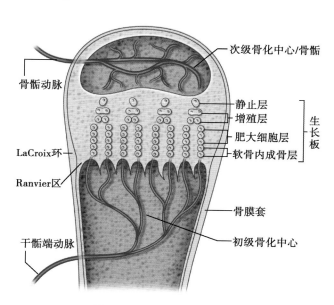

图30.1　骺板的横截面解剖

骺板是由细胞外基质围绕着增殖的软骨细胞所组成的复合结构。细胞外基质成分包括水、胶原纤维（主要为Ⅱ、Ⅸ、Ⅹ和Ⅺ型）和蛋白多糖（聚集蛋白聚糖，核心蛋白聚糖，膜联蛋白Ⅱ、Ⅴ和Ⅵ）排列成为具有非常小孔隙的海绵状结构[2]。这种排列造成了骺板独特的机械学特性，既容许骺板"硬"到可以承受快速的轴向负荷（一个跳跃的儿童），又提供了"软"到承受缓慢的变形（当软骨细胞分泌新的细胞外基质状态）[3]。

骺板通常会根据软骨细胞不同的成熟度分成许多水

平带(图 30.1)。静止细胞层(储备区或者生发基质),紧邻骨骺,包含有小的、形态一致、散在分布的软骨细胞,也被称为软骨干细胞,具有很弱的增殖能力,但含有丰富的脂类和细胞质为后续生长提供储备[4,5]。静止细胞带负责蛋白质合成和维持原始结构。这层结构的损伤会造成发育停止。

当软骨细胞进入到增殖细胞层的时候会快速增殖,胶原合成增加,主要是 II 型和 XI 型[4],变得平坦,排列成柱状。有丝分裂只在这一层进行。这一层通过细胞的活跃分裂负责骨的轴向生长。前两层具有丰富的细胞外基质可以抵挡大量的机械外力,尤其是剪切力。

进一步的形态学改变——成熟、变性、临时钙化——发生于转化细胞层(也叫肥大层),分为上、下肥大层。

临时性钙化现象[4-6]的出现源于肥大细胞下层对剪切力的抵抗。相反,肥大细胞上层细胞外基质很少,因此是整个骨骺板中最薄弱的结构,大量骨骺板的损伤和变性都发生于此[7-9]。

与之延续的干骺端是软骨内钙化的区域,在此区域基质的矿化过程更加加强了。

骨骺板周围层是包绕骨骺板的纤维软骨结构,在骨形成中起重要作用[10](图 30.1):①它允许骨骺板逐渐向周围生长;②它可以持续维持骨骺板横径[11];③它可以限制整个生长板的固定并且可以支持骨骺板-骨-软骨复合体[11-13]。

紧邻骨骺的骨骺板周围层是被称为 Ranvier 区的楔形原始细胞层。紧贴干骺端的部分被称为 LaCroix 环。从组织结构角度,Ranvier 区和 LaCroix 环是同一种结构(图 30.1)。

骨骺板软骨细胞的增殖和分化,以及随之而来的骨轴向生长,是由全身系统和局部区域共同调节的[14]。一定数量的内分泌、旁分泌和自分泌因子和它们各自的受体参与了调节过程。在这个过程中,旁分泌激素关系蛋白(parathyroid hormone-related protein, PTHrP)和印度豪猪蛋白(Indian hedgehog, Ihh)在骨成熟过程中起了关键作用[1,15-18]。还有对生长的机械控制,这在小儿骨科手术中很重要,因为它是广泛使用的骨骺线和骨骺线牵引手术的基础[3]。

生长板的血管解剖

新生儿和出生早期婴儿骨骺和骨骺板的软骨血管解剖对长骨的发育不可或缺,这一点不同于出生后期。可以观察到在胚胎晚期和出生早期骨骺软骨血管(或穿骺板血管)穿过骨骺板软骨连通到干骺端骨髓。这些血管在次级骨化中心[18-20]的构建中起了积极作用但是它们最初的功能是向骨骺软骨提供营养。

穿骺板血管在出生后不断闭塞。一旦闭塞发生了,骨骺板软骨就会成为一个被骨骺血管营养的无血管结构,通过弥散、通过干骺端血管侵入肥大细胞层的最下端[21,22]。

原始细胞层的血供来源于骨骺血管。骨骺血供有两种类型[23]。A 型骨骺为基本完全被关节软骨包围,骨骺血管

穿过软骨膜进入骨骺。通过这种解剖结构,血液供应着骨骺以及原始细胞层,因此当骨骺从干骺端分离时骨骺板会因血供中断而受到破坏。B 型骨骺仅有部分软骨覆盖。它们的血供从骨骺直接进入,因此当骨骺和干骺端分离时可以避免血管破坏造成的损伤。股骨近端和桡骨近端是仅有的两类 A 型骨骺。

生长板的闭合与青春期骨龄评估

通常假说认为长骨骺板闭合在中轴骨发育完成之后的女性骨龄 14 岁时,男性骨龄 16 岁时[24-26]。50% 的普通儿童和青少年骨龄与他们的生理年龄基本一致[27]。预测肢体长度的差异以及最后的站立高度以决策施行骺骨干固定术时间时应首先测定骨龄。

骨骺板损伤的唯一并发症就是发育障碍。一旦发生骺板损伤,应根据该损伤骺板的剩余量制订治疗计划,这可以通过测量患者骨龄然后通过格林和安德森骺板生长速率评估来完成[28-32]。

治疗实施通常选在青春发育期。青春期是以个体生长速度明显上升为特征的个体发育时间段[33,34]。女孩的青春期始于 11 岁终于 13 岁骨龄,男孩的青春期开始和结束都要晚两年(13 岁和 15 岁骨龄)[25]。峰值高度生长和坦纳二期[35]标志着青春期的开始。这两年的青春期急剧生长表现为加速相和紧随其后的减速相的持续过程,直至最后骨骼成熟。

目前用于评估骨骼年龄的放射学标志物都是基于特定时间内特定骨骼节段的骨化中心的出现。一些年龄评估方法是基于使用左手和手腕的前后位 X 光片[36-39]。其他方法是使用左肘部的 X 线片[27,40]。轴向骨架也可用于确定骨骼年龄。Risser 征[41]是基于骨盆的左髂骨骺的外观。然而,其他 X 光片也可用于评估骨骼年龄[27]。

不同的评估方法在不同的年龄段变得有帮助。Greulich 和 Pyle 图谱[36]可能是最常见和最广泛使用的评估骨骼年龄的方法。然而,这种技术有一些局限性,特别是在青春期,因为它不可能在生长速度最高的 2 年内以 6 个月的间隔评估骨骼年龄[27]。另一方面,在青春期加速阶段,肘部在远端骨骺中心和肩胛骨的水平上,每 6 个月发生一次特殊的、可识别的形态学变化[27,40](图 30.2 和图 30.3)。肘部骨化中心总是以确定的顺序出现{记忆法为 CRITOE:帽状腱(capitellum)、桡骨头(radial head)、内(内侧)上髁[internal(medial)epicondyle]、腕关节(trochlea)、肩胛骨(olecranon)、外(外侧)上髁[external(lateral)epicondyle]}。作为一般指导,出现的年龄是 1~3~5~7~9~11 岁。

在加速相,X 线骨龄的最好测算是左手和左肘[42-45]。在减速相,生长速度明显减慢。余量的生长在男孩和女孩中大约是 6cm,其中 4.5cm 来自躯干和颅骨。在此相中,骨龄测量的最有用工具仍然是左手以及 Risser 分期。

无论使用多少种测算方法,单纯骨龄测量都是不够的,必须结合其他临床和影像学表现比如站高和坐高,Tanner 分期和年生长速度测量。

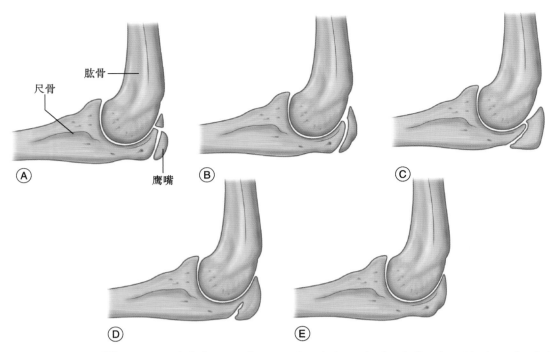

图 30.2　根据 Dimeglio 等[35]的研究，尺骨鹰嘴的成熟每 6 月发生巨大变化。(A)两个骨化中心（女孩 11 岁，男孩 13 岁）；(B)半月形（女孩 11.5 岁，男孩 13.5 岁）；(C)长方形（女孩 12 岁，男孩 14 岁）；(D)开始融合（女孩 12.5 岁，男孩 14.5 岁）；(E)完成融合（女孩 13 岁，男孩 15 岁）

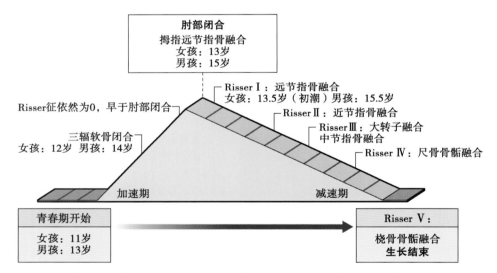

图 30.3　青少年图表。加速期，女孩骨龄在 11～13 岁，男孩在 13～15 岁，Risser 征为 0。加速期末，完全的肘部及拇指远节指骨闭合；Risser 征仍为 0

诊断/患者表现

影响生长板的情况

骺板损伤的唯一并发症是干扰生长。外伤是骺板损伤和生长迟滞最常见的原因，但是骺板生长停滞也可能发生于感染、肿瘤、放射、热损伤、激光束暴露以及布朗特病的后遗症（一种胫骨弯曲的生长障碍）[46-49]。

创伤

上肢的发病率和分布

骺板损伤在所有小儿骨折的病例中发生率是 15%～30%[50,54]而且经常会累及上肢[53,55]。发病率随年龄变化，青春期达到峰值[53,55,56]。肥大细胞层上部分，恰巧在临时钙化区上方，是骺板最薄弱层而且最容易损伤[7-9]。这种现象意味着，在绝大多数损伤发生后，骺板的原始细胞层保持完整且仍旧连在骨骺上。随后恢复正常的生长，除非原始细胞层血供被阻断或者发生横跨损伤骺板的"骨桥"。

骺板骨折的分类

骺板损伤有几种分类系统[58-64]。Salter 和 Harris 分类系统（图 30.4）[65]是目前为止应用最广泛的分类系统。这种分类有助于区分不同类型的骨折还可以同时提供诊断信息。在 Salter-Harris Ⅰ 型（图 30.4）中，损伤将骨骺从干骺端完全分离。它完全发生于骺板因此周围骨不会受累。这种情况很少，常见于婴幼儿骨折或病理性骨折，经常继发于佝偻病和坏血病。由于原始细胞层还附着于骨骺，生长不会迟滞，除非血供也同时被阻断（创伤性的近端股骨骺分离）。通常，儿童的 Salter-Harris Ⅰ 型骨折外观正常，骨折愈合后生长速度非常迅速而且极少并发症。

在 Salter-Harris Ⅱ 型损伤中（图 30.4），骨折沿骺板的肥大细胞层延展，但是后来折向干骺端。这是生长板骨折最常见的情况，且常见于年龄大些的儿童。骨骺的碎片包含了完整的原始细胞层，这一点与干骺端骨折类似，并被命名为"Thurston Holland 征"。干骺端碎片的骨膜通常是完整的，在缩小后可以用于保持固定。由于原始细胞层仍然保持完整，生长迟滞很少见。

在 Salter-Harris Ⅲ 型损伤中（图 30.4），骨折开始穿行于肥大细胞层后来穿出于骨骺。很明显，这类骨折损伤了原始细胞层而且经常发生于关节内。因此，它增加了对生长损害的可能性，如果有移位，通常需要开放性的解剖复位。

在 Salter-Harris Ⅳ 型损伤中（图 30.4），骨折起于干骺端，并且延伸到骺板和骨骺。很明显，这类骨折损伤了原始细胞

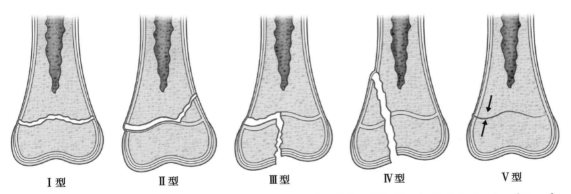

图 30.4　骺板骨折的 Salter-Harris 分类系统（*Redrawn after Salter RB, Harris R. Injuries involving the epiphyseal plate.* J Bone Joint Surg Am. *1963;45:587-621.*）

层而且通常也发生在关节内。因此，这类骨折可能会干扰正常生长并造成关节发育的不一致。在这类损伤中，必须强制进行解剖结构的缩减以免骨桥穿过骺板并留存于关节表面。

Salter-Harris Ⅴ 型损伤（图 30.4）发生于纯压缩力造成的骺板压缩损伤。因为太少见，所以有些作者质疑是否真的存在骺板压缩损伤[66]。对于报告这类损伤的作者而言[65,67]，它最可能的预后是生长干扰几乎成为规则。它经常需要后来的手术治疗以恢复肢体长度和整齐。

无论应用多么广泛，Salter-Harris 分类没能包括部分骺板损伤：Rang Ⅵ 型骨骺损伤表现为软骨周围环损伤[62,63]；以及在 Peterson 分类系统中描述的两种损伤（图 30.5）[56]，

Peterson 分类与 Salter-Harris 分类系统类似。Peterson Ⅰ 型骨折是一种干骺端横向骨折并延伸到骺板。临床上这种类型的骨折通常见于桡骨远端。Peterson Ⅵ 型骨折是一种开放性损伤而且伴有骺板缺失。

骺板骨折的治疗

生长板损伤不严重，并且发生于临近闭合时，预后最好。更多严重损伤发生于更年轻的患者需要严密观察而且基本都需要为了避免问题出现而进行治疗。骺板骨折的治疗原则与所有骨折的治疗原则一样，有些方面需要重点关注。

骺板损伤的治疗目的主要是要尽可能减少损伤避免对原始细胞层的进一步破坏。因此最重要和首要的目的是建

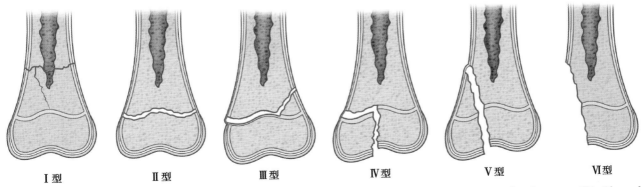

图 30.5　骺板骨折的 Peterson 分类系统。Ⅵ型损伤为开放性损伤而且伴有骺板缺失（*Redrawn after Peterson HA. Physeal fractures: part 3. Classification.* J Pediatr. Orthop. *1994;14:439.*）

立可接受的局限性复位。

在评估非解剖性复位时，必须考虑到患者的年龄、骨折的位置和移位，以及受伤后的时间。尽管动物研究没有显示延迟复位会产生生长障碍[68]，但建议在 7～10 天后接受Ⅰ型和Ⅱ型损伤的任何移位[9,69]，宁可以后再计划截骨手术。一般而言，重塑潜力与患者的年龄成反比，也与损伤的位置和类型有关。因此，年幼的孩子可以接受更大的畸形。

由于Ⅲ型和Ⅳ性损伤出现在关节内，无论患者年龄以及损伤后时间如何，都应该进行解剖复位。一旦骺板骨折复位，应使用铸件、针和内固定材料固定，或者三者结合使用。

肿瘤

累及骨骺的骨肿瘤

大多数常见的原发恶性骨肿瘤患者的发病年龄都小于35 岁[70]。典型的骨肉瘤和 Ewing 肉瘤都发病于青春期或年轻人，但是有时也可见于婴儿期。目前两者的治疗倾向于系统性治疗[70]，包括术前化疗（新辅助疗法）和术后化疗（辅助治疗）。放射治疗仅用于尤因肉瘤而且照射部位非常麻烦，比如脊柱和骨盆，而且几乎所有病例在放射治疗后都没有痊愈。术后放疗也被用于局部照射避免局部复发。

随着骨重建技术的进步，外科手术已经成为原发骨肿瘤的支配性治疗手段，而且保肢治疗与截肢治疗的比例有了明显提升。在上肢，骨肉瘤更常见于桡骨远端和肱骨近端。尽管肿瘤通常的原发灶位于干骺端水平，生长板和骺板总是被认为是肿瘤浸润的可能目的。从功能上出发，了解外科手术是否需要切除或者分离骨骺是很严重的问题。

过去，生长板被认为是骨肿瘤浸润的生物屏障[71-73]，然而，该理论并未得到有效证明[74-76]（图 30.6）。目前的观点认为，当肿瘤位于生长板附近时骺板是否被侵袭必须严格监测，所有的患者必须进行磁共振成像（magnetic resonance imaging，MRI）检查。在骨骺被侵犯的病例中，肿瘤病灶切除必须包括被侵袭的骨骺，唯一的重建途径是在儿童期进行自体骨骺移植。

先天性软骨发育异常

软骨细胞在骺板中增殖分化，继而骨骼发育，被不同的内分泌、旁分泌和自分泌因子调控。任何对骺生长板生理机能和发育的阻断都会导致不同的骨骼畸形如软骨发育不良或软骨发育异常。这些病例可能也需要主要生长功能的重建。

患者选择

当骺板被破坏或者畸形或者可预见，有几种治疗方式可以选择。生长板损伤的最好治疗方式取决于个体条件。尽管骺板损伤很常见，出现问题却很少见，发生率仅为所有骺板骨折病例的 1%～10%[9,53,56]。粉碎性骨折、高能量损伤和穿过原始细胞层的骺板损伤，会引发更多的远期生长障碍。骺板损伤通常也常见于临近骨骼成熟的青春期。对于这些个体而言，后续的生长是局限的[9,53,56]。因此，即使骺板损伤发生了，骺板功能被破坏也只能引起非常小的畸形、肢体不等长和成角移位，很少需要治疗。

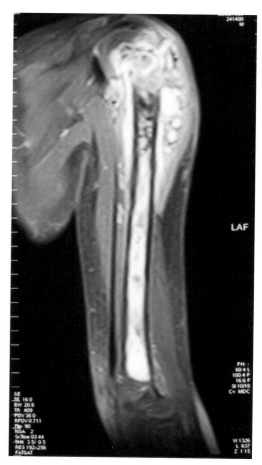

图 30.6　一位 6 岁患儿的骨肉瘤，涉及近端骨骺和相邻的干骺端

由骺板骨折引发的生长迟滞通常在损伤 2～6 个月后出现，但有时也可能需要 1 年的时间才能明显[9]。这条信息非常重要，需要警告家长可能的并发症，而且需要他们长时间密切随访。事实上治疗创伤后生长迟滞要简单于治疗生长迟滞以及后续的继发畸形。

生长迟滞通常是由于横跨骺板的骨桥、条索的发展导致的[57]。无论如何，当损伤仅仅限制发育并没有使骺板的发育速度停止时，也可能产生不对称生长、成角畸形并且不伴骨桥形成[77]。如果骨条影响到骺板的大量，也可能造成骺板生长完全停止。无论如何，绝大多数病例骨条仅仅局限在骺板一小部分，只有那一点的发育才会被阻滞。余下的健康骺板会持续生长，产生出栓状限制可能引发肢体短缩或者渐进性的明显成角畸形，也可能两者都有。

骨条的范围和定位，患者的骨龄，骺板保留的生长能力都需要在骺板条治疗计划的制订中全盘考虑。X 线摄影、X线断层摄影、计算机断层扫描（computed tomography，CT）或 MRI[46,78-81]都可以用于评估骺板条的解剖情况。MRI 是目前用于骺板解剖测评的最优选方法[82-85]。脂肪抑制、三维、梯度回声序列都能够提供精确的三维重建图像以评测骺板损伤程度[82]。骺板部分停止的分类基于它们在骺板的定位（图 30.7）：外围（A 型）或中央（B 型或 C 型）。在 B 型

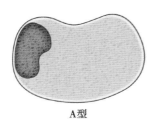 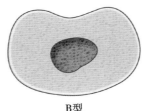 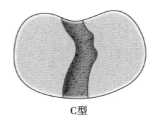

A型　　　　　　　　B型　　　　　　　　C型

图 30.7　骺板骨条分类。A 型，外围；B 型，中央，被周围的健康骺板包围；C 型，中央，贯穿整个骺板

中，骨条在骺板长于骺板中央并被周围的健康骺板包围。这可能产生一个骨骺中的"嵌条"，导致关节畸形。在 C 型（中央）骨条贯穿整个骺板（从前到后或从一边到另一边）但是骺板两侧是一致的。

治疗/手术技术

骺板阻滞治疗

骺板阻滞有不同的治疗方法可以选择。这些选择包括观察、部分骺板阻滞制备术、骺骨干固定术、骺板骨条切除或者骺板牵引术。

观察

当后半条影响整个骺板造成完全性生长阻滞时，观察也许是最好的选择，当出现肢体不等长和/或可接受的成角畸形，或个体接近骨骼成熟仅有一点生长潜力残余的情况存在时。

部分骺板阻滞制备和骺骨干固定术

部分骺板阻滞制备术的适应证为：如果存在可接受的成角畸形而且有可能在不治疗后发展成为临床上不可接受的后果。为了避免明显的上肢肢体短缩，必要时，外科医生必须评估预测仍保留的生长能力并且预见肢体能长到的长度。在上肢，长度差异是一个相对的问题但是在同一解剖区域紧邻的两骨如果在长度生长方面的速率不等的话，如前臂，或者在同一解剖区域需要数个骺板协同生长构建最终尺寸和形态的骨，如远端肱骨，可能具有巨大的解剖畸形风险。如果长度不等的风险比较高，一种非损伤骺板的骺骨干成形术应该在骺板阻滞时实施。

外固定术是一种成熟的肢体长度均衡或角度畸形矫正方法，适用于成熟时预计肢体长度差异达 5 或 6cm 的儿童和青少年。它包括暂时停止或永久性地破坏整个或部分生长板的活动（半生理性切除）。生殖板切除术由 Phemister 在 1933 年首次提出[86]，现已发展为各种可逆或不可逆、开放或经皮的技术，有的使用仪器，有的不使用。理想的工具应该是微创的，发病率最低，并具有可靠的可逆性。陷阱包括对生长的预测和手术计划的错误。特别是对于不可逆的技术，时机必须精确。对肢体长度差异的过度补偿或产生相反的角度畸形，会使患者、家属和外科医生感到非常痛苦。尽管许多不同的技术已经证明了它们的有效性，但使用经皮骨螺钉的经

皮外固定术结合了经皮技术的最小创伤性和可逆性[87]。

骺板牵引术

骺板牵引术是一种部分骺板阻滞的替代治疗。骺板牵引术使用生长板作为最小阻力区。它包含被破坏的骺板，因此作用于畸形的区域。它需要实施一个在长度方向上跨越骺板的力，允许在多个平面上既拉长也矫正成角畸形，并额外控制直至固定。事先切除骨条并不是必需的步骤。

牵引术必须在骨骺脱离和软骨脱离[88,89]、软骨脱离[90]或半软骨脱离[91]的情况下实施。

软骨脱离技术采用巨大的力或者保持快速的牵引速度（＞1mm/d）或两者兼备[92]。这种牵引驱使骺板开放且在原位快速矫正畸形，不需要事先切除骨条，但是经常会造成不成熟的骺板结合[93,94]。这种概念局限了临近骨骼成熟患者和因为预测肢体不等长而进行的预防性延长患者的适应证[94,95]。在文献中，骺板牵引技术多用于治疗下肢畸形，很少被用于治疗上肢问题。

骨条切除

如果部分骺板提前成熟闭合，但提示骺板健康而且有大量生长潜能存留，切除骺板骨条并植入干预材料是骨条切除的适应证。这种技术保留了骨的纵向生长能力[96,97]。该过程最初是 Langenskiold 介绍的并且在人和动物模型上都有使用[47,79,96,98-101]。

骨条切除手术技术存在于取走干骺端和骨骺之间的骨桥，使用材料填充空腔组织骺板骨条重新形成（图 30.8）。

A 型周边性骨条可以直接切除，小心保留周围骨膜和边缘。B 型和 C 型中央型骨条需要在接近的干骺端开窗或直接做截骨（图 30.8A～C）。这种切除可以通过 X 线透视辅助、光纤灯、牙镜以及手术放大镜精确操作。

骺板骨条切除术指征包括所有下列条件存在时：保留的骺板是未被破坏的且必须足够大以保证后续生长；而且在生理性骺板闭合之前骺板必须保留显著的生长能力。骨条累及骺板表面超过 50% 的时候不应该进行手术治疗[48,62,79,96-98,100]。尽管人们接受生长潜力较高的年轻患者将从骨架切除术中受益，但在量化这种生长潜力的数量方面仍然没有达成一致[79,98,101]。

按照 Bright 的说法[102]，骨桥切除术的适应证如下：必须保留 50% 以上的健康骺板；预期的骺板生长能力必须持续 2 年以上；必须有良好的软组织覆盖；并且在感染所致的生长阻滞病例中，必须摒除感染因素 1 年以上。

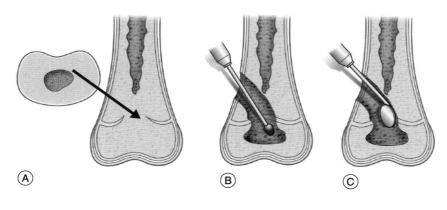

图30.8 （A）中央型骨条。（B）通过骨骺线方式切除骨条。（C）评估切除

一旦骨条被完全切除,不同的植入物可以用于填塞空腔,阻止跨骺板骨桥形成[62,79,98]。在各种植入物中,脂肪最广泛使用[96,103]。它的优点是自体组织而且可以立即获取。失败病例中骨桥重新形成[104,105]可能是由于脂肪不能阻止腔隙中血肿出现也可能容易移位[97,106]。

硅胶（硅橡胶）已经实验性地应用于人体和动物,并取得了很好的结果[102,107]。但是硅橡胶已经被撤离市场[99]。甲基丙烯酸甲酯,通常被叫作 Cranioplastic,是一种用于颅骨部分缺损的材料,射线可透过,热绝缘。作为一种植入材料的优点[97]在于它是固体结构,如果巨大的干骺端缺损出现它可以帮助支撑骨骺[106]。但是,由于在凝固过程中会发热,它可能会破坏周围健康骺板[108]。当要做进一步的重建手术时取走也是一个问题。极少数情况下,它会从骺板移位到骨干,造成病理性骨折[109]。

膨体聚四氟乙烯（expanded polytetrafluoroethylene,EPTFE）膜（Gore-Tex 硬脑膜替代物；WL Gore,Flagstaff,AZ,US）是一种通常使用的人造硬脑膜材料。这种材料膜置入后,无化学反应,长期暴露于身体不受影响[110],塑形容易,还可以提供良好的止血。缺点在于,作为一种柔软的材料,它无法提供机械支撑因此只能用于贯穿骺板且切除范围最大只能达到30%的手术中[111]。

骨蜡也是可用的而且通常被用于止血。它作为一种填充物已经成功使用而且造价便宜并能很好止血。并没有很多并发症[112]。缺点是在骺板骨条切除术后不能提供良好的机械支撑。

不考虑填充材料的选择,填充的目的是填满骺板空腔组织骨条形成。骨条切除之后,显像标志物应该放置于骺板每侧以评估后续生长是否恢复。

骨条切除术后的预后不同。即使者选择无误切手术标准操作,也有可能手术失败。移植物脱出腔隙是手术失败的一个原因[113]。因此需要将内置物确实地锚定在腔隙里并避免出血[94]。这一点非常重要,即使生长能力恢复,未成熟闭合的骺板仍然可能出问题[56,79,98,106,113]。

骺板骨条切除伴特定材料植入对部分骺板阻滞而言是很好的治疗手段,然而,其结果相对而言是不错的。

矫正截骨术,延长或缩短

骺骨干固定术和骨桥切除材料置入术[96,97]是治疗部分骺板阻滞的两种最主要方法。而且可以阻止进一步的成角畸形。补充说明,对于小于 20° 的轻度畸形,也可以期待骨条切除术后自发的重塑形[96,97,114],尽管这种方法还没有得到广泛报道[77]。当成角畸形已经存在时,矫正性的截骨术可以不必预期而直接矫正畸形。矫正性截骨的适应证可以规定为临床上不可接受的成角畸形[79,98,97,106]。

众所周知,骺板生长速度取决于骺板自身所受的力:生长被轻柔的张力和压力一起控制[115]。无论如何,根据 Hueter-Volkmann 原则[116],当作用于骺板的压力超过一定水平后,生长力实际上就被限制了[112]。如果压力只实施于骺板的一面,就会出现糟糕的结果。改良的路线可能因此可以促进超出常规的生长。

骨延长牵涉到牵引原则而且可以被外固定器调节。由于上肢的非承重状态,相比下肢而言,患者对上肢的长度差异容忍度较高也少有功能型和外形上的矫形诉求。由于以上的原因,外科医生在选择上肢患者进行矫形牵引的病例比较受限制,数量较少[104,117-128]。

上肢延长的并发症报告包括:牵引针感染,愈合区固定关系并发症和成骨关系并发症（固定架拆除后畸形,再次骨折,骨不连）,运动受限,肘曲曲挛缩,固定针关系性神经损伤,肱骨延长造成的暂时性桡神经麻痹,交感神经障碍[129-133]。相当一部分继发于牵引环损伤的神经损伤[132,133]。而且,上肢牵引延长中,由于缺乏承重受力,骨形成比下肢需要的时间长。因此外固定支架必须放置数月之久。延长治疗很难被患者接受主要用于儿童和青春期少年的治疗中。

历史回顾

关于游离非血管化骨骺移植的第一份报告可以追溯到19世纪末[134-136]。在前显微外科时代的所有尝试都在移植物的存活和生长方面取得了令人沮丧的结果。生长板的早期血运重建被认为是决定成功的关键条件[137]。过去30年,微血管外科取得了进步,相关研究证明了在动物模型中进行血管化骨骺转移的可行性[138-146]。

在20世纪80年代,这一术式被成功引入临床实践[147-149]。这些令人鼓舞的早期结果说服了科学界进一步完善这项技术并扩大其适应证。过去15年,越来越多的论文报道了用这种技术重建肱骨近端或桡骨远端和尺骨的案例[150-157]。

近端腓骨骨骺的骺移植

适应证

骨骺重建的主要适应证是患儿创伤后、肿瘤切除术后或感染后骨骺缺失。血管化的骨骺移植是一个可以同时实现重建丢失的关节和保持生长潜力双重目的的过程。由于其生物和形态学的特征，近端腓骨是迄今为止上肢大段骨缺损最好的重建供区。事实上，与重建血管化骨骺其他建议骨段不同[158,159]，腓骨近端终末包含了带有生长板的真正骨骺，如果能够恰当地重建血运，就能够在受区保持它的生长潜能。而且，腓骨是长管状骨，拥有很长的骨干，非常适合上肢重建，允许安全而稳定的骨固定。

在儿童中两种上肢最常见的骨肿瘤定位于桡骨远端干骺端和肱骨近端，前者发生率比后者稍高。由于形态和尺寸相似，腓骨近端是桡骨远端重建的理想供区[154]。此外新的生物力学环境里，未成熟骨的可塑性允许骨骺移植后在新的解剖位置有明显的形态重塑。由于前臂是有两根骨组成的，严重的腕畸形可能会造成桡骨和尺骨的不对称生长，越年轻的患儿，该位置进行骨骺移植的可能性越大。

案例分析

因肉瘤而切除整个桡骨

有时肉瘤的扩展范围很广，需要切除整个桡骨（图30.9）。在这种情况下，用近端腓骨骨骺进行重建的要求特别高。实际上不可能恢复整个桡骨的长度，此外，没有骨间膜会导致不可接受的不稳定和移植体的近端移位。

在作者的两个病例中，作者在中立的前屈/后伸状态下将腓骨与尺骨中轴进行了骨固定（图30.10A）。这是一种放射状突起，它提供了一个稳定的新桡骨（neoradius），唯一的缺点是取消了前屈和后仰。

可能与这种选择有关的唯一概念性问题是两块骨头的生长有分歧的风险，因为尺骨是直的，而新的桡骨与前臂的纵轴有大约45°的角度。

然而，根据作者的经验，发生了纵向重塑，多年来，新桡骨的远端部分向尺骨内侧移位（见图30.10B），从而改善了关节的稳定性和功能（图30.11）。

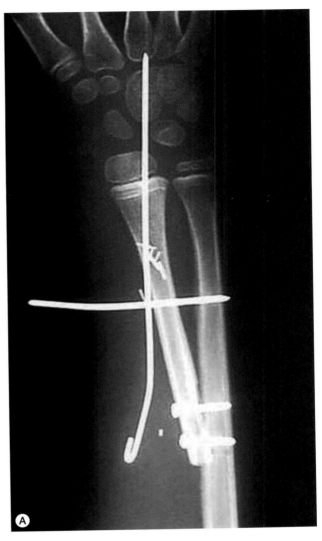

7y f.u.

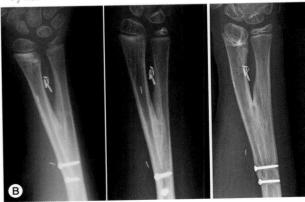

图 30.10　（A）将腓骨与剩余尺骨中轴进行骨固定。在中立的前屈/后伸位置上建立放射状突起，提供一个稳定的新桡骨，但取消了前屈和后伸。（B）多年后发生了纵向重塑

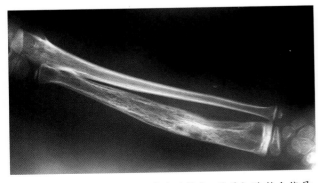

图 30.9　肉瘤在桡骨的扩展范围很广，需要切除整个桡骨

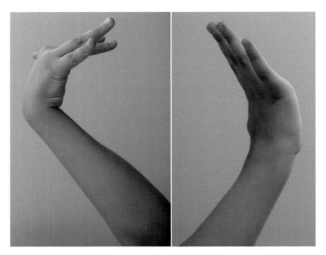

图 30.11　长期临床结果：术后可恢复腕关节的屈伸功能和腕关节的稳定性

　　尽管腓骨头和关节窝之间存在解剖不匹配，腓骨和肱骨的横径也不一致[151]，自体近端腓骨移植仍然是肱骨近端（图 30.12）重建的最佳选择。随着时间的推移，腓骨骨干横

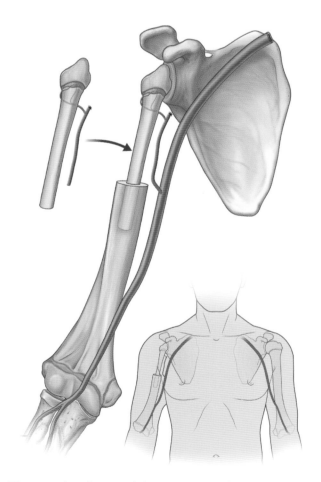

图 30.12　在肱骨近端重建中，较小的腓骨通常被插入肱骨髓管内，骨膜瓣重叠在骨质交界处。这种类型的组合提高了稳定性和愈合能力。血管吻合通常是在肱骨深部血管上进行端端吻合

径变大，最大限度地减少了尺寸差异。此外，重塑的腓骨头，虽然比桡骨远端重建逊色，仍然能得到满意的肩关节固定和功能（图 30.13）。

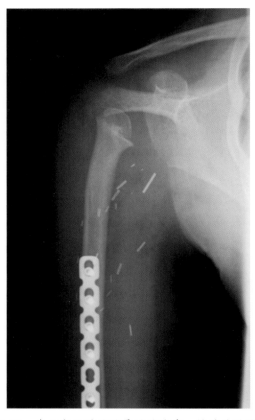

图 30.13　在 5 年后随访肱骨近端重建。转移的近端腓骨经历了明显的重塑和肥大，以及足够的纵向生长，以防止肢体长度差异

　　事实证明，在小儿肿瘤病例的肢体挽救手术中，近端腓骨骺线转移是一个很好的选择。上肢的先天性差异，如桡骨发育不良，也可以从这种手术中受益。不过，这些病例引起了一些关注和考虑：新的桡骨可能会比原生尺骨生长得更多，而原生尺骨通常发育不良，因此会出现手腕不稳定和尺骨偏斜。目前，关于骺线转移治疗桡骨发育不良的文献有限，Yang 等报告了令人鼓舞的结果[160]，只针对 Bayne 和 Klug Ⅲ型桡骨纵向缺损。尚无关于长期结果的报告，可以帮助验证该技术[149, 153, 161]。

　　基于胫前血管系统的血管化骨骺移植是一个手术时间很长且要求较高的手术，可能伴有供区临时的高并发症。由于这些原因，必须仔细评价费用效果比。从自身的 35 例经验中，作者得出的结论是桡骨远端重建指征为 13 岁，因为半径桡骨和尺骨需要对称生长，直到骨骼成熟。另一方面，从功能和美观的角度，肱骨可以容忍更大的长度差异，可以把年龄限制设定在 10 岁左右[162]。

近端腓骨骨骺的血供

　　过去 30 年，近端腓骨骨骺的血管解剖已被广泛地研

究，以确定骨骺和骨干的最佳血管蒂。目前学界普遍认为，腓骨的近端骨骺有两个血供来源：①膝下外动脉；②胫前动脉返支。不同作者认为这两个系统的作用不同[163-167]，但多数报告确认胫前动脉是腓骨近端生长板的主要血供来源。总结在文献中可用的数据，膝下外动脉大量供应近端胫腓关节的关节囊，胫前动脉的前后旋支供应骨骺，腓动脉供应腓骨骨干。实验证实[165,166]腓动脉能够供应近侧 2/3 腓骨骨干的血供，这种营养方式主要通过微小的肌肉骨膜穿支实现。

几乎所有可能的血管蒂组合已在临床实践中使用和描述。Pho 等报道了 3 例[148]腓动脉作蒂的病例，假定干骺端与骨骺存在着内部联通的血管分支，而骨骺系统中供应生长板的血管仅来自腓动脉。虽然在解剖结构上是可能的，如果有足够的软组织留在腓骨颈，进一步的经验[151,156]是单纯腓动脉供血的移植物生长速度令人失望。

有人建议使用双蒂移植物[147,149,151]，以提供两套血供滋养骨骺和骨干。然而，该建议技术要求高，耗费时间，并需要两个血管吻合位点。此外，骺板很容易缺血，正常增长只能在缺血时间小于 3 小时才能达到[168]。由于这些原因，单个蒂移植无疑是更好的选择。

胫前系统已被证明是可以充分供应骨骺和骨干，因此，它是移植物的首选血管蒂（图 30.14）。使用胫前血管系统的一个潜在缺点是蒂很短（胭动脉分支处和旋腓骨颈动脉的距离）为了解决这一问题，有建议使用逆向血管蒂[151,154,161]。这种方式可以提供长血管，更容易与受区吻合。

胫前动脉供血的近端腓骨获取技术（视频 30.1）

骨瓣包括近端腓骨骨骺和不同长度的骨干。该骨骺关节面朝上并且也构成近端胫腓关节。股二头肌肌腱和外侧副韧带止于外侧和近端骨骺，也是腓骨长肌和趾长伸肌肌群的起点。腓总神经横跨腓骨颈，走行在小腿的前端。浅支位于趾长伸肌和腓骨长肌之间的空隙，深支到达骨间膜加入胫前血管丛，通过几个运动支支配周围肌肉。在近端，将血管蒂做分离的时候要特别小心避免损伤运动支因为在血管周围运动支的数量更多。

多年以来，获取技术（视频 30.1）已被精练，并最终确定了所有标准化和可重复操作的细节[169,170]。其目的在于获取近端腓骨瓣的过程需要保留骨骺和骨干的血供并使局部损伤降到最小。下文的逐步描述是作者依靠经验得出的最理想的手术过程（视频 30.1）。

皮肤切口

手术切口设计为位于胫骨前肌和趾长伸肌之间的区域因为这里允许对神经血管束的直视下操作。因此皮肤切口位于小腿前外侧并向近端延伸至腓骨颈，在那里向上向后越过股二头肌肌腱（图 30.15）。

胫前蒂的暴露

胫前动静脉位于骨间膜。腓神经以非常复杂的三维形态围绕着血管并且有部分运动支走行到小腿前端的肌肉中（图 30.16）。这些运动支在腿的近端部分数量更多因此建议从远端开始手术然后逐渐移向近端，直至腓骨颈平面。操

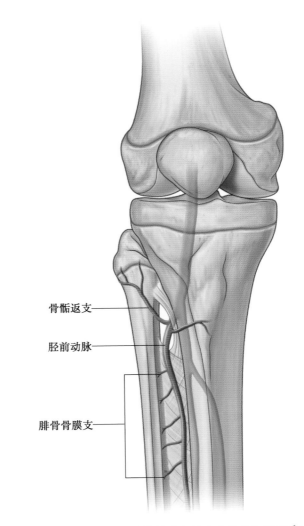

骨骺返支 ——

胫前动脉 ——

腓骨骨膜支 ——

图 30.14　胫前动脉通过骨骺返支供应生长板和近端骨骺，通过肌肉骨穿支供应骨骺近端 2/3

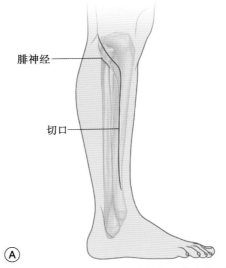

腓神经 ——

切口 ——

Ⓐ

图 30.15　（A，B）基于胫骨前部血管系统，采用前外侧方法采集近端腓骨。皮肤切口位于胫骨前肌和长伸肌之间的肌间空间的投影上。切口在股二头肌肌腱上方向近侧和后侧延伸

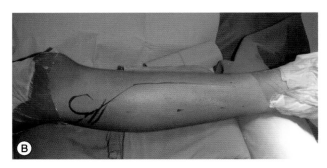

图 30.15（续）

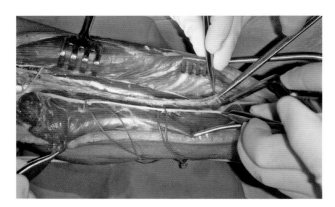

图 30.16　在对骨骼进行二层解剖时，必须非常注意隔离腓肠神经及其通往前室肌肉的运动分支

作中不但要特别小心分离血管神经也要注意保护胫前动脉穿入腓骨长肌和趾长伸肌的细小穿支，它们穿行于血管蒂和腓骨之间，供应近端 2/3 的腓骨骨膜。

在腓骨颈层面分离腓神经

腓神经靠近腓骨颈处是一个重要的解剖标志点。神经紧贴骨面且被趾长伸肌和腓骨长肌覆盖，必须锐性切开以暴露并且保护神经的运动支（图 30.17）。在内侧，在同一平面上，胫前动脉的骨骺返支从动脉主干分出后上行，穿过肌袖供应骨骺。直接切断是不必要的而且存在潜在风险。因此建议保留附着在近端骨骺处的肌肉以保护脆弱的骨骺区血管网。

小腿骨间膜切开和远端截骨

骨间膜必须从胫骨锐性切开，在其间的所有软组织和血管束必须加以妥善保护（图 30.18）。沿腓骨轴向走行的穿支血管向外侧穿入趾长伸肌和腓骨长肌肌腹。为了保存动脉和骨之间的连接血管，获取腓骨瓣时需要保留 1cm 宽的肌袖（图 30.19）。腓骨在远端预期处切断，保留更长一部分骨膜以利于受区修复。胫前动静脉尽可能远地结扎以保证尽量长的逆行血管蒂。

股二头肌腱的获取和近端胫腓关节囊切开术

股二头肌肌腱和外侧副韧带几乎在同一个位置固定于腓骨顶端。肌腱可以被分为两条（图 30.20）：后部分同腓骨瓣一同获取包括在软组织中用于稳定受区关节。前半部分通过穿骨钉和穿骨缝合的方法将之插入胫骨干骺端用于加

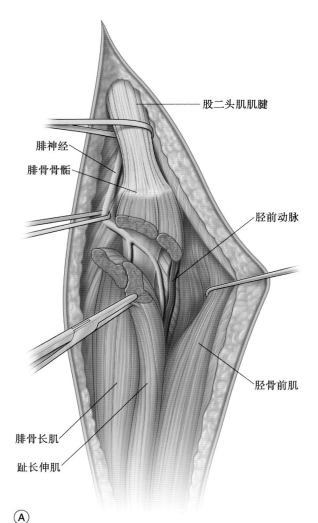

图中标注：
- 股二头肌肌腱
- 腓神经
- 腓骨骨骺
- 胫前动脉
- 胫骨前肌
- 腓骨长肌
- 趾长伸肌

Ⓐ

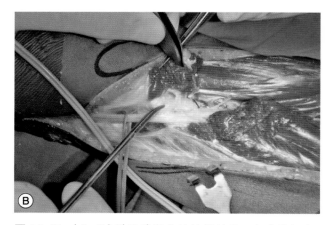

Ⓑ

图 30.17　（A，B）腓肠神经是近端解剖的一个重要标志。通过对长伸肌和腓肠肌的锐利切面，暴露神经的肌内部分。切开后近端的肌肉袖口必须保持完整，因为它保护胫骨前动脉生长板的返支

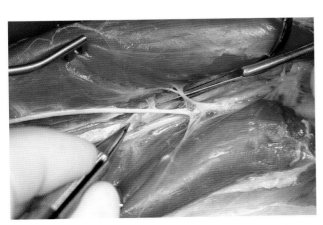

图 30.18　胫骨间膜从胫骨上锐性剥离。注意血管蒂的位置和它与腓肠神经的关系

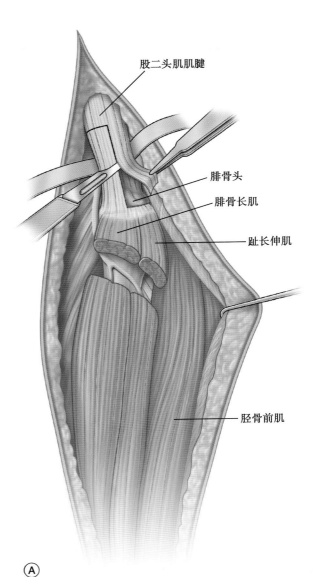

Ⓐ

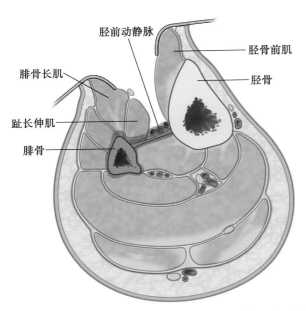

图 30.19　骨穿支太小且脆弱，不允许直接进行肌肉内剥离。因此，建议在血管蒂和骨头之间保留一条包含穿支的肌肉

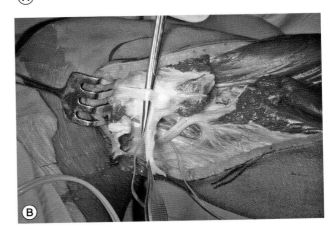

Ⓑ

图 30.20　（A，B）股二头肌肌腱被纵向分割成两个条状。一条与骨瓣一起，可用于提高转移后关节的稳定性。第二条被固定在胫骨的外侧，以加强外侧副韧带

强外侧副韧带。轻柔地向外侧转动腓骨可以使得近端胫腓关节内后方关节囊在外侧膝下动脉被凝固后更易分离。

近端血管蒂的切取

　　胫前动脉应该一直解剖至腘动脉(图 30.21)。返支从胫前动脉起点以上大约 2cm 处发出,通常辨别困难。因此,建议保留所有穿过肌袖到达腓骨骨骺的小穿支血管。松开止血带后,骨骺周围的肌袖,骨干周围骨膜,骨髓管都需要仔细检查。几秒之后,出血要在三个平面上观察,确认近端腓骨获取成功,基于胫前动脉蒂(图 30.22)。由于对缺血的耐受性较差,建议在剪断分离近端血管蒂前等待 20～30 分钟。

　　更多细节见框 30.1、框 30.2 和框 30.3。

框 30.1　瓣膜并行静脉的选择

　　基于胫骨前动脉的腓骨近端转移是一个逆血流方向的皮瓣;然而,充分的静脉回流是由几个小的分流口保证的,这些分流口将两条并行静脉连接起来,使逆静脉血流绕过这些阀门。由于这种错综复杂的瓣膜和分流,通常情况下,两条并行静脉只有一条有足够的回流:为了获得良好的效果,确定哪一条是重要的。

　　在止血带放下 20～30 分钟后,结扎两条并行静脉,并在近端将其分开,使通过动脉的血流保持完整。几分钟内,静脉血流倒流,两个静脉中的一个出现明显的出血。标记出血的静脉并在受体部位进行吻合(图 30.23)。

　　在解剖血管束的过程中,必须注意不要打断这些脆弱的静脉分流。

框 30.2　骨接合术

肱骨重建

　　手臂是一个单一的骨段,具有很高的机械应力,特别是在逆向旋转的情况下。为此,必须提供稳定的骨固定;因此,长板比克氏针和螺钉等创伤性小的方案更受欢迎。但是,种植体不能太硬,因为最近端螺钉的水平有骨折的风险,这是种植体最薄弱的地方(图 30.24A)。为了提供一个更有弹性、创伤更小的骨固定,作者主张使用锁定压缩板(locking compression plate,LCP)。腓骨通常被放置在肱骨远端残端髓腔内几厘米处,并在骨质交界处包裹一个骨膜瓣。然后放置一个长的 LCP 钢板。肱骨部分使用三颗双皮质螺钉,而在腓骨部分使用几颗单皮质螺钉(见图 30.24B)。这种组合方式在腓骨和肱骨交界处提供了非常稳定的骨固定,而在腓骨部分提供了微创和弹性固定。

桡骨重建

　　桡骨和腓骨在大小和形状上的相似性有利于前臂的骨合成。同样在这种情况下,LCP 钢板是首选的骨固定方法。作为一种选择,可以使用拉力螺钉和阶梯式截骨术。腕关节用克氏针暂时稳定,通常在术后 1 个月后拆除,此外,股二头肌肌腱条被缝合在残余的关节囊中,以便为关节提供额外的稳定性。相比之下,桡骨远端关节则故意保持松弛,没有任何类型的稳定,以保持充分的前屈和后伸。

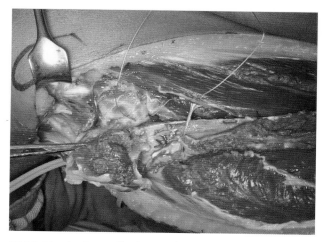

图 30.21　松开止血带,皮瓣再灌注 20～30 分钟后,结扎胫骨前动脉,并在其与腘绳肌动脉连接处的远端切断

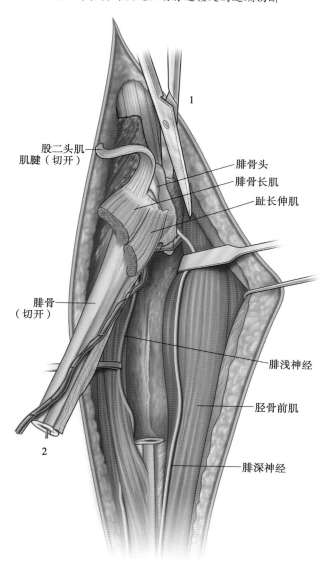

图 30.22　解剖结束时,在切断血管蒂之前,松开止血带以重新设定缺血时间。几分钟后应观察到干骺端和髓管的出血。1,后关节囊被切断;2,观察到骨内的出血

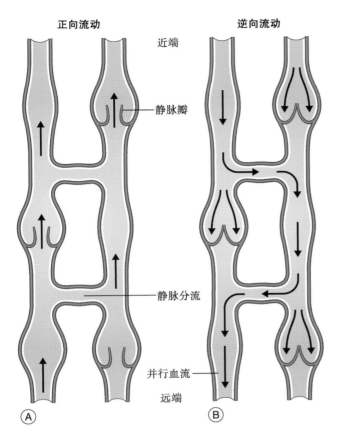

正向流动　　　　　逆向流动

近端

静脉瓣

静脉分流

并行血流

远端

Ⓐ　　　　　Ⓑ

图 30.23 （A）瓣膜和静脉分流的模式。（B）当血流倒置时，通常从两条静脉中的一条明显出血

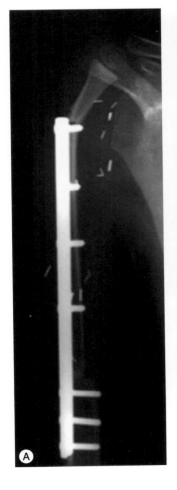

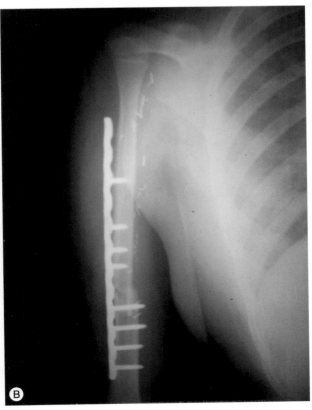

图 30.24 （A）肱骨置入物：置入物最薄弱的部分是在硬件和骨的通道处，特别是在刚性置入物的情况下，在这些位置发生骨折的风险更高。（B）弹性更大、创伤更小的骨固定

术后护理

供区

为了保护重建的外侧副韧带,用石膏保持30°屈膝和踝中立位。8岁以下的患儿应保持此姿势4周;大一些的孩子和依从性好的孩子可以石膏固定2周后换合适的支撑物替代,总共的制动达到4周。康复计划在术后一个月启动,目的是恢复膝部的全面运动能力而不丧失固定。几乎所有的病例都存在短暂的腓神经瘫痪。这类患者使用夹板和被动运动以避免马蹄足畸形。手术后2个月可以完全承重(框30.4)。

受区

桡骨远端和肱骨近端重建后需要使用人字石膏肩支具固定4周。制动期限之后就是康复训练,必须考虑到不同因素,例如骨固定的类型和固定,切除后离体肌肉的量,以及年龄和患者的依从性。

结果、预后及并发症

结果分析需要考虑移植物的存活,他们的接合方式,轴向生长以及重新塑形。在一个人的27例骨肉瘤切除和骨骺移植上肢重建病例中,在1~2个月内,除1例以外,所有的移植骨都存活下来并与受区骨愈合良好。这种存活率取决于患儿的年龄和重建骨段的长度。部分病例中移植物的存活率通过骨扫描得到了确认。

根据用于骨固定的金属板尖端与被转移的腓骨骨骺顶点之间距离的逐渐增加计算,在大约70%的监测病例中观察到明显的轴向生长。其程度是可变的,取决于仅部分已知的因素,其中患者的年龄是最主要的。每年的增长趋势在0.7~1.35cm(图30.25),在所有病例中都有防止未来与对侧肢体长度不一致的情况。就桡骨而言,在所有病例中都观察到新桡骨的对称性生长,不仅与对侧肢体有关,而且与邻近的尺骨有关,这证实了腓骨融入其新的解剖部位。腕部的平均弯曲度为75°,而平均伸展度为63°。整体活动范围平均相当于对侧手的70%,这使得功能恢复良好。前凸范围也得到了恢复。

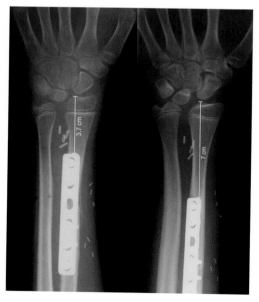

图30.25　一个桡骨远端重建病例的术后X线片和4年随访。在这个病例中,每年的平均增长为0.9cm

肱骨的重建的病例,功能恢复情况并没有想象中乐观。腓骨头和关节窝之间,在形态和尺寸上的偏差,可能导致腓骨骨骺近端移位,并在某些情况下,出现肩峰下移位。此外,新生物中的软组织导致的进一步迁移,阻碍了功能的恢复。在所有被监测病例中,无论如何,肩关节外展在70°~100°。

在5例肱骨重建的病例中,观察到生长板的过早骨化和随之而来增长的结束。其中两个移植是基于腓骨的血管，基于作者的观点，没有保证可靠的骨骺血供。另外的 3 例，在肩关节的固定过程中，骨骺动脉可能受到了破坏。5 新肱骨骨折和 2 例新桡骨骨折。所有的骨折除 1 例外都得到及时治疗。1 例复位不当。

在 4 例近端肱骨重建中，观察到腓骨头和关节窝之间的不正确的对齐。在这些病例中，骨骺向肩峰下迁移。出现这一并发症的原因是腓骨头和关节窝在结构上的不匹配，肿瘤切除大量的肌肉和韧带破坏了关节的固定。然而，所有 4 例病例最终均恢复到可接受的运动范围。

通过使用穿骨缝线将外侧副韧带固位于受区，膝关节没有观察到残留的不固定。腓神经的神经失用症大约占 2/3 的病例。这可能是由于在解剖的时候小运动支的拉伸造成的。这些不足，除 2 例以外，其余病例 1 年内自行恢复。其中一名患者有永久的残留的胫骨前肌和趾伸长肌瘫痪。

二期手术

二期手术无论对受区还是供区可能都很有必要。

供区

腓神经永久损伤病例中可以进行肌腱移植以替代胫骨前肌的功能。在作者的病例中未观察到膝关节不稳定的情况。

受区

最可怕的并发症是由于血供被阻断发生移植物坏死移植完全失败。作者没有遇到过这类并发症，但是一旦出现，需要使用大块冷冻的同种异体移植物加以抢救。在大多数病例中，中长期的同种异体骨关节移植后会出现关节软骨的大幅度吸收，只能通过假关节取代同种异体的肱骨头。

根据作者的经验观察到的 5 例近端肱骨重建中过早成熟造成的生长阻滞，主要是由于骺板的血运丧失造成的。不考虑肢体不等长的因素，所有的患者的功能基本可接受而且不需要进一步的手术。

相对常见的并发症是近端肱骨重建造成的移植物骨折。在作者的病例中，这些并发症通常都通过制动和石膏固定最后成功治愈。尽管如此，在移位性骨折中，需要考虑用硬件固位和松质骨移植加以治疗。

未来展望

虽然骨骺转移被证明是一个可靠和有效的重建选择，在涉及不成熟的骨骺的骨骼疾病的情况下，这个程序还没有被广泛使用。该技术已经非常标准化，而且现在有几篇文献报道称，在绝大多数病例中，都是重建肱骨近端或桡骨

远端。在未来，新的受区可能会被添加到经典部位，利用未成熟的腓骨头的高重塑潜力。作者最近将这种技术用于下颌骨髁上骨母细胞瘤患儿的下颌骨重建，结果令人鼓舞。在选定的病例中，其他关节可能会受益于血管化近端骨骺转移的重建。

腕部的先天性差异，如桡骨和尺骨发育不良，现在都可以用这种方法成功治疗。最近确实有几例桡骨发育不良的报道，效果良好[160]。不过，这些病例需要更长时间的随访以评估其生长速度。这些初步结果是非常令人鼓舞的，腓骨近端骨骺转移可能是 Vilkki 所描述的手术的有效替代方法[171]，目前是传统技术的唯一选择。

参考文献

1. Burdan F, Szumilo J, Korobowicz A, et al. Morphology and physiology of the epiphyseal growth plate. *Folia Histochem Cytobiol.* 2009;47:5–16.
2. Allen DM, Mao JJ. Heterogeneous nanostructural and nanoelastic properties of pericellular and interterritorial matrices of chondrocytes by atomic force microscopy. *J Struct Biol.* 2004;145: 196–204.
3. Rauch F. Bone growth in length and width: the yin and yang of bone stability. *J Musculoskelet Neuronal Interact.* 2005;5:194–201. *This entertaining article presents in a very approachable manner the morphophysiology of the growth plate and the mechanisms that regulate bone growth.*
4. Ballock RT, O'Keefe RJ. The biology of the growth plate. *J Bone Joint Surg Am.* 2003;85:715–726.
5. Melrose J, Smith SM, Smith MM, et al. The use of Histochoice for histological examination of articular and growth plate cartilages, intervertebral disc and meniscus. *Biotech Histochem.* 2008;83:47–53.
6. Sawae Y, Sahara T, Sasaki T. Osteoclast differentiation at growth plate cartilage-trabecular bone junction in newborn rat femur. *J Electron Microsc (Tokyo).* 2003;52:493–502.
7. Haas S. The localization of the growing point in the epiphyseal cartilage plate of bone. *Am J Orthop Surg.* 1917;15:563.
8. Harris W. The endocrine basis for slipping of the upper femoral epiphysis. *J Bone Joint Surg Br.* 1950;32:5.
9. Salter R. Epiphyseal plate injuries. In: Letts R, ed. *Management of Pediatric Fractures.* New York, NY: Churchill Livingstone; 1994:11.
10. Seeman E. Periosteal bone formation – a neglected determinant of bone strength. *N Engl J Med.* 2003;349:320–323.
11. Iannotti J, Goldstein S, Khun J, et al. Growth plate and bone development. In: Simon SR, ed. *Orthopaedic Basic Sciences.* Rosemont, IL: American Academy of Orthopaedic Surgeons; 1994:191.
12. Juster M, Moscofian A, Balmalin-Oligo N. Formation of the skeleton: VIII. Growth of the long bone: periostealization of the metaphyseal bone. *Bull Assoc Anat (Nancy).* 1975;59:437.
13. Oestreich AE, Ahmad BS. The periphysis and its effect on the metaphysis: I. Definition and normal radiographic pattern. *Skeletal Radiol.* 1992;21:5.
14. van der Eerden BC, Karperien M, Wit JM. Systemic and local regulation of the growth plate. *Endocr Rev.* 2003;24:782–801.
15. Kronenberg HM. Developmental regulation of the growth plate. *Nature.* 2003;423:332–336.
16. Kronenberg HM. PTHrP and skeletal development. *Ann N Y Acad Sci.* 2006;1068:1–13.
17. Kozhemyakina E, Lassar AB, Zelzer E. A pathway to bone: signaling molecules and transcription factors involved in chondrocyte development and maturation. *Development.* 2015;142:817–831.
18. Zhu M, Zhang J, Dong Z, et al. The p27 pathway modulates the regulation of skeletal growth and osteoblastic bone formation by parathyroid hormone-related peptide. *J Bone Miner Res.* 2015;30:1969–1979.
19. Wilsman NJ, van Sickle DC. The relationship of cartilage canals to the initial osteogenesis of secondary centers of ossification. *Anat Rec.* 1970;168:381–392.
20. Burkus JK, Ganey TM, Ogden JA. Development of the cartilage canals and the secondary center of ossification in the distal chondroepiphysis of the prenatal human femur. *Yale J Biol Med.* 1993;66:193–202.

21. Trueta J, Morgan JD. The vascular contributions to osteogenesis. *J Bone Joint Surg Br*. 1960;42B:97–109.

22. Shapiro F. Epiphyseal and physeal cartilage vascularization: a light microscopic and tritiated thymidine autoradiographic study of cartilage canals in newborn and young postnatal rabbit bone. *Anat Rec*. 1998;252:140–148.

23. Dale GG, Harris WR. Prognosis of epiphyseal separation: an experimental study. *J Bone Joint Surg Br*. 1958;40-B:116–122.

24. Bayley N. Individual patterns of development. *Child Dev*. 1956;27:45.

25. Prader A. Normal growth and disorders of growth in children and adolescents. *Klin Wochenschr*. 1981;59:977.

26. Westh RN, Menelaus MB. A simple calculation for the timing of epiphyseal arrest: a further report. *J Bone Joint Surg Br*. 1981;63:117.

27. Canavese F, Charles YP, Dimeglio A. Skeletal age assessment from elbow radiographs. Review of the literature. *Chir Organi Mov*. 2008;92:1–6. *A useful method to assess skeletal age during puberty is presented in this article. The paper also offers an accurate description of growth during puberty and contains a review of the literature of other methods used for skeletal age assessment in growing individuals.*

28. Anderson M, Green W. Lengths of the femur and tibia: norms derived from orthoroentgenograms of children from five years of age until epiphyseal closure. *Am J Dis Child*. 1948;75:279.

29. Anderson M, Green WT, Messner MB. Growth and predictions of growth in the lower extremities. *J Bone Joint Surg Am*. 1963;45-A:1–14.

30. Anderson M, Messner MB, Green WT. Distribution of lengths of the normal femur and tibia in children from one to eighteen years of age. *J Bone Joint Surg Am*. 1964;46:1197–1202.

31. Green WT, Anderson M. Experience with epiphyseal arresting correcting discrepancies in length of the lower extremities in infantile paralysis: a method of predicting the effect. *J Bone Joint Surg Am*. 1947;29:659.

32. Green WT, Anderson M. Skeletal age and the control of bone growth. *Instr Course Lect*. 1960;17:199.

33. Dimeglio A. *La Croissance en Orthopédie*. Montpellier: Suramps Medical; 1987.

34. Exner GU. *Normalwerte in der Kinderorthopadie. Wachstum und Entwicklung*. Stuttgart: Thieme; 1990.

35. Tanner JM, Whitehouse RH. Clinical longitudinal standards for height, weight, height velocity and weight velocity and stages of puberty. *Arch Dis Child*. 1976;51:170–179.

36. Greulich WW, Pyle SI. *Radiographic Atlas of Skeletal Development of Hand and Wrist*. 2nd ed. Stanford, CA: Stanford University Press; 1959.

37. Sempé M, Pavia C. *Atlas de la Maturation Squelettique*. Paris: SIMEP; 1979.

38. DeRoo T, Schroder HJ. *Atlas van de Skeletale Leeftijd*. Dordrecht: Intercontinental Graphics; 1977.

39. Tanner JM, Whitehouse RH, Marshall WA, et al. *Assessment of Skeletal Maturity and Prediction of Adult Height (TW Method)*. London: Academic Press; 1975.

40. Sauvegrain J, Nahm H, Bronstein N. Etude de la maturation osseuse du coude. *Ann Radiol*. 1962;5:542–550.

41. Risser JC. The Iliac apophysis; an invaluable sign in the management of scoliosis. *Clin Orthop*. 1958;11:111–119.

42. Dimeglio A. Growth in pediatric orthopaedics. In: Morris T, Weinstein SL, eds. *Lovell & Winter's Pediatric Orthopaedics*. 6th ed. Philadelphia, PA: Lippincott: Williams and Wilkins; 2005:35–61.

43. Diméglio A, Charles YP, Daures JP, et al. Accuracy of the Sauvegrain method in determining skeletal age during puberty. *J Bone Joint Surg Am*. 2005;87:1689–1696.

44. Charles YP, Canavese F, Diméglio A. Skeletal age determination from the elbow during pubertal growth. *Orthopade*. 2005;34:1052–1060.

45. Charles YP, Daures JP, de Rosa V, et al. Progression risk of idiopathic juvenile scoliosis during pubertal growth. *Spine*. 2006;31:1933–1942.

46. Birch JG, Herring JA, Wenger DR. Surgical anatomy of selected physis. *J Pediatr Orthop*. 1984;4:224.

47. Langenskiöld A. Growth disturbances after osteomyelitis of femoral condyles in infants. *Acta Orthop Scand*. 1984;55:1.

48. Langenskiöld A, Osterman K. Surgical treatment of partial closure of the epiphyseal plate. *Reconstr Surg Traumatol*. 1979;17:48.

49. Peterson HA, Wood MB. Physeal arrest due to laser beam damage in a growing child. *J Pediatr Orthop*. 2001;21:335.

50. Bisgard J, Martenson L. Fractures in children. *Surg Gynecol Obstet*. 1937;65:464.

51. Compere E. growth arrest in long bones as a result of fractures that include epiphysis. *JAMA*. 1935;105:2140.

52. Mann DC, Rajmaira S. Distribution of physeal and non-physeal fractures in 2650 long bone fractures in children aged 0–16 years. *J Pediatr Orthop*. 1990;10:713.

53. Mizuta T, Benson WM, Foster BK, et al. Statistical analysis of incidence of physeal injuries. *J Pediatr Orthop*. 1987;7:518.

54. Worlock P, Stower M. Fracture patterns in Nottingham children. *J Pediatr Orthop*. 1986;6:656–660.

55. Peterson HA, Madhok R, Benson JT, et al. Physeal fractures: Part 1. Epidemiology in Olmested County, Minnesota, 1979–1988. *J Pediatr Orthop*. 1994;14:423.

56. Peterson HA. Physeal fractures: Part 3. Classification. *J Pediatr Orthop*. 1994;14:439.

57. Chung R, Foster BK, Xian CJ. The potential role of VEGF-induced vascularization in the bony repair of injured growth plate cartilage. *J Endocrinol*. 2014;221:63–75.

58. Aitken A. The end results of the fractured distal radial epiphysis. *J Bone Joint Surg Am*. 1935;17:302.

59. Aitken A. The end results of the fractured distal tibial epiphysis. *J Bone Joint Surg Am*. 1936;18:605.

60. Aitken A. End results of fractures of the proximal humeral epiphysis. *J Bone Joint Surg Am*. 1936;18:1036.

61. Foucher M. De la divulsione des epiphyses. *Cong Med Fr (Paris)*. 1863;1:63.

62. Odgen JA. *Skeletal Injury in the Child*. Philadelphia, PA: Lea & Febiger; 1981.

63. Odgen JA. Injury to the growth mechanism of the immature skeleton. *Skeletal Radiol*. 1981;6:237.

64. Poland J. *Traumatic Separation of the Epiphysies*. London: Smith, Elder; 1898.

65. Salter R, Harris W. Injuries involving the epiphyseal plate. *J Bone Joint Surg Am*. 1963;45:587.

66. Peterson HA, Burkhart SS. Compression injury of the epiphyseal growth plate: fact or fiction? *J Pediatr Orthop*. 1981;1:377.

67. Skak SV. A case of partial physeal closure following compression injury. *Arch Orthop Trauma Surg*. 1989;108:185.

68. Egol KA, Karunakar M, Phieffer L, et al. Early versus late reduction of a physeal fracture in an animal model. *J Pediatr Orthop*. 2002;22:208.

69. Rang M. Injuries of the epiphysis, growth plate and perichondral ring. In: Rang M, ed. *Children's Fractures*. Philadelphia, PA: JB Lippincott; 1983:23.

70. Gloeckler Ries LA, Reichman ME, Riedel Lewis D, et al. Cancer survival and incidence from the Surveillance, Epidemiology, and End Results (SEER) program. *Oncologist*. 2003;8:541–552.

71. Mahboubi S. Radiologic approach to primary bone lesions. In: *Pediatric Bone Imaging: A Practical Approach*. Boston, MA: Little Brown; 1989:175.

72. Kuettner KE, Pauli BU, Soble L. Morphological studies on the resistance of cartilage to invasion by osteosarcoma cells in vitro and in vivo. *Cancer Res*. 1978;38:277–287.

73. Brem H, Folkman J. Inhibition of tumor angiogenesis by cartilage. *J Exp Med*. 1975;141:427–439.

74. Enneking WF, Kagan A. Transepiphyseal extension of osteosarcoma: incidence, mechanism and implications. *Cancer*. 1978;41:1526–1537.

75. Panuel M, Gentet JC, Scheiner C, et al. Physeal and epiphyseal extent of primary malignant bone tumors. Correlation of preoperative MRI and the pathologic examination. *Pediatr Radiol*. 1993;23:421–424.

76. Norton KI, Hermann G, Abdelwahab IF, et al. Epiphyseal involvement in osteosarcoma. *Radiology*. 1991;180:813–816.

77. Herring JA, ed. *Tachdjian's Pediatric Orthopaedics*. 4th ed. Philadelphia, PA: Saunders Elsevier; 2007.

78. Carlson WO, Wenger DR. A mapping method to prepare for surgical excision of a partial physeal arrest. *J Pediatr Orthop*. 1984;4:232.

79. Kasser JR. Physeal bar resection after growth arrest about the knee. *Clin Orthop Relat Res*. 1990;255:68.

80. Loder R, Swinford AE, Kuhns LR, et al. The use of the helical computed tomographic scan to assess bony physeal bridges. *J Pediatr Orthop*. 1997;17:356.

81. Oestreich AE. Imaging on the skeleton and soft tissue in children.

Curr Opin Radiol. 1992;4:55.

82. Cheon JC, Kim IO, Choi IH, et al. Magnetic resonance imaging of the remaining physis in partial physeal resection with graft interposition in a rabbit model. A comparison with physeal resection alone. *Invest Radiol.* 2005;40:235.

83. Craig JG, Cramer KE, Cody DD, et al. Premature partial closure and other deformities of the growth plate: MR imaging and three dimensional modeling. *Radiology.* 1999;210:835.

84. Eklund K, Jamarillo D. Patterns of premature physeal arrest: MR imaging of 111 children. *AJR Am J Roentgenol.* 2002;178:967.

85. Sailhan F, Chotel F, Guibal AL, et al. Three-dimensional MRI imaging in the assessment of physeal growth arrest. *Eur Radiol.* 2004;14:1600.

86. Phemister DB. Operative arrestment of longitudinal growth of bone in the treatment of deformities. *J Bone Joint Surg Am.* 1933;15:1–15.

87. Khoury JG, Tavares JO, McConnell S, et al. Results of screw epiphysiodesis for the treatment of limb length discrepancy and angular deformity. *J Pediatr Orthop.* 2007;27:6.

88. Zazjyalov PV, Plaksin IT. Elongation of crural bones in children using a method of distraction epiphysiolysis. *Vestn Khir Im I I Grek.* 1967;103:67–70.

89. Zazjyalov PV, Plaksin IT. Distraction epiphyseolysis for lengthening of the lower limbs in children. *Khirurgiia (Mosk).* 1968;7:121–123.

90. De Bastiani G, Aldegheri R, Renzi Brivio L. Indicazioni particolari dei Fissatori esterni. *G Ital Fissatore Esterno.* 1979;501:31.

91. Aldegheri R, Trivella G, Lavini F. Epiphyseal distraction. Hemichondrodiatasis. *Clin Orthop Relat Res.* 1989;241:128–136.

92. De Bastiani G, Aldegheri R, Renzi Brivio L, et al. Chondrodiatasis-controlled symmetrical distraction of the epiphyseal plate. Limb lengthening in children. *J Bone Joint Surg Br.* 1986;68:550–556.

93. Kershaw CJ, Kenwright J. Epiphyseal distraction for bony bridges: a biomechanical and morphologic study. *J Pediatr Orthop.* 1993;13:46–50.

94. Canadell J, de Pablos J. Correction of angular deformities by physeal distraction. *Clin Orthop Relat Res.* 1992;283:98–105.

95. Langlois V, Laville JM. Physeal distraction for limb length discrepancy and angular deformity. *Rev Chir Orthop Reparatrice Appar Mot.* 2005;91:199–207.

96. Langenskiöld A. Surgical treatment of partial closure of the growth plate. *J Pediatr Orthop.* 1981;1:3–11.

97. Peterson H. Partial growth plate arrest and its treatment. *J Pediatr Orthop.* 1984;4:246–258.

98. Birch JG. Surgical technique of physeal bar resection. *Instr Course Lect.* 1992;41:445.

99. Bright RW. Operative correction of partial epiphyseal plate closure by osseous-bridge resection and silicone-rubber implant: an experimental study in dogs. *J Bone Joint Surg Am.* 1974;56:655.

100. Langenskiöld A. An operation for partial closure of an epiphyseal plate in children, and its experimental basis. *J Bone Joint Surg Br.* 1975;57:325.

101. Langenskiöld A. Partial closure of the epiphyseal plate: principles of treatment. 1978. *Clin Orthop Relat Res.* 1993;297:4.

102. Bright RW. Partial growth arrest: identification, classification, and the results of treatment. *Orthop Trans.* 1982;6:65–66.

103. Broughton NS, Dickens DRV, Cole WG, et al. Epiphyseolysis for partial growth plate arrest. *J Bone Joint Surg Br.* 1989;71B:13–16.

104. Lamoureux J, Verstreken L. Progressive upper limb lengthening in children: a report of two cases. *J Pediatr Orthop.* 1986;6:481–485.

105. Williamson RV, Staheli LT. Partial physeal growth arrest: treatment by bridge resection and fat interposition. *J Pediatr Orthop.* 1990;10:769–776.

106. Ogden JA. Current concepts review: the evaluation and treatment of partial physeal arrest. *J Bone Joint Surg Am.* 1987;69A:1297–1302.

107. Macksoud WS, Bright R. Bar resection and Silastic interposition in distal radial physeal arrest. *Orthop Trans.* 1989;13:1–2.

108. Cabanela ME, Coventry MB, Maccarty CS, et al. The fate of patients with methyl methacrylate cranioplasty. *J Bone Joint Surg Am.* 1972;54A:278–281.

109. Shea KG, Rab GT, Dufurrena M. Pathological fracture after migration of cement used to treat distal femur physeal arrest. *J Pediatr Orthop B.* 2009;18:185–187.

110. Setzen G, Williams EF. Tissue response to suture materials implanted subcutaneously in a rabbit model. *Plast Reconstr Surg.* 1997;100:1788–1795.

111. Inoue T, Naito M, Fujii T, et al. Partial physeal growth arrest treated by bridge resection and artificial dura substitute

interposition. *J Pediatr Orthop B.* 2006;15:65–69.

112. Yoshida T, Kim WC, Tsuchida Y, et al. Experience of bone bridge resection and bone wax packing for partial growth arrest of distal tibia. *J Orthop Trauma.* 2008;22:142–147.

113. Hasler CC, Foster BK. Secondary tethers after physeal bar resection: a common source of failure? *Clin Orthop Relat Res.* 2002;405:242–249.

114. Oesterman K. Operative elimination of partial premature epiphyseal closure. An experimental study. *Acta Orthop Scand.* 1972;147(suppl):1–79.

115. Frost HM. Biomechanical control of knee alignment: some insights from a new paradigm. *Clin Orthop.* 1997;335:335–342.

116. Mehlman CT, Araghi A, Roy DR. Hyphenated history: the Hueter–Volkmann law. *Am J Orthop.* 1997;26:798–800.

117. Bagatur AE, Doúan A, Zorer G. Correction of deformities and length discrepancies of the forearm in children by distraction osteogenesis. *Acta Orthop Traumatol Turc.* 2002;36:111–116.

118. Hosny GA. Unilateral humeral lengthening in children and adolescents. *J Pediatr Orthop B.* 2005;14:439–443.

119. Janovec M. Short humerus: results of 11 prolongations in 10 children and adolescents. *Arch Orthop Trauma Surg.* 1991;111:13–15.

120. Lee FY, Schoeb JS, Yu J, et al. Operative lengthening of the humerus. *J Pediatr Orthop.* 2005;25:613–616.

121. Mader K, Gausepohl T, Pennig D. Shortening and deformity of radius and ulna in children: correction of axis and length by callus distraction. *J Pediatr Orthop B.* 2003;12:183–191.

122. Burge P. Lengthening in the upper limb [editorial]. *J Hand Surg [Br].* 1993;18B:141–143.

123. Dahl MT. The gradual correction of forearm deformities in multiple hereditary exostoses. *Hand Clin.* 1993;9:707–718.

124. Irani RN, Petrucelli TC. Ulnar lengthening for negative ulnar variance in hereditary multiple osteochondromata. *J Pediatr Orthop.* 1993;1:143–147.

125. Price CT, Mills WL. Radial lengthening for septic growth arrest. *J Pediatr Orthop.* 1983;3:88–91.

126. Pritchett JW. Lengthening the ulna in patients with hereditary multiple exostoses. *J Bone Joint Surg Br.* 1986;68B:561–565.

127. Masada K, Tsuyuguchi Y, Kawai H, et al. Operations for forearm deformity caused by multiple osteochondromas. *J Bone Joint Surg Br.* 1989;71B:24–29.

128. Linscheid RL. Ulnar lengthening and shortening. *Hand Clin.* 1987;3:69–78.

129. Abe M, Shirai H, Okamoto M, et al. Lengthening of the forearm by callus distraction. *J Hand Surg [Br].* 1996;21B:151–163.

130. Kiss S, Pap K, Vízkelety T, et al. The humerus is the best place for bone lengthening. *Int Orthop.* 2008;32:385–388.

131. Paley D. Problems, obstacles, and complications of limb lengthening by the Ilizarov technique. *Clin Orthop.* 1990;250:81–104.

132. Tetsworth K, Krome J, Paley D. Lengthening and deformity correction of the upper extremity by the Ilizarov technique. *Orthop Clin North Am.* 1991;22:689–713.

133. Villa A, Paley D, Catagni MA, et al. Lengthening of the forearm by Ilizarov technique. *Clin Orthop Relat Res.* 1990;250:125–137.

134. Helferich U. Versuche uber die transplantation des intermediarknorpels wachsender. *Rohrenknochen Dtsch Z Chirurgie.* 1899;51:564.

135. Haas S. The experimental transplantation of the epiphysis with observations on the longitudinal growth of bone. *JAMA.* 1915;65:1965–1971.

136. Biscard JD. Transplanted epiphyseal cartilage. *Arch Surg.* 1939;39:1028–1030.

137. Harris W, Martin R, Tile M. Transplantation of epiphyseal plates. *J Bone Joint Surg Am.* 1965;47A:897–914.

138. Donski PK, Carwell GR, Sharzer LA. Growth in revascularized bone grafts in young puppies. *Plast Reconstr Surg.* 1979;64:239–243.

139. Donski PK, O'Brien BM. Free microvascular epiphiseal transplantation: an experimental study in dogs. *Br J Plast Surg.* 1980;33:169–178.

140. Bowen CVA. Experimental free vascularized epiphyseal transplants. *Orthopedics.* 1986;9:893–898.

141. Bowen CVA, O'Brien BM. Experimental study of the microsurgical transfer of growth plates. *Can J Surg.* 1984;27:446.

142. Bowen CVA, Ethridge CP, O'Brien BM, et al. Experimental microvascular growth plate transfers. Part 1 – Investigation of vascularity. *J Bone Joint Surg Br.* 1988;70B:305–310.

143. Bowen CVA, O'Brien BM, Gumley GJ. Experimental microvascular growth plate transfers. Part 2 – Investigation of feasibility. *J Bone Joint Surg Br.* 1988;70B:311–314.

144. Nettelblad H, Randolph MA, Weiland AJ. Physiologic isolation of the canine proximal fibular epiphysis on a vascular pedicle. *Microsurgery.* 1984;5:98–101.

145. Nettelblad H, Randolph MA, Weiland AJ. Free microvascular epiphyseal plate transplantation. An experimental study in dogs. *J Bone Joint Surg Am.* 1984;66:1421–1430.

146. Manfrini M, Randolph MA, Andrisano A, et al. Orthotopic knee grafts in rats: a model for growth plate transplantation. *Microsurgery.* 1988;9:242–245.

147. Tsai TM, Ludwig L, Tonkin M. Vascularized fibular epiphyseal transfer: a clinical study. *Clin Orthop.* 1986;210:228–234. *In this article, a clinical series of eight pediatric patients who underwent joint reconstruction by means of fibular epiphyseal transplant is reported. Four of the patients showed continued growth of the transplanted bone. A double-pedicled flap was described for the first time in this pioneering report.*

148. Pho RW, Patterson MH, Kour AK, et al. Free vascularised epiphyseal transplantation in upper extremity reconstruction. *J Hand Surg Am.* 1988;13:440–447.

149. Zhong-Wei C, Guang-Jian Z. Epiphyseal transplantation. In: Pho RW, ed. *Microsurgical Technique in Orthopaedics.* London: Butterworths; 1988:121–128.

150. Wood MB, Gilbert A. *Microvascular Bone Reconstruction.* London: Martin Dunitz.; 1997:85–89.

151. Innocenti M, Ceruso M, Manfrini M, et al. Free vascularised growth plate transfer after bone tumor resection in children. *J Reconstr Microsurg.* 1998;14:137–143.

152. Ad-El DD, Paizer A, Pidhortz C. Bipedicled vascularized fibula flap for proximal humerus defect in a child. *Plast Reconstr Surg.* 2001;107:155–157.

153. Amr SM, el-Mofty AO, Amin SN. Further experiences with transplantation of the head of the fibula. *Handchir Mikrochir Plast Chir.* 2001;33:153–161.

154. Innocenti M, Delcroix L, Manfrini M, et al. Vascularized proximal fibular epiphyseal transfer for distal radial reconstruction. *J Bone Joint Surg Am.* 2004;86-A:1504–1511.

155. Bae DS, Waters PM, Sampson CE. Use of free vascularized fibular graft for congenital ulnar pseudoarthrosis; surgical decision making in the growing child. *J Pediatr Orthop.* 2005;25:755–762.

156. Innocenti M, Delcroix L, Romano GF, et al. Vascularized epiphyseal transplant. *Orthop Clin North Am.* 2007;38:95–101.

157. Papadopulos NA, Weigand C, Kovacs L, et al. The free vascularized fibula transfer: long term results of wrist reconstruction in young patients. *J Reconstr Microsurg.* 2009;25:3–13.

158. Teot L, Giovannini UM, Colonna MR. Use of free scapular crest flap in pediatric epiphyseal reconstructive procedures. *Clin Orthop Relat Res.* 1999;365:211–220.

159. Mayr JM, Pierer GR, Linhart WE. Reconstruction of part of the distal tibial growth plate with an autologous graft from the iliac crest. *J Bone Joint Surg Br.* 2000;82:558–560.

160. Yang J, Qin B, Li P, et al. Vascularized proximal fibular epiphyseal transfer for Bayne and Klug type III radial longitudinal deficiency in children. *Plast Reconstr Surg.* 2015;135:157e–166e.

161. Sawaizumi M, Maruyama Y, Okaiima K, et al. Free vascularised epiphyseal transfer designed on the reverse anterior tibial artery. *Br J Plast Surg.* 1991;44:57–59.

162. Innocenti M, Baldrighi C, Menichini G. Long-term results of epiphyseal transplant in distal radius reconstruction in children. *Handchir Mikrochir Plast Chir.* 2015;47:83–89.

163. Restrepo J, Katz D, Gilbert A. Arterial vascularization of the proximal epiphysis and the diaphysis of the fibula. *Int J Microsurg.* 1980;2:48–51.

164. Bonnel F, Lesire M, Gomis R, et al. Arterial vascularization of the fibula microsurgical transplant techniques. *Anat Clin.* 1981;3:13–23.

165. Taylor GI, Wilson KR, Rees MD, et al. The anterior tibial vessels and their role in epiphyseal and diaphyseal transfer of the fibula: experimental study and clinical applications. *Br J Plast Surg.* 1988;41:451–469. *This is the first article reporting both an experimental and clinical experience in proximal fibular epiphyseal transfer based on the anterior tibial vascular system. The most remarkable finding consisted of assessing the ability of the anterior tibial artery to supply not only the proximal growth plate but also a considerable amount of fibular shaft. This improvement in the knowledge of the vascularity of the proximal fibula allowed reliable use of a fibula flap with a single pedicle.*

166. Menezes-Leite MC, Dautel G, Duteille F, et al. Transplantation of the proximal fibula based on the anterior tibial artery: anatomical study and clinical application. *Surg Radiol Anat.* 2000;22:235–238.

167. Mozaffarian K, Lascombes P, Dautel G. Vascular basis of free transfer of proximal epiphysis and diaphysis of fibula: an anatomical study. *Arch Orthop Trauma Surg.* 2009;129:183–187.

168. Stark RH, Matloub HS, Sanger JR, et al. Warm ischemic damage to epiphyseal growth plate: a rabbit model. *J Hand Surg Am.* 1987;12:54–61.

169. Innocenti M, Delcroix L, Romano GF. Epiphyseal transplant: harvesting technique of the proximal fibula based on the anterior tibial artery. *Microsurgery.* 2005;25:284–292.

170. Innocenti M, Delcroix L, Manfrini M, et al. Vascularized proximal fibular epiphyseal transfer for distal radial reconstruction. *J Bone Joint Surg Am.* 2005;87(suppl 1):237–246. *In this article, the operative technique for harvesting the proximal fibula supplied by the anterior tibial vascular system is reported in detail. A step-by-step description of the procedure is provided and supported by anatomical drawings and related clinical pictures. Recommendations and pitfalls may help the reader in approaching this reconstructive technique.*

171. Vilkki SK. Vascularized joint transfer for radial club hand. *Tech Hand Up Extrem Surg.* 1998;2:126–137.

第31章

上肢血管异常病变

Joseph Upton Ⅲ and Amir Taghinia

概要

- 上肢的血管异常病变分为肿瘤（包括血管瘤）和血管畸形。
- 血管瘤具有两个生长阶段，即增生期和自发退化期；血管畸形往往在整个生命过程中缓慢扩展。
- 血管瘤通常用保守治疗，而血管畸形可用观察法、硬化疗法、栓塞疗法或手术切除进行处理。
- 在遵循基本原则的前提下可进行预判性的手术切除术；静脉畸形、淋巴管畸形及混合型病变切除效果最好；技术的改进使这些手术更安全并且更有预判性。
- 伴或不伴动静脉瘘的快速流动型病变是病变中最棘手的类型；它们的自然历史是一个逐步发展的过程。
- 导致这些病变的生化途径的新发现为未来的医学治疗带来了希望。

简介

过去 50 年，学界对血管异常的认知呈现稳定的、几乎为指数性的增长趋势。对此，人们已经发展出一种生物学分类体系，并在不断地进行更新[1]。细致的体格检查结合先进的成像技术可以从成千上万的可能性中得出一个准确的诊断。多学科合作的团队可以提供具有一定预判性的个体化治疗方案。微创放射学手术的改进极大地改变了这些病变的治疗。随着生化制剂和导致这些病变的途径的发现，越来越多的医疗疗法的应用显示出良好的效果。然而，对于众多患者而言，手术治疗通常是最好的治疗方法，并且不应被认为是最后的治疗手段。详细的计划，和谐有序的手术操作及康复治疗可以获得显著的治疗效果[2]。

临床提示

血管异常是复杂的问题，最好由一个多学科的团队来处理。作者所在机构有一个每周会议和一个单独的每周门诊，团队在那里开会讨论个别患者。来自放射科、普通（小儿）外科、血液科、麻醉科、整形外科、皮肤科的代表以及实验室的专家都会参加。其他专家，如神经外科医生、骨科医生、颌面外科医生、眼科医生、内分泌科医生和头颈外科医生也会根据需要被召集。因此，可以采取全面的方法来护理患者，并提供即时的超声成像和专家意见。这种方法对正确诊断和治疗数以百计的患者起到了巨大的作用。

分类与概览

血管性胎记的病因长期以来一直刺激着人类丰富的想象力。历史上，分类系统反映了民间传说和科学之间的平衡。早在 19 世纪，母性印象学说就认为，怀孕的母亲对草莓的渴望、对事故的目睹或对情感的渴望都会在她未出生的孩子身上留下血管斑点，即母性痣（*naevus maternus*）[3,4]。随着显微镜的发展，大量的组织学术语被引入。尽管有了这些进步，大多数病变仍被不准确地标记为血管瘤。对这些病变的组织病理学和自然史的研究催生了胚胎学分类[5,6]，这些分类在当时看来是合理的，但却不能区分内卷型和非内卷型病变，也没有提供治疗方面的指导。在20 世纪 70 年代末，Mulliken 和 Folkman 提出了一个可行的假设，即这些细胞可以通过其细胞特征来区分，随后通过选定的组织学染色、电子显微镜和自体放射学（氚化胸苷对 DNA 的摄取）来分析手术标本。在这些研究的基础上，出现了两种类型的病变：那些显示内皮增生的病变被称为血管瘤（hemangiomas），而那些没有显示的病变被称为畸形(malformation)。1996年，国际血管异常研究学会(International Society for the Study of Vascular Anomalies, ISSVA)提出[1]并接受了一个基于生物活动的二元模式[7]。这个系统已经被放射学研究[8,9]和免疫组织学染色[10]所证实。然而,"没有一个分类体系是刻在石头上的,而是必须写在可回收的纸上",分类体系处于不断的修订状态。例如,最初的"hemangiomas"类别已被改为"vascular tumors",以包括所有年龄组的所有血管瘤。随着临床经验和基础科学研究的扩展,某种特定的血管病变可能从一个类别移到另一个类别,或者完全被抛弃。在过去的30年中,这个系统对上肢外科医生正确诊断和处理这些病变非常有帮助(表31.1)。最令人沮丧的是大量带有或不带有缩略语的外来语,它们被用于这些病变。这些术语经常被不加区分地使用,没有具体提及细胞类型、流动特征和生长情况。与生长障碍有关的常见现象增加了混乱。生长过快和生长过慢,无论是否有发育不良的脂肪沉积,都可能伴随血管异常。表31.2中的摘要有助于描述学界目前对这一病理困惑的认识。最近发现磷脂酰肌醇-3-激酶(phosphatidylinositol-

3-kinase, PIK3CA)/哺乳动物雷帕霉素靶点(mammalian target of rapamycin, mTOR)通路的体细胞激活突变似乎是许多过度生长表型的基础[被称为PIK3CA相关过度生长谱(PIK3CA-related overgrowth spectrum, PROS)][11],这有望为这些疾病提供某种程度的分子学层面的区分[12-14]。

正确的诊断直接影响恰当的治疗,而不正确的诊断可能导致不必要或有害的处置。大多数上肢外科医生把所有伴有或不伴有动静脉瘘的快速流动型异常病变统称为Parkes-Weber综合征(Parkes-Weber syndrome, PWS)。然而,PWS患者仅占快速流动型异常病变中很小的比例,在上肢快速流动型畸形中约占15%[15]。并非所有慢速流动型合并畸形的病变都应被称为Klippel-Trénaunay综合征(Klippel-Trénaunay syndrome, KTS),该名称特指为混合的毛细淋巴管静脉畸形(capillary-lymphaticovenous malformation, CLVM)。静脉畸形(venous malformation, VM)共同组成了手外科医师接诊的最大的临床患者群体。大多数病例是分布于上肢的各个部分和/或同侧胸壁的或大或小的病变。目前已经出现了其他的分组亚型。弥散性静脉畸形囊括了上肢所有结构,包括特指骨病变的博肯海默病变(Bockenheimer lesions)[16],它最初被描述为"弥散性真正静脉扩张"(diffuse genuine phlebectasias),不适于手术治疗,除非发生了病理性骨折和局部有症状的血栓。Maffucci综合征患者通常伴发骨骼内生软骨瘤,但很多骨骼透光可能是静脉畸形簇,这些病灶也被发现富含于软组织层面[17,18]。球形细胞静脉畸形(glomuvenous, GVM)病变成簇发生,具有特征性外观,疼痛,位于染色体1p21-22,过去被称为血管球瘤或血管球性血管瘤(glomangiomas)[19]。它们被重新命名以强调它们是畸形而不是由后缀"-oma"所提示的肿瘤。在蓝橡皮奶头样大疱性痣综合征(blue rubber bleb nevus syndrome, BRBNS)中的静脉畸形也有一个特征性的皮肤改变,呈家族性,经常与球形细胞静脉畸形,Maffucci综合征和毛细血管-静脉畸形(capillary malformations-venous malformation, CM-VM)相混淆[20]。伴发的胃肠病变通常位于小肠,常导致贫血和铁元素缺乏(见表31.7)。

淋巴管畸形(lymphatic malformation, LM)通常与其他血管成分畸形伴随发生,但最常见的改变是孤立的或弥散的淋巴管畸形,可涉及上肢的任何部分和/或同侧胸壁[15]。淋巴管瘤病并非上肢外科医生的首要关注点是由于它涉及内脏器官和/或肺脏,并且从长远看会危及生命。尽管如此,用显微外科手术的方法来治疗中央淋巴传导异常可能有一定的作用[21]。Gorham-Stout综合征里的淋巴管畸形涉及骨骼结构,包括肱骨,桡骨,尺骨和手的管状骨[22]。可发生病理性骨折。

很多情况下,生长过度或生长不全的血管异常改变同时存在,并且由于在这些四肢末端广泛存在的发育异常的脂肪组织中有越来越多的生长因子被发现,以学界现有的知识结构很难对其划分清晰的界限。在关于血管方面的临床病例综述中,经常可见作者遇到的病变不适合归入任何特定类型,然后这些病变被称作"PUVA",即暂时独特的血管异常(provisionally unique vascular anomalies)。随着时间推移,数量庞大的"未知数"将会有更精确的定义。最近在临床诊断和生化标志物方面取得的突破包括:在过度生长

表31.1　ISSVA血管异常分类

血管瘤	血管异常
慢速型血管异常	
血管瘤:	毛细血管畸形:
婴儿血管瘤	葡萄酒色斑
先天性血管瘤	毛细血管扩张
快速退化型先天性血管瘤	血管角皮瘤
不退化型先天性血管瘤	静脉畸形:
	普通散发型静脉畸形
多发性血管瘤病	蓝橡皮奶头样大疱性痣综合征或Bean综合征
化脓性肉芽肿	球形细胞静脉畸形
卡波西样血管内皮瘤	家族型表皮与肌间静脉畸形
罕见肿瘤:	Maffucci综合征
血管内皮瘤病	弥散性静脉畸形(Bockenheimer病变)
婴儿型纤维瘤病	淋巴管畸形:
血管周细胞瘤	普通淋巴管畸形
巨细胞血管母细胞瘤	淋巴管瘤病
	Gorham-Stout综合征
快速型血管异常	
	动脉畸形
	动静脉畸形
	动静脉瘘
	复杂混合血管畸形
	毛细血管静脉畸形,毛细血管淋巴管畸形,淋巴管静脉畸形,毛细血管淋巴管静脉畸形
	毛细血管畸形-动静脉畸形,动静脉畸形-淋巴管畸形
	变形综合征,偏身肥大,CLOVE综合征

表31.2 血管异常的诊断工作

	Klippel-Trénaunay 二联征(KTS)	Parkes-Weber综合征(PWS)	脂肪瘤型	CLOVES综合征	偏身肥大	变形综合征	Maffucci综合征
毛细血管斑	存在,深紫色	存在,粉色,经常为弥散性	罕见	存在,粉色,弥散性,长轴	不常见	存在,粉色,经常为弥散性	缺失(很少报道)
进行性过度生长	存在	存在	存在,对称	存在,经常广泛性	过度生长或生长不良	出生时缺失,杂乱,不停地,不成比例	继发于软骨瘤生长,中度至大规模
血流动力学	慢速流动	快速流动	慢速流动	慢速流动	慢速流动	慢速流动	慢速流动
血管异常	VM, LVM	AVM, AVF	缺失	VM, LVM, LM	缺失	VM, LM, CM	包括骨内的VM,手部常见
相关异常	常见.GI, GU, 生殖器,淋巴管发育不良,深静脉畸形	罕见,Cobb综合征	缺失	无内脏	皮肤,CNS,心脏,GU,口腔,其他	脑形脚掌/手掌,线状痣,脂肪失调,肺囊肿肿瘤,面部表型	无
肢体肥大	中度,不成比例的手指和脚趾常见	手臂,腿长度不一致	中度,面向神经区域	中度	巨指(趾),并指(趾),畸形足	主要,不对称	不成比例
肢体受累	上肢5%,下肢95%	上肢23%,下肢77%	同等	同等	手臂,手同等	手臂,腿,手/足同等	全部
骨骼改变	不常见,可发生手巨大病变	常见,直接受累,脱钙	常见,堆成	显著脊柱侧弯,下肢	髋关节发育不良,脊柱侧弯,骨龄增大	颅骨发育不良型软骨发育不良	严重变形,不对称,肢体长度不一致,指骨,常见脊柱侧弯,身材矮小,骨折
巨指(趾)	弥散性肥大	轻度至中度	中度至巨大	弥散性或更长,有屈曲挛缩	手指更长,有屈曲或伸直挛缩	不对称,中度至巨大	手指更长,因肿瘤而增长
脂肪失调	在畸形处存在	存在	常见,整个肢体及腋窝	存在	多发脂肪瘤	脂肪瘤,局部脂肪增势	偶尔存在
神经受累	缺失	缺失	间断性	间断性	缺失,压迫性神经病与挛缩	缺失	缺失
肌肉异常	被VM, LVM替代	被畸形替代	缺失	缺失	常见,隔代遗传的内在和外在肌肉	缺失	无
相关肿瘤	缺失	缺失	缺失	缺失	肾,肾上腺及CNS	卵巢,腮腺	软骨肉瘤(17.5%~30%),很多其他不常见,卵巢,CNS
凝血功能障碍	存在	正常	正常	正常	正常	正常	无
心输出量增加,CHF	否	是	否	否	否	否	否
临床预后	稳定	经常为进行性恶化,窃血综合征,CHF或截肢时则加重	好,与肢体的大小及重量有关	有广泛肢体受累进行性恶化	进行性挛缩(屈曲或伸直,内在)	受累区域进行性生长	进行局部治疗Rx时较好;Ollier患者同题增多

续表

	Klippel-Trénaunay 三联征（KTS）	Parkes-Weber 综合征（PWS）	脂肪瘤型	CLOVES综合征	偏身肥大	变形综合征	Maffucci 综合征
风险	DVT，术后风险增加	感染，CHF，坏疽	继发关节炎	脊柱畸形，肺受损	肿瘤：嗜铬细胞瘤、Wilms，肝母细胞瘤	肿瘤，PE，抑郁症	病理性骨折
遗传学	未知	未知	未知	未知	未知	未知	未知

AVF，动静脉瘘；AVM，动静脉畸形；CHF，充血性心力衰竭；CLOVES，先天性脂肪瘤过度生长并伴有血管畸形、表皮痣和脊骨畸形；CM，毛细血管畸形；CNS，中枢神经系统；DVT，深静脉血栓；GI，胃肠道；GU，泌尿生殖系；LM，淋巴管畸形；LVM，淋巴管静脉畸形；PE，肺栓塞；Rx，治疗；VM，静脉畸形。

的情况中发现 PIK3CA[12,13,23]，确定了 CLOVES 综合征［先天性脂肪过度生长（congenital lipomatous overgrowth）、血管畸形（vascular malformations）、表皮痣（epidermal nevi）和脊柱侧凸（skeletal anomalies）］以及纤维脂肪血管异常（fibro-adipose vascular anomaly, FAVA）[24]。

患有 CLOVES 综合征的儿童表现为肢体末端肥大，躯干毛细血管畸形，中度至重度生长过度，全部体层均有大量脂肪堆积，淋巴管畸形或静脉畸形并有表皮痣[25,26]。他们有特征性的上肢异常，包括巨指（趾）、并指（趾）、关节挛缩、宽大的铲状手、拇指过伸/过屈。过去，该病例大量被称为"巨指症"，"巨人症"或变形病，但是并不符合变形综合征（Proteus syndrome）的诊断标准（见表 31.2）[27,28]。

最近，FAVA 被描述为一个与静脉畸形相似但又不同的实体[24]。这种病变是致密的，不包含可用于传统硬化疗法或糖皮质激素注射的大血管通道。它通常影响到四肢的肌肉。疼痛是典型的症状，手术切除是唯一已知的有效治疗方法。

快速流动型病变中，不应该将所有的病变都称为 Parkes-Weber 综合征，其中还有一类令人困惑的病变。根据临床特征、明显的血管杂音和短路以及渐进性生长的特点很容易诊断大量的快速流动型病变。四肢外科医生接诊的小部分患儿可能会有轻度肌张力减弱、任何皮下部位的脂肪瘤、快速流动型深部病变和额部隆起。男性有阴茎头痣。过去这些病例被归类于 Bannayan-Riley-Ruvalcaba 综合征（BRRS）或 Cowdan 综合征。遗传学测试具有诊断意义，现在它们被称为 PTEN 错构瘤 - 肿瘤综合征（PTEN hamartoma-tumor syndrome, PHTS）[29,30]（见表 31.8）。手外科医生可能也会看到毛细血管畸形 - 动静脉畸形（capillary malformation-arteriovenous malformation, CM-AVM）综合征，最初以良性毛细血管畸形为表现，呈粉红色，周围有一

圈细小晕环。这些患者中 1/3 可能存在动静脉畸形，12% 可能会演变为 Parkes-Weber 综合征（PWS），并且应该考虑到颅内动静脉畸形。这种情况具有遗传性，由 RASA1 基因的突变导致[31,32]。Parkes-Weber 综合征表现为在生长过度的肢体内弥散的动静脉畸形并伴有覆盖在上面的毛细血管畸形[33]。与具有直接动静脉短路（动静脉畸形伴动静脉瘘）的病变不同，Parkes-Weber 综合征病变表现为快速流动型小动脉广泛累及全部软组织结构而原始大引流静脉缺失。大的动静脉短路继而发生。下肢较上肢更易被累及。

诊断/患者表现

评估始于详细的病史和体格检查。与以快速生长和缓慢退化为特征的婴儿性毛细血管瘤相反，血管畸形会继续生长。虽然根据定义来看，血管畸形于出生时即出现，但很多并不明显，有些直到儿童后期才显现。在新生儿查房病历中常见到皮肤肿胀的记录，例如相对常见的毛细血管畸形（"葡萄酒色斑"）。它在日后罕有变得明显，有些毛细血管色斑覆盖在一个慢速流动型（静脉的或淋巴的）异常结构或一个快速流动型（动脉的）畸形上。静脉和淋巴管畸形总是共同存在，在它们初始发病部位可能非常隐蔽。静脉畸形可能直到儿童后期或成年才会表现出来；大的病变则通常在出生后 4～8 年内表现明显。幸运的是，绝大多数静脉畸形通过单纯的临床检查即可得到正确的诊断[4,15,34,35]。重要的是获得基本功能指标包括测量生长早期患侧及健侧肢体的长度和周径，并随着患儿成长进行随访。最常见畸形的临床特征会在个例讨论中进行描述。

血管异常的诊断思路随各个类型不同而相异（表 31.3）。

表 31.3　血管畸形和过度生长的情况

诊断性检查	情况		
	血管瘤	毛细血管畸形	静脉畸形
查体	++++	++++	++++
超声	+++	−	+
MRI, MRV, MRA	++	−	+++
X 线片	−	−	++静脉石
CT	+	−	+
血管造影	−	−	−
活检	+	−	+

诊断性检查	情况		
	淋巴管畸形	混合	动静脉畸形
查体	++++	++++	++++
超声	+	+	+++
MRI, MRV, MRA	+++	+++	+++
X线片	+骨质	+骨质	+骨质
CT	+	+	+
血管造影	−	−	++
活检	+	+	+

超声检查法,有时结合多普勒扫描,可证实血管肿瘤与血管畸形的本质区别[27]。超声检查是这些病变的"首选"初始放射学检查,可以很容易地确认血管瘤和血管畸形之间的初步区别[36]。在作者的机构,超声检查通常是在诊室里用一台便携式机器进行。这种诊断工具不仅可以精确定位病变位置,还可以鉴别是慢速流动型还是快速流动型。昂贵的诊断性研究对于弥散性或局限型的无症状慢速流动性畸形或一个适合进行简单切除缝合术的小的快速流动型病变毫无必要性。当一名患者出现症状或考虑手术治疗大型血管异常时,则需要尽可能地了解畸形大小、范围、深度和三维形态特征。有对比剂(钆)的磁共振成像(magnetic resonance imaging, MRI)是"金标准"。脂肪抑制的 T1 加权影像结合对比剂可以区分出血管肿瘤和血管畸形[37]。MRI 还可以帮助区分与静脉畸形类似病变,如 FAVA[24]或肌肉内血管瘤(Enzinger 型)[38]。

计算机断层扫描(computed tomography, CT)可被用于检测由于血管畸形引起的骨间累及病变或骨骼畸变,并有助于描绘软组织层次。淋巴管畸形中大的囊腔可被清晰地勾勒出来。应用 CT 新型三维成像技术表现快速流动型和慢速流动型畸形,可提供畸形的整体形态及其与周围软组织及骨骼组织的关系等令人印象深刻的视图。计算机断层扫描血管成像(computed tomography angiography, CTA)的三维渲染在术前是非常宝贵的。对患区的单纯放射线成像除了能显示存在静脉结石及骨间累及病变或其他骨骼畸变外,不能提供更多的信息。虽然血管造影术对诊断和评估快速流动型病变是必不可少的方法,但是对诊断慢速流动型畸形用途很小[15]。可精确

地确定畸形的血管结构和三维解剖形态,并且清晰地辨别动脉血流供应和引流静脉。有时出于诊断和治疗的目的,可应用间接和直接的静脉造影技术处理肢体的静脉畸形。

治疗/手术技术

血管畸形的治疗已经有了很大的发展。尽管过去许多此类病变是通过手术治疗的,但先进的知识和微创技术已经改变了医生的治疗方法。如今,大多数这些病变最好由介入放射科医生治疗。随着学界进一步阐明了血管异常的分子基础,医学治疗也在不断改进,包括用于治疗婴儿血管瘤的糖皮质激素和 β-受体阻滞剂。此外,西罗莫司(又称雷帕霉素)正被更多地用于治疗巨大的、难治的病变,并取得了良好的效果[39]。然而,尽管取得了许多进展,这些病变中的一个子集仍然最好用手术治疗。

用手术方法治疗血管异常既不能缩手缩脚也不能恣意妄为(视频 31.1)。必须达到预测风险与谨慎执行之间的良好平衡——实践出真知。全身心投入治疗这些病变的医生有义务进行详细记录和批判性分析;习惯对学习受益终身。大多数病变根本不会彻底消除。即使进行了有效的切除术,病变还会复发,这是规律。这一点对术前规划、医患沟通和未来治疗是一个重要的注意事项。

随着时间推移,手术原则得到认同,但必须定期重新评估和精练,特别是在这个快速发展的领域。原则不应该被不断变化的手术技术所混淆,而应该在很大程度上受技术方法的调节。下文的很多原则是从早期处理血管畸形的手

术经验中发展起来的（特别是快速流动型），特别强调了并发症（表 31.4）[2,3]。

表 31.4　治疗原则

1. 清晰的解释手术和并发症。给患儿家长时间进行决定
2. 在十分确定的区域进行仔细设计和彻底剥离
3. 止血带控制下精确止血，无血视野
4. 良好的器械、放大镜、好助手
5. 慎重的切口布局。避免位于手背或手指背部
6. 辨别所有结构，保护肌腱、关节和神经
7. 一次剥离不超过半个手指或肢体
8. 避免血管危象。一次一侧。一侧血管不损伤
9. 避免神经内剥离，会引发神经瘤
10. 如有可能，与助手提前练习快速操作
11. 切除边缘皮肤。无张力缝合。覆盖健康组织
12. 深思熟虑的精准缝合。皮下缝合技术最佳
13. 充分应用引流、组织封闭剂和延迟闭合术
14. 适当的早期制动及其后早期关节活动度
15. 积极治疗并发症。无功能四肢末端截肢术
16. 负责任的定期随访有显著畸形的患者
17. 对患儿家长及患者全面解释潜在并发症

1. 术前规划应包括通过体格检查和影像学检查对结构的大小、范围和受累情况进行关联。术前应回顾全部检查；生长期儿童的系列研究通常对展示累及肢体的真正范围价值无限。必须给患者和/或家长清楚透彻的解释所有潜在并发症。

2. 外科医生应该在脑中勾勒切除范围并在术中遵从。不管畸形大小，都应该应用充气止血带并彻底驱血，这对清晰地观察正常和非正常结构十分必要。一旦手术视野血迹斑斑，会更难辨别神经、肌腱、内在肌群及其他结构。

3. 切口布局很重要，特别是儿童。优选指头远端近中轴切口，因为它可以被再次利用并且隐蔽。随着患儿生长，手掌内部或接近手掌部位的瘢痕会引起挛缩。如果选择掌部切口入路，最好用折line形切口，并利用天然的皮肤皱褶。如果计划在上臂或前臂进行多处修薄术，则应该仔细设计每一处切口以防止不必要的瘢痕。上肢、肘部及前臂的内侧皮肤最不明显。应避免足部承重部位的跖肌表面切口。将切口置于足弓中央，沿着足部边缘到足背表面是安全的。足蹼或顺着甲上皮和/或甲沟的瘢痕会挛缩并很可能变得棘手。

4. 用放大镜或显微镜放大视野，以最大程度地辨别并保护正常的神经血管结构。小血管，如曲肌腱上的联接血管以及腕骨的营养血管，如果没有被累及都应该保留。通常，血管异常病变会移位但不会特别侵害周围软组织。

5. 避免血管危象。一次只应剥离一半手指（足趾）（见表 31.6）。如果可能，每个手指（足趾）至少一条或两条大的背侧静脉应当被保留以保证静脉引流，特别当手或足存在广泛的淋巴病变时。不应切除表浅静脉系统除非已确定深层系统存在。当一条到手指（足趾）、手或足部的关键动脉节段被切除后，该节段应该用静脉组织重建，这样至少每指保留一条指动脉，并且一条主要动脉供应手或足伴有功能完整的掌弓或足弓。

6. 尽管累及严重，任何可能的情况下也要避免神经内剥离。虽然很多血管畸形，特别是静脉型，与神经掺杂在一起，剥离常导致持续的神经瘤伴随局部或全部的远端感觉缺失或运动功能丧失。症状通常比原发性神经瘤严重得多。

7. 避免在大型肌群内局部剥离。整体移除全部肌肉更有助于避免整个肌肉 - 肌腱单位的继发挛缩。如果一块骨骼肌超过半数被切除，极有可能发生继发挛缩。静脉畸形、混杂毛细血管淋巴静脉畸形、毛细血管动静脉畸形和淋巴静脉畸形，是最棘手的病变。大面积 FAVA 病变的最佳治疗方法似乎是对整个受累肌肉进行整块切除。

8. 用皮片或皮瓣代替异常或缺血的皮肤。生命力可疑的组织稍后可被观察到，如有必要则需切除。通常最好的做法是切除并替换不良皮肤，包括既往手术、慢性感染和溃疡预后遗留的瘢痕严重的皮肤，淋巴静脉合并而增厚的皮肤或者近端盗血现象而失去活力的皮肤。

9. 应充分利用引流，并应考虑原伤口延迟闭合。对于持续的术后出血，通常最好的治疗方法是直接压迫、抬高患肢并制动，而不是重新探查。对于较大的/弥散的静脉畸形和淋巴静脉畸形，应进行基线凝血研究。鼓励大量使用组织封闭产品。

10. 对小孩子或青少年的术后患肢进行制动。在处理血管异常患儿时，术后缺少或不进行制动是造成伤口裂开、浸渍和慢性感染唯一最重要的原因。

11. 有勇气处理疑难快速流动型病变的外科医生也应当做好准备在尝试减轻症状失败后需要对提示无功能或疼痛的手指、手、腿或足进行截肢。重建外科医生不需要把截肢术视为失败。

12. 应每隔 1 年强制进行随访评估。除了截肢术，病变真正的扩展范围从来不能被完全根除。儿童早期、青少年和怀孕期间，由于激素影响，血管畸形可能发生变化。由于缺乏提供关系信息的医学文献资料，这些患儿和家长总有一些他们的家庭医生不能解释的问题。在怀孕期间、应用大剂量雌激素抗排卵药物治疗或创伤之后，病变可能显著扩张。小孩子可以很好地忍受较大的动静脉畸形、淋巴管畸形或混合病变，只有当他们到青年时期这些病变会因为扩增、膨胀、溃疡、外观或盗血现象而成为负担。

13. 给予患者及患儿家长足够时间作决定。血管异常的诊断和治疗是一个快速变化的领域。让家长及合适年龄的患者清楚地认识到他们特定畸形的自然病史，可供选择的处理方法和新型治疗技术十分重要。这些患者和家长经常有一些问题，而他们的家庭医生却不容易回答。不言自明，外科医生在进行任何外科处置之前对所有潜在并发症都提供了清晰的解释，并且预见了短期和长期效果。

临床提示

对于大的病变，通常最好做分期切除。应进行仅限于特定区域的彻底切除，以便随后重新进入密集的瘢痕床，这样就没有必要了。有限的分期（但彻底）切除通常比留下异常组织的一次广泛切除要好。这样，外科医生可以尽量减少重新进入以前解剖的区域的可能性。例如，手指（包括拇指）应分期进行切除。作者通常通过中侧切口（一半的背侧和一半的外侧表面）对指头的一侧进行剥离，几个月后再回来对另一侧进行剥离。对于患有弥散性淋巴管畸形或静脉畸形的患者，通常对同一肢体的手背、腕部和手掌进行单一手术是最好的。在这些患者中，通常最好从远端开始，以便在较近的结构被切除后，尽量减少受累手指的肿胀。

临床提示

手掌解剖的注意事项

多项技术改进使这些曾经被认为是不可能的解剖变得既可预测又安全。这些总结在表31.5。

临床提示

拇指/手指解剖的注意事项

拇指和手指的手术方法与上述总结的方法类似，而且随着微血管技术的发展，已经变得更加安全。这些总结在表31.6。

表 31.5　掌部解剖注意事项

1. 解剖复杂。有三维的视角
2. 止血带下强迫性止血。避免墨池现象
3. 从近端到远端剥离神经。寻找神经外膜脂肪并沿着神经外膜结缔组织平面
4. 在尺管和手掌中部识别尺神经的深层运动分支
5. 经常涉及正中神经和尺神经。慢慢来
6. 虽然移位，但动脉解剖正常。沿着固有的结缔组织平面。保存掌弓
7. 完全切除受累的内部以避免挛缩
8. 尽量保留第一背侧骨间肌和拇指外展肌
9. 对局部钙化的血栓进行简单的肌肉分割
10. 组织密封剂和引流管，以避免出血
11. 术后用Coban轻松压迫拇指和手指
12. 术后压迫手掌困难。包扎无效。开放性伤口用真空辅助封闭装置均匀加压，闭合性伤口用手背/手掌夹板
13. 保持在一个明确的区域内。倾向于过于激进
14. 切除和替换边缘皮肤

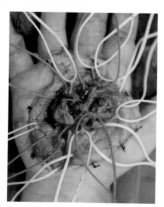

弥散性静脉畸形手掌

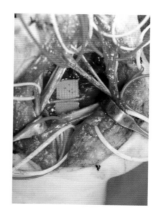

尺神经运动支

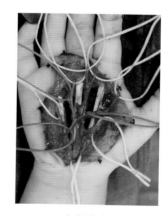

解剖完成

表 31.6　拇指/手指解剖注意事项

1. 解剖比手掌容易得多；在解剖前要对轮廓区域进行清创
2. 切口：中轴或中侧，避免在无毛的皮肤上做人字形切口，以避免肥大的瘢痕；必要时可利用背侧延伸的折痕
3. 止血带控制：远半部为手指式，近端手指和拇指为常规式
4. 首先抬高皮下皮瓣，随后进行深层剥离
5. 解压Grayson和Cleland韧带，以确定神经血管束；这些结构被扭曲，但总是存在

6. 一次解剖一侧的指头（手掌和背侧）；不触及一个血管束，不在指头周围进行超过 270° 的解剖

7. 识别并沿伸肌的副韧带进行解剖，去除伸肌和骨之间的畸形

8. 保留关节间隙水平的静脉血管和指神经的背侧感觉分支：沿腹膜平面解剖

止血带控制：远半部为数字式，近端手指和拇指为常规式

9. 完全切除畸形；如有必要，沿静脉血管延伸

10. 掌部剥离仅限于同侧的手指或拇指

11. 掌髓剥离。将静脉畸形、淋巴管畸形或淋巴管静脉畸形从隔膜袋中"挑出"，并保持神经与皮肤的连接完整

12. 将解剖范围扩大到掌指关节和远端掌屈折痕的水平

13. 组织缝合和引流以避免出血

14. 在切除前将多余的皮肤覆盖在手指上并松开止血带；无张力封闭

15. 术后用 Coban 加压敷料固定

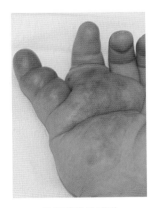 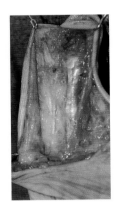 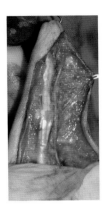 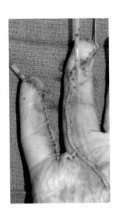

弥散性静脉畸形　　　　　尺侧神经血管束　　　　　桡侧神经血管束　　　　　关闭

血管肿瘤

婴儿性毛细血管瘤

基础科学 / 疾病进程

　　婴儿性毛细血管瘤（infantile hemangioma, IH）通常单发，累及上肢者占总发病病例 15%。始发年龄的中位数是出生后 2 星期。当累及真皮时，皮肤最初呈现粉色但可进一步进展为深红色。深层病变可能引起苍白、淡蓝色变色（图 31.1）。在前 9 个月生长非常迅速（增殖期），其后的 12 个月开始收缩褪色（衰退期），退化完成需要 5 年（退化期），遗留残存的毛细血管扩张、纤维脂肪性残余及沉积、萎缩的皮肤[34,37,40]。

诊断 / 患者表现

　　大约 90% 的婴儿性毛细血管瘤是依据病史及体格检查作出的诊断。手持型多普勒显示快速血流。超声显示快速血流，增强的阻力及增强的静脉血流[36]。在 MRI 扫描中，血管瘤在 T1 等强度，在 T2 高强度，并在增殖期出现增强。很少需要进行活组织检查。GLUT1，一种婴儿性毛细血管瘤特异表达的葡萄糖载体，其免疫组化染色可以区分出这种病变[10]。

　　大多数婴儿性毛细血管瘤累及头颈部、腰骶部和肝脏。PHACES 综合征包括面部婴儿性毛细血管瘤并至少有以下一个症状：颅后窝脑畸形，血管瘤，动脉性的脑血管畸形，主动脉缩窄和心脏缺陷，眼 / 内分泌异常，以及胸骨裂或脐上裂缝。这些患儿需要进行适当的专科会诊。

治疗 / 手术技术

　　大多数婴儿性毛细血管瘤可通过观察进行处理，因为 90% 是小的、局限的且不损害功能的。在增殖期为了保护它免于形成溃疡和 / 或软化，可局部应用抗生素软膏并用凡士林纱布包裹。形成溃疡的创面用局部创面护理即可，极少需要像皮片移植之类的生物覆盖物。那些小的但引起功能问题的，可以注射糖皮质激素[41]。

　　不能用病变内注射糖皮质激素法处理的可疑病变，可先口服泼尼松治疗，开始时每天 3mg/kg 体重服用 1 个月，然后逐渐减量直到 10～12 个月后停用[37]。长时间糖皮质激素疗法的并发症众所周知，通常停药后即会消失。最近，普萘洛尔已用于治疗，但它较之于皮质激素的有效性和安全性还未可知[42,43]。阿替洛尔可能比普萘洛尔有更好的风险状况，其使用正获得大量支持[44]。还有另一种替代方法，患儿可转为应用长春新碱；由于干扰素会导致痉挛性双侧瘫痪，它不再用于小于 12 个月的患儿。

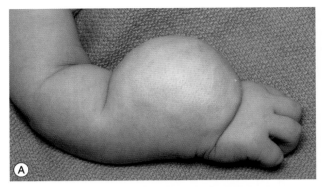

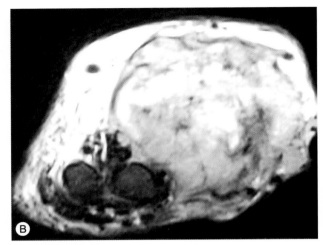

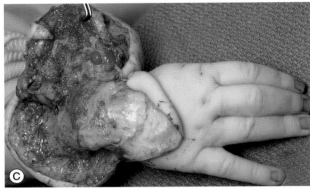

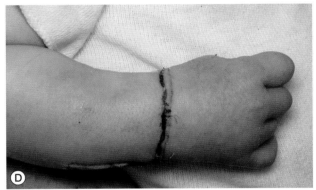

图31.1　婴儿性毛细血管瘤。（A）前臂背侧完全局限的独立的婴儿性毛细血管瘤显示淡蓝色。（B）MRI显示T2序列有多小叶的等强度病变。（C）切除范围包括广泛的背侧腱鞘。（D）2周后出现主动伸展

上肢的手术（在增殖期）适应证仅适于可疑溃疡或损害功能的较大病变。图31.2中的患儿有一个较大、慢性的溃疡病变，覆盖了所有神经血管结构。经过一个高位的近中轴切口行切除和神经成形术既可以保留手指的功能又避免手指二次挛缩。

退化后，血管瘤会留下多余的皮肤和纤维脂肪状的软组织。虽然这些病变不构成任何功能问题，但它们可能是不雅观的。小的病变可以在一个阶段内切除，而较大的病变需要分期进行。

先天性血管瘤

基础科学/疾病进程

上肢外科医生肯定对先天性血管瘤（congenital hemangioma，CH）[45]这一变异十分熟悉，与婴儿性毛细血管瘤相反，它是很罕见的病变，出生时已经完全长成，而且不显示出如婴儿性毛细血管瘤那样典型的增殖和退化。这些病变表现出与众不同的红色-青紫色，一过性毛细血管扩张，中心苍白，周围有晕环。先天性血管瘤有两种变异：快速退化型先天性血管瘤（rapidly involuting congenital hemangioma，

RICH）[46]和不退化型先天性血管瘤（non-involuting congenital hemangioma，NICH）[47]（图31.3）。两种病变均在四肢常见，性别分布均等。快速退化型先天性血管瘤在出生后退化快速；50%在7个月之内即消失，14个月内完全退化。纤维脂肪性的沉积物并不存在。不退化型先天性血管瘤并不退化，持续表现为隆起的、凹凸不平的、像斑块样的病变并有特征的外周晕环。持续的快速流动特征保持不变。

诊断/患者表现

通过体格检查、临床过程和超声检查做出诊断。先天性血管瘤的GLUT1染色阴性。

治疗/手术技术

快速退化型先天性血管瘤由于会加速退化所以在早期不需要手术治疗。只有在身体其他部位的较大病变可能需要口服糖皮质激素或二线药物治疗。不退化型先天性血管瘤可能需要在上肢疑难区域的病变内注射糖皮质激素。最好切除位于手掌内部、指蹼间隙的，或者导致肌肉或肌腱功能损害的较大凹凸不平的肿块。在上臂、前臂以及肘前窝内的较大病变可在儿童晚期切除。

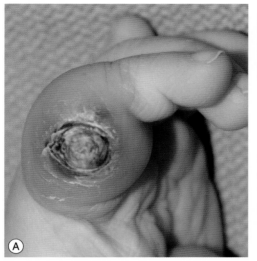

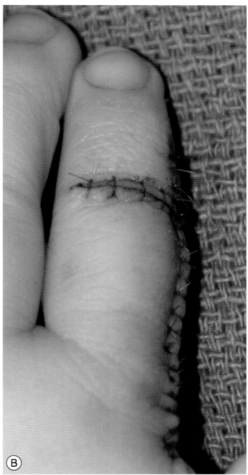

图 31.2 婴儿性毛细血管瘤。(A)9个月大的患儿患有一个扩张的毛细血管瘤伴慢性溃疡及出血。(B)经高位近中轴切口及正常皮肤皱襞行切除术

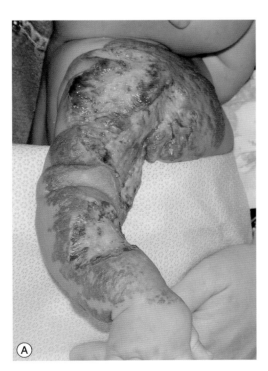

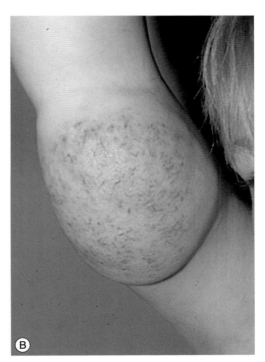

图 31.3 先天性血管瘤。(A)广泛的皮肤溃疡可能发生于增殖期和退化期。(B)一例未退化先天性血管瘤显示毛细血管扩张过程,硬化结节周围环绕晕环

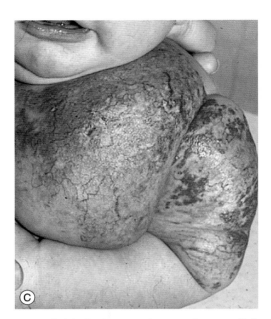

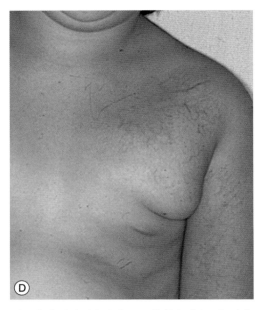

图 31.3(续) （C）一例快速退化型先天性血管瘤显示婴儿期典型的增大和毛细血管扩张过程。（D）未经治疗多年后效果

脓性肉芽肿

基础科学 / 疾病过程

脓性肉芽肿是一个生长迅速的独立的红色丘疹，并形成一个蒂。它曾被称作小叶毛细血管瘤[48]。它较小，平均直径 6.5mm。男女发病比率是 2 ： 1。它通常累及皮肤，在上肢最常发病部位是手指光滑表面，在甲褶（图 31.4）、指蹼内和手掌曲褶线。它们表现为长在蒂尾端的红色丘疹。持续出血和持久溃疡很常见。脓性肉芽肿分布于包括黏膜在内的全身各处；面颊、唇部、口腔、眼睑和前额最为常见。组织学检查可将脓性肉芽肿与血管瘤区分开来[49]。

诊断 / 患者表现

由于外观典型，可通过体格检查进行诊断。

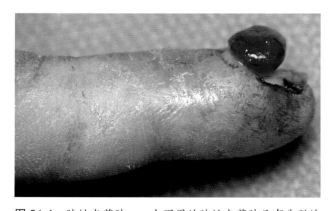

图 31.4 脓性肉芽肿。一个甲周的脓性肉芽肿具有典型的肉蒂，可持续出血，除非完整刮除或切除。年龄小的患儿必须与未缩减的远节指骨 Salter I 型损伤（骺板损伤 I 型：整个骨骺与骨干分离）相区分

治疗 / 手术技术

已有众多治疗方法被报道用于治疗脓性肉芽肿，包括刮除术、削除术、激光疗法和切除术。手及上肢病变首选完全切除术。对于切除较大病变而遗留的创面可能需要行皮片移植覆盖。

血管畸形

毛细血管畸形

基础科学 / 疾病进程

毛细血管畸形由浅表真皮扩张的毛细血管构成。毛细血管畸形通常单发，但可能较小或累及范围很大，并可能发生于肢体任何部位（图 31.5A、B 和图 31.5C～F）。随着时间推移及患儿成长，这些粉红色病变通常变暗并产生一些纤维血管性增生。它们可伴随深部血管病变发生，这些深部血管病变既包括慢速流动型（Klippel- Trénaunay 二联征，CLOVES 综合征）也包括快速流动型（Parkes-Weber 综合征、毛细血管畸形 - 动静脉畸形，PHTN）（见表 31.2、表 31.8），也可伴随骨骼及软组织肥大。位于一个或多个三叉神经分布区域的面部毛细血管畸形是斯特奇 - 韦伯综合征的指示性特征[50]。这些患者有罹患癫痫、视网膜脱离、青光眼和卒中的风险。

诊断 / 患者表现

通过体格检查可做出诊断。深部病变必须进行放射照相、扫描和超声检查。

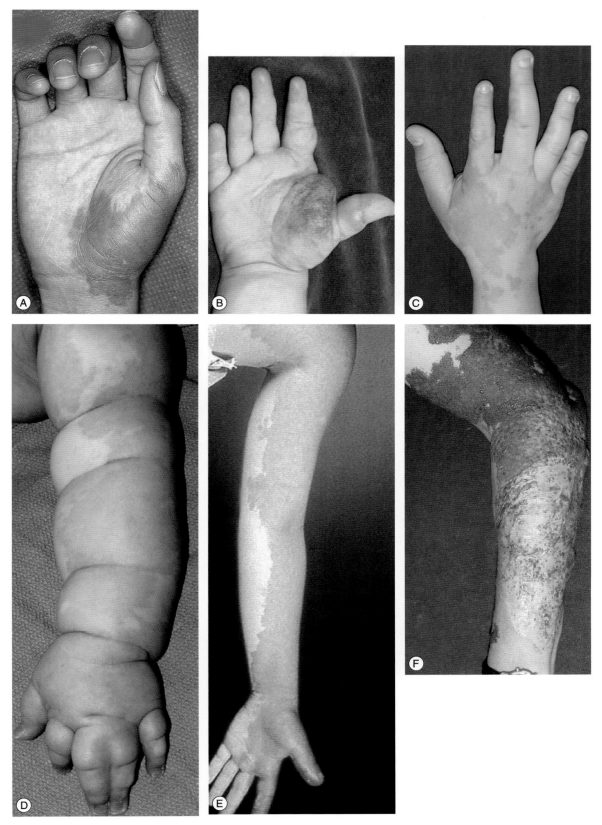

图 31.5　毛细血管畸形的不同变化。(A)青少年患者的鱼际区独立毛细血管畸形；在青春期发育阶段颜色加深。(B)儿童的局灶性毛细血管畸形并有巨大动静脉畸形及众多动静脉瘘，可触及杂音。(C)CLOVES 儿童的拇指、中指和环指毛细血管畸形以及过度生长。(D)广泛的毛细血管畸形加上脂肪瘤性过度生长，并指，但没有骨骼过度生长。(E)患有毛细血管畸形-动静脉畸形儿童的肢体。(F)老年男性的毛细血管畸形。注意激光治疗对前臂背侧的不同影响。成年后，毛细血管畸形变黑，呈鹅卵石样

治疗/手术技巧

对于四肢的毛细血管畸形没必要进行治疗。可调脉冲染料激光（585mm）可有效减轻表皮红色的强度[51,52]。患者（包括婴儿）通常在清醒时在表面麻醉下进行治疗。在头颈区域和脸上的治疗效果比在躯干和肢体上的更佳。必须进行多次治疗。低龄儿童的治疗效果优于成人；效果波动于90%减轻病变，50%～90%改善，20%轻微改变。随时间推移很多畸形将再次变深[53]。偶尔会切除深紫色的过度增生的四肢毛细血管畸形，或用移植物覆盖创面。

淋巴管畸形

基础科学/疾病过程

淋巴瘤是由淋巴系统的胚胎发育中的一个错误导致的。由于淋巴系统和静脉系统有共同的起源，因此合并淋巴-静脉畸形（LVM）经常发生[54,55]。淋巴管畸形以畸形通道的大小为特点：微囊性、大囊性或合并。大多数淋巴病变在出生时或在出生后的前2年内被发现。大的大囊性病变可能有轻微的可压缩性，那些较小的通道是橡胶状的，这是一个特征性的区别。抬高头顶时，它们不会减压。覆盖的皮肤可能看起来正常，有淡蓝色或含有透明或粉红色的水疱。深色水疱表明有包膜内出血。皮肤受累常常覆盖着一个大的淋巴管病变。这种皮肤可能很厚，并表现出皮肤起皱，很像淋巴水肿中看到的橘皮样皮肤。皮肤水疱可能凝聚，流出透明液体，出血，并导致慢性伤口和脓毒症。

淋巴管畸形可位于上肢任何部位，典型的大囊型病变位于颈颜面部和颈部（"水囊状淋巴管瘤"），纵隔和腋窝（图31.6、图31.7），微囊型病变位于前臂远端，腕部和手。淋巴管畸形主要位于皮下脂肪层，这点与其他血管畸形不同。淋巴管畸形可能伴有数量增加的发育异常的脂肪并因此增加了畸形的体积。淋巴管畸形直接侵犯肌肉组织的情况很少见，因为它们主要位于皮下组织层。最疑难的部位是位于擦烂的皮肤皱褶内的、指蹼间的、甲褶的病变以及由于囊疱渗漏造成的开放性创面内的病变。

淋巴管畸形侵犯骨骼组织并没有特征性的样式。四肢的长管状骨和关节极少累及。用人名命名的戈勒姆病用于表示累及的骨骼病变[56]。广泛的淋巴管畸形可能伴随骨骼失用性萎缩。仅限于肢体远端的较小的病变可表现为手或足的过度生长。淋巴管畸形及包含淋巴管成分的混合型病变（毛细淋巴管静脉畸形，淋巴静脉畸形）可逐渐发展成巨大畸形。关节极少被累及但可被大块的淋巴管畸形严重限制活动（见表31.2）。

诊断/患者表现

大约90%的淋巴管畸形可通过病史及体格检查进行诊断。小的、表浅的病变不需要进一步的鉴别诊断[34]。大的或深层的病变可能需要MRI扫描以明确诊断、阐明淋巴管畸形的三维结构特征、设计治疗方法。这些扫描图像表现了充满液体的空间伴有或不伴有气-液界面的特点，不同厚度的众多分隔，由于含水量较高，在T2加权像有高密度影，应用对比剂后有轻度的边缘增强。不存在发散性增强。对大囊型病变进行直接穿刺可在硬化治疗前进一步勾画出病变构造。通常会出现大的静脉通路，出血进入到大囊中是常规而非特例[57]。超声检查表明多腔的大囊型病变有"边缘增强"，低回声的微囊型病变很少有血流。超声检查常用于证明病变内出血。用组织学方法确诊淋巴管畸形毫无必要。淋巴管畸形特征性的表现为强嗜酸性染色的异常管壁通道，富含蛋白的液体和淋巴细胞聚集。淋巴管标记物D2-40和LYVE-1免疫染色显示阳性[58]。

治疗/手术技术

淋巴管畸形是一种良性疾病，对小的无症状病变没有必要进行干预。对于引起疼痛、感染、压迫性神经病变、严

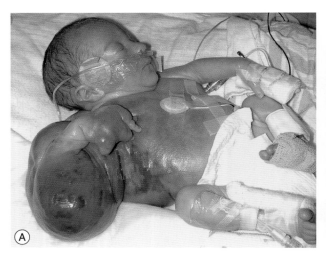
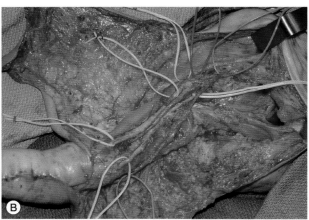

图31.6　新生儿大囊型腋前线淋巴管畸形。（A）该例广泛淋巴管畸形由产前超声诊断出来；患儿通过剖宫产出生。持续的体液转移和病变内出血使初步处理十分复杂。（B）6个月后行积极的减瘤术，同时分离和保护所有神经血管结构。手术进行6个小时，失血＜100ml。应用加压包扎以保持良好的术后效果

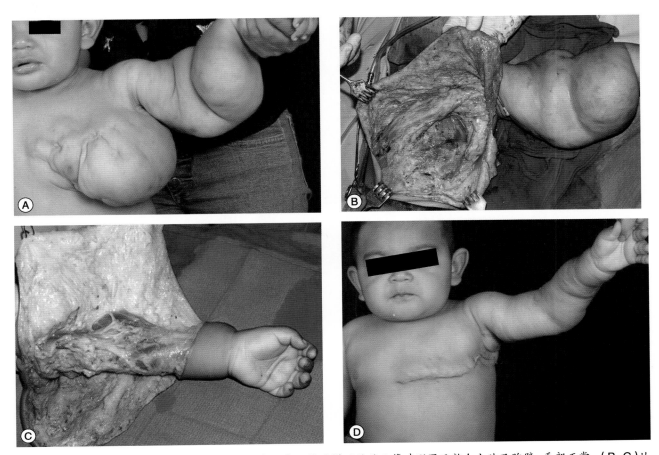

图 31.7 胸壁及前臂淋巴管畸形。(A) 16 个月患儿表现橡胶样硬的淋巴管畸形累及整个上肢及胸壁,手部正常。(B,C) 从胸壁开始行阶段性切除术,保留胸大肌、背阔肌和前锯肌。前臂用两次手术减瘤。(D) 术后 3 个月,又进行了 3 次手术后

重畸形或功能障碍的有症状的病变,要进行更积极的处理。肢体内感染的淋巴管畸形可以通过局部伤口护理、口服抗生素和偶尔的静脉注射抗生素治疗来控制。在这些病变中看到的如"野火"般快速发展的感染可引起败血症,但在适当的治疗下,会像它们的发展一样迅速恢复。硬化剂治疗是对大的、有问题的大囊性淋巴管畸形的一线治疗。已经使用了几种硬化剂:多西环素[59]、十四烷基硫酸钠(sodium tetradecyl sulfate, SDS)、乙醇、博来霉素[60] 和 OK-432[61]。SDS 是最广泛使用的。乙醇的并发症发生率最高,对神经血管结构的毒性特别大(见图 31.14)。OK-432 非常有效,但没有广泛使用。除了最小的病变外,其他病变都需要多次注射。肿胀、骨筋膜隔室综合征和皮肤外渗是上肢最常见的并发症。对于主要位于头颈部、腋窝和上肢近端部分的大囊性淋巴管畸形,作者倾向于采用硬化剂疗法。微囊性病变最好采用手术治疗。

以下情况仍需要考虑切除手术:① 引起出血或失液、感染、出血、疼痛或功能障碍的无症状淋巴管畸形;② 不能用硬化剂充分治疗的病变(微囊);以及③ 可以切除治愈的小而局部的病变。已经概述了手术原则和技术上的注意点。图 31.6 中的新生儿展示了一个很好的例子。尽管进行了硬化剂治疗,但诸如出血、液体转移和代谢紊乱等问题仍不能得到充分的处理。切除手术包括仔细识别臂丛内和外的所

有神经血管结构,切除大量受累组织。从特征上看,这名婴儿的淋巴管畸形局限于皮下组织平面,只在肌肉群之间延伸。分期切除大型上肢淋巴管畸形比大型根治性切除要安全得多。作者通常从最庞大的胸壁、腋窝和手臂区域开始,然后再延伸到前臂和手的远端(见图 31.7)。优先切除受累的皮肤区域,一次手术只切除前臂、手腕、手或手指的一侧。皮瓣受损、伤口裂开和感染是早期问题,后期可能会遇到肌腱粘连、神经瘤和关节僵硬。

由于其复杂的解剖结构,手部是剥离淋巴管畸形或其他血管畸形最难的区域。在有硬结的淋巴组织中很少有自然的筋膜层,它们在既往的炎症中已经瘢痕化。然而,经常可在神经和动脉周围找到光滑纤薄的结缔组织层,需要小心谨慎地追寻。在既往列出的所有外科原则中,对于手部淋巴管畸形最重要的是进行有限而彻底的剥离(见表 31.4)。与手指和拇指相反的是,术后水肿基本不可能被控制,而且可能会影响关节活动度和肌腱滑动。在这个层面上,所有淋巴管畸形都是微囊型,并伴有大量脂肪组织,硬度介于柔软和硬橡胶之间(见图 31.8B)。手内的切除术适用于有功能障碍的情况。这些手术操作既冗长又乏味。操作技巧必须精确,保护所有感觉和运动神经、普通指动脉和掌弓血管。通过光滑皮肤的切口必须经过良好的设计,这是因为有生成增生型瘢痕的趋势,特别是累及皮肤的时候。在修

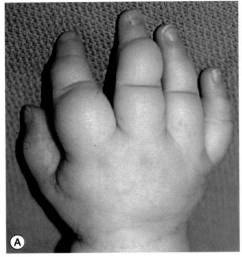
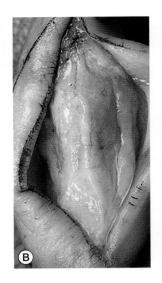
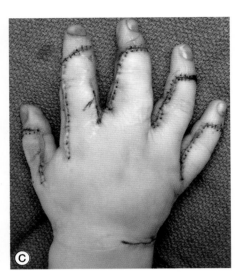
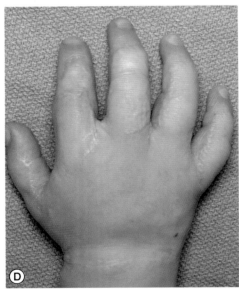

图31.8　淋巴管畸形手。(A)4岁患儿表现出整个前臂、腕部和手的广泛性微囊型淋巴管畸形。手背剥离通过尺侧切口以保护背侧静脉系统、神经和伸肌腱。(B)顺着手指生长的淋巴管畸形属于微囊型,结节状,包裹全部结构。关节腔未被累及。(C)单次治疗修薄了多根手指和拇指。(D)由于有持续加压包扎和锻炼,15年后依然保持了正常轮廓和功能

薄背侧时,应保留数条较大的背侧静脉使其与前臂头侧回流系统保持贯通。然而,切除这些静脉并不意味着会导致静脉瘀血(见表31.5)。

　　背侧淋巴管畸形在拇指和手指很常见。幸运的是,这些部位是四肢中最容易修薄的地方(见表31.6)。肌肉不常被累及,而且淋巴管畸形通常不延伸到曲肌腱或伸肌腱下方或穿透它们。整个的手背可被修薄,在一次操作中还可连同切除一半的掌侧畸形。吸脂术,即使使用超声技术进行操作,也不是一个好的选择,这是由于微囊型淋巴管畸形致密如橡胶样的硬度不易操作而且有损伤神经血管结构的潜在可能性。累及的背侧皮肤应被切除并用厚刃厚皮片或全厚皮片移植覆盖。多根手指可在一次手术中同时修薄,在其他阶段修薄手背。通常选用中轴切口(图31.8、图31.9A～C)。保留手部或手指较大的背侧静脉。任何可能的情况下都要保留在关节腔水平的联系血管。通过手掌或手指光滑皮肤的切口易于形成增生型瘢痕。手指内联合和指蹼部位必须在它们的正常结构处闭合伤口。用Coban™弹力绷带进行环形包扎可有效控制术后水肿。

结果、预后及并发症

　　获得功能及外观的改善程度与畸形的严重程度成比例。在四肢手术中应用气压止血带显著降低了多见于头颈区域的复发概率[62,63]。持续引流,伤口裂开及皮肤损失发生概率低于8%;继发神经瘤和增生型瘢痕则更常见(20%)[15]。用恰当的术后治疗和夹板疗法,可使关节僵直发生概率降到最小。有巨大沉重而水肿的手的上肢通常是"有帮助的肢体",并且仅能有限活动的手指由于既往手术产生的瘢痕而再无可能恢复正常,且有残留的淋巴管畸形存在于剩余的软组织中。然而,淋巴管畸形所处位置较好的肢体通过良好的设计和精细的手术有望恢复正常功能。

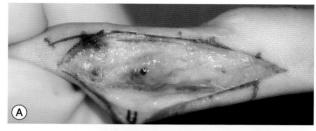
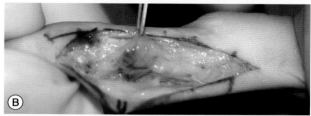
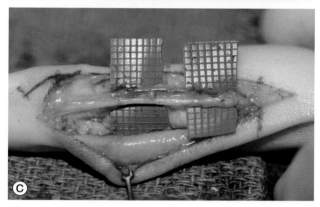

图 31.9　淋巴管畸形的手指。(A)淋巴管畸形顺着手指一侧生长。(B)淋巴微囊和小静脉血栓分布在发育不良的脂肪组织内。(C)神经血管束已被解剖,在关节水平上保留了静脉分支

静脉畸形

基础科学/疾病进程

静脉畸形是最常见的血管畸形。它由薄壁和异常的平滑肌细胞组成,呈团块状而不是同心排列。静脉畸形随着时间的推移和生长显示出逐渐扩张和扩大[3]。虽然静脉畸形在出生时就存在,但并不总是很明显。在出生后的 5～6 年内,除了最小的或最深的病变外,所有的病变都会变得临床上明显。不到 10% 的人在临床上是不明显的,直到青春期。大约 40% 的淋巴管畸形涉及四肢,其中一半以上涉及深层结构,包括肌肉、骨骼、神经和结缔组织平面。它们与儿童的生长相适应,在青春期生长高峰期慢慢扩大。淋巴管畸形通常是散发性和单发的,半数有内皮细胞受体 TIE2 的体细胞突变[64]。

静脉畸形表现各异,从小的局部的皮肤病变到累及所有组织平面,包括骨与关节在内的广泛畸形不等。这些病变会随着肢体处于依赖体位而充盈,随着肢体处于心脏水平之上而减压(体积变小)(图 31.10)。大多数静脉畸形位于皮下组织层与肌膜层的浅层,与淋巴管畸形不同,静脉畸形可直接累及肌肉[65]。大量静脉畸形是独立发生,无症状的。通常它们表现为多腔性,随着肢体抬高而不完全减压,并且由于既往内部血栓导致周围形成炎症,因而可触及瘢痕区域,摸上去感觉像囊腔中的小豆豆[2,10]。

静脉畸形中静脉管腔的构型、大小和管径没有像淋巴管畸形那样的特征性微囊型和大囊型的腔道的特定样式。大管径静脉可能位于指/趾,足和腿上,或位于腋窝内。通常肢体上这些大的、膨胀的、多余的引流静脉会置患者于血栓形成继发肺栓塞的危险境地。

静脉畸形并不是从慢速流动状态发展为快速流动状态;它们随患儿同步生长(扩增)。某一部分切除术后发生的任何扩增代表了血流重新定向并流入邻近部位的异常管道。中重度病变确实有激素调节的作用。它们通常在青春发育期、月经期、服用抗排卵药物期间以及怀孕期间体积增大。女性中如果怀孕期间症状恶化,则原有体积不会在产后减小。患者必须在青春期及其后的妊娠期认真随访[15,35]。

静脉畸形引起的功能上的问题与其体积、重量和位置有关。疼痛及感觉异常通常是由于局部病变内血栓周围的炎症或神经压迫引起,通常位于肘部、腕部、手和/或足的跗管部位。静脉血栓部位或局部出血会表现肿胀、坚硬和疼痛,特别是穿上弹力服时。大多数症状在运动后加重,这些运动包括重复活动诸如提升、握拳、跑步或踢腿动作。在年龄较小的患儿身上,很多静脉畸形出奇得大却极少有症状。

静脉畸形的并发症

新出现的一组涉及静脉畸形的综合征已经得到临床区分(表 31.7)。少于 20% 的静脉畸形患者会被诊断为一种综合征并具有一种特殊类型的畸形,包括球形细胞静脉畸形(glomuvenous malformation,GVM)[66,67]和毛细血管畸形静脉畸形(capillary malformation venous malformation,CMVM)[68]。在蓝色橡皮奶头痣综合征(blue rubber bleb nevus syndrome,BRBNS)中[69,70],小的蓝色瘤孤立存在或广泛连接。少部分上肢患者表现出混合型淋巴-静脉畸形,伴有或不伴有毛细血管印迹:淋巴静脉畸形,毛细血管淋巴静脉畸形(Klippel-Trénaunay 二联征)。可以理解的是,本组病变极易混淆但处理方法相似。

未经过治疗的静脉畸形的并发症包括疼痛、肿胀、块状及体型畸变和精神异常。病变内血栓是引起疼痛最常见的原因。静脉畸形可引起下肢不等长,因失用性萎缩引起的发育不全,病理性骨折,关节积血,以及退行性关节炎。肌肉的静脉畸形可能导致疼痛、肌无力,纤维变性导致关节挛缩及继发残疾[65]。上肢、腋窝及同侧胸壁大的淤滞静脉管腔中的静脉血栓是导致肺栓塞的主因。对于有广泛静脉畸形,伴或不伴有毛细血管或淋巴管成分的患者,都应该了解其凝血状态,特别是当其有出血、瘀斑或关节积血的病史时。高危患者均应接受抗凝治疗(见下文)。

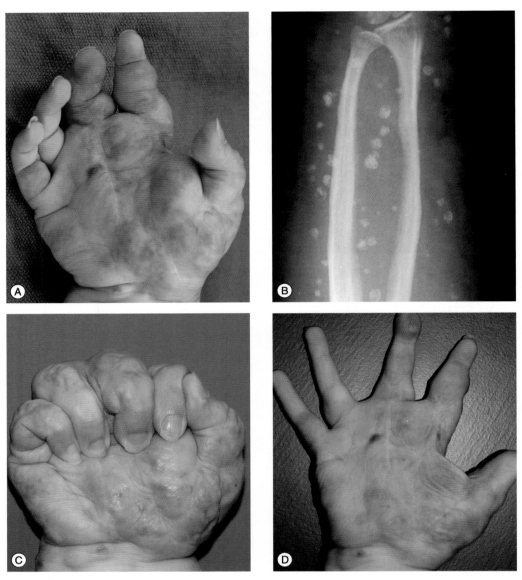

图 31.10   静脉畸形手。(A)手位于依赖位,广泛的淋巴管畸形充盈成块状,重量增加,成为功能性的障碍物。(B)常存在钙化静脉石。(C)畸形造成功能性运动衰弱。(D)抬高患肢后疼痛、肿胀或瘀血消失。这名特殊患者有一个累及整个半侧胸廓的广泛的静脉畸形,在腋窝区有一个大的淤滞静脉收集系统。因此,她长期应用抗凝治疗

表 31.7   静脉畸形(VM)的变化

	常见 VM	BRBS	GVM	CMVM	Maffucci 综合征	弥散性 VM
名称,命名	静脉畸形	蓝橡皮奶头样大疱性痣综合征或 Bean 综合征	球形细胞静脉畸形;血管球瘤	毛细血管畸形,静脉畸形	Maffucci 综合征	真正的 Bokenheimer 静脉曲张;弥散性静脉畸形
毛细血管斑	缺失	缺失	缺失	存在;累及黏膜;紫色更老	缺失	缺失
皮肤外观	蓝色变色;出生时存在;广泛分布	出生时存在的深蓝色点	增厚,紫色早期;出生时存在;鹅卵石外观	皮肤,黏膜	微蓝至紫色;增厚;巢状和结节	弥散性,大,迂曲静脉通路
遗传学	50% 突变在内皮细胞 TIE2	未知	球蛋白基因突变;染色体 1p21-22	TIE2 突变;染色体 9p21;可能为 2 次打击突变	未知	未知

续表

	常见 VM	BRBS	GVM	CMVM	Maffucci 综合征	弥散性 VM
模式	散发;常见;性别同等	AD;性别同等	AD;性别同等	AD;1% 完全 VM;性别同等	散发;性别同等;罕见	散发;性别同等
血流动力学	慢速流动	慢速流动	慢速流动	慢速流动	慢速流动	慢速流动
肢体受累	身体所有部位	身体所有部位	身体所有部位	皮肤、黏膜、肌肉	所有肢体	所有肢体
骨骼受累	存在,不常见	无	无	无	90% 手和足;软骨瘤	存在,弥散性;病理性骨折
内脏受累	是	是;尤其肠道,贫血常见	无	无	无	无
病理学	血管壁缺少平滑肌;血管扩大;血栓形成	与 VM 相似,边界清晰,薄壁扩张血管	立方形胶质细胞	与常见 VM 相似	与 VM 相似;厚梭形细胞	与常见 VM 相似

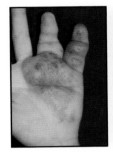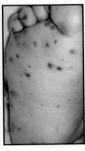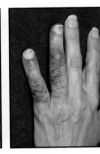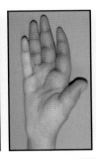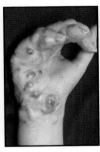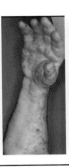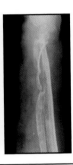

AD,常染色体显性遗传。

诊断 / 患者表现

至少 90% 的静脉畸形可由病史和体格检查而诊断。患肢的依赖体位可证实诊断:由于肢体静脉血回流减少静脉畸形会变大(图 31.10C、D)。小的、表浅的、无症状的病变不需要进一步鉴别诊断。然而,大的或较深的病变需要用 MRI 评估:①明确诊断;②了解病变三维扩展范围;③计划长期治疗方案。静脉畸形在 T2 加权像为高信号。与淋巴管畸形不同的是,静脉畸形在有对比剂的时候增强,静脉石表现为信号空白,而且可累及肌肉。超声可用于诊断某些局限性病变,特征性的表现为慢速流动型低回声或无回声管道被不同回声较坚硬区域所分隔。静脉石为高回声像伴声影。磁共振静脉造影术(magnetic resonance venography,MRV)对诊断上臂、前臂和胸壁的较大病变有帮助。CT 扫描用于评价骨骼的静脉畸形[57, 71]。极少情况下需要病理学诊断,但如怀疑有恶变或影像资料不能确诊时则有指向性。动脉造影术没有帮助(见表 31.2)。

治疗 / 手术技术

弹力服是一线治疗方法,用于减少病变内瘀血,降低扩张的风险,并减少局部病变内凝血障碍(localized intralesional coagulopathy,LIC)和静脉石形成的可能性,减轻疼痛。伴有疼痛及巨大的病变每日给予阿司匹林(81mg)以预防静脉血栓形成。较大的病变可能陷入静脉血瘀、凝血酶激活、纤维蛋白原转化为纤维蛋白的恶性循环的风险。然后在局部病变内凝血障碍继发纤维蛋白溶解。慢

性凝血障碍可导致血栓形成(静脉石形成)或出血。可考虑对患有显著局部病变内凝血障碍或有弥散性血管内凝血(disseminated intravascular coagulation,DIC)风险的患儿及成人给予低分子量肝素(low molecular-weight heparin,LMWH)治疗。那些有较大静脉畸形及硬化剂治疗前呈低纤维蛋白原水平的患者在手术前后各给予 14 天的低分子量肝素治疗。围手术期维持 24 小时抗凝治疗(治疗前后各 12 小时)以防止出血引起的并发症。有严重静脉血栓形成的患者,比如肺栓子,需要长期抗凝治疗或应用腔静脉滤网。

对于引起疼痛、功能障碍、肿块效应或主要轮廓问题的无症状病变,硬化剂疗法是下一个治疗选择[15, 72]。在手臂、肘部和前臂,硬化剂治疗比切除术更安全、更有效(图 31.11)。有症状的区域必须特别针对。虽然硬化剂治疗可以减少畸形的大小,但它会产生大量的瘢痕,而且不能去除畸形。静脉畸形通常会再次扩大,需要多次治疗,有时需要终生治疗。直接穿刺硬化疗法用于治疗静脉畸形。大多数患者在麻醉状态下使用 US 指导进行治疗。最常见的并发症是皮肤溃烂(10%～15%)、局部外渗、手臂或前臂的骨筋膜室综合征和继发性挛缩(见图 31.14A)。在手掌或大神经附近进行硬化剂治疗可能导致疼痛相关的神经病变,应避免。

对于大面积的病变,需要进行治疗后监测,并由四肢外科医生待命处理问题。腋窝和手臂的大型静脉畸形含有异常的太大的静脉,无法进行硬化剂治疗;这些应该进行栓塞。硬化剂治疗对于腋窝、手臂、肘部和前臂近端可能直接

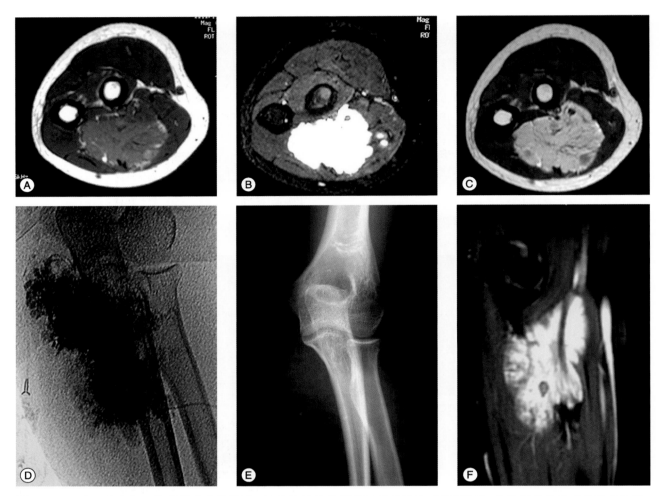

图 31.11　硬化剂治疗。 易受影响的前臂近 1/3 处的放射学研究显示有静脉畸形（VM），是进行硬化治疗的理想选择：（A）在轴位 T1 序列上与邻近的骨骼肌等强；（B）在轴位 T1 加钆对比剂上增强；（C）在轴位 T2 上显示信号空洞，代表静脉石；（D）直接穿刺和注射对比剂后填充；（E）在 X 线片上显示小的钙化静脉石；（F）在矢状 T2 序列上，有多叶结构及信号空洞

涉及肌肉的小型和大型静脉畸形最为有效。在前臂远端、手腕、拇指和手指，这些部位的肌肉组织很少，手术切除是首选（图 31.12、图 31.13）。在这些区域，由硬化剂治疗产生的继发性瘢痕不利于神经功能、肌腱和肌肉滑行以及关节运动。与球形细胞静脉畸形或 Maffucci 综合征患者常见的小窝或簇状静脉畸形相比，大的血管通道对硬化治疗的反应更好。手术切除是首选。作者倾向于避免在切除前进行硬化剂治疗，因为它可能会引起瘢痕并使解剖区域变得复杂。

静脉畸形的切除术适应证为位置良好处于单个肌群（如手内在肌群）者，病变伴血栓形成者，以及引起神经系统损害或压缩问题的（见表 31.5）。在肢体远端，最好切除全部受累肌群，特别是小的肌肉 - 肌腱单元。例如，可用其他肌肉替代功能的内在肌群或可用肌腱移植替代的外展曲肌。不推荐部分切除这些小的肌肉 - 肌腱单元，那样并不能改善功能。继发于延迟康复训练而引起的屈曲性挛缩通常发生于肌肉的次全切除术后。手术切除的适应证主要为功能，但也可为美观。

治疗原则总结于表 31.4。上肢手术切除术的优点有：①充气止血带可用来创造无血手术视野；②可辨认所有解剖结构；③只有畸形被去除；④神经、肌肉和肌腱可免受损伤，以及⑤位置良好的病变可被全部切除。然而，恢复时间越长，机能复原越困难，而且局部静脉畸形总有可能再次扩展到邻近区域。

前臂近端对于四肢外科医生而言是最困难的手术区域之一，因为这里空间紧凑却有较高密度的重要的解剖结构。皮下组织内的静脉畸形在这个区域并不成问题。而肌肉内病变很难切除，是因为有可能损害临近肌肉并损伤正中神经的很多细小运动支。位于曲肌与旋前肌区域深部的局部病变在不损伤腕曲肌和深部指曲肌及拇曲肌的情况下很难接近。硬化疗法是一线治疗方法。在背侧面，更容易通过旋后肌腱弓辨别并减压桡神经；然而，损伤广泛累及的伸肌肌腹的概率也很高。这个区域的静脉畸形通常弥散分布，并延伸到筋膜层下方直到肌肉。通常情况是，静脉畸形及其他血管异常病变沿着背侧骨间筋膜全长累及背侧骨间系统，并且可能延伸到掌侧间隔。手术解压肘管、桡管以

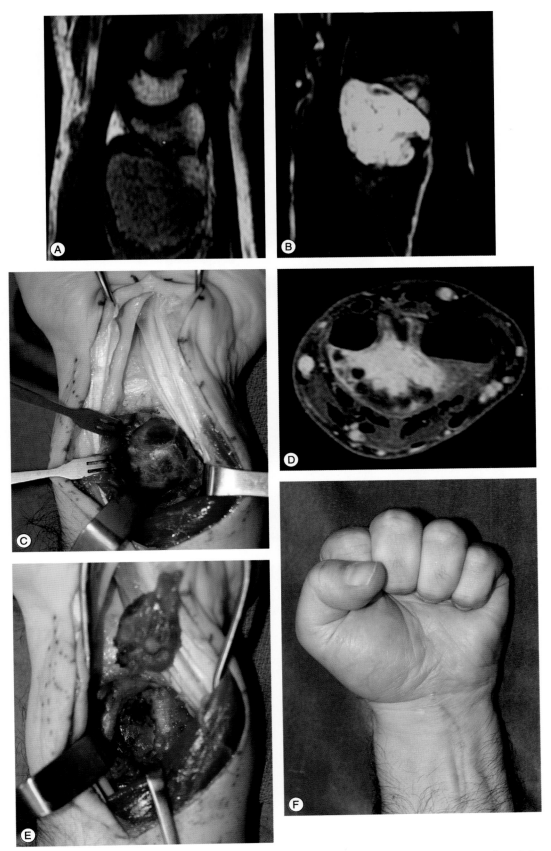

图 31.12　前臂远端静脉畸形（VM）。（A，B）一名中年男性因腕管症状就诊。冠状位 T1（上）显示病变有信号空洞，T2 序列（下）显示增强，均与静脉畸形一致。（C，D）增强的 T1 加权序列显示延伸至骨间膜。（E）切除的部分包括旋前方肌。（F）术后 6 周功能完全恢复

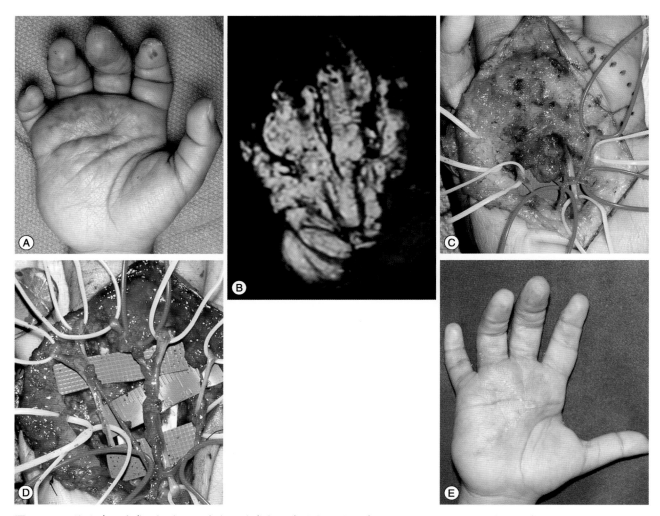

图 31.13　静脉畸形手掌。（A）该 6 岁患儿手掌部位有弥散性静脉畸形，由于病变内血栓疼痛不能穿衣服。（B）冠状位 T2 加权像显示在弥散的从头到尾的静脉畸形中有多重信号缺失。掌中部症状最明显。（C）剥离始于辨认掌弓（红线）及正中神经和尺神经（黄线）。静脉畸形含有多处血栓混杂着发育异常的脂肪。（D）在保护全部神经血管结构、曲肌腱和蚓状肌，包括其运动分支的情况下，进行完整的由近端到远端的切除术。（E）5 年后，正常的感觉和运动得到维持。静脉畸形有残留，但没有症状

及正中神经的掌侧半通常能够缓解神经源性疼痛，但也可能继发静脉畸形内出血、血栓性静脉炎或静脉畸形内静脉石。在这个区域用脱细胞真皮基质、自体静脉、其他异体材料或局部未累及组织包裹神经是任何神经成形术的有益补充。

前臂远端、腕部、手掌、拇指及手指是更利于进行手术摘除的区域，这是由于这些区域有较少的肌肉团块，却有更多的固体肌腱和神经结构。经常可见到，看上去是前臂远端和腕部的浅表病变却向深部蔓延并穿过骨间筋膜，还可累及深筋膜系统。在这个区域的切除术必须彻底，通常包括切除骨间筋膜。前骨间神经、后骨间神经或两条神经的神经切除术可以减轻术后腕部疼痛。正中神经和尺神经经常在这个区域被累及，但神经内剥离仅在有症状时才适用。在腕部水平主要神经或其感觉分支继发神经瘤可使患儿及成年患者严重残疾。掌侧深部的静脉畸形通常在虎口区扩大，在第一背侧骨间肌下方沿着拇收肌延伸。两条肌肉对

于捏持动作很重要，如果没有被广泛累及应该给予保留。在掌弓下方进行的深部分离经常能暴露尺神经的深层运动分支（见图 31.13）。

手掌或手背局部静脉畸形总是比其临床表现范围更广泛。很多静脉畸形的边缘在 MRI 或 MRV 扫描中可能并不明显。在这个区域进行剥离很困难，必须严格遵守大体指导方针（见表 31.5）。由于手的这部分区域有高密度的神经血管结构、滑动肌腱和纤弱的内在肌群，因此进行硬化治疗具有很多潜在并发症（图 31.14）。

结果、预后及并发症

由于上肢及同侧胸壁的静脉畸形表现差异巨大，且有很多综合征命名及术语的混淆，很少进行结果研究。静脉畸形可被切除，其效果可被预知。早期并发症总会引起后期问题，次于最佳结果。最多 20% 的患者会出现问题，或早（肿胀、血肿、伤口延迟愈合、皮肤坏死）或晚（神

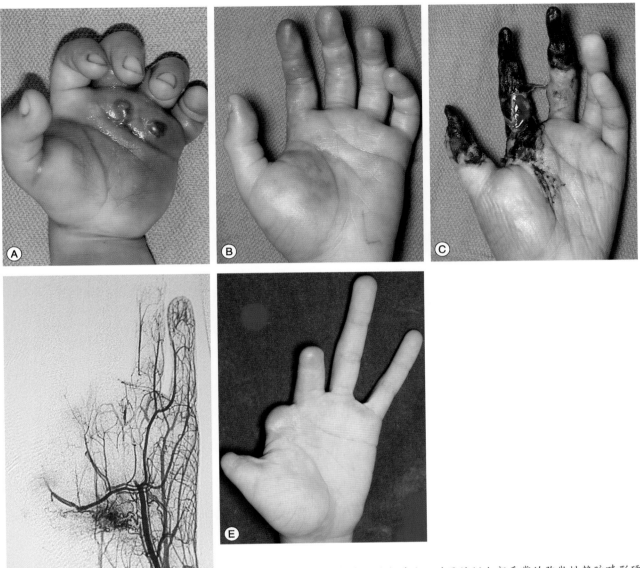

图 31.14　介入放射疗法的合并症。对于该例全部手掌的弥散性静脉畸形硬化，有必要进行内在间隔的松解术。乙醇用于栓塞手掌内动静脉畸形病灶。拇指远端、示指及中指缺失

经瘤、瘢痕挛缩、关节僵硬)可被发现。继发于部分肌间切除术后的腕部及前臂屈曲挛缩在处理前臂近端病变时常见。进行了神经内剥离的患者有 35% 会发生有症状的神经瘤。

动静脉畸形

　　动静脉畸形产生于胚胎形成时静脉发育的错误，即毛细血管床缺失，导致血液直接从动脉分流入静脉系统。这种血液分流通过一个直接的动静脉连接(瘘)或动脉与静脉之间的异常滋养血管(病灶)而发生。1919 年 Halsted 的这个发现或许可以解释为何这些动静脉连接在很少发生细胞凋亡的中枢神经系统最常见[73,74]。大量的遗传学异常改变已被描述(见表 31.8)。1/3 的患者在出生时即存在这

些病变，15% 累及四肢。大约 80% 患者在青春期结束前变得临床症状明显，其自然病程为一种缓慢的渐进式增长和扩张。这些畸形随着时间推移而加重，可用 Schobinger 体系进行阶段划分(表 31.9)。病变在破坏性阶段从静止状态开始有所发展并非罕见。当首次发现时并不能预计其进展时间。

　　并非所有上肢的快速流动型病变都应被认为是 Parkes-Weber 综合征(PWS)。学界已经把这些病变根据动静脉流动特性分为了 4 种类型：①直接动静脉畸形(见图 31.15)；②通过病灶流动型(见图 31.14B、图 31.19)；③通过血管肿瘤流动型(见图 31.17)；④弥散性高流量血管灌注全部组织层面型(见图 31.18、图 31.21)。Parkes-Weber 综合征很少见，应该在最后的情况下才可诊断。

表 31.8　组合快速流动畸形

	Parkes-Weber 综合征	Osler-Rendu-Weber	CM-AVM	PTEN-AVM	CLM	Klippel-Trénaunay 二联征
命名/名称	Parkes-Weber；有 AVF 的 AVM	遗传性出血性毛细血管扩张症（hemorrhagic telangiectasia, HHT）	CM-AVM	PTEN-肢端肥大综合征（PTEN-hamartoma syndrome, PTHS）Cowden, BRRS	CLM；CM-LM 与 CLOVES 混淆	KT；CLVM
血管畸形	伴 AVF 的弥漫性 AVM，淋巴水肿	CM，肝和肺的内脏 AVM	CM-小，粉色	多发 AVM；VM	CM，LM	CM，VM（静脉曲张）；LM
皮肤外观	皮肤假性 CM；淋巴水肿	毛细血管扩张，髋，手指，黏膜-鼻衄	带晕轮的粉红色病变	CM；可能 VM；带蓝色，变色	CM	毛细血管斑，蓝粉色，水疱，浸润
血流动力学	快速流动	快速流动 AVF	30% 快速流动	50% 快速流动 AVM	慢速流动	慢速流动
心脏受损	常见	罕见，贫血	可能	无	无	可能
动静脉瘘	多发，经常动脉瘤		无	多灶	无	无
侧面/深静脉异常	无	无	无	异常静脉簇	迂曲静脉通路	常见：Servelle 侧边缘静脉；手臂如腿；静脉曲张
凝血功能障碍	无	无	无	不常见	无	存在
模式	下肢→上肢		肢体，口腔内	腿>手臂/手	肢体同等	下肢>上肢
遗传学	未知	内皮糖蛋白的 *HHT1* 突变；*HHT2* 突变；ALK1	*RASA1* 突变；阳性家族史	*PTEN* 突变	无	未知
相关异常	罕见骨盆 AVM；Cobb 综合征	AVM 大脑、脊柱、肝和肺	大脑 AVM 7%	巨头畸形；阴茎雀斑（男性）；脂肪瘤	无	常见：GI，GU，生殖器盆腔脏器
肢体肥大	主要，不成比例；骨质疏松可以出现	无	缺失	缺失	常见；可以出现	轻度至中度
症状	温度升高，疼痛，肥大，出汗	鼻衄；GI 出血；贫血	温度升高；疼痛；肿块	疼痛；肿块；影响功能	蜂窝织炎；大小，大量	溃疡；蜂窝织炎；重量和大量
静脉淤血；皮肤溃疡	缺血改变；假性卡波西改变	毛细血管扩张症 ± 出血	无	缺失	泡状浸润	常见
临床预后	差；进行性扩展	好	有 AVM 时进行性	进行性	好	稳定；严重过度生长常见

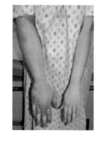 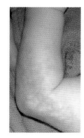 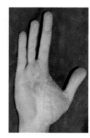 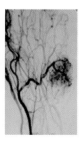 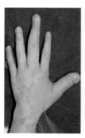 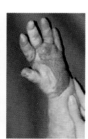

　　AVF，动静脉瘘；AVM，动静脉畸形；BRRS，Bannayan-Riley-Ruvalcaba 综合征；CLOVES，先天性脂肪瘤过度生长并伴有血管畸形、表皮痣和骨骼畸形；CLVM，毛细血管淋巴管静脉畸形；CM，毛细血管畸形；GI，胃肠道；GU，泌尿生殖系；LM，淋巴管畸形。

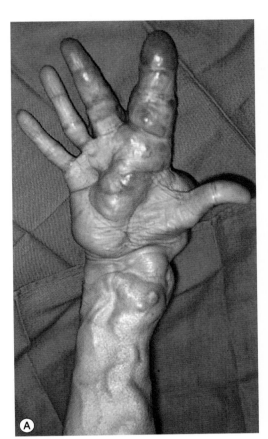
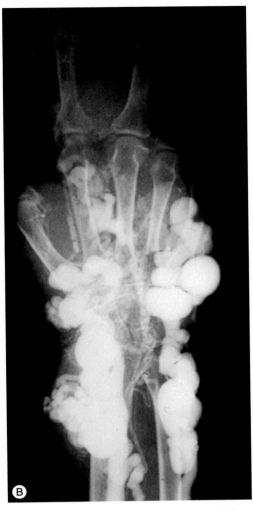

图 31.15　快速流动型动静脉畸形的自然病史。(A)一名 67 岁经理人主诉自青少年期开始手部逐渐肿胀及搏动。由于出血过多,尝试手术切除有症状区域失败。(B)早期血管造影显示包含桡骨及尺骨动脉系统及双侧掌弓的、大的、弯曲的、大型瘘管短路;极少血流到达手指远端

表 31.9　Schobinger 临床分期体系

Ⅰ期	静止期	动静脉畸形似乎为毛细血管畸形或退化的毛细血管瘤
Ⅱ期	扩张期	病变增大,变暖,搏动伴震颤或杂音
Ⅲ期	破坏期	阶段Ⅱ加溃疡、出血、持续性疼痛、组织坏死及骨组织破坏
Ⅳ期	失代偿期	阶段Ⅲ加心排出量增加和心力衰竭

基础科学 / 疾病进程

　　肢体中的动静脉畸形的主要特征是温暖、疼痛、麻痹、多汗和压迫性神经病变。毛细血管畸形可能是动静脉畸形的唯一初始症状,它可能在儿童期后期才变得明显。血管震颤和杂音并不总是明显的。在一些患者中,搏动的肿块和伴随的震颤可能是心理上的困扰。许多患者似乎在一生中都能耐受症状(见图 31.15)。动静脉畸形可能出现在真皮层。皮肤斑驳和萎缩,发展到溃疡,是继发于"盗血现象",即血液被分流到肢体的近端,导致周围血管功能不全,通常首先在手指、脚趾、手和脚上表现出来(图 31.16)。对于这些不幸的患者,慢性感染、溃疡、反复出血和难以忍受的疼痛是最终的问题。矛盾的血流增加与组织灌注减少阻碍了伤口愈合。这些畸形是区域性的,很少在身体其他部位发现相关的快速流动畸形。涉及整个四肢和同侧胸壁的动静脉畸形患者,或涉及整个下肢和骨盆区域的动静脉畸形患者,常常出现 Nicoladoni 征阳性,即在患肢上使用止血带时脉搏下降。四肢的大动静脉畸形可引起心肺负荷过重(图 31.17、图 31.21)。有些患儿为减轻疼痛而采取特殊姿势(图 31.18)。动静脉畸形不会引起弥散性血管内凝血。血管内出血可引起腔隙压迫。在这些受影响的肢体中,有一半以上存在骨质肥厚和伸长现象。骨骼受累的预后不良,但不是手术治疗的绝对禁忌证。

诊断 / 患者表现

动静脉畸形可类似其他肢体畸形,有很多血管状态含有快速流动型畸形(见表31.8)。大多数病变可根据病史及体格检查而作出诊断,在临床可用多普勒超声检查明确快速流动型特征。MRI可用于:①明确诊断;②勾勒出病变实际范围;③安排诊疗计划。T2加权像可展现血管的扭曲、扩张、动脉和大引流静脉、增强以及流动空白。"病灶"被认定为病变中央的红色区域(图31.17A,见图31.19B)。MRA和CTA扫描展示出病变的三维结构特征,是大多数介入放射科医生的优先选择,胜于血管造影[33]。四肢外科医生则优选血管造影以在任何手术之前展现病变解剖学大小、管径和血管短路的流动学特性[2,15]。上肢的解剖学异常很普遍,包括:巨大的滋养血管;持久存在的骨间血管;呈螺旋状结构的动脉;大的正中动脉;重复的肱系统,以及大的引流静脉。掌弓通常因活跃的血液分流而闭塞,肌群也可能被活跃的动静脉瘘全部取代。CT扫描用于显示骨骼的累及情况。虽然与其他畸形相鉴别很关键,但是很少需要对动静脉畸形行组织病理学诊断,但对排除罕见的恶性肿瘤如婴儿性纤维肉瘤很重要。

治疗 / 手术技术

对快速流动型病变感到困惑的问题是它们不可预知的自然病程及进展速度。单纯观察是治疗所有病变的最初治疗方法,但不包括最具有症状的动静脉畸形。弹力服可能有一定帮助(见图31.8C)。治疗的目的是控制畸形的进展并减轻症状:疼痛、溃疡、出血、远端变色或功能问题。处理方法包括栓塞、手术切除或两者联合(图31.19)。手术切除为长期控制病变进展提供了最好的机会,但在切除后的再扩张率很高,并且因切除造成的畸形可能很明显。激进的切除术可能比畸形本身造成的畸形更严重。截肢术能达到最终的治愈,但会伴随功能受限(见图31.21)。因此,栓塞疗法是治疗Schobinger阶段Ⅰ期(静止期)或Ⅱ期(扩张期)A型和B型病变的一线治疗方法。位置良好的病变的治疗效果优于累及多个组织层次的弥散性动静脉畸形,但是所有病变都将在某种程度上再次扩张,特别是当病灶中央没有被闭塞时。

四肢外科医生了解栓塞形成的基本原理很重要,它经常是治疗这些病变的基本方法。惰性物质注射入病灶以闭塞异常血管管道,促进局部缺血并最终形成瘢痕。用于这项治疗的物质可以是液体[酒精,氰基烯丙酸正丁酯(n-butyl cyanoacrylate,n-BCA)],镉玛瑙或固体[聚乙烯醇颗粒,聚醋酸乙烯酯(polyvinyl alcohol particles,PVA)],或多种材料的微球。关键是这些物质被直接输送到动静脉畸形的病灶中。输入通道阻塞是选择性栓塞术的主要问题,并会引起:①血管侧枝化;②畸形扩张;③症状加重[75]。最近,作者所在机构的放射科医生把重点放在只有几条大的流出静脉通道的高流量病变的流出闭塞上。这种方法已经显示出可观的结果,但需要更长期的研究来证实最初的发现。

于临时术前栓塞,可用吸收性明胶海绵颗粒,PVA,以及Embosphere微球,而不用液态材料。在过去10年中,作者所在机构的介入放射科医生喜欢应用镉玛瑙,一种乙烯乙基醇共聚物。在切除栓塞组织及其伴发炎症

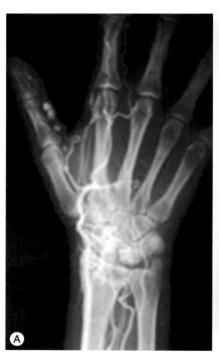
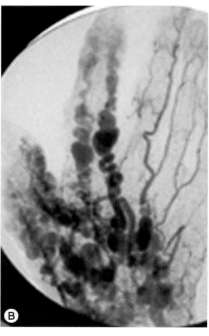
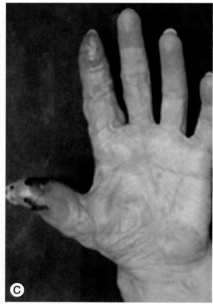

图31.16 快速流动型动静脉畸形伴盗血现象。(A)21岁患者腕部表现无症状的杂音,其血管造影片显示一处累及桡骨及骨间体系的动静脉畸形。(B)28年后拍摄的动脉造影反相成像显示大的扭曲的桡骨及骨间血管导致大的动脉瘤伴远端掌骨区域血液分流。(C)拇指及中指指尖因盗血现象而变色。拇指远端局部缺血将最终发展为组织坏死

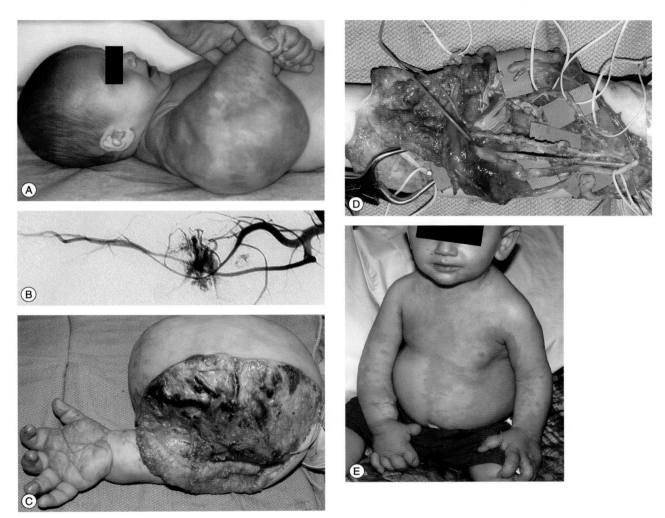

图31.17 CLOVES 综合征伴动静脉畸形。（A）6个月患儿在右侧上臂及前臂有巨大动静脉畸形，发育停滞，难治性心力衰竭。很多会诊医生建议行截肢术，但患儿家属拒绝。（B）血管造影术显示病灶位于肘及前臂水平。（C）遇到巨型扩张引流静脉。向着肿物中心进行解剖。（D）腋前动脉及肱动脉个别分支被测绘出来并手术结扎。发育不良的桡动脉（红线）用移植物替代；正中神经、尺神经和桡神经（黄线）尽管重度拉长也被保留。（E）切口愈合良好，患者保留了全部的肘部弯曲/伸展功能及感觉。患者还存在躯干毛细血管畸形、多个手指过度生长及表皮痣。后来被诊断为 CLOVES 综合征

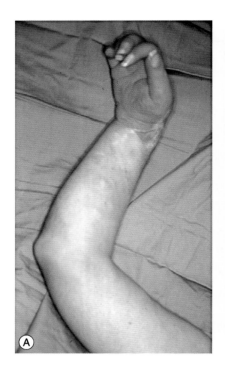
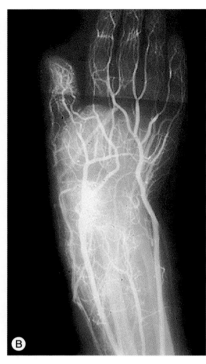
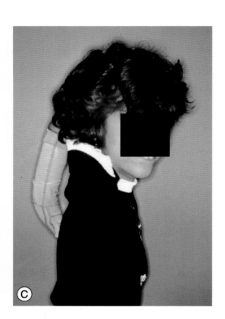

图 31.18 Parkes Weber 综合征（PWS）。（A）一名 6 岁的儿童，手腕和手部有毛细血管畸形（CM），前臂远端有搏动性肿块。她被诊断为 PWS，并接受了压力衣治疗。腕部和所有手指逐渐出现屈曲挛缩。（B）7 岁时的血管造影显示弥散性血管过度增生，有多个微瘘管，缺少大的引流静脉。（C）随着她的成长，疼痛逐渐增加。她学会了通过盂肱关节脱位来控制这种疼痛，这个动作会压迫大幅扩大的锁骨下动静脉。她经常以这种姿势睡觉

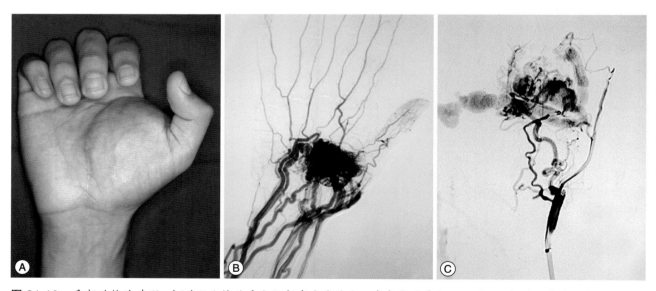

图 31.19 手部动静脉畸形。（A）职业摔跤手鱼际部有疼痛肿块。青春期时震颤开始明显。（B）血管造影术显示动静脉畸形病灶位于掌浅弓，由桡侧、骨间及尺侧血管供养。远侧手指及拇指动脉血管结构正常。用 N-氰基丙烯酸丁酯（N-butylcyanoacrylate，NBCA）行栓塞术。（C）栓塞术后影像显示闭塞了大量动静脉畸形，残留大的引流静脉

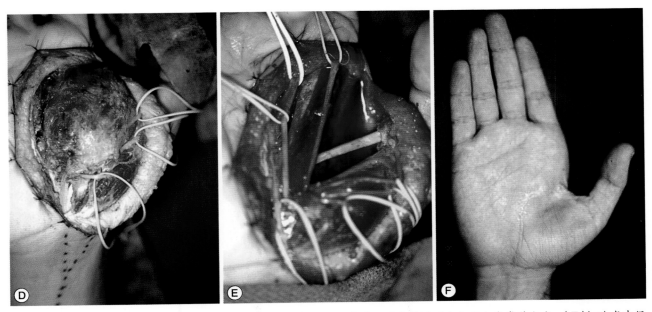

图 31.19（续）（D）栓塞术 2 天后，探查肿块：黄色血管线标记正中神经再生的运动分支及众多感觉分支。（E）切除术中保留所有神经、曲肌腱及未累及的鱼际肌。（F）5 年后，他依旧显示功能良好。图示掌外展（拇外展肌），但是由于次全切除拇收肌而致捏无力

时，会出现一种肿块效果，有利于切除进行。切除术应当在栓塞后 36～72 小时内完成，即在血管再通以弥补病变区域血流之前。栓塞术的主要并发症是皮肤溃疡、局部骨筋膜隔室综合征，以及很少见的远端局部缺血（见图 31.14B）。四肢外科医生必须在介入放射治疗时跟踪治疗的进行。

切除术适用于引起慢性溃疡或出血、间隔压迫、神经压迫、不可控制的充血性心力衰竭、坏疽或持续疼痛的伴有或不伴有动静脉瘘的动静脉畸形。治疗过程必须符合患者需要。除了最局限的病变，在肢体部位切除动静脉畸形仅是治标之策。在肢体切除动静脉畸形的外科医生必须在安全的止血带时间内又可以达到的特定目的。之前列出的针对慢性流动型异常病变的基本治疗原则也适用于快速流动型异常病变（表 31.4）。治疗过程中出现的问题可能无法控制；所有写过手术治疗异常病变的外科医生都很了解这一情况。良好的设计和操作过程可以达到理想的效果（图 31.20）。除了截肢术，没有任何一种在儿童期进行的有预见性的手术操作可以阻止动静脉畸形继发扩张。很少有手外科的其他领域把认真解释潜在的并发症放在重要地位。推荐截除症状十分明显、几乎为寄生的部分肢体。严重的疼痛及出血通常是突然发生的症状（图 31.21）。

慢速流动型畸形涉及的解剖学顾虑同样适用于本组流动性很强的病变。神经和肌腱应被保留。严重累及的肌群应被切除，应优先保留手部拇收肌和第一背侧骨间肌，以及上肢肘曲肌和伸肌。如果手部、手指或拇指的双侧轴型血管已被切断，则应进行血管形成术。同样的，需要切除边缘皮肤并进行适当的表面重建。

PTEN 伴血管异常（PTEN-associated vascular anomaly，PTEN-AVA）

基础科学 / 疾病过程

PTEN（phosphatase and tensin homologue，磷酸酶和张力蛋白类似物）基因可编码一种肿瘤抑制基因的脂质磷酸酶[29]。具有 PTEN 变异的儿童患有 PTEN 错构瘤 - 肿瘤综合征（PTEN hamartomatumor syndrome，PHTS）。这是常染色体显性遗传，既往在文献中被称作 Cowden 综合征或 Bannayan-Riley-Ruvalcaba 综合征（Bannayan-Riley-Ruvalcaba，BRRS）[30,76]。PTEN 变异伴发多种良性及恶性肿瘤，需要监视其发展。

男性与女性患病概率相同。下肢，特别是大腿与腓肠肌，受累及的频率高于上肢，上臂及前臂比腕部及手更易受累及。半数（54%）患者具有快速流动型畸形伴随动静脉分流，被特指为 PTEN-AVA。这些患儿具有特征性的巨头畸形；男性有阴茎斑点，这些肿块可以很大并多腔。动静脉分流周围大量的脂肪组织及患肢的肿块效应可引起功能损害。病变直接累及肌肉，包围神经血管组织，并沿着肌间筋膜层延伸。骨骼通常不被累及。病变可长成极大规模。

诊断 / 患者表现

通过体格检查作出诊断（图 31.22），通过组织学及遗传分析确诊。组织学显示扭曲的动脉伴管壁过度增生。

治疗 / 手术技术

虽然硬化疗法已被用于控制较大的扭曲静脉和孤立血

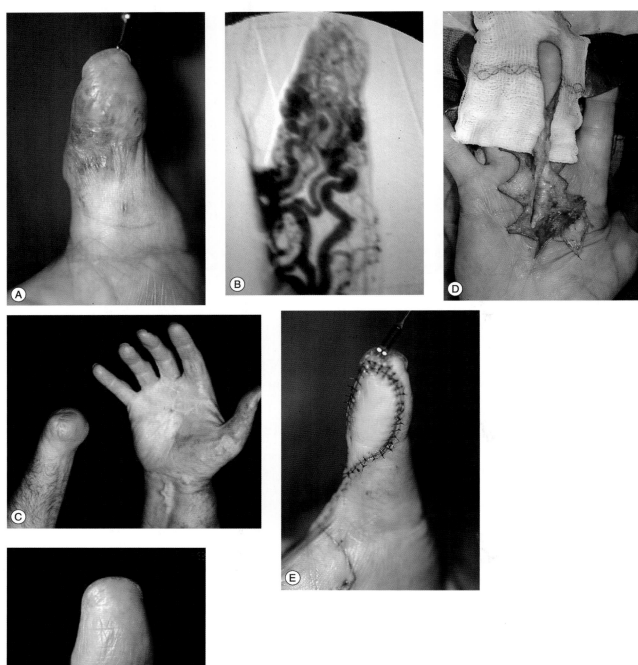

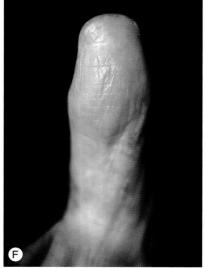

图 31.20　拇指动静脉畸形（AVM）与动静脉瘘。（A）一名 60 岁男性因其右拇指受损区域的脉冲式出血而就诊。他在年幼时首次发现肿胀，一生中都有周期性出血和溃疡。（B）动脉造影显示，他的优势手桡侧有广泛大型瘘管的动静脉畸形。（C）先天性的左手缺如使他完全依赖右上肢。（D）在切除瘢痕和不稳定的指腹表面并剥离整个拇指后，用中指尺侧的神经血管岛状皮瓣完成了重塑。（E）皮瓣向远端延伸至甲板，包括整个拇指的工作指腹表面。（F）这位心存感激的患者有一个稳定的功能性拇指，他认为这个拇指是在中指的尺侧

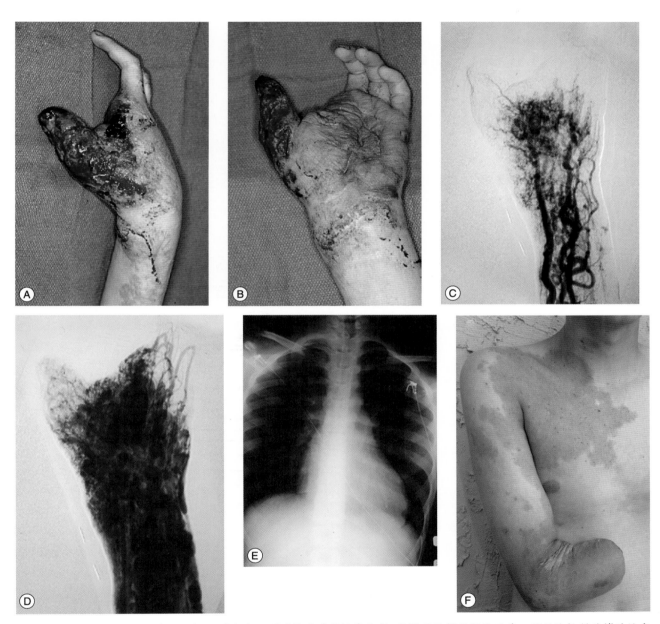

图 31.21　Parkes Weber 综合征。(A,B)患有 C 型动静脉畸形的青少年,他的父母想保留这只手。因无法控制的搏动性出血而切除了示指。拇指已溃烂;患者因疼痛难忍而有自杀倾向。(C)血管造影显示前臂和手部有大量迂回和扩大的轴向血管,并有所有软组织和骨骼结构受累。(D)后期序列显示了分流的程度和远端手指灌注缺乏。(E)胸片和心电图证实充血性心力衰竭(Schobinger Ⅳ 期)。(F)肘部以下截肢后,可预见的恢复、正常的青春期生长,以及假体的良好功能

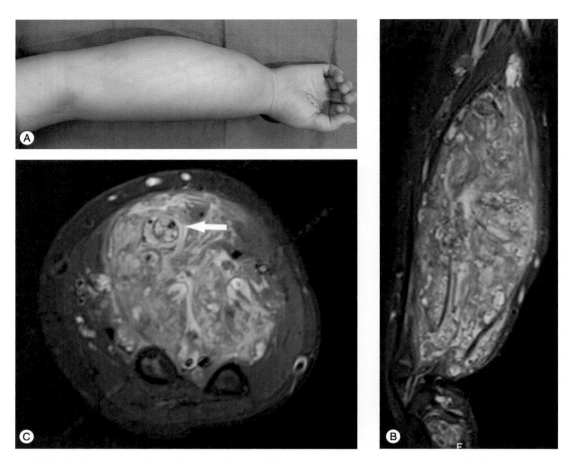

图 31.22　前臂的高流量 PTEN 病变。（A）这名少年的前臂有一个大的病变，但几乎没有功能障碍。（B）矢状面 T2 加权 MRI 图像显示病变的广泛性，涉及整个前臂的外侧，直至骨间膜。（C）PTEN 病变密集地包围和累及大的神经。在这个病例中，正中神经完全受累（白色箭头），尽管患者此时没有任何神经症状

管簇，但是外科切除术是彻底治疗的选择。如果之前进行了硬化治疗，再进行切除术可能更困难。在上臂、前臂和手部的切除术通常包含对受累的神经血管结构进行微血管切除。

Parkes-Weber 综合征（PWS）

PWS 是一个人名名词，用于表示一种快速流动型畸形联合软组织和 / 或骨骼过度生长及覆盖其上的毛细血管畸形[32,33]。该名词被错误地用于指代与 Klippel-Trénaunay 综合征相联合的 Parkes-Weber 综合征（即 Klippel-Trénaunay-Parkes-Weber 四氏综合征），也不能用于形容所有发生于四肢的快速流动型病变。

基础科学 / 疾病进程

至今尚未证实有遗传背景或突变。

诊断 / 患者表现

根据体格检查及超声可作出诊断。下肢被累及的情况多于上肢。常存在弥散或局限的毛细血管畸形；其他皮肤改变包括伪卡波西病变、淋巴水肿以及畸形发展晚期出现皮肤溃疡。淋巴水肿常见。典型 PWS 的血管造影片最初并不显示特异的动静脉瘘伴大引流静脉。这些早期研究显示浸润在受累软组织和骨骼结构内的弥散的高流量血管并没有分流特征明显的大的引流静脉。毛细血管畸形通常弥散且不规则，覆盖区域下方有血管过度形成（见图 31.21、图 31.18）。PWS 应与其他快速流动型病变相鉴别：PTEN-AVA，其他血管肿瘤，动静脉畸形伴动静脉瘘，以及毛细血管畸形 - 动静脉畸形。当症状加重时，可进行 MRI，MRA，超声及组织活检。临床预后为渐进性扩张及破坏。

治疗 / 手术技巧

治疗方式与之前提出的快速流动型病变的适应证和原则相同。最初处理总是保守治疗，但这些患儿应在青少年期及成年后随访。选择性栓塞术对有症状的区域有效。心血管损害可能较隐蔽；心脏病专家必须对这些患儿每年进行评估。局部切除术可应用于选择的病例，但必须经过认真设计，切除时必须意识到这些病变通常渐进性生长。对无功能的手指、手及上肢进行的截肢术通常推迟进行；疼痛经常是行截肢术的促发因素。经验已经教育我们寄生肢体的截肢术总是被不情愿的外科医生或者有不切实际期望的焦虑的父母而不必要的推迟。

结果、预后及并发症

必须监护患儿的心血管症状和过度生长的情况。过程可能很缓慢，在早年生活中不可预知。所有患者在某个解剖学水平都有某种程度的疼痛、肿胀、生长过度及神经压迫。选择性栓塞术成功地控制了70%患者的症状。作者从未有资料显示这种类型的畸形可以退化。

毛细血管畸形-动静脉畸形（CM-AVM）

基础科学/疾病进程

这是一种由于 RASA1 基因的功能丢失突变引起的常染色体显性遗传病[31,33]。患者通常表现出有相似病变的阳性家族史。

诊断/患者表现

毛细血管畸形的体格检查表现明显，突出显示为病变周围一圈微弱的晕环。作者已经在上肢见过这些病变。几乎10%的患者有潜在的快速流动型动静脉畸形累及中枢神经系统，这个部位是动静脉畸形非常常见的部位。用头颅MRI可行一个全面的神经病学检查。颅外动静脉畸形很罕见。病变在嘴唇或唇周很常见。

治疗/手术技术

对于上肢毛细血管畸形不需要行任何治疗。动静脉畸形因症状而决定，用既往描述的方法进行治疗。

Klippel-Trénaunay 二联征（KTS）

KTS 是一个人名名词用于指示一种特指为 CLVM 的慢性流动型毛细血管-淋巴管静脉畸形，其慢速流动型的动力学特征使其与 PWS 易于区分。

基础科学/疾病进程

无阳性遗传关联。

诊断/患者表现

准确的体格检查可确定淋巴管及静脉成分的存在，因为毛细血管畸形在出生时即明显。临床表现范围较宽[77-79]。心血管系统没有主要的动力学改变。下肢（95%）累及概率明显高于上肢（5%），躯干及骨盆极少受影响。肢体肥大程度不像 Proteus 综合征、CLOVES 综合征或偏身肥大患者那样显著。然而，累及的上肢可能伴随上肢及胸壁的大块软组织增大。患肢中10%可出现发育不全。随着患儿生长常发生脊柱后侧凸及肺功能损伤。腿长偏差很常见。KTS 患者并没有发生 Wilms 肿瘤（肾母细胞瘤）的风险，而且不需要进行腹部超声检查[80]。静脉畸形的样式类似于上肢及腋窝发生的静脉扩张伴大引流静脉。通常有弥散的簇状大静脉和静脉窦累及肌肉、筋膜层，偶尔累及骨。所有形式的淋巴管畸形均可出现，包括皮肤小囊泡、合并的囊泡引起浸渍和溃疡、上肢近端的大囊泡以及稍远端部位的微囊泡。所有病变都伴随大量脂肪组织。偶尔静脉畸形占优势；出现在上肢时，相当于侧方"Servelle 静脉"，而且该静脉确实与深部静脉引流系统相交通，沿着轴型血管直至肢体。由于生殖泌尿系统及胃肠道系统常被累及，这些患者症状可非常明显。与足部相似的是，上肢可出现重度增大的腕部和手及手指延长，伴或不伴有尺骨偏差。

治疗/手术技术

处理方法初期为保守治疗，取决于是静脉还是淋巴成分占主导。处理静脉成分初期为保守治疗。用骨骺干固定术以控制双侧生长对称对于上肢而言不如下肢重要。神经压迫和淋巴成分的术后改善非常好。手术原则是一样的。在上肢，切除术用于改善功能，缓解压迫的神经病变，恢复运动功能和轮廓外形。有巨大病变的、累及胸壁的，以及上臂及腋窝有巨大淤滞静脉收集系统的，由于有形成肺栓子的风险，需用抗凝剂维持。阶段性外形修薄术比较困难，但努力后的回报良好。

结果、预后及并发症

临床效果因淋巴静脉畸形的大小和广度而各异，与较大的孤立的静脉畸形和淋巴畸形的效果相似。上肢 KTS 患者的临床效果研究还不存在。

CLOVES 综合征

先天性脂肪过度生长、血管畸形、表皮痣和脊柱侧凸（CLOVES）综合征组成了近期描述的过度生长情况的成分[12,25,26,28]。该疾病认为与体细胞 PIK3CA 的基因激活突变有关[11,12,25]。

基础科学/疾病进程

上肢通常被累及。过去，很多这类患儿被诊断为变形症患者，但不符合纳入标准。CLOVES 患者并没有不可控的渐进性骨骼过度生长，并且软组织扩增包含最初的发育异常的脂肪组织。躯干的毛细血管畸形存在于所有患者身上。患者也可有快速流动型动静脉畸形（见图31.17）。四肢的过度生长与那些在淋巴管畸形患者身上见到的相似。它可以是也可以不是顺着某个神经支配范围发生（见表31.2）。

典型的上肢发现包括多指、并指、巨指和僵硬。脂肪过度生长可能延伸到手和前臂。许多患者有一个大的、铲状的手（图31.23），当手掌有脂肪过度生长时，这种外观就更突出了。在这些患者中，约有一半人的拇指处于过度伸展和过度内收的状态（见图31.22）。

诊断/患者表现

诊断是基于临床发现，并从体格检查开始。影像学检查可以针对特定的区域，因为涉及多种不同类型的血管异常并不罕见。鉴别诊断包括多种过度生长综合征，但根据临床结果进行鉴别通常是可能的。最近提出了 PIK3CA 的基因检测指南[11]。

治疗/手术技术

切除脂肪瘤成分,阶段性减瘤术,以及恰当的前臂及手的骺骨干固定术对个体患者是可预测的且有用的。各个层次的骨骼角度和旋转都可以用截骨术来纠正。对于无功能的严重过度生长的手指,外科医生应考虑截肢,以使手的其余部分具有更好的功能。

纤维脂肪血管异常(FAVA)

FAVA 是最近描述的一种出现在四肢骨骼肌肉的血管异常[24]。主要由于这一疾病在最近才被认识,因此缺少对此的长期经验。

基础科学/疾病进程

大多数 FAVA 病例涉及腿部。在上肢,前臂最常受累。小的病变涉及部分肌肉,大的病变可涉及整个肌肉或肌肉群。这种病变的典型临床表现是疼痛,活动时疼痛加剧。由于更多的肌肉受累,在较大的病变中,挛缩是常见的。

诊断/患者表现

病变在 MRI 上看起来与静脉畸形相似,但有较大的脂肪和软组织成分。这些病变取代了正常的肌肉纤维,有纤维脂肪过度生长和静脉扩张。大体标本上也有类似的发现。在组织学上,病变显示在萎缩的骨骼肌内有致密的纤维组织、脂肪和淋巴浆细胞聚集。可以有大的、不规则的、有时过度肌肉化的静脉通道和较小的、聚集的通道。

治疗/手术技术

硬化剂治疗、冷冻疗法和糖皮质激素注射对治疗这种病变没有效果。疼痛可能暂时得到缓解,但通常会复发。手术治疗是唯一能提供持久的疼痛缓解和改善挛缩的措施。不幸的是,它通常涉及切除受累的肌肉组织-这可能导致功能丧失。在较小的病变中,功能受损的可能性较小。对于较大的前臂病变(如涉及大部分屈肌/伸肌的病变),作者依靠局部肌腱和游离肌肉转移来替代病变的肌肉。切除步骤在一次手术中完成,几天后进行游离组织转移(图31.24)。

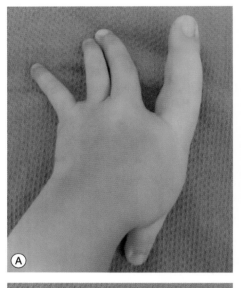
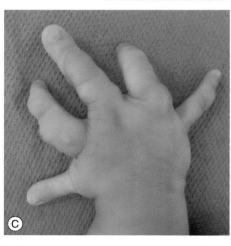
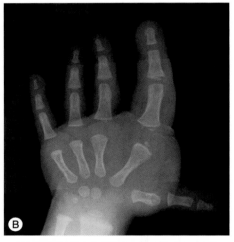
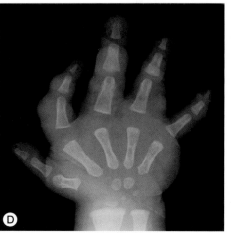

图 31.23　CLOVES 综合征患者的左手和右手。这些照片和 X 线片显示了 CLOVES 手的原型。一个或多个过度生长和僵硬的指头弯曲是常见的。在这位患者中,(A和B)左手拇指过度内收到极点,直接位于示指的对面。右手背上的病变(C和D)是皮下淋巴管畸形

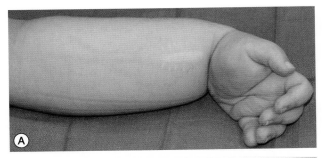

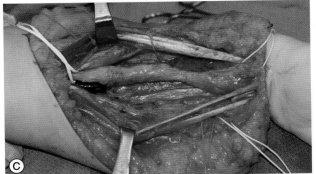

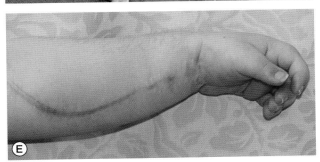

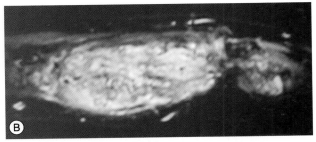

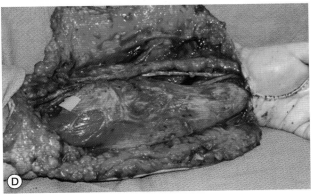

图 31.24 前臂纤维-脂肪血管异常（FAVA）。（A）一名 12 岁女童，整个前臂有巨大的疼痛性病变，手腕、拇指和手指有进行性屈曲挛缩。（B）MRI 对比后的图像显示，屈指肌肿物广泛受累。（C）切除病灶后的术中视图。正中神经受累。肿块坚硬，有密集的纤维脂肪组织和成簇静脉扩张。（D）通过肌腱转移和游离的功能性肌肉转移进行重建。（E）术后视图

未来展望

自本章的上一版发表以来，学界在对这些病变的分子和临床理解方面取得了一些令人兴奋的突破。这些突破在本章新版中被大量引用，包括：发现了 PIK3CA[12] 和 mTOR[11,39] 的体细胞突变，这些突变是导致一些过度生长疾病的原因；划定了主要影响肢体的纤维脂肪血管异常（FAVA）[24]；以及对其他血管异常的分子基础的进一步了解[81]。人们越来越多地使用 mTOR 抑制剂（雷帕霉素）来治疗难治的大面积畸形，早期结果是有希望的，而且不良反应可以容忍。然而，不同个体对药物反应存在差异，需要做更多的工作来更好地了解这些病变，以及为什么部分个体有更好的效果。更多的基础科学突破是不可避免的，它们保证了医生更好地理解和改善患者的治疗结果。

参考文献

1. Mulliken JB, Glowacki J. Hemangiomas and vascular malformations in infants and children: a classification based on endothelial characteristics. *Plast Reconstr Surg.* 1982;69:412–422. *This classic article helped clarify the delineation between hemangiomas and vascular malformations. The classification is based on histologic differences in the tissue; these endothelial characteristics are correlated with the natural history of hemangiomas vs. vascular malformations.*

2. Upton J, Taghinia A. Special considerations in vascular anomalies: operative management of upper extremity lesions. *Clin Plast Surg.* 2011;38:143–151.

3. Mulliken JB, Young A. *Vascular Birthmarks: Hemangiomas and Malformations*. Philadelphia, PA: W.B. Saunders; 1988.

4. Mulliken JB, Burrows PE, Fishman SJ, eds. *Mulliken and Young's Vascular Anomalies: Hemangiomas and Malformations*. 2nd ed. New York, NY: Oxford University Press.; 2013.

5. Malan E. Puglionisi A. Congenital angiodysplasias of the extremities. I. Generalities and classification; venous dysplasias. *J Cardiovasc Surg (Torino).* 1964;5:87–130.

6. Malan E, Puglionisi A. Congenital angiodysplasias of the extremities. II. Arterial, arterial and venous, and haemolymphatic dysplasias. *J Cardiovasc Surg (Torino).* 1965;6:255–345.

7. Enjolras O, Mulliken JB. Vascular tumors and vascular malformations (new issues). *Adv Dermatol.* 1997;13:375–423.

8. Meyer JS, Hoffer FA, Barnes PD, et al. Biological classification of soft-tissue vascular anomalies: MR correlation. *AJR Am J Roentgenol.* 1991;157:559–564.

9. Takahashi K, Mulliken JB, Kozakewich HP, et al. Cellular markers that distinguish the phases of hemangioma during infancy and childhood. *J Clin Invest.* 1994;93:2357–2364.

10. North PE, Waner M, Mizeracki A, et al. GLUT1: a newly discovered immunohistochemical marker for juvenile hemangiomas. *Hum Pathol.* 2000;31:11–22.

11. Keppler-Noreuil KM, Rios JJ, Parker VER, et al. PIK3CA-related overgrowth spectrum (PROS): diagnostic and testing eligibility criteria, differential diagnosis, and evaluation. *Am J Med Genet A.* 2015;167:287–295.

12. Kurek KC, Luks VL, Ayturk UM, et al. Somatic mosaic activating mutations in PIK3CA cause CLOVES syndrome. *Am J Hum Genet.* 2012;90:1108–1115.

13. Rios JJ, Paria N, Burns DK, et al. Somatic gain-of-function

mutations in PIK3CA in patients with macrodactyly. *Hum Mol Genet*. 2013;22:444–451.

14. Maclellan RA, Luks VL, Vivero MP, et al. PIK3CA activating mutations in facial infiltrating lipomatosis. *Plast Reconstr Surg*. 2014;133:12e–9e.

15. Upton J, Coombs CJ, Mulliken JB, et al. Vascular malformations of the upper limb: a review of 270 patients. *J Hand Surg*. 1999;24:1019–1035. *This is a large series of patients with vascular malformations of the upper limb. The diagnosis and treatment of various types is reviewed in retrospective fashion.*

16. Kubiena HF, Liang MG, Mulliken JB. Genuine diffuse phlebectasia of Bockenheimer: dissection of an eponym. *Pediatr Dermatol*. 2006;23:294–297.

17. Lewis RJ, Ketcham AS. Maffucci's syndrome: functional and neoplastic significance. Case report and review of the literature. *J Bone Joint Surg Am*. 1973;55:1465–1479.

18. Kaplan RP, Wang JT, Amron DM, et al. Maffucci's syndrome: two case reports with a literature review. *J Am Acad Dermatol*. 1993;29(5 Pt 2):894–899.

19. Boon LM, Mulliken JB, Enjolras O, et al. Glomuvenous malformation (glomangioma) and venous malformation: distinct clinicopathologic and genetic entities. *Arch Dermatol*. 2004;140:971–976.

20. Fishman SJ, Smithers CJ, Folkman J, et al. Blue rubber bleb nevus syndrome: surgical eradication of gastrointestinal bleeding. *Ann Surg*. 2005;241:523–528.

21. Fishman SJ, Burrows PE, Upton J, et al. Life-threatening anomalies of the thoracic duct: anatomic delineation dictates management. *J Pediatr Surg*. 2001;36:1269–1272.

22. Hirayama T, Sabokbar A, Itonaga I, et al. Cellular and humoral mechanisms of osteoclast formation and bone resorption in Gorham-Stout disease. *J Pathol*. 2001;195:624–630.

23. Luks VL, Kamitaki N, Vivero MP, et al. Lymphatic and other vascular malformative/overgrowth disorders are caused by somatic mutations in PIK3CA. *J Pediatr*. 2015;166:1048–1054, e1–5.

24. Alomari AI, Spencer SA, Arnold RW, et al. Fibro-adipose vascular anomaly: clinical–radiologic–pathologic features of a newly delineated disorder of the extremity. *J Pediatr Orthop*. 2014;34:109–117. *Delineates a new anomaly termed fibro-adipose vascular anomaly, FAVA.*

25. Sapp JC, Turner JT, van de Kamp JM, et al. Newly delineated syndrome of congenital lipomatous overgrowth, vascular malformations, and epidermal nevi (CLOVE syndrome) in seven patients. *Am J Med Genet A*. 2007;143A:2944–2958. *This is a presentation of the recently described CLOVES syndrome.*

26. Alomari AI. Characterization of a distinct syndrome that associates complex truncal overgrowth, vascular, and acral anomalies: a descriptive study of 18 cases of CLOVES syndrome. *Clin Dysmorphol*. 2009;18:1–7.

27. Carty MJ, Taghinia A, Upton J. Overgrowth conditions: a diagnostic and therapeutic conundrum. *Hand Clin*. 2009;25:229–245.

28. Bloom J, Upton J. CLOVES syndrome. *J Hand Surg*. 2013;38:2508–2512.

29. Marsh DJ, Coulon V, Lunetta KL, et al. Mutation spectrum and genotype–phenotype analyses in Cowden disease and Bannayan-Zonana syndrome, two hamartoma syndromes with germline PTEN mutation. *Hum Mol Genet*. 1998;7:507–515.

30. Tan W-H, Baris HN, Burrows PE, et al. The spectrum of vascular anomalies in patients with PTEN mutations: implications for diagnosis and management. *J Med Genet*. 2007;44:594–602.

31. Eerola I, Boon LM, Mulliken JB, et al. Capillary malformation-arteriovenous malformation, a new clinical and genetic disorder caused by RASA1 mutations. *Am J Hum Genet*. 2003;73:1240–1249.

32. Parkes Weber F. Right-sided hemihypertrophy resulting from right-sided congenital spastic hemiplegia with a morbid condition of the left side of the brain revealed by radiogram. *J Neurol Neurosurg Psych*. 1922;37:301–311.

33. Revencu N, Boon LM, Mulliken JB, et al. Parkes Weber syndrome, vein of Galen aneurysmal malformation, and other fast-flow vascular anomalies are caused by RASA1 mutations. *Hum Mutat*. 2008;29:959–965.

34. Finn MC, Glowacki J, Mulliken JB. Congenital vascular lesions: clinical application of a new classification. *J Pediatr Surg*. 1983;18:894–900.

35. Upton J, Mulliken JB, Murray JE. Classification and rationale for management of vascular anomalies in the upper extremity. *J Hand Surg*. 1985;10:970–975.

36. Paltiel HJ, Burrows PE, Kozakewich HP, et al. Soft-tissue vascular anomalies: utility of US for diagnosis. *Radiology*. 2000;214:747–754.

37. Mulliken JB, Fishman SJ, Burrows PE. Vascular anomalies. *Curr Probl Surg*. 2000;37:517–584.

38. Allen PW, Enzinger FM. Hemangioma of skeletal muscle. An analysis of 89 cases. *Cancer*. 1972;29:8–22.

39. Fogel AL, Hill S, Teng JMC. Advances in the therapeutic use of mammalian target of rapamycin (mTOR) inhibitors in dermatology. *J Am Acad Dermatol*. 2015;72:879–889.

40. Kilcline C, Frieden IJ. Infantile hemangiomas: how common are they? A systematic review of the medical literature. *Pediatr Dermatol*. 2008;25:168–173.

41. Couto JA, Greene AK. Management of problematic infantile hemangioma using intralesional triamcinolone: efficacy and safety in 100 infants. *J Plast Reconstr Aesthetic Surg JPRAS*. 2014;67:1469–1474.

42. Lawley LP, Siegfried E, Todd JL. Propranolol treatment for hemangioma of infancy: risks and recommendations. *Pediatr Dermatol*. 2009;26:610–614.

43. Frieden IJ, Drolet BA. Propranolol for infantile hemangiomas: promise, peril, pathogenesis. *Pediatr Dermatol*. 2009;26:642–644.

44. Ábarzúa-Araya A, Navarrete-Dechent CP, Heusser F, et al. Atenolol versus propranolol for the treatment of infantile hemangiomas: a randomized controlled study. *J Am Acad Dermatol*. 2014;70:1045–1049.

45. Boon LM, Enjolras O, Mulliken JB. Congenital hemangioma: evidence of accelerated involution. *J Pediatr*. 1996;128:329–335.

46. Berenguer B, Mulliken JB, Enjolras O, et al. Rapidly involuting congenital hemangioma: clinical and histopathologic features. *Pediatr Dev Pathol*. 2003;6:495–510.

47. Enjolras O, Mulliken JB, Boon LM, et al. Noninvoluting congenital hemangioma: a rare cutaneous vascular anomaly. *Plast Reconstr Surg*. 2001;107:1647–1654.

48. Mills SE, Cooper PH, Fechner RE. Lobular capillary hemangioma: the underlying lesion of pyogenic granuloma. A study of 73 cases from the oral and nasal mucous membranes. *Am J Surg Pathol*. 1980;4:470–479.

49. Patrice SJ, Wiss K, Mulliken JB. Pyogenic granuloma (lobular capillary hemangioma): a clinicopathologic study of 178 cases. *Pediatr Dermatol*. 1991;8:267–276.

50. Thomas-Sohl KA, Vaslow DF, Maria BL. Sturge-Weber syndrome: a review. *Pediatr Neurol*. 2004;30:303–310.

51. Van der Horst CM, Koster PH, de Borgie CA, et al. Effect of the timing of treatment of port-wine stains with the flash-lamp pumped pulsed-dye laser. *N Engl J Med*. 1998;338:1028–1033. *Treatment of flat capillary vascular malformations is optimally treated with the flash-lamp pumped pulsed-dye laser. This is because the wavelength of hemoglobin is targeted. This article discusses optimal dosing and timing of treatment.*

52. Jasim ZF, Handley JM. Treatment of pulsed dye laser-resistant port wine stain birthmarks. *J Am Acad Dermatol*. 2007;57:677–682.

53. Huikeshoven M, Koster PHL, de Borgie CAJM, et al. Redarkening of port-wine stains 10 years after pulsed-dye-laser treatment. *N Engl J Med*. 2007;356:1235–1240.

54. Wigle JT, Oliver G. Prox1 function is required for the development of the murine lymphatic system. *Cell*. 1999;98:769–778.

55. Sabin F. On the origin of the lymphatic system from the veins and the development of lymph hearts and thoracic duct in the pig. *Am J Anat*. 1902;1:367–389.

56. Gorham LW, Stout AP. Massive osteolysis (acute spontaneous absorption of bone, phantom bone, disappearing bone); its relation to hemangiomatosis. *J Bone Joint Surg Am*. 1955;37:985–1004.

57. Choi DJ, Alomari AI, Chaudry G, et al. Neurointerventional management of low-flow vascular malformations of the head and neck. *Neuroimaging Clin N Am*. 2009;19:199–218.

58. Florez-Vargas A, Vargas SO, Debelenko LV, et al. Comparative analysis of D2-40 and LYVE-1 immunostaining in lymphatic malformations. *Lymphology*. 2008;41:103–110.

59. Burrows PE, Mitri RK, Alomari A, et al. Percutaneous sclerotherapy of lymphatic malformations with doxycycline. *Lymphat Res Biol*. 2008;6:209–216.

60. Alomari AI, Karian VE, Lord DJ, et al. Percutaneous sclerotherapy for lymphatic malformations: a retrospective analysis of patient-evaluated improvement. *J Vasc Interv Radiol JVIR*. 2006;17:1639–1648.

61. Smith MC, Zimmerman MB, Burke DK, et al. Efficacy and safety of OK-432 immunotherapy of lymphatic malformations. *Laryngoscope*. 2009;119:107–115.

62. Padwa BL, Hayward PG, Ferraro NF, et al. Cervicofacial lymphatic malformation: clinical course, surgical intervention, and

pathogenesis of skeletal hypertrophy. *Plast Reconstr Surg.* 1995;95:951–960.

63. Saijo M, Munro IR, Mancer K. Lymphangioma. A long-term follow-up study. *Plast Reconstr Surg.* 1975;56:642–651.

64. Limaye N, Wouters V, Uebelhoer M, et al. Somatic mutations in angiopoietin receptor gene TEK cause solitary and multiple sporadic venous malformations. *Nat Genet.* 2009;41:118–124.

65. Hein KD, Mulliken JB, Kozakewich HPW, et al. Venous malformations of skeletal muscle. *Plast Reconstr Surg.* 2002;110:1625–1635.

66. Brouillard P, Boon LM, Mulliken JB, et al. Mutations in a novel factor, glomulin, are responsible for glomuvenous malformations ("glomangiomas"). *Am J Hum Genet.* 2002;70:866–874.

67. Brouillard P, Ghassibé M, Penington A, et al. Four common glomulin mutations cause two thirds of glomuvenous malformations ("familial glomangiomas"): evidence for a founder effect. *J Med Genet.* 2005;42:e13.

68. Vikkula M, Boon LM, Carraway KL, et al. Vascular dysmorphogenesis caused by an activating mutation in the receptor tyrosine kinase TIE2. *Cell.* 1996;87:1181–1190.

69. Oranje AP. Blue rubber bleb nevus syndrome. *Pediatr Dermatol.* 1986;3:304–310.

70. Bean WB. *Blue Rubber-Bleb nevi of the Skin and Gastrointestinal Tract. Vascular Spiders and Related Lesions of the Skin.* 1st ed. Springfield, IL: Charles C Thomas; 1958:17–185.

71. Burrows PE, Laor T, Paltiel H, et al. Diagnostic imaging in the evaluation of vascular birthmarks. *Dermatol Clin.* 1998;16:455–488.

72. Burrows PE, Mason KP. Percutaneous treatment of low flow vascular malformations. *J Vasc Interv Radiol JVIR.* 2004;15:431–445.

73. Halsted WS. Congenital arterio-venous and lymphatico-venous fistulae. Unique clinical and experimental observations. *Proc Natl Acad Sci USA.* 1919;5:76–79.

74. Liu AS, Mulliken JB, Zurakowski D, et al. Extracranial arteriovenous malformations: natural progression and recurrence after treatment. *Plast Reconstr Surg.* 2010;125:1185–1194.

75. Wu IC, Orbach DB. Neurointerventional management of high-flow vascular malformations of the head and neck. *Neuroimaging Clin N Am.* 2009;19:219–240.

76. Eng C. PTEN: one gene, many syndromes. *Hum Mutat.* 2003;22:183–198.

77. Baskerville PA, Ackroyd JS, Lea Thomas M, et al. The Klippel-Trenaunay syndrome: clinical, radiological and haemodynamic features and management. *Br J Surg.* 1985;72:232–236.

78. Samuel M, Spitz L. Klippel-Trenaunay syndrome: clinical features, complications and management in children. *Br J Surg.* 1995;82:757–761.

79. Jacob AG, Driscoll DJ, Shaughnessy WJ, et al. Klippel-Trénaunay syndrome: spectrum and management. *Mayo Clin Proc.* 1998;73:28–36.

80. Greene AK, Kieran M, Burrows PE, et al. Wilms tumor screening is unnecessary in Klippel-Trenaunay syndrome. *Pediatrics.* 2004;113:e326–e329.

81. Couto JA, Vivero MP, Kozakewich HPW, et al. A somatic MAP3K3 mutation is associated with verrucous venous malformation. *Am J Hum Genet.* 2015;96:480–486.

第五篇　神经麻痹性疾病

第32章

上肢周围神经损伤

Simon Farnebo, Johan Thorfinn, and Lars B. Dahlin

概要

- 损伤后的神经再生由中枢到周围神经系统中的各级神经元、非神经细胞相互作用下完成。
- 神经损伤的临床表现不仅有感觉、运动功能障碍,还包括灵巧性受损、对寒冷更敏感以及疼痛等。因此,神经损伤将严重影响日常生活。
- 周围神经损伤的正确诊断与分类对选择合适的治疗方式十分重要。
- 手术入路、方法和时机是患者预后的重要影响因素。
- 周围神经损伤类型、创面情况及创面血供情况是选择手术方式的重要依据。
- 本章内容涉及多种神经修复方法,如神经外膜修复、神经束膜修复和端侧缝合及神经功能重建等。
- 探讨年龄、手术时机、神经损伤水平等影响周围神经损伤预后的因素及术后神经功能的评定方法。

简介

　　周围神经损伤会给患者日常生活、工作和娱乐带来很大影响,使其不得不更换工作或终生丧失工作能力[1]。周围神经损伤不仅给医疗保健系统带来治疗和康复方面的负担,还因生产力丧失而导致医疗系统外的社会负担[2]。上肢周围神经损伤较常见。在欧洲,手外伤发病率约为7~37/1 000 人 / 年[3],儿童的数据约为 2.7/1 000 儿童 / 年。大多数手外伤并不严重,但约有 3% 的手外伤患者因伴有神经损伤而出现手功能障碍[3,4]。神经损伤的准确发病率不太明确,但曾有报道称其发病率约为 13.9/100 000 人 / 年[5]。大多数手部(10%)及腕部(63%)外伤的住院时间不超过 1 周。但手外伤门诊和住院资料的报道较少。指神经损伤的发病率约为 6.2/100 000 人 / 年。研究表明,手和神经损伤患者通

常为年轻(中位数年龄 29 岁)男性(高达 75%);肱骨干骨折合并桡神经损伤的发病率约为 0.12/10 000 人 / 年[6]。基于以上数据,作者估算在欧洲和美国,每年神经损伤患者分别为 70 000 人和 29 000 人。

　　周围神经损伤不仅给医疗保健系统带来负担,还可因生产力丧失而导致额外的损失。一位患者正中神经或尺神经损伤带来的损失分别高达约 70 000 美元和 45 000 美元[2],其中 87% 为生产力丧失所导致的间接损失,若合并肌腱损伤(≥4 肌腱),耗费将更高。另外,对于伤后不得不更换工作或正中神经、尺神经同时损伤的患者而言,所承担的医疗费用会更高。研究表明,约 69% 的单一正中神经或尺神经损伤患者在受伤后 1 年内可重新开始全职工作[2,7,8]。周围神经损伤修复后,年龄是影响修复效果的重要因素之一[2,9],原因可能是年轻人的(尤其是儿童)大脑对损伤适应性更好。神经损伤的临床表现不仅为感觉、运动功能障碍,还包括一些主观症状,如灵活性受损、冷敏感性增加和疼痛[10],因此神经损伤将严重影响日常生活。总而言之,周围神经损伤不仅给患者带来许多困扰,也给社会带来巨大损失。本章对周围神经损伤修复和重建的原则进行阐述,需重点强调的是周围神经损伤应及时处理。

周围神经系统基础知识

解剖

系统解剖:上肢

　　大脑和脊髓(中枢神经系统)通过周围神经系统与靶器官相连,周围神经系统包括脑神经,脊神经根、前后支及包含自主神经系统的周围神经干。前后神经根(由附着在脊髓的脊神经根丝形成)合并成脊神经,脊神经出椎间孔后立

即分为前支和后支,前支形成臂丛支配上肢(图32.1),后支向后走行,分布在颈部和躯干后方的皮肤和肌肉,并不进入肢体。臂丛由C5～8及T1神经前支组成,发出不同分支支配上肢。

组成臂丛的神经根先合成上、中、下3个干,其中C5～6形成臂丛上干,C7形成中干,C8～T1形成下干。每个干又分为前、后两股,由上、中干的前股合成外侧束,下干前股自成内侧束,3个干后股汇合成后束。后束主要支配上肢伸肌,内侧束和外侧束主要支配上肢屈肌。外侧束发出肌皮神经,部分内、外侧束汇合形成正中神经,内侧束则发出尺神经、臂内侧皮神经及前臂内侧皮神经,后束发出桡神经和腋神经。感觉及运动神经支配呈节段性分布(图32.2)。

一般而言,个体间的神经丛和神经干的差异往往比较大,尤以前臂为甚。Martin-Gruber 吻合在前臂出现概率高达15%,通常发生在骨间前神经和尺神经之间。在更远端的手掌鱼际区,可能见到尺神经深支与正中神经返支之间的 Riche-Cannieu 吻合(图32.3)。

神经元及其支持细胞

运动、感觉神经元的胞体分别位于脊髓和背根神经节,其轴突向外延伸到各自的靶器官。感觉神经元是假单极神经元,其中枢突进入脊髓后部。脊髓一般在锥形细根状过渡区(较少在神经根)从中枢神经系统过渡到周围神经系统[11]。在中枢神经系统,神经元被少突胶质细胞和星形胶质细胞突起

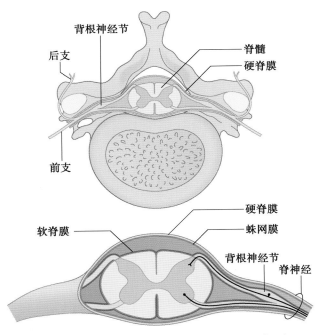

图32.1 从脊髓发出很多小根组成脊神经的前后根

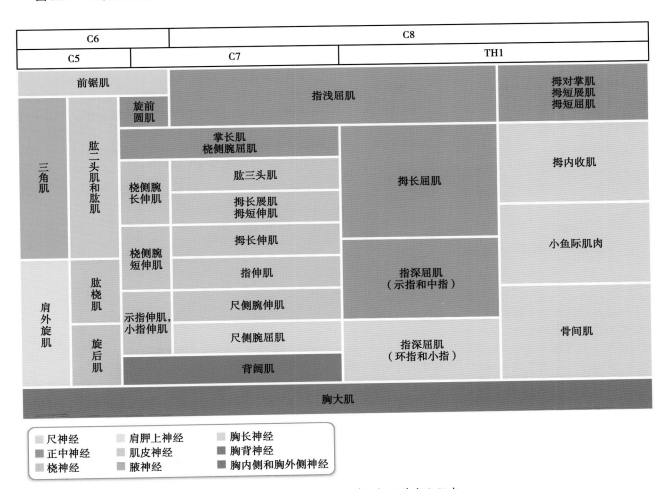

图32.2 臂丛神经的起源神经根及其支配肌肉

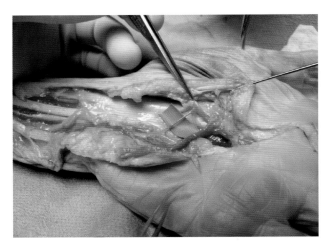

图 32.3 手掌部 Riche-Cannieu 吻合支的解剖显露,这种正中神经返支和尺神经深支间的高度可变且较常见的吻合,提示手内在肌的神经支配来源存在巨大变异

包绕,而周围神经系统中的轴突常与施万细胞联系紧密。有髓神经纤维的轴突由一系列连续的施万细胞包绕形成髓鞘,相邻髓鞘之间形成郎飞结(图 32.4),髓鞘外有基膜包绕。相反,在无髓神经纤维,数个更薄的轴突穿经同一个施万细胞,因此每个施万细胞包绕好几个轴突。神经纤维的直径是粗细不等的,无髓神经纤维约为 0.4~1.25μm,有髓神经纤维约为 2~22μm[12]。不同神经的神经纤维的数目是不同的。随着年龄增长,神经纤维会逐渐减少,研究表明,20 岁到 80 岁之间,可能有多达 26% 神经纤维消失。

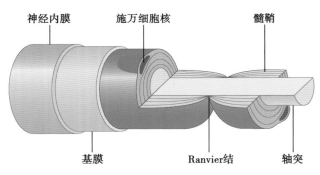

图 32.4 有髓轴突和 Ranvier 结的示意图

神经干

大量神经纤维呈束状排列,并由扁平支持细胞及胶原层形成的神经束膜包绕,形成神经束。神经束位于由胶原纤维和成纤维细胞构成的神经外膜疏松组织中(图 32.4、图 32.5)。神经束内的间隙叫作神经内膜间隙,主要由胶原纤维和细胞(如成纤维细胞,偶见巨噬细胞和肥大细胞)所构成,其内压力为轻度正压(神经内膜压)。淋巴细胞(CD4+ 和 CD8+)和巨噬细胞一般不会出现在神经内膜(外伤除外),但可能出现在神经外膜中。不同神经、或同一神经不同部位的结缔组织的含量是不同的。例如,需特别保护部位的神经干中(关节部位和表浅部位)结缔组织更丰富。"神经系膜"是位于神经外膜表面的额外的

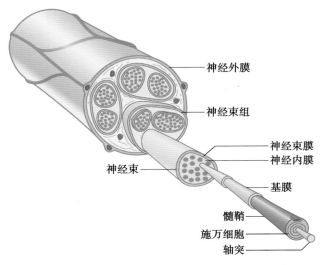

图 32.5 周围神经示意图,带颜色的部分和图 32.4 相同

疏松结缔组织,从而允许神经在肢体的运动时有一定的滑动度。

神经束和神经纤维在神经干中存在分隔,特别是在其周围部分[13,14]。这种解剖学特征提示可分离部分神经束用于神经移位。

血液供应

神经干的血供血管呈节段性分布(图 32.6),其分支形成血管丛分布在神经外膜、神经束膜及神经内膜间隙,供应血管斜穿束膜后在神经束内形成毛细血管网。相比神经内膜,由于神经外膜容易受创伤的影响,所以神经外膜更容易出现创伤性水肿。神经干内血供的代偿力较强,因此临床上可游离较长一段神经而不影响其血供。另外,神经干周围的血管相互缠绕,更有利于神经干转移或转移手术。除神经营养血管外,还有大量神经末梢分布在神经外膜、束膜和内膜。

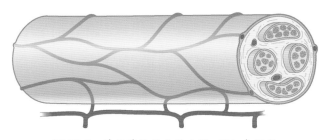

图 32.6 神经节段的主要血供,用红色标注

生理学

Ranvier 结处的轴突可与细胞外液发生离子交换,传导动作电位(图 32.4)。由于这种离子交换仅发生在有髓神经纤维的 Ranvier 结,传导从一个 Ranvier 结跳到另一个 Ranvier 结,进行跳跃式传导。有髓神经纤维通过这种跳跃式传导大大提高了动作电位的传播速度,而无髓神经纤维

动作电位传导是连续的,其传导速度相对就慢很多。周围神经损伤后的沃勒变性需一段时间,故数天后仍可记录到受伤神经的电传导。一般认为,如果发现神经退化迹象,在损伤后3～4周内进行神经造影,才能发现神经电传导障碍。

轴突的细胞骨架包括神经丝蛋白和中央微管。重要分子物质可沿着微管从胞体向神经末梢运输(顺向运输),也可通过能量依赖的轴突运输从神经末梢向胞体运输(逆向运输)。轴突运输的作用是包括循环利用神经末梢物质,向轴突传送膜成分、神经递质及细胞骨架必需成分等。无论是在正常状态下还是在神经损伤后,重要分子的转运都对周围神经生存和信号传导至关重要。周围神经损伤后,胞内信使或损伤轴突可立即发出信号启动神经修复过程,这涉及细胞转录、翻译及翻译后加工等。

变性与再生

周围神经损伤在神经元胞体及其轴突、周围的非神经细胞(尤其是施万细胞)中将引发剧烈反应。在这些细胞中,这种损伤一方面可临时启动细胞修复机制使细胞得以生存或再生,另一方面也可启动细胞凋亡机制,但具体信息传导过程尚不清楚,这也是目前的研究热点。神经干被切断或撕脱时,轴突近断端被封闭形成新的细胞表面,此过程受钙离子影响。此外,近断端将轻度回缩,这与受损施万细胞的数量有关。在信号转导过程中,信号形成并从轴突近断端传入神经元细胞核,使细胞从维持存活状态转向促进再生状态。

周围神经的远断端

不论在正常还是损伤状态,施万细胞对周围神经功能都有很重要的作用。神经损伤后,神经的远断端的轴突及施万细胞形成的髓鞘解体。清除裂解的轴突和髓鞘,可为轴突再生提供良好的再生环境。巨噬细胞和施万细胞也参与了此过程,参与程度随时间变化而变化。

神经修复的时机对于损伤后轴突的成功生长至关重要[15,16]。这可能与神经损伤后施万细胞上调和下调的大量因子有关。施旺细胞被激活后,沿着基底层内部增殖,并形成Büngner带。

周围神经损伤后,施万细胞中的神经营养因子及其受体上调。这些神经营养因子包括神经营养因子(神经生长因子及脑源性神经营养因子)、成纤维细胞生长因子(β-成纤维细胞生长因子)、神经源性细胞因子(睫状神经节细胞营养因子、白血病抑制因子)及其他因子(胰岛素样生长因子、转化生长因子、白介素)等。

细胞凋亡(细胞程序性死亡),如巨噬细胞、施万细胞的凋亡等,可由线粒体释放的促凋亡因子启动(内源性途径),也可由坏死细胞表面受体激活(外源性途径,如Fas死亡分子、肿瘤坏死因子受体1)。如果切断的神经修复过程延迟,神经的远断端的施万细胞凋亡数目会增多[17]。

受伤神经元及其轴突、施万细胞发生沃勒变形的目的,就是引导神经轴突向远端有序再生,最终到达靶器官。神经轴突再生程序是一个精细、有序的过程,在这个过程中,每个轴突的远端都会出现大量的芽,在每个芽的顶端都有一个生长锥,它像"手指样"的伪足可探查周围环境(图32.7)。在复杂的机制引导下,通过肌动蛋白丝的聚合及重新分布,生长锥以一定的速度向特定方向延伸[18,19]。总之,神经轴突再生过程是一个动态过程,根据局部周围环境及不同的分子机制,伪足/生长锥被驱逐或被吸引。

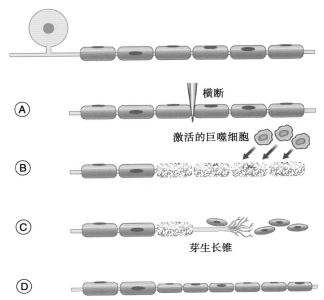

图32.7　当神经被切断(A),激活的巨噬细胞和施万细胞将立即开始清除髓鞘和轴突残余,为轴突再生创造有利的环境(B)。在短短几个小时内,每个轴突的远端出现大量萌芽,形成芽生长锥,引导远端再生过程(C),直到神经再生完成(D)

细胞外基质对生长锥的生长及前进非常重要,蛋白质(如层粘连蛋白、纤维连接蛋白、半乳糖凝集素类、生腱蛋白及胶原蛋白等)可刺激其生长。层粘连蛋白通过整合素(细胞表面糖蛋白)发挥作用。整合素可与生长锥或伪足内的肌动蛋白相互作用,从而引导神经轴突再生。目前,轴突再生及引导的具体机制不详。

诊断与表现

按损伤形式分类

周围神经损伤可分为两大类:①没有失去轴索结构的暂时性神经传导阻滞;②导致远端轴索变性的严重损害(图32.8)。这可能是区分神经损伤的一种有效方法,也有更条理的分类描述损伤的复杂性。例如Seddon分类[20],其根据神经损伤的严重程度将周围神经损伤分为3类:神经失用、轴索断裂及神经断裂。之后,Sunderland[21]和Mackinnon[22]予以改良,形成了神经损伤6度分类法。表32.1比较了上述3种分类法的异同,具体的神经变化如图32.9所示。

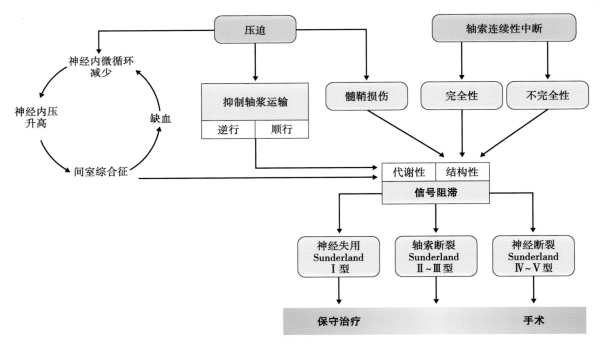

图 32.8　神经元对神经压迫和轴突连续性中断反应的示意图流程图

表 32.1　神经损伤的 Seddon、Sunderland 和 MacKinnon 分型比较

Seddon 分型	Sunderland 分型	MacKinnon 分型	描述
神经失用	1		局部生理学阻滞导致神经瘫痪，但没有解剖异常，神经可完全恢复
轴索断裂	2		损伤远端发生退变，神经内膜和神经束膜完整，神经纤维以每天 1.5mm 速度生长直至完全恢复
	3		神经内膜损害，导致神经束内瘢痕形成及部分轴突不能再生，恢复情况难以预料
神经断裂	4		神经内部结构全部受损，神经外膜完整，只有通过手术才能恢复神经功能
	5		神经干完全断裂，必须早期手术干预才能恢复部分功能
		6	混合性神经损伤

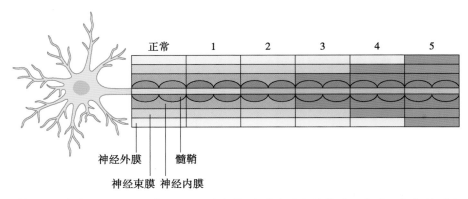

图 32.9　根据 Sunderland 分级 1～5 的分类，轴突内受损结构的示意图。颜色（红色）和图案的变化表示该结构的损坏。黄色代表轴突及其神经元

神经失用

Ⅰ度损伤

表现为神经传导障碍，但损伤部位神经结构并未被破坏，未出现退行性改变，受伤部位 Tinel 征阴性。最常见的发病机制是外部的压迫、术中牵拉及局部缺血。一般情况下可完全恢复，恢复时间从几天至 3～4 个月不等。

轴索断裂

Ⅱ度损伤

在Ⅱ度损伤中，出现轴突变性。虽然轴突损伤导致其远端发生 Wallerian 变性，但施万细胞的基底层（神经内膜管）保持完整，这为轴突再生提供了完好的解剖通道。轴突通过神经内膜管再生，生长速度约 1～3mm/d。一般无结构错配，感觉及运动神经纤维保持完整，Tinel 征阳性。神经功能有望完全恢复。

Ⅲ度损伤

在Ⅲ度损伤中，神经束膜内的结构紊乱，轴突受损，但神经束膜保持完整。由于神经内膜管的结构紊乱，进而导致轴突引导功能受损，神经纤维发生错配，轴突的生长将不精确。神经束通常由运动、感觉神经纤维混合组成，所以损伤后其近端可能出现轴突错配。由于愈后神经束内瘢痕形成及部分轴突不能再生，临床结局通常难以预料。Tinel 征阳性，并随时间向远端移动。在这些情况下，外科切除术和神经移植术效果往往不佳。

神经断裂伤

Ⅳ度损伤

在Ⅳ度损伤中，除神经外膜完整外，其他部分全部受损。神经内瘢痕的形成会损害轴突再生和神经再支配，通常会在损伤部位形成神经瘤。相比于Ⅲ度损伤，Ⅳ度损伤时神经元胞体死亡的概率更高，将出现更严重的神经功能障碍。损伤部位常出现 Tinel 征，但往往不会出现由近端向远端移动的现象。因此，此类损伤需完全切除神经瘤，并在显微镜下修复神经，通常需移植神经。

Ⅴ度损伤

在Ⅴ度损伤中，神经完全离断。无论是否进行神经移植，功能的恢复都取决于手术修复。此类神经损伤通常伴有神经周围结构的损伤，如肌腱、肌肉、骨或血管等。

Ⅵ度损伤

考虑到混合损伤[22]，Mackinnon 在神经损伤的分类中增加了Ⅵ度损伤，即不完全性断裂的神经干可同时有不同程度的损伤（即 Sunderland Ⅰ～Ⅳ度损伤）及部分完全断裂，常见于神经闭合牵引损伤后发生的损伤，或导致神经部分损伤的枪伤或刺伤。这种类型的损伤通常被称为连续性神经瘤，所有程度的神经损伤（从正常到神经切断）都可能共存于瘢痕神经内。连续性神经瘤通常是由于再生神经生长锥无法超越损伤部位到达正常区域而导致的。它发生在完整的神经内，对内部受损的轴突和神经束具有连续性，导致神经的远端部分或多或少不再正常工作。手术暴露通常是必要的，术中电诊断研究有助于区分有恢复迹象的神经束和没有恢复迹象的（Ⅳ级和Ⅴ级）神经束。

临床检查

正确的诊断至关重要。尽管每一种神经损伤的特征都不同，症状也有很大差异，但诊断并不困难。神经完全横断后，其所支配的肌肉麻痹，不能主动收缩，无法对抗阻力运动。但是，当神经损伤比较轻微时，所导致的运动障碍不明显，可能被其他部位更明显的感觉障碍掩盖，尤其对于难以进行有效医患沟通的患者，有可能出现漏诊。采集病史以及对损伤机制的了解对于损伤的评估和判断损伤是否可以手术十分重要。需注意的是，神经功能受损或者神经走行部位存在开放伤时，除非找到明确的证据，否则都应该假设存在神经断裂（图 32.10）。

功能评价

应对所有肢体损伤患者详细检查并记录运动、感觉功能。运动功能评价内容包括捏力、握力、肌肉肌张力、肌力及是否萎缩。感觉功能评价时应让患者闭眼，以便快速有效地评估感觉障碍情况。例如，可用小镊子检查指神经支配区域感知疼痛的情况，两点辨别觉情况，患肢（指）感知锐器、钝器的能力及保护性感觉情况。交感神经功能障碍表现为血管收缩、舒张和排汗功能障碍，可导致神经支配区域的皮肤丧失排汗功能，从而表现为发红、干燥、指纹变浅。此外，Tinel 征阳性、受伤区域持续剧烈疼痛往往提示神经损伤严重。

肌电图/神经电生理检查

肌电图/神经电生理检查能帮助明确神经损伤部位或分支。周围神经伤后 3～4 周内的神经电生理检查结果需要谨慎判读，一般需在伤后 4 周甚至 6 周才能检测到神经退行性变或肌肉失神经支配信号[23]。需强调的是，如果患者手术指征很强，就不应等待神经电生理检查而延误手术时机。

术中神经电生理对术前神经功能恢复差的闭合性损伤有一定帮助。术中可分离神经干，甚至神经束，从而评估瘢痕中神经干（束）的传导功能[24]。如术中神经电生理检查提示神经功能恢复，则分型为 Sunderland Ⅱ～Ⅲ度损伤，那么神经功能有可能完全自发恢复；如不能检测到神经电生理

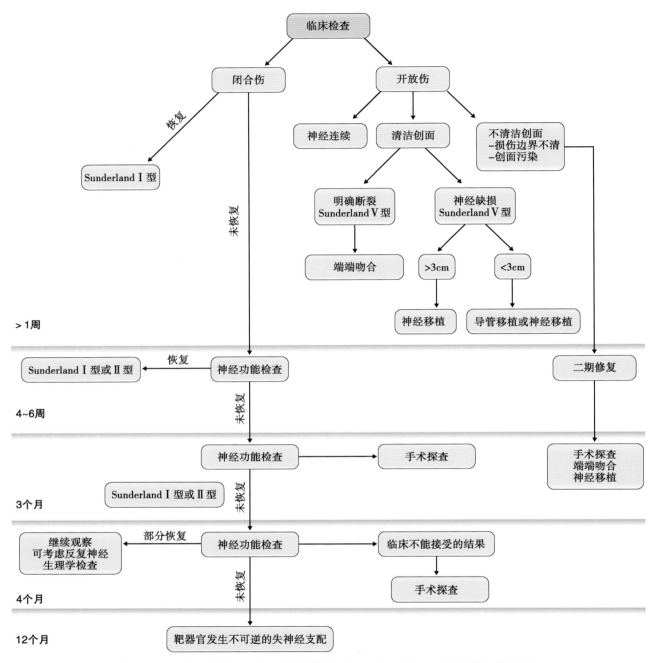

图32.10　开放性和封闭性神经损伤的诊疗流程。流程图显示手术和神经修复时机

恢复,则分型为 Sunderland Ⅳ～Ⅴ度损伤,很可能需切断和移植修复。对于伴有神经瘤形成但神经连续性良好的周围神经损伤(Sunderland Ⅵ度损伤),记录到的神经电生理图形很复杂,这说明其中部分神经束需切断和移植修复,其余部分神经束损伤为Ⅱ～Ⅲ度,可以自发恢复。此时,术后神经功能恢复效果不确定,难以做出是否手术的决定,因为手术分离探查神经瘤时,可能导致二次神经损伤。神经电生理检查能在术中帮助区分受伤神经束和正常神经束,对选择性修复或移植神经束有较大帮助。

检查伤情

很少有单纯周围神经断裂的情况发生,而往往伴随周围组织到碾压、撕裂、撕脱或其他损伤。广泛组织损伤时,受伤区域边界不清、创面污染严重,都可能影响处理方式,有时还需延迟修复神经损伤。彻底清创能有效降低感染发生率、减少瘢痕形成,促进神经功能的恢复。

周围神经锐性损伤比碾压或撕脱伤更容易处理。因为锐性伤时,神经损伤范围比较明确,通常可一期修复;但如果神经被严重碾压或纵向撕脱，损伤范围很难界定，延迟手术修复可能会获得更好的效果。

最理想的状态是，所修复的神经应具有良好血供的软组织床，有肌肉或脂肪组织覆盖。因此在严重损伤时，往往需在一期或二期神经修复手术前，先采用移植的方式获得良好的软组织床。

患者选择

若怀疑周围神经损伤，术前应综合考虑多方面因素（图 32.10）。对于切割伤、牵拉伤、爆震伤或多发伤，需考虑外伤类型、创面条件及组织床血供情况等因素[25,26]，他们将直接影响手术时机、手术入路的选择。

周围神经损伤类型

对于闭合性周围神经损伤患者，保守治疗 4~6 周后，观察神经功能的恢复情况。若未完全自行恢复，可进行电生理检查。若在考虑手术之前只有部分功能的恢复，则可再保守治疗 4~6 周。若受伤 3 个月后，神经功能仍未完全恢复，应行神经电生理检查[27]，此时如果没有自发恢复的迹象，则可考虑神经探查术。若在受伤后 3 个月内周围神经部分功能获得恢复，可再观察 3 个月[28]，并定期复查神经功能恢复进展情况。

开放性创面合并周围神经损伤均应探查神经。若神经连续性良好，与闭合性神经损伤一样，连续观察 3 个月，并行

神经电生理检查。术中探查发现明确神经切割断裂应立即修复，而对于碾压伤，神经修复术应慎重考虑，如果行修复术由于很难区分组织活性，术前需仔细清创。当患者表现出不完全损伤的迹象时，自发恢复有可能比立即修复产生更好的结果，只有在保守治疗的临床结果不令人满意的情况下，才会在后期进行重建。因此，周围神经损伤后最重要的是对进行手术探查神经与功能重建时机的判断。例如，对于碾压伤或枪伤，首要的是彻底、仔细清创，可行的组织覆盖。只有当周围组织为神经提供一个良好的生存环境时才考虑神经重建（见下文）。在开放性损伤时，包括开放性创面、挤压伤以及枪伤，患者表现为感觉和/或运动功能缺损，但手术暴露后神经整体完好无损，此时密切随访对评估神经功能至关重要。此类病例当周围组织包膜愈合时，应与闭合性牵引伤处理相同（表 32.2）。常规进行神经系统体格检查，定期行神经电生理检查，如果没有神经再生或神经再分布的迹象，通常会进行手术（例如，对于某些损伤，在 3 或 4 个月后进行探查）。然而，需强调的是，对于所有开放性损伤，若患者出现感觉或运动功能障碍，均应急诊手术探查以获得最佳疗效。

创面情况

创面情况非常重要。清洁创面的神经损伤可以尽早修复。污染创面应仔细清创以去除无活力组织，严重时可能需多次清创。此时，最好待创面愈合，周围结构可提供较好的软组织覆盖时，二期修复周围神经损伤。二期手术一般在 3 周内进行，因为此时损伤的范围比较容易界定，瘢痕组织比较容易松解。

表 32.2　不同类型的神经损伤对应的不同治疗方法

神经损伤类型	神经造影/肌电图	探查	清理	修复或重建
锐性切割伤		立刻	立刻	立刻
开放伤-神经挤压伤	4~6 周[§]	立刻	立刻	立刻[*] 延期[†]
闭合牵拉伤	4~6 周	延期		3~4 个月[‡]
开放伤-枪伤	4~6 周[§]	立刻	立刻	立刻[*] 延期[†]

[*] 若探查时发现肉眼可见的神经不连续，应在反复清理后进行修复或重建，以确保创面整洁。

[†] 如探查时发现神经连续，应作为闭合性损伤处理，只有在神经无再生迹象（Tinel 征）时才进行修复或重建，如部分损伤可在 3~4 个月后探查。

[‡] 如果 3~4 个月后无神经再生或神经再支配的临床表现，则进行修复或重建。

[§] 如果神经在探查时是连续的，可以采用与闭合性损伤相同的方法进行神经造影/肌电图检查。

治疗及手术技术

一期神经修复与延迟神经修复

总体原则

无论是一期还是二期，所有的周围神经损伤均应该修

复。只要条件允许，根据前文描述的目前的神经生物学观点，一期修复周围神经损伤可获得最佳效果[29]。对于一期修复而言，最重要的前提条件是神经修复要在无张力条件下进行[30-32]，若张力过大，需行神经移植修复[33]。一些学者认为，80% 以上的周围神经损伤可通过一期端端缝合法修复[34,35]。在这些研究中，为保证一期端端缝合的效果，要用 9-0 尼龙线缝合，不能使两断端相互分离，也不能撕裂神经外膜。

一期修复神经比延迟修复简单，因为此时神经外膜营

养血管清晰可见,有利于判断神经断端的旋转情况[36]。神经损伤之后,断端不可避免地会弹性回缩,这个问题在急性期更容易解决,随着时间推移,神经断端将会嵌在纤维瘢痕组织中,神经断端的无张力端端修复将会变得更困难,需较广泛地游离神经断端。

> **临床提示**
>
> - 确认创面软组织床的条件良好。
> - 仔细清创损伤和撕裂的组织非常重要。
> - 如果神经损伤范围不清楚,可二期手术修复。

手术时机

一期修复一般在受伤后 48 小时内,但部分学者认为也可在伤后 1～3 周内[37]。但最新神经生物学研究表明,临床上还是应当尽早处理超过 48 小时的简单开放性神经损伤,最好在伤后 2～3 周内,而不是按传统观点待创面愈合后二期修复。一期修复可明显降低污染创面感染的风险。二期修复,不仅因瘢痕形成及神经断端回缩而增加手术难度,而且因需切除神经断端的创伤性神经瘤而增加神经缺损长度。

超过 3 周的周围神经损伤修复常需神经移植。二期手术可在伤后几个月进行,但神经元及施万细胞的再生能力会逐渐降低(见前文"生理学"部分及后文"自体神经移植"部分)[38]。

> **临床提示**
>
> - 开放性创面如怀疑神经损伤,应尽早探查。
> - 延迟神经修复及重建降低修复疗效。
> - 若神经连续性良好,按闭合性神经损伤处理。

手术入路

切口应遵循整形外科一般原则,主要目的是预防挛缩以及重要感觉区域的瘢痕(图 32.11)。通常建议采用一个较大的切口来获得良好的解剖视野,因为这样可从神经损伤区域以外的健康组织开始显露,使手术更安全。这意味着

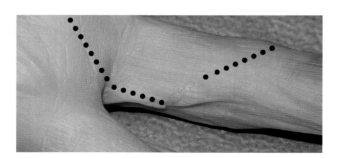

图 32.11 示指桡侧有一处小刺伤,创面远端失去知觉需要探查,采用改良的 Bruner 切口

往往需要向远近两端延长创面,这对于二期重建手术而言尤为重要。

> **临床提示**
>
> - 充分显露、仔细分离,为神经提供血运良好的组织瓣覆盖。
> - 从神经损伤区域以外的健康组织开始显露——"从已知区到未知区"。
> - 常规使用止血带。

神经修复原则

总体原则

正确、全面的显微外科技术是神经修复的关键。要在放大镜或显微镜下使用显微外科器械,以最小的组织损伤从非创面入路进行手术(视频 32.1)。

首先探查神经断端,使用手术刀或者显微剪锐性切除神经断端无活力组织,显露健康的神经束来进行一期神经修复(图 32.12～图 32.14、视频 32.2)。若计划二期修复,可以用不可吸收缝线标记神经断端,并固定在临近组织上,这样不仅可避免神经断端弹性回缩,同时可在二期修复时更容易辨认神经断端。若任由神经断端回缩,它可因纤维瘢痕组织粘连而失去弹性及活动度。神经的纵行牵拉活动度直接决定能否将其直接缝合修复。例如,由完全伸腕位变为完全屈腕位时,正中神经、尺神经在腕关节的正常活动度约 1.5cm[39,40]。在测量神经缺损长度和评估是否需要神

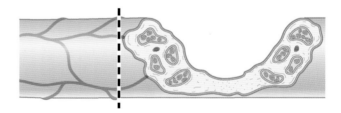

图 32.12 撕裂的神经和清创术的分界线,虚线为建议的切除边界来显露健康神经组织

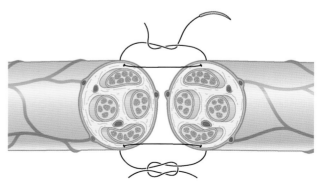

图 32.13 标准尼龙缝合线神经外膜修复,根据神经外膜内血管的走行获得正确的神经束排列

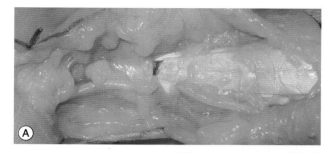
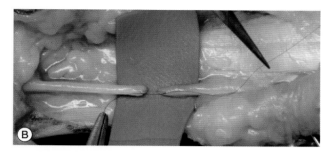
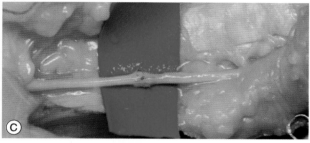

图 32.14　采用标准的神经外膜端端缝合术修复指神经。(A) 神经缺损较小。(B) 神经外膜缝合。(C) 张力最小的情况下缝合

经移植时,勿忘计算该长度。一期修复神经断端伤,可有效保留神经的纵向弹性拉伸能力,从而在最小的张力下完成手术。

其次,手术的最终目的是在无张力状态下修复神经,使其在最佳条件下再生。临床上,常需游离一定长度的神经干以达到无张力修复。一点小的拉伸张力都可能破坏神经断端血供。已有研究表明,拉伸神经干可破坏神经内膜的微循环[41],进而影响施万细胞的生长速度[29]。拉伸长度达 8% 时,神经血供下降近 50%,但在 30 分钟内可恢复;而当拉伸长度达 15% 时,神经血供下降近 80%,且难以恢复[30]。因此,临床上通常将神经断端远、近端锐性分离以减小神经干所承受的张力,以避免影响神经干局部血运。其他减小缝合张力的方法,例如将尺神经前置,使其在肘关节前方,可以增加其移动性,从而使其在无张力条件下直接缝合。然而,游离神经干的方法可能会影响神经断端血供。虽然临床观察证实,尺神经移位对神经内微循环影响不大[43, 44],但这种方法仍有争议[42-44]。

神经完全断裂、断端回缩,往往会形成一定间距,很少能实现神经断端完全无张力缝合。神经断端通常需要修整,即切除部分无活力神经组织,直至镜下可见 "蘑菇样" 神经断端,及轻度回缩的神经外膜(图 32.15B)。如果需屈曲关节才能缩短神经断端的距离,此时神经断端承受的张力往往太大,应进一步游离神经断端或神经移植(图 32.16A、图 32.17A)。

最后,通过旋转对合神经断端神经束、分支及神经外膜血管等方式,减少轴突错配的概率(图 32.15A、图 32.18),以期达到术后良好的神经再生效果。

通常使用 9-0 或 10-0 尼龙线间断缝合神经断端。一般认为尽量减少缝合针数,且神经断端不要过于靠紧,以防神经束错配或折叠[45]。如有向外隆起的神经束,应对其进行修剪,直至其回缩至吻合处,并不影响其再生。

除尼龙线缝合,还有其他方法用于神经修复,尤其适用于临床经验较少的外科医生。例如,可以使用纤维蛋白胶替代或者辅助神经外膜缝合,来修复大鼠坐骨神经[46, 47],有研究表明,对有经验的医生两者效果相当,但对经验较少的医生而言,蛋白胶的效果优于直接缝合[43, 46]。

> **临床提示**
>
> - 合适的显微镜放大,匹配的器械以及显微外科手术技巧非常重要。
> - 彻底清除无活力组织,逐步显露健康神经断端——呈 "蘑菇样"。
> - 注意无张力缝合——若需屈曲关节才能缝合,应考虑神经移植。
> - 防止神经束错配——通过神经内营养血管的方向帮助术中对合神经束。

修复神经外膜或神经束膜

周围神经断裂后,可在神经外膜水平(见图 32.12)或神经束膜水平(图 32.19)进行修复,两者之间仍存在争论。而现有研究数据都是基于大鼠或灵长类动物的实验研究,存在方法学的问题,其临床意义有待进一步研究[48, 49]。

理论上,修复神经束膜比修复神经外膜促进神经再生效果更好,并且可保留轴突对靶器官支配的特异性。然而,修复神经束膜要进一步的分离显露单根神经束,这会增加破坏神经血供的风险。有部分学者主张修复神经外膜,通过仔细地旋转神经束来达到良好的对合方向,尤其是在远端周围神经,因为周围神经远端神经束越来越难辨认。对于神经束组的修复更加合理,例如,腕部尺神经损伤时,应该仔细分离显露远近两端的尺神经感觉和运动束,并分别进行缝合修复(图 32.20)。

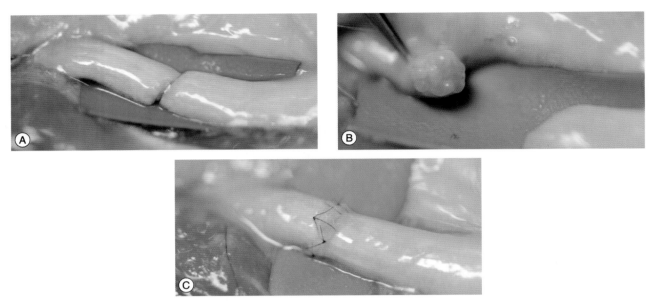

图 32.15　正中神经损伤患者,在最小张力下采用标准的神经外膜端端缝合术进行修复。(A)神经缺损较小。(B)切除后到达健康神经组织时可见蘑菇样断端。(C)张力最小的情况下缝合

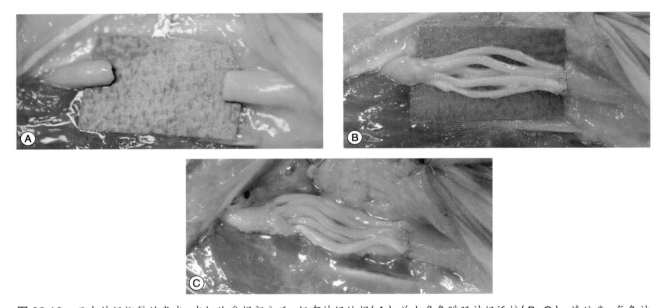

图 32.16　正中神经撕裂的患者,在切除受损部分后,仍有神经缺损(A),并由多条腓肠神经桥接(B,C)。请注意,每条神经的长度都比间隙长 15% 左右

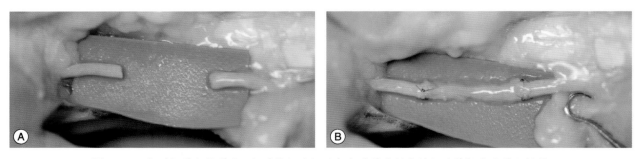

图 32.17　(A)指神经撕裂伤。(B)神经缺损用来自前臂外侧皮神经的单根自体神经桥接

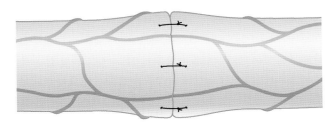

图 32.18　端端缝合，注意神经外膜血管是匹配的

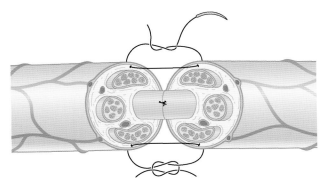

图 32.19　尼龙线修复神经束组。相应的神经束组通过束间的外膜缝合

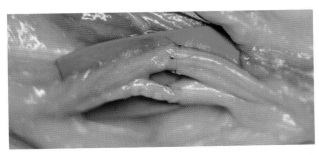

图 32.20　手腕处的尺神经损伤，注意运动神经束和感觉神经束在解剖学上是如何分开的。行神经束组缝合术

临床提示

- 如技术允许，优先选择神经外膜修复。
- 尽量减少缝针数量，纤维蛋白胶可作为辅助修复方法。
- 若感觉和运动神经束区分明显，神经束组缝合是一个好的选择，例如腕部尺神经损伤。

神经端侧缝合

　　当传统修复方法不可行时，尤其是神经近断端缺失，或肢体周围神经近端损伤时（例如，高位尺神经损伤[50,51]），可将受伤神经远断端缝合至"未损伤"神经[50,51]。通过未损伤的神经侧方或末端出芽的方法恢复已损伤神经的功能，从而避免神经移位所造成的供区并发症，同时还可缩短再生轴突到达靶器官的距离。这在理论上提示单个神经元拥有支配两个靶点的能力，但通常会修建掉其中一个分支[51]。一些研究表明，需通过人为损伤供体神经的方式诱导轴突出芽[52]。

现在，端侧缝合实验室与临床结果不尽相同，据受体神经和供体神经类型而异[53]。目前更广泛的临床试验正在进行，这对证实可将端侧缝合作为常规技术在临床应用是很有必要的[54,55]。然而，已有文献报道将运动神经作为供体神经端侧缝合修复再支配受体神经靶器官（肌肉）是可行的[56]。

创面闭合及术后外固定

　　间断缝合闭合创面，包扎前可在缝线之间插入钝管局部注射麻醉药。若神经位置较为表浅，应避免使用尖针头注射以减少血管神经损伤风险。

　　术后应采用石膏制动，避免神经缝合部位承受张力，同时可允许关节小幅度的活动，达到既避免关节活动幅度过大，又避免术后神经因关节活动而受到牵拉的目的。指固有神经损伤时，可将腕关节固定在屈曲 30°、掌指关节屈曲 70° 位，且石膏长度应超过近指间关节一点。指固有神经修复术后，石膏固定 3 周后方可去除。对于较粗大的神经，通常需固定至术后 6 周。

神经重建

临床提示

- 若发现有神经缺损或神经损伤位于关节部位，应行神经移植以减轻神经缝合口张力。
- 自体神经移植仍是神经缺损修复的金标准。

自体神经移植

　　神经重建可以使用神经移植物来修复周围神经缺损（图 32.16、图 32.17）。尽管也有其他移植物，如异体神经及肌肉、人工合成材料等，但自体神经仍应用于神经移植。然而，和神经直接缝合相比，这些都需要更复杂的方法才能成功。

　　利用自体移植物修复重建周围神经连续性的原理是，通过降低缝合部位所承受的张力来促进周围神经再生。一般而言，在无张力条件下，再生轴突即使通过两个缝合口也比张力条件下通过一个缝合口更有利于神经再生[57]。周围神经移植物的直径及受区软组织床血供情况将直接影响神经轴突再生的情况。原因在于以下两个方面：一方面，移植物的存活有赖于受区软组织弥散的营养物质；另一方面，新生血管由移植物外围及神经断端向其中心生长[57,58]；因而直径较小的神经（如腓肠神经，前臂内、外侧皮神经）更容易血管化，而直径较粗神经则有较大的中央坏死及瘢痕化风险。临床上，直径较小的神经如指神经，只需要一条神经桥接修复（图 32.17），而直径较大神经干损伤可能就需要并联多条神经来修复神经缺损（见图 32.16、图 32.21）。

手术入路和术前准备

　　准备神经组织的步骤与神经直接修复方法相同。需要

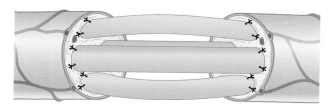

图 32.21   自体神经修复示意图。每个节段都与相应的神经束组相连。注意每根神经都比较松弛

注意的是,在切除神经末梢来寻找可靠断面时,需仔细显露神经,包括整个损伤区域,这样可以充分评估神经和周围组织的活力及血供情况,这一原则在挤压伤或高能量损伤中尤为重要。当损伤区域不明确时,应二期探查评估。在周围组织愈合后探查神经时,应仔细去除所有瘢痕组织,或者最好通过单独的切口来探查。术前准备还包括在游离一个皮瓣,这可以在创面闭合时提供一个良好的软组织覆盖。

神经断端

寻找"蘑菇样"神经断端是判断神经断端是否有活力的好方法(见图 32.15B)。这往往说明神经断端的轴突活力尚可,重建后神经轴突可通过出芽方式再生。

间隙

为确定所需合适的移植物长度,需计算神经断端缺损的最大间隙,且必须考虑到术后关节运动的影响。

移植物长度

因为移植物可能轻度收缩,所以其长度应该比最大间隙长 15%[59]。测量时最好是在相邻关节完全伸展状态下进行,但上臂桡神经损伤除外(应在肘关节屈曲位测量)。

移植物的获取

选择自体神经移植为供体神经时,不仅需考虑所修复神经干的直径,还要考虑切取神经所引起的供区并发症和功能缺失(表 32.3)[60],在术前应向患者充分说明这些问题。最常用的自体神经为腓肠神经、前臂内侧皮神经、前臂外侧皮神经和骨间背神经终支。

要避免损伤供体神经,锐性切断自体神经两端,并修剪神经外膜数毫米,置于生理盐水纱布中备用。

表 32.3   常用作自体移植的神经

供体神经	长度	感觉缺损区
腓肠神经	30~40cm	小腿背侧和足外侧
前臂内侧皮神经	10~12cm* 8~10cm†	前臂内侧
前臂外侧皮神经	10~12cm	前臂外侧
桡神经浅感觉支	25cm	手背桡侧

*肘上。
†肘下。

神经移植物的缝合

自体神经移植时最好是将其倒置,这样可减少再生轴突发散生长的风险。根据神经的粗细,可用 9-0 或 10-0 单丝尼龙线缝合,也可用纤维蛋白胶来辅助。注意要并联足量的神经桥接神经缺损区域,最好使移植的神经与断面的神经束组一一对应(见图 32.16C、图 32.21)。缝合不能太紧,否则导致神经断端皱缩。纤维蛋白胶接可减小移植物与神经断端分离的风险,也能使两者短期内获得良好的匹配。神经断端间缝合 1~2 针。如果同时使用多条自体神经移植,每条神经都应固定缝合,且相互之间不宜贴合太紧,这样有利于氧气和营养物质的弥散,并迅速重建血供。必须强调的是,良好的软组织床对施万细胞的存活和轴突再生至关重要。

供体神经

腓肠神经

腓肠神经是自体神经移植的主要供体神经,因为它较易获取,切取长度可达 30~40cm[61]。它在膝关节后方起自胫神经(图 32.22),再往远端走行还有来自腓总神经的交通支,在取腓肠神经之前应先将这些交通支切断。

在外踝与跟腱的中点做短纵行切口,可显露腓肠神经。将其向远端轻扯,可在小腿近端皮下触及,可通过 3~5 个小横切口将其取出而并不影响肢体的美观(图 32.23)。

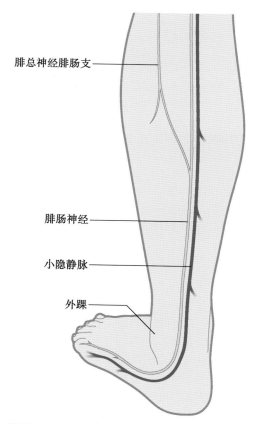

图 32.22   小腿腓肠神经的走行,用橙色表示

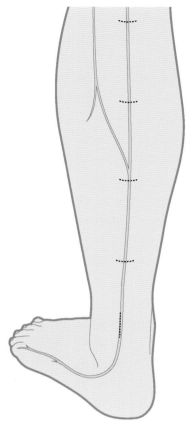

图 32.23　虚线所示为获取腓肠神经的切口

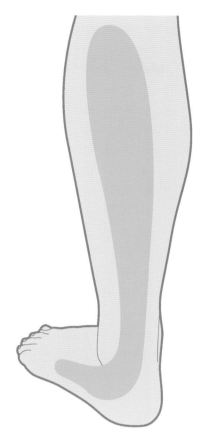

图 32.24　腓肠神经切除后感觉减弱或缺失的区域

也可采用小腿后方长切口,优点在于更容易分离神经及其小分支。筋膜下切取腓肠神经可降低出现创伤性神经瘤的风险。可以使用神经剥离器,内镜下切取神经也可减小供区瘢痕[62]。图 32.24 标记了切取腓肠神经后,感觉障碍区域。但目前认为切取腓肠神经对患者产生的后果较小[60]。

前臂内侧、外侧皮神经

前臂内侧皮神经可以从腋窝远侧边缘切到肘下(10~12cm)。在前臂,其走行靠内(8~10cm),邻近肱静脉处分为 3 支(图 32.25),这些分支指神经直径上相当。通常,切取前臂内侧神经产生的后果对患者影响较小(图 32.26)。

外侧皮神经(10~12cm)是肌皮神经的终末支,在肱二头肌腱外侧缘与头静脉平行(图 32.27)。

通常采用一些短切口即可获取这些神经,但切取前臂外侧皮神经较切取前臂内侧皮神经更容易出现问题(图 32.28 和图 32.29)。

骨间背神经终支

骨间背神经终支较易在腕背部近端骨间膜处获取[63]。通常可切取 4~5cm 长(1~3 束),可用于小的指神经缺损,切取后无明显供区并发症或功能损伤。最新的回顾性研究证实,骨间背神经终支和前臂内侧皮神经相比,在供区并发症方面更有优势[64]。

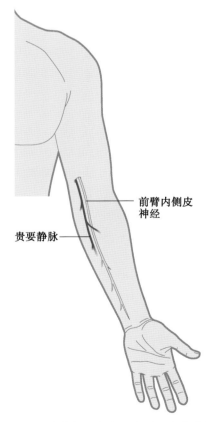

图 32.25　前臂内侧皮神经(橙色)和贵要静脉

前臂内侧皮神经

贵要静脉

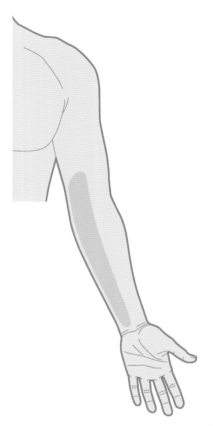

图 32.26 前臂内侧皮神经切除后感觉减弱或缺失的区域

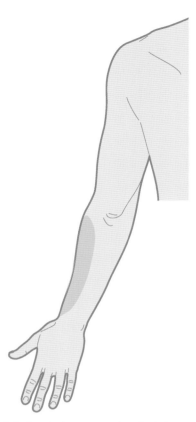

图 32.28 前臂外侧皮神经切除后背侧感觉减弱或缺失的区域

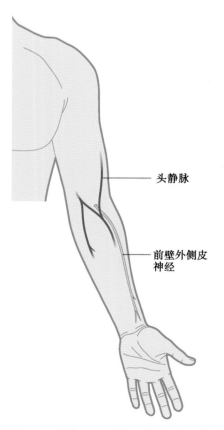

头静脉

前壁外侧皮
神经

图 32.27 前臂外侧皮神经（橙色）和头静脉

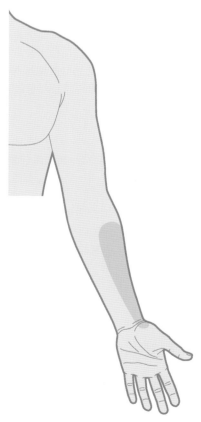

图 32.29 前臂外侧皮神经切除后掌侧感觉减弱或缺失的区域

桡神经感觉支

桡神经在肘部分成深支（骨间背神经）和浅支。浅支走行于肱桡肌下，远端在距桡骨茎突约 8cm 处浅出，走行于肱桡肌腱和桡侧腕伸肌腱之间（图 32.30），可切取长度约为 25cm。因其易导致疼痛性神经瘤，临床很少将桡神经浅支作为供体神经，仅在臂丛损伤需大量自体神经时使用。正中神经、尺神经损伤时，将其作为供体神经相对禁忌证（图 32.31）。

其他

隐神经（40cm）主要在神经丛损伤时作为带血管的神经移植体使用。此外，股外侧皮神经（20cm）可作为移植物的最末选择，容易引起较大面积感觉缺失及疼痛性神经瘤。

管状移植物和人工导管

自体神经移植至今仍被认为是治疗神经缺损的金标准。它们的优势主要是可以提供能够产生生长因子和黏附分子促进神经再生的施万细胞及其基膜的生物相容性支架，这也有助于刺激神经轴突的伸长和定向[65]。然而，自体移植也有缺点，其中一些已在前文提及。包括需要额外的手

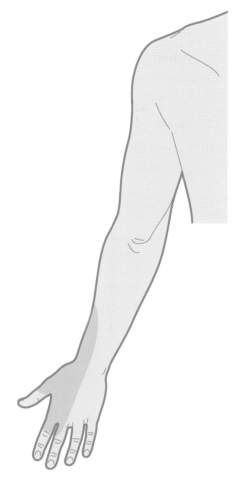

图 32.31　桡神经的浅感觉支切断后感觉减弱或缺失的区域

术切口来获得健康的感觉神经；移植物材料来源有限；损伤神经；以及供体神经在移植时可能不匹配[66]。

学界目前仍然无法通过自体移植获得受损神经功能的完全恢复，这推动了弥补神经缺损替代疗法的发展。近年来，组织工程为开发具有定制特性、仿生且可生物降解的引导材料提供了机会，其中结构稳定，生长因子和支持细胞（如施万细胞或干细胞）的添加，可以引导轴突再生。然而，目前组织工程离临床实践还很遥远，但在未来有可能实现。导管内纵向纤维蛋白基质的形成和各种营养因子的积累，将进一步改善神经再生的环境。移植物移植后的供体发病将会被消除。

生物学导管

Glück 用脱钙骨来桥接神经缺损[67]，首次尝试了管状移植物来修复周围神经缺损。此后，多种天然生物管道支架都被尝试使用，包括静脉[68,69]、动脉[70]、肌肉[70]、肌腱[71]；还有上述材料的各种复合方式，如静脉-肌肉移植体[72,73]、去细胞同种异体移植物[74-76]等；所取得的临床疗效也不尽相同。使用包含基底膜的细胞外基质生物材料可有效纵向引导神经轴突再生。而单纯管状材料，例如静脉、不可降解或可降解人工导管（部分已上市），行周围神经缺损的桥接

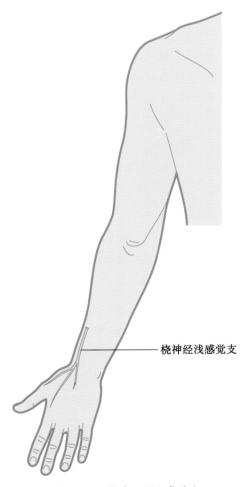

桡神经浅感觉支

图 32.30　桡神经的浅感觉支

修复,至少在理论上比前者要差。因此,有学者尝试复合生物材料与人工导管用于修复神经缺损,例如复合静脉和肌肉。其原理在于:首先,所用肌肉组织一方面是自体来源,生物相容性好,另外一方面可填充管腔预防静脉塌陷;其次,血管壁可防止轴突向肌桥外生长,使再生神经轴突沿着肌桥纵向再生。在最近的一项对长度达 6cm 的指神经缺损的神经重建的回顾性研究中作者比较了自体移植、肌静脉移植和直接神经修复[77],发现肌静脉移植与自体神经移植有相似的结果,比直接神经缝合后的效果略差,但不明显。肌静脉移植的一个优点是没有供体感觉障碍。

处理后的神经异体移植物

作为传统的自体神经移植或导管神经重建的替代方法,加工过的同种异体神经移植物提供脱细胞和预退变的人类神经组织。这些移植物在动物研究和早期临床研究中已被证明对 30mm 以内的感觉神经安全有效;然而,神经缺损的最大长度尚未确定[78-81]。

这些脱细胞支架的三维结构有许多神经自体移植物的有益特征,包括神经外膜的物理结构、神经内管以及神经组织特有的蛋白质结构和引导分子。据推测,移植物通过刺激宿主施万细胞的快速血运重建和再生,从而起到引导组织再生的作用。

现在市面上可以买到的加工神经异体移植物都是由捐献的人类周围神经组织制造的。一种清洁剂用于去除所有细胞,并引起神经组织的前沃勒氏变性,以切割生长抑制剂。然后将神经组织消毒,便可作为现成产品应用。

在一项名为 RANGER 研究的大型多中心观察性研究中,在 56 名受试者中重建了 71 个感觉神经、混合神经和运动神经缺损。总体而言,86% 的移植长度小于 50mm 的患者达到了有意义的恢复水平,有意义被定义为 3～5 级的肌力和 3～4 级的感觉。89% 的指神经修复、75% 正中神经修复和 67% 尺神经修复[79,82]也达到了有意义的恢复水平。在一项短缺损(即 5～15mm)感觉恢复的后续研究中,使用相同的材料,研究表明同种异体神经移植物的修复结果与之前的自体移植物的数据相当,并且优于导管修复[83]。

不可降解人工导管

最早进行临床前期和人体试验的人工导管是硅胶和聚四氟乙烯不可吸收聚合物[84,85](图 32.32),其优点在于硅胶是惰性材料且具有良好的生物相容性[86]。过去 20 年里,硅胶被成功用于手部关节成形及二期肌腱移植修复重建手术

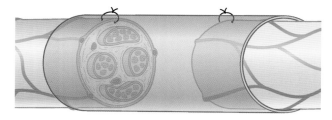

图 32.32　由神经导管连接的神经缺损

中。硅胶管不可降解且不透大分子物质,可形成有效的生物隔离,而管道内形成包含巨噬细胞的纤维蛋白基质,并富含神经营养生长因子聚集,伴随着施万细胞的迁移、新生血管形成,促进周围神经再生。一项前瞻性随机对照研究对比了硅胶管与显微修复两种方法修复正中神经或尺神经损伤[87],术后 5 年随访表明,除硅胶管组对冷刺激耐受力下降外,两种方法无明显差异[88]。因此,作者认为硅胶管并不适用于周围神经缺损,而可吸收的周围神经导管修复效果可能会更好。

可生物降解的导管

人们越来越关注使用可生物降解材料作为管道。理想情况下,制作试管的材料应该有高度的生物相容性,有弹性和多孔性(以确保营养的供应),可降解为无毒的物质,机械稳定的,并可提供一个微环境,允许功能组织的生产[65,89-91]。

一些高分子的材料,如胶原蛋白、聚乙醇酸聚合物和聚乳酸-己内酯聚合物,以及其他可用的材料,如壳聚糖导管[91],在化学和物理性能方面具有高度的灵活性,并且可以商业化获得。未来的填充物,如施万细胞,或在聚合物中加入生物活性物质,随着导管降解而释放,是目前研究的焦点。尽管越来越多的研究报道了人工移植物在恢复感觉[93-95]和运动[96,97]方面的前景,然而目前仍缺乏随机对照试验方面来证实临床效果[92]。

在一项二级证据的研究中,Boeckstyns 等进行了随机实验,在尺神经或正中神经损伤的患者中用胶原神经导管或常规显微外科技术修复。在修复后 24 个月评估发现,当神经缺损为 6mm 或更小时,使用胶原蛋白导管可恢复与直接缝合后相当的感觉和运动功能。然而,在 12 个月时,直接缝合组有明显更好的运动恢复。此外,尺神经撕裂伤与正中神经撕裂伤相比预后较差[98]。

最近的另一项前瞻性长期随访发现,用胶原神经导管重建指神经 12 个月后,大多数病例的感觉敏感性持续改善。此外,感觉功能的恢复与神经缺损长度显著相关,如果缺损长度 < 10mm,预后有明显的提高[99]。

管道内填充物

在神经导管中放入填充物的目的是通过趋触因子(接触引导)或趋化性因子(可扩散)促进神经轴突再生。这些填充物可能是导向通道、水凝胶或其他形式[100]。最常用的趋触因子是细胞外基质蛋白,如胶原蛋白、层黏蛋白和纤维连接蛋白。趋化性生长因子,如神经生长因子、胶原细胞源性神经营养因子和神经营养因子 NT-3,可促进神经轴突再生和出芽[65]。施万细胞[101]、干细胞[102]可创造更理想的微环境进一步促进神经轴突再生。将来,可能会有从患者受伤的神经节段提取自体支持细胞填充的商品化导管用于周围神经缺损的修复[103]。

其他技术

已有临床研究证明,可以用可吸收线纵向桥接较短指神经缺损,原因在于可吸收线可引导纤维蛋白基质的形成

进而填充神经缺损部位,施万细胞及轴突紧随其后,从而完成神经缺损修复。新生的神经可呈分支状,随后被新的神经束膜样结构包绕,最终指神经功能恢复[104]。

神经转移术

近年来,神经转移在神经重建中的应用越来越受欢迎[105]。该技术主要用于臂丛损伤,理论基础在于,可牺牲、切断部分不重要的神经干,用于重建更加重要的神经功能[106,107]。它也可用于近端神经干损伤者,例如可将远端神经损伤的近端神经干转移与近端神经损伤的远端神经干缝合[108]。此内容将在第 33 章进一步讨论。

临床提示

- 目前的文献支持使用导管或脱细胞异体神经来重建较短的神经缺损,例如指神经、正中神经和尺神经。对于较长的缺损,应谨慎使用导管和同种异体移植物,在获得确切的证据之前,作者建议对较长的缺损进行自体神经移植。
- 对于手指的感觉神经缺损,特别是近端残端缺失,端侧交叉神经吻合是一种重建选择。

术后护理

概况

神经断裂修复后是否需早期功能活动一直有争论。有人认为,早期功能活动这可能导致神经缝合部位张力变化,从而影响神经功能的预后[109,110]。实验研究表明,张力会使修复处神经内瘢痕化,进而阻碍血管生成,减少再生轴突穿过缝合口的概率[32,111]。然而,制动又可能增加所修复神经周围的瘢痕组织,限制神经活动性,导致运动时疼痛[112]。术后保持神经肌肉单元和小关节的活动至关重要。一般认为,夹板保护下的间断性关节活动对患肢功能恢复是有利的。最重要的是,神经移植物应在关节伸展位以最小张力状态下植入,且在关节全程活动时无张力产生,注意术后定期复查神经 Tinel 征和肌功能恢复情况。

术后活动训练

使用背侧夹板固定 3 周,在一定程度上允许关节早期轻微活动。注意关节的活动范围不能对神经缝合位置产生影响,尤其是不能产生张力。虽然部分学者认为术后 8 天方可进行关节的主动或被动活动[33],但也同意在绷带或夹板的限制下早期功能锻炼。有学者认为,严格制动可导致神经被瘢痕组织嵌牢,而早期关节活动可减少这种风险[59,112]。所以,一般建议术后第 1 周抬高患肢,3 周拆线和去除石膏后开始手指主动活动。如需延迟拆线,一般建议延长至术后 6 周,以免腕部承受过大张力。除指神经外,上述原则还

适用于其他周围神经干及神经移植物的修复重建。

感觉再评估

大脑皮质重组

周围神经急性损伤后,大脑会自动代偿神经损伤所引起的感觉缺失[113]。首先,可以观察纤维总数下降和感觉支配区域的错配。受伤神经在大脑的投射区域成为"沉默区",而邻近的大脑皮质区立即扩张,扩展至受伤神经的投射区域[114-117]。该过程是通过解除"沉默区"抑制性的突触连接实现的,即通过躯体感觉皮质重组使脑重塑。在手部出现任何神经再支配之前,被认为是康复第一阶段,此阶段即可开始一些感觉功能训练。

由于修复部位的再生轴突会出现不匹配和方向错误的情况,手部的皮肤和肌肉在很大程度上不会被它们原来的轴突重新支配[118]。之前支配手感觉和运动功能的皮质会变得扭曲,形成"马赛克样"功能模式,有些手指的支配丧失,有些手指的支配重叠[114]。大脑皮质对手支配的错引和重新映射,使得"手对大脑说一种新的语言"(康复期间的第二阶段)。一个感觉再学习程序可能会帮助大脑破译新信号,理解新的语言,从而改善结果[119]。之前的研究认为在手的触觉开始恢复时再应用这个程序,但最近的研究表明,当感觉皮质的重组开始时(第一阶段)[116]就可以从这个程序获益。再学习过程的有效性可能很大程度上受到每个患者的主观能动性的影响。应该考虑针对每个患者制订个性化策略,因为对病情的适应是一个不断发展的过程,通过这个过程,患者可以利用自身的恢复来克服日常活动中的问题。

第一阶段感觉再教育

术后早期(第一阶段),可用各种方法进行功能康复训练,直至再生轴突对手重新再支配。感知和意象之间存在功能上的相似性(运动前皮质可以通过想象一个运动而被激活——所谓的"运动意象")。与感觉功能相对应的现象是"感受器意象"。想象手被触摸会激活相同的皮质区域,就像手真的被触摸一样。

前运动皮质的"镜像神经元"可反映他人的行为,这在动作、模仿和动作理解中起着基本作用[120]。读或听手部运动词语可激活大脑运动皮质对应的区域,观察手部的触摸活动可激活大脑感觉皮质对应区域。术后第一天就开始观察失神经支配手的触摸活动,这可通过视触觉的相互作用激活大脑感觉皮质的手部感觉代表区域。

早期感觉训练过程中,大脑的多模式被激活,可通过"皮质听触互动"模式,即通过听触摸的声音来激活大脑皮质感觉区[122]。可通过指尖部装有微型扩音器的感应手套应用于失神经支配的手进行康复训练。根据被触摸物体的材质不同,产生特定的"摩擦音",并传至听筒中,使患者能够"听到手部感觉到的东西"。神经修复后早期应用这种感应手套,可在很大程度上提高手的触觉辨别能力。总之,早期

的感觉再教育,例如在正中神经或尺神经损伤常规神经修复后的第 1 周内开始,通过使用上述方法,可改善患者前 6 个月的预后[121]。

第二阶段感觉再教育

周围神经损伤修复后、触摸同一物品时,需通过再学习过程来适应神经轴突再生过程中错配所导致的新的感觉传导信息。因此,第二阶段手部开始出现神经再支配时,就开始触觉康复训练。首先训练触摸的方式和触摸定位的能力,

然后是触摸和探索不同物体,在睁眼和闭眼情况下了解不同物体的形状和质感,并逐步增加难度。视觉训练可有助于感觉功能的恢复。

前臂皮肤反复的麻木可增加感觉再教育的作用,并扩大皮质中手部代表区域[122](图 32.33)。手部获得了更多的"脑部空间",从而能够更好地处理感觉冲动。例如,正中神经修复后反复局部使用皮肤麻醉剂(利多卡因 / 普鲁卡因:EMLA),并结合感觉的再教育,可相当大程度上提高触觉功能的恢复[123,124]。

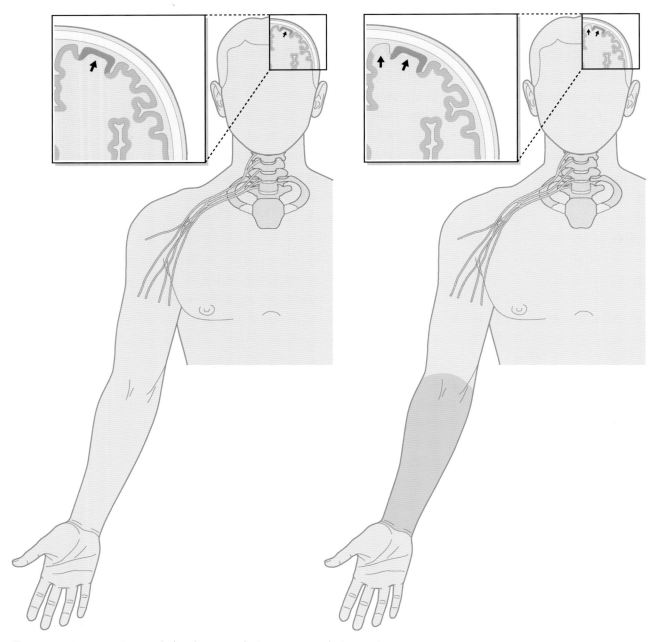

图 32.33　大脑的可塑性。前臂反复的皮肤感觉消失增加了感觉再教育的效果,并导致皮质中手的支配区域扩大。手被赋予了更多的"大脑空间",从而能够更好地处理感觉冲动

结果

结果评估

康复结束后应进行感觉、运动功能评估。由于周围神经损伤类型不尽相同,其神经再支配功能的恢复和感觉再教育所需时间为 12~24 个月[125]。也有部分学者认为神经功能恢复的时间至少为 3 年[126]。

概况

虽然已有大量关于周围神经损伤修复关系文献发表,但仍然没有一个统一的周围神经功能评价方案。在众多的周围神经功能评价方案中[125, 127-129],至今没有一个被广泛采纳,但目前比较常用的是英国医学研究委员会 1954 年制订的 Highet 分级法(表 32.4)。

表 32.4　Highet 分级

运动分级	恢复程度
M0	未恢复
M1	近端肌肉可察觉的收缩
M2	近端和远端肌肉可察觉的收缩
M3	可抗重力的收缩
M4	可抗阻力的收缩
M5	所有肌肉完全恢复

感觉分级	恢复程度
S0	未恢复
S1	皮肤深感觉恢复
S1+	浅表痛觉和感觉恢复
S2	浅表痛觉和一些触觉恢复
S2+	S2 恢复水平伴有感觉过敏
S3	痛觉和触觉恢复,不伴有感觉过敏
S3+	S3 恢复水平加上定位和部分两点辨别觉恢复
S4	完全恢复,两点辨别觉正常

周围神经损伤修复后的疗效取决于神经轴突再生情况及到达靶器官的数量。影响周围神经损伤修复疗效的因素早已被阐明。

MRC 分级

英国医学研究委员会(British Medical Research Council, BMRC)评分法也比较常用,该法已经过多次修订[130],目前最常用的是 Dellon 修订后的版本[131]。感觉功能主要通过患者对神经功能恢复情况的描述来评估(见表 32.1)。有人批评 BMRC 评分法主观性太强,因其没有标准化的评价方法,故不同患者和不同观察者评估的困难性较大。

Rosen 评分

为更好地评价正中神经、尺神经功能情况,Rosen 和 Lundborg 根据以往评价方法,制订了一个评价患者日常活动能力的评分标准[125, 128]。具体包括 3 部分内容:①感觉功能;②运动功能;③疼痛和其他不适。一项对 70 例腕部或前臂远端周围神经断裂修复后功能评价的研究发现,Rosen 评分与 BMRC 评分法相符,也与损伤对患者日常活动的影响相符[128]。

周围神经修复疗效影响因素

概况

Ruijs 等对 23 篇显微外科修复正中神经、尺神经感觉和运动恢复的文献进行 meta 分析[125],发现影响周围神经感觉、运动功能的预后因素不尽相同。对运动功能恢复而言,年龄、修复时机、损伤程度、受损神经类型比较重要,而对于感觉功能恢复而言,年龄和修复时机是最重要的。

年龄

在多篇关于指神经修复的研究中,患者的年龄越小,感觉恢复得越好。文献结果表明指神经修复效果与患者的年龄关系[132-134]。对于前臂近端正中、尺和桡神经的损伤,年龄也是很重要的影响因素。一期修复儿童(平均年龄 6 岁)正中神经损伤,随访最少 1 年后发现他们都能恢复正常神经功能[135]。对一期直接修复、二期修复或神经移植正中神经、尺神经损伤(共 95 例,15~55 岁)发现[30],一期修复年轻患者肢体远端的周围神经损伤可获得良好神经功能,不少文献也报道了类似研究结果[127, 136-138]。16 岁以下患者运动功能恢复满意效果的概率是其他年龄段的 4 倍;此外,低龄患者感觉功能恢复也明显优于其他年龄的患者[126]。

儿童周围神经损伤可获得良好恢复的原因可能是其神经再生能力强及神经再生距离短,也有可能是儿童大脑的适应性更强,这可能其是更至关重要的原因[139, 140]。研究表明,训练不仅可提高大脑的可塑性,也可促进神经功能的恢复[141]。

更重要的是,在最近调查年龄因素的一项长期随访中,尺神经损伤发生在儿童时期要明显比青少年时期恢复得更好[142]。然而,尽管儿童时期受伤临床恢复良好,但神经电成像反应较差[143],这表明更好的大脑可塑性是预后的关键因素。最近,一项功能性磁共振成像(functional magnetic resonance imaging, fMRI)研究表明,在 1~13 岁时正中神经受损的儿童,其大脑的激活模式与健康受试者相似,大脑两个半球的变化可能解释了儿童和青少年受伤之间临床结果的差异[144]。

指神经

多篇文献表明,指神经一期修复术后随访 8~32 个月,37%~68% 神经功能评定为"正常""非常好"或"好"[132-134, 145, 146]。这些文献定义"正常"感觉功能为静态两点辨别距（static two point discrimination，s2PD）≤5mm，"非常好"为7～10mm。总之，修复指神经后，约一半患者可恢复正常或相当程度的感觉。

受损神经的类型

粗大神经干损伤修复的预后与其所支配的靶器官关系。一期直接缝合或二期移植修复1 837例周围神经损伤结果表明，正中神经修复效果优于桡神经，桡神经优于尺神经[147]。不少文献结果也表明正中神经运动功能预后优于尺神经[126,148,149]。然而，正中神经、尺神经[105]及正中、尺神经同时损伤3组间感觉功能恢复并无差异[126,150,151]。由于尺神经所支配的靶器官是手内肌，其作用是支配手精细功能，因而修复疗效比正中神经、桡神经效果差。此外，临床上也很难将不同神经干损伤的预后相互比较。

损伤平面

近端周围神经损伤较远端损伤预后差[138]。原因可能在于：近端损伤对神经元的影响更大，神经元死亡的风险更大；此外，轴突再生距离也更长[152,153]。

修复方式

一项对654个尺神经病变的研究发现，直接修复（72%）的效果（肌力达到3级或以上）优于移植物修复（67%）[147,154]。尺神经卡压松解术后92%的患者肌力达到3级或以上，这说明了保持神经干连续性的重要性，也因此，神经修复比神经移植效果更好[155]。

损伤类型

损伤后神经干连续性存在的预后较好，因此神经干挤压伤较离断伤预后更好。一般而言，离断伤常可一期修复；若挤压伤保守治疗无效，则需行神经移植术。

术后功能障碍

概况

周围神经损伤后，其感觉运动功能恢复通常不能恢复到损伤前水平，因而对患者的生活影响往往比较大，尤其是对于成年人[138,156]。上肢神经损伤往往发生在年轻人[34,157]，因而可导致较高的致残率和比较严重的社会后果[8]。对手和前臂损伤患者进行创伤后应激评估的结果显示，患者的心理压力与经历了重大灾难的心理压力相当[158]。其他如疼痛、感觉迟钝、寒冷耐受不良[10]等都可对患者生活造成影响，并陪伴患者终生。但是，不论是神经损伤还是其他严重的手外伤，患者的个体反应都不尽相同[159]。

复杂性局部痛综合征

复杂性局部痛综合征（complex regional pain syndrome，CRPS）表现为局部疼痛同时伴有自主神经功能障碍、局部萎缩、功能损害。根据分类，CRPS 1型无周围神经损伤，而CRPS 2型伴有已知的神经结构损伤。通常CRPS是一种致残的疾病，约一半的患者症状未经治疗超过1年将有广泛的残余功能障碍。吸烟或女性罹患CRPS的风险会增加。CRPS可以发生在任何年龄，但是大量患者在45岁左右。术中周围神经损伤常出现CRPS的部位是尺神经背侧支、正中神经掌皮支及桡神经浅支支配区域。然而，任何类型的神经损伤都可能引发CRPS。疼痛常为烧灼样疼痛，很小的刺激即可引出，它可影响损伤区周围组织，甚至整个四肢。另外，还可能会出现营养状态的改变，如水肿、僵硬、皮肤、指甲和毛发改变，以及肢体皮温、感觉与对侧出现差异等。

其他

周围神经损伤后可出现感觉麻木、无力、疼痛合并或不合并轻、中度疼痛引起的皮肤变色[160-162]。实际上，许多学者认为对冷刺激不耐受是上肢神经修复或创伤后最严重的并发症之一[10,163-165]，其机制尚不清楚，但它与感觉恢复呈负相关[166-168]。此外，出现冷过敏的危险因素包括：大血管损伤[167,169,170]、挤压伤[170,171]、术后早期疼痛[162,172]及神经损伤的水平[164]。

Ruijs等对107例正中神经、尺神经或两者同时损伤的患者研究发现，麻木症状最常见（80%），其他症状包括僵硬（77%）、无力（72%）、疼痛（63%）、皮肤颜色改变（50%）和肿胀（33%）。大量患者（59%）出现冷不耐受。此组病例中，大量患者（70%）为正中神经、尺神经联合损伤，而单条神经损伤较少（正中神经57%、尺神经56%）。尽管女性与男性术后感觉恢复无差异，但女性患者更易出现冷不耐受。重要的是，冷不耐受与受伤后的时间长短无明显关系（随访2～10年）[168]。其他研究人员也证明了这一结果[165]，当感官恢复达到最大程度时，冷不耐受也未发作。

虽然近期有文献报道称，对手外伤患者采用巴甫洛夫条件反射治疗（一种针对手指冷敏感性进行的治疗，即将整个身体暴露于寒冷中而手保持温暖）可能有一定疗效[173]。但针对冷不耐受，目前仍然没有特别有效的治疗方法。此外，CRPS可能是一种严重致残的疾病，可用加巴喷丁、普瑞巴林等方法[174,175]治疗。医生须充分告知患者神经修复后可能出现的并发症，使其在术前就有一个比较合理的预期。

未来展望

神经损伤，从轻微的指神经损伤到上肢臂丛神经的严重损伤，以及下肢较不常见的损伤，是治疗外科医生最具挑战性的临床问题之一。影响预后的因素多种多样，每一个神经损伤的病例都是独特的；因此，每个病例还需要考虑康复动机和患者的应对策略等因素。改进诊断工具和治疗战略的努力必须针对所有组成部分。在未来，改进的成像技术，如三维高分辨率磁共振成像与弥散张量成像和束成像，以及术前和术中高分辨率超声,可能会提高诊断的准确性;但初步、适当的基础临床检查仍是早期治疗的关键。需要适当的评估系统来检查全新的手术和康复技术,例如神经转移、端侧修复和 EMLA 概念(见上文)。此外,对神经元、施万细胞和其他细胞内信号的持续研究可能为引入药物治疗提供所需的知识,这不仅适用于任何神经性疼痛,而且还可以作为手术修复和重建的辅助手段来改善再生。无论将来是否利用干细胞,希望基因组和蛋白质组学的发展可以改善修复和重建策略[176]。

致谢

本作品的经济支持来源于 Swedish Research Council (MEDICINE)。作者感谢来自 Panum Institute, University of Medicine and Dentistry, Copenhagen, Denmark 的 Jørgen Tranum Jensen 教授及其同事的所有帮助。

参考文献

1. Chemnitz A, Dahlin LB, Carlsson IK. Consequences and adaptation in daily life – patients' experiences three decades after a nerve injury sustained in adolescence. *BMC Musculoskelet Disord.* 2013;14:252.
2. Rosberg HE, Carlsson KS, Hojgard S, et al. Injury to the human median and ulnar nerves in the forearm – analysis of costs for treatment and rehabilitation of 69 patients in southern Sweden. *J Hand Surg [Br].* 2005;30:35–39.
3. Rosberg HE, Dahlin LB. Epidemiology of hand injuries in a middle-sized city in southern Sweden: a retrospective comparison of 1989 and 1997. *Scand J Plast Reconstr Surg Hand Surg.* 2004;38:347–355.
4. Ljungberg E, Rosberg HE, Dahlin LB. Hand injuries in young children. *J Hand Surg [Br].* 2003;28:376–380.
5. Asplund M, Nilsson M, Jacobsson A, et al. Incidence of traumatic peripheral nerve injuries and amputations in Sweden between 1998 and 2006. *Neuroepidemiology.* 2009;32:217–228.
6. Ekholm R, Adami J, Tidermark J, et al. Fractures of the shaft of the humerus. An epidemiological study of 401 fractures. *J Bone Joint Surg Br.* 2006;88:1469–1473.
7. Bruyns CN, Jaquet JB, Schreuders TA, et al. Predictors for return to work in patients with median and ulnar nerve injuries. *J Hand Surg Am.* 2003;28:28–34.
8. Jaquet JB, Luijsterburg AJ, Kalmijn S, et al. Median, ulnar, and combined median–ulnar nerve injuries: functional outcome and return to productivity. *J Trauma.* 2001;51:687–692.
9. Onne L. Recovery of sensibility and sudomotor activity in the hand after nerve suture. *Acta Chir Scand Suppl.* 1962;(suppl 300):1–69.
10. Carlsson IK, Nilsson JA, Dahlin LB. Cut-off value for self-reported abnormal cold sensitivity and predictors for abnormality and severity in hand injuries. *J Hand Surg Eur Vol.* 2010;35:409–416.
11. Berthold C, Fraher J, King RH, et al. Microscopic anatomy of the peripheral nervous system. In: Dyck PJ, Thomas PK, eds. *Peripheral Neuropathy.* Philadelphia, PA: Elsevier Saunders; 2005:35–91.
12. Geuna S, Raimondo S, Ronchi G, et al. Chapter 3: Histology of the peripheral nerve and changes occurring during nerve regeneration. *Int Rev Neurobiol.* 2009;87:27–46.
13. Jabaley ME, Wallace WH, Heckler FR. Internal topography of major nerves of the forearm and hand: a current view. *J Hand Surg Am.* 1980;5:1–18.
14. Torebjork HE, Ochoa JL. Specific sensations evoked by activity in single identified sensory units in man. *Acta Physiol Scand.* 1980;110:445–447.
15. Sulaiman OA, Gordon T. Role of chronic Schwann cell denervation in poor functional recovery after nerve injuries and experimental strategies to combat it. *Neurosurgery.* 2009;65(suppl):105–114.
16. Xu QG, Forden J, Walsh SK, et al. Motoneuron survival after chronic and sequential peripheral nerve injuries in the rat. *J Neurosurg.* 2010;112:890–899.
17. Saito H, Kanje M, Dahlin LB. Delayed nerve repair increases number of caspase 3 stained Schwann cells. *Neurosci Lett.* 2009;456:30–33.
18. Kalil K, Dent EW. Touch and go: guidance cues signal to the growth cone cytoskeleton. *Curr Opin Neurobiol.* 2005;15:521–526.
19. Zhou FQ, Cohan CS. How actin filaments and microtubules steer growth cones to their targets. *J Neurobiol.* 2004;58:84–91.
20. Seddon H. Three types of nerve injury. *Brain.* 1943;66:237.
21. Sunderland S. A classification of peripheral nerve injuries producing loss of function. *Brain.* 1951;74:491–516.
22. Mackinnon SE. New directions in peripheral nerve surgery. *Ann Plast Surg.* 1989;22:257–273.
23. Wilbourn AJ. The electrodiagnostic examination with peripheral nerve injuries. *Clin Plast Surg.* 2003;30:139–154.
24. Kline D, Hudson A. Nerve action potential recordings. In: Kline D, Hudson A, eds. *Nerve Injuries.* Philadelphia, PA: WB Saunders; 1995:101–116.
25. Siemionow M, Sari A. A contemporary overview of peripheral nerve research from the Cleveland Clinic microsurgery laboratory. *Neurol Res.* 2004;26:218–225.
26. Spinner RJ, Kline DG. Surgery for peripheral nerve and brachial plexus injuries or other nerve lesions. *Muscle Nerve.* 2000;23:680–695.
27. DeFranco MJ, Lawton JN. Radial nerve injuries associated with humeral fractures. *J Hand Surg Am.* 2006;31:655–663.
28. Campbell WW. Evaluation and management of peripheral nerve injury. *Clin Neurophysiol.* 2008;119:1951–1965.
29. Birch R, Raji AR. Repair of median and ulnar nerves. Primary suture is best. *J Bone Joint Surg Br.* 1991;73:154–157.
30. Yi C, Dahlin LB. Impaired nerve regeneration and Schwann cell activation after repair with tension. *Neuroreport.* 2010;21:958–962.
31. Clark WL, Trumble TE, Swiontkowski MF, et al. Nerve tension and blood flow in a rat model of immediate and delayed repairs. *J Hand Surg Am.* 1992;17:677–687.
32. Schmidhammer R, Zandieh S, Hopf R, et al. Alleviated tension at the repair site enhances functional regeneration: the effect of full range of motion mobilization on the regeneration of peripheral nerves – histologic, electrophysiologic, and functional results in a rat model. *J Trauma.* 2004;56:571–584.
33. Millesi H. Nerve grafts: indications, techniques, and prognoses. In: Omer GE, Spinner M, van Beek AL, eds. *Management of Peripheral Nerve Problems.* 2nd ed. Philadelphia, PA: W.B. Saunders; 1998:280–289.
34. McAllister RM, Gilbert SE, Calder JS, et al. The epidemiology and management of upper limb peripheral nerve injuries in modern practice. *J Hand Surg [Br].* 1996;21:4–13.
35. de Medinaceli L, Prayon M, Merle M. Percentage of nerve injuries in which primary repair can be achieved by end-to-end approximation: review of 2,181 nerve lesions. *Microsurgery.* 1993;14:244–246.
36. Dahlin LB. Techniques of peripheral nerve repair. *Scand J Surg.* 2008;97:310–316.
37. Dvali L, Mackinnon S. Nerve repair, grafting, and nerve transfers. *Clin Plast Surg.* 2003;30:203–221. *A comprehensive review of various techniques to repair and reconstruct injured peripheral nerve trunks.*
38. Dahlin LB. The role of timing in nerve reconstruction. *Int Rev Neurobiol.* 2013;109:151–164.
39. McLellan DL, Swash M. Longitudinal sliding of the median nerve during movements of the upper limb. *J Neurol Neurosurg Psychiatry.* 1976;39:566–570.
40. Wilgis EF, Murphy R. The significance of longitudinal excursion in peripheral nerves. *Hand Clin.* 1986;2:761–766.
41. Lundborg G, Rydevik B. Effects of stretching the tibial nerve of the rabbit. A preliminary study of the intraneural circulation and the barrier function of the perineurium. *J Bone Joint Surg Br.* 1973;55:390–401.
42. Ogata K, Naito M. Blood flow of peripheral nerve effects of dissection, stretching and compression. *J Hand Surg [Br].* 1986;11:10–14.
43. Lundborg G. Ischemic nerve injury. Experimental studies on intraneural microvascular pathophysiology and nerve function in a limb subjected to temporary circulatory arrest. *Scand J Plast Reconstr Surg Suppl.* 1970;6:3–113.
44. Maki Y, Firrell JC, Breidenbach WC. Blood flow in mobilized nerves: results in a rabbit sciatic nerve model. *Plast Reconstr Surg.* 1997;100:627–633, discussion 634–625.
45. Shaw Wilgis EF. Epineurial Repair: Technique and long-term results. In: Omer GE, Spinner M, van Beek AL, eds. *Management of Peripheral Nerve Problems.* 2nd ed. Philadelphia, PA: W.B. Saunders;

1998:271–273.

46. Whitlock EL, Kasukurthi R, Yan Y, et al. Fibrin glue mitigates the learning curve of microneurosurgical repair. *Microsurgery.* 2010;3:218–222.

47. Martins RS, Siqueira MG, Da Silva CF, et al. Overall assessment of regeneration in peripheral nerve lesion repair using fibrin glue, suture, or a combination of the 2 techniques in a rat model. Which is the ideal choice? *Surg Neurol.* 2005;64(suppl 1):10–16, discussion S11:16.

48. Brushart TM, Tarlov EC, Mesulam MM. Specificity of muscle reinnervation after epineurial and individual fascicular suture of the rat sciatic nerve. *J Hand Surg Am.* 1983;8:248–253.

49. Grabb WC, Bement SL, Koepke GH, et al. Comparison of methods of peripheral nerve suturing in monkeys. *Plast Reconstr Surg.* 1970;46:31–38.

50. Viterbo F, Franciosi LF, Palhares A. Nerve graftings and end-to-side neurorrhaphies connecting the phrenic nerve to the brachial plexus. *Plast Reconstr Surg.* 1995;96:494–495.

51. Bontioti E, Kanje M, Lundborg G, et al. End-to-side nerve repair in the upper extremity of rat. *J Peripher Nerv Syst.* 2005;10:58–68.

52. Bontioti E, Dahlin LB, Kataoka K, et al. End-to-side nerve repair induces nuclear translocation of activating transcription factor 3. *Scand J Plast Reconstr Surg Hand Surg.* 2006;40:321–328.

53. Tos P, Colzani G, Ciclamini D, et al. Clinical applications of end-to-side neurorrhaphy: an update. *Biomed Res Int.* 2014;2014:646128.

54. Paprottka FJ, Wolf P, Harder Y, et al. Sensory recovery outcome after digital nerve repair in relation to different reconstructive techniques: meta-analysis and systematic review. *Plast Surg Int.* 2013;2013:704589.

55. Pannucci C, Myckatyn TM, Mackinnon SE, et al. End-to-side nerve repair: review of the literature. *Restor Neurol Neurosci.* 2007;25:45–63.

56. Schmidhammer R, Nogradi A, Szabo A, et al. Synergistic motor nerve fiber transfer between different nerves through the use of end-to-side coaptation. *Exp Neurol.* 2009;217:388–394.

57. Millesi H. Techniques for nerve grafting. *Hand Clin.* 2000;16:73–91, viii. *The principles of nerve grafting provided by one of the pioneers in peripheral nerve surgery.*

58. Almgren KG. Revascularization of free peripheral nerve grafts. An experimental study in the rabbit. *Acta Orthop Scand Suppl.* 1975;154:1–104.

59. Birch R. Nerve repair. In: Green H, Pederson RN, Wolfe WC, eds. *Green's Operative Hand Surgery.* Vol. 1. Philadelphia, PA: Elsevier; 2005:1075–1112.

60. Hallgren A, Björkman A, Chemnitz A, et al. Subjective outcome related to donor site morbidity after sural nerve graft harvesting: a survey in 41 patients. *BMC Surg.* 2013;13:39.

61. de Moura W, Gilbert A. Surgical anatomy of the sural nerve. *J Reconstr Microsurg.* 1984;1:31–39.

62. Hallock GG. Endoscopic retrieval of the sural nerve. *J Reconstr Microsurg.* 1995;11:347–350.

63. Thomsen NO, Mojaddidi M, Malik RA, et al. Biopsy of the posterior interosseous nerve: a low morbidity method for assessment of peripheral nerve disorders. *Diabet Med.* 2009;26:100–104.

64. Stang F, Stollwerck P, Prommersberger KJ, et al. Posterior interosseus nerve vs. medial cutaneous nerve of the forearm: differences in digital nerve reconstruction. *Arch Orthop Trauma Surg.* 2013;133:875–880.

65. Chiono V, Tonda-Turo C, Ciardelli G. Chapter 9: Artificial scaffolds for peripheral nerve reconstruction. *Int Rev Neurobiol.* 2009;87:173–198.

66. Battiston B, Geuna S, Ferrero M, et al. Nerve repair by means of tubulization: literature review and personal clinical experience comparing biological and synthetic conduits for sensory nerve repair. *Microsurgery.* 2005;25:258–267.

67. Glück T. Über neutroplastic auf dem wege de transplantation. *Arch Klin Chir.* 1880;25:606.

68. Chiu DT, Janecka I, Krizek TJ, et al. Autogenous vein graft as a conduit for nerve regeneration. *Surgery.* 1982;91:226–233.

69. Walton RL, Brown RE, Matory WE Jr, et al. Autogenous vein graft repair of digital nerve defects in the finger: a retrospective clinical study. *Plast Reconstr Surg.* 1989;84:944–949, discussion 950–942.

70. Itoh S, Shinomiya K, Samejima H, et al. Experimental study on nerve regeneration through the basement membrane tubes of the nerve, muscle, and artery. *Microsurgery.* 1996;17:525–534.

71. Brandt J, Dahlin LB, Lundborg G. Autologous tendons used as grafts for bridging peripheral nerve defects. *J Hand Surg [Br].*

1999;24:284–290.

72. Geuna S, Tos P, Battiston B, et al. Bridging peripheral nerve defects with muscle–vein combined guides. *Neurol Res.* 2004;26:139–144.

73. Brunelli GA, Battiston B, Vigasio A, et al. Bridging nerve defects with combined skeletal muscle and vein conduits. *Microsurgery.* 1993;14:247–251.

74. Sondell M, Lundborg G, Kanje M. Vascular endothelial growth factor stimulates Schwann cell invasion and neovascularization of acellular nerve grafts. *Brain Res.* 1999;846:219–228.

75. Karabekmez FE, Duymaz A, Moran SL. Early clinical outcomes with the use of decellularized nerve allograft for repair of sensory defects within the hand. *Hand (N Y).* 2009;4:245–249.

76. Whitlock EL, Tuffaha SH, Luciano JP, et al. Processed allografts and type I collagen conduits for repair of peripheral nerve gaps. *Muscle Nerve.* 2009;39:787–799.

77. Manoli T, Schulz L, Stahl S, et al. Evaluation of sensory recovery after reconstruction of digital nerves of the hand using muscle-in-vein conduits in comparison to nerve suture or nerve autografting. *Microsurgery.* 2014;34:608–615.

78. Taras JS, Amin N, Patel N, et al. Allograft reconstruction for digital nerve loss. *J Hand Surg Am.* 2013;38:1965–1971.

79. Cho MS, Rinker BD, Weber RV, et al. Functional outcome following nerve repair in the upper extremity using processed nerve allograft. *J Hand Surg Am.* 2012;37:2340–2349.

80. Karabekmez FE, Duymaz A, Moran SL. Early clinical outcomes with the use of decellularized nerve allograft for repair of sensory defects within the hand. *Hand (N Y).* 2009;4:245–249.

81. Kvist M, Sondell M, Kanje M, et al. Regeneration in, and properties of, extracted peripheral nerve allografts and xenografts. *J Plast Surg Hand Surg.* 2011;45:122–128.

82. Neubauer D, Graham JB, Muir D. Nerve grafts with various sensory and motor fiber compositions are equally effective for the repair of a mixed nerve defect. *Exp Neurol.* 2010;223:203–206.

83. Rinker BD, Ingari JV, Greenberg JA, et al. Outcomes of short-gap sensory nerve injuries reconstructed with processed nerve allografts from a multicenter registry study. *J Reconstr Microsurg.* 2015;31:384–390.

84. Lundborg G, Dahlin LB, Danielsen N, et al. Nerve regeneration in silicone chambers: influence of gap length and of distal stump components. *Exp Neurol.* 1982;76:361–375.

85. Wang-Bennett LT, Coker NJ. Analysis of axonal regeneration through the silicone regeneration chamber: a retrograde tracing study in the rabbit facial nerve. *Exp Neurol.* 1990;107:222–229.

86. Dahlin LB, Anagnostaki L, Lundborg G. Tissue response to silicone tubes used to repair human median and ulnar nerves. *Scand J Plast Reconstr Surg Hand Surg.* 2001;35:29–34.

87. Lundborg G, Rosen B, Dahlin L, et al. Tubular versus conventional repair of median and ulnar nerves in the human forearm: early results from a prospective, randomized, clinical study. *J Hand Surg Am.* 1997;22:99–106. *One of the few prospective randomized studies comparing microsurgical and tubular nerve repairs in humans.*

88. Lundborg G, Rosen B, Dahlin L, et al. Tubular repair of the median or ulnar nerve in the human forearm: a 5-year follow-up. *J Hand Surg [Br].* 2004;29:100–107.

89. Teixeira AI, Duckworth JK, Hermanson O. Getting the right stuff: controlling neural stem cell state and fate in vivo and in vitro with biomaterials. *Cell Res.* 2007;17:56–61.

90. Lietz M, Dreesmann L, Hoss M, et al. Neuro tissue engineering of glial nerve guides and the impact of different cell types. *Biomaterials.* 2006;27:1425–1436.

91. Haastert-Talini K, Geuna S, Dahlin LB, et al. Chitosan tubes of varying degrees of acetylation for bridging peripheral nerve defects. *Biomaterials.* 2013;34:9886–9904.

92. Weber RA, Breidenbach WC, Brown RE, et al. A randomized prospective study of polyglycolic acid conduits for digital nerve reconstruction in humans. *Plast Reconstr Surg.* 2000;106:1036–1045, discussion 1046–1038.

93. Bushnell BD, McWilliams AD, Whitener GB, et al. Early clinical experience with collagen nerve tubes in digital nerve repair. *J Hand Surg Am.* 2008;33:1081–1087.

94. Taras JS, Jacoby SM. Repair of lacerated peripheral nerves with nerve conduits. *Tech Hand Up Extrem Surg.* 2008;12:100–106.

95. Mackinnon SE, Dellon AL. Clinical nerve reconstruction with a bioabsorbable polyglycolic acid tube. *Plast Reconstr Surg.* 1990;85:419–424.

96. Rosson GD, Williams EH, Dellon AL. Motor nerve regeneration across a conduit. *Microsurgery.* 2009;29:107–114.

97. Navissano M, Malan F, Carnino R, et al. Neurotube for facial nerve repair. *Microsurgery.* 2005;25:268–271.

98. Boeckstyns ME, Sørensen AI, Viñeta JF, et al. Collagen conduit versus microsurgical neurorrhaphy: 2-year follow-up of a prospective, blinded clinical and electrophysiological multicenter randomized, controlled trial. *J Hand Surg Am*. 2013;38:2405–2411.

99. Lohmeyer JA, Kern Y, Schmauss D, et al. Prospective clinical study on digital nerve repair with collagen nerve conduits and review of literature. *J Reconstr Microsurg*. 2014;30:227–234.

100. Pfister LA, Papaloizos M, Merkle HP, et al. Nerve conduits and growth factor delivery in peripheral nerve repair. *J Peripher Nerv Syst*. 2007;12:65–82.

101. Guenard V, Kleitman N, Morrissey TK, et al. Syngeneic Schwann cells derived from adult nerves seeded in semipermeable guidance channels enhance peripheral nerve regeneration. *J Neurosci*. 1992;12:3310–3320.

102. Terenghi G, Wiberg M, Kingham PJ. Chapter 21: Use of stem cells for improving nerve regeneration. *Int Rev Neurobiol*. 2009;87:393–403.

103. Brandt J, Nilsson A, Kanje M, et al. Acutely-dissociated Schwann cells used in tendon autografts for bridging nerve defects in rats: a new principle for tissue engineering in nerve reconstruction. *Scand J Plast Reconstr Surg Hand Surg*. 2005;39:321–325.

104. Scherman P, Kanje M, Dahlin LB. Sutures as longitudinal guides for the repair of nerve defects – influence of suture numbers and reconstruction of nerve bifurcations. *Restor Neurol Neurosci*. 2005;23:79–85.

105. Moore AM, Franco M, Tung TH. Motor and sensory nerve transfers in the forearm and hand. *Plast Reconstr Surg*. 2014;134:721–730.

106. Mackinnon SE, Novak CB. Nerve transfers. New options for reconstruction following nerve injury. *Hand Clin*. 1999;15:643–666, ix.

107. Brown JM, Shah MN, Mackinnon SE. Distal nerve transfers: a biology-based rationale. *Neurosurg Focus*. 2009;26:E12.

108. Dahlin LB, Cöster M, Björkman A, et al. Axillary nerve injury in young adults – an overlooked diagnosis? Early results of nerve reconstruction and nerve transfers. *J Plast Surg Hand Surg*. 2012;46:257–261.

109. Millesi H. The nerve gap. Theory and clinical practice. *Hand Clin*. 1986;2:651–663.

110. Steinberg D, Koman L. Factors affecting the results of peripheral nerve repair. In: Gelberman RH, ed. *Operative Nerve Repair and Reconstruction*. Philadelphia, PA: JB Lippincott; 1991:349–364.

111. Lee WP, Constantinescu MA, Butler PE. Effect of early mobilization on healing of nerve repair: histologic observations in a canine model. *Plast Reconstr Surg*. 1999;104:1718–1725.

112. Winograd JM, MacKinnon SE. Peripheral nerve injuries: repair and reconstruction. In: Mathes SJ, ed. *Plastic Surgery*. Vol. 7. Philadelphia, PA: Saunders Elsevier; 2006:471–514.

113. Rosén B, Chemnitz A, Weibull A, et al. Cerebral changes after injury to the median nerve: a long-term follow up. *J Plast Surg Hand Surg*. 2012;46:106–112.

114. Merzenich MM, Jenkins WM. Reorganization of cortical representations of the hand following alterations of skin inputs induced by nerve injury, skin island transfers, and experience. *J Hand Ther*. 1993;6:89–104. *A classic paper from 1990s describing reorganization of the cerebral cortex by various manipulations such as nerve injury.*

115. Lundborg G. *Nerve Injury and Repair. Regeneration, Reconstruction and Cortical Remodeling*. 2nd ed. Philadelphia, PA: Elsevier; 2004.

116. Rosen B, Lundborg G. Sensory re-education following nerve repair. In: Slutsky D, ed. *Upper Extremity Nerve Repair – Tips and Techniques: A Master Skills Publication*. Rosemont, IL: American Society for Surgery of the Hand; 2008:159–178.

117. Silva AC, Rasey SK, Wu X, et al. Initial cortical reactions to injury of the median and radial nerves to the hands of adult primates. *J Comp Neurol*. 1996;366:700–716.

118. Lundborg G, Bjorkman A. Cortical effects of nerve injury. In: Slutsky DJ, ed. *Upper Extremity Nerve Repair – Tips and Techniques: A Master Skills Publication*. Rosemont, IL: American Society for Surgery of the Hand; 2008:29–37.

119. Imai H, Tajima T, Natsumi Y. Successful reeducation of functional sensibility after median nerve repair at the wrist. *J Hand Surg Am*. 1991;16:60–65.

120. Rizzolatti G, Craighero L. The mirror-neuron system. *Annu Rev Neurosci*. 2004;27:169–192.

121. Lundborg G, Rosen B, Lindberg S. Hearing as substitution for sensation: a new principle for artificial sensibility. *J Hand Surg Am*. 1999;24:219–224.

122. Rosén B, Chemnitz A, Weibull A, et al. Cerebral changes after

123. Rosen B, Bjorkman A, Lundborg G. Improved sensory relearning after nerve repair induced by selective temporary anaesthesia – a new concept in hand rehabilitation. *J Hand Surg [Br]*. 2006;31:126–132.

124. Lundborg G, Bjorkman A, Rosen B. Enhanced sensory relearning after nerve repair by using repeated forearm anaesthesia: aspects on time dynamics of treatment. *Acta Neurochir Suppl*. 2007;100:121–126.

125. Rosen B, Dahlin LB, Lundborg G. Assessment of functional outcome after nerve repair in a longitudinal cohort. *Scand J Plast Reconstr Surg Hand Surg*. 2000;34:71–78.

126. Ruijs AC, Jaquet JB, Kalmijn S, et al. Median and ulnar nerve injuries: a meta-analysis of predictors of motor and sensory recovery after modern microsurgical nerve repair. *Plast Reconstr Surg*. 2005;116:484–494, discussion 495–486.

127. Medical Research Council. Nerve Injuries Committee. Results of nerve suture. In: Seddon H, ed. *Peripheral Nerve Injuries*. London: Her Majesty's Stationery Office; 1954.

128. Rosen B, Lundborg G. A model instrument for the documentation of outcome after nerve repair. *J Hand Surg Am*. 2000;25:535–543. *A specific evaluation instrument to evaluate outcome after median and ulnar nerve repairs, enabling a score and suitable for follow-up of the individual patient and particularly in clinical trials.*

129. Rosen B. Recovery of sensory and motor function after nerve repair. A rationale for evaluation. *J Hand Ther*. 1996;9:315–327.

130. Novak CB, Kelly L, Mackinnon SE. Sensory recovery after median nerve grafting. *J Hand Surg Am*. 1992;17:59–68.

131. Dellon AL, Curtis RM, Edgerton MT. Reeducation of sensation in the hand after nerve injury and repair. *Plast Reconstr Surg*. 1974;53:297–305.

132. al-Ghazal SK, McKiernan M, Khan K, et al. Results of clinical assessment after primary digital nerve repair. *J Hand Surg [Br]*. 1994;19:255–257.

133. Chaise F, Friol JP, Gaisne E. Results of emergency repair of wounds of palmar collateral nerves of the fingers. *Rev Chir Orthop Reparatrice Appar Mot*. 1993;79:393–397.

134. Efstathopoulos D, Gerostathopoulos N, Misitzis D, et al. Clinical assessment of primary digital nerve repair. *Acta Orthop Scand Suppl*. 1995;264:45–47.

135. Hudson DA, Bolitho DG, Hodgetts K. Primary epineural repair of the median nerve in children. *J Hand Surg [Br]*. 1997;22:54–56.

136. Hudson DA, de Jager LT. The spaghetti wrist. Simultaneous laceration of the median and ulnar nerves with flexor tendons at the wrist. *J Hand Surg [Br]*. 1993;18:171–173.

137. Polatkan S, Orhun E, Polatkan O, et al. Evaluation of the improvement of sensibility after primary median nerve repair at the wrist. *Microsurgery*. 1998;18:192–196.

138. Bolitho DG, Boustred M, Hudson DA, et al. Primary epineural repair of the ulnar nerve in children. *J Hand Surg Am*. 1999;24:16–20.

139. Lundborg G, Rosen B. Sensory relearning after nerve repair. *Lancet*. 2001;358:809–810.

140. Fornander L, Nyman T, Hansson T, et al. Age- and time-dependent effects on functional outcome and cortical activation pattern in patients with median nerve injury: a functional magnetic resonance imaging study. *J Neurosurg*. 2010;113:122–128.

141. Lundborg G, Rosen B. Hand function after nerve repair. *Acta Physiol (Oxf)*. 2007;189:207–217.

142. Chemnitz A, Björkman A, Dahlin LB, et al. Functional outcome thirty years after median and ulnar nerve repair in childhood and adolescence. *J Bone Joint Surg Am*. 2013;95:329–337.

143. Chemnitz A, Andersson G, Rosén B, et al. Poor electroneurography but excellent hand function 31 years after nerve repair in childhood. *Neuroreport*. 2013;24:6–9.

144. Chemnitz A, Weibull A, Rosén B, et al. Normalized activation in the somatosensory cortex 30 years following nerve repair in children: an fMRI study. *Eur J Neurosci*. 2015;42:2022–2027.

145. Sullivan DJ. Results of digital neurorrhaphy in adults. *J Hand Surg [Br]*. 1985;10:41–44.

146. Wang WZ, Crain GM, Baylis W, et al. Outcome of digital nerve injuries in adults. *J Hand Surg Am*. 1996;21:138–143.

147. Murovic JA. Upper-extremity peripheral nerve injuries: a Louisiana State University Health Sciences Center literature review with comparison of the operative outcomes of 1837 Louisiana State University Health Sciences Center median, radial, and ulnar nerve lesions. *Neurosurgery*. 2009;65(suppl):11–17.

148. Deutinger M, Girsch W, Burggasser G, et al. Peripheral nerve repair in the hand with and without motor sensory differentiation. *J Hand Surg Am*. 1993;18:426–432.

149. Rosen B, Lundborg G. The long term recovery curve in adults after median or ulnar nerve repair: a reference interval. *J Hand Surg [Br]*. 2001;26:196–200.

150. Kabak S, Halici M, Baktir A, et al. Results of treatment of the extensive volar wrist lacerations: "the spaghetti wrist". *Eur J Emerg Med*. 2002;9:71–76.

151. Noaman HH. Management and functional outcomes of combined injuries of flexor tendons, nerves, and vessels at the wrist. *Microsurgery*. 2007;27:536–543.

152. Hart AM, Terenghi G, Wiberg M. Neuronal death after peripheral nerve injury and experimental strategies for neuroprotection. *Neurol Res*. 2008;30:999–1011.

153. Ygge J. Neuronal loss in lumbar dorsal root ganglia after proximal compared to distal sciatic nerve resection: a quantitative study in the rat. *Brain Res*. 1989;478:193–195.

154. Kim DH, Han K, Tiel RL, et al. Surgical outcomes of 654 ulnar nerve lesions. *J Neurosurg*. 2003;98:993–1004.

155. Bontioti EN, Kanje M, Dahlin LB. Regeneration and functional recovery in the upper extremity of rats after various types of nerve injuries. *J Peripher Nerv Syst*. 2003;8:159–168.

156. Allan CH. Functional results of primary nerve repair. *Hand Clin*. 2000;16:67–72.

157. Noble J, Munro CA, Prasad VS, et al. Analysis of upper and lower extremity peripheral nerve injuries in a population of patients with multiple injuries. *J Trauma*. 1998;45:116–122.

158. Jaquet JB, Kalmijn S, Kuypers PD, et al. Early psychological stress after forearm nerve injuries: a predictor for long-term functional outcome and return to productivity. *Ann Plast Surg*. 2002;49:82–90.

159. Cederlund RI, Ramel E, Rosberg HE, et al. Outcome and clinical changes in patients 3, 6, 12 months after a severe or major hand injury – Can sense of coherence be an indicator for rehabilitation focus? *BMC Musculoskelet Disord*. 2010;11:286.

160. Campbell DA, Kay SP. What is cold intolerance? *J Hand Surg [Br]*. 1998;23:3–5.

161. Engkvist O, Wahren LK, Wallin G, et al. Effects of regional intravenous guanethidine block in posttraumatic cold intolerance in hand amputees. *J Hand Surg [Br]*. 1985;10:145–150.

162. Koman LA, Slone SA, Smith BP, et al. Significance of cold intolerance in upper extremity disorders. *J South Orthop Assoc*. 1998;7:192–197.

163. Backman C, Nystrom A, Bjerle P. Arterial spasticity and cold intolerance in relation to time after digital replantation. *J Hand Surg [Br]*. 1993;18:551–555.

164. Nancarrow JD, Rai SA, Sterne GD, et al. The natural history of cold intolerance of the hand. *Injury*. 1996;27:607–611.

165. Povlsen B, Nylander G, Nylander E. Cold-induced vasospasm after digital replantation does not improve with time. A 12-year prospective study. *J Hand Surg [Br]*. 1995;20:237–239.

166. Kay S. Venous occlusion plethysmography in patients with cold related symptoms after digital salvage procedures. *J Hand Surg [Br]*. 1985;10:151–154.

167. Koman LA, Nunley JA. Thermoregulatory control after upper extremity replantation. *J Hand Surg Am*. 1986;11:548–552.

168. Ruijs AC, Jaquet JB, van Riel WG, et al. Cold intolerance following median and ulnar nerve injuries: prognosis and predictors. *J Hand Surg Eur Vol*. 2007;32:434–439.

169. Craigen M, Kleinert JM, Crain GM, et al. Patient and injury characteristics in the development of cold sensitivity of the hand: a prospective cohort study. *J Hand Surg Am*. 1999;24:8–15.

170. Irwin MS, Gilbert SE, Terenghi G, et al. Cold intolerance following peripheral nerve injury. Natural history and factors predicting severity of symptoms. *J Hand Surg [Br]*. 1997;22:308–316.

171. Isogai N, Fukunishi K, Kamiishi H. Patterns of thermoregulation associated with cold intolerance after digital replantation. *Microsurgery*. 1995;16:556–565.

172. de Medinaceli L, Hurpeau J, Merle M, et al. Cold and post-traumatic pain: modeling of the peripheral nerve message. *Biosystems*. 1997;43:145–167.

173. Carlsson I, Cederlund R, Holmberg J, et al. Behavioural treatment of post-traumatic and vibration-induced digital cold sensitivity. *Scand J Plast Reconstr Surg Hand Surg*. 2003;3:371–378.

174. Gordh TE, Stubhaug A, Jensen TS, et al. Gabapentin in traumatic nerve injury pain: a randomized, double-blind, placebo-controlled, cross-over, multi-center study. *Pain*. 2008;138:255–266.

175. Vranken JH. Mechanisms and treatment of neuropathic pain. *Cent Nerv Syst Agents Med Chem*. 2009;9:71–78.

176. Dahlin L, Johansson F, Lindwall C, et al. Chapter 28: Future perspective in peripheral nerve reconstruction. *Int Rev Neurobiol*. 2009;87:507–530.

第33章

神经转位

Kirsty Usher Boyd, Ida K. Fox, and Susan E. Mackinnon

概要

- 神经损伤的结果往往是灾难性的，常伴随疼痛及功能障碍。
- 运动神经损伤必须尽快处理，因为再生的轴突必须在变性和纤维化之前到达效应肌肉——"时间就是肌肉"。
- 神经转位提供了一种很好的重建方法，通过将再生神经纤维更快地转移至效应终末器官，从而将近端的损伤转变为相对远端的损伤。
- 神经转位可以在原损伤区域外进行解剖，从而提供了一种更安全、更简单的方法。
- 与肌腱转位不同，该方法保留了肌肉-肌腱生物力学结构，因此不会干扰其走行、起止点和长度-张力关系。
- 神经转位需要时间让神经再生，也需要大量物理治疗来恢复。
- 神经内分离有较高的技术要求，神经转位也需要对神经解剖结构有深入了解。

要点

- 神经移植是周围神经手术中一个相对较新的发展。
- 神经移植可用于恢复感觉或运动缺陷。
- 神经移转的本质是将近端损伤转化为远端损伤，使得轴突再生在终末效应器官的近端附近发生。
- 神经移植很少甚至不造成供体神经功能的降低。
- 神经移转保留了原始的生物力学肌肉-肌腱关系。
- 神经移植可能提供比肌腱移植更好的结果，因为其可以恢复单个和不同的肌肉功能。
- 在作者的机构中，神经移植正在取代其他技术成为臂丛和其他周围神经损伤的金标准。
- 神经移植在儿科、下肢损伤、局部损伤（通过增压或其他端侧技术）和中枢神经系统疾病（脊髓损伤和横贯性脊髓炎）方面的新应用很有吸引力。

简介

随着周围神经重建领域的发展，神经转位作为重建的选择得到了更为广泛的认可[1-3]。随着人们对神经内部结构了解的提高，人们可以找到潜在的多余的或非必要神经和神经束作为供体。最近基础科学技术的更新和改进拓宽了神经移植的选择。临床研究对术后效果、新的应用人群和其他有争议的领域的研究都在继续推进该领域的发展。本章将概述神经移植的历史和原理，因为它们与上肢神经重建有关；回顾涉及神经转位的现有技术、争论和进展的文献；详细介绍目前常用的神经移植手术，重点介绍运动神经和感觉神经转位及其适应证、康复和术后方案，以及对所选的手术技术的基本概述[4]（见上文要点）。

一旦确定必须进行手术干预，有许多手术方式可选择。传统的神经修复或移植联合肌腱转移用于较差的功能恢复或不及时的就诊。近端神经损伤的难点在于损伤点到运动终板的距离较远，恢复时间较长。此外，延迟干预可能导致肌肉神经再支配之前的失神经支配和纤维化。轴突再生的速度证实是每月约1英寸（2.5cm），而在12~18个月后，失神经支配的肌肉不可能被再支配；因此，神经移植提供了一种有价值的方法，即在靠近运动终板的地方提供再生轴突。从本质上讲，神经移植将近端神经损伤转化为远端神经损伤，使恢复和功能恢复更快。

$$功能 \alpha \frac{神经纤维数量}{失神经支配}$$

很早就有人提出了神经转移；然而，传统上它们只用于除此以外无法挽救的根性撕脱和近端全神经丛损伤。大约20年前，神经移植被认为可应用于神经丛部分性损伤以重建上肢特定的基本功能，于是应用于更广泛的患者群体[5-7]。随着人们对神经内部结构的认识的发展，显微手术的技术和设备的改进，以及人们对臂丛和周围神经损伤的诊断能力的进步,神经转位得到了爆炸式的发展。在作者的机构,神经移植已成为治疗周围神经损伤的标准操作,并在很大程度上取代了其他方式。

历史回顾

神经损伤的分类可能是决定治疗措施的最重要的因素（表 33.1）。神经损伤被分为 6 级。Ⅰ 级和 Ⅱ 级可以自行恢复,Ⅲ 级也可以,尽管恢复程度不一并且不能完全恢复正常,这取决于瘢痕组织。Ⅳ 级和 Ⅴ 级的损伤很严重,不会自行恢复,应及时进行手术干预,以防止运动终板的退变和纤维化。Ⅵ 级指单个神经同时具有多种神经损伤,是否手术取决于个体情况。

表 33.1　神经损伤的分类（神经损伤分为 6 级,对应预计恢复时间和可能性）

	损伤分级	Tinel 征	恢复程度	恢复时间	手术方式
Ⅰ	神经失用	阴性	完全	上限为 12 周	无
Ⅱ	神经轴索断裂	阳性	完全	每月 2.5cm*	无
Ⅲ		阳性	不一*	每月 2.5cm*	无或神经松解
Ⅳ	连续性神经瘤	阳性,无进展	无	无	神经修复、移植或转位
Ⅴ	神经断裂	阳性,无进展	无	无	神经修复、移植或转位
Ⅵ	混合损伤（Ⅰ～Ⅴ）	部分神经束阳性（Ⅱ,Ⅲ）	部分神经束恢复（Ⅱ,Ⅲ）	取决于损伤程度（Ⅰ～Ⅴ）	神经松解、修复、移植、转位

*恢复程度从极好到极差不一,取决于瘢痕的多少和运动与感觉轴突到靶器官的错位情况。

基础科学

人们对神经损伤、愈合和再生的知识有了显著的提高。大多数将在第 22 章和第 32 章中涉及。最近与神经转移相关的最相关的基础科学进展与端侧转移有关（图 33.1）。端侧神经吻合是指将受伤的受体神经远端与完整神经的外侧接合,作为轴突的近端来源,使其再生成受伤的神经。早在 19 世纪后期就有关于端侧转移的报道,然后在 20 世纪 90 年代重新兴起。然而,关于这些转移的成功一直存在争议,并且感觉恢复通常比运动恢复更引人瞩

目。轴突在端侧接合中发芽,从而不再需要近端神经的残端,使得神经转移成为近端神经损伤的一种选择,并且在文献中得到了很好的证明[8,9]。感觉神经能够自发发芽（侧支发芽）,但运动神经通过端侧修复进行再生（再生发芽）需要供体神经轴突中断（图 33.2）[8]。需要对供体神经进行神经外膜切开术,部分轴神经切开术将导致更多的再生芽进入受体神经,尽管可能以供体神经功能明显下降为代价。

反向端侧吻合神经转位需要完全切断供体神经,然后将供体神经吻合到完整受体神经的一侧。该方法最大限度利用了供体神经的可利用的运动神经轴突数量。该方法不会中断受损受体神经的任何恢复,因为神经的完整性得到了保留;然而,从供体神经招募的额外轴突将改善远端效应器的神经再支配,这一概念被称为"增强支配"[10]。在近端神经损伤中,由于需要较长距离进行神经再支配,这项技术可以保护效应肌肉免受失神经萎缩和纤维化的影响[9,10]。临床上最常用于严重尺神经近端病变,即使用尺神经远端前骨间端侧（旋前方肌分支）到尺神经深运动支端侧吻合来保护手部内在肌肉功能[10]。

最近,在动物模型中也完成了侧对侧"交叉移植"神经移植的工作,并显示出对失神经末梢器官的保存和保护作用（图 33.3）[11]。然而,这些策略仍在争论中,值得继续进行实验室研究和临床评估。

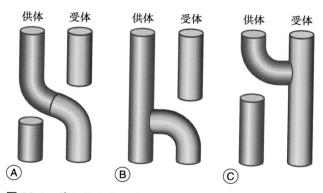

图 33.1　神经转位中的多种吻合选择。（A）供体神经（红）和受体神经（蓝）之间的端端吻合;（B）端侧吻合,将分离的受体神经（蓝）的远端转位至完整供体神经（红）一侧。在该方法中,来自供体的神经束将"萌芽"进入远端供体神经。受体神经实际上是将供体神经束"拉"入远端神经。（C）反向端侧吻合,在这种方法中,供体神经（红）被分离并转位到完整受体神经（蓝）的一侧。供体实际上是将再生的神经束"推"入远端供体神经

提示与要点

端侧转位可被看作是受体神经将再生轴突从完整的供体神经中"抽"出来,而反向端侧转位则可以被看作是供体神经将再生轴突"推"入完整的受体神经[11]。

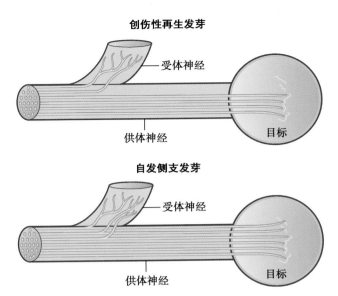

图 33.2　再生发芽和侧支发芽的区别。创伤性再生发芽发生在近端神经损伤后。供体神经受损的轴突退化，然后以 1mm/d 的速度再生到远端受体神经。自发侧支发芽不需要近端神经损伤。来自供体神经的轴突直接生长到受体神经的远端。只有感觉神经会自发地产生侧支发芽。运动神经需要轴突中断来促进再生发芽

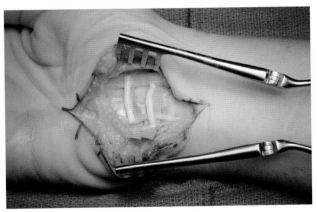

图 33.3　一名 62 岁女性表现为尺神经功能障碍。经过长时间的手部密集活动后，她注意到尺神经分布麻木和疼痛。随后她出现了尺神经运动功能的外在减弱和内在丧失。电生理诊断试验显示完全失神经支配，内在肌肉没有再神经支配的证据。行肘关节神经减压移位术和腕部减压术。由于明显的远端异常且没有恢复的证据（在症状出现后 3 个月），进行侧对侧转移以恢复和 / 或增强运动和感觉功能。此图显示术中远端正中神经和尺神经的剥离。受体尺神经在 Guyon 管处减压并保持连续性。供体正中神经已暴露在照片的上方。桥接脱细胞同种异体移植物材料嵌入，形成从功能正常的正中神经（供体）到功能丧失的尺神经感觉分支（受体）的侧对侧或"交叉移植"神经再生。另外完成骨间前神经旋前方肌支与尺神经深运动支的端侧闭合。这将提供额外的少量神经再支配，因为尺神经本身也有望恢复

诊断与患者表现

对于有潜在臂丛或上肢近端神经损伤的患者，完整病史和体格检查很有价值。损伤后应及时对患者进行评估，为将来的系列检查提供基线并便于在需要的时候及时进行手术干预。

病史

在病史上，具体的损伤机制和时间至关重要。当患者就诊延迟时，确定延迟就诊期间有无功能恢复也是有用的。损伤机制将决定干预的时机，穿透性锐器创伤需要及时探查，闭合性损伤和枪伤更多保守治疗。具体的症状，如感觉和运动功能丧失，以及疼痛，应准确地评估，这有助于后续进行有重点的体格检查。疼痛图和问卷对于获取这些信息特别有用（图 33.4）。其他因素，如患者年龄、惯用手、职业和合并症，也会影响治疗决策。在治疗复杂上肢损伤的患者时，关注患者的目标和期望可以便于采用个性化和细致入微的方法，决定是否使用神经转位技术，其是"全部医疗设备的一部分"[12]。关于臂丛神经损伤患者进行神经转位后，生活治疗的稳步提高和其他逐渐但持续的变化的进一步研究可能影响治疗选择和患者具体偏好的选择[13]。

体格检查

上肢的完整体格检查要注意个体化策略及使用模式，包括评估感觉和运动功能、关节柔韧性、活动范围以及功能评估。特别是有晚期表现的患者，出现固定关节挛缩可能妨碍功能恢复。血流灌注、骨病理学、水肿、瘢痕、既往切口和其他软组织创伤都会影响治疗方案的选择。

每个关节的功能应分级。评估多余功能的存在、检查可牺牲的供体肌肉时，手动的肌肉功能查体和直接的触诊检查是必要的。肩部功能应通过检查三角肌、冈上肌、冈下肌、斜方肌、背阔肌、前锯肌和胸大肌来评估。必须评估患者外展 / 内收、屈 / 伸和内 / 外旋的能力。肘关节的屈曲和伸展也应该被评估。在这里，区分肱二头肌、肱肌（肌肉皮神经）和肱桡肌（桡神经）引起的屈曲是很重要的。应评估前臂和手腕的屈 / 伸和旋前 / 旋后。触诊手腕屈曲的个别肌腱对于确定哪些神经受累是必要的，同时确定损伤的水平和程度，神经分支（尺侧腕屈肌、掌屈肌、掌长肌）能否作为供体神经。在手部，再次进行手内肌和手外肌功能的完整检查有助于掌握损伤的水平。

在合适的情况下，根据周围神经分支和 / 或颈神经根水平分组检查肌肉功能可能会有所帮助。

感觉功能的检查应同时检查皮节和周围神经的支配区域，有助于区分这些损伤。作者主张使用两点辨别法联合十分测验（ten test）来评估手部的感觉[14]。Tinel 征，即在再生神经上敲击引起的刺痛感，有助于定位神经损伤的水平，也可以通过一系列临床检查证明有前进，以证明自发恢复

疼痛问卷

姓名：________________　　日期：__________

年龄：____　性别：男 ____　女 ____　惯用手：右手 ____　左手 ____　诊断：__________

1. 痛苦是难以形容的。圈出最能描述你症状的单词：

烧灼痛	跳痛	酸痛	刺痛	酸麻	抽搐痛	绞痛	痉挛痛
切割痛	剧痛	麻木	游走	针刺样痛		不可描述	牵拉样痛
剧烈疼痛	压迫样	冷敏感	钝痛	其他			

症状的严重程度：在线上做一个标记来表示你的疼痛程度，零表示没有疼痛，线的右端是你能想象到的最严重的疼痛。

2. 标出你上个月的平均疼痛程度

没有疼痛 ________________ 最剧烈的疼痛

3.标出上周你最痛苦的程度

右侧　没有疼痛 ________________ 最剧烈的疼痛

左侧　没有疼痛 ________________ 最剧烈的疼痛

4. 你哪里疼？（绘制图表）

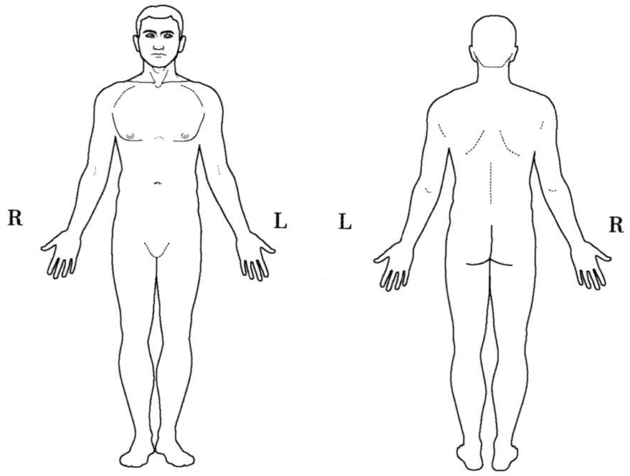

在这个量表上标出你的疼痛是如何影响你的生活质量的：

0% 无 ________________ 100% 严重

在这个量表上标出你目前的抑郁程度：

0% 无 ________________ 100% 严重

Ⓐ

图 33.4　疼痛问卷是一个有价值的工具，用于定性和定量患者的疼痛和其损伤对他们的生活的影响。它既被用于获取基线信息，也被用于跟踪患者康复的进展。这份问卷由每位神经患者在每次就诊时填写

5. 记录下你上个月的平均压力水平？

在家　0 _____ 10

工作时　0 _____ 10

6. 你应对这种压力的能力如何？

在家　很好应对 _____ 不能应对

工作时　很好应对 _____ 不能应对

7. 你现在经历的痛苦是如何发生的？
　　a. 突然发作，由明显诱因或意外情况导致
　　b. 缓慢进行性发作
　　c. 缓慢进行性发作，急性加重，无明显诱因或意外情况
　　d. 突然发作，无明显诱因或意外情况

8. 为了消除疼痛的原因，你做过多少次手术？
　　a. 无或1次
　　b. 2次
　　c. 3~4次
　　d. 超过4次

9. 运动对你的疼痛有影响吗？
　　a. 这种疼痛总是因使用或运动而加重
　　b. 这种疼痛通常因使用和运动而加重
　　c. 疼痛不因使用和运动而改变

10. 天气对你的疼痛有影响吗？
　　a. 天气潮湿或寒冷时，疼痛通常更严重
　　b. 天气潮湿或寒冷时，疼痛有时会加重
　　c. 潮湿或寒冷的天气对疼痛没有影响

Ⓑ

图 33.4（续）

11. 你是否有入睡困难或睡眠时醒来？
　　a. 无，继续问题12　　　　　　　b. 有，继续问题11A和11B

11A. 入睡困难的频率？
　　a. 因疼痛而每晚难以入睡
　　b. 一周中大多数夜晚因疼痛而难以入睡
　　c. 偶尔因疼痛而难以入睡
　　d. 不会因疼痛而难以入睡
　　e. 与疼痛无关的入睡困难

11B. 你在睡眠时醒来的频率？
　　a. 每晚都被疼痛惊醒
　　b. 每周因疼痛从睡眠中惊醒3次以上
　　c. 通常不会被疼痛从睡眠中唤醒
　　d. 不安的睡眠或清晨醒来，伴或不伴无法恢复睡眠，均与疼痛无关

12. 你的痛苦是否影响了你的亲密的人际关系？
　　a. 否　　　　　　　　　　b. 是

13. 你是否因身体不适而牵涉到法律诉讼？
　　a. 否　　　　　　　　　　b. 是

14. 这是工伤赔偿的病例吗？
　　a. 否　　　　　　　　　　b. 是

15. 你是否正在接受或曾经接受过精神病学/心理治疗？
　　a. 否　　　　b. 目前正在接受精神病治疗　　　　　　　c. 既往精神科治疗

16. 你想过自杀吗？
　　a. 没有　　　　　　b. 有想过　　　c. 有过自杀企图

17. 你曾经是精神虐待的受害者吗？
　　a. 否　　　　　　b. 是　　　　　　c. 无可奉告

18. 你曾遭受过身体虐待吗？
　　a. 否　　　　　　b. 是　　　　　　c. 无可奉告

19. 你曾经是性虐待的受害者吗？
　　a. 否　　　　　　b. 是　　　　　　c. 无可奉告

20. 你是否受到虐待？
　　a. 否　　　　　　b. 是　　　　　　c. 无可奉告

ⓒ

图 33.4（续）

21. 如果你已经退休或是学生、家庭主妇，请回答问题21B

21A. 你还在工作吗？
　　　a. 每天做和出现疼痛前一样的工作
　　　b. 每天工作，但工作与疼痛前的工作不同，责任或体力活动减少
　　　c. 偶尔工作
　　　d. 目前不工作

21B. 你能做家务吗？
　　　a. 做同样水平的家务活动而不感到不适
　　　b. 做同样程度的家务感到不适
　　　c. 做家务比出现疼痛之前减少
　　　d. 大多数家务现在都由别人来做

22. 过去1个月你用过什么药物？
　　　a. 无药物
　　　b. 药物清单：＿＿＿＿＿＿＿＿＿＿＿＿＿＿＿＿＿＿＿＿＿＿

　　　＿＿＿＿＿＿＿＿＿＿＿＿＿＿＿＿＿＿＿＿＿＿＿＿＿＿＿＿

　　　＿＿＿＿＿＿＿＿＿＿＿＿＿＿＿＿＿＿＿＿＿＿＿＿＿＿＿＿

23. 如果你可以许愿3次，你想要得到什么？

　　　a. ＿＿＿＿＿＿＿＿＿＿＿＿＿＿＿＿＿＿＿＿＿＿＿＿＿＿＿

　　　b. ＿＿＿＿＿＿＿＿＿＿＿＿＿＿＿＿＿＿＿＿＿＿＿＿＿＿＿

　　　c. ＿＿＿＿＿＿＿＿＿＿＿＿＿＿＿＿＿＿＿＿＿＿＿＿＿＿＿

Ⓓ

图 33.4（续）

的出现。损伤部位远端出现 Tinel 征常常在临床运动功能恢复之前。

为了完整起见，Horner 综合征的出现和臂丛近端神经分支的功能障碍（肩胛背神经支配菱形肌，胸长神经支配前锯肌）表明非常近端的损伤。

体格检查最重要的组成部分之一是简单地确定哪些功能正常，哪些功能已经丧失。这不仅有助于确定损伤程度，还可以指导未来的手术计划。当存在需要手术干预的损伤时，重要的是检查患者是否有神经供体，包括神经丛内和神经丛外（脊髓副、胸内侧和胸背神经）。

> **提示与要点**
>
> 切记不仅要检查哪些肌肉失去了功能，还要检查潜在的神经移植供体。

影像学

影像学主要用于确定更复杂的闭合性神经损伤的损伤程度。例如，计算机断层扫描骨髓造影和磁共振成像等影像学检查可进一步证实神经根撕脱伤的类型。X 线片，如显示肩胛骨切迹水平创伤的肩部片，可能提示存在局部创伤，这可能导致近端转位到肩胛上神经无效。其他平片如胸片可用于评估诸如肋骨骨折或横膈膜功能障碍等病理情况，这可能会使肋间神经和膈神经作为供体神经不太合适，尽管前者存有争议[15]。

电诊断

由经验丰富的操作者进行的电诊断测试，可以作为一种有用的辅助检查，用于连续评估闭合性神经损伤的神经再生情况。肌电图记录肌肉纤维的电活动，通过在肌肉中置入针头来测试静止和活动时的肌肉纤维的电活动。失去神经的肌肉会在置入针头时出现纤颤和阳性的锐波；然而，这些结果只在受伤约 4 周以后才可靠[16]。最初的电诊断测试应该推迟到受伤后至少 6～8 周，以评估有无轴索损伤和根性撕脱的迹象。通常在临床恢复之前，连续的测试将揭示受影响肌肉群中具有新生电位和运动单位电位的神经再生迹象。

对预定的功能正常的供体肌肉和功能不正常的受体肌肉进行详细的测试对于确认体格检查结果很重要。这一点尤其重要，因为供体肌肉的细微异常与随后的临床结果相关。事实上，在预定的供体肌肉中看到的异常可能提示需要更换供体（如果可以的话），否则结果可能会受到不利影响。

传导速度用于测量周围神经的完整性［感觉神经动作电位（sensory nerve action potentials，SNAP）或复合运动动作电位（compound motor action potentials，CMAP）][16]。当 Wallerian 变性发生时，被切断的神经将失去传导信号的能力；然而，如果测量得太早，神经远端仍会传导，导致评估不准确。这是推迟初始电诊断研究的另一个原因。神经节

前损伤时，感觉丧失，但 SNAP 完整且 CMAP 缺失[16]。因此损伤水平可通过电诊断研究确认。

对于闭合性神经损伤 3 个月后无恢复迹象的患者，应倾向于手术干预。

> **提示与要点**
>
> 在 6～8 周时进行基线电诊断检查，并根据损伤情况进行后续检：
>
> - 肌电图（electromyography，EMG）显示纤颤（fibrilations，fibs）和阳性锐波（positive sharp waves，PSW）提示去神经支配。运动单位电位（motor unit potentials，MUP）和新生单位提示神经再生。
> - 不要被自动的肌电图报告的错误所迷惑，在默认情况下，某些报告中可能出现"正常"。如果肌肉有 fibs 和 PSW，但 MUP 列显示"正常"，这可能是机器打印错误，应该请电诊断医生会诊，因为很有可能没有 MUPS（不是"正常"的 MUPS）。
> - 当评估随时间推移的恢复情况时，要求首先检查近端肌肉（例如，在评估尺神经恢复情况时，首先检查尺侧腕屈肌而不是背侧骨间肌）。
> - 肌电图只提供定性信息（不提供定量信息）。
> - 最重要的是，在解释这些测试结果时，与电诊断医师的仔细沟通以及与临床检查结果的综合考虑是必不可少的。

总体而言，完整的评估，包括病史、体格检查和辅助测试，有助于手术决策。开放性损伤伴神经功能障碍的治疗要求按照急性或亚急性的情况及时进行手术治疗。对于这些损伤，治疗方式一直是直接探查和修复，但对于非常近端的损伤，远端神经转位可以提供更及时和成功的神经再生。在闭合性神经损伤或枪伤中，治疗需要更慎重，手术应该延迟以允许自发的恢复，这比匆忙手术治疗的患者的恢复会更好。这些患者尤其可能受益于反向端侧神经移植手术的"增强支配"，它可以更快地将再生的轴突输送到适当的末端器官，同时仍然允许较慢的自发恢复[10]。

患者选择

> **提示与要点**
>
> 在考虑神经转位时，要注意各种优点、缺点和局限性：
>
> - 神经转位可能做到前所未有的及时和生物力学上适当的功能恢复。
> - 单个供体神经（来自一块肌肉）可以通过运动再教育和皮质适应为多个受体提供单独和独立的肌肉功能。
> - 神经转位后需要数月至数年才能达到最大功能（再生、再学习和强化的时间），但功能在术后数年仍可以继续

提高。

- 远端神经转位不能直接解决近端神经瘤或连续性神经瘤引起的疼痛。
- 在末梢肌肉失神经支配发生后（神经损伤后 12～18 个月左右），无论多么靠近靶器官的神经转位，都不能恢复功能。

神经转位越来越受欢迎的原因有很多，其中最引人注目的是"时间就是肌肉"的问题。周围神经外科医生面临的最大挑战是，随着受伤时间的增加，获得良好运动功能的能力越来越有限。事实上，对于任何与末梢运动器官完全不连续的神经损伤，一旦发生失神经支配和纤维化（这一过程最早可在损伤后 1 年发生），任何再神经移植手术都无法恢复肌肉。神经转位，通过使再生的运动纤维更快地接近目标末端器官，从本质上讲，可以将近端损伤转化为远端损伤，从而增加实现有意义的肌肉功能的机会。

神经转位的另一个优点在于，它们可以在原始损伤区域之外进行手术重建，避免复杂的解剖，并限制对关键神经血管结构的损伤。在臂丛外伤患者中，重要结构（大血管、胸导管、肺）的邻近使得可能发生危及生命的并发症。在其他情况下，如合并血管损伤，先前的爆炸损伤，或软组织缺损需要皮瓣重建，能够避免在大量纤维化瘢痕的情况下做复杂的神经探查是特别有利的。

对于六级神经损伤或连续性神经瘤等局部神经损伤，神经转位可以进行非常有针对性的干预，可以在损伤部位远侧进行，特别是到无功能的神经分支。这允许保留所有正常的功能，同时恢复缺失的功能。此外，当不清楚神经转位还是内在恢复更有益时，"增强支配"需要恢复的神经是很重要的。

与肌腱转移不同，神经转位通常不需要固定，这对于术前出现明显僵硬的患者尤其重要。神经转位也保留了肌肉、肌腱的生物力学特性，如起点、附着、走行和长度 - 张力关系。最后，神经转位可以恢复特殊功能，如难以通过传统的手术技术恢复的旋前[17]。

因此，在许多情况下需要进行神经转位（表 33.2），例如，对于臂丛近端损伤，在不可能进行神经移植时，或者再神经转位所需的距离不允许运动轴突在去神经支配和纤维

表 33.2 神经转位的适应证

- 无法移植的近端臂丛神经损伤
- 近端周围神经损伤，需要远距离对远端效应器进行神经再支配
- 严重的瘢痕区域，有损伤重要结构的风险
- 节段性神经缺损
- 上肢严重创伤
- 部分神经损伤伴功能障碍
- 发现过晚、时间不足以致无法通过移植对远端效应器进行神经再支配
- 关键区域的感觉神经功能障碍

化发生之前到达末梢运动器官。在严重瘢痕或上肢严重创伤的情况下，神经转位比冒险损伤瘢痕区域内的关键结构更可取。神经转位也适用于神经节段性丧失和部分神经损伤伴功能丧失。延迟就诊导致没有足够的时间恢复末梢器官的神经支配的患者，很适合进行远端神经转位。此外，在关键区域感觉神经缺损的患者应考虑神经转位以恢复感觉。

不应进行神经转位的主要原因与其他传统神经修复 / 移植的禁忌证相似，即末梢器官无反应。神经转移的"魔法"不会对旧的周围神经损伤起作用。失神经支配超过 1 年的肌肉，无论采用多么复杂的神经转位策略，都不能恢复神经支配。

神经转位的相对禁忌证包括再生所需的时间、手术的难度、所需的解剖学知识以及术后再训练和理疗的问题，因为这些技术对手外科医生而言不太熟悉。有一些患者，比如桡神经损伤的年轻体力劳动者，他们可能更倾向于肌腱转位更快地恢复，而牺牲了通过神经转位可以实现的独立精细运动控制。手术本身是具有困难的，因为需要明确详细的神经内部结构。大多数外科医生都没有接受过进行神经转位所需的神经内解剖技术的正式培训，而且直到几个月后才能看到手术结果。对于习惯于在术后立刻看到效果和在几周内（而不是几个月或几年后）能得到明确结局的外科医生而言，需要加强对神经转位的信心。

对于周围神经外科医生而言，直接神经修复和神经移植仍然是有价值的工具，在各种情况下应该继续作为治疗的选择。这些病例包括多处神经损伤，缺乏用于神经转位的供体。此外，在远端单个神经功能损伤中，直接修复或移植物修复比神经转位更可取，因为保留了一对一的功能，不需要再训练，不牺牲供体功能，并且到达末梢器官的距离短。

患者的整体健康状况、合并症和合并损伤是决定是否进行神经转移的因素。这些过程可能会很长，对于身体虚弱的患者而言，麻醉过程也有一定风险。此外，患者的依从性是恢复过程中不可或缺的一部分，术前需要对患者进行有关神经移植的长期恢复和治疗时间的教育。

具体损伤类型的神经转位手术实例

提示与要点

- 避免麻痹，或仅使用短暂麻痹的麻醉诱导，以便刺激神经。
- 尽量减少或避免使用止血带，以免干扰神经刺激。
- 在近端切口使用肾上腺素，以最大限度减少失血，而不会出现利多卡因麻痹。
- 应进行广泛的手术暴露，以便识别神经和正确的分支。
- 最佳神经供体的选择取决于运动轴突的数量、与靶肌肉的接近程度、肌肉功能的协同作用以及供体的可扩展性。

- 除在确定转位的位置外，均用直视的方式松解神经，从而避免过长时间的解剖和增加神经分支的损伤。
- 在分割供体神经前，确保假定的受体神经没有术中刺激。
- 将供体神经远端和受体神经近端分离出来。
- 用 9-0 尼龙线和手术显微镜进行无张力的神经外膜修复。
- 在手术结束后用布比卡因阻滞，以便术后控制疼痛。

上臂丛损伤

患者的具体检查结果

上臂丛损伤患者表现为肩关节半脱位，肩关节不能外展、外旋，肘关节不能屈曲。当 C7 也受累时，功能障碍还可能包括肘关节不能伸展，手腕、手指伸展无力。注意有无相应的皮节麻木。

重建技术

> **提示与要点**
>
> 上臂丛损伤的重点包括恢复肩关节的外旋和外展以及肘关节屈曲。标准的转位包括：①副神经转位至肩胛上神经；②肱三头肌内侧头肌支转位至腋神经；③双束支神经转位。

利用副神经（第 11 对脑神经）转位肩胛上神经（运动）

通过将副神经（第 11 对脑神经）转移到肩胛上神经，可以促进肩部稳定性和外旋的恢复。这种转移可以通过前方入路或后方入路进行。在后方入路中，患者俯卧，通过表面标记来大致确定神经的位置（图 33.5A～D）。副神经平行于斜方肌边缘，在肩胛骨上缘水平连接肩峰和背中线的线上 44% 的位置（图 33.6）。肩胛上神经位于肩胛骨内侧边缘和肩峰中间，穿过肩胛上切迹[18]。分开斜方肌并行端端吻合，

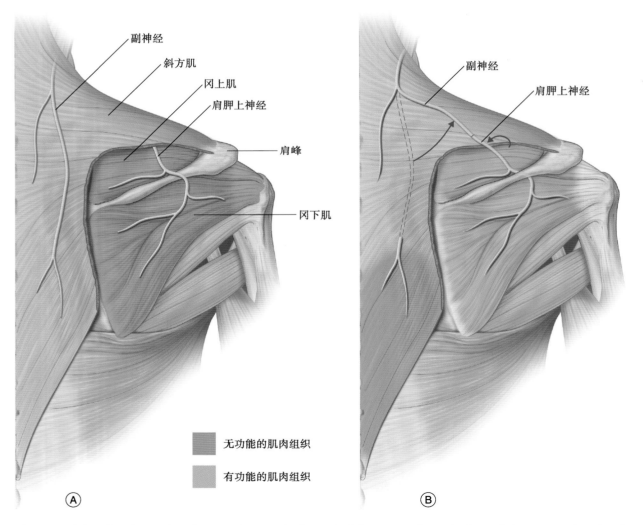

图 33.5　副神经转位肩胛上神经的后侧入路方法。（A）可以看到神经的原始走行。（B）已经完成了端端吻合。转位包括将功能性的副神经（供体）转移并吻合到无功能的肩胛上神经（受体）

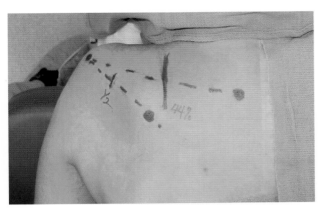

图 33.6　副神经转位肩胛上神经后侧入路的体表标志。副神经位于背中线与肩峰连线的 44% 位置。肩胛上神经位于肩胛骨内侧缘和肩峰位于肩胛骨上侧面的斜向连线的中点，并走行于肩胛上切迹内

保留上部斜方肌肌支。

对于前方入路，做锁骨上切口；斜方肌的侧面从锁骨上释放出来，副神经位于其前方表面（图 33.7）。肩胛上神经位于臂丛上干的上外侧，位于前斜角肌和中斜角肌之间。端侧吻合并切除部分供体副神经是首选，因为这样可以保留部分供体功能。受体肩胛上神经和供体副神经之间小段的神经移植是必要的，以避免张力。供体神经近端的挤压损伤可促进轴突萌发，从而在不明显丧失供体神经斜方肌功能的情况下再生到受体肩胛上神经[19]。

利用肱三头肌进行腋神经转位（运动部分）

通过将肱三头肌神经的分支（通常是内侧头肌支）转位至腋神经（图 33.8）实现肩关节外展[18,20]。恢复肩胛上神经和腋窝神经的支配可以使上丛损伤获得更好的治疗效果[21]。在手臂后方表面做纵向切口（图 33.9）。腋神经位于四边孔内，解剖至近端，包括小圆肌分支，然后在近端分开。确定肱三头肌外侧头和长头之间的自然间隙，钝性分离以暴露沿肱骨运行的供体桡神经。内侧三头肌的分支是位于桡神经表面的内侧表面的一个清晰的分支。将供体三头肌神经尽可能向远端分离，然后与腋神经吻合（图 33.10）。

双束（尺/正中神经的多余束支转位肌皮神经的肱二头肌和肱肌肌支）神经转位（运动）

双束神经移植可实现肘关节屈曲的恢复（图 33.11）。如果可以的话，这种转移使用尺神经和正中神经的多余神经束来重新支配肱二头肌和肱肌[22]。然而，在供体有限的情况下，单靠肱二头肌神经重建可提供足够的抗重力肘关节屈曲[23]。臂内侧切口可暴露肌皮神经、正中神经和尺神经。在肱二头肌下侧进行剥离，显露肱二头肌近端和肱肌远端神经分支，（图 33.12），将它们分开并覆盖在正中神经和尺神经上，以确定最佳的供体 - 受体配对。然后在适当的水平对尺神经和正中神经进行松解，将尺侧腕屈肌（flexor carpi ulnaris，FCU）、桡侧腕屈肌（flexor carpi radialis，FCR）、指浅屈肌（flexor digitorum superficialis，FDS）或掌长肌（正中）的多余神经束从远端分开并端端吻合。大约在术后 5～6 个月恢复神经支配。

其他潜在供体（胸内侧神经和胸背神经）

其他可用于恢复肘关节屈曲的潜在供体包括胸内侧神经和胸背神经。胸内侧神经是通过在胸肌三角肌间沟切开然后在肱骨头分开胸大肌肌腱来识别的；如果肌腱最初被横切，可以使用骨锚或连接到剩余的肌腱止点重新插入肌腱。虽然有些人主张抬高胸小肌以寻找神经，但作者发现，只要切开肌腹就能获得最佳暴露（图 33.13）。胸小肌有若干

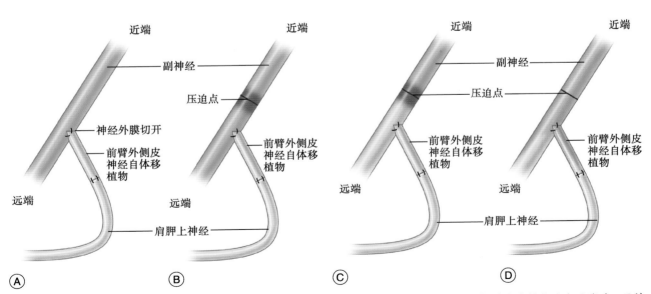

图 33.7　在副神经转位肩胛上神经的前侧入路中，通过端侧吻合可以保留上斜方肌功能。（A）为使转位吻合无张力，可利用前臂外侧皮神经进行神经移植。（B）为促进神经再生萌芽，需要在远端出现供体神经损伤。这可以通过用止血夹"压迫"神经，造成二级神经损伤来实现。（C）Wallerian 变性发生于压迫水平的远端。（D）轴突从挤压损伤水平再生，部分轴突随着供体神经恢复了上斜方肌的功能，部分轴突通过前臂外侧皮神经移植转入远端受体神经中

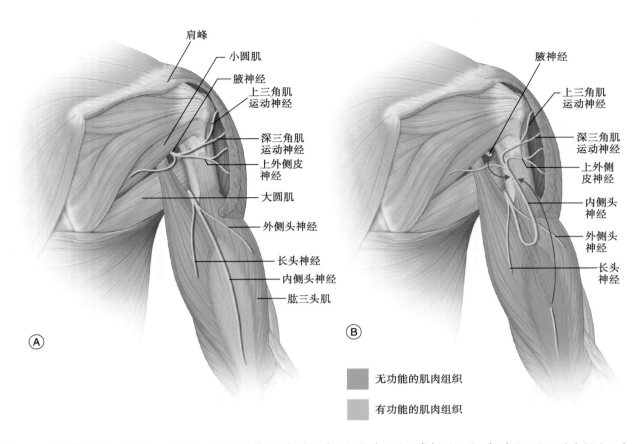

肩峰
小圆肌
腋神经
上三角肌
运动神经
深三角肌
运动神经
上外侧皮
神经
大圆肌
外侧头神经
长头神经
内侧头神经
肱三头肌

Ⓐ

腋神经
上三角肌
运动神经
深三角肌
运动神经
上外侧
皮神经
内侧头
神经
外侧头
神经
长头
神经

Ⓑ

无功能的肌肉组织

有功能的肌肉组织

图 33.8　经上臂后侧入路的肱三头肌肌支转位腋神经。(Ａ)腋神经与桡神经的正常解剖位置。(Ｂ)肱三头肌的内侧头肌支（供体）转位至切断的腋神经断端（受体）。内侧头肌支与腋神经进行端端吻合

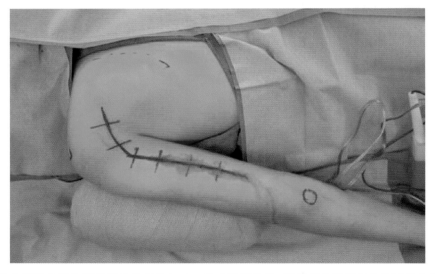

图 33.9　肱三头肌肌支转位腋神经的体位和切口。患者取俯卧位，铺单需使得整个上肢可自由活动并暴露肩胛骨内侧缘。在上臂后侧自尺骨鹰嘴和肩峰之间画线，然后以曲线的方式延伸到腋后襞上方。通过在前肩下方放置"垫块"，可防止肩关节内旋和向前半脱位，并利于定位。铺单使上肢自由，有助于术中神经刺激评估远端功能

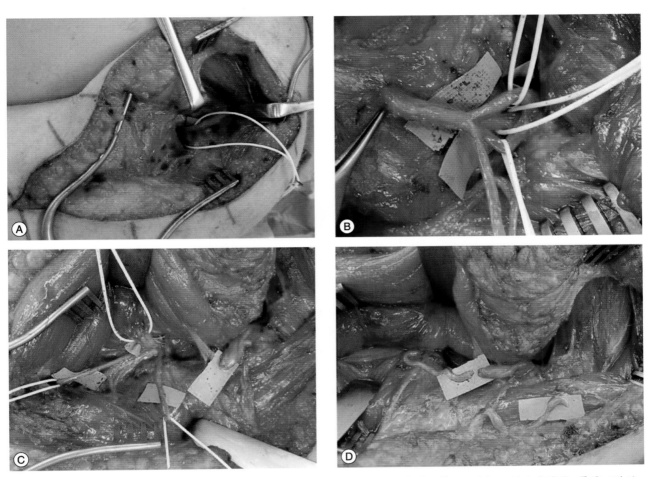

图 33.10　肱三头肌肌支转位腋神经的临床实例。患者头部偏向右上,可以看到上臂后正中切口的十字笔迹,暴露四边孔。(A)切断前位于原位的完整神经。白色的血管环包绕整个神经。(B)切断的神经向尾部移位,最近端由镊子夹持。可以清楚看到由血管环包绕的运动神经分支。最上侧分支配小圆肌,感觉支位于最下方(无血管环)且比其他分支更加指向浅表。(C)可在最近侧的蓝色背景上找到受体腋神经的断端。在伤口底部可见桡神经,通向肱三头肌的内侧头、长头和外侧头的分支有血管环包绕。(D)将通向内侧头的切断的肌支(供体)向近端转位并吻合到受体腋神经

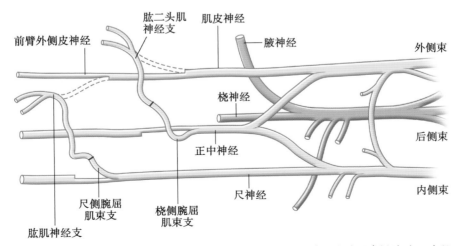

图 33.11　双束神经转位示意图。肌皮神经切断的受体神经分支(外侧的肱二头肌和内侧的肱肌)向内侧转位至正中神经和尺神经。在本例中,指浅屈肌的一个多余束支(正中神经供体)转位至肱二头肌分支,同时尺侧腕屈肌的一个多余束支(尺神经供体)转位至肱肌分支

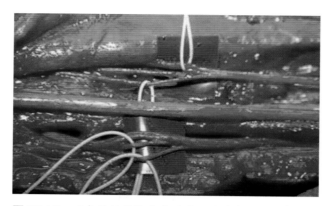

图 33.12 双束神经转位手术照片。此图为一例双束神经转位临床病例。上方的神经是肌皮神经,血管环包绕肱二头肌肌支(近端外侧)以及肱肌肌支(远端内侧)。尺神经也在适宜水平进行神经松解,用于转位。术中采用神经刺激确定能被用作潜在供体的多余束支并用血管环标记

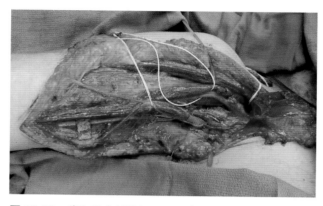

图 33.13 获取胸内侧神经。一例获取胸内侧神经作为供体的临床病例照片。分离的胸大肌向近端翻转并置于前胸壁。已经从胸小肌深面解剖出了胸内侧神经并向远端分离。然后其作为供体神经转位至上臂,位于最近端的蓝色背景上

分支,可以将其分离至尽可能远端直至进入肌肉,以增加可用的供体神经长度[24]。通常需要神经移植才能到达受体肌皮神经。胸背神经从腋窝沿胸壁外侧走行,可通过沿背阔肌游离缘的切口显露。

下臂丛损伤

患者的具体检查结果

下神经丛损伤通常包括 C8 和 T1 神经根的损伤。因此患者会出现完全的手内肌功能和不同程度的手外肌和手腕功能的丧失。C7 受累会极大地影响神经移植的选择。

> **提示与要点**
>
> 下臂丛神经损伤的首要任务是恢复手外在肌功能。手的内在肌功能几乎不可能恢复,除非是年龄非常小的儿童患者。

重建技术

对于下臂丛损伤重建,很少有好的直接神经转位选择。可以将支配肱肌的神经(肌皮神经的一个分支)转位至前骨间神经(anterior interosseous nerve, AIN)以恢复拇指和手指的屈曲。该技术的细节将在下文的"正中神经损伤"部分描述。支配肱桡肌的神经(如果功能保留)也可以作为 AIN 的供体[25]。其他的选择包括使用旋后肌到骨间后神经来恢复拇指和手指的伸展[26]。

全/近全臂丛损伤

患者的具体检查结果

全/近全臂丛损伤通常由高速穿透性损伤或机械挤压导致,会造成毁灭性的功能丧失。这类患者通常有感觉丧失、连枷臂,并伴有盂肱关节半脱位和沟槽征阳性。多数患者会有丧失肩部稳定性及其外展、旋转、屈伸功能,丧失肘关节、腕关节和手指的屈伸功能以及手内在肌功能。

重建技术

> **提示与要点**
>
> 全臂丛损伤的首要任务是恢复功能,优先顺序如下:①肘关节屈曲;②肩关节稳定性/外旋;③手外肌功能/抓握。方法包括臂丛外神经转位至臂丛内神经。由于距离目标较远,大多数重建方法将需要分期转移,并使用神经移植物及随后进行游离肌肉重建。也可能进行选择性的关节融合(手腕、拇指)和其他方法。健侧 C7 和膈神经转位也有不同程度的适中的效果。

利用副神经和肋间神经作为供体(运动)

在这种情况下,重建的目标和预后与较小的创伤完全不同。重点包括恢复肘关节屈曲、肩关节稳定性/外旋,以及手外肌功能/抓握。通常患肢充其量就是一个"辅助的"肢端。臂丛神经的严重损伤意味着神经转位的选择很有限,此时必须考虑臂丛外神经作为供体。具体而言,可用的臂丛外供体包括副神经、胸内侧神经、胸背神经和肋间神经。

供体神经分离方法如下:副神经的获取方法如前所述。肋间神经的获取需经过一个从腋前襞弧形向前延伸至乳头乳晕复合体下方的 L 形切口。切开肋骨骨膜并向下剥离,以便显露沿着每根肋骨下侧表面走行的神经血管束(图 33.14)。运动神经较细且比感觉神经更加浅表。通常需要几个肋间神经,应尽可能将这些神经向更内侧解剖,然后再将其切断。

这些臂丛外供体神经可以根据手术目的转位到许多潜在的受体上。它们可以用于重建肩关节稳定性以及肩关节外旋(肩胛上神经和腋神经)、肘关节屈曲(肌皮神经),甚至可通过使一到两个游离功能性股薄肌瓣神经化来重建肘关节伸直或者手指的屈曲功能[27]。手术通常需要分两期完成。

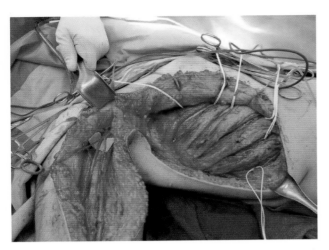

图 33.14　肋间神经获取。一例实施肋间神经转位肌皮神经的女性患者临床照片。前部的皮瓣已向内侧翻起，以便暴露前胸壁。在每个肋骨下缘用白色血管环包绕肋间神经。在上臂的蓝色背景可以看到受体神经

关于健侧 C7 转位、膈神经转位（运动）的讨论

对侧 C7 转移在文献中被描述为一种安全的选择[28,29]，有着不同程度的成功和争议。方法包括脊柱前隧道、完全和部分神经根获取。然而，有证据表明，即使是获取半对侧 C7，恢复的功能也不及供体的并发症[30]。

膈神经也被使用，一些研究表明对呼吸没有显著影响，而另一些研究称肺容量下降但随后会改善。较有经验的作者不再使用膈神经或对侧 C7 作为潜在的神经供体，因为在肘关节屈曲受限或手指屈曲较差的情况下，数年后最好的结果是医学研究委员会（Medical Research Council，MRC）3级（最高为 5 级）。

正中神经损伤

患者的具体检查结果

在前臂，正中神经支配旋前圆肌（pronator teres，PT）、桡侧腕屈肌、掌长肌和指浅屈肌，随后神经分离。骨间前神经支配拇长屈肌、示指（有时包括中指）指深屈肌和旋前方肌（pronator quadratus，PQ）。神经的其余部分主要是感觉神经，由一些细小运动部分构成运动返支，支配大鱼际肌肉（拇短展肌、拇对掌肌以及拇短屈肌的浅头）以及桡侧两个蚓状肌。

正中神经损伤患者表现为：正中神经分布区域的感觉麻木。根据损伤平面，运动功能障碍有所不同。

> **提示与要点**
>
> 正中神经损伤的首要任务是重建骨间前神经功能，拇指对掌、示指和中指屈曲以及虎口的重要感觉。可以联合神经和肌腱转位。对于正中神经近端损伤重建，可利用桡神经转位正中神经。对于重建稍远端的正中神

经损伤或者单独的骨间前神经损伤，可采用肱肌肌支转位骨间前神经。这一方法也可以用于下臂丛神经损伤患者。

重建技术

利用桡神经转位正中神经的分支神经（运动）

桡神经分支可用于修复正中神经近端损伤的正中神经功能[17]。桡神经的桡侧伸腕短肌（extensor carpi radialis brevis，ECRB）肌支转位可用于修复旋前圆肌功能。旋后肌肌支转位可用于修复骨间前神经（AIN）功能（图 33.15）。前臂掌侧切口，逐步延长解剖 PT 和分离肌肉深头将有助于暴露视野。找到正中神经并解剖分离，以显示 PT 和 AIN 受体分支。到旋后肌的神经在桡神经的后侧，找到 ECRB 神经。ECRB 有两个束支，使用一个分支就足以恢复旋前。旋前功能的恢复大约发生在术后 3～4 个月。如果需要恢复 AIN 功能，作者建议使用肱肌神经（如下所述）。

利用肱肌肌支转位骨间前神经

肌皮神经的肱肌肌支可用于修复骨间前神经功能（或如前所述，用于下臂丛损伤）（图 33.16）[31]。在手臂内侧做一个切口，然后分离支配肱肌的供体神经尽可能到达进入肌肉的远端并出现分支。将其转置到正中神经以确定吻合的水平，并对正中神经进行内部神经松解术（图 33.17）。熟悉正中神经的内部结构对于实施神经转位至关重要。正中神经的外侧面均为感觉束支，其内侧面是运动束支。正中神经的骨间前神经部分位于正中神经的深部内侧面。第一次进行这种手术时可能更倾向于远端解剖 AIN，然后进行间断的视觉的物理的神经分析，以确认正确的受体肌束已被识别。这些受体束支进行神经移植并在近端分开。注意，旋前肌的神经分支可以包括在这个转位中，以增强 AIN 功能。

推荐通过感觉神经转位来恢复关键的虎口位置的感觉（见下文）。

辅助肌腱转位以增强神经转位效果

肌腱转位可用于加强正中神经损伤的神经转位。最常实施的肌腱转位是恢复拇对掌功能，因为这一功能由正中神经最远端的分支支配，且恢复最慢。对于重建拇指对掌功能，作者倾向于示指固有伸肌腱转位拇短展肌。另一个选择是利用小指伸肌。

尺神经损伤

患者的具体检查结果

尺神经损伤的患者出现小指及环指尺侧的麻木。尺神经感觉区域麻木，根据损伤程度的不同，可能会有手背侧和腕部麻木。由于尺神经损伤导致的运动功能障碍特别严重。由于尺神经深支配全部手内在肌，因此神经损伤会导致手指捏、展、收的障碍并影响抓力。更近端的损伤也会进一步影响抓握，因为环指、小指的指深屈肌和尺侧腕屈肌功能已丧失。

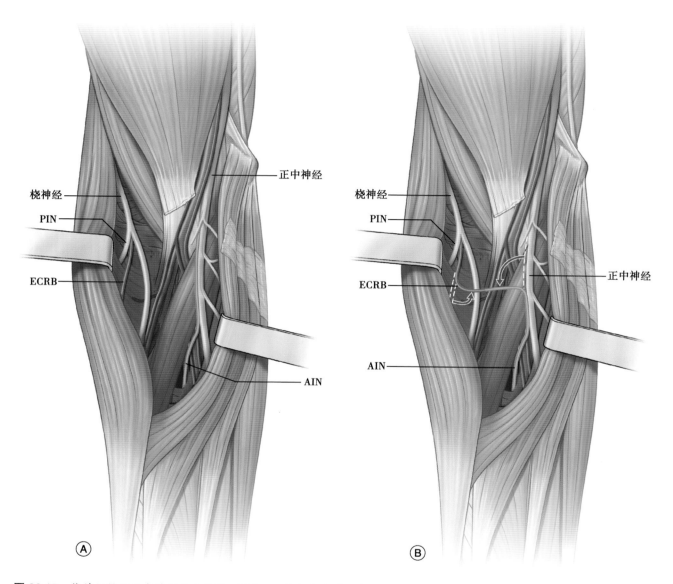

图 33.15　桡神经转位正中神经的示意图。(A) 可以在上部看到桡神经及其 3 个分支,从外向内依次为:骨间后神经(PIN)、桡侧伸腕短肌肌支(ECRB)以及桡神经感觉支。供体桡侧伸腕短肌肌支为绿色。在下部可看到正中神经,神经的外侧面标识了无功能的骨间前神经(AIN)分支(红色)。注意骨间前神经是正中神经唯一的桡侧分支。(B)供体桡侧伸腕短肌肌支已端端吻合至远端受体的骨间前神经

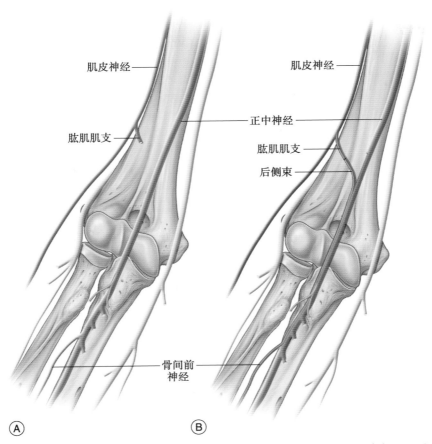

图 33.16　肱肌肌支转位骨间前神经的示意图。（A）可以看到位于正常解剖位置的正中神经（红色）以及肌皮神经（绿色）。注意肱肌肌支发自肘横纹近端约 13cm 部位。（B）肌皮神经的肱肌肌支（供体）与分离的骨间前神经（受体）进行端端吻合，骨间前神经位于正中神经的内侧深面

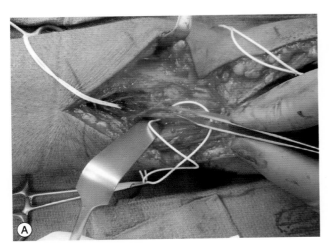
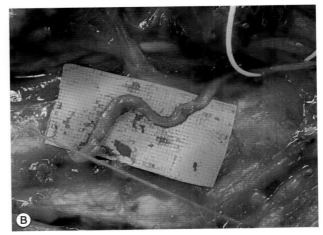

图 33.17　肱肌肌支转位骨间前神经的临床照片。肱肌肌支转位至骨间前神经的临床案例。（A）正中神经用血管环独立出来。镊子显示了正中神经桡侧面的骨间前神经分支。（B）放大图显示了肱肌肌支（用血管环标记）已经切断并转位端端吻合于受体骨间前神经远端

重建技术

利用正中神经分支转位尺神经分支（运动）

正中神经可用于修复尺神经功能，尤其是随着较为近端的损伤后，神经再生至运动终板的时间是一个难题。感觉和运动神经均可用于恢复合适的功能。感觉神经的转位将在后文描述。为恢复手内在肌功能，可在前臂远端水平将骨间前神经远端转位至尺神经深支（图 33.18）[9,32]。进行

这种转位时，重点在于松解 Guyon 管内走行的神经，特别是充分松解尺神经深支[9]。通过前臂掌侧切口，使屈肌腱桡侧收缩，可以看到供体 AIN 进入旋前方肌的深面。朝远端解剖 AIN 到肌肉的中间部并分开，将其转移到尺神经上，确定吻合处无张力（图 33.19）。此时，进行尺神经松解术。在前臂近端，在取下背侧皮支之前，尺神经的结构为感觉 - 运动 - 感觉。最内侧的感觉部分在腕部皮肤褶皱近端约 9cm 处延伸为尺神经背侧皮支（dorsal cutaneous ulnar, DCU）。随着神经的延伸，尺神经的外侧感觉部分明显大于内侧运动部分。用微型外科镊沿着神经表面轻拍，直到扎进神经感觉部分和运动部分之间的自然分离平面[32]。在小鱼际肌前缘的深部运动支减压，进行神经松解，证实这一点。一旦确定了这一平面，分离并分开受体运动束支近端，以便进行运动神经转位。

建议将感觉神经转位到手部尺侧缘（见下文）。

辅助肌腱转位以增强神经转位效果

肌腱转位经常用于增强正中神经转位尺神经的效果。由于手内在肌位置过于远端且对手功能十分重要，因此这

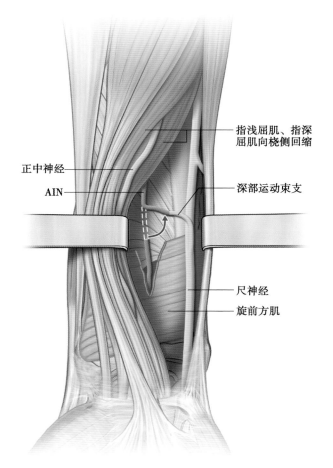

图 33.18　骨间前神经（AIN）转位尺神经深支示意图。可在旋前方肌下方看到分离的供体骨间前神经（绿色），已吻合转位至尺神经深部运动分支。在该水平，远于尺神经背侧皮支发出点，运动束支位于尺侧，而主要感觉部分位于桡侧。采用端端方式进行吻合

图中标注：
指浅屈肌、指深屈肌向桡侧回缩
正中神经
AIN
深部运动束支
尺神经
旋前方肌

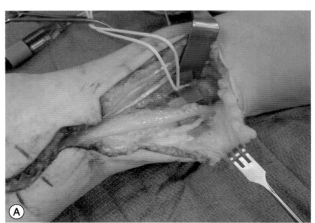

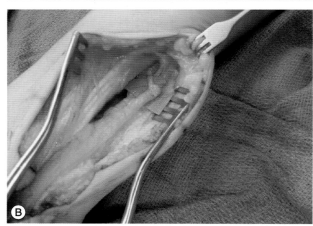

图 33.19　骨间前神经转位尺神经运动深支的临床病例照片。骨间前神经转位尺神经运动深支的病例。（A）血管环包绕骨间前神经远端。尺神经已显露在蓝色背景上，并可在尺侧识别出尺神经背侧皮支。（B）供体骨间前神经远端分离切断，随后转位至尺神经。尺神经背侧皮支现在位于蓝色背景下方，主干神经尺侧面的一个运动束支已分离切断作为受体，并与骨间前神经端端吻合

些肌腱转位常与神经转位同时实施,即使有些人认为这是多余的。将尺神经支配的环小指指深屈肌腱转位缝合于正中神经支配的示、中指指深屈肌腱。拇指内收功能也可通过示指固有伸肌腱转位拇收肌腱来加强。对于有严重 Wartenberg 征的患者,可行小指展肌腱转位小指伸指总肌腱[32]。

桡神经损伤

患者的具体检查结果

桡神经是一个运动感觉混合神经,神经纤维来自C5、C6、C7、C8 以及 T1。固有桡神经支配肱三头肌的 3 个头:滑车上肘肌、肱桡肌和桡侧腕长伸肌(extensor carpi radialis longus,ECRL)。随后发出分支为骨间后神经(posterior interosseous nerve,PIN)和桡感觉神经(radial sensory nerve,RSN)。PIN 然后支配桡侧腕短伸肌(ECRB)、旋后肌、尺侧腕伸肌、示指固有伸肌、伸指总肌、小指伸肌、拇长展肌、拇长伸肌、拇短伸肌。值得注意的是,ECRB 分支偶尔会从固有桡神经发出,或同桡感觉神经一起发出,这意味着腕关节

伸展在这一水平的损伤中可能受到不同程度的影响,这取决于个体的解剖结构。

以桡神经损伤为表现的患者在桡神经分布上会有感觉缺陷。运动缺陷取决于受伤水平。孤立的桡神经损伤通常位于肱三头肌远端,因此肘关节伸展常被保留。

> **提示与要点**
>
> 桡神经损伤治疗的首要任务是重建腕、拇指与其余四指的背伸功能。不同于肌腱转位的是,采用正中神经转位至桡神经,除腕和拇指背伸外,还将获得独立、分开的四指背伸功能。

重建技术

利用正中神经分支转位桡神经分支

最常用的转位术式包括用支配指浅屈肌或桡侧腕屈肌的正中神经多余束支作为供体,从而提供骨间后神经和桡侧腕短伸肌的支配(图 33.20)[33]。在前臂掌侧处做一个切

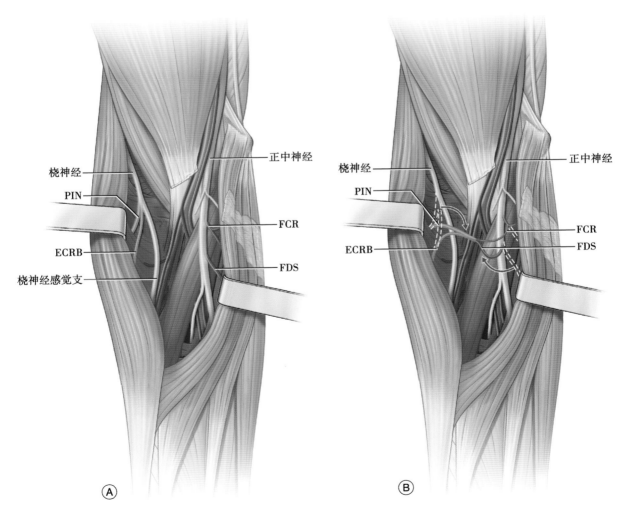

图 33.20 正中神经转位桡神经的示意图。支配桡侧腕屈肌和指浅屈肌的多余束支(供体)(A)分别转位至桡侧腕短伸肌和骨间后神经(B)。PIN,骨间后神经;ECRB,桡侧伸腕短肌;FCR,桡侧腕屈肌;FDS,指浅屈肌

口,可能需要逐步延长分离旋前圆肌进一步暴露视野。了解正中神经的内部结构对于这种转移是必不可少的,因为必须保护旋前圆肌和骨间前神经的分支。最为近端的分支是到旋前圆肌的,通常有两个。然后,一个到桡侧腕屈肌和PL的分支从神经尺侧发出。接下来的两个分支将到指浅屈肌,也在尺侧发出。骨间前神经从正中神经桡侧发出,是唯一从桡侧发出的分支。剩下的感觉和鱼际肌肉分支继续向远端走行。

通过向外侧牵拉肱桡肌来识别受体桡神经分支。第一个遇到的神经是桡侧感觉分支,然后是较小的桡侧伸腕短肌分支和较大的骨间后神经,位于感觉分支的深面和桡侧。尽可能向近端解剖这些受体神经,然后切断。排除从后方发出的旋后肌分支可以加强运动。将受体神经转到正中神经以确定神经松解的水平。解剖正中神经,将支配指浅屈肌和桡侧腕屈肌的多余的神经束分离并转位。恢复运动神经支配发生在术后约9~12个月。

辅助肌腱转位以增强神经转位

作者建议在正中神经转位桡神经手术同时实施旋前圆肌转位桡侧腕短伸肌。这种转位方式使得腕关节背伸功能更早恢复,若在9~12个月时可行神经转位,便可以实施。

感觉神经损伤

关键感觉功能的恢复

可采用非关键区域的供体恢复关键区域的辨别感觉。神经转位手术的一个最新进展是通过辅助的端侧神经转位来保留一些供体支配区域的保护性感觉。许多研究已经表明,端侧神经修复可以发生"侧支萌芽",供体的新生轴突会再生入受体残端[8]。只有感觉轴突会在没有损伤的情况下新生,而运动神经则需要近端神经损伤才能新生[8]。利用这一原理,可将供体远端与完整的感觉神经吻合,以恢复供体区域的保护性感觉。

利用尺神经分支转位正中神经分支(感觉)

第四指蹼间隙(尺神经)到虎口(正中神经)的转位可用于只恢复虎口的感觉。另一方面,尺神经的三束支神经转位可以恢复更广泛的感觉,并尽量减少供体功能的缺失(图33.21)。将尺神经背侧皮支端端吻合转位到正中神经的桡侧部分,以恢复关键的拇指和示指桡侧的感觉。第三指蹼间隙的神经是该水平肌束最尺侧的部分(图33.22)。将其端侧吻合至尺神经的主要感觉成分,以恢复第三指蹼间隙的保护感觉。将供体尺神经背侧皮支的远侧断端通过端侧吻合转位至尺神经以恢复供体区感觉缺陷[32]。

利用正中神经分支转位尺神经分支(感觉)

第三指蹼间隙(正中神经)转位小指尺侧神经可用于恢复手尺侧缘的感觉。另一方面,通过正中神经的三束支转位可以恢复尺神经感觉(图33.23)。正中神经的第三指蹼间隙束支被端端吻合转位至尺神经的主要感觉部分(图33.24)。在更为近端的位置端侧吻合尺神经背侧皮支与正中神经感觉部分。然后将供体第三指蹼间隙(正中神经)束支端侧吻合至正中神经完整感觉部分的剩余部分,以恢复供体缺损的保护感觉。

利用正中神经转位尺神经来恢复臂丛神经 C5-C6 根水平损伤(感觉)后的虎口感觉

对于单纯性臂丛上干损伤患者,虎口与第二指蹼间隙的感觉也会丧失。合理地在正中神经和尺神经水平联合远端神经转位可用于重建这一感觉缺失(图33.25)。第三指蹼间隙束支切断并端端吻合至正中神经桡侧面以恢复拇指和

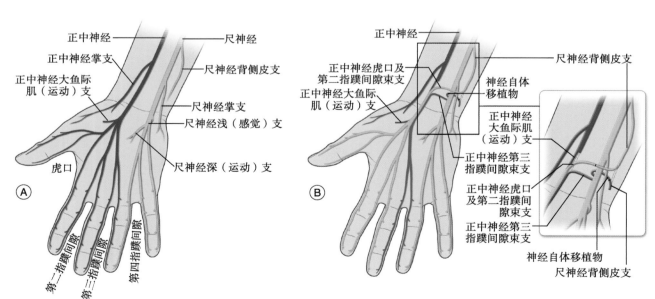

图 33.21　正中神经感觉功能障碍重建的束支转位示意图。(A)无功能的正中神经(红)以及有功能的尺神经(黄);(B)从尺神经到正中神经(插图)的三束支转位的放大图,显示了尺神经背侧皮支(供体)端端吻合至正中神经的桡侧部分(受体)来恢复虎口感觉,第三指蹼间隙远端(受体)端侧吻合至尺神经感觉支(供体),尺神经背侧皮支远端则端侧吻合以恢复供体区感觉障碍。第三指蹼间隙束支标记为蓝色

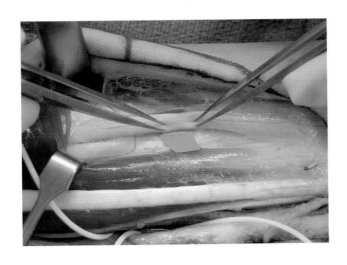

图 33.22　第三指蹼间隙的束支识别。这张临床照片显示在腕部近端水平找到第三指蹼间隙束支。显微镊沿着神经表面走行，直到其进入自然分离面。分离的束支还可以用神经表面一条明显血管来标记

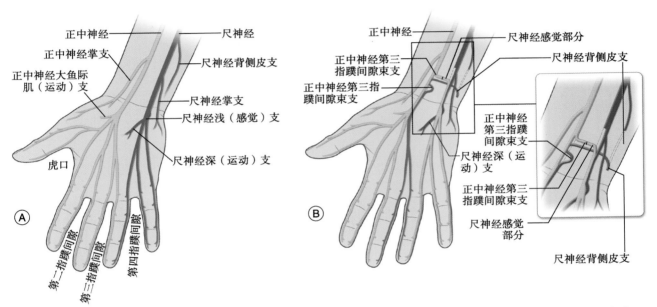

图 33.23　感觉神经转位修复尺神经感觉障碍。采用三束支转位修复尺神经感觉的示意图。（A）黄色为有功能的正中神经，红色为无功能的尺神经。（B）三束支神经转位恢复感觉。（插图）神经转位的放大示意图显示，第三指蹼间隙束支（供体）端端吻合至尺神经感觉支（受体），远端的尺神经背侧皮支（受体）端侧吻合至完整正中神经的感觉侧（供体），然后第三指蹼间隙远端束支端侧吻合至正中神经感觉支，以恢复供区感觉缺失

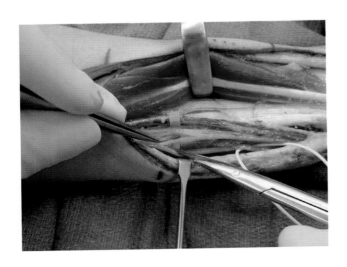

图 33.24　前臂远端尺神经内部结构图。临床照片显示了腕部尺神经束支松解的内部形貌。解剖剪向尺侧拉开尺神经背侧皮支，显微镊向尺侧分开了尺神经深部的运动束支，剩余的尺神经桡侧部分即为感觉支。在这一水平，尺神经由桡侧向尺侧方向的构造是感觉-运动-感觉

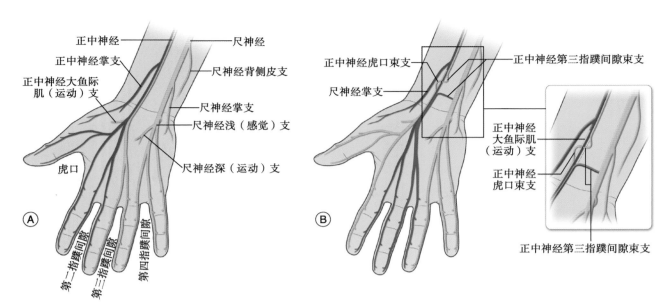

图 33.25 感觉神经转位恢复 C5/C6 功能障碍。感觉神经转位恢复臂丛神经 C5/C6 神经根损伤后虎口感觉的示意图。（A）无功能的神经显示为红色，有功能的神经显示为黄色。（B）尺神经和正中神经被用于恢复虎口和拇指桡侧缘的感觉。（插图）放大图显示，第三指蹼间隙束支（供体）端端吻合至虎口神经束支（受体）。然后将远端第三指蹼间隙束支端侧吻合至尺神经的感觉部分，以恢复供体区的感觉

虎口感觉。第三指蹼间隙束支的远端切断，端侧吻合至尺神经，以恢复供体的保护性感觉。这一方法可有效在接近效应终板的水平将来自 C7 和 C8 神经根的完整感觉转位至 C5 和 C6 平面。

利用前臂外侧皮神经转位桡神经（感觉）

桡感觉神经损伤的患者在手和手腕的桡侧背面有麻木感。不幸的是，由于该神经对去神经支配非常敏感，这种损伤通常与难以忍受的幻肢痛有关。前臂外侧皮神经位于肱桡肌的浅层和内侧，靠近桡感觉神经。它们的管径也很接近。将可牺牲的前臂外侧皮神经吻合至失神经化的桡神经感觉支可能无法完全恢复正常感觉，但可以显著阻断神经病理性周期疼痛并减轻幻觉疼痛。

利用桡神经转位腋神经（感觉）

腋神经损伤患者会有肩部外侧的麻木。为重建这一区域的感觉，腋神经感觉部分可以端侧吻合至功能完整的神经（如桡神经）。在这一水平，桡神经的外侧面是感觉支。

术后注意事项

术后创面护理

为了舒适，患者最初需要一个笨重、柔软的敷料。因为所有神经转位均在无张力状况下进行，所以建议患者早期活动，以促进神经滑动[34]。若联合肌腱转位，也必须要求夹板制动和康复治疗，代替神经转位术后对患者的最低限制。如果切断胸大肌止点来显露胸内侧神经，肌腱需要重新吻合，并且肩关节要制动整整 4 周[34]。

并发症

神经手术的特定并发症包括由于神经回缩和处理导致的暂时性神经麻痹、神经瘤和功能恢复不充分。神经转位术后并发症的发生率要明显小于在瘢痕部位和创伤部位进行的手术。在发生损伤后间隔较长时间进行神经转位，从而确保患者情况稳定，并经过适当的评估和教育，一系列临床检查，以及或许最重要的，在常规工作时间、由熟悉手术操作的工作人员进行，而不是在创伤或加班的情况下进行探查修复。

康复

所有患者在手术前都会与作者的手部康复医师见面，并在术后第一次随访时转诊进行理疗。指导患者如何处理伤口和瘢痕，使用保护性夹板或悬带的必要性，以及疼痛管理。腕部托举夹板用于桡神经损伤患者直至恢复神经支配。对于因三角肌功能丧失而导致肱骨关节半脱位疼痛的患者，也可以使用支持支架。对他们进行神经转位的教育，并在术后早期、在临床恢复之前进行再训练，以使运动皮质为恢复神经支配做好准备[34,35]。康复的长期关注点是再教育，因为启动目标肌肉功能所需的指令皮质与以前不同。患者将通过激活供体肌肉肌支"重新学习"对恢复神经支配的目标肌肉的运动控制，类似于肌腱转位术后所需的再教育。对于感觉的恢复，当患者感知到来自恢复神经支配区域的输入刺激时，皮质发生新的映射。为患者提供有关锻炼的书面指导以及预期的恢复时间。

在神经重建之前，重点是保持充分的主动和被动运动

范围,以及预防与肌肉骨骼失衡相关的疼痛综合征,这些失衡与肌肉力量的丧失或受损有关。康复医师还需要加强转位后未受累肌肉和供体肌肉的力量。

一旦恢复神经支配,治疗的重点是加强神经支配。在整个过程中保持完整的被动活动范围至关重要。患者可能会从"加强供体"开始,然后随着进一步神经再生开始进行共同收缩运动。例如,在双束支神经转位患者中,这将包括手指、手腕的屈曲和肘关节的屈曲。具体的方案是供体和受体肌肉共同收缩进行重复运动,在有或无被动辅助的情况下。在能够接受的情况下逐渐在练习中加入阻力,从无重力运动开始,然后对抗重力,最后对抗阻力。姿势保持练习有助于加强力量。阻力运动是在获得良好的抗重力运动后引入的,以避免转位神经过度疲劳和患者沮丧。

对于严重的损伤,手部康复医师可以制定个体化方案指导患者训练惯用手、用受损的肢体进行日常生活活动。作者发现,手部康复治疗是神经转位获得成功的重要组成部分。

结果与预后

臂丛神经和周围神经重建后的效果评估缺乏标准化和客观性,主要是由于神经损伤的范围和差异性[34]。此外,预期结果因初始损伤而异,部分的远端神经缺损的神经转位术后将具有接近完整的功能,而以连枷肢体为特征的全神经丛损伤的预期要低得多。由于这些困难,很难比较不同的手术方式的结果和预后。然而,有许多文章报道了神经转位带来的良好结果。

作者认为恢复肩胛上神经和腋神经的支配能最好地改善肩部功能,这在 1 088 个神经转移的大型 meta 分析中得到了证实[21]。对腋神经的所有分支(小圆肌和前、中、后三角肌束分支)的不同水平的转位和不完全的转位,可能在一定程度上解释了文献中关于转位相对于直接修复或神经间移植物优势的不同结论的持续争论[36-38]。在 Garg 等人最近的一项研究中,使用双束神经转位来恢复 C5/C6 水平损伤的肩关节及肘关节功能优于传统的神经移植[39]。在一个临床系列病例中,7 例患者接受了从肱三头肌肌支到腋神经的神经转位,所有患者都恢复至 MRC 4 级。其中 5 例恢复极佳,2 例效果良好[40]。

多个研究通过长期随访评估双束神经转位,所有患者都达到了 MRC 4 级的功能,没有明显的供体缺损。术后平均 5.5 个月观察到神经恢复[22]。

在胸内侧神经到肌皮神经转位联合神经间前臂外侧皮神经移植中,4 名患者中有 3 名达到了 MRC 4 级,剩余 1 名患者达到了 MRC 3 级。术后 6~8 个月首次观察到神经再生[5]。

使用正中神经的多余分支来恢复前臂桡神经功能已经显示出可靠的结果,在术后 1 年伸腕、伸指达到 MRC 4 级[41]。

另一个系列病例对 8 例接受远端骨间前神经转移到尺神经深运动支的患者进行了评估。所有患者均恢复了尺神经支配的手内肌的神经支配,有助于握力和侧捏力。没有

患者因爪形手进行重建手术。没有患者出现与骨间前神经转位相关的旋前功能损失(图 33.26A~D)。仅有一个患者需要二次肌腱转位来提高小指内收功能[9]。

不可避免的是,文献中关于神经转位的结果存在很多争议,需要更长的随访时间来评估这些新的手术方法的成功。这一点尤其正确,因为功能性 MRI 研究证实的皮质重塑以及恢复功能的逐渐加强和整合,已被证明在术后可持续 5 年或更长。然而,似乎很清楚的是,与神经转位相关的出版物的指数增长表明,神经移植不能再被认为是实验性的,并且在治疗严重的臂丛神经和许多其他周围神经损伤方面可以与其他手术方式媲美。

二期手术

鉴于臂丛神经和近端神经损伤的破坏性,神经移植不可能在每种情况下都成功。当担心功能恢复的可能性时,可以进行辅助手术作为神经转位的补充。

如果神经转位失败,需要进一步的二期手术,有几个重要因素需要考虑。当计划神经转位时,必须考虑转位失败所需要的可能的补救措施。因此,在决定供体神经时,谨慎的做法是确保给以后留有选择的余地(例如,避免同时收获桡侧腕屈肌和尺侧腕屈肌的多余神经束)。肌腱转位的供体需要达到 MRC 5 级功能,因为转位后供体功能至少会降低一级。这在多发神经损伤的患者中变得尤其具有挑战性,并说明了在术前评估时准确和详细的体格检查的重要性。

提示与要点

避免使用可能需要进行二期手术的供体神经,如后续的肌腱转位。在切断供体神经之前,通过严格的术中神经刺激,确保剩余的神经发挥所有的必要功能。

如果可以避免末梢肌肉失神经支配和纤维化影响结局,肌腱转移的优点是不受时间限制。因此,尝试将神经移植作为一期手术(只要在达到运动神经再生的时间内完成,大约在损伤后 12 个月内),如果功能结果不如预期,肌腱移植用于二期手术是没有害处的。

如果没有合适的、多余的、可用的供体,例如多神经损伤,不应尝试神经转位。在这种情况下,神经移植联合肌腱转移,甚至关节融合术可能更为合理。

根据作者的经验,神经转位很少需要二期手术。然而,在计划初始手术时,作者会认真考虑各种选择。

未来展望

神经转位技术已被证明是恢复重要功能的有力工具。近期更多的工作扩展了它们在各个方向的应用。

在周围神经和臂丛损伤中,基于可牺牲的供体、合适

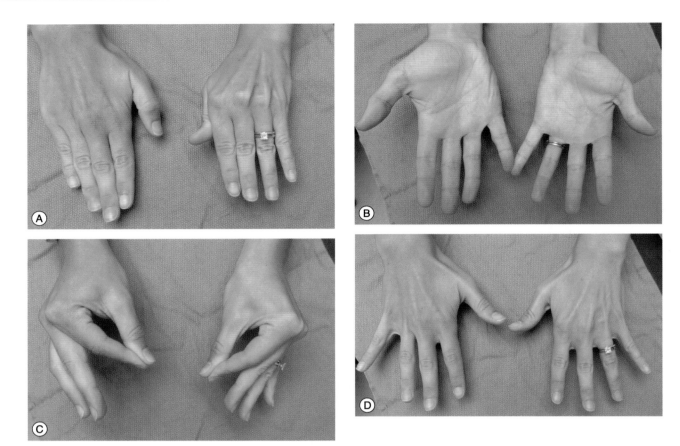

图 33.26　（A～D）25 岁女性，优势侧为右侧，创伤性尺神经近端撕裂。她在受伤后接受了另一位外科医生对尺神经横断的初步修复。为了及时恢复手内肌功能，她在损伤后 1 个月接受了神经远端转位手术。骨间前神经远端（旋前方肌）与尺神经深运动支进行端端吻合。伤后约 2 年，她没有明显的爪形手，力量有所提高（右侧捏 18 次，左侧捏 12 次；右手握力 70，左手握力 60），手内肌功能尚可（正常的外展、内收，同时蚓状肌阳性畸形），稍有 Froment 征阳性，不能交叉手指。她已经恢复了所有的基本工作（文职工作）和休闲活动（举重），并且没有要求进一步手术。（© 2015 nervesurgery.wustl.edu.）

的受体和熟悉内部结构的原则，新的感觉和运动转位组合不断被报道[42-45]。适用于下肢神经损伤的神经转位的早期报道[46-49]是令人鼓舞的，尽管受到距离靶器官较远的限制。进一步应用于儿科[50, 51]和中枢神经系统疾病，如脊髓损伤[52-59]和横贯性脊髓炎[60]，将需要谨慎地继续研究，以避免对这些复杂且易损伤的患者造成潜在危害。

参考文献

1. Boyd KU, Nimigan AS, Mackinnon SE. Nerve reconstruction in the hand and upper extremity. *Clin Plast Surg.* 2011;38:643–660.

2. Lee SK, Wolfe SW. Nerve transfers for the upper extremity: new horizons in nerve reconstruction. *J Am Acad Orthop Surg.* 2012;20:506–517.

3. Tung TH. Nerve transfers. *Clin Plast Surg.* 2014;41:551–559.

4. Fox IK, Mackinnon SE, Yee A. <nervesurgery.wustl.edu>.

5. Brandt KE, Mackinnon SE. A technique for maximizing biceps recovery in brachial plexus reconstruction. *J Hand Surg Am.* 1993;18:726–733.

6. Mackinnon SE. New directions in peripheral nerve surgery. *Ann Plast Surg.* 1989;22:257–273.

7. Oberlin C, Beal D, Leechavengvongs S, et al. Nerve transfer to biceps muscle using a part of ulnar nerve for C5–C6 avulsion of the brachial plexus: anatomical study and report of four cases. *J Hand Surg Am.* 1994;19:232–237.

8. Hayashi A, Pannucci C, Moradzadeh A, et al. Axotomy or compression is required for axonal sprouting following end-to-side neurorrhaphy. *Exp Neurol.* 2008;211:539–550. *This study demonstrated that sensory nerves would collaterally sprout from a normal nerve into a distal end-to-side-positioned nerve spontaneously. By contrast it showed that a motor nerve needed an injury in order to sprout (traumatic sprouting). This is a significant paper in that it shows that if you want to get some sensory recovery, then the end-to-side will work, but if you want motor, you need to injure the motor nerve traumatically in order to get it to sprout in an end-to-side fashion.*

9. Novak CB, Mackinnon SE. Distal anterior interosseous nerve transfer to the deep motor branch of the ulnar nerve for reconstruction of high ulnar nerve injuries. *J Reconstr Microsurg.* 2002;18:459–464.

10. Kale SS, Glaus SW, Yee A, et al. Reverse end-to-side nerve transfer: from animal model to clinical use. *J Hand Surg Am.* 2011;36:1631–1639.e2.

11. Farber SJ, Glaus SW, Moore AM, et al. Supercharge nerve transfer to enhance motor recovery: a laboratory study. *J Hand Surg Am.* 2013;38:466–477.

12. Fox IK, Mackinnon SE. Adult peripheral nerve disorders: nerve entrapment, repair, transfer, and brachial plexus disorders. *Plast Reconstr Surg.* 2011;127:105e–118e.

13. Dolan RT, Butler JS, Murphy SM, et al. Health-related quality of life and functional outcomes following nerve transfers for traumatic upper brachial plexus injuries. *J Hand Surg Eur Vol.* 2012;37:642–651.

14. Strauch B, Lang A, Ferder M, et al. The ten test. *Plast Reconstr Surg.* 1997;99:1074–1078.

15. Kovachevich R, Kircher MF, Wood CM, et al. Complications of intercostal nerve transfer for brachial plexus reconstruction. *J Hand Surg Am.* 2010;35:1995–2000.

16. Kozin SH. Injuries of the brachial plexus. In: Ianotti JP, ed. *Disorders of the Shoulder: Diagnosis and Management.* Philadelphia, PA: Lippincott Williams & Wilkins; 2007:1087–1130.

17. Hsiao EC, Fox IK, Tung TH, et al. Motor nerve transfers to restore

extrinsic median nerve function: case report. *Hand (N Y).* 2009;4:92–97.

18. Colbert SH, Mackinnon S. Posterior approach for double nerve transfer for restoration of shoulder function in upper brachial plexus palsy. *Hand (N Y).* 2006;1:71–77.

19. Ray WZ, Kasukurthi R, Yee A, et al. Functional recovery following an end to side neurorrhaphy of the accessory nerve to the suprascapular nerve: case report. *Hand (N Y).* 2010;5:313–317.

20. Leechavengvongs S, Witoonchart K, Uerpairojkit C, et al. Nerve transfer to deltoid muscle using the nerve to the long head of the triceps, part II: a report of 7 cases. *J Hand Surg Am.* 2003;28:633–638.

21. Merrell GA, Barrie KA, Katz DL, et al. Results of nerve transfer techniques for restoration of shoulder and elbow function in the context of a meta-analysis of the English literature. *J Hand Surg Am.* 2001;26:303–314.

22. Mackinnon SE, Novak CB, Myckatyn TM, et al. Results of reinnervation of the biceps and brachialis muscles with a double fascicular transfer for elbow flexion. *J Hand Surg Am.* 2005;30:978–985.

23. Carlsen BT, Kircher MF, Spinner RJ, et al. Comparison of single versus double nerve transfers for elbow flexion after brachial plexus injury. *Plast Reconstr Surg.* 2011;127:269–276.

24. Aszmann OC, Rab M, Kamolz L, et al. The anatomy of the pectoral nerves and their significance in brachial plexus reconstruction. *J Hand Surg Am.* 2000;25:942–947.

25. Garcia-Lopez A, Sebastian P, Martinez F, et al. Transfer of the nerve to the brachioradialis muscle to the anterior interosseous nerve for treatment for lower brachial plexus lesions: case report. *J Hand Surg Am.* 2011;36:394–397.

26. Bertelli JA, Ghizoni MF. Transfer of supinator motor branches to the posterior interosseous nerve in C7–T1 brachial plexus palsy. *J Neurosurg.* 2010;113:129–132.

27. Doi K, Muramatsu K, Hottori Y, et al. Reconstruction of upper extremity function in brachial plexopathy using double free gracilis flaps. *Tech Hand Up Extrem Surg.* 2000;4:34–43.

28. Terzis JK, Kokkalis ZT. Selective contralateral C7 transfer in posttraumatic brachial plexus injuries: a report of 56 cases. *Plast Reconstr Surg.* 2009;123:927–938.

29. Wang L, Zhao X, Gao K, et al. Reinnervation of thenar muscle after repair of total brachial plexus avulsion injury with contralateral C7 root transfer: report of five cases. *Microsurgery.* 2011;31:323–326.

30. Sammer DM, Kircher MF, Bishop AT, et al. Hemi-contralateral C7 transfer in traumatic brachial plexus injuries: outcomes and complications. *J Bone Joint Surg Am.* 2012;94:131–137.

31. Zheng XY, Hou CL, Gu YD, et al. Repair of brachial plexus lower trunk injury by transferring brachialis muscle branch of musculocutaneous nerve: anatomic feasibility and clinical trials. *Chin Med J.* 2008;121:99–104.

32. Brown JM, Yee A, Mackinnon SE. Distal median to ulnar nerve transfers to restore ulnar motor and sensory function within the hand: technical nuances. *Neurosurgery.* 2009;65:966–977, discussion 977–8. *This is an up-to-date description of the technical nuances of transfer from the distal anterior interosseous nerve to the motor component of the ulnar nerve. This anterior interosseous nerve to deep motor branch of ulnar nerve was first done by the authors in 1991 and is generally accepted as a procedure of choice for high ulnar nerve problems.*

33. Ray WZ, Mackinnon SE. Clinical outcomes following median to radial nerve transfers. *J Hand Surg Am.* 2011;36:201–208. *This manuscript describes the outcome of a number of patients undergoing median to radial nerve transfer and provides the technical nuances and the pearls and pitfalls of this nerve transfer.*

34. Tung TH, Mackinnon SE. Nerve transfers: indications, techniques, and outcomes. *J Hand Surg Am.* 2010;35:332–341.

35. Mackinnon SE, Novak CB (eds). Nerve Transfers issue. *Hand Clin.* 2008;24:319–488. *This Hand Clinics is a multiauthored text covering all aspects of nerve transfers from surgical techniques to physical therapy.*

36. Yang LJ, Chang KW, Chung KC. A systematic review of nerve transfer and nerve repair for the treatment of adult upper brachial plexus injury. *Neurosurgery.* 2012;71:417–429, discussion 29.

37. Wolfe SW, Johnsen PH, Lee SK, et al. Long-nerve grafts and nerve transfers demonstrate comparable outcomes for axillary nerve injuries. *J Hand Surg Am.* 2014;39:1351–1357.

38. Terzis JK, Barmpitsioti A. Axillary nerve reconstructioti in 176 posttraumatic plexopathy patients. *Plast Reconstr Surg.* 2010;125:233–247.

39. Garg R, Merrell GA, Hillstrom HJ, et al. Comparison of nerve transfers and nerve grafting for traumatic upper plexus palsy: a systematic review and analysis. *J Bone Joint Surg Am.* 2011;93:819–829.

40. Leechavengvongs S, Witoonchart K, Uerpairojkit C. Thuvasethakul P. Nerve transfer to deltoid muscle using hte nerve to the long head of the triceps, part II: a report of 7 cases. *J Hand Surg Am.* 2003;28(4):633–638.

41. Ray WZ, Mackinnon SE. Clinical outcomes following median to radial nerve transfers. *J Hand Surg Am.* 2011;36:201–208.

42. Phillips BZ, Franco MJ, Yee A, et al. Direct radial to ulnar nerve transfer to restore intrinsic muscle function in combined proximal median and ulnar nerve injury: case report and surgical technique. *J Hand Surg Am.* 2014;39:1358–1362.

43. Pet MA, Ray WZ, Yee A, et al. Nerve transfer to the triceps after brachial plexus injury: report of four cases. *J Hand Surg Am.* 2011;36:398–405.

44. Malungpaishrope K, Leechavengvongs S, Witoonchart K, et al. Simultaneous intercostal nerve transfers to deltoid and triceps muscle through the posterior approach. *J Hand Surg Am.* 2012;37:677–682.

45. Garcia-Lopez A, Perea D. Transfer of median and ulnar nerve fascicles for lesions of the posterior cord in infraclavicular brachial plexus injury: report of 2 cases. *J Hand Surg Am.* 2012;37:1986–1989.

46. Tung TH, Chao A, Moore AM. Obturator nerve transfer for femoral nerve reconstruction: anatomic study and clinical application. *Plast Reconstr Surg.* 2012;130:1066–1074.

47. Giuffre JL, Bishop AT, Spinner RJ, et al. Surgical technique of a partial tibial nerve transfer to the tibialis anterior motor branch for the treatment of peroneal nerve injury. *Ann Plast Surg.* 2012;69:48–53.

48. Giuffre JL, Bishop AT, Spinner RJ, et al. Partial tibial nerve transfer to the tibialis anterior motor branch to treat peroneal nerve injury after knee trauma. *Clin Orthop Relat Res.* 2012;470:779–790.

49. Flores LP, Martins RS, Siqueira MG. Clinical results of transferring a motor branch of the tibial nerve to the deep peroneal nerve for treatment of foot drop. *Neurosurgery.* 2013;73:609–615, discussion 15–6.

50. Zuckerman SL, Eli IM, Shah MN, et al. Radial to axillary nerve neurotization for brachial plexus injury in children: a combined case series. *J Neurosurg Pediatr.* 2014;14:518–526.

51. Chan KM, Olson JL, Morhart M, et al. Outcomes of nerve transfer versus nerve graft in ulnar nerve laceration. *Can J Neurol Sci.* 2012;39:242–244.

52. Fox IK, Davidge KM, Novak CB, Hoben G, Kahn LC, Juknis N, Ruvinskaya R, Mackinnon SE. Nerve Transfers to Restore Upper Extremity Function in Cervical Spinal Cord Injury: Update and Preliminary Outcomes. *Plast Reconstr SurgI.* 2015;136(4):780–792.

53. Fox IK, Davidge KM, Novak CB, et al. Use of peripheral nerve transfers in tetraplegia: evaluation of feasibility and morbidity. *Hand (N Y).* 2015;10:60–67.

54. van Zyl N, Hahn JB, Cooper CA, et al. Upper limb reinnervation in C6 tetraplegia using a triple nerve transfer: case report. *J Hand Surg Am.* 2014;39:1779–1783.

55. Mackinnon SE, Yee A, Ray WZ. Nerve transfers for the restoration of hand function after spinal cord injury. *J Neurosurg.* 2012;117:176–185.

56. Friden J, Gohritz A. Brachialis-to-extensor carpi radialis longus selective nerve transfer to restore wrist extension in tetraplegia: case report. *J Hand Surg Am.* 2012;37:1606–1608.

57. Bertelli JA, Mendes Lehm VL, Tacca CP, et al. Transfer of the distal terminal motor branch of the extensor carpi radialis brevis to the nerve of the flexor pollicis longus: an anatomic study and clinical application in a tetraplegic patient. *Neurosurgery.* 2012;70:1011–1016.

58. Bertelli JA, Ghizoni MF, Tacca CP. Transfer of the teres minor motor branch for triceps reinnervation in tetraplegia. *J Neurosurg.* 2011;114:1457–1460.

59. Bertelli JA, Tacca CP, Ghizoni MF, et al. Transfer of supinator motor branches to the posterior interosseous nerve to reconstruct thumb and finger extension in tetraplegia: case report. *J Hand Surg Am.* 2010;35:1647–1651.

60. Dorsi MJ, Belzberg AJ. Nerve transfers for restoration of upper extremity motor function in a child with upper extremity motor deficits due to transverse myelitis: case report. *Microsurgery.* 2012;32:64–67.

第34章

腕关节和手的肌腱转位重建

Neil F. Jones

概要

- 上肢肌腱转位术可用于治疗神经损伤后的肌肉和肌腱瘫痪、创伤性肌肉或肌腱损伤，也可用于在神经系统疾病后修复手部平衡。
- 在选择供体组织时，外科医生必须全方面考虑肌肉-肌腱单位的可消耗性、供体和瘫痪肌肉的原始力量差异、转位方向和肌肉的完整性。
- 肌腱转位手术的时机可大致分为早期、中期和晚期。
- 上肢的神经损伤可以细分为桡神经瘫痪、低位或高位的正中神经瘫痪、低位或高位的尺神经瘫痪和复合神经损伤。

简介

肌腱转位术是一种用于恢复前臂和手部的外在或内在肌腱单位的功能受损或缺失所引起的手部的运动或平衡障碍的重建技术。在典型的肌腱转位术中，一条功能正常的肌肉的肌腱被分离并重新连接到另一条肌腱或骨上，以替代一个失去功能的肌腱单位的功能。在极少数情况下，供体与受体肌腱都被分离，然后在不同的位置重新连接。与肌腱移植不同，转位术中的供体肌腱仍然与其原肌腹相连。肌腱转位术与显微外科游离肌肉移植不同之处在于转位肌腱的神经血管蒂保持完整。

上肢肌腱转位术有3个一般适应证：

1. 重建由于周围神经、臂丛或脊髓损伤而瘫痪的肌肉功能；

2. 重建由于闭合性肌腱断裂或开放性损伤而受损的肌腱或肌肉的功能；

3. 重建因各种神经系统疾病导致的变形的手的平衡。

肌腱转位术的实质是重建失去的"功能"的手段，而不

只是代替某一块特定的肌肉，如"恢复强有力的捏力"，而不是"恢复拇长屈肌的功能"。肌腱转位术主要用于外周神经损伤，本章将根据3种特定的神经瘫痪进行讨论。然而，本章描述的一般原则适用于所有转位术（表34.1）。

表 34.1　肌腱转位术的基本原则

软组织平衡
关节具有完全的被动活动范围
供区肌肉具有足够的收缩幅度
移植后肌肉收缩力线为直线
每条转位的肌腱只能发挥单独一个功能
转位肌腱具有协同作用

总体原则

骨骼与软组织愈合

Steindler[1]首次提出转位的肌腱不能在水肿或瘢痕化的软组织中滑动，也不能在僵硬的掌指关节（metacarpophalangeal, MCP）和近端指间关节（proximal interphalangeal, PIP）背伸或屈曲。因此，他主张在"组织平衡"恢复之后再进行肌腱转位术。在进行肌腱转位术之前，所有骨折应该已经愈合或通过内固定器进行牢固固定。在转位肌腱的走行线上，所有瘢痕化的皮肤、皮下组织、植皮等均应切除，并用皮瓣重新修复缺损，使其自身愈合并形成成熟的瘢痕。如果可能，应避免一期在手和前臂的软组织缺损处进行植皮。而应考虑使用柔软的皮肤和皮下组织，可以推迟的一期覆盖，使用带蒂皮瓣（如腹股沟皮瓣和前臂桡侧反转皮瓣）或游离皮瓣（如上臂皮瓣、对侧前臂桡侧皮瓣、肩胛皮瓣和背阔肌皮瓣）。在进行皮瓣覆盖时，有时可以放置硅橡胶棒，在转位皮瓣的皮下脂肪下方或通过皮下脂肪，制造一个光滑的通道，以便以后转位的肌

腱通过。拇示指间虎口跨度应该通过支具固定,特别是在正中神经损伤后。如果二次出现内收屈曲畸形,应在进行任何对掌肌腱转位之前通过 Z 成形术、植皮或转位皮瓣松解虎口,并根据需要松解对掌肌。在进行任何肌腱转位术之前,应通过物理治疗和动态支具训练使掌指关节和近指间关节的活动范围达到完全。如果使用动态支具无法达到满意的关节活动度,偶尔可能需要进行掌指关节和近指间关节的关节囊切开术或对粘连的伸肌或屈肌行肌腱松解术。

供体肌腱的选择

可消耗性

　　所选择的供区肌肉-肌腱必须是可以牺牲的,它的牺牲不会引起另外的严重的功能损失。例如,环指的指浅屈肌(flexor digitorum superficialis,FDS)腱可以用来矫正低位尺神经瘫痪患者的掌指关节过伸(爪型畸形),但对于高位尺神经瘫痪患者而言,它是不可牺牲的。因为该类患者缺乏正常的指深屈肌(flexor digitorum profundus,FDP)腱提供环指屈曲。选择肌腱单位作为肌腱转位的决定也可能受到患者职业的影响。例如,在需要为工人提供手指背伸功能时,桡侧腕屈肌(flexor carpi radialis,FCR)可能比传统的尺侧腕屈肌(flexor carpi ulnaris,FCU)转位更合适,因为尺侧腕屈肌在工作活动中提供腕关节屈曲尺偏,以达成敲击运动等重要功能。更重要的是,如果需要多个肌腱转位,则腕部至少应保留一根伸肌和屈肌,每个手指也至少应保留一根屈肌腱和一根伸肌腱。

> **临床提示**
> - 在考虑进行任何肌腱转位之前,掌指关节和指间关节应当具有完全的被动活动范围。
> - 选择的供体肌腱单位必须是可以牺牲的。
> - 腕部应当保留一个腕屈肌、一个腕伸肌。每个手指都应该始终保留一个外在屈肌和一个外在伸肌。
> - 供体肌腱单位的潜在活动滑移度:
>   - 指屈肌——70mm;
>   - 指伸肌——50mm;
>   - 腕屈肌和腕伸肌——33mm。

肌力

　　在选择最合适的供体肌腱时,外科医生必须考虑供体的肌肉的肌力,同时还要考虑现在瘫痪的肌肉或肌肉群的固有肌力以及拮抗肌的肌力[2]。Brand[3,4]指出肌肉的最大潜在肌力与其生理横截面积成正比。肌肉每平方厘米的横截面积可以产生 3.65kg 的肌力。这种潜在肌力在肌肉处于其休息长度时达到最大,休息长度定义为肌肉完全被被动拉伸和完全收缩时的长度之间的中间位置。

活动滑移度

> **临床提示**
> - 通过腕伸张的张力放松效应,供体腕伸肌腱的潜在滑移度可以增加 20mm,从而产生有效的滑移度。
> - 通过腕屈曲的张力放松效应,供体腕屈肌腱的潜在滑移度可以增加 20mm,从而产生有效的滑移度。

　　供体肌肉-肌腱单元的潜在滑移度必须足以恢复特定丧失的功能。指屈肌收缩幅度为 70mm,指伸肌收缩幅度为 50mm,而腕屈肌和腕伸肌的收缩幅度为 33mm(图 34.1)。广泛松解肌肉周围的筋膜,也可增大供区肌肉的收缩幅度,最好的例子是肱桡肌(brachioradialis,BR)肌肉的转位。肱桡肌的远端部分和肌腱被密集的筋膜包围。松解这些筋膜附着可以增加额外的 2~3cm 被动行程。

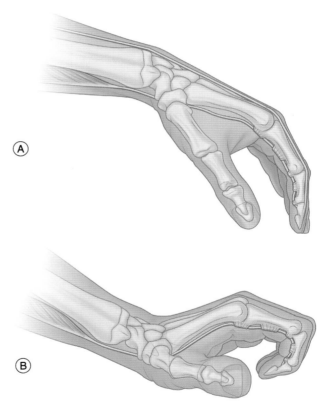

图 34.1 （A）腕肌腱固定效应:屈腕时可以为肌腱转位重建伸指,增加 20mm 的滑移度。（B）同样,伸腕可以为肌腱转位重建屈指增加 20mm 的滑移度

转位的方向和完整性

　　肌腱转位术应从供体肌肉的起点沿直线方向移植到受区的肌肉止点上。除非在神经修复后仍存在重新支配的可能性,否则应将受体肌腱切割于肌腱交汇处的近端,以制造更直接的拉力线(端端连接),而不是产生 Y 形的端侧连接。转位肌腱应只跨过一个关节,并且只用于执行单一的功能。

这样可以保持肌肉的"完整性"。不过,如果受区是几条相邻手指的肌腱且具有相同的功能时,可以同时转位至多条受区的肌腱。最后,供区肌肉最好能与受区重建肌肉的功能协同,或者至少是通过训练后功能协同。

外科医生必须确定需要恢复的具体功能,选择适当的供体肌肉-肌腱单位,并决定肌腱转位的时机。为了进行选择,前臂和手掌的每一块肌肉都需要通过徒手肌力测试进行检查,以确定这些肌肉的功能及肌力强度等级。按照这些肌肉的功能排序,只有"可以牺牲"的肌肉才适合作为供体转位。然后,根据力量、滑移度和不同肌肉的方向,按照优先级列出需要恢复的手部具体功能。最后一步是将可用的供体肌肉与需要恢复的功能匹配。有时候可能需要考虑对更近端的关节(如腕关节)进行关节融合,以释放腕屈肌或腕伸肌的长度进行转位。需要术后固定腕关节屈曲的转位通常在多阶段手术中的第一阶段进行。需要术后固定腕关节背伸的转位大部分被放置在第二阶段进行。

肌腱转移的时机

肌腱转位的时机可以分为早期、中期和晚期。中期的肌腱转位术通常在神经移植术后,以每天再生 1mm 的速度计算神经生长速度,计算后得到的期限再后延 3 个月,如果仍然存在肌肉瘫痪时进行。Brand[3]、Omer[5]和 Burkhalter[6]在某些情况下提倡"早期"肌腱转位,即在神经修复同时或在肌肉预计重新支配之前进行肌腱转位。可作为修复前瘫痪肌肉的临时替代,也可充当内固定夹板。如果重新支配效果不理想,那么"早期"肌腱转位可以作为辅助手段来增加肌肉的力量,如果重新支配最终没有发生,转位的肌腱可以成为永久替代品。

手术技术

任何肌腱转位的成功都取决于瘢痕预防和转位肌腱周围是否发生粘连。运用止血带之前应精心策划手术切口,使最终的肌腱交汇点横跨皮瓣而不是紧贴切口并与之平行。在剥离供体肌肉时应谨慎,以防止损坏其神经血管束,其通常在肌肉的近端 1/3 处进入肌肉。转位的肌腱应从皮下组织的深面通过,位于一个可滑行的隧道内,不可越过骨膜受伤的骨骼表面,也不可穿过狭窄的筋膜孔。只有肌腱末端才能使用手术器械钳夹,同时要注意保持肌腱

湿润。尽可能使用 Pulvertaft 编织技术进行肌腱连接处的缝合。供体肌腱和受体肌腱应以正常张力缝合,插入 1~2 根不可吸收的缝线后,通过观察腕关节的伸屈来检查转位的张力。术后需行外固定 3~4 周,随后可在理疗师的指导下开始进行轻度的主动活动,但仍需使用轻质的夹板继续保护 3 周。

桡神经瘫痪

适应证

桡神经瘫痪的功能性运动缺陷包括伸腕不能、掌指关节伸直不能、拇指不能伸直与外展(图 34.2)。然而,最显著的问题是患者无法稳定腕关节,导致屈肌力量传递到手指时受损,从而导致握力明显减弱。

因此,可以采用肌腱转位术重建伸腕、伸掌指关节、伸拇指以及外展拇指的功能。不同于正中神经和尺神经,桡神经的损伤常常不会导致感觉的缺失,除非患者并发痛性神经瘤。

时机

桡神经瘫痪行肌腱转位术的时机选择仍然存在争议,不外乎两个选择:要么实施"早期"肌腱转位术,和桡神经修复术同时进行,可以起到"内夹板"的作用,以提供有效的抓握功能恢复;或者相对保守,按预计的神经再生时间,确定肱桡肌和桡侧腕长伸肌(extensor carpi radialis longus, ECRL)等近端肌肉无法神经再支配之后,才实施肌腱转位术。神经损伤的位置越高,受神经支配的肌肉恢复神经再生的可能性就越低[3,6]。如果神经仍保持连续性完整,大部分医生会建议先观察 3 个月,看其是否能自行恢复。

Ring 等[7]对 24 例高能量肱骨骨折伴桡神经完全瘫痪的患者进行了回顾。其中 11 例患者开放性骨折伴桡神经截断,进行一期桡神经修复的 5 名患者没有恢复任何功能。探查且发现神经完整的所有 8 名患者以及未进行探查的 10 条神经中的 9 条完全恢复了功能,平均在第 7 周出现初始恢复迹象,完全恢复平均需要 6 个月。作者得出结论,与高能

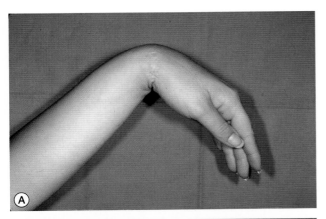

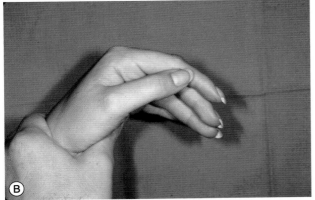

图 34.2 （A）具有桡神经瘫痪并出现腕下垂的患者的典型表现。通过肌腱固定效应，手指在指间关节以近的背伸。（B）当手腕处于背伸状态并固定时，患者无法主动在掌指关节背伸手指或拇指

量肱骨骨折相关的桡神经切断性损伤的一期修复效果非常差，但在桡神经完整的情况下，无论骨折是开放性还是闭合性，预后都非常好。Mayer 和 Mayfield[8] 报道了 39 例骨间背侧神经（posterior interosseous nerve，PIN）神经吻合术的病例，其中 28 例完全恢复，11 例部分恢复。Young 等[9] 研究了 51 例后骨间背侧神经瘫痪患者，只有 11 例在 3 个月内痊愈。在其余的 40 例患者中，接受神经松解术的 23 例中有 20 例获得了良好或极佳的结果，接受神经移植的 12 例中有 10 例获得了良好或极佳的结果。另一项关于桡神经损伤的研究显示 65% 的患者获得了有用的功能，但只有 38% 接受神经移植的患者获得了有用的运动功能[10]。这些研究表明，对桡神经和后骨间背侧神经的损伤和修复可以明显恢复运动功能，应该予以考虑。对于神经缺损较大、伴有软组织损伤或年龄较大的患者，神经成功再支配的机会更难以预测，因此对于这类患者，早期进行全套肌腱转位手术可能更为合适[11]。对于等待神经功能恢复的患者，通过适当的固定和治疗，保持掌指关节的柔韧度能够完全背伸和外展非常重要。

特定手术技术

Franke 最早描述了使用肌腱转位术治疗桡神经瘫痪

的方法，通过尺侧腕屈肌（FCU）转位至指总伸肌（extensor digitorum communis，EDC），经过骨间膜进行转位[12]。1899 年，Capellen 描述了桡侧腕屈肌（flexor carpi radialis，FCR）转位至拇长伸肌（extensor pollicis longus，EPL）的方法。1906 年，Robert Jones 首次报道了旋前圆肌（pronator teres，PT）转位至桡侧腕长伸肌（extensor carpi radialis longus，ECRL）和桡侧腕短伸肌（extensor carpi radialis brevis，ECRB）用于恢复腕部背伸的方法。Zachary[13] 强调了至少保留一个腕屈肌的重要性，并且推荐优先选择桡侧腕屈肌以促进腕部控制。其他作者提出前臂尺侧肌腱并非可牺牲的肌腱，因此更倾向于使用桡侧腕屈肌作为供体肌腱来恢复手指背伸[14]。使用桡侧腕屈肌的优点在于保留了重要的腕屈和尺偏，这对于工作中的全手抓握非常重要。在患有骨间背侧神经瘫痪的患者中尤为如此，其中桡侧腕长伸肌功能得以保留，但尺侧腕伸肌（extensor carpi ulnaris，ECU）活动丧失。这会导致在尝试腕部背伸时同时桡偏。在这种情况下使用桡侧腕屈肌将增加腕部桡偏，因为腕关节只有桡偏得以保留。

虽然有很多不同的肌腱转位方法用于治疗桡神经瘫痪，但不外乎 3 类方式[15, 16]。对于伸腕功能的重建，普遍接受的方法是利用旋前圆肌，唯一的争议点在于应该把旋前圆肌仅缝合在桡侧腕短伸肌上，还是同时缝合在桡侧腕长伸肌和桡侧腕短伸肌上。因此，上述 3 类肌腱转位术只是应用了不同的技术以恢复伸指、伸拇、拇外展功能（表 34.2）[13, 17-19]。

表 34.2　桡神经瘫痪肌腱转位术

标准尺侧腕屈肌转位术	桡侧腕屈肌转位术	Boyes 浅筋膜转位术
旋前圆肌至桡侧腕短伸肌	旋前圆肌至桡侧腕短伸肌	旋前圆肌至桡侧腕短伸肌
尺侧腕屈肌至指总伸肌	桡侧腕屈肌至指总伸肌	环指的指浅屈肌至中、环、小指指总伸肌
拇长屈肌至拇长伸肌	拇长屈肌至拇长伸肌	中指指浅屈肌至示指固有伸肌和拇长伸肌（桡侧腕屈肌至拇长展肌、拇短伸肌）

标准尺侧腕屈肌转位手术（图 34.3～图 34.5）

作者对于桡神经瘫痪的患者，首选推荐应用尺侧腕屈肌转位术。对于骨间后神经瘫痪的患者，则首选桡侧腕屈肌转位术（图 34.3～图 34.5）。在前臂的远端掌尺侧切开一倒 J 形切口，将尺侧腕屈肌腱在腕部皱襞处切断，并从腱膜附着处广泛松解至前臂近端的 1/3，注意不损伤神经血管蒂；必要时可在前臂近端打开第二个切口（见图 34.4 和图 34.6）。通过相同的远端切口，将掌长肌（palmaris longus，PL）肌腱在腕部皱襞处切断，并将肌肉移位至前臂的中段（见图 34.5 和图 34.6）。然后，从前臂中段掌桡侧开始，沿桡骨边缘背侧斜行至尺侧，打开 S 形切口。将旋前圆肌的肌

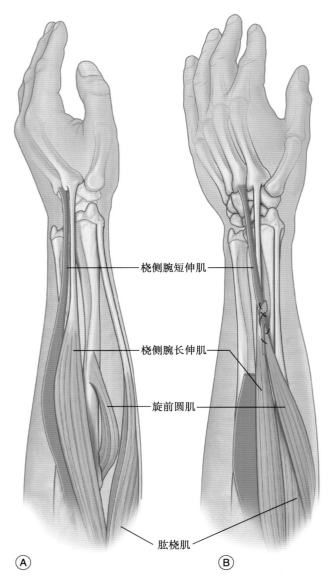

桡侧腕短伸肌

桡侧腕长伸肌

旋前圆肌

肱桡肌

Ⓐ　　　　Ⓑ

图 34.3 （A）旋前圆肌的肌腱较短，可从骨膜上剥离，并延长。（B）旋前圆肌沿桡骨前缘穿过前臂，在肱桡肌表面固定，并与切断的桡侧腕短伸肌腱缝合在一起

腱与骨膜的 2～3cm 由桡骨上剥离（见图 34.3）。如果腕部伸肌未能得到神经的重新支配，可以在其肌腱-肌腱交界处切断桡侧腕短伸肌。然后，将旋前圆肌通过前臂桡骨边缘、在肱桡肌和桡侧腕长伸肌的上方以直线路径固定至桡侧腕短伸肌的止点（见图 34.3）。尺侧腕屈肌腱通过由近端切口用 Kelly 钳制作的皮下通道，沿前臂尺侧缘进入背侧切口，斜跨过指总伸肌腱，放置在伸肌支持带近端（见图 34.6）。或者，尺侧腕屈肌腱可以通过在骨间膜上切开一个窗口，从掌侧切口穿至背侧切口。如果腕伸肌的功能预计无法恢复，可以在其肌腱-肌腱交界处切断指总伸肌腱，以实现更直接的拉力传递。否则，需要进行端侧交叉吻合。将拇长伸肌腱在其肌腱-肌腱交界处切断，从背侧第三伸肌腱管取出，并通过从第一掌骨基底至腕部掌侧切口的皮下通道穿过（见图 34.5）。如果掌长肌不存在，可以同时使用拇长伸肌腱

与指总伸肌腱。并且尺侧腕屈肌转位术可以提供手指和拇指的背伸。为了防止拇指的掌侧腕掌关节弯曲畸形，可能需要同时进行拇长展肌转位术。在远端前臂切断拇长展肌腱后，将其绕过桡骨茎突远端，并将第一掌骨固定在 30° 背伸位置，之后与其自身缝合。

桡神经瘫痪后肌腱转位提供的张力应紧到足以提供腕部和手指的完全背伸，但不会在腕关节完全背伸时限制手指的完全屈曲。旋前圆肌在其休息状态下与 45° 背伸的腕关节连接，与桡侧腕短伸肌腱交织在一起。示指、中指、环指和小指的四个指总伸肌腱的远端与位于伸肌支持带近端的尺侧腕屈肌腱近端缝合。除非在向小指的指总伸肌腱施加近端牵引时仍存在背伸滞后，否则该过程通常不涉及小指伸肌。为了在掌指关节提供完全背伸，使腕关节处于中立位置，尺侧腕屈肌处于最大张力下缝合每个单独的指总伸肌腱。示指开始，小指结束。然后，拇指处于最大背伸，腕关节处于中立位置，PL 肌腱处于静息张力下，于腕关节的掌桡侧编织掌长肌和拇长伸肌。然后将腕关节以 45° 背伸固定在掌侧支具中，掌指关节处于轻度屈曲位置，拇指处于完全背伸和外展位置。

手指和拇指的主动屈伸锻炼在手术后的 3.5～4 周开始，腕关节的主动锻炼在 5 周开始。保护性支具使用将持续到术后 6～8 周。结果良好（见图 34.7）。

桡侧腕屈肌转位（图 34.8）

从前臂中段的尺侧打开皮肤切口，向背侧延伸经过第三和第四伸肌管。旋前圆肌转位至桡侧腕短伸肌，掌长肌转位至拇长伸肌，完全按照标准的尺侧腕屈肌转位操作描述进行。桡侧腕屈肌腱在腕横纹处切开，并移动到前臂中段的位置，然后沿前臂桡侧边缘放置。4 根指总伸肌，或者必要时的小指伸肌，可以在伸肌支持带近端编织在供体桡侧腕屈肌腱上，但通常为了获得更直的力线，伸肌腱需要于浅层跨越伸肌支持带（见图 34.8）。为了避免肌腱缝合过于粗大，小指指总伸肌和示指指总伸肌可以侧向缝合到环指指总伸肌上，中指指总伸肌侧向缝合到中指指总伸肌上，并适当调整张力。然后，中指和环指的两根指总伸肌通过桡侧腕屈肌腱进行编织。与标准的尺侧腕屈肌转位类似，这些肌腱缝合操作需要在腕关节中立位，掌指关节极限背伸，桡侧腕屈肌腱受到最大牵引的情况下进行。术后管理与尺侧腕屈肌转位类似。Chandraprakasam 等[20]描述了一种改良的 Jones 转位手术，其中旋前圆肌转位到桡侧腕短伸肌，尺侧腕屈肌转位到手指伸肌，掌长肌转位到拇长伸肌，全部手术通过沿前臂远端 1/3 单一桡侧切口进行，并斜行止于 Lister 结节。

Boyes 屈指浅肌腱转位（图 34.9）

Boyes[17]最早提出，无论是尺侧腕屈肌还是桡侧腕屈肌的滑移度（30mm）都不足以在没有屈腕的情况下制造手指的完全背伸（50mm）。因此，他主张将中指和环指的指浅屈肌腱作为供体以恢复手指的伸直功能，由于其滑移度为 70mm[17,18]。Boyes 转位的优点在于，允许腕关节和

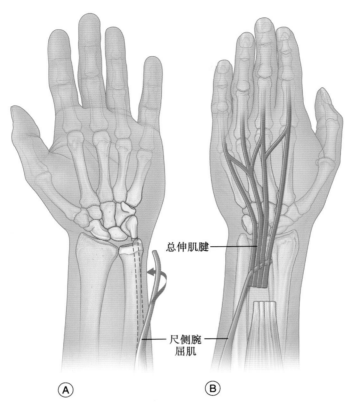

Ⓐ　　　　　　　Ⓑ

总伸肌腱

尺侧腕
屈肌

图34.4　（A）尺侧腕屈肌腱被切断并绕过远端前臂的尺骨外缘。（B）被编织到伸肌支持带近端的指总伸肌腱

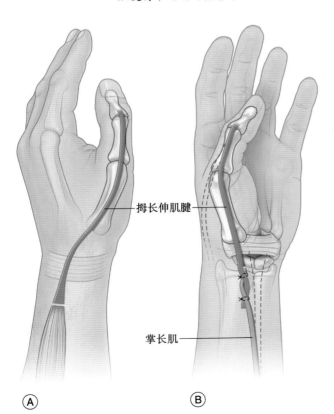

拇长伸肌腱

掌长肌

Ⓐ　　　　　　　Ⓑ

图34.5　（A）指浅屈肌腱在肌腱结合部被切断。（B）将其重新缝合到前臂远端的前方，并与掌长肌连接，以提供拇指背伸和一定程度的外展

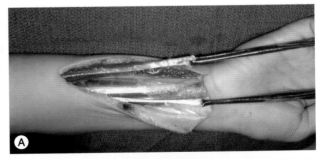

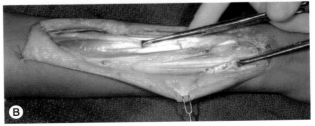

图34.6　（A）分离尺侧腕屈肌（FCU）肌腱及其远端肌肉。本图示掌长肌被显露，其肌腱被分离出来，转位至拇长伸肌（EPL）。（B）背部切口暴露腕关节和手指伸肌群。绕过前臂尺骨缘，尺侧腕屈肌腱从掌侧转移到背侧

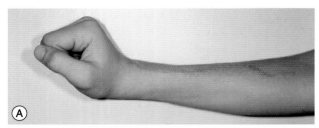

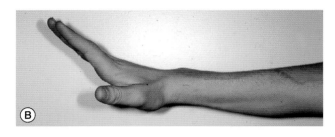

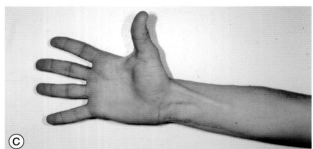

图 34.7　（A）患者术后 3 年，肌腱转位术将旋前圆肌转移到桡侧腕短伸肌，显示出令人满意的腕部背伸和手指屈曲。（B）指掌关节完全伸展的手指。以及（C）极佳的拇指背伸和桡侧外展

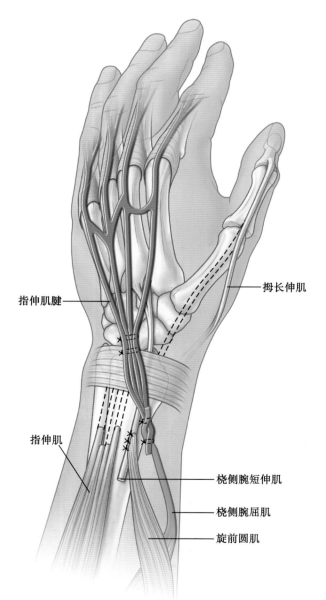

拇长伸肌

指伸肌腱

指伸肌

桡侧腕短伸肌

桡侧腕屈肌

旋前圆肌

图 34.8　桡侧腕屈肌腱转位到伸指总肌腱的腱腹合并处。腱的连接处可能需要位于伸肌支持带的表面。旋前圆肌转位到桡侧腕短伸肌腱和掌长肌腱转位到拇长伸肌腱的操作与尺侧腕屈肌腱转位相同

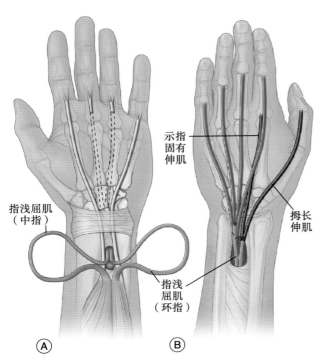

示指固有伸肌

拇长伸肌

指浅屈肌（中指）

指浅屈肌（环指）

Ⓐ　　　Ⓑ

图 34.9　中指和环指浅肌腱（long and ring finger superficialis，FDS$_L$ & FDS$_R$）通过在骨间膜上开窗（A）或绕过前臂的桡骨和尺骨边缘转移到中、环、小指的伸指总肌腱，以及示指固有伸肌和拇长伸肌上（B）

手指的同时伸直，允许互相独立的拇指和示指伸直，且不会减弱屈腕能力。然而，中指和环指将失去指浅屈肌的功能，这可能导致握力减弱。取走指浅屈肌作为供体还可能会导致后期的"鹅颈"畸形或发生近端指间关节的屈曲挛缩畸形。

中指和环指的指浅屈肌腱位于 A1 和 A2 滑车之间，可以通过在指根打开横向切口或两个独立的纵向切口暴露出来。指浅屈肌腱在它们交叉位置的近端切开，然后向近端抽回至前臂中段掌侧纵向切口。旋前圆肌的肌腱可以在与之前描述的同一切口中切断并重新调整走行。在指浅屈深屈肌肌肉的两侧进行钝性分离，允许在前臂骨间膜中紧贴旋前方肌近端打开一窗口（见图 34.9）。这个窗口应该尽可能大，至少长 4cm，宽度与骨间距离一样，以便将两根指浅屈肌腱的肌腹通过这个窗口进行传递，使粘连的产生最小化。将中指和环指的指浅屈肌腱分别通过这个窗口，以防止对神经上产生剪切和压迫。

Thomsen 和 Rasmussen[21]倾向于使用皮下通道将两根指浅屈肌腱转位到前臂的桡侧和尺侧缘。通过一个 J 形切口横跨腕背，然后沿尺骨背侧向近端延伸，隔开指伸肌和桡侧腕短伸肌。在 Boyes 最早的描述中，旋前圆肌是被缝合到桡侧腕长伸肌和桡侧腕短伸肌两者上的[17]；但为了防止过度桡偏，现在认为旋前圆肌应在腕部 30° 背伸状态下仅与桡侧腕短伸肌行端对端编织。然后，将中指的指浅屈肌腱通过骨间窗口穿过，缝合至桡侧的指深屈肌腱，将环指的指浅屈肌腱通过同样窗口穿过缝合至尺侧的深屈肌腱，到

达背侧切口。切断拇长屈肌和示指固有伸肌的肌腱后，将它们端对端编织到中指的指浅屈肌腱中。类似地，示指、中指、环指和小指的指总伸肌腱切断后端对端编织到环指的指浅屈肌腱中，这种排列也可以反转。肌腱缝合在伸肌支持带近端操作，使供体指浅屈肌腱处于静息张力，掌指关节背伸完全。

如有必要，可以将拇长展肌（abductor pollicis longus，APL）的肌腱-肌腱交界处切断，通过皮下通道从拇指根部穿至前臂掌侧切口。在腕横纹水平切断掌长肌或桡侧腕屈肌，并将其与拇长展肌腱端对端编织，提供拇指外展并防止拇指发生塌陷畸形。在闭合切口之前，应松开止血带进行观察，因为前、后骨间动脉可能会出血。

结果

尺神经瘫痪的肌腱转位术效果通常较为稳定。Tsuge[22]描述了在 25 年的时间内对 69 名患者进行的手术的技术演变。在最初的 41 名患者中，他使用了肌腱转位术进行尺侧腕屈肌移植，并将旋前圆肌植入到桡侧腕长伸肌和桡侧腕短伸肌中。他报道的结果是"相当令人满意"，但存在 3 个问题：腕部出现桡侧偏斜、腕关节屈曲受限和拇指外展受限。基于这些问题，他改良了技术，将旋前圆肌仅移植到桡侧腕长伸肌，而桡侧腕屈肌经过骨间膜移植以达成手指伸展，保持了腕屈肌的完整性，该术式在 27 例中取得了 24 例良好的效果。Raskin 和 Wilgis[23]对 6 名患者进行的长期功能研究显示，尺侧腕屈肌的移植可以提供足够日常活动的腕部运动和力量，并且通过工作模拟，显示患者能够毫无重大困难地完成任务。没有观察到尺侧偏斜、握力不足和腕关节不稳定等问题。Riordan[24]进行的一项主观结果研究也显示对标准的尺侧腕屈肌转位术感到满意。对平均随访时间为 9.5 年的尺神经瘫痪患者进行的尺侧腕屈肌转位术的长期评估显示，11 例极佳，2 例良好，1 例一般，1 例不良，主要的问题是握力丧失和进展性的桡侧偏斜畸形。因此，作者的技术演变为通过旋前圆肌恢复腕关节背伸，桡侧腕屈肌恢复手指背伸，掌长肌恢复拇指背伸，并通过将拇长展肌与肱桡肌进行肌腱固定来恢复拇指外展。Gousheh 和 Arasteh[26]在 108 名患者中仅将尺侧腕屈肌移植给手指伸肌和拇长伸肌。在平均随访 4 年后，腕关节背伸小于对侧，但手指背伸与正常手相似，大多数患者能够回到之前的工作岗位。根据作者的说法，使用单个尺侧腕屈肌移植与传统的三肌腱移植技术相比，结果没有明显差异。Altintas 等[27]比较了 58 名患者进行尺侧腕屈肌移植和 19 名患者进行桡侧腕屈肌移植后的长期结果。桡神经瘫痪后行肌腱转位术，其结果表明，腕关节背伸平均可达健侧的 73%，手指背伸可达 32%，拇指背伸可达 80%，握力降低至对侧手的 49%，捏力降低至对侧手的 28%，平均总 DASH 评分为 16。在进行尺神经瘫痪的肌腱转位术后，89% 的患者仍能继续工作。

Chuinard 等[18]对 21 名接受 Boyes 指深屈肌转位术的患者进行了研究，其中 10 例极佳，6 例良好，仅有 5 例结果

一般。主观上，13 名患者认为结果极佳，8 名患者认为结果良好。报告中提到 5 名患者出现并发症，包括粘连、转位肌腱断裂、掌指关节和腕关节背伸挛缩，以及转位肌腱张力调整的问题。Fujiwara[28]报告了 13 名患有尺神经瘫痪和 5 名患有桡神经瘫痪的患者，结果显示 Boyes 转位术效果良好。尽管存在术后正中神经受压的潜在并发症，但在这些研究中没有患者出现。Krishnan 和 Schackert[29]评估了 29 名接受 Boyes 指深屈肌转位术的尺神经瘫痪患者的功能。其中 25 名患者中有 22 名达到接近正常的腕关节背伸。12 名患者在腕关节背伸时同时进行手指背伸，但有 17 名患者只能在腕关节处于中立位置时完全手指背伸。所有患者均通过来自中指的指深屈肌腱实现了示指和拇指的有选择性背伸。

这 3 种技术据报道都能产生良好的效果，但很少有定量研究来证实报告中的结果，也没有对这 3 种不同技术进行前瞻性比较。尺侧腕屈肌转位术可能是最简单的技术，对于尺神经瘫痪患者可以提供可复制的良好效果。

低位正中神经瘫痪

解剖注意事项

正中神经远端损伤后，其所支配的前臂外侧屈肌功能丧失，出现拇指对指功能障碍，拇指、示指、中指及环指的桡侧半的感觉丧失。

对指动作是一个关系到多个关节的复杂运动，拇指的指腹和微屈的中指末节对合时，拇指所有 3 个关节均参与这个动作。对指动作时腕掌关节外展、旋前和屈曲，掌指关节外展和屈曲，指间关节屈曲或伸直。第一掌骨进行约 40° 的外展于腕掌关节，掌指关节近节指骨进行约 20° 的外展。从完全背伸和内收的起始位置开始，拇指在与中指对掌过程中旋前约 90°。拇指指间关节的背伸是进行指腹对指腹捏取所必需的，而指间关节的轻度屈曲则允许指尖对指尖捏取。在 3 根掌侧的骨间肌中，拇短屈肌通常（虽然并非总是）同时由正中神经和尺神经支配。由于在大约 70% 的正中神经损伤中，拇短屈肌可能仍然由尺神经支配，患者可能不会注意到任何明显的功能丧失，但经过仔细的测试会发现外展力量减弱和旋前功能丧失。

在进行任何对指功能重建手术之前，为预防正中神经损伤所致的拇指内收或旋后挛缩，患者需进行被动的拇外展练习。夜间可以使用静态的虎口撑开支具，但如果白天使用，通常会干扰到手部已经受损的功能。需要注意确保此类支具外展的是第一掌骨而不是拇指近节指骨，否则正中神经瘫痪将会因为拇指掌指关节尺侧副韧带的弱化而加重。如果患者已经表现为拇指的内收或旋后挛缩畸形，则需要在进行任何对指功能重建之前，先松解虎口皮肤、第一背侧骨间肌筋膜，甚至第一背侧骨间肌和拇内收肌本身。

Bunnell 最早强调了对掌肌腱转位的力线应该以斜向方式从拇指掌指关节到豌豆骨区域，为了产生旋前动作，转位肌腱应插入近节指骨尺侧基底。直接沿手掌的桡侧方向对掌转位，会产生更大的掌侧外展作用，而经豌豆骨转位会同时产生外展和旋前。转位通过手掌的位置越靠近末端，拇指屈曲的力量就越大。有几种较为提倡的对掌肌腱转位止点，包括插入近节指骨尺侧基底（Bunnell[30]、Royle-Thompson[31,32]）、插入拇短展肌（abductor pollicis brevis，APB）肌腱（Littler[33]）、插入短展肌并进一步延续到掌指关节囊和拇长伸肌腱（Riordan[24]）、插入拇短展肌、背侧关节囊和拇内收肌（Edgerton 和 Brand[34]），以及近端游离的拇短伸肌腱（Phalen 和 Miller[35]）。重建对指功能的转位手术插入部位有几种，然而，生物力学研究表明，仅仅将对指肌腱转位插入拇短展肌，肌腱即可产生完全的外展和旋前[36]。因此，更复杂的多重止点更适用于正中神经和尺神经同时瘫痪的患者。

时机

多个因素会影响正中神经损伤后感觉及运动的恢复，包括患者年龄、损伤程度、神经缺损程度、神经移植、手术时机。年轻患者远端的神经损伤，行一期修复效果最好。合并其他损伤（血管损伤、肌腱损伤、尺神经损伤）预后较差。在正中神经远端撕裂伤修复术后，大鱼际肌恢复的可能性相对乐观。因此，只有在常规时间段内无神经再生迹象的患者才会考虑使用对指肌腱转位术。对于老年患者或伴有不良预后疾病因素的患者，应考虑早期肌腱转位术。

无论是高位还是低位的正中神经瘫痪，医生都必须仔细检查拇指功能，再决定是否有必要"早期"行肌腱转位恢复拇指对掌功能。在大约 70% 的正中神经损伤病例中，拇短屈肌（flexor pollicis brevis，FPB）仍然由尺神经支配，因此拇指功能损害可能并不明显。因此，"早期"对掌转位可能并非必要。部分患者可以通过拇长展肌来替代对掌和外展功能，但这只能在手掌处于旋前位时实现。这部分患者的情况更为不利，因为不仅正中神经分布区域的感觉缺失，而且在前臂处于旋前位时，他们甚至看不到手部掌侧以弥补感觉的丧失。因此，如果外科医生或治疗师观察到患者试图通过前臂旋前动作来获得拇指外展抓取物件时，就应考虑"早期"实施对指肌腱的转位手术。但是，如果患者能够在前臂中立位时拾起物品，或在前臂旋后位抓住物品，则拇短屈肌很可能仍然接受尺神经支配，因此可考虑推迟进行对指肌腱的转位手术。

手术

Burkhalter 示指固有伸肌转位术（图 34.10）

除继发于严重的腕管综合征的手掌大鱼际肌萎缩的老年患者外（见图 34.10），作者倾向于使用示指固有伸肌（exten-sor indicis proprius，EIP）转位术[37]。通过一个小的横

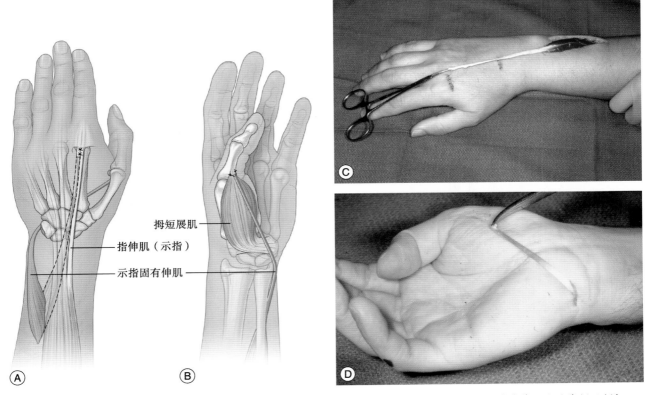

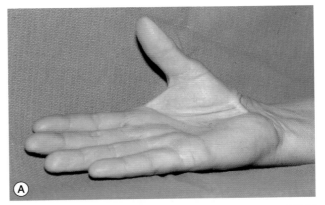

拇短展肌

指伸肌（示指）

示指固有伸肌

图 34.10　（A，B）在 Burkhalter 对掌转位术中，示指固有伸肌在掌指关节水平被切断，（C）移动到前臂远端的背侧尺侧切口。示指固有伸肌腱绕过前臂远端的尺侧缘，（D）斜穿过手掌，从豌豆骨水平到达第一掌指关节桡侧，与拇短展肌止点缝合在一起

向切口于示指掌指关节近端切断示指固有伸肌腱。然后将示指固有伸肌残端缝合到示指指总伸肌腱上，以防止掌指关节的伸指滞后。打开两个小的横向切口，一个位于伸肌支持带近端，一个位于远端，用以移动示指固有伸肌腱，而肌腹经由前臂背尺侧的纵向切口进行移动（见图 34.10C）。在豌豆骨近端打开一个横向切口，并形成一个连接该切口与前臂背侧切口的皮下通道。然后，将示指固有伸肌腱通过皮下通道绕过前臂远端的尺侧缘，跨过尺侧腕伸肌腱的表面，到达豌豆骨处切口。在拇指掌桡侧掌指关节处通过一个小切口找到拇短展肌腱，并将该切口与豌豆骨切口通过一个皮下通道连接。腱转位术以斜行方式跨过手掌（见图 34.10D），并在腕中立位，拇指最大外展的状态下，以最大张力编织到拇短展肌腱上。最终通过腕关节的肌腱韧带效应测试转位肌腱的张力。腕关节屈曲时，拇指应能够被动内收。如果伸腕导致掌指关节的过度屈曲或过伸，表明转位肌腱的插入点过于偏向掌侧或背侧，应相应进行调整。术后 4 周内，拇指应被动处于完全外展位，并使腕关节稍微屈曲，进行保护性固定，之后开始进行主动外展和对掌活动，同时继续保护性固定 3~4 周。该肌腱转位术唯一的潜在缺点是示指固有伸肌腱长度只能刚好到达拇短展肌腱。术后效果稳定（图 34.11）。

Bunnell 环指屈指浅肌腱转位（图 34.12）

Bunnell[30]最早描述了指浅屈肌（flexor digitorum

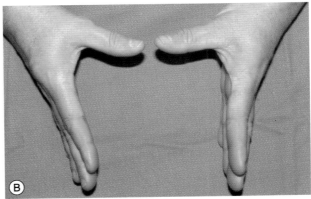

图 34.11　（A）经过 Burkhalter 示指固有伸肌转位术后，右手拇指的对掌功能已恢复。（B）拇指外展与正常拇指对称

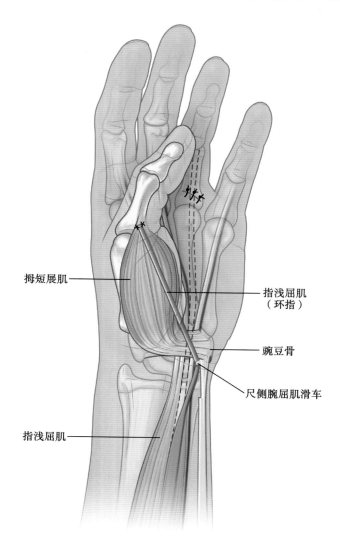

拇短展肌

指浅屈肌
（环指）

豌豆骨

尺侧腕屈肌滑车

指浅屈肌

图 34.12　使用环指的指浅屈肌经过尺侧腕屈肌腱的滑车进行 Bunnell 转位术，以恢复拇指的对掌功能

superficialis, FDS）转位术，通过远端掌横纹远端的小横切口游离出环指指浅屈肌腱（图 34.12）。在 A1 和 A2 滑车之间切断肌腱，并送入一个在前臂远端掌侧制作的切口（见图 34.13A）。将尺侧腕屈肌腱纵向劈裂，制造一条近端游离的偏桡侧的腱束。然后将其穿过接近豌豆骨前方的尺侧腕屈肌腱的裂口，并缝合在一起以制造一个滑车（见图 34.13B，C）。环指指浅屈肌腱的远端穿过该滑车，并通过掌侧的斜向皮下通道进入到拇指掌指关节掌桡侧表面的切口。闭合所有其他切口，并根据前文描述的方式调整腱转位的张力。

　　如果单纯地将环指浅屈肌腱绕过尺侧腕屈肌腱而不制作滑车，该结构将会很快失去功能，这样的转位术仅能提供掌指关节的屈曲而非真正的对掌功能重建。其他在指浅屈肌腱转位时可以利用的滑车还包括将肌腱穿过 Guyon 管或在腕横韧带上打开一个窗口（Snow-Fink）。

　　环指浅肌转位的强度比示指固有屈肌转位更强，且长度更长。该术式或许是效果最好的对掌功能重建方式（见

图 34.14A，B）。然而，在高位正中神经瘫痪或低位正中神经损伤伴有屈肌腱损伤的情况下，环指指浅屈肌腱不适用作为供体腱。同时，在低位正中神经和高位尺神经瘫痪的情况下，也不应选择环指指浅屈肌腱转位术，此时环指浅屈肌是环指上唯一存留的屈肌。在低位正中神经 - 低位尺神经瘫痪中，可能需要环指指浅屈肌腱来矫正爪状畸形。此外，取用指浅屈肌腱可能导致供体手指的指间关节发生屈曲挛缩或"天鹅颈"畸形。

Camitz 掌长肌转位术（图 34.15）

　　Camitz 转位术中[38-41]，掌长肌作为供体肌腱可恢复拇指外展功能，但仅恢复其少量旋前及屈曲功能，该术式尤其适用于因腕管综合征导致大鱼际肌萎缩的老年患者（图 34.15）。在手掌上进行标准的腕管切口，并向远端前臂延伸，通过该切口切取一段与掌长肌腱相连的掌腱膜（图 34.16A）。从远端前臂的桡侧切口，打开一个皮下通道，沿着大鱼际延伸至拇指掌指关节桡侧的中轴切口处（见图 34.16B）。带掌腱膜的掌长肌腱被拉过这条皮下通道，并在腕中立位时以最大张力缝合到拇短展肌腱上（见图 34.16C）。

其他对掌转位术

　　Huber[42] 和 Nicholaysen[43] 描述了对小指展肌（abductor digiti minimi, ADM）的转移，这可能偶尔适用于合并正中神经和桡神经麻痹的患者，以及受影响拇指的先天性异常的儿童。由于该肌肉起源于豌豆骨，该术式能提供优良的拇指屈曲和旋前功能，但对掌侧外展功能影响较小。小指展肌的止点通过小指掌尺侧中轴切口由伸肌尺侧束上切断。然后将切口向大鱼际的尺侧延伸，将肌肉从远端至近端剥离，注意保护肌肉后方的豌豆骨附近的神经血管束。在鱼际切口与拇指第一掌指关节掌侧的拇短展肌止点之间制造一个宽阔的皮下隧道。松开止血带后进行止血处理，然后将整个小指展肌通过皮下隧道旋转 180° 移植到掌侧，并缝合到拇短展肌腱上。这种转位术可以类比为书的翻页[42]。Cawrse 和 Sammut[44] 描述了 Huber 转位术的一种改良方法，其中小指展肌在远端和近端均受到松解，成为一个完整的岛状肌肉，从而消除了肌肉转位对尺神经的任何压迫。

　　Phalen 和 Miller[35] 提倡使用拇短伸肌腱，由尺侧腕伸肌提供动力。拇短伸肌在前臂远端的肌腱 - 肌腹结合处被切断，并通过拇指掌指关节的切口取出。然后，可以将这个远端基底肌腱通过一个斜向的皮下隧道穿过手掌，到达豌豆骨区域。桡侧腕伸肌腱在第五掌骨基底处被切断，皮下路线沿着腕尺侧绕行到桡侧腕伸肌腱与拇短伸肌腱交织的部位（图 34.17）。

　　Taylor 提出了小指伸肌转位作为对掌肌腱重建的术式[45]，该术式将小指伸肌（extensor digiti minimi, EDM）沿手掌的尺侧面改道至拇指的掌指关节处。这种转位术也被 Schneider 描述过[46]。

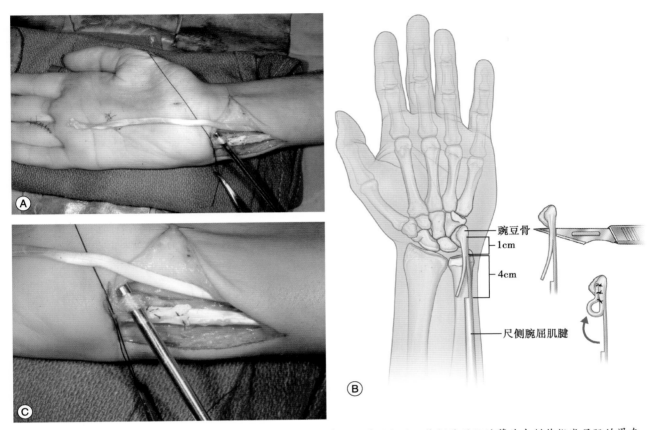

图 34.13　（A）从环指收取指浅屈肌腱。（B,C）使用吸盘头在豌豆骨近侧处从桡侧腕屈肌的薄片中制作指浅屈肌的滑车

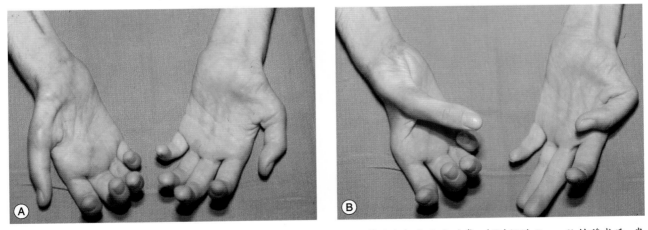

图 34.14　（A）Charcot-Marie-Tooth 病患者术前表现为严重的拇指肌萎缩和拇指无法对掌。（B）经过 Bunnell 转移术后，患者能够将右手拇指对掌够到小指的指尖

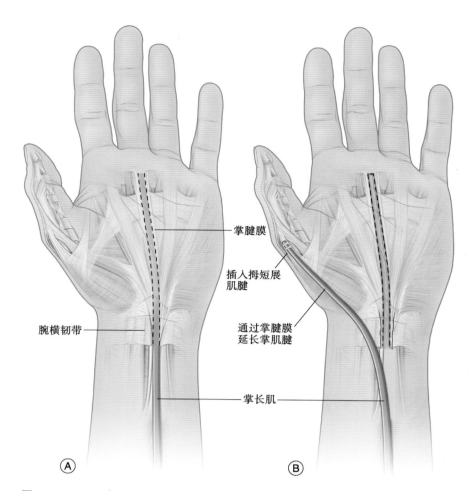

掌腱膜

插入拇短展
肌腱

通过掌腱膜
延长掌肌腱

腕横韧带

掌长肌

Ⓐ　　　　　　　　　　Ⓑ

图 34.15　使用掌长肌腱与一段掌腱膜连接并延伸,将其转位至拇短展肌的止点进行 Camitz 对掌转位术

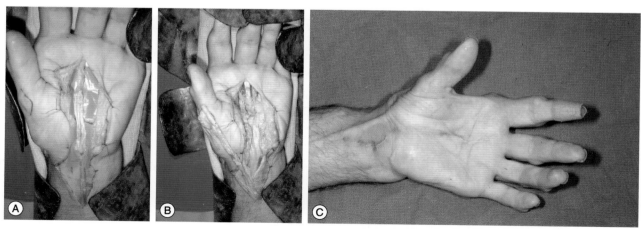

图 34.16　(A)在这位左侧严重腕管综合征和鱼际萎缩的患者中,掌长肌腱与卷起的掌腱膜片。(B)经皮下转位至拇指掌指关节掌桡侧的拇短展肌腱止点。(C)术后 1 年,患者展示出良好拇指掌侧外展功能;但由于转位的力线不来自豌豆骨区域,Camitz 转位术无法提供拇指的旋前功能

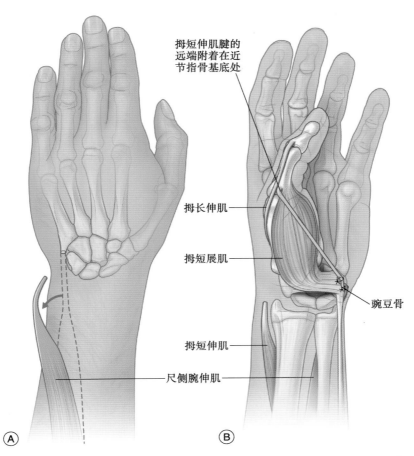

拇短伸肌腱的
远端附着在近
节指骨基底处

拇长伸肌

拇短展肌

豌豆骨

拇短伸肌

尺侧腕伸肌

Ⓐ Ⓑ

图 34.17 （A）在 Phalen 和 Miller 对掌肌腱转位术中，尺侧腕长伸肌从小指掌骨的基底处剥离，并沿前臂尺侧缘转位，缝合到远端拇短伸肌的肌腱上（B）

高位正中神经瘫痪

适应证

当正中神经在支配前臂外在肌肉之前发生损伤时，功能障碍主要有示指近端、远端指间关节和拇指的指间关节无法弯曲，及对掌困难（图 34.18）。这是由于 4 根指浅屈肌、支配示中指的指深屈肌腱及拇长屈肌瘫痪所致。在这种情况下，患者通常仍可以屈曲中指，这是由于支配中指、环指及小指的指深屈肌腱在前臂远端相互交联。因此，对于高

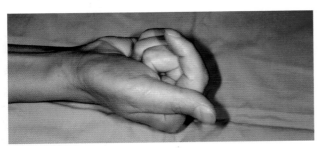

图 34.18 高位正中神经瘫痪后，拇指指间关节、示指远端指间关节的屈曲功能丧失

位正中神经瘫痪的患者，需要重建的关节功能有两种：其一是拇指指间关节的屈曲功能，其二是示指及中指近端及远端指间关节的屈曲功能。

手术

将肱桡肌转位至拇长屈肌（flexor pollicis longus，FPL），恢复拇指指间关节的屈曲功能，而通过将指深屈肌腱的第Ⅱ、Ⅲ腱头分别以侧侧缝合方式缝合至第Ⅳ、Ⅴ腱头上的术式，恢复示指及中指远端指间关节的屈曲功能[16]（图 34.19）。肱桡肌在桡骨茎状突的止点处切断，并从其包膜中解剖出来，向上延伸至前臂的近端 1/3，使肌肉可以获得大约 30mm 的活动范围。在正中神经修复或移植后，如果预计拇长屈肌神经支配无法恢复时，可将此肌腱在肌肉肌腱联合处进行分离，并以端端的方式缝合至肱桡肌腱。然而，如果拇长屈肌神经有可能恢复，应将肱桡肌腱以端侧缝合的方式缝合至保持完整的拇长屈肌腱上。通过相同的掌侧前臂切口，可以将示指和中指的指深屈肌腱侧方缝合到尺神经支配的中指和小指的指深屈肌腱上。这两种转位的结果也相对稳定（图 34.20）。

如果想要恢复较强的示指和中指屈曲功能，需要将桡侧腕长伸肌腱转位缝合至示指及中指的指深屈肌腱上。通

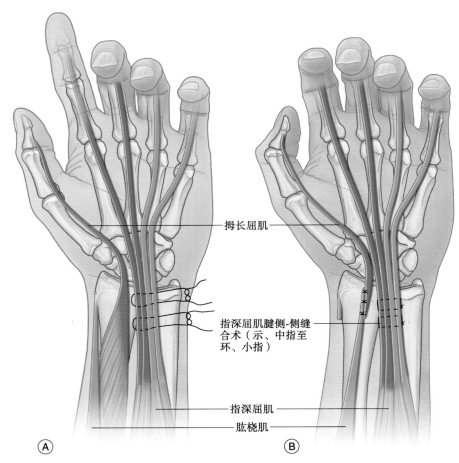

拇长屈肌

指深屈肌腱侧-侧缝
合术（示、中指至
环、小指）

指深屈肌

肱桡肌

Ⓐ Ⓑ

图 34.19 （A）示指和中指的指深屈肌腱与仍然由尺神经支配的环指和小指的指深屈
肌腱缝合在一起。（B）拇指的拇长屈肌腱与肱桡肌腱缝合以恢复拇指的指间关节屈曲

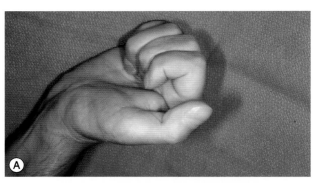

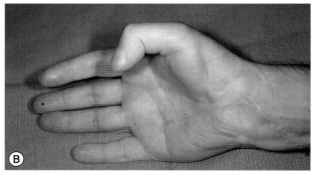

图 34.20 （A）经过指深屈肌腱侧侧缝合术后，患者的示
指近间间关节和远指间关节恢复了令人满意的屈曲功能。
（B）经过肱桡肌到拇长屈肌转位术后，患者的拇指指间关
节屈曲功能令人满意。患者还接受了 Burkhalter 示指固有
伸肌转位术，拇指获得出色的外展功能

过在示指掌骨基底的一个小横切口处切断桡侧腕长伸肌，然后经皮下路线绕行到前臂远端的掌侧切口。示指和中指的指深屈肌腱被编织到桡侧腕长伸肌腱中，这样在腕关节处于 30°～45° 背伸时，示指和中指的指尖几乎能触及手掌。同样地，当腕关节完全屈曲时，手指应几乎能获得完全背伸。调整此转位的张力是非常关键的，可以利用腕关节的跷跷板效应进行调整，因为供体的桡侧腕长伸肌腱只有 30mm 的滑移度，而指深屈肌腱通常具有 70mm 的滑移度。如果将此转位缝合时张力过大，将导致这两个手指的屈曲挛缩。

对于在高位正中神经瘫痪患者中实施肌腱转位术的时机仍存在较大争议[6]。在年轻患者中，如果可以实施效果较好的早期或后期神经修复，外在屈肌就有较好的恢复机会。因此，"早期" 肱桡肌到拇指深屈肌的转位或示指和中指的指深屈肌腱到中指和小指的指深屈肌腱的侧方缝合并非必需。然而，如果患者损伤时间较长或需要进行二期正中神经移植手术，则可在神经移植术的同时实施肌腱转位术，恢复拇指、示指及中指屈曲功能。

结果

在文献中，对于对掌的标准度量尚无统一的方法。一些作者开发了功能评估量表，而其他人则报告了患者主观满意度[47,48]。Cooney 等[36]进行的解剖学和生物力学研究表明，环指的指浅屈肌腱和尺侧腕伸肌是替代鱼际肌力量，产生外展和内旋的最佳移植物。研究表明，尺侧腕伸肌和指浅屈肌移位分别可以恢复 60% 和 40% 的鱼际肌力量（表 34.3）。Camitz 转位提供了良好的外展，但弯曲和对掌功能较弱。

表 34.3　适用于低位正中神经瘫痪的对掌功能转位术

技术	病因	作者	成功率
Huber	外伤，神经系统疾病	Wissinger 等，1977*	80%
Camitz	神经压迫	Terrono 等，1993[54]	94%
		Foucher 等，1991[41]	91%
EIP	外伤	Anderson 等，1991[49]	88%
		Burkhalter 等，1973[37]	88%
Bunnell	麻风病	Brandsma 等，1992[51]	83%
	麻风病	Palande，1975†	94%
	外伤	Kirklin 和 Thomas，1948[48]	85%
	外伤	Groves 和 Goldner，1975[52]	75%
EDQ	外伤	Schneider，1969[46]	80%

*Wissinger HA, Singsen EG. Abductor digiti quinti opponensplasty. *J Bone Joint Surg Am*. 1977；2：22-23.

†Palande DD. Opponensplasty in intrinsic-muscle paralysis of the thumb in leprosy. *J Bone Joint Surg Am*. 1975；57：489-93.

在因麻风病导致神经缺失的患者中，示指固有伸肌转位手术取得了约 88% 的极佳或良好结果。其他作者也报告了类似的结果，但很少有数据记录拇指活动范围或严格的功能评估结果。Schwartz 和 MacDonald[50]对 156 例主要使用指浅屈肌的对掌肌腱转位进行了回顾性研究。89% 的客观参数评为良好或极佳，93% 的患者满意度评为良好或尚可。目前很少有包含客观数据的出版物讨论 Bunnell 指浅屈肌转位手术的长期功能结果。Brandsma 等[51]报道了 32% 的极佳结果和 51% 的良好结果。该研究中的其他患者进行了用于恢复手内功能的指浅屈肌转位手术。在 158 个供体手指中，15% 出现天鹅颈畸形，29% 出现远指间关节屈曲挛缩，18% 出现近指间关节屈曲挛缩。Groves 和 Goldner[52]报道了 16 例因高位正中神经或臂丛损伤而进行指浅屈肌对掌肌腱转位的患者中有 75% 获得成功的结果。

Phalen 和 Miller[35]对尺侧腕伸肌转位手术的结果报告了良好的效果，而另一项研究则描述了 1/3 的病例出现明显的桡偏畸形[53]。这些作者警告称，尺侧腕伸肌转位手术后，尺侧腕屈肌必须具有正常的力量以保持适当的腕关节平衡。

Braun[40]对 28 名接受 Camitz 转位手术的患者报告了良好的结果。Foucher 等[41]在进行腕管综合征手术同时进行的 73 例 Camitz 转位手术中，报告了 91% 的长期良好结果。Terrono 等[54]回顾性地研究了 33 例接受 Camitz 转位手术的正中神经严重受压患者，平均年龄为 65 岁。94% 的患者认为手指灵活性和活动速度在手术后有所改善，只有两名患者对结果不满意。目前尚无该转位手术的客观生物力学数据。

表 34.3 列举了一些对掌肌腱转位手术的临床研究。每项研究对成功的定义不同，因此很难进行综合评估和明确的建议。有关高位正中神经瘫痪重建的数据则更加匮乏。

低位尺神经瘫痪

适应证

支配环指及小指指深屈肌及尺侧腕屈肌尺神经的远端损伤时可能引起以下肌肉瘫痪：所有 7 块骨间肌、尺侧 2 块蚓状肌、小鱼际肌及拇收肌、部分拇短屈肌。可能导致掌指关节、远端指间关节及近端指间关节的屈肌及伸肌力量失衡。由于骨间肌是掌指关节的主要屈肌，外在伸肌腱对掌指关节的背伸失去对抗，导致掌指关节过度背伸，直至受到掌板限制为止。由于外在伸肌腱主要在掌指关节背伸时发挥作用，而骨间肌无法主动背伸近端及远端指间关节，掌指关节开始过度背伸时，屈肌腱的张力会在指近端及远端间关节处失去对抗。因此，这就形成了典型的爪形手，表现为掌指关节过伸，而近端指间关节及远端指间关节相对屈曲（Duchenne 征）（图 34.21）。

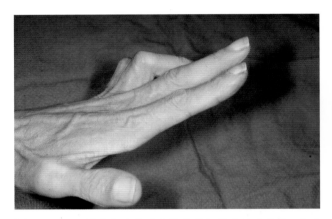

图 34.21　尺侧爪手的典型姿势是掌指关节过度伸展，无名指和小指为多，并在近指间关节和远指间关节处呈屈曲

外在伸肌和屈肌腱之间的不平衡会导致手指的非同步屈曲和握力减弱。掌指关节直到指间关节完全屈曲后才屈曲，导致指尖卷曲入手掌，无法抓握大物体。在低位尺神经瘫痪中，爪形手和掌指关节及指间关节伸障碍多仅见于环指和小指，中指偶受波及，因为中指和示指的蚓状肌仍然由正中神经支配。然而，在正中神经及尺神经均发生瘫痪的情况下，四个手指的功能均发生障碍（图 34.22）。Fowler[55] 证明了指间关节可以通过外在伸肌腱背伸，前提是掌指关节不过度背伸。爪形手和非同步屈曲可以通过固定手术

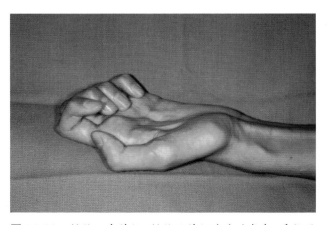

图 34.22　低位正中神经-低位尺神经瘫痪的患者，手指屈曲程度各异，近指间关节和远指间关节的屈曲先于掌指关节的屈曲。由于严重的肌萎缩，拇指的对掌功能也同时丧失

防止掌指关节过度背伸，或通过动态肌腱转位来实现掌指关节屈曲，或同时提供掌指关节屈曲和指间关节背伸的改善。

低位尺神经瘫痪患者的其他重要损伤表现为拇指与示指尖捏力减弱，一般仅为正常力量的 20%～25%，这主要由于拇内收肌、1/2 的拇短屈肌及第一背侧骨间肌瘫痪所致。然而，在 58% 的尺神经损伤中，拇短展肌有双重神经支配，可以在一定程度上提供拇指掌指关节屈曲和示指的示指侧捏。拇指与示指侧捏动作完全无法完成的情况多见于拇长屈肌代偿性收缩，使得指间关节过度屈曲（Froment 征）（图 34.23），也偶见于患者试图用力夹物时出现的掌指关节过度伸直（Jeanne 征）。对于这类拇指与示指夹物功能减弱的患者，肌腱转位术实施的目的主要在于恢复拇指内收功能及示指的外展功能。

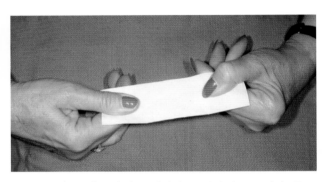

图 34.23　尺神经瘫痪后的左拇指功能表现。在拇收肌和拇短屈肌功能丧失后，拇长屈肌是控制拇指屈曲的唯一屈肌，作为指间关节的主要屈肌，可致指间关节过度屈曲（Froment 征），偶见掌指关节过伸（Jeanne 征）

由于第三骨间掌侧肌瘫痪，以及小指伸肌失去拮抗的过度收缩，可以产生小指激惹性尺偏（Wartenberg 征），以及小指掌指关节屈曲呈爪形的表现。在某些情况下，需要通过肌腱转位术来改善小指的尺偏。

因此，在尺神经瘫痪[15,16]中可能需要进行肌腱转位（表 34.4）以矫正以下问题：

1. 手指的爪形畸形及不同步的屈曲；
2. 拇指与示指对捏力量减弱；
3. 小指尺偏畸形；
4. 环指与小指远端指间关节处指深屈肌力量减弱。

时机

尺神经瘫痪后实施肌腱转位术的时机主要取决于两个重要因素：关节运动功能恢复的可能性大小及关节功能障碍的严重程度。腕部尺神经的一期显微外科修复在大约 75% 的患者中均取得了较好的治疗效果。与其他周围神经损伤一样，年龄较小的患者、神经缺损较短且无其他重要关联损伤的患者更有可能从尺神经修复中获得有用的结果。二期神经移植术改善了约 40%～75% 患者的运动功能，但感觉恢复相对较差。

表 34.4　尺神经瘫痪后的肌腱转位术

需要重建的功能	建议采用的肌腱转位术
环指和小指的爪形手	环指或中指指浅屈肌的 2 束至桡侧束、环指和小指近节指骨或 A2 或 A1 和 A2 滑车
所有四指的爪形手	伸肌腱、屈肌路径、4 条肌腱移植物或掌长肌 4 条肌腱移植物转位至中指、环指和小指的桡侧束以及示指的尺侧束，或者转位至联合骨间肌腱止点
拇指内收	桡侧腕短伸肌 + 肌腱移植至拇收肌
示指外展	拇长展肌至第一骨间肌
拇指掌指关节的严重过伸畸形	掌指关节融合术
拇指指间关节屈曲固定	指间关节融合术
环指和小指远端指间关节屈曲无力	环指和小指的指深屈肌腱和中指的指深屈肌腱实施侧侧肌腱缝合术

对于爪形畸形的治疗，可早期予以蚓状肌夹板固定。早期实施静态肌腱转位术可能对一些患者有益，可避免掌指关节过伸及形成爪形手。Trevett 等[56]研究了高位和低位尺神经修复后的功能结果，以进一步明确肌腱转位术的适应证。他们证明，在高位修复尺神经的患者中，固有肌力、握力和感觉持续改善至少 2 年，而在低位修复尺神经的患者中持续改善至少 3 年。该研究的重要结论是，只有那些抱怨握力或握持能力差的体力劳动者应进行早期肌腱转位术。

矫正手指爪形畸形的静态手术

避免近端指骨在掌指关节过伸的静态手术包括 A1 滑车松解术、在掌指关节水平的筋膜切开术、关节囊固定术及多种肌腱固定术。Zancolli 等[57]描述的掌指关节的关节囊固定术是一种很简单的手术，首先松解 A1 滑车，纵向切开掌板并且从掌部分离，这样将形成两片蒂部在远端端的游离瓣，然后将瓣向近端缝合入掌骨颈以保持掌指关节约 20° 的屈曲。长期随访结果表明爪形手有复发的情况。Omer[58,59]描述了通过在掌板的内侧和外侧打开平行切口，并切除 Burow 三角使掌板近端可向前移位（图 34.24）。掌板通过钻孔或使用骨锚固定于掌骨颈部的金属丝缝合固定。长期随访研究显示爪形手有复发的可能[60]。

Parkes[61]描述了一种有效的肌腱固定术，主要是移植一根肌腱，缝入腕横韧带，再从掌侧跨过掌骨间深部横韧带（内掌板），最后插入每个手指侧副韧带的桡侧。以提供指间关节的背伸。Omer[58]对 Parkes 肌腱固定术进行了改良，将一根肌腱连接到环指的伸肌腱尺侧束，经过深横掌骨间韧带并缝合到小指的伸肌腱桡侧束，另一根从示指的伸肌腱尺侧束经过掌骨间深部横韧带插入到中指的桡侧束。Fowler 将肌腱移植固定在伸肌支持带上，向背侧经过掌骨间隙，然后经过掌骨间深部横韧带的掌侧并将其固定到手指的桡侧束[55]。Riordan 肌腱固定术采用类似的背侧走行，

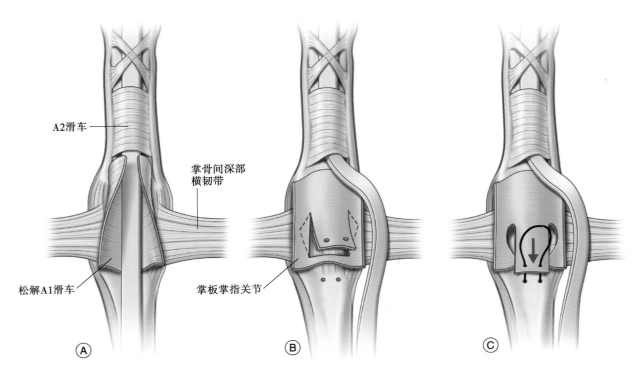

图 34.24　Omer 改良后的 Zancolli 关节囊固定术：（A）松解 A1 滑车；（B）在掌板处建立蒂部在远端的筋膜瓣；（C）将筋膜瓣向近端缝入掌骨颈

利用两个远端基底的桡侧腕长伸肌和桡侧腕短伸肌腱，经过蚓状肌管向掌侧通过掌骨间深部横韧带而固定到桡侧束[24]。

学界已描述的多种矫正爪形手畸形的动态肌腱转位术的不同之处在于是否仅恢复掌指关节屈曲功能，还是在此基础上同时恢复指间关节伸直功能。在患者掌指关节被动屈曲状态下，检查近端指间关节及远端指间关节的伸直情况（Bouvier 检查法），外科医生便可决定应选择何种肌腱转位术。如果在掌指关节被动屈曲状态下，近端指间关节及远端指间关节上的伸肌腱可以完全伸直（图 34.25），则仅需将转位的肌腱插入 A1 滑车（Zancolli[62]）或 A2 滑车（Brooks-Jones[63]）（图 34.26C），或是 A1 滑车及近端半个 A2 滑车（Anderson[64]），或者穿过近节指骨上的孔（Burkhal-

ter[65]）（图 34.26B）来加强掌指关节屈曲。然而，对于长期屈曲畸形的近指间关节，伸肌的中央腱可能会变薄。因此，即使在掌指关节被动屈曲的情况下，患者也无法通过使用外在的伸肌腱主动背伸近指间关节。可将转位的肌腱插入侧束之一（见图 34.26A），或中节指骨基底部的背侧或骨间肌腱联合上（Zancolli 称之为"直接骨间肌激活"[62,66]），这就可以同时恢复掌指关节屈曲及指间关节伸直功能。

使用指浅屈肌腱作为供体肌腱，只能产生掌指关节的屈曲或同时产生掌指关节的屈曲和指间关节的背伸，而不会增加握力。而将来自手外的额外肌腱单元添加到这些转位术中，例如腕屈肌（桡侧腕屈肌）或伸肌腱（桡侧腕长伸肌，桡侧腕短伸肌），可能会增加握力。

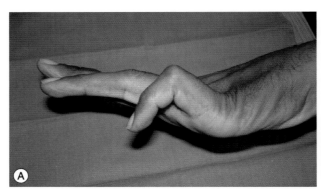
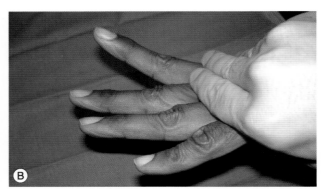

图 34.25　Bouvier 检查法。（A）典型的小指爪形畸形以及环指掌指关节轻微过伸及其近端指间关节及远端指间关节屈曲。（B）阻止掌指关节过伸的情况下，伸肌腱可使近端指间关节及远端指间关节充分伸直

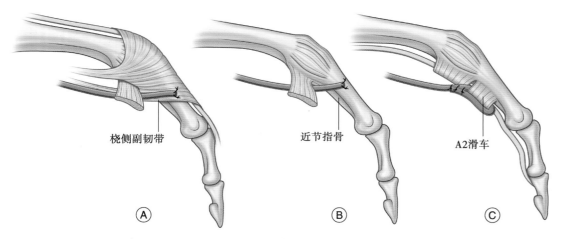

桡侧副韧带　　　　　　近节指骨　　　　　　A2滑车

图 34.26　矫正爪形手畸形的肌腱转位术，转位肌腱有不同插入方式。（A）将转位肌腱插入掌指关节桡侧副韧带。（B）Burkhalter 通过钻孔将转位肌腱穿入近节指骨。（C）"Lasso"法，可将转位肌腱插入 A1 滑车（Zancolli 法）或插入 A2 滑车（Brooks-Jone 法），或插入 A1 滑车及近端半个 A2 滑车（Anderson 法）

肌腱转位术改善爪形手畸形

下文列举了在矫正尺神经瘫痪患者手指屈曲不同步及爪形手畸形的肌腱转位术中可用的供体肌肉 - 肌腱单位的名称[67]（见表 34.4）：

1. 指浅屈肌
2. 桡侧腕短伸肌

3. 示指固有伸肌和小指伸肌
4. 桡侧腕屈肌
5. 桡侧腕长伸肌
6. 掌长肌

Stiles 和 Forrester-Brown[68]最早描述了将每个指浅屈肌腱的一束转位到伸肌的机制，随后 Bunnell[69]和 Littler[33]对其进行了修改。Littler 的修改被称为改良的 Stiles-Bunnell 技

术，它涉及将环指或中指或两根手指的指浅屈肌腱纵向分割成两束，将每束指浅屈肌腱通过蚓状肌管道下行，并将其连接到手指的伸肌腱桡侧束（图 34.27）。

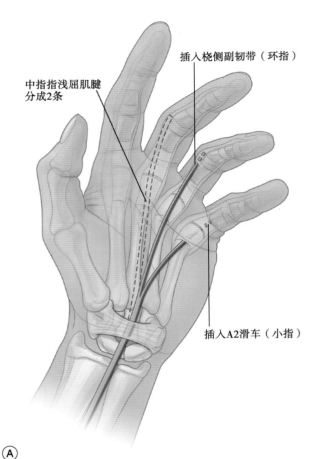

中指指浅屈肌腱分成2条

插入桡侧副韧带（环指）

插入A2滑车（小指）

Ⓐ

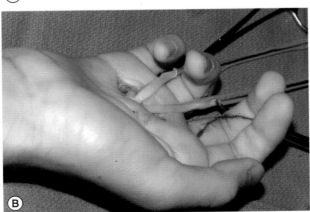

Ⓑ

图 34.27　（A）防止爪形手的改良 Stiles-Bunnell 转位术。将中指指浅屈肌转位至环指的桡侧副韧带或小指的 A2 滑车上。（B）将中指的屈指浅肌腱从分成 2 条，通过蚓状肌管传递到环指和小指的伸肌桡侧束

如果通过 Bouvier 检查法能够确认外在伸肌腱在掌指关节屈曲时能够实现近指间和远指间关节的完全背伸，可以考虑改良 Stiles-Bunnell 转位术插入到滑车或近端指骨上，以防止近指间关节发生二次过伸畸形。Zancolli 最早描述了经过远端掌横纹切口在 A1 滑车与 A2 滑车之间切割环指和小指的指浅屈肌腱的方法。每条肌腱在 A1 和 A2 滑车之间脱出腱鞘，绕过 A1 滑车，并与自身缝合。这被称为"套索"技术（"lasso" procedure）[62]。对于高位尺神经瘫痪的患者，环指和小指的浅层肌腱不能使用，因此将中指的指浅屈肌腱分割成两束，将每束穿过环指和小指的 A1 滑车下方，并与自身缝合（见图 34.27）。指浅屈肌腱束在腕关节处于中立位，掌指关节屈曲 60° 时缝合。术后腕关节固定在屈曲 10°，掌指关节屈曲 90°，持续 3 周，但允许近指间和远指间关节运动。Omer 和 Brooks-Jones[63]描述了将指浅屈肌腱绕过 A2 滑车（见图 34.26C），而不是 A1 滑车的术式；Anderson[64]则描述了通过将指浅屈肌腱绕过 A1 滑车和 A2 滑车的近端一半来扩展滑车插入的术式；Burkhalter[65]建议将改良的 Stiles-Bunnell 转位术的指浅屈肌腱束插入到远端指骨的桡尺方向的孔中（见图 34.26B）。

在同时存在正中神经和尺神经高位瘫痪的情况下，所有的指浅屈肌腱都会瘫痪，因此需要进行"间接套索"技术。在将指浅屈肌腱绕过 A1 滑车后，指浅屈肌腱的近端通过桡侧腕长伸肌或尺侧腕屈肌给予动力。Brooks 和 Jones[63]描述了这种转位的变种，其中桡侧腕长伸肌或桡侧腕屈肌通过趾肌或趾伸肌腱延长，经过腕管并插入到更远的 A2 滑车。Burkhalter 和 Strait[65]也使用了相同的供体肌腱，即环指指浅屈肌和桡侧腕长伸肌，但是止点是在远节中段的横向骨孔中（见图 34.26B）。环指指浅屈肌在近指间关节水平切断，向掌心内抽回，并分为两束。然后，两束穿过环指和小指的中节指骨桡侧的横向骨孔，固定缝合。

改良 Stiles-Bunnell 转位术（图 34.27）

在对于患有单纯尺神经瘫痪的患者进行改良 Stiles-Bunnell 转位术时[33]，在环指近端指间关节近侧分离指浅屈肌腱，经远端掌横纹横切口将其抽出皮下后，再沿纵轴将肌腱分成 2 条，通过桡侧中轴切口暴露环指和小指的桡侧束，然后将指深屈肌腱的每束穿过环指和小指的蚓状肌管。在腕关节处于中立位置时，在掌指关节处于 45°~55° 屈曲位且指间关节完全伸直条件下，在足够大的张力下将分成 2 条的指浅屈肌腱缝合至环指及小指的近端指间关节的桡侧副韧带。（见图 34.27）。通过腕关节的背伸和屈曲来评估张力效果，手指应该呈现"内+"的姿势。手部会固定在背侧支具中，腕关节稍微屈曲，掌指关节屈曲 70°，持续 3.5~4 周。在高位尺神经瘫痪时，指浅屈肌腱是环指仅存的有功能的指屈肌腱，因此只能选用中指的指浅屈肌腱进行肌腱移植手术。在某些情况下，中指或环指的指浅屈肌腱可以分切成 3 部分，以修复中指、环指及小指。手内肌完全瘫痪的情况下，将中指及环指的浅肌腱分成 2 条后牵拉，通过蚓状肌管直至示指、中指、环指及小指的桡侧副韧带。Brand 提倡将示指的腱束插入伸肌桡侧束，以改善三指对捏。然而，这可能导致示指和中指的剪刀状畸形。Zancolli[62]提出将指深屈肌腱移植到骨间肌腱而不是伸肌腱桡侧束，将此作为恢复掌指关节屈曲和指间关节背伸的替代技术，并称之为"直接骨间激活"。

改良 Stiles-Bunnell 转位术的第一个缺点是在高位尺神经瘫痪或高位尺神经联合正中神经瘫痪情况下无法利用环指的指浅屈肌。第二，转位可能导致近端指间关节"鹅颈"样过度伸直畸形。可以通过利用指深屈肌的一个远端腱束进行跨越近指间关节的韧带效应来预防"天鹅颈"过伸畸形。第三，供体的中指和环指的近端指间关节可能发生屈曲挛缩或者远端指间关节丧失伸直功能。North 和 Littler 建议通过在 A1 和 A2 滑车之间的 Bruner 切口来采集指深屈肌腱，而不是在近指间关节水平的中轴切口。因此，改良的Stiles-Bunnell 转位术仅适用于近端指间关节轻度屈曲挛缩，或手指运动稳定且近端指间关节无被动过度伸直畸形的患者。

Brand EE4T 转位（图 34.28）

由于 Brand[4,71] 在麻风病患者中进行肌腱转位手术的丰富经验，他最早描述了桡侧腕短伸肌转位术的手术方法，主要利用 3～4 条肌腱移植物将转位肌腱延伸后，再将其经掌骨间隙从背侧面穿行至掌侧面，然后到达蚓状肌管后贴附于中指、环指与小指的桡侧副韧带（图 34.28）及示指的尺侧副韧带［EE4T: extensor tendon, extensor route, four-tailed

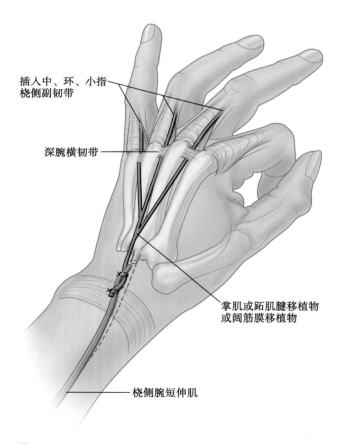

插入中、环、小指
桡侧副韧带

深腕横韧带

掌肌或跖肌腱移植物
或阔筋膜移植物

桡侧腕短伸肌

图 34.28　Brand EE4T（指伸肌腱、伸肌路径、4 条肌腱移植物）转位术：桡侧腕短伸肌通过 3 根腱移植进行延长，这些腱移植经由掌骨间横韧带并插入中指、环指和小指的伸肌桡侧束

graft（伸肌腱、伸肌路径、4 条肌腱移植物）］。然而，在伸腕时，桡侧腕短伸肌及移植肌腱将处于松弛状态，这也是早期Brand 转位术采用的背侧路径的相对不足之处。Burkhalter和 Strait[65] 在 Brand 提出的 EE4T 转位术基础上进行了改良，应用桡侧腕长伸肌而非桡侧腕短伸肌，并且仅矫正环指及小指的功能。桡侧腕长伸肌通过两束腱片延长，穿过第三和第四掌指间隙，沿蚓状肌通道，背侧穿过深部横向掌指间韧带，插入掌指近节中段桡侧的钻孔中。腕关节固定在40° 的背伸和掌指关节 70° 的屈曲位置，持续 4 周。这种转位手术仅可恢复掌指关节的屈曲功能，但在高位正中神经及高位尺神经损伤，导致无法实施改良 Stiles-Bunnell 指浅屈肌转位术时，可作为备选术式之一。Riordan[24] 描述了一种类似的转位术，使用桡侧腕屈肌在前臂桡侧背侧转位，并通过腱移植物在背侧到掌侧穿过掌指间隙沿深横掌骨间韧带的掌侧插入伸肌腱桡侧束。如果存在腕关节的背伸挛缩，这种转位也能起到修正作用。

背侧入路也是 Fowler 转位的基础，使用示指固有伸肌和小指伸肌腱。2 条肌腱在示指和小指掌指关节稍远端分离，将其各自纵向分割为两束。四条腱束沿皮下通道穿过到达掌指关节的伸肌桡侧束[55]。示指固有伸肌支配示指及中指的运动，而小指伸肌支配环指及小指的运动。在对Fowler 转位的改良中，Riordan 描述了将只有示指固有伸肌腱纵向分割为两束，并从背侧到掌侧穿过第三和第四掌骨间隙插入桡侧束，以矫正环指和小指的爪形手[72]。Fowler和 Riordan 转位的相对劣势是示指固有伸肌和小指伸肌腱仅足够长到达桡侧束，这些转位很少使用。

Brand EF4T 转位（图 34.29）

Brand[71] 改良了其原本的桡侧腕短伸肌背侧转位手术，通过一组四条肌腱移植或阔筋膜移植物延长桡侧腕长伸肌，穿过腕管连接至中指、环指及小指的桡侧副韧带以及示指的尺侧副韧带［伸肌腱、屈肌路径、4 条肌腱移植物（extensor tendon, flexor route, four-tailed graft, EF4T）］（图 34.29）。在孤立的尺神经瘫痪中，此转位只与环指和小指的桡侧束连接（图 34.30）。打开两个短横向切口，一个切口位于第二背侧伸肌腱隔上，以便切断桡侧腕长伸肌腱，并将其抽回至前臂中段桡侧切口处。可以在桡侧前臂切口处将折叠的阔筋膜或跖肌腱缝合到桡侧腕长伸肌腱远端。然后将延长的桡侧腕长伸肌腱穿过前臂桡侧缘，进入腕横纹上方的前臂掌侧横向切口。通过在鱼际沟的尺侧打开一个3cm 长的切口，将一个止血钳引入到掌浅弓的尺侧，沿着腕管底部通过，将腱移植物或阔筋膜移植物牵引至腕管进入掌侧切口，从桡侧前臂切口处退出。因此，腱的近端交接处位于掌侧前臂切口远端，但位于腕横韧带的近端。将两个跖肌滑车纵向分离，形成四个滑车，或将阔筋膜移植物分成四个滑车。通过在中指、环指和小指的近端指骨上打开桡侧中轴切口，将止血钳沿着蚓状肌管掌侧穿过掌骨间深部横韧带，进入掌侧切口，并将 3 个肌腱滑车拉出到每个中轴切口。将去往示指的肌腱滑车穿过尺侧中轴切口，连接到

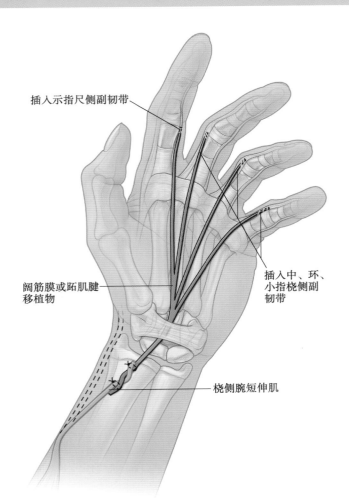

插入示指尺侧副韧带

阔筋膜或跖肌腱
移植物

插入中、环、
小指桡侧副
韧带

桡侧腕短伸肌

图 34.29　Brand EF4T（指伸肌腱、屈肌路径、4 条肌腱移植物）转位术以矫正四指爪形手：桡侧腕长伸肌经由前臂的桡侧缘进行转位，通过 4 条根腱移植，穿过腕管并插入中指、环指和小指的桡侧束以及示指的尺侧束

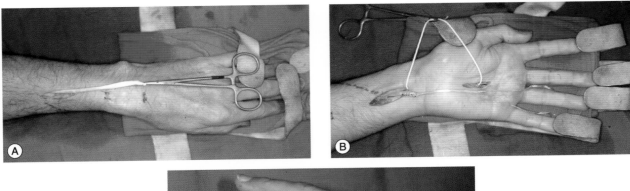

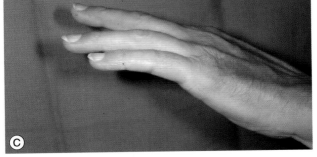

图 34.30　Brand EF4T 肌腱转位术治疗环指和小指的爪形手畸形。（A）桡侧腕长伸肌腱从止点切断，插入第二掌骨基底部；（B）移植掌长肌腱与桡侧腕长伸肌连接，从前臂桡侧皮下绕至掌侧（或通过骨间膜），腕屈长肌腱移植物穿过腕管并分为 2 条，通过蚓状肌管传递到无名指和小指的伸肌桡侧束中；（C）手术后患者第 4、5 指的爪形手畸形得以矫正

尺侧束。以获得示指的旋前和可能更好的三指对捏动作。术中使用支架固定，腕关节屈曲30°，掌指关节屈曲70°，指间关节完全背伸。对每个侧束施加远端牵引，以消除伸肌机构中的任何松弛。在调整四个跖肌腱移植物的松弛度后，将它们以相等的张力缝合到侧束中，靠近近端指间关节。首先调整示指的张力，然后是小指，最后是中指和环指。术后腕关节中立位固定，掌指关节屈曲90°，指间关节伸直，持续3周。

Fritschi PF4T 转位

Fritschi[73]曾描述过将掌长肌作为 Brand EF4T 转位法的动力来源选项的技术。掌长肌腱由肌腱移植物或筋膜移植物延长，然后穿过腕管至各手指的近端指间关节的桡侧副韧带上，手术入路和过程都与 Brand EF4T 法相似。然而，掌长肌所能提供的肌力明显要比桡侧腕长伸肌要弱很多。

Brand EF4T 法和 Lennox-Fritschi PL4T（palmaris longus, 4-tailed graft, 掌长肌、4条肌腱移植物）法有两种可选的肌腱止点：骨间肌总腱止点或 A2 滑车上。Zancolli[62]最早描述了将肌腱移植或阔筋膜移植绕过常见骨间肌腱的环绕技术，被称为"直接骨间激活"技术。除了恢复掌指关节的屈曲外，这种插入方法可能还可以提供手指外展。Palande[66]也报道了使用桡侧腕长伸肌和掌长肌腱通过肌腱移植延长，并将其插入到常见骨间肌腱周围的术式。通过沿着远端掌横纹的一条横切口，显露掌面和背面骨间肌腱（第二、第三和第四个掌骨间隙），以及小鱼际的腱腹交界处。跖肌腱或阔筋膜被分为 4 或 5 个条带。第一根条带环绕第一背侧骨间肌的肌腱-肌肉交界处；第二根条带环绕示指和中指之间合并的第一掌侧骨间肌和第二背侧骨间肌腱；第三根条带环绕中指和环指之间合并的第三背侧骨间肌和第二掌侧骨间肌腱；第四根条带环绕环指和小指之间合并的第四背侧骨间肌和第三掌侧骨间肌腱；如果需要，最后一根条带可以环绕小鱼际的腱腹交界处。使掌指关节屈曲60°，指间关节伸直。在收紧之后，四到五根条带分别从尺侧开始缝合回自身，先是示指，然后是环指和小指之间的条带，最后是示指和中指之间以及中指和环指之间的条带。通过进行腕关节腱膜张力试验来确认正确的张力。术后腕关节中立位，掌指关节屈曲90°，指间关节背伸，固定3周。

Brooks 和 Jones[63]用跖肌或趾伸肌腱移植物延长桡侧腕长伸肌或桡侧腕屈肌，然后将其穿过腕管，环绕至每个手指的 A2 滑车。这种 EF4T 转位术的变种仅产生掌指关节的屈曲。

肌腱转位术矫正小指尺偏

Blacker 等[74]提倡用改良 Fowler 转位术来矫正小指的尺偏畸形（Wartenberg 征）。分离小指伸肌的尺侧一半，由掌侧通过掌骨间深部横韧带，缝合至近节指骨基底关节处的桡侧副韧带。如果尺偏畸形还伴有小指爪形畸形，则小指伸肌的尺侧半应环绕至 A2 滑车并绕回与其自身肌腱缝合

（Brooks 插入法）。Chung 等[75]曾描述过用示指固有伸肌转位至小指伸肌腱远端桡侧面的方法来矫正尺神经瘫痪导致的持续性小指外展畸形。

肌腱转位术重建拇指内收功能

在最成功的拇指内收功能重建术中，需要将转位的肌腱横向穿过掌侧屈肌腱深方，然后插入拇收肌腱中。Littler[33]提倡将环指掌深屈肌的肌腱穿过示指和中指屈肌之下，平行并浅层于拇指内收肌横纤维，钻孔转位至拇收肌止点以远，并成功记录到拇指捏力增加到对侧健手的71%。Smith[76]描述了另一种术式，用移植肌腱延长桡侧腕短伸肌后穿过第二掌骨间隙至屈肌腱深面，然后从拇收肌表面穿出，缝合至拇收肌腱止点上（图34.31）。除此之外，还有其他重建拇指内收功能的术式，比如通过移植肌腱延长肱桡肌[77]或者桡侧腕长伸肌[78]，然后将其穿过第三掌骨间隙到达拇指的掌指关节。还有将示指固有伸肌穿过第二掌骨间隙等手术方式。通过分离示指固有伸肌或小指展肌进行联合转位，以同时提供拇指内收和示指外展的功能也有描述[80]。

如果拇指存在严重的拇指 Z 形塌陷畸形，伴有拇指的掌指关节过伸而指间关节屈曲，或在做指捏动作时出现强化的 Jeanne 征，则可能需要实施拇指掌指关节融合术[33, 81]。将拇指掌指关节置于15°～20°的屈曲和15°的旋前位，并使用背侧钢板、钢丝或张力带进行关节融合。掌指关节融合可与内收肌转位同时进行，或者可以随后进行。偶尔，如果指间关节呈严重固定屈曲畸形，可能需要行指间关节融合[82]（而非掌指关节融合），与内收肌转位联合进行。指间关节融合可通过钢丝、克氏针或两者的组合或无头压缩螺钉来实现。

对于仅有轻度的拇指塌陷畸形而没有挛缩固定畸形的患者，可以纵向劈开拇长屈肌腱转位至拇长伸肌进行功能重建[83]。通过掌侧 Bruner 切口，将拇长肌从其止点纵向分离至 A1 滑车的远端。将拇长展肌的尺侧一半切断于其止点，向远节指骨根部后缩，并通过桡侧神经血管束的掌侧穿过第一掌骨背侧纵向切口，插入到远节指骨背侧切口处。将拇长展肌的桡侧部分与示指固有伸肌在掌指关节上方止点的肌腱缝合，掌指关节屈曲15°，指间关节完全背伸。指间关节用克氏针固定4周。

环指指浅屈肌转位术

于环指基底部做一小切口，在 A1 滑车和 A2 滑车之间横断环指指浅屈肌腱[33]。在鱼际纹的尺侧作一小切口，使离断的肌腱在示指和中指屈肌腱的深部横向穿过手掌至拇指掌指关节的尺侧面。既可将转位的肌腱缝合至拇收肌上，也可先在拇收肌止点远端的近节指骨上钻一孔，然后将肌腱穿过钻孔后扎紧。在腕关节处于中立位且拇指对掌指外展时，通过腕屈肌腱移动来调整张力。腕关节屈曲时，拇指应能够被动外展。Edgerton 和 Brand[34]描述了这种转位的变体，其中环指指浅屈肌腱穿过掌腱膜上的窗口，然后经皮

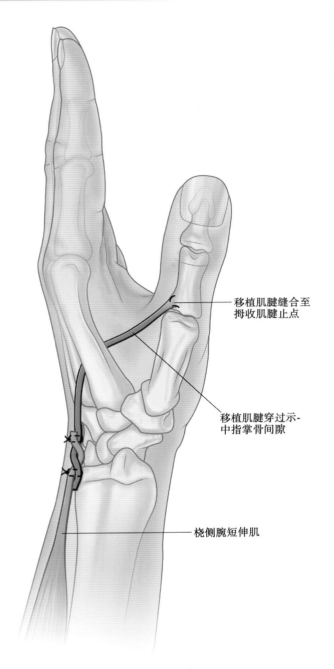

移植肌腱缝合至
拇收肌腱止点

移植肌腱穿过示-
中指掌骨间隙

桡侧腕短伸肌

图 34.31　Smith 转位法重建拇指内收功能示意图。用移植肌腱延长桡侧腕短屈肌后，穿过第二掌骨间隙至屈肌腱深面，缝合至拇指近节指骨基底部尺侧

下通向内收肌附着点。起源于第三掌骨的掌腱膜的纵向分隔起到滑车的作用。显然，通过转位环指指浅屈肌以重建拇指内收功能的术式不适用于高位尺神经瘫痪患者，因为该术式将破坏环指上仅存的屈肌腱。

Smith 桡侧腕短伸肌转位术（图 34.31）

通过在第二背侧伸肌间隔，伸肌支持带的远端打开横向短切口切断桡侧腕短伸肌，并通过伸肌支持带近端的第二个横向切口将其拉出[76]。然后，在拇指掌侧掌指关节的

尺侧隆起部位掀起一个小皮瓣，并将掌长肌腱或跖肌腱植入内收肌腱上。通过位于第二掌骨间隔近端 1/3 处的短横切口，使用肌腱穿刺器将肌腱移植物插入屈肌腱深侧，但止于内收肌腱浅层，然后通过第二掌骨间隔将其由背侧拉出。将肌腱移植物经皮下拉向最远端的切口，将其编织到桡侧腕短屈肌腱中，使腕关节处于中立位且拇指内收（见图 34.31 和图 34.33）。然后通过固定腕部肌腱来检查张力——在屈腕时，拇指应充分内收，而腕背伸时拇指应能够轻松被动外展。术后，腕关节固定在 20°~30° 的背伸位，以实现 3 周后中立位的拇外展和内收。

示指外展功能转位术

重建强有力的示指外展功能是充分恢复指捏功能的第二要素。Bunnell[69] 描述了用短的移植肌腱延长示指固有伸肌转位于第一背侧骨间肌腱的手术方法。Bruner[84] 在拇指掌指关节的背面分离拇短伸肌腱，然后通过拇长伸肌腱下方的皮下"隧道"将其插入第一背侧骨间腱膜。Hirayama[85] 用一条掌筋膜延长掌长肌腱（类似 Camitz 转位），然后从皮下"隧道"绕过前臂桡侧面至腕关节背侧然后插入至第一骨间背侧肌腱。Graham 和 Riordan[86] 将环指浅屈肌腱沿桡侧腕背到手背的类似走行转位至第一背侧骨间肌腱，或者插入至示指桡侧的钻孔中。然而，恢复示指外展功能的最好办法可能是从拇长展肌取一束肌腱转位，具体操作方法是用游离肌腱延长拇长展肌，或固定于改变了走行的示指指总伸肌腱[87]。

Neviaser 部分拇长展肌腱和游离肌腱转位（图 34.32）

Neviaser 等[87] 描述了用掌肌或跖肌腱移植物延长拇长展肌的部分肌腱，并使延长后的肌腱固定于第一背侧骨间肌腱止点上的技术（图 34.32、图 34.33）。在示指掌侧近端指骨桡侧隆起部位抬起一个小皮瓣，并将肌腱移植物缝合到第一背侧骨间肌腱上，位于掌指关节近端。然后，将肌腱移植物的近端经皮下到达位于第一背侧伸肌间隔远端的横切口。在打开伸肌间隔后，切断一个附属的拇长展肌腱，并与肌腱移植物编织，保持腕关节处于中立位置，示指向桡侧外展。

高位尺神经瘫痪

许多外科医生未能意识到高位尺神经瘫痪与尺侧腕屈肌和环小指深屈肌腱瘫痪所带来的显著功能缺失。高位尺神经瘫痪可导致尺侧腕屈肌、环指及小指的指深屈肌、所有骨间肌、尺侧的 2 条蚓状肌、小鱼际肌、拇收肌以及部分拇短屈肌瘫痪。手掌尺侧唯一剩余的肌腱是环指浅屈肌腱和通常较小的小指浅屈肌腱。然而，环指和小指的指深肌腱在腕关节处和中指的指深肌腱相互连接，从而导致两指深

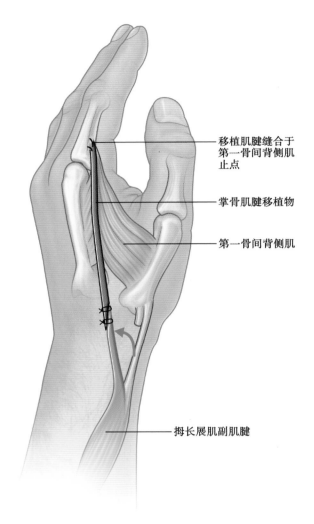

移植肌腱缝合于
第一骨间背侧肌
止点

掌骨肌腱移植物

第一骨间背侧肌

拇长展肌副肌腱

图 34.32　Neviaser 转位术重建示指外展功能。拇长展肌的部分肌腱通过用
掌长肌腱移植延长，缝合于第一骨间背侧肌附着的示指近节指骨的基底部

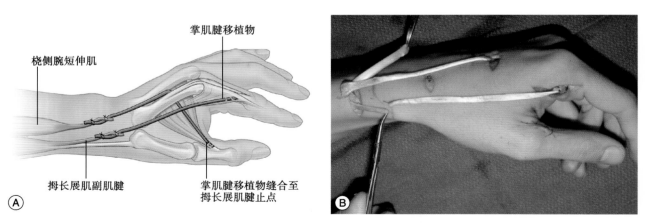

桡侧腕短伸肌

掌肌腱移植物

拇长展肌副肌腱

掌肌腱移植物缝合至
拇长展肌腱止点

图 34.33　（A）肌腱转位术重建拇指内收功能和示指外展功能；（B）第一根移植肌腱固定在拇收肌腱上，肌腱通过屈肌腱和
神经血管束背侧，从手掌到达背侧，通过第二掌骨间隙；第二根肌腱移植物已经缝合到第一背侧骨间肌的肌腱止点上。

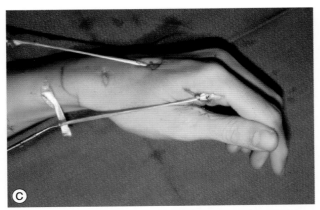
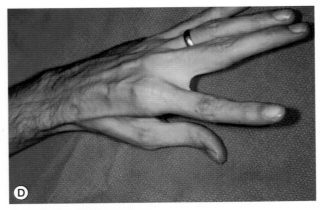
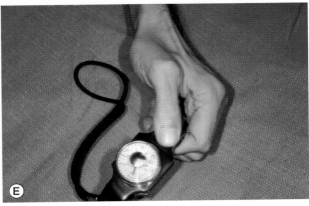

图 34.33(续)　(C)牵拉这 2 条移植肌腱时,屈曲和内收拇指、在掌指关节处外展示指;(D)2 条肌腱转位术后功能恢复情况;
(E)指捏力显著提高

肌瘫痪的临床表现并不明显。如果环指和小指远端指间关节存在明显的屈曲障碍(Pollock 征),可以通过将环指和小指的指深肌腱与正中神经支配的中指指深肌腱相互缝合的办法来恢复手的握力[58]。该手术须在肌腱转位矫正爪形手的手术之前进行,但是必须告知患者手术可能会暂时加重爪形手畸形,且术后必须使用蚓状肌夹板固定。为恢复环指和小指的独立屈曲功能,可能需要通过转位中指的指浅屈肌来带动环指和小指的指深屈肌活动。若患者要求恢复腕关节有力的尺偏和屈曲功能,则有时需要将桡侧腕屈肌转位至尺侧腕屈肌[58]。

结果

只有很少的报告可以证明各种转移术通过重建同步的掌指关节屈曲和指间关节背伸,恢复手指和拇示指捏合的相对有效性。Hastings 和 Davidson[88]在 12 例高位、14 例低位和 3 例混合高低位尺神经瘫痪的患者中比较了四种技术:Zancolli "套索" 技术、Stiles-Bunnell 术、Brand 术和 Riordan 与 Fowler 术来矫正爪形手。大多数病例取得了成功的疗效。大部分失败发生在小指上,并且发现了利用表浅肌腱的转移术会进一步削弱握力。被证明可以增加握力的只有利用腕屈肌或腕伸肌进行的转位。后来的一份报告研究了指浅屈肌 "套索" 技术的有效性,结果显示在 23 个手指中有 19 个手指爪形手得到矫正,但握力没有明显改善[89]。通过

扩展滑车插入来进行改良的 Stiles-Bunnell 术矫正爪形手的效果在 92% 的手指中良好至极佳[64]。Brandsma 等[52]报告称,使用指浅屈肌转移术恢复手内在肌功能的结果良好(57%)或极佳(21%)。中指或环指指浅屈肌转移术在麻风病患者平均 2 年的随访中使得 95% 的爪形手得到良好或极佳的矫正[64]。Brand EF4T 转移术在 10 年的随访中提供了 79%~86% 良好至极佳的爪形手矫正效果[64]。采用一般的骨间肌插入技术获得了 85% 的良好至极佳结果[62]。当将 EF4T 转移术插入到骨间肌时,近指间关节过度背伸发生率为 6.25%,而将 EF4T 转移术插入到侧束时发生率为 13.75%[64]。因此,利用一般的骨间肌插入减少了产生近指间关节过度背伸畸形的可能性。将桡侧腕长伸肌用作运动肌的另一个优点是可以恢复掌弓。Ozkan 等[90]比较了 3 种不同的肌腱转移术在 44 例尺神经瘫痪患者中恢复握力和矫正爪形手的结果。24 例患者采用改良的 Stiles-Bunnell 四尾肌腱转移术重建,11 例患者采用 Brand EF4T 转移术,9 例患者采用 Zancolli "套索" 技术。在最近发生瘫痪的情况下,Zancolli 和 Brand 术在恢复握力方面效果最好,但在长期瘫痪的情况下,Stiles-Bunnell 四尾肌腱转移术在矫正爪形手方面最成功。

Hastings 和 Davidson[88]显示了经桡侧腕短伸肌内收肌成形术转位治疗的手部捏合力增加了近一倍,尽管有趣的是,在该研究中只有 34 例患者中的 18 例患者认为捏合力受损严重到足以需要肌腱转移。Robinson 等[80]评估了在 6 例患者中利用小指伸肌的尺侧滑动和示指固有伸肌的指伸肌

来提供拇指内收和恢复示指外展的组合治疗，并表明捏合力从正常手的 5% 改善到 40%～50%。Fischer 等[91]评估了在术后平均 6 年的时间内进行的肌腱转移术恢复拇指内收（桡侧腕长伸肌被转移到拇指内收肌）和示指外展（拇长展肌被转移到第一背侧骨间肌）的结果。关键捏合力平均为 73%，指尖对指尖捏合平均为 72%，握力为 73%，拇指内收力为 63%，示指外展力为正常手力量的 58%。

肌腱转位治疗复合神经损伤

重建受多个神经损伤影响的上肢较为困难。这类患者大多需要进行多个重建手术和肌腱转位术。选择肌腱转位手术和手术时机应进行周密的计划、设计，并根据患者具体的功能需求进行个体化处理。对于合并神经损伤的患者，采用"模板"式的重建方法是不明智的。肌腱转位的基本原则，如软组织平衡、涉及关节的全动态范围、选择适当的供体肌肉以及转位的方向，应在术前计划时进行仔细考虑。

在进行任何手术之前，都应对患者进行教育，让其充分了解手术的目标和风险，以及受伤的肢体将永远无法恢复正常的现实。一般而言，复合神经损伤行肌腱转位修复术的效果往往不如单一神经损伤的效果好[92,93]。

复合神经损伤还有很多其他复杂的问题：能作为供区的肌腱非常有限；更多的关节功能需要恢复；患肢深感觉缺失更重；软组织内的瘢痕形成更多。多个神经修复或神经移植应在临床合适的时机进行，但运动功能的恢复很少超过损伤部位远端的两个主要关节[94]。然而，再神经支配的肌肉不应用于肌腱转位，或者只有在极度谨慎的情况下才能使用。

动力性肌腱固定术是修复复合神经损伤的重要术式。腕关节屈曲或背伸可用于增强任何跨过腕关节的肌腱转位术的效果。例如，如果使用桡侧腕屈肌激活指深屈肌，患者在收缩桡侧腕屈肌转位时，如果同时背伸腕部，手指的屈曲动作将得到增强。因此，如果肌腱转位的活动范围不足以产生特定的功能，可以通过腕关节的拇指腕关节屈伸来增加活动范围[95]。

肌腱转位修复低位正中神经 - 低位尺神经瘫痪

低位正中神经 - 低位尺神经瘫痪是上肢最常见的复合神经损伤类型，通常由腕关节撕裂伤所致[92]。这种损伤致手部掌侧感觉完全缺失，内在肌完全瘫痪，导致爪形手畸形。这种损伤的特征是掌弓横向平坦，掌指关节过伸，近端指间关节过屈（见图 34.22）并伴随小指的外展是这类损伤的常见临床特点。特别重要的是要防止拇 - 示指蹼的收缩[95]。在进行任何肌腱转位之前，应修复或移植正中神经和尺神经，以恢复手部的一定的保护性知觉。手术的目的是恢复拇指的内收、外展和对指功能，示指的外展功能，以及改善近端指间关节的伸直。

拇指侧捏时的内收动作可以通过肌腱转位延长桡侧腕短伸肌，然后穿过第二掌骨间隙固定至第一掌骨的收肌结节上[76]，或者可以将转位的环指的指浅屈肌腱固定至拇收肌止点上以完成重建[33]。重建拇指对指功能的最佳方法是改变示指固有伸肌腱的走行，使其从手的尺侧缘绕过，然后固定至拇短展肌上[37,96]。该转位法可结合拇指掌指关节融合术，以达到最高的稳定性[97]。要恢复外展功能以重建强有力的示指的捏指功能，可通过肌腱移植延长并转位拇长展肌的一束肌腱至第一骨间背侧肌的止点达到[87]。另外，如果拇指指间关节倾向于呈屈曲姿势，则应将外展示指腱转位插入拇短展肌的止点，并插入拇指指伸肌的掌背侧腱[71,73]。如果患者出现腕关节屈曲，是为了不自主地防止手指虎爪形成，以通过 4 根移植肌腱延长桡侧腕长伸肌或掌长肌，并连接至各手指的近端指间关节的桡侧副韧带或 A2 滑车来矫正[25]。

如果在神经修复或者神经移植术后，患者手掌部的感觉仍未明显改善，则应考虑转位一支桡神经浅支支配的皮瓣至拇指，或采用桡神经浅支转位至远端正中神经的办法。

肌腱转位术修复高位正中神经 - 高位尺神经瘫痪

高位正中神经和高位尺神经瘫痪会造成严重的手部功能障碍，如包括拇指在内的所有手指主动屈曲功能丧失、拇指对指功能丧失、手指侧捏功能丧失，除此之外还有手掌的感觉完全丧失。最初，即使在固有肌肉瘫痪的情况下，手指的指间关节也可能完全背伸。然而，一旦进行肌腱转位以提供主动手指屈曲，手指逐渐呈虎爪形态。高位正中神经合并高位尺神经瘫痪的功能重建手术需要分两期到三期实施。手术的目的是恢复包括拇指的各手指屈曲功能、拇指 - 示指的侧捏功能、拇指的对指和外展功能，以及矫正迟发的爪形手畸形。

可通过肌腱转位术来重建拇指内收功能和侧捏功能，即移植一条肌腱，延长桡侧腕短伸肌，然后将其穿过第二掌间隙并固定至拇收肌止点上[76,98]。可通过延长并转位桡侧腕长伸肌至 4 根手指的指深屈肌来恢复手指屈曲功能[58]。该手术可以和中指、环指与小指的远端指间关节肌腱固定术同时进行[92]。可通过同一切口将肱桡肌转位至拇长屈肌，以此恢复拇指的屈曲功能[58]。肱桡肌必须移动并从桡骨上剥离到前臂近 1/3 的位置。然后在前臂远 1/3 的位置上进行肱桡肌和拇指屈肌之间的 Pulvertaft 肌腱编织[78,92]。与低位正中神经合并低位尺神经瘫痪的患者一样，修复拇指对指功能的最可靠术式是将示指固有伸肌转位至拇短展肌的止点上[37]。如果拇指指间关节趋于保持屈曲位，则示指固有伸肌转位时应同时固定至拇短展肌止点和拇指指间关节近端的拇长伸肌上[25]。如果拇指钳捏在掌指关节背伸和指间关节屈曲时仍然不稳定，应考虑掌指关节固定。一种有用的不需要融合拇指指间关节的操作是纵向分开屈曲示指腱，将其转位至拇短展肌的止点，并插入至拇指指伸肌的止点[83]。这样，在转位手术通过指浅屈肌时，可以实现拇指指间关节的动态稳定。

　　屈指功能恢复后，整个手可能会渐渐出现爪形手畸形，如果此时已经没有腕伸肌（桡侧腕长伸肌或桡侧腕短伸肌）可供牺牲，将无法进行掌指关节的屈曲和指间关节的伸直活动，这种情况下可能需要进行静态肌腱固定术。可以将游离肌腱移植物从掌骨间深部横韧带植入到侧束上[61]，或者从背腕韧带植入到伸肌侧束上[25]。另外，可以通过 Zancolli 关节囊切开术或 PIP 关节融合来防止过伸。最后，可以通过使用一根分出的拇长展肌腱通过一个游离腱移植物延伸到第一背侧骨间肌，或者使用拇短伸肌来恢复示指的外展，以完成侧捏动作。

　　在高位正中神经和高位尺神经麻痹中，恢复手部桡侧的感觉至关重要，可以通过二期神经修复或神经移植来实现。有感觉的手是进行上述肌腱转位术的先决条件。如果感觉无法恢复，Omer 提倡使用示指的皮瓣来覆盖由桡神经浅支神经支配的虎口背侧皮肤[92]。另外，可以将由桡神经浅支支配的第一掌背动脉皮瓣移植到拇指的掌侧表面，或者将桡神经浅支神经本身转移至远端正中神经作为神经转位手术。

创伤后重建肌腱转移

　　肌腱转位术是在前臂、腕及手部肌肉及肌腱创伤后恢复手指及腕关节主动运动功能的极佳术式。如果肌腱发生节段性损失，通常会使用肌腱移植而不是肌腱转位术。如果是更加严重的外伤（工业机器或机动车事故、冲击波、导弹和爆炸伤等），往往因伴随软组织的损伤会遗留瘢痕而不适合肌腱移植，因为在四周均是瘢痕组织的部位下实施肌腱移植术较肌腱转位术更容易引起组织粘连。如果前臂肌肉本身受到严重损伤，肌腱移植将无法恢复主动活动，需要进行肌腱转位术。

　　在创伤后四肢重建中，时间是另一个重要的考虑因素。如果肌肉损伤后至重建手术之间间隔时间较长，则肌肉短缩性挛缩和萎缩的情况不可避免，此时肌腱转位术是恢复上肢功能较为理想的手术方式。

肌腱转位重建拇指伸直功能

　　桡骨远端骨折时，出现拇长伸肌腱断裂的概率为 1/200，通常发生在 Lister 结节，而且可能在骨折后的数周至数月内的任何时间发生。肌腱断裂的原因可能是外伤后腱鞘水肿导致肌腱局部缺血，还有可能是肌腱与桡骨断端粗糙的背侧骨皮质摩擦所致[99-102]。患者出现近节指间关节背伸无力或缺失（图 34.34A），或者出现近节指间关节背伸不完全以及无法将拇指背侧抬起到手掌平面。

　　恢复拇指背伸功能的最佳术式是将示指固有伸肌腱转位至拇长伸肌，这种手术可以在局麻下进行（图 34.34B）。通过在示指掌指关节近端切口处取出示指固有伸肌腱，然后将其远端端口侧缝合到示指的指总伸肌腱上，以防止示指的背伸滞后。通过在伸肌支持带远端的第二个横切口处取出示指固有伸肌腱。第三个切口位于第一掌骨远端 1/3 处，示指固有伸肌腱在皮下穿行到该切口。在腕关节处于中立位置，拇指完全背伸且与手掌平行或仅稍低于手掌平面时，将示指固有伸肌的远端与拇长伸肌的远端缝合[103]。可以通过腕关节的屈伸测试肌腱转位的紧张程度。腕关节屈曲时，拇指应向手掌背侧移动，腕关节背伸时，拇指应能够完全主动外展和对掌。如果手术在局部麻醉下进行，患者甚至可以立即使用示指固有伸肌转位，使拇指在手术台上背伸[104]。术后，腕关节以 40° 背伸固定，拇指外展和背伸 3~4 周。额外的 3~4 周使用可拆卸支具，通常无需再培训（见图 34.34C，D）。

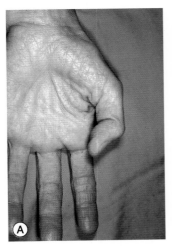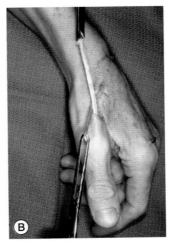

图 34.34　（A）这位患者因为桡骨远端的轻微错位 Colles 骨折导致了拇长展肌腱破裂，无法背伸拇指。（B）示指固有伸肌的肌腱在示指的掌指关节处被切断，并经皮下传递，缝合到破裂的拇长展肌腱的末端。

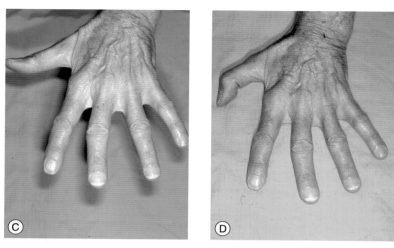

图34.34(续) (C)术后,患者展示了良好的拇指背伸能力。(D)以及近指间关节的屈曲能力

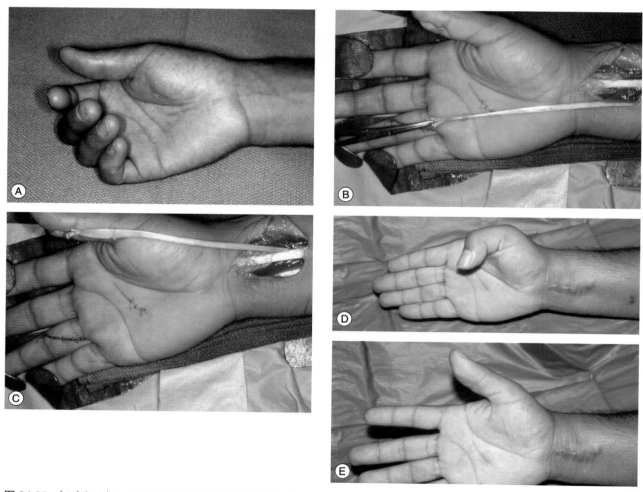

图34.35 (A)由于拇长屈肌腱的损伤被忽视导致拇指的近指间关节屈曲丧失。(B)取出环指的指浅屈肌腱。(C)将其移植到拇长屈肌的肌腱鞘内。(D)术后,患者展示了良好的近指间关节屈曲。(E)令人满意的背伸

肌腱转位术恢复伸指功能

可通过类似修复桡神经瘫痪的肌腱转位术来进行创伤后的伸指功能重建。相关术式已在本章前文详细介绍，包括将屈肌（桡侧腕屈肌和尺侧腕屈肌）转位至指总伸肌，或者将中指和环指的指浅屈肌转位至指总伸肌的 Boyes 法。

肌腱转位术恢复屈拇功能

可以通过一期修复、延迟修复或肌腱移植修复的方法来治疗拇长屈肌急性撕裂伤或断裂伤。然而，如果发生漏诊，肌肉在受伤后 6 个月至 1 年内会发生明显的短缩、萎缩和纤维化。在这种情况下，最好通过肌腱转位术来恢复拇指的屈曲功能，通常将环指的指浅屈肌作为移植肌腱的供区[105]（图 34.35）。通过在近节指骨基底处切口取出环指的指浅屈肌，然后通过掌侧近端切口取出。然后，通过拇长屈肌鞘管将其穿引，经由开放切口或连接到细小的橡胶导管，并从鞘中向远端拉出。环指的指浅屈肌到拇长屈肌腱转位可以一期或两期进行，如果附近软组织有瘢痕，

则首先放置 Silastic 肌腱杆[105]。必要时，可以使用旧的拇长屈肌腱残端或腕屈肌来重建滑车[95]。将肌腱通过拉线缝合固定在拇指远节指骨上方，并用纽扣固定。可以通过腕关节韧带紧张测试转位的紧张程度。腕关节完全屈曲时，拇指应完全背伸，腕关节背伸时，拇指尖应覆盖环指的近节指骨关节。

肌腱转位术修复屈指功能

有时患者前臂的屈肌可遭受严重的碾压或撕裂伤。在二期重建屈指功能时有两个选择，可以用桡侧腕长伸肌转位至 4 根深指屈肌，或采用游离的功能性股薄肌移植术（图 34.36）。在示指掌骨基底处切断桡侧腕长伸肌腱，并经前臂背侧纵向切口移动肌腱（图 34.37）。然后，通过前臂桡侧皮下通道到达前臂远端处的掌侧切口。在将桡侧腕长伸肌腱缝合到所有 4 根指深屈肌腱时，需要非常小心调节紧张程度，因为桡侧腕长伸肌腱只有 30mm 的滑移度，而指深屈肌腱需要 70mm 的滑移度才能完全屈曲手指。过紧的转位会阻止手指完全背伸。腕关节的韧带效应在这种转位中非常

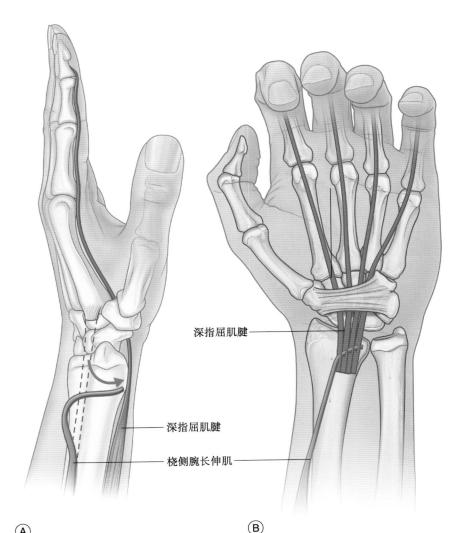

深指屈肌腱

深指屈肌腱

桡侧腕长伸肌

图 34.36　肌腱转位术重建屈指功能。在示指掌骨处离断桡侧腕长伸肌的肌腱，经皮下隧道绕过前臂桡侧，在腕管的近端、前臂的远端水平，缝合于示指、中指、环指和小指的指深屈肌上。正确调整转位的张力非常关键，因为桡侧腕长伸肌只有 30mm 的滑移度，而指深屈肌腱需要 70mm 的滑移度才能实现完全手指屈曲

Ⓐ　　　　Ⓑ

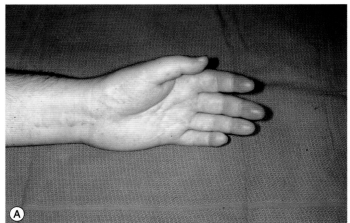

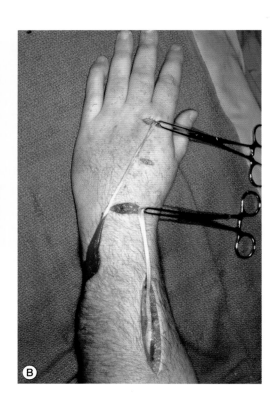

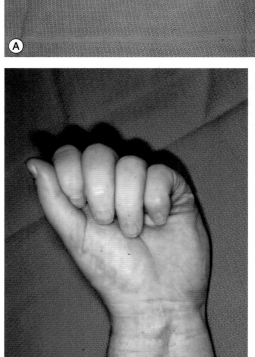

图 34.37 （A）这个男孩遭受了前臂屈肌以及正中神经的节段性缺损，无法屈曲手指或拇指。（B）桡侧腕长伸肌腱被切断并向近端移动。示指固有伸肌已被获取用于同时进行拇指对掌转位。肱桡肌也被转移至屈拇长肌以恢复拇指的屈曲能力。（C）术后，通过将桡侧腕长伸肌转移到四指的深屈肌腱上，恢复了令人满意的手指屈曲

重要——腕关节背伸时，手指应向掌心屈曲，而腕关节屈曲时，手指应能够完全背伸。如果拇长屈肌也无法运动，可以通过在同一掌侧切口处将肱桡肌转位至拇长屈肌来恢复拇指屈曲（见图 34.19B）。

总结

如果精心选择并且细致地进行肌腱转位术，将会对患有桡神经、正中神经、尺神经或综合性神经瘫痪，以及严重影响外在屈肌及伸肌的手部损伤提供令人满意的功能改善。虽然许多学者描述的肌腱转位术的定量结果数据不足，但是外科医生和患者都可以证实它们所带来的显著益处。

未来展望

在未来，必须设计相关研究以记录比较各种肌腱转位术的有效性以及对手部功能和工作恢复的最终结果。另外，有人提出未来神经转位将取代肌腱转位的作用，因此也需要设计比较神经转位和肌腱转位的相对效果的前瞻性研究[106]。

参考文献

1. Steindler A. Tendon transplantation in the upper extremity. *Am J Surg*. 1939;44:260.
2. Peljovich A, Ratner JA, Marino J. Update of the physiology and biomechanics of tendon transfer surgery. *J Hand Surg Am*. 2010;35:1365–1369.

3. Brand PW, Beach RB, Thompson DE. Relative tension and potential excursion of muscles in the forearm and hand. *J Hand Surg Am.* 1981;6:209–219.

4. Brand PW. *Clinical Mechanics of the Hand.* St. Louis, MO: CV Mosby Co.; 1985. *This is the definitive reference book detailing the biomechanics of the hand.*

5. Omer G. The technique and timing of tendon transfers. *Orthop Clin North Am.* 1974;5:243–252.

6. Burkhalter WE. Early tendon transfer in upper extremity peripheral nerve injury. *Clin Orthop Relat Res.* 1974;104:68–79.

7. Ring D, Chin K, Jupiter JB. Radial nerve palsy associated with high-energy humeral shaft fractures. *J Hand Surg Am.* 2004;29:144–147.

8. Mayer JH Jr, Mayfield FH. Surgery of the posterior interosseous branch of the radial nerve; analysis of 58 cases. *Surg Gynecol Obstet.* 1947;84:979–982.

9. Young C, Hudson A, Richards R. Operative treatment of palsy of the posterior interosseous nerve of the forearm. *J Bone Joint Surg Am.* 1990;72:1215–1219.

10. Kallio PK, Vastamaki M, Solonen KA. The results of secondary microsurgical repair of radial nerve in 33 patients. *J Hand Surg [Br].* 1993;18:320–322.

11. Bevin AG. Early tendon transfer for radial nerve transection. *Hand.* 1976;8:134–136.

12. Franke F. Sehnenuberpflanzug. *Arch Klin Chir.* 1896;52:87.

13. Zachary RB. Tendon transplantation for radial paralysis. *Br J Surg.* 1946;34:358–364.

14. Starr C. Army experiences with tendon transference. *J Bone Joint Surg Am.* 1922;4:3–21.

15. Ratner JA, Peljovich A, Kozin SH. Update on tendon transfers for peripheral nerve injuries. *J Hand Surg Am.* 2010;35:1371–1381.

16. Jones NF, Machado GR. Tendon transfers for radial, median, and ulnar nerve injuries: current surgical techniques. *Clin Plast Surg.* 2011;38:621–642.

17. Boyes J. Tendon transfers for radial palsy. *Bull Hosp Joint Dis.* 1960;21:97–105. *The original description of the Boyes transfer for radial nerve palsy, using the flexor digitorum superficialis tendons from the middle and ring fingers transferred through the interosseous membrane to restore independent index finger and thumb extension.*

18. Chuinard RG, Boyes JH, Stark HH, et al. Tendon transfers for radial nerve palsy: use of superficialis tendons for digital extension. *J Hand Surg Am.* 1978;3:560–570.

19. Tsuge K, Adachi N. Tendon transfer for extensor palsy of forearm. *Hiroshima J Med Sci.* 1969;18:219–232.

20. Chandraprakasam T, Gavaskar AS, Prabhakaran T. Modified Jones transfer for radial nerve palsy using a single incision: surgical technique. *Tech Hand Up Extrem Surg.* 2009;13:16–18.

21. Thomsen M, Rasmussen KB. Tendon transfers for defective long extensors of the wrist and fingers. *Scand J Plast Reconstr Surg.* 1969;3:71–78.

22. Tsuge K. Tendon transfers for radial nerve palsy. *Aust N Z J Surg.* 1980;50:267–272.

23. Raskin KB, Wilgis EF. Flexor carpi ulnaris transfer for radial nerve palsy: functional testing of long-term results. *J Hand Surg Am.* 1995;20:737–742.

24. Riordan DC. Tendon transplantations in median-nerve and ulnar-nerve paralysis. *J Bone Joint Surg Am.* 1953;35:312–320.

25. Ropars M, Dreano T, Siret P, et al. Long-term results of tendon transfers in radial and posterior interosseous nerve paralysis. *J Hand Surg [Br].* 2006;31:502–506.

26. Gousheh J, Arasteh E. Transfer of a single flexor carpi ulnaris tendon for treatment of radial nerve palsy. *J Hand Surg [Br].* 2006;31:542–546.

27. Altintas AA, Altintas MA, Gazyakan E, et al. Long-term results and the Disabilities of the Arm, Shoulder, and Hand score analysis after modified Brooks and D'Aubigne tendon transfer for radial nerve palsy. *J Hand Surg Am.* 2009;34:474–478.

28. Fujiwara A, Ryo F, Kashiwagi D, et al. [Evaluation of the Boyes' method in the treatment of radial nerve paralysis]. *Seikei Geka.* 1970;21:954–956.

29. Krishnan KG, Schackert G. An analysis of results after selective tendon transfers through the interosseous membrane to provide selective finger and thumb extension in chronic irreparable radial nerve lesions. *J Hand Surg Am.* 2008;33:223–231.

30. Bunnell S. Opposition of the thumb. *J Bone Joint Surg.* 1938;20:269–284.

31. Royle N. An operation for paralysis of the intrinsic muscles of the thumb. *JAMA.* 1938;111:612–613.

32. Thompson TC. A modified operation for opponens paralysis. *J Bone Joint Surg.* 1942;24:632–640.

33. Littler JW. Tendon transfers and arthrodeses in combined median and ulnar nerve paralysis. *J Bone Joint Surg Am.* 1949;2:225–234.

34. Edgerton MT, Brand PW. Restoration of abduction and adduction to the unstable thumb in median and ulnar paralysis. *Plast Reconstr Surg.* 1965;36:150–164.

35. Phalen GS, Miller RC. The transfer of wrist extensor muscles to restore or reinforce flexion power of the fingers and opposition of the thumb. *J Bone Joint Surg Am.* 1947;29:993–997.

36. Cooney WP, Linscheid RL, An KN. Opposition of the thumb: an anatomic and biomechanical study of tendon transfers. *J Hand Surg Am.* 1984;9:777–786.

37. Burkhalter W, Christensen RC, Brown P. Extensor indicis proprius opponensplasty. *J Bone Joint Surg Am.* 1973;55:725–732. *The original description of the Burkhalter transfer to restore thumb opposition in a low median nerve palsy using the extensor indicis proprius tendon.*

38. Camitz H. Uber die behandlung der oppositionslahmung. *Acta Chir Scand.* 1929;65:77–81.

39. Littler JW, Li CS. Primary restoration of thumb opposition with median nerve decompression. *Plast Reconstr Surg.* 1967;39:74–75.

40. Braun RM. Palmaris longus tendon transfer for augmentation of the thenar musculature in low median palsy. *J Hand Surg Am.* 1978;3:488–491.

41. Foucher G, Malizos C, Sammut D, et al. Primary palmaris longus transfer as an opponensplasty in carpal tunnel release. A series of 73 cases. *J Hand Surg [Br].* 1991;16:56–60.

42. Huber E. Hilfsoperation bei medianus slahmung. *Dtsch Z Chir.* 1921;126:271.

43. Nicolaysen J. Transplantation des m. abductor dig. v. bei fehlender oppositionsfähigkeit des daumens. *Dtsch Z Chir.* 1922;168:133–135.

44. Cawrse NH, Sammut D. A modification in technique of abductor digiti minimi (Huber) opponensplasty. *J Hand Surg [Br].* 2003;28:233–237.

45. Taylor T. Reconstruction of the hand; a new technique in tenoplasty. *Surg Gynecol Obstet.* 1921;32:237–248.

46. Schneider LH. Opponensplasty using the extensor digiti minimi. *J Bone Joint Surg Am.* 1969;51:1297–1302.

47. Jensen EG. Restoration of opposition of the thumb. *Hand.* 1978;10:161–167.

48. Kirklin JW, Thomas CG Jr. Opponents transplant; an analysis of the methods employed and results obtained in 75 cases. *Surg Gynecol Obstet.* 1948;86:213–223.

49. Anderson GA, Lee V, Sundararaj GD. Extensor indicis proprius opponensplasty. *J Hand Surg [Br].* 1991;16:334–338.

50. Schwarz RJ, Macdonald M. Assessment of results of opponensplasty. *J Hand Surg [Br].* 2003;28:593–596.

51. Brandsma JW, Ottenhoff-De Jonge MW. Flexor digitorum superficialis tendon transfer for intrinsic replacement. Long-term results and the effect on donor fingers. *J Hand Surg [Br].* 1992;17:625–628.

52. Groves R, Goldner J. Restoration of strong opposition after median-nerve or brachial plexus paralysis. *J Bone Joint Surg Am.* 1975;57:112–115.

53. Wood VE, Adams J. Complications of opponensplasty with transfer of extensor carpi ulnaris to extensor pollicis brevis. *J Hand Surg Am.* 1984;9:699–704.

54. Terrono AL, Rose JH, Mulroy J, et al. Camitz palmaris longus abductorplasty for severe thenar atrophy secondary to carpal tunnel syndrome. *J Hand Surg Am.* 1993;18:204–206.

55. Fowler S. Extensor apparatus of the digits. *J Bone Joint Surg.* 1949;31:477.

56. Trevett MC, Tuson C, de Jager LT, et al. The functional results of ulnar nerve repair. Defining the indications for tendon transfer. *J Hand Surg [Br].* 1995;20:444–446.

57. Zancolli EA. Claw-hand caused by paralysis of the intrinsic muscles: a simple surgical procedure for its correction. *J Bone Joint Surg Am.* 1957;1076–1080.

58. Omer GE Jr. Evaluation and reconstruction of the forearm and hand after acute traumatic peripheral nerve injuries. *J Bone Joint Surg Am.* 1968;50:1454–1478.

59. Brown PW. Zancolli capsulorrhaphy for ulnar claw hand. Appraisal of forty-four cases. *J Bone Joint Surg Am.* 1970;52:868–877.

60. Leddy JP, Stark HH, Ashworth CR, et al. Capsulodesis and pulley advancement for the correction of claw-finger deformity. *J Bone Joint Surg Am.* 1972;54:1465–1471.

61. Parkes A. Paralytic claw fingers – a graft tenodesis operation. *Hand.* 1973;5:192–199.
62. Zancolli E. Intrinsic paralysis of the ulnar nerve – physiopathology of the claw hand. In: *Structural and Dynamic Bases of Hand Surgery.* 2nd ed. Philadelphia, PA: JB Lippincott; 1979:159–206.
63. Brooks A, Jones D. A new intrinsic tendon transfer for the paralytic hand. *J Bone Joint Surg.* 1975;57A:730.
64. Anderson G. *Analysis of paralytic claw finger correction using flexor motors into different insertion sites. MCh Orth Thesis*, University of Liverpool; 1988.
65. Burkhalter WE, Strait JL. Metacarpophalangeal flexor replacement for intrinsic-muscle paralysis. *J Bone Joint Surg Am.* 1973;55:1667–1676.
66. Palande DD. Correction of intrinsic-minus hands associated with reversal of the transverse metacarpal arch. *J Bone Joint Surg Am.* 1983;65:514–521.
67. Sapienza A, Green S. Correction of the claw hand. *Hand Clin.* 2012;28:53–66.
68. Stiles HJ, Forrester-Brown MF. *Treatment of Injuries of the Peripheral Spinal Nerves.* London: H. Frowde, Hodder & Stoughton; 1922.
69. Bunnell S. Surgery of the intrinsic muscles of the hand other than those producing opposition of the thumb. *J Bone Joint Surg.* 1942;24:1–31.
70. North ER, Littler JW. Transferring the flexor superficialis tendon: technical considerations in the prevention of proximal interphalangeal joint disability. *J Hand Surg Am.* 1980;5:498–501.
71. Brand PW. Tendon grafting. *J Bone Joint Surg.* 1961;43:444–453. *This paper describes the dorsal route of the extensor carpi radialis brevis tendon extended with free tendon grafts and the palmar route of the extensor carpi radialis longus tendon extended with free tendon grafts to correct the clawing in ulnar nerve palsy due to leprosy.*
72. Enna CD, Riordan DC. The Fowler procedure for correction of the paralytic claw hand. *Plast Reconstr Surg.* 1973;52:352–360.
73. Fritschi E. Nerve involvement in leprosy; the examination of the hand; the restoration of finger function. In: *Reconstructive Surgery in Leprosy.* Bristol, UK: John Wright & Sons; 1971:11–27.
74. Blacker GJ, Lister GD, Kleinert HE. The abducted little finger in low ulnar nerve palsy. *J Hand Surg Am.* 1976;1:190–196.
75. Chung MS, Baek GH, Oh JH, et al. Extensor indicis proprius transfer for the abducted small finger. *J Hand Surg Am.* 2008;33:392–397.
76. Smith RJ. Extensor carpi radialis brevis tendon transfer for thumb adduction – a study of power pinch. *J Hand Surg Am.* 1983;8:4–15.
77. Bunnell S. *Surgery of the Hand.* Philadelphia, PA: JB Lippincott; 1964.
78. Omer GE Jr. Reconstruction of a balanced thumb through tendon transfers. *Clin Orthop Relat Res.* 1985;195:104–116.
79. Brown P. Reconstruction for pinch in ulnar intrinsic palsy. *Orthop Clin North Am.* 1974;5:323–342.
80. Robinson D, Aghasi MK, Halperin N. Restoration of pinch in ulnar nerve palsy by transfer of split extensor digiti minimi and extensor indicis. *J Hand Surg [Br].* 1992;17:622–624.
81. Mannerfelt L. Studies on the hand in ulnar nerve paralysis. A clinical-experimental investigation in normal and anomalous innervation. *Acta Orthop Scand.* 1966;37(suppl87):3–176.
82. Tubiana R. Palliative treatment of paralytic deformities of the thumb. *Orthop Clin North Am.* 1973;4:1141–1160.
83. Tsuge K, Hashizume C. Reconstruction of opposition in the paralyzed thumb. In: *Surgical Rehabilitation in Leprosy.* Baltimore, MD: Williams and Wilkins; 1974:185–199.
84. Bruner JM. Tendon transfer to restore abduction of the index finger using the extensor pollicis brevis. *Plast Reconstr Surg.* 1946;3:197–201.
85. Hirayama T, Atsuta Y, Takemitsu Y. Palmaris longus transfer for replacement of the first dorsal interosseous. *J Hand Surg [Br].* 1986;11:84–86.
86. Graham WC, Riordan D. Sublimis transplant to restore abduction of index finger. *Plast Reconstr Surg.* 1946;2:459–462.
87. Neviaser RJ, Wilson JN, Gardner MM. Abductor pollicis longus transfer for replacement of first dorsal interosseous. *J Hand Surg Am.* 1980;5:53–57.
88. Hastings H 2nd, Davidson S. Tendon transfers for ulnar nerve palsy. Evaluation of results and practical treatment considerations. *Hand Clin.* 1988;4:167–178.
89. Hastings H 2nd, McCollam SM. Flexor digitorum superficialis lasso tendon transfer in isolated ulnar nerve palsy: a functional evaluation. *J Hand Surg Am.* 1994;19:275–280.
90. Ozkan T, Ozer K, Gulgonen A. Three tendon transfer methods in reconstruction of ulnar nerve palsy. *J Hand Surg Am.* 2003;28:35–43.
91. Fischer T, Nagy L, Buechler U. Restoration of pinch grip in ulnar nerve paralysis: extensor carpi radialis longus to adductor pollicis and abductor pollicis longus to first dorsal interosseus tendon transfers. *J Hand Surg [Br].* 2003;28:28–32.
92. Omer GE Jr. Tendon transfers in combined nerve lesions. *Orthop Clin North Am.* 1974;5:377–387.
93. Omer GE Jr. Injuries to nerves of the upper extremity. *J Bone Joint Surg Am.* 1974;56:1615–1624.
94. Eversmann WW Jr. Tendon transfers for combined nerve injuries. *Hand Clin.* 1988;4:187–199.
95. Brand PW. Tendon transfers for median and ulnar nerve paralysis. *Orthop Clin North Am.* 1970;1:447–454.
96. Curtis RM. Opposition of the thumb. *Orthop Clin North Am.* 1974;5:305–321.
97. Williams HW. The leprosy thumb. *Br J Plast Surg.* 1966;19:136–139.
98. Smith RJ. *Tendon Transfers of the Hand and Forearm.* Boston, MA: Little Brown & Company; 1987. *This classic monograph, unfortunately out of print, is an excellent reference source describing tendon transfers for nerve injuries, trauma, rheumatoid arthritis, congenital anomalies, cerebral palsy, and spinal cord injuries.*
99. Christophe K. Rupture of the extensor pollicis longus tendon following Colles fracture. *J Bone Joint Surg Am.* 1953;1003–1005.
100. Duplay S. Rupture sous-cutanée du tendon du long extenseur du pouce de le main droite, au niveau de la tabatiérae anatomique. Flexion permanente du pouce. Rétablissement de la faculte d'extension par une operation (suture de l'extrémité de tendon rompu avec le primer radial externe). *Bull Mem Soc Chir.* 1876;2:788.
101. Schneider LH, Rosenstein RG. Restoration of extensor pollicis longus function by tendon transfer. *Plast Reconstr Surg.* 1983;71:533–537.
102. Strandell G. Post-traumatic rupture of the extensor pollicis longus tendon – pathogenesis and treatment; survey based on 208 cases, including 14 personal cases. *Acta Chir Scand.* 1955;109:81–96.
103. Low CK, Pereira BP, Chao VT. Optimum tensioning position for extensor indicis to extensor pollicis longus transfer. *Clin Orthop Relat Res.* 2001;388:225–232.
104. Lalonde DH. Wide-awake extensor indicis proprius to extensor pollicis longus tendon transfer. *J Hand Surg Am.* 2014;39:2297–2299.
105. Posner MA. Flexor superficialis tendon transfers to the thumb – an alternative to the free tendon graft for treatment of chronic injuries within the digital sheath. *J Hand Surg Am.* 1983;8:876–881.
106. Giuffre JL, Bishop AT, Spinner RJ, et al. The best of tendon and nerve transfers in the upper extremity. *Plast Reconstr Surg.* 2015;135:617e–630e.

第35章

上肢功能性游离肌肉移植

Pundrique Sharma, Isaac Harvey, and Gregory H. Borschel

概要

- 功能性游离肌肉移植是指将远距离部位的肌肉切取,并移植于受区以替代丧失的功能。
- 该治疗方法手术操作复杂,需患者有强烈的意愿才可进行。
- 手术需吻合微血管及缝合神经。
- 必须注意游离肌肉放置于合适的位置以及正确调整张力。
- 术后需系统化的康复治疗,通常需 2 年时间。
- 适应证选择合适才可以获得良好结果,否则对患者是灾难性的后果。

简介

要点

- 功能性游离肌肉移植是一种复杂的术式,只应当应用于简单手术无法解决的情况。
- 需要精湛的显微外科技术,否则血管吻合口血栓形成会导致肌肉坏死。
- 肌肉放置的部位及适合的张力至关重要。
- 该技术可应用于拇指、手指、腕关节屈伸功能重建、肘关节屈伸功能重建及肩关节屈曲功能重建。

上肢功能性游离肌肉移植是指将带有神经血管蒂的肌肉从供区切取后移植到上肢相应的受区。该术式是为了重建因各种原因导致的上肢运动功能丧失,例如创伤、恶性肿瘤切除术后,以及先天畸形造成的运动功能障碍,且这些先天畸形的神经发育是完善的[1,2]。这种术式非常复杂,因此

只适用于简单术式无法重建的功能障碍。人体大部分肌肉已被评估其作为供体肌肉的可行性,其中多块肌肉具有切取后的功能可被其他肌肉代偿、血管蒂恒定的特点。可作为供体肌的肌肉血管蒂较长且管径相对较大。供体肌的血管蒂与受区合适的动静脉进行吻合,从而保证肌肉的血运。供体肌的运动神经与受区合适的运动神经进行缝合以恢复肌肉的主动收缩,从而重建主动运动功能。主动运动功能的恢复取决于多个因素,包括肌肉成活、神经再生、正确的肌肉放置、体位及系统的康复锻炼。功能性游离肌肉移植的适应证包括创伤、肌肉缺损、Volkmann 缺血性肌挛缩、神经损伤(如臂丛神经损伤)和肢体肿瘤切除术后。

上肢功能性游离肌肉移植可用于重建屈伸指、拇指外展、屈伸肘及肩关节屈曲功能。术前应仔细规划手术有关的问题,包括为需要重建的功能选择合适的供体肌肉,选择合适的受区运动神经来重新支配移植的肌肉,和/或可通过神经移植来重建受区运动神经。

这种术式可重建患者丧失的功能,但需告知患者对此类手术要有失败的心理预期。

历史回顾

经过众多学者的多次尝试,Thompson[3]证实了非血管化肌肉移植是可行的。Tamai[4]等于 1970 年报道了第一例功能性肌肉移植,他们在实验犬上实现了股直肌移植。Tamai 等提供了移植肌肉收缩的电生理学和生物力学证据。此后,许多学者致力于人体功能性肌肉移植进行功能重建。随后,上下肢及面部功能性肌肉移植相继被报道。1973 年,上海市第六人民医院显微外科医生团队报道了一例胸大肌外侧部分移植到一名 Volkmann 缺血性挛缩症患者的前臂的成功案例[5]。这是上肢游离功能性肌肉移植的首次临床应用。据报道,该病例的手指活动范围及握力均良好。1976 年,Ikuta

等[6]完成了实验工作,证明了游离功能性肌肉移植的疗效。他们还阐明了被移植肌肉的正常组织学状况。同年,Hari等[7]报道了游离肌肉移植到面部治疗面瘫是可行的。

基础科学/疾病进程

肌肉的基本功能是保持一定的静态张力和完成主动收缩。要了解肌肉的功能,必须先了解肌肉(图 35.1)的结构。骨骼肌由平行排列的肌纤维构成,每条肌纤维又由更小的肌原纤维组成,肌原纤维也呈平行排列。肌原纤维进一步细分为含有肌动蛋白和肌球蛋白的薄纤维和厚纤维。在每条肌纤维内,肌原纤维排列在被称为肌节的功能区内。肌节是由肌动蛋白和肌球蛋白交织而成(图 35.2)。当肌肉被刺激而发生主动收缩时,肌动蛋白和肌球蛋白之间相互滑行和重叠,从而完成肌肉的收缩动作[9]。

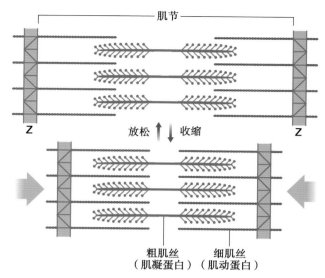

图 35.1 横纹肌的结构

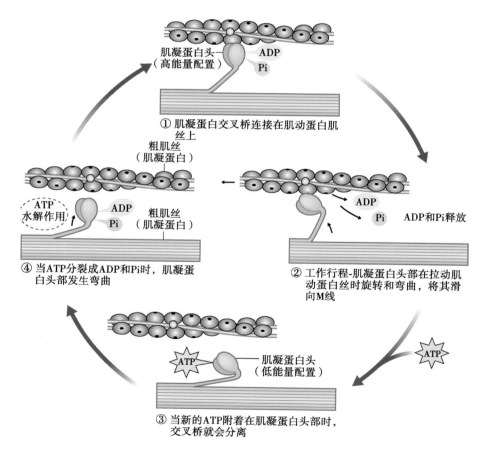

图 35.2 肌球蛋白交叉桥的作用。ADP,二磷酸腺苷;ATP,三磷酸腺苷;Pi,无机磷酸盐

肌动蛋白和肌球蛋白纤维的重叠量决定了侧链的接触数量,并产生了相应的肌肉收缩力。当肌肉过度拉伸时,接触的侧链会减少。当肌肉过度收缩时,肌球蛋白链会皱缩,无法进一步收缩[10]。

当肌肉处于其最适生理长度(图 35.3)时,肌肉的收缩符合长度-张力关系,可产生最大的收缩力。肌肉收缩所产生的

总力是肌动蛋白和肌球蛋白滑动重叠所产生的收缩力与肌肉纤维和周围组织的弹性限制的反向作用力之和[8]。肌肉长度与收缩力的关系可由钟形曲线描述,该曲线描述了肌肉在静息生理长度时,肌动蛋白与肌球蛋白少量重叠,直至肌肉收缩后两种蛋白重叠数量增加,从而收缩力下降的关系。因此,在切取肌肉之前,确定供体肌肉的静息生理长度至关重要,在肌

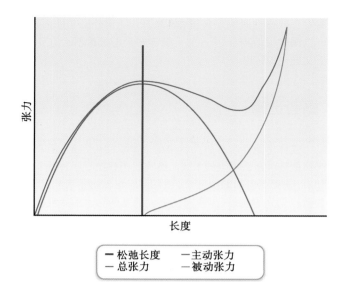

图 35.3 长度-张力关系

肉移植到受区后也需恢复该长度,方可产生最大的收缩力。

人体骨骼肌可分为多种类型,主要包括两种:带状肌、羽状肌,或两种类型的混合型(图 35.4)。带状肌的肌纤维排列与肌肉的长轴平行,这种排列方式使带状肌的最大收缩长度与肌肉长度成正比,此特性对于功能来说至关重要。实验证实,带状肌最大可收缩长度为静息状态下其自身长度的 65%[8]。羽状肌的肌纤维呈一定角度附着在中央腱上(图 35.5)。由于羽状肌的单个肌纤维并未走行于整块肌肉,其收缩带来的滑程与肌纤维长度成正比,而不是与整块肌肉长度成比例,因而羽状肌肉的收缩幅度不及带状肌[10]。

羽状肌的肌纤维与中央腱的夹角称为羽状角,它会影响肌肉的收缩力和形变,羽状角较小的肌肉会产生更大的收缩幅度,但其收缩力会小于羽状角大的肌肉。

肌肉产生的收缩力一般与其横截面积成正比,无论肌纤维数量多少或肌纤维粗细,哺乳动物肌肉横截面上最多只能产生 $4kg/cm^2$ 的力量[8]。横截面指与肌纤维方向垂直的截面。带状肌的横截面与肌肉、肌腱方向垂直。而羽状肌横截面与肌肉、肌腱方向有一定夹角,形成更大的截面,因此能产生更大的力。

单个肌纤维收缩是一种全或无现象:肌肉需要较弱收缩力时,只有少数肌纤维受到刺激而收缩[9];而一个强有力的收缩需要更多的肌纤维同时参与。每块肌肉均有运动神经支配,运动神经通过在神经肌肉接头处的运动终板参与肌肉的组成。每条神经纤维都有一定数量的运动终板,每个运动终板支配一定数量的肌纤维,从而组成一个功能性运动单元。一块肌肉由多个功能性运动单元组成,多条肌纤维可由同一条神经纤维支配。每条神经纤维支配的肌纤维数量因肌肉而异,如在眼外肌可能少至 5 条,而在骨骼肌可多达数百条。这也就决定了受区神经所需提供神经轴突的数量:具有较小运动单元的肌肉可以完成精细运动,但产生的力较小,而具有较大运动单元的肌肉只需要少量轴突即可产生很大的力。

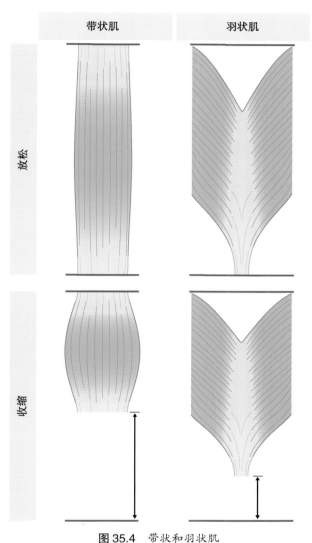

图 35.4 带状和羽状肌

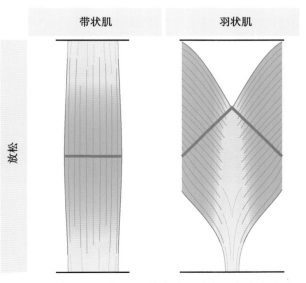

图 35.5 在羽状肌中,肌纤维与中心腱成一定角度排列

判断一块肌肉是否适于移植，主要取决于肌肉的内在结构、血管解剖、神经支配，及其与所需重建功能的匹配程度。理想的供体肌肉由单一的血管蒂营养（Mathes 和 Nahai 1 型）[11]、血管蒂有足够的长度以便于与受区血管直接吻合而不需要静脉移植、有足够长度的单一运动神经支配易于与受区的运动神经直接吻合。供体肌肉及肢体受区应具备合适的条件，以使肌肉移植后可恢复期望的功能（表 35.1）。这些特征已在上肢肌腱移位中表述清楚，同样适用于功能性游离肌肉移植。

表 35.1　适用于功能性游离肌肉移植的肌腱移位原则

- 创面未愈合时不可施行肌腱移位或肌肉移植
- 肌腱移位、肌肉移植前，受区肢体的关节被动活动良好
- 肌腱不要穿行于瘢痕组织或植皮区域；手术切口不应位于移位肌腱的上方
- 尽量在皮肤感觉恢复后再进行肌腱移位或肌肉移植
- 供体肌肉的功能必须可被其他协同肌代偿
- 移位肌肉的功能与其所替代的肌肉功能属于协同肌，有助于术后功能康复（对于游离肌肉移植，此原则适用于选择受区的动力神经）
- 移位的肌肉必须具有足够的滑程和力量来发挥其替代的功能；因此，只有在特殊情况下才可使用功能性游离肌肉移植

（Adapted from Anastakis D，Manktelow R. Free functioning muscle transfers. In:*Green's Operative Hand Surgery*，5th edn. Philadelphia，PA：Elsevier，2005.）

诊断/患者表现

功能性游离肌肉移植适用于因骨骼肌缺损所导致的上肢功能障碍。缺失的功能无法用肌腱移位进行功能重建时，功能性游离肌肉移植是一个不错的选择。适应证有肌肉直接创伤、Volkmann 缺血性肌挛缩（图 35.6）、恶性肿瘤切除术后、神经损伤晚期如臂丛神经损伤。其他少见的适应证如电烧伤、气性坏疽痊愈后及断肢再植术后[12]。每一种适应证都有各自的注意事项。

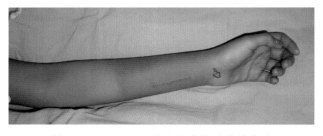

图 35.6　Volkmann 缺血性挛缩的手臂外观

尤为值得注意的是，在重建臂丛神经损伤所致的功能障碍时，受区的供体神经极为有限，或完全不可用。在这种情况下，必须谨慎选择供体运动神经。在某些情况下，需先进行神经预置，将有功能的运动神经轴突引入受区[13,14]。相似的情况也可能会在 Volkmann 缺血性挛缩中出现；然

而对于缺血性肌挛缩病例，前臂的骨间前神经功能尚存，可以用作供体神经[15]。关于供体神经的选择将会在本章下文进一步讨论。

患者选择

或许功能性游离肌肉移植前最重要的决定是，游离肌肉移植是否是最恰当的术式。游离肌肉移植手术过程非常复杂，需要患者的积极配合，该患者应意识到手术的风险，并做好充分的准备，以应对高强度的术前和术后康复。患者必须明白，手术的最终效果需在 1~2 年后才会体现出来[16]。患者依从性的重要性无论怎么强调都不为过。符合要求的患者应心态平稳、睿智，有恢复功能并重返工作岗位的主观要求，且没有并发症。不幸的是，很多受伤患者并不具备这些素质，所以他们不可能从该手术中获益。在机动车和摩托车事故中，头部损伤可能经常伴随臂丛神经损伤。

游离肌肉移植前需充分评估多项身体条件。患者必须具有稳定的骨性结构，包括结构完整的关节。患者的手部、腕关节、肘关节应具备正常或接近正常的关节活动度。肌腱滑动区域应有良好的软组织覆盖。如果受区没有良好的软组织覆盖，可先行组织扩张或局部皮瓣转移重建软组织。尽管手部感觉不是必要条件，但良好的手部感觉是可使手术效果更好[12]。术前应用多普勒超声或血管造影术仔细检查受区是否有合适的动静脉血管来重建游离肌肉的血运[10]。受区的供体神经也是保证移植肌肉功能良好的前提。所需重建的肢体功能应当有良好的拮抗肌，例如，重建手指主动屈曲功能以恢复手的主动抓握功能时，必须有良好的伸指功能，以使重建的屈指功能可发挥有效作用（表 35.2）。

表 35.2　功能性游离肌肉移植的要求

- 受区有未受损的运动神经和动、静脉血管
- 移植肌肉表面远侧半有良好的皮肤软组织覆盖
- 关节活动度正常及肌腱滑动度良好
- 良好的手部感觉和手内在肌功能
- 拮抗肌功能正常
- 患者意愿强烈
- 没有其他更好的治疗方案

（Adapted from Anastakis D，Manktelow R. Free functioning muscle transfers. In：*Green's Operative Hand Surgery*，5th edn. Philadelphia，PA：Elsevier，2005.）

多块肌肉已被用于上肢功能重建，其中股薄肌（见图 35.6）应用最为广泛，因为此肌肉具备供体肌的许多"理想"特点[17,18]。其他供体肌包括背阔肌[19,20]、股直肌[21,22]、前锯肌[23-34]、腓肠肌[26]、比目鱼肌[27]、踇长屈肌[28]、尺侧腕屈肌[29]、胸大肌[30,31]、胸小肌[24]以及阔筋膜张肌[25]。多年来，随着显微重建专业团队对于游离组织瓣移植技术的经验积累，更复杂的重建术式也已取得成功。尤为值得注意的是，同时移植两块肌肉重建两个功能（如屈肘和伸肘）的

术式已变得更为普遍。例如，Doi 等[35]在1995年描述了在臂丛神经麻痹的儿童中，应用一次手术进行双游离肌肉移植重建功能。利用同一神经血管蒂的长收肌和股薄肌双移植也有报道[36,37]。

游离肌肉移植的原则与肌腱移位相似。此外，供体肌肉具有单一的优势血管蒂和单一的运动神经更适于游离移植。

治疗/手术技术

选择合适的供体肌是功能性游离肌肉移植手术成功的关键。选择供体肌应当以受区所需重建的功能为标准。受区所需肌肉的长度、收缩幅度、收缩力是最重要的参考因素。例如，屈指需要7cm的滑程，伸指则只需5cm。供体肌肉应当能为关节运动提供充分的收缩力及滑程。理想的供体肌应当易于切取、有单一神经支配、血管蒂可供显微血管吻合。此外，供体肌的腱性部分有足够的强度，可减少术后肌腱修复部位断裂的发生率。肌纤维的长度一致在技术上更易于切取。

上肢功能性游离肌肉移植的供体肌有多种选择，但股薄肌最符合上述标准[10,12]。股薄肌的肌腹部分呈梭形，近侧半的肌纤维呈纵向排列。股薄肌具有单一的易于显露的血管蒂，也具有来自闭孔神经的单一运动支。股薄肌的收缩幅度可达12～16cm。股薄肌位于大腿内侧，切取股薄肌会遗留瘢痕，且切口瘢痕通常会变宽，但大多数患者均认为瘢痕的位置比较隐蔽。此外，支配股薄肌的神经通常分为2～3个束支[10,12]，分别支配不同区域，据此可同时重建两个不同的功能[32,33]。股薄肌的一个显著缺点是血管和神经蒂相对较短。

股薄肌是扁而薄的带状肌（图35.7），是大腿内侧内收肌群中最表浅的肌肉，其近端较厚，远端逐渐移行为肌腱。股薄肌起自耻骨体及耻骨下支，行向远端并移行为腱性部分行经股骨内上髁后方，止于胫骨粗隆内侧。McKee等[33]对新鲜及保存的人体股薄肌标本进行解剖，结果显示股薄肌是一条由不同长度肌纤维组成的肌肉，呈纺锤状；后部较短的肌纤维移行为肌腱的位置靠近端，而前部较长的肌纤维移行为肌腱的位置则位于远端。他们还发现，近端3/5的肌纤维是平行的，而远端的肌纤维则汇聚在肌腱上。股薄肌的肌纤维平均长度为24cm。股薄肌的作用是髋关节内收和膝关节屈曲，这两个功能都较弱。股薄肌也可使胫骨相对股骨轻度内旋。有几位作者报道了切取股薄肌后不会遗留明显的功能障碍。

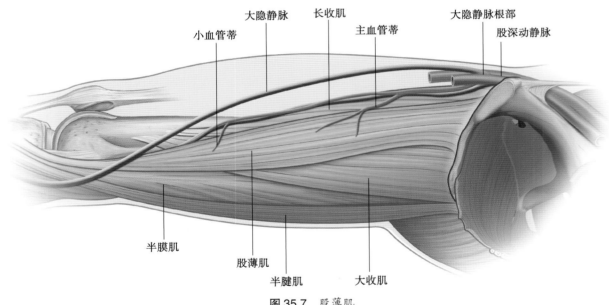

图35.7　股薄肌

为节省手术时间，可分两组人员分别进行上臂受区准备和股薄肌切取。股薄肌切口设计：沿股骨髁内侧后部至耻骨结节划一条直线，这条线与长收肌的走行重叠。股薄肌位于可触及的长内收肌肌腹轮廓后方2～4cm。切口位于大腿近端标记线后2cm。铺单时需将患者的下肢完全暴露在外，并在髋关节外展外旋时的体位进行铺单操作（图35.8），以便术中可摆放下肢的体位。

据术前标线，在大腿中上1/3交界处做纵长约8～10cm的纵行切口，股薄肌即位于深筋膜深方（视频35.1）。对于经验不足的术者，伸膝可使股薄肌紧张，而其他内收肌松弛，从而有利于确认股薄肌。纵向切开股薄肌被覆的筋膜，

并保护好该层筋膜以便缝合，可避免术后出现供区肌疝，当然即使没有缝合这层筋膜，肌疝也不常见。显露股薄肌后将肌肉向远近端分离。成人股薄肌的血管蒂大约在耻骨远端10～12cm处，儿童的股薄肌血管蒂位置与成年人的比例类似，（大约在大腿长度的1/4处），血管蒂通常从后内侧进入肌肉。血管蒂走行于长收肌深方，牵开长收肌即可显露血管蒂。内收肌的血管支需显露并结扎。股薄肌血管蒂起源于股深动脉，多数病例均可将血管蒂游离至起点，游离后的血管蒂长约6～8cm。股薄肌的神经来源于闭孔神经前支（L2～3），在长收肌和大收肌之间斜行走行，在血管蒂上方1～3cm处进入肌肉内后面。应尽可能向近端游离神经以获

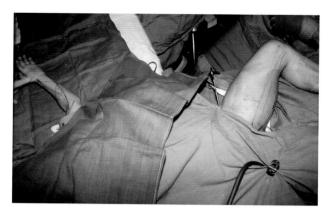

图 35.8　患者供区及受区铺单，同时进行股薄肌切取和前臂解剖

得足够的长度，最长可达 10cm。神经缝合口应尽量接近供体肌肉，所以较短的神经更合适。神经缝合应当在无张力条件下进行。神经直接缝合的效果优于神经移植，因此为了做到无张力直接缝合神经，可切取较长的神经支。切断股薄肌起止点前要在伸膝位标记肌肉的长度，每隔 5cm 用 5-0 的线标进行标记（图 35.9），以确保肌肉移植到受区后可据此恢复肌肉长度。

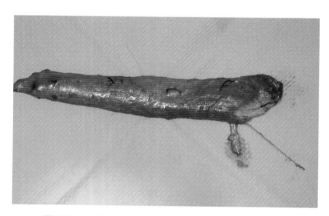

图 35.9　用相距 5cm 的缝线标记股薄肌的长度

必要时可以切开神经外膜，分离出支配肌肉不同部位的运动神经束。在 90% 的病例中，可识别出支配前 28%～50% 股薄肌的神经束支[10,31,34]。分辨出不同神经束支配范围后，可将肌肉分为两部分，分别重建拇长屈肌及指深屈肌功能[17]。

通常游离股薄肌只切取肌肉，但必要时也可带部分皮岛，皮岛须附着在肌肉近端 2/3，因为远端的皮瓣血运不可靠。术中注意避免损伤肌皮穿支，该穿支位于主血管蒂平面。在切开皮瓣后将皮岛边缘与股薄肌肌膜缝合在一起，有助于保护肌皮穿支。

上肢受区的准备是手术的重要组成部分。手术前，术者应对肢体的血管状况进行评估，确认受区有合适的血管可用以重建游离肌肉的血供。术前多普勒超声检查或血管造影有助于确认受区血管情况。然而只有在术中确认了受区具备合适的血管蒂和供体神经才能进行游离肌肉移植。

设计切口应确保不在肌腱走行的浅层（图 35.10）。创面闭合值得重视。受区接纳了游离肌肉以及手术导致肢体肿胀，会影响受区创面闭合。可能需要皮肤移植来覆盖皮肤缺损（图 35.11）。植皮部位应当与切口共同进行规划，以确

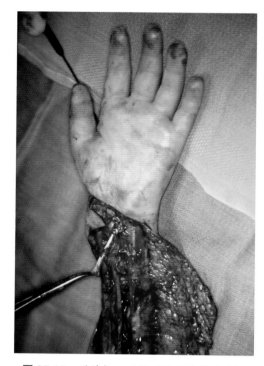

图 35.10　设计切口以避开肌腱的滑动路径

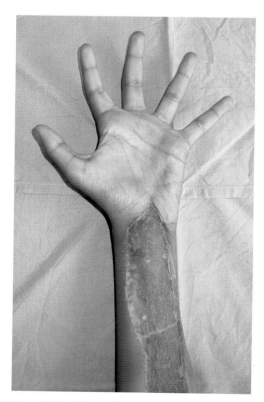

图 35.11　移植肌肉的局部组织覆盖不足时皮肤游离移植（理想情况下，肌肉远端部分不需要植皮）

保需要植皮的区域都位于肌肉的近端部分,该部分肌肉收缩时发生的偏移较小。

供体神经的选择

在受区选择一条神经作为供体神经,该神经可提供充足的神经轴突使移植的肌肉获得神经再支配。重建屈指功能可用骨间前神经、正中神经的指浅屈肌支或尺神经的指深屈肌支;重建伸指、伸腕功能可用桡神经肌支;重建肱二头肌功能可用肌皮神经的肌支;重建肱三头肌可选择邻近桡神经的肌支;重建三角肌功能则可选用腋神经运动支。

> **提示与要点**
>
> 成人的骨间前神经于肘下 3～6cm 处由正中神经发出,穿过旋前圆肌后向骨间膜方向走行,位于指深屈肌和拇长屈肌之间。
>
> 确认动力神经是否可用十分重要,通常临床查体即可确认。若术前无法确定时,可手术探查神经,术中切取神经残端组织送活检以了解断端是否有神经轴突。全臂丛撕脱伤的患者,受区没有可用的动力神经,可先行神经移植为受区提供足够数量的运动神经轴突,待患肢受区出现 Tinel 征后,再进行功能性游离肌肉移植。

肌肉移植于前臂屈侧

游离肌肉移植重建屈指功能是上肢功能性游离肌肉移植最常见的适应证,通用用于因创伤导致的肌肉毁损或骨筋膜隔室综合征晚期的缺血性肌挛缩。但伸肌群完好时,桡侧腕长伸肌(extensor carpi radialis longus,ECRL)腱移位重建屈指功能具有损伤小、恢复快的优点。但也有文献表明,与肌腱移位相比,功能性游离肌肉移植能提供更大的肌肉收缩幅度及关节活动范围[10,12,31]。

需功能重建的前臂应满足上述要求。只有受区符合条件并具备合适的供体血管、神经,才可进行功能性游离肌肉移植。股薄肌已被证明是最适合前臂的供体肌肉。供体肌的神经血管蒂的入肌点与受区神经血管的位置需匹配。规划好肌肉的长度和方向。切口应利于显露神经血管蒂,且不能影响前臂远端的腱腹连接区。因此,供体肌的远侧半应有良好的皮肤软组织覆盖。股薄肌可以切取为带皮瓣的组织瓣,为前臂提供皮肤覆盖。大多数病例的供体肌附带的皮瓣臃肿,外观不佳。许多患者要求后期对这种臃肿的皮瓣进行修整。因此可以将供体肌切取为单纯的肌瓣,近端肌腹部可以用皮肤移植来覆盖,从而解决了皮瓣臃肿的问题,也不会影响肌肉收缩。如果术前就预计股薄肌远端腱性部分及肌腱缝合部位没有正常的皮肤软组织覆盖,则有必要对皮肤作一些预处理。具体方法包括皮肤扩张术、邻位或远位的皮瓣转移(腹股沟皮瓣和腹部皮瓣)等。手

应从近端的正常组织开始,逐渐向远端病变部位显露。分离血管神经时要非常小心,以免损伤重要结构(图 35.12)。显露肱骨内上髁,将移植肌肉的起点固定于此,然后显露指深屈肌腱并检查其滑动情况。

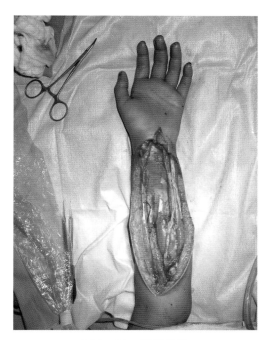

图 35.12 解剖前臂

> **提示与要点**
>
> 用垫枕垫高患侧臀部,有利于显露股薄肌,戴头灯可改善视野。切口尽量靠近大腿近端以便于充分显露血管神经束,血管蒂通常包含一条动脉和两条伴行静脉。在血管蒂进入肌肉的平面,可见一条小的血管穿支进入皮肤。
>
> 前臂受区显露完毕后即可进行肌肉移植。将供体肌肉的血管、神经与受区血管、神经对合好。神经缝合口要尽量靠近供体肌(图 35.13)。将股薄肌的起点固定于肱骨内上髁,然后拉伸远端肌腱模拟手指的屈伸活动,同时观察血管神经的位置,以确保肌肉收缩时血管蒂、神经不受影响。将肌肉缝合于组织床进行固定,防止吻合神经血管时受到牵拉。显微镜下进行血管吻合,重建血运后股薄肌恢复粉红色、肌肉断端可见出血。远端肌肉的血运需要几分钟后才能恢复。将肌肉血运恢复差的部分予以切除。股薄肌肌腱以某种方式一直延伸到肌肉内部,肌纤维部分切除后,肌纤维断端仍可以重新连接到腱性部分,并不影响功能。可用 10-0 或 11-0 的缝线修复神经束。支配股薄肌的神经中约有 60% 是脂肪结缔组织,因而束膜缝合有利于神经束对位的准确性。
>
> 单块肌肉重建第 2～5 指屈曲功能时,需使手指同步屈曲,能同时接触被抓持的物体。将四条指深屈肌腱侧侧缝合在一起,保证各指的张力与休息位同步,越向尺侧

手术的指间关节屈曲角度越大(图35.14)。如果一块肌肉同时支配拇-小指,则调整拇长屈肌张力时应当使拇指屈曲略晚于其他手指,这有利于患肢的握持功能。也可以将股薄肌分成两个独立的功能单位,分别用于重建拇及手指的屈曲功能。

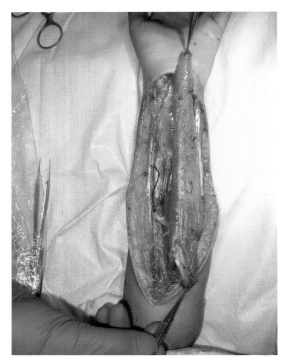

图35.13　神经血管结构排列

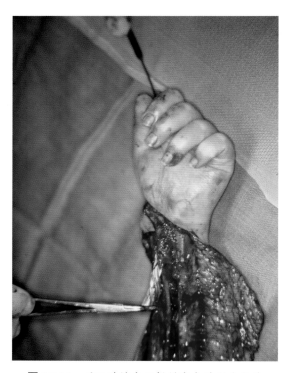

图35.14　屈肌腱缝合以提供充分的屈曲效果

指深屈肌腱同步调节可用3-0或4-0聚酯缝线将肌腱缝合,无需编织缝合。

调整股薄肌张力以使其恢复最大生理长度及滑程的方法:在切断股薄肌起止点前,尽量将髋关节外展,在肌腹上每隔5cm用缝线作标记(图35.15)。股薄肌移植于受区后先将近端固定于屈肌起点——肱骨内上髁,被动将腕关节和指间关节过伸,牵拉股薄肌使标记点间距恢复5cm,标记股薄肌肌腱与指深屈肌腱的交汇点,然后放松关节,在肌肉无张力状态下行肌腱缝合。这种方法可使肌肉移植后不会影响腕关节及指间关节的背伸,也使肌肉可产生最大收缩力。此技术适用于所有的游离肌肉移植。

术后将患肢固定于腕关节及手指轻度屈曲位以使肌腱缝合部位处于松弛状态,3周后开始被动屈伸锻炼,这不仅有助于预防肌肉挛缩,还有利于肌腱滑动。一旦肌肉重新获得神经支配,应制订一个积极的康复锻炼计划。一旦肌力恢复可使关节全幅度活动,就可以开始逐步进行负重训练来提高肌力,并坚持1年以上。功能锻炼应结合患者的工作和日常生活,以保持患者主动锻炼的兴趣。

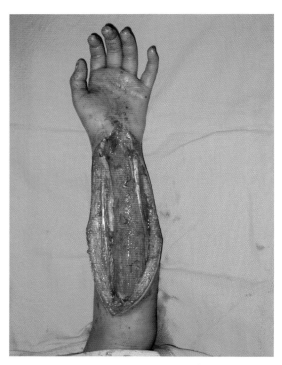

图35.15　肌肉移植后恢复原始静息张力

理想情况下,患者可恢复良好的屈曲功能(图35.16),拇手指可单独屈曲(图35.17)。

肌肉移植重建伸指功能

尽管重建伸指功能所需滑程稍小,但仍需遵循与重建屈指功能相同的基本原则。股薄肌仍是最常用的供体肌。

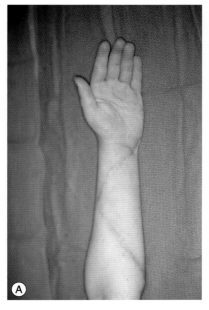
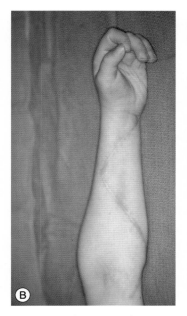
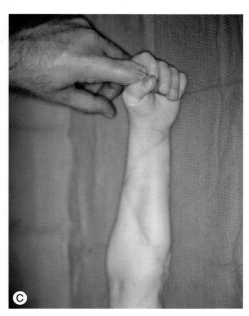

图 35.16 （A~C）术后患者表现出良好的手指屈曲

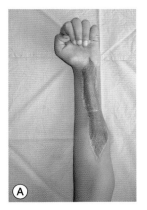
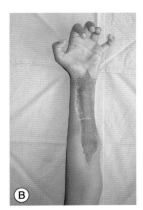
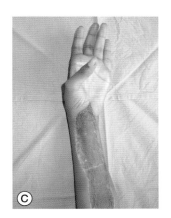
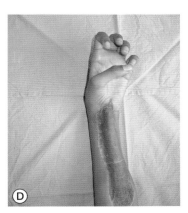

图 35.17 （A~D）患者在股薄肌作为独立功能单元移植术后，表现出独立的伸指和伸拇

受区动力神经的选择至关重要，骨间背神经最常用。最合适的神经显露部位是桡神经深支穿过旋后肌后移行为骨间背神经处，此处可分辨骨间后神经支配伸腕、伸拇及伸指的肌支。动力神经首选支配伸指的肌支，伸腕肌支并不合适。如果伸腕运动功能尚有部分残存更方便选择供体神经。在这种情况下，可以单独刺激神经分支以选择合适的一个或多个分支。受区供体动脉可选择任意可用的动脉。尽管骨间后动脉有损伤或供血不足，仍有使用该动脉作为供体血管的报道。但我们建议如果骨间后动脉有损伤，则改用桡动脉作为供体血管，并做端侧吻合，或用桡动脉返支供血。与屈指功能重建相同，术中要注意恢复股薄肌的生理长度。保持手指休息位的状态下将指伸肌腱远端侧侧缝合。将股薄肌起点固定，被动最大掌屈腕关节及手指，拉伸股薄肌肌腱使肌腹标记点的间距恢复 5cm 并标记其与指伸肌腱缝合的部位。术后将腕关节固定于中立位，手指固定于安全体位，可减小肌腱缝合处的张力。功能锻炼同前所述。

肌肉移植重建屈肘功能（肱二头肌功能重建）

屈肘功能丧失将严重影响肢体功能。幸运的是，肱二头肌、肱肌均可独立完成屈肘功能，而两者同时缺失的情况十分少见。屈肘功能丧失常见于臂丛神经损伤，应用功能性游离肌肉移植重建屈肘功能的报道已有很多[16,18]，原则大体同前所述。显露肩峰和肱二头肌腱膜用于重建肌肉的起止点。利用肱动脉作为供体血管进行端-侧吻合重建供体肌的血运，用肌皮神经作为供体神经进行神经缝合。臂丛神经损伤的病例供体神经选择更为困难，需结合术前检查和术中具体情况。在这种情况下，供体神经可选肋间神经（理想情况下为 3 条肋间神经）、尺神经或正中神经的运动束支，少数情况下可选择副神经或胸背神经。供体肌的长度和张力调整同上所述。

功能性游离肌肉移植重建伸肘、肩关节屈曲及拇指对掌功能，原则基本相似。

并发症

功能性游离肌肉移植并发症可分为早期并发症和晚期并发症。由于该手术时间长，术中须注意保护受压区域的皮肤，并适当采取预防血栓的措施。早期最严重的并发症是移植肌肉血运障碍，肌肉缺血时间超过 4～5 个小时则可发生不可逆的肌肉坏死。若发生肌肉缺血时间长，则需要移植另一块肌肉。尽管肌肉热缺血导致肌肉功能缺失不是常见的并发症，但不幸的是，这比及时探查血管吻合口以挽救肌肉更常见。吻合口狭窄、血管扭曲或受压、血栓形成均可引起血管危象。受区软组织损伤严重、手术时间长均可增加术后感染风险，术前和术中应常规使用抗生素预防感染。创面延迟愈合也可能发生，但并不影响患肢的康复训练。

晚期并发症包括肌力恢复差、肌腱粘连。肌力不足可能由神经轴突再生不足或神经缝合质量欠佳所致。肌腱粘连可行肌腱松解术，但需在神经再支配完成后实施，以便术后早期进行功能锻炼。重建屈指功能的晚期并发症还包括腕关节屈曲挛缩，原因是移植的肌肉肌力恢复后，伸肌拮抗不足。早期可予以夹板固定，但后期还要长期使用支具塑形，甚至再次手术。

二期手术

总有部分病例未能取得理想效果，其原因包括手术技术问题、肌肉缺血、肌肉神经再支配失败、肌腱粘连、移植肌与拮抗肌不协调等。应具体探寻每例手术失败的原因，肌腱粘连可及时松解；肌力不足或过大均可导致关节活动范围不充分，需重新调整肌肉起点，或重新调整肌腱缝合部位。然而，这两种方法操作起来都十分困难，因此第一次手术时就要注意调整合适的张力。如果移植肌肉坏死或神经再支配失败的原因可被明确且有解决方案，则可再次行功能性游离肌肉移植。

未来展望

众所周知，神经轴突爬行经过神经吻合口时会有轴突数量丢失，从而影响肌肉的神经再支配，因此游离肌肉移植的发展方向可能涉及改进神经再生的技术[38]。更好的神经再生技术包括神经交叉桥接[39,40]，利用未受损的神经作为供体，经神经移植与供体肌的神经缝合，并在神经缝合时使用 1 小时的电刺激[41]。

参考文献

1. Kay S, Pinder R, Wiper J, et al. Microvascular free functioning gracilis transfer with nerve transfer to establish elbow flexion. *J Plast Reconstr Aesthet Surg*. 2010;63:1142–1149.
2. Doi K, Arakawa Y, Hattori Y, et al. Restoration of elbow flexion with functioning free muscle transfer in arthrogryposis: a report of two cases. *J Bone Joint Surg Am*. 2011;93:e105.
3. Thompson N. Autogenous free grafts of skeletal muscle. A preliminary experimental and clinical study. *Plast Reconstr Surg*. 1971;48:11–27.
4. Tamai S, Komatsu S, Sakamoto A, et al. Free-muscle transplants in dogs with microsurgical neurovascular anastomoses. *Plast Reconstr Surg*. 1970;46:219–225. *This paper represents the pioneering work on free functional muscle transplantation. Rectus femoris muscles were microvascularly transplanted and analyzed with light and electron microscopy and electromyography. The authors demonstrated viable muscles with normal thresholds for stimulation by 3 months postoperatively.*
5. Sixth People's Hospital, Microvascular Service, Shanghai. Free muscle transplantation by microsurgical neurovascular anastomoses. *Clin Med J*. 1976;2:47.
6. Ikuta Y, Kubo T, Tsuge K. Free muscle transplantation by microsurgical technique to treat severe Volkmann's contracture. *Plast Reconstr Surg*. 1976;58:407–411.
7. Harii K, Ohmori K, Torii S. Free gracilis muscle transplantation with microneurovascular anastomoses for the treatment of facial paralysis. *Plast Reconstr Surg*. 1976;57:133–143. *This is the original description of gracilis transfer as applied to facial nerve palsy, and includes the authors' technique and two case reports.*
8. Carlson FD, Wilkie DR. *Muscle Physiology*. Englewood Cliffs, NJ: Prentice-Hall; 1974.
9. Barrett KE, Barman SM, Boitano S, et al. *Brooks Ganong's Review of Medical Physiology*. 23rd ed. New York, NY: McGraw-Hill; 2009.
10. Anastakis D, Manktelow R. Free functioning muscle transfers. In: *Green's Operative Hand Surgery*. 5th ed. Philadelphia, PA: Elsevier; 2005.
11. Mathes SJ, Nahai F. Classification of the vascular anatomy of muscles: experiments and clinical correlation. *Plast Reconstr Surg*. 1981;67:177–187.
12. Manktelow RT, Zuker RM, McKee NH. Functioning free muscle transplantation. *J Hand Surg Am*. 1984;9A:32–39.
13. Doi K, Muramatsu K, Hattori Y, et al. Restoration of prehension with the double free muscle technique following complete avulsion of the brachial plexus. Indications and long-term results. *J Bone Joint Surg Am*. 2000;82:652–666.
14. Baliarsing AS, Doi K, Hattori Y. Bilateral elbow flexion reconstruction with functioning free muscle transfer for obstetric brachial plexus palsy. *J Hand Surg [Br]*. 2002;27:484–486.
15. Zuker RM. Volkmann's ischemic contracture. *Clin Plast Surg*. 1989;16:537–545.
16. Kay S, Pinder R, Wiper J, et al. Microvascular free functioning gracilis transfer with nerve transfer to establish elbow flexion. *JPRAS*. 2010;63:1142–1149.
17. Zuker RM, Manktelow RT. Functioning free muscle transfers. *Hand Clin*. 2007;23:57–72. *This is an excellent review of the current status of functioning muscle transfer from a highly respected unit covering both their adult and pediatric experience.*
18. Barrie KA, Steinmann SP, Shin AY, et al. Gracilis free muscle transfer for restoration of function after complete brachial plexus avulsion. *Neurosurg Focus*. 2004;16:E8.
19. Tobin GR, Shusterman M, Peterson GH, et al. The intra-muscular neurovascular anatomy of the latissimus dorsi muscle: the basis for splitting the flap. *Plast Reconstr Surg*. 1981;67:637–641.
20. Favero KJ, Wood MB, Meland NB. Transfer of innervated latissimus dorsi free musculocutaneous flap for the restoration of finger flexion. *J Hand Surg Am*. 1993;18:535–540.
21. Yang D, Morris S, Tang M, et al. A modified longitudinally split segmental rectus femoris muscle flap transfer for facial reanimation: anatomic basis and clinical applications. *JPRAS*. 2006;59:807–814.
22. Yang D, Morris SF. Neurovascular anatomy of the rectus femoris muscle related to functioning muscle transfer. *Plast Reconstr Surg*. 1999;104:102–106.
23. Whitney TM, Buncke HJ, Alpert BS. The serratus anterior free muscle flap: experience with 100 consecutive cases. *Plast Reconstr Surg*. 1990;86:481–490.
24. Terzis J, Manktelow R. Pectoralis minor: a new concept in facial reanimation. *Plast Surg Forum*. 1982;5:106.
25. Kobayashi MR, Brenner KA, Gupta R, et al. Functional biceps brachii reconstruction using the free tensor fasciae latae. *Plast Reconstr Surg*. 2004;114:1208–1214.
26. Liu XY, Ge BF, Win YM, et al. Free medial gastrocnemius myocutaneous flap transfer with neurovascular anastomosis to treat Volkmann's contracture of the forearm. *Br J Plast Surg*. 1992;45:6–8.

27. Chuang D, Chen H, Wei FC, et al. Compound functioning free muscle flap transplantation (lateral half of soleus fibula and skin flap). *Plast Reconstr Surg.* 1992;89:335–339.

28. Schoeller T, Wechselberger G, Meirer R, et al. Functional osteomuscular free-tissue transfer: the reinnervated fibula-flexor hallucis longus free flap. *Plast Reconstr Surg.* 2002;109:253–257.

29. Lim A, Kumar V, Sebastin S, et al. Split flexor carpi ulnaris transfer: a new functioning free muscle transfer with independent dual function. *Plast Reconstr Surg.* 2006;117:1927–1932.

30. Manktelow RT, McKee NH, Vettese T. An anatomical study of the pectoralis major muscle as related to functioning free muscle transplantation. *Plast Reconstr Surg.* 1980;65:610.

31. Manktelow RT, Zuker RM. Muscle transplantation by fascicular territory. *Plast Reconstr Surg.* 1984;73:751–755. *The authors describe the fascicular functional anatomy of the gracilis muscle and the ability to separate the functioning muscle into its component parts. A single case report is presented.*

32. Harii K. Muscle transplantation by fascicular territory (discussion). *Plast Reconstr Surg.* 1984;73:756.

33. McKee NH, Fish JS, Manktelow RT, et al. Gracilis muscle anatomy as related to function of a free functioning muscle transplant. *Clin Anat.* 1990;30:87–92. *This is an excellent description of the anatomy of the gracilis muscle in relation to its use as a functional transplant.*

34. Lifchez SD, Sanger JR, Godat DM, et al. The serratus anterior subslip: anatomy and implications for facial and hand reanimation. *Plast Reconstr Surg.* 2004;114:1068.

35. Doi K, Sakai K, Kuwata N, et al. Double free-muscle transfer to restore prehension following complete brachial plexus avulsion. *J Hand Surg Am.* 1995;20:408–414.

36. Chuang DC, Strauch RJ, Wei FC. Technical considerations in two-stage functioning free muscle transplantation reconstruction of both flexor and extensor functions of the forearm. *Microsurgery.* 1994;15:338–343.

37. Sananpanich K, Tu YK, Pookhang S, et al. Anatomic variance in common vascular pedicle of the gracilis and adductor longus muscles: feasibility of double functioning free muscle transplantation with single pedicle anastomosis. *J Reconstr Microsurg.* 2008;24:231–238.

38. Snyder-Warwick AK, Fattah AY, Zive L, et al. The degree of facial movement following microvascular muscle transfer in pediatric facial reanimation depends on donor motor nerve axonal density. *Plast Reconstr Surg.* 2015;135:370e–381e.

39. Gordon T, Hendry M, Lafontaine CA, et al. Nerve cross-bridging to enhance nerve regeneration in a rat model of delayed nerve repair. *PLoS ONE.* 2015;10:e0127397.

40. Gordon T, Eva P, Borschel GH. Delayed peripheral nerve repair: methods, including surgical "cross-bridging" to promote nerve regeneration. *Neural Regen Res.* 2015;10:1540–1544.

41. Willand MP, Nguyen MA, Borschel GH, et al. Electrical stimulation to promote peripheral nerve regeneration. *Neurorehabil Neural Repair.* 2016;30:490–496.

第36章

成人和小儿臂丛损伤

David Chwei-Chin Chuang

概要

- 臂丛损伤(brachial plexus injury, BPI)的复杂性：BPI 是一个非常复杂的疾病，至今仍是众多显微重建外科医生的难题。它的复杂性在于以下几点：①损伤类型的多样性；②解剖结构中断；③神经变性和再生的不可预知性；④查体和诊断的困难性；⑤神经手术极具挑战；⑥康复时间长；⑦针对后遗症需要不同的姑息性手术；⑧术后评估体系存在分歧；⑨疼痛处理难度高。许多显微重建专家对臂丛损伤的修复表现出极大兴趣，但结果令人感到非常沮丧。

- BPI 在成人、儿童中均可发生。尽管两者的解剖结构一致，但仍存在许多差异。因此，这两种类型的臂丛损伤将分别讨论。

简介

临床提示

成人臂丛损伤和分娩性臂丛损伤(亦称新生儿臂丛麻痹)存在显著差异。这两种类型臂丛损伤的诊断和治疗需要分别考量。

BPI 在成人、儿童中均可发生。尽管两者的解剖结构一致，但仍存在许多差异，包括损伤机制、类型和程度、术前评估和诊断、术式选择、术后管理和康复，针对后遗症的姑息性手术、效果评估和疼痛管理等(表 36.1)。

自 1985 年以来，作者治疗了超过 1 900 例成人和 500 例小儿臂丛麻痹患者。下文将结合作者治疗经验阐述。

成人臂丛损伤

简介

临床提示

成人臂丛损伤探查时机存在早期探查(1 个月内)和迟延探查(伤后 3～5 个月)的争议。后者正在逐渐受到广泛的认可。临床评估是术前和术后决策的最重要步骤。影像学检查有助于诊断，尤其是 I 级(根性)损伤。预测损伤水平有助于避免不必要的大切口和组织分离。

成人臂丛损伤是一个非常复杂的疾病，至今仍是众多显微重建外科医生的难题。它的复杂性在于以下几点：①解剖结构复杂；②神经损伤水平描述不统一；③损伤类型的多样性；④神经变性及再生的不可预知性；⑤查体和诊断的困难性；⑥神经手术极具挑战；⑦康复时间长；⑧针对后遗症需要不同的姑息性手术；⑨术后评估体系存在分歧；⑩疼痛处理难度高。许多显微重建专家对臂丛损伤的修复表现出极大兴趣，但结果令人感到非常沮丧。

解剖

大体解剖

臂丛神经是一组较大的神经丛，其结构在周围神经系统中最为复杂。它位于活动度较大的颈部和臂部之间，因此很容易受到损伤，尤其是牵拉伤。

表 36.1　成人和小儿臂丛损伤的区别

	成人臂丛损伤	分娩性臂丛损伤
简称	成人 BPI	两种类型：①婴儿 OBPP〔I-OBPP；亦称新生儿臂丛神经麻痹（NBPP）〕；②后遗症 OBPP（S-OBPP）
病因（机制）	创伤，闭合损伤多于开放损伤 大多为摩托车交通事故中的牵拉伤	均为分娩时的闭合性牵拉伤
人群分布	全年龄段	均为婴儿和儿童
发病率	逐渐升高	逐渐下降（产科护理改善）
查体	复杂	简单
Horner 综合征	确切，持续存在	不确切，短期存在
自行恢复	很少	很多
损伤分类	损伤水平分为Ⅳ级： Ⅰ级：椎骨内侧 Ⅱ级：肌肉内侧 Ⅲ级：锁骨前及锁骨后 Ⅳ级：锁骨下	均为Ⅰ～Ⅲ级损伤，Ⅳ级罕见 损伤的 5 种类型： 1 型：上臂丛麻痹（Erb 瘫） 2 型：扩大的 Erb 瘫 3 型：无 Horner 综合征的全臂丛瘫 4 型：有 Horner 综合征的全臂丛损伤 5 型：下臂丛瘫（Klumpke 瘫）
术中所见		
类型	多为根性损伤（Ⅰ级）	上臂丛多为断裂性损伤；下臂丛多为撕脱性损伤手术病例中，3 型或 4 型更多见；非手术病例中，1 型或 2 型更多见
伤后 3 个月解剖分离	困难，分离显露下臂丛更危险	很可能需要完整地显露脊神经
血管损伤	Ⅰ级损伤的锁骨下动脉和Ⅳ级损伤的腋动脉部分闭塞常见	极少合并血管损伤
神经损伤程度	断裂损伤中，断端间距通常大于 5cm	断端间距小（2～4cm）；神经修复或自发再生后会有高概率出现移位神经再支配，导致肌肉同步收缩
颈阔肌	厚度不同	非常薄或缺如
手术技术		
优先修复次序	屈肘，肩外展和旋转，手部感觉和屈指，伸肘和伸指	手和肩关节功能，屈肘
神经重建	神经移位多于神经移植	神经移植多于神经移位
膈神经移位	强大的供体神经，经常被使用	极少应用，存在严重呼吸窘迫的风险
远端神经移位	经常应用	较少应用
健侧 C7 神经移位	全根性撕脱伤中经常应用	极少应用
术后		
术后固定	3 周	4 周
康复	协同性好	协同性差
预后		
恢复情况	超出预期，例如，Ⅱ级断裂性损伤通过神经移植后，通常需要 1 年的时间屈肘力量超过 M3	缓慢且难以预估，例如，断裂性损伤通过神经移植后，通常需要 2 年时间才能达到屈肘
肋间神经转移	效果一般	效果较好
C8 和 T1 根性损伤	恢复，全部或无	通常不完全（一些 T1 功能丧失）
修复后内在肌恢复	几乎不会	可能发生
改善结果的替代方案	很少使用（少于 10%）	经常使用（超过 50%）
疼痛管理	很困难	简单

臂丛由第五～八颈神经（C5～8）前支和第一胸神经（T1）前支组成，臂丛支配肩部肌群的活动，包括控制肩关节活动的整个胸壁前后侧肌肉、整个上肢肌群以及除了部分上臂内侧（T2 支配区域）以外的上肢感觉。有时，C4 和 T2 脊神经亦有神经纤维参与组成臂丛。当 C4 神经根参与成分较多，而 T1 神经根参与成分较少时，称为"前置型臂丛"；当 C5 神经根参与成分较少，而 T2 神经根参与成分较多时，称为"后置型臂丛"。临床上前置型多于后置型。后置型的成人 BPI 很少见，原因可能是损伤过于广泛以至于无法也无需进一步分离 C8～T1 神经根，也可能是损伤并不累及 C8～T1 神经根亦无需进一步鉴别。每一条脊神经都由前根（运动纤维）和后根（感觉纤维）组成，每条神经根又都由脊髓发出的小根组成。这些独立的小根可被 MRI 识别，在上臂丛神经根（C5～7）中为 3～4 束，在下臂丛神经根（C8～T1）中为 2 束。后根负责传递感觉到中枢神经系统，前根负责传递运动指令到肌肉。运动神经的细胞体（神经元）位于脊髓的前角，感觉神经的细胞体在刚穿出脊髓硬脊膜的位置，位于椎间孔内的背根神经节内。蛛网膜和硬脑膜顺着前根和后根延伸形成神经根袖套，神经根袖套与前根和神经节相连，并形成脊神经鞘，使得脑脊液流动限制在椎间孔内。

后根和前根在穿出神经节几毫米处组合形成脊神经，属于混合型神经，走行在前、中斜角肌之间的斜角肌间隙内。起源于前主支的神经包括斜角肌分支（C5～8）、颈长肌分支（C5～8）、胸长神经（C5～7）、部分膈神经（C5）和部分肩胛背神经（C5）。

在穿出斜角肌的位置，5 条神经根后的脊神经发生了第一次结合，形成了上干（来自 C5 和 C6）、中干（来自 C7）和下干（来自 C8 和 T1）。上干有两条分支：锁骨下神经和肩胛上神经。每一条神经干在锁骨近侧或锁骨下（即锁骨后）又分成前股和后股。胸外侧神经由上干和中干的前股组成，支配胸大肌的锁骨部分；胸内侧神经由下干的前股组成，支配胸大肌的胸骨部分。

神经在锁骨下再次交换纤维并在锁骨远侧形成第二次结合，称为"束"。外侧束由源于 C5～C7 的上、中干的两个前股融合而成。后束由源于 C5～C8 的 3 个后股融合而成。内侧束单纯由源于 C8～T1 的下干的前股延续而成。锁骨下动脉在第一肋外侧缘延续成腋动脉。3 束的位置关系是基于腋动脉命名的。外侧束和内侧束走行在腋动脉的前面，后侧束在腋动脉的后方。走行在肩胛下肌前面的神经束一直到达胸小肌的深面，每一条神经束都有 2 条或以上的终末支到达外周。内侧束和外侧束有 1～2 个终末支形成 Y 形结构组成正中神经。其他终末支包括来自外侧束的肌皮神经，来自内侧束的尺神经，来自后束的腋神经和桡神经。

需要始终认识到的是，在臂丛的解剖上，的确存在着许多变异[1~3]。例如，肌皮神经有时可能来源于正中神经，而非外侧束。在一些少见的 C5～6 撕脱伤病例中，肌皮神经的功能仍然完好，这是因为部分肌皮神经发自正中神经，其起源于 C7。

显微解剖

有关臂丛显微解剖或内部结构的研究众多[2,3]，单束型通常位于以下区域：①脊神经；②上干的前、后股；③肩胛上神经和肌皮神经的起始部。纤维束每隔 10mm 就会发生显著的外形变化，特别是在上干的部分，神经在束间的交叉非常广泛，以至于直接修复或使用短的神经移植修复时，由于产生异位神经再生，常常会造成肌群的同步收缩。这种异位的神经再生多见于分娩性臂丛损伤（obstetric brachial plexus palsy, OBPP），很少见于成人 BPI。此外，神经丛结缔组织比神经组织更丰富。这些因素解释了为什么臂丛手术后的效果难以预料。掌握臂丛内部的解剖结构，有助于神经桥接时更有针对性。然而，在脊神经水平准确定位那些对应某块肌肉的相应轴突或特异的神经分支是极其困难和不切实际的。

臂丛神经损伤的水平

有关 BPI 损伤平面的分类有很多种（表 36.2）[1,4~12]，例

表 36.2 臂丛损伤水平的分类方法

作者	水平分级	损伤部位
Leffert[1]	分为 2 级	锁骨上损伤（神经节上、神经节下和锁骨前、锁骨后）和锁骨下损伤
Krakauer 和 Wood[4]	分为 2 级	锁骨上（根、干、股），锁骨下（束和支）
Terzis 等[5]	分为 3 级	根，神经节后锁骨上，锁骨下
Ferrante[6]	分为 3 级	锁骨上，锁骨后，锁骨下
Millesi[7]	分为 4 级	神经节上根，神经节下根，干，和束
Alnot[8]	分为 4 级	神经节前根，神经节后根，锁骨上和锁骨后，锁骨下
Chuang[9]	分为 4 级	神经节前根，神经节后脊神经，锁骨前和锁骨后，锁骨下
Narakas[10]	分为 5 级	神经节近端根，神经节远端脊神经，神经节远端干，锁骨后，终末支
Mackinnon 和 Dellon[11]	分为 6 级	根性撕脱（神经节前和神经节后），干损伤，外侧束损伤，后束损伤，内侧束损伤，终末支损伤
Boome[12]	分为 8 级	C5～6；C5～6～7；C5～6～7 后股；C5；C6；外侧束；内侧束；后束

如锁骨上和锁骨下的两水平损伤[4]；三水平损伤分别为锁骨上、锁骨后和锁骨下[5,6]；四水平损伤分别为节前根、神经节后根、干股部和束部及终末分支[7-8]。这些众多的分类导致了学界对臂丛解剖的理解变得复杂而混乱。最令人混淆的是所谓的神经节后根（图 36.1）。事实上，背根神经节后的腹根和背根在距离上仅持续数毫米（<5mm）就合并为一个混合的神经，并不再是一个单神经根。Sunderland[13]曾表示，"神经根一词应专属于椎管内成对的前后神经根"，而"从神经根汇合到臂丛干形成的神经丛延伸部分应被称为脊神经"。作者赞同这一说法。因此，臂丛的组成部分包括根、脊神经、干、股、束和终末分支。

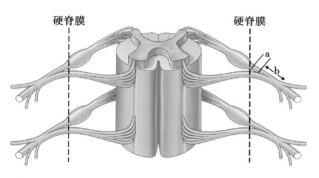

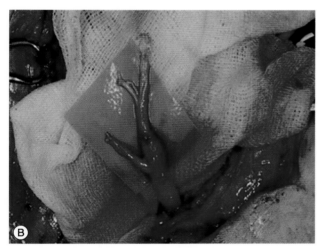

图 36.1　（A）从解剖学角度，图中"a"部分为节后根；"b"部分为节后脊神经。（B）解剖时可见撕脱的 C7（远侧断端）

　　为了避免解剖学上的混淆，作者用"数字"I～IV级来定位臂丛神经的水平[14]（图 36.2），而不是文字说明，例如，二级 4，三级 5、6，四级 7～9，五级 10，六级 11，甚至八级 12。共有 819 例成人 BPI 病例（1986—2003 年）被纳入这一新分类，并确定了不同水平的发病率：

- I级损伤：在（椎）骨内部：是指节前神经根损伤，包括脊髓，小根和根损伤；不幸的是，有 70% 的 BPI 患者在此水平受伤。
- II级损伤：在（斜角肌）肌内侧：是指节后脊神经损伤，位于肩胛上神经近端斜角间隙；单纯的 II级损伤约占 8%。
- III级损伤：锁骨前和锁骨后；包括干和股；单纯的 III级损

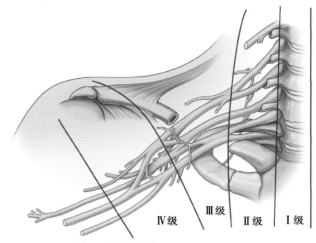

I 级：节前根损伤
II 级：节后脊神经损伤
III 级：锁骨前和锁骨后损伤（干和股损伤）
IV 级：锁骨下损伤（束和终末支损伤）

图 36.2　臂丛神经损伤的解剖和数字分级（见正文）

伤约占 5%。

- IV级损伤：锁骨下损伤；包括腋窝近端的束和终末支损伤；是 BPI 患者的第二大群体，约占 17%。

　　不同损伤水平之间有一定的关系：

　　1. 常观察到同一神经的多节段损伤：例如，C7 损伤从根的水平向下延伸到斜角肌间隙（I级和II级损伤）。

　　2. 可以经常见到不同神经的损伤程度不同：例如，C5 和 C6 脊神经断裂损伤（II级）伴有 C7～T1 根撕脱（I级）。

　　3. 跳跃节段损伤是罕见的：例如，纵向跳跃损伤，其中 C5 和 C7 受伤（撕脱或断裂），但 C6 完好无损；横向跳跃损伤，在 I级和III级水平受损，但II级基本完好。

　　4. IV级损伤通常是孤立的，很少出现向上延伸。

　　术语"锁骨上臂丛损伤"可以涵盖较大范围的损伤，包括 I级、II级或III级水平的病损。

　　术前对锁骨上（I～III级）和锁骨下（IV级）损伤进行鉴别诊断，可以避免切口过大，手术时间过长、不必要的解剖和组织损伤以及增加术后发病率和瘢痕。借助影像学检查和术前临床评估，I级损伤的诊断并不困难。然而，当损伤不完全时，鉴别诊断就变得困难[15]（表 36.3）。

臂丛神经损伤类型

　　BPI 有两种特征性病变：撕脱和断裂。两者都是牵拉损伤，但特征不同。撕脱是指神经从其附着处被撕裂（近端撕脱发生在脊髓，远端撕脱发生在肌肉或骨骼边缘）。断裂是牵引力作用于不完全分离的神经，导致近端和远端不规则的完全分离。在撕脱伤中，急性期术野中只能看到一个中断的呈卷簧状的末端（图 36.3A、图 36.4A），慢性期只能看到梭状组织（胶质瘤）（图 36.3B、图 36.4B）。如果外科医生试图定位撕脱的另一端，通常需要第二个手术切口。然而，在断裂伤中，两个断端可在急性期的同一个

表 36.3 肩和肘不完全性瘫痪时锁骨上、锁骨下 BPI 的鉴别诊断

条件	锁骨上 BPI	锁骨下 BPI	鉴别诊断
单独腋神经损伤	不可能	是	不需要
单独肌皮神经损伤	不可能	是	不需要
肩脱位		是	不需要
锁骨下 Tinel 征	+（取决于神经再生情况）	+	需要
肌力检查			
（A）冈上肌 M0，前锯肌 M0	是	不可能	不需要
（B）冈上肌＞M3，前锯肌＞M3	不可能	是	不需要
（C）冈上肌＜M2，前锯肌＜M2	？	？	需要
（C-1）胸大肌锁骨部＞M3，大圆肌＞M3，背阔肌＞M3	不可能	是	不需要
（C-2）胸大肌锁骨部＜M2，大圆肌＞M3，背阔肌＞M3	Ⅲ级水平损伤可能性大		
（C-3）胸大肌锁骨部＜M2，大圆肌＜M2，背阔肌＜M2	Ⅱ～Ⅲ级水平损伤可能性大		
条件			
肩胛骨骨折		潜在损伤可能	
影像学研究	对于Ⅰ级水平的损伤很重要	不重要	
肌电图，神经传导速度	重要	重要	

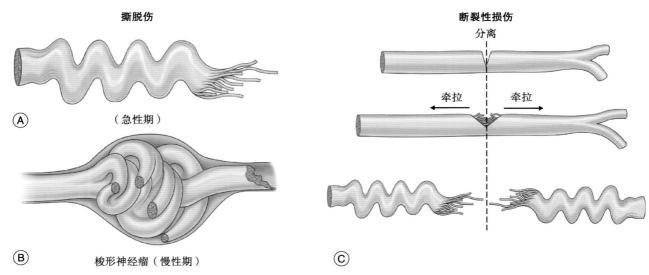

图 36.3 该图显示了撕脱伤（A，B）与断裂伤的机制（C）

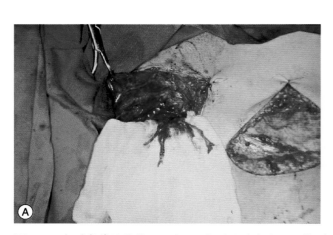

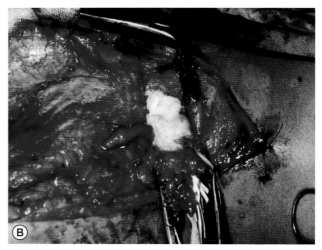

图 36.4 （A）卷簧状结构，C5 和 C6 撕脱后的残端不规整（急性期）；（B）术中分离时 C7 远侧残端形成梭形神经瘤（或胶质瘤）（慢性期）

手术切口中（见图 36.3C）或在慢性期发现的大神经瘤中看到。

根性撕脱伤在 BPI 中很常见，因为其硬脊膜和齿状韧带形成的支撑结构较薄弱。一种新的伴或不伴神经移植的脊髓植入术在临床疗效方面难以令人满意[16,17]，这意味着，在撕脱伤中只有一端（远端）是可用的，而另一端（近端）常缺失或并不适合修复重建。"根性损伤"使一个模糊的术语，可以指从脊髓撕脱（真性撕脱），亦可以指在神经根或者小根部位的断裂或牵拉。BPI 中的神经根撕脱多数伴有硬脊膜撕裂和脑脊液漏囊肿形成（假性脑脊膜膨出）。然而在一些病例中，神经根在起点处撕脱，硬脊膜完整呈圆锥形（称为原位撕脱），神经根可能在椎管或者硬膜孔保留下来，尽管造成麻痹，但在术中可以看到外观上正常的或者稍弯曲松弛的脊神经。大多数情况下，整个撕脱的神经根，包括腹侧、背侧根及神经节，均会缩进到斜角肌间沟或锁骨前区域。

神经损伤的病理生理学和损伤程度分型

神经探查的时机与神经损伤的严重程度密切关系。周围神经损伤根据程度可分为：神经失用、轴突断裂及神经断裂（Seddon 分级[18]）或者 I～V 级损伤分级（Sunderland 分类[19]）。前者分类中的轴突断裂或后者 II 级损伤表现为近端及远端沃勒变性。对于前者分类中的神经断裂或后者的 III～V 级损伤，神经再生后可能出现异位神经再支配。对于后者的 IV～V 级神经损伤，只有进行神经修复才能恢复神经连续性；对于 I～III 级损伤，可能实现完全性或不完全性的自发恢复。

臂丛神经探查时机

臂丛神经有 5 次探查和修复时机：

- 立即修复或几天内修复
- 1 个月内及早修复
- 3～5 个月内延迟早期修复
- 6 个月以上后期修复
- 1 年以上慢性修复

在锐器穿透伤后立即探查直接修复神经已没有争议。对于成人闭合性 BPI，也有外科医生提倡尽早探查[20,21]，因为其优点包括早期诊断根性撕脱伤、避免因瘢痕形成导致的分离困难。然而，大多数臂丛神经外科医生不建议这样的早期探查[7-9,22]，在闭合性 BPI 病例中，损伤的程度和范围很难在受伤后立即判断，并且经常被低估。等待所带来的好处通常大于早期手术的好处[14]。

临床评估

成人臂丛神经损伤的病因

BPI 可能由创伤（开放性或闭合性）、压迫、肿瘤、感染、炎症、毒素和其他病因引起。

病史

病史应包括损伤机制、受伤时的意识程度、合并损伤（如颅脑损伤、骨折、开放性伤口、胸部损伤、血管损伤）、既往手术史（如胸腔插管、颈椎手术）、疼痛特征等。这些信息有助于确定损伤的程度和范围以及手术干预的必要性。由于患者意识丧失或对事故失忆，损伤机制（如向上或向下牵拉，伴或不伴旋转）不容易被发现。肩关节脱位或关节盂骨折病史可能有较高的 IV 级损伤发生率，而颈椎损伤或骨折史可能导致 I 级根部损伤。动脉破裂和修复能提示神经损伤的部位。如滚筒机或传送带牵拉手臂，常造成腋窝开放性伤口，肩胸周围广泛瘀斑（腋窝血管破裂），BPI 位于 IV 级水平。锁骨下动脉节段性血栓形成通常与 C8～T1 根损伤有关。对于有肋骨骨折和胸腔插管病史的患者，基本可以排除进行肋间神经移位的手术方法，因为失败率较高[23]。极端的神经痛伴或不伴幻肢觉常见于下位根（C8～T1）撕脱的病例，因为它们包含的交感神经纤维最丰富。疼痛的特征，像电击痛，持续时间短（数秒），随后自发缓解和复发。极度的烧灼感也是因康复不佳而导致疗效差的主要因素。有时在 I 级损伤中也会出现部分 Brown-Sequard 综合征（脊髓半切，病变平面下的同侧上运动神经元损伤，和对侧痛温觉异常，可能不在同一水平）[24]。

术前评估与诊断

大多数成人 BPI 是闭合性损伤。准确评估损伤的范围和严重程度在闭合性臂丛损伤中是很困难的。临床评估仍然至关重要，这对于诊断损伤部位和程度以及确定治疗方案和预后是最重要的一步。在手术前需要完成臂丛示意图（左、右格式，图 36.5A，B），因为此图列出了可能存在的损伤。该图表通常在伤后 2 个月初次查体时进行填写，也可用于随访。

运动功能检查

一般采用英国医学研究理事会（Medical Research Council, MRC）量表（M0～5）[25]，由远端至近端，逐个对肌肉进行检查。作者改进并细化了运动检查评估系统：M5 代表力量可与（检查者）4 个手指对抗；M4 代表对抗一个手指并持续 30 秒；M3 代表对抗重力（表 36.4）。M4 被认为是有效的肌肉力量。关系到每个关节的任一肌肉都应该单独检查。尽管每一块肌肉并非由一根特定的脊神经支配，但某些肌肉的麻痹可以提示特定损伤水平。例如：

1. 膈肌麻痹提示 C4 和 C5 近端（I 级）损伤。

2. 肩胛提肌位于颈部斜方肌的前面，比菱形肌更容易辨别，菱形肌被斜方肌所覆盖。肩胛提肌和菱形肌由同一神经支配（肩胛背神经，或 C4 和 C5）。在上臂丛或全臂丛损伤中其功能的保留可能意味着 C5 为断裂性损伤（II 级），近残端可作为动力源使用。

3. 前锯肌：胸长神经有两部分：上部分源于 C5 和 C6，下部分源于 C7。上半部分负责肩胛骨的前伸，下半部分对

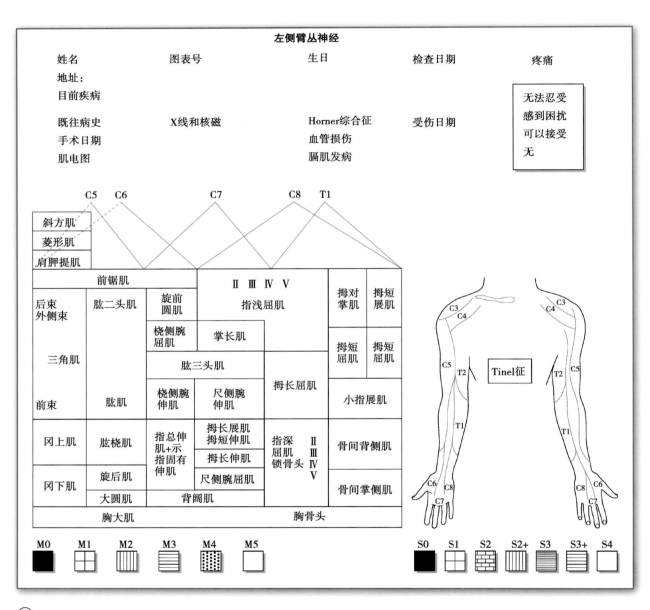

图36.5　臂丛神经损伤患者上肢评估专用图表,(A)右侧和(B)左侧

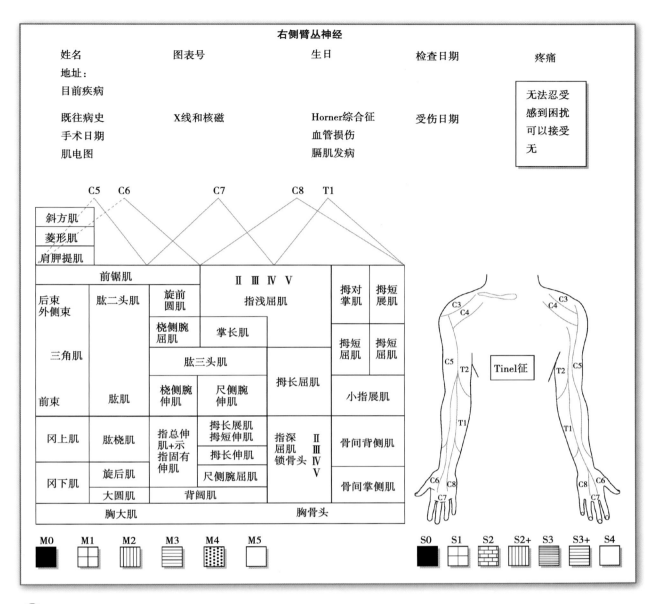

图 36.5(续)

表 36.4 英国医学研究理事会(MRC)量表和庄氏改良法

英国医学研究理事会(MRC)量表	
运动评分	感觉评分
M0：无肌肉收缩	S0：无感觉
M1：肌肉颤动(可见收缩)	S1：痛觉存在
M2：不对抗重力下的主动运动	S2：痛觉和部分触觉存在
M3：对抗重力下主动运动	S3：痛触觉存在，不伴有痛觉过敏
M4：对抗重力和阻力下主动运动	S3+：两点辨别觉部分恢复
M5：正常肌力	S4：感觉正常
庄氏改良法	
运动评分	感觉评分
M4：对抗检查者一个手指并持续 30 秒	S2+：痛触觉存在，伴有痛觉过敏
M5：对抗检查者四个手指	

肩胛骨的稳定很重要[26]。肩胛骨可以主动向前运动（肩关节伸展试验）表明至少 C5 在发出胸长神经后发生断裂，因此 C5 近端可进行移位。翼状肩胛仅在下半部分去神经支配时可见，但孤立的 C7 根撕脱在成人 BPI 中罕见。在单纯 C5～6 的 I 级损伤中，肌肉下部仍有功能。副神经转移至肩胛上神经在全根撕脱的重建中效果明显。

4. 胸大肌锁骨部和胸骨部：胸大肌可分为锁骨部和胸骨部两部分。锁骨部分由上、中干或其分支（胸外侧神经）支配，胸骨部分由下干（胸内侧神经）支配。胸大肌锁骨部分的不完全性和完全性瘫痪可能意味着至少 III 级或更近端的病损[15]。

感觉功能检查

感觉功能评估应该包括感觉功能测试和诱发 Tinel 征。敏感性检查包括疼痛，温度敏感性测试，静态和动态的两点辨别觉，持续触摸及振动觉。然而，对臂丛损伤患者进行全方位的感觉功能检查既没有必要又缺乏逻辑，因为医生检查的是脊神经的皮肤分布，而非皮神经分布。对大多数臂丛损伤患者而言，利用针刺试验从感觉正常区域至感觉异常区域进行检查来标出感觉分布已经足够。根据英国医学研究理事会（MRC）进行感觉分级（S0～4）[25]，增加感觉过敏（S2+）作为改良。该感觉检查可为 BPI 的水平和程度提供一些线索。

Hoffman-Tinel 征是一个重要的临床体征，用以确定神经瘤的位置或评估神经再生。触诊或叩击颈部，即锁骨上方的 Erb 点（胸锁乳突肌锁骨部止点），或叩击锁骨下方的喙突，或在不同神经的走行路线上叩击，会出现其支配皮区的放电样麻痛感（针刺样）向肩或手放射（Tinel 征阳性），如果 Tinel 阳性点位置固定，这意味着神经再生受阻，手术探查是十分必要的。如果 Tinel 征在连续的检查中由锁骨上至锁骨下、再向远端的上臂、前臂传导，建议给予观察，因为这表明可能为 Sunderland III 级损伤。若颈部 Tinel 较弱或缺失，

通常表示全臂丛根性撕脱伤。

Horner 综合征（瞳孔缩小、上睑下垂、眼球内陷，无汗症）是交感神经系统功能紊乱的表现。它间接暗示 T1 和 C8 神经根受损，因为交感神经纤维来源于 T1～2 交感神经节，与 T1 和 C8 的节前纤维非常接近。这种综合征随着时间的推移，可能会恢复。这种现象在成人臂丛损伤中比较确切，但在产瘫中不确定。

X 线平片及影像学研究

胸部和颈椎平片是必需的。胸部 X 光片应该包括吸气和呼气相两种状态以排除膈神经麻痹。颈椎 X 射线评估横突，棘突或椎体骨折。

颈椎脊髓造影术和计算机断层扫描（computed tomography, CT）脊髓造影检查，可以对 I 级臂丛损伤提供有价值的信息[27,28]。然而，近年来这些检查已经逐渐被无创性 MRI 取代[29,30]。对 I 级损伤最有用的 MRI 技术是静态三维快速成像（FIESTA）。这些三维源数据通过曲线平面格式化技术沿着腹、背侧小根重建后可以更好地观察神经根。其他 MR 技术可以对整个臂丛进行成像，特别是 II 级损伤（图 36.6A～F）。

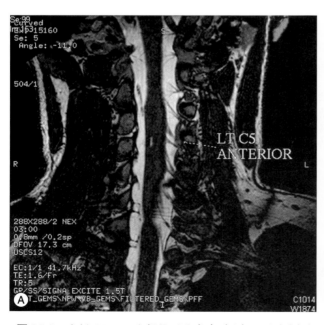
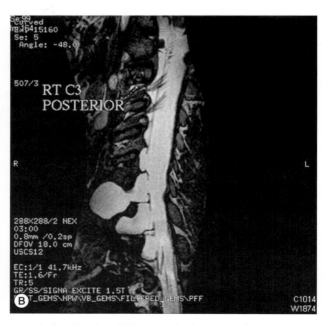

图 36.6　右侧 C5～T1 全根撕脱伤患者：（A）MR（磁共振）FIESTA（快速成像）神经影像冠状位（B）FIESTA 神经影像斜位

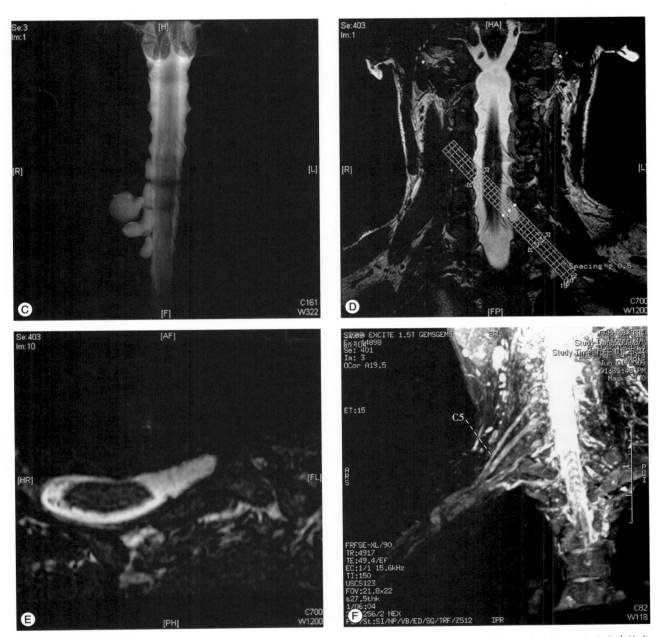

图 36.6(续)　（C）MR 脊髓造影显示右侧 C5～T1 撕脱后形成囊肿；另一位患者左侧 C7 神经根撕脱（D）MRI 曲面重建技术（E）轴位（F）短时反转恢复序列（STIR）神经影像显示 C7 撕脱后的囊肿，所有其他脊神经的连续性在 Ⅱ 级和 Ⅲ 级水平仍完整

电生理检查

电生理的研究主要包括神经传导研究（nerve conduction studies, NCS）和肌电图（EMG），用于定位病变并评估其严重性。就 NCS 而言，只有感觉神经动作电位（sensory nerve action potentials, SNAP）和复合肌肉动作电位（CMAP）的振幅是有价值的，两者对轴突损伤程度均有良好提示，揭示了能够进行冲动传导的幸存轴突数量[31,32]。感觉 NCS 可以用来评估节区感觉传导通路的功能。因此，异常低 SNAP 振幅表示神经节或节后的损伤。相反，在肢体完全瘫痪时，如果 SNAP 振幅正常，提示为单纯 Ⅰ 级损伤（根性撕脱）。难以捕获的 CMAP 与异常低振幅的 SNAP 联合出现，提示了节前和节后神经均受损。评估臂丛的大量组成，通常需要多个神经的 NSC，包括正中神经，尺神经，桡神经和腋神经的感觉与运动 NCS。感觉动作电位阳性表明患肢的节前神经根损伤。EMG 显示纤颤电位提示至少为轴突断裂。复合肌肉动作电位振幅减小比纤颤电位更能表明是轴突的损伤而非神经失用。

EMG 可以检测到少量的运动轴突损失。为了全面评估臂丛神经，充分的 EMG 采样是至关重要的。除主要末梢神经支配的肌肉外，检查来自臂丛或臂丛近侧神经支配的肌肉有助于定位病变。这些肌肉包括大菱形肌、前锯肌、胸大肌（锁骨和胸肋部分）、背阔肌、大圆肌和颈棘旁肌。EMG 也可显示早期神经再支配和慢性病变。去神经电位（即纤颤电位和正向尖波）的存在是运动轴突丧失最敏感的指标，然而，轴突损伤后大约需要 3 周的时间来形成[27]。

经皮躯体感觉诱发电位（somatosensory evoked potential, SEP）为臂丛损伤提供的信息远不及综合的 NCS 和 EMG，因而不常规使用。术中 SEP 可能对判断臂丛和神经根的区段连续性有一定帮助。

血管损伤

手腕处桡动脉搏动消失或微弱表明腋动脉或锁骨下动脉可能有损伤。这可能进一步表明了创伤的范围和严重程度。锁骨下动脉闭塞可能提示 Ⅰ 级损伤，而腋动脉闭塞可能提示 Ⅳ 级损伤。在考虑使用带血管的尺神经移植进行重建时应考虑血管损伤，因为需要将尺动脉伴随尺神经一同移位。

手术治疗和技术

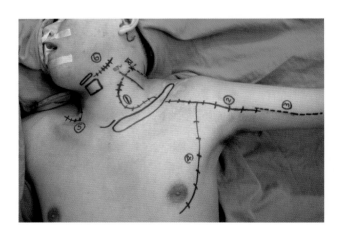

图 36.7　用于不同目的的切口设计：1，用于锁骨上臂丛探查；2，用于锁骨下臂丛探查；3，用于 Oberlin 或 Mackinnon 神经移位；4，用于肋间神经分离；5，用于健侧 C7 分离；6，用于舌下神经分离；切口 1 进行延长，可用于副神经分离

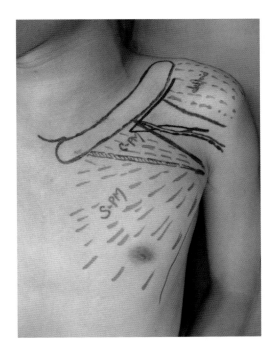

图 36.8　庄氏角以及位于锁骨和胸大肌胸骨部之间的"白线"。C-PM,胸大肌锁骨部;S-PM,胸大肌胸骨部

表 36.5　不同水平根性撕脱伤的修复策略

损伤情况	神经重建	后期重建
五根(C5~T1)在Ⅰ级水平损伤	膈神经移至 C5 远端用以恢复抬肩 肋间神经移至肌皮神经用以恢复屈肘 C7 移至正中神经用以恢复手功能	腕关节和拇指融合,颈神经运动支重建指总伸肌和肘关节功能(副神经)
四根(C5 在Ⅱ级水平,C6~T1 在Ⅰ级水平)损伤	C5 移至正中神经用以恢复手功能 肋间神经移至肌皮神经用以恢复屈肘 膈神经移至 C5 远端用以恢复抬肩	腕关节和拇指融合,颈神经运动支重建指总伸肌和肘关节功能(副神经)
三根损伤		
1. C5、C6 在Ⅱ级水平,C7~T1 在Ⅰ级水平	C5 移至肩胛上神经+上干的后股用以恢复肩功能 C6 移至 C8 或正中神经用以恢复手功能 肋间神经移至肌皮神经用以恢复屈肘	多变性
2. C5~7 在Ⅰ级水平,C8~T1 完整	膈神经+副神经移位至 C5 远端用以恢复抬肩 部分尺神经移位至肱二头肌肌支 部分正中神经移位至肱肌肌支用以恢复肘功能	多变性
双根损伤		
1. C5~6 在Ⅰ级水平,C7~T1 完整	膈神经+副神经移至 C5 远端用以恢复抬肩 部分尺神经移位至肱二头肌肌支 部分正中神经移位至肱肌肌支用以恢复肘功能	多变性
2. C6~7 在Ⅰ级水平,C5 在Ⅱ级水平,C8~T1 完整	膈神经+副神经移至 C5 远端用以恢复抬肩 C5 移至上干的前股用以恢复肘功能	多变性
3. C8~T1 在Ⅰ级水平,C5~7 在Ⅱ级水平损伤	C5 神经移植用以恢复肩功能 C6 移至正中神经用以恢复手功能 C7 神经移植至 C7	多变性
4. C8~T1 在Ⅰ级水平损伤,其余根完整	无神经重建	桡侧腕长伸肌重建指总伸肌恢复伸指功能;桡侧腕屈肌重建指深屈肌恢复屈指功能;肱桡肌重建对掌功能;拇指指间关节融合
单根损伤		
1. C5 在Ⅰ级水平损伤	膈神经+副神经+颈神经运动支移位至 C5 远端	
2. C6 在Ⅰ级水平损伤,通常 C5 在Ⅱ级水平损伤	C5 移至 C6 或上干的前股用以恢复肘功能 膈神经+副神经+颈神经运动支移位至 C5 远端	
3. C7 在Ⅰ级水平,C5~6 在Ⅱ级水平损伤	C5、C6 神经自身移植	

FFMT,功能性游离肌肉移植。

表 36.6   近端神经移位与远端神经移位在成人 BPI 中的比较

	近端神经移位	远端神经移位
理论体系	传统的、符合生理学的	新策略
供体神经	位于锁骨上区域,远离目标肌肉	靠近目标肌肉
优点	有利于诊断和治疗 近端神经往往功能强大 神经断端不健康,功能缺陷较少	是一种治疗性方法,而非诊断性 直接修复,不需要神经移植物 无瘢痕,易分离,手术时间短 神经断端健康 康复时间短,恢复快
缺点	较多瘢痕,分离困难 神经断端活性难以判断,通常不健康 均需要神经移植物,长段移植物很常见(超过 8cm) 手术时间长 康复时间长	切断神经可能导致功能障碍 有医源性损伤风险 可能需要多个切口
适应证	BPI 中所有类型的撕脱/断裂伤	不完全性 BPI 手内在肌麻痹患者

表 36.7   多组神经移位与功能性肌肉移植治疗 BPI 全根撕脱伤的比较

	优先使用多组神经移位	优先使用 FFMT
作者的喜好	Chuang[40]	Doi[39]
理论体系	传统方案 由近向远的重建次序:肩、肘优先,然后是手指感觉和屈指功能,最后是伸指功能	新方案 由远及近的重建次序:先是手指屈伸,然后是屈肘功能,最后是肩功能
重建策略	多组神经移位为主,FFMT 为辅	双重 FFMT 为主,神经移位为辅
臂丛是否探查	是	不一定
神经重建:		
肩功能	是(通过神经移位)	可能需要可能不需要
肘功能	是(通过神经移位)	需要 FFMT
手功能	是(通过神经移位)	需要 FFMT
完成重建所需手术频次	可能只需要一次	总是需要多次
康复期	至少 4 年	2 年
患者选择	积极且聪明的患者	缺乏耐心以及不够聪明的患者
预期效果:		
抬肩	好(≥60°)	肩关节融合(10~30°)
屈肘	通常比较好(M4)	M3~4
屈指	M2~4	M2~4
伸指(指总伸肌)	M0	M2~3

FFMT,功能性游离肌肉移植。

不同入路的切口

根据术前对 BPI 水平的诊断和处理策略,确定臂丛神经外科手术的不同切口(图 36.7)。锁骨上入路的常见途径是从乳突与颈静脉切迹的连线中点,沿着胸锁乳突肌后缘,再转向外侧平行于锁骨上的 C 形切口(见图 36.7,标记 1)。锁骨下入路通常是沿胸大肌三角肌间沟,向上延伸至锁骨上切口,或向下至肱二头肌内侧沟(见图 36.7,标记 2)。可能需要其他额外的切口:延长颈部切口显露副神经(标记 1 切口向上延长);胸部半圆形切口显露肋间神经(见图 36.7,

标记 4);下颌下切口暴露舌下神经(见图 36.7,标记 6);臂内侧切口显露肱二头肌和肱肌肌支(见图 36.7,标记 3);对侧颈部 "C" 型切口用于 C7 神经的显露与移位(见图 36.7,标记 5)。采用不同的切口线是为了避免如下缺点:较大的切口,不必要的剥离,延长的手术时间,术后并发症(疼痛和麻木)的增加,以及长而丑陋的瘢痕。

锁骨上解剖的标志和要点

1. C-弧形切口显露颈阔肌皮瓣。

2. 胸锁乳突肌深面到颈内静脉进行显露,不要超过颈内静脉,这是臂丛探查的最内侧标志。此外,肩胛上感觉神经是上界的标志,不要越过它们进行显露。

3. 在胸锁乳突肌后方显露肩胛舌骨肌。如有可能予以保留,它是二次探查的重要标志。

4. 肩胛舌骨肌下面,有大量含有丰富淋巴结和颈横血管的皮下筋膜组织。沿着颈内静脉内侧和锁骨下静脉下方做一类似 C 形切口来掀起脂肪筋膜瓣。所有的淋巴组织,包括从颈内静脉深面发出的淋巴管,在切除之前应该凝固或者结扎以避免术后淋巴漏。脂肪筋膜瓣掀起后可以显露膈神经和前斜角肌。

5. 保留脂肪筋膜瓣深部的颈横动静脉,因为它们可能需要作为尺神经移植的受区血管。有时,颈横动脉在臂丛神经深面异常分布。锁骨下动脉位于前斜角肌的深方,需要小心保护。

6. 在 Ⅱ 级损伤中,为了术中诊断和操作而需要显露更近端的脊神经时,可部分或完整切除纤维化的前斜角肌。

7. C5 椎体的横突前结节比 C6 或 C4 椎体更突出。分离前斜角肌和筋膜时,结节上方的神经为 C5 神经,下方为C6 神经。

8. 其他解剖标志对定位也有帮助:

a. 颈横动脉下方的神经通常是 C5 或上干。

b. 锁骨下动脉下方的神经是 C8 或下干。

c. 上干的第一个分支是肩胛上神经,从臂丛分出然后走向后方。肩胛上神经旁边的分支是上干后股,走行于后面,上干前股走行于前面。

d. 可以通过两种方式找到副神经:①在脂肪筋膜瓣与颈阔肌皮瓣之间分离至斜方肌,副神经常在斜方肌前面;②向上延长切口跨过锁骨上(感觉)神经定位耳大神经,在耳大神经上方约一指宽度可以看到副神经,在胸锁乳突肌深面。可以通过神经刺激仪来确定。

锁骨下解剖的标志和要点

1. 庄氏角(图 36.8A)是由头静脉的主干和锁骨形成的夹角。可以分离三角肌和胸大肌锁骨部附着区来增加这个角的范围。在锁骨下面是锁骨下肌,在锁骨下肌的深面为一间隙,其内可以看到后束、外侧束和肩胛上神经。锁骨上和锁骨下窝可以通过这个无血管平面连接,该平面可以通过一个手指进行分离而不需要截断锁骨,要将锁骨和锁骨下肌肉用纱布提起。

2. "白线"(图 36.8)是锁骨和胸大肌胸骨部之间的肌间隔线。打开此线,就可以看见下方的胸小肌和锁骨下臂丛。一些解剖标志对锁骨下的解剖定位有帮助。在胸小肌近端下面遇到的第一条神经束是外侧束。外侧束和内侧束构成的 Y 形组成正中神经。在 Y 形之间可以很容易找到腋动脉(第一肋骨外源的动脉)。后束位于锁骨下动脉的后方,有两个分支:较大的一支是桡神经,较小的一支是腋神经。

3. 在上臂,通常可以在肱二头肌和喙肱肌之间找到肌皮神经。肌皮神经将穿入喙肱肌近端,有时候也有解剖变异,来源于正中神经。

4. 在腋下可以在肱骨颈处找到腋神经,主要在大圆肌的肌腱上方,与外侧旋肱动脉伴行。

手术技术

手术方法包括神经松解、神经移植、神经移位和功能性游离肌肉移植,取决于术前对损伤水平的诊断和术中发现。以下内容是按照损伤水平的分级详细介绍了作者对 BPI 治疗的经验(见表 36.5)。

Ⅰ 级水平的损伤

不幸的是,Ⅰ 级损伤的发病率非常高,约为 70%。大多数是撕脱伤。神经可从脊髓撕脱(真性撕脱),或在节前根和小根处破裂。部分 Brown-Séquard 综合征是真性撕脱的一个例子[22]。1 条根或全部 5 条根撕脱都有可能发生。根撕脱伤缺乏中央连接,被认为是不可修复的。神经移位、带蒂或游离功能性肌肉移植(functioning free muscle transplantation, FFMT)是恢复功能的唯一途径。

神经移位(视频 36.3)

神经移位术是指将具有生理活性的神经分离转移(只有轻度的供区损害),移植到受损的、具有更重要功能且无法修复的远端神经上。为了有效恢复瘫痪的肌肉,以达到肌力 M Ⅳ 级,神经移位术最佳的手术时间是损伤后 5 个月以内[9,23]。神经移位术大致可分为 4 类:①丛外神经移位;②丛内神经移位;③近靶位神经移位(或远端神经移位);④端侧吻合神经移位。

丛外神经移位

丛外神经移位,是将臂丛邻近神经(来自同侧或对侧颈部)移位到撕脱伤引起的瘫痪神经进行神经吻合。使用供体神经的主要目标是为了达到运动的再支配[33]。这些供体神经包括膈神经、副神经(经颈前入路可见)、颈丛的深支(颈椎运动支)、舌下神经、健侧 C7 神经。有时也使用臂丛外感觉神经转移如锁骨上感觉神经转移至正中神经用于恢复手部的感觉。

丛内神经移位

丛内神经移位,适用不完全性神经根撕脱,至少一条脊神经没有断裂,可用于转移,但并非是其原有的路径,而是转移至其他更重要的神经。例如,在 C5 断裂、C6 根性撕脱伤的病例中,可以将 C5 移位到 C6(或上干前股)来恢复屈肘功能,然后 C5 远端(上干的后股和肩胛上神经)由膈神经和/或副神经(丛外)移位修复(图 36.9)。该术式中,屈肘功能重建优先于肩部重建。丛内神经移位是根据术中所见、术者理念和患者条件与需求来制定的。丛外和丛内神经移位都属于近端神经移位(图 36.9)。

近靶位神经移位(或远端神经移位)

近靶位神经移位是一种在更远端、更靠近神经肌肉接头的位置进行直接吻合的手术,从而实现更快的运动功能恢复。近靶位神经移位被认为是锁骨上窝和锁骨下窝之外的手术。例如副神经经后侧入路转移至肩胛上神经;部分尺神经转移到肱二头肌肌支;部分正中神经转移至肱肌肌支;肱三头肌长头肌支转移至腋神经前支(图 36.10);肋间

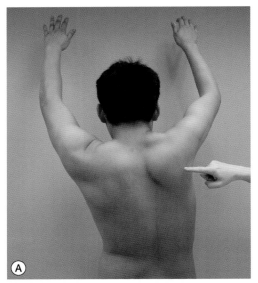

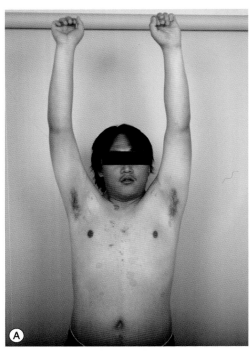

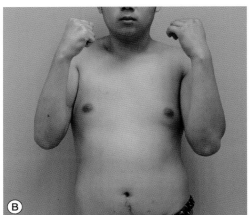

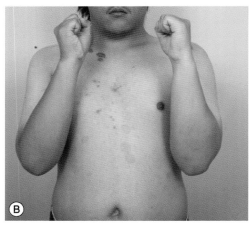

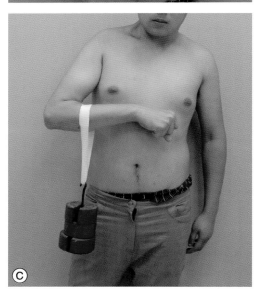

图 36.9　左侧臂丛神经损伤合并肩、肘关节下垂 1 例。探查证实为 C5 断裂和 C6 根性撕脱。本患者行 C5 神经移植（5cm×4）至 C6（丛内神经移位术），膈神经联合副神经移位至 C5 远端（丛外神经移位术）。（A，B）经过 3 年的康复治疗，肩、肘关节功能恢复良好

图 36.10　一例 17 岁年轻男性右侧臂丛神经的 C5 和 C6 两根撕脱伤。他接受了多组神经移位手术：副神经移位至肩胛上神经（丛外神经移位），肱三头肌肌支移位至腋神经前支，尺神经束移位至肱二头肌肌支，正中神经束移位至肱肌肌支（远端神经移位）。（A～C）术后 2 年半，肩、肘关节功能恢复良好，冈上肌、冈下肌、三角肌、屈肘肌肉形态良好

神经转移到肱二头肌肌支或肌皮神经,抑或肱三头肌长头肌支;骨间前神经转移到桡神经或骨间后神经;骨间前神经的分支转移到前臂尺神经的深支。近靶位神经移位被认为是远端神经移位[34]。选择近端或远端神经移位作为一种重建策略现在是一个有很大争议的话题(见表36.6)。

基于作者队列研究的纳入标准,选取了188例急性臂丛神经损伤患者,采用不同的肌皮神经神经化方法[35]。利用C5、内侧束、C8、健侧C7、副神经、膈神经修复肌皮神经以获得肘关节屈曲被纳入近端神经移位组。部分尺神经和/或部分正中神经向肌皮神经转移被归为远端神经移位组。肋间神经转移至肌皮神经归为独立一组。结果显示,近端神经移位与远端神经移位两组屈肘(M>3)恢复成功

率无显著性差异(P=0.424)。尽管远端组的恢复速度更快(结果为19个月 vs 23.9个月),但差异也不显著。使用部分尺神经±正中神经束与使用肋间神经的恢复速度相比,差异有统计学意义(P=0.046)。然而,远端神经移位组的部分患者有握力缺陷且持续多年。

在作者看来,远端神经移位的新策略可以为传统的近端神经移植和/或移位提供一个令人兴奋的选择。然而,如果近端神经移植/移位更有利时,就不应该选择远端神经移位。基于"无诊断,不治疗"的原则,近端神经移植/移位(丛外和丛内移位)仍然是主要的重建术式(图36.11)。近端神经移植/移位通常在臂丛探查时进行。即使术前诊断为全根撕脱,找到近端断裂的脊神经用来重建是很常见的,C5

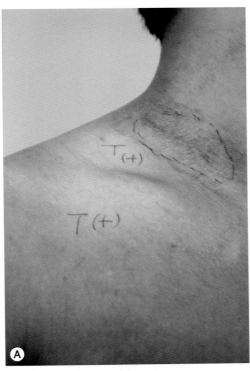
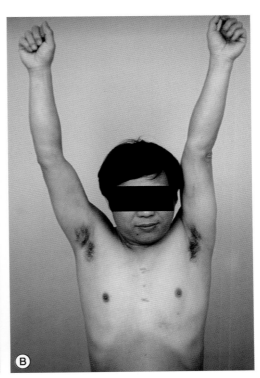
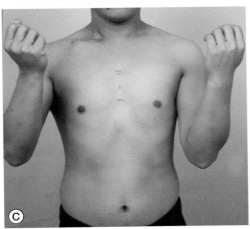

图36.11 1例右臂丛神经损伤合并肩、肘下垂5个月的患者。(A)首次就诊时,右颈部可见一处愈合的瘢痕。1个月后进行术中探查发现C4、C5、C6周边有致密的瘢痕包绕。仅行神经外松解减压术。(B,C)经过1年康复后功能恢复良好。此案例证实了"无诊断,不治疗"的原则

尤其如此。在近端神经移植/移位中，如果转移的神经来自其原始脊神经，则通常因具有大量轴突而发挥更强大的作用。近端神经移植/移位可以使仍在进展中的病变避免医源性损伤（更多的是 Sunderland III 级损伤），神经松解可能是不需进一步切断神经的唯一术式。其他供体神经如膈神经、副神经、舌下神经、颈运动支等也可在无额外切口的情况下找到。然而，在近端神经移植/移位中，会遇到致密的瘢痕，难以分离。有时需要切除 C5 横突部分以显露断裂的残端。渗血和出血会经常发生，需要仔细止血。手术时间长，也要做好充分准备。神经近断端的活性有时是不可预测的，甚至在显微镜下观察也是如此。神经移植物的介入往往会影响功能的恢复，需要较长的康复时间。近端神经移植/移位可用于完全性或不完全性臂丛神经撕脱伤。

端侧吻合神经移位

端侧吻合神经移位术，是通过神经外膜开窗，将已经瘫痪且不可恢复的神经远断端吻合至一条正常的神经侧方，以达到运动、感觉重建[36]。但作者从未用过这种方法治疗臂丛损伤。

重建策略
肩部

I 级损伤的肩功能重建时，肩外展先于肩内收功能。如果冈上肌，冈下肌和三角肌同时受支配，则预后较好。膈神经和副神经是肩外展功能重建的主要供体神经。舌下神经、颈神经运动支、C5 或 C6 的一部分、胸长神经、肱三头肌长头肌支、胸内侧神经、肋间神经和健侧 C7 也常作为肩外展功能重建的供体神经。肩外展功能的受体神经为 C5 远端、肩胛上神经、上干后股、腋神经[33]。对 2000—2003 年接受手术的一组患者的研究表明，使用三组神经移位修复肩部抬高功能效果最好、最可靠：三组神经移位后肩外展角度平均可达 160°，双组神经移位后可达 85°，而单一神经移位后为 65°[37]。

肘部

I 级损伤时，成人 BPI 应优先进行屈肘功能重建（在 OBPP 中，手部功能重建最为优先）。屈肘功能重建时的供体神经通常有肋间神经、副神经（使用神经移植物）、膈神经（伴或不伴神经移植物）、部分尺神经、部分正中神经、胸肌神经、胸背神经及健侧 C7。受体神经包括肌皮神经（混合神经）、肱二头肌肌支或肱肌肌支。伸肘功能不是最重要的，一般由膈神经移位至 C5 远端、上干后股，或使用神经移植物移位至桡神经来实现，通常在 3 年康复后会有功能的恢复。文献报道两根或三根肋间神经移位到肱三头肌长头肌支来修复伸肘功能[38]。

手指

在完全性 C5～T1 损伤（或肢体全瘫）中，手指功能重建的优先级取决于所使用的手术方式；神经移位或 FFMT[39]。传统上，屈指功能重建比伸指更重要，因为伸指有时可以通过动态伸展支具来帮助修复。在 C5 断裂伴 C6～T1 四根撕脱的病例中，可将 C5 移位至正中神经（图 36.12），或在全根（C5～T1）撕脱的病例中，可将健侧 C7 移位至正中神经（图 36.13），用以恢复屈指、屈腕以及手指感觉。每种手术都需要进行带血管的尺神经移植。

在全根撕脱伤中，优先使用多根神经移位还是优先进

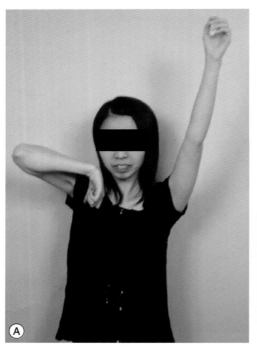
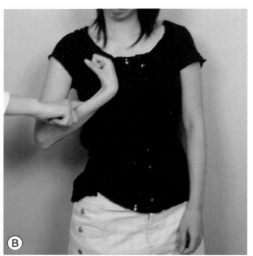

图 36.12　（A，B）此患者一次手术行多组神经移位治疗 C5 断裂、C6～T1 四根撕脱伤，图中显示术后 5 年的疗效。手术包括：①膈神经移位至上干后股联合副神经移位至肩胛上神经的远端用以恢复肩部功能；②三股肋间神经（T3～5）移位至肌皮神经用以恢复屈肘功能；③通过带血管的尺神经移植物将 C5 近端移位至正中神经，用以恢复屈指功能和感觉

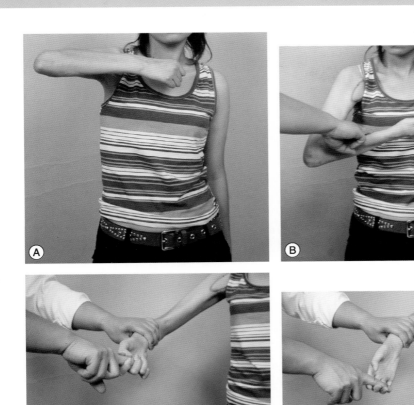

图 36.13　此患者一次手术行多组神经移位治疗全根撕脱性损伤,图中显示术后 5 年的疗效。手术包括:①通过带血管的尺神经移植物将健侧 C7 移位至正中神经,用以恢复屈指功能和感觉;②将三股肋间神经(T3～5)移位至肌皮神经用以恢复屈肘功能;③将膈神经移位至肩胛上神经用以恢复抬肩功能。(A)肩部抬高 90°;(B)肘关节屈曲肌力 M4;(C,D)屈指肌力 M3

行 FFMT 重建是一个备受争议的问题(见表 36.7)。在 BPI 急性期,作者推荐采用多根神经移位治疗全根撕脱伤[40],目的是实现肩、肘、手功能的一期完全重建,属于近端向远端重建的传统策略(图 36.14)。在这些病例中,FFMT 被用作二期辅助重建,以提高后期的疗效。在急性期使用 FFMT 恢复手部功能(伸指和屈指)是一种新的自远端至近端重建策略,由 Doi 等[38,39] 提出,是一种替代方法:在第一阶段,进行自锁骨下至指总伸肌的长段 FFMT(通常为股薄肌),由副神经支配,随后进行自第二肋至指深屈肌的第二次长段 FFMT,由肋间神经支配,在这些病例中,神经重建如 C5 移位、健侧 C7 移位或肋间神经移位是肩部功能的辅助手术。Doi 术式最大的缺陷是重建后的患者手部感觉很差甚至缺失。多根神经移位与 FFMT 治疗急性期 BPI 全根撕脱伤的对比见表 36.7。

带蒂肌肉转位(视频 36.2)

带蒂肌肉转位适用于不完全性 BPI,例如 C7～T1 完整的 C5～6 根性撕脱伤。局部背阔肌转位用于恢复屈肘或屈指,甚至用于肩外展;局部胸大肌或胸小肌转位恢复屈肘;部分三角肌转位恢复伸肘;前臂肌肉转位治疗固有性麻痹均是带蒂肌肉转位的例子。使用神经再支配的肌肉作为带蒂肌肉转位也是一个有争议的话题。术前肌力检查非常重要。在使用神经再支配的肌肉之前,至少应该达到 M4 肌力。否则,许多转位手术都是无用的,肌肉亦被浪费。例如,在 C5 和 C6(±C7)撕脱伤中,使用局部背阔肌肌肉转位进行屈肘重建通常会使肌力下降至 M3 而非 M4,相比之下,背阔肌转位修复创伤性肱二头肌、肱肌缺损总是可以达到 M4 肌力。造成这种结果差异的原因是胸背神经的状态,它起源于 C6～8,对于前者,胸背神经实际上是已受损的神经,但在创伤性肌肉缺损的病例中,胸背神经未受伤。局部带蒂肌肉转位虽然是一种替代的修复方法,但由于部分神经损伤的存在,通常不太可靠。

功能性游离肌肉移植(FFMT)

FFMT 是指利用吻合血管、神经的肌肉移植以重建受区,完成受区运动神经的再支配。FFMT 是神经移位重建臂丛功能的实例(包括丛外、丛内和近靶位神经移位)[39,41]。临床上已经证明有效且得到了广泛的使用。使用 FFMT 重建臂丛功能时,股薄肌肌皮瓣是最常用且有效的供体肌肉。常用的供体神经包括副神经、肋间神经、膈神经、健侧颈 7、部分尺神经、部分正中神经或需延长的锁骨上、下神经(需一期使用神经移植物)。FFMT 比局部肌肉转位的效果更加满意,尤其适用于全臂丛损伤后重建肘、手指功能。全臂丛损伤后使用 FFMT 的手术指征包括急、慢性根性撕脱伤,神经根损伤后神经移位术失败(肌力小于 M3),或全臂丛损伤合并前臂 Volkmann 挛缩。

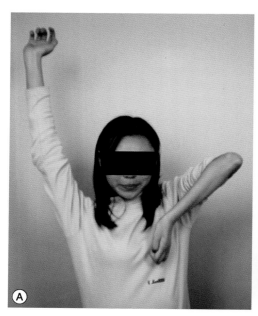
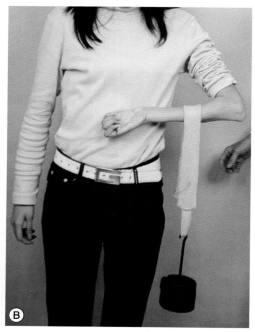

图36.14　17岁女孩,左侧臂丛神经全根撕脱伤,同期行多组神经移位:健侧 C7 神经移位至正中神经用以恢复屈指功能和感觉;3 股肋间神经(T3～5)移位至肌皮神经用以恢复屈肘功能;副神经移位至肩胛上联合膈神经移位至上干后股用以恢复抬肩功能。(A,B)术后 5 年可见肩、肘关节功能恢复良好,同时获得了尚可接受的手部功能与感觉

Ⅱ级水平的损伤

Ⅱ级损伤定位为背根神经节远端(椎间孔以外)、肩胛上神经近侧与斜角肌之间。如果肩胛上神经完整,损伤为Ⅲ～Ⅳ级而非Ⅱ级。单纯的Ⅱ级损伤的发病率大约是 8%。该类型损伤的主要特征为脊神经断裂后神经瘤形成、斜角肌部位(尤其是中斜角肌)的致密瘢痕形成。断裂可发生在一根或多根脊神经上。临床上,对节前根损伤(Ⅰ级损伤)和节后根损伤(Ⅱ级损伤)的鉴别,对于手术入路的选择和预后的判断至关重要。Ⅱ级损伤的重建方式包括神经松解,神经修复,神经移植,神经移位(Ⅱ级损伤合并Ⅰ级损伤),以及姑息性重建。

Ⅲ级水平的损伤

Ⅲ级损伤涉及神经干与股。在作者的研究中,只有 5% 的患者是单纯的Ⅲ级损伤。神经断裂常合并神经瘤和致密瘢痕形成。需要通过旁路神经移植使锁骨上、锁骨下的臂丛神经重新连接。为更好显露术野,尤其当损伤涉及下干时,通常需要锁骨截骨术以利于神经松解或移植。需要从不同的位置获取多组神经移植物,当损伤范围较大时,使用 C 形带血管尺神经移植可以减少神经移植物的数量。

Ⅳ级水平的损伤

Ⅳ级臂丛损伤包括束及其分支,发生率较高(17%),仅次于Ⅰ级损伤。Ⅳ级损伤通常局限于这一区域,很少累及近端。Ⅳ级损伤大多因神经断裂所致,很少是因为神经撕脱。神经撕脱在这里定义为远端撕脱,是指骨周围(肩胛切迹处肩胛上神经撕脱、肱骨外科颈处腋神经撕脱、椎管入口处桡神经撕脱)或肌肉连接处(肱二头肌表面肌皮神经撕脱)。闭合性的Ⅳ级损伤有较大变异:从简单的单根神经损伤(腋神经,肌皮神经,或桡神经)到累及所有神经束及其分支。因瘢痕致密,Ⅳ级损伤在分离和修复重建时非常困难。由于很少出现异位再支配和预后较好,神经移植的方法得到广泛应用,血管损伤发生率较高,例如锁骨下动脉、腋动脉破裂或节段性闭塞发生率约为 30%。为了便于解剖,需要通过 Z 字延长切开胸大肌止点。穿透性损伤时,血管和神经修复经常同期进行。

穿透性损伤中,可以对断裂神经进行Ⅰ期直接修复而不必使用神经移植物的黄金时间为 2 周以内。Ⅳ级牵拉伤通常伴有肱骨近端或肩胛盂骨折。神经节段严重受损。通常需要长段神经移植物来桥接神经间隙,往往长度会超过 8 厘米。有时从瘫痪的前臂上获取带血管的 C 形尺神经移植物,用于正中神经和桡神经重建,效果通常是好的。当神经在入肌点撕脱时,将近侧神经残端连接神经移植物或将其直接植入肌肉(神经-肌肉神经化),获得的效果一般(肌力 M3 左右)。如前所述,FFMT 是对此类损伤重建的另一种选择。

术后管理与康复

神经移植或神经移位术后必须立即用支具固定 3 周。此后,应该开始再训练和康复,包括理疗(避免关节僵硬)、肌肉刺激(延缓肌肉萎缩)、大脑认知、生物反馈和职业治疗。

外科医生（每 3～4 个月）和理疗师（每月 2 次）应定期随访患者。鼓励患者在家进行肌肉电刺激（每天 2 次）。对于肋间神经移位的病例，6 个月内肩关节的被动抬高范围不能超过 90°。术前应该向患者解释在康复中心和门诊定期随访的重要性，术后也应该向患者再次强调。

诱导或动力性锻炼是神经移位和 / 或 FFMT 患者的重要肌肉训练。必须练习供体神经的原始功能，以便诱导新支配的目标肌肉进行运动。例如，接受肋间神经转移的患者必须增加深呼吸频率，以诱导目标肌肉运动。当神经支配的肌肉的运动达到可触及的时候（M1），开始诱导练习。这个动作相当于一个内部电刺激器。不同的神经移位有不同的诱导锻炼[33]。应该意识到这些锻炼是至关重要的。这可以解释为什么心理强大和积极向上的患者能很好地配合他们的康复计划，而且通常会得到满意的效果，而不配合的患者往往效果不佳。对于手内在肌麻痹，通常需要使用永久性的外部矫形器来伸直指间关节，以改善手术重建和长期康复计划的最终效果。

继发畸形的姑息性重建（视频 36.1）

姑息重建术包括局部肌肉和肌腱转位、FFMT、肌腱固定术和关节融合术，或者使用矫形器和假肢。当损伤涉及 C8 和 T1（成人 Klumpke 瘫），或者在最终康复（不论有无神经重建）后畸形仍持续存在的情况下，可以考虑姑息性重建。

效果评估（视频 36.4、视频 36.5、视频 36.7）

虽然英国 MRC 评分提供了运动评估中同质性和共识的可能性，但是在肩、肘和手指的功能恢复评估中，仍有相当程度的异质性存在。在作者看来，建立一个国际共识的运动评估标准对于相互理解和比较是至关重要和迫切的。英国 MRC 方案是用于评估臂丛损伤的肌肉个体，或用于评估 FFMT 中的移植物肌肉。两者都是通过目标关节运动来评估的。

结论

臂丛闭合性牵拉伤是毁灭性的损伤。对于没有功能的患者，部分功能恢复即是巨大的成功。臂丛损伤患者尤其是全臂丛根性撕脱伤患者，应该鼓励他们认识到自己的残疾状况，积极利用未完全恢复的肢体功能。重建后肩膀可能抬高 60°，屈肘力量 M4，屈指力量 M2～3。当重建失败，或者患者感觉到伤残的肢体仅仅是个无用的拖累时，截肢可能是最终的治疗方式。

未来展望

- 内镜和 / 或机器人辅助下进行臂丛神经功能重建手术。
- 将臂丛神经损伤水平统一划分为 I～Ⅳ级。

- 以简单、直接的方式建立起统一的效果评估方法。
- 提高 MRI 检查诊断与评估的准确性。

小儿臂丛损伤（分娩性臂丛损伤）

关键点

- OBPP 与成人 BPI 在损伤机制、损伤分类、临床评价、术中所见、重建策略、术后康复与随访、结果评估、疼痛特征等方面均有显著差异。因此，应将其作为一独立病种（见表 36.1）。
- OBPP 有两个不同的阶段：①婴儿 OBPP（I-OBPP）；②后遗症 OBPP（S-OBPP）。两个阶段在处理和预后上都有显著差异，应该分别讨论。
- I-OBPP 包括危险因素、临床表现、术前评估、手术时机、臂丛神经探查、神经外科重建策略、术后处理和结果评估。
- S-OBPP 包括异位神经再支配、肩关节重建、肘关节重建、前臂和手部重建。

简介

临床提示

- OBPP 是分娩创伤所致：危险因素包括婴儿超重（＞4 000g）的头先露，婴儿体重过轻（＜2 500g）的臀先露，或剖宫产过程中保护性肌张力丧失所致胎儿窘迫（如败血症）。
- I-OBPP 重点在于神经手术、手术时机和神经手术的结果。
- S-OBPP 重点在于肩、肘和手畸形的姑息性重建。

文献中对儿童臂丛神经损伤的描述有着不同但却相似的术语，如分娩性臂丛损伤（OBPP）[42]、新生儿臂丛神经麻痹（natal brachial plexus palsy，NBPP）[43]或产瘫（brachial plexus birth palsy，BPBP）[44]。本章使用 OBPP 代表儿童的分娩性臂丛神经损伤。

OBPP 几乎都是由创伤性分娩造成的，尽管也提到了一些其他可能的原因[45]。头位的超重儿（＞4 000g）、臀位的低体重儿（＜2 500g）、剖宫产时保护性肌张力丧失导致的胎儿窘迫（如败血症）等都是产后臂丛神经损伤的易感因素。分娩过程中的牵引力使颈肩夹角增大，导致神经丛神经损伤。早在 1872 年的文献中，Duchenne 使用了术语"麻痹"而不是成人 BPI 中的"损伤"来描述儿童 BPI[45]。

OBPP 与成人 BPI 有许多不同之处（见表 36.1）。OBPP 中牵拉（神经失用或轴索断裂）和不完全性断裂的发生率高于成人 BPI，成人 BPI 中完全性断裂或撕脱常见。在 OBPP

中,通常是轻度瘫痪(不完全性瘫痪),而不是弛缓性瘫痪(完全瘫痪)。即使完全断裂,断端间隙也很窄,仍有可能自发再生;而成人臂丛损伤时,间隙较宽,瘢痕致密,难以自发再生。在 OBPP 中,大多数是 Erb 瘫(上臂丛损伤),病变总是发生在锁骨上。上、中干混合型神经瘤很常见,OBPP 的运动功能恢复常伴有神经错位再生(或异位神经再支配),尤其是上、中干支配的肌肉。异位神经再支配会导致多块肌肉的异常协同收缩,尤其是在肩部和肘部。异位神经再支配会显著降低功能,即使在那些被认为已经完全自发性恢复的患者中也是如此。这就是 OBPP 继发畸形和许多需要重建的原因。在成人 BPI 中,损伤的位置各不相同,只有在上干穿透性损伤的病例中,直接或间接地使用短神经移植进行主干到主干的修复,才会出现异位神经再支配。OBPP 患儿进行神经重建后恢复普遍较慢,改善额持续时间至少 3 年。患儿的配合与康复锻炼欠佳可能是一个因素。神经重建后改善最大的时期是 3 岁,这就是为什么第二次重建总是在 4 岁以后进行。感觉恢复通常远远超过肌肉和交感功能恢复,中枢可塑性可能是原因之一。OBPP 患儿很少表现出神经性疼痛。

按照治疗目的,OBPP 可以细分成两个不同阶段:①I-OBPP;②S-OBPP(或晚期 OBPP 伴畸形)[46]。这些患儿可能处于任一时期,并且可有不同的临床表现。各个阶段有不同的处理方式和预后。I-OBPP 指分娩后婴儿的臂丛瘫痪。有些需要尽早神经手术,有些则不需要。重建的重点是一期神经手术,手术时机和效果是值得关注的问题。S-OBPP 是指有或没有接受先前神经手术的 I-OBPP 所导致的后遗症畸形。许多 S-OBPP 患者需要手术矫正肩、肘、前臂和手[47-49]。S-OBPP 重建的重点是骨骼、关节、韧带或肌肉的姑息性手术,而不再是臂丛的神经外科手术。

婴儿分娩性臂丛损伤

虽然随着显微外科神经修复的发展,可以很大程度上允许外科医生对 I-OBPP 进行早期干预,但是许多康复师[50,51]甚至许多外科医生[52,53]仍然反对早期神经手术。反对早期手术的理由包括自发恢复率很高(文献报道 70%～92%)、幼儿时期的手术和术后护理风险高、缺乏显著的功能改善。然而,随着手术放大倍率的发展(放大镜和显微镜),神经移植和神经移位的改进,对臂丛解剖和神经变性及再生的病理生理学理解加深,更多的显微外科医生[54～58]已经开始选择早期神经手术治疗 I-OBPP,他们发现自发恢复率实际上并不高(7%～50%),早期的神经手术可能减少或避免晚期后遗症。作者的系列论文结果[58]也支持利用早期神经手术治疗 I-OBPP 患者。此外,对晚期病例的重建是困难的,需要复杂的手术来达到合理的效果[47-49]。

头位分娩时发生 I-OBPP 的危险因素包括超重(>4 000g)、肩难产、头盆比例失调、产钳或负压引产、分娩技术不佳。I-OBPP 也可能发生在臀位难产或剖宫产时胎儿窘迫(如败血症)。与产瘫相关的损伤包括骨折(同侧或对侧锁骨、肱骨、股骨或肋骨)、因膈肌麻痹导致的呼吸不全

(窒息)、瘀血(颈部、胸部、面部或上背部)和斜颈。虽然 I-OBPP 的病因仍有争议(一些人认为它可能起源于宫内),但作者认为它是由分娩创伤引起的,而不是宫内神经压迫所致。所有作者在 I-OBPP 的术中所见都类似于成人臂丛牵拉伤(撕脱伤、断裂伴神经瘤形成,并与肌肉混合),而不像以假性神经瘤为表现的神经卡压症,也很少与肌肉纤维混合。

临床表现

确定 I-OBPP 和 S-OBPP 之间的关系并预测 I-OBPP 随年龄的进行性变化是一个很大的挑战[46]。不同的外科医生对 I-OBPP 的临床表现有不同的看法。一般而言,I-OBPP 的临床表现有 5 种类型:1 型瘫痪(或 Erb 瘫),涉及 C5 和 C6 的功能缺失,导致肩膀外展或内旋、肘部伸展和前臂旋前的姿势(图 36.15A,B);2 型瘫痪(或扩大 Erb 瘫),其功能缺失进一步累及至 C7 或 C8,姿势表现为 1 型瘫合并腕

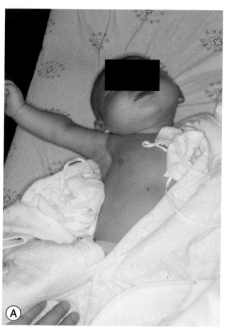

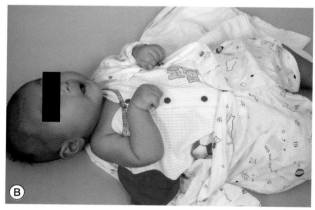

图 36.15 (A)2 个月龄的婴儿右上肢肩部外展有改善;(B)3 个月龄的婴儿右上肢肘关节屈曲有改善。两者都是 1 型 OBPP,不需要神经手术

关节屈曲（小爪手畸形）；3 型和 4 型瘫痪累及整个臂丛（全瘫），分别导致不伴或伴有 Horner 综合征的连枷臂；5 型瘫痪（或 Klumpke 瘫），单独累及下臂丛，仅导致手部瘫痪（图 36.16A，B）。在非手术病例中，1 型或 2 型比 3 型或 4 型更常见。但在手术病例中，情况正好相反：全瘫比 Erb 瘫更常见。5 型瘫痪很少见，只有 1% 左右。在大约 1% 的 I-OBPP 病例中，损伤是双侧的，但以一侧为主，常见于臀位分娩或伴有胎儿窘迫的剖宫产。

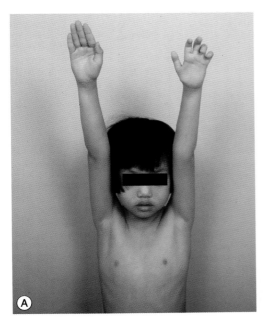

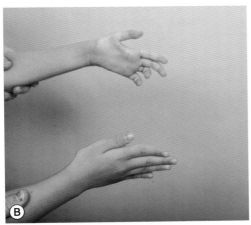

图 36.16　（A，B）4 岁女孩，右上肢表现为 5 型瘫痪（Klumpke 瘫）

临床检查

新生儿的查体很难做到全面详尽。对婴儿进行精准的肌肉或感觉检查是不可能的。用于成人 BPI（图 36.5）的评估表不适用于婴儿。评估应包含家长在家中的观察，特别是在洗澡或穿衣时，以及检查者在临床上的观察。婴儿被放置在侧卧位，健侧朝下，然后，检查者给婴儿挠痒（挠痒测试，图 36.17A），或用毛巾盖住婴儿的脸（毛巾测试，见图

36.17B），并用这一点来评估婴儿的肩膀、肘部和手的动态运动。如果新生儿的肌力评分达到 M2（消除重力），那么足以预测婴儿长大后会有良好的功能恢复。在 I-OBPP，不需要像成人 BPI 那样必须观察到 M4 或 MV 级肌力。Horner 征的上睑下垂或瞳孔缩小随着时间推移可能会消失，这表明 T1 被牵拉但不是撕脱伤，或者说 T1 与 T2 交通良好（后置型臂丛）。同侧锁骨骨折通常是一个预后较好的标志（由于牵拉力被分散），然而，对侧锁骨骨折通常是一个预后较差的标志，因为这表明为高能量牵拉伤。理想的情况是婴儿出生后就随访，随访间隔 1 个月，直到决定是否手术。

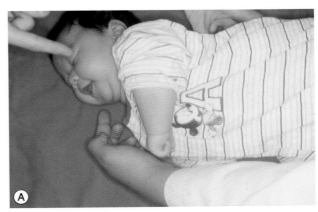

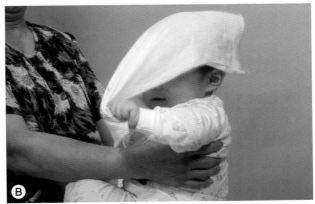

图 36.17　（A）挠痒测试和（B）毛巾测试，用于检查 I-OBPP

神经生理学不是常规检查，I-OBPP 的 EMG 结果通常是阳性且过于乐观，对预测有用的功能恢复可能还不够准确。即使是术中的 EMG 也可能引起误导。与成人 BPI 一样，MRI 技术的发展有助于评估 I 级和 II 级损伤，正在成为学界常规的术前影像学检查（图 36.18A～D）。CT 脊髓造影也有一定的价值。

手术时机

Gilbert[59] 建议对 3 个月内没有肘关节屈曲迹象的婴儿进行手术治疗。Terzis 和 Papakonstantinou[60] 强调合并 Horner 综合征的全瘫需要早至 2 月龄时进行手术介入。Clarke 和 Curtis[61] 主张进行"饼干测试"，即在 9 个月大时把

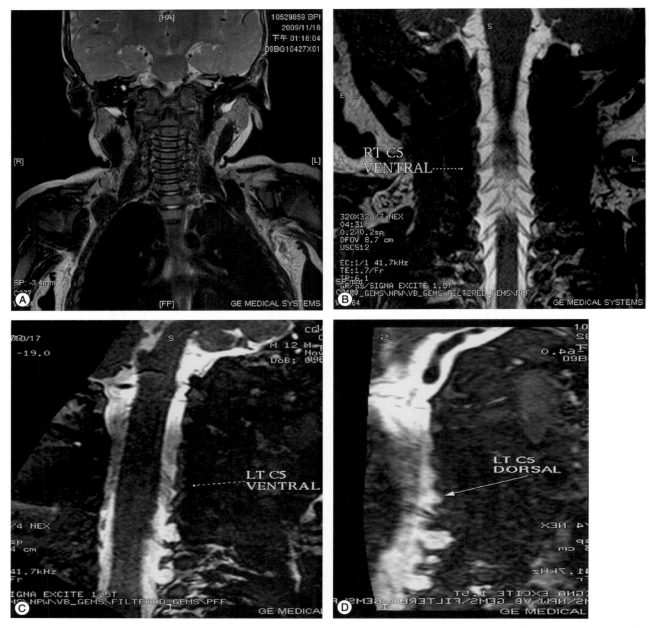

图 36.18 3 个月龄婴儿 I-OBPP:(A)MRI 冠状位 T2 相,定位颈椎水平;(B)三维 MRI 冠状位,T2 相可见右侧神经根正常;三维 MRI FIESTA 和 CPR 技术(C)腹侧根和(D)背侧根显示左侧 C7-C8-T1 根性撕脱

饼干放进嘴里,如果患儿无法做到,就有探查的指征。作者的研究结果表明[58],当手术在患儿 2 个月大或 11 个月大进行时,肩部与肘部的恢复没有区别。即使在超过 1 岁后进行一期神经手术,患儿肩、肘功能也可明显改善,但是手部功能完全没有改善。此外,作者既往的研究结果显示,对晚期 OBPP 患者进行肩功能晚期姑息性重建,取得的效果与 I-OBPP 患儿早期进行神经手术取得的效果相似[47],但进行二期重建的手功能恢复情况远不如早期神经手术[49]。改善手功能的理想时机是早期进行神经手术。作者的研究结果证实,Gilbert 的“3 个月法则”高估了肩、肘关节功能的不良结果;而 Clarke 和 Curtis 的“9 个月法则”低估了前臂和手功能的不良结果。I-OBPP 患者出现肩、

肘关节功能不良并不是紧急手术的指征。然而,手部瘫痪是一种紧急情况,需要及早手术治疗,因此,作者建议的手术时机介于 Gilbert 和 Clarke 之间。对于肱二头肌无功能以及无或仅有少量手部功能的全瘫型患儿,是具备 3 个月龄内进行早期手术探查指征的。然而,在有腕关节伸展和屈指活动的情况下,建议再多观察 3 个月,如果在 6 个月大的时候屈肘功能没有改善,则需要探查。如果肩或肘功能不佳持续到 1 岁,也需要手术治疗,但是,在此阶段,手部功能不佳并不是手术探查的指征,因为已经太迟了。在临床检查中观察到 M Ⅱ级伸腕或伸指提示 C7 可能受伤(撕脱更常见),但 C8 和 T1 完好无损,此时需要额外观察 3 个月,直到患儿达到 6 个月龄。

术前准备

对 OBPP 患儿的治疗是对整个家庭的治疗。和家长进行一次透彻的关于手术风险及受益的谈话非常重要,包括术前诊断、手术风险、术后护理和康复,长期随访,可能的结果和后续可能的手术。插管后,通过长导丝将中心静脉压和动脉导管置入股血管内,这对于术中和术后前 3 天护理至关重要。

手术技术

切口、解剖分离、臂丛探查和成人 BPI 步骤类似,除了以下几点:

1. 婴儿颈阔肌稀少且薄,切口往往直接位于胸锁乳突肌的表面。

2. 膈神经应受到很好的保护。操作过程中应小心避免过度牵拉,因为这可能导致膈肌短暂麻痹从而会延长患者拔管时间。

3. 所有脊神经包括 C5~T1,都应予以鉴别和检查。

4. 通常需要切除部分前斜角肌,既可以更好暴露 II 级脊神经,又方便松解锁骨下动脉压迫。

5. 上、中干的连续性受损很常见,需要显微神经松解术来评估神经瘢痕和神经损伤程度的严重性。如果瘢痕致密,那么需要行神经瘤切除术和神经移植。

6. 当损伤部位较远,涉及股部(III 级损伤),切口应该延长到胸大肌三角肌间沟,显露庄氏角(图 36.9)。在锁骨下肌深方打开空间,将锁骨上窝及锁骨下窝相连。不需要截骨亦可轻易提起锁骨。

7. 通常取两侧腓肠与隐神经进行移植。如有必要,也可以切取患肢的臂内侧皮神经、桡神经浅支和前臂外侧皮神经。

重建策略

根据术中探查情况,可以将脊神经损伤分为两组:①单纯性断裂损伤(40%,47/118);②断裂伤伴根性撕脱伤(60%,71/118)(表 36.8)。C5、C6 更易断裂,但 C8~T1 更

表 36.8　OBPP 术中所见(1992—2004 年,长庚纪念医院)

术中发现	患者数量(比例)
单纯断裂伤	47(40%)
上干断裂	17
上干和中干断裂	24
上干、中干和下干断裂	6
断裂伤合并撕脱伤	72(60%)
单根撕脱	18
双根撕脱	28
三根撕脱	17
四根撕脱	9
总计	119

易撕脱(表 36.9)。如果 C8 撕脱,T1 往往也部分撕脱。如果发生 C8~T1 撕脱,那么断裂的 C7 倾向于在更近端发生撕脱。在全臂丛损伤中,3 条神经干断裂的发生率约 5%(6/118)。术前 MRI 作为诊断工具对于观察 I 级或 II 级损伤很有帮助。

表 36.9　不同类型脊神经损伤的发病率(1992—2004 年,长庚纪念医院)

	断裂	撕脱
C5	117	12
C6	95	42
C7	49	79
C8	9	71
T1	8	39

单纯断裂伤

除了 6 例患儿三支神经干全部断裂外,其余大部分(41/47,87%)为上干和/或中干的损伤。重建手术包括显微神经松解和神经移植。根据术中的发现和判断,单纯性断裂损伤重建方式多种多样。大多数患儿将 C5 移位到肩胛上神经和上干后股以重建肩关节功能,C6 移位到上干前股以支配肘关节,而不直接将上干的近端与远端吻合。通常需要四至六股电缆样神经移植物(2~3cm 长)来进行吻合。C7 断裂的同时伴有撕脱的发生率很高,因此 C7 近端经常通过神经移植与远端缝合。有少数患儿接受长段的(4~6cm 长度)神经移植,桥接锁骨上方的脊神经和锁骨下方的靶位神经(后束和外侧束)。表 36.10 展示了作者对于单纯性断裂损伤的重建手术方式。

单纯断裂伴根性撕脱

本组共纳入 72 名患儿(60%)。一旦发生撕脱,往往至少累及两个根(75%)。这种类型的重建取决于根性撕脱的数量和近端残留的供体神经。在全瘫中,手部功能的恢复成为第一要务,其次是肘关节屈曲,最后是肩部功能(表 36.11)。在 I-OBPP 中,C5 通常是断裂而不是撕脱(见

表 36.10　单纯断裂伤的重建策略

损伤部位	神经重建策略
上干	C5-神经移植物-肩胛上神经和后股
	C6-神经移植物-上干前股
上、中干	C5-神经移植物-肩胛上神经和后股
	C6-神经移植物-上干前股
	C7-神经移植物-C7
上、中、下干	C5-神经移植物-肩胛上神经和后股
	C6-神经移植物-上干前股
	C7-神经移植物-C7
	上干-神经移植物-下干

表 36.11　神经重建策略在断裂性损伤合并根性撕脱伤中的应用

撕脱根		神经重建策略		
		肩功能	肘功能	手功能
单根	C5	XI-SS	C6-ng-（多数）AD 和（少数）PD	
	C7	C5-ng-SS 和 PD	C6-ng- AD	C5，C6（少数）-C7
	C8	C5-ng-SS 和 PD	T3～5 ICN-MCN	C6-ng-C8（C7-ng-C7）
	T1	C5-ng-SS 和 PD	C6-ng-AD	C7-ng-C7；C8-ng-C8
双根	C5 和 C6	XI-SS	T3-5ICN-MCN	C8-ng-C8
	C6 和 C7	XI-SS	C5-ng-C6	C6-ng-C8
	C7 和 C8	XI-SS	T3-5ICN-MCN	C6-ng-C8（或正中神经）
	C8 和 T1（8）	XI-SS	T3-5ICN-MCN	（C7-ng-C7）
三根	C5～7	XI-SS	T3-5ICN-MCN	
	C6～8	XI-SS	T3-5ICN-MCN	C5-ng-正中神经
	C7，C8，和 T1	C6-ng-SS 和 PD	T3-5ICN-MCN	C5-ng-正中神经
四根	C6～T1	C5-ng-SS 和 PD	T-4ICN-MCN	T5-7ICN-正中神经
		C5-ng-SS 和 PD	T3-5ICN-MCN	CC7T-ng-C8

XI，副神经；ng，神经移植物；SS，肩胛上神经；ICN，肋间神经；MCN，肌皮神经；PD，后股；AD，上干前股。

表 36.9）。C5 残端可以作为 C8 或下干选择性神经修复的供体（丛内神经移位）。如果相关的根性撕脱数量增加，则神经移位的频率增加，包括肋间神经移位恢复屈肘、屈指功能，副神经移位恢复肩关节功能，或者当有 3～4 条根撕脱时将 C5 或 C6 进行丛内移位至 C8 或正中神经。肋间神经移位术，无论是移位至肌皮神经恢复肘功能，还是移位至正中神经恢复手功能，对婴幼儿患者都是一种有效的手术方法（远优于成人）。很少有患儿需要健侧 C7 移位[40]、部分尺神经移位（Oberlin 法[62]）或联合部分正中神经移位（Mackinnon 法[63]）。表 36.11 展示了作者对于断裂伤伴有根性撕脱的重建策略。

本组纳入 10 例 I-OBPP 患儿，手术时间较晚，年龄在 1 岁或以上（1 岁～2 岁 6 个月）。大多数患儿在手术前肩和/或肘功能自发性恢复较差。这些晚期手术患儿，在进行一期神经手术后，肩肘功能恢复取得了可喜的效果，但手部功能恢复得很少。

术后处理

术后立即给每位患儿戴上硬质预制颈支具（图 36.19）。总手术时间 6～10 小时，平均 8 小时，术后拔管后转入重症监护室。头高位护理，以避免由于任何暂时性的膈肌麻痹而导致的呼吸困难。患儿在重症监护室住 3～5 天，然后转到普通病房再住 2 天。总住院期约为 1 周。

颈部支具固定 4 周。至少定期随访 4 年（术后第一个月，以后每 4 个月一次）。术后 4 周开始在家行肌肉电刺激（每次 15～20 分钟，每天 2 次）约 1 年，或直到肌力达到 M2 级。

有两种重要的练习方式预防肩关节内收挛缩：引体向上练习（伸展运动）和游泳（动态运动），双上肢要同时进行。

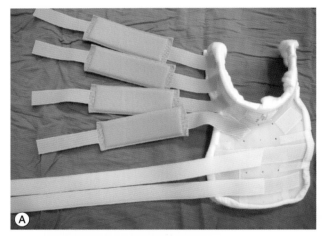

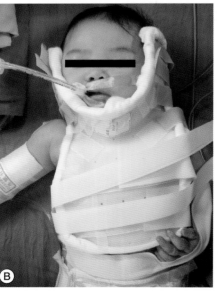

图 36.19　（A，B）术后佩戴颈部支具

效果评估

目前对评估效果的最佳方法仍缺乏共识。部分是由于损伤的复杂性(例如异位神经再支配),修复的复杂性(例如手术策略不同),肢体受累的复杂性(肩、肘、前臂和手),最后还有患儿年纪小难以配合。功能评估的方法包括 MRC 肌肉分级系统, Gilbert 和 Tassin 的肌肉分级系统, Clarke 和 Curtis 的主动运动评分, Narakas 的分级系统等[42~45]。所有病例应随访至少 4 年。结果基于肩外展,外旋,肘关节伸和屈指的程度划分为"好","一般"或"差"(表 36.12)。

表 36.12　OBPP 术后功能评价

	好	一般的	差
肩功能			
肩外展	>120°	90°~120°	<90°
肩外旋	>90°	60°~90°	<60°
手触枕部动作	触及枕线	触及耳线	触及面前或胸前
肘功能			
手触口运动	容易(M=3)	困难(M=2)	不可能完成(M<2)
伸肘	容易(M=3)	困难(M=2)	不可能完成(M<2)
手指功能			
屈指	容易(M=3)	困难(M=2)	不可能完成

结果

无论是 C5 神经移植,尤其是移植到支配肩关节的肩胛上神经和上干后股,或是 C6 神经移植到上干前股用于恢复屈肘功能,整体结果均良好(图 36.20A~D):肩关节外展平均 132°(90°~180°),肩关节外旋平均 67°(50°~90°),肘关节屈曲肌力达 M3。一半以上的神经根断裂患者(71/118: 60%)合并至少一个神经根的撕脱;75% 的患者合并至少两个神经根撕脱。C5 或 C6 移位至 C8 或正中神经的丛内神经移位能改善手部功能。肋间神经移位到肌皮神经或正中神经以及副神经移位到肩胛上神经的丛外神经移位对肩关节外展和屈肘、屈指功能恢复非常有效(图 36.21A~E)。

分娩性臂丛损伤后遗症

异位神经再支配(轴突的错位再生)、肌力不平衡和生长发育是 OBPP(无论是否进行神经手术)继发肩部和肘部畸形的三大原因。肩、肘部弛缓性瘫很罕见,但是不伴有异位再生的 C7~T1 根性撕脱伤常常会导致手部迟缓性瘫。相对于手部,异位神经再支配更多发生在肩部和肘部。所以因大圆肌、胸大肌、肱肌和肱二头肌挛缩(或肥大)引起的肩、肘部畸形很常见。此外,生长发育是肩、肘部畸形的另一个因素,往往是伴随骨骼畸形的形式出现。

异位神经再支配会导致四种主要类型的同步收缩,因此出现不同类型的肩、肘部畸形。

1. 肩外展肌(冈上肌、冈下肌和三角肌)和内收肌(主要是大圆肌和胸大肌)的同步收缩。这会限制肩关节上举。

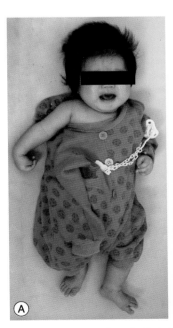
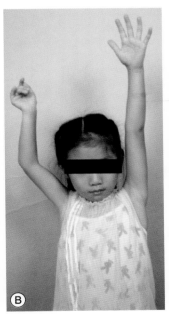
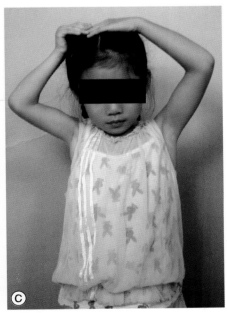

图 36.20　上干和中干断裂的病例。3 个月龄婴儿右侧臂丛神经损伤(A),因上、中干断裂不伴有 C8~T1 撕脱伤,通过神经移植物将 C5 移位至肩胛上神经及上干后股用以恢复肩关节功能,将 C6 移位至上干前股用以恢复肘功能,C7 移至 C7。在一期神经手术后 6 年时,患儿表现出良好的肩外展功能(B),良好的肩外旋功能(C)和屈肘肌力 M4(D)。肩和肘之间没有异位神经再支配

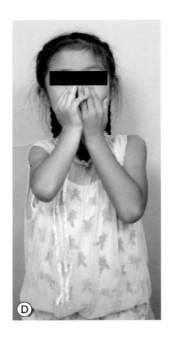

图 36.20（续）

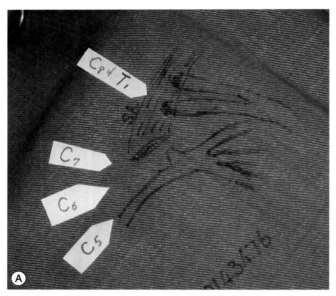

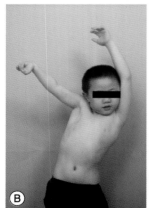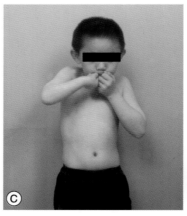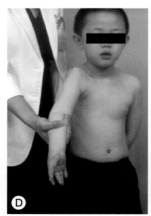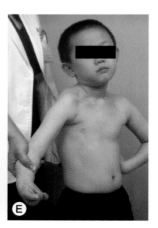

图 36.21　C5 断裂伴有 C6～T1 根性撕脱的患儿（A）。1 例 3 个月龄的婴儿右侧臂丛神经损伤，行一期神经手术，通过神经移植物将 C5 移位至肩胛上神经和上干后股，T3～4 两条肋间神经移位到肌皮神经用以恢复肘功能，T5～8 四条肋间神经移位到正中神经。7 年后，结果如图所示：（B）尚可接受的抬肩功能，（C）屈肘肌力 M4，（D，E）屈指肌力 M3

随着生长发育,肩关节内收(或内旋)挛缩会加剧。

2. 屈肘肌(肱二头肌和肱肌)和伸肘肌(肱三头肌)的同步收缩。轻型患者无法正常进行肘关节屈曲,如提裤子,手触摸侧腹或手触摸脊柱的动作。重型患者甚至不能做由手到嘴的动作。最终发展成肘关节屈曲挛缩。

3. 屈肘肌(肱肌为主)和肩外展肌(主要是三角肌)的同步收缩。当患者做手到口的动作时,肩部会不由自主地抬高,类似于吹喇叭(喇叭征)。此畸形如果手臂和躯干的角度小于 40°,存在轻度神经交叉支配;若该角度大于 80°,预测有严重的神经交叉支配。

4. 肩外展肌、屈肘肌和前臂屈肌的同步收缩。肩上举时肘部和手指会不由自主地屈曲。

在为肩、肘、手的后遗症畸形制定重建策略之前,应填写一份特殊的 S-OBPP 检查图表(表 36.13)。对于异位神经再支配后的运动功能恢复,松解挛缩的肌肉和增强瘫痪的肌肉是手术干预的基础[46,47]。

表 36.13 S-OBPP 检查专用图表

姓名:		病历号:		年龄:	
地址:					
检查日期		病史:			
损伤部位	右		左		
肩关节功能					
肩外展(三角肌,冈上肌):_____°; M _____(肌力)					
交叉支配:胸大肌,大圆肌(+背阔肌);肱二头肌,肱三头肌;前臂(屈肌,伸肌)					
肩外旋肌(冈下肌,小圆肌): (无辅助下)_____°					
(有辅助下)_____°					
肩内旋(胸大肌,大圆肌,肩胛下肌):M _____ 级					
肘关节功能					
屈肘(肱二头肌,肱肌):M _____ 级;角度 _____°					
交叉支配:三角肌,肱三头肌;前臂屈肌					
肱桡肌:M _____ 级;肱三头肌功能 M _____ 级					
前臂旋后:_____°; 前臂旋前 _____°					
手触枕部(前臂旋前,屈肘,肩外展和外旋):胸前;面前;耳前;耳;耳后					
手触口(前臂旋后,屈肘,肩外展和外旋):胸;下巴;口					
喇叭征:显著(>80°); 中度(40°~80°); 轻微(<40°)					
手触腹(前臂中立,屈肘,肩部内旋):					
不可能		困难		简单	
手触脊柱(前臂旋前,屈肘,肩后屈和外展):					
不可能		困难		简单	
手触侧腹:					
不可能		困难		简单	
手触物(前臂旋前,伸肘,肩前屈):					
不可能		困难		简单	
手部功能					
伸腕:(桡侧腕长伸肌,桡侧腕短伸肌,尺侧腕伸肌)					
屈曲:(桡侧腕屈肌,掌长肌,尺侧腕屈肌,指屈肌)					
伸指(指总伸肌):全部,单根;第二、第三、第四、第五					
伸指(内在肌):第二、第三、第四、第五					
屈指(指浅屈肌,指深屈肌):主动,被动;全部,单根;第二、第三、第四、第五					

续表

		受损	完好
拇指：	拇长屈肌		
	拇长伸肌		
	拇长展肌		
	侧捏（前臂旋前时）（尺神经）		
	对掌（正中神经）：部分，　全部		
感觉异常	□否		
	□是		
其他：肩脱位，近桡骨头脱位，近尺骨头脱位，桡骨远端脱位，尺骨远端脱位			
挛缩情况			
长度：	肩峰-肱骨外上髁		
	肱骨外上髁-桡骨茎突		
	桡骨茎突中指尖		
周径：	三角肌隆起		
	臂中部		
	前臂近侧隆起		
	手中部		
计划：			

肩关节畸形重建

　　1968 年之前，S-OBPP 肩关节畸形的姑息性重建主要针对解剖畸形（肩关节半脱位或后脱位）。肱骨截骨，松解挛缩的内旋肌（由于分娩创伤所致的肌肉纤维化），如肩胛下肌、胸大肌和肱二头肌长头[64-66]是首选，但结果不尽如人意。这些手术改善的是患者的外观，而非功能。一些学者运用了肌力不平衡的动态重建概念进行了局部的肌肉转位，如斜方肌和肩胛提肌来恢复部分肩外展功能[56]。然而，异位神经再支配的观念作为 S-OBPP 肩关节畸形的主要原因已经被广泛接受[47]。所有重建方法应旨在最大限度地减小异位神经再支配的影响。如果围手术期查体表明存在异位再生所致的肌肉恢复，那么作者的研究表明，以下步骤对恢复肩关节外展有效：①拮抗肌（胸大肌及大圆肌）的松解；②瘫痪肌肉的加强（大圆肌转位到冈下肌，重置胸大肌锁骨部的两端至外侧）。此外，背阔肌转位到小圆肌止点（或肱骨外侧）有利于肩关节外旋。重建的理想年龄是 4～10 岁。肌肉转位后肩外展平均达到 151°（平均增加 77°），肩外旋平均 72°（平均增加 48°）。与没有做手术的 S-OBPP 患者和行早期神经手术的 I-OBPP 患者相比，作者的重建策略的结果显著改善了肩关节功能[47]。

肘关节畸形重建

　　S-OBPP 常见的肘关节畸形包括：①肘关节屈曲和背伸肌群的异位神经再支配，导致肘关节屈伸活动无力；②肩外展肌和屈肘肌之间的异位神经再支配，导致在手-口运动时出现严重的"喇叭征"，即手臂内侧与躯干夹角超过 80°；③肌肉瘫痪无运动功能恢复，或肱二头肌、肱肌轻度瘫痪[48]。传统上，屈肘功能需优先进行恢复，肱三头肌至肱二头肌的转位是恢复屈肘的常用方法。然而，这会导致肘关节背伸功能的丧失，这对正在成长的儿童而言是一个重大的功能问题，尤其是当肩部矫正后抬肩功能恢复时，这一问题尤其令人沮丧。此外，肘部肌肉失衡经常导致肘关节进行性屈曲挛缩（40°，范围 30°～70°）和/或肘关节脱位。无论是通过局部肌肉转位（如背阔肌移位），还是通过游离肌肉移植，肱三头肌转位至肱二头肌后肘部背伸功能的恢复一直令人失望。由于这些缺点，作者已经停止使用肱三头肌到肱二头肌转位术。对于屈肘、伸肘肌群之间出现异位神经再支配后的运动恢复，伸肘功能重建应优先于屈肘重建。当肘关节出现屈曲挛缩时，可以将肱二头肌转位到肱三头肌，保留肱肌完整，或者将肱肌移位到肱三头肌，保留肱二头肌完整[48]。作者有一半的患者可以在同一次手术中，获得比较能够接受的屈肘和伸肘功能。另一半则需要二次手术，行 FFMT 术，或者行 Steindler 成形术。肱桡肌肌力是一个决定性因素，强有力的肱桡肌可以减少二次手术的需要。

　　对于因 C5～7 根性撕脱导致肱二头肌瘫痪的患者，Steindler 成形术或 FFMT 术[67]是恢复屈肘关节功能的选择。当肩肘同步收缩为主要问题时，将三角肌的前半部分通过阔筋膜移植物转移到远端肱二头肌肌腱，以增强肱二头肌并减小"喇叭角"。然而，伴有肘关节固定畸形的患者（即桡骨和/或尺骨头脱位）并不是上述局部肌肉转位术的理想选择。关节解剖结构改变和关节生物力学异常可能会引起肘关节不稳定,从而导致这些患者的预后不佳。对于异位再生后运动功能恢复导致的肩肘畸形患者,同时对肩、肘部重建是安全的。

前臂和手部畸形重建

前臂和手的 S-OBPP 包括:腕关节、掌指关节、指间关节伸直无力或丧失;屈指无力或丧失;前臂旋后或旋前(更少见)挛缩、腕关节尺偏;桡骨或尺骨脱位;拇指不稳;或手部感觉障碍[49]。因为缺乏可供转移的强有力的局部肌肉,前臂和手畸形的姑息重建要比肩和肘的更困难。异位神经再支配的现象相对不明显。康复计划中持续理疗可以最大程度保留前臂和手残余肌肉的力量,这对后期治疗至关重要。手术方式具有高度个体化。前臂和手部重建的最佳年龄(学龄期 6～13 岁)要比肩和肘部重建(学龄前期 4～6 岁)晚。

重建前臂和手功能常需多次手术,有时可以将两者同期重建来改善肩和 / 或肘关节功能。传统的肌腱转位技术在这些畸形中效果不尽如人意。许多患者需要更复杂的手术,例如 FFMT[67,68]来增强传统的肌腱转位和 / 或骨处理技术。

有力的屈腕肌、屈指肌和 / 或旋前圆肌可作为供体肌肉进行屈肌 - 伸肌移位来重建腕关节、掌指关节伸直功能。有时将两根屈腕肌(桡侧腕屈肌和掌长肌)编织在一起成为更有力的一个单位,移位到指总伸肌来重建伸腕和伸指功能。Zancolli[69]描述的重置肱二头肌对轻型病例的前臂旋后挛缩有效。对于屈指功能减弱或丧失,伸腕肌通常因力量太弱而无效。可以利用以肋间神经作为供体神经的 FFMT 来替代指深屈肌。在晚期的 OBPP 中,前臂和手的感觉障碍只是个小问题,进一步的感觉重建没有必要。

结论

对于 I-OBPP,早期神经手术可以取得良好的治疗效果。3 个月内进行手术对于全瘫患儿是最佳指征,对那些不能屈肘但手功能良好的患儿则为相对适应证;采用多条短神经移植修复断裂性损伤可以取得较好的结果;采用丛内神经移位重建手部功能,使用丛外神经移位重建肩部和 / 或肘关节功能,可以使多发神经根撕脱伤患者受益,一次手术允许同期重建整个上肢功能。在 S-OBPP,肩部和肘部畸形可采用二期重建手术以达到可接受的功能恢复。对于前臂和手畸形,手术方式和效果个体差异非常大,且常需多次手术。

未来展望

■ 重建次序的改变可能会愈加明显。虽然在晚期重建时,利用 FFMT 替代肱二头肌比替代肱三头肌更加容易和有效[41,67],但是对于 I-OBPP,重建的优先次序可能会改变。手部功能的恢复应成为第一要务,其次是肩部功能,最后

是屈肘功能。这与成人 BPI 不同,在成人 BPI 中,屈肘功能始终是重建的首要任务。

■ 对 I-OBPP 的分类需要达成共识。

■ 通过内镜或机器人辅助对 I-OBPP 损伤做出早期诊断,有助于治疗分流。

■ 对于具有更多选择性的患者,更倾向于早期神经手术。

参考文献

1. Leffert RD. Brachial plexus. In: Green D, ed. *Operative Hand Surgery*. 3rd ed. New York, NY: Churchill Livingstone; 1993:1483.
2. Slingluff CL, Terzis JK, Edgerton MT. The quantitative microanatomy of the brachial plexus in man. Reconstructive relevance. In: Terzis JK, ed. *Microreconstruction of Nerve Injuries*. Philadelphia, PA: WB Saunders; 1987:285. *This is an important article because quantitative microanatomy of the brachial plexus is described. Many questions related to brachial plexus anatomy are answered.*
3. Narakas A. Surgical treatment of traction injuries of the brachial plexus. *Clin Orthop*. 1978;133:71–90.
4. Krakauer JD, Wood MB. Adult injuries and salvage. In: Peimer CA, ed. *Surgery of the Hand and Upper Extremity*. New York, NY: McGraw-Hill; 1996:1411.
5. Terzis JK, Verkris MD, Soucacos P. Outcomes of brachial plexus reconstruction in 204 patients with devastating paralysis. *Plast Reconstr Surg*. 1999;104:1221–1240.
6. Ferrante MA. Electrodiagnostic assessment of the brachial plexus. *Neurol Clin*. 2012;30:551–580. *This article presents important and useful concepts of electrodiagnosis for BPI.*
7. Millesi H. Brachial plexus lesions: classification and operative technique. In: Tubiana R, ed. *The Hand*. Philadelphia, PA: WB Saunders; 1988:645.
8. Alnot JY. Traumatic paralysis of the brachial plexus: preoperative problems and therapeutic indications. In: Terzis JK, ed. *Microreconstruction of Nerve Injuries*. Philadelphia, PA: WB Saunders; 1987:331. *The author describes brachial plexus injury in detail, including anatomy, diagnosis, and treatment. For a young surgeon who is interested in brachial plexus treatment, this is an excellent article to read and understand.*
9. Chuang DCC. Adult brachial plexus injuries. In: Mathes SJ, Hentz VR, eds. *Plastic Surgery*. Philadelphia, PA: Saunders Elsevier; 2006:515. *The author describes brachial plexus injury in great detail including anatomy, diagnosis, treatment, and conclusion. There are multiple useful surgical tips. For a beginner who is interested in brachial plexus treatment, this is a good article to read in order to gain confidence.*
10. Narakas AO. Lesions found when operating traction injuries of the brachial plexus. *Clin Neurol Neurosurg*. 1993;95(suppl):S56–S64.
11. Mackinnon SE, Dellon AL. *Surgery of the Peripheral Nerve*. New York, NY: Thieme; 1988:427.
12. Boome RS. Practical anatomy, clinical assessment, and surgical exposure. *Hand Upper Extremity*. 1997;14:9.
13. Sunderland S. Brachial plexus injuries. *Clin Neurol Neurosurg*. 1993;95(suppl):S1–S2.
14. Chuang DCC. Adult brachial plexus reconstruction with the level of injury: review and personal experience. *Plast Reconstr Surg*. 2009;124(suppl):e359–e369. *This article presents a simple classification system in terms of numbered levels. This easy system may become a universal classification of brachial plexus injury.*
15. Qiu SS, Chuang DCC. *Reliability of various predictors for preoperative diagnosis of infraclavicular brachial plexus lesions with combined shoulder and elbow paresis.* (submitted).
16. Carlstedt T, Grane P, Hallin RG, et al. Return of function after spinal cord implantation of avulsed spinal nerve root. *Lancet*. 1995;346:1323–1325.
17. Fournier HD, Mercier P, Menei P. Repair of avulsed ventral nerve roots by direct ventral intraspinal implantation after brachial plexus injury. *Hand Clin*. 2005;21:109–118.
18. Seddon HJ. Three types of nerve injury. *Brain*. 1943;66:237–283.
19. Sunderland S. A classification of peripheral nerve injuries producing loss of function. *Brain*. 1951;74:491–516.
20. Birch R. Timing of surgical reconstruction for closed traumatic injury to the supraclavicular brachial plexus. *J Hand Surg Eur Vol*. 2015;40:562–567.
21. Birch R. Infraclavicular lesions. In: Boome RS, ed. *The Brachial Plexus*. New York, NY: Churchill Livingstone; 1997:79.

22. Hems TEJ. Timing of surgical reconstruction for closed traumatic injury to the supraclavicular brachial plexus. *J Hand Surg Eur Vol*. 2015;406:568–572.

23. Chuang DCC, Yeh MC, Wei FC. Intercostal nerve transfer of the musculocutaneous nerve in avulsed brachial plexus injuries – evaluation of 66 patients. *J Hand Surg Am*. 1992;17:822–828.

24. Chen CC, Wang YC, Yang DY, et al. Brown-Séquard syndrome associated with Horner's syndrome in cervical epidural haematoma. *Spine*. 1995;20:244–247.

25. Lister G. *The Hand*. 3rd ed. Edinburgh: Churchill Livingstone; 1993:233.

26. Bertelli JA, Ghizoni F. Long thoracic nerve: anatomy and functional assessment. *J Bone Joint Surg Am*. 2005;87:993–998.

27. Doi K, Otsuka K, Okamoto Y, et al. Cervical nerve root avulsion in brachial plexus injuries: magnetic resonance imaging classification and comparison with myelography and computerized tomography myelography. *J Neurosurg*. 2002;96(3 suppl):277–284.

28. Yoshikawa T, Hayashi N, Yamamoto S, et al. Brachial plexus injury: clinical manifestation, conventional imaging findings, and the latest imaging techniques. *Radiographics*. 2006;26(suppl 1):S133–S143.

29. Lutz AM, Gold G, Beaulieu C. MR imaging of the brachial plexus. *Neuroimaging Clin N Am*. 2014;24:91–108.

30. Vargas MI, Viallon M, Nguyen D, et al. New approaches in imaging of the brachial plexus. *Eur J Radiol*. 2010;74:403–410.

31. Wilbourn AJ. Brachial plexopathies. In: Brown WF, Bolton CF, Aminoff MJ, eds. *Neuromuscular Function and Disease. Basic, Clinical, and Electrodiagnostic Aspects*. Philadelphia, PA: W.B. Saunders; 2002:831.

32. Ferrante MA. Electrodiagnostic assessment of the brachial plexus. *Neurol Clin*. 2012;30:551–580.

33. Chuang DCC. Nerve transfers in adult brachial plexus injuries: my methods. *Hand Clin*. 2005;21:71–82.

34. Machinnon SE, Novak CB. Nerve transfers. *Hand Clin*. 1999;15:643–666, ix.

35. Chuang DCC. *Restoration of elbow flexion by nerve transfer – comparison between proximal vs. distal nerve transfer in 188 acute brachial plexus injuries*. (Submitted).

36. Viterbo F, Trindade JC, Hoshino K, et al. End-to-side neurorrhaphy with removal of the epineurial sheath: an experimental study in rats. *Plast Reconstr Surg*. 1994;94:1038–1047.

37. Cardenas-Mejia A, O'Boyle CP, Chen KT, et al. Evaluation of single, double, and triple-nerve transfers for shoulder abduction in 90 patients with supraclavicular brachial plexus injury. *Plast Reconstr Surg*. 2008;122:1470–1478.

38. Hentz VR, Doi K. Traumatic brachial plexus injury. In: Green DP, Hotchkiss RN, Pederson WC, et al., eds. *Green's Operative Hand Surgery*. 5th ed. Philadelphia, PA: Elsevier/Churchill Livingstone; 2005:1351.

39. Doi K. Management of total paralysis of the brachial plexus by the double free-muscle transfer technique. *J Hand Surg*. 2008;33E:240–251.

40. Chuang DCC, Hernon C. Minimum 4-year follow-up on contralateral C7 nerve transfers for brachial plexus injuries. *J Hand Surg Am*. 2012;37:270–276.

41. Chuang DCC. Nerve transfer with functioning free muscle transplantation. *Hand Clin*. 2008;24:377–388, vi.

42. Pondaag W, Malessy MA. The evidence for nerve repair in obstetric brachial plexus palsy revisited. *Biomed Res Int*. 2014;2014:434619.

43. Tse R, Kozin SH, Malessy MJ, et al. International Federation of Societies for Surgery of the Hand Committee Report: The role of nerve transfers in the treatment of neonatal brachial plexus palsy. *J Hand Surg Am*. 2015;40:1246–1259.

44. Kozin SH. The evaluation and treatment of children with brachial plexus birth palsy. *J Hand Surg Am*. 2011;36:1360–1369.

45. Al-Qattan MM. Obstetric brachial plexus injuries. *J Hand Surg Am*. 2003;3:41–54.

46. Chuang DCC, Ma HS, Wei FC. A new evaluation system to predict the sequelae of late obstetric brachial plexus palsy. *Plast Reconstr Surg*. 1998;101:673–685.

47. Chuang DCC, Ma HS, Wei FC. A new strategy of muscle transposition for treatment of shoulder deformity caused by obstetric brachial plexus palsy. *Plast Reconstr Surg*. 1998;101:686–694.

48. Chunag DCC, Hattori Y, Ma HS, et al. The reconstructive strategy for improving elbow function in late obstetric brachial plexus palsy. *Plast Reconstr Surg*. 2002;109:116–126.

49. Chuang DCC, Ma HS, Borud LJ, et al. Surgical strategy for improving forearm and hand function in late obstetric brachial plexus palsy. *Plast Reconstr Surg*. 2002;109:1934–1946.

50. Hardy AE. Birth Injuries of the brachial plexus: incidence and prognosis. *J Bone Joint Surg Br*. 1981;63:98–101.

51. Greenwald AG, Schute PC, Shiveley JL. Brachial plexus birth palsy, a 10-year report on the incidence and prognosis. *J Pediatr Orthop*. 1984;4:689–692.

52. Kline DG, Hudson CG. *Nerve Injuries*. Philadelphia, PA: W.B. Saunders; 1995:461.

53. Boome RS, Kaye JC. Obstetric traction injuries of the brachial plexus: natural history, indication for surgical repair and results. *J Bone Joint Surg Br*. 1988;70:571–576.

54. Gilbert A. Long-term evaluation of brachial plexus surgery in obstetrical palsy. *Hand Clin*. 1995;11:583–594, discussion 594–595.

55. Terzis JK, Kokkalis ZT. Outcomes of hand reconstruction in obstetric brachial plexus palsy. *Plast Reconstr Surg*. 2008;122:516–526.

56. Hentz VR. Obstetric brachial plexus palsy. In: Mathes SJ, Hentz VR, eds. *Plastic Surgery*. 2nd ed. Philadelphia, PA: Saunders/Elsevier; 2006:539.

57. Clarke HM, Curtis CG. An approach to obstetrical brachial plexus injuries. *Hand Clin*. 1995;11:563–580.

58. Chuang DCC, Mardini S, Ma HS. Surgical strategy for infant obstetrical brachial plexus palsy: experiences at Chang Gung Memorial Hospital. *Plast Reconstr Surg*. 2005;116:132–142.

59. Gilbert A. Indications and strategy. In: Gilbert A, ed. *Brachial Plexus Injuries*. Martin Dunitz Ltd; 2001:205.

60. Terzis JK, Papakonstantinou K. Surgical treatment of obstetrical brachial plexus paralysis: the Norfolk experience. *Semin Plast Surg*. 2004;18:359–375.

61. Clarke HM, Curtis CG. Examination and prognosis. In: Gilbert A, ed. *Brachial Plexus Injuries*. Martin Dunitz Ltd; 2001:159.

62. Oberlin C, Béal D, Leechavengvongs S, et al. Nerve transfer to biceps muscle using a part of ulnar nerve for C5–6 avulsion of the brachial plexus – anatomical studies and report of four cases. *J Hand Surg Am*. 1994;19:232–237.

63. Mackinnon SE, Novak CB, Myckatyn TM, et al. Results of reinnervation of the biceps and brachialis muscles with a double fascicular transfer for elbow flexion. *J Hand Surg Am*. 2005;30:978–985.

64. Muhlig RS, Blaauw G, Slooff ACJ, et al. Conservative treatment of obstetrical brachial plexus palsy (OBPP) and rehabilitation. In: Gilbert A, ed. *Brachial Plexus Injuries*. Martin Dunitz Ltd; 2001:173.

65. Price AE, Grossman JAI. A management approach for secondary shoulder and forearm deformities following obstetric brachial plexus injuries. *Hand Clin*. 1995;11:607–617.

66. Egloff DV, Raffoul W, Bonnard C, et al. Palliative surgical procedures to restore shoulder function in obstetric brachial palsy – critical analysis of Narakas' series. *Hand Clin*. 1995;11:597–606.

67. Chuang DCC, Cheng MH, Ma HS. Clinical application of functioning free muscle transplantation (FFMT) in the late obstetric brachial plexus palsy (OBPP). *J Plast Surg Associ ROC*. 2006;15:211.

68. Doi K. Obstetric and traumatic pediatric palsy. In: Peimer CA, ed. *Surgery of the Hand and Upper Extremity*. New York, NY: McGraw-Hill; 1996:1443.

69. Zancolli EA, Zancolli ER. Palliative surgical procedures in sequelae of obstetrical palsy. *Hand Clin*. 1988;4:643–669.

第37章

瘫痪患者的上肢功能重建

Carina Reinholdt and Catherine Curtin

概要

- 脊髓损伤会导致患者的生活发生巨大变化,日常活动也会变成一种挑战。当四肢瘫痪患者被问及他们最想恢复哪种功能时,他们首选手和手臂的活动[1]。对于四肢瘫痪的患者,恢复其生活自理是治疗的首要目的。
- 目前尚无治愈脊髓损伤的办法,但专业的治疗可以恢复和部分重建某些丢失的功能。
- 瘫痪肢体的功能重建需要多方面的合作,包括物理治疗、作业治疗、辅助锻炼设备以及手术治疗,包括肌腱转移术、神经移位术、肌腱固定术、关节融合术等。
- 因脊髓损伤导致瘫痪的患者常能从抓握和伸肘功能重建中获益,这些功能已被证明可以提高患者自理能力[2,3]。
- 重建术后早期主动活动可改善预后。
- 2007年在费城召开的国际四肢瘫手外科手术与康复大会通过了一项决议,要求对脊髓损伤并发四肢瘫痪的患者进行检查、评估,并告知他们上肢运动功能重建的可能[4]。
- 上述治疗方法尚未被广泛运用[5]。
- 加强脊髓神经损伤专家和手外科医生的沟通和合作,对该类疾病的诊疗具有重要意义。

简介

对四肢瘫的患者进行手术需要仔细认真地考虑,因为手对该类患者的功能极其重要[6]。与其他患者不同,四肢瘫患者的手功能对其生活尤其重要,因为手是他们仅有的可能恢复功能的肢体,形象地说需要"靠手行走"。由于其重要性,手术方案需要多学科团队来制订,并且需要一个综合的康复治疗方案。患者必须理解其治疗过程中可能出现的情况,认识到术后并不能将上肢功能恢复到正常水平。但是正如美国手外科著名专家 Sterling Bunnell 所说:"对那些

一无所有的人来说,恢复一点也意味着很多。"[7]

基础科学/疾病进程

如今,最常见的颈椎损伤原因主要是车祸、摔伤(尤其是老年人)和运动损伤。最常损伤的平面是C5/C6[6],功能障碍的程度取决于损伤发生的解剖学平面和损伤程度。现代急诊医学突飞猛进,使得多数患者得以幸存,但也意味着他们的生活状态发生了巨大的改变。几乎每一个瘫痪患者都会或多或少存在上肢功能的损害,而对大多数患者而言,除了大脑,手是他们最重要的"资产"。

尽管手外科医生通常不参与脊髓损伤患者的急性期处理,但是早期康复治疗的重点应该放在上肢。给予专门护理以防止手指、腕部和肘关节的挛缩。即使是肘关节轻度的挛缩也会对之后的肌腱移位治疗产生不利影响[8]。值得欣慰的是,受过良好教育的治疗师都知道受伤后应该尽快使用保护性的夹板。在患者适应脊髓损伤的过程中,肩关节也需要进行很好的保护。牵拉患者、错误的姿势或摔倒都会造成患者肩关节的损害,从而最终导致患者自理能力受限。事实上,大多数四肢瘫患者在度过急性期后都会表现出肩部疼痛[9]。因此,早期治疗中对上肢的关注可以取得良好的长期预后。

上肢瘫痪的分类

颈椎脊髓损伤有多种分类模式,包括骨平面分类法或根据最远端保留功能的神经根分类法。但是,这些分类方法都过于笼统,因为几乎没有两个患者的瘫痪症状是完全一致的。相同损伤平面患者的功能障碍模式可以不同,同一个患者的左右手障碍也往往不同。为了给这些患者更好

的制订治疗策略，需要一种更为精确的上肢瘫痪分类法。因此，一种基于肢体残存的运动和感觉功能的国际分类标准应运而生（表37.1）。运动功能评估根据前臂受意识控制的肌肉数量，且这些肌肉的肌力需大于4~5级。选择4级肌力为标准，是因为这种强度的肌肉可用于肌腱移位，并有望完成有意义的活动，而3级的肌肉在转移中会失去很多力量，作为肌腱转移术的供体并不可靠。

表37.1　四肢瘫痪患者指导手部手术的国际分类

ICHST 分组	特征性肌肉	描述/功能
0	在肘下没有适合转移的肌肉	肘关节屈曲/旋后
1	肱桡肌	
2	桡侧腕长伸肌	伸腕（弱或者强）
3	桡侧腕短伸肌	伸腕
4	旋前圆肌	腕关节背伸和旋前
5	桡侧腕屈肌	屈腕
6	指伸肌	手外在肌驱动的伸指，部分或完全
7	拇伸肌	手外在肌驱动的拇指伸直
8	部分指屈肌	手外在肌驱动的屈指，弱
9	仅缺乏手内在肌	手外在肌驱动的屈指
X	其他	

注意：在手术探查之前无法确定桡侧腕短伸肌的强度。

每例患者还应检查感觉，并将其分为眼睛组（依赖视觉观察）或皮肤组（可通过皮肤获得感觉）。

Moberg[10,11]建议分类标准需包括残存的感觉功能。如有手部保存足够的本体感觉功能（特别是拇指和示指），则患者可以在眼睛不注视的情况下控制手部运动。本体感觉的缺失会限制患者双手的协调和互动，但这并不是手部功能重建手术的禁忌证。有研究表明，对于缺乏感觉的患者，存在抓握功能的手对患者的作用更大[12]。如今，静态2点辨别觉小于12~15mm，被认为是本体感觉存在的表现。国际分类法使用单词或字母缩写表示本体感觉的程度："cutaneous"或"Cu"表示可以依靠手部传入中枢的感觉来定位，"ocular"或"O"表示需要用眼睛判断手的位置。

后来，国际分类标准还纳入了肘关节是否可以伸展的指标。这套分类系统现在广泛运用于上肢瘫痪患者的诊治中。

患者表现与患者选择

组建团队

Moberg强调组建一个由各科志同道合的专家组成的团队是上肢瘫痪患者诊疗的关键，其中需要包括对患者长期康复训练的物理治疗师。上肢重建团队的成功关键在于受过专业训练的治疗师，包括康复训练师或职业训练师的加入（最好都具备）。手外科医师提供专业的技术支持，而其他工作人员，包括社工和心理治疗师则在其他方面提供支持。家人或其他陪护人员在患者的康复过程中也起到关键作用，患者是团队的核心[14-16]。

团队的分工相对清晰。治疗师协助外科医师确定患者是否手术以及适当的手术时机，还有总体的康复训练的目的和计划。治疗师经常是患者最大的支持者，他们比谁都了解患者的需求。

对患者而言，手外科手术可以对其产生巨大的情绪影响。一些患者担心手术改变解剖结构，他们更期待脊髓损伤的恢复。尽管手术是为了恢复更多的功能，但是患者在术后康复期间会暂时丢失一些来之不易的功能。对于家人和其他照顾者而言，这段时间患者会更加依赖他们，他们也要克服更多的不便，付出更多的努力。所有的团队成员必须参与治疗重要的决策，并且分享在治疗和康复期间的成果，共同承担困难。

手和上肢团队的医生应该在早期就参与脊髓损伤患者的常规评估。颈椎损伤患者到达康复中心或脊髓损伤中心时，上肢常常是松软的，尽管没有或仅有少量的自发活动，此时的手功能评估较容易。一旦患者脊髓损伤的病情趋于稳定、患者可以坐在轮椅上了，就要由上肢团队的医生用新的方法进行评估，并且开始手的康复治疗。受伤后的第4个月，大多数患者的最终功能状况会清晰地表现出来[17]。此时，康复内容由训练患者上肢功能变为训练日常生活技能，依靠感知功能、适应性的抓握方式、技术辅助和辅助装置这几个方面的协同训练来完成[18-20]。医生的目标是最优地使用双手，来最大限度地提高自理能力，甚至可以不要主动抓握的功能。

时机

在脊髓损伤后的前几个月，一般都没有手和上肢的手术指征。患者需要足够的时间来适应神经、心理以及社会方面的改变。从患者康复的角度上来讲，患者有太多更重要的方面需要康复治疗。有人甚至认为："永远不要给伤后12个月内的患者行手外科重建手术"，但从另一方面讲，这似乎缺乏科学依据；因为有些患者在伤后12个月内就具有明显的手术指征。例如，早期手术缓解患者的肘关节屈曲挛缩畸形，以使患者可以在必要的康复训练中发挥更多的主观能动性[8]。早期的肘关节屈曲挛缩松解术还能同时改善肱二头肌和肱三头肌的收缩功能。这会改善挛缩的病理过程，消除不良的应变力，并对拮抗肌的力量恢复提供帮助。肉毒杆菌是另一个重要的早期康复治疗工具，这对伴有脑损伤的患者尤其有帮助，这些患者往往不能配合支具固定和治疗，并有肌张力升高。

一旦患者的神经和神经状态趋于稳定，团队应该尽快给患者安排一次系统的上肢功能评估，以更好地指导后续治疗。评估应该注重于患者上肢运动和感觉功能残存的状况，还应该注意患者的行为和智力情况。越来越多的证据表明，脊髓损伤经常与脑损伤共同存在，并且脑损伤将对康复带来影响[21]。如果患者有认知障碍，应该在术前充分评估，因为术后的康复治疗需要患者的配合。对患者的初次评估应该包括患者如何用手完成日常生活（图 37.1、图 37.2A，B）。肌腱转移术经常引起患者手部和手指的姿势改变。在重建术后，必须用支具固定手或者上肢，而这会增加

使用轮椅和在床上转运等必要的日常活动的难度（图 37.3）。作者推荐患者在术前安排好看护人员，同时学习安全转运的技巧。手术时机非常重要，同时患者对于手术的正确期望也很重要，他们对康复和手术应该有同样积极的态度。一些患者，特别是女患者，往往需要较长的时间才能做出手术的决定，这其中可能有一些家庭方面的问题[22]。受伤很长时间以后仍可以行肌腱转移术，有在受伤 38 年以后手术，仍取得较好结果的记录。要注意目前逐渐兴起的神经移位术，这种手术比肌腱转移术的时间窗要窄。对于这类患者而言，最佳的神经移位时机尚未明确，现在认为 18 个月左右较为合适。

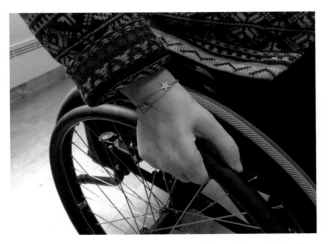

图 37.1　一位抓握功能重建后的患者，正在操作其轮椅

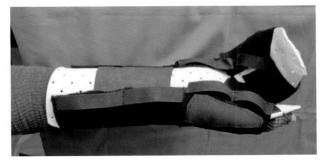

图 37.3　使用夹板来尽可能促进主动康复活动，如推动轮椅、使用电脑或手机（用小挂钉辅助）

患者评估/选择

上肢的功能检测包括运动功能和感觉功能的评估，并识别可能影响手术结果的病理状态，如挛缩、疼痛和关节不稳等。感觉功能的评估包括通过手指的两点辨别觉来测试本体感觉。此外，患者的抓握模式也应该纳入评估。有时脊髓损伤的患者还有严重的区域性神经病理性疼痛，导致团队对相应区域的评估不全面，还有可能影响手术效果。

在对患者的功能评估之外，还应该评估患者在日常生活中的总体功能状态，包括行动能力、个人护理、家庭生活、轮椅类型和其他辅助设备。有一些需要关注的问题：患者是否可以在床上进行自主或非自主活动？患者如何移动身体？患者是否使用手动或电动轮椅？患者使用什么方法穿衣服、梳洗、和进食。如果实施手术，术后恢复期患者将需要更全面的照顾，是否有足够的支持帮助患者度过一段时期？这些额外的照料工作是否会导致看护人员的辞职？对于许多患者而言，上肢手术意味着术后需要使用电动轮椅生活，这样是否可行？患者的家庭设施是否允许电动轮椅通行？电动轮椅的控制面板是否设置在患者可以活动的一侧手边？患者的首席康复治疗师可以协助回答这些问题。只要患者在术后恢复期合理地使用保护性矫形器械，大多数患者可以继续使用他们的手动轮椅。术前准备还可以防止并发症如压疮的发生，以及对社会生活的影响，如离婚，从而使患者全身心地投入术后的康复训练中。

最后，应该充分了解患者的手术动机。作者更倾向于使用加拿大作业表现测量表（Canadian Occupational Perfor-

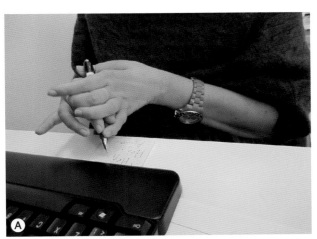

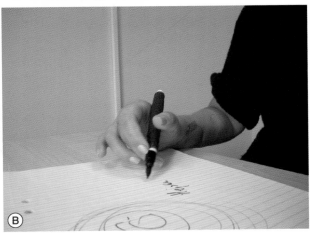

图 37.2　一期抓握和松手功能重建的术后效果。（A）重建前写字；（B）重建后写字

mance Measure, COPM)[23]。它可以帮助量化具体的要求，如患者说"我想自己吃3层的三明治"，这种量表会有助于术者理解患者的要求是否可行，并最终帮助其完成该目的。该量表也是一种重要的评估工具。

治疗/手术技术

总体重建指南

以下5个术式被广泛应用于改善瘫痪患者上肢的功能：

1. 关节融合术：可用于稳定那些缺乏肌肉固定的关节。

2. 肌腱固定术：可用于增强关节固定和改善其近端的活动，如伸腕；该术式可以产生肌腱收紧效果，并改善远端关节的活动，如拇指屈曲。

3. 肌腱转移术：使用一个受意识控制，功能良好的肌腱-肌肉单元替代无功能或功能不良的单元。

4. 神经移位术：将有功能的神经分支从活跃的肌肉转移到瘫痪的肌肉，来重建功能。

5. 减轻痉挛手术：将肌腱延长或肌肉松解，使肌腱-肌肉单位变长来减轻痉挛。这可以更好地控制肌肉活动。

肌腱转移术是瘫痪患者上肢重建的主要术式。在过去的80年间，该术式不断被更新，包含下列几个基本原则：①首先是矫正所有的关节挛缩。肌腱转移术很多时候是不利于生物力学的，因此无法矫正关节挛缩。②供体肌肉必须具备足够的强度。肌腱转移术通常会损失1级肌力，所以在术前肌力应大于4级；这样在术后才能保持基本的运动功能。③供体肌肉必须是可以牺牲的；④肌肉走行应该呈一直线，以达到最佳的生物力学效果。⑤软组织床必须可靠。这些手术必须在柔软的软组织床上实施，并保证其具有足够的皮肤覆盖。如果软组织床瘢痕较多，会阻碍肌腱的滑动，从而影响手术疗效。⑥供体肌肉应该保证足够的收缩幅度，以替代所需的功能。

对于瘫痪患者而言，必须考虑到肌肉的痉挛。供体的肌肉应该受意识控制，且肌张力不能过高。总体而言，患者的痉挛可以通过康复训练和药物治疗控制和改善。轻微的痉挛是可以接受的，有时还对功能重建有利。外科医生在手术干预前应该对痉挛进行充分评估并确定其状态有利于功能恢复。目前认为应在肌腱转移术前治疗肌肉痉挛。大多数肢体不全瘫的患者都有痉挛，当保守治疗效果不佳时可以行肌腱延长术和肌肉松解术[4]。

手术方法可以通过IC系统来分类（表37.2）。这些术式的重点在于应该对每个患者甚至每个上肢进行评估，并做到个体化的手术设计[24]。

对于高位颈椎损伤的患者，其上肢已经没有可以用于肌腱转移术的骨骼肌。而对于较低位的损伤，如C7损伤的患者，尚存在许多潜在可牺牲的肌力达到4～5级的肌肉用于转移的。手术的方式首先取决于患者残存的肌肉储备，其次还和患者的需求、动机及可获得的支持等一些主观因素有关。瘫痪患者的上肢重建的手术技巧与其他外周神经损伤的重建手术基本一致，所不同的是术前准备以及

术式的选择。在积累经验的同时采取谨慎的方法，有助于获得团队成员和患者对手术作用的认可。在团队积累经验的早期，如果手术结果不好，就会后续发展造成巨大的障碍。

表37.2　四肢瘫患者的手术治疗策略

ICSHT 分组 眼/皮肤	肘下可用的肌肉	建议或可行的术式
0	无可用肌肉	神经移位术，肱三头肌重建
1	肱桡肌	肱桡肌-桡侧腕短伸肌，被动侧捏，肱三头肌重建，神经移位术
2～3	桡侧腕长伸肌，桡侧腕短伸肌	肱桡肌-拇长屈肌或指深屈肌并重建被动侧捏，肱三头肌重建，House术式，神经移位术
4～5	旋前圆肌，桡侧腕屈肌	一步法重建抓握和释放，肱三头肌重建，神经移位术
6～8	指总伸肌，拇伸肌，部分指屈肌	一步法重建抓握和释放以及一些可供选择的方案：小指伸肌-拇短展肌，重建骨间肌的主动活动
9	仅缺乏骨间肌	重加骨间肌的主动活动——环指的指浅屈肌转移到骨间肌
X	混合模式	上述术式的组合
痉挛状态	混合模式	肌腱延长 肌肉松解 尺侧腕伸肌肌腱固定术 尺骨远端内在肌松解术

ICSHT，四肢瘫患者指导手部手术的国际分类。

重建手术

肘关节伸直

Erik Moberg强调了脊髓损伤患者肘关节伸直功能的重要性。对于脊髓损伤的患者而言，良好肩关节和肘关节功能可以支持他们使用手动轮椅、从床上转移到轮椅上、减轻压力从而避免压疮的发生。肘关节无法主动伸直时，患者无法将上肢稳定在空中，在仰卧位时手就会掉到脸上，这使得吃饭和日常卫生成为挑战（图37.4）。重建肘关节伸直后，活动范围可以提升12英寸（约30.84cm），则患者手部的可触及范围将增大800%，患者可以完成一些简单的任务比如打开灯的开关。有两种推荐的重建主动伸肘的术式，一种是肱二头肌到肱三头肌的转移术，另一种是三角肌到肱三头肌的转移术。

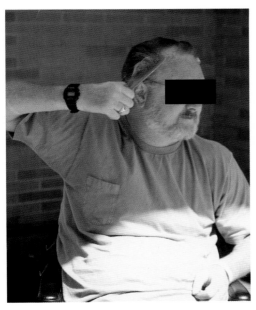

图 37.4　手术后肘关节外展，使得上臂可以稳定，以协助完成梳头的动作

肱二头肌至肱三头肌转移术

这是一种常见且简单的手术[25-28]。该术式主要用于肘关节挛缩超过 45° 的患者，因为肱二头肌转移术同时矫正了造成畸形的屈曲力量。肱二头肌到肱三头肌的肌腱转移术的优点在于不需要插入移植物，肌腱修复点也只有一处；其缺点在于康复训练的难度增大，且具有肘关节屈曲力量下降的可能。

手术技术

肱二头肌的肌腱附着处从桡骨粗隆上分离下来，肌肉 - 肌腱单元可以通过中路[29]或外侧路[30,31]固定于肱三头肌腱膜上或直接进入鹰嘴。

切口大小很大程度上取决于肘关节正面是否需要行广泛的挛缩松解术。切口远端应延长至暴露肱二头肌腱，如此可以在离桡骨二头肌粗隆处结合点尽量近的地方完全切断（图 37.5A）。

切口穿过皮下组织，保护基底静脉和头静脉的大分支。将肱二头肌腱膜上覆盖的软组织提起，将腱膜与主肌腱分开，或尽可能向远端剥离来为肱三头肌提供另一个固定点（图 37.5B）。

在桡骨的连接处游离肱二头肌的主腱束。屈曲肘关节，将前臂后旋可以做到更好的术中暴露。尽量在远端切断肌腱。在筋膜内的近端解剖肱二头肌，暴露位于肱二头肌和其深面的肱肌之间的肌皮神经的感觉支，在暴露肌皮神经远端运动支过程中应该妥善保护感觉支。

内侧及外侧入路的转移术都已被描述过。由于这类患者的尺神经通常都已无功能，因此作者首选使用内侧入路。充分分离 Struthers 弓和内侧肌间隔等所有筋膜是有

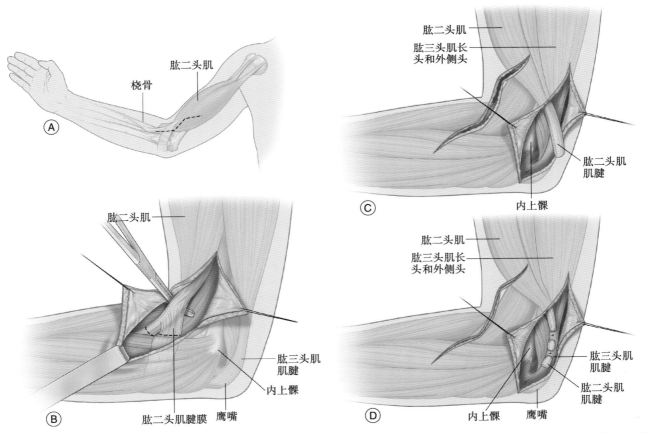

图 37.5　经内侧入路的肱二头肌转移肱三头肌示意图（A ~ D）。（*Redrawn from Hentz V, Leclercq C. Surgical Rehabilitation of the Upper Limb in Tetraplegia. London:Harcourt Health Sciences*；*2002, with permission.*）

必要的。有一点必须注意，外侧入路可能会造成桡神经受压。

第二种切口位于后内侧，用于暴露肱三头肌止点的内侧。通过这个切口，肱三头肌的内侧可以游离和提起，暴露它和鹰嘴的止点。肱二头肌和其肌腱从前方切口通过广泛游离后的皮下隧道至后方切口（图37.5C），之后可以缝合前方的切口。

肱二头肌腱通常可以达到鹰嘴的尖端，但是几乎不可能有足够的肌腱长度实现和鹰嘴间的坚强连接。因此，医生可以将肱二头肌腱与肱三头肌腱的内缘使用粗线编织，再用结实的线锚定到可供选择的多个位置之一（图37.5D）。作者已经评估过，当肘关节屈曲20°时，肱二头肌腱的远端可以在合适的张力下碰到鹰嘴。只要肌腱和肌腱缝合完毕，肘关节可以完全伸直。

术后康复

无论选择哪种术式，患者的肘关节应该使用轻质石膏或纤维材质的管型筒制动于完全伸直位3.5周，安装一个固定于轮椅上、过头顶的吊索装置，一直用到拆除石膏之后。

如果患者的肘关节在术前可以做到基本的被动伸直，则初始的支具会被用于制动3.5周。如果患者肘关节在术前有15°～30°间的屈曲挛缩，则患者的肘关节应该在术中及术后保持尽可能的伸直位。这种情况下，支具会在术后10～14天后去除，在此期间必须密切注意以保持其肘关节处于伸直位。一般而言，患者的肘关节通过缓慢的拉伸会在此期间进一步伸展，这时需要重新调整支具固定。通过以上过程，一般而言，患者的肘关节可以接近甚至超过完全伸直位。去除支具后，患者通过一个特殊设计的"屈曲-停止"支具逐渐恢复肘关节的屈曲功能（图37.6）。虽然肱二头肌看起来是肘关节伸直的拮抗肌，但是通过适当的旋后和伸肘训练，患者可以通过使用肱二头旋后的功能实现肘关节的伸直。电刺激和生物反馈疗法已经被用于改善治疗效果。在术后6个月内应注意避免转移肌腱的过度拉伸，肌腱转移后的最大强度要在很多个月之后才能获得。

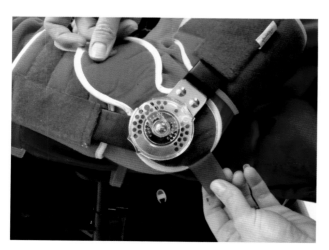

图37.6　有铰链的关节保护装置，可以逐渐增加肘部的屈曲度

三角肌至肱三头肌的肌腱转移术[32]

手术技术（图37.7）

提示与要点

1. 尽可能游离三角肌与肱骨，包括其间的筋膜和纤维连接以及来源于肱肌的筋膜。
2. 确保肱三头肌筋膜是完整的，以保护桡神经。
3. 将肩关节外展90°、肘关节尽量伸直、前臂旋前以使三角肌和肱三头肌在最大张力状态下连接。当肘关节屈曲10°～15°时，转移的肌腱应达到最紧张位置。手术过程中让助手协助肘关节伸直，以确保肘关节屈曲角度不会太大。
4. 术后愈合时使用支具将肘关节保持完全伸直位并固定于肩关节外展位。

肩部水平的手术体表标志包括：肩峰后方的顶点、三角肌后缘和肱三头肌后侧的间隙以及三角肌在肱骨的止点。肘关节水平的手术体表标志是鹰嘴的顶点。外科医生需要牢记手术区域的神经和血管解剖结构，包括腋神经和旋肱后动脉的走行，以及桡神经走行和三角肌止点的关系。

上端切口位于肱骨中轴线和三角肌后缘的中点。在肱骨中轴线处切开皮肤，向前侧分离皮下组织到肱骨的中轴线，向后方分离至三角肌和肱三头肌长头汇合处。两块肌肉之间的平面使用锐性分离或手指分离。当手指触及肱骨时，指尖可以顺着三角肌的纤维向上分离，将三角肌分离成相对相等的前后半部，最少要将1/3的肌肉分离到后半部分，才能完成转移术。

在后半群肌肉和肱骨结合点的骨膜上锐性切割一个矩形，从而切断两者之间的纤维连接，由此分离后半群肌肉和肱骨。作者通常在连接处尽可能多地分离筋膜和纤维，包括部分肱肌筋膜的起点和起自肱骨的肌肉。桡神经穿行于肱骨的后方、距此点远端几厘米处，手术损伤桡神经很少见报导，但如果发生，则属于严重的并发症。

使用缝线标记于三角肌后半的纤维起点处，在浅层分离暴露腋神经，直到可见其分支，在此处停止分离。

有以下几种方法可以用于连接三角肌后半和肱三头肌或鹰嘴：

- 使用自体组织如阔筋膜、趾伸肌[33]、胫前肌腱[11]或尺侧腕伸肌[34]
- 在肱三头肌中部使用合成材料辅助[35]
- 骨与骨之间连接[36]
- 使用各种合成材料[37]

作者倾向于使用患者自体胫前肌腱，因为该肌腱厚度和近端的扇形结构可以和三角肌腱膜较好地匹配。

可以通过两个切口来获取胫前肌腱，一个在肌腱的附着部位，另一个是胫骨外侧的纵行切口。将肌腱从肌肉上分离下来，然后采用侧对侧的方式缝合到三角肌腱膜和三头肌上，胫前肌腱不需要通过皮下隧道连接至鹰嘴。

对于可以行走的不完全四肢瘫的患者，阔筋膜是更好的选择。阔筋膜可通过多个位于髂胫束上的横向切口获得。

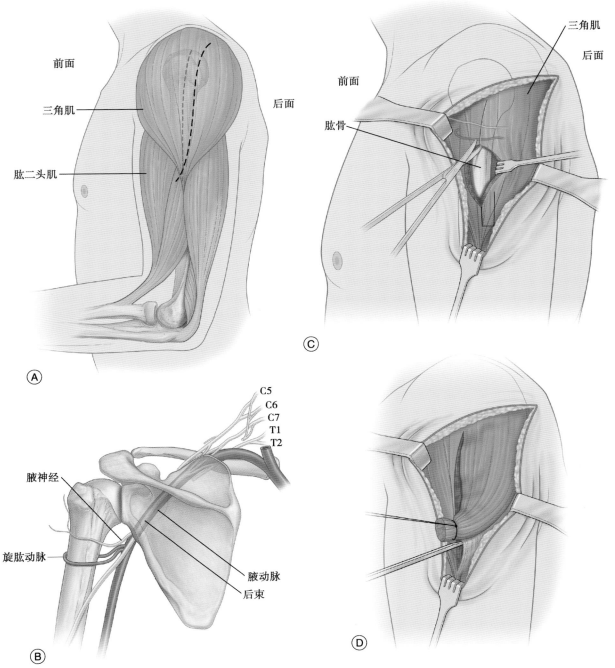

图 37.7 （A~H）使用阔筋膜行三角肌-肱三头肌转移术。（*Redrawn from Hentz V, Leclercq C. Surgical Rehabilitation of the Upper Limb in Tetraplegia. London: Harcourt Health Sciences; 2002, with permission.*）

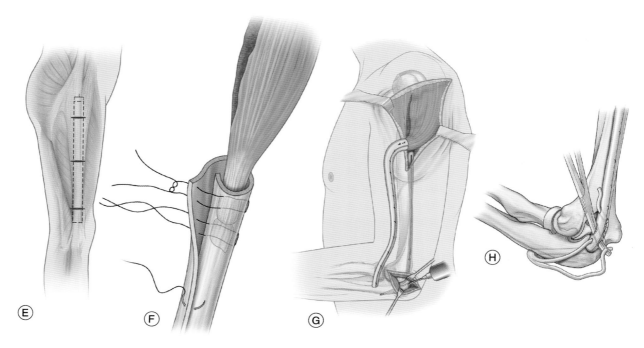

图 37.7（续）

筋膜的理想宽度是 2.5cm，使用不可吸收编织线将阔筋膜和三角肌腱结合点位置进行褥式缝合，筋膜缝合后卷曲成管状，通过皮下隧道连接至鹰嘴。

在肱三头肌附着点远侧暴露鹰嘴，纵向分割肱三头肌腱以进一步显露鹰嘴的尖端，使用 5mm 钻头构建穿过鹰嘴的斜行隧道。Bunnell 肌腱剥离器可以用于打磨此骨性隧道，使管状的阔筋膜可以更顺利地通过此处到达鹰嘴远端[38]。将阔筋膜分成两束，分别从骨性通道通过。

将肩膀外展 90°、肘关节尽量伸直。将筋膜的两束尽可能拉直，然后和近端的管状阔筋膜编织起来，使用不可吸收缝线缝合。缝合完毕后，筋膜应保持适当的张力。缝合切口并使用前述支具固定肘关节于完全伸直位。

术后康复

术后护理与肱二头 - 肱三头肌腱转移术基本相同。对该术式而言，医生要更加关注肩关节的位置，照料者和患者自己都应注意不要让肩关节倒向胸前，而应保持外展位置。轮椅支架是必要的，它可以保持上肢大约 30° 的上抬，并且帮助维持肩关节 30° 左右的外展位。这个姿势可以使三角肌松弛、防止远端水肿并帮助保持坐位的稳定。

3 周后患者换上肘关节动力矫形器来帮助屈曲，从 30°～45° 屈曲位开始，具体角度取决于何时出现被动阻力，每周增加 15°，术后 8～10 周可以到最大角度。只要正确的锻炼和不过分牵拉肌腱，肘关节功能重建术的并发症很少见。患者通过长时间的功能康复训练后可以使肘关节功能达到实质性、可预测、患者满意的改善[39]。

IC 0、1、2 组

对于 IC 0 组的患者，肘关节远端没有肌力 4 级或以上

的肌肉，没有很好地重建方法。这些患者可以从肱三头肌重建中受益。目前有一种新的采用神经移位来重建腕关节背伸的方法[40]。一旦腕关节的主动背伸恢复，就可以再重建被动侧捏功能。

改善 IC 1 和 2 组患者的手腕背伸功能

在 IC 1 组中，肱桡肌（brachioradialis，BR）可能是肘关节远端唯一达到肌力 4 级的肌肉。但是，桡侧腕伸肌通常也有 2+ 到 3+ 级的肌力。患者能够抵抗重力使手腕背伸，但无法通过任何现有的肌腱使示指和拇指产生有效力量，也不能利用手腕驱动的手屈曲作用，除非它配备带锁定和释放功能的齿轮装置。对于这种患者，可以通过将肱桡肌的肌力转移至更中央的桡侧腕短伸肌（extensor carpi radialis brevis，ECRB）[41-43] 来改善伸腕肌的肌力。生物力学研究已经表明[44,45]，患者只要能保持肘关节在一定的位置，肱桡肌可以通过肌腱转移术有效地替代伸腕肌的功能。如果患者不能主动伸肘，则肱桡肌在肘关节弯曲的时候就会浪费一部分收缩幅度和力量，无法很好地完成伸腕功能。因此，作者建议先为患者进行主动伸肘功能的重建，然后再行肱桡肌 - 桡侧腕短伸肌转移术，从而完成被动的抓握。进一步平衡拇指通常是有用的，可以考虑其他手术，如第一腕掌关节融合术或劈开部分拇长屈肌腱转移至拇长伸肌。下文将讨论这些手术技术。

要从桡骨茎突附着点到前臂近端水平广泛分离肌肉和肌腱末梢，从而获得最大的肌肉收缩幅度。Fridén 研究发现，游离 12～15cm 的肱桡肌才能获得 4cm 的活动度[46]。调整肱桡肌的张力使其位于正常休息状态，并且要避免过分牵拉。在进行张力调整时，必须使肘关节处于适当的弯曲位。作者目前遵循 Moberg[11] 推荐的方案，将肘关节弯曲

成 40°。

术后康复

所有患者从术后第一天开始主动活动。(早期主动活动的先决条件是采用侧侧缝合方法：详见下一段。)在开始的 3～4 周，患者通过无负荷功能训练来使转移、固定或延长的肌腱活动。这可以有效防止水肿、肢体肿胀或者粘连。休息时佩戴保护性支具。这段时间患者在家进行自我指导训练，3～4 周后，患者返回医院在有经验的治疗师的监督下进行任务导向性的锻炼。夜间支具和负重限制要持续到术后 10 周。肘关节无需支具固定，有数据证实肱桡肌的张力有安全余地[47]。

侧侧缝合

侧侧缝合用于肌腱移位术和肌腱延长术中。将供体肌腱和受体肌腱端对端重叠 5cm，然后分被在两侧使用 8 字缝合(图 37.8)。体外实验证实这种结合方法最多承受 20kg 的负重[48]，是 Pulvertaft 编织法强度的两倍[49]。作者所在机

构已经应用这种侧侧吻合方法多年，肌腱移位后没有一例断裂。

重建 IC 1 组和 IC 2 组患者的侧捏功能

> **提示与要点**
>
> 1. 如果掌指关节弯曲超过 45°，不要切断拇指的 A1 滑车。
> 2. 常规劈开部分拇长屈肌移位到拇长伸肌或者行拇长伸肌短缩术。
> 3. 如果拇指在腕关节背伸时塌陷呈旋后状，实施 Brand 改良的 Moberg 术式。
> 4. 在肌腱固定术或肌腱转移术中，常规进行实验性缝合来测试正确的张力。

IC 1 组或 IC 2 组的患者可以行主动伸腕重建、肱桡肌到桡侧短伸肌的移位，以及 Moberg 描述的侧捏重建[32]。从概念上说，这是一个非常简单的手术操作，重要的是，这表示将拇长屈肌固定到桡骨的掌面后，在合适的张力下通过腕关节背伸，拇指尖端会被拉向相对的示指方向，完成拇指的自动侧捏。其他手指通常不再柔软，患者需要经常练习手指弯曲，来给拇指提供一个平台对抗其运动。腕部的弯曲需要重力的作用，它可以使固定术后的拇长屈肌腱放松，并且使握紧的手打开。

如果腕关节背伸的力量充足，这个手术的关键步骤一般包含以下几点：

- 固定拇指的指间关节
- 以适当的张力将拇长屈肌腱固定在桡骨上
- 通常固定拇指的腕掌关节来抵抗过多的弯曲

第一步就是固定拇指的指间关节。使用 Mohammed 等[50]描述的劈开拇长屈肌部分移位的方法，或者 Fridén 等[51]描述的 ELK 肌腱固定术，这些方法不使用长期置入材料，并可保留一些主动活动，或者更大范围的被动指间关节运动。

部分拇长屈肌转移到拇长伸肌的指间关节固定术

为实现最佳效果，拇指屈肌腱鞘的关键滑车如斜行滑车必须保留，手术切口可以选择图 37.9A 所示的切口或者一个沿拇指桡侧中轴线的切口。

做一个锯齿状切口，分离手指桡侧的神经血管束，并置于保护性皮瓣内。在指间关节平面经常有一个小的环形韧带或滑车，可以切断来显露拇长屈肌腱(图 37.9B，C)。

通过钝头探针来寻找肌腱组织里的自然分裂间隙，并向远端及近端分离该间隙。当远端分离至肌腱的附着点时，将桡侧半的拇长屈肌腱在骨附着点处切断，然后将分裂间隙的近端延长至掌指关节水平。最后，在斜行滑车近端的屈肌腱鞘上开一个小窗，将分离好的桡侧半屈肌腱通过这个窗口取出。

如果需要第二个切口，则位于拇长伸肌上方的拇指背

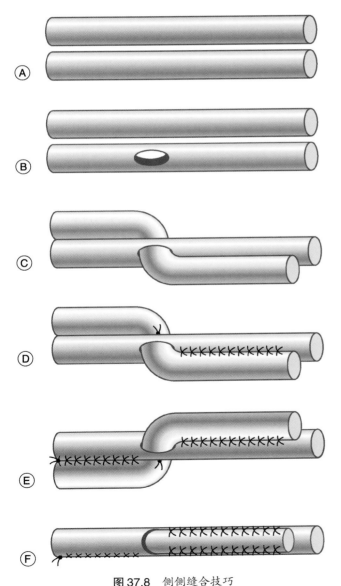

图 37.8　侧侧缝合技巧

侧中轴线上。桡侧半拇长屈肌腱通过桡侧指神经深面的皮下隧道，从背侧切口拉出。

先将屈肌腱穿过拇长伸肌腱至其下方，然后再次穿回至其上方（图 37.9D）。拇指的指间关节通过一根 0.045 的克氏针穿过关节临时固定在 20° 的屈曲位。向远端牵拉转移

后的屈肌腱直到原位的另一半屈肌腱明显松弛，然后轻轻放松，使转移的部分屈肌腱和原位的部分屈肌腱张力一致（图 37.9E）。在最后调节张力之前用克氏针固定指间关节，会让操作简便易行。移位的这部分肌腱用 4-0 可吸收线缝合到它本身和拇长伸肌腱上。

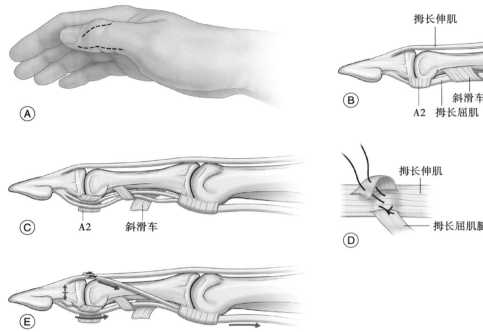

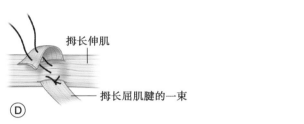

图 37.9　一种非常有效且不会导致关节僵硬的拇指指间关节固定术。这一方法归功于 Rothwell 和 Sinclair，现已被广泛使用。（*Redrawn after Hentz V, Leclercq C. Surgical Rehabilitation of the Upper Limb in Tetraplegia. London: Harcourt Health Sciences; 2002, with permission.*）

拇长伸肌腱-环-结固定术

另一种固定指间关节的方法是将拇指背侧的拇长伸肌腱短缩[51]（图 37.10）。手术应将关节置于过伸位，因为后续的肱桡肌至拇长屈肌转移术会使关节稍屈曲来矫正过伸。

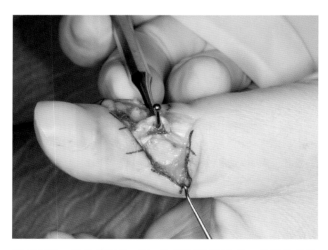

图 37.10　拇长伸肌腱-环-结（ELK）固定术。将拇长伸肌腱重叠并与自身缝合，使指间关节处于过伸状态。肱桡肌到拇长屈肌的转移术将使其矫正为轻微屈曲

拇长屈肌腱固定术（被动侧捏功能）

将拇长屈肌腱固定于桡骨末端，来增强手腕伸展时拇指侧捏的自然张力。

沿桡侧腕屈肌和掌长肌之间的间隙做切口，拇长屈肌的肌肉肌腱移行部就在切口下方，看到肌腱后，将肌肉-肌腱连接处尽可能往近端分离，然后将拇长曲肌腱以适当的张力固定到桡骨，用一个 3 或 4mm 的钻头在桡骨上从掌侧到背侧钻一个孔，注意避开桡侧的伸肌腱。在桡骨背侧钻孔的钻出点做切口，将环形 30G（3-0）丝线从钻孔背侧穿至掌侧，将拇长屈肌腱放在这个环中，然后从桡骨拔出，进入背侧的切口。通过牵拉肌腱，可以调整张力，使腕关节中立位时，拇指指腹刚刚接触到弯曲的示指桡侧。当手腕屈曲时，拇长屈肌放松，拇指因背侧肌腱张力/弹性作用力而伸直。拇长屈肌腱张力调好后，将其固定在桡骨上。

术后康复

患者在术后第一天就开始按照上面描述的侧捏方法进行主动运动。作者发现这个手术的效果是可以预测的，增加的侧捏力量通常与手腕伸肌力量成正比，但一定程度上取决于拇指和其他手指关节的固定，患者一般都能达到 1～5kg 的侧捏力量。

IC 2 组与部分 IC 3 组的患者

肱桡肌转移至拇长屈肌恢复主动侧捏功能

提示与要点

- 评估拇指腕掌关节融合术是否能提供一个更有利于功能发挥的位置（图 37.11）。
- 如果掌指关节僵硬，就不要固定腕掌关节。
- 注意调节肱桡肌的张力。
- 所有情况均推荐固定拇指的指间关节。

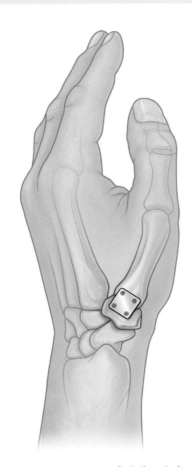

图 37.11　拇指腕掌关节融合术

　　IC 2 组和 IC 3 组的患者有功能良好的肱桡肌和主动伸腕，下面是手术步骤（图 37.12）

　　1. 腕掌关节评估，检查拇指指尖是否可以触及示指的中节。如果腕掌关节过度松弛，需要实施腕掌关节融合术。

　　2. 拇长伸肌腱固定到手腕背侧的第三个骨纤维隧道的纤维组织上。

　　3. 肱桡肌转移到拇长屈肌腱。

　　4. 劈开部分拇长屈肌转移至拇长伸肌或者行拇长伸肌短缩术。

　　5. 稳定骨间肌，以便手指在侧向捏合时与拇指相接。

手术方法

　　手术通过一个大的切口和 3~4 个小的切口完成（见图 37.12A）。拇长屈肌到拇长伸肌转移的指间关节稳定术可见图 37.12B。如有需要，可以暴露腕掌关节，切口设计在大鱼际掌桡面的毛发区域与无毛发区域的交界线上，分离鱼际肌并打开关节囊。处理邻近的关节面，使用尖刀切除邻近关节面上所有的软骨，在掌骨基底部和大多角骨表面的密质骨区域上打孔，使用骨刀、刮匙等在骨关节两面上对称去骨。这些操作保证了掌骨基底和大多角骨的相对轮廓，以及两个骨面间的良好接触。

　　腕掌关节融合术的角度非常重要，要同时考虑掌侧和桡侧的外展角度，最终的位置取决于术前屈肌腱的固定状态以及拇指掌指关节的被动活动范围。手术目的是在手腕背伸时拇指指腹能触及示指中节指骨的桡侧面。抓握动作的张开受腕关节屈曲的影响，且常常仅发生于掌指关节。合适的受术者应该有保存良好的手指屈肌腱固定模式、同时掌指关节被动屈曲范围应超过腕掌关节的外展范围。对于这样一个患者，拇指线应该被固定在掌侧外展 20° 以及桡侧外展最大角度中。若拇指线的掌侧外展角度过大，则会干扰传递动作且会使患者在做这些操作时承受过大压力。如果患者在腕关节背伸时手指屈曲不佳，则腕掌关节在融合时应稍微减小掌侧外展的角度。如果掌指关节的屈曲活动受限，则腕掌关节融合时稍微减少桡侧外展的角度。如果此时腕掌关节仍在最大桡侧外展位融合，患者会因为掌指关节的屈曲能力较差导致拇指指腹和示指不能完成一个稳固的拿捏动作。

　　腕掌关节可使用 2mm 的克氏钉临时固定，如果固定的角度合适，则进行后续的固定术。一种小型的四角板或者锁定钢板可以提供牢固的骨对骨固定，锁定钢板同传统的固定方法相比更加牢靠，且骨折不愈合的概率更小[52]。

　　手术的第三步是将拇长伸肌固定，因为腕掌关节已经融合，拇长伸肌不再需要特殊调整。在紧贴 Lister 结节的近端作横向切口，拇长伸肌腱即在此处，在肌肉肌腱连接处切断，从掌指关节处抽出肌腱，再将近端从腕背第一骨纤维隧道的肌腱底部穿过，置于第三骨纤维隧道处，这样在腕关节屈曲时可以提供一个拇外展的力量，用不可吸收缝线将拇长伸肌固定在三四骨纤维隧道间的致密纤维组织上。在腕关节屈曲 45° 时，拇指应达到最大伸直位，当腕关节在中立位时，拇指指腹应触碰到示指桡侧。

　　最后一步是肱桡肌转移至拇长屈肌[53]。在前臂掌侧找到拇长屈肌，可使用游离肱桡肌时使用的切口，也可以单独作一个掌面切口。在肌腱肌肉结合处切断拇长屈肌，将两束肌腱尽量放置在一个直线方向上，将肱桡肌腱穿过拇长屈肌腱，然后使用侧侧缝合固定。最佳肌腱张力的设置方法和前面描述过的肱桡肌转移至桡侧腕短伸肌相同。在肘关节屈曲 40°、腕关节中立位、示指掌指关节和指间关节屈曲的状态下进行固定缝合。肱桡肌向远端拉出，到达最大拉伸长度和松弛状态（0 张力点）之间的中点，拇长屈肌腱向近端牵拉，此时拇指刚好可以触及示

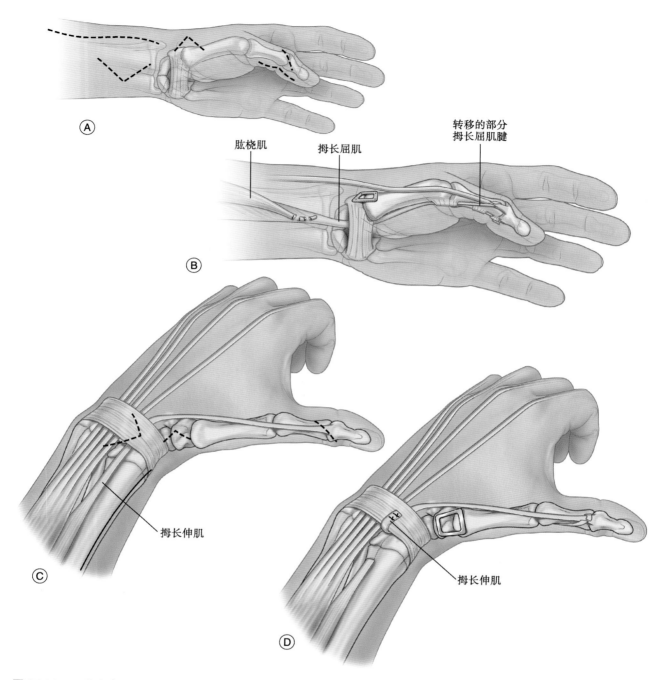

图 37.12 一种重建主动侧捏的手术方法。拇指的腕掌关节进行骨性融合,指间关节使用部分拇长屈肌腱转移至拇长伸肌腱,拇长伸肌腱固定至桡骨上,如此则在腕关节屈曲的时候拇指可以伸直,肱桡肌转移至拇长屈肌,可以提供不依赖腕关节活动的主动侧捏功能。(*Redrawn after Hentz V, Leclercq C.* Surgical Rehabilitation of the Upper Limb in Tetraplegia. *London: Harcourt Health Sciences; 2002, with permission.*)

指的桡侧呈拿捏姿势。助手保持以上姿势,主刀医生先将两肌腱实验性缝合,然后将腕关节在屈曲和伸展 45° 之间活动,来检查拇长屈肌腱转移术及拇长伸肌腱固定术的效果。非常重要的一点是在肱桡肌腱转移术后,仍要保证腕关节屈曲拇指的腕掌关节可完全伸直。缝合切口,使用肘下石膏牢固固定,保持腕关节在自然的位置,使拇指掌指关节保持一定屈曲。作者通常把拇指固定在与弯曲的示指接触的状态。

其他选择

肱桡肌可以转移至深层的屈肌(示值到环指的指深屈肌)来重建主动抓握,且腕关节背伸时拇指仍可被动侧捏,作者实施过几例,效果不错。

术后护理

患者在术后第一天就开始按照上面描述的新的侧捏方

法进行主动运动。在术后第三或第四周开始时,患者在训练有素的治疗师的监督下开始任务导向的训练,并且在做这些训练时,使用小的手型夹板保护融合的腕掌关节。夜间支具的佩戴和不去除手型夹板作为负重训练的保护措施应该持续 10 周。

IC 3、4、5 组患者

一步法重建侧捏、抓握和释放功能

过去这些患者都是采用两步法进行手术,第一步让手张开,第二步重建屈曲功能,目前一些高手术例数中心认为这个手术可以一期完成。不管分几期完成,都需要利用两块可以牺牲的肌肉进行转移,可以使用桡侧腕长伸肌和肱桡肌[54]。有研究表明,一期手术可以获得更强的握力更好的释放效果[55]。手术的先决条件包括腕关节被动运动接近正常和柔软的手指。这些患者的三头肌应该具备活动能力。如果没有,应首先重建这个功能。

一步法重建抓握和释放功能[54]（视频 37.1）

提示与要点

- 在行桡侧腕长伸肌转移术前务必要明确桡侧腕短伸肌的力量。
- 在切断桡侧腕长伸肌止点之前要找到桡侧腕短伸肌止点,防止误切。
- 在 House 手术中拉伸肌腱时,关节的位置很重要:掌指关节 60° 屈曲,指间关节完全伸展。

手术顺序
- 劈裂部分拇长屈肌转移至拇长伸肌或者行拇长伸肌短缩术[51]
- 拇指掌指关节融合术
- 手内在肌替代手术(House[56]术式)
- 肱桡肌转移至拇长屈肌
- 桡侧腕长伸肌转移至 Ⅱ～Ⅳ 指深屈肌
- 拇指的被动肌腱固定术(拇长伸肌)
- 尺侧腕伸肌腱固定来矫正腕桡偏畸形[57]

对于伸腕很强的 IC3 组患者,其桡侧腕伸肌至少有一支具备肌力 5 级,另一支可能是肌力 4 级。术者必须小心,如果切断桡侧腕长伸肌后患者失去强大的抬腕力量,这将是致命的错误。这是巨大的风险,因为在术前的检查中无法判断桡侧腕短伸肌的功能。这类患者一般具备有功能的旋前圆肌,如果旋前圆肌完好无损,可推测两个腕伸肌均功能良好[58]。另一种判断方法是:如果两块肌肉均有良好功能(肌力 4 级或更高),收缩时在桡侧腕长短伸肌肌腹之间会出现一条沟,这就是 "Bean 征"[50]。如果桡侧腕短伸肌有问题,也可以在书中探查。可在局部麻醉下于伸肌韧带的远端显露桡侧腕短伸肌腱,使用探针在肌腱下滑动,并要求患者用力伸展腕关节。然后手术医生尝试用探针移动正在

收紧的肌腱。如果肌肉的肌力是 4 级或 4 级以上,则肌腱无法被探针移动。如果通过这种测试判断桡侧腕短伸肌是足够强有力的,医生就可以进行下一步手术。

通过一个长的背侧切口(如肱桡肌转移术部分所描述),移动桡侧腕长伸肌和肱桡肌腱,通过掌侧,在此处将肱桡肌和拇长屈肌腱缝合(侧侧缝合)。指深屈肌的肌腱是组合在一起的,有些人主张在设置手指级联时,将尺侧的指头稍微打开一些,形成"反级联"。这个理论认为这样设置可以让手更方便地包裹物体。使用侧侧缝合技术将桡侧腕长伸肌腱斜行穿过指深屈肌腱缝合。小指的指深屈肌不参与肌腱转移,但通过缝合小指和环指的肌肉来使小指被动屈曲。在手腕屈曲或伸展时,调整肌腱的张力使手指处于相对自然的位置。将一个直径 4cm 的绷带卷放在手掌可以帮助调整张力并设置一个合适的手指级联。最好是先做内在肌的稳定术(见下文)之后再调整桡侧腕长伸肌到指深屈肌腱的张力。肱桡肌到拇长屈肌的肌腱张力标准为:将腕关节置于中立位时,拇指指腹刚好可以碰到屈曲的示指。同时行多个手术时,早期主动活动非常重要。

手内在肌稳定术
手内在肌对手的功能非常重要,手内在肌功能丧失时,捏握力量明显下降,并且手外展时掌指关节也不能展开。即使手指的长屈肌有足够的力量,在内在肌缺损的情况下,手指完全屈曲时指尖只能碰到手指的根部,而无法触及掌心。缺少内在肌配合的指尖蜷缩屈曲,会将大型物体推出手心,不易于手部抓握。

手内在肌的第二个主要的生物力学功能是协助手外在肌伸展指间关节。当手内在肌功能缺失时,外在肌作用在掌指关节的动作没有拮抗,会导致掌指关节过伸。在掌指关节过伸的情况下,指屈肌的弹性张力增加,导致指间关节屈曲。这种不平衡的状况产生一个特定的姿势称为"爪形手",其特点是掌指关节过伸和指间关节屈曲。

对于大多数四肢瘫痪的患者,手内在肌的瘫痪还可能导致麻痹的手外在屈肌和伸肌之间的不平衡。术前 IC 1～5 组的患者手只残留了被动的肌腱抓握和伸展动作。对于这些患者,手腕屈曲时手指会趋于爪形,不影响功能,只是不太美观而已。然而,手术操作会加强外屈肌和伸肌的张力,这会加重爪形手畸形。在这种情况下,爪形手畸形就会影响功能。

House 和 Walsh[59]发现在适合抓握-伸展重建手术的瘫痪患者中,一些类型的内在肌替代术可以提升抓握功能。由于大多数四肢瘫痪的患者并不具备足够数量的可转移的肌肉,可以让内在肌按标准的肌腱转移术进行转移,所以只能使用静态的手术方法。这有两个术式,第一个是 Zancolli 法[60],被称为"套索"的术式,而另一个是由 House 等[57]描述的方法。

Zancolli "套索" 术式
在 IC 3、4 和 5 组中,指浅屈肌瘫痪。损伤通常发生在上运动神经元层面,因此,通过完整的脊反射弧和相对正常的肌腱弹性张力,它们保留了一些牵张反射。Zancolli[60]提出利用这些瘫痪肌肉作为弹性肌腱固定可以减轻掌指关节的过伸和瘫痪患者的爪形手畸形(图 37.13A～F)。在该术

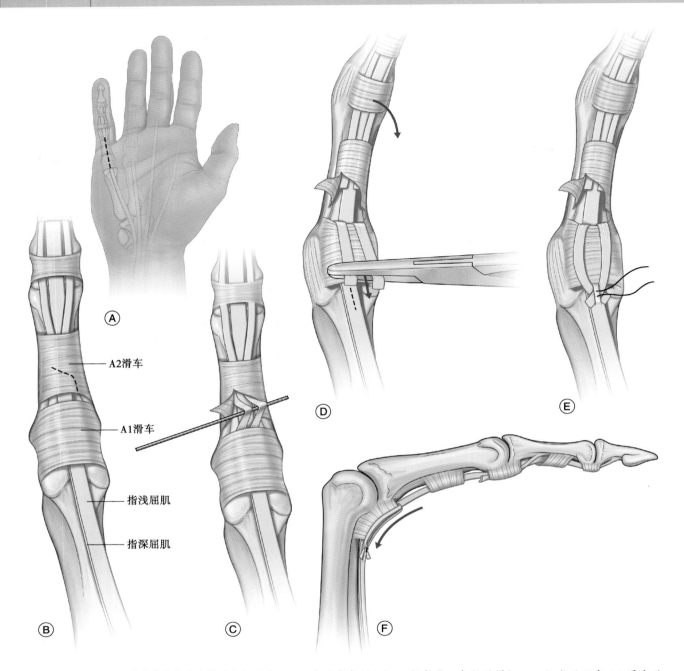

A2滑车

A1滑车

指浅屈肌

指深屈肌

Ⓐ Ⓑ Ⓒ Ⓓ Ⓔ Ⓕ

图 37.13　Zancolli"索套"法手术技术(A~F)。可以采用多条纵行切口或者是一条长的横切口。指浅屈肌在 A1 滑车的远端离断,绕圈后在滑车的近端和自己紧紧地缝合在一起。如果拇指的掌指关节在腕关节中立位时仍几乎完全屈曲,这个肌腱固定的张力就是合适的。(*Redrawn after Hentz V, Leclercq C. Surgical Rehabilitation of the Upper Limb in Tetraplegia. London: Harcourt Health Sciences; 2002, with permission.*)

式中,从远端切断指浅屈肌腱,在较小的张力下从 A1 滑车远侧边缘或 A2 滑车的近端部分进入屈肌腱腱鞘。这样一来,指浅屈肌的作用变成了屈腕掌关节。

这种动态肌腱固定术的机械原理存在争议。Zancolli 认为转移的肌腱必须固定在足够的张力下,这样在腕关节接近最大屈曲程度时仍能提供腕掌关节的屈曲张力。如果此术式作为屈肌重建的一个部分来完成,最好在调整手指屈肌的张力前行"套索术"。

House 手内在肌固定术

由 House 等[55]描述的这个术式,是由 Riordan 的肌腱固定术改良演变而来[61]。在四肢瘫痪患者中,它经常用于全部四个手指(图 37.14)。但有时只用于示指和中指,因为这两个手指是抓取和伸展功能中最具有决定性的手指。需要选取一条可供移植的肌腱,比如掌长肌或者环指的指浅屈肌,将其切断并分为两个腱束。在每根手指的近节指骨上做中外侧或斜切口,在手背上做两个小切口。当腕掌关节位于屈曲 60°,和指间关节伸直时,第一个肌腱束从示指指骨的桡侧穿过,先在第一背侧骨间肌的止点下穿行,然后在示指的指总伸肌和固有伸肌的肌腱下穿过。再之后穿过蚓状肌管,向掌侧至掌骨间韧带,缝合到外侧束和中间束上。

另一条肌腱束穿过第四和第五指的蚓状肌管。

尺侧腕伸肌腱固定术

尺侧腕伸肌腱固定术是一种被动的肌腱固定[6]。四肢瘫的患者通常有腕关节的桡偏畸形,这会浪费握力[57]。手术切口选为绕尺骨头的弧形切口。打开第六个伸肌的骨纤维管,保护尺神经的背侧感觉支。将腕关节尺偏,挑起尺侧腕屈肌腱,然后将其短缩直到矫正手腕的尺偏畸形,多余的肌腱用褥式缝合固定到尺骨头上(图 37.15)。这通常是一步法手术的最后一步。

最后,在缝合伤口之前,应测试固定的肌腱和骨间肌的被动功能,以便进行调整。

术后康复

术后第一天患者开始早期的主动活动。手内在肌固定术后,手指被限制,4 周内不能完全屈曲,该固定方式最大允许的屈曲程度为手指到手掌距离 3cm。4 周后,患者可以逐渐弯曲手指到最大程度。8 周后患者可以开始完全负重。尽管开始不能完全屈曲手指,任务导向的训练在术后 3 周就开始,包括主动操作轮椅和所有类型的日常活动。如果患者在术后使用限制性支具,很少会发生并发症,并且患者对于术后的效果也高度满意[62,63]。

其他术式

IC 4 组的患者旋前圆肌是强大的,并且可用于转移。IC 5 组的患者桡侧腕屈肌是强大的,但经验表明,它不应该被用作转移。因此,IC 4 组和 5 组的手术方案是相似的。

旋前圆肌在这些 IC 4、5 组的患者中是唯一有功能的旋前肌肉。如果转移的方向不脱离其原始方向,它在转移后仍保留大部分旋前功能。它可以被安全地转移至拇长屈肌,有时需要中间桥接一段肌腱。这样一来,肱桡肌就可用于其他功能,如转移到指总伸和拇长伸肌上用来控制手指的伸直。当其他重建手释放功能的手术失败时,可以做这个手术,前提条件是手腕有足够的掌侧稳定性(桡侧腕屈肌的肌力在 3 级或以上)。如果选择了肱桡肌到指总伸 / 拇长伸肌这个术式,应在肘关节屈曲 40°、腕关节中立位和掌指关节 20° 屈曲位上设置张力,使得被动活动腕关节从背伸位到中立位时,掌指关节开始伸直。拇长伸肌的张力应该最后调整,并且比指总伸的张力稍微松一些。当腕关节完全背伸时,手指应被动屈曲至最大程度。

IC 组 4、5 的替代术式包括已经描述的术式的各种组合。由于患者的情况各不相同,手术应考虑患者的功能状态和预期目标。手动作的最大影响来自拇指的腕掌关节的功能,如果腕掌关节融合,即使在术前设计好拇指的位置,也会限制虎口内易于握持的物品大小。如果腕掌关节是可以活动的,虽然术后拇指的位置变得更难预测甚至无法预测,但可以将较大的物体推到虎口进行握持。

IC 6、7、8 和 9 组

归类在 IC 6 组水平的患者具有主动的手指伸展,但缺

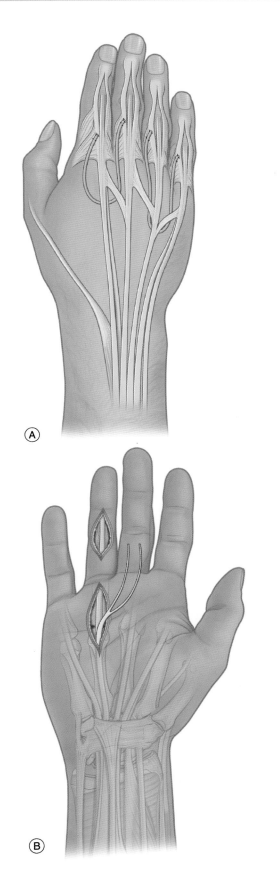

图 37.14 House 法内在肌替代术。肌腱环要向掌侧到达掌骨间韧带

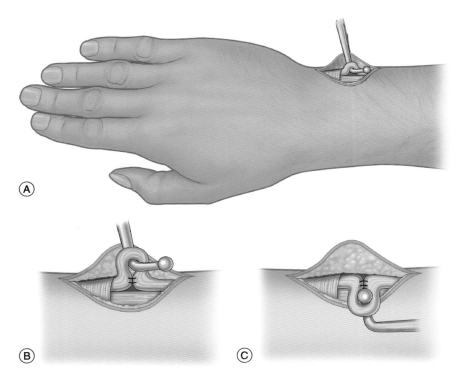

图 37.15   尺侧腕屈肌腱固定术来矫正腕桡偏畸形

乏拇指伸展、骨间肌功能和屈指力量。他们需要多重肌腱转移来实现之前提过的拇指捏和手指抓握的功能,此外还要加入拇指的伸指力量。将小指伸肌转移到拇短展肌是一个改善拇指运动的好选择[64]。拇指的掌侧外展对于活动非常有用并且更受患者的喜爱。作者曾用肌力为 3 级的小指伸肌来手术,并取得了较好的效果,因为掌侧外展并不需要太大的力量。

有些患者有更多可供使用的肌肉资源,如 IC 7～9 组的患者,手术选择与低位周围神经损伤类似。这些患者进行外科手术的目的在于重建手内在肌的功能和平衡。如果环指的指浅屈肌腱大小合适,可以分成四条肌腱束来重建手内在肌的主动功能,也可以用中指和环指的指浅屈肌腱分被分成两条肌腱束来完成该手术。Stiles-Bunnell 术式[7]可以用在不完全四肢瘫或者 IC 8 组的患者中。IC 7～9 组的患者与 IC 2～5 组相比,四肢瘫的患者相对较少。

X 组和痉挛状态

有些患者的表现不同于以上的分组,损伤模式并不单一,成为 X 组,很多不完全四肢瘫痪的患者也属于这一组。

高达 78% 的创伤性脊髓损伤患者出现肢体痉挛,主要采用保守治疗方法,如物理治疗、夹板、巴氯芬和注射 A 型肉毒毒素等。在进行手术前,必须充分尝试保守治疗方法。手术治疗通过延长肌腱,松解肌肉以及一些矫正畸形的手术来缓解痉挛。短期(1 年随访)结果令人鼓舞。患者可以很好地张开双手,即使肌腱被拉长,也能获得抓握力量。作者正在行进一步研究评估其效果的持久性。

未来展望

神经移位

神经移位长期以来一直是臂丛神经损伤患者的治疗选择,但最近才被探索用于四肢瘫患者。Bertelli[66]在 2012 年提出使用肱肌神经分支到肱三头肌来恢复肘关节伸展功能。Fridén[40]在 IC 0 组的患者中使用肱肌的神经分支恢复手腕背伸功能。2013 年,Mackinnon[67]报告了使用周围神经移位来治疗四肢瘫痪的病例,Van Zyl[68]描述了 3 组神经移位术:小圆肌支到肱三头肌长头、肱肌的神经分支到骨间前、旋后肌支到骨间后神经。这些神经移位成功地恢复了肘关节的伸展、抓握、释放和侧捏。

作者所在机构做了旋后肌支到骨间后神经的移位术。该手术需要最小的术后限制:石膏夹板制动 2 周以保护吻合的神经。术前完善肌肉功能和肌电图测试评估目标肌肉是否能被刺激。目前神经移位的合适时机还存在争议。早期证据表明,四肢瘫痪患者神经移位的时机与周围神经损伤相似(越早越好)。然而,在受伤后的早期招募到这些复杂的患者是具有挑战性的。

神经转移的另一个挑战是在看到功能恢复之前需要漫长等待。在肌腱移植手术后,患者术后第一天就能看到重建的运动,而患者可能要过一年才能看到神经移位的结果。作者相信重建手术使用所有可用的方法:神经移植与肌腱移植结合将提供最好的结果[69]。神经移位恢复手指主动伸展来重建释放功能,与肌腱转移相结合,获得强有力的握力和侧捏力量,这似乎是一个有吸引力的组合。

功能性神经肌肉刺激

功能性电刺激(functional electrical stimulation, FES)是一个令人兴奋的辅助工具,可以改善患者的手臂功能。最初商业化使用的系统是一个叫作"徒手系统"的八肌外膜电

通道设备。该系统允许有高位脊髓损伤的患者按预编程的序列去激活和控制肌肉收缩,从而实现手的有效抓握[69-72]。在这个系统上继续研究,现在的模型可以激活 12 块肌肉[73]。直到现在,对于无法由外科手术重建功能的肢体,这些电极组成的系统通常是让四肢恢复有用功能的唯一选择。作者希望,随着更进一步的研究,这些系统可以再一次商业化使用(图 37.16)。

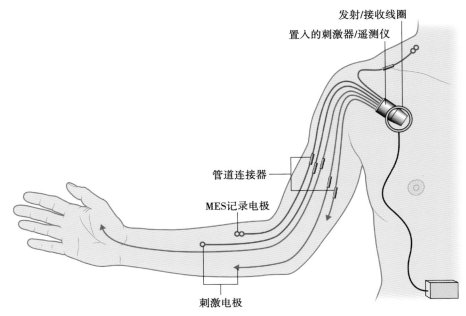

发射/接收线圈

置入的刺激器/遥测仪

管道连接器

MES记录电极

刺激电极

图 37.16　多通道的功能性电刺激系统,(*Redrawn after Kilgore KL , Hoyen HA , Bryden AM , et al. An implanted upper extremity neuroprosthesis utilizing myoelectric control.* J Hand Surg Am. 2008; 33: 539-550.)

结果与并发症

这些术式随着时间的推移不断发展,现在能够提供可预测的功能改善。手术对患者的活动和生活的各个方面也有很大的影响[74, 63, 39]。日常生活中的实际问题和心理方面都有所改善[63]。一项系统综述为这类重建手术中最常规的两个术式提供了平均结果的数据——三角肌后束-肱三头肌转移和恢复侧捏手术。三角肌至肱三头肌式,术后平均力量为 3.3 级。这肯定能使手臂在空中保持稳定。25%的并发症并不少见,最常见的是修复处的断裂或拉伸。作者自从实施侧侧缝合以来,没有遇到任何肌腱断裂或拉长。侧捏重建手术分为主动功能重建手术,如肱桡肌转移术,或简单的被动功能重建如拇长屈肌腱固定术或 Moberg 术式。两种类型的平均术后力量为 1.9kg。拇长屈肌腱固定术后平均力量为 1.17kg,主动侧捏功能重建的患者术后力量为 2.32kg。在本研究中有 40% 的并发症发生率。最常见的并发症是肘关节或拇指的屈曲挛缩、肌腱修复处拉伸或断裂,以及拇指间关节处穿针的松动。其中两种并发症——拇指屈曲挛缩和固定针松动——已经不再适用,因为术式已经改进来避免这些并发症(作者不再融合指间关节,也不再松解 A1 滑车)。

这些手术后的效果也同样非常持久[25, 75]。Hentz 等检

查了 45 名术后至少 10 年的患者,其中 21 名患者进行了伸肘功能的重建,15 名患者进行了三角肌后部到肱三头肌的转移,10 名患者进行了双侧的转移,15 名患者在手术之前都需要电动轮椅才能运动。术后 10 年,现在 9 名患者使用手动轮椅作为常用的轮椅,其余有 4 名患者会偶尔使用手动轮椅。有 3 名患者进行了双侧三角肌后部到肱三头肌转移的患者,在术后的早期阶段可以自己来移动身体,这 3 名患者 10 年后仍能完成这项对于四肢瘫痪患者而言非常艰巨的任务。6 名进行了肱二头肌到肱三头肌转移的患者(都需要进行挛缩的松解),2 名患者可使用手动轮椅,但不能完全依赖于此,没有一名患者再次发生肘关节挛缩。

第二个目的是恢复手的某些功能。IC 2 组的患者通常行拇长屈肌腱固定于桡骨的手术,7 名患者的随访时间超过 10 年,有 5 名患者的捏力维持在术后 6～12 个月的水平。IC 3 组患者通常行肱桡肌到拇长屈肌的转移手术,来恢复主动侧捏,随访了 6 名患者,均维持了有效的力量,平均 20N。

过去,IC 3、4 和 5 组的患者通常行两步法手术:屈肌重建和伸肌重建。10 年来,一个瑞典的小组一直在进行如上所述的一步法重建抓握和释放的手术(视频 37.2)。将传统的两步法手术(18 只手)与一步法手术(16 只手)进行比较。所有的患者均有早期的主动活动,一步法与两步法相

比有着显著的握力提升（6.5kg vs 1.6kg），还有更好的手指张开程度（5.5cm vs 3.0cm）。侧捏力量差别不大（2.8kg vs 2.0kg）[55]。一些术者发现，在行 House 和 Walsh 术[59]时，进行了手内肌稳定手术的患者，无论是 Zancolli[60]的索套法或者 House[56]法，都具有更好的平均抓握力量。这有可能是术前的选择偏倚，选择了本身就更强壮的患者进行手内在肌替代术。在过去的几年中，有几个不同的神经移位术的病例报告。这是一个令人兴奋的新领域，需要进一步研究，现在评估结果还为时过早。

结论

仔细地计划并实施四肢瘫痪的患者的上肢功能重建手术，结果是有效且持久的。损伤后系统地评价上肢功能，应该成为四肢瘫痪患者诊疗标准的一部分。对于四肢麻痹患者而言，上肢是除了大脑以外最重要的残留资源。尽管很难对更高的独立性带来的价值进行量化，但作者的很多患者都表示，能够自己吃饭并且完成日常活动可以使他们缓解痛苦。有患者是这样说的："现在干所有的事情都更快了"；"我再也不用带私人助理去约会了"；"我可以自己发短信"；"我重新开始工作了"；"我可以再次去餐馆自己吃饭了，包括切牛排"。这些为急需重建功能的患者实施的手术可以成为手外科手术的顶峰。

参考文献

1. Anderson KD. Targeting recovery: priorities of the spinal cord-injured population. *J Neurotrauma*. 2004;21:1371–1383.
2. Cizmar I, Zalesak B, Pilny J, et al. Possible restorations of the upper extremity motion in tetraplegic patients – 5-year clinical experience. *Biomed Pap Med Fac Univ Palacky Olomouc Czech Repub*. 2006;150:313–319.
3. Meiners T, Abel R, Lindel K, et al. Improvements in activities of daily living following functional hand surgery for treatment of lesions to the cervical spinal cord: self-assessment by patients. *Spinal Cord*. 2002;40:574–580.
4. Fridén J, Reinholdt C. Current concepts in reconstruction of hand function in tetraplegia. *Scand J Surg*. 2008;97:341–346.
5. Curtin CM, Gater DR, Chung KC. Upper extremity reconstruction in the tetraplegic population, a national epidemiologic study. *J Hand Surg Am*. 2006;30:94–99.
6. Hentz VR, Leclercq C. *Surgical Rehabilitation of the Upper Limb in Tetraplegia*. London: Harcourt Health Sciences; 2002. *This is the most up-to-date monograph devoted to the field of upper extremity reconstruction for tetraplegia. It delves into all of the nuances of these procedures.*
7. Bunnell S. *Surgery of the Hand*. Philadelphia, PA: JB Lippincott; 1944.
8. Grover J, Gellman H, Waters RL. The effect of a flexion contracture of the elbow on the ability to transfer in patients who have quadriplegia at the sixth cervical level. *J Bone Joint Surg Am*. 1996;78:1397–1400.
9. Salisbury SK, Choy NL, Nitz J. Shoulder pain, range of motion, and functional motor skills after acute tetraplegia. *Arch Phys Med Rehabil*. 2003;84:1480–1485.
10. Moberg E. Hand surgery and the development of hand prostheses. *Scand J Plast Reconstr Surg*. 1975;9:227–230.
11. Moberg E. *The Upper Limb in Tetraplegia. A New Approach to Surgical Rehabilitation*. Stuttgart: George Thieme; 1978.
12. Wangdell J, Fridén J. Performance of prioritized activities is not correlated with functional factors after grip reconstruction in tetraplegia. *J Rehabil Med*. 2011;43:626–630.
13. McDowell CL, Moberg EA, Smith AG. International conference on surgical rehabilitation of the upper limb in tetraplegia. *J Hand Surg Am*. 1979;4:387–390.
14. Hentz VR, Keoshian L. Changing perspectives in surgical hand rehabilitation in quadriplegic patients. *Plast Reconstr Surg*. 1979;64:509–515.
15. Hentz VR. Historical background and changing perspectives in surgical reconstruction of the upper limb in quadriplegia. *J Am Paraplegia Soc*. 1984;2:36–38.
16. Hentz VR, Hamlin C, Keoshian LA. Surgical reconstruction in tetraplegia. *Hand Clin*. 1988;4:601–607.
17. Ditunno JF, Stover SL, Freed MM, et al. Motor recovery of the upper extremities in traumatic quadriplegia: a multicenter study. *Arch Phys Med Rehabil*. 1992;73:431–436.
18. Curtin M. Development of a tetraplegia specific assessment and splinting protocol. *Paraplegia*. 1994;32:159–169.
19. DiPasquale-Lehnerz P. Orthotic intervention for development of hand function with C6 quadriplegia. *Am J Occup Ther*. 1994;48:138–144.
20. Krajnik SR, Bridle M. Hand splinting in quadriplegia: current practice. *Am J Occup Ther*. 1992;46:149–156.
21. Bradbury CL, Wodchis WP, Mikulis DJ, et al. Traumatic brain injury in patients with traumatic spinal cord injury: clinical and economic consequences. *Arch Phys Med Rehabil*. 2008;89(12 suppl):S77–S84.
22. Dunn JA, Rothwell AG, Mohammed KD, et al. The effects of aging on upper limb tendon transfers in patients with tetraplegia. *J Hand Surg Am*. 2014;39:317–323.
23. Law M, Baptiste S, McColl M, et al. The Canadian occupational performance measure: an outcome measure for occupational therapy. *Can J Occup Ther*. 1990;57(2):82–87.
24. Fridén J, Reinholdt C, Wangdell J, et al. Upper extremity reconstruction in non-traumatic spinal cord injuries: an under-recognized opportunity. *J Rehabil Med*. 2014;46:33–38.
25. Zancolli E. *Structural and Dynamic Basis of Hand Surgery*. Philadelphia, PA: JB Lippincott; 1968.
26. Zancolli E. Surgery for the quadriplegic hand with active, strong wrist extension preserved. *Clin Orthop Relat Res*. 1975;112:101–113.
27. Zancolli E. *Structural and Dynamic Bases of Hand Surgery*. 2nd ed. Philadelphia, PA: JB Lippincott; 1979.
28. Kozin SH, D'Addesi L, Chafetz RS, et al. Biceps-to-triceps transfer for elbow extension in persons with tetraplegia. *J Hand Surg Am*. 2010;35:968–975. *This article presents the key technical details for biceps to triceps transfer. The illustrations simplify the procedure. The postoperative regimen is clearly described.*
29. Kuz JE, Van Heest AE, House JH. Biceps-to-triceps transfer in tetraplegic patients: report of the medial routing technique and follow-up of three cases. *J Hand Surg Am*. 1999;24:161–172.
30. Friedenberg Z. Transposition of the biceps brachii for triceps weakness. *J Bone Joint Surg Am*. 1954;36:656–658.
31. Gellman H, Kan D, Waters RL, et al. Rerouting of the biceps brachii for paralytic supination contracture of the forearm in tetraplegia due to trauma. *J Bone Joint Surg Am*. 1994;76:398–402.
32. Moberg E. Surgical treatment for absent single-hand grip and elbow extension in quadriplegia. *J Bone Joint Surg Am*. 1975;57:196–206. *This is the classic article that must be read by anyone contemplating operating on a tetraplegic patient. It describes two key procedures, the Moberg key pinch and deltoid to triceps transfer.*
33. Moberg E. Reconstructive hand surgery in tetraplegia, stroke, and cerebral palsy: some basic concepts in physiology and neurology. *J Hand Surg Am*. 1975;1:29–34.
34. Lamb DW. Upper limb surgery in tetraplegia. *J Hand Surg [Br]*. 1989;14:143–144.
35. Allieu Y, Benichou M, Teissier J, et al. La réanimation du membre supérieur du tétréplégique par transferts tendineux. *Chirurgie*. 1986;112:736–743.
36. Mennen U, Boonzaier A. An improved technique of posterior deltoid to triceps transfer in tetraplegia. *J Hand Surg [Br]*. 1991;16:197–201.
37. Allieu Y. *Le Membere Superieur du Tetraplegique*. Conferences d'enseignment du GEM. Paris: L'expansion Scientifique; 1994.
38. Bunnell S. *Tendon Transfers in the Hand and Forearm*. American Academy of Orthopedic Surgery – Instructional Course Lectures 6. St Louis: Mosby; 1949:106–112.
39. Wangdell J, Fridén J. Activity gains after reconstructions of elbow extension in patients with tetraplegia. *J Hand Surg Am*. 2012;37:1003–1010.
40. Fridén J, Gohritz A. Brachialis-to-extensor carpi radialis longus selective nerve transfer to restore wrist extension in tetraplegia: case report. *J Hand Surg Am*. 2012;37:1606–1608.
41. Freehafer A, Mast W. Transfer of the brachioradialis to improve wrist extension in high spinal cord injury. *J Bone Joint Surg Am*. 1967;49:648–652.
42. Freehafer AA. Gaining independence in tetraplegia. Cleveland

technique. *Clin Orthop.* 1998;355:282–289. *This article represents a summary of techniques and pearls.*

43. Johnson DL, Gellman H, Waters RL, et al. Brachioradialis transfer for wrist extension in tetraplegic patients who have fifth-cervical-level neurological function. *J Bone Joint Surg Am.* 1996;78:1063–1067.

44. Brys D, Waters R. Effect of triceps function on the brachioradialis transfer in quadriplegia. *J Hand Surg Am.* 1987;12:237–239.

45. Waters RL, Stark LZ, Gubernick I, et al. Electromyographic analysis of brachioradialis to flexor pollicis longus tendon transfer in quadriplegia. *J Hand Surg Am.* 1990;15:335–339.

46. Fridén J, Albrecht D, Lieber RL. Biomechanical analysis of the brachioradialis as a donor in tendon transfer. *Clin Orthop.* 2001;383:152–161.

47. Fridén J, Shillito MC, Chebab EF, et al. Mechanical feasibility of immediate mobilization of the brachioradialis muscle after tendon transfer. *J Hand Surg Am.* 2010;35:1473–1478.

48. Brown SH, Hentzen ER, Kwan A, et al. Mechanical strength of the side-to-side versus Pulvertaft weave tendon repair. *J Hand Surg Am.* 2010;35:540–545.

49. Pulvertaft G. Repair of tendon injuries in the hand. *Ann Royal Coll Surg.* 1948;3:14.

50. Mohammed KD, Rothwell AG, Sinclair SW, et al. Upper-limb surgery for tetraplegia. *J Bone Joint Surg Br.* 1992;74:873–879.

51. Fridén J, Reinholdt C, Gohritz A. The extensor pollicis longus-loop-knot (ELK) procedure for dynamic balance of the paralyzed thumb interphalangeal joint. *Tech Hand Up Extrem Surg.* 2013;17:184–186.

52. Ruchelsman DE, Mudgal CS, Jupiter JB. The role of locking technology in the hand. *Hand Clin.* 2010;26:307–319.

53. Johanson ME, Hentz VR, Smaby N, et al. Activation of brachioradialis muscles transferred to restore lateral pinch in tetraplegia. *J Hand Surg Am.* 2006;31:747–753.

54. Fridén J, Reinholdt C, Turcsanyii I, et al. A single-stage operation for reconstruction of hand flexion, extension, and intrinsic function in tetraplegia: the alphabet procedure. *Tech Hand Up Extrem Surg.* 2011;15:230–235.

55. Reinholdt C, Fridén J. Outcomes of single-stage grip-release reconstruction in tetraplegia. *J Hand Surg Am.* 2013;38:1137–1144.

56. House JH, Gwathmey FW, Lundsgaard DK. Restoration of strong grasp and lateral pinch in tetraplegia due to cervical spinal cord injury. *J Hand Surg Am.* 1976;1:152–159.

57. Reinholdt C, Fridén J. Rebalancing the tetraplegic wrist using extensor carpi ulnaris-tenodesis. *J Hand Surg Eur Vol.* 2013;38:22–28.

58. Allieu Y. *Rehabilitation Chirurgicale du Membre Superior du Tetraplegique.* Cahiers: SOFCOT; 1988;233–255.

59. House J, Walsh T. Two stage reconstruction of the tetraplegic hand. Master techniques in orthopaedic surgery. In: Strickland JW, ed. *The Hand.* Philadelphia, PA: Lippincott; 1998:60.

60. Zancolli E. Correccion de la "garra" digital por paralisis intrinseca. La operacion del lazo. *Acta Ortop Latinoam.* 1974;1:65–71.

61. Riordan D. Tendon transplantation in median-nerve and ulnar nerve paralysis. *J Bone Joint Surg Am.* 1953;35:312–320.

62. Wangdell J, Fridén J. Satisfaction and performance in patient selected goals after grip reconstruction in tetraplegia. *J Hand Surg Eur Vol.* 2010;35:563–568.

63. Wangdell J, Carlsson G, Fridén J. Enhanced independence: experiences after regaining grip function in people with tetraplegia. *Disabil Rehabil.* 2013;35:1968–1974.

64. Fridén J, Gohritz A, Turcsanyii I, et al. Restoration of active palmar abduction of the thumb in tetraplegia by tendon transfer of the extensor digiti minimi to abductor pollicis brevis. *J Hand Surg Eur Vol.* 2012;37:665–672.

65. Allieu Y. Surgical management of the adult spastic hand. *Chir Main.* 2011;30:159–175.

66. Bertelli JA, Ghizoni MF. Transfer of nerve branch to the brachialis to reconstruct elbow extension in incomplete tetraplegia: case report. *J Hand Surg Am.* 2012;37:1990–1993.

67. Davidge KM, Yee A, Kahn LC, et al. Median to radial nerve transfers for restoration of wrist, finger, and thumb extension. *J Hand Surg Am.* 2013;38:1812–1827.

68. Van Zyl N, Hahn JB, Cooper CA, et al. Upper limb reinnervation in C6 tetraplegia using a triple nerve transfer: case report. *J Hand Surg Am.* 2014;39:1779–1783.

69. Fridén J, Gohritz A. Muscle and nerve transfer in tetraplegia. *J Neurosurg.* 2013;118:706–707.

70. Mulcahey MJ, Smith BT, Betz RR, et al. Functional neuromuscular stimulation: outcome in young people with tetraplegia. *J Am Paraplegia Soc.* 1994;17:20–35.

71. Smith BT, Mulcahey MJ, Betz RR. Quantitative comparison of grasp and release abilities with and without functional neuromuscular stimulation in adolescents with tetraplegia. *Paraplegia.* 1996;34:16–23.

72. Triolo RJ, Betz RR, Mulcahey MJ, et al. Application of functional neuromuscular stimulation to children with spinal cord injuries. Candidate selection for upper and lower extremity research. *Paraplegia.* 1994;32:824–843.

73. Wuolle KS, Van Doren CL, Thrope GB, et al. Development of a quantitative hand grasp and release test for patients with tetraplegia using a hand neuroprosthesis. *J Hand Surg Am.* 1994;19:209–218.

74. Kilgore KL, Hoyen HA, Bryden AM, et al. An implanted upper-extremity neuroprosthesis using myoelectric control. *J Hand Surg Am.* 2008;33:539–550.

75. Hamou C, Shah NR, DiPonio L, et al. Pinch and elbow extension restoration in people with tetraplegia: a systematic review of the literature. *J Hand Surg Am.* 2009;34:692–699.

第六篇　康　复

第 38 章

上肢复合组织异体移植术

Jaimie T. Shores, Joseph Lopez, Gerald Brandacher, and W. P. Andrew Lee

概要

- 同种异体的复合组织移植是由不同免疫原性的多种组织组成,包括皮肤、淋巴结、骨髓、神经、血管、肌肉和骨骼等。

- 对于毁损性的上肢缺损,移植术可以在供区损伤小或不需进行大量重建的情况下,恢复或替代缺失的组织,以重建外观、解剖结构和功能。

- 肢体的复合组织异体移植术(vascularized composite allotransplantation, VCA)不是为了挽救生命,而是为了显著提高患者的生活质量。与其他实体器官移植不同,受体方必须是无其他共存疾病的健康者。患者的风险 - 效益注意事项必须包括为了移植物存活必须长期使用的免疫抑制药物所带来的潜在副作用。

- 其他实体器官移植术所使用的传统的免疫抑制剂疗法,与上肢异体移植术是一样的,可以预防移植物的早期丧失,但不能避免免疫性排斥反应。

- 肢体复合组织异体移植术的急性排斥反应是肉眼可观察到的,便于及时进行干预。反复发作的皮肤急性排斥反应如果处理妥当,不会影响移植物的远期功能或存活率。

- 过去 20 年,全世界已有超过 70 位患者接受了 100 例的上肢移植手术,移植后的中长期功能和移植存活率结果良好。

- 为了能够更广泛地应用这项改变生活的重建手术,未来的研究目标是新型的免疫抑制策略,在提高将肢体移植存活率的同时,将尽量减少终身免疫抑制剂的应用。

历史发展与里程碑

最早进行器官移植的是中国的医生扁鹊,他在公元前 500 年对战士公扈和齐婴进行了心脏对换移植[1]。此外,印度医生 Sušruta Samhita 在公元前 480 年的外科论文中详细介绍了鼻再造手术,他使用额部、颈部和脸颊部的自体组织带蒂移植的技术重建毁损的鼻和耳[2-4]。870 年后,Cosmos 和 Damian 进行了第一例异体肢体移植[5-9]。相传大约在 348 年,他们在切断罗马执事 Justinian 患有癌/坏疽的腿后,成功地移植了一个死去的摩尔人的右腿(图 38.1)。在米兰的圣尤利乌斯大教堂 15 世纪壁画展示了圣尤利乌斯再植人类的离断拇指。意大利外科医生 Gaspare Tagliacozzi 写于 16 世纪的著作《毁损伤的移植手术》(*De curtorum chirurigia per insitionem*)描述了鼻和耳异体组织重建的方法。他使用奴隶手臂内侧的皮肤,来重建富人在剑斗中受伤的鼻子[10-12]。在书中,塔利亚科齐阐述了将两个人长时间接合在一起(由于组织排斥)遇到的实际困难。

又过了 300 年,这些移植中的"实际困难"开始出现了:在这一时期,消毒、麻醉、止血、器官保存和最重要的显微血管外科技术的进步,引导了显微重建外科学的迅速发展。Alexis Carrell 在 1902 所描述的血管吻合的外科技术,为传统的血管外科奠定了基础[13]。他成功完成了实验同种异体器官移植的血管重建[14,15],但未能实现永久性的移植物存活。Alexis Carrell 认为这"器官衰竭"是由于血管并发症,因为他当时不具备排斥反应的关系知识。在 1932 年和 1937 年,有人在同卵双胞胎之间进行了第一次皮肤移植的尝试,同样也没有提到排斥[16,17]。1944 年,Hall 第一次发表了使用尸体上肢作为供体的移植的详细论文(在肱骨中部水平)[18],他记录了在手术过程中进行移植的必要条件:包括一个经验丰富的外科手术团队、在设备齐全的医院进行手术,还介绍了器官保存、骨接合和血管吻合等技术。他对血栓形成和感染关系的潜在并发症进行了讨论,但是也没有提到排斥反应的发生。令人吃惊的是,Hall 并不知道英国年轻的动物学家 Peter Brian Medawar 和整形外科医生 Thomas Gibson 在同一年(1944 年)有历史性的发现,即同种异体皮肤移植排斥反应的免疫现象[19]。皮肤移植的挑战引

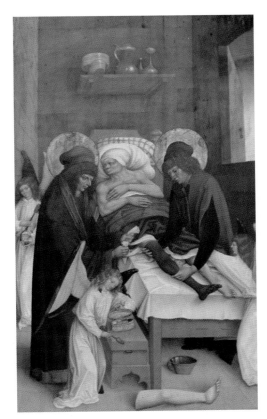

图 38.1 St. Cosmas 和 Damian 执行第一例异体肢体移植。在神话中,基督教的罗马执事 Justinian 的腿上有恶性肿瘤生长,在罗马的科斯马斯和达米安教堂祈祷治愈时睡着了。在他的梦里,他的圣徒截去患肢,移植了摩尔人的腿,带他到了教堂墓地。患者醒后感激地看着他已经恢复健康的腿,虽然是黑色的。(*Reproduction with permission from Württembergisches Landesmuseum, Stuttgart.*)

发了对器官移植新领域的探索。1954 年,在波士顿,一名整形外科医生 Joseph E. Murray 和他的团队成员 John P. Merrill 及 J. Hartwell Harrison 在同卵双胞胎之间进行了人类第一次成功的肾移植[20, 21]。最后在 1957 年,整形外科医生 Peacock 第一次临床尝试了复合曲指肌腱组织的移植[22, 23]。也正是他创造了"复合组织异体移植"(composite tissue allograft)这个术语来区分这类组织移植,即由多种组织组成,不同于实体器官的移植[24]。

学界对异体移植免疫表现的理解落后于手术技术的发展。这仅仅是在过去的一个世纪[25-33]通过里程碑式的发现而积累的知识,推进了对免疫反应的控制或抑制,从而成功延长了移植物存活的时间。在 Medawar 论证了排斥来自免疫反应之后,下一个合乎逻辑的问题是:为什么不通过抑制免疫系统防止这种现象?在 20 世纪 50 年代,糖皮质激素和放射治疗被用于免疫抑制[34, 35]。在 20 世纪 60 年代,随着药物(如抗淋巴细胞球蛋白)的使用,抗代谢物 6-巯基嘌呤及其衍生物硫唑嘌呤也被引入[36, 37],这些药物可以单独使用或与糖皮质激素组合使用[38-40]。虽然移植物的存活率在改善,但是结果仍然令人沮丧。因为这些药物的作用无特异性,产生了严重的器官特异性或者全身性的不利影响。

1964 年,Gilbert 成功在厄瓜多尔的瓜亚基尔市完成了第一例手部移植术,并采用药物免疫抑制疗法[41-43]。这例患者是一位 28 岁的水手,由于前一天手榴弹爆炸造成手腕部以远的肢体缺损。供体是一名几个小时前因胃出血死亡的工人。术后受移植体给予了肝素、葡聚糖和广谱抗生素,并维持泼尼松和 6-巯基嘌呤(6-巯基嘌呤 24 小时后被硫唑嘌呤替代)的联合方案。与目前的免疫抑制药物相比,这些药物算是原始的,不幸的是,在术后 2 周半,患者出现了急性排斥反应。患者被紧急送往波士顿 Peter Bent Brigham 医院。到术后 3 周时,患者的急性排斥反应加剧,前臂需在腕上 4cm 处再次截肢。遗憾的是,移植物坏死的晚期情况未能做任何组织病理学的评估。这种在手移植领域的大胆尝试为未来的成功奠定了基础。

1976 年,在移植界的另一大突破是对钙调神经磷酸酶抑制剂环孢素 A 的免疫抑制特性的发现[44, 45]。1978 年,环孢素首次被应用于临床的器官移植[46],就像在骨髓移植中的应用一样,成效显著。美国食品药品管理局(FDA)在 1983 年批准了环孢素 A 的使用。环孢素 A 和药物如抗 CD3 抗体(OKT3,1981 年引进)[47]一起,有效降低了对预防排斥反应的大剂量糖皮质激素的依赖。钙调神经磷酸酶抑制剂他克莫司(FK 506)于 1987 年被研发[49],1989 年进行临床试验[54],于 1994 年被 FDA 批准。他克莫司引起了实质器官移植的巨大进步[50-53],它使高度免疫原性的组织移植(如小肠移植)成为可能[54-56]。钙调磷酸酶抑制剂环孢素 A 和他克莫司的成功应用,使其在现代移植领域成为重要的组成部分[57]。20 世纪 90 年代,学界引入的药物包括抗代谢药物吗替麦考酚酯[58](antimetabolite mycophenolate mofetil,MMF,于 1995 年被 FDA 批准)和雷帕霉素[59](西罗莫司,1976 年研发,1999 年才被 FDA 批准)。这些药物与钙调磷酸酶抑制剂[60-63]一起使用,显著减轻了急性排斥反应,改善了实质器官移植的存活率,减少了移植后的不良反应。

简介

每年有数以百万计的人遭受严重的上肢创伤、肿瘤切除或是先天性缺陷,需要复杂的重建手术来修复因此导致的上肢大面积组织缺损。对于这种组织缺损,使用常规的义肢替代或重建手术(自体组织移植)无法达到最佳的结果,但这些治疗方式通常受到高度变化的结果的阻碍[64]。自体组织移植由于可利用的重建组织有限、手术范围较大导致的身体创伤、康复时间延长和手术费用增加而受到限制。这种复杂伤不适合传统的重建术,同种异体复合组织移植(VCA)可以达到接近完美的主要组织缺损修复,并具有良好的功能和美学效果。同种异体复合组织移植是最新的移植领域,结合了经过时间考验的显微重建外科技术和移植免疫学原理。同种异体复合组织移植的总体目的是提高有严重组织缺损患者的生活质量,遵循"以同代同"的整形外科理念,最大化的不仅是上肢的功能,还有美观。

单从美国统计来看,每年总计完成有 1 285 000 例上肢截肢手术[65]。据 2005 年统计，有近 160 万人有上肢或下肢的肢体残缺[66]。在这 160 万人中，有近 54 万人接受过上肢的截肢手术。假设即使仅有 1% 的患者可作为异体肢体移植的受体，也会有超过 300 人将改变他们的生活。然而，在过去的 20 年里，仅有 70 位患者接受了上肢的异体肢体移植手术。即使现在的手术技术、免疫方案和功能结果都很乐观，但长期应用高剂量的免疫抑制药物和反复的急性皮肤排斥反应仍是这项手术不能在全世界范围广泛应用的阻碍[67,68]。免疫抑制的风险会严重影响肢体移植受体的生活，主要并发症包括感染、肿瘤和代谢紊乱。与实体组织器官移植不同的是，肢体移植的成功不仅取决于移植物的接受度和存活率，更重要的是能够决定最终肢体功能的神经再生。目前，细胞和生物疗法等新策略将免疫调节和神经再生相结合，并在大型和小型动物实验中取得了良好的效果。为临床上进一步减少免疫抑制的需求和优化上肢移植肢体的功能提供了方案，给上肢截肢患者更多的异体肢体移植的可行性和接受度。

上肢复合组织异体移植的发展

复合组织异体移植的免疫学

通过小型和大型的动物模型研究，学界已经获得了许多关于同种异体复合组织移植免疫学方面的知识。动物研究已经证实，复合组织异体移植的每一种组织都有其特定程度的抗原性，并且存在不同的排斥机制，这是因为每种组织有不同的抗原表达、是通过不同的表达机制表现其自身特征的[69]。复合组织异体移植的各种组织表达不同量的主要组织相容性复合体（major histocompatibility complex，MHC）抗原、组织特异性抗原，它们主要负责诱导受体细胞介导反应[70]。由于不同的血管和淋巴管供应，受体免疫系统对同种异体移植组织的抗原识别和定位也会不同。上述情况导致了上肢异体移植会出现不同组织的排斥反应。例如，移植肌肉诱导的主要是细胞介导的免疫反应，而皮肤诱导细胞和体液免疫反应[71]。一般而言，皮肤和骨髓比肌肉、骨骼、软骨和肌腱出现更早、更严重的排斥反应。相对抗原性的认识可以使人们制定进一步的策略，旨在降低特定组织的抗原性。此外，更好地理解同种异体移植成分的相对抗原性，使人们可以量身定制只针对特定的细胞和体液成分排斥的免疫抑制方法，从而在治疗排斥反应时限制所需的免疫抑制剂使用量[72]。过去几十年，学界对于相对抗原性及肱骨/细胞免疫的理解使人们得以在小型动物（大鼠）和大型动物（猪、狗和灵长类动物）复合组织异体移植模型中对几种定制的免疫抑制配方进行测试。

上肢移植的实验背景与科学基础

在早期的啮齿类动物肢体移植模型中，受体接受不同的免疫抑制药物，包括 6-巯基嘌呤或其衍生物硫唑嘌呤和泼尼松，均在排斥反应之前死于药物引起的副作用[73]。即使在引

入环孢菌素 A 后，也没有改善肢体或动物的存活[74-78]。事实上，环孢菌素 A 单一疗法在小动物和非人类的灵长类动物模型中，并不能成功地延长异体组织移植的存活率[79]。更多的研究证实，当使用环孢菌素 A 是实体器官移植的 3～4 倍才能预防急性排斥反应，然而这样也会合并移植期的感染和恶性肿瘤的发生[80-83]。

1996 年，Benhaim 及其同事证明联合应用环孢素 A 与抗代谢药物（如吗替麦考酚酯）能延长大鼠后肢移植存活时间。这是第一次实现了可预测的、长期的、有功能的同种异体肢体移植存活[84]。使用这一方案，唯一成功实施完全不匹配的同种异体复合组织移植后，长期存活的大型动物模型是猪[85,86]。值得注意的是，同非人类的灵长类动物一样，猪和人类有免疫学的相似性，包括 MHC 结构和 MHC Ⅱ类抗原（在血管内皮细胞、上皮细胞、树突状细胞）的表达[87]。因此，在小型（啮齿类动物）[88,89]和大型动物复合组织移植模型的试验中均得到了充足的合理证据[85,86]，显示出人类肢体复合组织异体移植的实验基础是可行的[90]。

大量器官移植的经验为人们提供了有关同种异体移植的免疫反应结果、免疫抑制剂的毒性及疗效的重要信息。移植物的种类从肾脏[91]和心脏[92,93]到肝脏[94]、肺[95]、胰腺[96]、小肠[97]、腹部多脏器[98]、骨髓[99]，以及最近的同种异体复合组织移植[100,101]。在 20 世纪 60 年代，器官移植后的移植物和患者的生存率的最初结果都很差。在临床类主要期刊的社论[102]，包括《新英格兰医学杂志》[103-105]，都质疑移植的可行性和伦理基础。人们对于慢性免疫抑制的不良影响有很大的关注，特别是机会性感染和恶性肿瘤的风险。在接下来的四十年中，由于免疫抑制剂和移植后并发症管理的改善，这种悲观情绪才逐渐减轻。然而值得注意的是，手移植自厄瓜多尔的第一次尝试后[106,107]，30 年来一直止步不前，并遭遇到激烈的反对[46,47]，矛盾的是，大多数批评来自手外科医生[108-114]。他们认为，免疫抑制治疗用于挽救生命的器官移植，所承担的风险是合理的，但不值得应用于为了提高生活质量的移植（例如手移植）。此外，很多手外科医生认为与手移植有关的免疫、伦理[115,116]、心理[117]问题都需要解决[118]。

采用现代免疫抑制技术进行手移植临床试验的理论基础是基于几个以下方面的科学进展：①新型免疫抑制剂有更好的疗效和较低的风险；②机会性真菌或病毒感染的预防和治疗的改进（如卡氏肺孢子虫和巨细胞病毒）；③移植后恶性肿瘤更有效的治疗方法[如治疗移植后淋巴组织增殖性疾病（post-transplant lymphoproliferative disorder，PTLD）的利妥昔单抗]；④基于多年实体器官移植的经验，在药物剂量和免疫抑制剂的微调组合方面更加专业；⑤手部的所有单一组织，包括皮肤、肌肉、肌腱、血管、神经、骨骼和关节，在现代手移植开展之前都已经有成功移植的先例[119]。

上肢异体移植临床年表

1991 年 9 月，同种异体复合组织移植的第一次会议在华盛顿举行，其目的是确定"截肢患者肢体移植的临床可行性"和"面向临床的肢体移植"的研究方向[128]。1997 年 11

月，在肯塔基州路易斯维尔召开的第一届国际复合组织异体移植会议，讨论了"首例人手移植面临的科学、临床和伦理障碍。"国际专家在会议上预测，同种异体肢体移植不久就会"成为临床现实"[121]。在预测后不到22个月，在1998年9月，也就是首例手移植后34年[46,47]，法国里昂的外科医生们完成了世界上第二例单手移植[106,107,122,123]。1999年1月，美国第一例单手移植手术在肯塔基州路易斯维尔实施[124,125]。

在这些尝试之后，在欧洲、亚洲和美国的多家机构共进行了超过70例上肢异体移植。除了中国的2例部分手移植、美国的1例部分手移植、2例肘上移植，其余病例主要是手腕到前臂中段的离断病例[126,127]。

上肢同种异体上肢移植的经验

项目规划、患者、流程与各步骤的相关注意事项

项目的建立和实施

规划一个手移植项目需要面对巨大的挑战[128,129]。实体器官移植和手再植是需要时间检验的，目前需注意其标准。手移植结合了重建外科的科学原理和器官移植的概念，因此，如果要做到手移植项目的成功，它必须依靠跨学科的团队合作，其核心成员是手外科（整形外科或骨科）医生和移植外科医生。移植流程需要缜密规划、严格监管。这不被大量领域之外的人所知，对希望开始手移植的整形或手外科医生往往是一个惊喜。作为一个新的项目，上肢异体移植的开展有巨大的挑战性。实质器官移植小组成员的经验有助于这个过程的协商。在计划、实施和术后的各个阶段都会面临各种挑战，各学科专家们共同参与和努力才能克服困难、完成这一复杂的手术。

供体与受体选择

同种异体复合组织移植的成功取决于许多因素。然而，人们在同种异体上肢移植方面的经验表明，对供体和潜在的受体进行适当的评估、选择和管理是决定最终结果最重要的因素。受体的筛选和选择是一个多阶段的过程，需要对患者过去的病史和移植前的生活进行多方面的研究[130]。在确定患者资格之前，必须收集和评估有关心理和社会因素的数据。虽然筛查的这些心理和社会方面至关重要，但它们也是最难评估的。世界各地同种异体上肢移植的经验表明，只有身心健康、有足够的心理和社会支持，并有强烈的动力接受长期（>6个月）强化康复和治疗的患者，才是上肢移植的"良好"人选。

数十年的实体器官移植经验为移植医学领域提供了选择供体和受体的良好标准。鉴于同种异体上肢移植领域仍处于起步阶段，纳入和排除供体和受体的参数尚未完全确定[131,132]。表38.1和表38.2突出了用于同种异体上肢移植的一般选择标准。由于实验程序的知情同意问题，18岁

以下的患者通常被排除在外。此外，从实体器官移植的经验来看，儿童患者比成人更容易出现免疫抑制相关的并发症，如PTLD[133]。65岁以上的患者通常也被排除在外，因为与免疫抑制相关的并发症增加，移植的潜在收益年限有限，神经再生潜力降低。受体的医学筛查包括完整的病史和体检；常规实验室检查；血型和交叉配型；人类白细胞抗原（human leucocyte antigen，HLA）配型；群体反应性抗体测试；EB病毒、巨细胞病毒、艾滋病毒和病毒性肝炎的血清学。其他检查包括放射照相（用于计划骨合成）、血管造影术（用于排除异常血管模式）、肌电图、神经传导速度和功能磁共振成像（functional magnetic resonance imaging，FMRI）。

表38.1　同种异体上肢移植供体注意事项

人口学和表型特征
肤色、色调和纹理匹配肢体大小和尺寸（骨骼长度和直径匹配） 年龄、性别、种族和民族尽可能匹配
捐赠者必须已经死亡（宣布脑死亡）
供体肢体解剖和切取不得干扰器官恢复
肢体通常先准备好，在隔离止血带下灌流，交叉夹住后解剖，随着心、肺的恢复依次取回。这最大限度地减少了总的缺血时间
恶性肿瘤病史（近期或既往）可能排除
缺血性或创伤性瘫痪，遗传性周围神经病，传染性、感染后或炎症性神经病，中毒性神经病（即重金属中毒、药物中毒、工业制剂暴露）或混合性结缔组织病，严重变形的类风湿性关节炎或骨关节炎可能排除

表38.2　同种异体上肢移植受体注意事项

研究对象可以是任何种族、肤色、民族和健康状况良好的人
符合资格的年龄范围是可变的，但通常是18岁以上和65岁以下
有先天缺陷（如横阻）的受试者目前被排除在外
缺乏预先存在的皮质识别的影响尚不清楚
在一些项目中，失明被排除在外
遵循严格的康复过程所需的视力。此外，视觉反馈对于功能恢复至关重要
严格的心理社会评估是强制性的
确定移植的动机、对手术的情感和认知准备、身体形象适应、对移植后结果的现实期望水平、对移植的预期舒适度、人格组织/退化风险、服药依从性/药物滥用史、依从性潜力以及社会支持系统/家庭结构
建议移植前使用或尝试使用假体

移植程序

供体肢体获取

器官获取组织（Organ Procurement Organization，OPO）将确保可能的手捐助者的选择严格按照研究标准执行，以确保肤色、性别、年龄和长度/周长匹配[134]。每个受体都应该接受根据其自身情况的"定制"手术。对于前臂远端和前臂中部的移植，肘关节分离为移植提供了足够的软组织、血

管长度、神经长度和额外的皮肤/骨骼。对于肱骨近端的移植，在可能的最近端水平进行的、仍能保持止血带控制的近端肱骨取材通常是足够的[135]。近端手臂获取通常需要胸腔内插管并由胸腔获取团队控制锁骨下血管。根据各家机构的偏好，可用冷 HTK 液（histidine-tryptophan-ketoglutarate，Custodiol）或威斯康星大学溶液对肢体进行灌注。根据供区稳定性、获取水平及手术室空间大小，上肢获取可同时进行，也可在标准器官获取之前或之后进行。作者建议在获取内脏器官前获取上肢，以尽可能缩短缺血时间。在手的获取完成后（图 38.2），闭合供体残端，给供体接一个装饰性假肢，使供体家庭可以为捐赠者举开棺式的葬礼。获取的肢体用湿润的灭菌纱布包裹，放置在聚氨酯袋内，放入装有 4~6℃冰水的灭菌容器中运输（由 OPO 提供）。另外，需采集供体的脾脏和淋巴结，低温保存其细胞悬浮液，以备今后的免疫检测。

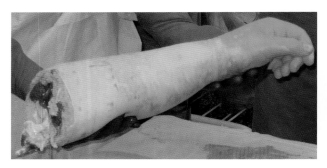

图 38.2　隔离灌注和分离后的供体移植物

受体手术

　　受体的手术需要在手术前精心策划，更需要供体和受体团队密切的沟通。确认供体匹配后，对受术者进行局部阻滞麻醉、准备全身麻醉和诱导治疗［最常用巴利昔单抗（Simulect）、抗胸腺细胞球蛋白（ATG）或阿仑单抗（Campath-1H）］。手移植的手术方法和手再植差异不大，手术器械和手术技术相似。通常是两组人员进行手术。供方手术组在供体肢体到达手术室后，开始进行供肢的准备，根据受体的需要修剪供肢，并标记各种结构（图 38.3）。每个房间应配置两位手移植外科主刀医生及助手（解剖供肢），由一名洗手护士和两名巡回护士辅助，并至少配置一名麻醉师。参照受方的术前评估，明确对供体组织的组织需求。受方手术组必须清楚需要测量哪些数据以满足供方组的手术。受方组需要明确移植所需的神经、动脉和静脉数量。组织重建的顺序是按尽量减少缺血时间的原则来操作，也可以取决于手术者的习惯（图 38.4）。通常的顺序是：骨固定→动脉修复→静脉修复（血运重建）→肌腱修复→神经修复→皮肤缝合。

　　对受体手术很重要的具体原则都是学界 20 多年的经验。一般而言，神经术应修复尽可能地在远端进行。应避免供体动脉的过度分离，以防止术后出血，并将持续性炎症反应的风险降至最低。肢体应始终保存在无菌冰上，冰与组织之间有界面，以防止热损伤。最后，术者通常在吻合的静脉上使用置入式静脉多普勒，并在移植的手上使用脉搏血氧饱和度探头进行氧合监测。

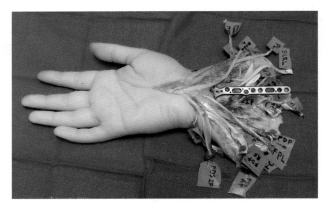

图 38.3　背部剥离后对供体移植物内的结构进行标记可提高技术成功率并减少缺血时间

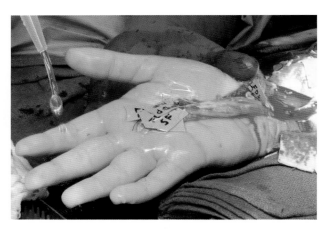

图 38.4　屈肌腱重建前伸肌腱重建后再灌注情况

临床提示

前臂远端异体移植

　　前臂远端异体移植通常依赖受体本身外在肌肉，更需要精细的吻合正中和尺神经运动束，以有利于手内在肌的恢复。受体的皮肤切口一般在掌背侧，而供体切口则在桡尺侧以保证完整性。肌腱的吻合可采用 Pulvertaft 的编织方法，术后可立即进行主动/被动功能锻炼。骨的固定手术可用标准的尺桡骨远端固定方法。术者首先进行骨的固定，建立稳定的远尺桡关节（distal radioulnar joint, DRUJ），然后是动、静脉的吻合，最后是重建屈伸肌腱和神经。

临床提示

前臂中段异体移植

　　前臂中部移植需要对受体的外展肌腱和伸肌进行严格的评估（图 38.5）。如果认为外侧肌和伸肌的长度足够，损伤最小，则可以进行肌肉/筋膜/筋膜/肌腱修复。然而，这些修复并不适合积极的术后立即治疗。前臂远端同种异体移植手术的顺序与前臂中段移植相同。如果

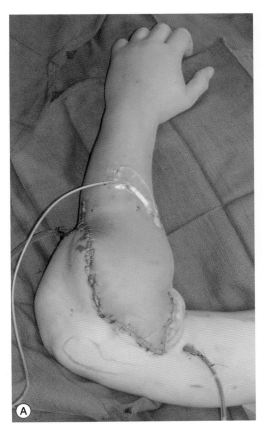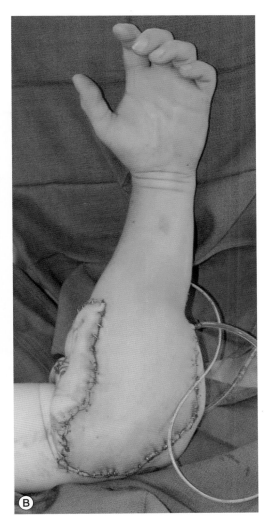

图 38.5　（A，B）同种异体前臂中部移植

受体的伸肌和前外侧肌被认为是不适当的，前臂中段手术遵循同种异体前臂近端移植程序中的步骤（见下文），同时保持骨骼接骨术的远端水平。

临床提示

同种异体前臂近端移植

前臂近端的异体移植需要供体屈伸肌群的移植，从而获得手指的活动和力量。在受体掌背侧做切口，保护肘窝和尺骨鹰嘴，供体的皮肤切口在桡尺侧。新的旋前 / 屈曲肌肉的起点可用骨锚缝合固定在内侧上髁的原始肌肉起点的上方（图 38.6A～D）。同样地，可将伸肌起点用骨锚固定在外侧髁。此外，环状韧带和肱桡关节囊与受体的伸肌起点缝合。桡神经通常可分成多个肌群，如腕伸肌支、骨间后支、腕长伸肌支。动脉采用端侧吻合方式，以保留尺骨近端、桡骨和屈 / 伸肌群的血供。静脉以端端的方式吻合。

临床提示

经肱骨异体移植

经肱骨的移植可分为远端、中段和近端。肱骨远端移植主要是修复供体与受体的肱肌筋膜与二 / 三头肌肌腱（见图 38.6E～H）。肱动 / 静脉端端吻合术（除表浅静脉吻合术外）。骨的固定方式可采用单钢板，术者倾向于使用 4.5/3.5mm 不锈钢锁定加压钢板。在肘窝和尺骨鹰嘴处保持皮肤的完整性。肱骨中端移植时，须确定残留的屈伸肌群是否足以活动肘关节。如果决定保留原有的二头肌和三头肌作为肘关节的动力，需要尽可能多的肌肉 / 筋膜吻合。筋膜 / 肌腱移植或同种异体移植有利于加强修复。由于肱肌起源于肱骨的范围广泛，可与供体肢体一起移植，如果肌皮神经充分吻合，则有望发挥作用。骨接合、神经修复和血管重建的操作与前述的肱骨近端手术相同。如果决定移植供体移植物和伸肌肿块，则遵循同种异体肱骨近端移植的步骤。

对于肱骨近端异体移植，可能需要移植整个前臂屈

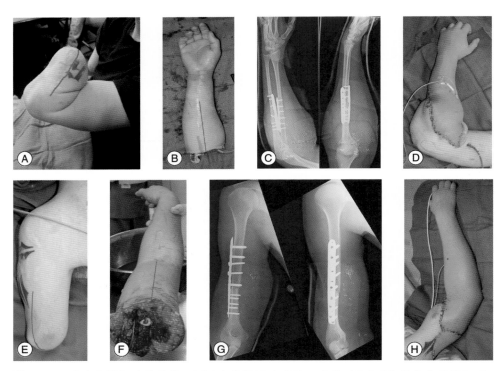

图 38.6　近端前臂与肱骨移植。（A）左前臂近端移植—术前；（B）可能的供体前臂切开；（C）术后 X 线光；（D）植皮；（E）右上臂移植—术前；（F）供臂获取并演示植皮切口；（G）术后 X 线光；（H）植皮

伸肌群（图 38.7）。二头肌长头和短头肌腱从供体的起始处切断。这两块肌肉可以分别缝合或编织到受体的短头和长头或联合腱处。这一水平的移植还需要分离受体的胸大肌肌腱，标记以供将来修复。使用 4.5mm 锁定加压钢板进行骨固定，钢板放置在肱骨的前外侧。骨固定后，在肘关节伸直位，将受体和供体的三头肌/肌腱缝合重建后间隔结构。然后将桡、尺和正中神经吻合，再吻合动、静脉。受体的肱动脉与供体的腋动脉吻合，肱静脉和头静脉也尽可能在近端吻合。通血成功后，在屈肘位将二头肌腱长、短头近端肌腱编织和/或缝合，肌皮神经吻合。如有必要，可用骨锚重建胸大肌止点。

移植相关注意事项

免疫抑制的维持

目前应用于上肢移植的免疫抑制方案是来自于实体器官移植方案的推演，确保移植肢体存活的免疫抑制剂总量是参照肾移植的用量。这样的常规免疫抑制治疗使上肢移植术后 1 年的患者和移植物存活率达到 95% 以上[126]。手移植患者大多数接受多克隆抗体（抗胸腺细胞球蛋白，抗胸腺细胞球蛋白）或单克隆抗体制剂（阿仑单抗，巴利昔单抗）进行诱导治疗，接着使用高剂量的三联药物组合作为维持治疗，包括他克莫司、吗替麦考酚酯（mycophenolate mofetil, MMF）、糖皮质激素。这些用药方案已被证明可以防止移植物早期免疫损伤，但不能防止急性排斥反应。一些用药方案避免使用糖皮质激素；而另一些方案依靠单药的免疫抑

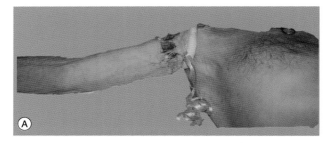

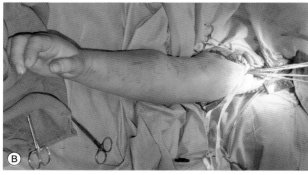

图 38.7　（A，B）使用高非气动止血带进行近端经肱骨获取

制治疗。依靠外用丙酸氯倍他索或他克莫司软膏，合用或不合用短期静脉推注糖皮质激素，已经成功实现了急性排斥反应的逆转（图 38.8）[136, 137]。

手移植术后的康复与功能评价

康复功能评定是成功的同种异体肢体移植不可或缺的组成部分[138]。手治疗师参与了从患者的初步筛选到最后

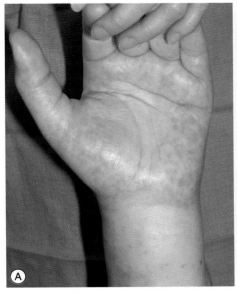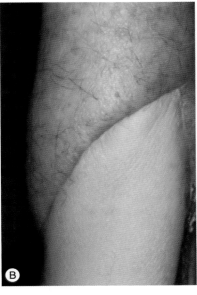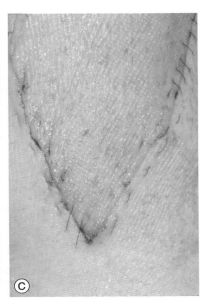

图38.8 （A～C）急性皮肤排斥的临床表现。这些症状可以是离散的或弥漫性的斑丘疹，伴有或不伴有浮肿和掌部受累

的执行整个过程。手移植的目的是移植手的功能能满足患者的日常活动需要。手移植患者的康复治疗方法和手再植类似，但也有几处显著的不同，如需要筛选理想的受体候选人，需要监测排斥反应的迹象等。

术前评估包括患者对截肢的接受程度、假肢的尝试使用、设立合理的手术目的等。这包括：完整的病史和体格检查记录有效关节的运动范围（range of motion，ROM）；可用肌肉的徒手肌力测试（manual muscle testing，MMT）；残留的前臂肌肉对肌电刺激的反应；疼痛和敏感度的记录；瘢痕；截肢水平；感觉；水肿；皮肤和软组织的完整性；不同水平面的前臂周长，以及前臂的长度。各种测试、问卷或仪器可以用于评估残肢的术前功能以及可以用于重建移植手功能的残余肌肉。适当的肌肉电刺激和张力训练有助于术前加强这些肌肉的功能。

术后治疗的目的、支具与夹板的应用等都与手再植相似。准确判断神经修复的平面、骨接合的类型、肌腱修复的细节非常重要，这有助于调整夹板使用和治疗。手治疗师在帮助监测排斥反应征象方面有着不可取代的作用，因为患者在术后需要花费大量的时间在康复治疗上。在作者的机构，严格的康复方案是患者必须接受每天3～6小时、每周5天、共3～6个月甚至更长的时间治疗，这取决于移植肢体的性质和平面。治疗必须包括主动与被动ROM练习，使用合适的允许轻微主动屈伸的静态和动态夹板，以限制粘连产生，促进愈合。应在所有患者中应用基于手掌的夹板如动态外展支架夹板（图38.9）和反爪夹板。外展支架允许内侧附加固定，保护曲肌和伸肌，使贯穿受控运动范围的张力保持恒定。弹力手套对于淋巴水肿患者是有用的。手和上肢功能的定性和定量测试，如Caroll评分[139]、DASH评分[140]和手移植评分系统[141]等，可以和评定运动及感觉功能恢复的标准测试（Tinel、Semmes-Weinstein单丝、两点辨别觉、肌力测定、钉板测验等）一并使用，用于评估移植肢体

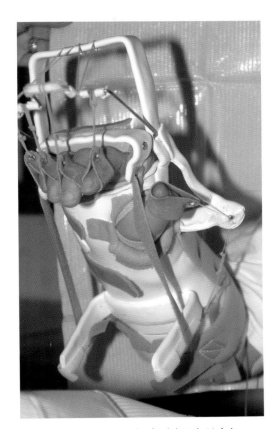

图38.9 动态延伸（起重机）支腿夹板

的功能、生活质量以及参与日常生活的能力。出院后3～6个月，应该与当地的认证治疗师沟通和协调，这是保证后续的连续性强化训练和家庭例行锻炼治疗的关键，这对肢体功能的实现至关重要。

排斥评估（宿主抗移植物反应）

急性排斥反应（acute rejection，AR）是一种T细胞和/或

抗体介导的,通过受体的免疫系统对移植物的攻击,造成移植物损坏或最终完全丧失。已证明皮肤是排斥的首要目的,所以对皮肤的监测是最重要的手段。术后1年内或每当有临床迹象(指可见的排斥症状,如斑丘疹)时,必须常规实施移植皮肤的组织学检查。活检标本可以通过组织学和免疫组化(CD3、CD4、CD8、CD28和CD68染色)的手段分析,检测细胞浸润的数量和特征。利用已建立的分级标准,如Banff分类(图38.10、表38.3)[142,143],对急性排斥反应的严重程度进行评分。急性排斥反应重要的临床特征包括水肿、红斑、结痂、坏死,非典型的排斥反应可表现为皮肤鳞屑、白甲或指甲营养不良(图38.11)[137]。慢性排斥反应(chronic rejection,CR)必须通过组织活检来证实,表现为皮肤或肌肉血管内膜增生和内膜下泡沫组织细胞的出现,组织纤维化(图38.12)。

免疫监测

受体和供体细胞必须在移植前进行人类白细胞抗原(HLA)分型[144,145]。必须为受体/供体储存额外的DNA样本,以备将来对检测到抗MICA抗体的患者进行MICA(MHC Ⅰ类A链关系基因)基因分型。所有的血清应采用抗人球蛋白增强补体依赖性细胞毒性试验(antihuman globulin-enhanced complement-dependent cytotoxicity assays,AHG-CDC),酶联免疫吸附法(单独确定IgG抗HLA Ⅰ类和Ⅱ类特异性抗体)和Luminex®法(检测抗MICA抗体,以及鉴定供体特异性)筛选。MICA和MICB抗原表达于内皮细胞和上皮细胞表面,诱导实体器官移植受体强烈的抗体反应。细胞介导的免疫可以通过ImmuKnow®(Cylex)法检

表38.3　Banff评级表

等级	皮肤组织病理学
0级	无。罕见的炎性浸润
Ⅰ级	轻微。轻度血管周围淋巴细胞和嗜酸性粒细胞浸润。不累及覆盖的表皮
Ⅱ级	中度。中度至重度血管周围炎症伴或不伴轻度表皮和/或附件受累(仅限于海绵病和胞吐)
Ⅲ级	致密的炎症和表皮受累与上皮细胞凋亡、角化不良和/或角蛋白溶解
Ⅳ级	坏死性急性排斥反应。单个角质形成细胞坏死和局灶性真皮-表皮分离

(Reproduced with permission from Cendales LC, Kanitakis J, Schneeberger S, et al. The Banff 2007 working classification of skin-containing composite tissue allograft pathology. *Am J Transplant*. 2008; 8: 1396-1400.)

测CD4细胞的三磷酸腺苷(adenosine triphosphate,ATP)合成。免疫反应检测以ATP为指标,单位是纳克每毫升(ng/ml),分为高度(>525ng/ml)、中度(226~524ng/ml)或低度(<225ng/ml),所有移植受体的ATP理想值是280ng/ml,这一数值预示着排斥或感染的阴性率为96%。

世界各国的经验与手术结果

国际手与复合组织移植登记处[(International Registry of Hand and Composite Tissue Transplantation,IRHCTT)]跟

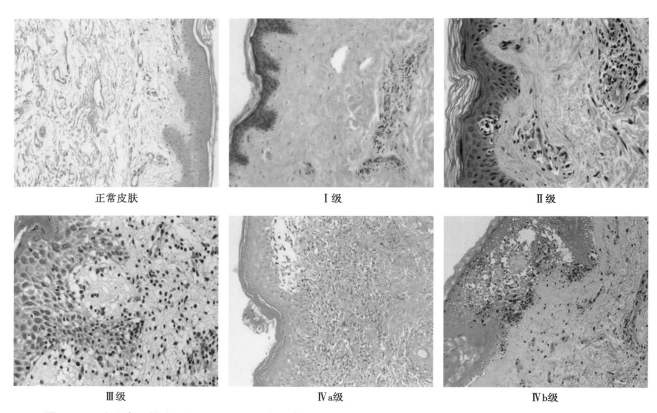

正常皮肤　　　　　　　　　　Ⅰ级　　　　　　　　　　Ⅱ级

Ⅲ级　　　　　　　　　　Ⅳa级　　　　　　　　　　Ⅳb级

图38.10　皮肤急性排斥反应的Banff组织病理学分级系统:Ⅳa级和Ⅳb级是排斥严重程度的变异(Banff Ⅳ级)

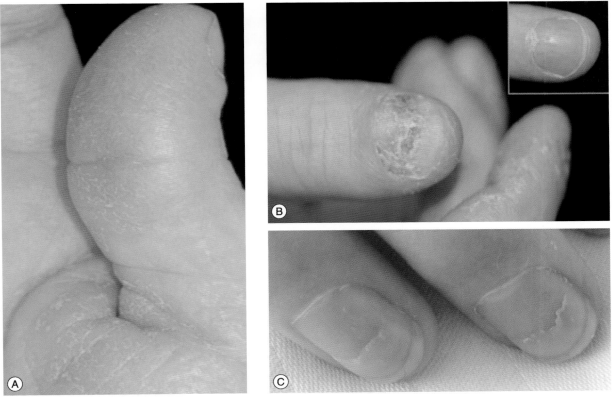

图 38.11　急性排斥反应的非典型表现:(A)掌侧鳞屑;(B)指甲营养不良;(C)凹陷和白斑

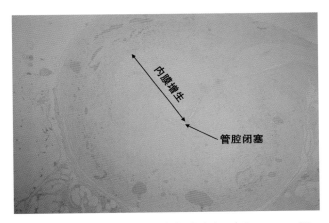

图 38.12　手部移植后尺动脉内膜增生。(*Courtesy of Dr. Warren Breidenbach, Christine M. Kleinert Institute.*)

踪世界范围内的上肢同种异体移植。2008 年和 2010 年的报告表明[146],受体的平均年龄为 32 岁(范围 19~54 岁),通常是男性,从损伤到移植的时间为 2 个月至 34 年不等。随访时间范围从 1 个月至 11 年。在美国手移植后患者生存率是 100%。移植物长期存活的患者在欧洲和美国比例约大于 80%,仅有几个病例丧失移植物。法国第一例手移植患者因不依从医嘱使用药物导致不可逆移植排斥反应后截肢。两位美国患者同样由于不依从医嘱使用药物而丧失上肢移植物,另一位患者由于败血症在术后即刻便丧失双侧上肢移植物[147]。最后,一位美国患者由于继发血管内膜增

生的缺血,导致移植物丧失[148]。

依从医嘱使用免疫抑制药物和进行康复治疗的手移植患者,在早期和中期的功能恢复结果是非常令人鼓舞的(视频 38.1)。然而,如此出色的功能结果依赖于密集和持续的康复锻炼。所有患者在 12 个月内达到了保护性的感觉恢复。手移植可以重塑假肢不能实现的功能[149]。这些功能包括抓小物件、倒水、绑鞋带、下棋、扔球等在日常生活和职业工作中用手的动作。受体表现出迅速出现 Tinel 征及早期(1 年)温觉、压觉、触摸定位、手和手指痛觉等恢复。也可观察到肌力和握力的恢复。电生理试验的临床证据证实移植手固有肌的肌力恢复,在一些病例中,已观察到部分固有功能的真正恢复。使用 Caroll 测试的早期客观测试结果表明,手移植后手功能恢复与再植后相似,通常优于假肢[149, 150]。

免疫抑制剂目前在实体器官移植中的应用,已被证明足以防止手移植后的排斥反应。然而,已报道的副作用有机会性感染(包括巨细胞病毒、梭菌、疱疹、皮肤真菌病)和金黄色葡萄球菌性尺骨炎等;代谢并发症如高血糖、高脂血症、肾功能损伤、动脉性高血压,甚至需要双侧髋关节置换的无菌性髋关节坏死。值得注意的是,在世界范围内,迄今并没有发现危及生命的并发症或恶性肿瘤[146]。

复合组织异体移植的独特性

和实体器官移植不同,上肢移植可对移植物皮肤的排斥反应进行持续的观察监测。这样就可以通过直接活检、

得到早期急性排斥反应准确的病理证实,并及时干预,进行局部治疗结合精确的个性化全身药物治疗。当予以充分和有效的治疗时,急性排斥反应似乎并不影响移植物功能或长期生存。作者自己的小组研究证明,整个肢体移植引起的免疫反应比它的各个组成部分引起的免疫反应更弱[69]。此外,同种异体复合组织移植含有免疫活性成分,如骨髓和淋巴结,可以加剧排斥反应或产生移植物抗宿主病(graft versus-host disease, GvHD)。这些因素不仅决定了这些肢体同种异体组织的免疫反应,也确定了其所应用的免疫调节策略不同于实体器官移植[151,152]。

实体器官移植在血运重建后立即产生功能,而肢体复合组织异体移植却并非如此,移植物在血管再通后只是存活,但并没有功能。受体的神经/轴突必须再生并取代作为临时支架的供体神经,最后再支配移植物内的肌肉和终末感觉器官。这一过程使受体得以建立运动控制,并接受来自移植物的感觉输入。因此,神经再生在 VCA 领域是一个独特的挑战。有趣的是,免疫抑制药物(如他克莫司)的使用,作为在同种异体复合组织移植治疗中的基石,在动物模型中被证明,其不仅能延长移植肢体的存活,而且能增强神经的再生[153-155]。然而,目前在上肢同种异体移植领域尚无可用的成分可以增强周围神经再生过程。尽管作者最近的临床经验表明其前景良好,但未来致力于改善 VCA 神经再生的研究可能会最终转化为移植受体的功能改善,从而提高上肢相关的同种异体移植的风险与成本的可接受度。

复合组织异体移植的新见解

皮质的可塑性与神经整合

上肢移植后可以观察到一个独特的现象,即受术者大脑控制肢体部分的再分配。这就是所谓的大脑的“重新组织”或“可塑性”。既往的研究已经表明,截肢后皮质组织会发生变化。然而,肢体移植对运动皮质空间重组的影响才开始被发现[156]。

手截肢后,大脑接收手信号的区域逐渐丧失,被其他功能接管。然而,上肢移植后,该区域的大脑可以恢复其原有的功能,新的手传入信号仍传至曾经控制手的大脑区域[157]。这种移植物神经整合到前运动皮质的现象,已经通过功能性磁共振成像技术和高清纤维跟踪与弥散追踪成像技术得到了证实。

慢性排斥反应

在实体器官移植中,慢性排斥反应是同种异体移植组织血管内皮的轻度损伤,可导致不可逆的移植物损伤(见图38.12)[148]。所有实体器官移植后慢性排斥反应的特征是广泛的同心性硬化和移植动脉轻度的血管周围炎,这可导致血管闭塞性动脉病,在这一发病过程中免疫和非免疫因素

都发挥作用。

根据 IRHCTT 的最新报告,已有十几名患者完成了上肢异体移植手术并随访 5～10 年,无任何客观的可测量的血管变化提示肌内膜过度增殖(或其他慢性排斥反应的间接迹象)。然而,实验动物研究表明异体肢体移植可以诱导慢性排斥反应,尽管比实体器官移植发生的可能性小。Unadkat 等使用大鼠后肢移植模型,报告了反复发生急性排斥反应后与慢性排斥反应一致的组织学变化[158]。同样,Mundinger 等使用非人类灵长类面部异体移植模型,发现多次急性排斥反应可导致慢性排斥反应[159]。此外,Kaufman及其同事报告了 6 例手移植受体出现动脉血管病变的慢性排斥反应迹象[160]。在 6 例受体中,有 2 例在术后早期观察到侵蚀性的严重的内膜过度增生。Morelon 等报告他们的面部移植受体之一出现的慢性排斥反应的临床病理和首次临床记录[161]。此病例表明,慢性排斥反应在 VCA 中是一个复杂的多因素过程。皮肤的慢性排斥似乎是由受体的细胞免疫效应器驱动的,会导致硬皮病样的特征,类似于慢性移植物抗宿主。相反,移植物血管病变可能更依赖于同种异体免疫反应的体液免疫效应,在实体器官移植中也证明了这一点。这些理论需要在小型和大型动物实验模型中进行更多的机制研究,以探索复杂的排斥过程。随着上肢移植生存期的延长,在未来的 10～20 年,人们必然会看到更多的移植物出现慢性排斥的迹象或死于慢性排斥反应。人们将能够对这种情况进行更好的定义、诊断和分级。同时,人们不能分辨出哪些已知的危险因素(来自实体器官移植经验)可以帮助推断上肢移植物慢性排斥反应(表 38.4)。

耐受途径与免疫调节策略

VCA 与实体器官移植的区别在于,前者的目的是改善生活,而非拯救生命。因此,免疫耐受的形成在 VCA 中最为重要,从而可以降低与慢性免疫抑制相关的毒性。免疫耐受尚缺乏严格的定义,“可用的”的定义是“在无须维持免疫抑制的状态下,异体移植物在人体内长期有功能的存活。”[162] 这样一个免疫耐受状态的特点是:受体对供体组织是低免疫反应性,而对微生物(细菌、病毒)和肿瘤抗原等仍具有免疫反应保护。同种异体移植免疫耐受的策略大致可分为利用骨髓移植或诱导耗竭移植物周围受体 T 细胞的方法[163]。

对于减少或避免上肢移植后的维持免疫抑制的新型治疗策略,基于细胞的治疗方法如混合嵌合诱导使用供体骨髓细胞、间充质干细胞移植(来自各种来源如骨髓或脂肪),调节 T 和 B 细胞,或致耐受性树突细胞(tolerogenic dendritic cells, TolDCs)都已证实会在临床前动物模型中具有诱导耐受性的潜力[164]。例如,当供体骨髓干细胞移植到已经过治疗的受方体内,新生的受体方 T 细胞开始认为供体方细胞是“自身”的。因此,对于来自相同骨髓捐赠方的器官,受体方会认为它是“自身”并接受它而不产生免疫抑制。混合嵌合体模型通过建立长期混合嵌合体,形成诱导的异体移植耐受,即一种供体和受体造血细胞共存的状态[165]。相对于需要

表 38.4　减少手移植急慢性排斥反应风险的建议

免疫因素	
1. 预防急性排斥	使用选择性、特异性和更安全的免疫抑制药物。Campath-1H（阿仑单抗）等强效和靶向诱导药物可最大限度地预防急性排斥，从而维持单药治疗和避免使用糖皮质激素
2. 治疗糖皮质激素耐药或 CD20 阳性的急性排斥	Campath-1H（抗 CD52）或利妥昔单抗（抗 CD20）
3. 监督和遏制用药违规行为	建议的方法包括电子测量药瓶开度、定期监测血药浓度、频繁的临床检查、重复活组织检查或免疫监测
4. 减少风险因素	排除高群体反应性抗体的患者，避免供受者之间的性别/种族不匹配，排除巨细胞病毒+供体的同种异体手移植

非免疫因素
1. 选择较年轻的供体，排除系统性动脉粥样硬化的供体
2. 避免长时间的冷缺血
3. 积极处理受体的危险因素（如有必要，可服用降糖、降压或降脂药物，并改变饮食或生活方式）

供体干细胞植入的 ATG 模型，一些复合组织异体移植，尤其是肢体移植，带血管的骨髓微环境使其产生持续的、可再生的供体骨髓细胞，能促进免疫调节而不需要植入[166,167]。在实体器官移植中，供体骨髓细胞输注已被证明可以减少/避免使用维持移植物生存所需的免疫抑制剂[168]。骨髓对于器官移植后建立嵌合体、微嵌合体或混合嵌合体起决定性作用，它被称为潜在的供体抗原特异性免疫耐受诱导的先决条件[169,170]。

　　移植排斥反应由活化的 T 细胞产生，没有它们是不能发生的。Campath-1H（阿仑单抗）是一种结合 CD52 受体的抗体，在人体中是 T 细胞功能的关键[171]。Campath-1H 导致移植物周围的 T 细胞、B 细胞和单核细胞耗竭，但不会导致骨髓干细胞耗竭。使用 Campath-1H 的肾移植试验表明移植物的生存期可以延长，且维持免疫抑制的药物剂量降低[172,173]。这样的状态被称为"适当耐受"或"低度耐受"。Campath-1H 在一些上肢的移植中作为诱导剂应用，来达到维持免疫抑制最小化的目的。然而，其效果仍然未知。

　　过去 50 年，超过 50 种不同的免疫耐受的诱导方法已经在小型的或大型的动物模型中获得成功。然而，免疫耐受治疗在临床移植中并没有广泛取代免疫抑制剂。实验性耐受治疗转化到临床移植应用伴随着几个问题：实验性耐受治疗是否具有符合严格临床安全标准的可靠性和有效性？耐受状态能持续多久？受体方的免疫活性有多少？可以被普遍接受的耐受试验或检查是什么？免疫耐受诱导的长期不良影响是什么？仅有的几种有前景的耐受治疗，仍在研究与应用的非常早期的阶段。在上述这些问题可以回答以及真正的耐受治疗成为现实之前，常规应用已用于实体器官的免疫抑制剂，依然是同种异体复合组织移植的"金标准"。

上肢移植重建的未来展望

　　VCA 已成为治疗传统自体重建无法处理的严重缺损患者的一种可行选择。虽然过去 20 年的手术结果展示了巨大的前景，但这一创新术式的长期效果仍有待观察。上肢 VCA 成功的主要障碍在于当前的免疫疗法要求，以及周围神经再生的局限性，这些障碍也限制了功能结果，且伴有最近端的缺损。然而，随着目前细胞疗法的发展，以及学界对于 VCA 的免疫特性的了解不断加深，重建移植领域的研究将在移植免疫学方面取得重大突破，这一创新的重建治疗方法也有望被广泛采用。

参考文献

1. Bergan A. Ancient myth, modern reality: a brief history of transplantation. *J Biocommun.* 1997;24:2–9.
2. Bhishagratna KC. *An English Translation of the Sushruta Samhita, Based on Original Sanskrit Text.* Calcutta: 1907.
3. Hoernle AFR. *Studies in the Medicine of Ancient India.* Oxford: Clarendon; 1907.
4. Hoernlé AFR. *Archaeological Survey of India.* Calcutta: The Bower Manuscripts; 1893:22.
5. Da Varagine J. *Leggenda Aurea.* Florence: Libreria Editrice Fiorentina; 1952:648.
6. Kahan BD. Cosmas and Damian revisited. *Transplant Proc.* 1983;15(4 suppl 1–2):2211.
7. Danilevicius Z. Cosmas and Damian: the patron saints of medicine in art. *JAMA.* 1967;201:1021.
8. Rinaldi E. The first homoplastic limb transplant according to the legend of Saint Cosmas and Saint Damian. *Italian J Orthop Traumatol.* 1987;13(3):393–406.
9. Converse JM, Casson PR. The historical background of transplantation. In: Rapaport FT, Dausset J, eds. *Human Transplantation.* New York, NY: Grune & Stratton; 1968.
10. Tagliacozzi G. *De Curtorum Chirurgia per Insitionem.* Venice: University of Milan; 1597.
11. Tagliacozzi G. De curtorum chirurgia, Lib. In: Reiner G, ed. *xxx.* Berloni: 1831 Chs 12,18 (and passim).
12. Teach M, Gnudi JP. The sympathetic slave. In: *The Life and Times of Gaspare Tagliacozzi.* Los Angeles: Zeitlin and Ver Brugge; 1976:285–286.
13. Carrel A. La technique operatoire des anastomoses vasculaires et la transplantation des visceres. *Lyon Med.* 1902;99:859.
14. Carrel A. The surgery of blood vessels, etc. *Bull Johns Hopkins Hosp.* 1907;18:18.
15. Carrel A. Results of the transplantation of blood vessels, organs and limbs. *JAMA.* 1908;51:1662.
16. Padgett EC. The full-thickness skin graft in the correction of soft tissue deformities. *JAMA.* 1932;98:18.
17. Brown JB. Homografting of skin: with report of success in identical twins. *Surgery.* 1937;1:558.

18. Hall RH. Whole upper extremity transplant for human being: general plans of procedure and operative technique. *Ann Surg.* 1944;120:12.

19. Medawar PB. The behavior and fate of skin autografts and skin homografts in rabbits. *J Anat.* 1944;78:176.

20. Murray JE, Merrill JP, Harrison JH. Renal homotransplantation in identical twins. *Surg Forum.* 1955;6:432.

21. Merrill JP, Murray JE, Harrison JH, et al. Successful homotransplantation of the human kidney between identical twins. *JAMA.* 1956;160:277.

22. Peacock EE Jr. Some problems in flexor tendon healing. *Surgery.* 1959;45:415.

23. Peacock EE Jr. Restoration of finger flexion with homologous composite tissue tendon grafts of the digital flexor mechanism in human beings. *Trans Bull.* 1960;7:418.

24. Tobin GR, Breidenbach WC 3rd, Ildstad ST, et al. The history of human composite tissue allotransplantation. *Transplant Proc.* 2009;41:466–471.

25. Landsteiner K. Uber: Agglutinationserscheninigungen normalen menschhlichen blutes. *Wien Klin Wochnschr.* 1901; 14:1132.

26. Gibson T, Medawar PB. The fate of skin homografts in man. *J Anat.* 1943;77:299. *This is a classic landmark paper by Thomas Gibson and Sir Peter Medawar that provides the first insights into the immune behavior of skin transplants and laid the foundations for tissue transplantation.*

27. Owen RD. Immunogenetic consequences of vascular anastomoses between bovine twins. *Science.* 1945;102:400.

28. Anderson D, Billingham RE, Lampkin GH, et al. The use of skin grafting to distinguish between monozygotic and dizygotic twins in cattle. *Heredity.* 1951;5:379.

29. Simonsen M. The impact on the developing embryo and newborn animal of adult homologous cells. *Acta Pathol Microbiol Scan.* 1957;40:480.

30. Dausset J. Iso-leuco-anticorps. *Acta Haematol.* 1958;20:157.

31. Terasaki PI, McClelland JD. Microdroplet assay of human serum cytotoxins. *Nature.* 1964;204:998.

32. Dausset J, Ivanyi P, Ivanyi D. Tissue alloantigens in humans: identification of a complex system (HU-1). In: Balner H, Cleton FJ, Eernisse JG, eds. *Histocompatibility Testing.* Copenhagen: Munksgaard; 1965:51–62.

33. Dausset J, Rapaport FT, Legrand L, et al. Skin allograft survival in 238 human subjects: rule of specific relationship at the four sites of the first and the second HLA loci. In: *Histocompatibility Testing.* Copenhagen: Munksgaard; 1970:381–397.

34. Hamburger J, Vaysse J, Crosnier J, et al. Transplantation of a kidney between non-monozygotic twins after irradiation of the receiver: good function at the fourth month. *Press Med.* 1959;67:1771.

35. Hamburger J, Vaysse J, Crosnier J, et al. Renal homotransplantations in man after radiation of the recipient. *Am J Med.* 1962;32:854.

36. Murray JE, Merrill JP, Dammin GJ, et al. Kidney transplantation in modified recipients. *Ann Surg.* 1962;156:337.

37. Murray JE, Merrill JP, Harrison JH, et al. Prolonged survival of human-kidney homografts by immunosuppressive drug therapy. *N Engl J Med.* 1963;268:1315.

38. Küss R, Legrain M, Mathe G, et al. Homologous human kidney transplantation: experience with six patients. *Postgrad Med J.* 1962;38:528.

39. Starzl TE, Marchioro TL, Weddell WR. The reversal of rejection in human renal homografts with subsequent development of homograft tolerance. *Surg Gynecol Obstet.* 1963;117:385.

40. Starzl TE. *Experience in renal transplantation.* Philadelphia, PA: Saunders; 1964:1–383.

41. Anonymous. Historic cadaver-to-man hand transplant. *Med World News.* 1964;5(6):60.

42. Anonymous. Helping hand. *Time.* 1964;83(10):42.

43. Najarian JS, Simmons RL, eds. *Clinical transplantation: Bone and cartilage: transplantation.* Philadelphia, PA: Lea and Febiger; 1972:685–686.

44. Dreyfuss M, Harri E, Hofmann H, et al. Cyclosporin A and C; new metabolites from *Trichoderma polysporum* Rifai. *Eur J Appl Microbiol.* 1976;3:125–133.

45. Borel JF, Feurer C, Gubler HU, et al. Biological effects of cyclosporine A; a new antilymphocyte agent. *Agents Actions.* 1976;6:468–475.

46. Calne RY, White DJG, Thiru S, et al. Cyclosporine A in patients receiving renal allografts from cadaver donors. *Lancet.* 1978;2:1323–1327.

47. Cosimi AB, Colvin RB, Barton RC, et al. Use of monoclonal antibodies to T-cell subsets for immunological monitoring and treatment in recipients of renal allografts. *N Engl J Med.* 1981;305:308–314.

48. Goto T, Kino T, Hatanaka H, et al. Discovery of FK-506, a novel immunosuppressant isolated from *Streptomyces tsukubaensis*. *Transplant Proc.* 1987;19(5 suppl 6):4–8.

49. Starzl TE, Todo S, Fung JJ, et al. FK 506 for human liver, kidney and pancreas transplantation. *Lancet.* 1989;2:1000–1004.

50. Fung JJ, Todo S, Jain A, et al. Conversion of liver allograft recipients with cyclosporine related complications from cyclosporine to FK 506. *Transplant Proc.* 1990;22:6–12.

51. Armitage JM, Kormos RL, Griffith BP, et al. The clinical trial of FK 506 as primary and rescue immunosuppression in cardiac transplantation. *Transplant Proc.* 1991;23:1149–1152.

52. Todo S, Fung JJ, Starzl TE, et al. Liver, kidney and thoracic organ transplantation under FK 506. *Ann Surg.* 1990;212:295–305.

53. Starzl TE, Fung JJ, Jordan M, et al. Kidney transplantation under FK 506. *JAMA.* 1990;264:63–67.

54. Starzl TE, Abu Elmagd K, Tzakis A, et al. Selected topics on FK 506: with special reference to rescue extrahepatic whole organ grafts, transplantation of "forbidden organs," side effects, mechanisms, and practical pharmacokinetics. *Transplant Proc.* 1991;23:914–919.

55. Todo S, Tzakis AG, Abou Elmagd K, et al. Intestinal transplantation in composite visceral grafts or alone. *Ann Surg.* 1992;216:223–233.

56. Todo S, Tzakis AG, Abou Elmagd K, et al. Cadaveric small bowel and small bowel-liver transplantation in humans. *Transplantation.* 1992;53:369–376.

57. Gorantla VS, Barker JH, Jones JW Jr, et al. Immunosuppressive agents in transplantation: mechanisms of action and current anti-rejection strategies. *Microsurgery.* 2000;20:420–429.

58. Allison AC, Eugui EM. Immunosuppressive and other effects of mycophenolic acid and an ester prodrug, mycophenolate mofetil. *Immunol Rev.* 1993;136:5–28.

59. Vézina C, Kudelski A, Sehgal SN. Rapamycin (AY-22989), a new anti-fungal antibiotic: Taxonomy of the producing streptomycete and isolation of the active principle. *J Antibiot (Tokyo).* 1975;28:721–726.

60. Halloran P, Mathew T, Tomlanovich S, et al. Mycophenolate mofetil in renal allograft recipients: a pooled efficacy analysis of three randomized, double blind clinical studies in prevention of rejection. The International Mycophenolate Mofetil Renal Transplant Study Groups. *Transplantation.* 1997;63:3–47.

61. McAlister VC, Gao Z, Peltekian K, et al. Sirolimus-tacrolimus combination immunosuppression. *Lancet.* 2000;355:376–377.

62. Kahan BD, Podbielski J, Napoli KL, et al. Immunosuppressive effects and safety of sirolimus/cyclosporine combination regimen for renal transplantation. *Transplantation.* 1998;66:1040–1046.

63. Shapiro JAM, Lakey JRT, Ryan EA, et al. Islet transplantation in seven patients with type-1 diabetes mellitus using a glucocorticoid free immunosuppressive regimen. *N Engl J Med.* 2000;343:230–238.

64. Shores JT, Brandacher G, Schneeberger S, et al. Composite tissue allotransplantation: hand transplantation and beyond. *J Am Acad Orthop Surg.* 2010;18:127–131.

65. National Center for Health Statistics. *Vital and Health Statistic Reports.* 1996. https://www.cdc.gov/nchs/data/series/sr_10/sr10_200.pdf.

66. Ziegler-Graham K, MacKenzie EJ, Ephraim PL, et al. Estimating the prevalence of limb loss in the United States: 2005 to 2050. *Arch Phys Med Rehabil.* 2008;89:422–429.

67. Pollard MS. Hand transplantation: risks of immunosuppression. *J Hand Surg [Br].* 2001;26:517.

68. Brenner MJ, Tung TH, Jensen JN, et al. The spectrum of complications of immunosuppression: is the time right for hand transplantation? *J Bone Joint Surg Am.* 2002;84:1861–1870.

69. Lee WP, Yaremchuk MJ, Pan YC, et al. Relative antigenicity of components of a vascularized limb allograft. *Plast Reconstr Surg.* 1991;87:401–411. *This is a highly cited study that addresses the differential antigenicity of limb transplants, establishing that whole-limb allografts elicit lesser immune response than their individual components (skin, subcutaneous tissue, muscle, bone, and blood vessels) in terms of cell-mediated and humoral immune responses as well as the timing and intensity of rejection.*

70. Zeevi A. Immunomonitoring after human limb allotransplantation. *Transplant Proc.* 1998;30:2711–2715.

71. Duquesnoy RJ. Is histocompatibility testing needed for composite tissue transplantation? *Transplant Proc*. 1998;30:2724–2728.

72. Schneeberger S, Gorantla VS, Hautz T, et al. Immunosuppression and rejection in human hand transplantation. *Transplant Proc*. 2009;41:472–475.

73. Doi K. Homotransplantation of limbs in rats. *Plast Reconstr Surg*. 1979;64:613–621.

74. Press BH, Sibley RK, Shons AR. Modification of experimental limb allograft rejection with cyclosporine and prednisone: a preliminary report. *Transplant Proc*. 1983;15(suppl 1):3057.

75. Black KS, Hewitt CW, Hwang JS, et al. Dose response of cyclosporine-treated composite tissue allografts in a strong histocompatible rat model. *Transplant Proc*. 1988;20:266–268.

76. Kim SK, Aziz S, Oyer P, et al. Use of cyclosporine A in allotransplantation of rat limbs. *Ann Plast Surg*. 1984;12:249–255.

77. Fritz WD, Swartz WM, Rose S, et al. Limb allografts in rats immunosuppressed with cyclosporine A. *Ann Surg*. 1984;199:211–215.

78. Min Z, Jones NF. Limb transplantation in rats: immunosuppression with FK-506. *J Hand Surg Am*. 1995;20:77–87.

79. Jensen JN, Mackinnon SE. Composite tissue allotransplantation: A comprehensive review of the literature: part III. *J Reconstr Microsurg*. 2000;16:235–251.

80. Daniel RK, Egerszegi EP, Samulack DD, et al. Tissue transplants in primates for upper extremity reconstruction: a preliminary report. *J Hand Surg Am*. 1986;11:1–8.

81. Stark GB, Swartz WM, Narayanan K, et al. Hand transplantation in baboons. *Transplant Proc*. 1987;19:3968–3971.

82. Hovius SE, Stevens HP, van Nierop PW, et al. Allogeneic transplantation of the radial side of the hand in the rhesus monkey: I. Technical aspects. *Plast Reconstr Surg*. 1992;89:700–709.

83. Egerszegi EP, Samulack DD, Daniel RK. Experimental models in primates for reconstructive surgery utilizing tissue transplants. *Ann Plast Surg*. 1984;13:423–430.

84. Benhaim P, Anthony JP, Ferreira L, et al. Use of combination of low-dose cyclosporine and RS-61443 in a rat hindlimb model of composite tissue allotransplantation. *Transplantation*. 1996;61:527–532.

85. Üstüner ET, Zdichavsky M, Ren X, et al. Long-term composite tissue allograft survival in a porcine model with cyclosporine/mycophenolate mofetil therapy. *Transplantation*. 1998;66:1581–1587.

86. Jones JW Jr, Üstüner ET, Zdichavsky M, et al. Long-term survival of an extremity composite tissue allograft with FK506-mycophenolate mofetil therapy. *Surgery*. 1999;126:384–388.

87. Hall T, Tumbleson M, eds. *Swine in Biomedical Research*. New York, NY: Plenum Press; 1985:373.

88. Lanzetta M, Ayrout C, Gal A, et al. Experimental limb transplantation in rodents. Excellent functional recovery and indefinite survival without immunosuppression. In: Dubernard JM, ed. *Composite Tissue Allografts*. Paris: John Libbey Eurotext; 2001:3.

89. Perez-Abadia G, Laurentin-Perez L, Gorantla VS, et al. Low dose immunosuppression in a rat hind-limb transplantation model. *Transpl Int*. 2003;16:835–842.

90. Breidenbach WC, Tobin GR, Gorantla VS, et al. A position statement in support of hand transplantation. *J Hand Surg Am*. 2002;27:760–770. *This is a comprehensive review of emerging outcomes in upper extremity transplantation with emphasis on the early developments in the field, experimental, scientific, and clinical considerations and the ethical debate surrounding initial human trials.*

91. Merrill JP, Murray JE, Harrison JH, et al. Successful homotransplantation of the kidney between non-identical twins. *N Engl J Med*. 1960;262:1251–1260.

92. Barnard CN. What we have learned about heart transplants. *J Thorac Cardiovasc Surg*. 1968;56:457–468.

93. Dong E. as told by Shumway NE, Lower RR. In: Terasaki PI, ed. *History of Transplantation: Thirty-Five Recollections*. Los Angeles, CA: UCLA Tissue Typing Laboratory; 1991:435.

94. Starzl TE, Groth CG, Brettschneider L, et al. Orthotopic homotransplantation of the human liver. *Ann Surg*. 1968;168:392–415.

95. Derom F, Barbier F, Ringoir S, et al. Ten-month survival after lung homotransplantation in man. *J Thorac Cardiovasc Surg*. 1971;61:835–846.

96. Lillehei RC, Simmons RL, Najarian JS, et al. Pancreaticoduodenal allotransplantation: Experimental and clinical observations. *Ann Surg*. 1970;172:405–436.

97. Goulet O, Revillon Y, Brousse N, et al. Successful small bowel transplantation in an infant. *Transplantation*. 1992;53:940–943.

98. Starzl TE, Rowe M, Todo S, et al. Transplantation of multiple abdominal viscera. *JAMA*. 1989;261:1449–1457.

99. Thomas ED, Lochte HL Jr, Lu WC, et al. Intravenous infusion of bone marrow in patients receiving irradiation and chemotherapy. *N Engl J Med*. 1957;257:491–496.

100. Wu S, Xu H, Ravindra K, et al. Composite tissue allotransplantation: past, present and future-the history and expanding applications of CTA as a new frontier in transplantation. *Transplant Proc*. 2009;41:463–465.

101. Swearingen B, Ravindra K, Xu H, et al. Science of composite tissue allotransplantation. *Transplantation*. 2008;86:627–635.

102. Burnet FM. The new approach to immunology. *N Engl J Med*. 1961;264:24–34.

103. Page IH. Editorial: Prolongation of life in affluent society. *Mod Med*. 1963;14:89–91.

104. Page IH. Editorial: Unwise publicity. *Mod Med*. 1964;20:139.

105. Elkinton JR. Moral problems in the use of borrowed organs, artificial and transplanted. *Ann Intern Med*. 1964;60:309–313.

106. Dubernard JM, Owen E, Herzberg G, et al. Human hand allograft: report on first 6 months. *Lancet*. 1999;353:1315–1320.

107. Dubernard JM, Owen E, Lefrancois N, et al. First human hand transplantation. Case report. *Transpl Int*. 2000;13:S521–S524.

108. Strickland JW. Hand transplant: technology over good sense. *The Indiana Hand Center Newsletter*. 1999;3:2–4.

109. Herndon JH. Composite tissue transplantation: a new frontier. *N Engl J Med*. 2000;343:503–505.

110. Foucher G. Prospects for hand transplantation. *Lancet*. 1999;353:1286–1287.

111. Hettiaratchy S, Butler PE, Lee WPA. Lessons from hand transplantations. *Lancet*. 2001;357:494–495.

112. Lee WP. Composite tissue transplantation: more science and patience needed. *Plast Reconstr Surg*. 2001;107:1066–1070.

113. Pollard S. Hand transplantation – risk of immunosuppression. *J Hand Surg [Br]*. 2001;26:517.

114. Cooney WP, Hentz VR. Hand transplantation-primum non nocere. *J Hand Surg Am*. 2002;27:165–168.

115. Siegler M. Ethical issues in innovative surgery: should we attempt a cadaveric hand transplantation in a human subject? *Transplant Proc*. 1998;30:2779–2782.

116. Simmons PD. Ethical considerations in composite tissue allotransplantation. *Microsurgery*. 2000;20:458–465.

117. Klapheke M, Marcell C, Taliaferro G, et al. Psychiatric assessment of candidates for hand transplantation. *Microsurgery*. 2000;20:453–457.

118. Jones NF. Concerns about human hand transplantation in the 21st century. *J Hand Surg Am*. 2002;27:771–787.

119. Gorantla VS, Maldonado C, Frank J, et al. Composite tissue allotransplantation (CTA): current status and future insights. *Eur J Trauma*. 2001;27:267–274.

120. Black KS, Hewitt CW. *Report: composite tissue transplantation workshop*. Washington DC: Department of Veterans Affairs, Rehabilitation Research and Development Service; 1991.

121. Barker JH, Jones JW, Breidenbach WC. Closing remarks. Proceedings of the International Symposium on Composite Tissue Allotransplantation, Louisville, Kentucky. *Transplant Proc*. 1998;30(Special Issue):2787.

122. Petruzzo P, Dubernard JM. Hand transplantation: Lyon experience. In: Dubernard JM, ed. *Composite Tissue Allografts*. Paris: John Libbey Eurotext; 2001:63.

123. Petruzzo P, Kanitakis J, Badet L, et al. Long-term follow-up in composite tissue allotransplantation: in-depth study of five (hand and face) recipients. *Am J Transplant*. 2011;11:808–816.

124. Jones JW, Gruber SA, Barker JH, et al. Successful hand transplantation. One-year follow-up. Louisville Hand Transplant Team. *N Engl J Med*. 2000;343:468–473.

125. Breidenbach WC, Gonzales NR, Kaufman CL, et al. Outcomes of the first 2 American hand transplants at 8 and 6 years posttransplant. *J Hand Surg Am*. 2008;33:1039–1047.

126. Petruzzo P, Lanzetta M, Dubernard JM, et al. The International Registry on Hand and Composite Tissue Transplantation. *Transplantation*. 2010;90:1590–1594.

127. Brandacher G, Gorantla VS, Lee WP. Hand allotransplantation. *Semin Plast Surg*. 2010;24:11–17.

128. Amirlak B, Gonzalez R, Gorantla V, et al. Creating a hand transplant program. *Clin Plast Surg*. 2007;34:279–289. *This is essential reading to understand the basic requirements to establish an*

upper extremity composite tissue transplant program. The planning, preapproval, personnel, protocol and public relations related aspects and the program, procedural, and patient considerations are discussed.

129. Gordon CR, Siemionow M. Requirements for the development of a hand transplantation program. *Ann Plast Surg.* 2009;63:262–273.

130. Shores JT. Recipient screening and selection: who is the right candidate for hand transplantation. *Hand Clin.* 2011;27:539–543.

131. Hollenbeck ST, Erdmann D, Levin LS. Current indications for hand and face allotransplantation. *Transplant Proc.* 2009;41:495–498.

132. Kvernmo HD, Gorantla VS, Gonzalez RN, et al. Hand transplantation. A future clinical option? *Acta Orthop.* 2005;76:14–27.

133. Younes BS, McDiarmid SV, Martin MG, et al. The effect of immunosuppression on posttransplant lymphoproliferative disease in pediatric liver transplant patients. *Transplantation.* 2000;70:94–99.

134. McDiarmid SV, Azari KK. Donor-related issues in hand transplantation. *Hand Clin.* 2011;27:545–552.

135. Shores JT, Higgins JP, Lee WP. Above-elbow (supracondylar) arm transplantation: clinical considerations and surgical technique. *Tech Hand Up Extrem Surg.* 2013;1:221–227.

136. Kanitakis J, Jullien D, Petruzzo P, et al. Immunohistologic studies of the skin of human hand allografts: Our experience with two patients. *Transplant Proc.* 2001;33:1722.

137. Schneeberger S, Gorantla VS, van Riet RP, et al. Atypical acute rejection after hand transplantation. *Am J Transplant.* 2008;8:688–696.

138. Hodges A, Chesher S, Feranda S. Hand transplantation: rehabilitation: case report. *Microsurgery.* 2000;20:389–392.

139. Carroll D. A quantitative test of upper extremity function. *J Chronic Dis.* 1965;18:479–491.

140. Hudak PL, Amadio PC, Bombardier C. Development of an upper extremity outcome measure: the DASH (disabilities of the arm, shoulder and hand) [corrected]. The Upper Extremity Collaborative Group (UECG). *Am J Ind Med.* 1996;29:602–608.

141. Lanzetta M, Petruzzo P, Dubernard JM, et al. Second report (1998–2006) of the International Registry of Hand and Composite Tissue Transplantation. *Transpl Immunol.* 2007;18:1–6.

142. Cendales LC, Kanitakis J, Schneeberger S, et al. The Banff 2007 working classification of skin-containing composite tissue allograft pathology. *Am J Transplant.* 2008;8:1396–1400.

143. Cendales LC, Kirk AD, Moresi JM, et al. Composite tissue allotransplantation: classification of clinical acute skin rejection. *Transplantation.* 2006;81:418–422. Erratum: *Transplantation.* 2006;81:422.

144. Zeevi A. Immunomonitoring after human limb allotransplantation. *Transplant Proc.* 1998;30:2711–2715.

145. Ting A, Terasaki PI. Lymphocyte-dependent antibody cross-matching for transplant patients. *Lancet.* 1975;1:304–306.

146. Petruzzo P, Lanzetta M, Dubernard JM, et al. The International Registry on Hand and Composite Tissue Transplantation. *Transplantation.* 2008;86:487–492.

147. Pomahac B, Bueno EM, Sisk GC, et al. Current principles of facial allotransplantation: the Brigham and Women's Hospital Experience. *Plast Reconstr Surg.* 2013;131:1069–1076.

148. Joosten SA, van Kooten C, Paul LC. Pathogenesis of chronic allograft rejection. *Transpl Int.* 2003;16:137–145.

149. Graham B, Adkins P, Tsai TM, et al. Major replantation versus revision amputation and prosthetic fitting in the upper extremity: a late functional outcomes study. *J Hand Surg Am.* 1998;23:783–791.

150. Russell RC, O'Brien BM, Morrison WA, et al. The late functional results of upper limb revascularization and replantation. *J Hand Surg Am.* 1984;9:623–633.

151. Mathes DW, Randolph MA, Solari MG, et al. Split tolerance to a composite tissue allograft in a swine model. *Transplantation.* 2003;75:25–31.

152. Brouha PC, Perez-Abadia G, Francois CG, et al.

153. Gold BG, Katoh K, Storm-Dickerson T. The immunosuppressant FK506 increases the rate of axonal regeneration in rat sciatic nerve. *J Neurosci.* 1995;15:7509–7516.

154. Doolabh VB, Mackinnon SE. FK 506 accelerates functional recovery following nerve grafting in a rat model. *Plast Reconstr Surg.* 1999;103:1928–1936.

155. Tanaka K, Fujita N, Higashi Y, et al. Neuroprotective and antioxidant properties of FKBP-binding immunophilin ligands are independent on the FKBP12 pathway in human cells. *Neurosci Lett.* 2002;330:147–150.

156. Giraux P, Sirigu A, Schneider F, et al. Cortical reorganization in motor cortex after graft of both hands. *Nat Neurosci.* 2001;4:691–692.

157. Frey SH, Bogdanov S, Smith JC, et al. Chronically deafferented sensory cortex recovers a grossly typical organization after allogenic hand transplantation. *Curr Biol.* 2008;18:1530–1534.

158. Unadkat JV, Schneeberger S, Horibe EH, et al. Composite tissue vasculopathy and degeneration following multiple episodes of acute rejection in reconstructive transplantation. *Am J Transplant.* 2010;10:251–261.

159. Mundinger GS, Munivenkatappa R, Drachenberg CB, et al. Histopathology of chronic rejection in a nonhuman primate model of vascularized composite allotransplantation. *Transplantation.* 2013;95:1204–1210.

160. Kaufman CL, Ouseph R, Blair B, et al. Graft vasculopathy in clinical hand transplantation. *Am J Transplant.* 2012;12:1004–1016.

161. Petruzzo P, Kanitakis J, Testelin S, et al. Clinicopathological findings of chronic rejection in a face grafted patient. *Transplantation.* 2015;99:2644–2650.

162. Starzl TE. Immunosuppressive therapy and tolerance of organ allografts. *N Engl J Med.* 2008;358:407–411. *Authored by one of the pioneers in organ transplantation, this paper discusses the concepts and clinical applications of immunosuppression, immunomodulation and tolerance, highlighting the paradigm shifts in the field.*

163. Gorantla VS, Brandacher G, Schneeberger S, et al. Favoring the risk–benefit balance for upper extremity transplantation: the Pittsburgh Protocol. *Hand Clin.* 2011;27:511–520.

164. Madariaga ML, Shanmugarajah K, Michel SG, et al. Immunomodulatory strategies directed toward tolerance of vascularized composite allografts. *Transplantation.* 2015;99:1590–1597.

165. Prabhune KA, Gorantla VS, Maldonado C, et al. Mixed allogeneic chimerism and tolerance to composite tissue allografts. *Microsurgery.* 2000;20:441–447.

166. Ravindra KV, Wu S, Bozulic L, et al. Composite tissue transplantation: a rapidly advancing field. *Transplant Proc.* 2008;40:1237–1248.

167. Taieb A, Clavijo-Alvarez JA, Hamad GG, et al. Immunologic approaches to composite tissue allograft. *J Hand Surg Am.* 2007;32:1072–1085.

168. Kawai T, Cosimi AB, Spitzer TR, et al. HLA-mismatched renal transplantation without maintenance immunosuppression. *N Engl J Med.* 2008;358:353–361.

169. Starzl TE, Demetris AJ, Trucco M, et al. Cell migration and chimerism after whole-organ transplantation: the basis of graft acceptance. *Hepatology.* 1993;17:1127–1152.

170. Wekerle T, Sykes M. Mixed chimerism and transplantation tolerance. *Annu Rev Med.* 2001;52:353–370.

171. Schneeberger S, Landin L, Kaufmann C, et al. Alemtuzumab – the key for minimization of maintenance immunosuppression in reconstructive transplantation? *Transplant Proc.* 2009;41:499–502.

172. Calne RY. Prope tolerance: a step in the search for tolerance in the clinic. *World J Surg.* 2000;24:793–796.

173. Calne RY, Moffatt SD, Friend PJ, et al. Campath IH allows low-dose cyclosporine monotherapy in 31 cadaveric renal allograft recipients. *Transplantation.* 1999;68:1613–1616.

Lymphadenectomy prior to rat hind limb allotransplantation prevents graft-versus-host disease in chimeric hosts. *Transpl Int.* 2004;17:341–350.

第 39 章

手功能康复

Christine B. Novak and Rebecca L. Neiduski

概要

- 对于上肢疾病患者,为达到非手术治疗和手术后的最佳效果,手康复师需要和手外科医生紧密配合。
- 对损伤区域和周围结构的评估包括肿胀、创面、血运、疼痛、关节活动度、肌力和感觉。
- 对于神经损伤和慢性神经压迫的病例,康复的方案不仅仅是包括肢体的康复,还需要重新建立正常的运动模式和恢复皮质映射。
- 在研究及实践中,屈肌腱修复后的主动功能锻炼变得越来愈受重视。腕关节制动于背伸位,同时锻炼屈曲活动范围,可以获得理想的力/滑程比。
- 手部骨折后的康复充满挑战,既要恢复骨性结构的完整,还要维护屈肌腱和伸肌腱的滑动系统。

简介

手康复原则

手康复认证委员会(Hand Therapy Certification Committee)将手康复定义如下:

手康复治疗是一门与上肢康复关系的艺术和科学,包括手、腕、肘和肩胛带。手康复治疗是建立在对上肢结构及其功能和行为的广泛了解之上的作业疗法和物理疗法理论和实践的结合。运用专业技术进行康复评估、治疗计划制订和实施,手康复师提供治疗来防止功能障碍、恢复功能和/或逆转上肢疾病的病理学进程,从而促进患者完成康复任务、完全恢复生活能力。

对于上肢疾病患者,为了达到非手术治疗和手术后的

最佳效果,手康复师需要和手外科医生紧密配合。本章阐述了手康复师对神经、肌腱、骨和软组织疾病患者进行评估和康复治疗的方法,供整形外科医生借鉴。

评估指南

对上肢疾病患者进行综合评估可以在治疗前为整形外科医生和手康复师提供有价值的诊断和预后信息,以制订患者的治疗(非手术和手术后)方案。根据功能、伤残与健康的国际分类法[1],手康复师精通对患者的损伤程度、行为能力和参与生活能力进行临床评估。

临床提示

评估

- 综合评估可以提供诊断和预后信息,并为非手术和术后管理的临床决策提供信息。
- 自我报告问卷为评估伤害、活动和参与的影响提供了重要信息。
- 应记录疼痛经历,并主观报告强度、质量和对功能的影响。
- 可以通过手动肌肉测试或测功机评估与肌肉无力相关的身体损伤,并通过阈值和辨别措施评估感觉功能障碍。

对损伤区域及其周围结构的评估包括肿胀、创面、血运、疼痛、关节活动度、肌力和感觉等。肿胀的评估通常采用周径测量法。但是,用容积测量法更准确,其重复测量的可信度控制在 ±3ml[2]。创面的评估具有主观描述和客观检查的特点,包括详细的现病史和对创口的大小、颜色、引流、气味和温度的客观观察。血运检查可以应用肢体近端和远端的激发试验:除了通过 Allen 试验评估腕部桡动脉和尺动

脉的血供以外，Adson 试验可评估更近心端的锁骨下动脉血供；通过肋锁旋转和过度外展试验评估桡动脉搏动，以及 Roos 描述的抬臂加压试验等[3-5]。疼痛是一个主观并且多层面的概念，在干预前、干预中及干预后都应该进行评估。数字模拟量表、文字模拟量表和视觉模拟量表均被用于评定疼痛强度，并且有良好的结构效度[6]。单纯的疼痛强度评定并不足以展示疼痛的多面性。McGill 疼痛问卷和简明 McGill 疼痛问卷（Short-Form McGill Pain Questionnaire, SF-MPQ）是目前为止应用最为广泛的疼痛问卷调查表，不仅可以呈现疼痛体验的多面性，还可以达到良好的甚至卓越的心理评估[7-10]。简明 McGill 疼痛问卷由疼痛强度视觉模拟量表、当前疼痛强度指数和 15 个与疼痛有关的形容词（11 个是感觉的，4 个是情感的）构成，通过它们来计算疼痛等级指数。

量角器被用来评估被动和主动关节活动度。虽然电子测角器和费用高昂的角度测量系统已经应用于临床，但标准的徒手测角器更轻便且廉价（视频 39.1）。在一项评估腕关节活动度的研究中，评估腕关节活动度的多种方法都获得了较高的测量者间信度，其中掌背侧入路获得了最高的测量者间信度[11]。Ellis 和 Bruton 发现不同的评估者运用徒手测角器进行手指复合屈曲的测量时，结果同样可信，徒手测角器在测量近端指间关节活动度时展示出了更高的测量者间信度[12]。徒手肌力测量可用来评估个别肌肉的力量，根据英国医学研究委员会的分类法将肌力分为 0~5 级[13]。在一篇综述中，Cuthbert 和 Goodheart 的研究报告表明：徒手肌力评估应用于神经肌肉骨骼系统功能障碍患者时获得了良好的证据支持[14]。感觉损伤的评估常用单丝法进行阈值测试（视频 39.2）和/或两点辨别觉检查，从而判断神经分布的密度[15-19]。标准化的方法使这些测量工具的结果可靠且有效[16,17,20-23]。十分测试法是检查轻触觉的快速评估方法，相比单丝法测验而言更有效[24]。

临床评估还包括抓握和捏物力量测试[25-28]。带有刻度的手持握力计可用来测量抓握力量，测量时需采用盂肱关节内收、肘部屈曲、前臂中立位的标准姿势[26]。单次测试的结果被证实与 3 次测试的最佳值或平均值信度相当，并且单次测试可以减少患者不适[25]。手的大小和跨度也被证实是选择抓握位置时需要考虑的因素[29-31]。带刻度的测量仪还可用于测量侧捏和指尖的捏持力量。

现已证实，一种趋向于将量化数据和患者报告的数据转化成结果评估的研究范式可作为评估方式的一种[32]。临床评估工具可评估机体损伤（如关节活动度），但是与患者的自诉评估报告相比，效度较差，灵敏度也有限，提示这些评估方法可能分别评估不同的结构[33-36]。研究表明，患者对健康有关的生活质量感知的评分和医疗机构评估的评分之间没有很大的关联[37]。相比功能评估，患者对功能的感知更有价值[38]。此外，患者对健康状态变化重要性的评估比医疗保健专业人员的评估更有价值[39]。尽管文献中有多种工具和证据支持，临床实践中依然很少采用患者自诉的疗效评估方法[40]。

手臂、肩和手的残疾量表（Disabilities of the Arm, Shoulder, and Hand, DASH）是目前应用最为广泛的患者自诉疗效评估量表之一，由美国骨科学会和美国职业与健康协会联合修订[41]。当把上肢当成单一的功能单元时，DASH 量表可以作为评估整个上肢损伤的工具[41,42]。该量表建立在大量文献阅读、问题和归因导向研究的基础之上，因此在上肢研究和临床实践中广泛应用。然而，为有效比较不同上肢功能障碍的评分，需要在不同病理类型和评估时间上统一应用[43]。在其他关于 DASH 问卷的研究中，通过多因素分析，发现三因素构架是最好的评价模式[44]。

神经损伤/手术后的康复

在神经损伤和慢性神经压迫后，周围神经系统和中枢神经系统都发生了一系列变化。学界主要的研究焦点集中在神经及末梢的感觉受体和肌肉纤维的改变上面，而近端中枢神经系统发生的变化则少有重视。研究已证实，神经损伤和压迫后会导致皮质重映射和细胞体改变。因此，为了达到最好的康复效果，康复计划除了强调肢端的康复外，还要重建正常的运动模式以及皮质重映射。本部分将对腕管综合征和肘管综合征、神经修复和转移术后的治疗进行综述。

神经卡压疾病

神经卡压疾病术后的治疗需在保护手术修复区域和维持神经活动间达成平衡。为了减少粘连和瘢痕，主张进行早期活动。但解压后早期活动的定义是不同的，取决于施行的手术方式以及医生的喜好[45,46]。与既往的文献报道相比，目前医生趋向于减少制动时间，并在术后应用限制活动低的敷料[47,48]。制订关节活动度锻炼计划，此外，恢复肌肉平衡也是术后治疗的一个目的。

术后的急性期，主要注意控制肿胀和管理疼痛，指导患者进行减轻肿胀和疼痛的康复锻炼。甚至在术后早期，未被厚重敷料包裹的近端和远端关节可以同时进行神经滑动锻炼和关节活动度锻炼。这种锻炼可增加神经纵向活动，从而使粘连最小化。

腕管综合征

术后护理

过去，腕管松解术后需要腕部制动，有利于保护创面，并通过限制腕部活动从而预防出现屈肌腱弓弦现象。在认识到早期活动的重要性之后，腕管松解后制动的时间和程度都相应减少了。在作者的机构，术后即刻应用大量敷料包扎，可限制腕部活动并使患者感到舒适；手术后指导患者进行手指、肘和肩关节的活动度练习；手术后 2 天移除敷料，指导患者进行手指、腕、肘和肩的关节活动度练习。为了使患者觉得舒服，可以在夜间使用夹板将腕部制动于中立位。术后 12~14 天拆除缝线。恢复工作的时间视工作类型和个体条件来定。手术 4 周后，患者能进行全范围的关节活动,并可以负重约 2 磅 0.9kg,术后 2 个月达到不受限制的活动[47]。根据神经受压的严重程度,感觉和运动功能完全恢复的时间也会有所不同。

肘管综合征

肘管综合征保守治疗失败后,手术方法有多种,从单纯的减压、内上髁切除,到各种类型的神经前置术[47]。每种手术后的处理准则都有不同,并且很大程度上取决于外科医生的喜好。一般而言,建议进行早期活动来减少尺神经和周围软组织的粘连及瘢痕。

术后护理

肘管综合征术后的制动时间变化范围很大,这取决于手术的方式和外科医生的喜好。尺神经周围软组织松解困难的术后患者,制动时间会相应延长(相比单纯解压后制动时间最短)。大量情况下,术后 2~3 天后可以移除敷料,根据需要制动一段时间。从患者舒适度角度,在夜间患者入睡时可以使用悬吊带来限制上肢活动。下文将介绍肌肉内神经前置术后的康复[47]。根据作者的经验,患者在术后 2~3 天移除敷料,然后开始关节活动(手指、腕、前臂、肘和肩)。嘱咐患者活动时动作要慢,并且严格避免前臂完全旋后的同时肘部完全伸直,因为这个动作会对修复区域软组织产生最大的压力。最初,在前臂旋前的同时进行肘部伸直锻炼,然后,在肘部屈曲 90° 的同时进行前臂旋后锻炼。当患者完全旋后时无任何不适,才可以在肘部伸直的同时进行前臂旋后锻炼。夜间应用悬吊带可以提高患者舒适度,同时避免肘部的急剧伸直,当患者在前臂完全旋后的同时可以完成肘部完全伸直时,可以停止悬吊带的使用。术后早期康复的重点是完全恢复关节活动度,预期术后 2~3 周可以达到目的。如果患者康复进展缓慢,可以制订更详尽的手康复计划。术后 1 个月可以进行力量练习,8 周后才能进行不受限活动。

伴随的上肢软组织肌肉失衡和其他问题的神经受压也需要进行康复治疗来达到完全恢复。部分患者会有神经活动受限、颈肩部不适和/或肩袖肌腱炎等与该区域肌肉失衡关系的症状。对于伴有广泛上肢不适,感觉异常和/或麻木的患者,针对近端软组织和神经结构的针对性的锻炼将有助于减轻这些症状[49-54]。

神经修复

外周和中枢神经系统在受伤早期即发生变化,并且在恢复期持续。最终的预后取决于感觉受体和运动终板的神经再支配,以及运动和感觉皮质的重映射。针对皮质改变制订相应的康复计划可使康复程度最大化。

术后早期护理

术后即刻阶段的主要目标是保护神经修复部位。最初,使用大块的敷料,且如果手术需要,可以使用更坚硬的支撑。指导患者对未被大块的手术敷料固定的关节进行水肿控制和关节活动度练习。初始敷料在手术后几天内取出。

使用定制或预制矫形器,或在某些情况下使用吊带或肩部继续固定,以提供足够的支撑来限制修复部位的力。与神经移植或神经转移相比,神经修复通常固定时间更长——在某些情况下长达 3 周。固定的时机将取决于修复的神经的位置以及神经收缩部位的神经活动性和压力。在某些情况下(如手指神经损伤),一些外科医生主张在移除初始手术敷料后不要固定[55]。对于神经移植或转移,修复部位的神经长度过长,并且这些重建缺乏张力,因此,与神经修复相比,这些类型的重建需要较少的刚性固定,并且可以更早地(术后 7~14 天)活动。然而,在手术过程中可能已经释放或修复的其他软组织(肌腱、肌肉或韧带)可能会延长固定时间。例如,通过探查臂丛神经修复胸大肌可能需要使用肩部固定器固定 4 周的内侧肩关节旋转,以避免软组织修复紧张,或者对于可能涉及肌腱修复的急性损伤,将遵循肌腱康复方案。

手术导致的术后早期疼痛可以通过镇痛药、消肿、早期活动和手康复治疗来控制。但是持续的神经痛不利于术后的康复,所以建议早期干预[56,57]。创伤后神经性疼痛需要多学科处理,建议及时转介疼痛治疗小组。

神经再生前为预防肌肉萎缩及保护肌肉纤维,倡导在神经损伤后进行肌肉电刺激治疗。但是,该疗法并没有获得足够的文献支持[58,59]。传统观点认为,电刺激去神经支配的肌肉主要是为了在获得神经再支配前保持肌肉纤维的完整。动物模型研究表明,采用电极片植入去神经支配的肌肉后,一些正常的肌肉性能可以得以保留[60,61]。但是,没有证据表明应用于人类时也有效。最近的文献证据表明,长时间的轴突离断和施万细胞去神经化支配预示着功能预后不良[62,63]。动物模型中,神经离断和修复术后行低频神经刺激,结果显示在某些神经通路中轴突再生增多[63,64]。腕管松解术后的患者,1 小时的低频神经电刺激会明显加快运动神经再生[65]。该研究结果可促进将来对运动神经损伤后患者使用直接神经电刺激改善预后的进一步研究。但是,直流电刺激应用于人类去神经支配肌肉上没有明显效果,作者也不建议使用。

晚期康复

在康复的后期,感觉再教育是神经损伤后康复治疗的一部分,相比而言,神经损伤后很少强调运动再教育的重要性。感觉和运动皮质的功能整合对恢复感觉、运动调控和优化预后必不可少。在过去的 10 年,神经损伤后皮质可塑性和其对康复的重要性获得了越来越多的关注。

感觉再教育

感觉神经修复后,感觉再教育作为康复计划的一部分,对改善手的灵敏性和功能有很大帮助。感觉再教育治疗可以最大程度上恢复感觉、降低疼痛,并且可脱敏治疗触摸痛和/或痛觉过敏[66-70]。脱敏治疗应用不同纹理和振动频率的器材,可减轻触摸痛和/痛觉过敏。振动脱敏与疼痛的门控理论和振动时刺激粗大的 A-β 纤维有关[71]。患者最容易接受低频振动进行脱敏治疗,此法简便易行,只需使用带盖子的电动剃须刀即可，即使患者在家里也可以进行。感觉过敏减退后，将各种不同纹理的材料用于触摸痛的区域可促进感觉再教育并且建立皮质映射。

在发现感觉受体获得神经再支配后倡导进行感觉再教育训练[66]。该锻炼主要强调实体觉、定位觉和辨别觉能力的系统计划[66]。患者感觉有所改善后，可开始进行不同实体觉练习、定位觉练习，最后是辨别觉训练。有研究者建议在术后更早期加强和促进皮质重映射训练。Rosen 和 Lundborg 提出，在感觉受体重建之前的恢复早期，就应该用镜像、视触觉训练和听触觉交互练习的感觉再教育计划来加强感觉皮质的功能重塑[72,73]。

视觉镜像反馈广泛用于治疗卒中和截肢后的患者，最近报道可用于疼痛综合征或神经损伤患者[74,75]。视觉镜像反馈的理念在于患者通过镜子看到反射的镜像，看起来就像对侧的肢体（图 39.1），以此刺激大脑。患者用正常的手或者肢体完成指定动作和练习，镜子里看起来就像患侧手和肢体的正常动作。感觉功能改善或疼痛减退后，可以引入复杂一点的活动形式。

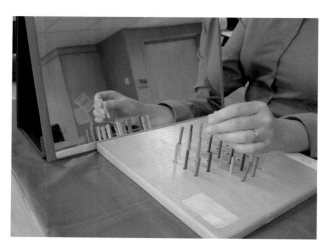

图 39.1　再教育可以通过使用镜像来优化。这使患者可以将未受伤的手可视化为对侧手并执行任务。（*Courtesy of Christine B. Novak, PT, PhD.*）

运动再教育

运动康复的目的是重建正常的运动模式以及恢复肌肉平衡。神经损伤后，运动再教育没有感觉再教育那样被强调。运动神经损伤后大脑皮质映射和运动模式发生改变[76,77]。去神经支配的肌肉获得再支配后，仍然会存在肌肉失衡，这是因为神经再支配的肌肉相比正常肌肉力量差，且受伤后已经有代偿性运动模式。尤其是在臂丛损伤的患者，肌肉恢复神经再支配的时间较长（12～18 个月），到那时异常的运动模式已经形成。因此，运动再教育的重点在于肌肉的神经再支配以及恢复肌肉平衡。正中神经损伤后仅有感觉缺失的患者，由于正中神经感觉支配区域麻木导致代偿运动，也会出现运动模式的变化，因此，神经损伤后的重点是同时恢复感觉和运动功能。上肢活动的感觉

运动调控需要感觉和运动系统之间的协作[78]。神经损伤后不管是感觉或是运动功能的改变都会影响上肢的感觉运动调控。手的使用增多可改善手的功能，基于运动功能的感觉运动重锻炼可加固手功能改善进程，该锻炼强调手部控制和反馈机制学习。学习新的动作后，要多次重复和反馈，因此要着重对患者进行康复教育并制订有效的家庭锻炼计划。

神经转移

从历史上看，当无法进行神经修复或移植时（例如近端神经源撕脱的情况下），运动神经转移被用作挽救性手术，并且获得极佳结果的可能性有限。然而，神经转移的利用率有所增加，特别是在近端周围神经损伤中，由于从损伤到目标肌纤维的距离较长，并且再神经支配时间延长，恢复受到限制[79,80]。由于神经转移利用更接近目标肌肉的神经支配源，因此再神经支配的距离和时间更短，并且这些类型的转移后的结果非常令人鼓舞[81-88]。然而，最佳结果不仅取决于再生运动轴突的数量和肌纤维的再神经支配，还取决于皮质可塑性、重新映射和功能整合。既往建立的运动模式和皮质图不再相关，因为新的近端神经源用于神经转移。学界的研究已经评估了神经转移、肌肉转移和脚趾到拇指转移后的皮质映射[76,77,89-91]。总体而言，这些研究说明了转移后运动皮质的变化以及有效重新学习以优化结果的重要性。因此，神经转移后的康复计划不仅应包括运动范围和加强锻炼以恢复肌肉平衡，还应包括运动再教育，以促进正常的运动模式和适当的皮质映射[92,93]。

临床提示

运动神经转移后的再训练
- 神经损伤后，康复不仅应针对远端运动和感觉恢复，还应针对皮质重新映射和正常运动模式。
- 神经转移后固定 7～10 天。
- 最初从"供体"肌肉收缩肌肉，以收缩神经支配的受体肌肉。
- 利用协同运动模式和感觉运动再教育。
- 注意拮抗性肌肉共同收缩。
- 恢复肌肉平衡。

神经转移后，近端神经源发生改变，由于既往建立的运动模式，新的肌肉收缩最初依靠供区神经对应的肌肉进行"收缩"来启动。新的近端神经源对应的肌肉收缩启动模式需要重新被识别。虽然证据表明肌肉可以获得神经再支配，但新获得神经支配的肌肉并不会随预期动作而收缩，而是随供区神经对应的供区肌肉收缩。为了便于肌肉再学习，健侧对应肌肉的收缩可提供正常运动的皮质信号输入。神经转移后的再学习与肌腱转移后再学习类似。总体而言，当供区和受区肌肉产生协同运动时，转移（神经、肌肉、肌腱）后的再学习会更简单，如果是产生拮抗

运动(如三头肌-二头肌转移),再学习会比协同运动困难很多。

臂丛撕脱伤的患者常采用肋间神经转移至肌皮神经来恢复肘部屈曲功能[94]。术后的学习常通过深呼吸练习来刺激肋间神经,从而收缩肌皮神经支配的肱二头肌和肱肌。尽管深呼吸确实使刚完成神经再支配的肘屈肌收缩,但很难为运动再教育和力量练习提供持续收缩。腹部核心肌力训练时,腹肌和肋间肌也被激活。因此,肋间神经转移至肌皮神经的患者,在进行核心力量训练时也收缩肱二头肌和肱肌。Chalidapong 及其同事展示了与躯干屈曲关系的肘部屈肌活动[95]。在康复的早期可以通过腹肌和肋间肌增强核心训练(图 39.2),早期神经再支配可以为肱二头肌和肱肌募集到更多的肌纤维。

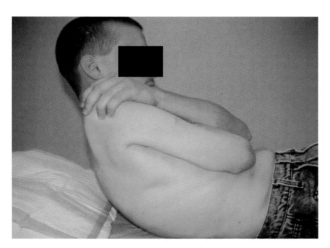

图 39.2　在肋间-肌肉皮肤神经转移后,患者正在进行腹部紧缩以启动肋间肌肉的收缩,从而启动二头肌和肱肌的收缩。(*Courtesy of Susan E. Mackinnon, MD.*)

最近利用神经转移来恢复肘部屈曲的研究,包括使用胸肌的神经以及正中神经和尺神经束支[83,88]。术前锻炼健侧肌肉,并且锻炼供区神经对应肌肉和受区肌肉有助于神经转移后的运动再教育。这样做的好处在于,通过肌肉的共同收缩练习,患者可以更好地理解去神经支配的肌肉恢复神经支配后需要进行的锻炼。在胸内侧神经-肌皮神经转移时,患者需要同时收缩胸肌和肱二头肌(必要的时候还有肱肌)(图 39.3)。开始时锻炼双侧,后来仅锻炼伤侧。肘部屈曲 90° 握持位,进行等长收缩练习。一旦患者可以抵抗重力进行该练习,屈曲的角度可以通过全方位的活动以增加。通过正中神经和尺神经双重转移来恢复肘部屈曲时,需要腕部屈肌收缩来启动肱二头肌和肱肌收缩(图 39.4)。

为使尺神经支配的手内肌获得神经再支配,可以采用骨间前神经-尺神经(anterior interosseous nerve,AIN)运动深支转移术[84]。转移后,患者在尝试夹捏时,需结合前臂旋前来启动重新获得骨间前神经支配的手内肌(图 39.5)。随着运动再教育,皮质再映射以及运动模式的再学习,患者可以在不依赖前臂旋前的情况下完成尺神经运动支的各种活动。

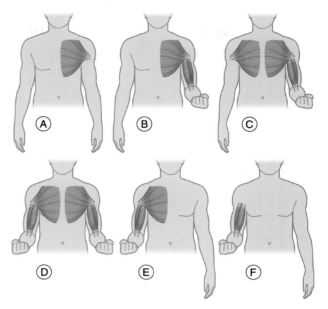

图 39.3　为了促进运动神经转移后的理解和再学习,再教育始于健侧的肌肉收缩。(A)通过内侧胸肌-肌肉皮肤神经转移,患者从健侧开始胸大肌收缩,(B)然后胸大肌和二头肌收缩。(C)随后是患侧胸大肌同时收缩,(D)随后是这些肌肉的双侧收缩。(E)然后将收缩隔离到患侧,(F)最终将供体肌肉与目标肌肉解离

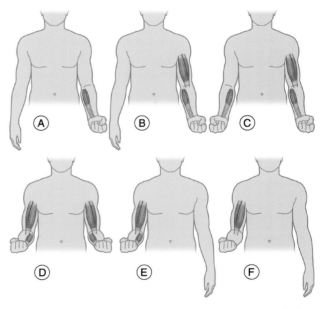

图 39.4　图示与从前臂到肘屈肌的部分尺神经和正中神经转移相关的再学习。最初,简单的握力强化练习和/或轻柔的手腕屈曲将启动二头肌和肱肌的收缩。(A)患者从健侧开始收缩前臂屈肌,(B)然后同时收缩二头肌/肱肌和前臂屈肌。(C,D)下一步是这些肌肉的双侧收缩,(E)然后将运动隔离到患侧。(F)最后的练习是将供体肌肉的收缩与目标肌肉分离

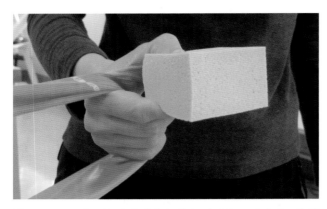

图 39.5 尺神经转移的前骨间神经到深部运动分支,前臂内旋与捏合相结合,以招募神经支配的内在肌肉并促进再学习。(Courtesy of Christine B. Novak, PT, PhD.)

如本章前文所述,文献中的证据并不支持用直流电刺激去神经支配的肌肉。随着肌肉的神经再支配,有人提出对肌肉行交流电刺激从而增加肌肉收缩力量和肌肉强度。理论上,受神经支配的肌肉是可以利用交流电来诱导肌肉收缩的。但是,恢复神经支配的肌肉,由于再生神经纤维的不足,在受到电刺激时并不能产生预期的肌肉收缩。被动肌肉收缩对运动模式的重建并无帮助。因此,这种类型的物理疗法不能作为主要治疗,只能在必要时作为感官刺激来辅助治疗。

视觉或听觉反馈在功能再学习时可以提供与肌肉收缩有关的实时回应。带外部电极片的生物反馈装置可以用来促进肌肉收缩,或者将拮抗肌肉的异常同步收缩最小化。利用双通道或者四通道的生物反馈装置,将电极片放置在对应的肌肉上,增加或者减少肌肉收缩。为便于学习,开始时应用于健侧,使患者更好地理解增强或者减弱预期动作对应的方法。健侧和患侧肢体同时电刺激也有助于学习。此时,正常的肌肉收缩和运动模式会做出即时反应,为刚完成神经再支配肌肉提供复制同样的动作的机会。当肌肉获得充分的神经再支配后,患者可以通过观察和感知肌肉收缩来获得反馈。没有关系生物反馈装置的特定肌肉收缩练习,可以作为家庭康复锻炼而频繁进行。

在神经修复或转移术后制订康复计划时需要认为肌肉的生理和生物力学特点。由于新获得神经再支配的肌肉疲弱乏力,锻炼周期的持续时间应该短一点。10~15 秒的慢速收缩被认为有助于增加肌肉耐力和力量。为最小化收缩启动肌力,建议进行中等长度范围内的肌肉收缩。可以进行握持练习或者去重力位锻炼,在患者能承受肌肉收缩范围内进步至不同的活动程度。达到 MRC 3 级肌力后,可以进行渐进性的抗阻力锻炼。力量锻炼的重点在于恢复肌肉平衡。由于正常肌肉和再支配肌肉之间存在相对的不平衡,在进行抗阻力练习前要恢复神经再支配肌肉的良好运动调控,否则已经形成的运动代偿机制将会一直存在下去。

上肢的活动依赖盂肱和肩胛部肌肉的复合运动[51,54]。

虽然远端的神经损伤不涉及肩胛复合体,未受损伤的上肢肌肉力量会因为废用或者代偿运动被削弱。类似地,臂丛神经损伤虽然不直接损伤肩胛部肌肉,但这些肌肉(如斜方肌中下束和前锯肌)会因为废用而乏力,进而削弱上肢功能。因此应对肩颈部区域的肌肉力量和长度进行评估,并且制订对应的康复计划来治疗肌肉失衡,进而优化预后。

神经损伤和压迫术后的康复计划必须包含感觉再教育以及正常运动模式的建立,进而形成皮质重映射。需双手完成的活动有助于鼓励患者使用患肢,输入正常的运动模式,且有目的的活动(如照顾自己)、娱乐和工作将有利于正常生活行为的恢复。对于有些人,职业康复是必要的,这对未来规划和获取就业机会均有帮助。为优化新的运动/感觉任务和预后,有必要对患者进行教育并制订有效的家庭锻炼计划。

肌腱损伤/手术后康复

屈肌腱损伤

屈肌腱损伤后的手术和康复方法可被描述为手部治疗中研究最多、争议最大且临床上最复杂的方面之一。虽然最初被许多外科医生回避为过度进步或危险,但主动运动方案正变得越来越常见于研究和临床实践。在为术后决策提供信息方面,出现了 3 个主要因素:①早期开始康复;②手腕位置对偏移和力的影响;③使用受控的主动运动来创造安全有效的肌腱滑动。

> **临床提示**
>
> **屈肌腱损伤修复后的康复**
>
> - 屈肌腱修复后运动的特异性和时间可以最佳安排,以促进高偏移/低力康复。
> - 治疗师和整形外科医生之间的手术细节沟通对于指导屈肌腱修复后运动的开始和进展至关重要。
> - 应在术后第 4 天或第 5 天开始早期控制运动,此时屈曲功可能减少。
> - 水肿应被视为一种客观手段,通过它来告知治疗进展,包括运动的范围、频率和速度。
> - 放置和保持测量是监测肌腱滑动、进展治疗和测量结果的安全有效方法。
> - 协同运动有助于偏移,同时减小力。
> - 肌腱偏移发生在近端和远端方向,并且可能受到运动类型和拮抗性肌肉组织的影响。

屈肌腱修复后的康复时机很容易被确定为一个具有历史争议并持续至今的话题。对肌腱随时间愈合的研究表明,早期受控运动有利于肌腱愈合,并且优于固定[96-98]。学界仍在继续研究屈肌腱修复后早期运动的时机;然而,一些一致性是显而易见的。术后第 4~5 天被认为是屈曲工作减少的时间，更适合开始康复[99-101]。

　　水肿是一种术后症状，经常阻碍康复的开始。目前针对水肿和屈肌腱系统的研究已经确定了许多可以由治疗师有效调节的因素，以便开始康复[100,102,103]。Cao 及其同事的一系列研究表明，屈肌腱修复后水肿的面积和严重程度增加了滑动阻力和屈曲功[100,102,103]。然而，缓慢而轻柔的动作减少了屈曲功。降低运动弧度和运动频率是在水肿存在的情况下安全开始运动的方法。相反，最近的文献已经确定了在屈肌腱修复后面对水肿时不应使用的干预措施。虽然许多治疗师使用自粘包裹作为术后敷料和水肿管理，但在主动运动期间将这种包裹留在原位会显著增加屈曲功[104]。总之，建议水肿患者以较低的频率进行温和和受控的运动，但需要注意的是，运动前应去除任何加压敷料。

　　手腕在术后矫形器中的位置也会对治疗干预造成潜在的限制。腕部定位的影响已被全面研究，因为它与屈肌腱系统的力和偏移有关[105-108]。掌指（metacarpophalangeal，MP）屈曲的位置加上腕部伸展被认为在伸肌腱中产生最小的被动张力，从而降低屈肌腱的最小主动张力[107]。学者还观察到协同运动以产生最大量的指浅屈肌、指深屈肌和差分偏移[105]，作为有效的拉力以产生近端滑动[108]，并导致低力和高偏移[109,110]。可以通过铰链式背侧阻塞夹板安全有效地启动协同运动，该夹板允许患者在弯曲手指之前创建手腕伸展（图 39.6）。文献表明，要求患者在手腕弯曲时进行手指屈曲实际上比伸展手腕时进行的相同运动需要更多的力量。

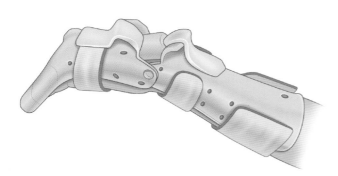

图 39.6　使用铰链式背侧阻塞夹板可以安全有效地启动协同运动，该夹板允许患者在弯曲手指之前进行手腕伸展

　　在 2005 年之前，最常用的术后方案在修复后的前 6 周内，在运动期间和运动之间保持手腕处于屈曲位置[111-113]。最近的屈肌腱康复方案已经考虑到了手腕，并已发展到不同程度的主动运动。Mass 协议[114]包括手腕在术后立即定位 20° 伸展，并通过"可用范围"进行主动手指屈曲。相比之下，南通方案[115]在前 2.5 周恢复到保守的腕部屈曲姿势，而患者则专注于背侧块的完全伸展。尽管存在固有的风险，但这种原型确实表明通过全范围的前 2/3 完成主动运动。《圣约翰议定书》[116]提供了类似的方法，将手腕修改为扩展姿势，将主动运动修改为中档。

　　关于术后固定的最新及最具进步性的方法是曼彻斯特短夹板法[117]。该方案包括一个基于手的背侧阻断矫形器，

允许手腕伸展至 45°（图 39.7A，B）在术后第 4 天或第 5 天，在范围前 1/3 范围内的手指主动运动与主动手腕伸展配对；指导患者专注于远端指间（distal interphalangeal，DIP）关节运动，以最大限度地提高差异屈肌腱滑动。在一项比较结果研究中，使用曼彻斯特短夹板完成康复治疗的患者（n=40）在第 6 周和 12 周时在近端指间（proximal interphalangeal，PIP）关节处表现出明显较少的屈曲挛缩，在 DIP 关节处的屈弧明显更大，并且与使用基于前臂的矫形器治疗的患者（n=62）相比，极佳和良好结果的比例更高[117]。由于此处介绍的所有协议均发表于过去的 10 年中，观察它们被整合到临床实践中将是很有趣的。

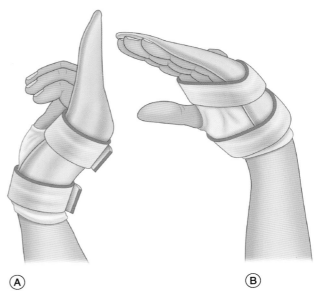

图 39.7　（A，B）基于手的背侧阻断矫形器允许手腕伸展至 45°

　　一旦做出了最初的康复选择，治疗性运动的进展需要仔细考虑，因为它与所施加的力和肌腱相对于相邻结构的随之而来的偏移有关。研究表明，术后运动应产生尽可能小的力来实现肌腱偏移，从而阻止肌腱周围粘连[99-101]。从康复角度来看，重要的是要认识到肌腱偏移发生在近端和远端方向，并且可能受到两种类型的运动和拮抗性肌肉组织的影响[110,118,119]。特定运动产生的力和偏移的工作知识有助于肌腱修复后的临床进展（表 39.1）[120,121]。

　　建议使用直拳、勾拳、复合拳和等位联合练习，作为在协同运动开始后控制力的顺序方案（图 39.8）。治疗师和整形外科医生之间的持续沟通对于屈肌腱修复后患者的运动开始和进行至关重要，首先是一份详细的手术报告，概述穿过修复部位的股数和修复的感知完整性。

伸肌腱损伤

　　相对于屈肌腱损伤而言，伸肌腱损伤后的恢复简单得多。根据伸肌装置解剖和生物力学特点，制订的标准康复计划对所有分区的伸肌腱损伤都有非常好的结果。

表 39.1 肌腱滑动及力量分析

运动	滑动	力
保护性被动伸直	3~8mm 远端 Duran 和 Houser[111]	200~300g Urbaniak 等[119]
在手腕伸展过程中放置并保持手指屈曲	指浅屈肌 26mm 指深屈肌 33mm 近端 Wehbe 和 Hunter[120]	900g Lieber 等[110]
主动伸拳	腕中立位 指浅屈肌 28mm 指深屈肌 27mm 指浅屈肌最大值 近端 Wehbe 和 Hunter[120]	1 100g Greenwald 等[121]
主动握拳	腕中立位 指浅屈肌 13mm 指深屈肌 24mm 区别最大 近端 Wehbe 和 Hunter[120]	1 300g Greenwald 等[121]
主动复合拳	腕中立-背伸 指浅屈肌 24~26mm 指深屈肌 32~33mm 指深屈肌最大值 近端 Wehbe 和 Hunter[120]	400~4 000g Schuind 等[118]
主动单独近指间关节伸直	约 13mm（经计算） 指深屈肌 近端	900g Schuind 等[118]
主动单独远指间关节伸直	约 6.5mm（经计算） 指深屈肌 近端	1 900g Schuind 等[118]

临床提示

伸肌腱损伤后的康复

- 对于槌指，非手术治疗包括连续固定 DIP 关节完全伸展 6 周。
- 对于胸花畸形，非手术治疗包括 PIP 关节 0° 伸展 6~8 周，手术治疗后，可在 48 小时内启动短弧运动方案。
- 对于Ⅵ~Ⅶ区损伤，注意解剖特异性非常重要，隔离特定肌肉组织以产生关节伸展。必须立即处理水肿，以避免肌腱粘连。被动活动关节伴有主动伸肌滞后，最好通过近端和远端主动肌腱滑动来管理。

Ⅰ区损伤常被称为"锤状指"。由于伸肌腱止点与末节指骨脱离，在查体时，患者不能主动伸直远端指间关节。锤状指主要表现为远端指间关节不同程度的屈曲。保守治疗是将远端指间关节持续固定于完全伸直位 6 周（图 39.9）。在此期间要活动近端指间关节以维持侧副韧带正常形态并

平衡屈、伸肌腱。在日常洗漱活动时，运用双夹板可以减少对组织的浸泡并且保证皮肤的完整性。6 周后，康复师逐渐开始去夹板锻炼，患者开始进行轻柔的复合屈曲练习。告知患者避免单关节活动，因为这样会使肌腱止点张力过大。在去夹板练习过程中，侧方追踪手指的日常变化并进行对比，可有效地监测伸肌滞后的发展。如果在此过程中发生伸肌滞后，重新启用伸直位夹板，减少或者中断屈曲锻炼。

Ⅲ区中央束完整性的破坏常被定义为"纽扣状手指畸形"。由于侧腱束掌侧半脱，会使近端指间关节屈曲。这种情况下常常会发生腱侧束屈曲挛缩；故在治疗早期就应该预防这种复杂的并发症。此外，伸肌的力量被传送到远端指间关节，导致远端指间关节处于过伸位。在诊断时注意区分真假纽指。假的纽扣指畸形，远端指间关节可以被动屈曲，但是真的纽扣指畸形则不可以。纽扣指的保守治疗可以通过夹板或者石膏将近端指间关节固定于 0° 伸直位 6~8 周。如果治疗师可以成功将近端指间关节固定于 0° 伸直位，则远端指间关节和掌指关节可以不被固定，但通常很难做到。在练习间期持续使用夹板，一直到第 10 周。

Evans 提出在纽扣指畸形手术矫治后 48 小时内进行短弧活动[122]。制作一模板夹使近端指间关节屈曲 35° 且远端指间关节屈曲 28°。指导患者患指保持在模板夹相应位置，然后主动伸直到 0°。每 1~2 小时重复 10~28 次，锻炼时腕部屈曲 35° 位，掌指关节介于 0° 伸直和轻度屈曲位之间。如果没有主动伸肌滞后，2 周后可将模板夹调整为屈曲 40°，3 周后调整为 50°，4 周后调整为 70°~80°。在活动期间，还需定制一块模板夹使手指固定于完全伸直位，可方便远端指间关节进行独立屈曲活动。

Ⅴ~Ⅶ区肌腱损伤既可以是开放的（如撕裂伤），也可以是闭合的（如钝性伤）受伤机制。矢状束的损伤常常导致指长伸肌腱半脱，进而导致掌指关节伸肌滞后。手术修复后，有多种康复方式。

最保守的方案包括以 40°~45° 伸展的方式固定腕部，在 0°~20° 屈曲时固定 MP 关节。制造了掌侧指间伸展矫形器，以在锻炼间隙和夜间完全伸展关节，以防止屈曲挛缩和伸肌滞后。在该区域，水肿和瘢痕的治疗至关重要，因为可能发生粘连，并且会限制伸肌腱的近端和远端滑动。锻炼在术后 3~4 周开始，包括腕部肌腱炎锻炼，伴有主动 MP 屈曲和伸展以及持续的指间主动运动。

在Ⅵ~Ⅶ区损伤中，Evans 和 Burkhalter 建议背侧动态伸展辅助矫形器，以允许 30° 主动 MP 屈曲，并通过动态牵引将手指恢复到 0° 伸展[123]。这种矫形器允许的早期远端滑动，使其成为能够管理更复杂的矫形器设计的患者的绝佳选择。为那些表现出伸肌滞后的患者添加单独的 PIP 延伸沟。Howell 等建议在这些区域进行修复的患者立即控制主动运动（immediate controlled active motion, ICAM）[124]。该协议包括 3 个阶段，其中第一个阶段可以在手术后 0~21 天启动。手腕固定 20°~25° 伸展，而受影响手指的 MP 关节用"轭"矫形器相对于其他手指过度伸展 15°~20° 定位（图 39.10）。两个矫形器都应始终佩戴，患者必须在 ICAM 矫形器内实现完全主动运动，然后才能进入下一阶段。第

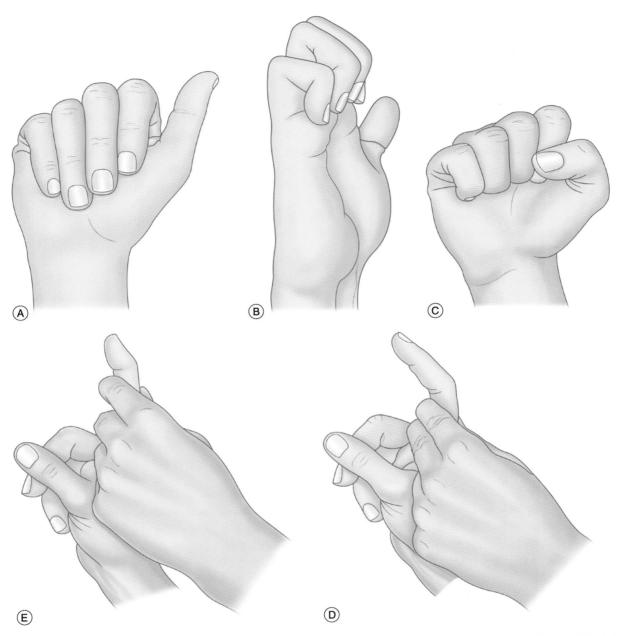

图 39.8　建议依次使用(A)直拳、(B)勾拳、(C)复合拳和(D,E)孤立的关节练习，作为有意识地增加愈合屈肌腱上的力量的一种手段

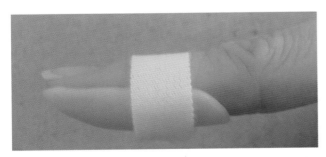

图 39.9　Ⅰ区伸肌腱损伤，通常称为槌指，最常保守治疗，始终进行远端指间伸展固定 6 周。(*Courtesy of Rebecca Neiduski, PhD, OTR/L, CHT.*)

二阶段在修复后 22~35 天开始，在此期间始终佩戴轭矫形器，轭矫形器和腕矫形器仅用于中重度活动。指导患者在手腕运动期间放松手指。第三阶段在修复后 36~49 天开始，包括在活动期间停止腕矫形器并继续使用轭矫形器或伙伴胶带。在最后阶段，轭矫形器被移除以进行主动运动。

虽然伸肌腱康复看起来比屈肌腱康复要简单，仍然要注意特定的解剖特点，因为与最终预后有关。手的背侧很容易形成肿胀，并且必须立即处理以防止粘连。测量所有关节的主动和被动活动度，可以为治疗的选择和进展提供宝贵信息。主动伸肌滞后的患者，可以通过近端和远端方

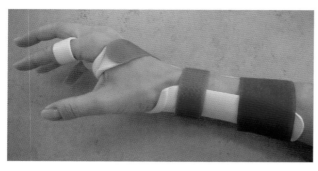

图 39.10　Howell 等 124 所描述的即时受控主动运动协议包括手腕翘起矫形器和轭矫形器,其有效地造成受影响手指相对于其他手指的过度伸展。(*Courtesy of Rebecca Neiduski, PhD, OTR/L, CHT.*)

向上的肌腱同时滑动来被动活动关节。8 周后的抗阻力锻炼是恢复肌腱滑动的好方法。最重要的是分离出导致关节伸直的特定肌肉,如伸直掌指关节的指总伸肌,伸直指间关节的手内收肌。

肌腱松解

不幸的是,屈肌和伸肌腱修复后,瘢痕粘连限制活动偏移的可能性很高。虽然早期运动加上持续的评估和进展可以调节瘢痕的形成,但包括整体健康状况、医学合并症、疼痛和依从性在内的混杂因素可能会对术后结果产生负面影响。如果进展在 3 个月的间隔内趋于稳定,则患者通常被评估为肌腱松解的候选者。

正确评估肌腱滑动包括全面测量和比较受影响手指所有关节的主动和被动运动范围。肌腱松解术的最佳候选者是表现出手指完全被动运动,并被治疗师和外科医生认为顺应的患者。由于肌腱松解症的术后治疗既痛苦又耗时,因此对患者和家属进行彻底的教育对于成功至关重要。术前应制订腱膜溶解后前 7 天(包括周末)的每日治疗方案。

外科医生和手部治疗师之间应优先考虑在手术期间完成肌腱完整性和主动运动的直接沟通,术后治疗应在手术当天开始。如果及时开始治疗,建议让患者有数小时的恢复时间,包括一顿饱餐和尽可能开始使用止痛药,以减少不良反应(即昏厥)的可能性。使用无菌区域和手套对于最大限度地减少感染的可能性很重要,因为治疗师每小时都会开始主动锻炼以促进肌腱滑动。水肿管理和创面护理也得到了仔细的处理,因为治疗师试图在适当的引流吸收敷料之间找到平衡,为主动运动提供最小的物理阻塞。在治疗的前 7 天进行主动和被动运动的一致测量。

对于表现出每小时运动的依从性和独立完成创面护理能力的患者,治疗强度在第一周后可能会降低。肌腱松解术的结果很快被识别,并且在治疗的前 3~4 周后难以补救。出于这一原因,外科医生和手部治疗师之间的沟通以及仔细选择患者进行手术可能是影响最终结果的最有影响力的因素。

肌腱转移

肌腱转移后的康复需要整形科医生和手康复师进行详细的交流,每个细节都要留意。这些细节不仅包括手术特点,而且包括患者的个人需求和期望,以及神经肌肉康复计划。本部分以桡神经损伤后旋前圆肌(pronator teres, PT)移位至桡侧腕伸肌(extensor carpi radialis brevis, ECRB)腱为例子,简单介绍肌腱转移。

首先,告知患者外科手术的目的、康复期限、可能的并发症和预期结果[125]。告知患者手术后功能的使用将会发生改变,并且肌腱转移手术不能纠正感觉缺失[125]。术前需要加强锻炼供区肌肉的力量[126]。如果患者独立活动供区肌肉有困难,可以应用生物反馈及动力夹板[125]。

术后立即制动肌腱转移部位和关系的关节,将转移后的肌腱维持固定在最小张力位。常规制动 3~4 周,保证充分的愈合并降低转移肌腱活动时断裂的风险[126]。在此期间,移除手术敷料,用具有热塑性的夹板制动。在旋前圆肌-桡侧腕短伸肌肌腱转移术后,患者被托手夹制动于腕部背伸 45° 位(图 39.11)。对于肌肉吻合强度差的患者,在制动腕部于背伸位的同时需用夹板限制前臂旋转。在此期间,康复师的重点是评估和处理肿胀、疼痛和感染。

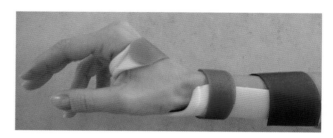

图 39.11　手术后,将旋前圆锥固定在腕伸肌短肌腱转移的 45° 中 3~4 周。(*Courtesy of Rebecca Neiduski, PhD, OTR/L, CHT.*)

若制动阶段没有并发症,术后 3~4 周开始主动运动[125,126]。康复师开始进行神经肌肉的恢复性锻炼,即独立并激活转移肌肉来产生预期动作。该过程的核心在于大脑皮质的可塑性,也可以说成皮质回路重组的能力,或者对关系刺激做出反应的能力[127]。Sanes 和 Donoghue 提出,在简单运动的重复刺激下,大脑初级运动皮质表现出可塑性[127]。供区肌肉的恢复常会结合组合运动,该运动使去神经支配的肌肉利用新生的肌腱单元来完成基本动作。比如,用旋前圆肌-桡侧腕短伸肌肌腱转移来恢复腕伸功能,指导患者在腕部伸直时前臂旋前。本体感觉反馈比视觉反馈在皮质重组方面要好,听觉反馈也有一定作用。

有效隔离转移所需的时间长短差异很大,具体取决于转移类型和特定患者因素。对于发现组合锻炼困难的患者,可以小心地启动等长激活。在旋前圆肌-桡侧腕短伸肌肌腱转移的情况下,当患者通过手腕伸展产生发音时,为手腕提供温和的阻力。随着患者的进展,目标是在产生新的所需运动时孤立地激活供体肌肉,在这种情况下,手腕伸展对抗重力而不同时内旋。

术后 6~7 周，肌腱已经愈合，可以进行各种功能活动并可轻度抗阻。被动关节活动度锻炼可减轻手术或者制动间期引发的残留肌紧张[125]。术后第 8 周可以开始进行性抗阻运动练习[125]。

骨折手术后的康复

近节指骨骨折的康复治疗充满挑战，既需要恢复骨的完整性又需要维护屈、伸肌腱滑动系统功能。本部分提到的治疗干预是基于以下骨折类型之一：可能不稳定但不伴有移位的关节外骨折；闭合性稳定骨折；需要坚硬的固定如骨折开放复位内固定及闭合复位外固定来保持稳定的骨折。

根据 Feehan 的研究，近节指骨骨折后的结构强度受到骨折位置、骨折类型和移位、复位类型、固定材料、伴随的软组织损伤情况、愈合阶段以及患者的功能需求多方面因素影响[128]。早期限制性活动的开始是基于医生对患者骨折部位结构强度的感知，并且可通过活动的关节数量，主动和/或被动活动，安全活动的范围以及运动的持续时间或重复次数进行调整[128]。可通过一个或多个关节短弧形运动产生肌腱滑动和拉伸邻近组织结构，从而改善近节指骨骨折的最终预后。由于屈指深肌极为贴近近节指骨，应尽早独立活动远端指间关节。关节的主动屈伸活动可以使伸肌装置在近端和远端产生位移。

研究表明，近节指骨骨折后，固定掌指关节并且活动近端指间关节可以避免并发症的发生。掌指关节屈曲使关节紧张，此时关节间隙最小，掌指头和近节指骨基底部的关节面对合最佳。除此以外，掌指关节屈曲使伸肌腱帽向远端移动，将指伸肌的力量传到近端指间关节，从而对骨折断端进行环形加压[129]。从掌侧看，掌指关节屈曲也使屈肌腱远离骨折部位。近端指间关节的关节活动可维持关节囊的长度，并且在增加软组织滑动的同时，可与指伸肌一起产生弹力绷带的效果，利于骨折复位[130,131]。根据 Feehan 的研究，早期限制性活动产生的功能生理学应力提高了骨折愈合的质量和速度[128]。

近节指骨骨折后的常见并发症是瘢痕组织，它限制损伤区域的所有结构活动。典型的表现是伸肌装置粘连和骨折畸形，以及因此导致的近端指间关节伸肌滞后[129,132]。Kurzen 等的研究表明，52% 的近节指骨骨折患者在钢板内固定术后出现手指全范围活动度不足 180°[133]。为了防止出现这样的结果，LaStayo 等建议按以下的顺序进行渐近性的治疗：断端保护或者外部支撑，肿胀处理，近端和远端关节的保护并限制活动，肌腱滑动，被动活动，力量练习[131]。外部支撑，通常是一个基于手或者前臂之上的个体化塑形的夹板，可于背侧将掌指关节固定于屈曲位[129,134]（图 39.12）。

掌骨骨折

掌骨骨折主要见于第四和第五掌骨，多发于青少年男

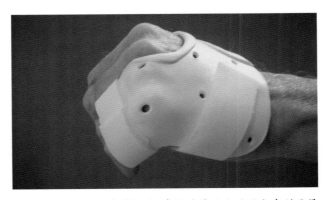

图 39.12　近端指骨骨折后，掌指关节屈曲时固定有利于紧密堆积定位，通过伸肌机制产生周向压力，并减少屈肌腱与骨折部位的接近程度。允许近端指间关节运动增加了沿骨折部位进行差异性肌腱滑动的机会。（*Courtesy of Rebecca Neiduski, PhD, OTR/L, CHT.*）

性。从解剖特点来看，制订临床决策时要同时认为掌骨和邻近的肌腱和结缔组织。第二~四掌骨为同一类长骨，其功能是活动和稳定手指。第二和第三掌骨的近端基底牢牢地固定于近端腕骨列，即小多角骨和头状骨。活动度较大的第一和第五掌指关节围绕在该稳定中心周围，第四掌骨固定于钩骨上，活动度有限。在手掌远端，掌深横韧带连接第二~五掌骨的头部，该韧带加强远排腕骨连接后使手的横断面呈拱形，从而利于抓握和功能发挥。

在 McNemar 等的研究中，掌骨头骨折后通过石膏或者个体化塑形夹板使患手制动于安全位，即腕部伸直合并掌指关节完全屈曲，同时近端和远端指间关节伸直[135]（图 39.13）。该姿势可维持侧副韧带的长度，向远端牵拉伸肌装置从而支撑骨折，进而避免爪形手形成[135]。对于经伸肌装置做切口进行开放复位和内固定的患者而言，必须进行早期活动避免肌腱粘连[135]。

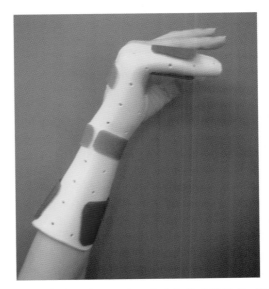

图 39.13　掌骨头骨折用矫形器固定或石膏固定，用于腕关节伸展、掌指关节屈曲和指间关节伸展。（*Courtesy of Rebecca Neiduski, PhD, OTR/L, CHT.*）

更典型的掌骨颈骨折通常发生在第四或第五掌骨,通常见于发生争执的年轻男性。对此类损伤的更保守的方法包括在伸展时固定腕部,在屈曲时固定 MP 关节,早期活动 PIP 和 DIP[135]。对于移位最小且稳定性合理的骨折,可以开始限制较少的固定和锻炼方案。学界制造了一种袖带矫形器,在手周围产生圆周压力并使掌骨接近解剖学对齐,以允许腕关节和 MP 关节不受限制地运动(图 39.14)。对于额外的远端对齐,可以将受影响的掌骨的近端指骨贴上或绑在相邻的手指上,以纵向最佳对齐。使用这种方法,鼓励患者进行积极的运动,同时避免在愈合阶段持续或有力地抓握。

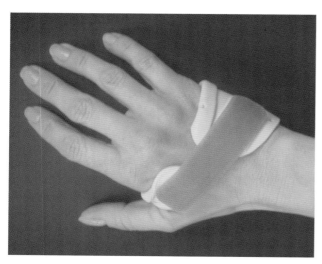

图 39.14　移位最小的掌骨颈和掌骨干骨折可以使用简单的袖带固定,该袖带接近掌骨并产生周向压力。(*Courtesy of Rebecca Neiduski, PhD, OTR/L, CHT.*)

掌骨骨折后的并发症包括旋转畸形、长度缺损和限制非固有伸肌腱滑动的致密粘连。旋转畸形会在主动屈曲的时候导致剪刀手,掌骨短缩则会导致非固有指伸肌主动活动不充分,并可能发生握力降低的情况[135]。制订早期锻炼计划,进行指伸肌单独滑动练习可以避免伸肌粘连。手指的复合伸直活动无法达到避免粘连的目的,但是,患者从直拳切换到勾拳时,可以使指总伸肌的单独滑动最大化。这些练习对掌骨头、颈和骨干部骨折切开复位内固定后的康复越来越重要。

拇指腕掌关节炎

第一腕掌关节炎是整形外科医生和手康复师经常碰到的一种疾病,多见于中年女性。该疾病从解剖到治疗都有许多争议。

第一腕掌关节炎的典型表现是第一腕掌关节显著内收,伴有掌指关节过度背伸。该姿势受各种肌肉骨骼系统不平衡的影响,而导致这些不平衡既有诱发因素也有使动因素。第一腕掌关节长期内收导致拇内收肌短缩,拇短展肌和拇短伸肌主动活动不足,第一背侧骨间肌固定下降。拇长伸肌在伸直掌指关节时的力矩最大,此时不得不代偿

性地过伸掌指关节来扩大指蹼,从而更好地发挥抓握功能。掌指关节屈曲时可以抵消这种代偿效应,并减轻腕掌关节掌侧面压力,从而证实远端的掌指关节是近端腕掌关节炎进展的影响因素之一[136]。

最近一项对手部骨关节炎保守干预措施的系统评价为基于特定患者目标的众多干预措施提供了证据[137]。研究发现了中度证据,支持热量、运动、关节保护教育以及发放适应性设备作为减轻疼痛和增加功能的辅助方法。使用矫形器减轻疼痛和增加功能得到了高度到中度证据的支持。许多矫形器可用于 CMC 骨关节炎的保守治疗,包括定制和预制。目前缺乏从诊断角度支持一种矫形器设计优越性的证据;然而,研究表明,患者更倾向于预制的手矫形器[137](图 39.15)。Moulton 等的研究支持将 MP 关节包含在矫形器中,屈曲定位作为卸载 CMC 关节掌侧表面和减少前斜韧带力的手段[136]。

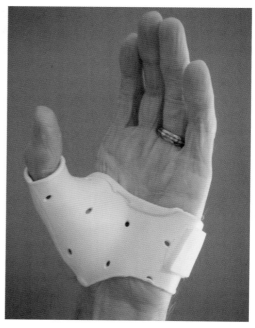

图 39.15　腕掌骨关节炎患者通常固定在手拇指矫形器中,以缓解疼痛并提供支撑和定位,以促进功能使用。(*Courtesy of Rebecca Neiduski, PhD, OTR/L, CHT.*)

对于腕掌关节炎进展期或保守治疗失败的患者,建议行手术治疗。虽然第一腕掌关节成形术有多种手术方法,但常见的是韧带重建肌腱间置,术后康复相对简单。康复阶段的重点是维持重建关节的固定,使拇指可以进行无痛活动。因此术后需用前臂为基底的拇指固定型石膏或者夹板制动 4 周。指间关节未固定,这样有利于拇长伸肌和拇长屈肌进行跨手术区域的肌腱滑动。早期活动可以减轻肿胀和感觉超敏这两种术后常见的并发症。

4 周后启动主动环形运动、瘢痕处理和脱敏治疗计划。不要一味追求腕掌关节主动活动度,要注意近端稳定对远端活动和拇指整体功能的影响。此外,拇指各部肌肉的平衡也要重视,因为其平衡与拇内收肌的长度、拇短伸肌和拇

长展肌的启动有关。密切监测掌指关节过伸；主动活动时将拇指指间关节锁定于轻度屈曲，有利于控制拇长伸肌的力学优势。瘢痕粘连和感觉超敏是术后常见的并发症，通过早期以及渐进性的手法松解和脱敏疗法可以解决。

6 周时可以开始进行温和的被动活动，运动间期和夜晚仍需应用夹板辅助制动，直到术后第 8 周。当患者不再有疼痛主诉时，可以进行力量锻炼，根据个人功能需求来定。

未来展望

对损伤反应的理解、创面愈合和手部手术的其他创新的进步指导了手部治疗的进步。对皮质变化和神经可塑性的识别推动了学界在神经损伤、修复和神经转移后的治疗。对感觉运动控制和利用神经可塑性潜力的方法的强调改善了神经重建以及神经和肌腱转移后的结果。软组织活动性的概念以及改善活动性和减少黏附性瘢痕的方法改变了学界在手部软组织和骨损伤后的做法。本章介绍的许多主动运动协议都是在过去 10 年内发布的。随着这些方案被整合到临床实践中，以及未来的研究对于长期结果的报告，学界将能够更好地在这些成功的基础上再接再厉。

结论

要点

1. 最佳结果需要患者、外科医生和手部治疗师之间的合作关系和公开沟通。
2. 有必要进行综合评估，以提供诊断和预后信息，并为非手术和术后管理的临床决策提供信息。
3. 神经损伤后，康复不仅应针对远端运动和感觉恢复，还应针对皮质重映射和正常运动模式。
4. 屈肌腱修复后的运动特异性和时间可以最佳安排，以促进高偏移/低力的康复。
5. 早期控制活动可增加关节外手骨折患者的愈合、肌腱滑动和关节活动度。

手外科的患者应进行综合评估和多学科治疗，其最佳疗效建立在患者、外科医生和手康复师共同合作、坦率交流的基础之上。

参考文献

1. World Health Organization. *ICF: International Classification of Functioning, Disability and Health.* Geneva: World Health Organization; 2001.
2. Dodds RL, Nielson KA, Shirley AG, et al. Test–retest reliability of the commercial volumeter. *Work.* 2004;22:107–110.
3. Adson AW. Surgical treatment for symptoms produced by cervical ribs and the scalenus anticus muscle. *Surg Gynecol Obstet.* 1947;85:687–700.
4. Kelley MJ. Clinical evaluation of the shoulder. In: Mackin EJ, Callahan AD, Skirven TM, et al., eds. *Rehabilitation of the Hand and Upper Extremity.* St Louis, MO: Mosby; 2002:1311–1350.
5. Roos DB. New concepts of thoracic outlet syndrome that explain etiology, symptoms, diagnosis and treatment. *Vasc Surg.* 1979;13:313–321.
6. Jensen MP, Karoly P, Braver S. The measurement of clinical pain intensity. *Pain.* 1986;27:117–126.
7. Grafton KV, Foster NE, Wright CC. Test–retest reliability of the short-form McGill Pain Questionnaire. *Clin J Pain.* 2005;21:73–82.
8. Melzack R. The McGill Pain Questionnaire: major properties and scoring methods. *Pain.* 1975;1:277–299.
9. Melzack R. The short-form McGill Pain Questionnaire. *Pain.* 1987;30:191–197.
10. Melzack R, Katz J. Assessment of pain in adult patients. In: McMahon SB, Koltzenburg M, eds. *Wall & Melzack's Textbook of Pain.* New York, NY: Churchill Livingstone; 2006:291–304.
11. Carter TI, Pansy B, Wolff AL, et al. Accuracy and reliability of three different techniques for manual goniometry of wrist motion: a cadaveric study. *J Hand Surg Am.* 2009;34:1422–1428.
12. Ellis B, Bruton A. A study to compare the reliability of composite finger flexion with goniometry for measurement of range of motion in the hand. *Clin Rehabil.* 2002;16:562–570.
13. Medical Research Council of the UK. *Aids to the Examination of the Peripheral Nervous System.* Palo Alto, CA: Pentagon House; 1976.
14. Cuthbert SC, Goodheart GJ. On the reliability and validity of manual muscle testing: a literature review. *Chiropr Osteopat.* 2007;15:4–11.
15. Bell-Krotoski JA. Light touch-deep pressure testing using Semmes-Weinstein monofilaments. In: Hunter JM, Schneider LH, Mackin EJ, et al., eds. *Rehabilitation of the Hand: Surgery & Therapy.* St. Louis, MO: The C.V. Mosby Company; 1990.
16. Dellon AL. The moving two-point discrimination test: clinical evaluation of the quickly adapting fiber receptor system. *J Hand Surg Am.* 1978;3:474–481.
17. Mackinnon SE, Dellon AL. Two-point discrimination tester. *J Hand Surg Am.* 1985;10:906–907.
18. Moberg E. Objective methods of determining functional value of sensibility in the hand. *J Bone Joint Surg Br.* 1958;40:454–476.
19. Novak CB, Mackinnon SE, Kelly L. Correlation of two-point discrimination and hand function following median nerve injury. *Ann Plast Surg.* 1993;31:495–498.
20. Bell-Krotoski JA. Sensibility testing: current concepts. In: Hunter JM, Mackin EJ, Callahan AD, eds. *Rehabilitation of the Hand: Surgery & Therapy.* St. Louis, MO: C.V. Mosby Company; 1995:109–128.
21. Novak CB, Mackinnon SE, Williams JI, et al. Establishment of reliability in the evaluation of hand sensibility. *Plast Reconstr Surg.* 1993;92:311–322.
22. Novak CB, Mackinnon SE. Evaluation of nerve injury and nerve compression in the upper quadrant. *J Hand Ther.* 2005;18:230–240.
23. van Vliet D, Novak CB, Mackinnon SE. Duration of contact time alters cutaneous pressure threshold measurements. *Ann Plast Surg.* 1993;31:335–339.
24. Strauch B, Lang A, Ferder M, et al. The ten test. *Plast Reconstr Surg.* 1997;99:1074–1078.
25. Coldham F, Lewis J, Lee H. The reliability of one vs. three grip trials in symptomatic and asymptomatic subjects. *J Hand Ther.* 2006;19:318–326.
26. Massy-Westropp N, Rankin W, Ahern M, et al. Measuring grip strength in normal adults: reference ranges and comparison of electronic and hydraulic instruments. *J Hand Surg Am.* 2004;29:514–519.
27. Mathiowetz V, Weber K, Volland G, et al. Reliability and validity of grip and pinch strength evaluations. *J Hand Surg Am.* 1984;9:222–226.
28. Mathiowetz V. Comparison of Rolyan and Jamar dynamometers for measuring grip strength. *Occup Ther Int.* 2002;9:201–209.
29. Ruiz-Ruiz J, Mesa JLM, Gutierrez A, et al. Hand size influences optimal grip span in women but not in men. *J Hand Surg Am.* 2002;27:897–901.
30. Ruiz JR, Espana-Romero V, Ortega FB, et al. Hand span influences optimal grip span in male and female teenagers. *J Hand Surg Am.* 2006;31:1367–1372.
31. Watanabe T, Owashi K, Kanauchi Y, et al. The short-term reliability of grip strength measurement and the effects of posture and grip span. *J Hand Surg Am.* 2005;30:603–609.
32. Amadio PC. Outcome assessment in hand surgery and hand therapy: an update. *J Hand Ther.* 2001;14:63–68.

33. Amadio PC, Silverstein MD, Ilstrup DM, et al. Outcome assessment for carpal tunnel surgery: the relative responsiveness of generic, arthritis-specific, disease-specific and physical examination measures. *J Hand Surg Am*. 1996;21:338–346.

34. Atroshi I, Gummesson C, Johnsson R, et al. Symptoms of disability and quality of life in patients with carpal tunnel syndrome. *J Hand Surg Am*. 1999;24:398–404.

35. Katz JN, Gelberman RH, Wright EA, et al. Responsiveness of self-reported and objective measures of disease severity in carpal tunnel syndrome. *Med Care*. 1994;32:1127–1133.

36. Koran LM. The reliability of clinical methods, data and judgments. *N Engl J Med*. 1975;293:642–646.

37. Sprangers MAG, Aaronson NK. The role of health care providers and significant others in evaluating the quality of life of patients with chronic disease: a review. *J Clin Epidemiol*. 1992;45:743–760.

38. Ripat J, Etcheverry E, Cooper J, et al. A comparison of the Canadian occupational performance measure and the health assessment questionnaire. *Can J Occup Ther*. 2001;68:247–253.

39. Bellamy N, Campbell J, Haraoui B, et al. Dimensionality and clinical importance of pain and disability in hand osteoarthritis: development of the Australian/Canadian (AUSCAN) osteoarthritis hand index. *Osteoarthr Cartil*. 2002;10:855–862.

40. MacDermid JC. Outcome evaluation in patients with elbow pathology: issues in instrument development and evaluation. *J Hand Ther*. 2001;14:105–114.

41. Hudak PL, Amadio PC, Bombardier C. Development of an upper extremity outcome measure: the DASH (disabilities of the arm, shoulder and hand). *Am J Ind Med*. 1996;29:602–608.

42. Davis AM, Beaton DE, Hudak PL, et al. Measuring disability of the upper extremity: a rationale supporting the use of a regional outcome measure. *J Hand Ther*. 1999;12:269–274.

43. Baltzer H, Novak CB, McCabe SJ. A scoping review of DASH scores for hand and wrist conditions. *J Hand Surg Am*. 2014;39:2472–2480.

44. Franchignoni F, Giordana A, Sartorio F, et al. Suggestions for refinement of the Disabilities of the Arm, Shoulder and Hand outcome measure (DASH): a factor analysis and Rasch validation study. *Arch Phys Med Rehabil*. 2010;91:1370–1377.

45. Huemer GM, Koller M, Pachinger T, et al. Postoperative splinting after open carpal tunnel release does not improve functional and neurological outcome. *Muscle Nerve*. 2007;36:528–531.

46. Levis CM, Tung TH, Mackinnon SE. Variations in incisions and postoperative management in carpal tunnel surgery. *Can J Plast Surg*. 2002;10:63–67.

47. Mackinnon SE, Novak CB. Compressive neuropathies. In: Wolfe SW, Hotchkiss RN, Pederson WC, et al., eds. *Green's Operative Hand Surgery*. Philadelphia, PA: Elsevier Churchill Livingstone; 2011:977–1014.

48. Shin EK, Bachoura A, Jacoby SM, et al. Treatment of carpal tunnel syndrome by members of the American Association for Hand Surgery. *Hand*. 2012;7:351–356.

49. Coppieters MW, Hough AD, Dilley A. Different nerve-gliding exercises induce different magnitudes of median nerve longitudinal excursion: an in vivo study using dynamic ultrasound imaging. *J Orthop Sports Phys Ther*. 2009;39:164–171.

50. Janda V. Muscles and motor control in cervicogenic disorders: assessment and management. In: Grant R, ed. *Clinics in Physical Therapy: Physical Therapy of the Cervical and Thoracic Spine*. New York, NY: Churchill Livingstone; 1995:153–166.

51. Kendall FP, McCreary EK, Provance PG. *Muscles: Testing and Function*. Baltimore, MD: Williams & Wilkins; 1993.

52. Novak CB. Conservative management of thoracic outlet syndrome. *Chest Surg Clin N Am*. 1999;9:747–760.

53. Novak CB. Work-related musculoskeletal disorders. *J Orthop Sports Phys Ther*. 2004;34:628–637.

54. Sahrmann SA. *Diagnosis and Treatment of Movement Impairment Syndromes*. St. Louis, MO: Mosby; 2002.

55. Clare TD, De Haviland Mee S, Belcher HJCR. Rehabilitation of digital nerve repair: is splinting necessary? *J Hand Surg [Br]*. 2004;29:552–556.

56. Novak CB, Katz J. Neuropathic pain in patients with upper extremity nerve injury. *Physiother Can*. 2010;62:190–201.

57. Novak CB, Anastakis DJ, Beaton DE, et al. Biomedical and psychosocial factors associated with disability after peripheral nerve injury. *J Hand Surg Am*. 2010;35:49–50.

58. Eberstein A, Eberstein S. Electrical stimulation of denervated muscle: is it worthwhile? *Med Sci Sports Exerc*. 1996;28: 1463–1469.

59. Michlovitz SL. Is there a role for ultrasound and electrical stimulation following injury to tendon and nerve? *J Hand Ther*. 2005;18:292–296.

60. Williams HB. The value of continuous electrical muscle stimulation using a completely implantable system in the preservation of muscle function following motor nerve injury and repair: an experimental study. *Microsurgery*. 1996;17:589–596.

61. Williams HB. A clinical pilot study to assess functional return following continuous muscle stimulation after nerve injury and repair in the upper extremity using a completely implantable electrical system. *Microsurgery*. 1996;17:597–605.

62. Fu SY, Gordon T. Contributing factors to poor functional recovery after delayed nerve repair: prolonged denervation. *J Neurosci*. 1995;15:3886–3895.

63. Gordon T, Sulaiman OAR, Ladak A. Electrical stimulation for improving nerve regeneration: where do we stand? *Int Rev Neurobiol*. 2009;87:433–444.

64. Gordon T, Brushart TM, Amirjani N, et al. The potential of electrical stimulation to promote functional recovery after peripheral nerve injury – comparisons between rats and humans. *Acta Neurochir Suppl*. 2007;100:3–11.

65. Gordon T, Amirjani N, Edwards DC, et al. Brief post-surgical electrical stimulation accelerates axon regeneration and muscle reinnervation without affecting the functional measures in carpal tunnel syndrome patients. *Exp Neurol*. 2010;223:192–202.

66. Dellon AL. *Somatosensory Testing and Rehabilitation*. Baltimore, MD: Institute for Peripheral Nerve; 2000.

67. Imai H, Tajima T, Natsumi Y. Successful reeducation of functional sensibility after median nerve repair at the wrist. *J Hand Surg Am*. 1991;16:60–65.

68. Novak CB, Kelly L, Mackinnon SE. Sensory recovery after median nerve grafting. *J Hand Surg Am*. 1992;17:59–68.

69. Spicher CJ, Kohut G. Rapid relief of a painful, long-standing posttraumatic digital neuroma treated by transcutaneous vibratory stimulation (TVS). *J Hand Ther*. 1996;9:47–51.

70. Spicher CJ, Mathis F, Degrange B, et al. Static mechanical allodynia (SMA) is a paradoxical painful hypo-aesthesia: observations derived from neuropathic pain patients treated with somatosensory rehabilitation. *Somatosens Mot Res*. 2008;25:77–92.

71. Melzack R, Wall PD. Pain mechanisms: a new theory. *Science*. 1965;150:971–979.

72. Rosen B, Lundborg G. Sensory re-education following nerve repair. In: Slutsky DJ, ed. *Upper Extremity Nerve Repair – Tips and Techniques: A Master Skills Publication*. Rosemont, IL: American Society for Surgery of the Hand; 2008:159–178.

73. Rosen B, Vikstrom P, Turner S, et al. Enhanced early sensory outcome after nerve repair as a result of immediate post-operative re-learning: a randomized controlled trial. *J Hand Surg Eur Vol*. 2015;40:598–606.

74. Moseley GL, Wiech K. The effect of tactile discrimination training is enhanced when patients watch the reflected image of their unaffected limb during training. *Pain*. 2009;144:314–319.

75. Ramachandran VS, Altschuler EL. The use of visual feedback, in particular mirror visual feedback, in restoring brain function. *Brain*. 2009;132:1693–1710.

76. Anastakis DJ, Chen R, Davis KD, et al. Cortical plasticity following upper extremity injury and reconstruction. *Clin Plast Surg*. 2005;32:617–634.

77. Malessy MJ, Bakker D, Dekker AJ, et al. Functional magnetic resonance imaging and control over the biceps muscle after intercostal – musculocutaneous nerve transfer. *J Neurosurg*. 2003;98:261–268.

78. Duff SV. Impact of peripheral nerve injury on sensorimotor control. *J Hand Ther*. 2005;18:277–291.

79. Colbert SH, Mackinnon SE. Nerve transfers for brachial plexus reconstruction. *Hand Clin*. 2008;24:341–362.

80. Kozin SH. Nerve transfers in brachial plexus birth palsies: indications, techniques and outcomes. *Hand Clin*. 2008;24:363–376.

81. Leechavengvongs S, Witoonchart K, Uerpairojkit C, et al. Nerve transfer to biceps muscle using a part of the ulnar nerve in brachial plexus injury (upper arm type): a report of 32 cases. *J Hand Surg Am*. 1998;23:711–716.

82. Leechavengvongs S, Witoonchart K, Uerpairojkit C, et al. Nerve transfer to deltoid muscle using the nerve to the long head of the triceps, part II: a report of 7 cases. *J Hand Surg Am*. 2003;28: 633–638.

83. Mackinnon SE, Novak CB, Myckatyn TM, et al. Results of reinnervation of the biceps and brachialis muscles with a double

fascicular transfer. *J Hand Surg Am*. 2005;30:978–985.

84. Novak CB, Mackinnon SE. A distal anterior interosseous nerve transfer to the deep motor branch of the ulnar nerve for reconstruction of high ulnar nerve injuries. *J Reconstr Microsurg*. 2002;18:459–463.

85. Novak CB, Tung TH, Mackinnon SE. Patient outcome following a thoracodorsal to musculocutaneous nerve transfer for reconstruction of elbow flexion. *Br J Plast Surg*. 2003;55:416–419.

86. Oberlin C, Beal D, Leechavengvongs S, et al. Nerve transfer to biceps muscle using a part of ulnar nerve for C5–C6 avulsion of the brachial plexus: anatomical study and report of four cases. *J Hand Surg Am*. 1994;19:232–237.

87. Tung TH, Mackinnon SE. Flexor digitorum superficialis nerve transfer to restore pronation: two case reports and anatomic study. *J Hand Surg Am*. 2001;26:1065–1072.

88. Tung TH, Novak CB, Mackinnon SE. Nerve transfers to the biceps and brachialis branches to improve elbow flexion strength after brachial plexus injuries. *J Neurosurg*. 2003;98:313–318.

89. Chen R, Anastakis DJ, Haywood CT, et al. Plasticity of the human motor system following muscle reconstruction: a magnetic stimulation and functional magnetic resonance imaging study. *Clin Neurophysiol*. 2003;114:2434–2446.

90. Merzenich MM, Jenkins WM. Reorganization of cortical representations of the hand following alterations of skin inputs induced by nerve injury, skin island transfers and experience. *J Hand Ther*. 1993;6:89–104.

91. Taylor KS, Anastakis DJ, Davis KD. Cutting your nerve changes your brain. *Brain*. 2009;132:3122–3133.

92. Novak CB. Rehabilitation following motor nerve transfers. *Hand Clin*. 2008;24:417–423.

93. Novak CB. Rehabilitation following nerve transfer. In: Slutsky DJ, ed. *Upper Extremity Nerve Repair – Tips and Techniques: A Master Skills Publication*. Rosemont, IL: American Society for Surgery of the Hand; 2008:261–266.

94. Chuang DC-C, Yeh M-C, Wei F-C. Intercostal nerve transfer of the musculocutaneous nerve in avulsed brachial plexus injuries: evaluation of 66 patients. *J Hand Surg Am*. 1992;17:822–828.

95. Chalidapong P, Sananpanick K, Klaphajone J. Electromyographic comparison of various exercises to improve elbow flexion following intercostal nerve transfer. *J Bone Joint Surg Br*. 2006;88:620–622.

96. Gelberman RH, Woo SL. The physiological basis for application of controlled stress in the rehabilitation after flexor digitorum profundus tendon repair in a canine model. *J Hand Ther*. 1989;2:66–70.

97. Hitchcock TF, Light TR, Bunch WH. The effect of immediate constrained digital motion on the strength of flexor tendon repairs in chickens. *J Hand Surg Am*. 1987;12:590–595.

98. Lundborg G, Rank F. Experimental studies on cellular mechanisms involved in healing of animal and human flexor tendon in synovial environment. *Hand*. 1980;12:3–11.

99. Amadio PC. Friction of the gliding surface: implications for tendon surgery and rehabilitation. *J Hand Ther*. 2005;18:112–119.

100. Cao Y, Chen CH, Wu YF, et al. Digital oedema, adhesion formation and resistance to digital motion after primary flexor tendon repair. *J Hand Surg Eur Vol*. 2008;33:745–752.

101. Zhao C, Amadio PC, Tanaka T, et al. Short-term assessment of optimal timing for postoperative rehabilitation after flexor digitorum profundus tendon repair in a canine model. *J Hand Ther*. 2005;18:322–328.

102. Cao Y, Tang JB. Investigation of resistance of digital subcutaneous edema to gliding of the flexor tendon: an in vitro study. *J Hand Surg Am*. 2005;30:1248–1254.

103. Cao Y, Tang JB. Resistance to motion of flexor tendons and digital edema: an in vivo study in a chicken model. *J Hand Surg Am*. 2008;31:1645–1651.

104. Buonocore S, Sawh-Martinez R, Emerson JW, et al. The effects of edema and self-adherent wrap on the work of flexion in a cadaveric hand. *J Hand Surg Am*. 2012;37:1349–1355.

105. Cooney WP, Lin GT, An KN. Improved tendon excursion following flexor tendon repair. *J Hand Ther*. 1989;2:102–106. *In this cadaveric study, postoperative rehabilitation protocols were compared, including Kleinert, the Brooke Army Hospital modification, and synergistic motion. Synergistic motion yielded the greatest flexor digitorum profundus, flexor digitorum superficialis, and differential excursion.*

106. Evans RB, Thompson DE. The application of force to the healing tendon. *J Hand Ther*. 1993;6:266–284.

107. Savage R. The influence of wrist position on the minimum force required for active movement of the interphalangeal joints. *J Hand Surg [Br]*. 1988;13:262–268.

108. Zhao C, Amadio PC, Zobitz ME, et al. Effect of synergistic motion on flexor digitorum profundus tendon excursion. *Clin Orthop Relat Res*. 2002;396:223–230.

109. Lieber RL, Kaufman KR, Whitney J, et al. Relationship between joint motion and flexor tendon force in the canine forelimb. *J Hand Surg Am*. 1996;21:957–962.

110. Lieber RL, Silva MJ, Amiel D, et al. Wrist and digital joint motion produce unique flexor tendon force and excursion in the canine forelimb. *J Biomech*. 1999;32:175–181. *This study using a canine model suggested that forces exerted on the healing flexor tendon are highly dependent on wrist position. Synergistic motion was noted to result in low passive forces on the flexor tendon with high excursion.*

111. Duran RE, Houser RG. *Controlled passive motion following flexor tendon repair in zones two and three*. American Academy of Orthopaedic Surgeons: Symposium on Tendon Surgery in the Hand 1975;105–114.

112. Groth GN. Current practice patterns of flexor tendon rehabilitation. *J Hand Ther*. 2005;18:169–174.

113. Kleinert HE, Kutz JE, Cohen MJ. *Primary repair of zone 2 flexor tendon lacerations*. American Academy of Orthopaedic Surgeons: Symposium on Tendon Surgery in the Hand 1975;91–104.

114. Coats RW, Echevarria-Ore JC, Mass DP. Acute flexor tendon repairs in zone II. *Hand Clin*. 2005;21:173–179.

115. Tang JB. Indications, methods, postoperative motion, and outcome evaluation of primary flexor tendon repairs in zone 2. *J Hand Surg Eur Vol*. 2007;32:118–129.

116. Lalonde D. How the wide awake approach is changing hand surgery and hand therapy: inaugural AAHS sponsored lecture at the ASHT meeting, San Diego, 2012. *J Hand Ther*. 2013;26:175–178.

117. Peck FH, Roe AE, Ng CY, et al. The Manchester short splint: a change to splinting practice in the rehabilitation of zone II flexor tendon repairs. *Hand Ther*. 2014;19:47–53.

118. Schuind F, Garcia-Elias M, Cooney WP, et al. Flexor tendon forces: in vivo measurements. *J Hand Surg Am*. 1992;17:291–298.

119. American Academy of Orthopedic Surgeons. *Tendon Suturing Methods: Analysis of Tensile Strengths*. St. Louis, MO: C.V. Mosby; 1975.

120. Wehbe MA, Hunter JM. Flexor tendon gliding in the hand. Part II. *J Hand Surg Am*. 1985;10:575–579.

121. Greenwald D, Shumway S, Allen C, et al. Dynamic analysis of profundus tendon function. *J Hand Surg Am*. 1994;19:626–635.

122. Evans RB. Immediate short arc motion for the repaired central slip. *J Hand Surg Am*. 1994;19:991–997.

123. Evans RB, Burkhalter WE. A study of the dynamic anatomy of extensor tendons and implications for treatment. *J Hand Surg Am*. 1986;11:774–779.

124. Howell JW, Merritt WH, Robinson SJ. Immediate controlled active motion following zone 4–7 extensor tendon repair. 2005;18:182–190. *The protocol described for extensor tendon injuries includes a wrist orthosis paired with a yoke orthosis which positions the metacarpophalangeal joint of the affected digit in hyperextension relative to the other digits. Full active motion within the immediate controlled active motion orthosis is expected prior to progression to the next phase of the protocol.*

125. Toth S. Therapist's management of tendon transfers. *Hand Clin*. 1986;2:239–246.

126. Richards RR. Tendon transfers for failed nerve reconstruction. *Clin Plast Surg*. 2003;30:223–245.

127. Sanes JN, Donoghue JP. Plasticity and primary motor cortex. *Annu Rev Neurosci*. 2000;23:393–415.

128. Feehan LM. Early controlled mobilization of potentially unstable extra-articular hand fractures. *J Hand Ther*. 2003;16:161–169. *This article suggests that functional and physiologic stresses associated with active range of motion increase the quality and rate of healing in potentially unstable extra-articular hand fractures. Control of clinical factors is recommended as a means of incorporating early motion into fracture management.*

129. Freeland AE, Hardy MA. Rehabilitation for proximal phalangeal fractures. *J Hand Ther*. 2003;16:129–142.

130. Henry MH. Fractures of the proximal phalanx and metacarpals in the hand: preferred methods of stabilization. *J Am Acad Orthop Surg*. 2008;16:586–595.

131. LaStayo PC, Winters KM, Hardy MA. Fracture healing: bone healing, fracture management and current concepts related to the hand. *J Hand Ther*. 2003;16:81–93.

132. Page S, Stern P. Complications and range of motion following plate fixation of metacarpal and phalangeal fractures. *J Hand Surg*

Am. 1998;27:827–832.

133. Kurzen P, Fusetti C, Bonaccio M, et al. Complications after plate fixation of phalangeal fractures. *J Trauma.* 2006;60:841–843.

134. Ebinger T, Erhard N, Kinzl L, et al. Dynamic treatment of displaced proximal phalangeal fractures. *J Hand Surg Am.* 1999;24:1254–1262.

135. McNemar TB, Howell JW, Chang E. Management of metacarpal fractures. *J Hand Ther.* 2003;16:143–151.

136. Moulton MJ, Parentis MA, Kelly MJ, et al. Influence of metacarpal joint position on the basal joint loading in the thumb. *J Bone Joint Surg Am.* 2001;83:709–716. *In this cadaveric study, immobilization of the metacarpophalangeal joint was studied as it pertained to forces on the trapezial surface during lateral pinch. Metacarpophalangeal flexion was noted to unload the most palmar aspect of the carpometacarpal joint effectively, decreasing strain on the palmar oblique ligament.*

137. Valdes K, von der Heyde RL. An exercise program for carpometacarpal osteoarthritis based on biomechanical principles. *J Hand Ther.* 2012;25:251–262.

第40章

上肢截肢的治疗

Gregory A. Dumanian, Jason M. Souza, and Todd Kuiken

概要

- 上肢截肢患者与下肢截肢患者不同:前者更年轻,截肢主要是由于创伤和肿瘤,而不是血管性疾病,患者生存期更长。
- 针对上肢与下肢截肢患者在义肢方面的考量差别迥异。
- 与下肢相比,上肢义肢对控制、活动度和精度的要求更高,反而由于不需要支撑身体重量,上肢义肢的承重要求较低。

简介

上肢截肢者与下肢截肢患者在许多方面有不同。上肢截肢患者更年轻,他们的截肢通常是由于创伤、肿瘤,而不是血管问题引起的。患者带残肢生存时间更长。对于这两种不同患者,所要认为的义肢问题完全不同。相比于腿部义肢,上肢义肢对可控性、活动性以及活动精准性的要求更高。幸运的是,上肢义肢所需承重性较低,且不需要支撑身体的重量。本章主要向读者介绍上肢截肢处理的相关理念,详述如何在各个截肢水平上处理软组织、骨骼、神经等。义肢和义肢的调节控制是本章的必要内容。该领域近年来的进展,包括定向的神经移植术,也会被介绍。

历史回顾

20世纪30年代,Putti记录了上肢义肢的历史,随后此项著作被翻译成了英文[1]。战地外科学的发展使伤者能够截肢生存,义肢学科领域得以兴起。在电灼术出现前,外科医生不得不让组织干性脱水,然后才将失活部分从身体切除。这种方法留下的残肢,软组织在骨面覆盖差,几乎

不能够承受义肢的重量。早在16世纪,金属制造业的发展使得金属义肢开始出现,一位著名的骑士 Gottfried von Berlichingen(1480—1562年),因拥有前臂义肢而被称为"铁拳格茨"。他佩戴的"铁拳"被皮带绑在前臂上,五指可活动,拇指可旋转并握住剑柄。Ambroise Paré 记录了 Petit Lorrain 灵巧的假手,据描述,其具有依靠弹簧伸展的手指,且能通过金属杠杆链轮进行屈曲[2]。Alt-Ruppin 义肢是在一个同名镇上的运河被打捞到的,造于16世纪,类似地具有可动的五指。这些义肢激发了旁人的想象,也展现了当时盔甲制造工匠们的创造才智。

1812年的 Ballif 臂采用更柔软的材料,控制灵活,是金属臂的一大进展。此义肢使用连接到肩膀的缆绳来控制手部开合,而不是锁定各个义指于紧握状态。内战使美国出现了大量截肢者,从而也出现了许多相关的企业,如纽约的 A. A. Marks 等公司(1853年),以及 J.E. Hanger 公司(1861年至今),这些公司生产并大量接受邮购身体驱动义肢。第二次世界大战时期,身体驱动义肢被进一步改良,一方面是由于大量上肢截肢患者的出现,另一方面是飞机航空制造业的发展[3]。在20世纪50年代,身体驱动义肢设备仅在材料及接口方面进行了轻微调整,变化不大。身体驱动义肢利用肩关节活动牵拉缆绳(有如自行车刹车装置),从而将力量传递到人工关节,通常,一次只能活动一个关节。所以在使用具有多关节的义肢植时,使用者依靠不同按钮切换开关,分次打开其想活动的关节。

第一次世界大战后,电力或瓦斯动力的外置动力义肢在德国开始兴起。1943年二战期间,Reinhold Reiter 为巴伐利亚红十字会发明了用残肢端肌电信号控制的肌电手,并于1948年发表论著[3]。同时,在英国、苏联、美国也进行着肌电义肢的发明研究。美国义肢研究始于美国义肢研发委员会研究理事会在西北大学发起第一次会议。电器元件的微型化促进了技术的进步:第一个采用晶体管元件的义肢装置是1959年发明的"俄罗斯手"。同 Vaduz 手和

Bottomley 手一样,这些单功能(只具备开合功能)义肢装置受到了很大关注,但仍在操作上缓慢笨拙。具备手腕屈伸以及旋前旋后功能的多功能肌电装置出现在 20 世纪60 年代中期,是活动义肢的一大进展[4]。尽管全球都在研究,但义肢的多功能化仍然在残肢控制和活动上受到局限。

过去半个世纪以来,身体驱动义肢的拥护者和外置动力驱动义肢的拥护者们争论不休,然而这两种装置都各为其用且互补。比起具备电池和发动机的外置动力义肢,身体驱动义肢大多更轻便、更坚固;外置动力系统需要每日诸如电池更换之类的维护,比起简单坚固的"吊带-钩"装置更易损坏。感官上,身体驱动义肢在使用过程中给佩戴者带来稍多反馈。前臂肌电义肢的一大优势在于通过肱骨髁或者吸引套管,它们能够达到解剖学上的悬挂,这就消除了沉重的肩部负担。此外,单侧上肢截肢者更可能将义肢作为辅助手,外观逐渐逼真的肌电装置可以弥补其缺陷,因此通常更受青睐[3]。还有一种将身体驱动义肢和外置动力义肢混合的装置,将两者的优点结合起来,如身体驱动义肘联合一个外置动力的肌电手。

美容义肢

美容义肢指的是用于掩盖肢端畸形的装置,而功能义肢指的是那些具有动作功能的[5]。美容义肢帮助患者弥补身体形态的缺陷,使其获得自尊,以及有可能获得一部分功能。这些辅助功能的获得是为了能够帮助社交,暴露肢体,而不是下意识地遮掩外界对肢体畸形的注意。装有美容义肢的患者能够相当正常地参与公众生活(图 40.1、图 40.2)。大量这类义肢是定做的,需要制作人员具有较高的义肢制作水平。这些装置的缺陷在于,将残端完整的皮肤用于固定义肢,会使得残端的部分感觉反馈丧失。将骨整合用于义肢及骨之间已有较长时间的研究,因为这能够提高软组织对义肢的耐受,限制软组织覆盖量,也可以将更坚固的材料用于义肢装置中以提供辅助功能。在上肢义肢的骨整合中,骨-软组织-假体的界面在应用上仍然存在一些问题[6]。

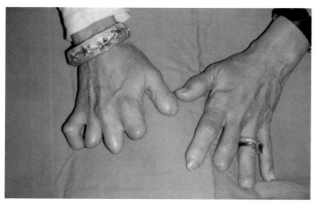

图 40.1　由于败血症和低血压导致的多手指截肢

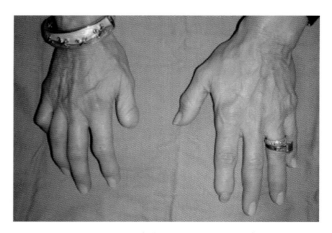

图 40.2　佩戴多指义肢后外观改善

上肢义肢的控制

只有能良好地接受来自使用者的控制信号,才能算是好的义肢。任何义肢的目的都是为了在空间中活动和停留,而且动作应该是流畅的、迅速的、直观的、少费力气和精力的[7]。多功能的义肢给活动控制带来了新的问题,因为活动的信号需要在不同功能之间进行切换。举例来说,具有终端装置及手肘义肢,在做每一个动作时,都需要在"手"与"肘"活动功能之间进行切换,再从"肘"回到"手",才能完成整个动作。当需要手和肘同时运动时,这种对信号的区分则更为重要。

身体驱动的义肢可提供稳定的控制,但缺乏流畅性,且不能同时完成多功能活动。身体控制义肢如前所述,是由肩关节运动控制的。然而,肩部肌肉——如原本用于支配大动作的背阔肌和前锯肌——需要准确地移动才能灵敏地控制线缆和开关。身体驱动义肢采用间接的肩部肌肉来控制义肘或义手。

肌电控制,来源于残肢肌肉的表面肌电图记录,提供了义肢控制,而不需要额外的肩部运动。从美观和舒适的角度来看,没有电缆和滑轮是其优势,但往往会被接口的体积和电动设备增加的重量所抵消。肌电控制代表了一项很有前途的技术进步,但早期设备提供的义肢功能仍然相对缓慢和脱节,从而限制了应用。被记录的残肢肌肉组织通常与被控制的假体功能(即用于控制手指屈曲的肱二头肌)在皮质上没有联系。此外,与身体驱动的设备一样,一次只能操作一个关节。多功能设备需要一个额外的开关或信号来使设备在功能之间进行转换。

1995 年,Kuiken、Childress 和 Rymer 展示了一种新的肌电控制策略,现在被称为"定向肌肉神经再生"(targeted muscle reinnervation, TMR),肌电控制的潜力得以实现。TMR 利用神经残端和残肢肌肉之间的神经转位来恢复因上肢截肢而丢失的神经控制信息[8]。因此,义肢功能可以直接与先前完好肢体中负责相同功能的神经对应的 EMG 信号相耦合。临床上,这种技术产生直观和相对紧密的控制效果。此外,TMR 提供的肌电图控制位点数量增加,可以同时控制多种功能。Kuiken 和 Dumanian 于 2004 年首次报道了该手术在肩关节离断患者的应用[9]，随后在 2008 年再次报道了在经肱骨截肢患者中的应用[10]。

义肢设备的功能曾经超过了控制它们的可用信息的数量，但目前的发展趋势正相反。在 TMR 手术引入之初，神经转移的数量很大程度上取决于能够被控制的义肢功能的数量。这种被称为"直接控制"的控制策略意味着，神经再接入后的单个肌肉阶段可通过单个电极对义肢的某一个功能进行控制（即通过正中神经对肱二头肌短头进行神经再植以实现手的抓握）。最近，"直接控制"已经被"模式识别"所取代，先进的算法被用来关联从更多电极上记录的肌肉收缩模式。这种方法为康复提供了更大的灵活性，并显著提高了截肢者的功能。

其他的义肢控制方案依然处于研究阶段，但是前景看好。置入式肌电传感系统将肌电信号传输到检测装置，优化肌电信号的质量和延续性，也能提供来自较小肌肉的控制信号，如前臂的单个手指伸肌[11]。高等计算机程序的开发、解码肌电信号，使多功能动作的直接控制成为可能。通过在截肢肢端置入电传感器获取直接信号也在研究中[12, 13]。使用极细电极丝控制的义肢活动在最近的一个急性人体试验中得到了使用[14]。为了获得周围运动的效应，猴子大脑皮质的刺激被直接记录下来。这种大脑-机械的相互作用，不仅能在截肢患者中广泛运用，也能用于脊髓损伤的患者[15]。

义肢在上肢截肢术中的意义

无法重建的上肢障碍患者的手术治疗必须考虑到截肢者特有的问题。为了佩戴义肢，残端需要耐磨的软组织。在整体条件衡量下，评估如何保留完整的神经、处理不可避免的残端神经瘤。未来可能采取的控制义肢的方式也需要在截肢手术中被纳入考量。基于这些理念，下文将对上肢不同平面的截肢进行分别阐述。

截指术

如果术者能"优先考虑神经"，这对接受重建上肢手术的患者将是一个福音[16]。患者可能会接受一个无痛并僵硬的手指，但无法忍受因残端神经瘤而造成的疼痛，即便该手指是可活动的。手指受伤的患者需要评估哪些神经已经被彻底切断而无法修复，哪些指神经是完好的。如果两根指神经中有一根大部是完整的，就应该采用皮瓣来闭合创面，而不应选用切除两根指神经的缩短残端法。指神经在远节指间横纹 2mm 以远处分为 3 支，一支通往甲襞，一支分到指尖，第三支支配指腹。位于此分叉处或其近心端的断指伤已经有两条切断的指神经，因此残端闭合创面时不会切断新神经。在图 40.3 和图 40.4 中，环指的尺侧指神经是完整的，而桡侧指神经被切断了，所以用邻指皮瓣闭合创面，更重要的是，可以避免切断这条完整的指神经。

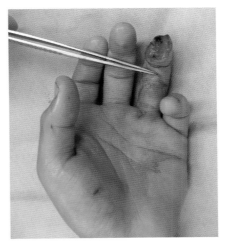

图 40.3　年轻患者，环指指腹侧损伤，外院建议其行截指术

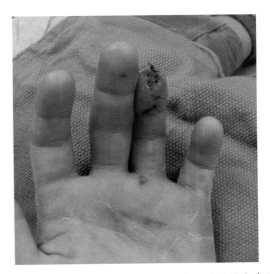

图 40.4　图 40.3 同一患者：2 周后，邻指皮瓣缝合在位

关于更近端的手指截指的文献已有很多。对于这类患者，要将指神经断端牵出后锐性切断，以防止神经重新长入皮肤损伤区域。外科医生应尽量使手指的末端光滑而呈锥形，而不是呈球状。这需要去除关节的髁突，并在手指中轴线上进行更长的皮肤切口，以去除 1 个"猫耳"。

部分手缺损

对于尺侧、桡侧或者有完整掌侧神经的背侧手部分缺损，同样要考虑到神经对治疗决策的影响。为了避免切断完好的神经，通常需要用皮瓣进行覆盖，可以选择游离皮瓣，带蒂的髂腹股沟皮瓣也可作为第二选择。当主要的指神经已经损伤，下一步需要重点考虑的是保留有功能的、稳定的腕关节。手腕的保留使残端即使没有义肢，也能具备相当一部分功能（图 40.5～图 40.7）。在一些撕脱伤中，背侧腕伸肌由于外伤而去除，可用骨钉重新将伸肌腱插入残余腕骨中，并覆盖皮瓣。肌皮瓣较单纯皮瓣更为优选，前者萎缩后有利于手指义肢的安放从而恢复一定的抓握功能[17]。

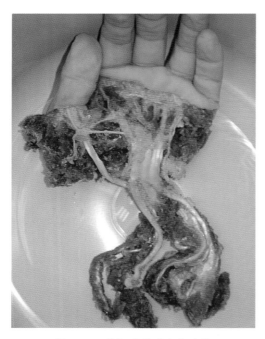

图 40.5　年轻男性的离断肢体

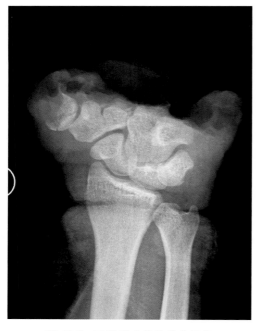

图 40.6　X 线显示桡腕关节保留

　　身体驱动以及外置动力义肢可以用于部分手截肢术后，但是需要有严格的尺寸限制，在可以活动的同时，不能超过对侧手的长度。此外，要安装这些装置也很难，因为不能妨碍手腕的运动。对于拇指缺失、多指缺失或部分手的缺失而言，与其采用义肢，不如使用足趾移植的方法来改善患者的手部功能。

腕关节离断与前臂截肢术

　　对于腕骨周围软组织的撕脱伤伴指神经离断的，应该

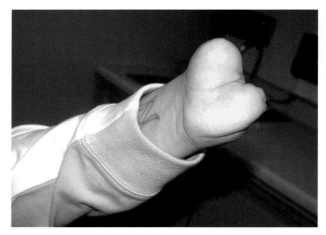

图 40.7　活动的腕关节起协助作用。患者的伸肌腱固定在残余腕骨上

实施腕关节离断或者前臂截肢，而不是保留瘢痕化且不可活动的手部来"维持长度"（图 40.8）。这些患者的正中神经、桡神经、尺神经已经受到重创，截肢时宜在软组织丰富的平面重新处理神经。

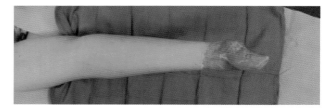

图 40.8　年轻工人，为了保留肢端长度，使用皮片植皮覆盖了几乎撕脱了所有软组织的残端。此后由于瘢痕残手的疼痛和无法活动，他接受了前臂截肢术

　　术中要计划将掌侧及背侧的皮瓣修剪至能够让软组织彻底覆盖残端。切口背侧可看到近排腕骨并予以切除，类似近侧腕骨切除术。桡动脉和尺动脉需要双重结扎，桡骨茎突和尺骨茎突需要进行修整以适应将来义肢的佩戴，避免受压，不过三角纤维软骨复合体需要保留，以保证前臂旋前和旋后。如有可能，尽量使用掌侧的皮肤进行覆盖，因为背侧皮肤过于纤薄，不如掌侧皮肤耐磨。

　　处理神经以防止有症状的混合神经瘤非常重要。疼痛性神经瘤会导致患者无法佩戴任何类型的义肢。标准的处理方法是神经牵引切除术，这样神经被牵引出来，切除后其断端会回缩到切口线的近心端。通常认为，神经瘤被"垫"得越厚实，症状越少。还有一些根据动物实验手术以及临床经验得来的其他处理方案，如将神经断端埋置在固定的肌肉中，而不是简单使其回缩[18,19]。

　　从 TMR 手术中获得的经验来看，主要混合神经在神经移植时并不形成有症状的神经瘤。行腕关节离断术时，常进行神经移植。这不是为了获得新的控制信号（尽管其可能发生），而是防止有症状的残端神经瘤。正中神经可通过近端切口移植到骨间前神经，尺神经可被移植到支配尺侧腕曲肌的运动神经上，桡神经可以被移植到支配旋前方肌

的运动神经上。这些方法都获得了成功，因为运动神经因远端截肢已经不具备功能而被切断，便于移植。此外，临床上切取肌皮瓣、切断运动神经也不会形成有症状的神经瘤。

如果患者不大可能安装义肢，腕关节离断术后软组织覆盖良好，可保留更长、更有功用的肢端。残腕义肢可以很好地固定在骨性结构上，从而转动手腕，然而由于义肢所能占用的空间有限，所以看上去会比较笨拙。较长的前臂截肢可以给义肢更多的空间，看上去更合适，具有美观效果。

缺乏软组织覆盖时，一般都需要前臂截肢术，而不是腕关节离断。在这些实例中，较短的杠杆臂在移动义肢时，软组织受到较大的压力，旋前和旋后动作不容易转化为义肢的动作和体位。桡神经被切断并且回缩到肱桡肌中，在尺骨和桡骨断端分别对伸肌和屈肌做成形术，稳定肌群，方便适应以后的义肢装配。在骨头上钻孔用于缝合，可以有效防止肌肉在残肢末端的活动。至少需要留下5cm的尺骨以保证肘关节活动，不过在残端过短的病例中，二头肌肌腱需要插入到尺骨中。为了保留骨的长度，往往需要腹部皮瓣进行覆盖[20]。这个带蒂皮瓣在3周后进行断蒂，提供了柔软丰富的软组织来佩戴义肢（图40.9、图40.10）。前臂截肢的功能保留比上臂截肢的效果好，因此需尽可能保留肘关节和前臂的长度。

肘关节离断与上臂远端截肢术

肘关节平面毁损性以及不可再植的损伤需要移除尺骨和桡骨。截肢的水平取决于假肢康复的计划。如果不计划装配假肢，则肘关节离断术后的残肢在功能上比高位截肢要好得多。例如，坐位时，患者的残端具有足够的长度够到桌子，从而活动和固定物体更为容易。虽然关节离断术后保留的髁突有利于固定义肢和肱骨旋转[21]，但其假肢从外观上难免过长。较长的经肱骨截肢者可采用肱骨远端成角截骨术（带或不带缩短术）治疗。它可以提供一个杠杆臂对

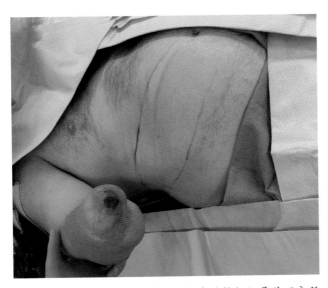

图40.9　患者既往经桡骨截肢，被残端软组织覆盖不良所困扰

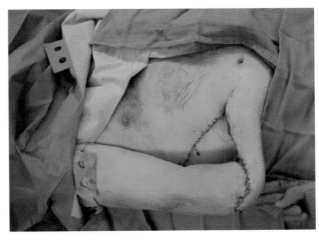

图40.10　将肢体残端的植皮切除后，通过脐周的带蒂穿支皮瓣进行覆盖，并在3周半后断蒂

假肢进行悬挂和旋转控制。如果需要获得有力的肘关节，则位于鹰嘴5～6cm以上水平的上臂截肢较为理想，不仅为动力留有足够空间，同时可使"肘关节"位于相对正常的水平上。此外，该水平截肢同时也允许对正中神经、尺神经和桡神经进行TMR手术。

在手术中，背侧和腹侧的皮瓣向上翻转，确定截骨平面，将肘关节囊和韧带锐性切除，或者在肱骨上髁以近截断肱骨。在肱骨远端进行钻孔，对肱二头肌和肱三头肌进行肌肉固定。这样做有多个原因。首先，高质量的软组织对骨远端进行覆盖是很有必要的；其次，残肢肢端不宜冗长或滑动，以免无法固定义肢；此外，重要的是防止肌肉收缩时向近端滑动，为以后肌电信号的捕获做准备。若进行成角截骨术，截肢时采用俯卧位，以便将钢板放置在合适的位置上。

如何处理血管神经束也是另一个重要的值得商榷的问题。处理正中神经、桡神经、尺神经相当关键。标准的牵拉神经切除法不再是这些粗大神经束的首选方法。关键问题在于神经移植术是在截肢时就进行还是在术后数日进行。即刻行TMR可避免二次手术，而且神经的转位是在其具有足够长度时进行操作，不需要后期切除神经瘤，也具有完整的轴突结构。即刻TMR的好处还在于截肢术与获取义肢装配所需要神经信号间的时间缩短了。如前所述，神经移植是防治症状性神经瘤发展的一种方法，尽管TMR被寄希望于能防治或者改善常见的幻肢症状，临床上还没有得到验证。在截肢术后二期进行TMR的好处在于，可以对患者进行健康教育和指导，同时避免在肿胀的创伤肢体上做新的近端切口，还能对臃肿的脂肪进行修薄以利于肌电信号的控制。如果决定在二期进行TMR，则在一期截肢术中，主要的神经束要保留长度，不能过度切除。

经肱骨中1/3段的上臂截肢保留了可活动的肩关节，并且能够更好地适应义肢，TMR术通常可以在此基础上实现。带蒂背阔肌肌皮瓣在覆盖创面以及保留长度上相当重要，但会使延期TMR术更具挑战性。较短的上臂截肢经过Ilizarov延长术或游离腓骨移植也能起到延长杠杆臂的作用

以适应义肢。

严重的臂丛神经损伤会导致连枷臂，这时也要考虑截肢。截肢术不会缓解臂丛神经痛，但是能解除肩部牵涉痛，解决手臂瘫痪的不便。作者建议上臂截肢保留25%～30%的肱骨长度，这既能减少肢端沉重、解决牵涉痛的问题，又能保留肩关节及上臂在穿衣服时的外观轮廓；但是不建议为了义肢装配而融合肩关节，因为连枷臂安装义肢的效果一般不理想，将肱骨融合在外展前屈的体位也会限制某些活动，尤其是患者在床上的时候。

肱骨近端截肢与肩关节离断术

由于电击伤或撕脱伤导致的二头肌和三头肌缺损，最好的治疗方法是经肱骨近端截肢或肩关节离断术。保持肱骨头在其盂肱窝内，可使上身穿衣更美观，但这取决于局部软组织覆盖是否足够。再次强调，应避免牵引神经切除术以保留神经长度。保留一部分在三角肌运动控制下的肱骨残端对于微型触控型开关的应用很有价值。由于身体横截面积的增加，三角肌在电损伤中通常是幸免的。在撕脱性损伤中，三角肌因其起源于肩胛骨也常常得以幸免。可用缝线向下拉三角肌，向上推动胸部皮肤从而闭合盂肱窝。

残肢的手术

软组织修复

创伤性截肢的患者通常没有最好的软组织来佩戴义肢。瘢痕、植皮，以及"猫耳"赘余皮肤影响了义肢的佩戴。皮肤破裂很常见，导致不适、高发感染，并且在皮肤愈合过程中，不能佩戴义肢。义肢治疗师及康复治疗师们帮助截肢患者更好地佩戴义肢，整形外科医师则会评估修复软组织的可能性。专家们的跨学科密切合作，使得截肢患者能够装配义肢，而免于皮肤损伤、神经瘤、骨外露等痛苦。这些包括简单的推进皮瓣、切除赘皮、瘢痕挛缩Z成形术，以及过厚组织的环周吸脂术（图40.11、图40.12）。截肢患者们

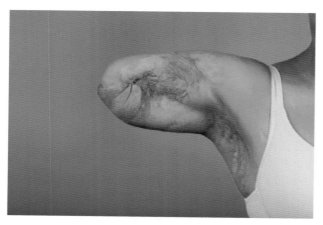

图40.11   经肱骨截肢术后残端遗留瘢痕

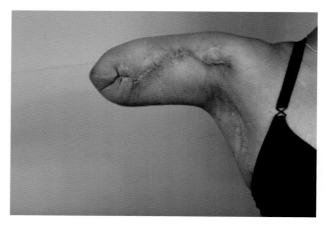

图40.12   图40.11同一患者，切除上次植皮部分的组织，使用推进皮瓣闭合创面，类似于上臂成形术

必须意识到，尽管已经进行了皮肤的修复，肿胀也需要几周才能消退，能够再次适应义肢袖套的时间会比预想得要长。

皮肤破裂在义肢大小不合适时会发生，但是也会在为了保留长度时植皮而造成受力点的破裂。如果义肢治疗师和康复治疗师认为更短但是软组织覆盖更好的残肢对佩戴义肢更为有利，手术医生应考虑进行残肢修整术。当进一步缩短残肢不能作为选项时，可使用带蒂皮瓣和游离皮瓣有效改善软组织覆盖的状况，从而形成一个平滑的轮廓使得受力更均匀。

除轮廓异常和皮肤破裂外，软组织的修复对于肌电义肢控制也有很大帮助。移除了赘余脂肪使得表面的电极片更贴近残肢肌肉，增强了肌电信号，降低了临近肌肉电信号的干扰[22]。

神经瘤的处理

上肢截肢术后，神经瘤是一个相当严重的问题。大量资料显示在上肢截肢术后的患者中，至少1/4的患者受到神经瘤和残端痛的困扰[23-25]。临床上，大的混合性神经瘤症状非常典型，浅表感觉神经瘤也是一样。通过染色可以发现，分离出"纯"的运动神经只具有不到50%的运动神经纤维，但是在切断后它们也不太会形成症状性的残端神经瘤。神经瘤痛是一种局部慢性压痛，且有原来神经支配区域的放射痛。该症状和幻肢痛不同，后者是指患者感觉已经截掉的部分仍然存在。

据报道，已有大量的治疗方法能够成功处理残端神经痛。最简单的神经切除术和牵引切除术有70%的好转率[26]。神经瘤切除并在肌肉中包埋神经末端[27]，将神经瘤从受压位置转移[28]，Gorkisch[29]的中央集中技术在患者身上获得了较高的满意度，且复发率低。这些研究都仅限于观察性研究。临床前的实验性研究亦存在阻碍，原因是失去支配终端的周围神经都会形成神经瘤，但并不是所有神经瘤都引起症状，我们目前还不能在实验模型中识别哪些神经瘤是静止的，哪些是有症状的。

现在有越来越多的证据表明，通过神经修复、移植或

转移来重建神经系统,可以通过抑制神经瘤形成的无组织再生来限制神经瘤疼痛。在 Moran 等最近的一份临床报告中,神经修复被证明优于神经瘤切除和肌肉/骨植入治疗完整上肢症状性神经瘤[30]。TMR 中使用的神经转移为横断的臂神经提供了用于协调轴突再生的血管化支架,必要的神经营养因子,以及去神经支配肌肉的目标体积。TMR 提供了恢复周围神经系统连续性的潜力,尽管缺乏原有的远端神经节段。一项多中心回顾性研究表明,26 例患者在 10 年期间进行了 82 例 TMR 神经转移后,未发现涉及转移神经的神经瘤疼痛[31]。最近,TMR 已被用于治疗腕部近端所有截肢节段存在的神经瘤疼痛,临床效果良好。

定向肌肉神经再生(TMR)

如前所述,TMR 是一项在上臂截肢术后移植正中神经、桡神经、尺神经和/或肌皮神经至无功能残端肌肉控制技术。这些神经支配的目的肌肉通过这种方法作为神经信号的生物放大器,提供肌电控制信号,以利于更进一步的义肢控制。TMR 手术的近期回顾[8]展示了其与标准传统义肢相比之下的优势[8]。以下是简要手术技术。

经肱骨水平的截肢

对于肱骨水平截肢的 TMR 手术指征包括在充分训练下仍然功能不良的身体驱动义肢、肌电义肢或者混合动力义肢。较合适的受术者是肱二头肌及肱三头肌在皮质控制下收缩良好,没有臂丛神经损伤,软组织覆盖好,并且没有心肺疾患的年轻患者。双侧截肢及较长残端的患者也适应此术式。而撕脱伤遗留残端、臂丛神经损伤的患者不纳入适应范围。

Tinel 征可以用来检查正中神经、桡神经、尺神经的末梢神经情况,肱骨中段水平或者末梢的 Tinel 征可证实具备足够长的神经进行转移。此外要标记肱二头肌和肱三头肌的体表位置。前部切口的设计是为了将正中神经移植到肱二头肌内侧头的运动神经,并且保护外侧头的肌皮神经(图 40.13)。这可以给义肢添加一个"合拢手部"的信号,同时又能保留"曲肘"的信号,在手术过程中,在掀起较薄皮瓣后,游离出一近端为底的脂肪筋膜瓣。这种方法,通过削薄皮下组织,脂肪筋膜瓣在肱二头肌内侧头及外侧头之间分割两个肌腹,从而提高了皮下信号传导。正中神经神经末端被确认后,修剪至健康的肌束部分,移植至邻近的肱二头肌内侧头肌皮神经部位。神经的移植主要取决于分离支配该肌 1~1.5mm 运动神经,将其与正中神经紧密连接(图 40.14),手术位置需要尽可能靠近肌腹,尽可能减少神经传输时间,也便于缝合正中神经的神经外膜,穿过微小的运动神经支,与肌膜牢固缝合。同样的思路和操作方法在上臂后方也可以施行,远端桡神经被移植到支配肱三头肌外侧头的运动神经,同时保留了支配肱三头肌长头的支配功能。这开发了一个"手掌打开"信号,同时保留了完整的近端桡神经的"伸肘"信号。在近端带蒂筋膜瓣掀起后,肱三头肌的长头和外侧头被分离开来,显露出外侧头的运动神经和

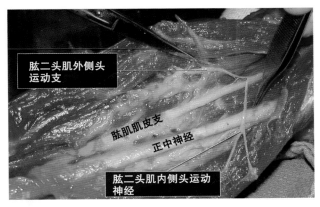

图 40.13 标本解剖中,将肱二头肌内侧头与外侧头分开后,显露出肌皮神经的运动支

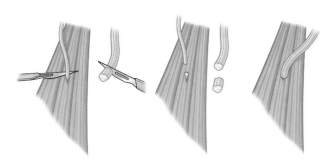

图 40.14 定向肌肉神经再生手术图示

近端桡神经。远端桡神经与新分离的运动神经吻合起来,术后放置引流,轻微加压包扎。康复锻炼在神经吻合移植术后的几周就可进行[32]。

肩关节离断

肩关节水平的 TMR 术是一个较大的手术,只有在手术团队熟练掌握胸部及腋窝解剖结构的基础上才可以进行[33,34]。患者的评估要从详细的病史采集和体格检查开始,臂丛神经损伤的患者需要排除在外,因为正中神经、尺神经、桡神经需要能够在皮质控制下引出动作电位。有一点是显而易见的,患者在没有截肢的情况下,是无法接受 TMR 的,因为身体没有区域来接受义肢。手术的指征主要是为了提高移植义肢的功能。痛性神经瘤以及有不适感的异位骨化也是 TMR 的指征。Tinel 征用于主要三条神经的检查,来确认胸肌、前锯肌、背阔肌受皮质控制,这些都是潜在的神经移植接受部位。

对臂丛神经和近心端神经的锁骨下入路是在锁骨下行两指宽的切口,仔细分离胸大肌的胸骨端和锁骨端之间的间隙(图 40.15~图 40.19)。术中,皮瓣被掀开,胸部较厚的脂肪组织需要削薄来保证神经信号在从上至下 10cm,两侧腋前线到胸部中线范围内的传递。从外侧束去到胸肌锁骨端的运动神经可在锁骨的中点处找到并予以标记,胸肌的胸骨端的运动神经常分为 3 个来源:①一支位于胸肌锁骨部运动支附近;②穿过胸小肌或者在胸小肌内侧走行的运动神经;③在胸肌外侧面走行的运动神经。这些神经的来

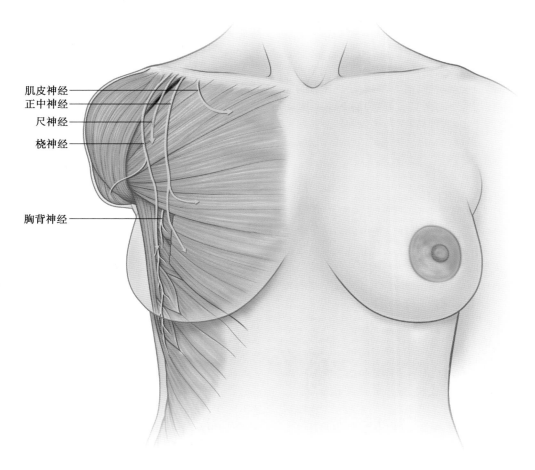

肌皮神经
正中神经
尺神经
桡神经
胸背神经

图 40.15　肩部目的肌肉神经移植术图示

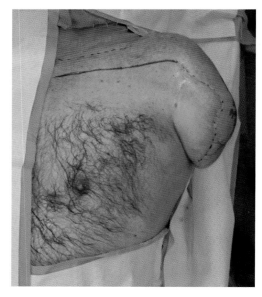

图 40.16　仅存小部分肱骨结构的患者接受肩关节水平的肌肉神经移植术，标记了锁骨和切口线

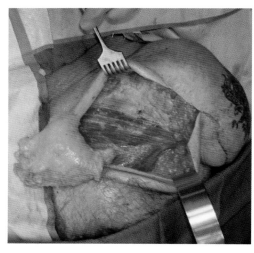

图 40.17　掀起脂肪筋膜瓣后，显露出胸大肌锁骨头与胸骨头的间隙

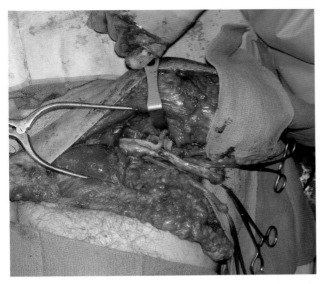

图 40.18　止血钳夹住的是正中神经、桡神经和尺神经，牵开器下方显露的是肌皮神经

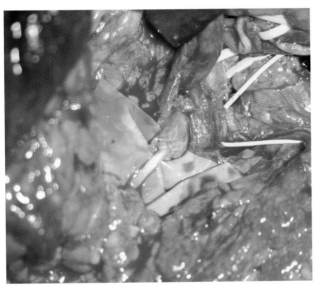

图 40.19　桡神经与胸背神经吻合

源并不重要，它们的尺寸、位置，如何在肌肉中走行才至关重要（这相当于进行神经移植的位置）。其次，无论是内侧还是外侧的胸小肌肌腱，来自它的臂丛神经和肌皮神经、正中神经、桡神经、尺神经都需要被找到。刺激桡神经来确认没有肱三头肌残留。对这些神经的识别需要依靠它们从臂丛上发出时的解剖特点。此入路内看不到腋神经，深入臂丛，可识别近端的胸背神经以作为备选。

　　通常情况下，需要转位 4 条神经，相应的必须要有 4 个受体（表 40.1）。最常见的转移是肌皮神经到胸肌锁骨头，正中神经到胸肌胸骨头内的最大运动神经，桡神经到胸背神经。尺神经的受体通常是支配胸大肌外侧的运动神经。尺神经的其他选择包括胸长神经，或支配胸小肌的神经。如果使用胸小肌，则需要向外侧移动胸小肌。将胸小肌止点（如果存在）切开后移向外侧，以便更好地检测信号。

表 40.1　肩关节离断后定向肌肉神经再生

神经	可能的受体
肌皮神经	胸大肌的锁骨头
正中神经	最大的运动支接入胸大肌胸骨头
桡神经	胸背或胸长神经
尺神经	外侧运动支接入胸大肌或胸小肌的胸骨头

当胸肌接受多个神经支配时，可以根据其神经血管束的走行将肌肉纤维分开。分开后肌肉节段的直径应至少为 4～5cm，以便充分检测信号。在这些转移过程中，目标肌肉应完全去神经，以消除之前的胸肌肌电信号。神经吻合应靠近运动神经进入肌肉的入口，以减少神经再生的时间。脂肪筋膜瓣放在胸肌两头之间以减少异常的神经再支配并分隔肌腹，从而提高肌电信号的检测。伤口在缝合前放置引流以减少血清肿。当伤口愈合充分时，患者可继续佩戴其原有的义肢。新义肢控制位点的信号出现在术后 3～6 个月。背阔肌离神经吻合口最远，其重获皮质控制的时间最长。

　　定向感觉神经移植也具备可行性，移植神经的传入纤维能够再支配覆盖于目的肌肉上的去神经化皮肤。再次被神经支配的皮肤被触碰后，患者能够感受到其已经没有的肢端被触碰的感觉，给大脑皮质提供一个"手"的感觉信号。皮肤感觉的所有形式都能恢复，包括压力感、振动感、温度感觉。在将来，一种叫作"触觉器"的特殊装置通过终端装置，可能可以将义肢的对位置觉、压力觉的反馈提供给大脑的正确部位，这样一来，目的运动和感觉神经移植术就可以提供一个"闭合回路"的神经传导，完善义肢功能。感觉神经，包括锁骨上神经以及肋间外侧神经，能够紧密地接合到正中神经和尺神经，来提供定向感觉神经支配。近期发表的一篇综述文章提供了关于义肢感觉反馈的先进技术及相关的神经信号技术的有用总结[35]。

前臂水平截肢

　　TMR 在前臂截肢术后患者身上已有应用，但是主要是控制神经瘤，而不是提高义肢功能。这些移植方案在"腕关节离断与前臂截肢术"部分已有阐述。目前，前臂截肢术后神经移植的肌电信号并没有为肌电义肢所用，然而，将来更多来源于手内在肌的肌电信号，也许能够在电脑解码算法的帮助下控制多功能义手[36]。

义肢与同种异体复合组织移植的比较

　　至今尚无义肢与同种异体复合组织移植（composite tissue allotransplantation, CTA）的直接比较，两者都有其优势及缺陷。在做过 TMR 术和近来开展 CTA 术后，医生会为患者选择对其更适合的方案。

　　TMR 的最适合患者是肘上截肢患者，因为传统肌电假肢的功能是不够的，且异体复合组织移植的效果并不可靠。

没有 TMR 术,截肢患者无法直接或者同时移动义肘和义手。这种截肢水平也为先进的假肢部件提供了充足的空间。这与经桡骨水平形成对比,在桡骨水平上,假体部件的空间天生有限,导致先进的肌电装置过于笨重。而 CTA 术就很适合用于前臂远端水平的重建,此处没有大块的肌肉组织,且神经解剖结构清晰。由于断端相对位于肢体的远端,整体移植工作量相对较小,且对于移植失败患者的抢救而言相对便利,患者仍能留下一段可用的前臂残端。需要各学术机构之间进一步合作,才能直接对比 TMR、高级义肢或 CTA 术治疗经桡骨水平截肢的效果。

未来展望

截肢者假肢康复的进一步改善在近期内是可以实现的。将假体骨整合到肱骨、桡骨、股骨或胫骨中,将显著提高终端装置的控制力和强度,并使假体佩戴更舒适。摒弃假体衬垫将使残肢肌电信号的记录更加容易。通过进一步将神经细分为更小的神经束和使用再生的周围神经接口直接记录神经去极化,可使 TMR 的效果得到改善。另外,置入式肌电传感器(implantable myoelectric sensors,IMES)将能够将肌肉信号发送到没有表面电极的检测器上。最后,改进的假肢处理复杂的肌电信号被称为"模式识别",已被证明允许独立的手指运动,甚至包括最近端的截肢。

临床提示

1. 定向肌肉神经再生(TMR)手术要求残肢的神经与大脑和脊髓之间存在正常连接。臂丛神经损伤的患者并不适合 TMR。
2. 体格检查足以确定神经瘤和处于皮质控制下肌肉的位置。只要除截肢外无臂丛神经损伤史,则无需磁共振成像、超声和肌电图检查。
3. 残肢软组织的修整可以并应该在 TMR 手术时进行。
4. TMR 手术时可以直接通过环路放大或简单的神经刺激仪来识别邻近肌肉的运动神经。
5. 当局部没有运动神经时,游离肌瓣可作为神经移植的受体。

参考文献

1. Putti V. Historical prostheses. (First published La chirurgia degli organi di movimento, 1925, vol IX, nos. 4–5.). *J Hand Surg [Br]*. 2005;30:310–325.
2. Thurston AJ. Pare and prosthetics: the early history of artificial limbs. *ANZ J Surg*. 2007;77:1114–1119.
3. Muilenburg AL, LeBlanc MA. Body-powered upper-limb components. In: Atkins DJ, Meier RH, eds. *Comprehensive Management of the Upper-Limb Amputee*. New York, NY: Springer-Verlag; 1989:28–38.
4. Childress DS. Historical aspects of powered limb prostheses. *Clin Prosthet Orthot*. 1985;9:2–13.
5. Pillet J, Didierjean-Pillet A. Aesthetic hand prosthesis: gadget or therapy? Presentation of a new classification. *J Hand Surg [Br]*. 2001;26:523–528.
6. Doppen P, Solomons M, Krizinger S. Osseointegrated finger prostheses. *J Hand Surg Eur Vol*. 2009;34:29–34.
7. Childress DS, Weir R. Control of limb prostheses. In: Smith DS, Michael JW, Bowker JH, eds. *Atlas of Amputations and Limb Deficiencies*. 3rd ed. Rosemont, IL: American Academy of Orthopedic Surgeons; 2004:173–195.
8. Gart MS, Souza JM, Dumanian GA. Targeted muscle reinnervation in the upper extremity amputee: a technical roadmap. *J Hand Surg Am*. 2015;40:1877–1888. *Current technique with cadaver dissections for TMR in upper extremity amputees. The surgical technique is well illustrated in this review.*
9. Kuiken TA, Dumanian GA, Lipschutz RD, et al. The use of targeted muscle reinnervation for improved myoelectric prosthesis control in a bilateral shoulder disarticulation amputee. *Prosthet Orthot Int*. 2004;28:245–253. *This is the initial report of TMR in a shoulder disarticulation patient. Objective testing before and after the nerve transfer procedure is presented.*
10. O'Shaughnessy KD, Dumanian GA, Lipschutz R, et al. Targeted reinnervation: a surgical technique to improve prosthesis control in transhumeral amputees. *J Bone Joint Surg*. 2008;90:393–400.
11. Weir RF, Troyk PR, Demichele GA, et al. Implantable myoelectric sensors (IMES) for intramuscular electromyogram recording. *IEEE Trans Biomed Eng*. 2009;56:159–171.
12. Dhillon GS, Lawrence SM, Hitchinson DT, et al. Residual function in peripheral nerve stumps of amputees: implications for neural control of artificial limbs. *J Hand Surg Am*. 2004;29:605–615.
13. Langhals NB, Woo SL, Moon JD, et al. Electrically stimulated signals from a long-term Regenerative Peripheral Nerve Interface. *Conf Proc IEEE End Med Biol Soc*. 2014;2014:1989–1992.
14. Rossini PM, Micera S, Benvenuto A, et al. Double nerve intraneural interface implant on a human amputee for robotic hand control. *Clin Neurophysiol*. 2010;121:777–783.
15. London BM, Jordan LR, Jackson CR, et al. Electrical stimulation of the proprioceptive cortex (area 3a) used to instruct a behaving monkey. *IEEE Trans Neural Syst Rehabil Eng*. 2008;16:32–36.
16. Dellon AL. Think nerve" in upper extremity reconstruction. *Clin Plast Surg*. 1989;16:617–627.
17. Lake C. Partial hand amputation: prosthetic management. In: Smith DS, Michael JW, Bowker JH, eds. *Atlas of Amputations and Limb Deficiencies*. 3rd ed. Rosemont, IL: American Academy of Orthopedic Surgeons; 2004:209–217.
18. Mackinnon SE, Dellon AL, Hudson AR, et al. Alteration of neuroma formation by manipulation of its microenvironment. *Plast Reconstr Surg*. 1985;76:345–352.
19. Dellon AL, Mackinnon SE, Pestronk A. Implantation of sensory nerve into muscle: preliminary clinical and experimental observations on neuroma formation. *Ann Plast Surg*. 1984;12:30–40.
20. O'Shaughnessy KD, Rawlani V, Hijjawi J, et al. Oblique pedicled PIP (paraumbilical perforator) based flap for reconstruction of complex proximal forearm defects. *J Hand Surg*. 2010;35A:1105–1110.
21. Marquardt E, Neff G. The angulation osteotomy of above-elbow stumps. *Clin Orthop*. 1974;104:232–238.
22. Kuiken TA, Lowery MM, Stoykov NS. The effect of subcutaneous fat on myoelectric signal amplitude and cross-talk. *Prosthet Orthot Int*. 2003;27:48–54.
23. Soroush M, Modirian E, Soroush M, et al. Neuroma in bilateral upper limb amputation. *Orthopedics*. 2008;31.
24. Lacoux PA, Crombie IK, Macrae WA. Pain in traumatic upper limb amputees in Sierra Leone. *Pain*. 2002;99:309–312.
25. Ducic I, Mesbahi AN, Attinger CE, et al. The role of peripheral nerve surgery in the treatment of chronic pain associated with amputation stumps. *Plast Reconstr Surg*. 2008;121:908–914.
26. Tupper JW, Booth DM. Treatment of painful neuromas of sensory nerves in the hand: a comparison of traditional and newer methods. *J Hand Surg Am*. 1976;1:144–151.
27. Dellon AL, Mackinnon SE. Treatment of painful neuroma by neuroma resection and muscle implantation. *Plast Reconstr Surg*. 1986;77:427–438.
28. Atherton DD, Leong JC, Anand P, et al. Relocation of painful end neuromas and scarred nerves from the zone II territory of the hand. *J Hand Surg [Br]*. 2007;32:38–44.
29. Gorkisch K, Boese-Landgraf J, Vaubel E. Treatment and prevention of amputation neuromas in hand surgery. *Plast Reconstr Surg*. 1984;73:293–299.
30. Guse DM, Moran SL. Outcomes of the surgical treatment of peripheral neuromas of the hand and forearm: a 25-year comparative outcome study. *Ann Plast Surg*. 2013;71:654–658.
31. Souza JM, Cheesborough JE, Ko JH, et al. Targeted muscle reinnervation: a novel approach to postamputation neuroma pain.

Clin Orthop Relat Res. 2014;472:2984–2990.
The effect of TMR on painful neuromas is reviewed.

32. Stubblefield KA, Miller LA, Lipschultz RD, et al. Occupational therapy protocol for amputees with targeted muscle reinnervation. *J Rehabil Res Dev.* 2009;46:481–488.

33. Hijjawi J, Kuiken TA, Lipschutz RD, et al. An improved brain–machine interface accomplished using multiple nerve transfers. *Plast Reconstr Surg.* 2006;118:1573–1578.

34. Kuiken TA, Miller LA, Lipschutz RD, et al. Targeted reinnervation for enhanced prosthetic arm function in a woman with a proximal amputation: a case study. *Lancet.* 2007;369:371–380. *Illustrated case of TMR in a shoulder disarticulation patient, with additional diagrams of targeted sensory reinnervation.*

35. Ngiem BT, Sando IC, Gillespie RB, et al. Providing a sense of touch to prosthetic hands. *Plast Reconstr Surg.* 2015;135:1652–1663.

36. Li G, Kuiken TA. EMG pattern recognition control of multifunctional prostheses by transradial amputees. *Conf Proc IEEE End Med Biol Soc.* 2009;2009:6914–6917.